Ventilação Mecânica
FUNDAMENTOS E PRÁTICA CLÍNICA

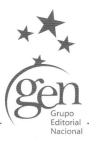

O GEN | Grupo Editorial Nacional – maior plataforma editorial brasileira no segmento científico, técnico e profissional – publica conteúdos nas áreas de ciências da saúde, exatas, humanas, jurídicas e sociais aplicadas, além de prover serviços direcionados à educação continuada e à preparação para concursos.

As editoras que integram o GEN, das mais respeitadas no mercado editorial, construíram catálogos inigualáveis, com obras decisivas para a formação acadêmica e o aperfeiçoamento de várias gerações de profissionais e estudantes, tendo se tornado sinônimo de qualidade e seriedade.

A missão do GEN e dos núcleos de conteúdo que o compõem é prover a melhor informação científica e distribuí-la de maneira flexível e conveniente, a preços justos, gerando benefícios e servindo a autores, docentes, livreiros, funcionários, colaboradores e acionistas.

Nosso comportamento ético incondicional e nossa responsabilidade social e ambiental são reforçados pela natureza educacional de nossa atividade e dão sustentabilidade ao crescimento contínuo e à rentabilidade do grupo.

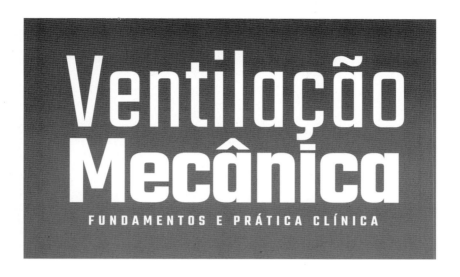

Jorge Luis dos Santos Valiatti

Médico. Especialista em Clínica Médica pela Sociedade Brasileira de Clínica Médica (SBCM) e em Medicina Intensiva pela Associação de Medicina Intensiva Brasileira (Amib). Mestre e Doutor em Ciências, pelo programa de Cirurgia Vascular, Cardíaca, Torácica, Anestesiologia, Dor e Medicina Intensiva do Departamento de Cirurgia, pela Escola Paulista de Medicina da Universidade Federal de São Paulo (EPM/Unifesp). Pós-Doutorado pelo programa de Fisiopatologia em Clínica Médica da Faculdade de Medicina de Botucatu da Universidade Estadual Paulista Júlio de Mesquita Filho (FMB/Unesp). Professor nivel I do curso de Medicina do Centro Universitário Padre Albino(Fameca/Unifipa). Diretor das Unidades de Terapia Intensiva do Complexo Hospitalar da Fundação Padre Albino.

José Luiz Gomes do Amaral

Médico. Especialista em Anestesiologia e Medicina Intensiva pela Escola Paulista de Medicina da Universidade Federal de São Paulo (EPM/Unifesp). Título Superior em Anestesiologia pela Sociedade Brasileira de Anestesiologia (SBA). Mestre e Doutor em Cirurgia Vascular, Cardíaca, Torácica e Anestesiologia pela EPM/Unifesp. Responsável pelos Centros de Ensino e Treinamento da SBA e da Associação de Medicina Intensiva Brasileira (Amib) no Hospital São Paulo. Professor Titular da disciplina Anestesiologia, Dor e Medicina Intensiva do Departamento de Cirurgia da EPM/Unifesp.

Luiz Fernando dos Reis Falcão

Professor e chefe da Disciplina de Anestesiologia, Dor e Medicina Intensiva da Escola Paulista de Medicina, Universidade Federal de São Paulo. Diretor de Relações Internacionais da Sociedade Brasileira de Anestesiologia. Council da World Federation Society of Anaesthesiologists. Diretor de Operações do Grupo de Anestesiologistas Associados Paulista.

Segunda edição

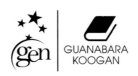

- Os autores deste livro e a editora empenharam seus melhores esforços para assegurar que as informações e os procedimentos apresentados no texto estejam em acordo com os padrões aceitos à época da publicação, *e todos os dados foram atualizados pelos autores até a data do fechamento do livro.* Entretanto, tendo em conta a evolução das ciências, as atualizações legislativas, as mudanças regulamentares governamentais e o constante fluxo de novas informações sobre os temas que constam do livro, recomendamos enfaticamente que os leitores consultem sempre outras fontes fidedignas, de modo a se certificarem de que as informações contidas no texto estão corretas e de que não houve alterações nas recomendações ou na legislação regulamentadora.

- Data do fechamento do livro: 01/02/2021

- Os autores e a editora se empenharam para citar adequadamente e dar o devido crédito a todos os detentores de direitos autorais de qualquer material utilizado neste livro, dispondo-se a possíveis acertos posteriores caso, inadvertida e involuntariamente, a identificação de algum deles tenha sido omitida.

- **Atendimento ao cliente: (11) 5080-0751 | faleconosco@grupogen.com.br**

- Direitos exclusivos para a língua portuguesa
  Copyright © 2021 by
  EDITORA GUANABARA KOOGAN LTDA.
  Uma editora integrante do GEN | Grupo Editorial Nacional
  Travessa do Ouvidor, 11
  Rio de Janeiro – RJ – CEP 20040-040
  www.grupogen.com.br

- Reservados todos os direitos. É proibida a duplicação ou reprodução deste volume, no todo ou em parte, em quaisquer formas ou por quaisquer meios (eletrônico, mecânico, gravação, fotocópia, distribuição pela Internet ou outros), sem permissão, por escrito, da EDITORA GUANABARA KOOGAN LTDA.

- Capa: Bruno Sales

- Editoração eletrônica: Diretriz

- Ficha catalográfica

CIP-BRASIL. CATALOGAÇÃO NA PUBLICAÇÃO
SINDICATO NACIONAL DOS EDITORES DE LIVROS, RJ

V262v
2. ed.

Valiatti, Jorge Luis dos Santos
 Ventilação mecânica : fundamentos e prática clínica / autores-organizadores Jorge Luis dos Santos Valiatti, José Luiz Gomes do Amaral, Luiz Fernando dos Reis Falcão. - 2. ed.- [Reimpr.] - Rio de Janeiro : Guanabara Koogan, 2022.
il. ; 28 cm.

 Inclui bibliografia e índice
 ISBN 978-85-277-3644-2

  1. Respiradores (Medicina). 2. Respiração artificial. 3. Aparelho respiratório - Doenças. 4. COVID-19 (Doenças).
I. Amaral, José Luiz Gomes do. II. Falcão, Luiz Fernando dos Reis. III. Título.

20-68307 CDD: 615.8362
 CDU: 615.816

Camila Donis Hartmann – Bibliotecária – CRB-7/6472

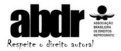

Colaboradores

Agostinho Hermes de Medeiros Neto
Doutor em Pneumologia pela Universidade de São Paulo. Professor Adjunto na disciplina de Pneumologia da Universidade Federal da Paraíba. Chefe da Unidade Respiratória do Hospital Universitário Lauro Wanderley. Membro da Associação de Medicina Intensiva Brasileira (Amib).

Alessandra Figueiredo de Souza
Cirurgiã-Dentista. Enfermeira. Doutoranda em Estomatologia pela Universidade Federal de Minas Gerais (UFMG). Mestre em Saúde Pública pela UFMG. Especialista em Microbiologia pela Pontifícia Universidade Católica de Minas Gerais (PUC Minas).

Alexandre Biasi Cavalcanti
Médico. Especialista em Medicina Intensiva e Cardiologia. Doutorado em Epidemiologia pela Faculdade de Medicina da Universidade de São Paulo (FMUSP). Post-Graduate Diploma em Clinical Trials pela London School of Hygiene & Tropical Medicine/University of London (External Programme). Médico da Unidade de Terapia Intensiva do Hospital do Coração e das Unidade de Terapia Intensiva de Queimados do Hospital das Clínicas da Faculdade de Medicina da Universidade de São Paulo (HCFMUSP). Orientador do Programa de Pós-Graduação em Anestesiologia da FMUSP. Presidente da BRICNet, rede brasileira de pesquisa em medicina intensiva. Membro (suporte técnico) da Divisão de Pesquisa AMIBNet.

Alexandre Marini Ísola
Médico Gerente do Departamento de Educação Continuada do Imed Group Brasil – São Paulo. Médico especialista em Pneumologia e Tisiologia pela Escola Paulista de Medicina da Universidade Federal de São Paulo (EPM/Unifesp) e pela Sociedade Brasileira de Pneumologia e Tisiologia (SBPT). Especialista em Medicina Intensiva pela Associação de Medicina Intensiva Brasileira (Amib).

Ana Harb
Nutricionista. Especialista em Nutrição Clínica e em Alimentos pelo IPA/Centro Universitário Metodista. Doutora pelo Programa de Pós-Graduação em Medicina da Universidade Federal do Rio Grande do Sul (UFRGS). Professora da disciplina Dietoterapia do Adulto e Supervisora de Estágio de Nutrição Terapêutica na Universidade do Vale do Rio dos Sinos (Unisinos).

Ana Paula Altimari Di Bernardo
Psicóloga. Especialista em Psicologia da Saúde pela Faculdade de Medicina de São José do Rio Preto (Famerp). Supervisora do Programa de Aprimoramento em Psicologia da Saúde da Fundação Faculdade Regional de Medicina (Funfarme/Famerp). Psicóloga da UTI do Hospital de Base Funfarme/Famerp.

André Delphini Cincerre
Especialista em Clínica Médica e Medicina Intensiva pelas Faculdades Integradas Padre Albino.

André Luís Balbi
Nefrologista. Doutorado em Fisiopatologia em Clínica Médica, área de concentração em Nefrologia, pelo Departamento de Clínica Médica da Faculdade de Medicina de Botucatu da Universidade Estadual Paulista (FMB-Unesp)-SP. Livre-Docência em Nefrologia pela FMB-Unesp. Professor Adjunto III da disciplina de Nefrologia do Departamento de Clínica Médica da FMB-Unesp.

André Luis Pereira de Albuquerque
Pneumologista. Médico responsável pelo Laboratório de Função Pulmonar e Ergoespirometria do Hospital Sírio-Libanês-SP. Doutor em Fisiologia Respiratória no Esporte pela Universidade Federal de São Paulo (Unifesp).

André Luiz Baptiston Nunes
Especialista em Clínica Médica pela Sociedade Brasileira de Clínica Médica (SBCM). Especialista em Terapia Intensiva pela Associação de Medicina Intensiva Brasileira (Amib). Especialista em Nutrição Parenteral e Enteral pela Sociedade Brasileira de Nutrição Parental e Enteral (SBNPE). Diretor de Inovação do IMEDGroup. MBA em Gestão de Sistemas em Saúde pela Fundação Getulio Vargas (FGV).

Andréa Kelly Carvalho
Fisioterapeuta pela Universidade de Fortaleza (Unifor). Especialista em Fisioterapia Cardiorrespiratória pela Unifor. Doutora em Ciências da Saúde/Reabilitação pela Universidade Federal de São Paulo (Unifesp).

Ângelo Roncalli Miranda Rocha
Fisioterapeuta. Especialista em Fisiologia pelo Centro de Estudos Superiores de Maceió. Mestre em Ciências da Saúde – Pneumologia pela Universidade Federal de São Paulo (Unifesp). Fisioterapeuta Intensivista do Hospital Geral de Alagoas e Hospital-Escola Dr. Helvio Auto, Maceió-AL. Coordenador Científico da Regional da Associação Brasileira de Fisioterapia Cardiorrespiratória e Fisioterapia em Terapia Intensiva (Assobrafir), Alagoas. Membro do Grupo Internacional de Ventilação Mecânica WeVent.

Antonio Carlos Mugayar Bianco
Médico Coordenador da Unidade de Cuidados Pós-Operatórios de Adultos do Instituto Dante Pazzanese de Cardiologia. Especialista em Medicina Intensiva pela Associação de Medicina Intensiva Brasileira (Amib). Doutor em Ciências pelo Instituto do Coração do Hospital das Clínicas da Faculdade de Medicina da Universidade de São Paulo (Incor/HCFMUSP).

Antônio Carlos Souto
Especialista em Pediatria pelo Hospital Padre Albino e em Medicina Intensiva Pediátrica pela Escola Paulista de Medicina da Universidade Federal de São Paulo (EPM/Unifesp). Mestre em Pediatria e Ciências Aplicadas à Pediatria pela EPM/Unifesp. Coordenador das UTIs Pediátrica e Neonatal do Hospital-Escola Padre Albino. Preceptor da Residência Médica em Medicina Intensiva do curso de Medicina do Centro Universitário Padre Albino.

Antonio Tonete Bafi
Especialista em Medicina Intensivista pela Associação de Medicina Intensiva Brasileira (Amib). Coordenador da UTI da disciplina Anestesiologia, Dor e Terapia Intensiva da Escola Paulista de Medicina da Universidade Federal de São Paulo (EPM/Unifesp). Coordenador da UTI do Hospital do Rim e Hipertensão. Coordenador da UTI do Hospital Sepaco.

Ary Serpa Neto
Australian and New Zealand Intensive Care Research Centre (ANZIC-RC), School of Public Health and Preventive Medicine, Monash University, Melbourne VIC. Department of Critical Care, Melbourne Medical School, University of Melbourne, Austin Hospital, Heidelberg VIC 3084. Data Analytics Research and Evaluation (DARE) Centre, Austin Hospital, Heidelberg VIC 3084. Departamento de Terapia Intensiva, Hospital Israelita Albert Einstein-SP.

Augusto Savi
Fisioterapeuta do Centro de Terapia Intensiva de Adultos do Hospital Moinhos de Vento (HMV). Doutor em Ciências Médicas pela Universidade Federal do Rio Grande do Sul (UFRGS).

Bruno Bravim
Médico Intensivista do Centro de Terapia Intensiva Adulto do Hospital Israelita Albert Einstein. Especialista em Anestesiologia pela Universidade Estadual Paulista (Unesp) e em Medicina Intensiva pelo Hospital Israelita Albert Einstein.

Bruno do Valle Pinheiro
Professor de Pneumologia na Faculdade de Medicina da Universidade Federal de Juiz de Fora (UFJF). Chefe da UTI do Hospital Federal de Juiz de Fora.

Caio César Araújo Morais
Fisioterapeuta pela Universidade Católica de Pernambuco (Unicap). Doutorando em Pneumologia pela Faculdade de Medicina da Universidade de São Paulo (FMUSP). Mestre em Fisioterapia pela Universidade Federal de Pernambuco (UFPE).

Carlos Fernando Ronchi
Mestre e Doutor em Fisiopatologia em Clínica Médica pela Universidade Estadual Paulista Júlio de Mesquita Filho (Unesp). Professor Doutor do curso de Fisioterapia da Faculdade de Educação Física da Universidade Federal de Uberlândia (UFU).

Carmen Sílvia Valente Barbas
Livre-Docente em Pneumologia pela Faculdade de Medicina da Universidade de São Paulo (FMUSP) e Pneumologista e Intensivista do Hospital Israelita Albert Einstein.

Cassiano Teixeira
Professor Assistente de Clínica Médica da Universidade Federal de Ciências da Saúde de Porto Alegre (UFCSPA), Departamento de Medicina Interna e Departamento de Ciências da Reabilitação. Preceptor de Clínica Médica do Hospital Moinhos de Vento (HMV). Médico Intensivista do Hospital de Clínicas de Porto Alegre (HCPA). Médico Intensivista da Associação de Medicina Intensiva Brasileira (Amib).

Cibele Tais Puato de Almeida
Fisioterapeuta. Mestre e Doutora pela Faculdade de Medicina de Botucatu da Universidade Estadual Paulista (FMB-Unesp)-SP.

Cid Marcos Nascimento David
Pneumologista. Doutor em Medicina em Doenças Infecciosas e Parasitárias, pela Universidade Federal do Rio de Janeiro (UFRJ). Presidente da Associação de Medicina Intensiva Brasileira (Amib) (1998-2001).

Cíntia Johnston
Fisioterapeuta pelo Centro Universitário Feevale, do Rio Grande do Sul. Mestre em Neurociências/Neurocirurgia pela Faculdade de Medicina da Pontifícia Universidade Católica do Rio Grande do Sul (Famed/PUCRS). Doutora em Saúde da Criança/Adolescente pela Famed/PUCRS. MBA em Economia e Saúde (2011) pelo Grides da Universidade Federal de São Paulo (Unifesp). Pós-Doutorado em Pneumologia pelo Departamento de Pneumologia da Unifesp. Especialista em Fisioterapia em Terapia Intensiva em Neonatologia e Pediatria pela Associação Brasileira de Fisioterapia Cardiorrespiratória e Fisioterapia em Terapia Intensiva/Conselho Federal de Fisioterapia e Terapia Ocupacional (Assobrafir/Coffito). Pós-Doutoranda em Terapia Intensiva em Neonatologia/Pediatria pelo Departamento de Pediatria da Faculdade de Medicina da Universidade de São Paulo (FMUSP).

Ciro Leite Mendes
Professor de Medicina de Emergência, Urgência e Medicina Intensiva da Faculdade de Medicina Nova Esperança (Famene). Ex-Presidente da Associação de Medicina Intensiva Brasileira (Amib). Chefe da Divisão de Terapia Intensiva do Hospital Universitário Lauro Wanderley da Universidade Federal da Paraíba/Empresa Brasileira de Serviços Hospitalares (UFPB/EBSEHR). Coordenador da UTI Geral do Hospital Unimed de João Pessoa-PB.

Cláudia Lütke
Médica Assistente e Corresponsável pelo CET da disciplina Anestesiologia, Dor e Terapia Intensiva da Escola Paulista de Medicina da Universidade Federal de São Paulo (EPM/Unifesp). Título Superior em Anestesiologia pela Sociedade Brasileira de Anestesiologia (SBA). Especialista em Terapia Intensiva pela Associação de Medicina Intensiva Brasileira (Amib). Mestre em Cirurgia Vascular, Cardíaca, Torácica e Anestesiologia pela EPM/Unifesp.

Cláudio Henrique Fischer
Doutor em Medicina pela Escola Paulista de Medicina da Universidade Federal de São Paulo (EPM/Unifesp). Coordenador da Área de Ecocardiografia Transesofágica do Setor de Ecocardiografia da EPM/Unifesp.

Cristiano Augusto Franke
Residência Médica em Medicina Intensiva pelo Grupo Hospitalar Conceição. Especialista em Medicina Intensiva pela Associação de Medicina Intensiva Brasileira (Amib). Médico do CTI do Hospital de Clínicas de Porto Alegre (HCPA). Médico da UTI de Trauma do Hospital de Pronto Socorro de Porto Alegre. Coordenador da Comissão Intra-Hospitalar de Doação de Órgãos do Hospital de Pronto Socorro de Porto Alegre.

Cristina Prata Amendola
Diretora Médica do Hospital de Amor/Fundação Pio XII. Vice-Coordenadora da Pós-Graduação da Faculdade de Ciências da Saúde de Barretos (Facisb)-SP. Membro do Comitê Paciente Crítico Oncológico da Associação de Medicina Intensiva Brasileira (Amib). Doutora em Medicina pela Faculdade de Medicina de São José do Rio Preto (Famerp)-SP. Título de Especialista em Medicina Intensiva pela Amib.

Dalton de Souza Barros
Médico Intensivista e Ecocardiografista do Hospital das Clínicas da Faculdade de Medicina da Universidade de São Paulo (HCFMUSP). Ecocardiografista do Hospital Sírio-Libanês.

Daniel Neves Forte
Médico. Doutor em Ciências pela Faculdade de Medicina da Universidade de São Paulo (FMUSP). Especialista em Medicina Intensiva pela Associação de Medicina Intensiva Brasileira (Amib) e em Cuidados Paliativos pela Associação Médica Brasileira (AMB). Intensivista da UTI-Clínica do Hospital das Clínicas da FMUSP (HCFMUSP). Coordenação médica da UTI COVID Hospital das Clínicas da FMUSP+Hospital Sírio-Libanês durante a pandemia de COVID-19 em 2020. Presidente do Comitê de Bioética do Hospital Sírio-Libanês. Membro do Comitê de Bioética do HC-FMUSP e Conselheiro da Associação Nacional de Cuidados Paliativos (ANCP).

Daniela Piekala
Grupo de Ensino e Pesquisa em Prona do Hospital de Clínicas de Porto Alegre (HCPA).

Daniela Ponce
Livre-Docente em Nefrologia pela Universidade Estadual Paulista Júlio de Mesquita Filho (Unesp). Coordenadora do Programa de Pós-Graduação em Fisiopatologia em Clínica Médica do Departamento de Clínica Médica da Faculdade de Medicina de Botucatu, curso de Medicina da Universidade de São Paulo (USP).

David Ferez
Professor Adjunto da disciplina Anestesiologia, Dor e Medicina Intensiva da Escola Paulista de Medicina da Universidade Federal de São Paulo (EPM/Unifesp).

Debora Gonçalves Xisto
Doutora em Ciências/Fisiologia e Pós-Doutorado do Laboratório de Investigação Pulmonar e do Laboratório de Fisiologia Celular e Molecular do Instituto de Biofísica Carlos Chagas Filho da Universidade Federal do Rio de Janeiro (UFRJ).

Deise Ponzoni
Cirurgiã-Dentista. Doutora e Mestre em Odontologia/Cirurgia e Traumatologia Bucomaxilofaciais pela Pontifícia Universidade Católica do Rio Grande do Sul (PUCRS).

Diogo O. Toledo
Médico. Especialista em Medicina Intensiva pela Associação de Medicina Intensiva Brasileira (Amib). Pós-Graduado em Nutrição Clínica pelo Ganep. Especialista em Nutrição Clínica pela Sociedade Brasileira de Nutrição Enteral e Parenteral (Braspen). Mestre em Ciências pelo Instituto de Assistência Médica ao Servidor Público Estadual (Iamspe) de São Paulo. Doutor em Ciências da Saúde pela Faculdade de Medicina da Universidade de São Paulo (FMUSP).

Dulce Inês Welter
Grupo de Ensino e Pesquisa em Prona do Hospital de Clínicas de Porto Alegre (HCPA).

Edela Puricelli
Cirurgiã Bucomaxilofacial. Doutora pela Universidade de Düsseldorf, Alemanha. Especialista em Cirurgia e Traumatologia Bucomaxilofaciais e em Disfunção Temporomandibular e Dor Orofacial pelo CFO. Professora Titular do Departamento de Cirurgia e Ortopedia da Faculdade de Odontologia da Universidade Federal do Rio Grande do Sul/Hospital de Clínicas de Porto Alegre (UFRGS/HCPA).

Edson Antonio Nicolini
Médico Assistente no Centro de Terapia Intensiva do Hospital das Clínicas da Faculdade de Medicina de Ribeirão Preto da Universidade de São Paulo (HCFMRP-USP). Médico Assistente no Centro de Terapia Intensiva do Hospital São Francisco Ribeirão Preto.

Eduardo Leite Vieira Costa
Livre-Docente em Pneumologia pela Faculdade de Medicina da Universidade de São Paulo (FMUSP). Doutor em Ciências/Pneumologia pela FMUSP. Pós-Doutorado pelo Massachusetts General Hospital da Harvard Medical School Faculdade de Medicina da Universidade de Harvard. Médico da UTI Respiratória do Hospital das Clínicas da FMUSP. Médico Assistente da UTI do Hospital Sírio-Libanês. Pesquisador do Instituto Sírio-Libanês de Ensino e Pesquisa.

Eduardo Santos Miyazaki
Psicólogo pela Universidade Estadual de Londrina (UEL). Aprimoramento em Psicologia da Saúde pela Faculdade de Medicina de São José do Rio Preto (Famerp).

Edvaldo Vieira de Campos
Especialista em Medicina Intensiva pela Associação de Medicina Intensiva Brasileira (Amib). Doutorado em Ciências Médicas pela Faculdade de Medicina da Universidade de São Paulo (FMUSP). Coordenador da UTI Adulto do Hospital Universitário de Maringá. Docente do curso de Medicina da UniCesumar, Maringá-PR.

Edwin Koterba
Especialista em Clínica Médica pela Sociedade Brasileira de Clínica Médica (SBCM), em Terapia Intensiva pela Associação de Medicina Intensiva Brasileira (Amib). Supervisor da UTI da Divisão de Clínica Neurocirúrgica do Departamento de Neurologia do Hospital das Clínicas da Faculdade de Medicina da Universidade de

São Paulo (HCFMUSP). Médico Coordenador das UTIs Geral e COVID da Santa Casa de Misericórdia de Santos e do Hospital Ana Costa de Santos.

Eliana Bernadete Caser
Especialista em Medicina Intensiva pela Associação de Medicina Intensiva Brasileira (Amib). MBA em Gestão em Saúde pela Fundação Getulio Vargas (FGV). Doutora em Ciências/Pneumologia pela Faculdade de Medicina da Universidade de São Paulo (FMUSP). Professora Adjunta da Universidade Federal do Espírito Santo (UFES). Coordenadora do Programa de Residência em Medicina Intensiva da UFES. Coordenadora da UTI Geral do Hospital Unimed de Vitória-ES.

Ellen Pierre de Oliveira
Médica Assistente da disciplina Pneumologia da Faculdade de Medicina da Universidade de São Paulo (FMUSP).

Emmanuel Ortiz Afonso
Especialista em Clínica Médica pela Faculdade de Medicina de Catanduva (Fameca). Especialista em Medicina Intensiva pela Associação de Medicina Intensiva Brasileira (Amib). Médico Intensivista dos Hospitais-Escola Padre Albino e Emílio Carlos. Médico Intensivista do Hospital São Domingos – Unimed-Catanduva-SP.

Enio Rodrigues Maia Filho
Médico. Especialista em Cirurgia Torácica pela Sociedade Brasileira de Cirurgia Torácica (SBCT) e em Medicina Intensiva pela Associação de Medicina Intensiva Brasileira (Amib). Professor Assistente da disciplina Cirurgia Torácica do Departamento de Cirurgia da Universidade do Oeste Paulista.

Eric Grieger Banholzer
Pneumologista. Residência Médica em Clínica Médica e Pneumologia pela Universidade Federal de São Paulo (Unifesp). Especialista em Medicina Intensiva pela Associação de Medicina Intensiva Brasileira (Amib). Mestrado em Bioética pela Pontifícia Universidade Católica do Paraná (PUC-PR), Curitiba-PR. Professor Auxiliar na disciplina de Pneumologia e Semiologia do curso de Medicina da Pneumologista. Residência Médica em Clínica Médica e Pneumologia pela Universidade Federal de São Paulo (Unifesp). Especialista em Medicina Intensiva pela Associação de Medicina Intensiva Brasileira (Amib). Mestrado em Bioética pela Pontifícia Universidade Católica do Paraná (PUC-PR), Curitiba-PR. Professor Auxiliar na disciplina de Pneumologia e Semiologia do curso de Medicina da PUC-PR.

Erica Aranha Suzumura
Fisioterapeuta. Mestre em Epidemiologia pela Faculdade de Medicina da Universidade de São Paulo (FMUSP). Especialista em Fisioterapia Cardiovascular Funcional pelo Instituto Dante Pazzanese de Cardiologia. Especialista em Avaliação de Tecnologias em Saúde pela Universidade Federal do Rio Grande do Sul (UFRGS). Pesquisadora do Centro de Avaliação de Tecnologias em Saúde do Hospital do Coração.

Fábio Barlem Hohmann
Residente de Terapia Intensiva no Hospital Israelita Albert Einstein.

Fábio Ferreira Amorim
Médico Intensivista pela Associação de Medicina Intensiva Brasileira (Amib). Doutor em Pneumologia pela Escola Paulista de Medicina da Universidade Federal de São Paulo (EPM/Unifesp). Professor do curso de Medicina e Coordenador da Programa de Pós-Graduação em Ciências da Saúde da Escola Superior de Ciências da Saúde (ESCS).

Fabio Nishida Hasimoto
Médico. Especialista em Cirurgia Torácica pela Escola Paulista de Medicina da Universidade Federal de São Paulo (EPM/Unifesp). Mestre em Cirurgia pela EPM/Unifesp.

Felipe Saddy
Médico. Especialista em Terapia Intensiva pela Associação de Medicina Intensiva Brasileira (Amib). Mestre em Ciências Médicas/Pneumologia pela Universidade Federal do Rio de Janeiro (UFRJ). Doutor pelo Programa de Pós-Graduação de Clínica Médica da UFRJ. Coordenador da Unidade Ventilatória do Hospital Copa D'Or. Médico Rotineiro da UTI do Hospital Pró-Cardíaco.

Fernanda Ferreira Cruz
Médica. Professora Adjunta da disciplina Medicina Regenerativa no Instituto de Biofísica Carlos Chagas Filho (IBCCF) da Universidade Federal do Rio de Janeiro (UFRJ). Pós-Doutorado em Medicina Regenerativa e Bioengenharia na Faculdade de Medicina da Universidade de Vermont, EUA.

Fernando Miranda
Especialista em Clínica Médica pela Faculdade de Medicina de Catanduva. Especialista em Medicina Intensiva pela Associação de Medicina Intensiva Brasileira (Amib). Médico Intensivista da Unidade de Terapia Intensiva da Unimed-Catanduva. Médico Intensivista das Unidades de Terapia Intensiva dos Hospitais do Complexo Hospitalar da Fundação Padre Albino.

Fernando Schwan Miranda Filho
Especialista em Clínica Médica e Medicina Intensiva pelas Faculdades Integradas Padre Albino.

Fernando Suparregui Dias
Especialista em Medicina Intensiva pela Associação de Medicina Intensiva Brasileira (Amib). Coordenador da Linha de Cuidados Intensivos do Hospital Pompeia, Caxias do Sul.

Flávia Gatto de Almeida Wirth
Farmacêutica Clínica no Hospital Sírio-Libanês-SP. Mestre em Doenças Infecciosas e Parasitárias pela Universidade Federal de Mato Grosso do Sul (UFMS).

Flavia J. A. Pfeilsticker
Médica Intensivista pela Associação de Medicina Intensiva Brasileira (Amib) e pelo Hospital Israelita Albert Einstein (HIAE)-SP. Médica Assistente da Unidade de Terapia Intensiva Adulto do HIAE e da Equipe Multidisciplinar de Terapia Nutricional (EMTN) do HIAE, Hospital Vila Nova Star e Hospital São Luiz Unidade Itaim-SP.

Flávia Ribeiro Machado
Médica. Especialista em Medicina Intensiva pela Associação de Medicina Intensiva Brasileira (Amib). Livre-Docência pela disciplina de Anestesiologia, Dor e Terapia Intensiva da Universidade Federal de São Paulo (Unifesp). Professora Adjunta Livre-Docente e Chefe do Setor de Terapia Intensiva da disciplina de Anestesiologia, Dor e Terapia Intensiva da Unifesp.

Flávio Eduardo Nácul
Clinic Fellowship em Medicina Intensiva pela Lahey Clinic & Tufts Univeristy – Boston, EUA, Research Fellowship pela Lahey Clinic & Tufts Univeristy – Boston, EUA, Research Fellowship pela Friedrich-Schiller-Universität – Jena, Alemanha. Mestrado em Medicina pela Universidade do Estado do Rio de Janeiro (UERJ). Médico Intensivista do Hospital Universitário da Universidade Federal do Rio de Janeiro (UFRJ) e do Hospital Pró-Cardíaco-RJ.

Flávio Geraldo Rezende de Freitas
Especialista em Medicina Intensivista pela Associação de Medicina Intensiva Brasileira (Amib). Coordenador da UTI da disciplina Anestesiologia, Dor e Terapia Intensiva da Escola Paulista de Medicina da Universidade Federal de São Paulo (EPM/Unifesp). Doutorado em Medicina pela Unifesp. Professor Adjunto da disciplina de Anestesiologia, Dor e Terapia Intensiva da Unifesp. Coordenador da UTI do Hospital do Rim e Hipertensão.

Flávio Maciel Dias de Andrade
Fisioterapeuta. Pós-Graduado em Fisioterapia em Terapia Intensiva pela Faculdade Redentor-RJ. Especialista em Fisioterapia Respiratória e Fisioterapia em Terapia Intensiva pela Associação Brasileira de Fisioterapia Cardiorrespiratória e Fisioterapia em Terapia Intensiva/Conselho Federal de Fisioterapia e Terapia Ocupacional (Assobrafir/Coffito). Mestre em Ciências Biológicas e Doutor em Ciências da Saúde. Professor da Universidade Católica de Pernambuco. Fisioterapeuta Intensivista da Secretaria Estadual de Saúde de Pernambuco. Diretor e Fisioterapeuta da Santevie Centro de Saúde e Bem-Estar. CEO da CVFM Treinamento e Desenvolvimento Profissional.

Francisco Carlos de Lucca
Especialista em Clínica Médica e Medicina Intensiva pela Associação de Medicina Intensiva Brasileira (Amib). Professor do curso de Medicina do Centro Universitário Padre Albino. Médico Intensivista das Unidades de Terapia Intensiva do Complexo Hospitalar da Fundação Padre Albino.

Frederico José Neves Mancuso
Doutor em Medicina pela Escola Paulista de Medicina da Universidade Federal de São Paulo (EPM/Unifesp). Preceptor da Residência Médica em Ecocardiografia da EPM/Unifesp.

Gabriela Carvalho Gomes
Graduanda em Medicina pela Faculdade de Medicina de Olinda (FMO)-PE.

Geraldo Prado Neto
Médico Intensivista pela Associação de Medicina Intensiva Brasileira (Amib). Coordenador Médico das UTIs Adulto do Hospital São Francisco, Ribeirão Preto-SP. Preceptor do Programa de Especialização em Medicina Intensiva da Amib.

Gisele Sampaio
Neurologista. Doutor em Neurologia pela Escola Paulista de Medicina da Universidade Federal de São Paulo (EPM/Unifesp). Especialista (*fellow*) em Doenças Cerebrovasculares e Neurointensivismo pela Universidade de Harvard, Massachusetts General Hospital. Mestre em Saúde Pública pela Harvard School of Public Health. Professora Adjunta da disciplina Neurologia da Unifesp. Coordenadora do Programa Integrado de Neurologia no Hospital Israelita Albert Einstein.

Glauco Adrieno Westphal
Médico Intensivista pela Associação de Medicina Intensiva Brasileira (Amib). Doutor em Ciências pela Universidade de São Paulo (USP). Coordenador da UTI do Centro Hospitalar Unimed de Joinville-SC. Coordenador da Residência Médica em Medicina Intensiva do Hospital Municipal São José.

Glauco Cabral Marinho Plens
Médico. Residência Médica em Medicina Interna (Clínica Médica) pelo Hospital das Clínicas da Faculdade de Medicina da Universidade de São Paulo (HCFMUSP). Médico Preceptor do Programa de Residência Médica de Clínica Médica do HCFMUSP. Médico Plantonista da Unidade de Terapia Intensiva Clínica do HCFMUSP e do Pronto-Socorro do Hospital Samaritano Higienópolis.

Gustavo Pimenta de Figueiredo Dias
Médico Residente do terceiro ano do Programa de Residência em Radiologia do Centro Universitário Padre Albino, Catanduva-SP.

Henrique Manoel Lederman
Mestre e Doutor em Radiologia Clínica pela Escola Paulista de Medicina da Universidade Federal de São Paulo (EPM/Unifesp). Professor Titular e Coordenador do Programa de Pós-Graduação em Ciências Radiológicas do Departamento de Diagnóstico por Imagem da EPM/Unifesp.

Israel Maia
Pneumologista e Médico Intensivista. Especialista em Medicina Intensiva pela Associação Brasileira de Medicina Intensiva (Amib). Chefe da Unidade de Terapia Intensiva e Médico responsável pelo Laboratório do Sono do Hospital Nereu Ramos-SC.

Iveth Yamaguchi Whitaker
Enfermeira. Mestrado em Enfermagem na Saúde do Adulto pela Universidade Federal de São Paulo (Unifesp). Doutorado em Enfermagem pela Universidade de São Paulo (USP). Professora Associada do Programa de Pós-Graduação em Enfermagem da Escola de Enfermagem da Unifesp.

Izabela Dias Brugugnolli
Especialista em Clínica Médica e Medicina Intensiva pelo curso de Medicina do Centro Universitário Padre Albino. Especialista em Medicina Intensiva pela Associação de Medicina Intensiva Brasileira (Amib). Professora Assessora Técnica do curso de Medicina do Centro Universitário Padre Albino. Médica Intensivista da Unidade Respiratória Aguda para tratamento de COVID-19 do Hospital-Escola Emílio Carlos.

Jessica Cangussu
Especialista em Clínica Médica e Medicina Intensiva pelo Programa de Residência do Centro Universitário Padre Albino. Médica Plantonista das UTIs do Complexo Hospitalar da Fundação Padre Albino. Médica Intensivista da Unidade Respiratória Aguda para tratamento de COVID-19 do Hospital-Escola Emílio Carlos.

João Manoel Silva Júnior
Médico. Doutor em Anestesiologista pela Faculdade de Medicina da Universidade de São Paulo (FMUSP)-TSA e Intensivista pela Associação de Medicina Intensiva Brasileira (Amib). Diretor do Departamento de Anestesiologia do HSPE/Iamspe. Responsável Técnico pela Unidade de Terapia Intensiva do Instituto do Câncer do Estado de São Paulo (Icesp)-Hospital das Clínicas

da FMUSP (HCFMUSP). Médico Intensivista do Hospital Israelita Albert Einstein. Professor Permanente do Programa de Pós-Graduação em Anestesiologia, Ciências Cirúrgicas e Medicina Perioperatória da FMUSP.

Jorge Bonassa
Engenheiro Mecânico pela Escola Politécnica da Universidade de São Paulo (USP). Doutor pela Escola Paulista de Medicina da Universidade Federal de São Paulo (EPM/Unifesp).

José Otávio Costa Auler Júnior
Professor Titular da disciplina Anestesiologia da Faculdade de Medicina da Universidade de São Paulo (FMUSP). Vice-Diretor no exercício da diretoria da FMUSP.

José Roberto Fioretto
Mestre e Doutor em Fisiopatologia em Clínica Médica pela Universidade Estadual Paulista Júlio de Mesquita Filho (Unesp). Livre-Docente em Medicina Intensiva Pediátrica pela Unesp. Professor Titular da disciplina Medicina Intensiva Pediátrica do Departamento de Pediatria da Faculdade de Medicina de Botucatu da Unesp (FMB/Unesp).

Juçara Gasparetto Maccari
Médica Intensivista titulada pela Associação de Medicina Intensiva Brasileira. Doutora em Ciências Pneumológicas pela Universidade Federal do Rio Grande do Sul (UFRGS). Preceptora da Residência Médica de Terapia Intensiva do Hospital Moinhos de Vento (HMV).

Julia de Lima Antoniazzi
Médica Assistente do Centro de Terapia Intensiva do Hospital das Clínicas da Faculdade de Medicina da Universidade de São Paulo (HCFMUSP), de Ribeirão Preto. Médica Assistente do CTI da Santa Casa de Ribeirão Preto-SP. Docente de Medicina Intensiva da Faculdade de Medicina do Centro Universitário Barão de Mauá, Ribeirão Preto-SP. Diretora Científica – Adulto do Núcleo Regional da Sociedade Paulista de Terapia Intensiva (Sopati) de Ribeirão Preto-SP. Título de Especialista em Medicina Intensiva pela Associação de Medicina Intensiva Brasileira (Amib)/Associação Médica Brasileira (AMB).

Juliana Arcanjo Lino
Fisioterapeuta. Especialista em Fisioterapia Cardiovascular e Pneumofuncional pela Universidade de Fortaleza (Unifor)-CE. Mestre em Farmacologia pela Universidade Federal do Ceará (UFC). Doutora em Ciências Médicas e Pesquisadora do Laboratório da Respiração (RespLab) da UFC.

Juliana Carvalho Ferreira
Especialista em Medicina Intensiva e Pneumologia. Doutora e Professora Livre-Docente em Pneumologia pela Faculdade de Medicina da Universidade de São Paulo (FMUSP). Pesquisadora do Laboratório de Investigação Médica da Pneumologia da FMUSP. Médica da UTI do AC Camargo Cancer Center. Médica da UTI Respiratória do Hospital das Clínicas (InCor/FMUSP).

Juliana Coêlho Mendonça
Médica. Residência em Clínica Médica pela Faculdade de Medicina de Marília (Famema-MEC). Residência em Cardiologia pela Faculdade de Medicina de São José do Rio Preto (Famerp-MEC). Residência em Medicina Intensiva pelo Centro Universitário Padre Albino (Unifipa-MEC). Médica Intensivista do Hospital de Base de São José do Rio Preto e do Hospital Santa Helena de São José do Rio Preto. Professora da Faculdade de Medicina da Unilago-São José do Rio Preto.

Júlio Cesar Fornazari
Especialista em Clínica Médica e Medicina Intensiva pela Associação de Medicina Intensiva Brasileira (Amib). Professor e Coordenador da Residência Médica em Medicina Intensiva do curso de Medicina do Centro Universitário Padre Albino (Fameca/Unifipa). Médico Intensivista do Complexo Hospitalar da Fundação Padre Albino. Médico da UTI do Hospital da Unimed-Catanduva-SP.

Katia Alonso Rodrigues
Doutora pelo Programa de Pós-Graduação em Distúrbios da Comunicação Humana, Campo Fonoaudiológico, pela Universidade Federal de São Paulo (Unifesp). Fonoaudióloga do Serviço Integrado de Fonoaudiologia do Hospital São Paulo.

Leda Maria Branco
Psicóloga. Mestre e Doutora em Ciências da Saúde pela Faculdade de Medicina de São José do Rio Preto (Famerp)-SP. Professora Adjunta do Departamento de Psicologia da Famerp.

Lia Alheira Rocha
Especialista em Clínica Médica e Medicina Intensiva pelo MEC.

Lívia Maria Gonçalves
Farmacêutica da Unidade de Terapia Intensiva (UTI) e da Equipe Multidisciplinar de Terapia Nutricional (EMTN) do Hospital Sírio-Libanês-SP.

Luan de Assis Almeida
Médico Residente do Programa de Residência Médica em Anestesiologia da Faculdade de Medicina da Universidade de São Paulo (FMUSP).

Luciano César Pontes de Azevedo
Médico Assistente da UTI da disciplina Anestesiologia, Dor e Terapia Intensiva da Escola Paulista de Medicina da Universidade Federal de São Paulo (EPM/Unifesp). Professor Colaborador da disciplina Emergências Clínicas do Hospital das Clínicas da Faculdade de Medicina da Universidade de São Paulo (HCFMUSP). Pesquisador do Instituto Sírio-Libanês de Ensino e Pesquisa.

Luís Fernando Colla
Residência em Clínica Médica e Medicina Intensiva pela Faculdade de Medicina de Catanduva. Especialista em Medicina Intensiva titulado pela Associação de Medicina Intensiva Brasileira (Amib). Médico Plantonista das Unidades de Terapia Intensiva do Complexo Hospitalar da Fundação Padre Albino. Diretor Médico do Hospital Padre Albino, Catanduva-SP.

Luís Henrique Simões Covello
Médico Intensivista titulado pela Associação de Medicina Intensiva Brasileira (Amib). Diarista das UTIs do Hospital de Amor de Barretos. Coordenador da UTI do Hospital Nossa Senhora de Barretos. Pós-Graduação *lato sensu* em Terapia Nutricional pela Faculdade de Ciências da Saúde de Barretos (Facisb).

Luiz Alberto Forgiarini Junior
Fisioterapeuta. Especialista em Terapia Intensiva pela Associação Brasileira de Fisioterapia Cardiorrespiratória e Fisioterapia em Terapia Intensiva (Assobrafir). Doutor em Ciências Pneumológicas pela Universidade Federal do Rio Grande do Sul (UFRGS). Docente do curso de Fisioterapia, Programa de Pós-Graduação em Saúde e Desenvolvimento Humano, da Universidade La Salle. Diretor-Presidente da Assobrafir – Regional Rio Grande do Sul (2017-2020).

Marcelo A. Beraldo
Fisioterapeuta. Especialista em Fisiologia Respiratória e Doutor em Ciências pela Faculdade de Medicina da Universidade de São Paulo (FMUSP).

Marcelo Alcantara Holanda
Médico Pneumologista e Intensivista. Professor Associado de Medicina Intensiva e Pneumologia da Universidade Federal do Ceará (UFC). Médico da UTI Respiratória do Hospital Dr. Carlos Alberto Studart Gomes, Fortaleza, Ceará. Criador e proprietário do simulador virtual de ventilação mecânica Xlung®, da Clínica Pulmocenter, Instituto do Pulmão.

Marcelo Gervilla Gregório
Médico Assistente do Hospital das Clínicas da Faculdade de Medicina da Universidade de São Paulo (HCFMUSP). Especialista em Pneumologia e Tisiologia pela Sociedade Brasileira de Pneumologia e Tisiologia (SBPT), em Endoscopia Peroral pela Sociedade Brasileira de Endoscopia Peroral e em Terapia Intensiva pela Associação de Medicina Intensiva Brasileira (Amib). Doutor em Pneumologia pela USP.

Marcelo Mook
Especialista em Medicina Intensiva pela Associação de Medicina Intensiva Brasileira (Amib). Mestre em Saúde pela Universidade de Santo Amaro (Unisa). Professor de Clínica Médica da Faculdade de Medicina da Unisa. Coordenador do Programa de Especialização em Medicina Intensiva do Hospital Regional de São José dos Campos-SP. Responsável Técnico e Médico Coordenador do Centro de Tratamento Intensivo do Hospital Regional de São José dos Campos-SP.

Marcelo Park
Doutor e Livre-Docente em Medicina pela Universidade de São Paulo (USP). Professor Colaborador da disciplina Emergências Clínicas do Hospital das Clínicas da Faculdade de Medicina da USP (HCFMUSP). Médico Assistente da UTI do Hospital Sírio-Libanês. Pesquisador do Instituto Sírio-Libanês de Ensino e Pesquisa.

Márcio Abrahão
Professor Titular do Departamento de Anestesiologia, Terapia Intensiva e Dor do Massachusetts General Hospital, Harvard Medical School.

Marco Antônio Soares Reis
Doutor em Pneumologia pela Escola Paulista de Medicina da Universidade Federal de São Paulo (EPM/Unifesp). Médico Intensivista titulado pela Associação de Medicina Intensiva Brasileira (Amib). Intensivista e Pneumologista do Hospital Madre Teresa-BH. Professor da Especialização em Pneumologia da Pontifícia Universidade Católica de Minas Gerais (PUC Minas).

Marcos Francisco Vidal Melo
Professor Associado do Departamento de Anestesiologia, Terapia Intensiva e Dor do Massachusetts General Hospital, Harvard Medical School.

Marcus Antonio Ferez
Especialista em Medicina Intensiva pela Associação de Medicina Intensiva Brasileira (Amib). Mestre em Clinica Médica pela Faculdade de Medicina da Universidade de São Paulo (USP), Ribeirão Preto. Diretor Médico da Unidade de Terapia Intensiva do Hospital da Beneficência Portuguesa de Ribeirão Preto. Instrutor do curso Ecotin da Associação de Medicina Intensiva Brasileira (Amib).

Maria Cristina de Oliveira Santos Miyazaki
Psicóloga. Doutora em Psicologia Clínica pela Universidade de São Paulo (USP). Pós-Doutorado em Psicologia Clínica pela Universidade de Londres. Livre-Docente e Professora Adjunta do Departamento de Psiquiatria e Psicologia da Faculdade de Medicina de São José do Rio Preto (Famerp). Supervisora do Serviço de Psicologia do Hospital de Base e Responsável pelo Laboratório de Psicologia e Saúde da Famerp. Diretora de Pesquisa do Instituto de Pesquisa, Ensino e Consultoria Técnica em Segurança Pública Municipal (Ipecs) de São José do Rio Preto.

Maria José Carvalho Carmona
Professora Associada da disciplina Anestesiologia da Faculdade de Medicina da Universidade de São Paulo (FMUSP). Diretora da Divisão de Anestesia do Instituto Central do Hospital das Clínicas da FMUSP (HCFMUSP).

Mariana Alves Antunes
Fisioterapeuta. Mestre e Doutora em Ciências Biológicas/Fisiologia pelo Instituto de Biofísica Carlos Chagas Filho da Universidade Federal do Rio de Janeiro (UFRJ).

Mariana Farina Valiatti
Especialista em Clínica Médica e Nefrologia pela Faculdade de Medicina de Botucatu da Universidade Estadual Paulista Júlio de Mesquita Filho (Unesp). Especialista em Nefrologia pela Sociedade Brasileira de Nefrologia. Mestrado pelo programa de Fisiopatologia em Clínica Médica da Faculdade de Medicina de Botucatu da Unesp. Médica do Hospital das Clínicas de Botucatu da Unesp, com atuação em Nefrologia-Transplante Renal e Plantonista da UTI Geral.

Marina Pagliarini da Costa
Psicóloga. Pós-Graduada em Psicologia Clínica/Terapia Cognitivo-Comportamental pela Faculdade de Medicina de São José do Rio Preto (Famerp).

Mariza D'Agostino Dias
Médica Intensivista e Hiperbarista. Doutora em Ciências Médicas pela Universidade de São Paulo (USP). Primeira Presidente da Associação de Medicina Intensiva Brasileira (Amib). Médica Supervisora da UTI Geral do Hospital 9 de Julho.

Marta Damasceno
Fisioterapeuta. Mestre em Ciências da Saúde pela Universidade Federal de São Paulo (USP). Docente dos cursos de especialização na Unifes, Faculdade Inspirar, da Faculdade Redentor/Interfisio. Coordenadora do Serviço de Fisioterapia da Santa Casa de Misericórdia de São João da Boa Vista-SP.

Mauro Roberto Tucci
Médico da UTI Respiratória do Instituto do Coração do Hospital das Clínicas da Universidade de São Paulo (Incor/HCFMUSP). UTI do Hospital AC Camargo Cancer Center. Fisioterapeuta do Laboratório de Pneumologia Experimental do Hospital das Clínicas da USP. Instituto de Ensino e Pesquisa, Hospital Sírio-Libanês.

Mayson Laércio de Araújo Sousa
Fisioterapeuta. Doutor em Ciências pela Universidade de São Paulo (USP). Fisioterapeuta do Instituto do Coração do Hospital das Clínicas da USP (HC-FMUSP).

Milton Harumi Miyoshi
Professor Assistente da disciplina Pediatria Neonatal da Escola Paulista de Medicina da Universidade Federal de São Paulo (EPM/Unifesp). Consultor Médico da UTI Neonatal do Hospital e Maternidade Santa Joana, São Paulo-SP.

Miriane Moretti
Grupo de Ensino e Pesquisa em Prona do Hospital de Clínicas de Porto Alegre (HCPA).

Murillo Santucci Cesar de Assunção
Médico Intensivista do Centro de Terapia Intensiva Adulto do Hospital Israelita Albert Einstein. Mestre e Doutor pela Escola Paulista de Medicina (EPM/Unifesp). Título de Especialista pela Associação de Medicina Intensiva Brasileira (Amib).

Nathaly Fonseca Nunes
Médica Intensivista. Residência Médica em Terapia Intensiva pela Universidade Federal de São Paulo (Unifesp). Especialista em Terapia Intensiva pela Associação de Medicina Intensiva Brasileira (Amib)/Associação Médica Brasileira (AMB). Mestre em Medicina pela Unifesp. Especialista em Nutrologia pela Associação Brasileira de Nutrologia (Abran). Coordenadora da Residência Médica em Medicina Intensiva da Unifesp.

Neide Aparecida Micelli Domingos
Psicóloga. Doutora e Pós-Doutorado em Psicologia Clínica pela Pontifícia Universidade Católica de Campinas (PUC-Campinas). Professora Adjunta do Departamento de Psiquiatria e Psicologia da Faculdade de Medicina de São José do Rio Preto (Famerp). Supervisora do Serviço de Psicologia do Hospital de Base de São José do Rio Preto. Diretora Executiva do Instituto de Pesquisa, Ensino e Consultoria Técnica em Segurança Pública Municipal (Ipecs) de São José do Rio Preto.

Neliane Guedes Pretti
Médica pela Universidade Federal do Espírito Santo (UFES).

Neymar Elias
Médico Intensivista pela MEC/Amib. Mestrado em Ciências da Saúde pela Faculdade de Medicina de São José do Rio Preto (Famerp). Médico Intensivista dos Hospitais de Base, Casa de Saúde Santa Helena e João Paulo II de São José do Rio Preto-SP.

Niklas Söderberg Campos
Unidade de Terapia Intensiva do Hospital Israelita Albert Einstein (HIAE).

Octavio Cesar A. Morales
Especialista em Medicina Intensiva pela Associação de Medicina Intensiva Brasileira (Amib).

Octavio Henrique Coelho Messeder
Mestre em Medicina e Doutor em Medicina e Saúde pela Universidade Federal da Bahia (UFBA). Professor Adjunto da UFBA. Coordenador da UTI Geral do Hospital Português. Ex-Professor Assistente da Drexel Medical School, Filadélfia, Pensilvânia, EUA.

Onivaldo Cervantes
Professor Associado Livre-Docente do Departamento de Otorrinolaringologia e Cirurgia de Cabeça e Pescoço da Escola Paulista de Medicina da Universidade Federal de São Paulo (EPM/Unifesp) e Chefe da disciplina Cirurgia de Cabeça e Pescoço da EPM/Unifesp.

Orlando Campos Filho
Professor Associado de Cardiologia da Escola Paulista de Medicina da Universidade Federal de São Paulo (EPM/Unifesp). Chefe do Setor de Ecocardiografia do Hospital Universitário São Paulo da EPM/Unifesp.

Patricia Nery Souza
Fisioterapeuta. Doutora em Ciências Médicas pela disciplina de Pneumologia e Cardiologia da Faculdade de Medicina da Universidade de São Paulo (FMUSP).

Patricia Rieken Macêdo Rocco
Professora Titular. Membro Titular da Academia Nacional de Medicina. Membro Titular da Academia Brasileira de Ciências. Chefe do Laboratório de Investigação Pulmonar do Instituto de Biofísica Carlos Chagas Filho da Universidade Federal do Rio de Janeiro (UFRJ).

Pauliane Vieira Santana
Médica Intensivista. Doutora em Cardiopneumologia pela Universidade de São Paulo (USP). Especialista em Medicina Intensiva pela Universidade Federal de Goiás (UFG) e em Pneumologia pela Faculdade de Medicina da USP (FMUSP).

Paulo Cesar Antoniazzi
Chefe do Serviço de Terapia Intensiva da Santa Casa de Ribeirão Preto-SP. Título de Especialista em Medicina Intensiva pela Associação de Medicina Intensiva Brasileira (Amib)/Associação Médica Brasileira (AMB). Instrutor do curso FDM da Amib.

Paulo César Gottardo
Médico Intensivista titulado pela Associação de Medicina Intensiva Brasileira (Amib). Mestre em Medicina pela Universidade de Lisboa. Coordenador do curso de Ecografia em Terapia Intensiva (Ecotin) da Amib. Coordenador da UTI Adulto do Hospital Nossa Senhora das Neves. Professor das Faculdades de Medicina da Centro Universitário de João Pessoa (Unipê) e da Faculdade Nova Esperança (Famene).

Paulo Cesar Ribeiro
Médico. Especialista em Coloproctologia pela Sociedade Brasileira de Coloproctologia, em Medicina Intensiva pela Associação de Medicina Intensiva Brasileira (Amib) e pela Associação Pan-Americana de Medicina Intensiva, e em Nutrição Clínica

pela Sociedade Brasileira de Nutrição Parenteral e Enteral (SBNPE). Intensivista e responsável pelo Serviço de Terapia Nutricional Artificial do Hospital Sírio-Libanês.

Paulo Henrique Alves Togni Filho
Mestre em Radiologia pela Escola Paulista de Medicina da Universidade Federal de São Paulo (EPM/Unifesp). Coordenador dos Serviços de Radiologia dos Hospitais da Fundação Padre Albino. Coordenador do Programa de Residência Médica em Radiologia. Professor do curso de Medicina do Centro Universitário Padre Albino.

Pedro Leme Silva
Professor Adjunto do Laboratório de Investigação Pulmonar do Instituto de Biofísica Carlos Chagas Filho da Universidade Federal do Rio de Janeiro (UFRJ).

Pedro Vitale Mendes
Médico Assistente da UTI da disciplina Emergências Clínicas do Hospital das Clínicas da Faculdade de Medicina da Universidade de São Paulo (HCFMUSP). Médico Assistente da UTI do Hospital Sírio-Libanês.

Péricles A. D. Duarte
Doutor em Pneumologia pela Escola Paulista de Medicina da Universidade Federal de São Paulo (EPM/Unifesp). Coordenador da UTI do Hospital São Lucas e do Hospital do Câncer de Cascavel. Professor da Universidade Estadual do Oeste do Paraná.

Régis Rosa Goulart
Médico Intensivista titulado pela Associação de Medicina Intensiva Brasileira (Amib). Residência em Medicina Interna pelo Hospital de Clínicas de Porto Alegre e em Medicina Intensiva pelo Hospital Moinhos de Vento, Porto Alegre-RS. Mestre e Doutor em Medicina pela Universidade Federal do Rio Grande do Sul (UFRGS).

Renata Carnevale
Médica Intensivista, Mestre em Biologia Molecular pela Fundação Oswaldo Cruz (Fiocruz).

Renata dos Santos Vasconcelos
Fisioterapeuta. Especialização em Fisioterapia em Terapia Intensiva pela Faculdade Inspirar-CE. Residência em Fisioterapia Hospitalar pelo Hospital Universitário Walter Cantídio da Universidade Federal do Ceará (HUWC/UFC).

Ricardo Alessandro Teixeira Gonsaga
Especialista em Cirurgia Geral pela Faculdade de Medicina de Catanduva (Fameca) e Cirurgia do Trauma pela Universidade Estadual de Campinas (Unicamp). Mestre em Ciências da Cirurgia pela Unicamp. Professor nível II da Coordenadoria de Cirurgia do curso de Medicina do Centro Universitário Padre Albino (Fameca/Unifipa).

Ricardo Delduque
Médico. Especialista em Clínica Médica pela Faculdade de Medicina de Catanduva/MEC. Especialista em Pneumologia pelo Hospital do Servidor Público Municipal de São Paulo-SP. Especialista em Medicina Intensiva pela Associação de Medicina Intensiva Brasileira (Amib). Médico Plantonista das UTIs do Complexo Hospitalar da Fundação Padre Albino. Preceptor do curso de Medicina do Centro Universitário Padre Albino (Fameca/Unifipa). Médico Intensivista da Unidade Respiratória Aguda para tratamento de COVID-19 do Hospital-Escola Emílio Carlos.

Ricardo Goulart Rodrigues
Pneumologista e Intensivista. Coordenador Nacional da Pós-Graduação Adulto de Medicina Intensiva da Associação de Medicina Intensiva Brasileira (Amib).

Ricardo Henrique de Oliveira Braga Teixeira
Médico Pneumologista do Hospital Israelita Albert Einstein. Doutor em Pneumologia pela Faculdade de Medicina da Universidade de São Paulo (FMUSP).

Rita Gigliola Gomes Prieb
Psicóloga. Mestre em Clínica Médica pela Universidade Federal do Rio Grande do Sul (UFRGS). Especialista em Psicologia Hospitalar pelo Conselho Federal de Psicologia. Psicóloga do Hospital de Clínicas de Porto Alegre-RS.

Roberto Massao Takimoto
Médico Assistente Doutor da disciplina Cirurgia de Cabeça e Pescoço da Escola Paulista de Medicina da Universidade Federal de São Paulo (EPM/Unifesp).

Rodrigo Adasme Jeria
Fisioterapeuta licenciado. Terapeuta Respiratório Certificado. Especialista em Fisioterapia Respiratória e Fisioterapia em Terapia Intensiva pela Asociación Nacional de Acreditación de Kinesiólogos Especialistas (Denake), Colegio de Kinesiólogos do Chile. Mestre em Epidemiologia. Professor da Escuela de Kinesiología, Facultad de Ciencias de la Rehabilitación, Universidad Andrés Bello. Coordenador da equipe de Terapia Respiratória do Hospital Clínico Red de Salud UC-Christus, Santiago de Chile. Vice-Presidente da División de Kinesiología Intensiva. Sociedad Chilena de Medicina Intensiva. Chile. Diretor Científico da Sociedad Latinoamericana de Cuidados Respiratorios.

Rodrigo Olívio Sabbion
Especialista em Cirurgia Geral pela Faculdade de Medicina de Catanduva (Fameca) e em Cirurgia Torácica pelo Hospital das Clínica da Faculdade de Medicina da Universidade de São Paulo (HCFMUSP). Doutor em Medicina pela disciplina de Cirurgia Torácica e Cardiovascular da FMUSP.

Rosa Goldstein Alheira
Especialista em Clínica Médica e Medicina Intensiva pela Associação de Medicina Intensiva Brasileira (Amib).

Rosane Goldwasser
Médica. Especialista em Medicina Intensiva pela Associação de Medicina Intensiva Brasileira (Amib). Doutora em Medicina pela Universidade Federal do Rio de Janeiro (UFRJ).

Sérgio de Vasconcellos Baldisserotto
Especialista em Pneumologia do Pavilhão Pereira Filho, Irmandade de Santa Casa de Porto Alegre, e do Hospital das Clínicas Medicina Intensiva da Universidade de São Paulo, Ribeirão Preto (USP-RP). Doutor em Ciências Pneumológicas pela Universidade Federal do Rio Grande do Sul (UFRGS). Médico Rotineiro da UTI Central da Irmandade Santa Casa de Misericórdia de Porto Alegre e Plantonista da UTI do Hospital Nossa Senhora da Conceição.

Sérgio Fernando Monteiro Brodt
Médico Intensivista Rotineiro do CTI de Adultos do Hospital Moinhos de Vento (HMV). Médico Intensivista pela Associação de Medicina Intensiva Brasileira (Amib).

Sérgio Henrique Loss
Médico. Especialista em Medicina Intensiva pela Associação de Medicina Intensiva Brasileira (Amib), em Terapia Nutricional pela SBNP, em Nutrologia pela Associação Brasileira de Nutrologia (Abran). Mestre em Ciências Médicas pela Universidade Federal do Rio Grande do Sul (UFRGS). Coordenador do Serviço de Nutrologia do Hospital Moinhos de Vento, Porto Alegre-RS. Coordenador da Comissão de Suporte Nutricional e da UTI do Hospital de Clínicas de Porto Alegre. Médico Intensivista da Unidade de Terapia Intensiva do Hospital de Clínicas de Porto Alegre (HCPA) e do Hospital Moinhos de Vento.

Soraia C. Abreu
Doutora em Ciências Biológicas (Fisiologia) pelo Laboratório de Investigação Pulmonar do Centro de Ciências da Saúde da Universidade Federal do Rio de Janeiro (UFRJ).

Suely Sueko Viski Zanei
Enfermeira. Mestre e Doutora em Enfermagem na Saúde do Adulto pela Universidade de São Paulo (USP). Docente da Escola Paulista de Medicina da Universidade Federal de São Paulo (EPM/Unifesp). Coordenadora dos cursos de Especialização em Enfermagem em Unidade de Terapia Intensiva e do Programa de Residência Multiprofissional em Cuidados Intensivos/UTI de Adultos da Unifesp.

Suzana Margareth Ajeje Lobo
Médica. Mestre em Medicina/Ciências da Saúde pela Faculdade de Medicina de São José do Rio Preto (Famerp). Doutora em Medicina/Ciências Médicas pela Universidade de São Paulo (USP). Livre-Docente em Medicina/Ciências da Saúde e Professora Assistente da Famerp. Médica do Hospital de Base de São José do Rio Preto. Presidente da Associação de Medicina Intensiva Brasileira (2020-2021).

Talison Silas Pereira
Coordenador do Programa de Residência Médica em Anestesiologia do Hospital do Servidor Público Estadual Instituto de Assistência Médica ao Servidor Público Estadual (HSPE-Iamspe) de São Paulo. Coordenador do Programa de Residência Médica do Hospital São Luiz Jabaquara Rede D'Or-SP.

Talita Veras de Matos Miranda
Enfermeira. Residência em Terapia Intensiva Adulto pela Universidade Federal de São Paulo (Unifesp). Pós-Graduada em Administração Hospitalar e de Sistemas de Saúde pela Escola de Administração de Empresas de São Paulo da Fundação Getulio Vargas (FGV).

Tatiana Maron-Gutierrez
Doutora em Ciências Biológicas (Fisiologia) pelo Laboratório de Imunofarmacologia da Fundação Oswaldo Cruz (Fiocruz).

Teresa Márcia Nascimento de Morais
Mestre em Clínica Odontológica Integrada pela Faculdade de Odontologia da Universidade de São Paulo (USP). Especialista em Periodontia e Implantodontia pela Centro Universitário da Fundação Educacional de Barretos (Unifeb). Capacitação em Odontologia Hospitalar e Laser pela USP. Presidente do Departamento de Odontologia da Associação de Medicina Intensiva Brasileira (Amib) (2008-2013) e da Sociedade Paulista de Terapia Intensiva (Sopati) (2016-2018).

Thaize Melo Moreira
Fisioterapeuta. Especialista em Gerontologia pela Universidade Potiguar (UnP)-RN. Pós-Graduação em Reabilitação Cardiopulmonar pelo Hospital Israelita Albert Einstein-SP. Mestranda do Programa de Pós-Graduação Medicina Translacional da Universidade Federal de São Paulo (Unifesp).

Túlio Frederico Tonietto
Médico Intensivista Rotineiro do Centro de Terapia Intensiva de Adultos do Hospital Moinhos de Vento (HMV). Médico Intensivista pela Associação de Medicina Intensiva Brasileira (Amib).

Vanessa Oliveira
Grupo de Ensino e Pesquisa em Prona do Hospital de Clínicas de Porto Alegre (HCPA).

Vera Luiza Capelozzi
Doutora em Patologia pela Faculdade de Medicina da Universidade de São Paulo (FMUSP). Pós-Doutorado em Ciências da Saúde no Royal Brompton Hospital and National Heart and Lung Institute at Imperial College, Londres, Reino Unido. Livre-Docente em Patologia pela FMUSP. Professora Associada do Departamento de Patologia da FMUSP.

Veridiana Schulz Casalechi
Médica. Especialista em Terapia Intensiva e Cuidados Paliativos e Plantonista nas Unidades de Terapia Intensiva do Hospital Sírio-Libanês, Hospital 9 de Julho e Hospital Alemão Oswaldo Cruz. Assistente da Equipe de Cuidados Intensivos do Instituto do Câncer de São Paulo (Icesp).

Verônica Neves Fialho Queiróz
Médica Anestesiologista do Hospital Israelita Albert Einstein, São Paulo.

Vinicius Fernando da Luz
Médico Anestesiologista. Chefe Imediato do Serviço de Anestesiologia da Maternidade, Escola Januário Cicco da Universidade Federal do Rio Grande do Norte (UFRN).

Welder Zamoner
Médico pela Universidade Federal de São Carlos (UFSCar). Residência Médica na especialidade de Clínica Médica e de Nefrologia pela Faculdade de Medicina de Botucatu da Universidade Estadual Paulista (FMB-Unesp). Mestre pelo Programa de Pós-Graduação em Fisiopatologia em Clínica Médica pela FMB-Unesp. Médico Assistente da disciplina de Nefrologia e responsável pelo Núcleo de Assistência Farmacêutica do Hospital das Clínicas da FMB-Unesp. Supervisor do Programa de Residência Médica em Nefrologia da FMB-Unesp.

Werther Brunow de Carvalho
Médico Intensivista. Professor Titular do Departamento de Pediatria, área Neonatologia e Cuidados Intensivos, do Instituto da Criança do Hospital das Clínicas da Faculdade de Medicina da Universidade de São Paulo (ICr-HCFMUSP).

Agradecimentos

Agradecemos a todos que generosamente compartilharam conhecimento e experiência, concedendo substancial parcela de seu tempo para revisar e ampliar esta obra, especialmente no momento em que enfrentamos a maior pandemia dos últimos 100 anos.

Agradecemos a todo o corpo editorial do grupo GEN, pelo profissionalismo e pela dedicação em todas as fases do desenvolvimento desta obra.

Jorge Luis dos Santos Valiatti
José Luiz Gomes do Amaral
Luiz Fernando dos Reis Falcão

Apresentação

Tem-se na obra aqui apresentada o esforço congregado de vasta lista de qualificados e renomados colaboradores. Aqui reunidos, eles vêm sintetizar suas percepções sobre os mais variados aspectos da ventilação mecânica. Traduziram nesta obra as observações de estudos realizados em seus laboratórios e complementaram aquelas extraídas da experiência pessoal na lida diária com doentes ventilados, com a análise crítica de vasta literatura disponível sobre o assunto.

Este livro conduz a uma profunda e extensa reflexão sobre a arte e a ciência da medicina, sobre a evolução do conhecimento acerca da anatomia humana, da fisiologia e da biologia. Contém revisão da fisiopatologia das doenças respiratórias de adultos e crianças, bem como de suas repercussões pulmonares e extrapulmonares. Apresenta os fundamentos da ventilação mecânica, sua evolução, as indicações e limitações das tantas modalidades disponíveis nos modernos ventiladores. Além disso, permite que o profissional domine os recursos destinados à prevenção das complicações inerentes à insuficiência respiratória e ao seu tratamento. O progresso observado neste campo não teria sido possível sem a incorporação de sistemas de monitoramento contínuo da mecânica ventilatória, das trocas gasosas e da hemodinâmica, assuntos aqui também detalhados.

A ventilação mecânica faz parte do contínuo de cuidados necessários para obtenção do bom êxito esperado. Assim, a integração da ventilação mecânica no contexto geral do tratamento do doente grave não se põe aqui em plano secundário, mas sinérgica às muitas intervenções prévias, concomitantes e posteriores ao uso de ventiladores.

Em sua segunda edição, esta obra vem enriquecida de 28 novos capítulos, mantendo-se ao corrente dos mais recentes avanços na área. A multidisciplinaridade impõe-se como preocupação central dos editores. Como na primeira edição, continua nesta a busca da convergência dos olhares de diferentes especialistas sobre a ampla gama de situações clínicas encontradas junto ao doente submetido à ventilação artificial.

Alcança-se, destarte, o objetivo central do livro, que é a integração de competências múltiplas, a um só tempo, abrangendo o assunto na extensão e na profundidade, no geral e nos imprescindíveis detalhes.

O leitor aqui encontrará material completo que serve como referência para o especialista e guia seguro para aquele que inicia.

Jorge Luis dos Santos Valiatti
José Luiz Gomes do Amaral
Luiz Fernando dos Reis Falcão

Academia de Medicina
GUANABARA KOOGAN
www.academiademedicina.com.br

Atualize-se com o melhor conteúdo da área.

Conheça a Academia de Medicina Guanabara Koogan, portal online, que oferece conteúdo científico exclusivo, elaborado pelo GEN | Grupo Editorial Nacional, com a colaboração de renomados médicos do Brasil.

O portal conta com material diversificado, incluindo artigos, *podcasts*, vídeos e aulas, gravadas e ao vivo (*webinar*), tudo pensado com o objetivo de contribuir para a atualização profissional de médicos nas suas respectivas áreas de atuação.

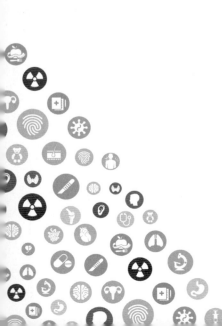

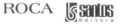

Prefácio

Amiúde, quando retornamos, por exemplo, a um vinho, livro ou ponto turístico, é comum nos visitar o incômodo sentimento de que "antes foi melhor". Agraciado com a honra de prefaciar esta segunda edição de *Ventilação Mecânica | Fundamentos e Prática Clínica*, deparei-me com a ocasião de revisitar a obra. Como meus neurônios a estimariam? Elevar-se-ia minha ventilação?

E a resposta foi que os Professores Jorge Luis dos Santos Valiatti, José Luiz Gomes do Amaral e Luiz Fernando dos Reis Falcão compuseram uma obra magnífica. Com capacidade intelectual e empreendedorismo sobejamente comprovados pelas brilhantes trajetórias, foram além de apenas revisar os capítulos do *Opus* 1, o que *per se* o tornaria mais sonoro ainda. De 62 capítulos originais, encontramos, agora, 92! Os debutantes aportam visões fascinantes e hodiernas da área da saúde, engrandecendo o que já reluzia. Encaixam-se impecavelmente nos naipes desta sólida orquestra. O espírito a permear o elenco de autores permanece imutável, ou seja, ao lado de lumiares de vasta e experiente bagagem científica, alinham-se jovens buliçosos, sedentos pela incorporação da última informação existente na literatura. Um balanço vencedor a subscrever a retidão e o mérito deste tomo.

Sugiro, portanto, que viremos as próximas páginas e adentremos os capítulos. Em cada um deles há conhecimento qualificado e minuciosamente preparado para enriquecer todos, de qualquer idade e diferenciação, que trafegam na grande área da saúde. Ademais, a leitura faz-se agradabilíssima, resultado incontestes do carinho investido na redação e na composição deste registro.

Convite submetido, não nos demoremos mais. Ao saber!

Dr. Walter Araujo Zin
Professor Emérito do Instituto de Biofísica Carlos Chagas Filho da
Universidade Federal do Rio de Janeiro.
Chefe do Laboratório de Fisiologia da Respiração.
Membro Titular das Academias Brasileira de Ciências e Nacional de Medicina.
Comendador da Ordem Nacional do Mérito Científico, Presidência do Brasil.

Material Suplementar

Este livro conta com o seguinte material suplementar:

- Vídeos
- *Podcasts* com as novidades na área
- E outros materiais para atualização constante sobre o tema.

O acesso ao material suplementar é gratuito. Basta que o leitor se cadastre e faça seu *login* em nosso *site* (www.grupogen.com.br), clicando em GEN-IO, no *menu* superior do lado direito.

O acesso ao material suplementar online fica disponível até seis meses após a edição do livro ser retirada do mercado.

Caso haja alguma mudança no sistema ou dificuldade de acesso, entre em contato conosco pelo e-mail gendigital@grupogen.com.br.

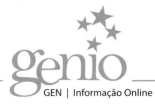

GEN-IO (GEN | Informação Online) é o ambiente virtual de aprendizagem do GEN | Grupo Editorial Nacional

Sumário

PARTE 1 Introdução, 1

1. **Ventilação Mecânica | Notas Históricas,** *3*
   José Luiz Gomes do Amaral

PARTE 2 Fisiologia Respiratória Aplicada à Ventilação Mecânica, 23

2. **Mecânica Ventilatória da Ventilação Mecânica,** *25*
   Pedro Leme Silva ▪ Patricia Rieken Macêdo Rocco

3. **Trocas Gasosas da Ventilação Mecânica,** *46*
   Mariana Alves Antunes ▪ Debora Gonçalves Xisto ▪ Patricia Rieken Macêdo Rocco

4. **Efeitos Pulmonares da Ventilação Mecânica,** *54*
   Vinicius Fernando da Luz ▪ Luan de Assis Almeida ▪ Maria José Carvalho Carmona ▪ José Otávio Costa Auler Júnior

5. **Efeitos Cardiovasculares da Ventilação Mecânica,** *66*
   Fernando Suparregui Dias

PARTE 3 Acessos às Vias Aéreas, 73

6. **Gerenciamento da Via Aérea e Intubação Traqueal,** *75*
   David Ferez ▪ Luiz Fernando dos Reis Falcão

7. **Via Aérea Difícil,** *93*
   Cláudia Lütke

8. **Traqueostomias Convencional e Percutânea,** *104*
   Roberto Massao Takimoto ▪ Márcio Abrahão ▪ Onivaldo Cervantes

PARTE 4 Modos Ventilatórios, 111

9. **Princípios do Funcionamento dos Ventiladores Artificiais,** *113*
   Jorge Bonassa

10. **Ventilação Mandatória Contínua com Volume Controlado,** *139*
    Marcelo Mook

11. **Ventilação Mandatória Contínua com Pressão Controlada | Modos Controlado/Assistido-Controlado,** *143*
    Marcelo Alcantara Holanda

12. **Ventilação Mandatória Intermitente Sincronizada,** *148*
    Péricles A. D. Duarte

13. **Ventilação sob Modo Pressão de Suporte,** *151*
    Alexandre Marini Ísola

14. **Ventilação não Invasiva com Pressão Positiva,** *157*
    Jorge Luis dos Santos Valiatti ▪ Marcelo Moock ▪ Mariana Farina Valiatti ▪ Izabela Dias Brugugnolli

15. **Ventilação Mecânica | Modos Especiais,** *166*
    Alexandre Marini Ísola ▪ Jorge Luis dos Santos Valiatti

16. **Ventilação Oscilatória de Alta Frequência,** *174*
    José Roberto Fioretto ▪ Carlos Fernando Ronchi

PARTE 5 Insuficiência Respiratória e Ventilação Mecânica Aplicada, 183

17. **Insuficiência Respiratória Aguda,** *185*
    Rosane Goldwasser ▪ Renata Carnevale ▪ Cid Marcos Nascimento David

18. **Uso do Cateter Nasal de Alto Fluxo na Insuficiência Respiratória,** *193*
    Carmen Sílvia Valente Barbas ▪ Ellen Pierre de Oliveira

19. **Ventilação Mecânica no Paciente sem Lesão Pulmonar,** *197*
    Niklas Söderberg Campos ▪ Verônica Neves Fialho Queiróz ▪ Ary Serpa Neto

20. **Ventilação Mecânica no Período Intraoperatório,** *202*
    Luiz Fernando dos Reis Falcão ▪ Maria José Carvalho Carmona ▪ Marcos Francisco Vidal Melo

21. **Ventilação Mecânica no Pós-Operatório de Cirurgia Cardíaca,** *218*
    Antonio Carlos Mugayar Bianco

22. **Ventilação Mecânica no Paciente Neurológico,** *231*
    Jorge Luis dos Santos Valiatti ▪ Cristina Prata Amendola ▪ Luís Henrique Simões Covello

23. **Ventilação Mecânica nas Doenças Neuromusculares,** *236*
    Octavio Henrique Coelho Messeder ▪ Gisele Sampaio

24. **Ventilação Mecânica na Exacerbação da Asma,** *240*
    Ricardo Henrique de Oliveira Braga Teixeira ▪ Carmen Sílvia Valente Barbas

25. **Ventilação Mecânica na Doença Pulmonar Obstrutiva Crônica,** *244*
    Ricardo Goulart Rodrigues ▪ Fábio Ferreira Amorim ▪ Marco Antonio Soares

26. **Ventilação Mecânica nas Doenças Pulmonares Intersticiais,** *251*
    Agostinho Hermes de Medeiros Neto

27. **Ventilação Mecânica na Insuficiência Respiratória Viral | COVID-19,** *256*
    Ângelo Roncalli Miranda Rocha ▪ Flávio Maciel Dias de Andrade ▪ Rodrigo Adasme Jeria ▪ Jorge Luis dos Santos Valiatti

28. **Ventilação Mecânica no Paciente com Insuficiência Cardíaca,** *274*
    Marcelo Park

29. **Ventilação Mecânica no Paciente com Tromboembolismo Pulmonar,** *277*
    Octavio Cesar A. Morales ▪ Paulo Cesar Antoniazzi ▪ Marcus Antonio Ferez ▪ Julia de Lima Antoniazzi ▪ Geraldo Prado Neto

30. **Ventilação Mecânica no Paciente Obeso,** *281*
    Sérgio de Vasconcellos Baldisserotto ▪ Ana Harb ▪ Fábio Barlem Hohmann

31 **Lesão Inalatória e Ventilação Mecânica no Grande Queimado**, 291
Jorge Luis dos Santos Valiatti ▪ Sérgio de Vasconcellos Baldisserotto ▪ João Manoel Silva Júnior ▪ Edvaldo Vieira de Campos

32 **Trauma Torácico Fechado**, 303
Jorge Luis dos Santos Valiatti ▪ Rodrigo Olívio Sabbion ▪ Ricardo Alessandro Teixeira Gonsaga ▪ Emmanuel Ortiz Afonso

33 **Ventilação Mecânica Durante a Gestação**, 309
Jorge Luis dos Santos Valiatti ▪ Francisco Carlos de Lucca ▪ Luís Fernando Colla ▪ Jessica Cangussu

34 **Ventilação Mecânica Durante a Oxigenoterapia Hiperbárica**, 312
Mariza D'Agostino Dias

35 **Dispneia e Ventilação Mecânica em Cuidados Paliativos**, 318
Daniel Neves Forte ▪ Veridiana Schulz Casalechi

36 **Manejo Ventilatório no Potencial Doador Falecido para Doação Múltipla de Órgãos**, 323
Glauco Adriano Westphal ▪ Cristiano Augusto Franke ▪ Cassiano Teixeira

37 **Ventilação Mecânica em Pediatria**, 328
Cíntia Johnston ▪ Werther Brunow de Carvalho

38 **Suporte Ventilatório na Neonatologia**, 338
Milton Harumi Miyoshi

PARTE 6 Síndrome do Desconforto Respiratório Agudo, 369

39 **Aspectos Epidemiológicos na SDRA**, 371
Eliana Bernadete Caser ▪ Carmen Sílvia Valente Barbas

40 **Biomarcadores Moleculares na SDRA | Visão do Patologista**, 381
Vera Luiza Capelozzi

41 **Ventilação Mecânica na SDRA**, 389
Alexandre Marini Ísola ▪ Jorge Luis Valiatti

42 **Manobras de Recrutamento Alveolar na SDRA**, 396
Erica Aranha Suzumura ▪ Israel Maia ▪ Alexandre Biasi Cavalcanti

43 **Ajuste da Pressão Expiratória Final Positiva na SDRA**, 400
Alexandre Biasi Cavalcanti ▪ Erica Aranha Suzumura ▪ Israel Maia

44 **Orientações para o Uso Seguro da Manobra de Prona na SDRA**, 409
Vanessa Oliveira ▪ Miriane Moretti ▪ Dulce Inês Welter ▪ Daniela Piekala ▪ Rita Gigliola Gomes Prieb

45 **Oxigenação por Membrana Extracorpórea na SDRA**, 425
Pedro Vitale Mendes ▪ Marcelo Park ▪ Eduardo Leite Vieira Costa ▪ Luciano César Pontes de Azevedo

46 **Terapia Celular na SDRA**, 430
Tatiana Maron-Gutierrez ▪ Soraia C. Abreu ▪ Patricia Rieken Macêdo Rocco

PARTE 7 Métodos de Diagnóstico e de Monitoramento Durante a Ventilação Mecânica, 441

47 **Radiografia de Tórax na Unidade de Terapia Intensiva**, 443
Henrique Manoel Lederman ▪ Paulo Henrique Alves Togni Filho

48 **Tomografia Computadorizada de Tórax**, 452
Paulo Henrique Alves Togni Filho ▪ Gustavo Pimenta de Figueiredo Dias

49 **Monitoramento por Tomografia de Impedância Elétrica na Unidade de Terapia Intensiva**, 460
Eduardo Leite Vieira Costa ▪ Caio César Araújo Morais ▪ Glauco Cabral Marinho Plens

50 **Monitoramento com Tomografia de Impedância Elétrica no Paciente Cirúrgico**, 467
Luiz Fernando dos Reis Falcão ▪ Thaize Melo Moreira

51 **Monitoramento Respiratório | Trocas Gasosas**, 472
José Luiz Gomes do Amaral ▪ Jorge Luis dos Santos Valiatti ▪ Antônio Carlos Souto ▪ Júlio Cesar Fornazari

52 **Capnografia Volumétrica**, 477
Paulo César Gottardo ▪ Jorge Luis dos Santos Valiatti ▪ Ciro Leite Mendes

53 **Monitoramento da Mecânica Respiratória**, 514
Felipe Saddy

54 **Monitoramento da Pressão Esofágica e da Pressão Transpulmonar**, 525
Fernanda Ferreira Cruz ▪ Patricia Rieken Macêdo Rocco

55 **Interpretação de Curvas e *Loops* Durante a Ventilação Mecânica**, 533
Jorge Luis Valiatti ▪ Eric Grieger Banholzer ▪ Ricardo Goulart Rodrigues ▪ Fernando Miranda

56 **Avaliação da Assincronia Paciente-Ventilador**, 540
Juliana Carvalho Ferreira ▪ Mayson Laércio de Araújo Sousa

57 **Monitoramento Hemodinâmico Minimamente Invasivo e da Perfusão Tecidual**, 546
Neymar Elias ▪ Suzana Margareth Ajeje Lobo

58 **Monitoramento Hemodinâmico Invasivo**, 555
Niklas Söderberg Campos ▪ Bruno Bravim ▪ Murillo Santucci Cesar de Assunção

59 **Avaliação da Resposta Cardiovascular a Infusão de Fluidos**, 561
Flávio Geraldo Rezende de Freitas ▪ Antonio Tonete Bafi

60 **Monitoramento da Pressão Intra-Abdominal Durante a Ventilação Mecânica**, 566
Luciano César Pontes de Azevedo

61 **Ultrassonografia no Manuseio de Via Aérea**, 570
Talison Silas Pereira

62 **Ultrassonografia Pulmonar na Unidade de Terapia Intensiva**, 578
Ciro Leite Mendes ▪ Paulo César Gottardo

63 **Ultrassonografia na Avaliação do Diafragma no Paciente Crítico**, 615
Pauliane Vieira Santana ▪ André Luis Pereira de Albuquerque

64 **Ecocardiografia no Paciente Crítico**, 623
Cláudio Henrique Fischer ▪ Frederico José Neves Mancuso ▪ Orlando Campos Filho

65 **Ecocardiografia na Unidade de Terapia Intensiva | Função do Intensivista**, 634
Ciro Leite Mendes ▪ Paulo César Gottardo

66 **Aplicação da Ultrassonografia *Point-of-Care* na Perirreanimação Cardiopulmonar**, 643
Marcus Antonio Ferez ▪ Paulo César Gottardo ▪ Ciro Leite Mendes ▪ Edson Antonio Nicolini ▪ Dalton de Souza Barros

67 **Aplicação da Broncoscopia na Unidade de Terapia Intensiva**, 658
Enio Rodrigues Maia Filho ▪ Marcelo Gervilla Gregório ▪ Fabio Nishida Hasimoto

PARTE 8 Equipe Multiprofissional no Cuidado do Paciente Crítico, 663

68 **Cuidados de Fisioterapia no Adulto**, 665
Patricia Nery Souza ▪ Marta Damasceno

69 **Cuidados de Fisioterapia em Pediatria**, 670
Cíntia Johnston

70 **Mobilização Precoce na Unidade de Terapia Intensiva**, 680
Luiz Alberto Forgiarini Junior

71 **Aspectos de Enfermagem na Unidade de Terapia Intensiva**, 686
Talita Veras de Matos Miranda ▪ Suely Sueko Viski Zanei ▪ Iveth Yamaguchi Whitaker

72 **Aspectos Psicológicos na Unidade de Terapia Intensiva**, 694
Maria Cristina de Oliveira Santos Miyazaki ▪ Ana Paula Altimari Di Bernardo ▪ Neide Aparecida Micelli Domingos ▪ Suzana Margareth Ajeje Lobo ▪ Marina Pagliarini da Costa ▪ Eduardo Santos Miyazaki ▪ Leda Maria Branco

73 Avaliação Fonoaudiológica no Paciente Disfágico Dependente de Ventilação Mecânica, 700
Katia Alonso Rodrigues

74 Métodos Auxiliares de Diagnóstico e Tratamento no Paciente sob Ventilação Mecânica | Função do Odontólogo, 703
Teresa Márcia Nascimento de Morais ▪ Alessandra Figueiredo de Souza ▪ Edela Puricelli ▪ Deise Ponzoni

75 Função do Farmacêutico Clínico no Cuidado do Paciente Crítico, 716
Lívia Maria Gonçalves ▪ Flávia Gatto de Almeida Wirth

76 Aspectos Nutricionais | Nutrição Parenteral, 727
André Luiz Baptiston Nunes ▪ Edwin Koterba

77 Aspectos Nutricionais | Nutrição Enteral, 731
Paulo Cesar Ribeiro ▪ Rosa Goldstein Alheira ▪ Lia Alheira Rocha

PARTE 9   Eventos Adversos Associados à Ventilação Mecânica, 735

78 Complicações da Ventilação Mecânica, 737
Jorge Luis dos Santos Valiatti ▪ Juliana Coêlho Mendonça ▪ André Delphini Cincerre ▪ Fernando Schwan Miranda Filho

79 Lesão Induzida pelo Ventilador, 742
Mauro Roberto Tucci ▪ Marcelo A. Beraldo ▪ Eduardo Leite Vieira Costa

80 Sarcopenia e Fraqueza Adquiridas na Unidade de Terapia Intensiva, 747
Diogo O. Toledo ▪ Flavia J. A. Pfeilsticker

81 Pneumonia Associada à Ventilação Mecânica, 751
Antonio Tonete Bafi ▪ Nathaly Fonseca Nunes ▪ Flávia Ribeiro Machado

PARTE 10   Retirada de Ventilação Mecânica, 757

82 Desmame da Ventilação Mecânica, 759
Augusto Savi ▪ Cassiano Teixeira ▪ Juçara Gasparetto Maccari ▪ Túlio Frederico Tonietto

83 Ventilação Mecânica Prolongada, 778
Sérgio Henrique Loss

PARTE 11   Outros Tópicos Relevantes, 783

84 Analgesia, Sedação e Bloqueio Neuromuscular na Unidade de Terapia Intensiva, 785
Talison Silas Pereira ▪ Neliane Guedes Pretti ▪ João Manoel Silva Júnior

85 Otimização do Uso de Fármacos por Via Inalatória, 792
Bruno do Valle Pinheiro

86 Distúrbios Acidobásicos e dos Eletrólitos, 796
Flávio Eduardo Nácul

87 Métodos Dialíticos no Paciente sob Ventilação Mecânica, 803
Welder Zamoner ▪ Cibele Tais Puato de Almeida ▪ André Luís Balbi ▪ Daniela Ponce

88 Qualidade do Sono na Unidade de Terapia Intensiva, 808
Ricardo Delduque

89 Simuladores Virtuais no Ensino da Ventilação Mecânica, 811
Marcelo Alcantara Holanda ▪ Andréa Kelly Carvalho ▪ Renata dos Santos Vasconcelos ▪ Juliana Arcanjo Lino ▪ Gabriela Carvalho Gomes

90 Transporte Intra-Hospitalar do Paciente sob Ventilação Mecânica, 816
Julia de Lima Antoniazzi ▪ Paulo Cesar Antoniazzi

91 Qualidade de Vida Pós-Unidade de Terapia Intensiva, 820
Cassiano Teixeira ▪ Augusto Savi ▪ Sérgio Fernando Monteiro Brodt ▪ Régis Rosa Goulart

92 Gestão das Unidades de Cuidados Intensivos diante de Catástrofes e Pandemias | Reflexões e Desafios do Enfrentamento à Covid-19, 828
Paulo Cesar Antoniazzi ▪ Cristiano Augusto Franke ▪ Julia de Lima Antoniazzi

Índice Alfabético, *835*

Parte 1

Introdução

CAPÍTULO 1

Ventilação Mecânica | Notas Históricas

José Luiz Gomes do Amaral

▶ Ventilação e respiração

A ventilação pulmonar é a primeira e última manifestação da vida; do choro do recém-nascido ao último suspiro.

> E formou o Senhor Deus o homem do pó da terra, e soprou-lhe nas narinas o fôlego da vida; e o homem tornou-se alma vivente. (Gênesis 2:7.)[1]

Ventilar é renovar a atmosfera. A respiração implica a troca de gases por meio das membranas. Assim, a ventilação pulmonar é o processo de renovação da atmosfera alveolar e constitui o primeiro passo para a **fase pulmonar** da respiração. Esta, por sua vez, constitui etapa intermediária do processo respiratório, precedida pela **fase ambiental**, sucedida pela **fase circulatória** e concluída na **fase celular** (Figura 1.1).

Nas células, o oxigênio (O_2) e a glicose (geralmente) integram reações sucessivas, que concorrem à formação do substrato energético, a adenosina trifosfato (ATP), essencial para mover suas funções específicas.

Respiração celular: $C_6H_{12}O_6 + 6O_2 \rightarrow 6CO_2 + 6 H_2O + energia$

O ser humano compartilha com os demais organismos aeróbios um processo respiratório comum com base na utilização da energia contida nas moléculas de O_2 e na eliminação do gás carbônico (CO_2), como produto de transformação. A complexidade da organização dos organismos pluricelulares requer logística capaz de captar O_2 do meio externo e transportá-lo às células, nas quais será utilizado. Em sentido inverso, cumpre ainda a função de remover o CO_2 das células e eliminá-lo no ambiente, onde, por meio da fotossíntese, participará da regeneração do O_2. Esta última é considerada a fase ambiental da respiração. Entre as fases celular e ambiental da respiração, nos organismos pluricelulares mais complexos, interpõem-se as fases circulatória e pulmonar.

Nos pulmões, as trocas gasosas – captação de O_2 e eliminação de CO_2 – se fazem por meio das membranas que revestem capilares e epitélio alveolar e são função da perfusão e da ventilação pulmonares.

Entre os determinantes da renovação da atmosfera alveolar, têm relevância a anatomia e a fisiologia da caixa e dos músculos respiratórios e das vias aéreas, da boca e das narinas aos alvéolos e à circulação dos pulmões.

▶ Atmosfera

Entretanto, antes de discutir esse aspecto da respiração, que é a ventilação pulmonar, vale recordar a origem dos gases que compõem a atmosfera terrestre e tecer algumas considerações históricas sobre seu reconhecimento.

Os gases que circulam nos pulmões têm sua composição definida há algumas dezenas de milhões de anos. A atmosfera deste pequeno mundo condiciona a vida dos seres humanos e de grande número de outras espécies. Sem usar da energia contida na molécula de O_2, e sem recuperá-la, a partir da reciclagem do CO_2, a expressão "vida" careceria do significado que lhe é atribuído.

Sempre nessa simplificada perspectiva, há dezenas de milhões anos, explosões incessantes expelem, das entranhas da Terra, vários produtos gasosos. Muito desse resultado vaga em um universo sem limites claros, mas algo do remanescente, à força da gravidade, concentra-se no entorno deste minúsculo planeta que nos abriga.

> Eis as origens dos céus e da terra, quando foram criados. No dia em que o Senhor Deus fez a terra e os céus. (Gênesis 2:4.)[1]

Estima-se que, há cerca de 4.600 milhões de anos, a agregação de planetesimais constituiu a Terra, massa aquecida à elevada temperatura, que gradualmente se resfriou, estruturando-se no magma interno e na crosta externa sólida sobre a qual vivemos.

> Não havia ainda nenhuma planta do campo na terra, pois nenhuma erva do campo tinha ainda brotado; porque o Senhor Deus não tinha feito chover sobre a terra, nem havia homem para lavrar a terra. (Gênesis 2:5.)[1]

A atmosfera primitiva deste planeta guardava a composição dos atuais vulcões, onde predominavam vapor d'água (70,75%), CO_2 (14,07%), dióxido de enxofre (SO_2; 6,40%) e nitrogênio (N_2; 5,45%). A condensação do vapor d'água formou, há cerca de 4.000 milhões de anos, os oceanos. A massa da Terra determina a retenção de sua atmosfera e sua distância do sol (e também, mas em menor grau, o "efeito estufa") e mantém temperaturas compatíveis com água em estado líquido, conjunção de fatores essenciais para o surgimento da vida.

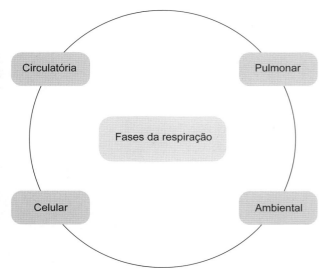

Figura 1.1 ▪ Fases da respiração.

Um vapor, porém, subia da terra, e regava toda a face da terra. (Gênesis 2:6.)[1]

Foi resultado da atividade fotossintética de cianobactérias (algas azuis) a transformação de CO_2 em O_2 e a subsequente mudança na composição dos gases que hoje compõem a atmosfera: N_2 (78,08%), O_2 (20,95%), argônio (Ar; 0,93%) e CO_2 (0,036%) – além de quantidades variáveis de vapor d'água.

Fotossíntese: $6CO_2 + 6 H_2O + energia\ (luz\ solar) \rightarrow C_6H_{12}O_6 + 6O_2$

As bases do que se conhece da respiração pode ser traçada pela descoberta do CO_2 e do N_2, do O_2 e da fotossíntese, história que evoca os notáveis Black, Rutherford, Sheele, Priestley, Lavoisier, Cavendish e Ingenhousz.

Joseph Black, médico e químico escocês, descobriu o CO_2 em 1754, denominando-o "ar fixo" (Figura 1.2). Deve-se ainda a Black a invenção da balança analítica e a teoria do "calor latente", que serviu de base para a termodinâmica.

Vários cientistas (como Scheele, Priestley e Lavoisier) dedicaram-se ao estudo do N_2, mas coube ao também médico escocês, **Daniel Rutherford**, o mérito de sua descoberta, em 1772 (Figura 1.3).

Na descoberta do O_2, em 1771, **Carl Wilhelm Scheele**, químico e farmacêutico sueco (Figura 1.4), precedeu **Joseph Priestley**, que independentemente o fez, antecipando-se a publicá-lo, em 1774 (Figura 1.5). Foi, entretanto, o francês **Antoine-Laurent Lavoisier**, que também reconheceu o O_2 e seus atributos como a parte vital do ar, demonstrou seu papel na combustão e cunhou o termo "oxigênio" (Figura 1.6).

Henry Cavendish (Figura 1.7), em 1785, identificou o hidrogênio (H_2) como elemento químico, observou sua reação com o O_2 formando água e determinou a composição proporcional dos gases que compõem a atmosfera, incluindo a fração que corresponde ao argônio (Ar), identificado mais de 1 século depois.

Jan Ingenhousz (Figura 1.8), fisiologista, biólogo e químico neerlandês, em 1779, elucida o papel da alternância de luz e escuridão, na geração e O_2 e CO_2 pelas plantas, no processo de fotossíntese.

▶ Da Antiguidade a Sauerbruch

Os primeiros relatos de intervenções voltadas para suprir a ventilação pulmonar por meios externos remontam à Antiguidade.

Quando Eliseu chegou à casa, eis que o menino jazia morto sobre a sua cama.

Então ele entrou, fechou a porta sobre eles ambos, e orou ao Senhor.

Em seguida subiu na cama e deitou-se sobre o menino, pondo a boca sobre a boca do menino, os olhos sobre os seus olhos, e as mãos sobre as suas mãos, e ficou encurvado sobre ele até que a carne do menino aqueceu.

Depois desceu, andou pela casa duma parte para outra, tornou a subir, e se encurvou sobre ele, então o menino espirrou sete vezes, e abriu os olhos. (2 Reis 4:32-35.)[1]

Tem-se assim, nesses versículos da Bíblia (2 Reis 4:32-35, livro atribuído a Jeremias, 586-650 a.C.),[1] a clássica referência aos esforços do profeta Eliseu (Figura 1.9), buscando restaurar uma criança à vida,

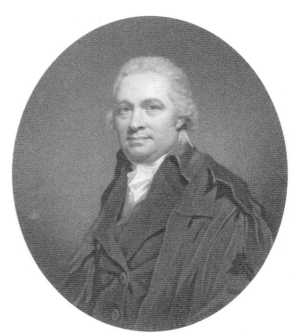

Figura 1.3 ▪ Daniel Rutherford (1749-1818).

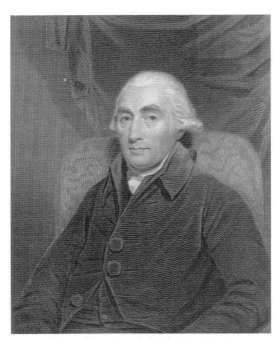

Figura 1.2 ▪ Joseph Black (1728-1799).

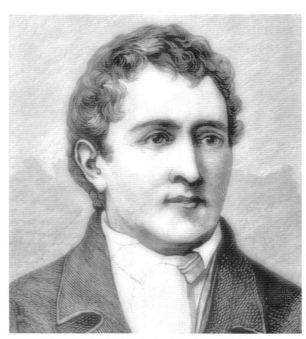

Figura 1.4 ▪ Carl Wilhelm Scheele (1742-1786).

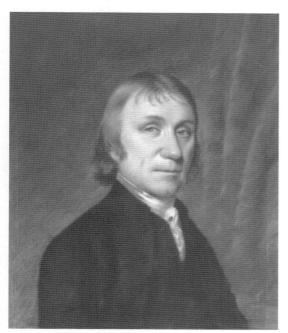

Figura 1.5 ▪ Joseph Priestley (1733-1804).

por meio da insuflação de seus pulmões, naquilo que poderia ser interpretado como reanimação por ventilação boca a boca.

Tem destacado lugar entre os filósofos "pré-socráticos" **Anaxímenes de Mileto** (Figura 1.10), o terceiro da escola de Mileto, após Tales e Anaximandro. Discordando de seus predecessores, Anaxímenes vê no ar o princípio da vida, a origem de todos os elementos.

> Como nossa alma, sendo ar, nos sustenta, assim "pneuma" e ar invadem o mundo inteiro. (Anaxímenes de Mileto.)

Seguem-no **Empédocles** (Figura 1.11) e **Hipócrates** (Figura 1.12), que, em seu monumental "Corpus Hippocraticum" assinala que a ventilação pulmonar se destinava a esfriar o coração e este gerava o calor indispensável à vida.[2] A sucessão dos movimentos inspiração e expiração resultava da atividade cardíaca que, através das artérias enviava o ar ao organismo.

Por sua vez, **Aristóteles** (Figura 11.13), assinala que animais encerrados em caixas morrem, e isso se devia a não poderem esfriar-se. Ainda Hipócrates, em seu "Tratado sobre o ar", discorre sobre a respiração e menciona o tratamento da sufocação iminente pela canulação da traqueia ao longo do "osso longo da mandíbula" (traqueia), sugerindo assim a traqueostomia.

Trata-se de clara referência à ventilação artificial. Também sob pressão positiva intermitente, seu contemporâneo, **Andreas Vesalius** (Figura 1.14), reanima um animal por meio de tubo colocado na traqueia.

Robert Hooke (Figura 1.15) mantém animal vivo em ventilação contínua, acionando alternadamente dois foles conectados a uma abertura na traqueia, abaixo da epiglote, oferecendo saída do ar insuflado por orifício produzido no pulmão. Ele concluiu não ter sido a imobilidade dos pulmões a causa da parada cardíaca, mas sim, a interrupção do fluxo de ar fresco.

John Fothergill (Figura 1.16), em 1745, apresenta um caso bem-sucedido de reanimação pela aplicação da ventilação boca a boca. Vários sucederam-no, até que, em 1794, em Copenhagen, **Carl Gottlob Rafn** (Figura 1.17) sistematizasse, no texto "Life-saving measures for drowning persons", métodos de reanimação que hoje ainda são aplicados.

Em 1907, com **Heinrich Dräger**, surge o "Dräger Pulmotor", o primeiro aparelho automático de ventilação artificial com pressão positiva, alimentado por cilindro com gás pressurizado, usado por bombeiros e policiais em ações de resgate (Figura 1.18A a D).

▸ Conceitos

Ventilação espontânea

A ventilação pulmonar se faz a partir da geração de um fluxo de gases, dirigido pelas diferenças entre a pressão atmosférica e a pressão alveolar. Na exalação, a retração elástica dos pulmões comprime o gás alveolar acima da pressão atmosférica, assim gerando o fluxo expiratório.

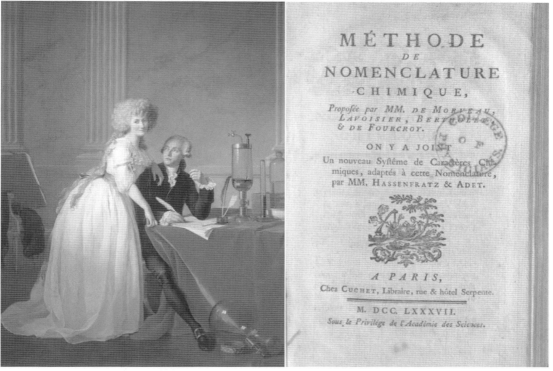

Figura 1.6 ▪ Antoine-Laurent Lavoisier (1743-1794).

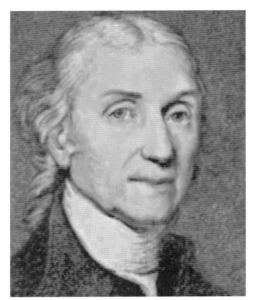

Figura 1.7 ■ Henry Cavendish (1731-1810).

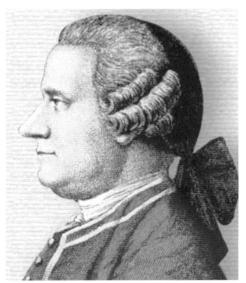

Figura 1.8 ■ Jan Ingenhousz (1730-1799).

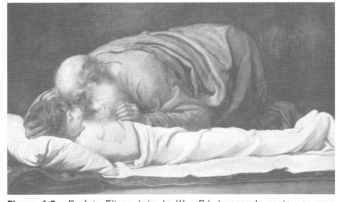

Figura 1.9 ■ Profeta Eliseu (século IX a.C.), buscando restaurar uma criança à vida, por meio da insuflação de seus pulmões.

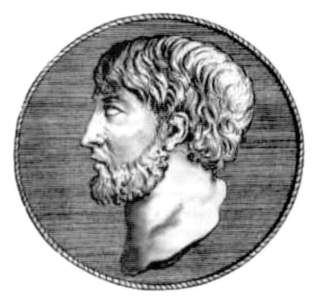

Figura 1.10 ■ Anaxímenes de Mileto (588-524 a.C.).

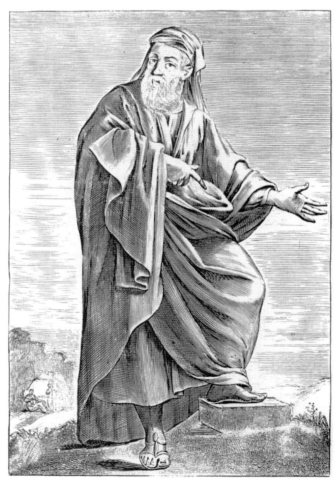

Figura 1.11 ■ Empédocles (495-435 a.C.) no Templo de Hera (470 a.C.).

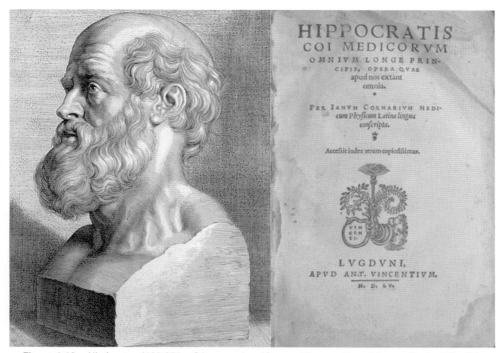

Figura 1.12 ■ Hipócrates (460-375 a.C.) e sua obra "Corpus Hippocraticum" (por volta de 410 a.C.).

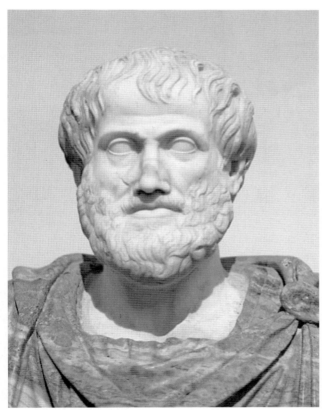

Figura 1.13 ■ Aristóteles (384-322 a.C.).

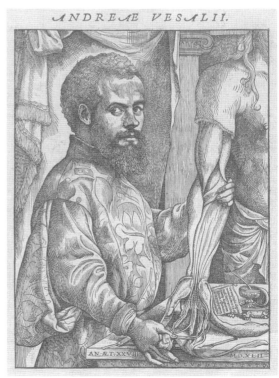

Figura 1.14 ■ Andreas Vesalius (1511-1564).

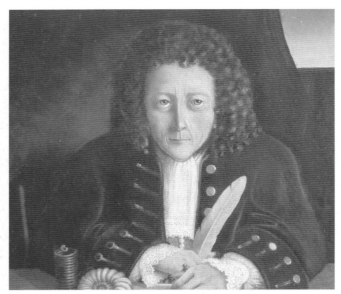

Figura 1.15 ■ Robert Hooke (1635-1703).

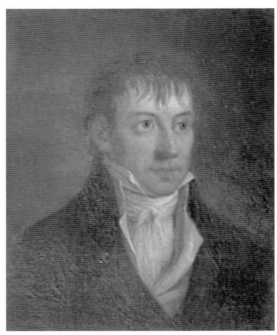

Figura 1.17 ■ Carl Gottlob Rafn (1769-1808).

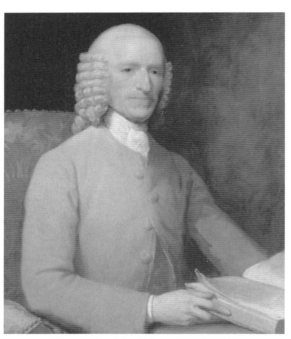

Figura 1.16 ■ John Fothergill (1712-1780).

Em ventilação espontânea, a inspiração se faz em razão de gradiente inverso, em que, dado o aumento do volume da caixa torácica determinado pela contração do diafragma, a pressão alveolar reduz-se abaixo da pressão atmosférica. Assim, o determinante do fluxo inspiratório é a pressão negativa (em relação à pressão atmosférica) intratorácica.

Durante mais de 50 anos, predominaram alternativas à ventilação espontânea que respeitassem esses mecanismos.

Apesar de que, já em 1555, Vesalius e, em 1667, Mushin e Rendell-Baker[3] houvessem logrado, em modelos experimentais, manter a ventilação insuflando os pulmões com ajuda de um fole, e a translação desse princípio à clínica demandou longos anos. De fato, esse modo de inflar os pulmões se fazia em sentido oposto à ventilação espontânea, "fisiológica", pois a compressão do fole resultava em pressão inspiratória acima da atmosférica, ou "pressão positiva" intratorácica na inspiração.

O "problema do tórax aberto"

A cirurgia na cavidade torácica, ainda nos primeiros anos do século XX, tinha sérias limitações. Uma vez o tórax aberto, ocorre colapso pulmonar, a respiração torna-se difícil, surgem desvio do mediastino e graves alterações hemodinâmicas, situação então conhecida como "problema do pneumotórax". O cirurgião alemão **Ferdinand Sauerbruch** (Figura 1.19A), considerando ser a pressão subatmosférica essencial para a ventilação, idealizou uma sala cirúrgica hipobárica, a "câmara de Sauerbruch": enquanto a cabeça do paciente era mantida fora da sala, seu corpo e a equipe cirúrgica eram encerrados ali, onde a pressão negativa se mantinha em torno de –7 mmHg, por meio da sucção da atmosfera daquele ambiente fechado (Figura 1.19B).[4] A inovação de Sauerbruch foi apresentada em Breslau, em 1904, e marcou a nova era de desenvolvimento em cirurgia torácica, abrindo novas possibilidades em operações nos pulmões e no coração.

Enquanto uns encontravam soluções para ventilação artificial a partir da geração de pressão extratorácica negativa (subatmosférica), outros a procuravam na geração de pressão positiva (supra-atmosférica) como geradora do fluxo inspiratório. Foram **Tuffier** (Figura 1.20A) e **Hallion** (Figura 1.20B),[5,6] cirurgiões franceses, que, em 1896, realizaram as primeiras ressecções pulmonares com o concurso de uma válvula unidirecional conectada a um tubo dotado de balonete e dirigido por meio do tato pela laringe.

Um ano antes, em 1895, na cidade de Berlim, na Alemanha, **Kirstein** (Figura 1.21A) já apresentava seu laringoscópio (Figura 1.21B), que, no entanto, não foi desde logo utilizado em procedimentos anestésicos.[7]

Foi ainda com o método digital que **Fell** (Figura 1.22A e B) e **O'Dwyer** (por volta de 1888) (Figura 1.23A e B), seguido por **Matas** (em 1900), garantiram acesso de tubos metálicos à laringe.[8,9] Em 1910, **Dorrance** reintroduz os tubos traqueais com balonetes.[10]

Nos EUA, **Elsberg** desenvolveu um aparelho de anestesia destinado a insuflar os pulmões e dominou a técnica da intubação traqueal, usando a evolução do laringoscópio de Kirstein, aperfeiçoado pelo endoscopista americano **Chevalier Jackson** (Figura 1.24A e B).[11,12]

A anestesia (com ventilação) sob pressão positiva vem a novo patamar com **Green**[13] e **Janeway**,[14,15] que desenvolveram uma série de aparelhos capazes de oferecer ventilação controlada e assistida (amplificando os esforços ventilatórios do paciente).

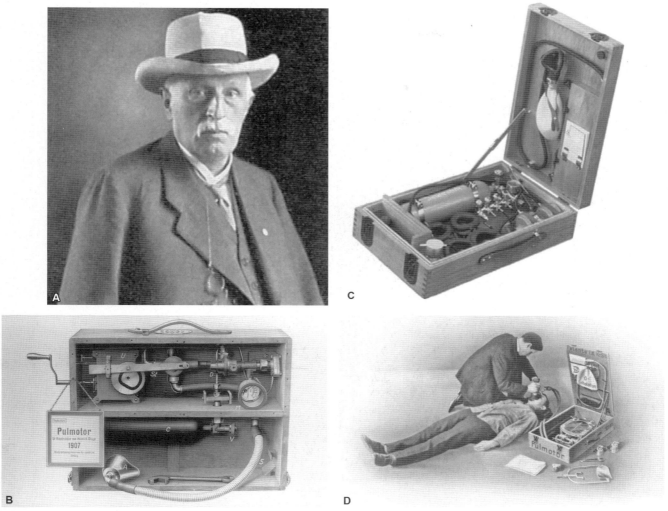

Figura 1.18 ■ **A.** Heinrich Dräger (1847-1917). **B.** Protótipo original do "Dräger Pulmotor". **C.** Equipamento comercial. **D.** Registro do atendimento de um paciente. (Cortesia da Dräeger do Brasil.)

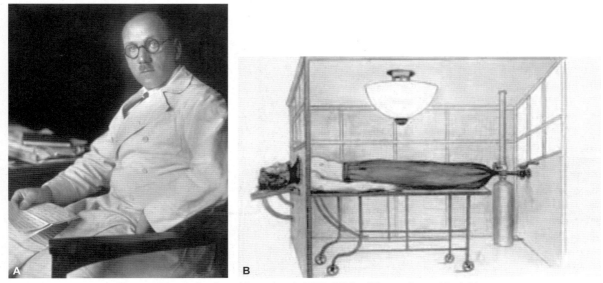

Figura 1.19 ■ **A.** Ferdinand Sauerbruch (1875-1951) e (**B**) sua câmara hipobárica.

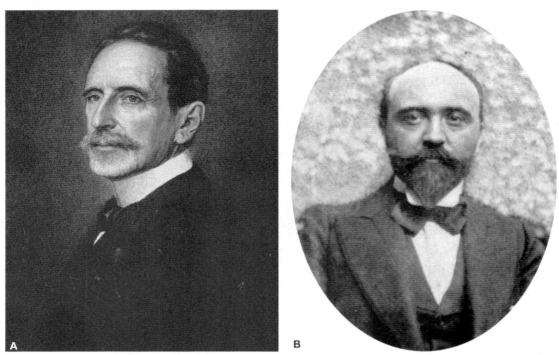

Figura 1.20 ▪ **A.** Theodore Tuffier (1857-1829). **B.** Louis Hallion (1862-1940).

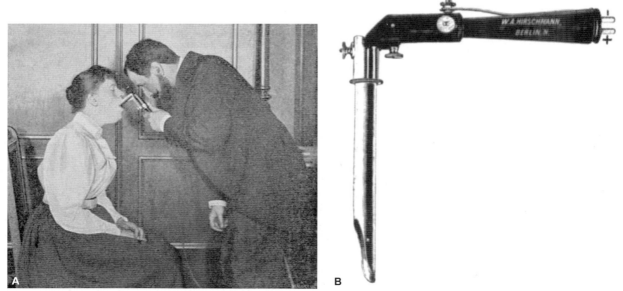

Figura 1.21 ▪ **A.** Alfred Kirstein (1863-1922) e (**B**) seu laringoscópio.

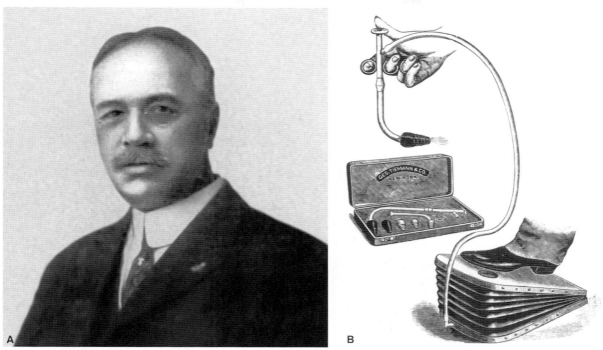

Figura 1.22 ▪ **A.** George Edward Fell (1849-1918) e (**B**) seu dispositivo metálico de ventilação (em 1887).

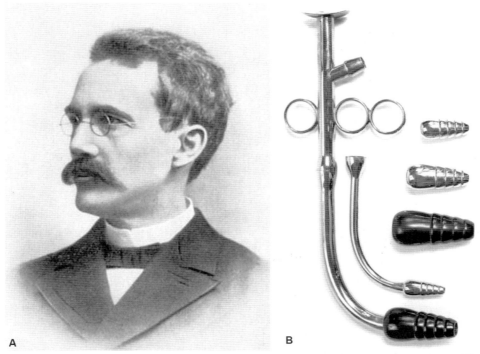

Figura 1.23 ▪ Joseph P. O'Dwyer (1841-1898) e (**B**) seu dispositivo metálico de ventilação (em 1880).

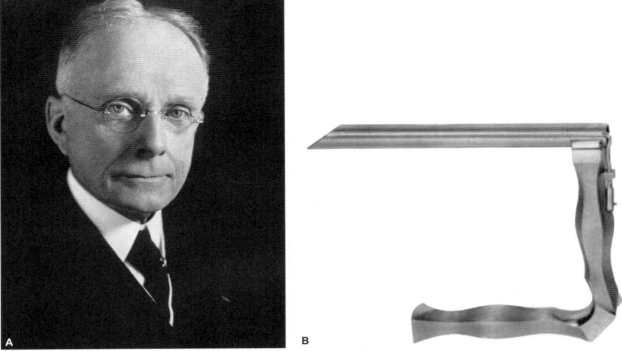

Figura 1.24 ■ **A.** Chevalier Jackson (1865-1958) e (**B**) seu laringoscópio (em 1907).

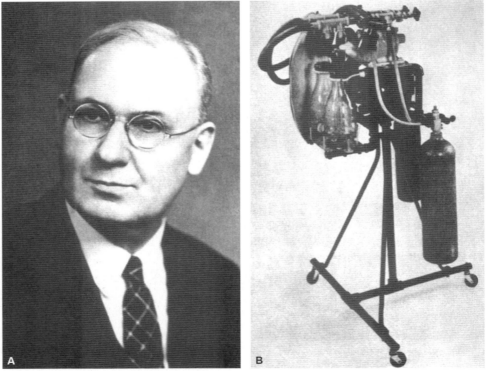

Figura 1.25 ■ **A.** Dennis Jackson (1878-1980) e (**B**) seu aparelho de anestesia (em 1915).

A despeito de se ter acumulado, naquelas décadas, imenso conhecimento no campo da ventilação mecânica, sua aplicação na prática clínica parecia um processo muito lento. **Dennis Jackson** (Figura 1.25A),[16,17] grande pioneiro no desenvolvimento de aparelhos de anestesia (Figura 1.25B),[16] manifestou-se inconformado, referindo-se aos experimentos de Vesalius, no século XVI, e à situação que vivenciava: "Parece que o tempo necessário para a evolução da respiração artificial no cão até o homem pode ser tão longo quanto o requerido para que um animal semelhante ao cão evolua até o homem."[16]

Nos anos que se seguiram, os esforços conjuntos dos cirurgiões suecos **Giertz**,[18] **Frenckner**,[19] **Crafoord**[20] e **Anderson**[21] frutificaram-se no aparelho "AGA Spiropulsator" (Figura 1.26), em 1940.[22] Com as experiências trazidas da Segunda Guerra Mundial, o engenheiro britânico **Blease**[23] produz o Blease "Pulmoflator".[24] Acompanham-nos, entre outros, **Mörsch**, com o "Piston", em 1954,[25-27] **Stepheson**, com o "CRU", em 1956,[28] **Bennett**, com o "Surgical", em 1957, e **Frumin**, em 1960, com o ventilador Frumin.[29,30]

No Brasil, em 1951, **Cabral de Almeida** apresentou seu Almeida "Pulmoventilador Universal" (Figura 1.27).[31] Na década seguinte, **Kentaro Takaoka** (Figura 1.28A) apresentou o Takaoka modelo 600 (Figura 1.28B),[32] aparelho que, até o fim da década de 1980 e ainda depois, foi o mais difundido em nosso meio.[33]

Entretanto, a incorporação tecnológica vista no campo da anestesia e da cirurgia estava longe de se expressar além das salas de cirurgia.

No início do ano 1900, fora do ambiente do bloco operatório, os ventiladores mecânicos adotavam, como princípio de funcionamento, a geração de pressão negativa extratorácica, expressa na câmara de Sauerbruch.[4] Os melhores resultados foram os do equipamento idealizado pelo engenheiro **Phillip Drinker** (1849-1972) e pelos fisiologistas **Louis Agassiz Shaw** (1886-1940) e **Charles F. MacKhann** (1898-1988), da Harvard Medical School, no fim da década de 1920.[34] Constituía-se de um cilindro (feito com chapas de aço, que originou a designação "pulmões de aço") onde se encerravam os pacientes, deixando-lhes fora apenas a cabeça, vedando o interior com um "colar" de borracha. Duas bombas de ar eram adaptadas a válvulas que regulavam a pressão interna. Aspirando intermitentemente o ar do interior da caixa, reduzia-se ali pressão abaixo do nível do ambiente, o que direcionava o fluxo inspiratório.[35]

Após testar o protótipo em si próprio e em colegas, Drinker utilizou-o com sucesso em uma criança de 8 anos de idade, no Children's Hospital, em Boston, nos EUA.[36] Imediatamente o aparelho entra em produção industrial tanto para adultos (Figura 1.29) como para crianças (Figura 1.30). Nas décadas seguintes, os equipamentos foram aperfeiçoados (Figura 1.31).

Dentre outros aparelhos derivados do "pulmão de aço" de Drinker, registra-se o de **John Haven Emerson** (1906-1997), apresentado em 1931 (Figura 1.32).[37] Foram muitos os pacientes assim mantidos ventilados durante semanas ou meses, até que recobrassem a capacidade de ventilação espontânea. Em 1947, a Alemanha produz, em larga escala, seu equipamento próprio (Figura 1.33) com base no modelo norte-americano. Alguns pacientes viveram permanentemente sob esse tipo de suporte ventilatório.

Em 1950, James Wilson desenvolve uma câmara para tratamento simultâneo de centenas pacientes nas enfermarias (Figura 1.34). O transporte desses pacientes foi facilitado por suas estruturas de liga de alumínio, que proporcionavam uma significativa redução do peso (Figura 1.35).

Além dos respiradores "tanque", havia também dispositivos que se restringiam ao tórax e ao abdome superior: eram os respiradores "couraças" (Figura 1.36). Tais equipamentos tiveram grande aceitação e foram muito usados nas quatro décadas seguintes, estando sempre presentes nas imagens que retratam a epidemia de poliomielite nos EUA, na década de 1930.

Epidemia de poliomielite em Copenhagen

Ao longo da história da humanidade, muitos países, durante séculos, foram afetados pela poliomielite, mas, em 1952, em Copenhagen, na Dinamarca, o surto de poliomielite foi um episódio particularmente marcante. Na cidade, com 1,2 milhão de habitantes, registrou-se prevalência de 105 casos para 100 mil habitantes.[38]

O Hospital Blegdam era a instituição de referência para essa doença. De 24 de julho a 3 de dezembro de 1952, ali foram admitidos 2.772 pacientes. Dentre eles, 6 a 12 casos ao dia com insuficiência respiratória. Os recursos disponíveis para suporte ventilatório eram 1 respirador "tanque" e 6 "couraças", dispositivos limitados que não

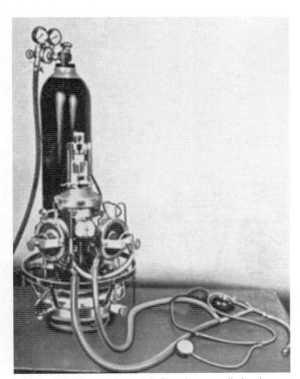

Figura 1.26 ■ "AGA Spiropulsator" de Frenckner, ventilador de anestesia.

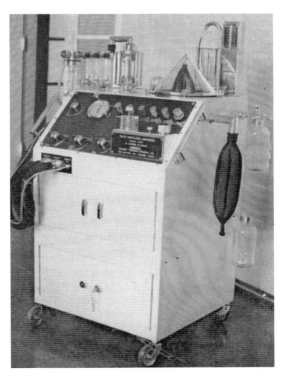

Figura 1.27 ■ Pulmoventilador universal de J. J. Cabral de Almeida.[31]

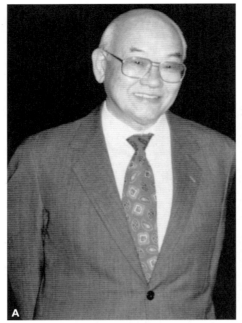
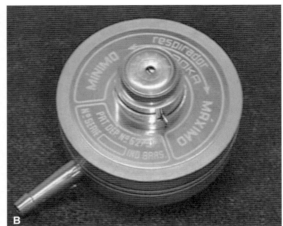

Figura 1.28 ▪ **A.** Kentaro Takaoka (1919-2019) e (**B**) o ventilador Takaoka modelo 600 (1951-1955).

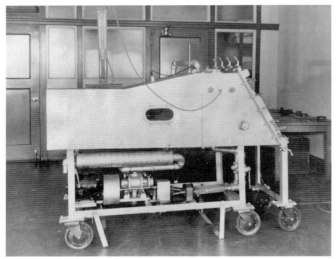

Figura 1.29 ▪ Respirador de Drinker (em 1930), no St. Luke's Hospital, em Chicago, Illinois, EUA. (Cortesia de Steve e Mary DeGenaro e American Association for Respiratory Care's Virtual Museum.)

ofereciam proteção à aspiração pulmonar.[39] Dos primeiros 31 pacientes que lá chegaram, 27 vieram a falecer.[39]

Nesse cenário desalentador, em 26 de agosto de 1952, Vivi E., uma criança de 12 anos, foi admitida no hospital com cefaleia, febre e rigidez cervical. Já no dia seguinte, registrou-se acentuada deterioração do seu quadro clínico, sobressaindo ansiedade, cianose, pele fria e úmida, paralisia de membros superiores, expansão torácica superficial e atelectasia do pulmão esquerdo. Diante dessa dramática situação, o médico-chefe do hospital, **Henri Cai Lassen**, buscou a opinião do anestesiologista **Björn Ibsen**,[40] que, por meio de traqueostomia, ventilou manualmente a menina, insuflando-lhe os pulmões com pressão positiva, por meio de um sistema balão-válvula ("vaivém") e O_2 100%. As dificuldades iniciais para ventilação, atribuídas a broncospasmo e secreções abundantes, foram vencidas com sedação (tiopental) e aspiração pulmonar. A hipotensão associada à correção

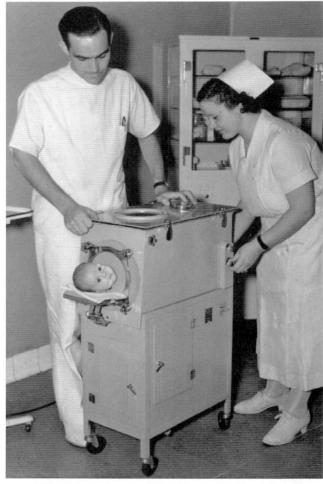

Figura 1.30 ▪ Pulmão de aço pediátrico (em 1940). (Cortesia de Steve e Mary DeGenaro e American Association for Respiratory Care's Virtual Museum.)

Capítulo 1 ■ Ventilação Mecânica | Notas Históricas   15

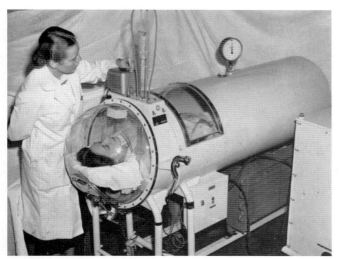

Figura 1.31 ■ Pulmão de ferro com cúpula no fim da década de 1940. (Cortesia de Steve e Mary DeGenaro e American Association for Respiratory Care's Virtual Museum.)

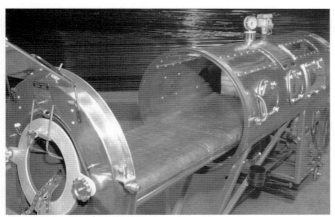

Figura 1.32 ■ Pulmão de Emerson alguns anos após o seu desenvolvimento. Aqui o paciente pode ser retirado e colocado no sistema de um modo mais fácil pela implementação de um sistema retrátil. (De Centers for Disease Control and Prevention's Public Health Image Library (PHIL) – CDC/GHO/Mary Hilpertshauser. Esta imagem, de domínio público, retrata um trabalho do CDC, parte do Departamento de Saúde e Serviços Humanos dos EUA, durante uma tarefa oficial de um funcionário.)

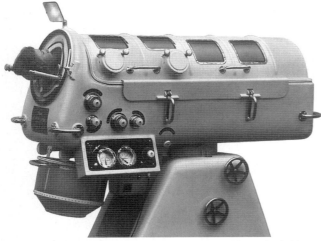

Figura 1.33 ■ "Pulmão de aço" da Drager. 1947 (Cortesia da Dräeger do Brasil.)

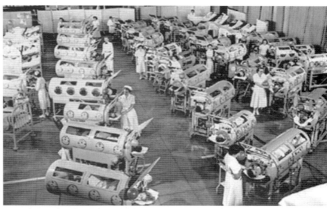

Figura 1.34 ■ A enfermaria do pulmão de ferro no Hospital Rancho Los Amigos, por volta de 1953. (Reproduzida de http://www.fda.gov/cber/summaries/cent092302 pp.htm.)

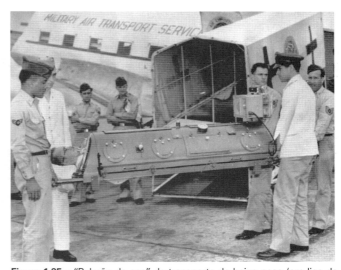

Figura 1.35 ■ "Pulmão de aço" de transporte de baixo peso (em liga de alumínio, 68 kg), para uso militar, em 1953. Nesta imagem, um soldado com poliomielite é transportado do Hospital Walter Reed para outro mais próximo de seu domicílio, em Michigan, EUA. (Cortesia de Steve e Mary DeGenaro e American Association for Respiratory Care's Virtual Museum.)

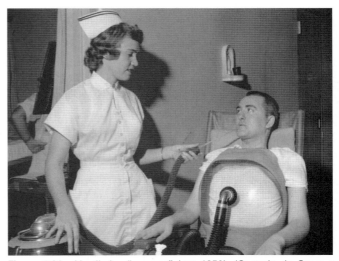

Figura 1.36 ■ Ventilador "couraça" (em 1950). (Cortesia de Steve e Mary DeGenaro e American Association for Respiratory Care's Virtual Museum.)

da hipercarbia, foi tratada com expansão volêmica. Logo a criança acalmou-se, sua pele voltou à cor e temperatura normais, e a ausculta pulmonar denotava quase ausência de secreções. Ultrapassada a fase aguda, acrescentou-se um umidificador ao sistema. Vivi passou a receber nutrição enteral (sonda gástrica) e fisioterapia. Ao longo da hospitalização, experimentou vários episódios de atelectasia e infecção pulmonar, tratados com broncoscopia e antibióticos. As tentativas de ventilação sob pressão negativa extratorácica não lograram sucesso, tendo sido necessário retorno à ventilação manual, mantida até 1955, quando se tornou possível adotar a ventilação sob pressão positiva inspiratória por meio de aparelhos automáticos. Nessa condição, Vivi teve alta hospitalar em 1959, apenas retornando ao Hospital Blegdam em 1971, quando, em decorrência de diabetes, pneumonia pneumocócica e sepse, aos 31 anos de idade, veio a falecer.[38]

Já ao fim dos 8 dias que sucederam a reanimação de Vivi E., Ibsen havia reorganizado a rotina assistencial do Hospital Blegdam, fazendo com que todos os casos de insuficiência respiratória por poliomielite passassem a ser ventilados manualmente.[41] Foram abertas 3 novas unidades ("estações de monitoramento"), com 35 leitos cada, equipadas com anestesiologistas, laboratoristas, epidemiologistas e otorrinolaringologistas, aos quais depois se juntaram radiologistas e fisioterapeutas. Cerca de 250 estudantes de medicina e outros 260 de enfermagem foram convocados para prover ventilação manual às vítimas de poliomielite, escalados em turnos de 6 h de trabalho à beira do leito. No pico do surto, chegou-se a contar 75 pacientes simultaneamente ventilados dessa maneira.

As enfermarias transformaram-se em unidades de tratamento intensivo comparáveis aos atualmente existentes. Os critérios para internação nessas unidades eram insuficiência respiratória, dificuldades de deglutição e progressão ascendente da paralisia. O monitoramento incluía o registro de pressão arterial, pH, CO_2, O_2 no sangue e CO_2 expirado, hemoglobina, proteínas séricas, e provas de função hepática e renal. A equipe médica se reunia diariamente para reavaliar os casos.

O sucesso de Ibsen foi imediato, com extraordinária redução da mortalidade. O sistema de ventilação utilizado foi publicado por Lassen (Figura 1.37),[42] incluindo vantagens e desvantagens (quase todas avaliadas sob a perspectiva da época, "pulmões de aço" ou "couraça") (Quadro 1.1). E a conclusão foi que: "[…] Em nossas mãos, esse método reduziu a mortalidade de mais de 80% a cerca de 40%."[42]

Já ao fim da epidemia, passou-se a utilizar ventiladores mecânicos com pressão positiva. Os primeiros deles foram apelidados de "estudantes mecânicos".

À época, notáveis anestesiologistas acompanhavam, na Dinamarca, a evolução do tratamento. Entre eles, os norte-americanos **Henrik H. Bendixen** e **Henning Pontoppidan** (Figura 1.38). Eles terminaram por trazer notável desenvolvimento à fisiologia da ventilação mecânica, definindo as alterações na oxigenação e nos volumes pulmonares, associadas à idade e à insuficiência respiratória aguda, fundamentos para uso da pressão expiratória final positiva (PEEP, do inglês *positive end-expiratory pressure*)(de 1968 a 1971).

Quadro 1.1 ▪ Vantagens e desvantagens do sistema de ventilação de Lassen.

Prós	Contras
• Equipamento disponível, barato e não requer eletricidade • Adequado para emergências e transporte • Superior aos demais métodos disponíveis (a ventilação sob pressão positiva), opõe-se ao edema pulmonar • O balonete insuflado evita que material da orofaringe alcance a árvore traqueobrônquica • Facilita a aspiração com cateter ou broncoscópio • Permite monitoramento (visualização da excursão da parede torácica, ausculta, palpação, radiografia de tórax) • Possibilita ajuste da ventilação (frequência, volume corrente, fluxos etc.), conforme as necessidades do paciente • Facilita os cuidados de enfermagem e fisioterapia • É bem tolerado (conforto psicológico) • Pode ser usado por meses	• Inalação de partículas de cal sodada • Risco de enfisema com ventilação prolongada • Redução do retorno venoso e, consequentemente, do débito cardíaco, levando a estado de choque • É possível ocorrer hiperventilação com valores sanguíneos subnormais de CO_2 • Pode ser difícil interromper (desmamar) a ventilação sob pressão positiva • É essencial contar com ajuda ininterrupta (24 h/dia) de pessoal bem treinado, o que é de alto custo

Mesmo antes de 1952, **Bower** e **Bennett** haviam utilizado, em 1950, ventilação sob pressão positiva em poliomielite.[43] **Clemmensen** o fez no tratamento da intoxicação por barbitúricos.[44] O próprio Ibsen, antes e depois do surto de poliomielite, também o fizera, associado à curarização no controle de convulsões causadas pelo tétano.[41]

Ainda na década de 1950, a epidemia chegava aos EUA e a outros países, repetindo-se a transição dos pulmões de aço para os primeiros ventiladores à pressão positiva, inicialmente com ciclagem a pressão. Somente após a década de 1970, surgiu a ciclagem a volume.

Destacam-se inicialmente os ventiladores Bird (Figuras 1.39 e 1.40) Emerson (Figura 1.41) e Monaghan (Figura 1.42). No fim da década de 1950, surge o ventilador Bird Mark 7, que certamente foi o mais utilizado no Brasil nas décadas seguintes (Figura 1.43).

Na década de 1960 e início da de 1970, os ventiladores denominados pressométricos sofreram modificações e outros foram acrescentados na prática clínica. Nas Figuras 1.44 a 1.49 estão alguns equipamentos da época. Nestes equipamentos, a medida do volume corrente era obtida pela colocação intermitente de um ventilômetro no ramo exalatório

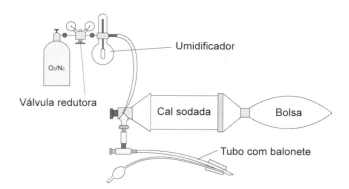

Figura 1.37 ▪ Componentes do sistema de ventilação (fonte de oxigênio e nitrogênio, válvula redutora, umidificador, cal sodada, bolsa inflável, tubo com *cuff*). (Adaptada de Lassen, 1953.)[42]

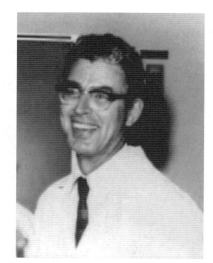

Figura 1.38 ▪ Henning Pontoppidan (1925-2017). Fundador da primeira unidade intensiva respiratória no Massachusetts General Hospital, nos EUA.

Capítulo 1 ▪ Ventilação Mecânica | Notas Históricas 17

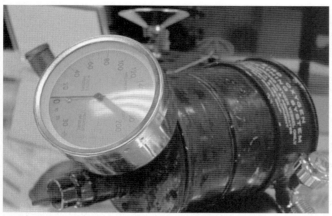

Figura 1.39 ▪ Primeiro protótipo da Bird (em 1950). (Cortesia de Felix Khusid American Association for Respiratory Care's Virtual Museum.)

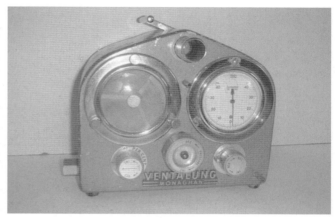

Figura 1.42 ▪ Monaghan Ventalung (década de 1950). (Cortesia de Dennis Glover e American Association for Respiratory Care's Virtual Museum.)

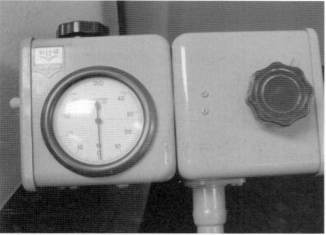

Figura 1.40 ▪ Segundo protótipo da Bird (em 1950). (Cortesia de Felix Khusid American Association for Respiratory Care's Virtual Museum.)

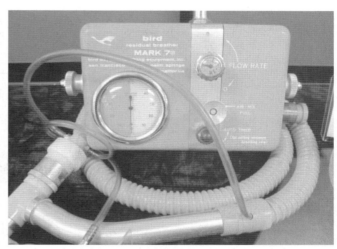

Figura 1.43 ▪ Bird Mark 7 (em 1958). (Cortesia de Felix Khusid e American Association for Respiratory Care's Virtual Museum.)

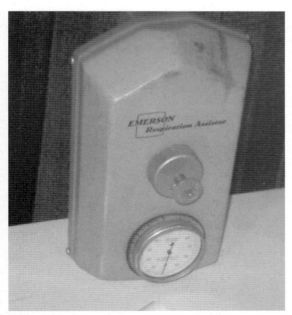

Figura 1.41 ▪ Assistente de ventilação Emerson (década de 1950). (Cortesia de Joseph Sullivan e American Association for Respiratory Care's Virtual Museum.)

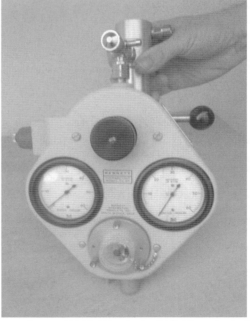

Figura 1.44 ▪ Bennett TV-2 P (década de 1960). (Cortesia de Jim Ciolek e American Association for Respiratory Care's Virtual Museum.)

18 Ventilação Mecânica | Fundamentos e Prática Clínica

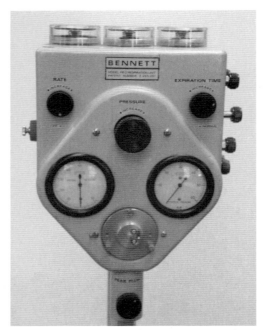

Figura 1.45 ▪ Bennett PR-2 (em 1963). (Cortesia de Felix Khusid e American Association for Respiratory Care's Virtual Museum.)

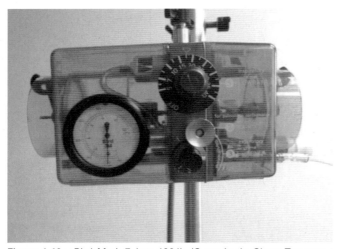

Figura 1.46 ▪ Bird Mark 7 (em 1964). (Cortesia de Glenn Tammen e American Association for Respiratory Care's Virtual Museum.)

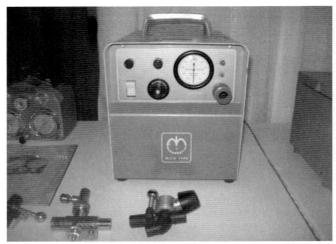

Figura 1.47 ▪ Monaghan M510 (fim da década de 1960). (Cortesia de James Sullivan e American Association for Respiratory Care's Virtual Museum.)

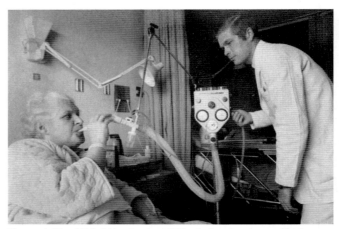

Figura 1.48 ▪ PR-2 (década de 1970). Aplicação da ventilação com pressão positiva como forma de expansão pulmonar e uso de nebulizadores. (Cortesia de Steve e Mary DeGenaro e American Association for Respiratory Care's Virtual Museum.)

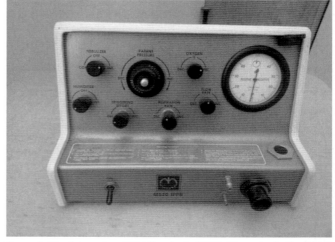

Figura 1.49 ▪ Monaghan 520 (década de 1970). (Cortesia de Jim Ciolek e American Association for Respiratory Care's Virtual Museum.)

do ventilador de Wright (Figura 1.50A), e a PEEP utilizada era obtida pela adaptação de uma traqueia após a válvula exalatória, mergulhada em uma coluna de água (Figura 1.50B).

Nas décadas seguintes surgiram novos conceitos como ventiladores eletrônicos com ciclagem a volume, mecanismo que possibilitou, então, aplicar um volume corrente fixo com ajustes variados de fluxo, tempos destinados a inspiração e expiração, possibilidade de usar frações inspiradas de oxigênio variadas e PEEP. Nestes equipamentos, ficou clara a preocupação também com a segurança (p. ex., com o uso de alarmes). Na Figura 1.51, está representado um dos primeiros equipamentos da década de 1970. E na Figura 1.52 é mostrado um ventilador da década de 1980. Daí em diante, a engenharia médica passa a incorporar sensores de microprocessados (terceira fase dos ventiladores), como os representados nas Figuras 1.53A e B e 1.54. Hoje, felizmente, muitas indústrias no mundo têm a capacidade de produzir equipamentos para suprir a demanda em condições normais. Contudo, o uso da ventilação mecânica ainda não chegou a uma

Capítulo 1 ■ Ventilação Mecânica | Notas Históricas   19

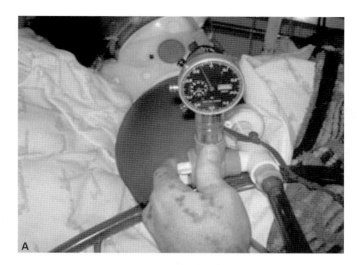

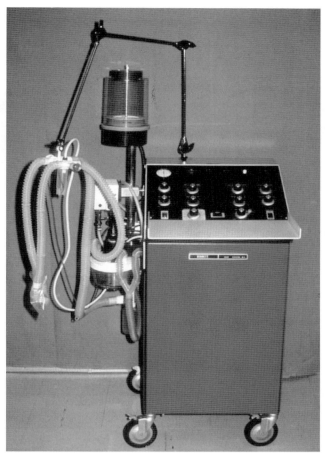

Figura 1.51 ■ Ventilador Puritan-Bennett MA-1. (Cortesia de Paulo Antoniazzi.)

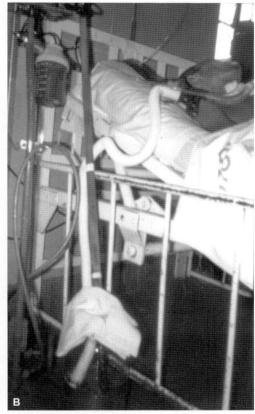

Figura 1.50 ■ **A.** Ventilador de Wright. Espirômetro conectado à saída da válvula exalatória para aferir volume-minuto e volume corrente. **B.** Traqueia adaptada após a válvula exalatória e mergulhada em uma coluna de água para obtenção de uma PEEP (início da década de 1980). (Cortesia de Jorge Luis Valiatti.)

Anestesiologistas, intensivistas, pneumologistas, e pesquisadores das áreas denominadas "ciências básicas" têm dedicado considerável atenção à solução dessas complicações. Percebeu-se a importância de se modular a ventilação mecânica às necessidades individuais e às modificações dinâmicas das condições clínicas do paciente ventilado. Deu-se relevância ao monitoramento da concentração de O_2 e CO_2 no sangue.[41] Passou-se a ajustar as concentrações de O_2, a temperatura e a umidade da atmosfera inalada; assim como a frequência, os volumes e as pressões de insuflação, de pausas inspiratória, expiratória e PEEP; e a modular os fluxos e facilitar a interatividade dos movimentos respiratórios espontâneos e a resposta dos ventiladores (sincronia/assincronia), por meio de monitores de mecânica ventilatória.

Björn Ibsen (Figura 1.55) não apenas foi o catalisador das transformações brevemente descritas neste capítulo, como também inovou em inúmeros aspectos o desenvolvimento da prática médica.

No Hospital Municipal de Copenhagen (Kommunehospitalet) (Figura 1.56), Ibsen instalou uma unidade de terapia intensiva (UTI) multidisciplinar, que, em dezembro de 1953, recebeu seu primeiro paciente grave.[45]

A poliomielite abriu caminho para o desenvolvimento da ventilação mecânica e para a transferência dos conhecimentos e da experiência acumulados no bloco operatório. Assim, a ventilação mecânica, o monitoramento, a sedação, e o tratamento sistematizado do choque passaram a ser aplicados em enfermarias especializadas, que deram origem à medicina intensiva. Esse foi, em 1952, o caminho aberto por Björn Ibsen, que fez jus à homenagem de "Pai da Medicina Intensiva".[38]

imensa parte da população mundial, fato evidenciado e agravado pela pandemia por COVID-19. Neste contexto, em que não há tempo hábil para a produção de novos equipamentos, muitos considerados obsoletos foram recuperados, e até mesmo alguns dispositivos foram "recriados" com base em ideias preexistentes.

Apesar de eficaz, a ventilação sob pressão positiva não é isenta de complicações, trauma de intubação, umidificação dos gases inalados, aspiração de secreções, contaminação e infecção associada (pneumonia associada à ventilação artificial), barotrauma, volutrauma etc.

29. Frumin MJ, Lee ASJ, Papper EM. Intermittent positive pressure respirator. Anesthesiology. 1960;21:220.
30. Mushin WW, Rendell-Baker L, Thompson PW, Mapleson WW. Automatic ventilation of the lungs. 2. ed. The Frumin ventilator. Oxford and Edinburgh: Blackwell Scientific Publications, 1969, Ch. 54, pp. 574-7.
31. Almeida JJC. Novo método de respiração controlada mecanicamente: Narcose com baro-inversão total na ventilação pelo pulmo-ventilador. Rev Bras Anest. 1951;I:117.
32. Mushin WW, Rendell-Baker L, Thompson PW, Mapleson WW. Automatic ventilation of the lungs. 2. ed. The Takaoka ventilator. Oxford and Edinburgh: Blackwell Scientific Publications, 1969, Ch. 86, pp. 735-8.
33. Dobkin AM. The Takaoka respirator for automatic ventilation of the lungs. Can Anaesth Soc J. 1961;8:556.
34. Drinker P, McKhann CF 3rd. Landmark perspective: The iron lung. First practical means of respiratory support. JAMA. 1986;255(11):1476-80.
35. Drinker P, Shaw L. An apparatus for the prolonged administration of artificial respiration: I. A design for adults and children. J Clin Invest. 1929;7:229-47.
36. Drinker P. Account of the first patient to use respirator. JAMA. 1986; 255:1473-5.
37. Drinker P, Akkermans R. Historical profile. Spotlight. Disponível em: www.thelancet.com/respiratory. Published online May 12, 2014. doi: 10.1016/S2213-1600(14)70130-4.
38. Reisner-Sénélar L. The Danish anaesthesiologist Björn Ibsen. A pioneer of long-term ventilation on the upper airways. [Dissertação] From the Senckenberg Institute of History and Ethics of Medicina. Department of Medicina. Frankfurt am Main: Johann Wolfgang Goethe-University, 2009.
39. Lassen HCA. The management of respiratory and bulbar paralysis in poliomyelitis. Monogr Ser World Health Organ. In: WHO monograph poliomyelitis. Geneva: WHO, 1955, pp. 157-211.
40. Pincock S. Bjørn Aage Ibsen. The Lancet. 2007;370(9598):1538. doi: 10.1016/S0140-6736(07)61650-X.
41. Ibsen B. The anaesthesist's viewpoint on the treatment of respiratory complications in poliomyelitis during the epidemics in Copenhagen, 1952. Proc R Soc Med. 1954;47(1):72-4.
42. Lassen HCA. A preliminary report on the 1952 epidemic pf poliomyelitis in Copenhagen. Lancet. 1953;1:37-41.
43. Bower AG, Bennet VR *et al*. Investigation on the care and treatment of polymielitis patients. Ann Wt Med Surg. 1950;4:561-82.
44. Clemmensen C, Bie J. Centraliseret behandling af narkotiske forgiftninger. Ugeskr Laeger. 1950;15:501-7.
45. Berthelsen PG, Cronqvist M. The first intensive care unit in the world: Copenhagen 1953. Acta Anaesthesiol Scand. 2003;47(10):1190-5. doi: 10.1046/j.1399-6576.2003.00256.x.

▶ Bibliografia

Ibsen B. From anaesthesia to anaesthesiology. Personal experiences in Copenhagen during the past 25 years. Acta Anaesthesiol Scand Suppl. 1975;61:1-69.

Paschoal IA, Villalba WO, Pereira MC. Chronic respiratory failure in patients with neuromuscular diseases: Diagnosis and treatment. J Bras Pneumol. 2007;33(1):81-92. doi:10.1590/S1806-37132007000100016.

Mecânica Ventilatória da Ventilação Mecânica

CAPÍTULO 2

Pedro Leme Silva ▪ Patricia Rieken Macêdo Rocco

▶ Introdução

O sistema respiratório é composto por dois componentes: pulmão e parede torácica. A parede torácica é definida como todas as estruturas que se movem durante o ciclo respiratório, exceto o pulmão. O sistema respiratório é capaz de se expandir e se retrair a cada ciclo respiratório, e diversos fatores, como tamanho do pulmão, padrão respiratório, idade, postura e doenças respiratórias, podem influenciar tal dinâmica. Os pulmões e a parede torácica são estruturas elásticas e, por isso, retornam à sua forma original depois da ação de determinada força. Assim, para que ocorra a variação do volume pulmonar, é necessária a ação dos músculos respiratórios, como diafragma, músculos intercostais paraesternais e escalenos. Os pulmões são revestidos pela pleura visceral, e a parede torácica, pela pleura parietal. Entre as pleuras visceral e parietal, há fluido similar ao plasma sanguíneo (20 a 30 mℓ), que permite que as pleuras deslizem uma sobre a outra. Uma vez compreendida a mecânica respiratória na situação basal, almeja-se o entendimento do impacto da ventilação mecânica (VM) sobre o parênquima pulmonar e as possíveis consequências fisiológicas.

A VM é a terapia mais comum nas unidades de terapia intensiva (UTIs). Entretanto, desde sua introdução na prática clínica, seu efeito deletério tem sido progressivamente reconhecido. Dessa maneira, o monitoramento da mecânica respiratória, seja na situação passiva, seja na ativa, passa a ter grande importância na interação paciente-ventilador.

▶ Propriedades elásticas do sistema respiratório

As propriedades elásticas do sistema respiratório podem ser estudadas utilizando-se a curva volume-pressão (VP). Para tanto, parte-se do princípio de que todas as estruturas que compõem o sistema respiratório, ou seja, fibras elásticas, cartilagens, células, glândulas, nervos e vasos sanguíneos e linfáticos, obedecem à lei de Hooke. Assim como as molas, os tecidos devem ser distendidos por meio de uma força externa (esforço muscular) durante a inspiração. Quanto maior a força aplicada (pressão exercida pelos músculos), maior será o deslocamento (volume mobilizado). Dividindo-se a variação de volume pela variação da pressão do sistema respiratório, obtém-se a complacência do sistema respiratório (Csr).[1] Essa relação leva em consideração algumas suposições, como a total dependência da pressão em função do volume e a adoção de um valor único de pressão em todas as estruturas respiratórias. Dois fatores podem explicar tal fenômeno: o fato de a pressão elástica depender do volume pulmonar prévio, assim como da história de volume do sistema respiratório – as curvas VP do sistema respiratório serem representadas como alças e parte desse comportamento se deve às propriedades viscoelásticas do pulmão e da parede torácica –; e o fato de a gravidade, o arranjo estrutural do pulmão e da parede torácica e o fechamento da via aérea distal poderem contribuir para os diferentes valores de pressões elásticas ao longo do gradiente vertical.

Com os músculos respiratórios relaxados, a pressão do sistema respiratório é igual à diferença entre a pressão alveolar (PA) e a pressão barométrica (PBS) ao redor da superfície corporal. A curva VP do sistema respiratório relaxado em um indivíduo na posição sentada é demonstrada na Figura 2.1.

Na faixa que compreende 25 a 75% da capacidade vital (CV), a relação é quase linear. Desse modo, o sistema respiratório obedece à lei de Hooke, em que a aplicação de determinada força irá gerar um deslocamento proporcional. O volume de repouso do sistema respiratório situa-se na capacidade residual funcional (CRF), que reflete o equilíbrio elástico das pressões elásticas da parede torácica (PW) e do pulmão (PL), sendo representado por: PW + PL = 0. Entretanto, em volumes pulmonares abaixo de 25% e acima de 75% da CV, o sistema respiratório não se comporta de forma linear. A queda da Csr em volumes pulmonares elevados (acima de 75% da CV) se

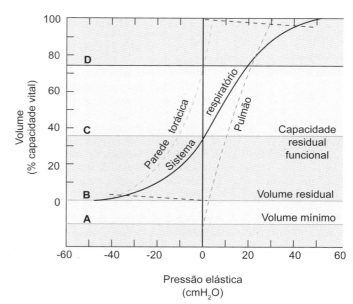

Figura 2.1 ▪ Relações volume *versus* pressões elásticas do sistema respiratório, pulmão e parede torácica realizadas em um indivíduo saudável na posição sentada. As *linhas pontilhadas* na altura do volume residual (*linha B*) e na totalidade da capacidade vital indicam as modificações de volume em virtude da compressão de gás nessas duas faixas volumétricas. *Linha A*: volume mínimo, isto é, volume de gás que permanece nos pulmões quando isolado da parede torácica. Esse volume representa o equilíbrio elástico dos pulmões. *Linha B*: volume residual. *Linha C*: capacidade residual funcional, em que o sistema respiratório está em equilíbrio elástico. *Linha D*: ponto de equilíbrio elástico da parede torácica, a partir do qual ela tende a se retrair. (Adaptada de Agostoni e Hyatt, 1986.)[2]

deve principalmente à diminuição da complacência pulmonar (CL), ao passo que, em volumes pulmonares reduzidos (abaixo de 25% da CV), observa-se diminuição da complacência da parede torácica (CW).

Em geral, as medidas de volume pulmonar e pressão na abertura da via aérea não apresentam dificuldades técnicas. Entretanto, para a medida das propriedades elásticas do sistema respiratório, é preciso o relaxamento dos músculos respiratórios, o que, por vezes, é relativamente difícil de ser alcançado, sendo necessárias sedação e anestesia. Outra maneira de se entender o comportamento elástico do sistema respiratório é por meio da construção da curva VP *quasi*-estática, em que volumes progressivos são administrados a baixos fluxos, partindo-se do volume residual (VR) até a capacidade pulmonar total (CPT).

Para que se possa avaliar o comportamento elástico do pulmão e da parede torácica, é importante mensurar a variação da pressão intrapleural (ΔPpl), que pode ser inferida indiretamente pela medida da variação da pressão esofágica (ΔPes).

▶ Propriedades elásticas do pulmão

Após punção acidental na cavidade torácica, ocorre a entrada de ar no espaço pleural, ocasionando o pneumotórax. Nessa situação, fica evidente a tendência de colapso do pulmão, assim como a expansão da parede torácica. Mesmo que a força de retração elástica dos pulmões tenda a trazê-los ao volume mínimo (ver *linha A* da Figura 2.1), o volume pulmonar não é zero. Isso se deve ao fato de o colapso das vias aéreas proximais não cartilaginosas ocorrer precocemente quando comparado às vias aéreas distais, o que acarreta aprisionamento de ar. O volume de ar mínimo equivale a cerca de 10% da capacidade vital, isto é, aproximadamente 500 mℓ (supondo CV similar a 5 ℓ).[3] Entretanto, tal volume é passível de discussão, visto que remanescentes vias aéreas ainda estão patentes, possibilitando a saída de ar quando aplicada pressão negativa em torno de 3 a 5 cmH$_2$O, por exemplo. O volume de gás a montante do ponto de total fechamento das vias aéreas é geralmente referenciado como volume de gás aprisionado, e o ponto no qual, em geral, ocorre tal fenômeno situa-se nos bronquíolos terminais.[4]

Interdependência alveolar

Existem dois fatores responsáveis pelo comportamento elástico do pulmão. O primeiro fator está relacionado com a elasticidade das estruturas pulmonares e da matriz extracelular que promove estabilização dos alvéolos, e é chamado de *interdependência alveolar*. Esse fenômeno se deve, em parte, às fibras colágenas e elásticas. As fibras colágenas situadas no tecido pulmonar têm baixa capacidade de alongamento, o que contribui para a limitação da hiperdistensão do tecido pulmonar. As fibras elásticas estão entrelaçadas e dobradas umas nas outras e, durante a inspiração, elas se desdobram e se rearranjam de maneira semelhante às fibras de meia de náilon quando calçadas. Os alvéolos são polígonos mecanicamente interdependentes, com paredes planas compartilhadas por alvéolos adjacentes. Se um alvéolo tendesse ao colapso, aumentaria a pressão exercida sobre as paredes dos alvéolos adjacentes, os quais tenderiam a mantê-lo aberto. Além disso, esse mecanismo é imprescindível para manter as vias aéreas abertas e diminuir a resistência.

Tensão superficial

O outro fator que contribui para as propriedades elásticas do pulmão é a tensão superficial do líquido que recobre a superfície alveolar. As bases da retração elástica foram sugeridas por Kurt von Neergaard, em 1929, que excisou pulmões de gatos e os insuflou por meio de pressão positiva sob duas condições (Figura 2.2).

No primeiro experimento (*curva 2*), insuflaram os pulmões com ar e a curva VP apresentou histerese (a faixa inspiratória não coincide com a faixa expiratória). No segundo experimento (*curva 1*), insuflaram os pulmões com solução salina (NaCl a 0,9%) aquecida a 37°C e não

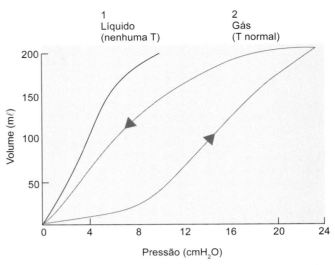

Figura 2.2 ▪ Relação volume *versus* pressão elástica do pulmão isolado. As *curvas* (*1* e *2*) foram obtidas a partir do volume mínimo até a insuflação máxima. T: tensão superficial. (Adaptada de Zin *et al.*, 2008.)[5]

foi observada histerese, já que as faixas inspiratórias e expiratórias coincidiram. Algumas conclusões foram delineadas, como:

- A histerese está relacionada com a interface ar-líquido
- A complacência estática pulmonar do segundo experimento (*curva 1*) foi substancialmente maior que a complacência estática do primeiro experimento (foi preciso menor pressão para insuflar os pulmões quando se utilizou solução salina aquecida)
- A pressão necessária para vencer o componente tecidual corresponde à distância entre a *ordenada* e a *curva 1*
- Em qualquer volume pulmonar, há um gasto energético adicional para vencer o componente de tensão superficial (distância entre as *curvas 1* e *2*).

Esses experimentos possibilitaram o melhor entendimento dos mecanismos relacionados com o comportamento elástico pulmonar.

A tensão superficial é definida como a força de atração entre as moléculas de água em uma interface ar-líquido. As moléculas de água situadas na parte líquida estão igualmente atraídas em todas as direções por moléculas vizinhas, tendo, portanto, uma força resultante similar a zero. Isso não ocorre naquelas situadas na superfície, ou seja, na interface ar-líquido, pois nesta não há moléculas da água na parte de cima contrabalançando as forças promovidas pelas moléculas de água situadas abaixo da superfície da água. Assim, prevalece a força que puxa as moléculas situadas na interface ar-líquido para dentro do líquido (ver *setas pretas* na Figura 2.3).[6]

Essa força de direção vertical e sentido para baixo produz uma força de atração entre as moléculas que permanecem na superfície (*setas tracejadas* na Figura 2.3), chamada *tensão superficial*. A fim de sobrepujar tal tensão, deve-se realizar uma força (F) para mobilizar as moléculas de água situadas no interior do líquido (estado de baixa energia) para a superfície (estado de alta energia). Sabendo-se que ℓ é o comprimento da camada de água, a tensão superficial (T) é:

$$T = F/\ell$$

Um modo de explicar esse mecanismo seria pelo modelo de bolhas. Uma vez formada, a bolha é estável; entretanto, enquanto a bolha estiver no processo de formação por um orifício e a força para a expansão da bolha for cessada, esta, por sua vez, retornará à sua posição plana. As mesmas forças que atuam nesse processo estão agindo na superfície líquida alveolar. A relação entre pressão (P), tensão superficial do líquido da bolha (T) e seu raio (R) obedece à lei de Laplace:

$$P = 4T/R$$

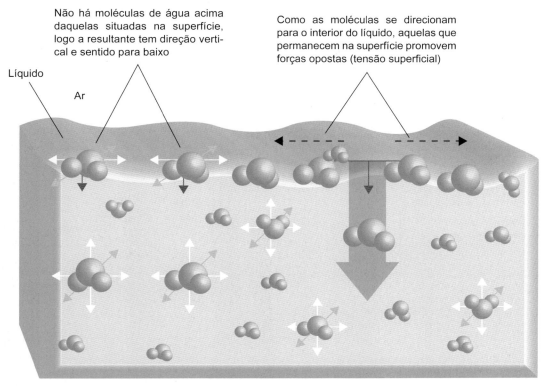

Figura 2.3 ■ Efeitos da tensão superficial no pulmão. As forças intermoleculares que atuam sobre a molécula situada no interior do líquido serão equivalentes em todas as direções. Por outro lado, as moléculas situadas na superfície em contato com o ar não sofrem atração em todas as direções. Assim, somente serão atraídas para baixo (*setas pretas*), ou seja, para o interior do líquido. Por conseguinte, as moléculas que permanecem na superfície promovem forças opostas (*setas tracejadas*), tornando a área de superfície a menor possível e produzindo a tensão superficial. (Adaptada de Boron e Boulpaep, 2009.)[7]

A constante 4 representa duas interfaces expostas ao ar (interna e externa). Para o alvéolo, cuja superfície externa está em contato com o tecido pulmonar, troca-se o numerador 4 pelo 2. A analogia entre bolhas de ar e alvéolo é didática, porém não é verdadeira, já que:

- O alvéolo não é considerado uma esfera perfeita
- Cada bolha pode ter uma pressão interna distinta
- Os alvéolos apresentam diferentes tamanhos, sendo alguns 3 a 4 vezes maiores que outros
- Os alvéolos são interconectados pelos poros de Kohn.

O mecanismo de estabilidade alveolar pode ser explicado pela Figura 2.4.

A importância da estabilidade interalveolar foi ressaltada por Pattle, em 1966, que demonstrou a alta estabilidade das bolhas do líquido extraído de pulmões excisados. Entretanto, essas bolhas têm pouca importância, já que cada uma tem uma pressão interna distinta (Figura 2.4 A – espuma). Uma vez interconectada e mantendo a mesma tensão superficial (T), as bolhas menores (raio menor) teriam maior pressão interna (ΔP_1 maior) e, portanto, o ar se deslocaria para as bolhas maiores (Figura 2.4 B – instabilidade). Tal deslocamento de ar ocorre até o ponto em que a pressão interna (ΔP) das bolhas menores seja similar à pressão interna (ΔP) das bolhas maiores (Figura 2.4 C – estabilidade). Entretanto, tal explicação não leva em consideração as intercomunicações alveolares que possibilitam a passagem de surfactante de um alvéolo para outro por meio dos bronquíolos terminais e poros de Kohn. Essa passagem de surfactante ocorre durante a fase inspiratória, quando a monocamada é estendida. Além disso, tal transferência de surfactante obedece ao gradiente de concentração de surfactante, que é maior na bolha menor, pois tem menor tensão superficial (T_1) para a bolha maior, com maior tensão superficial (T_2)[8] e menor concentração de surfactante.

Surfactante pulmonar

Como notado pelo experimento de von Neergaard, a tensão superficial representa o principal componente para a retração elástica do pulmão. Contudo, se não fosse a presença de surfactante pulmonar, a retração elástica total seria elevada, a ponto de acarretar dificuldade de insuflação. Durante a respiração basal, o surfactante reduz aproximadamente dois terços da tensão superficial, em comparação a uma interface ar-líquido pura, acarretando uma tensão superficial de cerca de 25 dinas/cm. O surfactante, que significa agente ativo de superfície, tem uma região hidrofílica (fortemente atraída pela água) e uma região hidrofóbica (fortemente repelida pela água) e está localizado na superfície da interface ar-líquido. Assim como as moléculas de detergente, o surfactante se orienta de tal modo que a sua parte hidrofílica interage com as moléculas de água da superfície, enquanto a sua parte hidrofóbica permanece em contato com o ar (Figura 2.5).

Nessa configuração, há redução da força resultante de direção vertical e sentido para baixo (ver *setas* na Figura 2.3). Quanto maior a concentração de moléculas de surfactante na interface ar-líquido, menor é a presença de moléculas de água e, portanto, menor a tensão superficial. O surfactante pulmonar é composto por lipídios e proteínas que são sintetizados e secretados por um processo de exocitose pelos pneumócitos tipo 2, cujo estímulo pode ocorrer tanto por hiperinsuflação (suspiro e bocejo) quanto por exercício e agentes farmacológicos (agonistas beta-adrenérgicos e ionóforos de cálcio).[9] Os pneumócitos tipo 2 são células alveolares cuboides, de aspecto granular, que coexistem com os pneumócitos tipo 1, mais alongados, na superfície alveolar. No citoplasma de pneumócitos tipo 2, há retículo endoplasmático rugoso desenvolvido, além de corpos multilamelares de 1 a 2 mcm de diâmetro, elétron-densos. Esses corpos, constituídos de fosfolipídios, proteínas e glicosaminoglicanos, são continuamente sintetizados e exocitados na porção apical dessas células. Esse material é composto tanto por moléculas recentemente sintetizadas como por moléculas recicladas

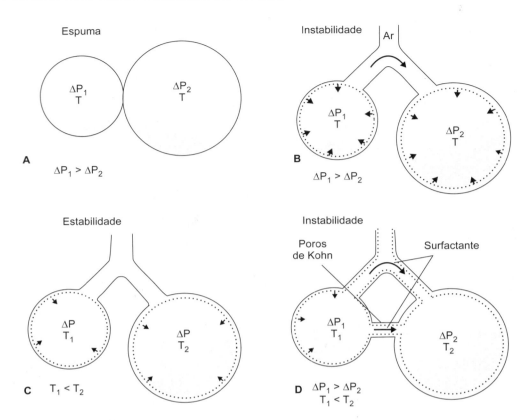

Figura 2.4 ▪ Modelo de bolhas para explicação da estabilidade alveolar. **A.** Espuma estável. Nessa situação, duas bolhas adjacentes têm a mesma tensão superficial (T) e pressões internas distintas ($\Delta P_1 > \Delta P_2$). **B.** Instabilidade. Quando interconectadas e com a mesma tensão superficial (T), a bolha menor terá maior pressão interna (ΔP_1) e tenderá a se esvaziar na bolha maior, com menor pressão interna (ΔP_2). **C.** Estabilidade. Conforme a bolha menor vai se esvaziando, a redução da área de superfície vai diminuindo a tensão superficial (T_1), enquanto o aumento da área de superfície na bolha maior vai aumentando a tensão superficial (T_2), até que a pressão interna (ΔP) seja semelhante nas duas bolhas de tamanhos distintos. **D.** Instabilidade. Levando em consideração as intercomunicações dos alvéolos, ocorrerá a passagem de surfactante a favor do gradiente de concentração da bolha menor, com menor tensão superficial (T_1), para a bolha maior, com maior tensão superficial (T_2). (Adaptada de Hills, 1999.)[8]

da superfície alveolar. A metade dos lipídios produzidos é constituída de dipalmitoilfosfatidilcolina (ΔΠPC), também conhecida como *dipalmitoil-lecitina*, que contém duas cadeias totalmente saturadas de ácidos graxos (palmitatos). Já o segundo lipídio mais comum presente no surfactante pulmonar é a molécula de fosfatidilcolina (ver Figura 2.5), composta por cadeias insaturadas de ácidos graxos. As proteínas do surfactante compreendem 10% do surfactante pulmonar, sendo metade constituída principalmente por albumina e imunoglobulina A e a outra metade por apoproteínas (SP-A, SP-B, SP-C e SP-D).[9] As SP-A e SP-D têm domínios similares a colágeno (*collagen-like*) e são solúveis em água (Quadro 2.1).

Ambas contribuem para a imunidade inata, atuando como opsoninas, revestindo bactérias e vírus, portanto, facilitando o processo de fagocitose pelos macrófagos residentes na superfície alveolar. Além disso, a SP-A pode ter papel importante tanto na limitação da secreção de surfactante quanto na formação de mielina tubular. Esta, por sua vez, é uma malha geométrica decorrente do arranjo geométrico do surfactante (ver *seta* na Figura 2.6) composta por apoproteínas.

Ainda não está claro se o surfactante passa necessariamente por tal transformação antes de formar a película na superfície alveolar. Demonstrou-se, em animais *knockout* para SP-A, que a formação da mielina tubular não é um processo obrigatório para a configuração de uma película normal de surfactante. As outras duas apoproteínas SP-B e SP-C, hidrofóbicas, são proteínas intrínsecas de membrana que aceleram a entrada do surfactante na interface ar-líquido, espalhando-se como um filme na superfície. A ausência hereditária da SP-B acarreta angústia respiratória que pode ser fatal, a não ser que o neonato seja submetido a um transplante pulmonar.[9]

■ **Consequências fisiológicas do surfactante**

O surfactante pulmonar presente na interface ar-líquido tem três efeitos principais:

- *Redução da tensão superficial*: com essa redução, ocorre aumento da complacência, o que torna a insuflação pulmonar mais fácil. A sua perda leva ao aumento da retração elástica em torno de 2 a 3 vezes e consequente diminuição da complacência. Em crianças prematuras, o sistema de produção de surfactante ainda não está bem desenvolvido, acarretando a síndrome do desconforto respiratório (SDRA) do recém-nascido. Logo, tais recém-nascidos apresentam elevado esforço muscular com a finalidade de expandir as unidades alveolares em colapso
- *Redução do acúmulo de fluidos*: o surfactante reduz o acúmulo de fluidos no alvéolo, protegendo da formação de edema. A perda de surfactante aumenta a tensão superficial e induz ao colapso alveolar, puxando fluido do interstício em direção ao espaço alveolar. O efeito final será o aumento na espessura da camada líquida, o que dificulta a difusão de gases
- *Manutenção da uniformidade do tamanho alveolar e da ventilação*: este ajuste ocorre de forma dinâmica. Durante rápida insuflação, a superfície alveolar expande em tal velocidade que impossibilita a emersão de grandes conglomerados de moléculas de surfactante situadas abaixo da superfície alveolar ao mesmo tempo. Assim, há na superfície alveolar espaços abertos contendo água pura entre conglomerados de surfactante, o que favorece a elevação da tensão superficial. Esse mecanismo favorece o aumento da tensão superficial durante a inspiração. Na presença de inomogeneidade, há exacerbação de tal mecanismo. Em unidade alveolar caracterizada por rápida expansão (possivelmente

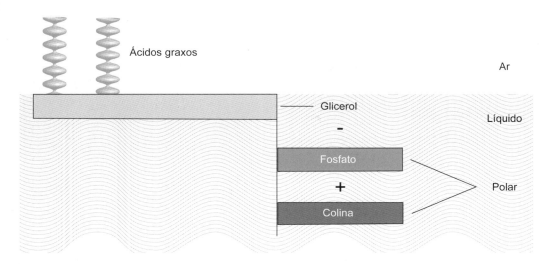

Figura 2.5 ▪ Esquema da fosfatidilcolina e sua orientação na interface ar-líquido. Interação da parte polar, hidrofílica, com as moléculas de água da superfície, enquanto a parte apolar, hidrofóbica, composta por cadeias longas de ácidos graxos insaturados, permanece em contato com o ar. (Adaptada de Davies e Moores, 2003.)[9]

Quadro 2.1 ▪ Apoproteínas do surfactante no respectivo meio de solubilidade e função.

Apoproteína	Solubilidade	Função
SP-A	Água	Imunidade inata Formação de mielina tubular
SP-B	Lipídio	Aceleração da formação da monocamada Formação de mielina tubular
SP-C	Lipídio	Aceleração da formação da monocamada
SP-D	Água	Imunidade inata Metabolismo de surfactante

Adaptado de Boron e Boulpaep, 2009.[7]

baixa resistência, explicada adiante), há uma probabilidade maior de causar alta tensão superficial comparada a uma unidade alveolar caracterizada por lenta expansão (possivelmente alta resistência).[8] A alta tensão superficial produzida acarreta elevação da retração elástica que se opõe a uma maior expansão. Assim, nessa situação, há dificuldade de expansão das unidades alveolares caracterizadas por baixa resistência. Por outro lado, tal dificuldade pode promover a expansão dos alvéolos que tendem a insuflar mais vagarosamente, ou seja, aqueles com alta resistência. O processo oposto parece ocorrer durante a expiração. As modificações no surfactante parecem ter uma pequena contribuição para o fenômeno de histerese observado na curva VP durante a respiração basal.

▶ Propriedades elásticas da parede torácica

Como previamente mencionado, a parede torácica é definida como todas as estruturas que se movem durante o ciclo respiratório, com exceção do pulmão. Logo, além do tórax, o diafragma, a parede abdominal e o mediastino fazem parte da parede torácica. Ao final de uma expiração basal, na CRF, os pulmões não colapsam totalmente por conta da tração da parede torácica sobre os pulmões. Por isso, no início do ciclo respiratório, a parede torácica contribui positivamente na inspiração. O equilíbrio elástico da parede torácica é alcançado em torno de 75% da CV, ponto após o qual terá a tendência de retração juntamente ao pulmão, favorecendo a expiração. É interessante notar que, diferentemente da complacência pulmonar, que se reduz em altos volumes pulmonares, a complacência da parede torácica diminui em baixos volumes pulmonares.

Apesar de suas diferentes estruturas e tendências, as complacências da parede torácica e do pulmão são aproximadamente similares em seres humanos saudáveis (2 ℓ/kPa ou 0,2 ℓ/cmH$_2$O). Mesmo dependendo do total relaxamento da musculatura respiratória, essa medida é importante no diagnóstico de determinadas afecções que repercutem na complacência do sistema respiratório, porém são originárias de alteração na parede torácica. Dentre essas,

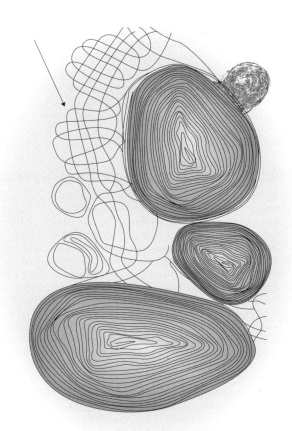

Figura 2.6 ▪ Superfície alveolar demonstrando os corpos lamelares (*estruturas concêntricas*) e a mielina tubular (*seta*). (Adaptada de Boron e Boulpaep, 2009.)[7]

podem-se destacar: cifoescoliose acentuada, anquilose vertebral, ossificação das cartilagens costais, mamas volumosas, cicatrizes resultantes de queimaduras extensas no tórax, obesidade, gravidez e distúrbios abdominais.[5] Nestas três últimas, o diafragma passivamente transmite a pressão intra-abdominal, o que pode reduzir a Csr em torno de 60%.

▸ Medida da pressão esofágica

A primeira descrição da mensuração indireta da pressão pleural pela pressão esofágica foi proposta em 1878, sendo popularizada em 1949, pelo trabalho de Buytendijk. Determinados cuidados devem ser tomados a fim de evitar equívocos na medida da pressão esofágica. Durante as respirações espontâneas, as variações positivas da pressão esofágica com os esforços inspiratórios indicam que o cateter está localizado no estômago. Após essa confirmação, retira-se o cateter vagarosamente até que a variação negativa da pressão esofágica esteja congruente com o esforço inspiratório. Assim, continua-se a retirar o cateter, por volta de 10 cm, até que esteja no esôfago. Neste ponto, a parte proximal do cateter está a meio caminho entre o ápice e a base pulmonar. Para se avaliar o correto posicionamento do cateter esofágico, realizam-se as manobras voluntárias estáticas de Valsalva e Müller com a glote aberta. Entretanto, essas manobras são de difícil realização em vários pacientes, em razão de fechamento glótico, má coordenação, dentre outros motivos. Uma alternativa é a realização do "teste de oclusão", que consiste na comparação entre a variação da pressão esofágica e a variação da pressão na abertura da boca (ΔPes e ΔPao, respectivamente) contra a via aérea fechada ao final de uma expiração basal (Figura 2.7). A posição do cateter é considerada aceitável quando há concordância entre as modificações das duas pressões em questão, admitindo uma diferença menor que 5% entre elas (Figura 2.8).

Ensaios clínicos demonstram a importância da medida de pressão esofágica como meio de avaliar a pressão transpulmonar e reduzir o risco de lesão pulmonar induzida pela ventilação mecânica.[10] Ademais, o cateter esofágico pode ser de grande utilidade para:

- Demonstrar as alterações que ocorrem no sistema respiratório e seus componentes, pulmão e parede torácica, tornando mais efetivo o monitoramento respiratório à beira do leito
- Quantificar o trabalho respiratório gerado pela parede torácica e o esforço inspiratório
- Diagnosticar tipos diferentes de assincronia.

Modificação da curva volume-pressão pela postura

A curva VP do sistema respiratório modifica-se com a postura, não por causa do componente pulmonar, mas pela parede torácica. Isso se deve, principalmente, ao efeito da gravidade no conteúdo abdominal. Indivíduos na posição supina (situação com maior influência do conteúdo abdominal sobre o sistema respiratório), quando submetidos à pressão negativa ao redor da região abdominal, apresentam curva VP do sistema respiratório semelhante àquela obtida na posição sentada (situação com menor influência do conteúdo abdominal sobre o sistema respiratório). A situação em que a pressão abdominal (Pab) é igual à pressão atmosférica chama-se *nível zero* e ocorre quando há equilíbrio entre as forças elásticas da parede abdominal, do diafragma, da caixa torácica, do pulmão e a força gravitacional do conteúdo abdominal. Ao final de uma expiração basal, ou seja, na CRF, estado em que o sistema respiratório está em equilíbrio elástico (ver *linha tracejada horizontal* da Figura 2.9 A), a pressão abdominal é negativa, em torno de 3 a 4 cmH$_2$O. Quando transferido para a posição supina, a pressão abdominal passa a ser positiva no mesmo volume pulmonar (*linha tracejada horizontal* da Figura 2.9 B). Como consequência, os volumes pulmonares correspondentes ao equilíbrio elástico da parede torácica (*linha E para E'*), por conseguinte do sistema respiratório (*linha F para F'*), sofrem redução quando passam da posição ereta para a posição supina (Figura 2.9 C e D). Na postura ereta, a pressão hidrostática

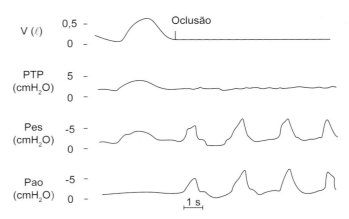

Figura 2.7 ■ Traçados de volume (V), pressões transpulmonar (PTP), esofágica (Pes) e na abertura da boca (Pao) durante o "teste de oclusão" em um indivíduo saudável na posição sentada. Nota-se que a escala das pressões esofágica e na abertura da boca estão invertidas. (Adaptada de Baydur *et al.*, 1982.)[11]

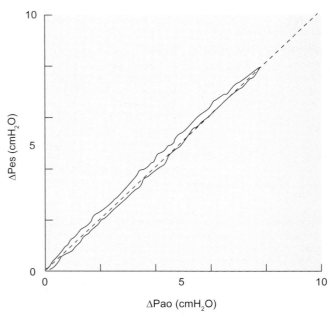

Figura 2.8 ■ Variação da pressão esofágica (ΔPes) e na abertura da boca (ΔPao) do primeiro esforço inspiratório contra as vias aéreas ocluídas da Figura 2.7. A *linha tracejada* representa a linha de identidade. (Adaptada de Baydur *et al.*, 1982.)[11]

mensurada na superfície abdominal do diafragma gira em torno de –20 cmH$_2$O no VR e é nula em torno de 55% da CV (situação de equilíbrio da parede torácica). Já em volumes acima desse valor, apresenta valores de pressão hidrostática supra-atmosféricos. Na posição supina, como em qualquer outra posição paralela ao chão, as modificações da Pab ao longo da CV são aproximadamente a metade daquelas que ocorrem na postura ereta (a *linha tracejada* correspondente à Pab é mais inclinada na postura ereta), ou seja, para uma mesma variação de volume tanto na postura ereta quanto supina, há maior variação da Pab na primeira em comparação à segunda (Figura 2.9 A e B). A menor complacência da parede abdominal na postura ereta pode ser atribuída à maior pressão hidrostática aplicada na parede abdominal anterior. Na postura lateral, a gravidade atuante na interação abdome-diafragma promove padrão expiratório no pulmão inferior, enquanto o pulmão

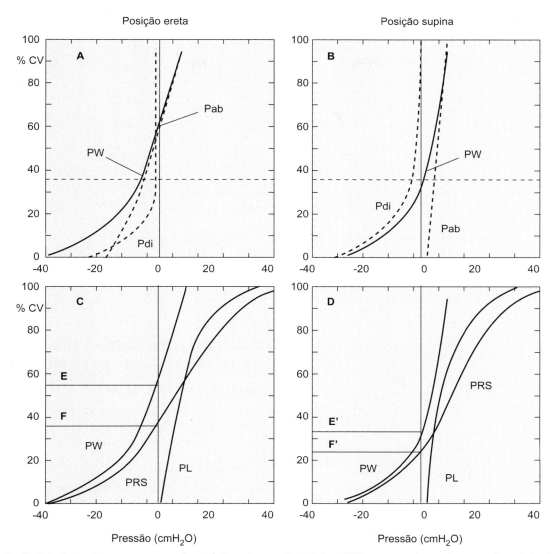

Figura 2.9 ▪ **A** e **B**. Relações volume *versus* pressões elásticas da parede torácica (PW) e seus componentes, pressões abdominal (Pab) e diafragmática (Pdi) nas posições ereta (**A**) e supina (**B**). A *linha tracejada horizontal* representa o volume pulmonar relativo ao equilíbrio elástico do sistema respiratório. **C** e **D**. Relações volume *versus* pressões elásticas do sistema respiratório (PRS), pulmão (PL) e PW nas posições ereta (**C**) e supina (**D**). As *linhas E* e *F* representam o equilíbrio elástico da PW e do PRS na posição ereta, respectivamente. As *linhas E'* e *F'* representam o equilíbrio elástico da PW e do PRS na posição supina, respectivamente. (Adaptada de Agostoni e Hyatt, 1986.)[2]

superior promove padrão inspiratório. Além disso, há diferença entre decúbitos. Sabendo que os pulmões têm diferentes tamanhos, as curvas VP devem, portanto, se diferenciar entre o decúbito lateral direito e o esquerdo. De fato, em indivíduos anestesiados e paralisados, a CRF é 0,24 ℓ maior (cerca de 5% CV, supondo CV similar a 5 ℓ) no decúbito lateral direito comparado ao decúbito lateral esquerdo.[5]

Modificação da curva volume-pressão ao longo da vida

As propriedades elásticas do sistema respiratório se modificam ao longo da vida. A partir de um jovem adulto em diante, a CV diminui quase que linearmente com a idade, sendo essa redução inversamente proporcional ao aumento do VR, sem modificação na CPT. A retração do pulmão diminui com a idade, assim o volume pulmonar correspondente ao seu ponto de equilíbrio elástico aumenta substancialmente. Por outro lado, a retração da parede torácica aumenta, em decorrência de sua rigidez, e o volume pulmonar relacionado com o seu ponto de equilíbrio elástico diminui. Dessas duas tendências opostas, prevalece a diminuição da retração pulmonar com o avanço da idade como explicação para tal elevação da CRF. Uma vez que, na faixa de volume corrente (VC), a complacência do pulmão aumenta enquanto a da parede torácica diminui, a complacência do sistema respiratório, partindo do seu novo equilíbrio elástico, imposto pela idade, sofre uma pequena redução.

Modificação da curva volume-pressão pela anestesia

A anestesia acarreta redução da CRF (Figura 2.10), que pode ser predita pela seguinte fórmula:

$$\Delta CRF = 10{,}2 \text{ a } 0{,}23 \times \text{idade} - 47 \times \text{peso/altura}$$

Em que a variação da CRF (ΔCRF) é expressa em relação àquela do indivíduo acordado, sendo idade, peso e altura dados em anos, quilogramas e centímetros, respectivamente.

Não é surpreendente que, à medida que se aumenta o índice de massa corporal (IMC), ocorre uma diminuição proporcional

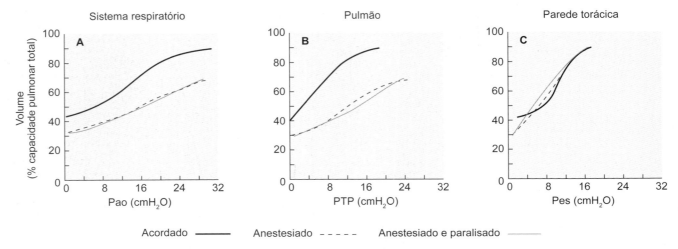

Figura 2.10 ■ Relações volume *versus* pressões elásticas do sistema respiratório (pressão na abertura da boca [Pao]), do pulmão (pressão transpulmonar [PTP]) e parede torácica (pressão esofágica [Pes]) de cinco indivíduos saudáveis nas situações acordado, anestesiado e anestesiado e paralisado. Note que a alteração da curva volume-pressão (VP) apresentada em **A** (sistema respiratório) se deve quase totalmente à alteração da curva VP em **B** (pulmão), sem contribuição significativa em **C**. (Adaptada de Westbrook *et al.*, 1973.)[12]

da CRF. Esse mecanismo se dá após a indução de anestesia em pacientes obesos. Sugere-se que a atividade tônica tanto dos músculos da parede torácica quanto do diafragma aumente a retração elástica da parede torácica em indivíduos despertos. Entretanto, tal comportamento é paradoxal, visto que há uma relação inversa entre o respectivo tônus e a ΔCRF. Em outras palavras, o tônus é mínimo na posição supina, em que a ΔCRF é maior, ao passo que é máximo na postura ereta, em que a ΔCRF é menor. Há evidências que demonstram alteração do formato do diafragma após a indução da anestesia e paralisia, sendo exemplificada pela diminuição do diâmetro anteroposterior, assim como aumento do diâmetro transverso. Mesmo assim, não está claro se ocorre redução significativa do volume da cavidade torácica decorrente dessas modificações. A Figura 2.10 ilustra as curvas VP do sistema respiratório (*A*), pulmão (*B*) e parede torácica (*C*) de indivíduos saudáveis na posição supina, antes e após a indução de anestesia e paralisia da musculatura esquelética. Elas indicam que a redução da CRF após a anestesia reflete o aumento da retração elástica do sistema respiratório que perdura por toda a extensão da faixa de volume pulmonar. Além disso, essa modificação do sistema respiratório independe da profundidade da anestesia e não é afetada pela paralisia muscular. Similar às variações da CRF, as alterações das propriedades mecânicas do sistema respiratório também exibem alta variabilidade entre indivíduos. A diminuição da Csr se deve, sobretudo, às alterações da mecânica pulmonar, como demonstrada pela similaridade da Figura 2.10 A e B, sem significativa correlação com a Figura 2.10 C. Vários fatores podem diminuir a complacência pulmonar (CL), como aumento do tônus da musculatura lisa ou estimulação de outros elementos contráteis nas vias aéreas e no parênquima, atelectasia ou fechamento de vias aéreas distais e alterações na função de surfactante. Dificilmente, há o reconhecimento de um fator específico associado à redução da CL, possivelmente derivado dessas alterações, visto que as modificações observadas na parede torácica ocasionam redução da CRF. Mesmo assim, sabe-se que a permanência do VC na faixa de baixos volumes pulmonares associa-se à diminuição da complacência, provavelmente em virtude da maior tensão superficial, o que pode amplificar a resposta inicial de queda da complacência pela anestesia, por si só.

Todas as informações prévias são derivadas da correta inserção do cateter esofágico, assim como a devida interpretação das variações de pressão esofágica, refletindo em variações da pressão intrapleural. As propriedades elásticas do sistema respiratório são influenciadas pelas propriedades de cada um de seus componentes.

▶ Medida das propriedades elásticas do sistema respiratório, do pulmão e da parede torácica

Complacências

A complacência é definida como a variação do volume (ΔV) pela variação da pressão (ΔP), a saber:

$$\text{Complacência} = \Delta V/\Delta P$$

■ **Complacência estática**

Para a sua mensuração, é necessária a ausência de fluxo. A definição clássica de condições estáticas está relacionada com o tempo suficiente de pausa, seja inspiratória ou expiratória, a fim de anular qualquer fluxo e equilibrar as forças viscoelásticas do sistema respiratório.[13] Sugere-se um tempo de 4 a 5 s após a oclusão da válvula na pausa inspiratória. Nesse tempo, a pressão traqueal reduz em torno de 2 cmH$_2$O, contudo a magnitude dessa queda depende do componente resistivo (ver adiante). A pausa prolongada, por sua vez, é extremamente difícil em indivíduos despertos, a menos que estes sejam altamente treinados e cooperativos. Caso isso não ocorra, a musculatura respiratória deverá ser relaxada (indivíduos sedados e/ou paralisados), sendo realizadas, no mínimo, duas pausas ao longo do ciclo respiratório. A complacência estática é uma mensuração restrita do componente elástico e representa a distensibilidade dos pulmões. A elastância, por sua vez, simboliza o inverso da complacência (E = 1/C). Pulmões com alta distensibilidade têm baixa retração elástica, e vice-versa. O cálculo da elastância oferece algumas vantagens, já que a elastância do sistema respiratório é igual à soma das elastâncias do pulmão e da parede torácica. No entanto, isso não ocorre para a distensibilidade. O gradiente de pressão para os pulmões e a parede torácica é originário do espaço intrapleural em relação à atmosfera. Assim, como demonstrado na Figura 2.11, os componentes pulmonar e da parede torácica estão em paralelo em associação ao gradiente de pressão, considerando a distensibilidade de ambas as estruturas. Logo, a complacência do sistema respiratório (Csr) é calculada somando-se o inverso das complacências do pulmão (CL) e da parede torácica (CW):

$$1/Csr = 1/CL + 1/CW$$

■ **Complacência dinâmica**

Nesse caso, o indivíduo respira espontaneamente e são registrados o volume mobilizado e a pressão empregada. Para o cálculo dessa complacência, é necessária a mensuração de pontos nos traçados de volume e de pressão, nos quais o fluxo passa pelo zero, ou seja, no final da inspiração e da expiração, sem indução de pausa inspiratória. Em indivíduo saudável, não há grandes diferenças entre as complacências estática e dinâmica em todas as faixas de frequência respiratória. Entretanto, tais diferenças se acentuam quando há significativa heterogeneidade na ventilação, como pode ser visto na Figura 2.12.

Para o cálculo da complacência pulmonar (CL), por exemplo, deve-se utilizar o espirômetro para mensurar as modificações no volume pulmonar e um cateter esofágico a fim de inferir as variações da pressão intrapleural. Com o indivíduo inspirando volume corrente (VC) de 0,5 ℓ, a pressão transpulmonar (PTP) aumenta (ver o aumento da *área hachurada* na Figura 2.13). Esse aumento se deve à diminuição da pressão intrapleural em torno de 2,5 cmH_2O, partindo da condição de repouso (5,5 cmH_2O) e alcançando um valor próximo a 8 cmH_2O (Figura 2.13). De posse dos valores da variação de volume corrente (ΔVC) e variação da PTP (ΔPTP), calcula-se a CL quando o fluxo for zero, ou seja, quando cruzar a abscissa (ver Figura 2.13).

$$CL = \Delta VC/\Delta PTP = 0,5\ \ell/(8,0\ a\ 5,5)\ cmH_2O = 0,2\ \ell/cmH_2O$$

■ Relação complacência dinâmica e estática

Para os cálculos prévios das complacências dinâmica e estática pulmonares, foram adotadas as variações de volume e pressão transpulmonar durante uma incursão respiratória (ipm). Não obstante, em frequências respiratórias de até 15 ipm, em indivíduos saudáveis, os valores de complacência são aproximadamente similares, sendo a relação complacência dinâmica e estática igual a 1. Esse mecanismo é ilustrado pela Figura 2.12.

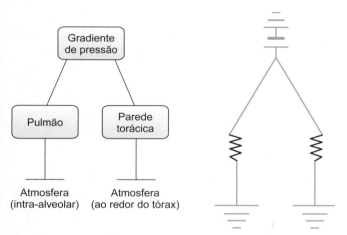

Figura 2.11 ■ O pulmão e a parede torácica, em relação às suas distensibilidades, quando somados, se comportam como componentes elétricos em paralelo. (Adaptada de Davies e Moores, 2003.)[9]

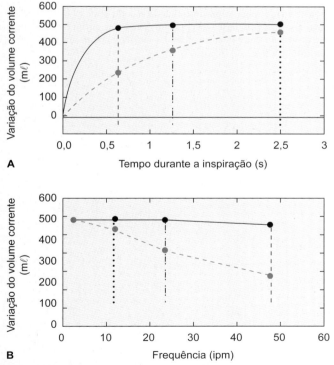

Figura 2.12 ■ Relação da variação do volume corrente em função do tempo inspiratório (**A**) e a frequência respiratória (**B**). A *linha contínua preta* representa um indivíduo saudável (constante de tempo [t] = 0,2 s) e a *linha tracejada cinza* representa um paciente com alta resistência (t = 1,0 s). As *linhas pretas tracejada, seccionada* e *pontilhada* representam, respectivamente, a frequência respiratória de 12, 24 e 48 ipm, e os seus tempos inspiratórios. (Adaptada de Boron e Boulpaep, 2009.)[7]

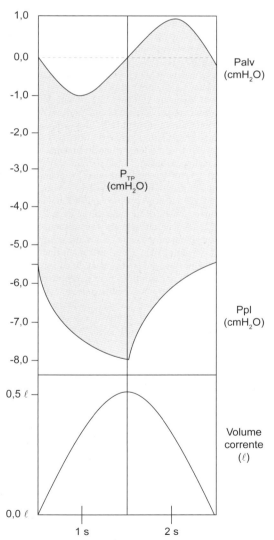

Figura 2.13 ■ Traçados das pressões alveolar (PA), pleural (Ppl) e a diferença entre elas, a pressão transpulmonar (PTP). Observe o traçado de volume corrente (VC). Note que, em um indivíduo respirando espontaneamente, a pressão transpulmonar será a *área cinza*. Tomando a variação da pressão pleural nos pontos em que a PA e o fluxo são iguais a zero junto à variação do volume corrente (ΔVC), calcula-se a complacência dinâmica. (Adaptada de Sherwood, 2006.)[14]

Um gráfico de ΔVC em função do tempo durante a inspiração de um indivíduo saudável (*linha contínua preta*) é apresentado na Figura 2.12 A, no qual se deve observar que o incremento do VC ocorre em uma função exponencial. Como para qualquer processo exponencial, a constante de tempo (t) é o intervalo necessário para ter um aumento completo de 63%. Em indivíduos saudáveis, a t é de aproximadamente 0,2 s. Portanto, para a inspiração, o aumento em 63% do VC está completo em 0,2 s, sendo 86% após 0,4 s e 95% após 0,6 s em diante. Assumindo que o tempo disponível para a inspiração seja em torno de 2,5 s, para uma frequência respiratória em torno de 12 ipm, ΔVC é próxima de 500 mℓ. Na Figura 2.12 B, é plotada a linha referente (*linha pontilhada*) a essa frequência (12 ipm). Elevando a frequência respiratória para 24 ipm (*linha secionada*), o tempo disponível para a inspiração está em torno de 1,25 s, produzindo VC de 499 mℓ. Além disso, elevando a frequência respiratória para 48 ipm (*linha tracejada*), o tempo disponível para a inspiração é de 0,625 s, em torno de três constantes de tempo, acarretando uma ΔVC próxima de 478 mℓ. O pulmão saudável em diferentes frequências respiratórias não sofre grandes variações do VC. Para determinada ΔVC em função de determinada ΔPTP, mesmo em presença de diferentes frequências respiratórias, a relação complacência dinâmica/complacência estática é, portanto, próxima de 1.

Nos pacientes com resistência da via aérea (Rva) elevada ao fluxo de ar em algumas das pequenas vias aéreas (*linha preta tracejada*), a relação da complacência dinâmica/complacência estática sofre, porém, uma queda drástica conforme a frequência respiratória aumenta. Se a Rva aumentar em 5 vezes o valor basal, a constante de tempo (t) aumentará proporcionalmente (1 s). Para uma frequência respiratória de 12 ipm (*linha pontilhada*) com tempo inspiratório de 2,5 s, a variação do VC seria em torno de 459 mℓ. Mesmo sob baixa frequência, os pacientes com distúrbios obstrutivos apresentam redução do VC. Elevando a frequência respiratória para 24 ipm (*linha seccionada*), em que somente 1,25 s estão disponíveis para a inspiração, a ΔVC é de 357 mℓ. Esse efeito torna-se evidente quando a frequência respiratória é de 48 ipm, com tempo inspiratório de 0,625 s (*linha tracejada*), e a ΔVC é de somente 232 mℓ, o que demonstra a queda acentuada do VC com o aumento da frequência respiratória.[7] Portanto, a queda da relação complacência dinâmica/complacência estática indica elevação da resistência, assim como exprime indiretamente heterogeneidade de ventilação das unidades alveolares. Embora essa sequência didática de eventos simplifique ao extremo o que realmente ocorre no complexo pulmão humano, ela é válida para exemplificar a influência de alvéolos com constantes de tempo elevadas que, quando submetidos a alta frequência respiratória, não contribuirão para o cálculo da complacência dinâmica. Qual seria a repercussão clínica desse exemplo? Um caso clínico típico desse mecanismo ocorre no paciente asmático que demonstra elevada Rva, porém com complacência estática relativamente normal. Já o paciente enfisematoso exibe aumento tanto da Rva como da complacência estática.

■ Complacência específica

Sabe-se que a complacência depende do volume pulmonar. A fim de comparar pulmões com diferentes tamanhos, mesmo de indivíduos saudáveis e que tenham a mesma distensibilidade, é necessária a normalização pelo volume a partir do qual se faz a medida, geralmente a CRF. A essa normalização se dá o nome de *complacência específica* (Cesp).

Além de comparar diferentes tamanhos de pulmão, o cálculo da complacência específica pode ser de grande utilidade na SDRA. Nessa síndrome, embora haja uma redução significativa das áreas normalmente aeradas, a complacência parece mensurar a dimensão de um pulmão menor, chamado *baby lung*. Isso se revelou por meio do cálculo da Cesp, que demonstrou que o pulmão com SDRA não seria rígido, e sim pequeno, e que a distensibilidade das áreas residuais é próxima do normal.[15]

▶ *Stress e strain*

Um meio de abordar as forças que atuam no tecido pulmonar é compreender os mecanismos de *stress* e *strain*. O primeiro é definido como a distribuição de força interna por unidade de área durante a aplicação de uma força externa. Já o segundo está relacionado com a modificação consequente, em escala linear, a partir de determinado formato inicial ou valor de referência do pulmão. Sob o ponto de vista pulmonar, deve-se abordar o *strain* pulmonar como a razão da variação do VC (ΔVC) sobre o volume pulmonar ao final da expiração (CRF, na condição basal) (Figura 2.14).

$$Strain = \Delta VC/CRF$$

Por sua vez, o *stress* é a pressão desenvolvida pelas estruturas pulmonares à aplicação de uma força de distensão. Tal força de distensão é chamada de *pressão transpulmonar* (PTP). O *stress* e o *strain* estão matematicamente interligados por uma constante, que, por sua vez, corresponde ao módulo de Young. Na fisiologia pulmonar, tal constante denomina-se *elastância específica pulmonar*, que, por sua vez, apresenta valores distintos entre diversos mamíferos.

$$Stress\ (PTP) = K\ (\text{elastância específica pulmonar}) \times Strain\ (\Delta VC)/CRF$$

Assim, para estimar os valores de *stress* e *strain* pulmonares à beira do leito, é necessário, além de introduzir o cateter esofágico para mensurar a variação da pressão pleural, utilizar técnicas que possibilitem a mensuração do volume pulmonar de repouso (CRF), também chamado *volume de referência*. Deve ser salientado que o *strain*, mensurado no volume pulmonar sob condições basais, encontra-se em uma situação "pré-estressada", em que a PTP varia de 1 a 3 cmH$_2$O. Entretanto, durante a VM, esse valor de pré-estresse parece ser negligenciável, visto os valores de *stress* que atuam sobre o tecido pulmonar durante a VM. A situação fica ainda mais complicada com a modificação do volume pulmonar basal após a aplicação da pressão positiva ao final da expiração, cujo valor pode ser adicionado ao volume pulmonar de repouso (CRF) ou à ΔVC, isto é, ao denominador ou ao numerador, respectivamente. Alguns estudos demonstraram que, quanto maior for o *stress* e o *strain*, maior será o comprometimento pulmonar, sendo letal quando seus valores alcançam a CPT.[16] Embora a abordagem aprofundada sobre tal assunto fuja do escopo deste capítulo, tende-se a guiar a VM com base nos conceitos de *stress* e *strain* em detrimento da utilização de pressão de platô de via aérea, bem como do volume pulmonar (Figura 2.14).

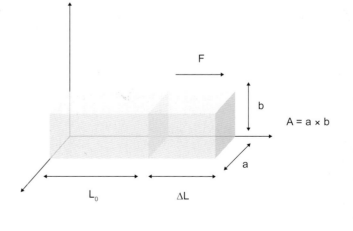

Stress → F/A   Pressão transpulmonar (PTP)

Strain → ΔL/L$_0$ Volume corrente/Volume ao final da expiração

Figura 2.14 ■ Esquema do mecanismo de *stress* e *strain* em uma estrutura sólida. Após a aplicação de força (F) em determinada estrutura com área conhecida (A), ocorre deformação proporcional à força aplicada, provocando um deslocamento (ΔL) e partindo de uma estrutura pré-estressada (L$_0$). O *stress* é a razão da força pela área e o *strain* é a variação do volume pulmonar dividido pelo volume inicial.

Propriedades resistivas do sistema respiratório

Na presença de fluxo de ar, há um gasto energético adicional para sobrepujar as forças resistivas relacionadas com a inércia, a resistência friccional dos tecidos e a resistência friccional de moléculas de ar. O componente inercial é desprezível até uma frequência respiratória de 1,5 hertz, ou seja, 90 ipm. Acima dessa frequência, a taxa de modificação do fluxo, ou seja, a aceleração, passa a ser considerável e deve ser descontada da pressão de retração elástica (Pel), pois ambas são armazenadas sob a forma de energia potencial. Já a resistência friccional do tecido pulmonar, que representa em torno de 20% do trabalho resistivo total, é causada pelo atrito das moléculas que o compõem durante a expansão e também durante a retração. Entretanto, tal percentual pode aumentar em situação de sarcoidose e fibrose pulmonares, assim como durante a broncoconstrição repentina provocada por determinado alergênio. Com tal constrição, há concomitantemente distorção do parênquima adjacente e produção de maior atrito das moléculas. Não obstante, o mais expressivo percentual de trabalho resistivo (80%) se deve às moléculas de ar que trafegam pelas vias aéreas. Estas, por sua vez, podem aumentar acentuadamente tanto em indivíduos saudáveis quanto naqueles que sofrem de determinadas doenças, como doença pulmonar obstrutiva crônica, asma e fibrose cística.

Proporcionalidade do fluxo

O princípio que rege o fluxo de ar pelas vias aéreas é similar ao do fluxo de sangue pelos vasos e ao fluxo de corrente elétrica pelos cabos, obedecendo, portanto, a lei de Ohm. Assim, o fluxo respiratório (V') é proporcional à pressão motriz (ΔP_{SR}), porém inversamente proporcional à resistência da via aérea (Rva):

$$V' = \Delta P_{SR}/Rva = PA - PB/Rva$$

Para os pulmões, a pressão motriz (ΔP_{SR}) é a diferença entre a PA e a PBS. Portanto, considerando uma resistência constante, para se ter uma elevação no fluxo, é necessário maior pressão motriz, o que exige maior decaimento da pressão alveolar, logo, maior esforço muscular. Entretanto, essas suposições são baseadas em tubos sem ramificações e não distensíveis. Levando em consideração a complicada natureza das vias aéreas, com várias ramificações e estreitamentos progressivos, as fórmulas supracitadas somente fornecem uma estimativa do que realmente ocorre na passagem de fluxo de ar.

Quando o fluxo é laminar, as moléculas de ar fluem em faixas paralelas às paredes do tubo, porém com velocidades distintas. O fluxo total, propriamente dito, é a soma dos fluxos das inúmeras lâminas concêntricas. Em geral, as moléculas de gás são sujeitas a forças de cisalhamento, o que significa que camadas adjacentes se movem em velocidades distintas. Assim, como essas camadas deslizam umas sobre as outras, elas ficam sujeitas a forças friccionais por conta da interação molecular. O coeficiente dessa fricção é chamado de *viscosidade*. Esta, por sua vez, é dependente da interação das moléculas e do gás estudado.

As moléculas situadas perifericamente têm velocidade menor por causa das forças friccionais com a parede da via aérea, ao passo que as moléculas situadas no centro têm uma velocidade maior, até 2 vezes mais rápida, que a velocidade média, tendo a viscosidade valor desprezível.

Aplicação da lei de Hagen-Poiseuille

Quando o ar trafega pelos tubos rígidos de calibre uniforme, seu comportamento é regido pela lei de Hagen-Poiseuille. Ao modificar o comprimento desse tubo e seu raio, verificou-se que a variação de pressão (ΔP) necessária para desenvolver certo fluxo depende diretamente do comprimento do tubo (l), da viscosidade (h) e é inversamente proporcional à quarta potência do raio (r). Sabe-se, pela analogia da lei de Ohm, que:

$$\Delta P = V' R$$

e a resistência (R), pela lei de Hagen-Poiseuille, é dada por:

$$R = 8 \eta l/pr^4$$

Substituindo a resistência na fórmula anterior, tem-se que:

$$\Delta P = 8 \eta l V'/pr^4$$

O parâmetro fundamental da fórmula citada é a sensibilidade da ΔP às modificações do raio da via aérea (elevado à quarta potência). Embora a lei de Hagen-Poiseuille seja aplicável somente em fluxos laminares, o fluxo respiratório não laminar é ainda mais sensível às modificações do raio, quando este alcança valores de quinta potência e o fluxo é turbilhonar. Considerações devem ser levantadas no que tange à comparação de fluxos laminares. O fluxo laminar não apresenta oscilações na velocidade, sendo o fluxo de Poiseuille um tipo de fluxo laminar. O fluxo de Poiseuille necessariamente ocorre em tubos longos e retos. Já o fluxo laminar pode ocorrer em tubos curvos, pequenos e ramificados. Logo, essa diferença impossibilita a sinonímia entre os dois fluxos.[5]

Para mensurar o fluxo respiratório diretamente, utiliza-se o pneumotacógrafo acoplado no tubo orotraqueal pelo qual o paciente esteja respirando. A pressão motriz, porém, não é de fácil mensuração, dada a dificuldade em mensurar a pressão alveolar durante a respiração. Um meio de contornar tal dificuldade é a utilização do pletismógrafo de corpo inteiro. O fisiologista DuBois *et al.* utilizaram a lei de Boyle para mensurar a PA. Assim, sendo o pico de fluxo durante a inspiração basal igual a –0,5 ℓ/s (por convenção, um valor negativo denota fluxo em direção ao alvéolo) e a PA no mesmo instante é –1 cmH$_2$O (mensurada pela ΔP do interior do pletismógrafo equivalente à PA), tem-se:

$$Rva = \Delta P/V' = PA - PB/V' = -1 - 0 \text{ cmH}_2\text{O}/-0,5 \, \ell/s = 2 \text{ cmH}_2\text{O}/\ell/s$$

Em indivíduos normais, a Rva é 1,5 cmH$_2$O/ℓ/s, mas pode ter uma faixa em torno de 0,6 a 2,3 cmH$_2$O/ℓ/s. Os valores de resistência são elevados em pacientes com doença respiratória e pode exceder 10 cmH$_2$O/ℓ/s nos casos extremos.

Número de Reynolds

Caso a velocidade média do fluido, seja ele gasoso ou líquido, ultrapasse determinado valor crítico, pode ocorrer uma transição na natureza do fluxo no ponto em que as linhas concêntricas começam a se misturar. Eventualmente, em fluxos elevados, cada parcela de gás terá uma trajetória caótica cujo movimento lateral se torna vigoroso. Assim, com o desaparecimento das linhas concêntricas, há a denominação *fluxo turbilhonar*. Nesse fluxo, admitindo uma resistência constante, é preciso maior gradiente de pressão motriz para manter determinado fluxo. Por meio do número adimensional de Reynolds, pode-se predizer que o fluxo terá um comportamento laminar ou turbilhonar, sendo tal parâmetro independente do comprimento do tubo. No fluxo laminar, o número situa-se em valores abaixo de 2.000. Por outro lado, quando o número de Reynolds ultrapassa valores de 3.000, o fluxo terá grande probabilidade de ser turbulento. Entre esses dois números, há uma oscilação entre o perfil laminar e turbilhonar. Para o cálculo do número de Reynolds (Re), utiliza-se a seguinte fórmula:

$$Re = 2rv\rho/\eta$$

Em que r é o raio; v é a velocidade linear do fluxo de gás através da área de seção transversa; ρ e η são a densidade e a viscosidade do gás, respectivamente.

Por exemplo, em um indivíduo saudável sob respiração basal, o pico de fluxo é de cerca de 1 ℓ/s na traqueia, que, por sua vez, tem raio de aproximadamente 1 cm. De posse dos valores de densidade (r) e viscosidade (m) do ar, $1,2 \times 10^{-3}$ g/mℓ e 2×10^{-4} g/cm/s, respectivamente, calcula-se o número de Reynolds em torno de 4.000. Esse número pode ser ainda maior durante o exercício, concluindo que o fluxo na traqueia é, no mínimo, turbulento. No entanto, a situação é diferente nas pequenas vias aéreas. Após a sexta geração da árvore traqueobrônquica, as vias aéreas têm raio próximo a 1 mm, porém o fluxo total de 1 ℓ/s é igualmente dividido entre as $2^6 = 64$ vias aéreas paralelas da sexta geração. Isso produz um número de Reynolds em cada via aérea da sexta geração em torno de 600, que a insere em um perfil laminar.

▶ Número de Womersley

Para produzir um fluxo laminar com suas linhas concêntricas na maior parte do ciclo respiratório (condição dita *steady*), é necessário determinado tempo mesmo com número de Reynolds baixo. Sabe-se que o fluxo na via aérea está em contínua permuta de sentido com a fase do ciclo respiratório. Assim, o tempo imprescindível para se ter uma situação dita *steady* ou não *steady* depende, dentre outros fatores, da frequência respiratória. Essa questão é abordada por outro valor adimensional, chamado *número de Womersley (α)*, definido como:

$$\alpha = r \sqrt{2\pi f \rho / m}$$

Em que *f* é a frequência respiratória.

A transição entre um fluxo *steady* e não *steady* ocorre em valores de α próximos a 1. Na árvore traqueobrônquica, α alcança seu maior valor na traqueia, pois tem o maior raio dentre as vias aéreas. Em uma respiração basal de 12 ipm, o valor de α é aproximadamente igual a 2,7, apontando que o fluxo se encontra, na maior parte do tempo, na situação não *steady*. Isso significa que as linhas concêntricas raramente se estabelecem durante uma fase do ciclo respiratório (inspiração ou expiração) antes que o fluxo seja revertido.[17]

A árvore traqueobrônquica é composta por um sistema de tubos ramificados, de diferentes tamanhos, curvados e com parede interna irregular. Com rápidas ramificações na via aérea, há predomínio do tipo de fluxo transicional. Entretanto, qual seria a importância clínica em diagnosticar um tipo de fluxo em detrimento do outro? Essa distinção está relacionada com o gasto energético necessário para produzir fluxo. Sendo o fluxo laminar, este é proporcional à ΔP e demanda relativamente pouca energia. Com o fluxo transicional, deve-se gerar uma pressão maior para manter fluxo da condição prévia, laminar. Esse gasto energético adicional se deve à geração de vórtices, o que acaba elevando a resistência. Já no fluxo turbilhonar, o fluxo não é proporcional à ΔP, e sim à sua raiz quadrada. Logo, nesse tipo de fluxo, é preciso a geração de pressão motriz ainda maior que as duas situações anteriores para manter o mesmo fluxo respiratório.

O fluxo nas vias aéreas não é perfeitamente estável. Mesmo assim, assumem-se, para os modelos matemáticos, condições de total estabilidade, já que permitem o cálculo da Rva pelos princípios básicos e de maneira precisa, a fim de relacionar estrutura e função de via aérea.

▶ Distribuição da resistência nas vias aéreas

Como discutido anteriormente, grande parte da resistência do sistema respiratório, em torno de 80%, se deve à resistência pulmonar, mais precisamente àquela relacionada com as vias aéreas. Desse percentual, a maior parte da resistência está concentrada nas vias aéreas superiores: nariz, conchas nasais, orofaringe, nasofaringe, laringe, traqueia e vias aéreas proximais. Levando-se em consideração a unidade da via aérea com raio reduzido, esta apresentará resistência elevada. No entanto, as vias aéreas estão alinhadas em paralelo e a Rva será menor. A Figura 2.15 demonstra que o local de maior resistência encontra-se nos brônquios, situados até a quinta geração, ditos segmentares e subsegmentares.

Além disso, a elevação do fluxo (fluxo de Poiseuille a 1,67 ℓ/s) evidencia o local de maior resistência. Similarmente, esse padrão é visto no sistema vascular, em que as arteríolas promovem uma grande contribuição na resistência final comparadas aos capilares. A distribuição da resistência nas vias aéreas tem importância clínica (Figura 2.16).

Sendo as resistências das vias aéreas condutoras (Rc) e periféricas (Rp) em torno de 90 e 10% da Rva, respectivamente, para uma Rva de 1 cmH$_2$O/ℓ/s, tem-se que Rc = 0,9 cmH$_2$O/ℓ/s e Rp = 0,1 cmH$_2$O/ℓ/s. Vale ressaltar que a divisão entre a Rc e a Rp ocorre por volta da 12^a

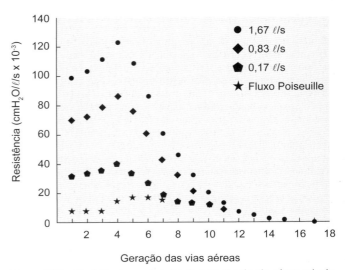

Figura 2.15 ▪ Resistência em função da geração de via aérea calculada em um pulmão humano. Nota-se que os brônquios segmentares e subsegmentares (até a quinta geração) contribuem para maior resistência. Além disso, com o aumento do fluxo, o local de maior resistência torna-se mais evidente. (Adaptada de Pedley *et al.*, 1970.)[18]

geração, ou seja, todas as vias aéreas situadas à frente dessa geração pertencerão ao componente periférico. Supondo que metade das vias aéreas periféricas sejam bloqueadas, a Rp aumentará de 0,1 cmH$_2$O/ℓ/s para 0,2 cmH$_2$O/ℓ/s, sem modificação na Rc. A Rva na situação com metade das vias aéreas ocluídas aumentará para 1,1 cmH$_2$O/ℓ/s, como demonstrado na Figura 2.16. Infelizmente, essa modificação está na faixa de erro da medida.[19] Assim, a obstrução das vias aéreas periféricas é de difícil detecção, mesmo nas manobras expiratórias forçadas (ver adiante). Um processo patológico que leva à obstrução de metade das vias aéreas periféricas é considerado grave do ponto de vista clínico, porém significativamente indetectável por métodos clássicos de mensuração de Rva.

Por esse motivo, as vias aéreas periféricas são chamadas de *zonas silenciosas pulmonares*. Contudo, tal modificação pode ser diagnosticada com maior sensibilidade com métodos capazes de detectar a desigualdade de ventilação. Dentre as doenças obstrutivas de maior importância, destacam-se a doença pulmonar obstrutiva crônica e a asma. A primeira decorre tanto de bronquite crônica como de alterações parenquimatosas, levando à destruição das paredes alveolares. Já a segunda é um distúrbio inflamatório com broncoespasmo decorrente de desequilíbrio na resposta imunológica a diversos antígenos.

Fatores que alteram a resistência

Vários fatores podem modular a Rva, dentre os quais: sistema nervoso autônomo (SNA), fatores humorais e modificações dos volumes pulmonares.

▪ Sistema nervoso autônomo

Contribui para o aumento da Rva a atuação do nervo vago, divisão parassimpática do SNA, que libera acetilcolina e atua sobre os receptores muscarínicos (M$_3$), situados na musculatura lisa brônquica, resultando em broncoconstrição. Por outro lado, contrabalançando as ações do nervo vago, há a divisão simpática do SNA, que libera norepinefrina e dilata os brônquios e bronquíolos, reduzindo a resistência de vias aéreas. A dilatação, mediada pela adenosina monofosfato cíclico (cAMP, *cyclic adenosine monophosphate*), ocorre por meio dos receptores agonistas beta-2 adrenérgicos, predominantes nas vias aéreas. Entretanto, tal dilatação é fraca, já que a norepinefrina é um fraco agonista beta-2 adrenérgico. Sendo assim, a musculatura lisa brônquica normalmente está sob maior tônus parassimpático que simpático.[7]

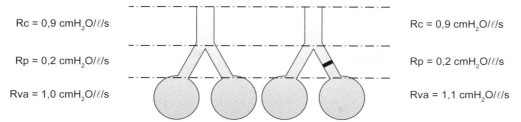

Figura 2.16 ▪ Modelo pulmonar bicompartimental ilustrando o efeito da oclusão completa de metade das vias aéreas periféricas na resistência total das vias aéreas. *À esquerda*: vias aéreas condutoras (Rc) e periféricas (Rp) sem obstrução. *À direita*: metade das vias aéreas periféricas completamente obstruídas. Pelo fato de as vias aéreas periféricas representarem 10% da resistência da via aérea (Rva), quando ocorre a obstrução de metade delas, há aumento da Rva em torno de 10%. (Adaptada de Macklem, 2005.)[20]

▪ Fatores humorais

Dentre os fatores humorais, destacam-se a epinefrina, liberada pela medula suprarrenal. A epinefrina é um agonista beta-2 adrenérgico mais potente que a norepinefrina, sendo, portanto, um potente broncodilatador. Por outro lado, a histamina promove constrição de bronquíolos e ductos alveolares e, por isso, eleva a Rva. Similarmente, porém com atuação prolongada, os leucotrienos LTC_4 e LTD_4 promovem resposta semelhante, assim como determinadas prostaglandinas.

▪ Volume pulmonar

Um dos determinantes da Rva é o próprio volume pulmonar, sendo extremamente alto no VR, diminuindo em direção à CPT (Figura 2.17). São dois os fatores dessa relação, ambos envolvendo as vias aéreas distais que têm pouco ou nenhum apoio cartilaginoso, podendo ser tanto distensíveis quanto compressíveis. O primeiro fator está relacionado com a pressão transmural (Ptm), que é dada pela subtração entre a pressão no interior das vias aéreas (Pva) e a pressão pleural (Ppl) circundante (Ptm = Pva – Ppl). Assim, com um esforço inspiratório vigoroso, há atuação dos músculos inspiratórios, promovendo redução da pressão intrapleural e aumento da Ptm. Visto que o aumento do raio da via aérea acarreta diminuição da Rva, a Ptm se constitui em importante determinante do calibre da via aérea. Ainda na Figura 2.17, note que, para determinado volume pulmonar (*linha tracejada*), pacientes enfisematosos têm alta Rva. Entretanto, tais pacientes mobilizam VC em uma faixa elevada do volume pulmonar (*círculo fechado escuro*), em que a Rva é relativamente menor.[7]

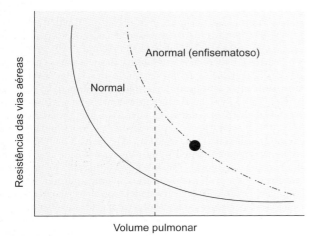

Figura 2.17 ▪ Relação entre volume pulmonar e resistência das vias aéreas. O volume residual se situa à esquerda, e a capacidade pulmonar total, à direita. Note que a resistência das vias aéreas diminui em função do aumento do volume pulmonar. Além disso, para determinado volume pulmonar (*linha tracejada*), a resistência é maior na curva anormal que na curva normal, representativa de um paciente enfisematoso. O *círculo fechado escuro* representa a situação de equilíbrio elástico do paciente enfisematoso. (Adaptada de Murray *et al.*, 1972.)[21]

▶ Acoplamento parênquima-via aérea

O segundo fator está associado à tração do parênquima circundante sobre as pequenas vias aéreas, em razão do mecanismo de interdependência alveolar (Figura 2.18 A). Em volumes pulmonares elevados, os alvéolos dilatam proporcionalmente em maior grau que os bronquíolos adjacentes, tracionando-os e diminuindo a Rva. Entretanto, em situações extremas, a tração pode não ser adequada. Sendo a resposta constritora de via aérea dependente da sensibilidade do indivíduo, aquela pode ser exagerada frente a determinado alergênio, e o indivíduo é considerado hiper-responsivo (Figura 2.18 B).

Além disso, a hiper-responsividade de via aérea é decorrente do arranjo geométrico de suas estruturas. Desse modo, como o volume ocupado pelas estruturas que compõem a mucosa (*cinza-escuro*) não sofre alteração com a contração da musculatura lisa brônquica, a mucosa participa na redução do lúmen de via aérea, contribuindo para o aumento da Rva.[17] Vale ressaltar que, se a mucosa estiver edemaciada, ou seja, com maior volume, a redução do lúmen da via aérea será proporcionalmente maior. A secreção na via aérea também contribui para o aumento da resistência por mecanismo similar. Outro componente que pode modular a resposta constritora a determinado agonista é o remodelamento da via aérea e do parênquima pulmonar. Embora permaneça obscuro se o remodelamento dessas duas estruturas favoreceria ou prejudicaria a constrição da via aérea, determinados estudos experimentais, por meio da análise da curva de dose-resposta de metacolina, se esforçam para solucionar tal controvérsia (Figura 2.19). Provavelmente, com o remodelamento de via aérea e parênquima pulmonar já instalado, observa-se aumento significativo da Rva na infusão de solução salina. Não obstante, supõe-se que, em doses baixas de metacolina, não há força suficiente para se opor à força promovida pelo remodelamento. Isso é demonstrado na Figura 2.19, na qual as doses iniciais de metacolina induzem pequeno aumento da resistência, o que denota sensibilidade reduzida à resposta. Por outro lado, com o incremento da dose de metacolina e, por conseguinte, aumento da força constritora, observa-se elevação da Rva.[19]

▶ Pressão transmural no mecanismo de dilatação e compressão de via aérea

Como mencionado, três fatores concorrem na modulação do calibre da via aérea: SNA, substâncias humorais e volume pulmonar. Um quarto fator que modula a Rva é o próprio fluxo nas vias aéreas condutoras. As variações de fluxo provocam alterações da Ptm através das paredes da via aérea, causando sua dilatação ou seu colapso. A dilatação das vias aéreas geralmente ocorre durante a inspiração profunda. Na Figura 2.20 A e C, estão esquematizados a caixa torácica e os pulmões, sendo estes últimos exemplificados por um círculo incompleto (Figura 2.20 A e B) e os determinantes da Ptm (pressões Pva e Ppl; Figura 2.20 C e D). Partindo de uma expiração profunda, abaixo da CRF, seguida de inspiração vigorosa, a pressão alveolar alcançando valor de –15 cmH_2O no momento em que o volume pulmonar passa pela CRF, pode-se afirmar que a PTP seja

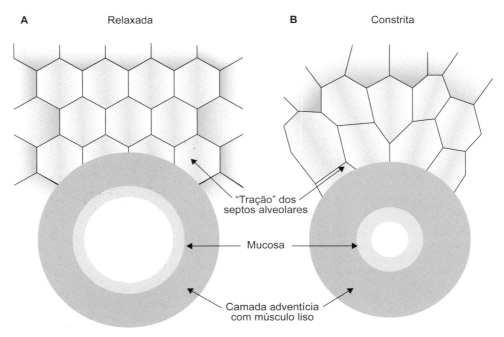

Figura 2.18 ■ **A.** Seção transversa de via aérea relaxada circundada por septos alveolares. Em *cinza-escuro*, está representada a camada adventícia da parede da via aérea junto à musculatura lisa da via aérea. Em *cinza-claro*, observe a camada de mucosa interna que está em contato com o lúmen da via aérea (*área em branco*). **B.** Quando ocorre contração do músculo liso, os volumes da mucosa interna e adventícia são preservados, reduzindo o lúmen da via aérea. Além disso, ocorre distorção da malha parenquimatosa. (Adaptada de Bates, 2009.)[17]

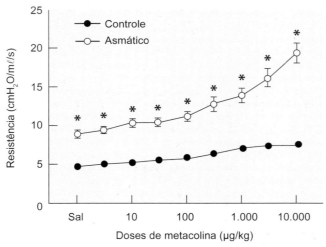

Figura 2.19 ■ Hiper-responsividade de via aérea à solução salina e doses crescentes de metacolina administradas por via venosa em animais-controle e asmáticos. O aumento tênue da resistência das vias aéreas às primeiras doses de metacolina pode decorrer do remodelamento da via aérea. *Diferença significativa do animal-controle (p < 0,05). (Adaptada de Silva *et al.*, 2008.)[19]

equivalente a +5 cmH_2O. É preciso ressaltar que a pressão pleural necessária para gerar pressão alveolar similar a −15 cmH_2O é de −20 cmH_2O. Perceba, no esquema (ver Figura 2.20 A), assim como no gráfico correspondente (ver Figura 2.20 C), que a Pva decai do alvéolo (−15 cmH_2O) em direção à boca (0 cmH_2O). Quanto maior a distância do alvéolo, maior é a Pva e, portanto, maior a Ptm, admitindo a mesma Ppl. Considerando a *linha seccionada*, no ponto em que a Ptm seja igual a 12 cmH_2O, as vias aéreas maiores que 2 mm de diâmetro tendem à dilatação, sendo esta dependente da sua própria complacência. A cartilagem, que promove suporte à via aérea,

acentua-se consideravelmente a partir da sua 11ª geração. Assim, as vias aéreas proximais tendem a ter menor complacência, resistindo ao colapso em decorrência das modificações de pressão em seu interior.

A compressão de vias aéreas comumente ocorre durante a expiração forçada. Nas Figuras 2.20 B e D, observam-se os mesmos esquemas situados, assim como os gráficos de pressões de via aérea e pleural. Partindo de uma inspiração profunda seguida de expiração forçada, no momento que o volume pulmonar passa no nível da CRF, as pressões alveolar e transpulmonar são iguais a +15 cmH_2O e +5 cmH_2O, respectivamente. Vale ressaltar que a Ppl necessária para produzir uma PA de +15 cmH_2O é de +10 cmH_2O. A Pva diminui do alvéolo (+15 cmH_2O) à boca (0 cmH_2O). Quanto mais distante dos alvéolos, menor é a Pva e, portanto, menor é a Ptm. Em determinado ponto (*seta* na Figura 2.20 D), por exemplo, em que a pressão de via aérea é +8 cmH_2O, para dada pressão pleural (+10 cmH_2O), a Ptm é −2 cmH_2O. Essa pressão no interior das vias aéreas promove compressão dinâmica. As forças de tração dos septos alveolares, que exprimem a PTP, promovem resistência à compressão das vias aéreas.[7] Contudo, a Rva é maior durante a expiração que a inspiração. Tal mecanismo de colapso dinâmico é exacerbado em pacientes com enfisema, pois há redução de septos alveolares com concomitante redução de tração sobre as vias aéreas. Assim, há a ocorrência de espaços aéreos maiores, com diminuição de pontos de sustentação e menor justaposição mútua. Pacientes com enfisema são, portanto, mais predispostos a causar compressão dinâmica porque suas vias aéreas têm menor capacidade de resistência ao colapso. É interessante notar que esses pacientes podem apresentar padrões respiratórios que facilitariam o processo de expiração, como: expiração lenta, pois assim há redução dos valores de PA; respiração em altos volumes pulmonares, em uma tentativa de maximizar a atuação dos septos alveolares sobre a via aérea; expiração com os lábios entreabertos, criando artificialmente um aumento da resistência, o que pode favoravelmente deslocar o ponto de igual pressão na árvore traqueobrônquica. Embora o processo de limitação do fluxo expiratório explicado pela Ptm seja didático, ele pode não traduzir a realidade. Uma explicação alternativa é baseada no efeito Bernoulli. Quando

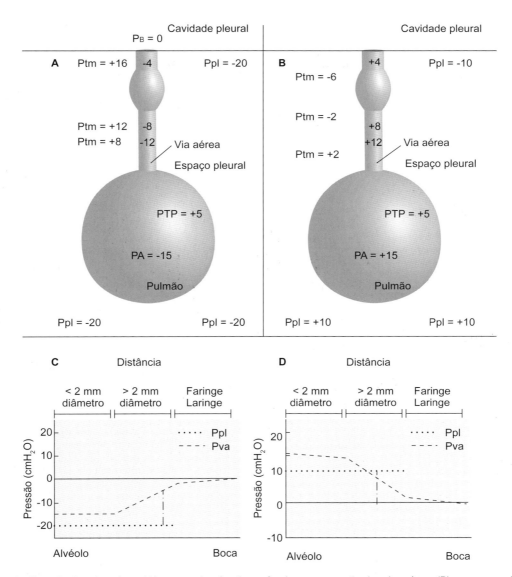

Figura 2.20 ■ Esquema da dilatação das vias aéreas (**A**) em uma inspiração profunda e compressão das vias aéreas (**B**) em uma expiração forçada. Pressões de via aérea (Pva, *linha tracejada*) e pleural (Ppl, *linha pontilhada*) da boca para o alvéolo durante a inspiração profunda (**C**) e do alvéolo para a boca durante a expiração forçada (**D**). A divisão das vias aéreas menor ou maior que 2 mm representa o ponto de corte das vias aéreas periféricas. **A** e **B** representam o momento, durante a inspiração e expiração, em que o volume cruza a capacidade residual funcional (CRF) em que a PTP = +5 cmH$_2$O. Note que a Ptm (Pva – Ppl) é sempre positiva durante a inspiração profunda, com tendência à dilatação das vias aéreas. Entretanto, durante a expiração forçada, a Ptm a partir de determinado ponto (*seta*) será negativa (*linha seccionada*). (Adaptada de Boron e Boulpaep, 2009.)[7]

uma taxa de fluxo respiratório trafega em um tubo de determinada área de seção transversal, a pressão, em qualquer ponto na via condutora, mensurada perpendicularmente à direção do fluxo (chamada *pressão lateral*), é menor do que a pressão que efetivamente direciona o fluxo respiratório. Em outras palavras, seguindo o princípio de conservação de massa, quanto mais rápido o gás se mover ao longo do tubo, maior será sua energia cinética e menor sua energia potencial mensurada por meio de transdutor lateral. Além do mais, a probabilidade de ocorrer o efeito Bernoulli aumenta quando há diminuição da Ptm, sugando a parede da via aérea, e, por conseguinte, reduzindo o seu lúmen. Para um fluxo constante, essa constrição das vias aéreas aumenta a velocidade do fluxo, que pode exacerbar o efeito Bernoulli. Com esse mecanismo, é possível, dependendo das características elásticas das vias aéreas, ocorrer o colapso completo. Isso acontecendo, o efeito Bernoulli desaparece e as vias aéreas são reabertas, sujeitas ao semelhante processo.[17]

▶ Colapso da via aérea | Fluxo expiratório forçado torna-se independente do esforço

Sabe-se que a força de tração do parênquima pulmonar sobre a via aérea aumenta à medida que o volume pulmonar eleva. Espera-se, portanto, que o volume pulmonar maior possa proporcionar maior estabilidade de via aérea frente à tendência de colapso. Na Figura 2.21, demonstra-se o fluxo em função da variação da pressão resistiva (ΔPR em diferentes volumes pulmonares). Na curva A, o volume pulmonar está próximo da CPT; na curva B, está próximo ao equilíbrio elástico do sistema respiratório (CRF); e na curva C, está próximo do VR. Em todas as situações volumétricas, foram realizadas incursões por minuto rápidas e superficiais. Perceba que a inclinação da curva aumenta conforme o volume pulmonar diminui. Além disso, note que, na curva C, na parte expiratória, há a formação de uma alça (*seta*) e o pico de fluxo expiratório diminui, enquanto a ΔPR resistiva aumenta.

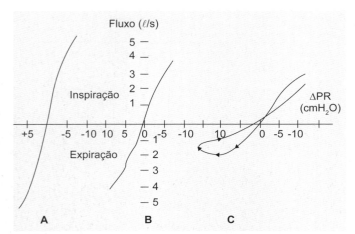

Figura 2.21 ▪ Variação da pressão resistiva (ΔPR) em três diferentes volumes pulmonares. *Curva A*: próximo da capacidade pulmonar total. *Curva B*: próximo da capacidade residual funcional. *Curva C*: próximo do volume residual. Na *curva C*, a parte expiratória forma uma alça (*seta*), que sugere limitação de fluxo expiratório. (Adaptada de Mead *et al.*, 1953.)[22]

Esse gráfico sugere a ocorrência de limitação de fluxo expiratório. De fato, tal fenômeno ocorre com maior probabilidade na faixa do volume residual, em que o mecanismo de tração do parênquima sobre a via aérea é menor. Por meio da curva isovolumétrica de pressão-fluxo, assim como volume-fluxo, esse mecanismo é explorado. Para mensurar a pressão pleural, o volume pulmonar e o fluxo respiratório, utilizam-se cateter esofágico, espirômetro e pneumotacógrafo, respectivamente.

A relação pressão-fluxo em cada volume pulmonar é demonstrada na Figura 2.22. Na *curva A*, próxima da CPT, realizou-se expiração forçada, ao passo que as outras *curvas*, *B* e *C*, representam também traçados de expiração, porém tênues. Embora sob diferentes graus de esforço expiratório, mobilizaram-se volumes semelhantes, portanto, as curvas são isovolumétricas. Perceba que, na *curva A*, o fluxo expiratório alcança valores em torno de 8 ℓ/segundo, ao passo que, na *curva C*, o fluxo é de 2 ℓ/segundo. Além disso, o ponto da *curva A* em que ocorre a inversão do fluxo equivale a 0,8 ℓ, o que representa 20% da CV (CV equivale a 4 ℓ nessa manobra). Logo, conclui-se que há uma relação do esforço expiratório com o fluxo expiratório em determinada faixa do volume pulmonar (até 20% da capacidade vital). O fluxo é dependente do esforço nessa faixa de volume pulmonar. A partir de 20% da CV, perceba que todas as *curvas* (*A*, *B* e *C*) compartilham a mesma taxa de decaimento do fluxo em direção ao volume residual. Além disso, mesmo realizando maior esforço expiratório, por meio da elevação da pressão transpulmonar, não há elevação do fluxo, indicando que, nesse momento, ele é independente do esforço. Isso se deve à compressão dinâmica da via aérea.[23] Quanto menor for o esforço expiratório, mais precoce o fluxo terá o perfil independente do esforço expiratório. Vale ressaltar que, se o volume pulmonar no qual começa a expiração forçada for maior que 75% da CV, o fenômeno de independência do fluxo não existirá. Isso é indicativo da influência de tração promovida pelos septos alveolares sobre o comportamento das vias aéreas em altos volumes pulmonares.

▶ Trabalho respiratório

Condições estáticas

As medidas de pressão pela parede torácica podem ser obtidas para avaliar a capacidade dos músculos inspiratórios de realizar o trabalho respiratório. Desse modo, o trabalho respiratório representa o produto entre a pressão e a respectiva variação do volume pulmonar. Entretanto, o sistema respiratório pode ser estudado tanto na situação estática como dinâmica. Na primeira situação, com o sistema relaxado e pela análise da curva VP, há o detalhamento das propriedades elásticas passivas dos componentes do sistema respiratório. Assim, as pressões transpulmonares (PL = PA − Ppl), transtorácicas (PW = Ppl − PB) e transrespiratórias (PRS = PA − PB) são, em geral, demonstradas contra o volume pulmonar no diagrama de Rahn (ver Figura 2.1).[24] Em indivíduos cooperativos e treinados, as características da curva VP relacionadas com o pulmão são obtidas pela PL durante uma expiração lenta (V′ < 0,3 ℓ/s) interrompida da CPT em direção ao VR. Caso essa manobra seja de difícil realização, a PL pode ser estimada por meio de oclusões intermitentes da via aérea (2 a 4 s), ao longo da expiração lenta. Já para a parede torácica e o sistema respiratório, utilizam-se a Pes e a Pao, respectivamente. Analisando somente a curva do sistema respiratório (Figura 2.23), note que a distância da curva em relação

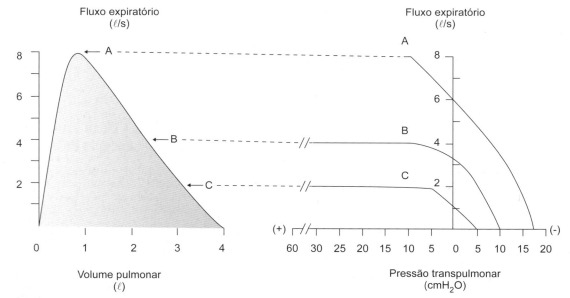

Figura 2.22 ▪ *À esquerda*: fluxo expiratório (ℓ/s) *versus* volume pulmonar (ℓ) em um indivíduo saudável. Valores de pico de fluxo estão plotados em função de seus respectivos volumes pulmonares em *A*, *B* e *C*. *À direita*: três curvas pressão-fluxo isovolumétricas do mesmo indivíduo. As *curvas A*, *B* e *C* foram medidas nos volumes pulmonares de 0,8, 2,3 e 3 ℓ da capacidade pulmonar total. (Adaptada de Hyatt, 1986.)[25]

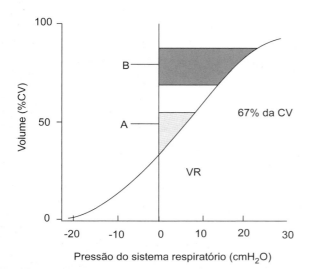

Figura 2.23 ■ Curva volume-pressão do sistema respiratório relaxado de um indivíduo com hiperinsuflação dinâmica. *Área A*: trabalho elástico de um ciclo respiratório iniciado a partir do volume residual. *Área B*: trabalho elástico de um ciclo respiratório que começa a partir de 67% da capacidade vital (CV). (Adaptada de Eissa e Milic-Emili, 1991.)[26]

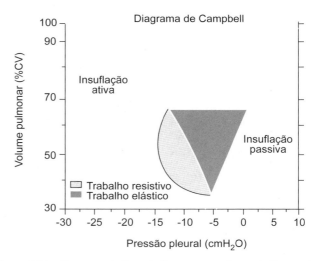

Figura 2.24 ■ Diagrama de Campbell representando o trabalho respiratório total (*áreas cinza-escuro* e *cinza-claro*) realizado pelos músculos inspiratórios durante um ciclo respiratório. *Áreas cinza-escuro* e *cinza-claro* representam o trabalho resistivo e elástico, respectivamente. CV = capacidade vital. (Adaptada de American Thoracic Society/European Respiratory Society, 2002.)[24]

ao eixo zero corresponde ao trabalho elástico, partindo do VR (*área A – cinza-claro*), assim como do volume pulmonar em torno de 67% da capacidade vital (*área B – cinza-escuro*).[24] O paciente com hiperinsuflação dinâmica das vias aéreas pode apresentar curva de trabalho elástico passivo semelhante à *área B*. Esse aumento do trabalho pode alcançar valores 5 vezes maiores que o normal.

Condições dinâmicas

Já em situação dinâmica, além do trabalho elástico, computa-se o trabalho resistivo (Figura 2.24). Para tal, é válida a interpretação do diagrama de Campbell.[24] No diagrama da Figura 2.24, são geradas duas curvas: a primeira decorre da insuflação passiva, similar àquela observada no diagrama de Rahn; a outra representa a insuflação ativa. Nesta, há correlação da pressão pleural negativa e o volume pulmonar crescente, em que o trabalho realizado pelos músculos inspiratórios é o produto cumulativo da pressão pleural e o volume. A soma das duas áreas corresponde ao trabalho respiratório total (elástico e resistivo) em cada ciclo. As duas curvas se cruzam no ponto de relaxamento, no qual as pressões de recuo elástico do pulmão e da parede torácica são semelhantes e têm valor próximo a −5 cmH$_2$O. Além das medidas de trabalho respiratório, o diagrama de Campbell pode fornecer valores de pressões respiratórias máximas, importantes na estimativa de fadiga respiratória. Embora seja um teste de grande interesse fisiológico e bastante utilizado em pesquisas, raramente é utilizado na prática clínica, possivelmente por conta de sua difícil realização. As desvantagens de tal método esbarram na dificuldade de relaxamento do sistema respiratório, principalmente em indivíduos não treinados. Mesmo assim, é fácil compreender que, caso ocorra aumento do trabalho resistivo, a área correspondente a esse trabalho aumentará (*área cinza-claro*), pois maior força muscular, ou seja, maior pressão inspiratória, será necessária para mobilizar determinado volume.

Sob ventilação mecânica

Outra forma de computar o trabalho respiratório inspiratório é pela quantificação do produto pressão-tempo. Partindo de um ponto de vista da ação muscular, a demanda energética de um músculo (estimativa de seu nível de ativação) é determinada pela sua tensão desenvolvida ao longo do tempo (relação tensão-tempo), assim como pela sua taxa de trabalho mecânico. Desse modo, o produto pressão-tempo é a integração da pressão inspiratória ao longo do tempo, sendo expressa em um intervalo de 1 minuto, portanto, cmH$_2$O × minuto. Uma maneira comum de expressar essa variável é com sua normalização pelo período de amostragem de um ciclo respiratório (T$_{TOT}$). Sob condições de ventilação constante, a resistência muscular respiratória, o fluxo sanguíneo e as modificações na taxa de consumo de oxigênio do sistema respiratório têm correlação significativa com o produto pressão-tempo.[27] Ademais, esse parâmetro demonstrou ser superior ao trabalho respiratório mecânico quando correlacionado ao consumo de oxigênio dos músculos respiratórios.[28] No entanto, para tal mensuração, é necessária a inserção do cateter esofágico, o que é raramente realizado, haja vista a rotina de uma UTI. Uma maneira de estimar a pressão gerada pelos músculos respiratórios é pela técnica de interrupção rápida em dado momento do ciclo respiratório.[29] Essa técnica se baseia no princípio de equilíbrio do sistema respiratório na ausência de fluxo respiratório. Não obstante, mesmo sendo rápida, a oclusão não é instantânea. Logo, o valor da PA no momento da oclusão deve ser extrapolado, por ajuste dos pontos derivados da porção mais linear da Pva (ver *linha contínua* na Figura 2.25) até o momento da interrupção (ver *linha vertical tracejada* na Figura 2.25). Assim, a pressão produzida pelos músculos do paciente no momento da oclusão (Pmusc, oclusão) pode ser calculada subtraindo-se a PA de oclusão da pressão de retração elástica do sistema respiratório (Pel$_{SR}$).[30] De posse desse valor (Pmusc, oclusão) e integrando pelo tempo de oclusão, obtém-se a PTP (oclusão).

A Figura 2.26 demonstra a correlação desta variável com a tradicional PTP (r = 0,96, $p < 0,001$). Logo, é possível ter uma estimativa do esforço respiratório do paciente em VM comercial e na ausência do cateter esofágico.

▶ Transferência de energia da ventilação mecânica para o sistema respiratório ao longo do tempo | Potência mecânica

A energia dissipada para mover os pulmões de sua posição de repouso (CRF) para determinado ponto na curva VP pode ser fornecida pela ação dos músculos respiratórios, o que gera a pressão muscular, como observado na respiração espontânea, ou artificialmente por ventilação

42 Ventilação Mecânica | Fundamentos e Prática Clínica

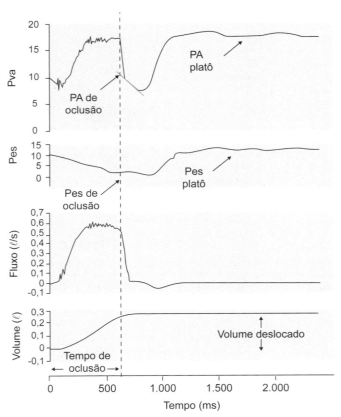

Figura 2.25 ■ Traçados representativos de pressões de via aérea (Pva) e esofágica (Pes), fluxo respiratório e volume pulmonar em que se realizou interrupção rápida durante a inspiração. Após a oclusão (linha tracejada vertical), a Pva diminui, equalizando com a pressão alveolar (PA). O valor de PA no momento da oclusão pode ser extrapolado da porção linear do traçado Pva (linha contínua). Após o relaxamento dos músculos respiratórios, visualiza-se um platô tanto nos traçados de Pva quanto nos de Pes, em virtude da retração elástica do sistema respiratório e da parede torácica, respectivamente. Pes de oclusão = pressão esofágica no momento da oclusão; Pes platô = pressão esofágica no platô; PA platô = pressão alveolar no platô. (Adaptada de Bellani et al., 2007.)[29]

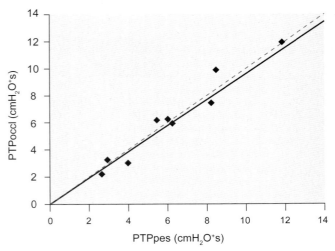

Figura 2.26 ■ Correlação entre o produto pressão-tempo derivado pela técnica de interrupção rápida (PTPoccl) e pela pressão esofágica (PTPpes), obtidas em 11 medidas sequenciais. Por meio da regressão linear, obtém-se PTPoccl = 0,95; PTPpes = +0,13; r = 0,96; $p < 0,001$. PTP = pressão transpulmonar. (Adaptada de Bellani et al., 2007.)[29]

mecânica, que gera a pressão de via aérea. Dois dos estudos iniciais que calcularam a energia mecânica foram realizados em crianças com displasia broncopulmonar, pela medida da área sob a curva durante a respiração espontânea.[31,32] O primeiro demonstrou a associação positiva entre o aumento na energia mecânica com a elevação da elastância pulmonar e a resistência de via aérea,[31] ao passo que o segundo demonstrou que a infusão de metilxantinas e diuréticos[32] foi seguida de uma redução da energia mecânica. No campo da física, a energia mecânica é a soma das energias potencial e cinética. Este conceito teórico é aplicável para a fisiologia respiratória. Nesse contexto, a energia mecânica depende da posição na qual o esforço inspiratório se inicia dentro da curva volume-pressão do sistema respiratório (energia potencial), assim como da força de distensão exercida pelos músculos respiratórios para gerar o movimento da caixa torácica (energia cinética).

Nos últimos 3 anos, o conceito de energia vem ganhando atenção dos profissionais da terapia intensiva, na medida em que as variáveis ajustadas na ventilação mecânica podem interagir com as forças atuantes na superfície pulmonar e contribuir para a lesão induzida por essa ventilação.[33-36] A ventilação mecânica pode substituir, parcial ou totalmente, o esforço gerado pelos músculos respiratórios, porém com o custo de elevação das pressões de via aérea. Estas, por sua vez, devem sobrepujar as forças elásticas e resistivas do sistema respiratório, a fim de gerar o movimento (energia cinética), enquanto o componente estático (energia potencial) é refletido pelo nível de pressão positiva ao final da expiração (PEEP), que, na verdade, representa a tensão basal do sistema respiratório (assumindo um sistema relaxado sem atividade muscular).

A quantidade de energia transferida da ventilação mecânica para o paciente é medida em joules (J), enquanto a potência mecânica é definida como a energia transferida pela unidade de tempo (J/min). Há, pelo menos, três maneiras distintas de calcular a potência mecânica (energia mecânica multiplicada pelo número de ciclos respiratórios) com diferentes níveis de complexidade.

1. O primeiro método se baseia na análise *quasi*-estática da curva VP do sistema respiratório. A estimativa da potência mecânica por esse método depende da maneira pela qual é realizada a curva VP. Sob condições de baixo fluxo, o componente resistivo é reduzido e o componente elástico passa a ser o mais importante para o cálculo da energia mecânica. A Figura 2.27 demonstra uma curva VP *quasi*-estática, indo de 3 a 30 cmH$_2$O, realizada pelo equipamento flexiVent® (SCIREQ, Montreal, QC, Canada). A área total do retângulo foi obtida multiplicando a diferença de volume (ΔV) pela diferença de pressão (ΔP), sendo, portanto, de 270 mℓ × cmH$_2$O ou 26,5 mJ. A área sob a curva foi, então, calculada como a integral de pressão em função do volume (174 mℓ × cmH$_2$O ou 17,1 mJ) e subtraída da área total do retângulo, alcançando a área branca, que corresponde à transferência de energia mecânica (96 mℓ·cmH$_2$O ou 9,4 mJ). A fim de converter mℓ × cmH$_2$O para joules, todas as variáveis devem ser transformadas para as unidades do sistema internacional, no qual 1 mℓ corresponderia a 10^{-6} m^3, enquanto 1 cmH$_2$O corresponderia a 98,1 Pa. Do mesmo modo, Pa × m^3 = J, 1 cmH$_2$O × mℓ corresponderia a 98,1 × 10^{-6}, Pa × m^3, ou 98,1 × 10^{-3} mJ. Esse valor (energia mecânica), multiplicado pela frequência respiratória, resulta na potência mecânica. Usando esse método, a fração da energia potencial que gera o chamado *strain estático* no sistema respiratório não é computada.

2. No segundo método, o cálculo da potência mecânica inclui também as propriedades resistivas (tubo traqueal/resistência das vias aéreas e tecido) e a variação do volume pulmonar correspondente ao nível da PEEP (Figura 2.28):[33,34]

$$\text{Potência}_{SR} = 0{,}098 \times FR \times \{\Delta V^2 \times [(0{,}5 \times E_{,SR} + FR \times (1 + I{:}E)/60 \times I{:}E \times Rva) + \Delta V \times PEEP]\}$$

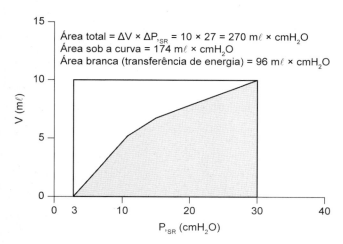

Figura 2.27 ■ Curva volume-pressão. A área total obtida pela multiplicação da diferença de volume (ΔV) e a diferença de pressão (ΔP) durante a manobra foi determinada (270 mℓ × cmH$_2$O). A área sob a curva volume-pressão foi calculada (174 mℓ × cmH$_2$O) e subtraída da área total, obtendo-se a área branca (96 mℓ × cmH$_2$O).

Em que FR: frequência respiratória; ΔV: variação do volume; E$_{,SR}$: elastância do sistema respiratório, I:E: relação inspiração:expiração; Rva: resistência das vias aéreas; PEEP: pressão positiva ao final da expiração.

A principal vantagem desse método é permitir a quantificação relativa dos diferentes componentes (VC, FR, ΔP$_{SR}$, PEEP, I:E, fluxo respiratório) e poder predizer os efeitos de suas modificações.[33] Tal partição dos componentes da potência mecânica foi feita aumentando determinado parâmetro enquanto os outros eram mantidos constantes. Os efeitos de cada componente na potência mecânica não são sempre previsíveis na prática clínica, devido a diversas condições, ou seja, mudando uma variável, necessariamente outra será modificada também (p. ex., se o VC for reduzido, a FR é geralmente elevada para manter o volume-minuto constante).

3. O terceiro método para calcular a potência mecânica seria por meio de pausas inspiratórias em ciclos respiratórios (Figura 2.29). Esse cálculo não leva em conta o componente resistivo ou nível da PEEP, e tem sido considerado uma simplificação do segundo método. Essa equação computa o componente relacionado com a pressão de distensão.[37]

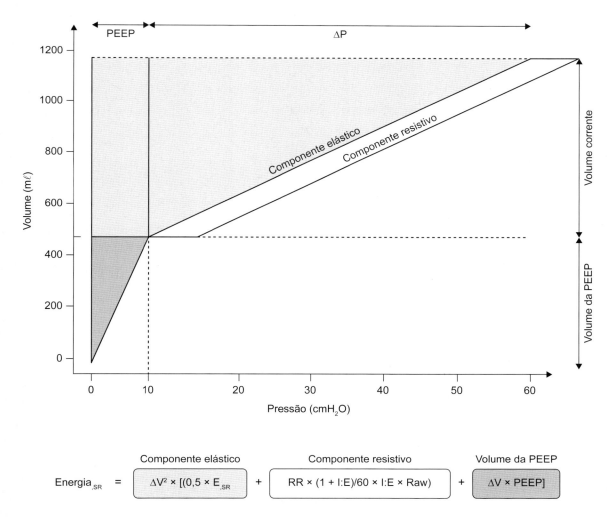

Figura 2.28 ■ Cálculo da potência mecânica, que inclui os componentes elástico e resistivo, bem como o componente relacionado com a pressão positiva ao final da expiração (PEEP). (Adaptada de Gattinoni et al. (2016)[33] e de Cressoni et al., 2016.)[34]

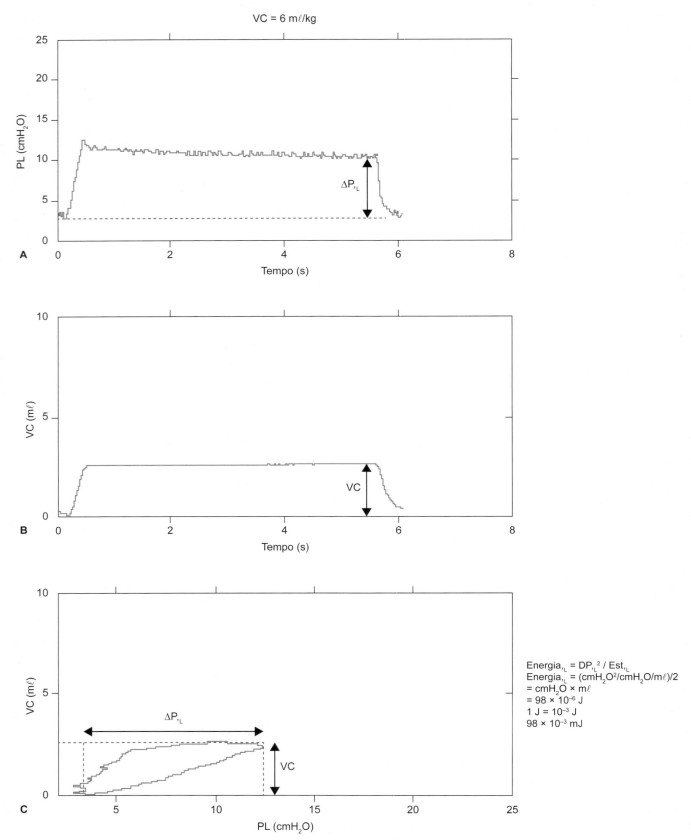

Figura 2.29 A a C ▪ Curvas representativas da pressão transpulmonar (PTP) e do volume corrente (VC) em função do tempo (**A** e **B**). Curva V_T-PTP (**C**). PL: pressão do pulmão; $\Delta P_{,L}$: pressão de distensão transpulmonar; $Est_{,L}$: elastância estática pulmonar. A energia ($Energia_{,L}$) foi calculada com base na equação descrita por Guerin et al.[38] e a fórmula simplificada de Marini e Jaber,[37] como: $Energia_{,L} = \Delta P_{,L}^2/Est_{,L} = \Delta P_{,L}^2/(\Delta P_{,L}/VC) = \Delta P_{,L} \times VC$, que é a área do retângulo. Por conseguinte, deve-se calcular a área do retângulo e dividir o resultado por 2. Essa equação simplificada não leva em consideração as propriedades resistivas e a PEEP. (Adaptada de Marini e Jaber, 2016.)[37]

Referências bibliográficas

1. D'Angelo E, Millic-Emili J. Static of the respiratory system. In: Physiologic basis of respiratory disease. BC Decker Inc., 2005. pp. 15-25.
2. Agostoni E, Hyatt R. Static behavior of the respiratory system. In: Macklem PT, Mead J (Eds.). Handbook of physiology. The respiratory system, mechanics of breathing. Vol. III. Bethesda, MD: American Physiological Society, 1986. pp. 113-30.
3. Kleinman LI, Poulos DA, Siebens AA. Minimal air in dogs. J Appl Physiol. 1964;19(2):204-6.
4. Hughes JM, Rosenzweig DY, Kivitz PB. Site of airway closure in excised dog lungs: Histologic demonstration. J Appl Physiol. 1970;29(3):340-4.
5. Zin WA, Rocco PR, Faffe DS. Mecânica respiratória, espaço morto e ventilação alveolar. In: Aires MM. Fisiologia. 3ª ed. Rio de Janeiro: Guanabara Koogan, 2008. pp. 623-39.
6. Hedenstierna C, Bindslev L, Santesson J, Norlander OP. Airway closure in each lung of anesthetized human subjects. J Appl Physiol. 1981;50(1):55-64.
7. Boron WF, Boulpaep EL. Mechanics of ventilation. In: Medical Physiology. 2nd ed. Elsevier, 2009. pp. 630-51.
8. Hills BA. An alternative view of the role(s) of surfactant and the alveolar model. J Appl Physiol. 1999;87(5):1567-83.
9. Davies A, Moores C. Elastic properties of the respiratory system. In: The respiratory system. Churchill Livingstone, 2003. pp. 32-44.
10. Talmor D, Sarge T, Malhotra A, O'Donnell CR, Ritz R, Lisbon A et al. Mechanical ventilation guided by esophageal pressure in acute lung injury. N Engl J Med. 2008;359(20):2095-104. Doi: 10.1056/NEJMoa0708638. Epub 2008 Nov 11.
11. Baydur A, Behrakis PK, Zin WA, Jaeger M, Milic-Emili J. Simple method for assessing the validity of the esophageal balloon technique. Am Rev Respir Dis. 1982;126(5):788-91.
12. Westbrook PR, Stubbs SE, Sessler AD, Rehder K, Hyatt RE. Effects of anesthesia and muscle paralysis on respiratory mechanics in normal man. J Appl Physiol. 1973;34(1):81-6.
13. Stenqvist O, Odenstedt H, Lundin S. Dynamic respiratory mechanics in acute lung injury/acute respiratory distress syndrome: Research or clinical tool? Curr Opin Crit Care. 2008;14(1):87-93. Doi: 10.1097/MCC.0b013e3282f3a166.
14. Sherwood L. Respiratory system. In: Fundamentals of physiology: A human perspective. Thomson Books/Cole, 2006.
15. Gattinoni L, Pesenti A. The concept of "baby lung". Intensive Care Med. 2005;31(6):776-84. Epub 2005 Apr 6.
16. Protti A, Cressoni M, Santini A, Langer T, Mietto C, Febres D et al. Lung stress and strain during mechanical ventilation: Any safe threshold? Am J Respir Crit Care Med. 2011;183(10):1354-62. Doi: 10.1164/rccm.201010-1757OC. Epub 2011 Feb 4.
17. Bates JHT. Resistance and elastance during bronchoconstriction. In: Lung mechanics, an inverse modeling approach. New York: Cambridge University Press, 2009. pp. 62-81.
18. Pedley TJ, Schroter RC, Sudlow MF. The prediction of pressure drop and variation of resistance within the human bronchial airways. Respir Physiol. 1970;9(3):387-405.
19. Silva PL, Passaro CP, Cagido VR, Bozza M, Dolhnikoff M, Negri EM et al. Impact of lung remodelling on respiratory mechanics in a model of severe allergic inflammation. Respir Physiol Neurobiol. 2008;160(3):239-48. Epub 2007 Oct 25.
20. Macklem PT. Act of breathing: Dynamics. In: Physiologic basis of respiratory disease. BC Decker Inc., 2005. pp. 35-48.
21. Murray JF, Greenspan RH, Gold WM, Cohen AB. Early diagnosis of chronic obstructive lung disease. Calif Med. 1972;116:37-55.
22. Mead J, Whittenberger JL et al. Physical properties of human lungs measured during spontaneous respiration. J Appl Physiol. 1953; 5(12):779-96.
23. Bates JHT. Physics of expiratory flow limitation. In: Physiologic basis of respiratory disease. BC Decker Inc., 2005. pp. 55-60.
24. American Thoracic Society/European Respiratory Society. ATS/ERS statement on respiratory muscle testing. Am J Respir Crit Care Med. 2002;166(4):518-624.
25. Hyatt RE. Forced expiration. In: Handbook of physiology, respiration. Vol. III: Mechanics of breathing. American Physiological Society, 1986. pp. 295-314.
26. Eissa NT, Milic-Emili J. Modern concepts in monitoring and management of respiratory failure. Anestesiol Clin. 1991;9:199-218.
27. Collett PW, Perry C, Engel LA. Pressure-time product, flow, and oxygen cost of resistive breathing in humans. J Appl Physiol. 1985;58(4):1263-72.
28. Field S, Sanci S, Grassino A. Respiratory muscle oxygen consumption estimated by the diaphragm pressure-time index. J Appl Physiol. 1984;57(1):44-51.
29. Bellani G, Patroniti N, Weismann D, Galbiati L, Curto F, Foti G et al. Measurement of pressure-time product during spontaneous assisted breathing by rapid interrupter technique. Anesthesiology. 2007;106(3):484-90.
30. Pesenti A, Pelosi P, Foti G, D'Andrea L, Rossi N. An interrupter technique for measuring respiratory mechanics and the pressure generated by respiratory muscles during partial ventilatory support. Chest. 1992;102(3):918-23.
31. Wolfson MR, Bhutani VK, Shaffer TH, Bowen FW Jr. Mechanics and energetics of breathing helium in infants with bronchopulmonary dysplasia. J Pediatr. 1984 May;104(5):752-7.
32. Kao LC, Durand DJ, Nickerson BG. Improving pulmonary function does not decrease oxygen consumption in infants with bronchopulmonary dysplasia. J Pediatr. 1988;112:616-21.
33. Gattinoni L, Tonetti T, Cressoni M, Cadringher P, Herrmann P, Moerer O et al. Ventilator-related causes of lung injury: The mechanical power. Intensive Care Med. 2016;42:1567-75.
34. Cressoni M, Gotti M, Chiurazzi C, Massari D, Algieri I, Amini M et al. Mechanical power and development of ventilator-induced lung injury. Anesthesiology. 2016;124:1100-8.
35. Santos RS, Maia LA, Oliveira MV, Santos CL, Moraes L, Pinto EF et al. Biologic impact of mechanical power at high and low tidal volumes in experimental mild acute respiratory distress syndrome. Anesthesiology. 2018;128(6):1193-206.
36. Moraes L, Silva PL, Thompson A, Santos CL, Santos RS, Fernandes MVS et al. Impact of different tidal volume levels at low mechanical power on ventilator-induced lung injury in rats. Front Physiol. 2018;4(9):318.
37. Marini JJ, Jaber S. Dynamic predictors of VILI risk: Beyond the driving pressure. Intensive Care Med. 2016;42(10):1597-600.
38. Guérin C, Papazian L, Reignier J, Ayzac L, Loundou A, Forel JM. Investigators of the acurasys and proseva trials. Effect of driving pressure on mortality in ARDS patients during lung protective mechanical ventilation in two randomized controlled trials. Crit Care. 2016 Nov 29;20(1):384.

Bibliografia

Asher MI, Coates AL, Collinge JM, Milic-Emili J. Measurement of pleural pressure in neonates. J Appl Physiol. 1982;52(2):491-4.
Barberis L, Manno E, Guérin C. Effect of end-inspiratory pause duration on plateau pressure in mechanically ventilated patients. Intensive Care Med. 2003;29(1):130-4. Epub 2002 Dec 6.
Brown RH, Zerhouni EA, Mitzner W. Airway edema potentiates airway reactivity. J Appl Physiol. 1995;79(4):1242-8.
Buytendijk HJ. Oesophagusdruck en Longelasticiteit [Dissertatie]. The Netherlands: University of Groningen, 1949.
Cherniack RM, Farhi LE, Armstrong BW, Proctor DF. A comparison of esophageal and intrapleural pressure in man. J Appl Physiol. 1955;8(2):203-11.
Cook CD, Mead J, Orzalesi MM. Static volume-pressure characteristics of the respiratory system during maximal efforts. J Appl Physiol. 1964;19:1016-22.
Gluck EH, Barkoviak MJ, Balk RA, Casey LC, Silver MR, Bone RC. Medical effectiveness of esophageal balloon pressure manometry in weaning patients from mechanical ventilation. Crit Care Med. 1995;23(3):504-9.
Higgs BD, Behrakis PK, Bevan DR, Milic-Emili J. Measurement of pleural pressure with esophageal balloon in anesthetized humans. Anesthesiology. 1983;59(4):340-3.
Hills BA. The biology of surfactant. Cambridge, UK: Cambridge University Press, 1988.
Krayer S, Rehder K, Beck KC, Cameron PD, Didier EP, Hoffman EA. Quantification of thoracic volumes by three-dimensional imaging. J Appl Physiol. 1987;62(2):591-8.
Krayer S, Rehder K, Vettermann J, Didier EP, Ritman EL. Position and motion of the human diaphragm during anesthesia-paralysis. Anesthesiology. 1989;70(6):891-8.
Levitzky MG. Pulmonary physiology (Lange physiology). 7th ed. New York: McGraw-Hill Medical, 2007.
McArdle K. Pulmonary structure and function. In: Exercise physiology. 6th ed. Lippincott Williams & Wilkins, 2001. Capítulo 12.
Millic-Emili J, D'Angelo E. Static of the lung. In: Physiologic basis of respiratory Disease. BC Decker Inc., 2005. pp. 27-33.
Mitzner W, Blosser S, Yager D, Wagner E. Effect of bronchial smooth muscle contraction on lung compliance. J Appl Physiol. 1992 Jan;72(1):158-67.
Pattle RE. Surface tension and the lining of the lung alveoli. In: Advances in respiratory physiology. Lippincott Williams & Wilkins, 1966. pp. 83-105.
Rehder K, Marsh M. Respiratory mechanics during anesthesia and mechanical ventilation. In: Handbook of physiology. The respiratory system, mechanics of breathing. American Physiological Society, 1986. pp. 737-52.
Rehder K, Mallow JE, Fibuch EE, Krabill DR, Sessler AD. Effects of isoflurane anesthesia and muscle paralysis on respiratory mechanics in normal man. Anesthesiology. 1974;41(5):477-85.
Turner JM, Mead J, Wohl ME. Elasticity of human lungs in relation to age. J Appl Physiol. 1968;25(6):664-71.
Whitsett JA. Genetic disorders of surfactant homeostasis. Paediatr Respir Rev. 2006;7(Suppl 1):S240-2.
Yager D, Butler JP, Bastacky J, Israel E, Smith G, Drazen JM. Amplification of airway constriction due to liquid filling of airway intersticies. J Appl Physiol. 1989 Jun;66(6):2873-84.
Yukitake K. Surfactant apoprotein A modifies the inhibitory effect of plasma proteins on surfactant activity *in vivo*. Pediatr Res. 1995;37(1):21-5.
Zechman FW, Musgrave FS, Mains RC, Cohn JE. Respiratory mechanics and pulmonary diffusing capacity with lower body negative pressure. J Appl Physiol. 1967;22(2):247-50.
Zin WA, Millic-Emili J. Esophageal pressure measurement. In: Physiologic basis of respiratory disease. BC Decker Inc., 2005. pp. 639-47.
Zin WA, Rocco PRM. Mecânica respiratória normal. In: Auler Junior JOC, Amaral RVG. (eds). Assistência ventilatória mecânica. São Paulo: Atheneu, 1995. pp. 3-24.

Trocas Gasosas da Ventilação Mecânica

CAPÍTULO 3

Mariana Alves Antunes • Debora Gonçalves Xisto • Patricia Rieken Macêdo Rocco

▶ Introdução

A função mais conhecida e importante da ventilação pulmonar é fornecer oxigênio (O_2) para o sangue venoso e dele remover o excesso de gás carbônico (CO_2), arterializando-o. Nos tecidos periféricos, ocorrem processos inversos: o sangue capilar recebe o CO_2 proveniente dos tecidos e a eles cede parte do O_2 que transporta.

▶ Ventilação alveolar

Denomina-se ventilação alveolar a porção da ventilação global que, a cada minuto, alcança a zona respiratória. A distribuição da ventilação ao longo do pulmão é desigual. Estudos em indivíduos na posição ereta demonstraram que a ventilação é maior na base que no ápice (Figura 3.1). Essa desigualdade na distribuição da ventilação se deve principalmente à ação da gravidade.[1]

A gravidade causa desigualdade nos valores de pressão intrapleural ao longo do pulmão, acarretando diferenças regionais no volume, na ventilação e na complacência. A pressão intrapleural no ápice é de aproximadamente –10 cmH_2O, enquanto na base é de cerca de –2,5 cmH_2O, sendo essa desigualdade mais evidente no indivíduo em posição ortostática ou sentado, dada a distância entre o ápice e a base, quando comparada ao indivíduo em decúbito lateral.[2] O pulmão repousa sobre sua base e isso faz com que a pressão intrapleural na base seja maior, sendo menos negativa que no ápice. Assim, o gradiente de pressão transpulmonar no ápice é maior e, consequentemente, os alvéolos apicais apresentam maior volume e menor complacência se comparados com os alvéolos basais.

Entretanto, durante a inspiração basal, os alvéolos apicais apresentam menor variação de volume quando comparados aos alvéolos basais, que partiram de um volume alveolar menor. Nota-se que, apesar de ser menos expandida que o ápice, a base pulmonar é mais bem ventilada. A região que apresenta melhor ventilação é denominada *região dependente*, ou seja, em um indivíduo sentado, essa região será representada pela base. Se o indivíduo estiver em decúbito lateral, o pulmão que estiver na parte inferior será a região dependente e o que estiver na parte superior será a região não dependente.

▶ Distribuição da perfusão

No pulmão, existem dois tipos de circulação: brônquica e pulmonar. A circulação brônquica tem a função de nutrir as estruturas pulmonares, apresentando resistência elevada e reduzida perfusão e pressão sistêmica. A circulação pulmonar tem como principal função a arterialização do sangue por meio de trocas gasosas na região alveolocapilar, além de banhar ductos e alvéolos, e apresenta fluxo igual ao débito cardíaco, baixa resistência e nível pressórico.

As paredes dos vasos pulmonares são delgadas e têm grande complacência. Sendo assim, os vasos pulmonares sofrem grande influência das variações da pressão alveolar (PA) produzida pelos movimentos respiratórios, bem como da pressão hidrostática, não sendo uniforme em todo o pulmão.[3]

Estudos em indivíduos na posição ereta demonstraram que a perfusão é maior na base que no ápice (Figura 3.2).

Isso se deve à diferença da pressão hidrostática dentro dos vasos sanguíneos. Considere que a distância entre o ápice e a base pulmonar seja de 30 cm e que o sistema arterial pulmonar seja uma coluna de sangue contínua. A diferença de pressão hidrostática entre ápice e base será de 30 cmH_2O ou 23 mmHg. Considerando que o sistema arterial pulmonar é de baixa pressão, essa diferença de pressão (30 cmH_2O) é determinante nas desigualdades regionais da perfusão pulmonar.

Dessa maneira, para explicar melhor a heterogeneidade da perfusão pulmonar, o pulmão será didaticamente dividido em três zonas (Figura 3.3).

A *zona 1* representa o ápice pulmonar, na qual a pressão arterial pulmonar (Pa) não consegue vencer a pressão hidrostática e é menor que a PA, que se aproxima da pressão atmosférica, promovendo o colapso dos capilares pulmonares. Essa zona não existe em indivíduo normal, visto que a pressão arterial é suficiente para levar o sangue até o ápice pulmonar, mas pode ocorrer durante a ventilação mecânica (VM) com pressão positiva, quando a PA é alta, ou em situações patológicas, como hemorragia grave.

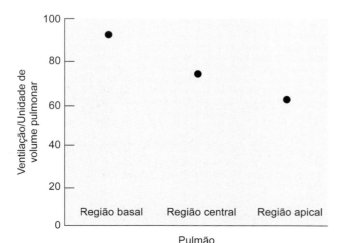

Figura 3.1 ▪ Distribuição da ventilação pulmonar nas diferentes regiões do pulmão em um indivíduo na posição ereta. Note que a ventilação é maior na base pulmonar que no ápice.

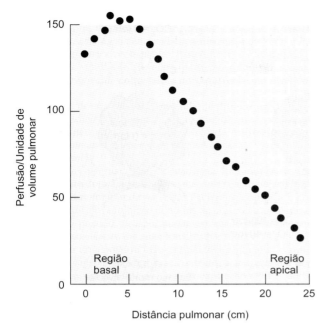

Figura 3.2 ▪ Distribuição da perfusão pulmonar nas diferentes regiões do pulmão em um indivíduo na posição ereta. Note que a perfusão é maior na base pulmonar que no ápice.

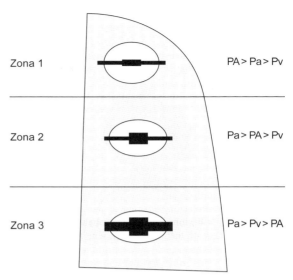

Figura 3.3 ▪ Zonas da perfusão pulmonar: modelo de West. Esse modelo explica as diferenças regionais da perfusão pulmonar. Na *zona 1*, a pressão alveolar (PA) é maior que a pressão arterial (Pa) pulmonar e que a pressão venosa (Pv), causando colapso dos capilares. Na *zona 2*, a Pa é maior que a PA e que a Pv, reduzindo o fluxo sanguíneo. Na *zona 3*, a Pa é maior que a Pv e que a PA, causando recrutamento dos capilares.

A *zona 2* é representada pelo terço médio do pulmão. Nessa região, a pressão arterial é maior que a PA, que, por sua vez, é maior que a pressão venosa (Pv). Assim, a porção venosa do capilar pulmonar encontra-se praticamente fechada. O fluxo sanguíneo é determinado pela diferença entre a Pa e a PA. Ao longo dessa zona, há recrutamento dos vasos sanguíneos em virtude do aumento da Pa em direção à base.

A base pulmonar representa a *zona 3*, na qual a Pa é maior que a Pv. Esta excede a PA, portanto, nessa zona, o fluxo sanguíneo é gerado pela diferença de pressão entre a artéria e a veia. Observa-se distensão dos capilares pulmonares.[4]

Assim como ocorre com a ventilação, a perfusão também se altera de acordo com o decúbito, sendo maior na região dependente.

▸ Distribuição da relação ventilação/perfusão

De acordo com o que foi discutido anteriormente, tanto a perfusão quanto a ventilação são maiores na base pulmonar. Na Figura 3.4, observa-se maior inclinação da reta que representa a perfusão, ou seja, a perfusão varia mais que a ventilação. A relação ventilação/perfusão (V'_E/Q') é igual a 1 no nível da terceira costela, na qual a ventilação e a perfusão são iguais. Desse ponto em direção à base, essa relação é menor que 1, já que a perfusão é maior que a ventilação. Do ponto de interseção das retas em direção ao ápice, a ventilação supera a perfusão, fazendo a relação ser maior que 1.

Em síntese, apesar de a ventilação e a perfusão serem maiores na base, a relação V'_E/Q' é maior no ápice. Logo, no ápice do pulmão, a pressão parcial de oxigênio (PaO_2) no sangue arterial é maior que na base, já que, no ápice, a ventilação é superior à perfusão.

Na Figura 3.5, observam-se três situações diferentes. A situação A representa o efeito *shunt*, que decorre da obstrução da ventilação associada à perfusão mantida. Logo, a relação V'_E/Q' é igual a zero. Isso ocorre quando há uma obstrução da via aérea por secreção, por exemplo. Na situação da Figura 3.5 B, há relação V'_E/Q' ideal ($V'_E/Q' = 1$), em que ventilação e perfusão estão em equilíbrio. Na situação da Figura 3.5 C, a perfusão está reduzida e a ventilação está normal, representando o efeito *espaço morto alveolar*. Essa situação pode acontecer em caso de embolia pulmonar.

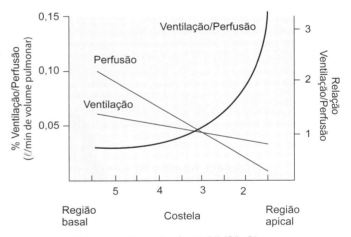

Figura 3.4 ▪ Relação ventilação/perfusão (V'_E/Q'). Observe que a ventilação e a perfusão decrescem da base para o ápice pulmonar, porém a perfusão varia mais que a ventilação ao longo do pulmão. Assim, no ápice, a relação V'_E/Q' é maior que 1 e, na base, é inferior a 1.

▸ Difusão e transporte dos gases

Princípio da difusão dos gases

A principal função do sistema respiratório é conduzir e assegurar a entrega de O_2 às células, delas captar o resíduo de seus processos metabólicos, o CO_2, e descartá-lo para o ambiente. Esses mecanismos são alcançados por meio da ventilação pulmonar e da difusão dos gases entre dois compartimentos básicos desse sistema: alvéolos e capilares pulmonares, por meio da chamada *barreira alveolocapilar* (Figura 3.6).

A difusão desses gases ocorre de forma passiva, sem que haja qualquer gasto energético, devido a uma série de fatores preexistentes determinados pela primeira lei de Fick, em que:

$$V'_{GÁS} = \frac{A \times D \times (P_1 - P_2)}{E}$$

por reações a medicamentos oxidantes, o íon ferro permanece em seu estado férrico e a ligação ao O_2 não é estabelecida.

A quantidade de Hb no sangue é expressa em g/mℓ, de modo que, em um adulto saudável, há cerca de 15 g de Hb para cada 1 dℓ de sangue. Se cada grama de Hb pode carrear até 1,39 mℓ de O_2, o produto da taxa de Hb no sangue pela quantidade máxima de O_2 por ela transportada[8] determina a *capacidade de transporte de O_2 no sangue*, por exemplo:

$$1,39 \text{ m}\ell/\text{g} \times 15 \text{ g/d}\ell = 20,1 \text{ m}\ell/\text{d}\ell$$

A *saturação da hemoglobina* representa a proporção da hemoglobina circulante que se encontra associada ao O_2, sendo calculada pela razão entre o conteúdo de HbO_2 e de Hb total. Essa variável é amplamente utilizada à beira do leito, como uma medida de oxigenação sanguínea. Entretanto, a quantidade total de O_2 no sangue é representada pelo *conteúdo de O_2*, ou seja, o somatório do conteúdo de O_2 dissolvido com aquele transportado pela Hb.

Assim como o O_2 dissolvido, a HbO_2 também varia de acordo com a PaO_2, porém não linearmente (ver Figura 3.7). O gráfico da PaO_2 contra a HbO_2, também chamado *curva de dissociação da hemoglobina*, exibe dois aspectos importantes da sua forma sigmoidal: (1) um achatamento na parte superior da curva, na faixa fisiológica de PaO_2 (80 a 100 mmHg), revelando que mesmo uma queda da PaO_2 até 80% não implica alterações relevantes na saturação HbO_2, do mesmo modo que aumentos na PaO_2 em decorrência do incremento de O_2 no ar inspirado (ventilação com 100% de O_2) não modificam a saturação de HbO_2; e (2) inclinação acentuada da curva até valores de PO_2 em torno de 60 mmHg, demonstrando que, nessa faixa, pequenas variações da PO_2 determinam importantes alterações da saturação de HbO_2, fator que favorece a liberação do O_2 para os tecidos periféricos, em que a faixa de PaO_2, normalmente baixa, possibilita a redução da afinidade da Hb pelo O_2.

Fatores que influenciam a ligação hemoglobina-oxigênio

Diversos fatores podem influenciar a ligação da HbO_2 e, assim, deslocar a curva de dissociação da Hb para a esquerda ou para a direita, aumentando ou reduzindo a sua afinidade pelo O_2, respectivamente. Por esse motivo, alguns fatores devem ser muito bem monitorados à beira do leito:

- pH sanguíneo: as variações do pH sanguíneo induzem mudanças na conformação da molécula de Hb, dificultando a ligação do O_2 ao complexo heme. Quando o pH sanguíneo aumenta (ambiente alcalino), ocorre maior captação de O_2 (deslocamento da curva de dissociação para a esquerda, a saturação da HbO_2 para dada PaO_2 aumenta – elevação da afinidade). Esse é o caso do sangue que retorna aos pulmões pela artéria pulmonar para sofrer a hematose. Por outro lado, quando o pH sanguíneo se mostra reduzido (ambiente ácido), maior liberação de O_2 é observada (deslocamento da curva de dissociação para a direita, a saturação da HbO_2 para dada PaO_2 diminui – redução da afinidade)
- $PaCO_2$: o aumento da $PaCO_2$ induz a redução da afinidade da Hb pelo O_2, facilitando sua liberação para as células, mecanismo conhecido como *efeito Bohr*, que é de extrema importância para assegurar a oxigenação adequada no nível dos tecidos periféricos[9,10]
- Temperatura: as diferenças regionais da temperatura corporal também afetam a afinidade da Hb com o O_2, com o objetivo de atender às demandas metabólicas teciduais. Nesse sentido, em tecidos que evidenciem elevada temperatura, como os músculos esqueléticos durante uma atividade física com elevado gasto energético, há o deslocamento da curva de dissociação da Hb para a direita, com redução da sua afinidade pelo O_2 e pronta liberação desse gás para os tecidos. Do mesmo modo, em situações de queda na temperatura corporal, em que há a desaceleração do metabolismo celular, a curva de dissociação é deslocada para a esquerda, acarretando aumento da afinidade da Hb pelo O_2, restringindo a sua liberação para os tecidos
- 2,3-difosfoglicerato (2,3-DPG): esse fosfato orgânico, produto intermediário da glicólise anaeróbica, via energética da hemácia, está bastante presente no interior do eritrócito, no qual formam ligações químicas fracas, estabilizando o estado desoxigenado da Hb, o que reduz sua afinidade pelo O_2. Algumas situações patológicas, como anemia, alcalose e hipoxemia crônica, acarretam o aumento intracelular da concentração de 2,3-DPG e favorecem a liberação do O_2 para os tecidos.

Em razão da intensa afinidade da hemoglobina pura pelo O_2, se não fossem os fatores (pH, CO_2, temperatura e 2,3-DPG) que estabilizam a forma desoxi da Hb, favorecendo a liberação do O_2, a passagem deste gás para os tecidos seria comprometida.

■ Gás carbônico

O gás carbônico (CO_2), advindo do metabolismo celular, é carreado pelo sangue até os capilares pulmonares, de onde se difunde para os alvéolos pulmonares e, finalmente, para o ar ambiente. Esse transporte pode ser realizado por diversos mecanismos: dissolvido no plasma, íons bicarbonato, compostos carbamínicos, íons carbonato e ácido carbônico (Figura 3.8).

Os estágios de íons carbonato (HCO_3^-) e ácido carbônico (H_2CO_3) são intermediários à formação de compostos mais estáveis, portanto apenas os três principais meios de transporte do CO_2 serão destacados a seguir.

Gás carbônico dissolvido

Em virtude de sua elevada solubilidade plasmática (coeficiente solubilidade de 0,063 vol% por mmHg de pressão parcial de CO_2 [$PaCO_2$]), o CO_2 tem uma representatividade maior quanto ao seu conteúdo que é transportado dissolvido no plasma, aproximadamente 8%, em comparação ao O_2.

Íons bicarbonato

Grande parte do CO_2 captado pela Hb, aproximadamente 80%, reage no plasma sanguíneo e no meio intracelular da hemácia, com as moléculas de H_2O (processo de hidrólise), produzindo o H_2CO_3. No plasma sanguíneo, essa reação ocorre de forma lenta e gradual, porém, no interior da hemácia, essa reação é catalisada por uma enzima denominada *anidrase carbônica*. Contudo, o H_2CO_3 é um ácido instável e rapidamente se dissocia em HCO_3^- e H^+. No plasma, íons H^+ livres são tamponados por proteínas plasmáticas, enquanto, no interior da hemácia, os íons H^+ são tamponados por um grupo imidazol da Hb reduzida. A liberação de O_2 no tecido é necessária, portanto, para a homeostase e a captação adequada do CO_2 proveniente do metabolismo celular, sob a forma de carboxi-hemoglobina. A hidrólise contínua do CO_2 (catalisada pela anidrase carbônica) promove o acúmulo de HCO_3^- no interior da hemácia, parte do qual se difunde para o plasma, igualando suas concentrações ao redor da membrana eritrocitária. No entanto, como tal membrana não é livremente permeável a cátions, a infiltração de ânions Cl^- para o interior da hemácia prossegue a fim de assegurar o equilíbrio eletrolítico dentro e fora da hemácia, fenômeno denominado *efeito Hamburguer* (ou *desvios de cloretos*). Como consequência desse fenômeno, moléculas de H_2O também se encaminham para o interior da hemácia, garantindo o seu equilíbrio osmótico.

Compostos carbamínicos

Correspondendo ao transporte de aproximadamente 12% do CO_2 total, esses compostos resultam: (1) no plasma, da interação química entre o CO_2 e as terminações amina livres ($-NH_2$) das proteínas plasmáticas; e (2) no interior da hemácia, da interação do CO_2 com a Hb, formando a chamada *carbaminoemoglobina*. As duas situações resultam na formação de íons H^+, os quais são tamponados, no plasma, por proteínas plasmáticas, e na hemácia, pela Hb reduzida.

Semelhante ao O_2, a quantidade de CO_2 dissolvido é linearmente dependente da $PaCO_2$, enquanto os compostos carbamínicos e os íons HCO_3^- têm comportamento distinto (Figura 3.9).

Ao contrário do O_2, cuja curva de dissociação apresenta uma ligeira retificação em sua parte superior, a do CO_2 mantém sua inclinação

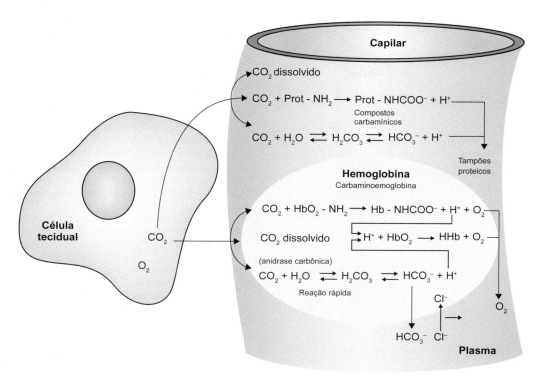

Figura 3.8 ■ Transporte de gás carbônico (CO_2) no sangue. O CO_2 pode ser transportado das seguintes formas: dissolvido no plasma sanguíneo ou no líquido intracelular da hemoglobina; por compostos carbamínicos pela associação a proteínas plasmáticas; sob a forma de íons bicarbonato; e associado à hemoglobina, sob a forma de carbaminoemoglobina ($HbCO_2$).

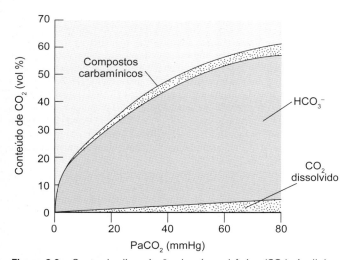

Figura 3.9 ■ Curva de dissociação de gás carbônico (CO_2). As *linhas* representam o comportamento da dissociação do CO_2 no sangue, a uma temperatura de 37°C. Note as principais formas de transporte de CO_2 no sangue: compostos carbamínicos, íons bicarbonato (HCO_3^-) e CO_2 dissolvido no plasma. $PaCO_2$: pressão parcial de gás carbônico.

constante, sinalizando que situações de retenção de CO_2 (como em regiões de baixa relação V'_E/Q') podem ser contornadas com o aumento da ventilação pulmonar. Assim, como o teor de CO_2 afeta a curva de saturação do O_2 (efeito Bohr), a saturação da HbO_2 influencia diretamente a afinidade da Hb pelo CO_2 (*efeito Haldane*). Desse fenômeno, pode-se depreender que, próximo aos capilares sistêmicos, nos quais a saturação da HbO_2 é baixa, a captação de CO_2 pela Hb é facilitada, enquanto ao redor dos capilares pulmonares, no sangue recém-arterializado (elevada saturação da HbO_2), o CO_2 é facilmente liberado pela Hb para se difundir pela barreira alveolocapilar (Figura 3.10).

Anormalidades no transporte gasoso

Dentre as possíveis causas de anormalidades na entrega de O_2 às células e da remoção de CO_2 para o ambiente, podem-se destacar a hipoxemia e a ventilação inadequada.

■ Hipoxemia/hipoxia

Hipoxemia é a baixa concentração de oxigênio no sangue arterial. É diferente de hipoxia, que é a baixa disponibilidade de oxigênio para determinado órgão, o que pode ocorrer mesmo com quantidade normal de oxigênio no sangue arterial.

A queda da PaO_2 pode ser resultante de:

- Inalação de uma mistura com baixa concentração de O_2 (respiração em elevadas altitudes, ar rarefeito)
- Situações de hipoventilação (que pode ser de origem neural – distúrbio do centro respiratório – ou anatômica – cifoescoliose grave)
- Distúrbios da difusão, por alteração da barreira alveolocapilar (formação de membrana hialina, fibrose pulmonar, edema intersticial), o que compromete a passagem de O_2 do alvéolo para o capilar
- Desequilíbrios na relação ventilação-perfusão, que, em situações patológicas, resultam em conteúdo de O_2 abaixo do normal
- Situações em que o sangue venoso desviado para alvéolos não ventilados (pobre em O_2) se mistura ao sangue arterial recém-oxigenado advindo de alvéolos regularmente ventilados, resultando em baixa oxigenação sanguínea no nível da veia pulmonar, fenômeno conhecido como *shunt fisiológico*.

Todas essas situações resultam da reduzida oferta de O_2 aos tecidos, fenômeno que pode ser caracterizado de modo genérico como *hipoxia hipóxica*.

Quantidades insuficientes de Hb (deficiência absoluta) ou anormalidades da Hb (deficiência relativa) podem resultar em baixa captação de O_2 pela Hb e baixo conteúdo de O_2 arterial, até durante a ventilação com suporte de O_2 aumentado. A redução da Hb circulante pode resultar de situações como hemorragia grave ou formação insuficiente

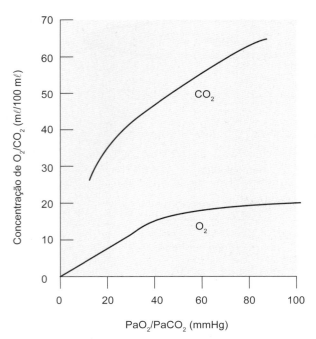

Figura 3.10 ▪ Conteúdo de oxigênio (O_2) e gás carbônico (CO_2) no sangue em diferentes pressões / parcial de oxigênio (PaO_2) no sangue arterial e parcial de gás carbônico ($PaCO_2$) no sangue arterial. Observe que o incremento da PaO_2, além de valores fisiológicos, pouco influencia o conteúdo de O_2 no sangue. No caso do conteúdo de CO_2, pode-se notar que o excesso de CO_2 mantido em uma região de baixa relação ventilação-perfusão (V'_E/Q') pode ser eliminado por um aumento de demanda em uma região de alta relação V'_E/Q'.

de novos eritrócitos. Variantes anormais consistem em moléculas de Hb com formas irregulares, como é o caso da HbS, com formato de foice, presente em portadores de uma mutação genética no cromossomo 11, denominada *anemia falciforme*. Inicialmente, a HbS pode oxigenar-se normalmente, porém, ao distribuir seu O_2 aos tecidos, ela tende a se aglutinar, distorcendo sua forma original e comprometendo o transporte de O_2. A ocupação das moléculas Hb por elementos de alta afinidade, como o CO, também acarreta reduzido transporte de O_2 pela Hb e, consequentemente, sua baixa disponibilidade às células teciduais. Todas as circunstâncias de hipoxia decorrentes de alterações na Hb disponível são referidas como *hipoxia anêmica*.

A redução da disponibilização de O_2 aos tecidos pode decorrer ainda de cardiopatias e insuficiência circulatória, como o choque e a isquemia, caracterizando a *hipoxia de estase*. Em razão do baixo débito cardíaco e do fluxo sanguíneo insuficiente ou anormal gerado por tais condições patológicas, ocorre permanência das hemácias dentro dos capilares sistêmicos por tempo mais prolongado, aumento da captação do O_2 pelas células e, consequentemente, menor aporte de O_2 aos tecidos subsequentes. Destarte, PaO_2, SaO_2, conteúdo de O_2 e capacidade de Hb apresentarão valores normais, no entanto a diferença arteriovenosa estará reduzida. De modo contrário, em determinadas situações, a captação de O_2 encontra-se sensivelmente reduzida por causa de uma incapacidade de o tecido metabolizar o O_2, como no envenenamento por cianeto, o qual se liga à enzima citocromo oxidase mitocondrial da cadeia transportadora de elétrons, impedindo a conclusão da fosforilação oxidativa. Essa situação é conhecida como *hipoxia histotóxica* e exibirá valores de PaO_2, SaO_2, conteúdo de O_2 e capacidade de Hb normais, mas a diferença arteriovenosa estará aumentada.

▪ **Ventilação inadequada**

A remoção insuficiente de CO_2 resulta principalmente de uma redução da ventilação alveolar. O aumento da pressão parcial de gás carbônico ($PaCO_2$) arterial está relacionado com as modificações da ventilação para aquém da faixa de normalidade, decorrente: da redução da ventilação-minuto (por distúrbios neuromusculares ou do centro respiratório, e da expansibilidade torácica reduzida, como na cifoescoliose grave); do aumento da ventilação do espaço morto (por conta de uma respiração rápida e superficial, pela ampliação do espaço morto fisiológico com regiões pulmonares de relação V'_E/Q' igual a zero ou pelo uso de tubos traqueais muito extensos). Assim, para compensar elevados valores de $PaCO_2$, pode-se prosseguir com o aumento da ventilação alveolar, seja de modo ativo (respiração espontânea em indivíduo hígido) ou passivo (por meio dos parâmetros do ventilador mecânico, em indivíduo intubado e sob VM controlada). Em algumas circunstâncias especiais, como nos casos de doença pulmonar obstrutiva crônica, em que a desigualdade do fluxo sanguíneo (por destruição do leito capilar) e da relação V'_E/Q' (por desorganização do parênquima pulmonar) é grave e crônica, a $PaCO_2$ pode mostrar-se anormalmente elevada e, muitas vezes, é compensada pelos rins (por meio da retenção crônica de bicarbonato para tentar compensar a queda exagerada do pH). Esses pacientes precisariam manter uma ventilação alveolar ligeiramente aumentada para tentar compensar o aumento exacerbado da $PaCO_2$, que pode trazer diversas complicações a longo prazo (arritmias cardíacas, instabilidade hemodinâmica e edema cerebral). Entretanto, se esse aumento demandar um gasto energético muito intenso, os pacientes irão se adaptar a um padrão ventilatório menos frequente, com uma $PaCO_2$ fisiologicamente mais alta e um pH sendo compensado pelo trabalho renal. Nesse cenário, mediante a necessidade de acoplamento à VM, esses pacientes devem ser mantidos com uma frequência respiratória que assegure, pelo menos, um pH acima de 7,20, ainda que certa hipercapnia ($PaCO_2$ > 45 mmHg) seja mantida.

▶ ***Shunt* intrapulmonar ou "aditivo venoso"**

A perfusão pulmonar garante que o CO_2 e o O_2 sejam transportados do pulmão para os tecidos, e vice-versa. O fluxo sanguíneo pulmonar (Q') é composto pelo sangue advindo das regiões pulmonares normalmente ventiladas, um componente "desviado", que compreende as estruturas anatômicas sem contato com o gás alveolar (veias tebesianas e brônquicas) e um componente alveolar proveniente de alvéolos não ventilados (*shunt* da direita para a esquerda, Q_S) e/ou hipoventilados. Esse componente alveolar é chamado de *shunt fisiológico* ou *aditivo venoso* (Q_{AV}) e é refratário ao uso de O_2 a 100%.[11] O *shunt* (Q_{AV}) pode ser quantificado, assumindo-se que o fluxo sanguíneo pulmonar total (Q_T) é a soma de Q_{AV} e do sangue capilar proveniente de alvéolos com relações V'_A/Q' adequadas (Q_C):

$$Q_T = Q_{AV} + Q_C$$

Reescrevendo-se a equação conforme a quantidade de O_2 transportado, temos:

$$Q_T \times CaO_2 = Q_{AV} \times CV'O_2 + Q_C \times CcO_2$$

Em que CaO_2, CvO_2 e CcO_2 são os valores do conteúdo de O_2 no sangue arterial, venoso misto e capilar ideais, respectivamente. A fusão das equações mostradas produz a equação de Berggren:[12,13]

$$Q_{AV}/Q_T = (CcO_2 - CaO_2)/CV'O_2$$

Para a determinação precisa do *shunt* pulmonar (Q_{AV}/Q_T), é necessário realizar o cateterismo do lado cardíaco direito para a obtenção de uma amostra de sangue arterial pulmonar. Na prática clínica, é possível, porém, utilizar os dados obtidos a partir da gasometria sanguínea. Nesse caso, o conteúdo capilar de O_2 (CcO_2), fundamental para o cálculo do *shunt* pulmonar (Q_{AV}/Q_T), é obtido pela seguinte fórmula:

$$CcO_2 = (Hb \times 1,34) + (PaO_2 \times 0,0031)$$

Em que Hb e PaO_2 são os valores do conteúdo de hemoglobina e pressão alveolar de oxigênio, respectivamente. Enquanto isso, a pressão alveolar de oxigênio (PaO_2) pode ser obtida pela fórmula:

$$PaO_2 = [(Pb - PH_2O) \times FiO_2] - PaCO_2$$

Em que Pb representa a pressão barométrica; PH_2O é a pressão de vapor de água; FiO_2 é a fração inspirada de O_2; e $PaCO_2$ é a pressão parcial arterial de CO_2.

Contudo, vale ressaltar que o cálculo do *shunt* pulmonar (Q_{AV}/Q_T) não permite a diferenciação entre alvéolos não totalmente ventilados (Qs) e regiões pulmonares hipoventiladas com baixas relações V'_A/Q' (normalmente definidas como $V'_A/Q' < 0,1$).

Outras técnicas que podem ser utilizadas para a mensuração do *shunt* pulmonar são: técnica de eliminação de múltiplos gases inertes (MIGET) e ressonância magnética (RM) de prótons.

A MIGET é uma técnica quantitativa que mede diretamente a relação V'_A/Q' em seres humanos,[14,15] sendo amplamente usada para avaliar os desequilíbrios de relação V'_A/Q'.[15,16] O MIGET utiliza relações entre as concentrações arterial, expirada e venosa mista de gases inertes radioativos dissolvidos em soro fisiológico e infundidos intravenosamente, para a avaliação da distribuição da relação V'_A/Q' nas diferentes unidades de troca gasosa. O MIGET permite que a distribuição da ventilação e a perfusão sejam expressas como uma função da relação V'_A/Q' e fornece um índice total de desequilíbrio da relação V'_A/Q'.

A RM de prótons pode ser utilizada para quantificar a relação V'_A/Q' regional.[17] Esse método combina a densidade pulmonar e a medição da ventilação específica para calcular a V'_A regional, que, combinada com as medições regionais do Q', permite medir a relação V'_A/Q' local em uma única fatia de pulmão.[18,19] A técnica tem várias vantagens: fornece dados espaciais sobre a distribuição das razões V'_A/Q', não é invasiva, não requer radiação ionizante e pode ser potencialmente implementada em qualquer *scanner* de RM de 1,5 T sem modificação de *hardware*.

▶ Referências bibliográficas

1. Galvin I, Drummond GB, Nirmalan M. Distribution of blood flow and ventilation in the lung: Gravity is not the only factor. Br J Anaesth. 2007 Apr;98(4):420-8.
2. Lumb A, Nunn JF. Nunn's applied respiratory physiology. 5th ed. San Diego: Elsevier, 2000.
3. Hopkins SR, Henderson AC, Levin DL, Yamada K, Arai T, Buxton RB et al. Vertical gradients in regional lung density and perfusion in the supine human lung: The Slinky effect. J Appl Physiol. 2007;103(1):240-8.
4. West JB. Respiratory physiology: The essentials. 7th ed. Baltimore: Lippincott Williams & Wilkins, 2004.
5. Coussa M, Proietti S, Schnyder P, Frascarolo P, Suter M, Spahn DR et al. Prevention of atelectasis formation during the induction of general anesthesia in morbidly obese patients. Anesth Analg. 2004;98(5):1491-5, table of contents.
6. Riva DR, Oliveira MB, Rzezinski AF, Rangel G, Capelozzi VL, Zin WA et al. Recruitment maneuver in pulmonary and extrapulmonary experimental acute lung injury. Crit Care Med. 2008;36(6):1900-8.
7. Altemeier WA, Sinclair SE. Hyperoxia in the intensive care unit: Why more is not always better. Curr Opin Crit Care. 2007;13(1):73-8.
8. Beachey W. Respiratory care anatomy and physiology: Foundations for clinical practice. Saint Louis: Mosby, 1998.
9. Jensen FB. Red blood cell pH, the Bohr effect, and other oxygenation-linked phenomena in blood O_2 and CO_2 transport. Acta Physiol Scand. 2004;182(3):215-27.
10. Sakai Y, Miwa M, Oe K, Ueha T, Koh A, Niikura T et al. A novel system for transcutaneous application of carbon dioxide causing an "artificial Bohr effect" in the human body. PLoS One. 2011;6(9):e24137.
11. Fifty Years of Research in ARDS. Gas exchange in acute respiratory distress syndrome. Am J Respir Crit Care Med. 2017 Oct 15;196(8):964-84.
12. Riley RL, Cournand A. Ideal alveolar air and the analysis of ventilation-perfusion relationships in the lungs. J Appl Physiol. 1949;1:825-47.
13. Berggren S. The oxygen deficit of arterial blood. Acta Physiol Scand Suppl. 1942;II:1-92.
14. Hlastala MP, Robertson HT. Inert gas elimination characteristics of the normal and abnormal lung. J Appl Physiol Respir Environ Exerc Physiol. 1978;44:258-66.
15. Roca J, Wagner PD. Contribution of multiple inert gas elimination technique to pulmonary medicine. 1. Principles and information content of the multiple inert gas elimination technique. Thorax. 1994;49:815-24.
16. Wagner PD. The multiple inert gas elimination technique (MIGET). Intensive Care Med. 2008;34:994-01.
17. Henderson AC, Sá RC, Theilmann RJ, Buxton RB, Prisk GK, Hopkins SR. The gravitational distribution of ventilation-perfusion ratio is more uniform in prone than supine posture in the normal human lung. J Appl Physiol (1985). 2013;115:313-24.
18. Theilmann RJ, Arai TJ, Samiee A, Dubowitz DJ, Hopkins SR, Buxton RB, Prisk GK. Quantitative MRI measurement of lung density must account for the change in T(2) (*) with lung inflation. J Magn Reson Imaging. 2009;30:527-34.
19. Holverda S, Theilmann RJ, Sá RC, Arai TJ, Hall ET, Dubowitz DJ, Prisk GK, Hopkins SR. Measuring lung water: Ex vivo validation of multi-image gradient echo MRI. J Magn Reson Imaging. 2011;34:220-4.

Efeitos Pulmonares da Ventilação Mecânica

CAPÍTULO 4

Vinicius Fernando da Luz ▪ Luan de Assis Almeida ▪ Maria José Carvalho Carmona ▪ José Otávio Costa Auler Júnior

▶ Introdução

Após a primeira descrição de intubação endotraqueal com ventilação artificial por Andreas Vesalius, no século XVI,[1] houve significativo desenvolvimento. Nas últimas décadas, a assistência ventilatória com utilização de ventilação mecânica (VM) tem sido empregada com sucesso e frequência crescentes em pacientes submetidos a cirurgias com necessidade de anestesia geral ou com insuficiência respiratória grave de diversas etiologias. O suporte ventilatório mecânico adequado permite melhora de alterações como hipoventilação e hipoxemia, com melhora das trocas gasosas e da relação entre a pressão parcial de oxigênio e a fração inspirada de oxigênio (PaO_2/FIO_2). Também possibilita estabilização da parede torácica, otimização da capacidade residual funcional, diminuição das áreas de atelectasia pelo uso de pressão positiva, além de diminuição do trabalho muscular e do consumo de O_2 sistêmico e miocárdico.[2]

Apesar do grande desenvolvimento tecnológico dos equipamentos e do conhecimento médico relacionado com a VM, que diminuiu progressivamente as complicações associadas a esse procedimento médico, sabe-se que a VM pode causar efeitos orgânicos secundários, que devem ser considerados em sua indicação e ao longo de sua utilização.

Os efeitos pulmonares da VM se relacionam com: as alterações pressóricas nas vias aéreas promovidas pela assistência ventilatória; a concentração de oxigênio utilizada; e a introdução de materiais, como sonda de intubação traqueal e aspiradores, dentre outros, na via aérea.[3] Independentemente da doença de base, a VM pode alterar a histologia pulmonar e causar processo inflamatório, o qual pode contribuir para a morbimortalidade associada à patologia de base.[4-6]

▶ Alterações fisiológicas pulmonares relacionadas com a ventilação mecânica

A VM promove inversão do padrão pressórico fisiológico intratorácico. Durante a respiração espontânea normal, a pleura gera aumento de sua pressão negativa, com o intuito de gerar o movimento inspiratório. Na VM, a inspiração é realizada pelo influxo de gases pelo tubo endotraqueal, ocasionando aumento pressórico intratorácico durante a inspiração (inversão do padrão pressórico intratorácico).[7]

Outra questão é a ampliação do espaço morto.[8,9] A cânula endotraqueal e os circuitos ventilatórios representam o espaço morto do sistema. A própria ventilação, principalmente quando são utilizados grandes volumes, gera diminuição do retorno venoso e sobredistensão alveolar, ocasionando aumento do espaço morto fisiológico por compressão ou *shunt* alveolar. Infelizmente, mesmo com o uso de parâmetros fisiológicos durante a ventilação, há chances de lesão mecânica e celular.[10]

Os volumes e as pressões utilizados na VM podem gerar repercussões hemodinâmicas, como diminuição do retorno venoso, aumento da pós-carga ou mesmo alterações no débito cardíaco.[11-13]

Na ventilação controlada, o pico de fluxo inspiratório determina a velocidade de entrada de ar pelas vias aéreas. Por exemplo, um pico maior, para determinado volume corrente e frequência respiratória, gera um tempo de influxo menor e maior pico de pressão intrapulmonar.[14]

As ondas de fluxo respiratório, possíveis de serem ajustadas em alguns aparelhos, podem influenciar também a fisiologia pulmonar. Ondas desaceleradas em relação às quadradas apresentam diminuição do espaço morto e menor pico pressórico quando associadas a maior tempo inspiratório. Ondas aceleradas ou sinusoidais não têm tanta importância, sendo pouco utilizadas.[7,15]

A relação entre inspiração e expiração (I:E), fisiologicamente, no adulto, é apresentada como 1:2. Em situações de VM, essa relação pode ser alterada. Por exemplo, em uma relação 1:1, há aumento do tempo inspiratório, favorecendo a oxigenação, contudo, como o tempo expiratório estará diminuído, talvez não haja tempo suficiente para que todo o ar insuflado durante a inspiração saia durante a expiração. Dessa forma, pode ocorrer aprisionamento de ar gradativo no pulmão, gerando autoPEEP.[14] Esse fenômeno pode ocorrer também em casos de uso de elevadas frequências respiratórias, como maiores que 20 irpm. Contudo, pacientes com doenças prévias ou em ventilação protetora, ou mesmo crianças, podem precisar de aumento da frequência respiratória durante a VM.[16]

A concentração ou fração de oxigênio (FIO_2) utilizada durante a VM deve ser aquela suficiente para manter a saturação > 90%, bem como os parâmetros gasométricos adequados.[17] Pacientes com pulmões saudáveis comumente ficam bem com FIO_2 < 50%, uma vez que o ar ambiente tem 21% de oxigênio. O uso liberal de oxigênio durante a VM, com hiperoxia, reduz a chance de sobrevivência de pacientes críticos.[18,19]

Alterações pulmonares ocorrem com o uso de pressão positiva ao final da expiração (PEEP, do inglês *positive end-expiratory pressure*). Como benefícios do seu uso, tem-se melhora do recrutamento alveolar, diminuição de atelectasias, melhora da capacidade residual funcional, e diminuição do trabalho respiratório e de atelectraumas.[2] O favorecimento pressórico alveolar direto é benéfico para a diminuição de extravasamento líquido intra-alveolar (edema pulmonar e ruptura da membrana alveolocapilar em situações inflamatórias ou de hiperoxia), por redução do gradiente pressórico local. Em contrapartida, o excesso de PEEP está relacionado com alterações hemodinâmicas e sistêmicas, bem como, com sobredistensão alveolar e lesão pulmonar.[20] Pode haver ainda redução do retorno venoso, com consequente represamento sanguíneo na circulação esplâncnica e craniana, podendo levar ao aumento dos níveis pressóricos de tais territórios e à diminuição de débito cardíaco.[21] Pode ocorrer aumento do espaço morto e diminuição do fluxo sanguíneo brônquico, gerando *shunt* alveolar, como explicado previamente. Além disso, a PEEP promove diminuição do débito urinário devido ao aumento do hormônio antidiurético (ADH).[22] O ajuste da PEEP para o valor ideal pode otimizar as vantagens e minimizar as desvantagens dessa manobra utilizada durante a VM.[23]

▶ Lesão pulmonar associada à ventilação mecânica

As alterações pulmonares da VM relacionam-se com os riscos de lesão promovida pela própria VM ou pelo uso de altas concentrações de oxigênio, produzindo biotrauma, principalmente com liberação de mediadores inflamatórios.[17] Por outro lado, o trauma mecânico associado ao barotrauma, volutrauma e atelectrauma também pode conduzir ao biotrauma.[23,24] Adicionalmente, a ocorrência de atelectasia pode predispor infecção e lesões secundárias ou especificamente relacionadas com a VM.[25]

O barotrauma refere-se à lesão ocasionada por excesso pressórico sobre os alvéolos. Já o volutrauma define a lesão por sobredistensão alveolar. O atelectrauma ocorre devido ao colapso expiratório cíclico alternado à reabertura inspiratória de unidades alveolares com consequente lesão pulmonar. Por fim, o biotrauma ocorre por liberação de citocinas, leucócitos, iniciação do processo inflamatório, levando a um tecido pulmonar mais friável e suscetível a lesões (Figura 4.1).[24,26,27]

Insuficiência respiratória aguda | VALI e VILI[29,30]

A VM pode ocasionar lesão pulmonar em pulmões previamente normais (VILI, do inglês *ventilator induced lung injury*). Em pulmões com lesão prévia, a VM pode agravar o dano pulmonar já instalado (VALI, do inglês *ventilator aggravated lung injury*).[1]

Durante os ciclos artificiais, o pulmão é submetido a forças mecânicas não fisiológicas, o que gera efeitos deletérios sobre tais tecidos, ocasionando lesões e disfunções.[3,23] Estudos em humanos e animais sugerem que a deformação celular provocada pela ventilação artificial proporciona liberação de citocinas e quimiocitocinas responsáveis por extravasamento, recrutamento e ativação de leucócitos, gerando assim a VILI e a VALI.[10,31-35]

O mecanismo pelo qual ocorrem tais lesões sucede de ativação de canais iônicos, vias extracelulares entre a matriz, as integrinas e o citoesqueleto, além de mudanças nas junções intercelulares, gerando transdução mecânica da lesão ventilatória.[36,37] A sinalização intracelular por mecanismos de segundo mensageiro com amplificação do sinal e cascatas enzimáticas, bem como modulação genética, também estão envolvidas.[38-40]

Histologicamente, a VILI não se distingue da síndrome do desconforto respiratório agudo (SDRA) ou da lesão pulmonar aguda (LPA), demonstrando um padrão inflamatório, com liberação de citocinas – fator de necrose tumoral α (TNF-α), interleucina-1β (IL-1β), interleucina-6 (IL-6), fator inflamatório de macrófagos (MIF) e proteína inflamatória de macrófagos-*2 (MPI-*2).[32,40-43] São formados ainda leucotrienos, proteases, fator de agregação plaquetária (PAF), bem como contrarreguladores, como IL-10.[44] Ocorre ainda aumento da permeabilidade endotelial e epitelial, extravasamento leucocitário, edema e piora da troca gasosa.[32,45-47] O uso de níveis elevados de pressão durante a ventilação pulmonar pode conduzir à formação de membrana hialina, além de desencadear hemorragia e infiltração neutrofílica alveolar.[37,48] À microscopia eletrônica, são visíveis lesões tanto endoteliais quanto epiteliais, como o rompimento de pneumócitos tipo II e da junção da membrana basal com as células endoteliais. Mais tardiamente, pode haver evolução de tais lesões para um edema alveolar e proliferação de fibroblastos.[39,47,49]

A depleção da microbiota pulmonar por antibioticoterapia de largo espectro está relacionada com o desenvolvimento de lesão pulmonar associada à VM, por modificação da resposta inflamatória tecidual, principalmente em pacientes críticos.[50]

Pacientes sem lesão pulmonar prévia submetidos à pressão de pico inspiratório elevada (30 a 45 cmH$_2$O) podem apresentar lesão pulmonar.[23,51] Mesmo pressões < 30 cmH$_2$O podem ser prejudiciais em casos de paciente com doença pulmonar prévia.[52] O aumento pressórico favorece a quebra da barreira alveolocapilar, diminuindo a reabsorção de líquidos e inibindo o transporte ativo de Na$^+$ pela redução da Na$^+$/K$^+$ ATPase dos pneumócitos tipo II.[53-55] De modo similar, o excesso de volume durante a VM promove sobredistensão alveolar e lesão celular, promovendo a VILI e a VALI.[56]

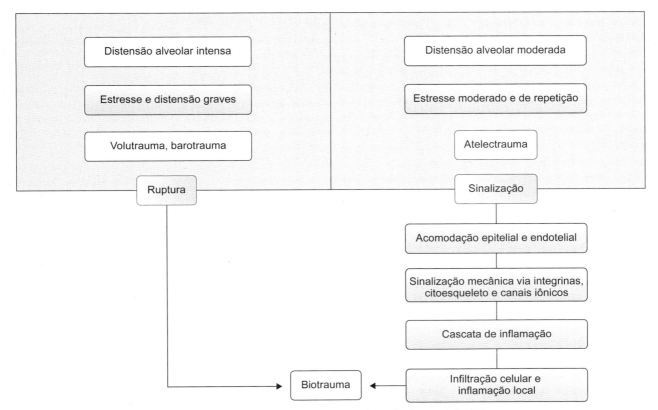

Figura 4.1 ■ Lesão pulmonar associada à ventilação mecânica.[26,28]

A alta frequência respiratória está associada também à VILI e à VALI, levando a microlesões alveolares por estresse de repetição, distensão e retração, podendo ser prejudicial em relação a modos ventilatórios convencionais.[57,58-60] Um estudo multicêntrico com 9.177 pacientes pediátricos em ventilação oscilatória de alta frequência demonstrou maior tempo de unidade de terapia intensiva (UTI) e maior mortalidade.[61] Isso também foi observado na metanálise realizada para a ventilação de alta frequência oscilatória, também em grupos pediátricos.[62]

Variações dos níveis de pressão de suporte durante a VM controlada ou assistida podem diminuir o processo inflamatório ventilatório-dependente, bem como melhorar as trocas gasosas, em comparação à ventilação monorrítmica convencional.[63-65] Tais estudos remetem à hipótese de que a distribuição da pressão pulmonar possa ser tão ou mais importante do que a pressão de suporte isoladamente. Por outro lado, o aumento do tempo inspiratório, como utilizado na inversão da relação inspiração-expiração, associa-se a aumento de lesão alveolar, inflamação, edema e piora da complacência pulmonar.[66-67] De maneira interessante, mais recentemente e em contraposição, Nieman et al. sugerem que o aumento do tempo inspiratório, possibilitando o recrutamento alveolar, juntamente à diminuição do tempo expiratório para evitar o colapso alveolar, poderia ser benéfico em situações de lesão pulmonar.[55]

A VM também está associada à inativação do surfactante. Mudanças significativas foram vistas em pacientes com lesão pulmonar prévia e uso de grandes volumes correntes.[68,69] Esse efeito tem por base o aumento da atividade de proteases alveolares e o extravasamento plasmático para áreas alveolares, inativando o surfactante pulmonar.[70-72] Os pneumócitos associados à produção de surfactante necessitam de quantidade significativa de energia celular em seu processo de metabolização e secreção, estando prejudicados na existência de processos inflamatórios no parênquima pulmonar.[37,73] Assim, há maior tendência ao colapso alveolar pela insuficiência de surfactante. Há ainda, devido às mesmas causas, uma expansão heterogênea das unidades pulmonares, com aumento do estresse mecânico-ventilatório sob os alvéolos e ampliação da pressão de filtração vascular, favorecendo o acúmulo de líquidos dentro do alvéolo e parênquima (edema).[74] Consequências mais graves da VILI e da VALI incluem agravamento de fístulas respiratórias, pneumotórax, enfisema subcutâneo, pneumomediastino, pneumopericárdio, pneumoperitônio e enfisema intersticial.[75,76]

Várias estratégias têm sido empregadas para o tratamento ou a prevenção da insuficiência respiratória aguda associada à VM. Manobras de recrutamento alveolar têm sido usadas para a abertura alveolar em pulmões colapsados ou sob risco de colapso alveolar, com o intuito de diminuir as áreas de atelectasia, prevenir a ocorrência de VILI e VALI, além de melhorar a hematose.[77,78] Hodgson et al., por meio de metanálise, demonstram redução de mortalidade em pacientes com SDRA utilizando manobras de recrutamento.[79] Contudo, tais efeitos benéficos não reduziram a duração do tempo de VM ou a duração do internamento na UTI. E mais, os aumentos temporários da pressão intratorácica durante as manobras de recrutamento alveolar podem levar à instabilidade hemodinâmica.[80]

O uso de anestésicos inalatórios parece fornecer proteção contra a VILI e a VALI.[81-84] O efeito de pré-condicionamento desses agentes tem sido utilizado também com o objetivo de proteção a órgãos como coração e rins.[85-87] Efeitos anti-inflamatórios e protetores contra-apoptose e morte celular do sevoflurano e isoflurano parecem explicar tal resultado para o pulmão e demais órgãos.

Tendo como base os mecanismos promotores de lesão pulmonar da VM, já citados neste capítulo, o uso de ventilação protetora na literatura científica tem sido cada vez mais consolidada como alternativa de prevenção da VILI e da VALI. Ventilação protetora com baixos volumes (6 mℓ/kg de peso ideal), controle dos níveis pressóricos ventilatórios e PEEP adequada previnem lesão pulmonar.[88] A ventilação com baixos volumes (7 mℓ/kg), comparada a volumes maiores (10 a 15 mℓ/kg), demonstrou diminuição da mortalidade no 28º dia e na saída do hospital, não sendo conclusivo para a mortalidade a longo prazo.[88] Em pacientes com SDRA ou LPA, há maior sensibilidade à distensão alveolar, devido à lesão localizada, atelectasias e edema. Assim, volumes menores, como 6 mℓ/kg, estão relacionados com melhor prognóstico quando comparados a volumes correntes mais elevados.[88,89]

Como o colapso alveolar ocorre no final da expiração, o uso de PEEP é essencial para manter o volume pulmonar durante a expiração, evitar atelectasias e prevenir a VILI e a VALI.[3,23] Entretanto, quando há colapso alveolar e a pressão fornecida pela PEEP não consegue reabrir o alvéolo, tal pressão pode ser redistribuída para os alvéolos normais, podendo ocasionar sobredistensão e lesão pulmonar.[29,90]

O uso de posição prona aumenta o volume pulmonar ao final da expiração, diminui atelectasias, promove aeração mais homogênea e amplia a distribuição sanguínea em regiões ventrais e dorsais, melhorando os parâmetros ventilatórios e a oxigenação, e levando a uma possível redução da VILI e da VALI.[91] Contudo, os estudos têm falhado em demonstrar benefícios clínicos,[92] exceto para subgrupos de SDRA, nos quais se observou diminuição da mortalidade em pacientes com início precoce de uso da posição prona na VM (< 48 h do início da ventilação), com uso de 16 h ou mais por dia de posição prona, e pacientes com hipoxemia grave na admissão da UTI.[93,94]

O uso de sedação em pacientes sob VM é comum no ambiente de terapia intensiva. Contudo, sua interrupção está associada à diminuição de dias de uso de VM e da duração da estadia na UTI, evitando a VILI e a VALI.[95,96] Não obstante, períodos diários de respiração espontânea e consciência após interrupção programada dos sedativos demonstraram benefícios cognitivos e psicológicos.[97]

Por fim, o uso de assistência ventilatória neuralmente ajustada (NAVA, do inglês *neurally adjusted ventilatory assist*) tem sido testado com eficiência, atenuando a VILI e a VALI.[98] Esse modo ventilatório é realizado com o uso de eletrodos acoplados a um tubo nasogástrico captando os movimentos diafragmáticos e acionando o ciclo ventilatório assistido, sendo fundamental o *drive* respiratório do paciente para esse modo. A NAVA pode melhorar a sincronização entre o paciente e o ventilador, como na ventilação proporcional assistida (PAV, do inglês *proportional assist ventilation*). O uso da NAVA tem aplicações também na ventilação não invasiva[99] e no desmame ventilatório.[100]

Efeitos deletérios da inadequada manutenção do recrutamento alveolar

O pulmão possui uma pressão crítica de colabamento alveolar, definida pelo ponto a partir do qual as tensões superficiais do surfactante e das paredes alveolares não suportam mais as forças de pressão externas, culminando no colapso alveolar (atelectasia).[101]

Durante a VM, a manutenção da pressão crítica ocorre principalmente pelo volume corrente utilizado e pela PEEP.[102] Contudo, algumas áreas pulmonares podem tender à formação de atelectasias, sendo necessárias manobras de recrutamento alveolar e utilização de uma fração de oxigênio menor durante a intubação, para evitar a atelectasia de absorção.[103-105]

Uma vez colabadas, as estruturas alveolares necessitam de um esforço ventilatório bem maior para retornarem à conformação fisiológica prévia. Quando comparadas as atelectasias formadas há algumas horas com as formadas há alguns dias, estas parecem necessitar de maior pressão de abertura alveolar, demonstrando aumento da dificuldade de reabertura com o prolongamento do tempo de atelectasia.[106-107]

Diversas condições podem causar ou agravar as atelectasias, como posicionamento do paciente, pneumopatias, derrames pleurais, síndrome da resposta inflamatória sistêmica (SIRS), sepse e trauma.[108] Nas atelectasias por compressão, há o colabamento alveolar devido a forças compressivas sob o parênquima pulmonar. Como exemplos causadores, pode-se citar peso do tórax, compressões externas, pressão intra-abdominal elevada e anestesia. Em tais casos, o efeito gravitacional e a compressão alveolar resultantes formam áreas de atelectasia, nem sempre reversíveis. Em pacientes anestesiados e sob efeito de bloqueadores neuromusculares, há perda do tônus muscular torácico, levando ao relaxamento e colabamento alveolar, a exemplo da atelectasia de compressão dependente também do posicionamento do paciente e de fatores como obesidade.[105,109]

Nas atelectasias por obstrução, o bloqueio do fluxo respiratório até os alvéolos leva ao colapso das estruturas alveolares, devido à redução da pressão intra-alveolar além do ponto da pressão crítica.[107] Micro e macroaspiração durante a VM, pneumotórax por volutrauma ou barotrauma e aspiração de corpos estranhos são possíveis causas.

Na atelectasia por absorção, ocorre colabamento alveolar em virtude da absorção gasosa intra-alveolar.[110] Há, nesse caso, diminuição da pressão intra-alveolar devido à perda de gás. O uso de oxigênio a 100%, por exemplo, durante a pré-oxigenação antes da intubação, está associado a tal tipo de atelectasia.

O mecanismo de lesão secundária à utilização de altas frações inspiradas de oxigênio ocorre não só por toxicidade, lesão direta e processos inflamatórios,[111] mas também pela capacidade pulmonar de absorção do gás, sendo o oxigênio absorvido em poucos minutos. Durante a anestesia, por exemplo, quando há obstrução de vias aéreas distais, o oxigênio represado nos alvéolos rapidamente se difunde, levando à formação precoce de atelectasias por absorção. Gases como o hélio e o ar ambiente demoram 2 a 3 h para serem absorvidos completamente.

Nas atelectasias, há perda ou redução da atividade protetora do surfactante à colonização local, bem como falta de troca gasosa, estase líquida, processos inflamatórios locais e aumento da permeabilidade local. Dessa maneira, há formação de um ambiente propício ao desenvolvimento de bactérias patogênicas.[112,113] Assim, as áreas atelectasiadas estão relacionadas com ocorrência de pneumonia[114,115] e piora da hematose por diminuição direta da ventilação alveolar, reduzindo a relação ventilação/perfusão (V/Q).

Como consequência à atelectasia, ocorre vasoconstrição capilar do alvéolo comprometido, favorecendo o fluxo sanguíneo pelos alvéolos normais.[112] Porém esse mecanismo compensatório é limitado, ao ponto de o volume sanguíneo pulmonar total não ter mais como passar apenas pelos alvéolos saudáveis. Então ocorre comprometimento ventilatório real, podendo ser tão mais precoce quanto menos alvéolos saudáveis restantes existirem para garantir hematose adequada. Em crianças, há maior tendência à atelectasia, devido ao menor tamanho alveolar e menor resistência ao colapso, além de maior complacência pulmonar.[106] A diminuição de surfactante, como observado na doença da membrana hialina, no afogamento recente e na SDRA, aumenta ainda mais esse risco.

A ventilação colateral é definida pela passagem de ar para os alvéolos por canais sem a utilização das vias aéreas principais (*bypass*).[116] Pode ocorrer troca gasosa interalveolar, broquíolo-alveolar, interbroquiolar e mesmo interlobar. Esse fenômeno não é significativo em pulmões saudáveis, contudo passa a ser um importante recurso compensatório em casos de enfisema e pneumotórax. Esse mecanismo de ventilação colateral explica a não visualização de atelectasias em caso de obstrução total das vias aéreas distais, como em alguns casos de tumores, corpos estranhos e aspiração.[117] Em crianças mais jovens, a ventilação colateral não está desenvolvida, o que aumenta o risco para o desenvolvimento de atelectasias durante a VM.[106]

Com o aumento das áreas atelectasiadas, há piora ventilatória, podendo levar à insuficiência respiratória e à necessidade de suporte, por vezes invasivo. Também é frequente as patologias pulmonares ocasionarem quadros de atelectasia. Portanto, a presença de pacientes com atelectasia sob VM em UTIs não é incomum.[106] Desse modo, com o aparecimento de atelectasias, há agravo dos riscos pulmonares, uma vez que a própria VM pode agravar a lesão pulmonar e a pneumonia associada à ventilação.[25,113,118]

Durante a VM, os sintomas clínicos são minimizados, sendo o diagnóstico de atelectasia realizado por meio de piora dos parâmetros ventilatórios, radiográficos e gasométricos. A febre, sinal descrito classicamente associado à atelectasia, principalmente no pós-operatório imediato, carece de evidência científica atual.[119] A piora clínica global do paciente sob VM sempre deve levar à suspeita de pneumonia, devendo ser associados métodos de cultura para o diagnóstico e acompanhamento radiológico.[120,121]

O tratamento de atelectasias depende da causa de base, devendo se basear na resolução desta para o tratamento efetivo.[122] As medidas gerais empregadas são as manobras de recrutamento alveolar, a otimização dos parâmetros ventilatórios, a mudança de posicionamento do paciente, a aspiração e a verificação do tubo endotraqueal e o acompanhamento médico e fisioterapêutico intensivo.[122,123] Nas atelectasias por compressão, a retirada da causa de base, como a perda de peso para os obesos, os cuidados de posicionamento do paciente e a reversão da anestesia são a base do tratamento, em curto ou longo prazo.[124] Isso também ocorre em causas obstrutivas, nas quais a normalização ventilatória local é o tratamento, seja por aspiração do tubo endotraqueal ou retirada das lesões por broncoscopia, seja por garantir o recrutamento alveolar cirurgicamente.[107] Nas atelectasias por absorção, pode-se associar o oxigênio ao gás hélio ou ao ar ambiente.[110]

A prevenção de pneumonia em todos os casos de atelectasia é indicada, devido à conhecida associação entre áreas atelectasiadas e infecção, sendo realizada minimizando-se os possíveis fatores de risco, promovendo diagnóstico adequado e tratamento precoce, e diminuindo a morbimortalidade relacionada.[113,125,126]

Efeitos deletérios do uso de pressões e volumes pulmonares excessivos

Há muito tempo o barotrauma e o volutrauma são considerados lesões associadas a excesso de pressão e volume intrapulmonares, sinônimo de lesões relacionadas com a VM.[1] As repercussões macroscópicas desses eventos adversos são cada vez menos visualizadas na prática médica.[127] Há 20 anos, a incidência de barotrauma era de 40 a 60%,[128] atualmente, é de 6 a 11%.[127]

Em 2004, foi realizado um estudo com 5.183 pacientes, observando-se que indivíduos com lesão pulmonar prévia, como a SDRA, apresentaram aumento da incidência de barotrauma durante a VM. Contudo, não foi encontrada relação entre os parâmetros ventilatórios e pressóricos com a ocorrência de barotrauma, mesmo em subgrupos com doenças pulmonares prévias. Foram relatados ainda aumento da mortalidade na UTI em 12% e elevação média do tempo de estadia de 3 dias.[76] Outro estudo mostrou que, em músicos que utilizam o trompete, os níveis pressóricos em suas vias aéreas podem chegar a 150 cmH$_2$O sem apresentarem complicações mecânicas pulmonares.[129] Parece que a distribuição e distensão alveolar está muito mais associada às complicações mecânicas macroscópicas do que os níveis pressóricos, nas vias aéreas, monitorados pelos aparelhos ventilatórios.[56] Altos níveis pressóricos em vias aéreas, por si só, não têm correlação direta com elevados níveis pressóricos alveolares. Para lesões mecânicas, se faz necessária a sobredistensão alveolar, sendo um possível risco a utilização de volume ventilatório maior que a capacidade pulmonar total.[29] Altas pressões (pico pressórico de 45 cmH$_2$O), sem grandes volumes, não geram lesão pulmonar grave.

Estudos experimentais com grandes volumes pulmonares também demonstram volutrauma por sobredistensão mecânica, com desenvolvimento de lesões pulmonares graves.[130-132]

É importante frisar, contudo, que altos níveis pressóricos são frequentes em pacientes com volutrauma, principalmente naqueles com doenças pulmonares prévias, sendo difícil a associação com os parâmetros ventilatórios.[127,132]

Pacientes com lesões pulmonares prévias, como doença pulmonar obstrutiva crônica (DPOC), SDRA e LPA, apresentam risco maior para o desenvolvimento de tais complicações, devido a alterações estruturais alveolares e menor complacência pulmonar.[29,133]

Complicações clínicas relacionadas com o volutrauma são pneumotórax, pneumomediastino, insuficiências respiratórias, enfisema e pneumopericárdio.[134] Sendo o volutrauma e o barotrauma complicações mecânicas, o tratamento, no geral, é realizado pela otimização da ventilação invasiva, utilizando volume e pressões menores, pela estratégia ventilatória protetora ou pela abordagem cirúrgica de drenagem torácica.[135]

Em 2018, Ball *et al.* realizaram estudo prospectivo com análise de parâmetros da ventilação intraoperatória de 2.012 pacientes obesos, comparando a complicações pulmonares pós-operatórias.[136] O pico de pressão nas vias aéreas, o uso de manobras de recrutamento por pressão manual do balão de ventilação e as manobras de recrutamento de resgate tiveram relação independente com complicações pulmonares pós-operatórias.

Efeitos deletérios da hiperoxia sobre os pulmões

A elevação da concentração de oxigênio está indicada em situações específicas no tratamento da hipoxemia. Entretanto, o uso inadvertido de altas frações inspiradas de O_2 pode ser altamente deletério ao tecido pulmonar, contribuindo para a liberação de mediadores inflamatórios e o desenvolvimento de insuficiência respiratória.[19,111]

Bioquimicamente, a hiperoxia proporciona danos diretos por toxicidade e indiretos por liberação de mecanismos inflamatórios no tecido pulmonar. O oxigênio em excesso leva à formação de espécies reativas de oxigênio (ROSs), as quais são produtos de oxidação ou redução do O_2. As principais espécies reativas de oxigênio são: o ânion radical superóxido(O_2^-), o peróxido de hidrogênio(H_2O_2), o dioxigênio singuleto ($^1O_2$) e o radical hidroxilo (HO^-).[17,137] Os ROSs têm alta capacidade de oxidação, gerando estresse oxidativo celular e ativação das vias de apoptose[138] via receptor Fas (CD95, APO 1 – antígeno de apoptose 1), domínio interagente com BH3 de morte celular (2 vezes/dia), proteína quinase C (PKC) e caspases. Não obstante, a hiperoxia gera liberação de citocinas inflamatórias IL-1, IL-6, IL-8, TNF-α, fator de crescimento endotelial (VEGF) e fator de crescimento tumoral β (TGF-β).[139] E mais, há lesão direta da membrana alveolocapilar pela formação de angiopoietina-2[140] e VEGF (Figura 4.2).[141]

Como a formação de ROS ocorre diariamente em nosso organismo devido ao metabolismo fisiológico da respiração aeróbica, as células têm mecanismos de depuração de tais radicais livres. Por exemplo, o peróxido de hidrogênio é metabolizado pelas peroxidases, enquanto o superóxido sofre ação da superóxido dismutase.[111] Contudo, em situações crônicas de hiperoxia, o acúmulo de ROS supera tais mecanismos contrarregulatórios, causando lesão celular, lesão pulmonar aguda e insuficiência respiratória.[18,138] E não apenas os pulmões sofrem os efeitos da hiperoxia, mas também as demais células do corpo, ficando o paciente, como um todo, submetido ao estresse oxidativo gerado em tal situação. O corpo carotídeo envolvido no controle fisiológico respiratório também pode ser afetado pela hiperoxia crônica. Tais alterações envolvem mudanças morfológicas, celulares e bioquímicas, que podem acarretar problemas respiratórios no pós-natal, com aumento do risco de morte súbita no recém-nascido.[142] São relatadas ainda diminuição do volume do corpo carotídeo e hipossensibilidade deste em decorrência de hiperoxia.

Portanto, a hiperoxia pode contribuir para a lesão alveolar direta e indireta, podendo proporcionar lesão pulmonar aguda, piora da hematose, insuficiência respiratória e aparecimento de VILI e VALI.[111,143]

▶ Alterações relacionadas com a intubação traqueal

Durante a VM, lesões ou complicações associadas à manutenção do tubo traqueal são conhecidas e bem descritas,[144,145] podendo ser evitadas em muitos casos.

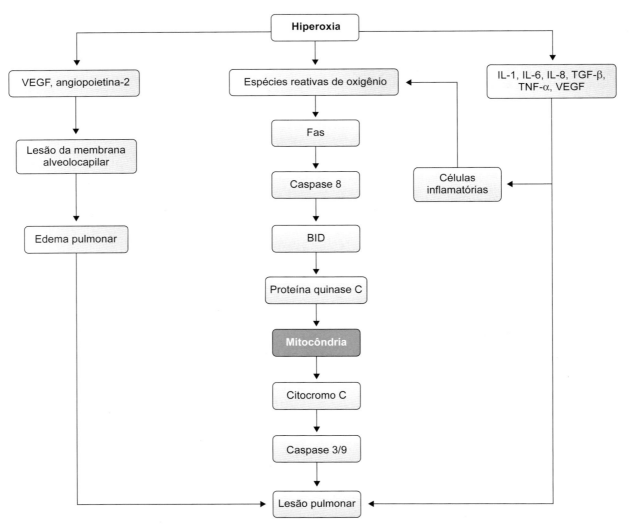

Figura 4.2 ■ Esquema da lesão celular pulmonar induzida pela hiperoxia. Fas (CD95, APO 1 – antígeno de apoptose 1), domínio interagente com BH3 de morte celular (2 vezes/dia).[141]

O deslocamento do tubo com extubação acidental tem prevalência de 0,1 a 3,6 casos a cada 100 dias de intubação na UTI. Fatores de risco relacionados com esse evento são APACHE > 16 (*Acute Physiology and Chronic Health Disease Classification System II*, sistema de pontuação de mortalidade estimada), doença pulmonar obstrutiva crônica, paciente acordado ou com sedação leve, sexo masculino, uso de mecanismos restritivos de movimentação e agitação.[146] Para prevenir esse evento, os pacientes devem ser triados como possuidores de fatores de risco, estando toda a equipe da UTI ciente e treinada para tais ocorrências.

Lesão das cordas vocais, fratura de cartilagens da laringe, perfurações e lacerações das vias aéreas superiores podem ocorrer tanto na intubação quanto na manipulação do tubo endotraqueal,[147] ou mesmo durante um quadro de agitação do paciente.[144] A obstrução do tubo endotraqueal pode reduzir a eficiência da ventilação, gerando hipoxia e insuficiência respiratória.[148,149] Também pode impedir a saída dos gases, levando a hipercarbia, autoPEEP,[150] pressões intra-alveolares elevadas, ruptura alveolar, lesão pulmonar aguda, atelectasia, pneumonia e pneumotórax. A prevenção ocorre com a vigilância constante de toda a equipe envolvida nos cuidados com o paciente, como médicos, fisioterapeutas e equipe de enfermagem, garantindo vigilância contínua dos padrões ventilatórios, gasométricos, radiológicos e de monitoramento com oximetria, capnografia, curvas de pressão e fluxo.[151]

Lesões pelo contato traqueal com o balonete (*cuff*) do tubo traqueal podem gerar estenose, úlceras e granulomas devido à isquemia, quando há hiperinsuflação ou contato prolongado.[152] A recomendação atual é de pressão de *cuff* entre 20 e 30 cmH$_2$O.[153] Caso haja hipoinsuflação, há o risco de broncoaspiração e posterior pneumonia. A falta de sedação e a manutenção prolongada do tubo endotraqueal estão associadas a maior risco de hipoinsuflação do *cuff*.[153] O controle adequado da pressão do balonete pode ser obtido com o uso de manômetros específicos para verificar e ajustar a pressão do *cuff* a cada 8 h. O controle contínuo da pressão de insuflação do balonete do tubo endotraqueal protege contra pneumonia associada à VM em pacientes com duração da ventilação > 48 h.[154,155]

O uso prolongado do tubo endotraqueal, associado à pressão elevada do *cuff* e ao estoma da traqueostomia, está relacionado com a estenose traqueal.[11-13] Pacientes com estridor ou desconforto respiratório persistentes após intubação devem ser acompanhados e seguidos. O tratamento dessa complicação pode necessitar de cirurgia reconstrutiva traqueal com ressecção da área estenosada.[156]

▶ Pneumonia associada à ventilação mecânica

Pacientes em VM apresentam maior risco de desenvolver pneumonia.[25] A pneumonia associada à ventilação mecânica (PAV) pode ser considerada em 50% de todos os casos de pneumonia hospitalar.[157] A definição de PAV é dada pela ocorrência de um quadro de infecção pulmonar em pacientes submetidos à VM por mais de 48 h.

A incidência de PAV em UTIs acomete de 0 a 5,8% dos pacientes a cada 1.000 dias de VM, sendo que a mortalidade associada à PAV vem diminuindo, sendo atualmente de 9 a 13%.[158-160] Além disso, a PAV está vinculada a um aumento médio de 7 a 9 dias de estadia na UTI, além de um acréscimo maior que 4 dias na duração da VM.[120] Para cada indivíduo com PAV, estima-se elevação do custo de US$ 10.000,00 a US$ 60.000,00 nos EUA.[161]

A flora orofaríngea em pacientes hospitalizados e sob VM sofre modificação. Há aumento de bacilos entéricos gram-negativos, *Acinetobacter*, *Klebsiella pneumoniae*, *P. aeruginosa* e *S. aureus*.[162-165] Tais colonizações ocorrem por fatores como gravidade da doença de base, desnutrição, colonização pela flora hospitalar, uso de antibióticos e presença de tubo endotraqueal.[25,166] A VAP de início mais recente, com ocorrência nos primeiros 4 dias de VM, tende a ser formada de bactérias mais sensíveis aos antibióticos (*S. aureus* sensível à meticilina, *Streptococcus pneumoniae* e *Haemophilus influenzae*). Já as VAPs de início mais tardio, a partir do 5º dia em diante de VM, tendem a ser causadas por patógenos multirresistentes (*Pseudomonas aeruginosa*, *Acinetobacter*, *Enterobacter* spp. e *S. aureus* resistentes à meticilina).[164,167]

O mecanismo mais comum de contaminação pulmonar na PAV é a micro ou macroaspiração de bactérias orofaríngeas para os brônquios distais, gerando aderência local desses microrganismos e alveolite neutrofílica. Outra via de contaminação é a hematogênica, por carreamento de locais distantes infectados. A VM também está associada à facilitação da translocação bacteriana e à passagem sanguínea de produtos tóxicos das bactérias.[168] Equipamentos respiratórios contaminados, broncoscópios, utilização de aerossóis e acúmulo de água no circuito respiratório (*Legionella*) são outras possíveis vias de contaminação. Mesmo o próprio ar pode carrear bactérias (*Aspergillus*).[120,168]

A PAV está relacionada com a VILI e a VALI,[31,169] e seus fatores de risco[160,170,171] são os seguintes:

- Doença pulmonar obstrutiva crônica
- Idade acima de 60 anos
- Coma ou inconsciência
- Trauma ou traumatismo cranioencefálico (TCE)
- Queimadura
- Sexo masculino
- Neurocirurgias
- Cirurgias torácicas
- Agentes paralisantes musculares
- Sedação venosa contínua
- Mudanças frequentes dos circuitos ventilatórios (< 24 h de permanência)
- Ventilação mecânica prolongada
- Medicações utilizadas para úlcera de estresse (bloqueadores de bomba de prótons, inibidores histamínicos)
- Tubo nasogástrico
- Traqueostomia
- Reintubação
- Transporte para fora da UTI
- Posição supina estrita com nutrição enteral
- Pressão do *cuff* < 20 cmH$_2$0 (no tubo endotraqueal).

A antibioticoterapia também pode ser fator de risco para PAV. Nos primeiros 8 dias de uso desses fármacos, há diminuição da incidência de PAV. Contudo, antibióticos que gerem seleção bacteriana e resistência estão associados à colonização com PAV tardia (após 5 dias de VM) e à superinfecção.

Como já mencionado, as PAVs podem ser tardias (≥ 5 dias) ou recentes (< 5 dias), e se diferenciam pelos tipos de bactérias associadas, sendo os gram-negativos mais comuns nas tardias. Outra diferença é dada pelo pior prognóstico da PAV tardia, com maior relação com disfunções sistêmicas, bactérias mais patogênicas e multirresistentes, além de maior tempo de UTI.[167,172,173]

O risco de contaminação durante a VM é maior nos primeiros 5 dias, com aumento diário de 3% no risco de contaminação. No 10º dia, há decréscimo de 2% de risco a cada dia.[174]

O diagnóstico de PAV é dado pela tríade de evidências clínicas, radiográficas e microbiológicas do trato respiratório inferior.[118,120,175] A piora clínica do paciente na UTI associada à piora respiratória e dos parâmetros gasométricos, bem como a necessidade de aumento dos parâmetros ventilatórios e a alteração ou piora das secreções respiratórias devem indicar suspeita de PAV. Imagens seriadas de controle com piora do padrão prévio, quando em conjunto com uma clínica sugestiva, corroboram o diagnóstico. Culturas de materiais colhidos por lavado brônquio-alveolar, *swabs* ou aspirado endotraqueal são utilizadas não somente para diagnóstico, mas também para guiar o tratamento.[25,166,167]

O uso de marcadores laboratoriais como forma de diagnóstico de PAV não se mostrou superior aos métodos convencionais.[176] Os marcadores mais usados recentemente são a proteína C reativa, a pró-calcitonina e os receptores ativadores solúveis de células mieloides-1. Contudo, sua aplicação tem sido maior como indicadores de prognóstico e retirada da antibioticoterapia.[177]

Para o tratamento, quanto mais precoce o início da antibioticoterapia correta, melhor o prognóstico do paciente.[157,166,167] Logo, a utilização de antibioticoterapia empírica é comum na PAV, devendo estar associada aos protocolos padronizados locais. Tais guias devem também levar em consideração a população e a microbiota locais de cada UTI.[160,162]

Para a análise da antibioticoterapia empregada e seus resultados, deve-se utilizar a clínica do paciente e culturas seriadas com antibiograma para vigilância, análise de sensibilidade e ajuste terapêutico.[167] Em 2017, Yoshimura et al. demonstraram que o uso de método de coloração para gram bacteriano, para pacientes com suspeita de PAV na UTI, restringe o espectro antibacteriano no tratamento, sem aumentar os riscos.[178]

Em pacientes com PAV, é preferível o uso de antibioticoterapia de curta duração (≤ 7 dias) a terapias prolongadas (10 a 15 dias), exceto para bactérias gram-negativas (BGN) multirresistentes.[179] Antibioticoterapia prolongada leva a maior probabilidade de efeitos adversos e aumento da colonização por bactérias multirresistentes, o que pode agravar ainda mais o quadro do paciente. Pacientes com risco para infecção por BGN de difícil tratamento ou colonizados previamente por algum agente multirresistente, fato comum em várias UTIs, devem receber inicialmente terapia empírica combinada com dois antibióticos.[180-182] Para BGN, tem-se utilizado betalactâmicos, quinolonas ou aminoglicosídeos.[167,183,184] Entretanto, em pacientes sem neutropenia, cujo microrganismo foi identificado e sua sensibilidade é conhecida, não está indicado uso de terapia combinada, não tendo sido demonstrado benefício.[120,185] A terapia combinada e ampliada para *Staphylococcus aureus* resistentes à meticilina (MRSA), gram-negativos e pseudomonas está indicada nos casos graves, com choque séptico, ou mesmo em pacientes com alto risco de existência de patógenos multirresistentes ou com colonização prévia destes já diagnosticada.[181,182] Em casos de bactérias produtoras de betalactamases de espectro estendido (ESBL), é indicado o uso de carbapenêmico, normalmente associado à amicacina.[186] Esse aminoglicosídeo pode ser administrado por via inalatória, com o intuito de fornecer altas concentrações pulmonares com menor risco de toxicidade. Bactérias como *P. aeruginosa* ou *A. baumannii* são multirresistentes,[187] sendo que, em vários casos, há apenas um possível tratamento com antibiótico, a colistina (polimixina E).[188] Para MRSA, Walkey et al. não observaram superioridade da linezolida sobre antibióticos glicopeptídicos, como a vancomicina, para pneumonia nosocomial.[189] Por fim, o uso de antibióticos em forma de aerossol combinado a tratamento sistêmico aumenta a eficácia do tratamento da VAP, quando comparado ao tratamento convencional.[190,191]

A prevenção da PAV começa com medidas já padronizadas, a fim de evitar contágio biológico dentro de ambiente hospitalar, como lavagem das mãos, programas gerais integrados de combate à infecção nosocomial, número de profissionais de enfermagem adequado e bem treinado, materiais disponíveis, arquitetura do ambiente correta, treinamento da equipe com educação continuada, centro de controle de infecções hospitalares (CCIH) presente, ativo e vigilante, manutenção adequada dos ventiladores e dispositivos auxiliares, além de protocolos padronizados de uso de antibioticoterapias na UTI.[168,192-194]

Medidas mais específicas são:

- Restrição do uso de hemoderivados, uma vez que há relação com o aumento do risco de infecção
- Evitar uso de VM agressiva, pelo fato de a VILI e a VALI estarem associadas ao aumento de risco de pneumonia
- Retirar a VM invasiva tão rápido quanto seja possível, para diminuir o tempo de exposição ao risco. O uso de VM não invasiva demonstra muitos benefícios nesse sentido
- Evitar reintubação
- Decúbito elevado (45°) demonstrou uma redução do número de casos de PAV
- Aspiração contínua de secreções subglóticas
- Tubo endotraqueal com revestimento de prata. A prata tem atividade antimicrobiana de amplo espectro e reduz a adesão bacteriana, ajudando a combater a formação do biofilme relacionado com o tubo
- Preferência pela intubação oral à nasal
- Descontaminação orofaríngea (clorexidina oral) para evitar colonização de BGN[195]
- Descontaminação seletiva do trato gastrintestinal tem evidências favoráveis.

O estabelecimento de rotinas de troca de circuitos ventilatórios, sistemas de umidificação, sistemas fechados de aspiração traqueal e leitos com sistema rotacional ou do movimento não demonstraram benefícios em termos de diminuir a incidência de PAV, a duração da VM ou o tempo de internamento na UTI, até o presente momento.[180,182,196-199]

▶ Efeitos pulmonares da ventilação mecânica temporária durante anestesia em paciente com pulmões previamente normais

A VM frequentemente é empregada para a realização de procedimentos cirúrgicos associados à anestesia geral. Tais procedimentos estão relacionados com o comprometimento pulmonar e, com isso, com o aumento da morbimortalidade pós-operatória.[200] As complicações pós-operatórias mais comuns são sangramento, sepse e complicações cardiopulmonares. O estudo LAS VEGAS,[201] realizado pela Sociedade Europeia de Anestesiologia e publicado em 2017, demonstra que a incidência geral de complicações pulmonares permanece alta (19%), em comparação a dados prévios, cuja incidência anterior observada era de 3 a 4% para cirurgias eletivas, podendo chegar a 10 a 20% nas cirurgias de grande porte e de emergência.[202,203] Os efeitos anestésicos sobre o pulmão proporcionam diminuição da complacência pulmonar, cujo normal é 0,2 a 0,3 ℓ/cmH_2O,[204] e aumento da resistência ao fluxo de ar nas vias aéreas.[205-207] Esse aumento da resistência é acrescido ainda mais quando usado tubo traqueal.

A gravidade também tem importante papel na fisiologia do sistema respiratório, sendo determinante para a distribuição alveolar e perfusão, além de ajudar com o movimento mucociliar.[205]

O efeito gravitacional sobre os pulmões está diretamente ligado ao posicionamento do paciente. A posição supina favorece a diminuição da capacidade residual funcional (CRF) e esse efeito se soma à própria redução provocada pela anestesia, seja venosa ou inalatória.[208-210] A principal causa dessa diminuição anestésica da CRF ocorre por forças compressivas ocasionadas pelo deslocamento cranial do diafragma relaxado (deslocado pela pressão intra-abdominal), pelo peso cardíaco e pela inversão pressórica pleural, a qual passa a ser positiva durante a inspiração.[211] Desse modo, há formação de atelectasias, principalmente nas regiões nas quais as forças compressivas são maiores.[204,207] Considerando a posição supina durante a anestesia, até 90% dos pacientes sofrem algum processo de atelectasia, principalmente em áreas mais posteriores, devido à dependência ventilatória e ao esforço contragravitacional, seja com ventilação espontânea ou paralisia muscular, seja com anestesia venosa ou inalatória.[113,212,213] Essa área de comprometimento pulmonar, no geral, se limita a 3 a 4% da área pulmonar total. Contudo, em situações de cirurgia torácica, o percentual pode subir até 20%.[214] Curiosamente, em pacientes com DPOC, inversamente ao esperado, esse percentual se encontra diminuído.[212,215]

O posicionamento em prona favorece as trocas gasosas, alterando as zonas de West, diminuindo o *shunt*, e aumentando a área ventilável pulmonar, tornando-a mais uniforme.[26,94,216,217] A posição lateral está associada a maior formação de atelectasias, *shunt* ventilação-perfusão alveolar e lesão pulmonar no pulmão dependente.[212,218] O *shunt* ventilação-perfusão pode aumentar pela maior passagem de fluxo sanguíneo pelo pulmão não dependente não ventilado, podendo produzir perda de 8 a 10% do débito cardíaco.[218] Essa perda pode ser ainda maior considerando que a maioria dos anestésicos é cardiodepressora, exceto a cetamina.[218] A VM impede o retorno venoso e favorece o fluxo sanguíneo para as regiões pulmonares dependentes, podendo ser mais significativa com o uso de altos níveis de PEEP.[218] Pacientes em proclive têm suas áreas pulmonares mais próximas ao fisiológico, enquanto no cefalodeclive, as áreas apicais pulmonares sofrem mais compressão, invertendo as zonas de West.

Atelectasias e fechamento de vias aéreas representam 74% das causas de piora da troca gasosa durante a anestesia.[210] O uso de frações elevadas de oxigênio, como na pré-oxigenação, pode levar à atelectasia de absorção.[110,219,220] A utilização de uma fração de oxigênio de 80% é suficiente para evitar a maior parte das atelectasias, enquanto o aumento da CRF pela PEEP ou por demais métodos promove proteção contra o fechamento de vias aéreas.[210]

Como já discutido neste capítulo, a exposição prolongada à hiperoxia é responsável por diminuição da atividade leucocitária e mucociliar, aumento de radicais livres de oxigênio, induzindo estresse oxidativo celular, apoptose, e lesão pulmonar e sistêmica.[19,111,143]

Anestésicos hipnóticos, agentes inalatórios[221] e opioides[222] diminuem a resposta ventilatória ao aumento de CO_2, podendo dificultar a ventilação, quando são utilizados modos de programação ventilatória nos quais o gatilho respiratório do paciente ou mesmo a respiração espontânea sejam necessários.

Por fim, bloqueadores musculares facilitam a ventilação e fornecem melhores condições para a intubação orotraqueal.[223] Contudo, atualmente, um percentual de até 40% dos pacientes pode ficar com curarização residual (definida por uma resposta no monitoramento com o *train-of-four* < 90%) no pós-operatório imediato.[224,225] Dessa forma, podem ocorrer aumento de áreas de atelectasia, de tempo necessário na sala de recuperação anestésica e de complicações, como disfunção faríngea, depressão respiratória, hipoxia e agitação.[226,227] A prevenção é realizada de maneira simples com monitoramento e reversão adequada do bloqueio neuromuscular.[228,229]

Mais recentemente, em 2018, Boden *et al.* observaram redução de até 50% de complicações pulmonares para cirurgias eletivas abdominais altas, ao serem realizados 30 min de sessão de fisioterapia respiratória pré-operatória com orientações educacionais de exercícios autodirecionados a serem iniciados imediatamente após o retorno da consciência dos pacientes.[230] Com base nesses resultados, um *trial* mais recente, o ICEAGE,[231] está em desenvolvimento, a fim de analisar se o impacto da fisioterapia autodirecionada por sessões educativas perioperatórias no próprio hospital promoveria redução de complicações pulmonares pós-operatórias em cirurgias abdominais de emergência.

▶ Referências bibliográficas

1. Slutsky AS. History of mechanical ventilation. From vesalius to ventilator-induced lung injury. Am J Respir Crit Care Med. 2015;191(10):1106-15.
2. Pham T, Brochard LJ, Slutsky AS. Mechanical ventilation: State of the art. Mayo Clin Proc. 2017;92(9):1382-400.
3. Slutsky AS, Ranieri VM. Ventilator-induced lung injury. N Engl J Med. 2013;369(22):2126-36.
4. Bachofen M, Weibel ER. Structural alterations of lung parenchyma in the adult respiratory distress syndrome. Clin Chest Med. 1982;3(1):35-56.
5. Rocco PR, Pelosi P. Pulmonary and extrapulmonary acute respiratory distress syndrome: myth or reality? Curr Opin Crit Care. 2008;14(1):50-5.
6. Villar J, Blanco J, Kacmarek RM. Current incidence and outcome of the acute respiratory distress syndrome. Curr Opin Crit Care. 2016;22(1):1-6.
7. Carvalho CR, Toufen Jr. C, Franca SA. Mechanical ventilation: Principles, graphic analysis and ventilatory modalities. J Bras Pneumol. 2007;33(Suppl 2S):S54-70.
8. Sahetya SK, Mancebo J, Brower RG. Fifty years of research in ARDS. Vt selection in acute respiratory distress syndrome. Am J Respir Crit Care Med. 2017;196(12):1519-25.
9. Ferluga M, Lucangelo U, Blanch L. Dead space in acute respiratory distress syndrome. Ann Transl Med. 2018;6(19):388.
10. Gattinoni L, Carlesso E, Caironi P. Stress and strain within the lung. Curr Opin Crit Care. 2012;18(1):42-7.
11. Bignami E, Saglietti F, Di Lullo A. Mechanical ventilation management during cardiothoracic surgery: An open challenge. Ann Transl Med. 2018;6(19):380.
12. Sipmann FS, Santos A, Tusman G. Heart-lung interactions in acute respiratory distress syndrome: Pathophysiology, detection and management strategies. Ann Transl Med. 2018;6(2):27.
13. Cortes-Puentes GA, Oeckler RA, Marini JJ. Physiology-guided management of hemodynamics in acute respiratory distress syndrome. Ann Transl Med; 2018;6(18):353.
14. Ranieri VM. Traditional artificial ventilation. General principles. Minerva Anestesiol. 2000;66(12):861-6.
15. Toufen C Jr., Carvalho CR. Mechanical ventilators. J Bras Pneumol. 2007;33(Suppl 2S):S71-91.
16. Keszler M. Mechanical ventilation strategies. Semin Fetal Neonatal Med. 2017;22(4):267-74.
17. Asfar P, Singer M, Radermacher P. Understanding the benefits and harms of oxygen therapy. Intensive Care Med. 2015;41(6):1118-21.
18. Stolmeijer R et al. A systematic review of the effects of hyperoxia in acutely ill patients: Should we aim for less? Biomed Res Int. 2018;2018:7841295.
19. Damiani E, Donati A, Girardis M. Oxygen in the critically ill: Friend or foe? Curr Opin Anaesthesiol. 2018;31(2):129-35.
20. Walkey AJ et al. Higher PEEP *versus* lower PEEP strategies for patients with acute respiratory distress syndrome: A systematic review and meta-analysis. Ann Am Thorac Soc. 2017;14(Supplement_4):S297-S303.
21. Collino F et al. Positive end-expiratory pressure and mechanical power. Anesthesiology. 2018.
22. Marquez JM et al. Renal function and cardiovascular responses during positive airway pressure. Anesthesiology. 1979;50(5):393-8.
23. Tonetti T et al. Driving pressure and mechanical power: New targets for VILI prevention. Ann Transl Med. 2017;5(14):286.
24. Tremblay LN, Slutsky AS. Ventilator-induced injury: From barotrauma to biotrauma. Proc Assoc Am Physicians. 1998;110(6):482-8.
25. Spalding MC, Cripps MW, Minshall CT. Ventilator-associated pneumonia: New definitions. Crit Care Clin. 2017;33(2):277-92.
26. Gattinoni L, Protti A. Ventilation in the prone position: For some but not for all? CMAJ. 2008;178(9):1174-6.
27. Gattinoni L et al. The future of mechanical ventilation: Lessons from the present and the past. Crit Care. 2017;21(1):183.
28. Marini JJ, Gattinoni L. Ventilatory management of acute respiratory distress syndrome: A consensus of two. Crit Care Med. 2004;32(1):250-5.
29. Maron-Gutierrez T, Pelosi P, Rocco PRM. Ventilator-induced lung injury. Eur Respir Mon. 2012;55:1-18.
30. Hodgson C et al. Recruitment manoeuvres for adults with acute lung injury receiving mechanical ventilation. Cochrane Database Syst Rev. 2009;(2):CD006667.
31. Han B, Lodyga M, Liu M. Ventilator-induced lung injury: Role of protein-protein interaction in mechanosensation. Proc Am Thorac Soc. 2005;2(3):181-7.
32. Belperio JA et al. The role of cytokines during the pathogenesis of ventilator-associated and ventilator-induced lung injury. Semin Respir Crit Care Med. 2006;27(4):350-64.
33. Terragni PP et al. How respiratory system mechanics may help in minimising ventilator-induced lung injury in ARDS patients. Eur Respir J Suppl. 2003;42:15s-21s.
34. Ricard JD, Dreyfuss D, Saumon G. Production of inflammatory cytokines in ventilator-induced lung injury: A reappraisal. Am J Respir Crit Care Med. 2001;163(5):1176-80.
35. Waters CM, Roan E, Navajas D. Mechanobiology in lung epithelial cells: Measurements, perturbations, and responses. Compr Physiol. 2012;2(1):1-29.
36. Gattinoni L et al. Physical and biological triggers of ventilator-induced lung injury and its prevention. Eur Respir J Suppl. 2003;47:15s-25s.
37. Liu G, Summer R. Cellular metabolism in lung health and disease. Annu Rev Physiol. 2018.
38. Plataki M, Hubmayr RD. The physical basis of ventilator-induced lung injury. Expert Rev Respir Med. 2010;4(3):373-85.
39. Santos CC, Slutsky AS. The contribution of biophysical lung injury to the development of biotrauma. Annu Rev Physiol. 2006;68:585-618.
40. Sauler M, Bazan IS, Lee PJ. Cell death in the lung: The apoptosis-necroptosis axis. Annu Rev Physiol. 2018.
41. Tremblay L et al. Injurious ventilatory strategies increase cytokines and c-fos m-RNA expression in an isolated rat lung model. J Clin Invest. 1997;99(5):944-52.
42. Yoshikawa S et al. Acute ventilator-induced vascular permeability and cytokine responses in isolated and in situ mouse lungs. J Appl Physiol. 2004;97(6):2190-9.
43. Bregeon F et al. Mechanical ventilation affects lung function and cytokine production in an experimental model of endotoxemia. Anesthesiology. 2005;102(2):331-9.
44. Chen J et al. Effects of human interleukin-10 on ventilator-associated lung injury in rats. Inflammation. 2018.
45. Kuipers MT et al. Bench-to-bedside review: Damage-associated molecular patterns in the onset of ventilator-induced lung injury. Crit Care. 2011;15(6):235.
46. Dahlem P, van Aalderen WM, Bos AP. Pediatric acute lung injury. Paediatr Respir Rev. 2007;8(4):348-62.

47. Nieman GF et al. Physiology in medicine: Understanding dynamic alveolar physiology to minimize ventilator-induced lung injury. J Appl Physiol (1985). 2017;122(6):1516-22.
48. Webb HH, Tierney DF. Experimental pulmonary edema due to intermittent positive pressure ventilation with high inflation pressures. Protection by positive end-expiratory pressure. Am Rev Respir Dis. 1974;110(5):556-65.
49. John E et al. Ultrastructure of the lung after ventilation. Br J Exp Pathol. 1982;63(4):401-7.
50. Wienhold SM et al. Ventilator-induced lung injury is aggravated by antibiotic mediated microbiota depletion in mice. Crit Care. 2018;22(1):282.
51. Tsuno K, Prato P, Kolobow T. Acute lung injury from mechanical ventilation at moderately high airway pressures. J Appl Physiol. 1990;69(3):956-61.
52. Dreyfuss D, Soler P, Saumon G. Mechanical ventilation-induced pulmonary edema. Interaction with previous lung alterations. Am J Respir Crit Care Med. 1995;151(5):1568-75.
53. Albert RK et al. Lung inflation can cause pulmonary edema in zone I of in situ dog lungs. J Appl Physiol. 1980;49(5):815-9.
54. Lecuona E et al. Ventilator-associated lung injury decreases lung ability to clear edema in rats. Am J Respir Crit Care Med. 1999;159(2):603-9.
55. Nieman G et al. Preemptive mechanical ventilation based on dynamic physiology in the alveolar microenvironment: Novel considerations of time-dependent properties of the respiratory system. J Trauma Acute Care Surg. 2018;85(6):1081-91.
56. Beitler JR, Malhotra A, Thompson BT. Ventilator-induced lung injury. Clin Chest Med. 2016;37(4):633-46.
57. Silva PL, Negrini D, Rocco PR. Mechanisms of ventilator-induced lung injury in healthy lungs. Best Pract Res Clin Anaesthesiol. 2015;29(3):301-13.
58. Conrad SA et al. Protective effects of low respiratory frequency in experimental ventilator-associated lung injury. Crit Care Med. 2005;33(4):835-40.
59. Hotchkiss JR Jr. et al. Effects of decreased respiratory frequency on ventilator-induced lung injury. Am J Respir Crit Care Med. 2000;161(2 Pt 1):463-8.
60. Goligher EC et al. High-frequency oscillation for adult patients with acute respiratory distress syndrome: A systematic review and meta-analysis. Ann Am Thorac Soc. 2017;14(Supplement_4):S289-96.
61. Gupta P et al. Comparison of high-frequency oscillatory ventilation and conventional mechanical ventilation in pediatric respiratory failure. JAMA Pediatr. 2014;168(3):243-9.
62. Cools F et al., Elective high frequency oscillatory ventilation versus conventional ventilation for acute pulmonary dysfunction in preterm infants. Cochrane Database Syst Rev. 2009(3):CD000104.
63. Spieth PM et al. Pressure support improves oxygenation and lung protection compared to pressure-controlled ventilation and is further improved by random variation of pressure support. Crit Care Med. 2011;39(4):746-55.
64. Spieth PM et al. Variable tidal volumes improve lung protective ventilation strategies in experimental lung injury. Am J Respir Crit Care Med. 2009;179(8):684-93.
65. Cools F, Offringa M, Askie LM. Elective high frequency oscillatory ventilation versus conventional ventilation for acute pulmonary dysfunction in preterm infants. Cochrane Database Syst Rev. 2015(3):CD000104.
66. Wang SH, Wei TS. The outcome of early pressure-controlled inverse ratio ventilation on patients with severe acute respiratory distress syndrome in surgical intensive care unit. Am J Surg. 2002;183(2):151-5.
67. Casetti AV, Bartlett RH, Hirschl RB. Increasing inspiratory time exacerbates ventilator-induced lung injury during high-pressure/high-volume mechanical ventilation. Crit Care Med. 2002;30(10):2295-9.
68. Guldner A et al. Comparative effects of volutrauma and atelectrauma on lung inflammation in experimental acute respiratory distress syndrome. Crit Care Med. 2016;44(9):e854-65.
69. Bates JHT, Smith BJ. Ventilator-induced lung injury and lung mechanics. Ann Transl Med. 2018;6(19):378.
70. Krafft MP. Overcoming inactivation of the lung surfactant by serum proteins: A potential role for fluorocarbons? Soft Matter. 2015;11(30):5982-94.
71. Holm BA, Enhorning G, Notter RH. A biophysical mechanism by which plasma proteins inhibit lung surfactant activity. Chem Phys Lipids. 1988;49(1-2):49-55.
72. Hamlington KL et al. Alveolar leak develops by a rich-get-richer process in ventilator-induced lung injury. PLoS One. 2018;13(3):e0193934.
73. Gunther A et al. Surfactant alterations in severe pneumonia, acute respiratory distress syndrome, and cardiogenic lung edema. Am J Respir Crit Care Med. 1996;153(1):176-84.
74. Wu Y, Kharge AB, Perlman CE. Lung ventilation injures areas with discrete alveolar flooding, in a surface tension-dependent fashion. J Appl Physiol (1985). 2014;117(7):788-96.
75. Malloy JL, Veldhuizen RA, Lewis JF. Effects of ventilation on the surfactant system in sepsis-induced lung injury. J Appl Physiol. 2000;88(2):401-8.
76. Anzueto A et al. Incidence, risk factors and outcome of barotrauma in mechanically ventilated patients. Intensive Care Med. 2004;30(4):612-9.
77. Hartland BL, Newell TJ, Damico N. Alveolar recruitment maneuvers under general anesthesia: A systematic review of the literature. Respir Care. 2015;60(4):609-20.
78. Goligher EC et al. Lung recruitment maneuvers for adult patients with acute respiratory distress syndrome: A systematic review and meta-analysis. Ann Am Thorac Soc. 2017;14(Supplement_4):S304-11.
79. Hodgson C et al. Recruitment manoeuvres for adults with acute respiratory distress syndrome receiving mechanical ventilation. Cochrane Database Syst Rev. 2016;11:CD006667.
80. Fan E et al. Recruitment maneuvers for acute lung injury: A systematic review. Am J Respir Crit Care Med. 2008;178(11):1156-63.
81. Schlapfer M et al. Sevoflurane reduces severity of acute lung injury possibly by impairing formation of alveolar oedema. Clin Exp Immunol. 2012;168(1):125-34.
82. Faller S et al. The volatile anesthetic isoflurane prevents ventilator-induced lung injury via phosphoinositide 3-kinase/Akt signaling in mice. Anesth Analg. 2012;114(4):747-56.
83. Blondonnet R et al. In vitro method to control concentrations of halogenated gases in cultured alveolar epithelial cells. J Vis Exp. 2018(140).
84. Araujo MN et al. Sevoflurane, compared with isoflurane, minimizes lung damage in pulmonary but not in extrapulmonary acute respiratory distress syndrome in rats. Anesth Analg. 2017;125(2):491-8.
85. Weber NC, Schlack W. Inhalational anaesthetics and cardioprotection. Handb Exp Pharmacol. 2008(182):187-207.
86. Weber NC, Schlack W. The concept of anaesthetic-induced cardioprotection: Mechanisms of action. Best Pract Res Clin Anaesthesiol. 2005;19(3):429-43.
87. Petrucci N, Iacovelli W. Lung protective ventilation strategy for the acute respiratory distress syndrome. Cochrane Database Syst Rev. 2007(3):CD003844.
88. Petrucci N, De Feo C. Lung protective ventilation strategy for the acute respiratory distress syndrome. Cochrane Database Syst Rev. 2013(2):CD003844.
89. Meade MO et al. Ventilation strategy using low tidal volumes, recruitment maneuvers, and high positive end-expiratory pressure for acute lung injury and acute respiratory distress syndrome: A randomized controlled trial. JAMA. 2008;299(6):637-45.
90. Bugedo G, Retamal J, Bruhn A. Does the use of high PEEP levels prevent ventilator-induced lung injury? Rev Bras Ter Intensiva. 2017;29(2):231-7.
91. Santana MC et al. Prone position prevents regional alveolar hyperinflation and mechanical stress and strain in mild experimental acute lung injury. Respir Physiol Neurobiol. 2009;167(2):181-8.
92. Fernandez R et al. Prone positioning in acute respiratory distress syndrome: A multicenter randomized clinical trial. Intensive Care Med. 2008;34(8):1487-91.
93. Bloomfield R, Noble DW, Sudlow A. Prone position for acute respiratory failure in adults. Cochrane Database Syst Rev. 2015(11):CD008095.
94. Munshi L et al. Prone position for acute respiratory distress syndrome: A systematic review and meta-analysis. Ann Am Thorac Soc. 2017;14(Supplement_4):S280-8.
95. Strom T, Martinussen T, Toft P. A protocol of no sedation for critically ill patients receiving mechanical ventilation: A randomised trial. Lancet. 2010;375(9713):475-80.
96. Toft P et al. Non-sedation versus sedation with a daily wake-up trial in critically ill patients receiving mechanical ventilation (NONSEDA Trial): Study protocol for a randomised controlled trial. Trials. 2014;15:499.
97. Jackson JC et al. Long-term cognitive and psychological outcomes in the awakening and breathing controlled trial. Am J Respir Crit Care Med. 2010;182(2):183-91.
98. Patthum A, Peters M, Lockwood C. Effectiveness and safety of neurally adjusted ventilatory assist (NAVA) mechanical ventilation compared to standard conventional mechanical ventilation in optimizing patient-ventilator synchrony in critically ill patients: a systematic review protocol. JBI Database System Rev Implement Rep. 2015;13(3):31-46.
99. Schmidt M et al. Neurally adjusted ventilatory assist improves patient-ventilator interaction during postextubation prophylactic non-invasive ventilation. Crit Care Med. 2012;40(6):1738-44.
100. Terzi N et al. Neurally adjusted ventilatory assist in patients recovering spontaneous breathing after acute respiratory distress syndrome: Physiological evaluation. Crit Care Med. 2010;38(9):1830-7.
101. Gattinoni L, Carlesso E, Cressoni M. Selecting the 'right' positive end-expiratory pressure level. Curr Opin Crit Care. 2015;21(1):50-7.
102. Barbosa FT, Castro AA, Sousa-Rodrigues CF. Positive end-expiratory pressure (PEEP) during anaesthesia for prevention of mortality and

102. postoperative pulmonary complications. Cochrane Database Syst Rev. 2014(6):CD007922.
103. Kang H, Yang H, Tong Z. Recruitment manoeuvres for adults with acute respiratory distress syndrome receiving mechanical ventilation: A systematic review and meta-analysis. J Crit Care. 2018;50:1-10.
104. Constantin JM et al. A recruitment maneuver increases oxygenation after intubation of hypoxemic intensive care unit patients: A randomized controlled study. Crit Care. 2010;14(2):R76.
105. Tusman G, Bohm SH. Prevention and reversal of lung collapse during the intra-operative period. Best Pract Res Clin Anaesthesiol. 2010;24(2):183-97.
106. Peroni DG, Boner AL. Atelectasis: Mechanisms, diagnosis and management. Paediatr Respir Rev. 2000;1(3):274-8.
107. Scarlata S et al. Obstructive atelectasis of the lung. Postgrad Med J. 2016;92(1088):365.
108. Woodring JH, Reed JC. Types and mechanisms of pulmonary atelectasis. J Thorac Imaging. 1996;11(2):92-108.
109. Imberger G et al. Positive end-expiratory pressure (PEEP) during anaesthesia for the prevention of mortality and postoperative pulmonary complications. Cochrane Database Syst Rev. 2010(9):CD007922.
110. O'Brien J. Absorption atelectasis: incidence and clinical implications. AANA J. 2013;81(3):205-8.
111. Gore A et al. Hyperoxia sensing: From molecular mechanisms to significance in disease. J Immunotoxicol. 2010;7(4):239-54.
112. Nakos G et al. Ventilator-associated pneumonia and atelectasis: Evaluation through bronchoalveolar lavage fluid analysis. Intensive Care Med. 2003;29(4):555-63.
113. Tusman G et al. Atelectasis and perioperative pulmonary complications in high-risk patients. Curr Opin Anaesthesiol. 2012;25(1):1-10.
114. Sawabata N. Respiratory morbidity after pulmonary resection; prevention and treatment of atelectasis and pneumonia. Kyobu Geka. 2008;61(8 Suppl):710-4.
115. Brooks-Brunn JA. Postoperative atelectasis and pneumonia. Heart Lung. 1995;24(2):94-115.
116. Voshaar TH. Collateral ventilation. Pneumologie. 2008;62(6):355-60.
117. Delaunois L. Anatomy and physiology of collateral respiratory pathways. Eur Respir J. 1989;2(9):893-904.
118. Hunter JD. Ventilator associated pneumonia. BMJ. 2012;344:e3325.
119. Mavros MN, Velmahos GC, Falagas ME. Atelectasis as a cause of postoperative fever: where is the clinical evidence? Chest. 2011;140(2):418-24.
120. Trouillet JL. Ventilator-associated pneumonia: A comprehensive review. Hosp Pract (Minneap). 2012;40(2):165-75.
121. Edwards RM et al. A quantitative approach to distinguish pneumonia from atelectasis using computed tomography attenuation. J Comput Assist Tomogr. 2016;40(5):746-51.
122. Schindler MB. Treatment of atelectasis: Where is the evidence? Crit Care. 2005;9(4):341-2.
123. Restrepo RD, Braverman J. Current challenges in the recognition, prevention and treatment of perioperative pulmonary atelectasis. Expert Rev Respir Med. 2015;9(1):97-107.
124. Imber DA et al. Respiratory management of perioperative obese patients. Respir Care. 2016;61(12):1681-92.
125. Brooks-Brunn JA. Postoperative atelectasis and pneumonia: Risk factors. Am J Crit Care. 1995;4(5):340-9; quiz 350-1.
126. Sachdev G, Napolitano LM. Postoperative pulmonary complications: Pneumonia and acute respiratory failure. Surg Clin North Am. 2012;92(2):321-44, ix.
127. Ricard JD. Barotrauma during mechanical ventilation: Why aren't we seeing any more? Intensive Care Med. 2004;30(4):533-5.
128. Kumar A et al. Pulmonary barotrauma during mechanical ventilation. Crit Care Med. 1973;1(4):181-6.
129. Bouhuys A. Physiology and musical instruments. Nature. 1969;221(5187):1199-204.
130. Carlton DP et al. Lung overexpansion increases pulmonary microvascular protein permeability in young lambs. J Appl Physiol. 1990;69(2):577-83.
131. Hernandez LA et al. Chest wall restriction limits high airway pressure-induced lung injury in young rabbits. J Appl Physiol. 1989;66(5):2364-8.
132. Tonetti T et al. Volutrauma, atelectrauma, and mechanical power. Crit Care Med. 2017;45(3):e327-8.
133. Burns KE et al. Pressure and volume limited ventilation for the ventilatory management of patients with acute lung injury: A systematic review and meta-analysis. PLoS One. 2011;6(1):e14623.
134. Martinon-Torres F, Rodriguez-Nunez A, Martinon-Sanchez JM. Advances in mechanical ventilation. N Engl J Med. 2001;345(15):1133-4.
135. Gattinoni L, Quintel M, Marini JJ. Volutrauma and atelectrauma: Which is worse? Crit Care. 2018;22(1):264.
136. Ball L et al. Intraoperative ventilation settings and their associations with postoperative pulmonary complications in obese patients. Br J Anaesth. 2018;121(4):899-908.
137. Bhandari V. Molecular mechanisms of hyperoxia-induced acute lung injury. Front Biosci. 2008;13:6653-61.
138. Pagano A, Barazzone-Argiroffo C. Alveolar cell death in hyperoxia-induced lung injury. Ann N Y Acad Sci. 2003;1010:405-16.
139. Bhandari V, Elias JA. Cytokines in tolerance to hyperoxia-induced injury in the developing and adult lung. Free Radic Biol Med. 2006;41(1):4-18.
140. Bhandari V, Elias JA. The role of angiopoietin 2 in hyperoxia-induced acute lung injury. Cell Cycle. 2007;6(9):1049-52.
141. Bhandari V. Hyperoxia-derived lung damage in preterm infants. Semin Fetal Neonatal Med. 2010;15(4):223-9.
142. De Caro R et al. Anatomical basis of hypoxic and hyperoxic injuries to the centres of cardiorespiratory regulation. Ital J Anat Embryol. 2010;115(1-2):47-51.
143. Altemeier WA, Sinclair SE. Hyperoxia in the intensive care unit: Why more is not always better. Curr Opin Crit Care. 2007;13(1):73-8.
144. Mendels EJ et al. Adverse laryngeal effects following short-term general anesthesia: A systematic review. Arch Otolaryngol Head Neck Surg. 2012;138(3):257-64.
145. Peppard SB, Dickens JH. Laryngeal injury following short-term intubation. Ann Otol Rhinol Laryngol. 1983;92(4 Pt 1):327-30.
146. Silva PS, Fonseca MC. Unplanned endotracheal extubations in the intensive care unit: Systematic review, critical appraisal, and evidence-based recommendations. Anesth Analg. 2012;114(5):1003-14.
147. Mencke T et al. Laryngeal morbidity and quality of tracheal intubation: A randomized controlled trial. Anesthesiology. 2003;98(5):1049-56.
148. Kao MC et al. Airway obstruction caused by endotracheal tube cuff herniation during creation of tracheal stoma. Acta Anaesthesiol Taiwan. 2005;43(1):59-62.
149. Kubo K et al. An unusual case of airway obstruction at the tip of an endotracheal tube caused by insertion of a nasogastric tube. J Anesth. 2008;22(1):52-4.
150. Natalini G et al. Assessment of factors related to auto-PEEP. Respir Care. 2016;61(2):134-41.
151. Kawati R et al. Peak airway pressure increase is a late warning sign of partial endotracheal tube obstruction whereas change in expiratory flow is an early warning sign. Anesth Analg. 2005;100(3):889-93; table of contents.
152. Nseir S et al. Continuous control of endotracheal cuff pressure and tracheal wall damage: a randomized controlled animal study. Crit Care. 2007;11(5):R109.
153. Nseir S et al. Variations in endotracheal cuff pressure in intubated critically ill patients: prevalence and risk factors. Eur J Anaesthesiol. 2009;26(3):229-34.
154. Lorente L et al. Continuous endotracheal tube cuff pressure control system protects against ventilator-associated pneumonia. Crit Care. 2014;18(2):R77.
155. Rouze A et al. Tracheal tube design and ventilator-associated pneumonia. Respir Care. 2017;62(10):1316-23.
156. Wain JC Jr. Postintubation tracheal stenosis. Semin Thorac Cardiovasc Surg. 2009;21(3):284-9.
157. Kalanuria AA, Ziai W, Mirski M. Ventilator-associated pneumonia in the ICU. Crit Care. 2014;18(2):208.
158. Miguel-Diez J et al. Decreasing incidence and mortality among hospitalized patients suffering a ventilator-associated pneumonia: Analysis of the Spanish national hospital discharge database from 2010 to 2014. Medicine (Baltimore). 2017;96(30):e7625.
159. Melsen WG et al. Attributable mortality of ventilator-associated pneumonia: A meta-analysis of individual patient data from randomised prevention studies. Lancet Infect Dis. 2013;13(8):665-71.
160. Chittawatanarat K et al. Microbiology, resistance patterns, and risk factors of mortality in ventilator-associated bacterial pneumonia in a Northern Thai tertiary-care university based general surgical intensive care unit. Infect Drug Resist. 2014;7:203-10.
161. Kollef MH, Hamilton CW, Ernst FR. Economic impact of ventilator-associated pneumonia in a large matched cohort. Infect Control Hosp Epidemiol. 2012;33(3):250-6.
162. Huang Y et al. Microbial etiology and prognostic factors of ventilator-associated pneumonia: A Multicenter retrospective study in shanghai. Clin Infect Dis. 2018;67(Suppl_2):S146-52.
163. Carvalho Baptista IM et al. Colonization of oropharynx and lower respiratory tract in critical patients: Risk of ventilator-associated pneumonia. Arch Oral Biol. 2018;85:64-9.

164. Karacaer F et al. The function of probiotics on the treatment of ventilator-associated pneumonia (VAP): Facts and gaps. J Med Microbiol. 2017;66(9):1275-85.
165. Kelly BJ et al. Composition and dynamics of the respiratory tract microbiome in intubated patients. Microbiome. 2016;4:7.
166. Chang I, Schibler A. Ventilator associated pneumonia in children. Paediatr Respir Rev. 2016;20:10-6.
167. Kock KS, Maurici R. Respiratory mechanics, ventilator-associated pneumonia and outcomes in intensive care unit. World J Crit Care Med. 2018;7(1):24-30.
168. Lau AC et al. Prevention of ventilator-associated pneumonia. Hong Kong Med J. 2015;21(1):61-8.
169. Bassi GL et al. Ventilator-associated pneumonia. Semin Respir Crit Care Med. 2014;35(4):469-81.
170. Cook DJ, Kollef MH. Risk factors for ICU-acquired pneumonia. JAMA. 1998;279(20):1605-6.
171. Giard M et al. Early- and late-onset ventilator-associated pneumonia acquired in the intensive care unit: Comparison of risk factors. J Crit Care. 2008;23(1):27-33.
172. Valles J et al. Excess ICU mortality attributable to ventilator-associated pneumonia: The role of early vs late onset. Intensive Care Med. 2007;33(8):1363-8.
173. Nair GB, Niederman MS. Ventilator-associated pneumonia: Present understanding and ongoing debates. Intensive Care Med. 2015;41(1):34-48.
174. Chevret S et al. Incidence and risk factors of pneumonia acquired in intensive care units: Results from a multicenter prospective study on 996 patients. European Cooperative Group on Nosocomial Pneumonia. Intensive Care Med. 1993;19(5):256-64.
175. Ashraf M, Ostrosky-Zeichner L. Ventilator-associated pneumonia: A review. Hosp Pract (Minneap). 2012;40(1):93-105.
176. Luyt CE et al. Usefulness of procalcitonin for the diagnosis of ventilator-associated pneumonia. Intensive Care Med. 2008;34(8):1434-40.
177. Stolz D et al. Procalcitonin for reduced antibiotic exposure in ventilator-associated pneumonia: A randomised study. Eur Respir J. 2009;34(6):1364-75.
178. Yoshimura J et al. Impact of gram stain results on initial treatment selection in patients with ventilator-associated pneumonia: A retrospective analysis of two treatment algorithms. Crit Care. 2017;21(1):156.
179. Pugh R et al. Short-course versus prolonged-course antibiotic therapy for hospital-acquired pneumonia in critically ill adults. Cochrane Database Syst Rev. 2015(8):CD007577.
180. Metersky ML, Kalil AC. Management of ventilator-associated pneumonia: guidelines. Clin Chest Med. 2018;39(4):797-808.
181. Torres A et al. International ERS/ESICM/ESCMID/ALAT guidelines for the management of hospital-acquired pneumonia and ventilator-associated pneumonia: Guidelines for the management of hospital-acquired pneumonia (HAP)/ventilator-associated pneumonia (VAP) of the European Respiratory Society (ERS), European Society of Intensive Care Medicine (ESICM), European Society of Clinical Microbiology and Infectious Diseases (ESCMID) and Asociacion Latinoamericana del Torax (ALAT). Eur Respir J. 2017;50(3).
182. Kalil AC et al. Management of adults with hospital-acquired and ventilator-associated pneumonia: 2016 clinical practice guidelines by the Infectious Diseases Society of America and the American Thoracic Society. Clin Infect Dis. 2016;63(5):e61-e111.
183. Niederman MS. Antibiotic treatment of hospital-acquired pneumonia: Is it different from ventilator-associated pneumonia? Curr Opin Crit Care. 2018;24(5):353-60.
184. Mourani PM, Sontag MK. Ventilator-associated pneumonia in critically ill children: A new paradigm. Pediatr Clin North Am. 2017;64(5):1039-56.
185. Mariya Joseph N et al. Outcome of ventilator-associated pneumonia: Impact of antibiotic therapy and other factors. Australas Med J. 2012;5(2):135-40.
186. American Thoracic Society, Infectious Diseases Society of America. Guidelines for the management of adults with hospital-acquired, ventilator-associated, and healthcare-associated pneumonia. Am J Respir Crit Care Med. 2005;171(4):388-416.
187. Werarak P et al. Acinetobacter baumannii nosocomial pneumonia in tertiary care hospitals in Thailand. J Med Assoc Thai. 2012;95(Suppl 2):S23-33.
188. Boyer A et al. Pseudomonas aeruginosa acquisition on an intensive care unit: Relationship between antibiotic selective pressure and patients' environment. Crit Care. 2011;15(1):R55.
189. Walkey AJ, O'Donnell MR, Wiener RS. Linezolid vs glycopeptide antibiotics for the treatment of suspected methicillin-resistant Staphylococcus aureus nosocomial pneumonia: A meta-analysis of randomized controlled trials. Chest. 2011;139(5):1148-55.
190. Sweeney DA, Kalil AC. Didn't inhale? Time to reconsider aerosolized antibiotics in the treatment of ventilator-associated pneumonia. Crit Care. 2018;22(1):333.
191. Zhang C, Berra L, Klompas M. Should aerosolized antibiotics be used to treat ventilator-associated pneumonia? Respir Care. 2016;61(6):737-48.
192. Martin-Loeches I, Rodriguez AH, Torres A. New guidelines for hospital-acquired pneumonia/ventilator-associated pneumonia: USA vs. Europe. Curr Opin Crit Care. 2018;24(5):347-52.
193. Sedwick MB et al. Using evidence-based practice to prevent ventilator-associated pneumonia. Crit Care Nurse. 2012;32(4):41-51.
194. O'Grady NP, Murray PR, Ames N. Preventing ventilator-associated pneumonia: Does the evidence support the practice? JAMA. 2012;307(23):2534-9.
195. Hua F et al. Oral hygiene care for critically ill patients to prevent ventilator-associated pneumonia. Cochrane Database Syst Rev. 2016;10:CD008367.
196. Lorente L et al. Periodically changing ventilator circuits is not necessary to prevent ventilator-associated pneumonia when a heat and moisture exchanger is used. Infect Control Hosp Epidemiol. 2004;25(12):1077-82.
197. Lacherade JC et al. Impact of humidification systems on ventilator-associated pneumonia: A randomized multicenter trial. Am J Respir Crit Care Med. 2005;172(10):1276-82.
198. Siempos II, Vardakas KZ, Falagas ME. Closed tracheal suction systems for prevention of ventilator-associated pneumonia. Br J Anaesth. 2008;100(3):299-306.
199. Delaney A et al. Kinetic bed therapy to prevent nosocomial pneumonia in mechanically ventilated patients: A systematic review and meta-analysis. Crit Care. 2006;10(3):R70.
200. Paul PG et al. Postoperative pulmonary complications following laparoscopy. J Minim Invasive Gynecol. 2017;24(7):1096-103.
201. LAS VEGAS investigators. Epidemiology, practice of ventilation and outcome for patients at increased risk of postoperative pulmonary complications: LAS VEGAS – an observational study in 29 countries. Eur J Anaesthesiol. 2017;34(8):492-507.
202. Kroenke K et al. Postoperative complications after thoracic and major abdominal surgery in patients with and without obstructive lung disease. Chest. 1993;104(5):1445-51.
203. Hedenstierna G. Alveolar collapse and closure of airways: Regular effects of anaesthesia. Clin Physiol Funct Imaging. 2003;23(3):123-9.
204. Miller RD, Eriksson L, Fleisher LA et al. Respiratory physiology. In: Miller's anesthesia. Churchill Livingstone, 2009. pp. 361-91.
205. Westbrook PR et al. Effects of anesthesia and muscle paralysis on respiratory mechanics in normal man. J Appl Physiol. 1973;34(1):81-6.
206. Don H. The mechanical properties of the respiratory system during anesthesia. Int Anesthesiol Clin. 1977;15(2):113-36.
207. Serpa Neto A, Schultz MJ, Gama de Abreu M. Intraoperative ventilation strategies to prevent postoperative pulmonary complications: Systematic review, meta-analysis, and trial sequential analysis. Best Pract Res Clin Anaesthesiol. 2015;29(3):331-40.
208. Drakulovic MB et al. Supine body position as a risk factor for nosocomial pneumonia in mechanically ventilated patients: A randomised trial. Lancet. 1999;354(9193):1851-8.
209. Wahba RW. Perioperative functional residual capacity. Can J Anaesth. 1991;38(3):384-400.
210. Hedenstierna G. Airway closure, atelectasis and gas exchange during anaesthesia. Minerva Anestesiol. 2002;68(5):332-6.
211. Froese AB, Bryan AC. Effects of anesthesia and paralysis on diaphragmatic mechanics in man. Anesthesiology. 1974;41(3):242-55.
212. Hedenstierna G, Rothen HU. Atelectasis formation during anesthesia: Causes and measures to prevent it. J Clin Monit Comput. 2000;16(5-6):329-35.
213. Hedenstierna G, Edmark L. Mechanisms of atelectasis in the perioperative period. Best Pract Res Clin Anaesthesiol. 2010;24(2):157-69.
214. Tenling A et al. Atelectasis and gas exchange after cardiac surgery. Anesthesiology. 1998;89(2):371-8.
215. Gunnarsson L et al. Chronic obstructive pulmonary disease and anaesthesia: Formation of atelectasis and gas exchange impairment. Eur Respir J. 1991;4(9):1106-16.
216. Richter T et al. Effect of prone position on regional *shunt*, aeration, and perfusion in experimental acute lung injury. Am J Respir Crit Care Med. 2005;172(4):480-7.
217. Chiumello D et al. Long-term outcomes in survivors of acute respiratory distress syndrome ventilated in supine or prone position. Intensive Care Med. 2012;38(2):221-9.

218. Hedenstierna G. Pulmonary perfusion during anesthesia and mechanical ventilation. Minerva Anestesiol. 2005;71(6):319-24.
219. Joyce CJ, Williams AB. Kinetics of absorption atelectasis during anesthesia: A mathematical model. J Appl Physiol. 1999;86(4):1116-25.
220. Joyce CJ, Baker AB. What is the role of absorption atelectasis in the genesis of perioperative pulmonary collapse? Anaesth Intensive Care. 1995;23(6):691-6.
221. Sakai EM, Connolly LA, Klauck JA. Inhalation anesthesiology and volatile liquid anesthetics: Focus on isoflurane, desflurane, and sevoflurane. Pharmacotherapy. 2005;25(12):1773-88.
222. Pattinson KT. Opioids and the control of respiration. Br J Anaesth. 2008;100(6):747-58.
223. Kopman AF. Neuromuscular monitoring: Old issues, new controversies. J Crit Care. 2009;24(1):11-20.
224. Fuchs-Buder T, Nemes R, Schmartz D. Residual neuromuscular blockade: Management and impact on postoperative pulmonary outcome. Curr Opin Anaesthesiol. 2016;29(6):662-7.
225. Aytac I *et al*. Survey of postoperative residual curarization, acute respiratory events and approach of anesthesiologists. Braz J Anesthesiol. 2016;66(1):55-62.
226. Beaussier M, Boughaba MA. Residual neuromuscular blockade. Ann Fr Anesth Reanim. 2005;24(10):1266-74.
227. Murphy GS, Brull SJ. Residual neuromuscular block: Lessons unlearned. Part I: definitions, incidence, and adverse physiologic effects of residual neuromuscular block. Anesth Analg. 2010;111(1):120-8.
228. Dutu M *et al*. Neuromuscular monitoring: An update. Rom J Anaesth Intensive Care. 2018;25(1):55-60.
229. Thilen SR, Bhananker SM. Qualitative neuromuscular monitoring: How to optimize the use of a peripheral nerve stimulator to reduce the risk of residual neuromuscular blockade. Curr Anesthesiol Rep. 2016;6:164-9.
230. Boden I *et al*. Preoperative physiotherapy for the prevention of respiratory complications after upper abdominal surgery: Pragmatic, double blinded, multicentre randomised controlled trial. BMJ. 2018;360:j5916.
231. Boden I *et al*. ICEAGE (Incidence of Complications following Emergency Abdominal surgery: Get Exercising): Study protocol of a pragmatic, multicentre, randomised controlled trial testing physiotherapy for the prevention of complications and improved physical recovery after emergency abdominal surgery. World J Emerg Surg. 2018;13:29.

CAPÍTULO 5

Efeitos Cardiovasculares da Ventilação Mecânica

Fernando Suparregui Dias

▶ Fisiologia da interação coração-pulmão

A função cardiovascular é profundamente afetada pela ventilação por meio de mecanismos complexos e, muitas vezes, opostos. Para que ocorra a distribuição do oxigênio obtido através das trocas gasosas pelos pulmões, faz-se necessário um fluxo adequado, que deve ser levado pelos vasos com uma pressão mínima que garanta sua chegada à célula. Os pulmões desempenham um papel fundamental nesse processo, visto que são os únicos órgãos do corpo humano a receber 100% do débito cardíaco (DC), em qualquer condição fisiopatológica.[1] A relação entre a função ventilatória e a cardiovascular depende da reserva miocárdica, da função de bomba do coração, do volume circulante efetivo, da distribuição do fluxo sanguíneo, do tônus autonômico, da resposta endócrina, da pressão intratorácica (PIT), dos volumes pulmonares e da pressão em torno dos demais componentes do sistema cardiovascular.[2] A PIT e as alterações do volume pulmonar durante a ventilação estão envolvidos no comprometimento da função cardíaca por meio de mecanismos que incluem: (1) mudanças no retorno venoso; (2) aumento da resistência vascular pulmonar (RVP); (3) compressão direta do pericárdio; e (4) interdependência ventricular.[3]

▶ Efeitos da pressão intratorácica na hemodinâmica

Por sua condição anatômica, estando situado dentro de uma câmara pressurizada, o coração é afetado por qualquer mudança na PIT, o que interfere no retorno do sangue venoso sistêmico para o ventrículo direito (VD) e no fluxo ejetado pelo ventrículo esquerdo (VE), de modo independente a este. O aumento na PIT eleva a pressão no átrio direito (PAD) e reduz a pressão transmural (Ptm) do VE durante a sístole, determinando queda no gradiente pressórico para o retorno venoso e ejeção do VE, o que diminui o volume sanguíneo intratorácico. Por sua vez, uma redução na PIT aumenta o retorno venoso e opõe-se à ejeção do VE, aumentando o volume sanguíneo intratorácico.[4] Em uma região na qual a pressão arterial pulmonar é inferior à pressão alveolar, haverá colabamento dos capilares, já que a pressão externa excede a pressão em seu interior. Como isso impede as trocas gasosas nessa região, essa condição é denominada *espaço morto alveolar*. Por outro lado, as regiões dos pulmões que são perfundidas, mas não ventiladas, caracterizam o que chamamos de *shunt*.[1]

Ventilação espontânea

Durante uma respiração espontânea, a pressão intratorácica negativa causada pela expansão torácica resulta em aumento do fluxo sanguíneo da veia cava para o átrio direito (AD). A ventilação mecânica (VM) com pressão positiva pode afetar o coração pelo menos de duas maneiras. Primeiro, como ocorre aumento dos volumes pulmonares, há uma elevação gradual da RVP, o que leva ao aumento da pós-carga do VD. Segundo, a elevação da pressão pleural decorrente da pressão positiva transmite-se à superfície do coração. Cria-se um gradiente pressórico entre a PIT e as pressões intracardíacas, a conhecida *pressão transmural* (Ptm).[5] Na verdade, a Ptm é a pressão que, junto com a complacência das câmaras cardíacas, define o enchimento e as dimensões do coração e dos vasos sanguíneos.[6] Como a PAD é a menor pressão do gradiente que ocorre para haver o retorno venoso, alterações na ventilação induzidas pela PIT acarretarão mudanças na PAD, facilitando ou dificultando o retorno do sangue ao coração.[7] Em estudo clássico em modelo animal, Guyton *et al.* demonstraram que o retorno venoso é máximo quando a pressão no AD é negativa (–2 a –4 mmHg). O retorno venoso diminuiu progressivamente à medida que a PAD aproximou-se de zero, cessando quando esse valor chegou a valores pouco acima de 6 mmHg (Figura 5.1).[8]

Ventilação com pressão positiva

Do ponto de vista fisiológico, a VM com pressão positiva tem inúmeros efeitos indesejáveis. A redução do DC em função do aumento da PIT é reconhecida desde a década de 1940,[9] e, nessa condição, as mudanças na PAD representam o principal fator envolvido no gradiente pressórico para o retorno venoso.[7] Quando se altera o retorno venoso para o VD, concomitantemente há alteração na pré-carga do VE. O aumento na PIT durante a VM pode reduzir o enchimento do VD e repercutir no volume sistólico (VS) do VE.[3] Outro efeito da pressão intratorácica sobre a hemodinâmica decorre da alteração na geometria ventricular durante a ventilação com pressão positiva. Um único ciclo com pressão positiva pode provocar variação no DC. O VD responde

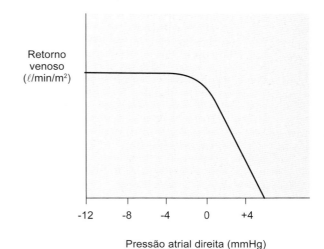

Figura 5.1 ▪ Relação entre o retorno venoso e a pressão atrial direita. O retorno venoso é máximo quando a pressão atrial direita é negativa (–2 a –4 mmHg).

com uma queda no seu VS em consequência da diminuição do retorno venoso durante a inspiração, o que é acompanhado de redução nas suas dimensões, ocorrendo o contrário durante a expiração. O VS do VE é afetado pelo volume sanguíneo, pela frequência respiratória (FR) e pelo volume corrente (VC) durante uma insuflação pulmonar.[10] Um importante aspecto a ser considerado na relação entre pressão positiva e hemodinâmica é a complacência do sistema respiratório. Em condições como a síndrome do desconforto respiratório agudo (SDRA), em que existe rigidez pulmonar, os efeitos da interação coração-pulmão serão menores do que em uma condição de maior complacência, como em pacientes com doença pulmonar obstrutiva crônica (DPOC).[6]

■ Respiração e retorno venoso

Com base na lei da conservação da massa, o coração pode bombear apenas o sangue que recebe, logo, o retorno venoso deve ser igual ao DC.[6] A consequência natural das alterações do retorno venoso ao VD são alterações na pré-carga ventricular esquerda. Durante a VM, o aumento da PIT pode reduzir o enchimento do VD, que, por sua vez, leva à redução da pré-carga do VE e do DC. Quando houver dilatação do VD, a complacência diastólica do VE estará reduzida, diminuindo o volume diastólico final do VE sem reduzir sua pressão diastólica final.[3] Por outro lado, a restrição que o coração venha a sofrer na diástole também provoca redução do DC. Como o coração e os pulmões estão próximos, uma elevação da PIT com a VM aumenta a pressão em torno do coração.[11] À beira do leito, a redução da complacência do VE pode ser interpretada, de modo equivocado, como uma disfunção contrátil, porque haverá redução do trabalho ventricular esquerdo para determinada pressão de enchimento.[3]

■ Ventilação mecânica e função do ventrículo direito

Pelas suas características anatômicas, o VD difere de modo significativo do VE em seu funcionamento. Por ter uma parede livre fina, não está adaptado para trabalhar com pressões elevadas e sua ejeção é sustentada, em parte, pela contração do septo interventricular. Essa característica estrutural, torna relevante sua relação com o VE, o que fica evidente quando ocorre dissincronia ou ausência de contração do septo, como no bloqueio de ramo esquerdo (BRE).[6] O enchimento ventricular direito é muito pouco afetado pela reposição aguda de fluidos. Embora a PAD aumente com a reposição volêmica, a pressão pericárdica também se eleva, fazendo com que a pressão ventricular direita permaneça inalterada.[7] Quanto mais próximo do zero da pressão atmosférica estiver a PAD, maior será o gradiente para o retorno do sangue venoso sistêmico. Para que esse mecanismo funcione perfeitamente, o VS deve ser igual ao retorno venoso, pois, do contrário, ocorrerá distensão do VD e aumento da PAD. Esse equilíbrio é rompido rapidamente quando há diminuição da complacência do VD ou se a PAD aumenta independentemente de alterações no volume diastólico final do VD. Uma condição que exemplifica essa situação é a dilatação aguda do VD que ocorre na embolia pulmonar, no infarto agudo do VD ou na hiperinsuflação pulmonar, que provocam queda significativa do DC não responsiva à reposição volêmica.[12] Por sua vez, a pós-carga do VD durante a insuflação cíclica dos pulmões depende do volume pulmonar e não das pressões nas vias aéreas, conforme demonstrado em pacientes com SDRA.[13]

■ Pré-carga do ventrículo esquerdo e interdependência ventricular

O VD e o VE estão acoplados mecanicamente por compartilharem o mesmo septo e as fibras circunferenciais, além disso, a expansão de ambos é influenciada por um pericárdio comum. Por esses motivos, o enchimento diastólico de um ventrículo é diretamente influenciado pela geometria e complacência do outro ventrículo, fenômeno conhecido como *interdependência ventricular diastólica*.[3] Como a pré-carga do VE depende do VS do VD, o desempenho ventricular esquerdo só será adequado com um bom funcionamento do lado direito do coração.[6] Os efeitos diretos da interdependência ventricular podem ser clinicamente significativos. O aumento do volume do VD desvia o septo interventricular em direção ao VE, diminuindo imediatamente a complacência do VE. Durante a ventilação com pressão positiva, o volume do VD em geral está diminuído, minimizando os efeitos da interdependência ventricular. O uso de pressão positiva na ventilação aumenta os volumes pulmonares, comprimindo um ventrículo no outro e reduzindo seus volumes. O restabelecimento do volume diastólico final do VE com a infusão de volume leva ao restabelecimento do DC durante o emprego de pressão positiva no final da expiração, sem alterar a complacência diastólica do VE.[2]

Em caso de tamponamento cardíaco, a interdependência ventricular é o principal determinante da alteração cíclica na pressão de pulso arterial e no VS, conhecida como *pulso paradoxal*. Em indivíduos saudáveis respirando espontaneamente, a pressão arterial sistólica (PAS) apresenta uma ligeira queda, em torno de 10 mmHg, durante a inspiração. No tamponamento cardíaco, a queda na PAS acima de 10 mmHg caracteriza o pulso paradoxal, que também pode ocorrer em casos de asma aguda grave, derrame pleural volumoso, embolia pulmonar, choque anafilático, hérnia diafragmática estrangulada e atresia tricúspide.[12]

■ Efeitos da pressão positiva expiratória final na hemodinâmica

A pressão positiva expiratória final (PEEP) é utilizada, há várias décadas, para corrigir a hipoxemia, particularmente em pacientes com SDRA. O principal mecanismo pelo qual o emprego de PEEP compromete a hemodinâmica é a redução do DC. Entre os mecanismos pelos quais a PEEP reduz o DC, destacam-se: (1) redução do retorno venoso; (2) diminuição da contratilidade; (3) aumento da pós-carga; e (4) mediadores humorais.[5] Em pacientes com SDRA, a instituição da PEEP pode provocar redução de VS, DC e frequência cardíaca (FC), com a consequente elevação das resistências vasculares sistêmica e pulmonar.[14]

Redução do retorno venoso

Os efeitos da PEEP sobre a hemodinâmica dependem profundamente do volume intravascular. Em geral, a pressão positiva na via aérea causa redução do DC por diminuição na pré-carga. No caso do emprego de PEEP, o DC pode ser restaurado com a normalização da pré-carga por meio da infusão de fluidos ou pela redução de seus níveis, o que leva a um incremento no retorno venoso.[15] O VD é particularmente afetado pela VM devido à redução do retorno venoso e à queda da pré-carga, secundária ao aumento da pressão pleural. Em pacientes com SDRA, esses efeitos são acentuados por vasoconstrição pulmonar hipóxica, microtromboses, alterações nas zonas de West e perda de unidades alveolares por colabamento, tendo como consequência a hipertensão arterial pulmonar (HAP).[6] É interessante que, em modelos experimentais de lesão pulmonar, aumentos no nível de PEEP até 21 cmH$_2$O não causam comprometimento da função do VD, apesar de reduzir seu VS,[16] porém, em seres humanos, níveis acima de 15 cmH$_2$O provocam aumento do volume e da pós-carga VD, além de redução da contratilidade.[17] O comprometimento da função ventricular esquerda pode ser decorrente do desvio do septo interventricular para dentro da cavidade do VE, como consequência da diminuição de suas dimensões.[5]

Em seres humanos, a VM é uma medida vital em pacientes com SDRA, podendo melhorar a vasoconstrição hipóxica, em virtude da melhora das trocas gasosas e do recrutamento de unidades alveolares.[6] O emprego de ventilação com estratégia protetora (VC = 6 mℓ/kg de peso) e níveis de PEEP titulados para manter a pressão de platô até 30 cmH$_2$O diminui o DC, muito mais pelo aumento da pós-carga do VD do que pela redução da pré-carga. Os efeitos da PEEP sobre o DC foram abolidos pelo aumento do volume circulante efetivo, por meio da elevação passiva dos membros inferiores.[18] Em condições de euvolemia e estabilidade hemodinâmica, pacientes submetidos à cirurgia cardíaca toleram níveis de pressão na via aérea de 20 cmH$_2$O por 25 s, não apresentando alteração significativa no DC, apesar do aumento na PAD. O mecanismo responsável pela manutenção do DC seria o aumento concomitante da pressão intra-abdominal e a compressão do

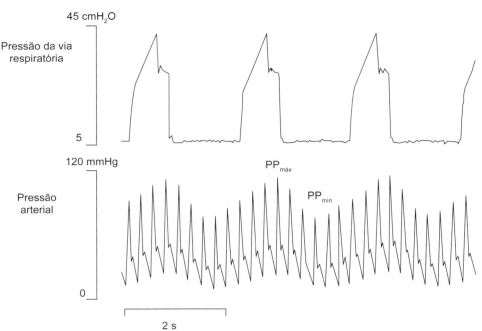

Figura 5.3 ■ Alterações respiratórias e na pressão arterial em um paciente sob ventilação mecânica. $PP_{máx}$: valor máximo da pressão de pulso; PP_{min}: valor mínimo da pressão de pulso.

Avaliação ecocardiográfica do estado volêmico

A variação na respiração dos diâmetros da veia cava ou as variações na velocidade do fluxo na aorta (ΔVao) também são utilizadas como preditoras de fluidorresponsividade. A ΔVao tem uma sensibilidade de 79% e a variação do diâmetro da veia cava superior tem uma especificidade de 84%. Um fato que pode representar dificuldade na obtenção dessas variáveis é a necessidade de ecocardiografia transesofágica.[6]

Estimativa do fluxo de enchimento sistêmico médio com manobras respiratórias

Esse modelo fisiológico foi desenvolvido em animais, utilizando a queda do DC com a elevação das pressões nas vias aéreas, para estimar o FESM. Embora esse método mostre boa correlação matemática para estimar a FESM, ainda são necessários novos estudos para estabelecer seu real papel no monitoramento hemodinâmico funcional.[6]

▶ Impacto da ventilação mecânica em situações de função cardiorrespiratória alterada

A principal indicação da VM é quando há comprometimento significativo da função respiratória, que pode estar ou não associado à disfunção cardiovascular. No momento da intubação traqueal e ao iniciar-se um curso de VM, o intensivista determinará qual modo ventilatório deverá ser utilizado e ajustar os parâmetros do ventilador mecânico para corrigir as alterações presentes. Várias são as condições clínicas em que a VM será utilizada em caso de comprometimento cardiocirculatório, como lesão pulmonar aguda (LPA), SDRA, DPOC e insuficiência cardíaca.

Síndrome do desconforto respiratório agudo

O paciente com SDRA necessita de VM com pressão positiva e PEEP para a manutenção das trocas gasosas e da estabilidade alveolar. Todavia, o aumento da pressão na via aérea pode não refletir o aumento da PIT, porque na SDRA o parênquima pulmonar apresenta redução da complacência em graus variados e diminuição da complacência da parede torácica. Como a distribuição do colapso alveolar não é homogênea, obviamente a distensão dos alvéolos durante a VM com pressão positiva poderá ser somente o reflexo de hiperdistensão em algumas áreas à custa da baixa complacência em outras regiões. Nesses pacientes, a pressão média na via aérea (Pva) reflete a distensão de unidades respiratórias que já estão aeradas antes da inspiração. O emprego do modo ventilatório controlado à pressão (PCV) visa evitar a hiperdistensão das regiões já aeradas.[4]

Não existe comprovação de que o modo ventilatório *per se* influencie a condição hemodinâmica do paciente com SDRA, quando comparado a VC e níveis de PEEP pareados. Quando se utiliza o PCV com VCs baixos e o modo ventilatório controlado a volume (VCV), o DC é mais alto no grupo que ventila no modo PCV.[3] Provavelmente, o fato de o modo PCV melhorar a complacência pulmonar mais rapidamente do que o modo VCV[41] permite que as trocas gasosas se façam com níveis de pressão mais baixos nas vias aéreas, não comprometendo significativamente o retorno venoso e o DC.

A queda do DC com a VM na maioria das vezes pode ser revertida com a infusão de fluidos, através da restauração do volume sanguíneo intratorácico[4] ou mesmo com somente a elevação passiva dos membros inferiores.[18] Quando não ocorrer melhora hemodinâmica com a infusão de líquidos, deve-se pensar em outro fator como o causador da crise hemodinâmica, por exemplo, *cor pulmonale* agudo ou aumento da RVP.[4]

A ocorrência de *cor pulmonale* agudo não é incomum em pacientes com insuficiência respiratória aguda, principalmente naqueles com SDRA. Nesse contexto, deve-se prestar atenção na sobrecarga imposta pela própria VM, que pode resultar em dilatação do VD, desvio anormal do septo interventricular e baixo DC. Esse racional fisiopatológico possibilita especular se a redução da mortalidade na SDRA decorrente da VM com baixo VC poderia ocorrer, ao menos em parte, em virtude da melhora da função do VD.[42]

Doença pulmonar obstrutiva crônica

As alterações hemodinâmicas decorrentes da DPOC são devido à hiperinsuflação pulmonar e ao aumento da resistência na via aérea. A hiperinsuflação pulmonar é o mecanismo primário para a ocorrência de HAP induzida pela VM e falência de VD nesses pacientes. Alterações na relação ventilação/perfusão promovem novos aumentos no tônus vasomotor, via mecanismo de vasoconstrição pulmonar em resposta à hipoxia.[4]

Nas crises de exacerbação de DPOC, fatores como hipoxemia, acidose respiratória e aumento do tônus simpático, além do esforço respiratório do paciente, agem em conjunto para aumentar o trabalho respiratório. Nessa condição, as medidas adotadas para melhorar a obstrução das vias aéreas reduzirão o trabalho respiratório, melhorando a hipoxemia, revertendo a acidose respiratória e diminuindo a pós-carga do VD.[4]

Insuficiência cardíaca

A aplicação de CPAP em pacientes com miocardiopatia dilatada tem efeitos distintos de acordo com a origem da patologia: idiopática ou secundária à doença isquêmica do coração. Os pacientes com miocardiopatia dilatada idiopática (MDI), por apresentarem grau menor de fibrose nos ventrículos maiores e mais complacentes, têm redução mais pronunciada nos volumes cardíacos com o uso de CPAP. Assim, a aplicação de CPAP não afeta a pré-carga do VE em pacientes com insuficiência cardíaca esquerda (ICE), com exceção dos portadores de MDI e com VE volumoso.[43]

A transição da VM para a ventilação espontânea, nessa condição, aumenta o trabalho respiratório, o retorno venoso e o volume sanguíneo intratorácico.[4] São apontados como fatores de risco para falha na tentativa de descontinuação da VM: DPOC, miocardiopatia e obesidade.[44] A retirada da VM pode agravar o quadro de isquemia miocárdica e acarretar falência ventricular esquerda, e em casos extremos pode provocar edema agudo de pulmão. Como nesses pacientes não é o aumento do trabalho respiratório que induz a IC e sim a variação negativa da PIT, o uso de CPAP está indicado, possivelmente pela sua capacidade de reduzir a pós-carga do VE.[4]

O uso de PEEP em pacientes com insuficiência cardíaca (IC) tem um efeito benéfico, não havendo queda do DC quando a POAP está acima de 18 mmHg,[45] mesmo naqueles com edema agudo de pulmão.[14]

Durante a descontinuação da VM, os pacientes com disfunção cardiovascular são submetidos a um teste de esforço. A ventilação espontânea ativa o sistema simpático, com previsíveis alterações na FC e na pressão arterial. Pela venoconstrição e concomitante redução na complacência venosa, ocorre aumento na pressão intravascular sistêmica e elevação da pós-carga do VE, o que aumenta sobremaneira o trabalho de um coração já comprometido. O resultado dessa sequência de eventos é o aumento no consumo de oxigênio pelo miocárdio. Para o sucesso do processo de descontinuação da VM, o coração deve ser capaz de lidar com essa situação.[42] Em pacientes que falharam em um teste de respiração espontânea, pode-se observar aumento da água pulmonar extravascular (APEV) em um tempo médio de 48 min, sugerindo que o edema pulmonar é um elemento-chave nesse processo.[44]

▶ Referências bibliográficas

1. West JB. Blood flow to the lung and gas exchange. Anesthesiology. 1974;41:124-38.
2. Pinsky MR. Cardiovascular issues in respiratory care. Chest. 2005;128:592S-7S.
3. Steingrub JS, Tidswell M, Higgins TL. Hemodynamic consequences of heart-lung interactions. J Intensive Care Med. 2003;18:92-9.
4. Pinsky MR. Effect of mechanical ventilation on heart-lung interactions. In: Tobin MJ. Principles and practice of mechanical ventilation. 2nd ed. New York: McGraw Hill, 2006, pp. 729-57.
5. Pick RA, Handler JB, Murata GH et al. The cardiovascular effects of positive end-expiratory pressure. Chest. 1982;82:345-50.
6. Martin RG, Wigger O, Berger D, Bloechlinger S. Basic concepts of heart-lung interactions during mechanical ventilation. Swiss Med Wkly. 2017;147:w14491.
7. Pinsky MR. Recent advances in the clinical application of heart-lung interactions. Curr Opin Crit Care. 2002;8:26-31.
8. Guyton AC et al. Venous return at various right atrial pressures and the normal venous return curve. Am J Physiol. 1957;189:609-15.
9. Cournand A, Motley HL, Werko L, Richards DW. Physiological studies of the effects of intermittent positive pressure breathing on cardiac output in man. Am J Physiol. 1948;152:152-62.
10. Bell RC, Robotham JL, Badke FR et al. Left ventricular geometry during intermittent positive pressure ventilation in dogs. J Crit Care. 1987;4:230-44.
11. Verhoeff K, Mitchell JR. Cardiopulmonary physiology: Why the heart and lungs are inextricably linked. Adv Physiol Educ. 2017;41:348-53.
12. Pinsky MR. Heart-lung interactions. In: Vincent JL, Abraham E, Moore FA, Kochanek PM, Fink MP. Textbook of critical care. 6th ed. Philadelphia: Elsevier Saunders, 2011, cap. 47, pp. 314-27.
13. Vieillard-Baron A, Loubieres Y, Schmitt JM, Page B, Dubourg O, Jardin F. Cyclic changes in right ventricular impedance during mechanical ventilation. J Appl Physiol. 1999;87:1644-50.
14. Calvin JE, Driedger AA, Sibbald WJ. Positive end-expiratory pressure (PEEP) does not depress left ventricular function in patients with pulmonary edema. Am Rev Resp Dis. 1981;124:121-8.
15. Navalesi P, Maggiore SM. Positive End-Expiratory Pressure. In: Tobin MJ. Principles and practice of mechanical ventilation. 2nd ed. New York: McGraw Hill, 2006, pp. 273-325.
16. Luecke T, Roth H, Herrmann P et al. Assessment of cardiac preload and left ventricular function under increasing levels of positive end-expiratory pressure. Intensive Care Med. 2004;30:119-26.
17. Biondi JW, Schulman DS, Soufer R et al. The effect of incremental positive end-expiratory pressure on right ventricular hemodynamics and ejection fraction. Anesth Analg. 1988;67:144-51.
18. Fougères E, Teboul JL, Richard C et al. Hemodynamic impact of a positive end-expiratory pressure setting in acute respiratory distress syndrome: Importance of the volume status. Crit Care Med. 2010;38:802-7.
19. van den Berg PCM, Jansen JRC, Pinsky MR. Effect of positive pressure on venous return in volume-loaded cardiac surgical patients. J Appl Physiol. 2002;92:1223-31.
20. Feihl F, Broccard AF. Interactions between respiration and systemic hemodynamic: Part I: basic concepts. Intensive Care Med. 2009;35:45-54.
21. Copland IB, Kavanagh BP, Engelberts D, McKerlie C, Belik J, Post M. Early changes in lung gene expression due to high tidal volume. Am J Respir Crit Care Med. 2003;168(9):1051-9.
22. Jardin F, Vieilard-Baron A. Right ventricular function and positive pressure ventilation in clinical practice: From hemodynamic subsets to respirator settings. Intensive Care Med. 2003;29:1426-34.
23. Sommer N, Strielkov I, Pak O, Weissmann N. Oxygen sensing and signal transduction in hypoxic pulmonar vasoconstriction. Eur Respir J. 2016;47:288-303.
24. Lumb AB, Slinger P. Hypoxic pulmonar vasoconstriction. Anesthesiology. 2015;122:932-46.
25. Marshall BE, Hanson CW, Frasch F, Marshall C. Role of hypoxic pulmonar vasoconstriction in pulmonar gas Exchange and blood flow distribution. 2 pathophysiology. Intensive Care Med. 1994;20:379-89.
26. Landosdorp B, Hofhuizen C, van Lavrien M et al. Mechanical ventilation-induced intrathoracic pressure distribution and hear-lung interactions. Crit Care Med. 2014;42:1983-90.
27. Perel A, Pizov R, Cotev S. Systolic blood pressure variation is a sensitive indicator of hypovolemia in ventilated dogs subjected to graded hemorrhage. Anesthesiology. 1987;67:498-502.
28. Michard F, Boussat S, Chemla D et al. Relation between respiratory changes in arterial pulse pressure and fluid responsiveness in septic patients with acute circulatory failure. Am J Respir Crit Care Med. 2000;162:134-8.
29. Wiesenack C, Prasser C, Rödig G, Keyl C. Stroke volume variation as an indication of fluid responsiveness using pulse contour analysis in mechanically ventilated patients. Anesth Analg. 2003;96:1254-7.
30. Szold A, Pizov R, Segal E, Perel A. The effect of tidal volume and intravascular volume state on systolic pressure variation in ventilated dogs. Intensive Care Med. 1989;15:368-71.
31. Reuter DA, Bayerlein J, Goepfert MSG et al. Influence of tidal volume on left ventricular stroke volume variation measured by pulse contour analysis in mechanically ventilated patients. Intensive Care Med. 2003;29:476-80.

32. Charron C, Fessenmeyer C, Cosson C et al. The influence of tidal volume on the dynamic variables of fluid responsiveness in critically ill patients. Anesth Analg. 2006;102(2):1511-7.
33. De Backer D, Heenen S, Piagnerelli S, Koch M, Vincent JL. Pulse pressure variations to predict fluid responsiveness: Influence of tidal volume. Intensive Care Med. 2005;31:517-23.
34. Myatra SN, Prabu NR, Divatia JV et al. The changes in pulse pressure variation or stroke volume variation after a "tidal volume challenge" reliably predict fluid responsiveness during low tidal volume ventilation. Crit Care Med. 2017;45:415-21.
35. Michard F, Teboul JL. Using heart-lung interactions to assess fluid responsiveness during mechanical ventilation. Crit Care. 2000;4:282-9.
36. Pizov R, Ya'ari Y, Perel A. Systolic pressure variation is greater during hemorrhage than during sodium nitroprusside-indiced hypotension in ventilated dogs. Anesth Analg. 1988;67:170-4.
37. Muller L, Louart G, Bousquet PJ et al. The influence of the airway driving pressure on pulsed pressure variation as a predictor of fluid responsiveness. Intensive Care Med. 2010;36:496-503.
38. Michard F, Chemla D, Richard C et al. Clinical use of respiratory changes in arterial pulse pressure to monitor the hemodynamic effects of PEEP. Am J Respir Crit Care Med. 1999;159:935-9.
39. Renner J, Scholz J, Bein B. Monitoring fluid therapy. Best Pract Res Clin Anaesth. 2009;23:159-71.
40. Daihua Y, Wei C, Xude S, Linong Y, Changjun G, Hui Z. The effect of body position changes on stroke volume variation in 66 mechanically ventilated patients with sepsis. J Crit Care. 2012;27:416.e7-12.
41. Rappaport SH, Shpiner R, Yoshihara G et al. Randomized, prospective trial of pressure-limited *versus* volum-controlled ventilation in severe respiratory failure. Crit Care Med. 1994;22:22-32.
42. Feihl F, Broccard AF. Interactions between respiration and systemic hemodynamic: Part II: practical implications in critical care. Intensive Care Med. 2009;35:198-205.
43. Mehta S, Liu PP, Fistzgerald FS, Allidina YK, Bradley TD. Effects of continuous positive airway pressure on cardiac volumes in patients with ischemic and dilated cardiomyopathy. Am J Respir Crit Care Med. 2000;161:128-34.
44. Liu J, Shen F, Teboul JL et al. Cardiac dysfunction induced by weaning from mechanical ventilation: Incidence, risk factors, and effects of fluid removal. Crit Care. 2016;20:369.
45. Grace MP, Greenbaum DM. Cardiac performance in response to PEEP in patients with cardiac dysfunction. Crit Care Med. 1982;20:358-60.

Parte 3

Acessos às Vias Aéreas

6 Gerenciamento da Via Aérea e Intubação Traqueal, *75*
7 Via Aérea Difícil, *93*
8 Traqueostomias Convencional e Percutânea, *104*

Gerenciamento da Via Aérea e Intubação Traqueal

CAPÍTULO 6

David Ferez ▪ Luiz Fernando dos Reis Falcão

▶ Introdução

O gerenciamento da via aérea pode ser entendido como o emprego de técnicas e de inúmeros dispositivos cujo objetivo principal é prevenir e combater a hipoxia sanguínea. Esses dispositivos são os meios pelos quais se administra o oxigênio, e se elimina o gás carbônico produzido pelo metabolismo. Esse gerenciamento é rotineiro em pacientes críticos ou sob anestesia geral.

A intubação traqueal faz parte desse gerenciamento da via aérea e é definida como a técnica de introdução de uma sonda – o tubo traqueal – no lúmen da traqueia, e, como visto, mantém a via aérea patente, administra oxigênio e elimina o gás carbônico produzido. Pode ser realizada por meio da nasofaringe (intubação nasotraqueal – INT), da orofaringe (intubação orotraqueal – IOT) ou por uma abertura na parede da traqueia (intubação transtraqueal – ITT), mais conhecida como *traqueostomia* e *cricotireostomia*.

▶ Indicações clássicas

A intubação traqueal é considerada o método definitivo de controle da via aérea. Uma vez indicada, deve-se considerar o estado clínico do paciente, a possibilidade de uma via aérea difícil, a experiência do médico na técnica escolhida, o preparo adequado do paciente e do material necessário para a execução do procedimento e as medidas de contingência necessárias. As principais indicações de intubação traqueal são:[1,2]

- Proteção da via aérea do paciente contra o risco de aspiração pulmonar de material por qualquer motivo, especialmente quando o nível de consciência não é compatível com essa segurança (escala de coma de Glasgow ≤ 8)
- Paciente sem condições da manutenção de uma via aérea patente de modo espontâneo, como a corrupção da anatomia local das vias aéreas superiores (traumas, edema supraglótico etc.)
- Toalete pulmonar ineficiente do paciente, o que leva ao acúmulo de secreções pulmonares (doença neuromuscular avançada)
- Manutenção da adequada oxigenação e ventilação pulmonar. Como o que é observado nos pacientes com quadro respiratório com elevado *shunt* pulmonar ou deficiência significativa da ventilação alveolar com retenção importante de gás carbônico (edema pulmonar grave e doença neuromuscular avançada).

▶ Anatomia das vias aéreas relacionadas com o seu gerenciamento[3,4]

Boca

A cavidade oral é limitada, na parte superior, em sua porção anterior, pelo palato duro e posteriormente pelo palato mole. Suas faces laterais ficam balizadas pelos dentes e bochechas. Inferiormente, o limite é o assoalho da boca, onde está inserida a língua. Seus músculos inserem-se no osso hioide, no maxilar inferior e na apófise do ligamento estilo-hióideo. A inervação motora da língua é feita pelo nervo hipoglosso (XII). A inervação sensitiva dos dois terços anteriores faz-se por nervo lingual e corda do tímpano e ramos do nervo trigêmeo e facial, respectivamente. O terço posterior recebe a inervação sensitiva do nervo glossofaríngeo (IX) (Figura 6.1).

Nariz

O nariz é dividido pelo septo nasal em narina direita e esquerda, e é pelas narinas que se alcança a fossa nasal direita e esquerda, as quais deveriam ser estruturas simétricas. Em suas paredes laterais, identificam-se os cornetos superiores, médios e inferiores, a partir dos quais se determina o ponto de maior estreitamento das fossas nasais (Figura 6.2). A estrutura do teto do nariz é composta pela lâmina cribiforme do osso etmoide, região óssea frágil na qual se encontra a maior parte das estruturas olfatórias do nariz.

A mucosa nasal, ricamente vascularizada, é a responsável pelo aquecimento e pela umidificação do gás inalado que transita pelos cornetos. O nervo esfenopalatino, em sua maior parte, e o nervo etmoidal anterior são os responsáveis pela inervação sensitiva do septo e das turbinas nasais.

Na região posterior, as fossas nasais se unem formando a coana nasal, que é a comunicação com a cavidade da nasofaringe. A nasofaringe compreende a região da coana nasal até o final do palato mole na região nasal. Chama-se *orofaringe* a região que compreende o final do palato

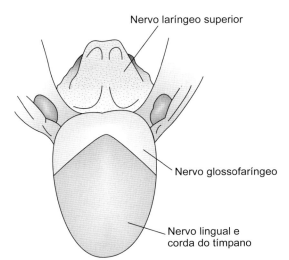

Figura 6.1 ▪ Regiões sensitivas da língua.

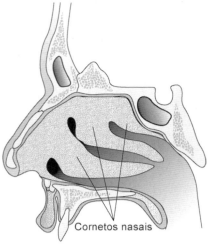

Figura 6.2 ▪ Cornetos nasais – vista lateral.

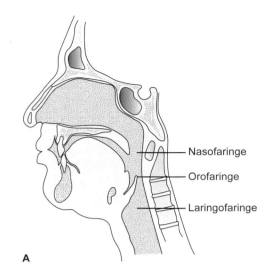

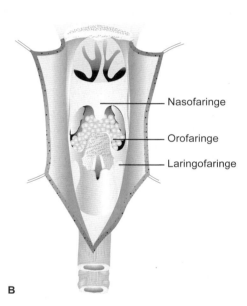

Figura 6.3 ▪ **A** e **B**. Divisões anatômicas de nasofaringe, orofaringe e laringofaringe.

mole até a inserção da base da língua, e *laringofaringe* a região da base da língua até a entrada da laringe, na qual ocorre a separação das vias aérea e digestiva. Nas paredes laterais da orofaringe, encontram-se as amígdalas palatinas, limitadas pelos pilares amigdalianos anteriores e posteriores (Figuras 6.3 e 6.4).

Laringe

A laringe é uma estrutura complexa cuja função é fornecer passagem do gás atmosférico para a via aérea inferior. Isso é realizado de maneira valvular, impedindo que outras substâncias ganhem a traqueia. Em virtude de sua função valvular, possibilita a inspiração do gás atmosférico e a exalação de gás alveolar.

Localiza-se anteriormente às 4ª, 5ª e 6ª vértebras cervicais no adulto. Entretanto, nas crianças, fica mais elevada, no nível das 2ª e 3ª vértebras cervicais (Figura 6.5). É composta por uma diversidade de cartilagens, membranas e ligamentos que se articulam perfeitamente. São nove as cartilagens: três pares mais três ímpares. As cartilagens em número par são carotenoides, corniculadas e cuneiformes; as ímpares são tireoide, cricoide e epiglote (Figuras 6.6 a 6.8).

Em uma abstração espacial, a laringe no adulto tem forma cilíndrica e a da criança pré-escolar tem forma de uma secção cônica (Figura 6.9). A laringe é limitada: superiormente pela epiglote; inferiormente pela cartilagem aritenoide; anteriormente pelos ligamentos da epiglote, pelo osso hioide e pelo tecido conjuntivo anterior; posteriormente pela membrana mucosa que se estende entre as cartilagens aritenoides; lateralmente pelas dobras aritenoepiglóticas. As cordas vocais no adulto são perpendiculares ao eixo da traqueia, enquanto nas crianças são inclinadas a esse eixo em direção craniocaudal. A fenda glótica representa, no adulto, o ponto de maior estreitamento da via aérea; já nas crianças com idade inferior a 10 anos, a cartilagem cricoide é o local desse maior estreitamento. A cartilagem cricoide é a única cartilagem da laringe que representa um anel completo e se apresenta em forma de um sinete. Ao nascimento, situa-se na altura da 4ª vértebra cervical e, a partir dos 6 anos de idade, no nível da 6ª vértebra cervical, mantendo-se nessa posição até a idade adulta.

A epiglote é uma estrutura cartilaginosa flexível de forma plana, lembrando uma folha, nos adultos; sua borda superior é arredondada e projeta-se anteriormente a partir da laringe. No adulto, apresenta-se durante o procedimento de intubação traqueal com a forma de "U" invertido (Figura 6.10); na criança, apresenta-se como a letra "Ω" invertida.

A membrana entre o osso hioide e a cartilagem tireóidea é conhecida como membrana tíreo-hióidea. Abaixo desta destaca-se a membrana cricotireóidea, que congrega a borda superior da cartilagem cricoide até a tireoide. É o ponto mais próximo da via aérea com o meio exterior e é rara a presença de vasos sanguíneos no local, o que facilita sua manipulação cirúrgica no acesso cirúrgico emergencial da via aérea (Figura 6.11).

O nervo laríngeo recorrente, ramo do nervo vago, é o responsável pela maior parte da inervação motora da laringe e contribui para parte da inervação sensitiva, especialmente abaixo das cordas vocais. A inervação sensitiva para as regiões acima das cordas vocais é dada pelo ramo interno do nervo laríngeo superior. Por outro lado, a inervação motora da mesma região é realizada pelo ramo externo, o qual inerva o músculo cricotireóideo e o tensor da corda vocal.

O nervo laríngeo superior, que também é ramo do nervo vago, tem sua origem próxima ao forame jugular e divide-se próximo ao corno maior do osso hioide no seu ramo interno (que penetra na laringe junto à artéria laríngea superior pela membrana tíreo-hióidea) e no seu ramo externo (que penetra na laringe pela membrana cricotireóidea). Emite alguns filetes nervosos que fazem sinapses com ramos do nervo laríngeo recorrente, formando a alça de Galeno com função sensitiva. O nervo laríngeo recorrente recorre, à esquerda, no arco aórtico e, à direita, na artéria subclávia.

Capítulo 6 ■ Gerenciamento da Via Aérea e Intubação Traqueal 77

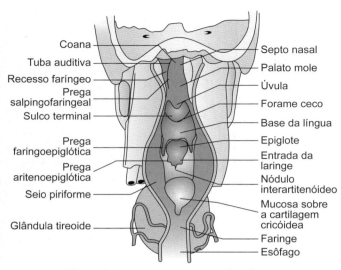

Figura 6.4 ■ Principais estruturas da faringe.

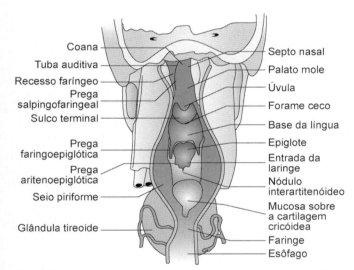

Figura 6.5 ■ Principais diferenças da laringe da criança em relação à do adulto.

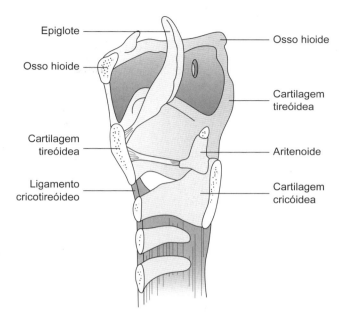

Figura 6.6 ■ Cartilagens da laringe – vista lateral.

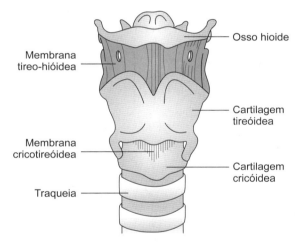

Figura 6.7 ■ Cartilagens da laringe – vista frontal.

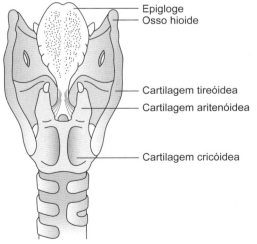

Figura 6.8 ■ Cartilagens da laringe – vista posterior.

As cordas vocais são constituídas por duas pregas de músculo e membrana. O espaço entre as duas cordas vocais tem forma triangular, com seu vértice inserido na parede anterior da cartilagem tireóidea e sua base nas cartilagens aritenoides. Em repouso, as cordas vocais encontram-se em discreta abdução (abertura). Durante a respiração tranquila, observa-se discreta adução (fechamento) inicial, seguida de ligeira abdução. Na inspiração forçada ou hiperventilação, observa-se abdução pronunciada.

Em uma pessoa inconsciente, a principal dificuldade em manter a via aérea patente é a queda da língua contra o palato mole e da epiglote contra a laringe. A extensão da cabeça possibilita que o mento, por meio do músculo mento-hióideo, eleve o osso hioide e este, por meio do ligamento hioepiglótico, eleva a epiglote. Simultaneamente, a manobra ergue a base da língua em relação ao palato mole. Esse achado, na maioria dos pacientes, possibilita a desobstrução da via aérea com a hiperextensão da cabeça (Figura 6.12).

Traqueia

No adulto, a traqueia tem aproximadamente 2,5 cm de diâmetro e 10 a 13 cm de comprimento, estende-se da laringe (6ª vértebra cervical) até a carina (4ª vértebra torácica). Durante uma inspiração

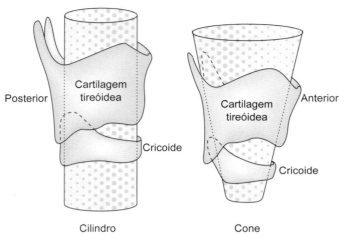

Figura 6.9 ■ Diferença espacial entre a laringe do adulto e a da criança pré-escolar.

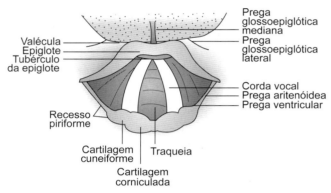

Figura 6.10 ■ Forma da epiglote do adulto vista durante o procedimento de intubação traqueal e estruturas relacionadas.

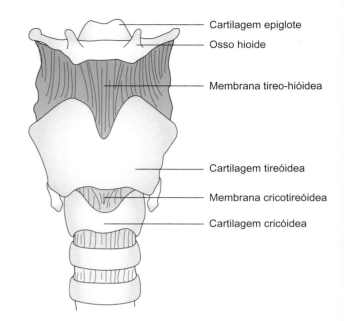

Figura 6.11 ■ Membrana cricotireóidea.

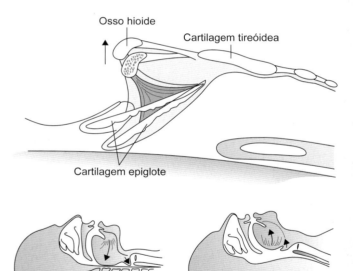

Figura 6.12 ■ A extensão da cabeça promove a desobstrução da via aérea no paciente inconsciente.

profunda, a carina desloca-se 2,5 cm em sentido caudal, movimento que pode facilitar a expansão dos ápices pulmonares. A traqueia é revestida por epitélio pseudoestratificado cilíndrico ciliado e por grande número de células mucosas. Seus anéis cartilaginosos são anteriores e incompletos em sua face posterior. Apresentam-se em 16 a 20 unidades e são ligados por tecido conjuntivo. A parede posterior da traqueia é dotada de musculatura lisa e está relacionada com o esôfago. Essa estrutura repete-se nos brônquios lobares, os quais se dividem progressivamente, ocasionando a perda do revestimento muscular e cartilaginoso.

No adulto, a traqueia e o brônquio principal direito formam um ângulo de 25°; com o brônquio principal esquerdo, forma um ângulo de 45°. Na criança pré-escolar, a traqueia forma com o brônquio direito um ângulo de 30°; com o brônquio esquerdo, um ângulo de 47°. Pelo fato de o ângulo da traqueia e o diâmetro do brônquio principal esquerdo serem menores, é mais frequente a intubação seletiva do brônquio principal direito (Figura 6.13).

▶ Equipamentos básicos para o controle da via aérea[5]

Os equipamentos necessários para a ventilação pulmonar e a intubação traqueal segura são listados a seguir:

- Coxins para o correto posicionamento
- Fonte de oxigênio ativa
- Sistema de ventilação balão-válvula-máscara, que pode ser autoinflável (ambu) ou não (KT-5). Este último depende da fonte pressurizada de oxigênio (outros eventuais são o duplo T Baraka, o circuito circular etc.)
- Cânulas orofaríngeas (sonda de Guedel) e nasofaríngeas adequadas ao tamanho do paciente
- Máscaras faciais adequadas ao tamanho do paciente
- Laringoscópio direto funcional e adequado ao tamanho do paciente
- Cabo adequado com baterias funcionais
- Lâminas retas, curvas, ou ambas, adequadas
- Tubos traqueais de diâmetro correspondente ao paciente
- Estiletes moldáveis (mandril)
- Fórceps de Magill
- Aspirador funcional

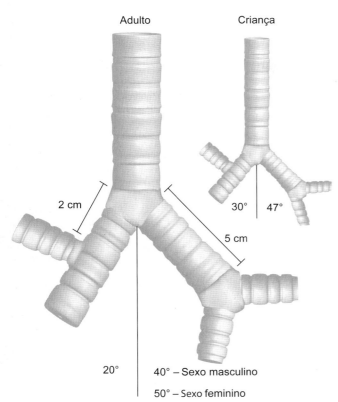

Figura 6.13 ■ Estrutura da traqueia e dos brônquios no adulto e na criança pré-escolar.

- Sondas de aspiração
- Sondas gástricas (Levine)
- Gel lubrificante
- Lidocaína em *spray*
- Estetoscópio precordial
- Monitores essenciais: oxímetro de pulso, capnógrafo e cardioscópio
- Dispositivos de fixação de tubo traqueal.

Os dispositivos de contingência devem ficar disponíveis para uso imediato se forem necessários. Tais dispositivos precisam ser indicados segundo o algoritmo de controle de via aérea difícil, como: guias de intubação traqueal, chamados *gum elastic bougies*, que são conhecidos também como *guias introdutores de Macintosh-Venn-Eschmann*; máscaras laríngeas convencionais e de intubação traqueal; estilete luminoso; videolaringoscópio; combitube ou tubo faríngeo; materiais de intubação retrógrada; materiais de cricotireostomia etc.

Máscara facial

A máscara facial é encontrada em diversos modelos e tamanhos. A mais comum é a de formato cônico, com sua borda acolchoada adaptada à face do paciente (Figura 6.14). O orifício externo da máscara deve ajustar-se ao sistema ventilatório. As máscaras transparentes são preferíveis, pois tornam possível a visualização da condensação do gás umidificado exalado e o reconhecimento imediato de regurgitação. Os ganchos que circundam o orifício externo têm como objetivo prender a máscara por meio do dispositivo elástico, para melhor fixação, dispositivo pouco utilizado nos dias atuais.

Cânula orofaríngea

A cânula orofaríngea, também conhecida como *sonda de Guedel*, foi idealizada para facilitar a ventilação no paciente inconsciente, pois é pouco tolerada no indivíduo consciente ou com a consciência pouco comprometida. Seu formato é de uma vírgula e, quando posicionada corretamente, eleva a base da língua, desobstruindo a via aérea sem a necessária hiperextensão da cabeça do paciente. Destaca-se, porém, que seu tamanho deve ser adequado a cada paciente, por exemplo: uma cânula inapropriadamente maior para o paciente pode levar a epiglote a obstruir a via aérea na entrada da laringe; contrariamente, uma cânula menor pode levar a base da língua contra o palato mole, obstruindo a via aérea (Figura 6.15).

Cânula nasofaríngea

A cânula nasofaríngea é muito flexível e facilita sua introdução pela narina. Seu formato é semelhante a um tubo orotraqueal sem *cuff* e é introduzida pela narina até a faringe, desobstruindo a via aérea de maneira muito satisfatória (Figura 6.16). Já em 1959, foi utilizada com sucesso por Kerri-Szanto que apontou suas vantagens frente à máscara facial somente.[6] Em 1987, Nahmias *et al.* utilizaram esse dispositivo para tratamento da apneia obstrutiva do sono.[7]

Tubo traqueal clássico

Os tubos traqueais apresentam sua curvatura para adaptação à anatomia da boca, orofaringe e laringe. Os tubos orais têm sua curvatura mais acentuada (raio de curvatura aproximado de 14 cm) enquanto os nasais, mais suaves (raio de curvatura de 20 cm). Ambos podem apresentar-se com ou sem *cuff*, ficando a critério do médico a indicação mais adequada.

Marcas visíveis à luz natural facilitam o reconhecimento do diâmetro do tubo, seu emprego nasal ou oral e a distância da ponta até determinado ponto. O *cuff* piloto, que serve para insuflar o *cuff* traqueal, tem entrada na maioria dos tubos traqueais no nível de 20 cm (Figura 6.17).

Caso não exista contraindicação formal, como tempo prolongado de intubação, conteúdo gástrico presente etc., em recém-nascido e

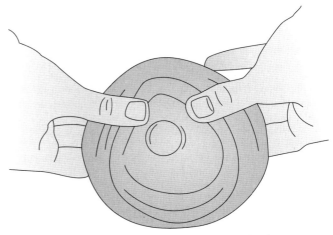

Figura 6.14 ■ Máscara facial convencional.

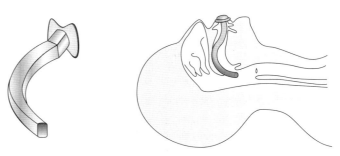

Figura 6.15 ■ Sonda de Guedel.

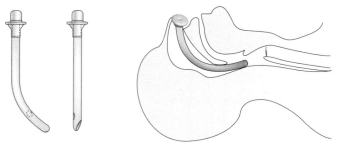

Figura 6.16 ■ Sonda nasofaríngea.

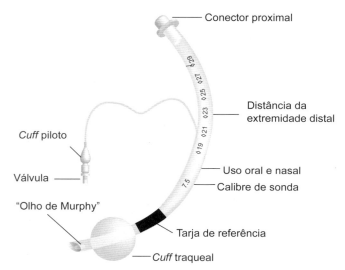

Figura 6.17 ■ Sonda traqueal convencional e suas referências.

em criança de até aproximadamente 30 kg, dá-se preferência aos tubos traqueais sem *cuff*. Diferentemente, em adolescentes e adultos, utilizam-se sondas com *cuff*. Determinados modelos incluem marcadores radiopacos que possibilitam visualizar o tubo traqueal à radiografia simples. Há ainda tubos especiais dotados de fibra metálica em espiral em sua parede, que conferem grande flexibilidade sem, contudo, consentir dobra em sua estrutura (sonda aramada). Esses tubos são empregados quando existe a probabilidade de ocorrerem dobras com a manipulação do paciente.

Ressalta-se que a resistência ao fluxo respiratório varia com a quarta potência do raio, assim, dá-se preferência aos tubos de maior diâmetro, desde que compatíveis com o segmento de estreitamento crítico das vias aéreas.

Os tubos são identificados conforme suas dimensões por meio do diâmetro interno em milímetros (2,5 a 10 mm). O comprimento do modelo comum é proporcional a esse diâmetro (14 a 36 cm). A espessura da parede das sondas traqueais varia de 0,16 a 2,4 mm.

Outro fato importante é a preferência que se deve dar aos tubos que apresentam uma segunda saída em sua extremidade distal, conhecida como *olho de Murphy*, o que já era preconizado por Tamakawa.[8] A finalidade é ter uma alternativa caso a extremidade do tubo entre em contato íntimo com a mucosa traqueal e desenvolva mecanismo valvular, o que proporcionaria o *air trapping*.

Laringoscópio clássico

O laringoscópio clássico é composto por um cabo em forma cilíndrica, no qual em geral são acondicionadas as baterias para iluminação. Esse cabo pode ter seu diâmetro e comprimento variado, maior ou menor, conforme tenha sido idealizado para crianças ou adultos.

O laringoscópio convencional, quando está articulado com a lâmina, forma um ângulo de 90° (Figura 6.18).

A lâmina do laringoscópio curva (Macintosh) é composta de três partes: a espátula (ou língua), o flange (ou borda) e a sua extremidade (ou ponta) (Figura 6.19). A espátula serve para comprimir e manipular os tecidos moles da cavidade oral e destaca-se na assistência ao deslocamento da língua para o espaço retromandibular e no auxílio à subluxação da articulação temporomandibular. O objetivo do flange é orientar a instrumentação e afastar os tecidos moles, incluindo a língua. A extremidade da lâmina é posicionada na valécula da epiglote. Uma vez nessa posição, aplica-se o movimento de "pistão" (elevação) com o cabo e, assim, a lâmina eleva a língua para o espaço retromandibular e a epiglote, revelando a laringe superior.

Apesar de a escolha do tipo de lâmina ser pessoal e variar conforme o profissional, em geral as lâminas retas (Miller, Magill etc.) são classicamente destinadas à intubação de crianças com até 2 anos de idade ou de pacientes adultos com desvio da sua anatomia. Essas lâminas são posicionadas sobre a epiglote, adentrando na laringe superior.

A lâmina curva traz menor risco de lesão dentária e oferece maior espaço para a passagem do tubo na orofaringe (Figura 6.20).

As lâminas (Macintosh, Miller etc.) são confeccionadas em vários tamanhos, numeradas de zero (0) a quatro (4) e escolhidas em função das dimensões da via aérea do paciente.

▶ Avaliação clínica da via aérea

É evidente que, em determinados cenários clínicos e em função da emergência do evento médico, não é factível realizar uma avaliação detalhada da via aérea antes do procedimento da intubação traqueal. Contudo, se a situação clínica permitir, um ajuizamento prévio deve ser feito mesmo que rapidamente.

Determinados cuidados precisam ser lembrados no caso de paciente que exija controle emergencial da via aérea. Sobressai o paciente vítima de trauma, em que a fratura da coluna cervical com instabilidade desperta preocupação. Nesse cenário, indicada a intubação traqueal, deve-se tomar o máximo de precauções para garantir a imobilidade

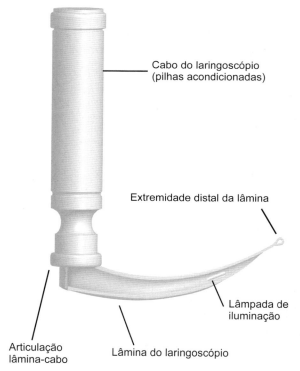

Figura 6.18 ■ Composição estrutural do laringoscópio convencional.

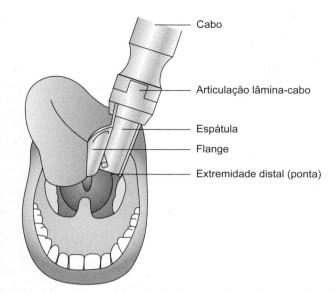

Figura 6.19 ▪ Composição e função das partes da lâmina de Macintosh.

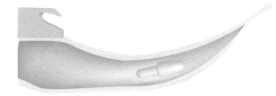

Lâmina de Macintosh

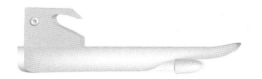

Lâmina de Miller

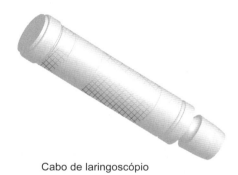

Cabo de laringoscópio

Figura 6.20 ▪ Estrutura das lâminas de Macintosh e Miller.

do pescoço, pois pode agravar a lesão neurológica subjacente, mesmo sabendo-se que, nessa conjuntura, a intubação é mais dificultosa.[9]

Destaca-se que a intubação traqueal é um dos estímulos mais intensos que se pode sofrer, portanto, são necessárias altas doses de hipnóticos e analgésicos sistêmicos para o controle da resposta adrenérgica. A intubação traqueal pode agravar a hipertensão arterial sistêmica ou intracraniana.[1,3]

Mesmo médicos treinados em intubação traqueal, durante o período de apneia do paciente e dependendo da reserva pulmonar, podem deparar-se com hipoxia arterial grave.

Deve-se considerar que, nas situações de urgência e emergência, não será possível determinar o tempo de jejum com precisão, portanto nessas circunstâncias a regurgitação gástrica e a aspiração pulmonar são riscos consideráveis.[10]

É racional que a suspeita de uma possível via aérea difícil de ser controlada deve ser verificada antes da tentativa de ventilação com máscara facial e intubação traqueal.

A via aérea difícil representa interação complexa entre os fatores do paciente, o quadro clínico, a definição e as habilidades do praticante. A análise dessa interação requer coleta e comunicação precisas, segundo o ASA Task Force on Difficult Airway Management. De acordo com o Practice Guideline for Management of the Difficult Airway,[11] pode-se definir: via aérea difícil é definida como a situação clínica em que um médico treinado convencionalmente experimenta dificuldade com a ventilação da máscara facial das vias aéreas superiores, com a intubação traqueal ou ambas.

Os conceitos[11] incluem, mas não estão limitadas a:

- *Ventilação com máscara facial ou ventilação com dispositivo supraglótico (DSG) difícil*: (p. ex., máscara laríngea [LMA], máscara laríngea de intubação LMA [ILMA], tubo laríngeo) não é possível para o médico fornecer ventilação adequada por causa de um ou mais dos seguintes problemas: máscara inadequada ou do selo do DSG e vazamento excessivo por alta resistência à entrada ou saída de gás. Os sinais de ventilação inadequada incluem (mas não são limitados a):
  ○ Movimento torácico ausente ou inadequado
  ○ Sons respiratórios inadequados ou ausentes
  ○ Sinais auscultatórios de obstrução ventilatória (roncos e sibilos)
  ○ Cianose
  ○ Dilatação gástrica por entrada de gás
  ○ Saturação de oxigênio decrescente ou inadequada (Sp_{O_2})
  ○ Gás carbônico exalado ausente ou inadequado ($ETCO_2$)
  ○ Medidas da espirometria inadequadas ou ausentes do fluxo de gás exalado
  ○ Alterações hemodinâmicas associadas à hipoxemia ou hipercapnia (p. ex., hipertensão, taquicardia, arritmia etc.)

- *Locação DSG difícil*: a colocação desses dispositivos requer múltiplas tentativas, com ou sem doença das vias aéreas superiores
- *Laringoscopia difícil*: não é possível visualizar qualquer porção das cordas vocais após várias tentativas de laringoscopia convencional no paciente em posição otimizada
- *Intubação traqueal difícil*: intubação traqueal requer múltiplas tentativas, com ou sem doença das vias aéreas superiores
- *Falha na intubação*: colocação falha do tubo endotraqueal após várias tentativas.

Como síntese de conduta no atendimento emergencial, deve-se fazer uma rápida avaliação do paciente antes da tentativa de intubação traqueal, como: a estimativa da estabilidade da coluna cervical, a presença de hipertensão intracraniana ou arterial sistêmica, a reserva pulmonar do paciente, o estado de jejum e os sinais grosseiros de via aérea difícil. A incidência de dificuldade de intubação traqueal nos pacientes atendidos em emergência é de aproximadamente 1 a 7%. Norskov *et al.*, em 2016, encontraram uma prevalência de 2,4%.[12] Por outro lado, nas situações de intubação eletiva, com uma avaliação mais detalhada, a incidência de via aérea difícil não prevista é de apenas 0,01%.[13,14]

Situações rotineiras de intubação traqueal devem inicialmente ser balizadas por meio de história e exame físico orientado para a detecção de uma potencial via aérea difícil. Frente ao reconhecimento de uma suposta via aérea difícil, o médico deve elaborar um plano de ação e outro de contingência para garantir a integridade do fluxo respiratório e a adequada oxigenação, contribuindo para diminuir a morbimortalidade e as repercussões nos vários sistemas orgânicos.[15,16]

O paciente, ou seus familiares, que relata dificuldade de intubação traqueal deve ser encarado como de elevado risco. No exame orientado, o médico precisa inicialmente observar os dentes do paciente.

Dentes longos dificultam o posicionamento correto do laringoscópio e promovem o deslocamento cefálico da lâmina, o que dificulta o alinhamento dos eixos e a visualização da glote.[17,18]

A dimensão do espaço retromandibular é de particular importância, pois trata-se do local no qual a língua será parcialmente acomodada para o alinhamento dos eixos oral, faríngeo e laríngeo durante a intubação traqueal. Qualquer situação em que esse espaço se encontre prejudicado pode proporcionar desacoplamento dos referidos eixos e, como consequência, dificuldade de intubação.[17,18]

No caso de *overbite*, que pode ser definido como os dentes superiores sobre os dentes inferiores, é configurado certo grau de micrognatismo e, portanto, existe restrição do espaço em discussão.[17,18]

A classificação de Mallampati[19] relaciona a dimensão da cavidade oral com a da língua e é empregada em conjunto com outros marcadores na avaliação da via aérea. Esse teste é realizado com o paciente na posição sentada, com a cabeça em posição neutra e com a abertura máxima da boca (5 a 6 cm no adulto). Sem qualquer fonação, é solicitado que faça a protrusão forçada da língua; o examinador fica posicionado na frente do paciente e, com o olhar no mesmo nível dos olhos do paciente, observa a cavidade oral (Figura 6.21).

O consultor deve registrar a proporção da língua na orofaringe. No grau I, a língua é pequena para a cavidade oral e é possível observar ambos os pilares amigdalianos anteriores e posteriores. Observam-se também as foices e a úvula completamente. Ao fundo, vê-se a orofaringe e, no teto, os palatos duro e mole. No grau II, verificam-se somente as foices, não sendo possível ver as bases dos pilares. A úvula é vista em toda sua extensão, mas não se vê a orofaringe ao fundo. Os palatos mole e duro apresentam-se em toda sua extensão. No grau III, nota-se somente a base da úvula e os palatos mole e duro. No grau IV, nota-se somente o palato duro e parcialmente o palato mole.[17,18]

O teste de Mallampati é considerado de baixa sensibilidade e especificidade quando empregado isoladamente.[19]

É certo que a abertura bucal deve ser avaliada. No adulto, ela é de aproximadamente 5 a 6 cm e está relacionada com a função da integridade da articulação temporomandibular. Na situação da abertura da boca menor ou igual a 3 cm, o côndilo da mandíbula faz rotação dentro da sua própria articulação. Por outro lado, quando a abertura bucal se aproxima a 5 a 6 cm, há uma subluxação anterior do côndilo da mandíbula. O examinador deve palpar os dois movimentos da mandíbula e notar se o paciente apresenta dor, crepitação ou outros sinais anormais na articulação. Pode-se avaliar a abertura bucal solicitando ao paciente que introduza três dedos (5 a 6 cm) perpendiculares à linha média da língua; se essa distância for menor ou igual a 4 cm, pode-se antecipar uma provável laringoscopia direta difícil (Figura 6.22).

Pacientes com dentição incompleta constituem outro grupo que deve ser considerado de risco para via aérea difícil, especialmente relacionado com a ventilação sob máscara facial. A presença somente dos caninos superiores dificulta a locação do laringoscópio.

A distância tireomentoniana está conexa com a grandeza do espaço retromandibular. Essa distância é medida da proeminência da cartilagem tireóidea até a ponta do mento, e deve medir mais que 6 cm com a cabeça em extensão máxima. Outra medida associada ao espaço retromandibular é a distância entre os ângulos da mandíbula, que deve ser maior que 9 cm. Quando essas medidas não alcançam os valores esperados, a visualização da glote é intensamente prejudicada, em razão do modesto espaço disponível (Figura 6.23).

A espessura (largura) do pescoço também tem sua importância na avaliação. O aumento da circunferência e a diminuição do seu comprimento (curto e grosso) dificultam a sua extensão durante a ventilação e a intubação. Outros achados, como tecido adiposo em excesso, sequelas de queimaduras, torcicolo congênito, higromas etc., prejudicam as manobras de ventilação sob máscara facial e intubação traqueal.

Doenças que acarretam deformidades com diminuição dos movimentos da articulação atlanto-occipital dificultam o alinhamento dos

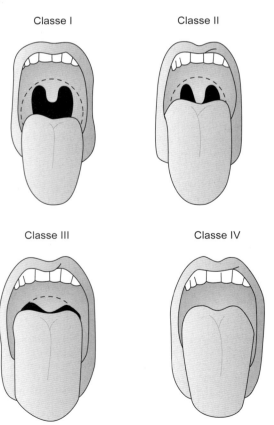

Figura 6.21 ■ Avaliação de Mallampati.

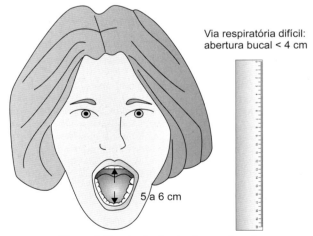

Figura 6.22 ■ Avaliação da abertura bucal.

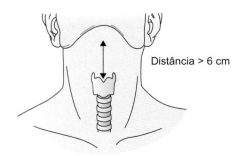

Figura 6.23 ■ Distância tireomentoniana.

eixos oral, faríngeo e laríngeo, por causa da diminuição da mobilidade cervical (< 35°) (Figura 6.24).

Por fim, a complacência do espaço retromandibular deve ser avaliada. A ausência de um espaço retromandibular complacente está associada à dificuldade da luxação da língua para essa região, o que também leva à dificuldade do alinhamento dos eixos e da laringoscopia.

Em síntese, na propedêutica da via aérea, devem-se avaliar os parâmetros relacionados no Quadro 6.1.

O método LEMON[20] vem sendo utilizado para avaliar a previsão de via aérea difícil em situações emergenciais, com bons resultados. Ele consiste em:

- *Look*: deve-se observar deformações grosseiras por trauma ou constitucionais que se relacionem com laringoscopia difícil, intubação difícil e ventilação difícil, como o trauma facial, a obesidade, o micrognatismo etc.
- *Evaluation*: avalia-se a distância entre os incisivos, as distâncias hioidomentoniana e a tireomentoniana
- *Mallampati*: classificação segundo os critérios de Mallampati. Deve-se ressaltar que, em determinadas situações, essa avaliação não pode ser feita
- *Obstruction*: deve-se observar obstrução da respiração que se relaciona com laringoscopia difícil, intubação difícil e ventilação difícil, como trauma facial, edema de lábios e língua etc.
- *Neck*: avalia-se a mobilidade cervical quando não houver suspeita de fratura desta. Pacientes com colar cervical apresentam dificuldade de laringoscopia e intubação.

Na urgência e na emergência, muitas vezes, a colaboração do paciente não é conseguida, portanto, deve-se realizar a avaliação com o método LEMON simplificado, isto é, quando não se utiliza a classificação de Mallampati.

▶ Posição otimizada para laringoscopia

Após a avaliação clínica, tem início o preparo do paciente, que também tem importância para o sucesso do controle da via aérea. A primeira etapa corresponde à informação e à obtenção do consentimento do paciente sobre o que será proposto para a manipulação da via aérea.

Segue-se o posicionamento adequado da altura da mesa, que deve ser a do apêndice xifoide do facultativo, e a instalação dos coxins no occipício do paciente adulto para a obtenção da posição "olfatória". O paciente na posição supina neutra tem completa incongruência dos eixos oral (EO), faríngeo (EF) e laríngeo (EL). No paciente adulto, a introdução de um coxim de 10 cm na região occipital aproxima o eixo oral do faríngeo. Com a extensão da cabeça, ocorre a aproximação dos três eixos (Figura 6.25). A otimização completa com o uso do coxim occipital se faz colocando-se coxim suficiente para alinhar o pavilhão auricular externo com a altura do esterno.

Na criança com menos de 1 ano de idade, pelo fato de a cabeça corresponder a uma proporção maior que o tórax, o melhor alinhamento se faz com o coxim colocado no ombro do paciente. Nos pré-escolares, com o crescimento maior do tórax, o emprego de coxins não é necessário.

É importante destacar a obrigatoriedade de se avaliar a presença e a funcionalidade de equipamentos e fármacos necessários para o planejamento idealizado. Deve-se proceder ao monitoramento, que inclui (mas não é limitado a): medida da pressão arterial não invasiva, cardioscopia e oximetria de pulso. A capnografia é sempre desejável, pois trata-se de um método que auxilia na avaliação da eficiência da ventilação pulmonar sob máscara facial e confirma a adequação dos dispositivos utilizados para este fim (máscara laríngea, combitube, cricotireotomia e intubação traqueal). A capnografia confere precisão e segurança indispensáveis em todas as técnicas de acesso às vias aéreas e deve ficar em *stand-by* até o início da ventilação com máscara facial.[21,22]

A pré-oxigenação é um bom marcador de qualidade. Essa técnica elimina o nitrogênio alveolar e aumenta a pressão parcial

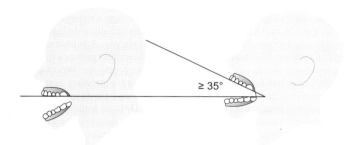

Figura 6.24 ■ Movimentação da articulação atlanto-occipital.

Quadro 6.1 ■ Avaliação propedêutica da via aérea: parâmetros que facilitam ou dificultam a intubação traqueal.

Parâmetro	Achados aceitáveis	Significado
Comprimento dos incisivos superiores	Incisivos curtos	Incisivos longos: a lâmina do laringoscópio entra em direção cefálica
Relação entre os dentes maxilares e mandibulares (grau de retrognatismo involuntário)	Dentes maxilares não ultrapassam a linha dos mandibulares (avaliação de perfil)	Dentes maxilares anteriores aos mandibulares: a lâmina do laringoscópio entra em direção cefálica
Protrusão voluntária da mandíbula	Dentes mandibulares ultrapassam a linha dos maxilares (avaliação de perfil)	Mobilidade da articulação temporomandibular (ATM): capacidade de deslocamento anterior da mandíbula durante a laringoscopia
Distância interincisivos	Acima de 3,5 cm	Existe espaço para posicionamento da lâmina do laringoscópio entre os dentes superiores e inferiores
Teste de Mallampati	Classe menor ou igual a II	Relação entre língua e cavidade oral adequada
Conformação do palato	Palato não deve ser ogival ou estreito	Palato ogival e estreito reduz o volume da orofaringe
Distância tireomentoniana	Maior que 5 cm ou 3 dedos	Menor que 5 cm ou 3 dedos torna o espaço reduzido para luxar a língua para o alinhamento dos eixos oral, faríngeo e laríngeo
Complacência do espaço retromandibular	Depressão digital possível	Depressão digital diminuída. Espaço endurecido para luxar a língua para o alinhamento dos eixos oral, faríngeo e laríngeo
Comprimento do pescoço	Avaliação subjetiva	Pescoço curto dificulta o alinhamento dos eixos
Largura do pescoço	Avaliação subjetiva	Pescoço "grosso" dificulta o alinhamento dos eixos
Extensão do movimento da cabeça e do pescoço	Flexão da cabeça e do pescoço sobre o tórax de 35° e extensão da cabeça e do pescoço sobre o tórax de 80°	Capacidade de assumir a posição olfatória

Deve-se ressaltar que existem situações, como a obesidade, o micrognatismo e a presença de barba, entre outras, em que a ventilação se torna difícil, é necessário o concurso de um auxiliar. O facultativo deve coaptar a máscara com as duas mãos, enquanto o auxiliar realiza a prensa do balão.

▶ Indução da anestesia antes da intubação traqueal

No paciente com risco imediato de morte e naquele que se encontra com diminuição do estado de vigília, algumas vezes pode-se realizar a manobra sem a necessidade do uso adjuvante da anestesia. Quando se indica o uso da anestesia para inibir os reflexos orolaringotraqueais, podem ser empregados anestésicos gerais ou com bloqueio locorregional. Os anestésicos gerais e suas associações são muitos e dependem da experiência do facultativo. É rotineira a associação entre um fármaco hipnótico (propofol, midazolam etc.), um analgésico (fentanila, alfentanila, sufentanila etc.) e um bloqueador neuromuscular de ação rápida (rocurônio ou succinilcolina). Bloqueadores de ação mais lenta podem ser utilizados com a técnica de uma dose de *prime* de aproximadamente um décimo da dose de intubação. As condições hemodinâmicas do paciente, o estado de jejum e a contraindicação específica de cada fármaco determinarão a sua escolha e a dose mais adequada (Quadro 6.2).

O bloqueio locorregional, utilizado em caso de via aérea difícil, envolve a intervenção sobre os nervos glossofaríngeo, laríngeo superior e recorrente. Está indicado quando se quer preservar o *drive* ventilatório com manipulação segura e confortável. É preciso lembrar-se de que o bloqueio locorregional apresenta limitações, como presença de distúrbio na coagulação, infecção no local da punção etc.

O nervo glossofaríngeo é responsável pela sensibilidade das mucosas oral e faríngea e do terço posterior da língua, e pode ser bloqueado pela instilação tópica de anestésico local na orofaringe ou ter bloqueio direto do nervo pela via anterior. A aspersão de lidocaína 4 a 10% (*spray*) na mucosa oral e na língua anestesia tais estruturas. A rápida absorção pela mucosa exige atenção aos limites de segurança dos anestésicos locais. O uso de fármacos que diminuem a sialorreia, como a atropina e outros, evita a diluição do anestésico local pela saliva.

A estimulação dos receptores de pressão profundos que se encontram no terço posterior da língua pode, via nervo glossofaríngeo, provocar o reflexo de engasgo (*gag reflex*). Esses receptores não são atingidos pela difusão do anestésico local por meio da mucosa da língua e, assim, o bloqueio bilateral do nervo glossofaríngeo pela via anterior é, em geral, realizado para abolir esse reflexo. Isso se faz com a injeção do anestésico local no ponto médio do arco palatofaríngeo (pilar amigdaliano posterior). Essa técnica, se bilateral, causa bloqueio das fibras sensoriais da faringe, língua e amígdalas, bem como das fibras motoras dos músculos estilofaríngeos.

O nervo laríngeo superior pode ser bloqueado e, portanto, obtém-se a anestesia da região da epiglote até as cordas vocais. Após assepsia local, a abordagem mais comum é a percutânea lateral e bilateral do laríngeo superior no nível do corno maior do osso hioide. Após assepsia do local próximo ao corno maior do osso hioide, este é localizado com uma das mãos. A outra mão deve conter seringa com 5 mℓ de lidocaína a 1 ou 2%, armada com agulha fina compatível. A agulha é introduzida, perfurando a membrana tireo-hióidea até tocar o corno posterior do osso hioide. Neste momento, aspira-se o êmbolo da seringa e, na ausência de refluxo de ar ou sangue, injeta-se 2 a 3 mℓ de lidocaína a 1 ou 2% sem epinefrina. A injeção deve ser contínua à medida que se retira a agulha.

O nervo laríngeo recorrente é bloqueado somente pela técnica transtraqueal. Após assepsia do local próximo à membrana cricotireóidea, esta é localizada com uma das mãos do médico. A outra mão deve segurar a seringa com 5 mℓ de lidocaína a 1 ou 2%, armada com agulha fina compatível. A agulha é introduzida perpendicularmente na membrana, ao mesmo tempo em que se exerce a aspiração do êmbolo. A vinda de ar indica a penetração na traqueia, então injeta-se a solução de lidocaína escolhida. Em geral, o paciente apresenta reflexo de tosse após a injeção. A punção mais distal, por meio da membrana cricotraqueal, minimiza o risco de lesão das cordas vocais, mas pode associar-se a sangramento por punção acidental da tireoide.

Na impossibilidade de bloqueios múltiplos, como em pacientes obesos, tumores locais, irradiações etc., a anestesia tópica é a alternativa adotada para promover insensibilidade das cavidades nasal e oral. Obtém-se anestesia na cavidade nasal com a instilação de lidocaína com vasopressor, seguida de embrocamento com *swab* embebido na mesma solução e tamponamento com gaze igualmente preparada.

▶ Intubação traqueal

Técnica clássica

A intubação orotraqueal é a técnica mais fácil de ser aprendida e praticada, por isso é a empregada na rotina nas intubações emergenciais. O cabo do laringoscópio é articulado com a lâmina escolhida e empunhado com a mão esquerda. Com a extensão da cabeça, a maioria dos pacientes já apresenta abertura bucal, contudo, se isso não ocorrer, faz-se a abertura dos lábios e da arcada dentária com o polegar e o indicador da mão direita. Segue-se a introdução da lâmina escolhida pela direita da boca do paciente, promovendo o afastamento dos tecidos para a esquerda (Figura 6.32). Avançando lentamente, procura-se visualizar a epiglote. Após a identificação desta, a valécula deve ser alcançada com a ponta do laringoscópio (técnica com lâmina de Macintosh); nessa posição, o cabo forma um ângulo aproximado de 45° com o horizonte. Logo se promove o movimento de "pistão"

Quadro 6.2 ■ Fármacos utilizados durante a intubação traqueal: doses, início de ação e efeitos adversos.

Fármaco	Dose (mg/kg)	Início de ação (s)	Efeitos indesejáveis
Hipnóticos			
Propofol	1 a 2,5	40 a 60	Hipotensão
Tiopental	2,5 a 5	20 a 50	Hipotensão
Midazolam	0,02 a 0,2	60 a 120	–
Cetamina	0,5 a 2	40 a 60	Hipertensão
Etomidato	0,2 a 0,3	20 a 50	Rigidez muscular
Relaxantes musculares			
Succinilcolina	1 a 2	45 a 60	Hiperpotassemia
Rocurônio	0,6 a 1,2	60 a 90	–
Atracúrio	0,3 a 0,5	90 a 120	–
Pancurônio	0,05 a 0,1	90 a 120	–

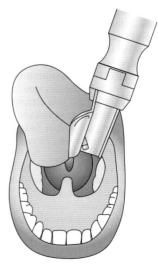

Figura 6.32 ■ Deslocamento das estruturas da boca com a lâmina do laringoscópio.

em sentido para cima. Esse movimento possibilita a subluxação da articulação temporomandibular e leva ao deslocamento da língua sobre o espaço retromandibular (Figura 6.33). O movimento de fulcro deve ser evitado, dada a possibilidade de lesão dentária (Figura 6.34). A conjunção dessas manobras faculta a congruência dos três eixos (oral, faríngeo e laríngeo) e, portanto, a visualização das estruturas da laringe superior. Após a identificação correta das estruturas da laringe, segura-se o tubo traqueal com a mão direita e ele é inserido pelo lado direito da boca do paciente, seguindo uma linha que faz interseção com a linha da ponta da lâmina do laringoscópio na altura da glote. Isso deve ser feito para que a introdução do tubo não dificulte a visão da laringe superior (Figura 6.35).

O *cuff* é inflado até que a perda de gás pela traqueia e sua saída pela boca do paciente não ocorram mais.

A técnica com a lâmina reta (lâmina de Miller) difere em alguns pormenores quando comparada à anterior. Procura-se alcançar a epiglote e ultrapassá-la, introduzindo a ponta do laringoscópio dentro da laringe superior e deformando por completo a epiglote. Só após a introdução na laringe superior da lâmina é que se realiza o movimento de pistão para cima com o cabo do laringoscópio e a introdução do tubo traqueal.

Em crianças entre 1 e 2 anos de idade, como visto, a recomendação é utilizar a técnica com a lâmina reta, em virtude da morfologia diferenciada da epiglote desses pacientes. Para crianças maiores que 2 anos, adolescentes e adultos, recomenda-se o emprego da técnica com a lâmina curva (Quadros 6.3 e 6.4).

Quadro 6.3 ■ Tipo e numeração das lâminas utilizadas de acordo com a idade.

Idade	Lâmina
Prematuro	Miller 0
Neonato	Miller 0
Infante	Miller 1
Crianças de 1 a 2 anos	Miller 1 1/2 ou 2
Crianças de 2 a 6 anos	Macintosh 2
Escolar	Macintosh 2 1/2 ou 3
Adolescente	Macintosh 3
Adulto	Macintosh 3 ou 4

Quadro 6.4 ■ Diâmetro da sonda traqueal conforme a idade.

Idade	Diâmetro interno (mm) da sonda traqueal
Prematuro < 1.000 g	2,5
Prematuro entre 1.000 e 2.500 g	3
Neonato até 6 meses	3 a 3,5
Lactentes entre 6 meses e 1 ano	3,5 a 4
Lactente entre 1 e 2 anos	4 a 4,5
Após 2 anos	Idade (em anos) + 16/4

Durante a visualização da faringe e da laringe superior, pode-se classificar a dificuldade de intubação segundo os critérios de Cormack-Lehane (Figura 6.36).

Na ocorrência de classificação de Cormack-Lehane II, pode-se utilizar a manobra conhecida como BURP (do inglês *backward, upward and rightward pressure*) para facilitar a visualização da laringe superior, pois aproxima esta região da ponta da lâmina do laringoscópio. Essa manobra é realizada deslocando-se a cartilagem tireóidea, que é de anel incompleto, para a região dorsal, cefálica e direita do paciente (Figura 6.37).

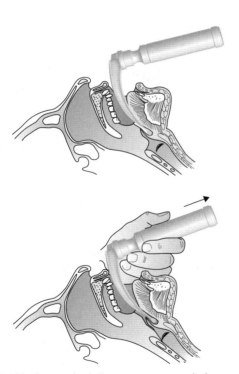

Figura 6.33 ■ Movimento de pistão para promover o deslocamento da língua sobre o espaço retromandibular, induzindo a congruência dos eixos.

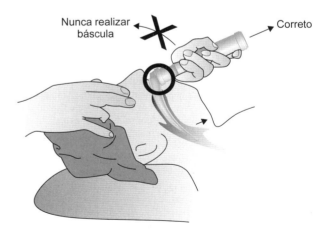

Figura 6.34 ■ Movimento de báscula que deve ser evitado.

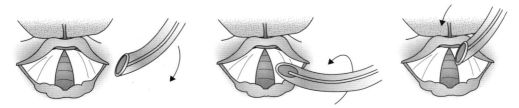

Figura 6.35 ■ Introdução do tubo traqueal pela direita sem obstruir a visão da laringe.

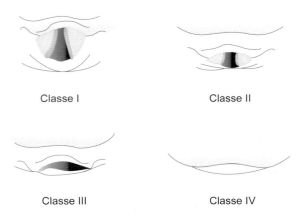

Figura 6.36 ■ Critérios de Cormack-Lehane de intubação.

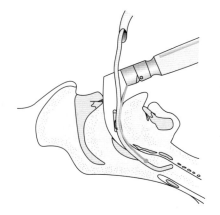

Figura 6.38 ■ *Gum elastic bougie*.

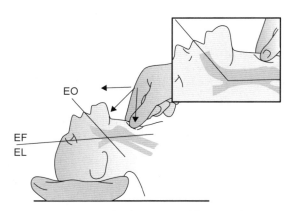

Figura 6.37 ■ Manobra BURP. EO: eixo oral; EF: eixo faríngeo; EL: eixo laríngeo.

Nas situações de Cormack-Lehane II e III, é possível que a manobra BURP seja ineficaz. Nessa situação, pode-se utilizar o estilete moldável em formato de taco de hóquei. Deve-se tomar cuidado para que um estilete de metal nessa manobra não ultrapasse o tubo traqueal, dado o risco de lesão da laringe ou da faringe. Uma alternativa é o uso do *gum elastic bougie*, um dispositivo longo e maleável com capacidade de memória de sua moldagem em forma de taco de hóquei. Ele é introduzido delicadamente na laringe até que seja possível sentir sua passagem pelos anéis traqueais, então é usado como guia para a introdução do tubo traqueal lubrificado. Eventualmente, esses dispositivos podem auxiliar também na situação de Cormak-Lehane IV (Figura 6.38).

Na situação de Cormack-Lehane IV, alternativas mais avançadas são necessárias, como máscara laríngea de intubação, intubação por videolaringoscopia ou laringofibroscopia etc.

Muitas das considerações com relação ao preparo e ao posicionamento do paciente são válidas para a intubação nasotraqueal. A intubação nasal pode ser feita sob visão direta ou às cegas, sendo esta última mais difícil, em virtude da falta de visualização das estruturas. Essa via é contraindicada em caso de pólipos nasais, distúrbios da coagulação, trauma facial grave, fratura de base de crânio (rinorreia cerebroespinal), sinusite e hipertensão arterial grave. Na intubação nasal sob visão direta, o instrumentador da via aérea deve inicialmente avaliar a patência das narinas e escolher a de melhor fluxo aéreo. Segue-se a anestesia tópica, o emprego de vasoconstritor nasal com a instilação de vasoconstritor na narina escolhida e a anestesia tópica da cavidade nasal. Se indicado, aplica-se anestesia na nasofaringe, na orofaringe e nos bloqueios dos nervos laríngeo superior e inferior. Um protetor na ponta do tubo traqueal é adicionado. Esse protetor costuma ser a extremidade de um dedo de luva cortado com um fio de segurança fixo, para evitar sua perda durante as manobras. O tubo é introduzido delicadamente pela narina escolhida através de sua base em sentido posterior e caudal até alcançar a orofaringe. Sob laringoscopia direta, observa-se a ponta do tubo traqueal e se faz a retirada, pela boca, do protetor com seu fio de segurança com o fórceps de Magill. A seguir, com o mesmo fórceps, segurando atrás do *cuff*, introduz-se a sonda na laringe, penetrando até a traqueia. O *cuff* do tubo traqueal não pode ser segurado com o fórceps de Magill, pelo risco de sua ruptura.[26,27]

A intubação nasotraqueal às cegas é realizada com o paciente sedado, mas mantendo o *drive* respiratório. Em semelhança com a técnica sob visão direta, analisa-se a patência das narinas e escolhe-se a de melhor fluxo respiratório. Segue-se a anestesia tópica e o emprego de vasoconstritor nasal com a instilação de vasoconstritor na narina escolhida, além de anestesia tópica da cavidade nasal e, se indicado, da nasofaringe, da orofaringe e dos bloqueios dos nervos laríngeo superior e inferior. Uma vez posicionado na orofaringe, o tubo é avançado para a glote, orientado pela opacificação de suas paredes por vapor de água, pela transmissão dos ruídos respiratórios ou pela capnografia do gás exalado. Na interrupção desses parâmetros, deve-se retirar aproximadamente 1 a 2 cm e reintroduzir o tubo, porém sem forçá-lo. Caso não seja observado tal cuidado, sua extremidade distal pode penetrar no seio piriforme ou encravar-se no recesso entre a base da língua e a epiglote, causando grave lesão. O tubo deve ser introduzido na laringe durante a inspiração profunda. No insucesso inicial dessa técnica, pode-se fazer nova tentativa, rotacionando-se ou flexionando-se a cabeça.[26,27]

A via nasal foi utilizada em ventilação prolongada, particularmente em crianças. Essa via facilita a higiene oral e possibilita melhor fixação da sonda traqueal, o que resulta em menor trauma da traqueia e melhor tolerância. No entanto, tem-se relatado associação frequente de intubação nasotraqueal com obstrução e infecção dos seios da face (sinusite), fato que limita a utilização dessa via.[26,27] A intubação nasotraqueal continua, todavia, indicada em afecções que impeçam abertura da boca e intervenções cirúrgicas na orofaringe. A via nasotraqueal é ainda indicada nos casos em quem se prevê intubação traqueal difícil. Nesta situação, entretanto, a intubação é realizada com o paciente acordado e em respiração espontânea (intubação nasotraqueal às cegas).[26,27]

■ **Posicionamento do tubo traqueal**

A visão direta da passagem do tubo pelas cordas vocais confirma acesso à traqueia. A partir desse ponto, o tubo deve ser introduzido até que o bordo proximal do *cuff* ultrapasse as cordas vocais, sendo que introdução excessiva traz o risco de intubação brônquica acidental (intubação seletiva). Quando esse erro ocorre no adulto, geralmente é para a direita, excluindo o pulmão esquerdo, pelo fato de o brônquio fonte direito ser praticamente a continuação da traqueia. A correta introdução do tubo traqueal deve ser de 22 cm para homens e 20 cm para mulheres, uma vez que a distância entre os dentes incisivos e a carina traqueal é de aproximadamente 28 cm nos homens e 25 cm nas mulheres.[1]

Após o *cuff* traqueal ser inflado, observa-se a expansão simétrica do tórax do paciente, evidenciando o correto posicionamento do tubo. A ausculta tem início na base pulmonar esquerda, na base direita, no ápice direito, no ápice esquerdo e finalmente no estômago. A confirmação do posicionamento traqueal da prótese deve ser feita por meio da capnografia do gás exalado, que possibilita verificar a presença constante de gás carbônico.[1]

Com a cabeça na posição neutra, a sonda traqueal deve ter sua extremidade distal entre 5 e 7 cm da carina traqueal, uma vez que pode mover-se 3 a 5 cm com a flexão ou extensão da cabeça. Sua largura não excederá dois terços do diâmetro da traqueia.

■ Manejo do tubo traqueal, *cuff* e aspiração traqueal[2]

A adequada fixação do tubo não apenas evita a desintubação e a intubação brônquica acidental por manipulação inadequada, mas também minimiza o traumatismo da traqueia e do aparelho glótico. Rotineiramente, a sonda traqueal é fixada com fitas adesivas coladas a ela e na pele da região da arcada dentária superior e bochecha. A pele da região pode ser limpa com tintura de benjoim para facilitar a fixação.

Uma alternativa é utilizar um tubo de aspiração de 15 cm com uma fenda no meio por onde se passa uma fita de algodão (cadarço) umbelicada. Através do umbigo, fixa-se a sonda, e a fita ao pescoço do paciente; o emprego de tiras de algodão pode, ao longo do tempo, lesar a rima bucal. Deve-se cuidar para não obstruir as veias do pescoço. Existem dispositivos comerciais específicos para este fim (velcro). É interessante marcar com caneta apropriada, na sonda traqueal, o local correto da rima bucal em relação a esta, para diagnóstico imediato da mobilização inadvertida.

Protetores contra mordida podem ser necessários nos pacientes com hipertonia muscular e conscientes.

Embora os novos materiais de sondas e *cuffs* de baixa pressão e alta complacência tenham diminuído a frequência de estenose de traqueia e outras lesões associadas, o monitoramento da pressão do *cuff* é essencial. Como visto, após a intubação, o *cuff* deve ser inflado até a perda de gás pela traqueia e sua saída pela boca do paciente cessarem. Uma pressão entre 15 e 20 mmHg no *cuff* deve permitir um adequado selo da via aérea na maioria das circunstâncias, sem promover lesão isquêmica da mucosa. O monitoramento para a retirada ou a introdução de gás no *cuff* deve feito de rotina.

A aspiração traqueal deve ficar restrita aos pacientes com elevada produção de secreção traqueal. Não deve ser realizada rotineiramente por causa dos potenciais efeitos deletérios, como contaminação da traqueia, elevação da pressão intracraniana, elevação da pressão arterial, atelectasias, hipoxemia e disritmias cardíacas. A pré-oxigenação reduz o risco de hipoxemia.

■ Intubação em sequência rápida

A aspiração pulmonar é uma complicação da intubação traqueal cuja incidência varia conforme a população estudada. Ela é rara no paciente em período perioperatório. Deve-se ressaltar que determinados grupos, como pacientes obstétricas, atendimentos na unidade de urgência, reanimação cardiopulmonar, sepse e obstrução intestinal, elevam sobremaneira a sua frequência. Por conseguinte, os pacientes de risco, como portadores de refluxo gastresofágico, grávidas, sépticos, politraumatizados, com obstrução intestinal, em uso de opioides etc., devem ser conduzidos se a intubação traqueal for indicada com a intubação em sequência rápida, especialmente naqueles que apresentam contraindicação de intubação traqueal quando acordados.

A técnica utilizada para a intubação com sequência rápida envolve muitas controvérsias, como posicionamento do paciente (cefaloaclive *versus* cefalodeclive), tempo de pré-oxigenação (3 min *versus* 10 min), concentração de oxigênio (80% *versus* 100%), eficácia da manobra de Sellick etc. Classicamente, ela é descrita segundo as seguintes etapas:

- Acesso venoso
- Monitoramento do paciente (cardiocópio, oxímetro, pressão não invasiva e capnografia em *stand-by*)
- Avaliação do material necessário (laringoscópio checado, tubo escolhido checado, medidas de contingências checadas, veia checada, fármacos identificados e checados etc.)
- Aspirador adequado e funcionante
- Posicionamento adequado, como coxins, altura da mesa, cefaloaclive
- Solicitar ao paciente que respire por 10 min com 100% de oxigênio, por meio de máscara facial coaptada ao rosto. Alternativas, como respiração com 60 a 80% até obter a maior saturação ao oxímetro, e outras técnicas são descritas na literatura
- Injeção venosa de um opioide, geralmente fentanila ou alfentanila
- Solicitar ao paciente que respire até obter o tempo de histerese do opioide
- Indução de hipnose e relaxamento muscular com fármacos de ação rápida, como propofol, etomidato e cetamina. Para o bloqueio neuromuscular, é utilizado succinilcolina ou rocurônio
- A manobra de Sellick vem sendo pouco utilizada, tornando-se um passo opcional
- O princípio básico é não ventilar o paciente, porém, na via aérea difícil com dessaturação de oxigênio arterial grave, pode não haver alternativa
- Intubação traqueal conforme técnica descrita
- Confirmação da intubação traqueal por ausculta e capnografia
- Insuflação do *cuff* traqueal e liberação da manobra de Sellick (se realizada).

Na dificuldade de intubação traqueal, deve-se, aos poucos, liberar a manobra de Sellick, uma vez que ela dificulta a intubação. No desencadeamento de hipoxemia, pode-se dar início à ventilação pulmonar, mantendo-se a manobra de Sellick.

■ Complicações da intubação traqueal

A exata incidência das complicações relacionadas com intubação traqueal é desconhecida. O tamanho do tubo empregado, a pressão do *cuff* e o aprendizado da técnica são fatores, entre muitos, que tornam essa incidência difícil de mensurar.

As complicações quanto à intubação traqueal podem estar associadas a falha do equipamento, técnica e método, e podem ser precoces ou tardias.

Complicações quanto à falha do equipamento são aquelas que decorrem da falta de avaliação prévia do equipamento necessário, como:

- Iluminação do laringoscópio que não funciona
- Fluxo de oxigênio inexistente
- Máscara facial inadequada etc.

As complicações quanto à técnica são secundárias à falha na aplicação do método ou a uma via aérea difícil. As mais comuns são:

- Quebra ou avulsão dentária
- Obstrução da sonda por rolha de secreção ou dobra do tubo
- Perfuração ou laceração de faringe, laringe ou traqueia
- Aspiração pulmonar de conteúdo gástrico
- Luxação da cartilagem aritenóidea ou corniculada
- Hipoxemia arterial
- Laringospasmo acompanhado ou não de edema pulmonar não cardiogênico
- Hipertensão arterial
- Taquicardia ou bradicardia etc.

As complicações precoces inerentes ao método são:

- Laringite, faringite ou traqueíte (40 a 100% dos casos)
- Edema laríngeo
- Rouquidão
- Paralisia de corda vocal etc.

Alterações microscópicas ocorrem já com 2 h da permanência do tubo traqueal na traqueia, apesar de todos os cuidados que possam ser inferidos. As evidências macroscópicas ocorrem após 6 h de intubação traqueal.

As complicações tardias inerentes ao método estão mais envolvidas com a intubação traqueal prolongada que com as de menos de 6 h. Elas podem ser elencadas em:

- Sinéquia de corda vocal
- Granuloma de corda vocal
- Estenose de traqueia etc.

■ Troca do tubo traqueal

A troca do tubo traqueal se faz com o auxílio de dispositivo apropriado encontrado em vários tamanhos (Ciaglia Intubating Suction Catheter®, Cook Inc., EUA). Trata-se de um tubo semirrígido, com diâmetro inferior ao do tubo traqueal, de 45 cm de comprimento para uso pediátrico e de 83 cm para uso em adultos. Ele torna possível a administração de oxigênio (O_2) com fluxos baixos. Pode-se empregar a ventilação a jato de alta frequência (VJAF) por meio do dispositivo, devendo-se ter o cuidado de um tempo expiratório prolongado. Sua abertura proximal é constituída de uma conexão de 15 mm tipo *luer lock*, que deve ser retirada na troca da sonda traqueal. Em sua parede externa, estão gravadas graduações para orientar seu posicionamento e, na extremidade distal, apresenta aberturas laterais. As principais complicações com o uso do trocador de tubo são a lesão de brônquio e o barotrauma.

■ Máscara laríngea clássica

A máscara laríngea é um dispositivo supraglótico idealizado por Brain, em 1981. Inicialmente, foi empregada para manter a via aérea patente em pacientes submetidos a procedimentos anestésicos convencionais. Atualmente, também é usada no acesso à via aérea difícil. A máscara propriamente dita consiste em um manguito inflável no qual se funde um tubo que termina proximalmente em conexão padrão de 15 mm. Nos modelos convencionais, a abertura distal do tubo é protegida por trabéculas que impedem a "herniação" da epiglote para dentro dela. Com a evolução, observam-se vários modelos que lembram aqueles sem trabéculas, os com formato anatômico, as máscaras de conduto para intubação etc.

A máscara laríngea clássica aplica-se como primeira escolha em várias situações configuradas no algoritmo da American Society of Anesthesiologists (ASA), pois pode substituir o tubo traqueal, servindo de via aérea definitiva ou temporária nas situações urgentes ("ventilo, mas não intubo") ou emergencial ("não ventilo e não intubo"). O tamanho da máscara laríngea é fator crítico para garantir a sua eficiência (Quadros 6.5 e 6.6).

A máscara laríngea deve ser desinsuflada antes de sua inserção, por meio de aspiração e compressão do seu manguito sobre uma superfície plana. As bordas da máscara laríngea devem ficar lisas e com formato uniforme. Ambas as faces, sobretudo a posterior que desliza sobre o palato e a curvatura posterior da faringe, são lubrificadas com geleia anestésica ou neutra hidrossolúvel (Figura 6.39).

O paciente é posicionado como se fosse candidato à intubação orotraqueal convencional. O facultativo estende a cabeça do paciente

Quadro 6.5 ■ Tamanho da máscara laríngea.

Tamanho da máscara laríngea	Paciente
Nº 1	Recém-nascidos a lactentes de 5 kg
Nº 1,5	Lactentes de 5 a 10 kg
Nº 2	Lactentes de 10 kg a pré-escolares de 20 kg
Nº 2,5	Crianças de 20 a 30 kg
Nº 3	Crianças e adolescentes de 30 a 50 kg
Nº 4	Adultos de 50 a 70 kg
Nº 5	Adultos de 70 a 100 kg
Nº 6	Adultos de grande porte

Quadro 6.6 ■ Volume máximo de ar para insuflar o manguito da máscara laríngea.

Tamanho da máscara laríngea	Volume máximo para insuflar o manguito
Nº 1	4 mℓ
Nº 1,5	7 mℓ
Nº 2	10 mℓ
Nº 2,5	14 mℓ
Nº 3	20 mℓ
Nº 4	30 mℓ
Nº 5	40 mℓ
Nº 6	50 mℓ

com a mão esquerda e introduz a máscara laríngea com a direita, segurando-a como se fosse uma caneta, com o dedo indicador na junção do manguito com o tubo. A extremidade distal da máscara é pressionada contra o palato duro durante sua introdução, em um movimento rápido e contínuo com o dedo indicador até a faringe. Uma linha de referência ao longo do tubo da máscara laríngea indica o seu lado côncavo ou anterior e é posicionado na direção do nariz do paciente. A seguir, ainda com o dedo indicador, a máscara laríngea é introduzida até a hipofaringe. Logo, o dedo indicador é retirado da orofaringe e da boca, e a mão livre deve fazer a progressão da máscara laríngea até a hipofaringe, e o contato com a epiglote e as aritenoides deve ser evitado. A resistência à progressão da máscara indica ter-se alcançado o esfíncter esofágico superior (Figura 6.40).

Observa-se um discreto retrocesso da máscara laríngea com a insuflação de seu manguito (1 a 1,5 cm), o que indica o correto posicionamento da máscara laríngea na hipofaringe. Quando a máscara laríngea é corretamente posicionada, seu tamanho é adequado e se

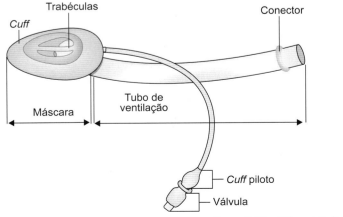 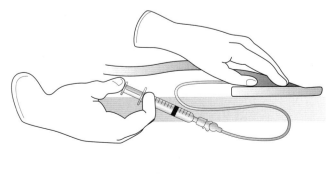

Figura 6.39 ■ Máscara laríngea e sua desinsuflação.

Capítulo 6 ▪ Gerenciamento da Via Aérea e Intubação Traqueal

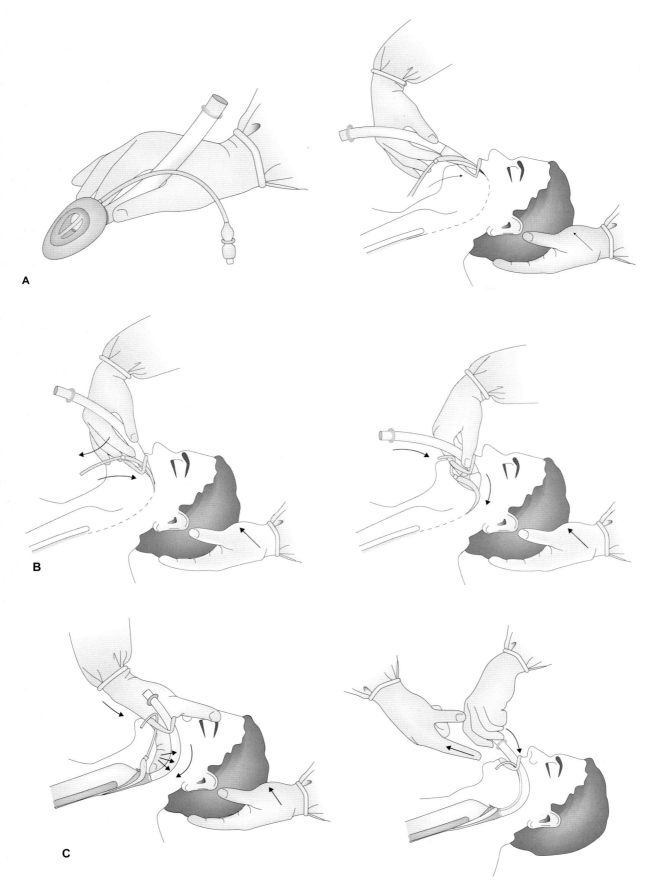

Figura 6.40 ▪ **A** a **C**. Técnica de inserção da máscara laríngea.

aplica o volume máximo de insuflação do manguito sem se observar escape de gás.

A constatação da expansão torácica provocada pela insuflação pulmonar sob pressões discretas (< 20 cmH$_2$O) sugere posicionamento satisfatório da máscara laríngea. Um protetor de mordida é mantido entre os dentes lateralmente à máscara laríngea e segue-se a sua fixação (Figura 6.41).

A máscara laríngea é contraindicada quando há risco aumentado de regurgitação de suco gástrico, como nos portadores de hérnia de hiato, obesidade mórbida, obstrução intestinal, neuropatias com retardo do esvaziamento gástrico, hipertensão intracraniana, estenose pilórica, em pacientes em uso de opioides, politraumatizados, grávidas após a 14ª semana e nas situações em que o tempo de jejum é insuficiente. Ela também é contraindicada para pacientes com baixa complacência pulmonar e alta resistência ventilatória, como os acometidos de doença pulmonar obstrutiva crônica, broncospasmo, edema pulmonar, fibrose, obesidade mórbida, traumatismo torácico e grandes tumores cervicais. Alterações que impossibilitem a abertura da boca ou prejudiquem a extensão cervical, como artrite reumatoide, espondilite anquilosante, instabilidade da coluna cervical, afecções faríngeas, laríngeas e orais (tumores, hematomas, abscessos, obstrução laríngea ou subglótica), também constituem contraindicações para o seu uso. Obstruções glóticas e infraglóticas não são solucionadas com a máscara laríngea, por se tratar de um dispositivo supraglótico.

Entre as complicações associadas à inserção ou manutenção da máscara laríngea, estão: dificuldade em posicioná-la, trauma da epiglote ou úvula, laringospasmo, deslocamento da máscara ou mau posicionamento com prejuízo ou impossibilidade de ventilação, distensão gástrica, regurgitação, vômito e aspiração pulmonar.

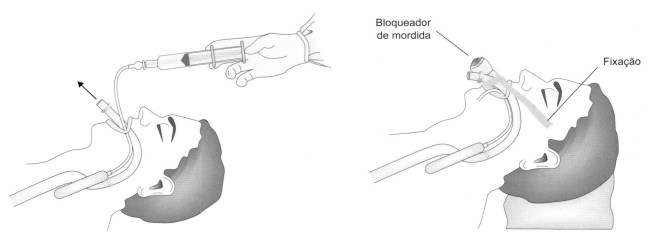

Figura 6.41 ▪ Insuflação do manguito, protetor de mordida e fixação.

▶ Referências bibliográficas

1. Doebrich PE, Antunes CR. Intubation: Preparation, procedures, and complications. New York: Nova Biomedical, 2012, x, p. 136.
2. Carmona BM, Silva WV. Pré-oxigenação e laringoscopia direta otimizada. In: Ortenzi AV, Martins MP, Mattos SLL, Nunes RR (Eds.). Controle da via aérea. 2ª ed. Rio de Janeiro: Sociedade Brasileira de Anestesiologia, 2018.
3. Mehran RJ. Fundamental and practical aspects of airway anatomy: From glottis to segmental bronchus. Thorac Surg Clin. 2018;28(2):117-25.
4. Brimacombe J. Airway anatomy and magnetic resonance imaging. Anaesth Intensive Care. 1994;22(5):625.
5. Roberts JT. Fundamentals of tracheal intubation. New York: Grune & Stratton, 1983. xi, p. 160.
6. Keeri-Szanto M. Anesthesia by nasopharyngeal tube: An improvement over the mask technique. Anesth Analg. 1959;38(2):142-5.
7. Nahmias JS, Fourre JA, Scoles V, Karetzky MS. Treatment of obstructive sleep apnea with a nasopharyngeal tube. N J Med. 1987;84(9):641-6.
8. Tamakawa S. Every endotracheal tube needs a Murphy eye! Can J Anaesth. 1999;46(10):998-9.
9. Benger J, Nolan J, Clancy M. Emergency airway management. Cambridge; New York: Cambridge University Press, 2009. xiii, p. 175.
10. Cook T. Who is at increased risk of pulmonary aspiration? Br J Anaesth. 2005;94(5):690-1; author reply 1.
11. Pandit JJ, Irwin MG. Airway management in critical illness: Practice implications of new Difficult Airway Society guidelines. Anaesthesia. 2018;73(5):544-8.
12. Norskov AK, Wetterslev J, Rosenstock CV, Afshari A, Astrup G, Jakobsen JC et al. Effects of using the simplified airway risk index vs usual airway assessment on unanticipated difficult tracheal intubation: a cluster randomized trial with 64,273 participants. Br J Anaesth. 2016;116(5):680-9.
13. Combes X, Jabre P, Jbeili C, Leroux B, Bastuji-Garin S, Margenet A et al. Prehospital standardization of medical airway management: Incidence and risk factors of difficult airway. Acad Emerg Med. 2006;13(8):828-34.
14. Saito T, Liu W, Chew ST, Ti LK. Incidence of and risk factors for difficult ventilation via a supraglottic airway device in a population of 14,480 patients from South-East Asia. Anaesthesia. 2015;70(9):1079-83.
15. Fisher QA. The ultimate difficult airway: Minimizing emergency surgical access. Anesth Analg. 2009;109(6):1723-5.
16. Zugai BM, Eley V, Mallitt KA, Greenland KB. Practice patterns for predicted difficult airway management and access to airway equipment by anaesthetists in Queensland, Australia. Anaesth Intensive Care. 2010;38(1):27-32.
17. Healy DW. At higher risk of difficulty is not true difficulty: The challenge of device performance assessment in the difficult airway. Anesthesiology. 2012;117(4):912-3; author reply 3-4.
18. Seo SH, Lee JG, Yu SB, Kim DS, Ryu SJ, Kim KH. Predictors of difficult intubation defined by the intubation difficulty scale (IDS): Predictive value of 7 airway assessment factors. Korean J Anesthesiol. 2012;63(6):491-7.
19. Lee A, Fan LT, Gin T, Karmakar MK, Ngan Kee WD. A systematic review (meta-analysis) of the accuracy of the Mallampati tests to predict the difficult airway. Anesth Analg. 2006;102(6):1867-78.
20. Reed MJ, Rennie LM, Dunn MJ, Gray AJ, Robertson CE, McKeown DW. Is the "LEMON" method an easily applied emergency airway assessment tool? Eur J Emerg Med. 2004;11(3):154-7.
21. Ivens D, Verborgh C, Phan Thi HP, Camu F. The quality of breathing and capnography during laryngeal mask and facemask ventilation. Anaesthesia. 1995;50(10):858-62.
22. Rassam S, Southern D, Turner J. Avoiding oesophageal ventilation with the intubating laryngeal mask airway: Predictive value of the air aspiration test compared with capnography. Br J Anaesth. 2003;91(5):758-9.
23. Lane S, Saunders D, Schofield A, Padmanabhan R, Hildreth A, Laws D. A prospective, randomised controlled trial comparing the efficacy of pre-oxygenation in the 20 degrees head-up vs supine position. Anaesthesia. 2005;60(11):1064-7.
24. Hedenstierna G, Edmark L, Aherdan KK. Time to reconsider the pre-oxygenation during induction of anaesthesia. Minerva Anestesiol. 2000;66(5):293-6.
25. Reber A, Engberg G, Wegenius G, Hedenstierna G. Lung aeration. The effect of pre-oxygenation and hyperoxygenation during total intravenous anaesthesia. Anaesthesia. 1996;51(8):733-7.
26. Folino TB, Parks LJ. Intubation, nasotracheal. StatPearls. Treasure Island (FL) 2018.
27. Prasanna D, Bhat S. Nasotracheal intubation: An overview. J Maxillofac Oral Surg. 2014;13(4):366-72.

CAPÍTULO 7

Via Aérea Difícil

Cláudia Lütke

▶ Introdução

A conexão do paciente ao ventilador se dá por meio de uma via aérea artificial. Ainda que seja possível fazê-lo com o uso de dispositivo supraglótico (p. ex., máscara laríngea) ou mesmo de máscara facial, a intubação traqueal é necessária nos casos de ventilação mecânica prolongada. O tubo traqueal pode ser inserido por via oral, nasal ou transtraqueal (traqueostomia). No entanto, a via oral é a mais rápida e a mais amplamente difundida.

No momento da indicação do suporte ventilatório mecânico, é natural que o médico tenha sua atenção voltada para a modalidade de ventilação a ser instituída, para os parâmetros a serem programados, para a terapia da doença de base que provocou a insuficiência respiratória ou mesmo para a condução de manobras de reanimação, caso a intubação tenha sido indicada nesse contexto. Dessa forma, podem passar despercebidas certas características do paciente relacionadas com a *via aérea difícil* e que podem tornar a manobra de intubação traqueal uma situação crítica. Tais características podem estar associadas a condições patológicas – doenças degenerativas ou metabólicas, deformidades congênitas ou traumáticas – ou a *características constitucionais* não patológicas.[1]

Eventos adversos relacionados com o controle da via aérea que ocorrem nas unidades de terapia intensiva (UTIs) e emergência têm evolução mais grave que em anestesia.[2] Além dos fatores inerentes ao paciente – menor reserva respiratória e/ou hemodinâmica e maior risco de regurgitação e aspiração do conteúdo gástrico –, há ainda fatores "ambientais" que contribuem para essa pior evolução: recursos humanos menos familiarizados com o procedimento, recursos materiais não tão prontamente disponíveis, acesso dificultado à cabeceira do leito em virtude de bombas de infusão, ventilador, monitores etc.

▶ Definições

Via aérea difícil

Sua definição não é simples, pois depende da complexa interação entre fatores inerentes ao paciente, às suas condições clínicas, e à habilidade e preferências do operador. Mesmo assim, no início da década de 1990, a American Society of Anesthesiologists (Sociedade Americana de Anestesiologistas) propôs uma definição para o termo: via aérea difícil seria aquela na qual um operador adequadamente capacitado encontrasse dificuldades na realização de ventilação manual sob máscara facial, na intubação traqueal ou na realização de ambas as manobras (ventilação sob máscara facial e intubação traqueal).[3] Hoje, à luz da literatura atual e do desenvolvimento de novas técnicas e dispositivos para acesso à via aérea, essa definição ampliou-se para: "aquela na qual um operador experiente antecipa ou encontra dificuldades com qualquer uma ou com todas das seguintes manobras: ventilação sob máscara facial, laringoscopia direta ou indireta (videolaringoscopia), intubação traqueal, uso de dispositivo supraglótico ou via aérea cirúrgica".[4]

Ventilação sob máscara difícil

Pode ser caracterizada pela necessidade de manipulações para sua execução, tais como ajustes na posição da cabeça e do pescoço, uso de cânulas faríngeas, elevação exagerada da mandíbula e/ou necessidade de dois operadores – um para segurar a máscara com as mãos e outro para comprimir a bolsa. Outras características são: ausência ou inadequação de expansibilidade torácica e sons pulmonares, ruído de vazamento, resistência aumentada ao fluxo aéreo, cianose, ausência ou inadequação de gás carbônico exalado ($ETCO_2$), incapacidade de manter a saturação periférica de oxigênio (SpO_2) superior a 92%, com fração inspirada de oxigênio (FIO_2) de 1,0, ou ainda alterações hemodinâmicas relacionadas com a hipoxemia e/ou hipercarbia, como hipertensão, taquicardia e arritmia.[4,5]

Han *et al.* propuseram uma classificação, dividida em quatro graus, para a dificuldade de ventilação manual sob máscara:[6]

- *Grau I*: ventilação sem dificuldades
- *Grau II*: necessidade de cânula oro ou nasofaríngea para obter ventilação (Figura 7.1)
- *Grau III*: necessidade de dois operadores para manter a oxigenação adequada (Figura 7.2)
- *Grau IV*: ventilação impossível (ausência de expansibilidade torácica ou gás carbônico [CO_2] expirado mesmo com dois operadores).

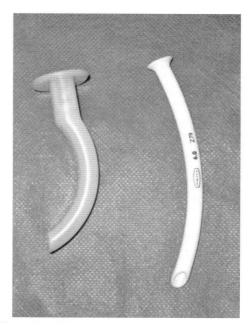

Figura 7.1 ■ Cânula orofaríngea e cânula nasofaríngea.

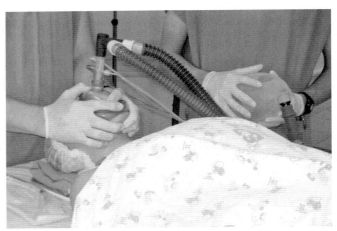

Figura 7.2 ■ Ventilação sob máscara facial otimizada: dois operadores.

Quadro 7.1 ■ Escala de intubação difícil.

Parâmetro	Pontuação
Número de tentativas > 1	1 ponto para cada tentativa adicional
Número de operadores > 1	1 ponto para cada operador adicional
Número de técnicas alternativas	1 ponto para cada técnica alternativa
Classe de Cormack-Lehane – 1	Valor absoluto
Força empregada	Normal – 0 Aumentada – 1 ponto
Pressão laríngea externa (BURP)	Não aplicada – 0 Aplicada – 1 ponto
Posição das cordas vocais	Adução – 0 Adução – 1 ponto

Igual a 0: fácil; de 0 a 5: dificuldade leve; > 5: dificuldade moderada a alta; BURP = pressão para trás, para cima e para a direita (do inglês, *backward, upward, rightward pressure*). O sucesso da manobra de intubação traqueal depende das precondições apresentadas.

Laringoscopia difícil

Pode ser definida como uma visão laringoscópica classe III ou IV de Cormack-Lehane à laringoscopia direta (Figura 7.3). Esta frequentemente leva a uma dificuldade de intubação, porém outros fatores podem estar também envolvidos nessa condição.

Intubação traqueal difícil

Pode ser definida por uma ou várias das seguintes situações:

- Múltiplas tentativas ou mais de um operador envolvido
- Uso de dispositivo adjuvante (p. ex., *bougie*)
- Necessidade de plano alternativo por falha do plano original
- Pontuação superior a 5 na escala de intubação difícil[7] (Quadro 7.1).

▸ **Abertura oral**. É necessária uma abertura mínima de 3 cm (duas polpas digitais) entre os incisivos centrais superiores e inferiores para possibilitar a introdução tanto da lâmina do laringoscópio como do tubo traqueal.

▸ **Mobilidade da língua**. Macroglossia, tumores intraorais, intervenções cirúrgicas ou radioterapia prévia podem comprometer o deslocamento lateral da língua e consequentemente a visão laringoscópica.

▸ **Exposição adequada da fenda glótica**. Obtida quando há o melhor alinhamento possível dos eixos oral, faríngeo e laríngeo e na ausência de sangue e secreções.

▸ **Trajeto "retilíneo" até a traqueia**. Também dependente do alinhamento dos eixos e de um ângulo não muito agudo entre a abertura glótica e o restante da laringe e da traqueia. Possibilita a progressão suave e atraumática do tubo.

O pior evento adverso relacionado com o controle da via aérea – óbito ou lesão cerebral anóxica irreversível – advém geralmente de uma situação conhecida por CICO[8] (do inglês, "*can't intubate, can't oxygenate*") ou NINO ("não intubo e não oxigeno") – antes CICV ou NINV ("não intubo e não ventilo") –, na qual tanto a intubação quanto a ventilação são impossíveis. Por ser uma situação crítica, associada a elevado índice de complicações graves, essa condição deve ser evitada a todo custo, por meio da identificação prévia de eventuais fatores predisponentes para dificuldades e da elaboração antecipada de planos estratégicos de abordagem.

▸ Possibilidade de intubação difícil em paciente crítico

Alguns dos testes comumente descritos para avaliação da via aérea, como capacidade de abertura oral, teste de Mallampati modificado, protrusão voluntária da mandíbula (do inglês, *upper lip bite test*), flexão do pescoço e extensão da cabeça, não são exequíveis no paciente inconsciente, instável ou pouco colaborativo, cenário comum nas unidades de emergência e terapia intensiva. Todavia, existem sinais ou informações que independem da participação ativa do paciente. São eles:

- Relato de intubação difícil prévia (obtido por familiares ou por meio de dados de prontuário)
- Diagnósticos associados: espondilite cervical, artrite reumatoide, diabetes, entre outros
- Intervenções cirúrgicas prévias em região de cabeça e pescoço
- Trauma de face (sangue em cavidade oral), mandíbula (dificuldades de abertura oral) ou de coluna cervical (impossibilidade de posicionamento otimizado)
- Retração de mandíbula: aferida pela distância entre a cartilagem tireoide e a extremidade do mento – distância tireomentoniana (DTM). Menos de 6 cm ou três polpas digitais de DTM pode significar laringe anteriorizada, dificultando o alinhamento dos eixos e, consequentemente, a visão da fenda glótica. Mesmo em situações de relativa urgência, é possível fazer essa avaliação, por exemplo, durante a ventilação sob máscara facial que antecede a intubação (Figura 7.4)
- Incisivos centrais superiores longos
- Complacência reduzida do espaço mandibular – comum após radioterapia em região do pescoço; percebida pelo método de palpação
- Pescoço curto e largo – circunferência superior a 40 cm.

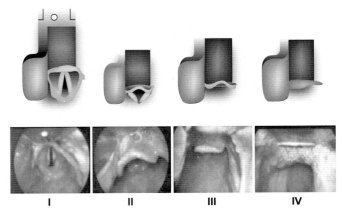

Figura 7.3 ■ Classificação de Comack-Lehane para visão laringoscópica: I – a fenda glótica é totalmente visível; II – a fenda glótica é parcialmente visível (comissura posterior + cartilagens aritenoides ou apenas as cartilagens aritenoides); III – apenas a epiglote é visível; IV – apenas a língua ou o palato são visíveis.

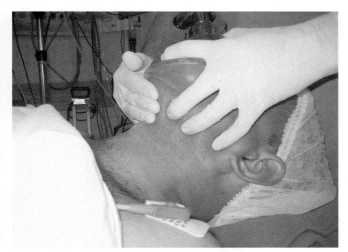

Figura 7.4 ■ Medida da distância tireomentoniana.

▶ Possibilidade de ventilação difícil em paciente crítico

A intubação é uma forma de prover oxigenação, mas não a única. Tão ou mais importante que a intubação é a capacidade de prover ventilação e, consequentemente, oxigenação.[9] A identificação prévia de características que possam oferecer dificuldade para a realização de ventilação sob máscara facial, uma vez suprimida a capacidade de ventilação espontânea, pode nortear a escolha dos fármacos a serem empregados durante uma intubação eletiva.

Langeron et al., em 2000, publicaram o primeiro estudo referente ao assunto, analisando 1.500 pacientes. Foram identificados cinco fatores independentes para a ventilação sob máscara difícil: idade superior a 55 anos, índice de massa corporal (IMC) superior a 26 kg/m², presença de barba, ausência de dentes e história de ronco.[10] Posteriormente, Kheterpal et al. corroboraram parte dos achados de Langeron et al., acrescentando ainda as classes de Mallampati III ou IV (Figura 7.5) e a limitação significativa da protrusão mandibular como fatores associados à ventilação difícil.[11] Continuando a observação, os mesmos autores chegaram à casuística de mais de 53.000 pacientes,[12] concluindo que os seguintes fatores eram preditores independentes de ventilação sob máscara impossível (grau IV de Han):

- Alterações no pescoço secundárias à irradiação prévia
- Sexo masculino
- Síndrome da apneia obstrutiva do sono (SAOS)
- Classe de Mallampati III ou IV
- Presença de barba.

▶ Laringoscopia ótima

Existe relação direta entre a ocorrência de mais de duas tentativas de intubação em pacientes críticos e aumento da morbidade.[13] Por essa razão é que se preconiza que já a primeira tentativa de laringoscopia e intubação seja realizada em condições ótimas.

Ante a dificuldade de intubação, é fundamental verificar se os requisitos que constituem o que se considera uma *tentativa ótima de laringoscopia* estão satisfeitos. São eles:

- Lâmina de laringoscópio de tamanho e tipo adequados para o paciente em questão
- Aplicação de compressão laríngea externa – pressão para trás, para cima e para a direita (BURP do inglês, *backward, upward, rightward pressure*), se necessário
- Ausência de resistência por parte do paciente
- Posicionamento otimizado de cabeça, pescoço e tórax.

A compressão laríngea externa, conhecida como BURP, consiste em pressão suave aplicada geralmente sobre a cartilagem tireoide em direção posterior e cefálica (e frequentemente para a direita) e tem por objetivo melhorar o alinhamento do eixo laríngeo (Figura 7.6). Esta não deve ser confundida com a manobra de Sellick, que é a pressão aplicada sobre a cartilagem cricoide, cuja finalidade é reduzir o risco de regurgitação e aspiração do conteúdo gástrico durante a manobra de intubação em condições de estômago cheio. Esta última frequentemente piora o grau de visão laringoscópica e, não raro, dificulta a intubação e/ou a inserção de dispositivo supraglótico.[14]

O posicionamento otimizado (posição olfativa ou *sniffing position*) consiste na flexão do pescoço sobre o tórax (conferido pela utilização de coxim sob a região occipital) associada à extensão da cabeça sobre o pescoço (realizada manualmente). Tem como objetivo proporcionar o melhor alinhamento possível dos eixos oral, faríngeo e laríngeo durante a laringoscopia direta, proporcionando melhor grau de visão laringoscópica (Figura 7.7). Este, apesar de extremamente simples, é um dos itens mais esquecidos no preparo para a intubação e, ao mesmo tempo, é o que mais benefícios traz para a exposição das estruturas laríngeas.

O emprego de cefaloaclive pode auxiliar no grau de visão obtida, por tirar proveito do componente gravitacional,[15] além de aumentar a capacidade residual funcional (CRF) e, portanto, prolongar o tempo de tolerância à apneia.[16]

No grande obeso, apenas o coxim occipital não é suficiente para proporcionar tal alinhamento, sendo necessário o posicionamento "em rampa" (ou HELP, do inglês, *head-elevated laryngoscopic position*). Esse posicionamento pode ser obtido por meio de lençóis ou campos cirúrgicos dobrados e colocados sob o dorso e a região occipital. Trapézios pré-moldados de espuma de alta densidade (p. ex., como o trapézio de Simoni) desempenham a mesma função (Figura 7.8).[17]

Trauma cervical ou obstrução crítica de carótidas contraindicam o posicionamento otimizado da cabeça e do pescoço.

Cada nova tentativa de laringoscopia e intubação deve procurar corrigir falhas que porventura tenham ocorrido nas tentativas prévias ou adotar técnicas alternativas de intubação.

▶ Adjuvantes da intubação convencional

Frequentemente, a despeito da realização de laringoscopia direta em condições ótimas, não se obtém a visão completa da fenda glótica. Nesses casos, faz-se necessária a utilização de guias introdutores para facilitar a intubação.[18] Existem basicamente dois tipos de guias introdutores, mostrados a seguir.

▶ **Estilete-guia.** Geralmente de estrutura metálica (exceção feita ao guia de Parker®, confeccionado em plástico) flexível e de comprimento ligeiramente maior que o tubo traqueal. É utilizado para "moldar" o

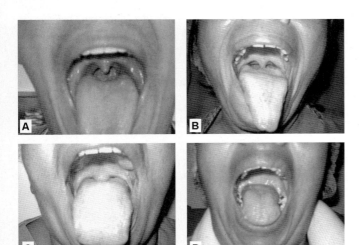

Figura 7.5 ■ Classificação de Mallampati. **A.** Classe I. **B.** Classe II. **C.** Classe III. **D.** Classe IV.

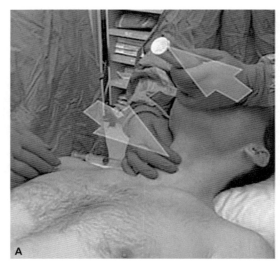
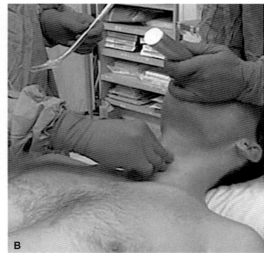

Figura 7.6 ▪ **A** e **B**. Manobra de compressão laríngea externa (BURP).

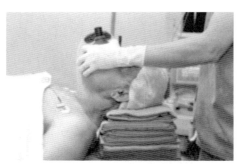

Figura 7.7 ▪ *Sniffing position* ou posição otimizada para laringoscopia e intubação traqueal.

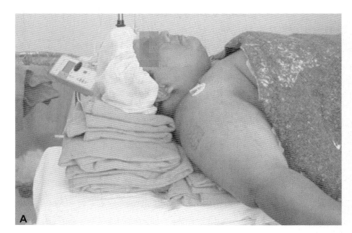
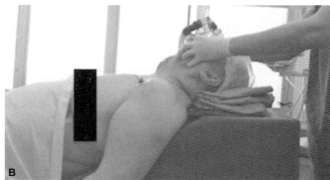

Figura 7.8 ▪ Otimização do posicionamento para laringoscopia e intubação no grande obeso: colocação de lençóis ou campos cirúrgicos sob o dorso e o occipício (**A**), ou emprego do trapézio de Simoni® (**B**).

tubo traqueal em formato de taco de golfe, facilitando a intubação. A extremidade distal do estilete não deve ultrapassar a extremidade do tubo traqueal para evitar traumas sobre a via aérea. Por essa razão e também para facilitar a progressão do tubo, o estilete deve ser removido assim que a extremidade do tubo ultrapassar as pregas vocais.

▸ **Bougie**. O guia introdutor maleável ou *bougie* (Figura 7.9) tem utilização diferente da dos estiletes. São introduzidos antes do tubo traqueal, e uma vez confirmada a posição correta – pela percepção da vibração provocada pelos anéis cartilaginosos traqueais ou pela parada da livre progressão deste –, serve de guia para que o tubo deslize até a traqueia, utilizando-se a técnica de Seldinger. São indicados nos casos de visão "restrita" da fenda glótica, isto é, classes 2B e 3A de visão segundo Cook,[19] bem como em distorções da anatomia normal da via aérea.[20] O guia introdutor maleável ou *bougie* associa-se a maior sucesso de intubação que o estilete-guia.[21] É o dispositivo auxiliar de melhor relação custo-benefício para intubações "trabalhosas". Os *bougies* deveriam fazer parte do material de rotina disponível para qualquer intubação traqueal.

▸ Dispositivos e técnicas alternativas à intubação convencional

A laringoscopia pode ser considerada 90% (ou mais!) da manobra de intubação traqueal. Uma vez identificada a fenda glótica, só haverá dificuldade à passagem do tubo por essa abertura em caso de alterações intrínsecas da via aérea, como desvios, tumorações, angulação acentuada, estenose etc. Por conseguinte, até o grau 3 de visão laringoscópica é possível, em teoria, realizar uma intubação traqueal utilizando-se somente: posicionamento otimizado + laringoscópio convencional + *bougie*. A situação é diferente na visão classe 4, que ocorre em cerca de 0,2% dos casos somente. Quando nenhuma estrutura laríngea é visível à laringoscopia direta (Figura 7.10), deve-se recorrer a um dispositivo óptico, para suprir essa falta de visão ou optar por uma técnica "às cegas".

Dispositivos ópticos

▪ Videolaringoscópios

Dentre os dispositivos ópticos disponíveis para uso clínico, os videolaringoscópios são hoje os mais amplamente empregados. Características

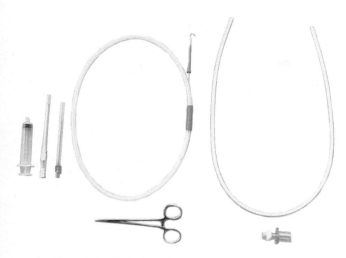

Figura 7.9 ■ Guias introdutores maleáveis (*bougies*).

como portabilidade, curta curva de aprendizado, elevado índice de sucesso de intubação e menor risco de danificação do equipamento quando comparado ao broncofibroscópio flexível, por exemplo, justificam essa posição de destaque.

Os videolaringoscópios têm a capacidade de transmitir a imagem obtida na extremidade distal da lâmina para um monitor de vídeo ou tela acoplada ao cabo do aparelho, dispensando a necessidade de alinhamento dos eixos para a identificação da fenda glótica. Comumente, diz-se que esses dispositivos propiciam uma "visão além da curva". A imagem pode ainda ser transferida para um *smartphone*, *tablet* ou *notebook*.

A maioria dos modelos utiliza a tecnologia digital – CCD ou CMOS – como método de obtenção da imagem. O laringoscópio óptico Airtraq®, formado por um conjunto de lentes e prismas, pode ser classificado como videolaringoscópio quando associado a um sistema de vídeo (câmera + monitor). Os modelos projetados para acessar a via aérea difícil têm em comum a acentuada angulação da lâmina – caso das lâminas D blade do C-MAC® e X blade do McGRATH® MAC, por exemplo.

As lâminas dos videolaringoscópios são divididas basicamente em dois tipos: as que têm canal destinado a acomodar o tubo traqueal, e as desprovidas desse canal. As dotadas de canal são mais volumosas e, portanto, de inserção mais difícil quando há limitação da abertura oral. Por outro lado, as desprovidas de canal, mais delicadas, necessitam que o tubo seja moldado com auxílio de estilete-guia, para que assumam a curvatura idêntica à da lâmina. Caso contrário, o tubo não alcança a fenda glótica, a despeito de uma excelente visão dela.

Diversas são as marcas de videolaringoscópios disponíveis no mercado internacional e muitas outras certamente estão por surgir. A maior oferta contribuirá, certamente, para reduzir os custos de aquisição desse dispositivo, que ainda é bastante dispendioso. As principais marcas atualmente comercializadas no Brasil são: Airtraq® (Prodol Meditec), C-MAC® (Karl Storz), McGRATH® MAC (Covidien – Medtronic), MEDAN®, VLScope® (Scope Medical) e AP Advance (Venner, em fase de obtenção de registro) (Figuras 7.11 a 7.13).

■ **Endoscopia flexível**

A intubação traqueal por meio de endoscópio flexível ainda é o padrão-ouro das técnicas de acesso à via aérea difícil previamente reconhecida. A característica de ser uma técnica atraumática, que se molda à anatomia do paciente e produz menor resposta hemodinâmica quando comparada à intubação convencional, justifica tal classificação. Entretanto, na UTI, é menos comum usufruir dessas vantagens, observadas no contexto da anestesia clínica, em razão das condições peculiares do doente crítico.

Trata-se de técnica eletiva, que exige treinamento prévio e que tem sua eficiência bastante comprometida na presença de sangue ou secreções.[22,23] A sedação profunda com ou sem bloqueio neuromuscular é um fator adicional de dificuldade para a identificação das estruturas e a progressão do aparelho. O uso do endoscópio flexível combinado a um dispositivo supraglótico (p. ex., máscara laríngea) minimiza essas complicações.

Hoje, além do clássico broncofibroscópio, contamos com endoscópios flexíveis não fibroscópicos, isto é, dotados de outras tecnologias que não a fibra óptica. O modelo FIVE® (Karl Storz) tem versão reutilizável (Figura 7.14) e a recém-lançada versão descartável FIVE S®. Utiliza a tecnologia CMOS para transmitir a imagem para um monitor de vídeo multifuncional de 7' (sistema C-MAC®). O aScope® (Ambu®) conta apenas com a versão descartável. Disponível em três diferentes calibres, transmite a imagem para um monitor portátil de alta resolução (Ambu® aView®). Apesar de já ter sido lançado o "4 Broncho", o modelo mais recente disponível no Brasil no momento é o "3" – apresentações *slim*, *regular* e *large* – (Figura 7.15).

■ **Estiletes ópticos**

Estes dispositivos combinam a facilidade de manuseio dos estiletes de intubação com a obtenção da imagem da via aérea. No Brasil, temos modelos que empregam a tecnologia CMOS – C-MAC® VS (Video Stylet) (Karl Storz) ou fibra óptica – caso do Bonfils® (Figura 7.16) e Brambrinck® (Karl Storz) e Shikani® (Clarus Medical). Nesse caso, os feixes de fibra óptica encontram-se "protegidos" dentro de estrutura metálica rígida ou semirrígida, sendo, portanto, menos suscetíveis a danificações durante seu manuseio.

Técnicas "às cegas"

Tendo em vista a grande diversidade de dispositivos ópticos existentes hoje, a maior incidência de sucesso e a menor ocorrência de iatrogenias a eles associadas, as técnicas "às cegas" podem ser consideradas hoje uma segunda opção.

■ **Intubação por máscara laríngea | Fastrach™ e Air-Q®**

A máscara laríngea – dispositivo supraglótico comprovadamente eficaz para prover a ventilação – tem modelos especialmente desenvolvidos para funcionarem também como conduto facilitador da intubação

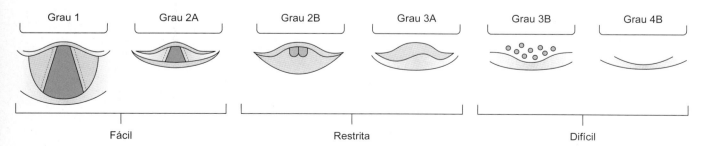

Figura 7.10 ■ Visão à laringoscopia direta: modificação de Cook para a classificação de Comack-Lehane.

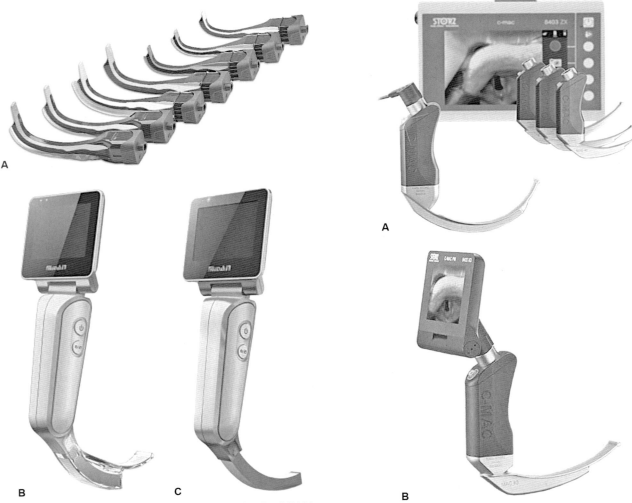

Figura 7.11 ■ **A.** Laringoscópio óptico Airtraq® (Prodol Meditec). **B.** Videolaringoscópio MEDAN® pediátrico. **C.** Videolaringoscópio MEDAN® adulto.

Figura 7.12 ■ **A.** Videolaringoscópio C-MAC® (Karl Storz). **B.** Videolaringoscópio C-MAC® PM (Karl Storz).

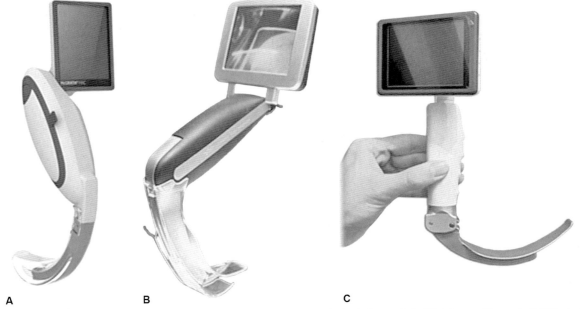

Figura 7.13 ■ **A.** Videolaringoscópio McGRATH® MAC (Covidien – Medtronic). **B.** Videolaringoscópio AP Advance (Venner). **C.** Videolaringoscópio VLScope® (Scope Medical).

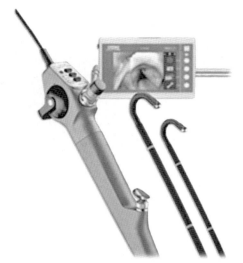

Figura 7.14 ▪ Videoendoscópio FIVE® (Flexible Intubation Video Endoscope) (Karl Storz).

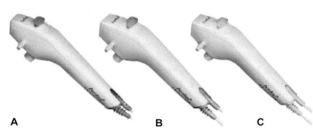

Figura 7.15 ▪ aScope® 3 (Ambu®). **A.** *Slim*. **B.** *Regular*. **C.** *Large*.

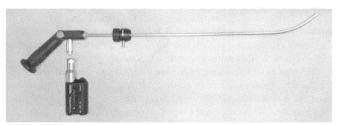

Figura 7.16 ▪ Estilete óptico Bonfils® (Karl Storz).

traqueal. A rigor, quando associados à utilização de endoscópio flexível, todos os supraglóticos têm essa propriedade. No entanto, determinadas características específicas da Fastrach™ (LMA® – Teleflex®) e da Air-Q® (Cookgas) fazem-nas apresentar maior chance de sucesso durante tentativa de intubação "às cegas" (Figura 7.17).

Ambas têm formato em "L" e conduto de ventilação curto. Estão disponíveis tanto na versão descartável como na reutilizável. A Fastrach™ é disponibilizada nos tamanhos 3, 4 e 5 e, portanto, contempla apenas pacientes adolescentes ou adultos, enquanto a Air-Q® possui tamanhos para crianças e lactentes com peso a partir de 7 a 10 kg.[24,25] Há dois modelos da versão descartável da Air-Q®: o modelo tradicional com *cuff* insuflável e a versão sp (*self pressure*), na qual uma pequena parte do volume corrente infla o *cuff* durante a fase inspiratória do ciclo ventilatório e o desinfla durante a fase expiratória.

▪ **Intubação retrógrada**

Realizada a partir da punção da membrana cricotireóidea ou ligamento cricotraqueal. Diversas variantes são descritas, porém todas consistem

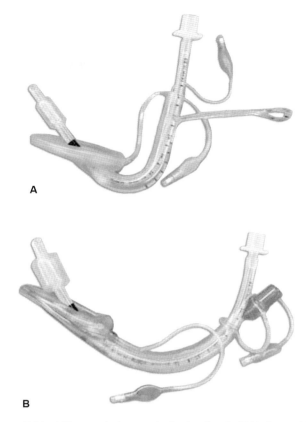

Figura 7.17 ▪ Máscaras laríngeas de intubação. **A.** LMA Fastrach™. **B.** Air-Q® (Cookgas).

no princípio de se introduzir um guia longo, fino e flexível pelo local da punção, em sentido cefálico. Geralmente são empregados guias metálicos endovasculares ou cateteres peridurais.

O guia é exteriorizado pela cavidade oral ou nasal para que, através dele, seja deslizado o tubo traqueal em sentido inverso (caudal) (Figura 7.18).

O emprego de dilatador sobre o guia – tal como o que acompanha o *kit* comercial (Figura 7.19) – melhora a eficácia da técnica, já que, por se tratar da técnica de Seldinger, quanto mais próximos forem os diâmetros interno do tubo e externo do guia, maior a chance de o tubo acompanhar corretamente o trajeto do guia até sua posição final.

A intubação traqueal pela técnica retrógrada é uma boa alternativa para os casos não emergenciais de acesso à via aérea difícil, quando outros recursos (p. ex., broncoscópio flexível) não estão disponíveis ou são contraindicados. É uma técnica que consome tempo – ao menos cinco minutos em mãos hábeis e com uso de material apropriado –, não devendo jamais ser a escolha na situação "não intubo e não oxigeno".

▶ Via aérea emergencial

Dificuldades no manuseio da via aérea podem levar a uma situação crítica. A falha de oxigenação mesmo durante um curto tempo traz o risco de lesão cerebral irreversível, sendo esta, juntamente ao óbito, a situação mais grave que se pode encontrar ao lidar com a via aérea. Insistir em tentativas fracassadas de intubação é a causa mais comum dessa temida complicação. É mandatório garantir a oxigenação por meio de técnicas de resgate, como a inserção de máscara laríngea – dispositivo supraglótico mais difundido em nosso meio – ou a realização de cricotireoidostomia, antes de prosseguir em uma nova tentativa de laringoscopia e intubação.

Erros de fixação e falhas de memória são comuns em situações críticas. Conduzir as ações de acordo com diretrizes e algoritmos

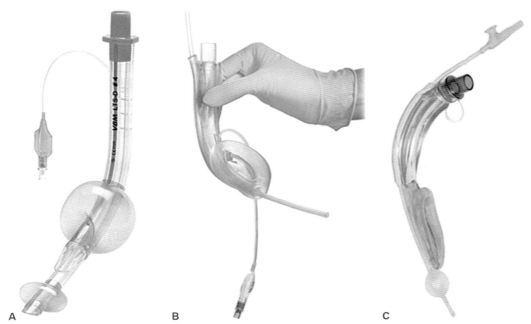

Figura 7.23 ■ **A.** Tubo laríngeo. **B.** Máscara laríngea AuraGain™ Ambu®. **C.** Máscara laríngea Air-Q® Blocker.

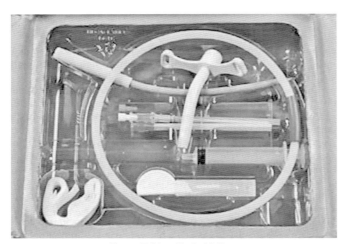

Figura 7.24 ■ *Kit* de Melker.

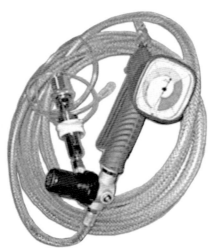

Figura 7.25 ■ Manujet™ (VBM®).

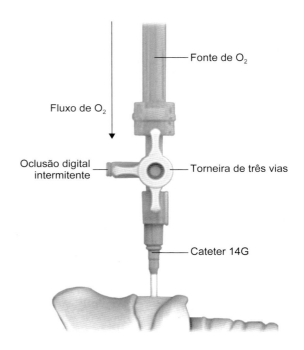

Figura 7.26 ■ Oxigenação por membrana cricotireóidea com torneira de três vias.

e hemodinâmica, aliada à condição de estômago cheio, frequentemente encontradas no paciente crítico, elevam a incidência de eventos como hipoxemia, aspiração do conteúdo gástrico, hipotensão e parada cardíaca.

A identificação dos pacientes de risco e a antecipação de estratégias de abordagem aliada ao treinamento continuado da equipe multiprofissional e à pronta disponibilização de recursos materiais e humanos são medidas recomendadas para a redução dos eventos adversos envolvendo o controle da via aérea nesse cenário.

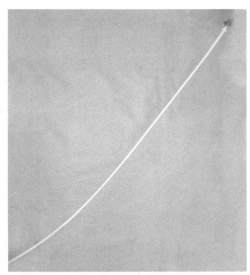

Figura 7.27 ■ Guia trocador para tubo traqueal (Cook®).

▶ Referências bibliográficas

1. Reed AP. Evaluation and recognition of the difficult airway. In: Hagberg CA. Benumof's airway management: Principles and practice. 3rd ed. Philadelphia: Saunders-Elsevier, 2013, pp. 209-221e3.
2. The Royal College of Anaesthetists. Major complications of airway management in the United Kingdom. 4th National Audit Project of the Royal College of Anaesthetists and the Difficult Airway Society, 2011.
3. Practice guidelines for management of the difficult airway. A report by the American Society of Anesthesiologists Task Force on Management of the Difficult Airway. Anesthesiology. 1993;78(3):597-602.
4. Law JA, Broemling N, Cooper RM et al. The difficult airway with recommendations for management. Part 1. Difficult tracheal intubation encountered in an unconscious/induced patient. Can J Anesth. 2013;60(11):1089-1118.
5. Apfelbaum JL, Hagberg CA, Caplan RA et al. Practice guidelines for management of the difficult airway. An updated report by the American Society of Anesthesiologists Task Force on management of the difficult airway. Anesthesiology. 2013;118(2):251-70.
6. Han R, Tremper KK, Kheterpal S, O'Reilly M. Grading scale for mask ventilation. Anesthesiology. 2004;101(1):267.
7. Adnet F, Borron SW, Racine SX et al. The Intubation Difficulty Scale (IDS). Anesthesiology. 1997;87:1290-7.
8. Frerk C, Mitchell VS, McNarry AF et al. Difficult Airway Society 2015 Guidelines for management of unanticipated difficult intubation in adults. Br J Anaesth. 2015;115(6):827-48.
9. Isono S, Ishikawa T. Oxygenation, not intubation, does matter. Anesthesiology. 2011;114(1):7-9.
10. Langeron O, Masso E, Huraux C et al. Prediction of difficult mask ventilation. Anesthesiology. 2000;92(5):1229-36.
11. Kheterpal S, Han R, Tremper KK et al. Incidence and predictors of difficult and impossible mask ventilation. Anesthesiology. 2006;105(5):885-91.
12. Kheterpal S, Martin L, Shanks AM, Tremper KK. Prediction and outcomes of impossible mask ventilation. Anesthesiology. 2009;110(4):891-7.
13. Mort TC. Emergency tracheal intubation: complications associated with repeated laryngoscopic attempts. Anesth Analg. 2004;99(2):607-13.
14. Ho AM, Wong W, Ling E, Chung DC, Tay BA. Airway difficulties caused by improperly applied cricoid pressure. J Emerg Med. 2001; 20(1):29-31.
15. Lee BJ, Kang JM, Kim DO. Laryngeal exposure during laryngoscopy is better in the 25 degrees back-up position than in the supine position. Br J Anaesth. 2007;99(4):581-6.
16. Lane S, Saunders D, Schofield A, Padmanabhan R, Hildreth A, Laws D. A prospective, randomized controlled trial comparing the efficacy of pre-oxygenation in the 20º head-up vs supine position. Anaesthesia. 2005;60:1064-67.
17. El-Orbany M, Woehlck H, Salem MR. Head and neck position for direct laryngoscopy. Anesth Analg. 2011;113(1):103-9.
18. Grape S, Schoettker P. The role of tracheal tube introducers and stylets in current airway management. J Clin Monit Comput. 2017; 31(3):531-7.
19. Cook TM. A new practical classification of laryngeal view. Anaesthesia. 2000;55:274-79.
20. Combes X, Dumerat Marc, Dhonneur G. Emergency gum elastic bougie-assisted tracheal intubation in four patients with upper airway distortion. Can J Anesth. 2004;51(10):1022-24.
21. Gataure PS, Vaughan RS, Latto IP. Simulated difficult intubation. Comparison of the gum elastic bougie and the stylet. Anaesthesia. 1996;51(10):935-8.
22. Wheeler M, Ovassapian A. Fiberoptic endoscopy-aided techniques. In: Hagberg CA. Benumof's airway management: Principles and practice. 2. ed. Philadelphia: Mosby-Elsevier, 2007, pp. 399-438.
23. Koerner IP, Brambrink AM. Fiberoptic techniques. Best Pract Res Clin Anaesthesiol. 2005;19(4):611-21.
24. Karim YM, Swanson DE. Comparison of blind tracheal intubation through the intubating laryngeal mask airway (LMA Fastrach™) and the Air-Q™. Anaesthesia. 2011;66(3):185-90.
25. Gerstein NS, Braude DA, Hung O, Sanders JC, Murphy MF. The Fastrach® Intubating Laryngeal Mask Airway®: An overview and update. Can J Anaesth. 2010;57(6):588-601.
26. Chrimes N. The Vortex: a universal 'high-acuity implementation tool' for emergency airway management. Br J Anaesth. 2016;117S1:i20- i27.
27. Cooper RM, Khan S. Extubation and reintubation of the difficult airway. In: Benumof and Hagberg's Airway Management. 3rd ed. Philadelphia, PA: Elsevier Saunders, 2013, pp. 1018-46.
28. Popat M, Mitchell V, Dravid R, Patel A, Swampillai C, Higgs A. Difficult Airway Society Guidelines for the management of tracheal extubation. Anaesthesia. 2012;67(3):318-40.

CAPÍTULO 8

Traqueostomias Convencional e Percutânea

Roberto Massao Takimoto • Márcio Abrahão • Onivaldo Cervantes

▶ Introdução

Historicamente, os métodos de se obter controle da via aérea datam da Antiguidade, visto haver referências a essa técnica nas figuras mitológicas, nos hieróglifos egípcios e na cultura hindu.[1,2] A primeira traqueostomia bem-sucedida documentada foi realizada por Brasavola, em 1546, sendo chamada de *broncotomia*. Apenas em 1718, Heister introduziu o termo *traqueostomia*, tendo sido aceito apenas um século mais tarde.[3]

Durante muito tempo, as traqueostomias eram utilizadas como procedimento extremo, pela alta taxa de morbimortalidade na época, pois eram realizadas apenas em obstrução iminente da via aérea, principalmente as provocadas por traumas ocorridos nas guerras. Posteriormente, também foram empregadas para salvar os pacientes com lesões iatrogênicas da laringe, corpos estranhos e infecções laríngeas, como a difteria e a angina de Ludwig.[1,3,4]

A técnica de traqueostomia voltou a ser discutida quando, no século XIX, surgiu um interesse renovado pela intubação oral, que estimulou os debates acerca do método mais apropriado para o controle da via aérea,[5] sendo a primeira substituída pela intubação nos casos de crupe e difteria, pois surgiram os tubos flexíveis de melhor formato e contorno. Mesmo assim, a intubação era reservada para crianças pequenas e a traqueostomia para indivíduos com mais idade.

Chevalier Jackson,[1] em 1909, padronizou as indicações para a traqueostomia, os instrumentos apropriados e a própria técnica. Nessa época, condenou veementemente outros métodos de controle da via aérea, principalmente a cricotireoidotomia, que, na sua opinião, causava complicações excessivas quando comparada à traqueostomia.[6] Hoje sabe-se que isso ocorria porque as operações eram realizadas em pacientes com doenças infecciosas, resultando em disseminação da infecção e complicações difíceis de tratar, entre elas a estenose subglótica. Essa filosofia de Chevalier Jackson dominou o pensamento médico durante muitos anos e, apenas mais recentemente, a cricotireoidostomia foi reintroduzida.

Na década de 1980, o surgimento de procedimentos mini-invasivos e percutâneos em outras especialidades, levou ao desenvolvimento de técnicas percutâneas de traqueostomia.

Atualmente as traqueostomias são procedimentos com técnica e indicações bem definidas e com baixo índice de complicações.[2,4,5,7-10]

▶ Definições

▶ **Cricotireoidostomia**. Trata-se de método cirúrgico sempre de emergência, para acesso da via aérea superior por meio de abertura da laringe, na membrana cricotireóidea.

▶ **Traqueostomia**. Trata-se de método cirúrgico eletivo ou também de urgência, para acesso à via aérea superior por meio da abertura da traqueia.

▶ **Traqueostomia aberta ou convencional**. Trata-se do método cirúrgico clássico, no qual é realizada a abertura por planos, dissecando-se desde a pele até a traqueia. Normalmente é realizado em centro cirúrgico, entretanto, pode também ser executado no leito da UTI, desde que haja condições técnicas adequadas. É amplamente utilizado atualmente.

▶ **Minitraqueostomia**. Trata-se de método cirúrgico semelhante ao convencional, exceto pelo tamanho da abertura, que é reduzido. Este procedimento é pouco utilizado atualmente, pela falta de vantagem em relação aos demais métodos.

▶ **Traqueostomia percutânea**. Trata-se de método cirúrgico no qual não há a abertura de todos os planos (da pele à traqueia), sendo feita punção da traqueia seguida de dilatação do trajeto e colocação da cânula de traqueostomia. Também é amplamente utilizada atualmente, sendo realizada preferencialmente no leito da UTI.

▶ **Traqueostomia definitiva**. Trata-se de procedimento realizado após uma laringectomia total ou uma disjunção laringotraqueal. A traqueia é totalmente separada da laringe, sendo suturada à pele.

▶ **Traqueostomia de proteção**. Traqueostomia realizada após procedimento cervicofacial extenso, no qual se prevê edema importante na via aérea superior e possível insuficiência respiratória obstrutiva. Tem caráter temporário.

▶ **Traqueostoma**. É a abertura realizada intencionalmente, de comunicação entre a traqueia e a pele.

▶ **Fístula traqueocutânea**. É a comunicação residual, indesejada, que permanece após a decanulação. Muitas vezes, necessita de tratamento cirúrgico para sua correção.

A Figura 8.1 apresenta um caso no qual foram feitos alguns procedimentos cirúrgicos, inclusive uma traqueostomia de proteção, em virtude de uma metástase linfonodal de carcinoma espinocelular (CEC) envolvendo a mandíbula.

▶ Indicações

De acordo com a finalidade, as traqueostomias são indicadas para:[1,3-5,7,11-24]

- Obstrução de via aérea superior (Figura 8.2):
  ○ Tumores avançados da laringe, traqueia cervical, faringe e boca
  ○ Trauma grave da laringe, faringe e traqueia cervical
  ○ Estenoses e malacias laringotraqueais (Figuras 8.3 e 8.4)
  ○ Infecções graves de via aérea superior (supraglotite aguda, laringite estridulosa, difteria e tuberculose)
  ○ Paralisia bilateral de pregas vocais
  ○ Corpo estranho na via aérea superior
  ○ Causas congênitas (laringomalacia e membrana laríngea)
- Proteção da via aérea superior de aspiração:
  ○ Pacientes com disfagia neurológica e aspiração crônica
  ○ Proteção da laringe em pacientes em intubação traqueal prolongada (em UTI).

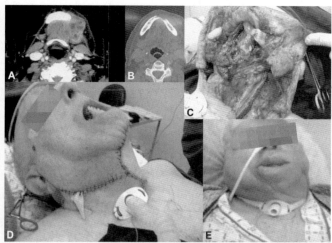

Figura 8.1 ■ **A.** Corte axial de tomografia computadorizada com contraste, evidenciando metástase linfonodal de CEC envolvendo a mandíbula, entretanto sem acometimento de via aérea. **B.** Corte axial de tomografia computadorizada, na janela óssea, confirmando o acometimento da mandíbula. **C.** Intraoperatório de esvaziamento cervical radical estendido. **D.** Pós-operatório imediato mostrando traqueostomia de proteção. **E.** Pós-operatório mostrando grande edema cervicofacial que obstrui a via aérea superior. CEC: carcinoma espinocelular.

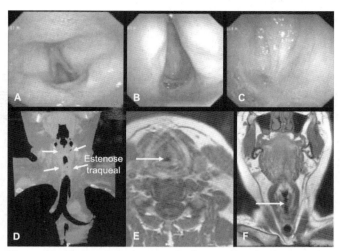

Figura 8.3 ■ **A, B** e **C.** Laringoscopia direta evidenciando supraglote e glote normais (**A**) e estenose "em fundo cego" da subglote (**B** e **C**). **D.** Corte coronal de tomografia computadorizada evidenciando estenose laringotraqueal "em fundo cego" (*setas*). **E.** Corte axial de ressonância magnética mostrando estenose subglótica (*seta*). **F.** Corte coronal de ressonância magnética mostrando estenose "em fundo cego" da subglote.

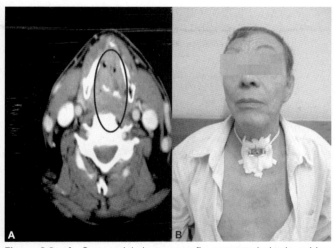

Figura 8.2 ■ **A.** Corte axial de tomografia computadorizada evidenciando obstrução da via aérea em nível glótico, de paciente com CEC. **B.** O referido paciente já traqueostomizado, respirando através de uma cânula metálica. CEC: carcinoma espinocelular.

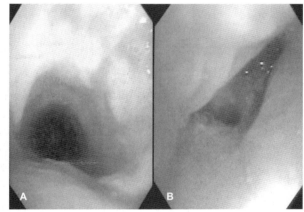

Figura 8.4 ■ **A.** Traqueia proximal durante o repouso respiratório. **B.** Traqueia proximal durante a inspiração, evidenciando malacia com acentuada redução do diâmetro da via aérea.

▶ Técnica cirúrgica[4,5,24-26]

A posição ideal do paciente pós-cirúrgico é em decúbito dorsal e em hiperextensão cervical (Figura 8.5). Mas nem sempre essa posição pode ser obtida, em virtude do grau de desconforto do paciente.

Na Figura 8.6, é possível observar as relações anatômicas importantes entre a membrana cricotireóidea, a cartilagem cricoide e os anéis traqueais.

Traqueostomia convencional

■ Posição

O paciente deve, sempre que possível, ficar em decúbito dorsal e em hiperextensão cervical, para que ocorra a anteriorização da traqueia.

■ Anestesia

Deve-se dar preferência à anestesia geral em caso de traqueostomia convencional, exceto se a intubação for de extrema dificuldade, como em pacientes com tumores avançados da laringe. Nesses casos, opta-se por anestesia local.

■ Descrição da técnica

Primeiramente, deve-se fazer a antissepsia e a colocação de campos estéreis.

A incisão da pele deve ser feita entre a cartilagem cricoide e a fúrcula esternal. Pode ser longitudinal na linha média ou transversal. O tamanho varia de acordo com o grau de dificuldade, tendo cerca de 2 cm nos casos habituais.

É preciso realizar a abertura de planos, tecido celular subcutâneo, musculatura pré-tireoidiana (na rafe mediana) até atingir o istmo tireoidiano. Se o istmo tireoidiano estiver localizado sobre o anel traqueal optado para a abertura da traqueia, pode-se rebatê-lo superiormente ou fazer uma istmectomia.

Para evitar lesar o balonete do tubo orotraqueal, deixando a via aérea superior exposta e dificultando a ventilação do paciente, pode-se

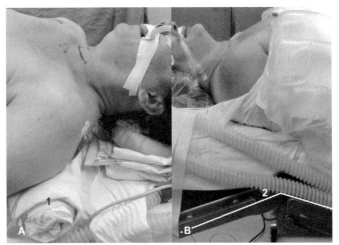

Figura 8.5 ■ **A.** Hiperextensão cervical obtida por meio de coxim subescapular (1). **B.** Hiperextensão cervical obtida por meio de angulação da cabeceira com o dorso (2) e elevação em 45° do dorso do paciente.

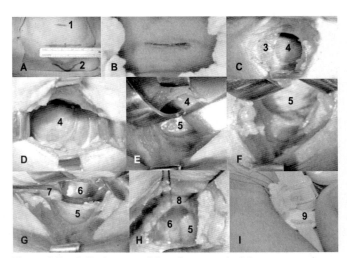

Figura 8.7 ■ **A.** Paciente posicionado com a incisão transversal marcada entre a cartilagem cricoide (1) e a fúrcula esternal (2). **B.** Pele já incisada. **C.** O tecido subcutâneo e a musculatura pré-tireoidiana (3) estão rebatidos, evidenciando a glândula tireoide (4). **D.** Exposição ampla da glândula tireoide. **E.** Deslocamento superior da glândula tireoide (4), com exposição da traqueia (5). **F.** Exposição ampla da traqueia (5). **G.** Traqueia (5) aberta por ressecado do 2º anel traqueal (7), com exposição do balonete (6) do tubo orotraqueal. **H.** Pontos de reparo (8) na traqueia (5) com balonete (6) vazio. **I.** Cânula de traqueostomia (9) já posicionada.

■ Tipos de abertura da traqueia

Muitas são as maneiras de se abrir a traqueia: em "U", em "U" invertido, em "T", em "T" invertido, em "H", longitudinal, em "S", e ressecando a porção anterior do anel. No adulto, nenhuma parece ser superior às demais, sendo uma prerrogativa do cirurgião a escolha do tipo mais adequado. Na criança, não se deve ressecar o anel traqueal, podendo-se fazer qualquer outro tipo de abertura.

A confecção de reparos com fios na traqueia, para auxiliar eventuais trocas precoces de cânula, também é facultativa.

A hemostasia deve ser rigorosa, com especial atenção aos vasos do istmo tireoidiano e da mucosa traqueal, e realizada antes de se passar a cânula traqueal.

A posição da cânula deve ser verificada por meio de ausculta pulmonar, por radiografia simples ou por broncoscopia.

Procede-se então à fixação da cânula e ao curativo.

Traqueostomia percutânea[7,26-34]

Este procedimento não deve ser feito em pacientes:

- Nos quais não seja possível palpar elementos anatômicos, como a cartilagem cricoide, os anéis traqueais e a fúrcula esternal (obesos mórbidos, pescoço taurino etc.)
- Com cirurgias cervicais extensas prévias
- Com discrasia sanguínea, já que a única forma de hemostasia aqui é a compressão exercida pela cânula no orifício de abertura
- Com bócios volumosos
- Crianças, pois o tamanho do *kit* é adequado apenas para adultos.

Essas contraindicações são relativas e devem levar em consideração a experiência do cirurgião e do restante da equipe multiprofissional que presta assistência a esses pacientes.

Apesar de haver descrições da técnica sem o uso de broncoscopia, os autores sempre a utilizam, pois:

- Auxilia no posicionamento correto da punção traqueal
- Evita acidentes de punção, como a lesão de parede posterior da traqueia
- Diagnostica precocemente complicações, como hemorragia
- Verifica, sob visão direta, o posicionamento da cânula traqueal.

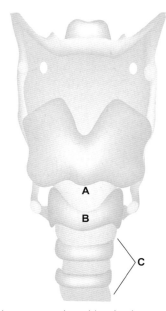

Figura 8.6 ■ Laringe e traqueia, evidenciando a membrana cricotireóidea (**A**), a cartilagem cricoide (**B**) e os anéis traqueais (**C**).

solicitar ao anestesista que momentaneamente, durante a abertura da traqueia, desinsufle completamente o balonete.

■ Local de abertura da traqueia

Em geral o anel escolhido para a abertura da traqueia é o 2º ou o 3º (Figura 8.7). Em algumas situações especiais, opta-se por outros, a saber:

- *1º anel*: quando o paciente será submetido a uma laringectomia total, já que quanto mais traqueia sobrar, mais fácil será suturá-la à pele
- *4º ou 5º anel*: quando o paciente será submetido a uma laringectomia parcial horizontal, já que, quando o segmento ressecado da laringe sair, será necessário suspender a porção inferior da laringe para reconstruir o defeito. Nesse momento, quando a laringe remanescente subir, a traqueia também subirá e o traqueostoma ficará no nível da base do pescoço.

Há outros métodos descritos para guiar a punção traqueal, como a ultrassonografia e a luminosidade de uma fibra flexível posicionada dentro da traqueia.

Esse procedimento é sempre eletivo, com o paciente já intubado e preferencialmente realizado na UTI, evitando-se o transporte do paciente.

A posição é a mesma descrita anteriormente e a anestesia pode ser local se o paciente estiver apenas sedado.

▪ Descrição da técnica

Primeiramente, devem-se fazer a antissepsia e a colocação de campos estéreis.

O broncoscopista retrocede o tubo orotraqueal até o nível da glote e, com visão direta da traqueia, auxilia o cirurgião a realizar a traqueostomia.

O local da incisão é o mesmo descrito anteriormente, mas o tamanho é menor, cerca de 1,5 cm apenas.

Deve-se palpar o anel desejado e puncioná-lo em sua porção anterior, permitindo-se uma pequena variação (das 11 às 13 h). Aparecerá ar na seringa e a broncoscopia confirmará a posição correta da punção. Após a passagem de um guia, usa-se um dilatador (que varia de acordo com a marca do *kit*) até que o diâmetro da cânula traqueal seja alcançado. Nesse momento, deve-se observar se há sangramento e, em caso positivo, optar pela conversão do procedimento e hemostasia sob visão direta.

Procede-se, então, à passagem da cânula com o auxílio do introdutor de cânula e à verificação final da posição pela broncoscopia. A seguir a cânula é fixada.

Todos os passos da traqueostomia percutânea podem ser vistos nas Figuras 8.8 e 8.9.

▶ Complicações[2,4,7,8,18,25,30,31,33,35-39]

As complicações encontradas são semelhantes se compararmos com as técnicas convencional e percutânea.[27]

Complicações imediatas e mediatas

▪ Hemorragia

Ocorre em taxas variáveis. Pode ser de qualquer local do leito operatório, entretanto é comum ser oriunda do istmo tireoidiano e da mucosa traqueal.

▪ Pneumotórax

Manifesta-se por enfisema subcutâneo, dispneia se o paciente estiver extubado, nos pacientes intubados por aumento da pressão de via aérea, timpanismo no hemitórax acometido, diminuição ou abolição do murmúrio vesicular do hemitórax acometido e em casos mais graves desvio do mediastino. É diagnosticado clinicamente e por método de imagem, em geral radiografia simples do tórax.

▪ Enfisema subcutâneo

Deve-se excluir os diagnósticos de pneumotórax e pneumomediastino secundário à lesão traqueal (fora do traqueostoma). Nesses casos, ocorre habitualmente por escape aéreo pela lateral da cânula traqueal, que não encontra saída pela ferida operatória, que está hermeticamente fechada no entorno da cânula traqueal. Deve-se abrir um a dois pontos da ferida operatória.

▪ Lesão traumática do esôfago

Em um procedimento com maior dificuldade técnica, com dificuldade de canulação, pode ocorrer lesão traumática do esôfago. O paciente pode apresentar sangramento pela cânula traqueal, evidenciar conteúdo gástrico na via aérea e ter dificuldade de ventilação se a lesão for transfixante. O diagnóstico pode ser confirmado por meio de endoscopia digestiva ou respiratória.

▪ Infecção de ferida operatória

As traqueostomias são cirurgias potencialmente contaminadas, entretanto, em boa parte das vezes já são infectadas e, quando se abre a via aérea, percebe-se secreção purulenta.

Outras complicações são lesão de nervo laríngeo inferior, pneumonias, falso trajeto, cânula seletiva, broncospasmo e pneumomediastino.

Complicações tardias

▪ Estenose traqueal

Ocorre em escala variável. Acontece habitualmente no local do balonete e está diretamente relacionada com o tempo de uso da traqueostomia e a pressão do balonete. Para preveni-la, deve-se usar balonetes de baixa pressão (de 20 a 30 cmH$_2$O), aferidos por aparelho próprio para esse fim.

▪ Granuloma

Ocorre com muita frequência e é situado preferencialmente na borda do traqueostoma e na ponta da cânula traqueal (Figura 8.10). Pode ser tratado com corticoide ou por meio de ressecção cirúrgica.

▪ Fístula traqueoesofágica

Menos frequente que a estenose, também ocorre, em geral, no local do balonete e está diretamente relacionada com o tempo de uso da

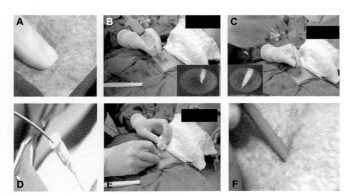

Figura 8.8 ▪ **A** a **F.** Passos da traqueostomia percutânea, desde a palpação dos elementos anatômicos até a punção da traqueia e passagem do fio-guia e do dilatador. Pode-se observar também a visão do broncoscopista.

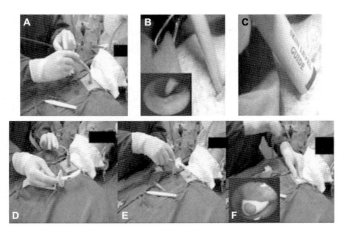

Figura 8.9 ▪ **A** a **F.** Continuação dos passos da traqueostomia percutânea. Passagem do dilatador na sequência da cânula traqueal. Pode-se observar também a visão do broncoscopista.

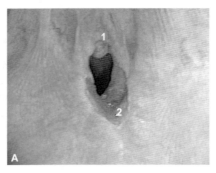

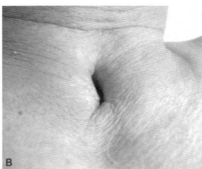

Figura 8.10 ■ **A.** Granuloma de traqueostoma (1) e infeção (2). **B.** Estenose de traqueostoma.

traqueostomia e a pressão do balonete. Para preveni-la, deve-se usar balonetes de baixa pressão (de 20 a 30 cmH$_2$O), aferidos por aparelho próprio para esse fim.

■ **Fístula traqueoinominada**

Complicação rara e de difícil controle, que evolui muitas vezes para óbito do paciente por choque hipovolêmico. Ocorre pelos mesmos motivos da fístula traqueoesofágica, entretanto na parede anterior da traqueia, no cruzamento da artéria braquiocefálica com a traqueia. Também pode ser prevenida pelo uso de balonetes de baixa pressão (de 20 a 30 cmH$_2$O), aferidos por aparelho próprio para esse fim.

■ **Escapes de ar**

Podem ocorrer por falha na válvula do balonete e por furo no balonete. Nesses casos, basta fazer a troca por uma cânula nova. Porém pode também ocorrer em pacientes que necessitam de pressão de via aérea aumentada para sua ventilação. Nesses casos, se o escape estiver dificultando a ventilação, pode ser necessário pressão no balonete um pouco mais alta do que a usual. Outra causa de escape de ar é a presença de malacia traqueal, diagnosticada habitualmente por broncoscopia. Nesses casos, se a malacia for apenas na região do balonete, pode-se usar uma cânula de altura ajustável e posicionar o balonete em outra posição (preferencialmente por broncoscopia).

Outras complicações são hemorragia, infecções de ferida operatória, estenose de traqueostoma, traqueomalacia, disfagia, aspiração para via aérea e pneumonias.

▶ Cuidados com a traqueostomia[14,39-41]

Tamanho da cânula

As cânulas de traqueostomias variam no diâmetro e no comprimento. O tamanho deve ser adequado a cada indivíduo. O cirurgião que realizou a traqueostomia, por saber o diâmetro da traqueia e a distância da pele à traqueia, é quem deve escolher inicialmente a cânula. Se o paciente não se adaptar com a cânula, a broncoscopia pode auxiliar na escolha de uma nova cânula.

Pressão do balonete

O balonete deve ser de baixa pressão. É preciso aferir a pressão do balonete com o aparelho próprio para esse fim e deixar a menor pressão de balonete que vede a via aérea, protegendo-a de aspiração e permitindo a ventilação mecânica.

Higienização

Todas as cânulas de traqueostomias devem ser higienizadas, pelo menos, 2 a 3 vezes ao dia. Sempre que o paciente estiver secretivo, essa frequência deve ser aumentada de acordo com a necessidade. As cânulas providas de cânula interna facilitam a higienização e são mais seguras, permitindo a desobstrução imediata e fácil.

Troca da cânula

Deve ser realizada a troca da cânula sempre que apresentar mau funcionamento. Não há um prazo determinado para que as cânulas sejam trocadas, mesmo que funcionantes. As metálicas precisam ser trocadas sempre que oxidarem. Qualquer tipo de cânula deve ser substituído sempre que se perceber que a higienização não é mais efetiva. Há relatos na literatura de pacientes que ficaram longos períodos sem trocar a cânula, o que provocou sua forte aderência na traqueia e no traqueostoma, sendo necessário removê-la em centro cirúrgico. Por tal motivo, os autores recomendam trocar as cânulas plásticas/siliconadas a cada 3 meses.

Umidificação do ar

Como o ar não é mais filtrado, umidificado e aquecido no nariz e seios paranasais, é comum o ressecamento do revestimento da via aérea a jusante da traqueostomia. Para amenizar tal ocorrência, pode-se utilizar umidificadores de ar.

Curativos

Devem ser confortáveis e absorver as secreções traqueais. Pode-se usar desde gazes até curativos próprios.

Fixação

Deve ser confortável e não permitir a extrusão da cânula de traqueostomia. Como o período mais difícil de recanular o paciente são os primeiros dias de pós-operatório, nessa fase alguns cirurgiões advogam, além da fixação da cânula com cadarço em volta do pescoço, também dar pontos, unindo a cânula à pele.

▶ Tipos de cânulas

Cânulas sem balonete

São ideais para o uso em pacientes que não apresentem aspiração para via aérea. São seguras contra rolhas de secreção por terem cânula interna, o que permite uma higiene eficaz e a desobstrução imediata e fácil se necessária. Pode ser confeccionada em latão (cânula metálica), em PVC ou em silicone (Figura 8.11). As duas últimas apresentam as vantagens de não precisarem ser trocadas por oxidação, para realizar exames de imagem, como ressonância magnética e tomografia computadorizada, e radioterapia.

Podem variar no comprimento: curta (para pacientes brevilíneos ou com extrema sensibilidade traqueal), padrão (para a maioria dos pacientes) e longa (p. ex., para pacientes obesos). Apresentam tamanhos variados (de 0 a 6 cm) com aumento gradativo do diâmetro interno. Podem ter ou não fenestra, a qual auxilia na fonação do paciente.

Há cânulas traqueais para uso em crianças, feitas de plástico ou silicone, sem balonete, entretanto para uso em respirador mecânico.

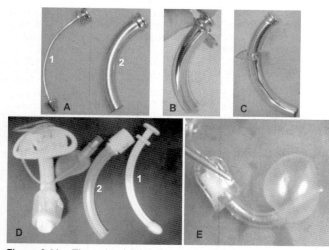

Figura 8.11 ▪ Tipos de cânulas. **A** e **B**. Cânula metálica composta por mandril (1), cânula interna (2) e cânula externa (B). **C**. A cânula interna encaixa dentro da externa. **D**. Cânula de PVC com balonete, cânula interna (2) e mandril (1). **E**. Cânula plástica com defeito no balonete.

Cânulas com balonete

São ideais para uso em pacientes que precisem proteger a via aérea de aspiração ou que necessitem de ventilação sob pressão positiva. São feitas de plástico ou silicone. Podem apresentar balonete único ou duplo (em desuso). Podem ter ou não cânula interna, porém, quando presente, é mais segura contra rolhas de secreção. Variam no comprimento: do padrão à cânula de altura ajustável (p. ex., para pacientes obesos). Apresentam ou não fenestra, a qual auxilia o paciente na fonação, juntamente à válvula de fala. Os balonetes podem ser de alta pressão (em desuso) ou de baixa pressão (de 20 a 30 cmH_2O).

Tutores de traqueostomia

São usados em pacientes com traqueostomia definitiva que não precisariam de cânula de traqueostomia, entretanto, por apresentarem estenose de traqueostoma, mantêm o diâmetro do traqueostoma com o uso desses tutores.

▶ Decanulação[40-43]

Não há regras fixas quanto ao tema e nem consenso na literatura. O que se segue é uma sugestão dos autores. A decanulação deve ser iniciada sempre que o motivo que indicou a traqueostomia estiver resolvido.

Quando a indicação foi por obstrução, é recomendável que um exame de endoscopia comprove a inexistência de obstruções residuais. Em pacientes oriundos de unidades de terapia intensiva (UTIs), deve-se pensar em decanulação quando eles tiverem condições neurológicas e pulmonares para tal, ou seja, quando apresentarem nível de consciência suficiente para comunicação e não estando demasiadamente secretivos. O paciente deve ser capaz de entender e seguir instruções de fisioterapia respiratória e fonoterapia de deglutição.

A primeira medida a ser tomada é testar se o paciente demonstra aspiração de saliva. Pode-se dar azul de metileno para o paciente por via oral (VO) (p. ex., 2 gotas/h) e observar se há saída pelo traqueostoma ou pela cânula. Se em 24 h o paciente não apresentar aspiração, pode-se desinsuflar o balonete. O segundo passo é ocluir a cânula e observar se o paciente permanece confortável. Se o paciente permanecer eupneico com a cânula ocluída, fazendo suas atividades habituais, pode-se decanular o paciente. Para permitir que o paciente faça suas atividades habituais, deve-se aguardar, pelo menos, 48 h contínuas (para o paciente deambular, subir escada, tomar banho, fazer a fisioterapia, dormir etc.). Em caso de desconforto respiratório em algum momento de maior demanda respiratória, deve-se desocluir a cânula imediatamente e, se houver a melhora com a abertura da cânula, deve-se posteriormente estudar a via aérea por meio de endoscopia, a fim de determinar o motivo do desconforto (p. ex., estenose, granulomas etc.).

Na opinião dos autores, não há necessidade de, antes de decanular, trocar por cânula sem balonete (metálica ou de PVC), nem trocar por cânulas sucessivamente menores. O fechamento do traqueostoma ocorre por segunda intenção, sendo preciso apenas curativos oclusivos. Aguardam-se pelo menos 30 dias antes de considerar fístula traqueocutânea persistente e indicar a correção cirúrgica.

▶ Referências bibliográficas

1. Jackson C. Tracheotomy. The Laryngoscope. 1909;19(4):285-90.
2. Goldstein SI, Breda SD, Schneider KL. Surgical complications of bedside tracheotomy in an otolaryngology residency program. The Laryngoscope. 1987;97(12):1407-9.
3. Watts JM. Tracheostomy in modern practice. Br J Surg. 1963;50:954-75.
4. Grillo HC. Development of tracheal surgery: A historical review. Part 1: techniques of tracheal surgery. The Annals of Thoracic Surgery. 2003; 75(2):610-9.
5. Wenig BL, Applebaum EL. Indications for and techniques of tracheotomy. Clin Chest Med. 1991;12(3):545-53.
6. Jackson C. High tracheotomy and other errors. The chief causes of chronic laryngeal stenosis. Surg Gynecol Obstet. 1923;32:392.
7. De Leyn P, Bedert L, Delcroix M, Depuydt P, Lauwers G, Sokolov Y et al. Tracheotomy: Clinical review and guidelines. European Journal of Cardio-Thoracic Surgery. 2007;32(3):412-21.
8. El-Sayed IH, Bhatki AM, Khabie N, David WE et al. Complications of tracheostomy and tracheal surgery. Complications in Head and Neck Surgery (Second Edition). Philadelphia: Mosby, 2009;405-24.
9. Jaryszak EM, Shah RK, Amling J, Pena MT. Pediatric tracheotomy wound complications: Incidence and significance. Arch Otolaryngol Head Neck Surg. 2011 Apr;137(4):363-6.
10. Perfeito JAJ, Mata CAS, Forte V, Carnaghi M, Tamura N, Leão LEV. Traqueostomia na UTI: Vale a pena realizá-la? J Bras Pneumol. 2007 Nov/Dez;33(6):687-90.
11. Anwar-ul-huda, Qamar-ul-Hoda M, Awan S. Emergency airway management of a patient with tracheal stenosis. J Pak Med Assoc. 2010 Sep;60(9):775-7.
12. Bishop S, Hopper J, Greig D. Elective use of cannula cricothyroidotomy. Anaesthesia. 2011 Feb;66(2):137.
13. Mitchell RM, Eisele DW, Goldenberg D. The tracheotomy punch for urgent tracheotomy. Laryngoscope. 2010;120(Suppl 4):S198.
14. American College of Physicians. Summaries for patients: Tracheotomy in patients who require prolonged mechanical breathing support. Ann Intern Med. 2011 Mar;154(6):I-38.
15. Bach JR, Martinez D. Duchenne muscular dystrophy end-stage respiratory muscle failure: Prolongation of survival by noninvasive interventions. Respir Care. 2011;56(6):744-50.
16. Bobek S, Bell RB, Dierks E, Potter B. Tracheotomy in the unprotected airway. J Oral Maxillofac Surg. 2011 Aug;69(8)2198-203.
17. Combes A, Luyt CE, Nieszkowska A, Trouillet JL, Gibert C, Chastre J. Is tracheostomy associated with better outcomes for patients requiring long-term mechanical ventilation? Crit Care Med. 2007 Mar;35(3):802-7.
18. Kraft S, Patel S, Sykes K, Nicklaus P, Gratny L, Wei JL. Practice patterns after tracheotomy in infants younger than 2 years. Arch Otolaryngol Head Neck Surg. 2011 Jul;137(7):670-4.
19. Langerman A, Patel RM, Cohen EE, Blair EA, Stenson KM. Airway management before chemoradiation for advanced head and neck cancer. Head Neck. 2012 Feb; 34(2):254-9.
20. Meininger D, Walcher F, Byhahn C. Tracheostomy in intensive care long-term ventilation: indications, techniques and complications. Chirurg. 2011 Feb;82(2):107-10, 112-5.
21. Arabi YM, Alhashemi JA, Tamim HM, Esteban A, Haddad SH, Dawood A et al. The impact of time to tracheostomy on mechanical ventilation duration, length of stay, and mortality in intensive care unit patients. Journal of Critical Care. 2009;24(3):435-40.
22. Fourrier F, Robriquet L, Hurtevent JF, Spagnolo S. A simple functional marker to predict the need for prolonged mechanical ventilation in patients with Guillain-Barré syndrome. Crit Care. 2011;15(1):R65.
23. Lu YH, Qiu XH, Guo FM, Yang Y, Qiu HB. Timing of tracheotomy on the prognosis of patients with prolonged mechanical ventilation: A meta-analysis of randomized controlled trials. Zhonghua Wai Ke Za Zhi. 2011 Feb;49(2):166-171.

24. Yoo DB, Schiff BA, Martz S, Fraioli RE, Smith RV, Kvetan V, Fried MP. Open bedside tracheotomy: Impact on patient care and patient safety. Laryngoscope. 2011 Mar;121(3):515-20.
25. Hojaij FC. Obstrução das vias aéreas superiores. In: Gananca FF, Pontes P (Eds.). Manual de otorrinolaringologia e cirurgia de cabeça e pescoço. Barueri: Manole, 2011, p. 1375.
26. Ciaglia P, Firsching R, Syniec C. Elective percutaneous dilatational tracheostomy. A new simple bedside procedure; preliminary report. Chest. 1985;87(6):715-9.
27. Beltrame F, Zussino M, Martinez B, Dibartolomeo S, Saltarini M, Vetrugno L et al. Percutaneous versus surgical bedside tracheostomy in the intensive care unit: A cohort study. Minerva Anestesiol. 2008;74(10):529-35.
28. Dinsmore J, Heard AM, Green RJ. The use of ultrasound to guide time-critical cannula tracheotomy when anterior neck airway anatomy is unidentifiable. Eur J Anaesthesiol. 2011 Jul;28(7):506-10.
29. El-Sayed IH, Ho JE, Eisele DW. External light guidance for percutaneous dilatational tracheotomy. Head Neck. 2011 Aug;33(8)1206-9.
30. Lebiedz P, Suca A, Gümüs E, Radke RM, Kaya E, Hilker E, Reinecke H. 7-year survey after percutaneous dilatational tracheotomy on a medical intensive care unit. J Investig Med. 2010 Dec;58(8):977-81.
31. Massick DD, Yao S, Powell DM, Griesen D, Hobgood T, Allen JN, Schuller DE. Bedside tracheostomy in the intensive care unit: A prospective randomized trial comparing open surgical tracheostomy with endoscopically guided percutaneous dilational tracheotomy. Laryngoscope. 2001 Mar;111(3):494-500.
32. Newhouse E, Ondik MP, Carr M, Goldenberg D. Who is performing percutaneous tracheotomies? Practice patterns of surgeons in the USA. Eur Arch Otorhinolaryngol. 2011 Mar;268(3):415-8.
33. Rosseland LA, Laake JH, Stubhaug A. Percutaneous dilatational tracheotomy in intensive care unit patients with increased bleeding risk or obesity. A prospective analysis of 1000 procedures. Acta Anaesthiol Scand. 2011 Aug;55(7):835-41.
34. Trouillet JL, Luyt CE, Guiguet M, Ouattara A, Vaissier E, Makri R et al. Early percutaneous tracheotomy versus prolonged intubation of mechanically ventilated patients after cardiac surgery: a randomized trial. Ann Intern Med. 2011 Mar;154(6):373-83.
35. Conklin LD, LeMaire SA, Casar GJ, Coselli JS. Tracheal erosion by an innominate artery graft: Presentation and surgical repair. The Annals of Thoracic Surgery. 2003;75(2):573-5.
36. Desvant C, Chevalier D, Mortuaire G. Tracheotomy bleeding from an unusual tracheoarterial fistula: Involvement of an aberrant right subclavian artery. J Laryngol Otol. 2010 Dec;124(12):1333-6.
37. Gangadharan SP, Bakhos CT, Majid A, Kent MS, Michaud G, Ernst A et al. Technical aspects and outcomes of tracheobronchoplasty for severe tracheobronchomalacia. Ann Thorac Surg. 2011 May;91(5):1574-80; discussion 1580-1.
38. Koitschev A, Simon C, Blumenstock G, Mach H, Graumueller S. Surgical technique affects the risk for tracheostoma-related complications in post-ICU patients. Acta Otolaryngol. 2006 Dec;126(12):1303-8.
39. Scheenstra RJ, Muller SH, Vincent A, Hilgers FJ. Heat and moisture exchange capacity of the upper respiratory tract and the effect of tracheotomy breathing on endotracheal climate. Head Neck. 2011 Jan;33(1):117-24.
40. de Mestral C, Iqbal S, Fong N, Leblanc J, Fata P, Razek T, Khwaja K. Impact of a specialized multidisciplinary tracheostomy team on tracheostomy care in critically ill patients. Can J Surg. 2011 Jun;54(3):167-72.
41. LeBlanc J, Shultz JR, Seresova A, de Guise E, Lamoureux J, Fong N et al. Outcome in tracheostomized patients with severe traumatic brain injury following implementation of a specialized multidisciplinary tracheostomy team. J Head Trauma Rehabil. 2010 Sep-Oct;25(5):362-5.
42. Truong A, Truong DT. Late tracheostomy tube decannulation by progression of a laryngeal tumour: An approach for airway control. Can J Anaesth. 2011 Aug;58(8):771-2.
43. O'Connor HH, White AC. Tracheostomy decannulation. Respir Care. 2010 Aug;55(8):1076-81.

Parte 4

Modos Ventilatórios

114 Ventilação Mecânica | Fundamentos e Prática Clínica

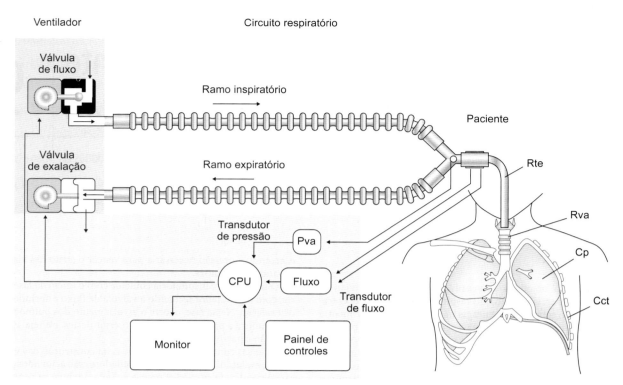

Figura 9.1 ▪ Esquema de um ventilador conectado ao paciente. A partir dos controles efetuados pelo painel de controles e pelo monitoramento realizado pelos transdutores de pressão e fluxo, é realizado o controle das válvulas de fluxo e exalação por meio do circuito de controle do ventilador. O ventilador inicia a fase inspiratória, abrindo a válvula de fluxo e fechando a válvula de exalação. O paciente é representado pelas vias aéreas, pulmões e caixa torácica. Cct: complacência da caixa torácica; Cp: complacência do pulmão; CPU: unidade de processamento central; Pva: pressão das vias aéreas; Rva: resistência das vias aéreas; Rte: resistência do tubo endotraqueal.

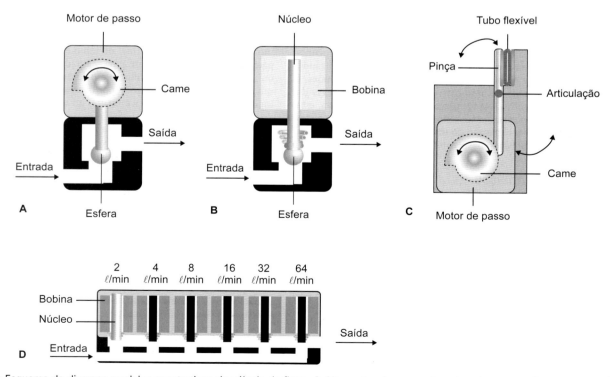

Figura 9.2 ▪ Esquema de diversos modelos construtivos de válvula de fluxo. **A.** Um motor de passo atuando sobre uma esfera que controla a abertura da passagem do fluxo. **B.** O acionamento da esfera, nesse caso, é realizado por um solenoide proporcional. **C.** Um mecanismo tipo pinça, acionado por motor de passo, atua sobre um tubo flexível, controlando a área de passagem do fluxo. **D.** Uma série de solenoides, calibrados com fluxos discretos, obedecendo à relação 2^n, ao ser acionada (abertos os solenoides) na combinação apropriada, possibilita o ajuste do fluxo requerido. Por exemplo: fluxo 6 ℓ/min = solenoides 2 e 4 ℓ/min acionados; 50 ℓ/min = solenoides 2, 16 e 32 ℓ/min acionados.

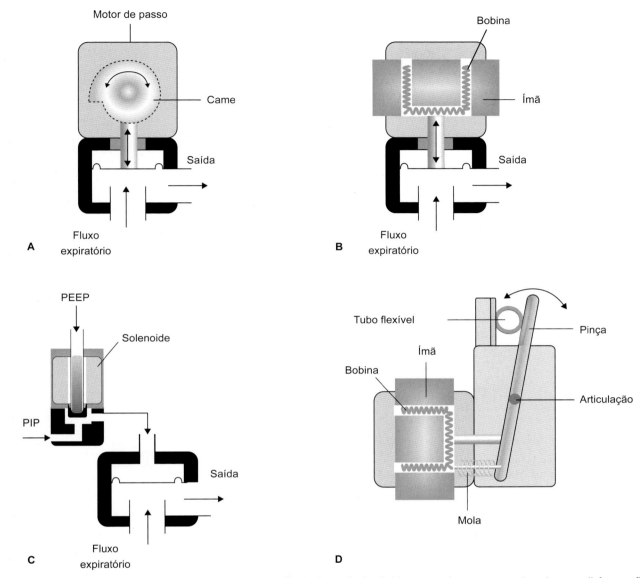

Figura 9.3 ▪ Esquema de diversos modelos construtivos de válvula de exalação. **A.** Um motor de passo atuando sobre um diafragma flexível controla a abertura do ramo expiratório. **B.** O acionamento do diafragma é realizado por uma bobina eletromagnética. **C.** Um solenoide comuta as pressões inspiratória e expiratória, provenientes de válvulas pneumáticas, que atuam sobre o diafragma. **D.** Uma bobina eletromagnética aciona um mecanismo tipo pinça, que controla a área de passagem de um tubo flexível. PEEP: pressão positiva expiratória final; PIP: pico de pressão inspiratória.

negativo indica que o fluxo é expiratório. À medida que o pulmão esvazia, diminui a pressão no seu interior e, consequentemente, o fluxo expiratório. O fluxo expiratório zero indica o esvaziamento total dos pulmões no instante 3 s. No instante 4 s, é iniciado um novo ciclo

- *Volume (ℓ) × tempo (s)*: no instante 1 s, é iniciado o enchimento dos pulmões por meio do fluxo inspiratório de 30 ℓ/min. O volume é definido como a integral do fluxo em relação ao tempo e pode ser representado graficamente como a área da curva fluxo × tempo. O volume inspirado é a área definida entre a curva de fluxo inspiratório e o eixo do tempo, e o volume exalado é a área definida pelo fluxo expiratório. Como, nesse caso, o fluxo é mantido constante, o volume aumenta linearmente até o valor de 0,5 ℓ no instante 2 s. Nesse instante, com o fechamento da válvula de fluxo e a abertura da válvula de exalação, inicia-se o esvaziamento dos pulmões, com o volume retornando a zero no instante 3 s. Durante a exalação, o volume diminui de modo exponencial. Caso o volume exalado seja menor que o inspirado, a curva não retornará a zero, refletindo a diferença entre os dois valores

- *Pressão (cmH$_2$O) × tempo (s)*: com o início do fluxo inspiratório no instante 1 s, ocorre um aumento abrupto de pressão das vias aéreas (Pva), correspondendo à pressão necessária para vencer o atrito e movimentar os gases através delas. À medida que ocorrem a expansão dos pulmões e a distensão das estruturas viscoelásticas, há aumento proporcional de pressão, necessário para vencer as forças viscoelásticas. A pressão alcança seu valor máximo no instante 2 s, quando ainda existe fluxo inspiratório e os pulmões chegaram ao volume máximo durante o ciclo. A pressão retorna ao valor inicial – linha de base – durante a exalação. A pressão da linha de base, durante a fase expiratória, pode ser mantida acima da pressão atmosférica, com o controle da válvula de exalação, ou seja, essa válvula pode permanecer parcialmente fechada, impedindo a saída de todo o volume de gás do interior dos pulmões. Nesse caso, a pressão expiratória final é mantida positiva (PEEP).

A. Pneumotacógrafo tipo *Fleisch*   **B.** Pneumotacógrafo de área fixa   **C.** Pneumotacógrafo de área variável

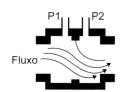

D. Sensor tipo turbina   **E.** Sensor tipo fio aquecido

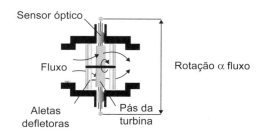
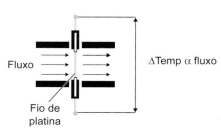

Figura 9.4 ▪ Esquema de diversos tipos de sensores de fluxo. **A.** Nos pneumotacógrafos, a passagem do fluxo por uma restrição calibrada ocasiona queda de pressão. Tal queda, proporcional ao fluxo, é medida por um transdutor de pressão diferencial. Nos pneumotacógrafos tipo *Fleisch*, que utilizam um arranjo de tubos de pequeno diâmetro em paralelo, a relação entre o fluxo e a queda de pressão (P1 – P2) é linear. **B.** Nos pneumotacógrafos que utilizam uma restrição fixa de maior diâmetro, a relação pressão × fluxo aumenta com o fluxo e exige a linearização por meio de algoritmos e/ou circuitos eletrônicos. **C.** A utilização de uma lâmina flexível, resultando em uma área variável, aumenta a sensibilidade do pneumotacógrafo para baixos fluxos. **D.** A passagem do gás por pás fixas direcionadoras de fluxo causa a rotação das pás rotativas da turbina. A rotação é proporcional ao fluxo e/ou volume deslocado. Os sensores de turbina apresentam pouca sensibilidade para baixos fluxos, influenciados pelo atrito e pela inércia, sendo mais utilizados para expirometria. **E.** A passagem do fluxo por um fio de platina aquecido promove a troca de calor. Por meio de um circuito de controle, a corrente elétrica através do fio é aumentada, de modo a manter a temperatura constante. A corrente de realimentação é proporcional ao fluxo.

Com o uso da análise gráfica e utilizando os dados do exemplo, determinam-se:

- Tempo inspiratório (Tinsp) = 2 s – 1 s = 1 s
- Tempo expiratório (Texp) = 4 s – 2 s = 2 s
- Relação I:E = 1:Texp/Tinsp = 1:2/1 = 1:2
- Período do ciclo ventilatório (Tciclo) = Tinsp + Texp = 1 s + 2 s = 3 s
- Frequência respiratória (FR) = 60 s/Tciclo = 60 s/3 s = 20 ciclos/min
- Fluxo inspiratório máximo = 30 ℓ/min
- Fluxo expiratório máximo = 40 ℓ/min
- Volume inspirado (Vinsp) = 0,5 ℓ
- Volume expirado (Vexp) = 0,5 ℓ
- Pressão inspiratória máxima (pico) Pico = 25 cmH$_2$O
- Pressão expiratória (PEEP) = 5 cmH$_2$O.

A partir dessa descrição sucinta do funcionamento do ventilador artificial, podem ser detalhadas as propriedades do sistema respiratório e sua inter-relação com as variáveis envolvidas na ventilação: resistência das vias aéreas (Rva) e complacência do sistema respiratório (Csr) *versus* pressão, fluxo e volume.

▶ Resistência das vias aéreas por meio de um tubo

Para movimentar um sólido sobre uma superfície, é necessária a aplicação de força suficiente para vencer as forças de atrito. Da mesma maneira, para que o ar e/ou oxigênio se movimente pelas vias aéreas, é necessário que exista uma diferença de pressão positiva na direção do movimento. O fluxo de gás se estabelecerá em função dessa diferença de pressão e o seu sentido será do ponto de maior para o de menor pressão. A pressão é a força motriz do fluxo.

A descrição de um experimento utilizando um tubo endotraqueal, um manômetro ou transdutor de pressão e um fluxômetro facilitam o entendimento do conceito da resistência (Figura 9.6).

O fluxômetro está conectado ao tubo endotraqueal, no ponto em geral conectado ao ventilador. Por meio de um "T", é realizada a medida da pressão nesse mesmo ponto A (PA), utilizando-se o transdutor de pressão. A outra extremidade do tubo, ponto B (PB), está aberta, ou seja, a pressão no PB é a pressão atmosférica. O experimento é conduzido ajustando-se diversos fluxos e aferindo-se a diferença de pressão entre os pontos A e B. Como a pressão no PB é a pressão atmosférica (PB = 0), a diferença de pressão entre os dois pontos (PA – PB) é a própria pressão medida pelo transdutor no PA. Os valores experimentais obtidos estão expressos no Quadro 9.1.

Os dados obtidos com esse experimento revelam que:

- As pressões aferidas em dois pontos distintos do tubo são diferentes quando existe um fluxo através do tubo. A pressão diminui no sentido do fluxo
- A diferença de pressão entre dois pontos do tubo é maior para fluxos mais elevados

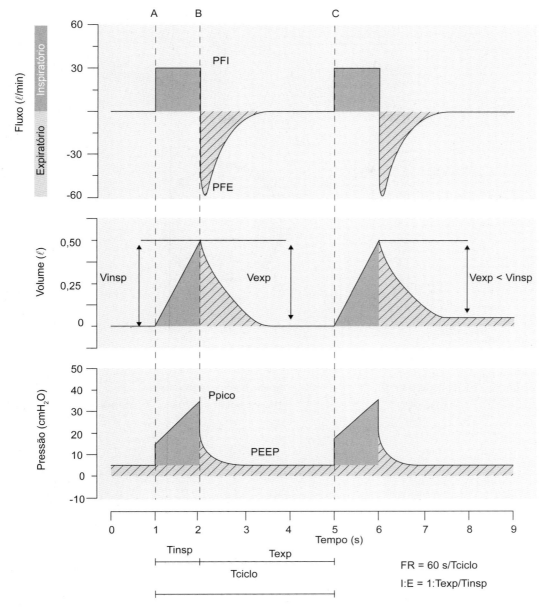

Figura 9.5 ▪ Traçados das curvas de fluxo, volume e pressão indicando os principais parâmetros que podem ser extraídos da leitura gráfica. Os instantes A e B correspondem ao início da fase inspiratória (abertura da válvula de fluxo e fechamento da válvula de exalação) e expiratória (fechamento da válvula de fluxo e abertura da válvula de exalação) respectivamente. FR: frequência respiratória; PEEP: pressão positiva expiratória final; PFE: pico de fluxo expiratório; PFI: pico de fluxo inspiratório, Ppico: pico de pressão; Tciclo: período do ciclo ventilatório; Texp: tempo expiratório; Tinsp: tempo inspiratório; Vexp: volume expirado; Vinsp: volume inspirado.

- A diferença de pressão entre os pontos A e B é a força motriz que movimenta os gases pelo tubo, vencendo as forças de atrito
- A relação entre a diferença de pressão entre dois pontos de um tubo, ou via aérea, e o fluxo através do mesmo tubo representa a Rva entre os dois pontos.

$$Rva = (PA - PB)/fluxo$$

Em que PA: pressão na entrada do tubo endotraqueal (cmH$_2$O); PB: pressão na saída do tubo endotraqueal (cmH$_2$O); fluxo: ℓ/s. Observação: 60 ℓ/min = 1 ℓ/s.

Para o tubo do experimento, pode ser calculada a resistência para cada fluxo ensaiado.

$$Rva = (PA - PB)/fluxo$$

Em que fluxo = 20 ℓ/min; (PA − PB) = 0,5 cmH$_2$O; 20 ℓ/min = 20/60 ℓ/s = 1/3 ℓ/s; Rva = 20 ℓ/min = 0,5 cmH$_2$O/0,33 ℓ/s = 1,5 cmH$_2$O/ℓ/s.

Calculando-se a Rva para os demais fluxos, obtém-se os dados apresentados no Quadro 9.2.

Verifica-se que a resistência calculada não é constante e aumenta com a elevação do fluxo. Esse aumento de resistência em função do fluxo é explicado pela natureza do fluxo que se estabelece no tubo (Figura 9.7).

Para fluxos menores, as moléculas dos gases movimentam-se em camadas concêntricas. A camada em contato com a parede do tubo tem velocidade zero, e as demais deslizam entre si, em movimento ordenado, obedecendo ao mesmo sentido e direção e alcançando velocidade máxima no centro do tubo. Esse tipo de fluxo é denominado *laminar*. Nesse caso, as forças de atrito são resultantes do movimento relativo das moléculas do gás, o que resulta em uma espécie de resistência intrínseca do gás, em função da sua viscosidade.

Com o aumento do fluxo, as moléculas do gás exibem uma movimentação desordenada, em trajetórias distintas. Nesse caso, além

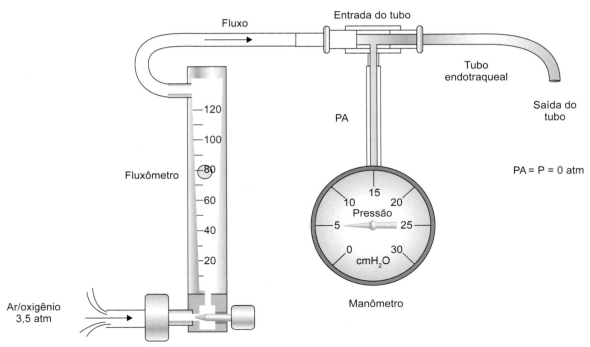

Figura 9.6 ■ Esquema do arranjo para medida de resistência de um tubo endotraqueal. Para cada fluxo ajustado no fluxômetro, é realizada a medida de pressão na entrada do tubo endotraqueal, utilizando-se um manômetro ou transdutor de pressão. Atm: atmosfera.

Quadro 9.1 ■ Relação entre o fluxo e a pressão diferencial.

Fluxo (ℓ/min)	PA – PB (cmH$_2$O)
20	0,5
40	1,5
60	3
80	5
100	8
120	11

PA: ponto A; PB: ponto B.

Quadro 9.2 ■ Relação entre fluxo e Rva.

Fluxo (ℓ/min)	Rva (cmH$_2$O/ℓ/s)
20	1,50
40	2,25
60	3
80	3,75
100	4,8
120	5,5

Rva = resistência das vias aéreas.

de na viscosidade, também influem na resistência do fluxo à densidade do gás e ao atrito com as paredes do tubo. Esse é o caso mais comum, presente inclusive no sistema respiratório.

No caso de fluxo turbulento, a equação que relaciona a queda de pressão entre dois pontos de um tubo e o fluxo através deste é a equação de Rohrer:

$$PA - PB = K_1 \times fluxo + K_2 \times fluxo^2$$

Em que as constantes K_1 e K_2 representam os componentes da resistência para fluxo laminar e turbulento. Para o caso do tubo endotraqueal do experimento, foram obtidos, por meio de regressão linear, os seguintes valores $K_1 = 0,6$ e $K_2 = 2$.

Do ponto de vista prático, o mais comum é determinar a resistência a determinado fluxo. Ao se proceder dessa maneira, deve-se lembrar de que o valor da resistência relaciona exclusivamente a queda de pressão ao fluxo utilizado. Não é correto determinar-se o valor de resistência para um valor de fluxo e utilizá-la indistintamente com outros valores. Conforme visto para o tubo endotraqueal, é necessária a utilização de diversos pontos na faixa de fluxos possíveis para determinar uma equação que descreva adequadamente o comportamento resistivo da via aérea.

▶ Resistência do sistema respiratório

A mesma relação entre pressão e fluxo encontrada no tubo endotraqueal é válida para o sistema respiratório, ou seja, para as vias aéreas naturais.

No caso do sistema respiratório, os pontos extremos podem ser considerados a pressão na boca ou, no caso do paciente em ventilação mecânica, a traqueia (Ptr) e a pressão intrapulmonar no nível alveolar (Palv). Conhecendo-se as pressões traqueal e alveolar para determinado fluxo, é possível calcular a resistência das vias aéreas do paciente.

Considerando a fase inspiratória, com um fluxo inspiratório constante, pode ser utilizada a fórmula da resistência do tubo endotraqueal, em que PA = Ptr e PB = Palv:

$$Rva = (Ptr - Palv)/fluxo$$

Por exemplo, se durante a fase inspiratória, com fluxo de 30 ℓ/min, a pressão traqueal fosse 15 cmH$_2$O e a pressão alveolar 5 cmH$_2$O, resultaria:

$$30\ \ell/min = 30/60\ \ell/s = 0,5\ \ell/s$$

$$Rva = (15\ a\ 5)\ cmH_2O/0,5\ \ell/s = 20\ cmH_2O/\ell/s$$

As mesmas considerações feitas para o tubo endotraqueal em relação ao fluxo laminar e turbulento se aplicam ao sistema respiratório. Além disso, nem sempre se dispõe de fluxo constante. Por exemplo, para estimar a resistência expiratória, dispõe-se de um fluxo decrescente e, consequentemente, ocorrerão alterações de resistência no decorrer da fase expiratória. Em virtude da natureza elástica das vias aéreas, também ocorrerão alterações decorrentes da própria deformação das vias aéreas.

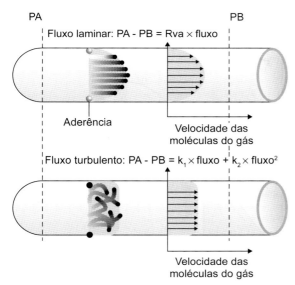

Figura 9.7 ■ Representação dos fluxos laminar e turbulento em um tubo. No fluxo laminar, as moléculas dos gases movimentam-se em camadas concêntricas. A camada em contato com a parede do tubo apresenta velocidade zero, e as demais deslizam entre si, em movimento ordenado, obedecendo ao mesmo sentido e direção, alcançando velocidade máxima no centro do tubo e exibindo um perfil parabólico. No fluxo turbulento, as moléculas do gás apresentam uma movimentação desordenada, em trajetórias distintas, e o perfil de velocidades encontra-se achatado. PA: ponto A; PB: ponto B; Rva: resistência das vias aéreas.

Apesar da importância das considerações apresentadas, para os objetivos deste capítulo, é suficiente entender a relação entre os gradientes de pressão e o fluxo ao longo das vias aéreas.

No paciente em ventilação mecânica, a pressão é aferida antes do tubo endotraqueal. Portanto, os valores medidos de resistência utilizando-se a pressão inspiratória proximal, referida como Pva é, na realidade, a soma das resistências do tubo endotraqueal e das vias aéreas do paciente.

Rva = Rva do tubo + Rva do paciente = (Pva – Palv)/fluxo

A soma das resistências do tubo endotraqueal e do sistema respiratório se constitui na própria Rva. A diferença de pressão entre a entrada do tubo endotraqueal e a alveolar (Pva – Palv) é denominada *pressão resistiva* (Pres). A resistência das vias aéreas pode, então, ser simplificada:

Rva = Pres/fluxo

▶ Complacência

Complacência do sistema respiratório

O aumento do volume pulmonar durante a fase inspiratória ocasiona a expansão dos pulmões e, consequentemente, da parede torácica, distendendo as estruturas elásticas do sistema respiratório. Analogamente a um sistema de molas, essa estrutura elástica exercerá uma força contrária e proporcional à deformação, por sua vez proporcional ao volume inspirado. Essa força elástica, distribuída pela superfície do pulmão, produzirá uma pressão intrapulmonar positiva. A relação entre o volume inspirado e a variação de pressão no interior dos pulmões representa a Csr (Figura 9.8).

Em caso de PEEP, a variação de pressão resultante do aumento do volume é a pressão alveolar subtraída da PEEP.

Csr = volume/(Palv – PEEP) ℓ/cmH$_2$O

O aumento de pressão intrapulmonar (Palv – PEEP) em razão do volume inspirado se constitui na pressão elástica (Pel) relativa ao volume. A Csr pode, então, ser assim simplificada:

Csr = volume/Pel

Por exemplo, se durante a ventilação, com PEEP de 5 cmH$_2$O e volume corrente de 0,5 ℓ, a pressão alveolar no final da inspiração fosse 15 cmH$_2$O, resultaria o seguinte valor de complacência:

Csr = 0,5 ℓ/(15 a 5)cmH$_2$O = 0,05 ℓ/cmH$_2$O

Ou seja, nesse caso, um aumento de volume de 50 mℓ ocasiona aumento de 1 cmH$_2$O no interior dos pulmões.

Inversamente, considerando a complacência de 0,05 ℓ/cmH$_2$O e PEEP de 5 cmH$_2$O, para um volume inspirado de 0,75 ℓ, a pressão no interior dos pulmões resultaria:

Palv = Vol (ℓ)/Csr (ℓ/cmH$_2$O) + PEEP (cmH$_2$O) =
0,75 ℓ/0,05 ℓ/cmH$_2$O = 15 + 5 = 20 cmH$_2$O

Da mesma maneira que a resistência, a complacência não apresenta um valor constante. Alterações da complacência podem ocorrer em função de maior ou menor recrutamento alveolar, propiciado, por exemplo, pela utilização da PEEP. A utilização de volumes elevados pode causar uma hiperinsuflação dos pulmões, com diminuição da complacência resultante da restrição imposta pela parede torácica.

Complacência do sistema de ventilação

Além da complacência do sistema respiratório, incorporando a parede torácica e os pulmões, o próprio ventilador, juntamente ao circuito respiratório, apresenta uma complacência intrínseca, cujo efeito poderá interferir na ventilação mecânica.

O circuito do ventilador é formado por tubos, muitas vezes flexíveis, e volumes compressíveis, como as jarras de umidificação. Nos casos de ventiladores utilizados em anestesia, incorporando foles ou bolsas de reinalação, a complacência do sistema de ventilação tem valores significativos. O efeito dessa complacência intrínseca dependerá do modo de ventilação utilizado. Por exemplo, se a modalidade ventilatória empregada fornece um volume predeterminado ao paciente, parte desse volume pode ficar comprimida no próprio circuito, não participando da ventilação, diminuindo o volume corrente efetivo.

Para se calcular a complacência intrínseca do sistema de ventilação, é necessário insuflar um volume predeterminado no interior do circuito, obstruindo todas as suas saídas, e verificar a variação de pressão resultante. Na prática, isso pode ser realizado obstruindo-se a saída do "Y" do circuito e certificando-se da inexistência de vazamentos, selecionando a modalidade ciclada a volume e ajustando-se um volume em torno de 100 mℓ e um fluxo de 10 ℓ/min, geralmente disponíveis nos ventiladores. Deve-se então observar qual é a Pva obtida no interior do circuito e realizar o cálculo da complacência. Por exemplo, supondo que a pressão na via aérea ao final da inspiração fosse 20 cmH$_2$O, a complacência do circuito (Ccirc) seria:

Ccirc = volume/Pva = 100 mℓ/20 cmH$_2$O = 5 mℓ/cmH$_2$O

Isso significa que, durante a ventilação mecânica, 5 mℓ de volume permanecerá no circuito para cada 1 cmH$_2$O de pressão na via aérea, ou seja, se durante a ventilação a pressão inspiratória chegasse a 15 cmH$_2$O, o volume perdido no circuito seria:

Volume perdido = Ccirc × Pva = 5 mℓ/cmH$_2$O × 15 cmH$_2$O = 75 mℓ

O efeito da complacência do sistema de ventilação deve ser avaliado principalmente na ventilação de pacientes com complacência reduzida, especialmente crianças. Nesse caso, o circuito deve ser otimizado, reduzindo-se o comprimento e o diâmetro dos tubos, empregando-se materiais com pouca distensibilidade e reduzindo-se os volumes compressíveis.

Quando a medida da complacência é efetuada no paciente conectado ao ventilador, é importante verificar onde está sendo realizada a medida do volume. Se o volume considerado nos cálculos é o volume expiratória seja igual à inspiratória, a equação do movimento determinará o fluxo expiratório no início da expiração:

$$Pva = Pres + Pel + PEEP$$

$$Pres = Pel$$

$$Rva \times fluxo\ exp = volume/Csr$$

Paciente 1: Fluxo exp = volume/Csr/Rva = 20 cmH$_2$O/20 cmH$_2$O/ℓ/s = 1 ℓ/s = 60 ℓ/min

Paciente 2: Fluxo exp = 10 cmH$_2$O/40 cmH$_2$O/ℓ/s = 0,25 ℓ/s = 15 ℓ/min

Constante de tempo

À medida que ocorre o esvaziamento dos pulmões, diminui a Pel e, consequentemente, o fluxo expiratório. O tempo necessário para que o pulmão exale todo o volume dependerá dos valores de complacência e resistência do paciente. Quanto maior a complacência, menor a Pel para determinado volume e, consequentemente, menor a força motriz para a exalação. Por outro lado, quanto maior a resistência, menor o fluxo expiratório para determinada pressão elástica. O produto da resistência e da complacência define a constante de tempo do sistema respiratório, relacionada com o tempo de esvaziamento do pulmão:

$$T = Rva \times Csr\ (s)$$

Calculando-se a constante de tempo para os casos do exemplo, tem-se:

Paciente 1: T = 20 cmH$_2$O/ℓ/s × 0,025 ℓ/cmH$_2$O = 0,5 s
Paciente 2: T = 40 cmH$_2$O/ℓ/s × 0,05 ℓ/cmH$_2$O = 2 s

O esvaziamento do pulmão obedece a uma equação do tipo exponencial. De acordo com essa equação, a partir do início da exalação, o volume no interior dos pulmões diminui para 36,8%, 13,5%, 5% e 1,8% do volume inicial, respectivamente, após 1, 2, 3, 4 e 5 constantes de tempo (Figura 9.10).

Para o paciente 1, o tempo necessário para a exalação completa seria de aproximadamente 2,5 s, e para o paciente 2, 10 s. Caso não se concedesse tempo suficiente para a exalação, iniciando-se outro ciclo ventilatório, resultaria em uma pressão positiva no interior dos pulmões ao final da exalação, referida como autoPEEP ou PEEP intrínseca.

▶ Medida da resistência e complacência no ventilador

Para que se possa identificar as componentes resistiva e elástica durante a ventilação, os ventiladores dispõem de um recurso, a pausa inspiratória, que retarda a abertura da válvula de exalação em relação ao momento em que ocorreu o fechamento da válvula de fluxo. Durante a pausa inspiratória, não existe fluxo na via aérea (fluxo = 0 e Pres = 0), portanto, a Pva medida pelo ventilador é a própria pressão intrapulmonar.

$$Pva = Rva \times 0 + volume/Csr + PEEP = volume/Csr + PEEP = Pel + PEEP$$

A pressão da via aérea na pausa é denominada *pressão de platô* (Pplatô), e a pressão máxima inspiratória, anterior à pausa, *pico de pressão* (Ppico). A diferença entre o Ppico e a Pplatô é a Pres.

Pausa: Pva = Pplatô = Pel + PEEP = volume/Csr + PEEP; Pres = 0

$$Pres = Ppico - Pplatô = Rva \times fluxo$$

Conhecendo-se Ppico, Pplatô, PEEP, fluxo no instante da pausa e volume inspirado, é possível determinar os valores de complacência e resistência (Figura 9.11):

$$Rva = (Ppico - Pplatô)/fluxo$$

$$Csr = volume/(Pplatô - PEEP)$$

▶ Trabalho respiratório

O trabalho mecânico representa a energia requerida para deslocar um corpo, ou fluido, vencendo-se as forças opostas ao movimento. No caso da ventilação mecânica, as variáveis que determinam o trabalho são as pressões elásticas e resistivas e o volume. O trabalho respiratório pode ser definido pela equação:

$$\text{Trabalho respiratório} = \text{área curva PV} = \int_{V_o}^{V_f} P \times dV$$

A representação gráfica do trabalho (integral da pressão em relação ao volume) é a área sob a curva da pressão em relação ao volume, ou curva PV, em que podem ser visualizadas as componentes elástica e resistiva (Figura 9.12).

O trabalho mecânico aumenta à medida que são deslocados maiores volumes e/ou são requeridas pressões mais elevadas durante a ventilação. Geralmente, o trabalho mecânico é medido durante a fase inspiratória, já que a exalação, em geral, é passiva e a energia utilizada é a própria força elástica do sistema respiratório. Em uma expiração ativa, os músculos respiratórios efetivamente realizarão um trabalho mecânico. Durante a ventilação mecânica, a fração de trabalho realizado pelo ventilador e pelo paciente dependerá do modo de ventilação, das características do ventilador e dos parâmetros ajustados durante a ventilação. O cálculo do trabalho baseado na pressão medida na via aérea resulta no trabalho realizado pelo ventilador. Para o cálculo do trabalho realizado pelo paciente, é necessária a utilização da pressão pleural (Figura 9.13). Na prática, é utilizada a pressão esofágica (Pes), medida por um meio menos invasivo: a introdução de um pequeno balão no esôfago. A pressão esofágica reflete o esforço exercido pelos músculos respiratórios durante a inspiração.

▶ Modos de ventilação mecânica

Os modos de ventilação mecânica definem como os ciclos ventilatórios são iniciados, mantidos e finalizados. O ciclo ventilatório inclui tanto a fase inspiratória como a expiratória, entretanto, as classificações dos ciclos e dos modos têm se baseado principalmente na fase inspiratória.

Ciclos ventilatórios

Os ciclos ventilatórios podem ser classificados em três tipos:

- Ciclos controlados
- Ciclos assistidos
- Ciclos espontâneos.

Essa classificação leva em consideração como os ciclos são iniciados, efetivamente controlados e finalizados.

Os ciclos controlados são iniciados, controlados e finalizados exclusivamente pelo ventilador. Os ciclos controlados são iniciados geralmente de acordo com um critério de tempo, pelo ajuste da frequência respiratória ou por um tempo de apneia. A partir do início do ciclo controlado, o ventilador determinará o modo de atuação das válvulas de fluxo e a exalação conforme o controle selecionado. O final do ciclo controlado é determinado em função do critério específico do modo de ventilação.

Os ciclos assistidos são iniciados pelo paciente, controlados e finalizados pelo ventilador. Durante a fase de controle dos ciclos assistidos, dependendo de como é realizado o controle, o ventilador pode permitir que o paciente modifique o ciclo assistido. O início do ciclo assistido ("disparo") se dá pelo reconhecimento do esforço inspiratório do paciente pelo ventilador, geralmente por uma alteração na pressão ou no fluxo na via aérea (Figura 9.14).

No disparo por pressão, é necessário que não exista fluxo na via aérea. Assim, a queda na pressão alveolar resultante do esforço inspiratório do paciente é transmitida integralmente à via aérea, sendo possível sua detecção por um transdutor.

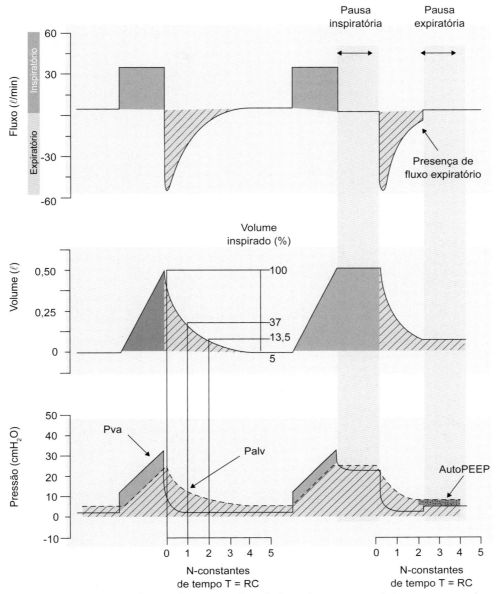

Figura 9.10 ▪ Traçados gráficos das curvas de fluxo, volume e pressão, relacionando a constante de tempo com os valores de volume e pressão durante a fase expiratória. São representadas as pausas inspiratória e expiratória, que tornam possível a visualização da pressão alveolar no final da inspiração e da exalação, respectivamente. Nos traçados de pressão, a pressão alveolar é representada por *linha pontilhada*. Palv: pressão alveolar; PEEP: pressão positiva expiratória final; Pva: pressão das vias aéreas; Rc: resistor/capacitor.

O sinal do transdutor de pressão é comparado ao nível de sensibilidade ajustado, determinando o disparo do ciclo. No disparo por fluxo, é preciso que o ventilador mantenha um fluxo contínuo na via aérea. A queda de pressão alveolar resultante do esforço do paciente determinará o gradiente de pressão necessário para desviar o fluxo para o interior dos pulmões. O fluxo inspirado é medido por um sensor de fluxo, cujo sinal é comparado à sensibilidade ajustada.

O desempenho dos diferentes tipos de disparo dependerá das características construtivas de cada ventilador. Uma menor deflexão de pressão na via aérea, no caso do disparo por fluxo, não deve ser confundida com uma menor queda de pressão no nível alveolar. Existem, entretanto, situações nas quais a indicação de determinado tipo é mais adequada. Por exemplo, na ventilação neonatal, quando se utiliza fluxo contínuo, é impraticável o uso de disparo por pressão.

Após a detecção do esforço inspiratório, são acionados os sistemas de controle para a abertura da válvula de fluxo e o fechamento da válvula de exalação. O intervalo entre a detecção do esforço e o acionamento do fluxo é um período crítico, no qual o trabalho respiratório pode assumir valores elevados, no caso de uma oferta de fluxo insuficiente no início do ciclo. A partir do início do ciclo assistido, o controle de término ocorre exatamente como o verificado nos ciclos controlados.

Os ciclos espontâneos são iniciados pelo paciente, podendo ser controlados e finalizados parcial ou totalmente pelo paciente. Os ciclos espontâneos podem ser controlados exclusivamente pelo paciente ou podem ser parcialmente assistidos pelo ventilador. O ventilador pode manter, por exemplo, um fluxo contínuo no circuito, e o paciente pode respirar espontaneamente, controlando totalmente a frequência, o fluxo e o volume.

Outro tipo de ciclo espontâneo, parcialmente assistido, ocorre quando o ventilador, de algum modo, auxilia na inspiração do paciente, aumentando, por exemplo, o fluxo e/ou a pressão na via aérea em resposta a um esforço espontâneo, como ocorre com a ventilação com pressão de suporte. Nesse caso, o paciente mantém um controle parcial sobre o fluxo, o volume e o instante de término do ciclo.

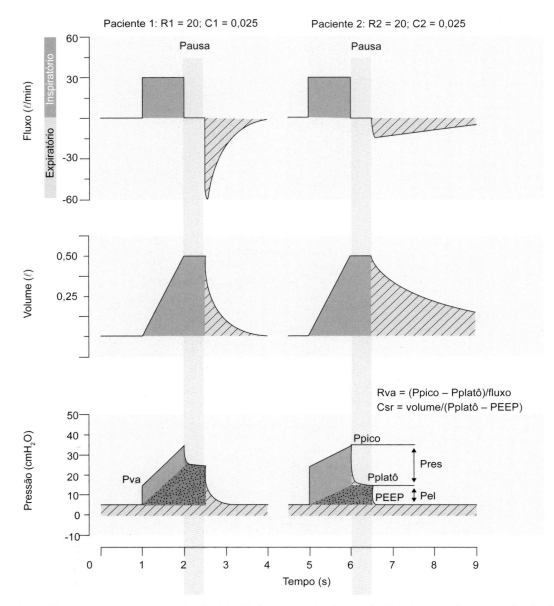

Figura 9.11 ■ Traçados gráficos representando a pausa inspiratória. Medindo-se o pico de pressão (Ppico), a pressão na pausa inspiratória (pressão de platô [Pplatô]), a pressão positiva expiratória final (PEEP), o fluxo no instante da pausa e o volume inspirado, é possível determinar os valores de complacência e resistência. Csr: complacência do sistema respiratório; Pel: pressão elástica; Pres: pressão resistiva; Rva: resistência das vias aéreas.

Modos básicos de ventilação mecânica

Geralmente os ventiladores apresentam quatro modos de ventilação, baseados nos tipos de ciclos disponibilizados pelo ventilador: controlado, assistido, ventilação mandatória intermitente sincronizada (SIMV, do inglês *synchronized inspiratory mandatory ventilation*) e pressão positiva contínua nas vias aéreas (CPAP, do inglês *continuous positive airway pressure* (Figura 9.15).

■ Modo controlado

Durante o modo ventilatório controlado, geralmente designado pela sigla CMV (do inglês *controlled mandatory ventilation*), o ventilador disponibiliza apenas ciclos controlados, baseados na frequência respiratória programada. A frequência respiratória pode ser programada diretamente ou derivada de outros parâmetros.

Por exemplo:

- O ventilador dispõe de controles de tempo inspiratório (Tinsp) e expiratório (Texp): FR = 60 s/(Tinsp + Texp)

- O ventilador dispõe de controle de volume-minuto (Vm) e volume corrente (VC): FR = Vm/VC.

A partir da frequência respiratória programada, o ventilador definirá o período entre os ciclos controlados. Cada período corresponde a uma janela de tempo, no qual o ventilador iniciará um ciclo controlado:

Janela de tempo = período T = 60 s/Freq

■ Modo assistido

No modo ventilatório assistido, o ventilador disponibiliza ciclos controlados e assistidos. Geralmente, o modo assistido é denominado *assistido-controlado*, já que o ventilador pode, na ausência de esforço inspiratório do paciente, manter os ciclos controlados na frequência programada. Nesse modo, além da frequência respiratória, é preciso programar o nível de sensibilidade assistida ou *trigger* para o reconhecimento do esforço inspiratório do paciente.

No modo assistido, assim como no controlado, o ventilador define as janelas de tempo com base na frequência respiratória programada.

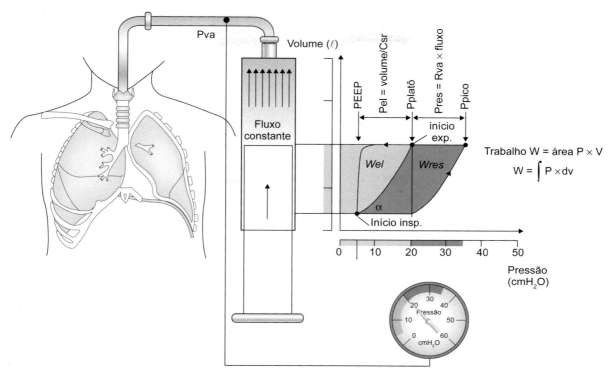

Figura 9.12 ■ A representação gráfica do trabalho mecânico (integral da pressão em relação ao volume) é a área sob a curva da pressão em relação ao volume, ou curva PV, na qual podem ser visualizados os componentes de trabalho para vencer as forças elástica (*Wel*) e resistiva (*Wres*). O cálculo do trabalho baseado na pressão medida na via aérea representa o trabalho realizado pelo ventilador. Csr: complacência do sistema respiratório; PEEP: pressão positiva expiratória final; Pel: pressão elástica; Pplatô: pressão de platô; Ppico: pico de pressão; Pres: pressão resistiva; Pva: pressão da via aérea; Rva: resistência das vias aéreas; exp.: expiração; insp.: inspiração.

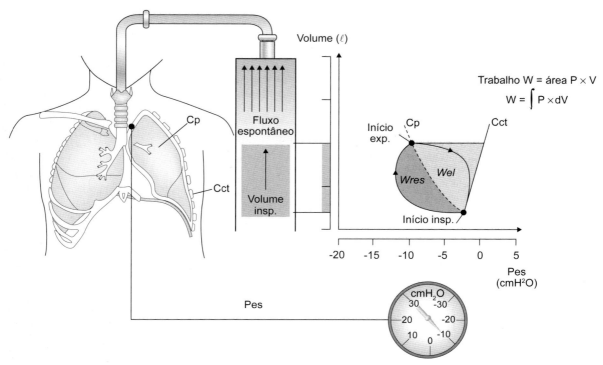

Figura 9.13 ■ Para a medida do trabalho realizado pelo paciente, deve ser utilizada a pressão esofágica (Pes), que reflete o esforço exercido pelos músculos respiratórios durante a inspiração. Durante a inspiração espontânea, o trabalho para vencer a força elástica é definido pela área entre as curvas da complacência do pulmão e da caixa torácica. Cct: complacência da caixa torácica; Cp: complacência do pulmão; exp.: expiratório; insp.: inspiratório; Pes: pressão esofágica; *Wel*: força elástica; *Wres*: força resistiva.

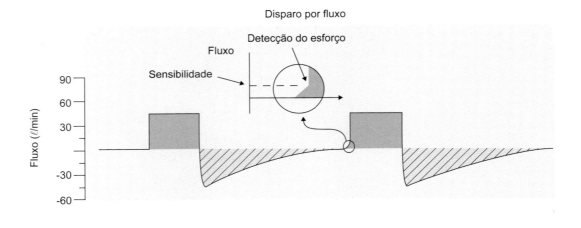

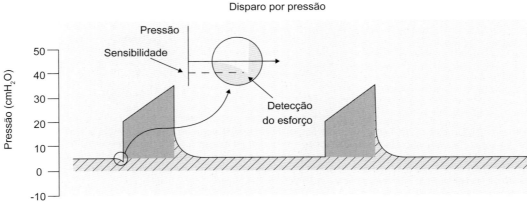

Figura 9.14 ■ A detecção do esforço inspiratório para o início do ciclo ventilatório ("disparo") pode ser feita pela pressão ou pelo fluxo. No disparo por pressão, na ausência de fluxo, o esforço inspiratório do paciente (pressão alveolar negativa) é transmitido integralmente à via aérea (condição isométrica), causando a queda de pressão. No disparo por fluxo, o esforço do paciente desvia um fluxo contínuo presente na via aérea, detectado por um sensor de fluxo. Nesse caso, a pressão alveolar negativa não é transmitida à via aérea, não sendo detectada queda de pressão na via aérea.

No caso de ausência de esforço inspiratório, o ventilador inicia cada janela de tempo com um ciclo controlado. Ao ser detectado o esforço inspiratório, o ventilador envia um ciclo assistido e reinicia a contagem da janela de tempo. Dessa maneira, o paciente pode aumentar a frequência respiratória além da programada, recebendo sempre ciclos mandatórios (controlados ou assistidos).

■ **Modo ventilação mandatória intermitente sincronizada**

No modo SIMV, o ventilador disponibiliza os ciclos controlados, assistidos e espontâneos. Nesse modo, o ventilador também utiliza as janelas de tempo. Entretanto, diferentemente do que ocorre no modo assistido, a contagem da janela de tempo não é reiniciada a cada ciclo e a duração da janela se mantém constante. Em uma janela de tempo, o primeiro esforço após um ciclo controlado resulta em um ciclo assistido, e os demais esforços após o ciclo assistido são espontâneos. Uma janela de tempo é iniciada com um ciclo controlado, apenas se, na janela anterior, não tiver sido detectado nenhum esforço inspiratório. Caso contrário, o ventilador aguarda a ocorrência do esforço e envia um ciclo assistido.

■ **Modo de pressão positiva contínua nas vias aéreas**

No modo CPAP, o ventilador disponibiliza apenas ciclos espontâneos. Esse modo é caracterizado pela manutenção de uma pressão positiva constante nas vias aéreas. Em alguns ventiladores, o modo CPAP é obtido programando-se a frequência respiratória zero no modo SIMV. Nesse caso, o modo é designado SIMV/CPAP.

Os modos básicos apresentados e os ciclos disponibilizados em cada um são apresentados sinteticamente no Quadro 9.3.

Modos de controle

Além dos modos básicos anteriormente descritos, os ventiladores apresentam modos específicos, como volume controlado, pressão controlada, pressão de suporte e ventilação volumétrica assistida com pressão de suporte (VAPS, do inglês *volume assisted pressure support ventilation*), que se referem ao tipo de controle exercido sobre os ciclos ventilatórios.

■ **Volume controlado**

O modo ventilatório volume controlado atua sobre os ciclos controlados e assistidos, nos modos básicos controlado, assistido-controlado e SIMV.

Nesse modo, o ventilador controla a válvula de fluxo para manter o fluxo programado durante a fase inspiratória, ou seja, o fluxo é o parâmetro controlado ("fixo") e a pressão na via aérea é a resultante ("livre"). Diversos padrões de fluxo podem ser utilizados: constante, acelerado, desacelerado e senoidal. O ciclo será finalizado quando o volume inspirado alcançar o valor de volume controlado programado (Figura 9.16).

A principal característica do modo volume controlado é a manutenção do fluxo e do volume controlados, independentemente da impedância (resistência e complacência) do sistema respiratório. Essa característica pode trazer alguns inconvenientes durante os ciclos assistidos, quando o paciente apresenta esforço inspiratório mais intenso.

O controle no modo volume controlado impede que o ventilador altere o fluxo inspiratório em função do esforço do paciente. Quando o paciente exerce um esforço, como o fluxo e o volume a cada instante permanecendo fixos, ocorre uma queda de pressão na via aérea, proporcional ao esforço (Figura 9.17).

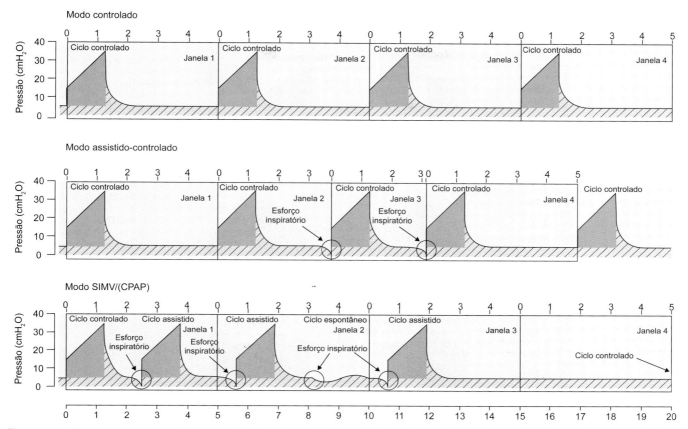

Figura 9.15 ■ No modo controlado, o ventilador inicia um ciclo controlado a cada janela de tempo, definida a partir da frequência respiratória programada (janela = FR/60 s). No modo assistido-controlado, o ventilador inicia um ciclo assistido na ocorrência do esforço do paciente, reiniciando a contagem da janela de tempo (janelas variáveis); ao final da janela, na ausência de esforço, é iniciado um ciclo controlado. No modo SIMV, o ventilador mantém as janelas fixas e torna possível apenas um ciclo assistido por janela, atendendo aos demais esforços inspiratórios com ciclos espontâneos. Um ciclo controlado só ocorre após uma janela de apneia ou após uma janela na qual só ocorreu um ciclo controlado. O modo CPAP é um caso particular do SIMV, em que a frequência respiratória é ajustada em zero, possibilitando apenas ciclos espontâneos (sem janelas). SIMV: ventilação mandatória intermitente sincronizada; CPAP: pressão positiva contínua nas vias aéreas.

Quadro 9.3 ■ Modos ventilatórios básicos e característicos dos ciclos disponibilizados.

Modo	Ciclo Controlado	Ciclo Assistido	Ciclo Espontâneo
Controlado	×		
Assistido-controlado	×	×	
SIMV	×	×	×
CPAP			×

SIMV: ventilação mandatória intermitente sincronizada; CPAP: pressão positiva contínua nas vias aéreas.

O esforço representa a demanda de fluxo do paciente, e uma oferta insuficiente de fluxo do ventilador resultará em aumento acentuado do trabalho respiratório do paciente. Durante os ciclos assistidos no modo volume controlado, o fluxo inspiratório ajustado no ventilador deve ser suficiente para atender à demanda do paciente e minimizar as incursões negativas de pressão na via aérea.

■ **Pressão controlada**

O modo pressão controlada atua sobre os ciclos controlados e assistidos nos modos básicos assistido-controlado e SIMV.

Nesse modo, o ventilador controla a válvula de fluxo para manter a pressão na via aérea constante, no valor programado, durante a fase inspiratória. A partir desse tipo de controle, a cada instante o fluxo será resultante do nível de pressão controlada programada e da mecânica respiratória do paciente, ou seja, a pressão na via aérea é o parâmetro controlado ("fixo") e o fluxo, o parâmetro resultante ("livre"). O fluxo resultante é proporcional ao gradiente de pressão entre a via aérea e o interior dos pulmões e inversamente proporcional à resistência das vias aéreas. No início do ciclo, os pulmões estão vazios, e o gradiente de pressão, e consequentemente o fluxo, são máximos.

À medida que ocorre o enchimento dos pulmões, diminuem o gradiente de pressão e o fluxo. O fluxo será zero quando a pressão no interior dos pulmões alcançar o valor da pressão controlada na via aérea. Isso só ocorrerá se o tempo inspiratório for suficientemente longo.

No modo pressão controlada, o tempo inspiratório é controlado diretamente, ou seja, o ciclo é terminado quando for alcançado o tempo inspiratório programado. Dessa maneira, o volume inspirado será resultante dos ajustes da pressão controlada, do tempo inspiratório e da mecânica respiratória do paciente. Para entender a dinâmica do ciclo no modo pressão controlada, é necessário utilizar o conceito da constante de tempo. A constante de tempo representa o produto da resistência pela complacência, que está relacionado com o tempo requerido para que ocorra o enchimento completo dos pulmões, ou ainda, para que a pressão no interior dos pulmões alcance o mesmo valor da pressão na via aérea, em uma situação de equilíbrio.

O Quadro 9.4 demonstra os tempos requeridos para que a pressão intrapulmonar e o volume inspirado alcancem as porcentagens indicadas de pressão controlada e do volume máximo possível a essa pressão.

O volume máximo é o volume do pulmão quando a pressão intrapulmonar alcançar o valor da pressão controlada.

A principal característica do modo pressão controlada é a dependência entre a mecânica respiratória do paciente e o fluxo e volume inspiratórios. Ao se manter constante a pressão na via aérea, evita-se a ocorrência de pressões elevadas, determinantes no mecanismo de lesão

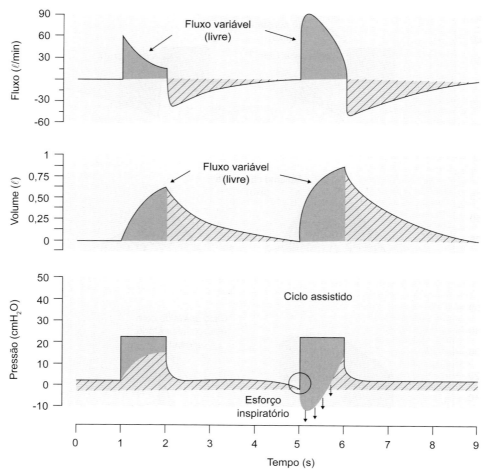

Figura 9.18 ▪ No modo pressão controlada, o ventilador apresenta fluxo livre para manter a pressão na via aérea constante e os ciclos são terminados por tempo. O volume inspirado depende dos ajustes da pressão controlada, do tempo inspiratório e da mecânica respiratória do paciente. Durante os ciclos assistidos, o ventilador aumenta o fluxo proporcionalmente ao esforço do paciente, otimizando o sincronismo.

sempre que a pressão na via aérea estiver abaixo de um nível mínimo ajustado (Figura 9.20).

O modo VAPS requer o ajuste de fluxo, volume e pressão de suporte. Se, em função dos ajustes dos controles de fluxo e volume, a pressão resultante na via aérea for superior ao valor ajustado de pressão de suporte, prevalecerá o controle tipo volume controlado, caso contrário prevalecerá o controle tipo pressão controlada/suporte.

Na concepção original do modo VAPS, os ciclos são terminados como o ciclo no modo volume controlado, ao ser alcançado o volume programado, sendo possível também a programação de pausa inspiratória. Nesse caso, a pausa mantém o controle da pressão na via aérea, possibilitando a ocorrência do fluxo "livre". Existem variações nas quais o término do ciclo segue o critério de término do modo pressão de suporte, por meio de um valor de fluxo de corte. Nesse caso, pode ocorrer aumento do volume inspirado em relação ao controlado.

Volume controlado com pressão regulada

O modo volume controlado com pressão regulada (PRVC, do inglês *pressure regulated volume control*) aplica-se aos ciclos controlados e assistidos nos modos assistido-controlado e SIMV. O operador ajusta o volume corrente e o ventilador regula continuamente o nível de pressão controlada, de modo a alcançar o valor desejado.

Inicialmente, o ventilador envia um ciclo com pressão controlada de 5 cmH$_2$O e realiza o cálculo da complacência dinâmica. Por meio da complacência, calcula-se o valor de pressão necessária para alcançar o volume corrente objetivo. Nos três ciclos seguintes, aplica-se 75% do valor de pressão calculada. Nos demais ciclos, o ventilador ajusta o nível de pressão controlada em degraus de 3 cmH$_2$O até alcançar o volume desejado.

O nível de pressão é regulado continuamente com base no volume medido no ciclo anterior (Figura 9.21).

Na ocorrência de esforço inspiratório intermitente e/ou instável, ocorre uma variação do volume corrente a da pressão controlada a cada ciclo.

A principal vantagem desse modo é possibilitar um fluxo livre e, ao mesmo tempo, ajustar o nível de pressão em face das mudanças de mecânica respiratória. Entretanto, deve-se atentar para o fato de que as variações de esforço do paciente podem afetar negativamente o controle. No caso de aumento de demanda ventilatória do paciente, por exemplo, o aumento de seu volume inspirado resulta em diminuição do nível de pressão nos ciclos subsequentes, inversamente ao que seria desejado (Figura 9.22).

Ventilação com pressão positiva bifásica

O modo ventilação com pressão positiva bifásica (BIPAP, do inglês *bilevel positive pressure airway*) é caracterizado por manter dois níveis de pressão contínua na via aérea, em que o paciente pode respirar de maneira espontânea. Analogamente à respiração espontânea no nível da PEEP, é possível a respiração espontânea na pressão inspiratória, caracterizando um segundo nível de pressão de CPAP.

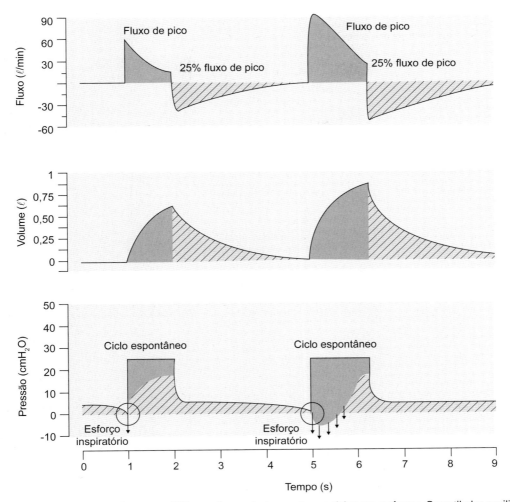

Figura 9.19 ▪ O modo de controle pressão de suporte (PS) se aplica exclusivamente aos ciclos espontâneos. O ventilador auxilia na inspiração do paciente, aumentando a pressão na via aérea e liberando um fluxo livre similar ao encontrado no modo pressão controlada. O ventilador continuamente monitora o valor do fluxo inspiratório e termina o ciclo quando for alcançado determinado valor mínimo, ou fluxo de corte. O tempo inspiratório e o volume dos ciclos no modo PS dependem do esforço e da mecânica respiratória do paciente.

Atualmente, essa modalidade se confunde com a própria pressão controlada em ventiladores que apresentam válvula expiratória ativa durante a fase inspiratória. A válvula de exalação ativa é caracterizada por controlar e manter o limite de pressão igual à pressão controlada durante toda a fase inspiratória: caso o paciente exerça um esforço expiratório durante a fase inspiratória, a válvula de exalação abre e torna possível a saída de volume, limitando a pressão.

Compensação automática do tubo

Durante os ciclos espontâneos ou assistidos, o paciente deve exercer um esforço inspiratório suficiente para vencer a resistência das vias aéreas e do tubo endotraqueal. Quanto maior o fluxo inspiratório, ou maior a resistência do tubo endotraqueal, maior será a diferença de pressão através do tubo (pressão de boca – pressão traqueal).

O recurso da compensação da resistência do tubo endotraqueal (ATC, do inglês *automatic tube compensation*) é caracterizado por aumentar o nível de suporte de pressão instantaneamente, obedecendo a uma equação que caracteriza o comportamento resistivo do tubo. Para realizar a compensação, deve-se introduzir o número do tubo endotraqueal utilizado e a porcentagem de compensação desejada. O ventilador mede, a cada instante, o fluxo na via aérea e calcula a pressão necessária para vencer a Pres do tubo endotraqueal, adicionando esse suporte adicional (porcentagem desejada) ao nível de suporte preestabelecido durante os ciclos com pressão controlada ou pressão de suporte (Figura 9.23).

A relação utilizada para cálculo da Pres é do tipo:

$$Pres = K \times fluxo^2$$

Este modelo é uma simplificação da relação que se estabelece no tubo endotraqueal em função do fluxo turbulento:

$$Pturb = K1 + K2 \times fluxo^2.$$

O acúmulo de secreções no tubo endotraqueal representa um aumento da Rva, diminuindo a eficiência da compensação.

Em situação de demanda inspiratória elevada, o modo ATC, ao elevar o nível de suporte, possibilita uma redução do trabalho respiratório do paciente maior que a obtida com o uso da pressão de suporte apenas.

Ventilação de suporte adaptativa

O modo ventilação de suporte adaptativa (ASV, do inglês *adaptive support ventilation*) incorpora um algoritmo que estabelece automaticamente a frequência respiratória e o volume corrente para o paciente baseando-se no peso ideal e em uma fórmula estabelecida por Otis, em 1950. A fórmula de Otis determina a frequência respiratória que minimiza o trabalho respiratório do paciente, levando-se em consideração a constante de tempo do sistema respiratório, o

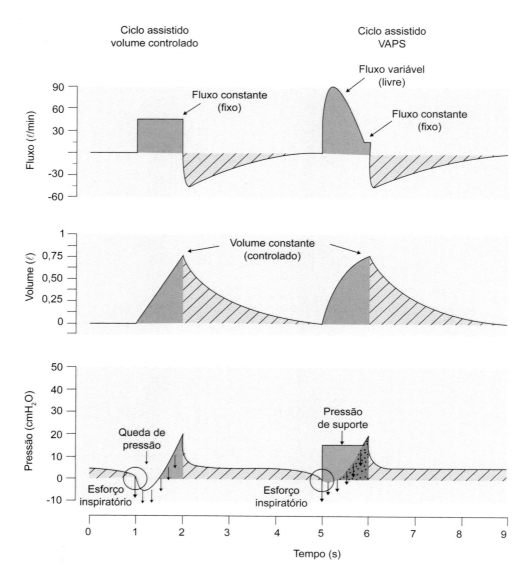

Figura 9.20 ■ No modo ventilação volumétrica assistida com pressão de suporte (VAPS) aplicável aos ciclos controlados e assistidos, o ventilador controla simultaneamente os níveis de fluxo e a pressão na via aérea. Nos ciclos assistidos no modo volume controlado, o esforço do paciente ocasiona uma depressão na curva de pressão, indicando que o paciente assumiu uma parcela do trabalho respiratório. No modo VAPS, por meio de um duplo controle, combinando-se os algoritmos dos modos volume corrente e pressão de suporte, o ventilador evita a queda observada de pressão nos ciclos assistidos, elevando o fluxo inspiratório "livre" além do fluxo controlado "fixo".

volume do espaço morto alveolar e o volume-minuto (Vm) com base no peso ideal.

Inicialmente, o operador introduz, via painel de controle do ventilador, o peso ideal do paciente e a porcentagem de Vm ideal a ser mantida.

O Vm ideal é calculado a partir do peso ideal pela relação:

Vm = 0,1 ℓ/min/kg para peso ideal > 15 kg

Vm = 0,2 ℓ/min/kg para peso ideal < 15 kg

A porcentagem de volume-minuto pode ser ajustada entre 25 e 350%, considerando-se as variações na relação ventilação/perfusão e na ventilação alveolar.

A partir desses parâmetros iniciais, o ventilador administra uma série de cinco ciclos mandatórios com pressão controlada de 15 cmH$_2$O. Por meio desses ciclos iniciais, é possível calcular a constante de tempo a ser aplicada na fórmula de Otis para cálculo da frequência respiratória ideal:

F = (1 + 2 × a × RCe × (VM − f × VD)/VD − 1)^2/a × RCe

Em que a: fator de onda de fluxo (constante); RCe: constante de tempo expiratória; Vm: volume-minuto; VD: volume do espaço morto anatômico = 2,2 mℓ/kg, de acordo com o nomograma de Radford.

A partir da frequência e do volume-minuto, o ventilador determina o volume corrente objetivo dos ciclos mandatórios. Os ciclos mandatórios são do tipo pressão controlada autoajustada para alcançar o volume corrente objetivo. Ao detectar os esforços espontâneos do paciente, o ventilador possibilita ciclos com pressão de suporte, diminuindo a frequência dos ciclos mandatórios.

Entre as potenciais vantagens do modo ASV, está o ajuste mais adequado aos padrões ventilatórios do paciente, resultando em redução do trabalho respiratório e aumento do conforto. Entretanto, deve-se sempre considerar as variáveis usadas no algoritmo de controle. Alterações no espaço morto alveolar e na mecânica respiratória poderiam conduzir a ajustes inadequados do ponto de vista clínico.

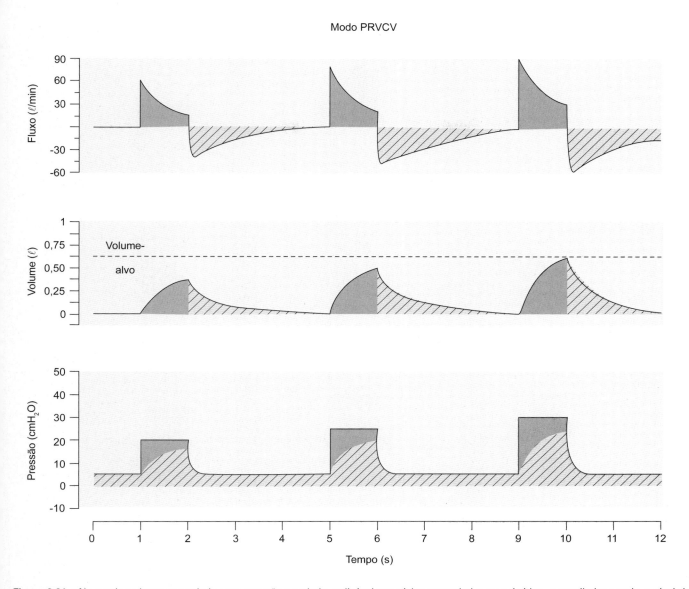

Figura 9.21 ■ No modo volume controlado com pressão regulada, aplicável aos ciclos controlados e assistidos, o ventilador regula o nível de pressão controlada para manter o volume corrente desejado (alvo). A pressão é continuamente regulada, ciclo a ciclo, com base no volume medido no ciclo anterior. PRVCV: pressão de ventilação com controle de volume regulado.

Ventilação proporcional assistida

No modo ventilação proporcional assistida (PAV, do inglês *proportional assist ventilation*), o ventilador altera instantaneamente o nível da pressão na via aérea (Pav) durante os ciclos espontâneos, de modo a contrabalançar seletivamente os efeitos da resistência das vias aéreas (Rva) e da complacência (C) do sistema respiratório. Esse controle é feito com base na equação de movimento do sistema respiratório, considerando-se o esforço inspiratório do paciente:

$$Pav = Rva \times fluxo + E \times volume + PEEP - esforço\ inspiratório$$

Em que Pav: pressão na via aérea; Rva: resistência das vias aéreas; E: elastância do sistema respiratório = 1/C, sendo C: complacência do sistema respiratório; PEEP: pressão positiva expiratória final.

O ventilador controla a Pva por meio da pressão de suporte proporcional, que será calculada a partir da medida do fluxo e do volume inspirado e de dois fatores de amplificação de fluxo e volume, que seriam equivalentes à resistência (R) e à elastância (E) na equação do movimento.

Quanto maior o esforço inspiratório do paciente, maiores o fluxo e o volume. A aplicação dos fatores de amplificação aumenta o nível de pressão de suporte proporcionalmente ao esforço do paciente.

Caso ocorra diminuição do nível de esforço do paciente, ocorrerá redução do suporte de pressão. Essa situação seria indesejada, por exemplo, em pacientes que estão iniciando o processo de desmame e apresentam instabilidade de *drive* respiratório e força muscular. Por outro lado, um aumento do esforço inspiratório do paciente poderia causar elevação excessiva da pressão de suporte, conduzindo a uma situação designada tecnicamente como *run away*, apenas limitada por alarmes. Como os fatores de amplificação estão associados à mecânica respiratória do paciente, qualquer mudança na complacência pulmonar ou na Rva pode alterar sobremaneira os níveis de ventilação e pressão aplicados ao paciente.

Ventiladores pulmonares para anestesia

Os ventiladores pulmonares utilizados em anestesia geralmente estão integrados a um sistema ou aparelho de anestesia. Os aparelhos de

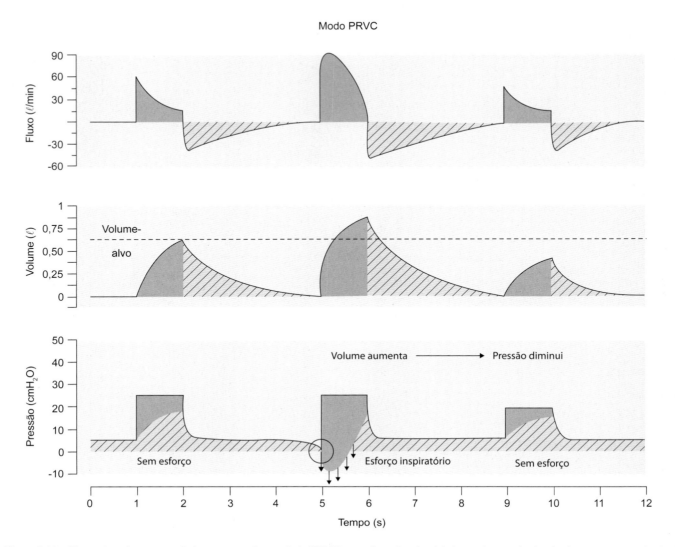

Figura 9.22 ▪ No modo volume controlado com pressão regulada (PRVC), no esforço inspiratório intermitente e/ou instável, ocorre uma variação do volume corrente e da pressão controlada a cada ciclo. Pode haver diminuição da pressão quando o paciente demandar mais volume, inversamente ao que seria desejado.

anestesia são equipamentos destinados sobretudo à administração de anestesia por via inalatória, por meio de agentes anestésicos vaporizados no gás inspirado pelo paciente.

Em razão do alto custo dos agentes anestésicos e do risco de contaminação do ambiente, os aparelhos de anestesia empregam um tipo de circuito respiratório que possibilita a reinalação da maior parte do gás expirado pelo paciente, que é denominado *circuito fechado* ou *circular*. O aparelho de anestesia pode ser dividido em quatro subsistemas principais, esquematizados na Figura 9.24: circuito respiratório fechado, sistema de administração de gases, vaporizadores e ventilador pulmonar.

O funcionamento do sistema pode ser mais bem entendido a partir do circuito respiratório. O circuito fechado é constituído pelos tubos inspiratório e expiratório, como em um circuito de ventilação convencional. Entretanto, o gás inspirado pelo paciente não provém diretamente do ventilador, mas de um reservatório em forma de um fole colapsável. O fole é previamente preenchido com uma mistura de gases ajustada a partir de fluxômetros de ar, oxigênio e óxido nitroso do sistema de administração de gases. Essa mistura passa pelo vaporizador, onde é enriquecida pelo agente anestésico. Durante a fase inspiratória, o ventilador pulmonar pressuriza a câmara rígida do fole, e consequentemente, movimenta os gases para o tubo inspiratório e para o paciente. Durante a exalação, o ventilador despressuriza a câmara, possibilitando o retorno do gás exalado para o interior do fole. Para tornar possível a reinalação do gás exalado, é utilizado um sistema de válvulas acoplado a um reservatório de cal sodada com a propriedade de reter o CO_2 da mistura. Geralmente, o reservatório é colocado na via inspiratória para minimizar a resistência durante a exalação. O sistema de válvulas no circuito direciona o fluxo exalado diretamente para o fole e o fluxo inspirado, passando pelo reservatório absorvedor de CO_2.

Obviamente, durante a respiração, há consumo de oxigênio, além de vazamentos inerentes à ventilação. Dessa maneira, é necessário um fluxo contínuo de gases e anestésicos, provenientes dos fluxômetros e do vaporizador. Esse fluxo, denominado *fluxo de gás fresco*, está relacionado com o consumo de oxigênio e vazamentos, e não com o Vm do paciente, já que a maior parte do gás é reinalado. Assim,

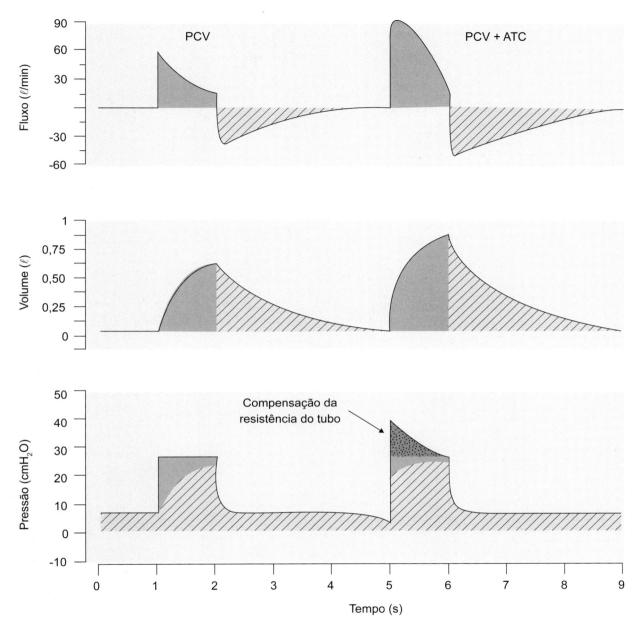

Figura 9.23 ▪ O recurso da compensação automática do tubo endotraqueal (ATC) é caracterizado por aumentar o nível de pressão de suporte instantaneamente, obedecendo a uma equação que caracteriza o comportamento resistivo do tubo. PCV: ventilação controlada à pressão.

é possível uma economia substancial do agente anestésico e da poluição do ambiente.

No entanto, não é viável controlar exatamente qual é o fluxo de gás fresco requerido para evitar o esvaziamento do circuito, em razão do consumo e de escapes no circuito. Na prática, utiliza-se um fluxo de gás fresco superior à soma do consumo fisiológico e dos eventuais vazamentos. Como o circuito é fechado, um excesso de gás causa a pressurização do circuito. Para evitar essa ocorrência e manter a pressão no circuito apenas controlada pelo ventilador, existe um sistema de válvula de alívio de pressão que libera o excedente para o ambiente, uma vez completado o volume do circuito. Para evitar a poluição do ambiente, o gás que escapa do circuito é canalizado até uma via de exaustão fora do local de aplicação.

O ventilador, nesse caso, é empregado para pressurizar o fole e movimentar os gases no circuito, o que ocorre de modo direcionado pelas válvulas. Em muitos equipamentos, utiliza-se apenas o ar comprimido no ventilador, já que este não compõe a mistura inspirada pelo paciente. Em outros, o ventilador é constituído por um pistão, que possibilita o acionamento direto da mistura.

Nas Figuras 9.25 a 9.27, estão ilustradas as diversas fases do ciclo respiratório em um circuito fechado.

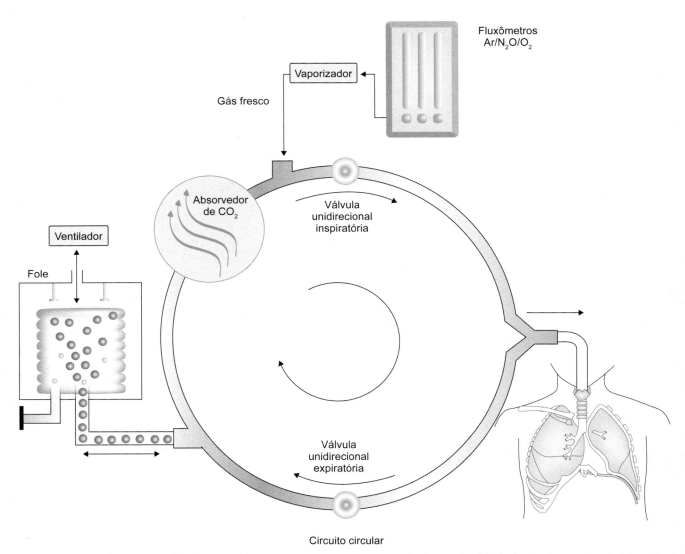

Figura 9.24 ■ Composição do aparelho de anestesia com os quatro componentes: circuito respiratório fechado, sistema de administração de gases, vaporizadores e ventilador pulmonar. CO_2: gás carbônico; N_2O: óxido nitroso; O_2: oxigênio.

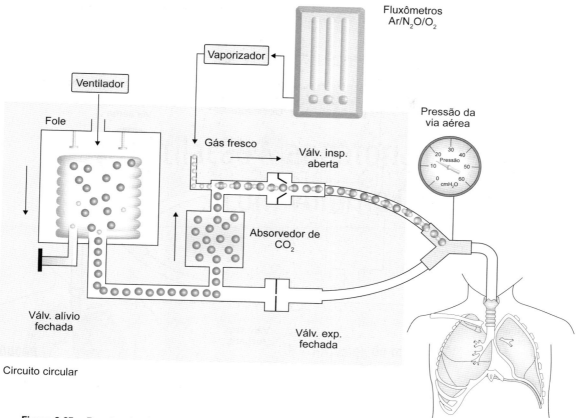

Figura 9.25 ■ Fase inspiratória com pressurização do fole. CO_2: gás carbônico; N_2O: óxido nitroso; O_2: oxigênio.

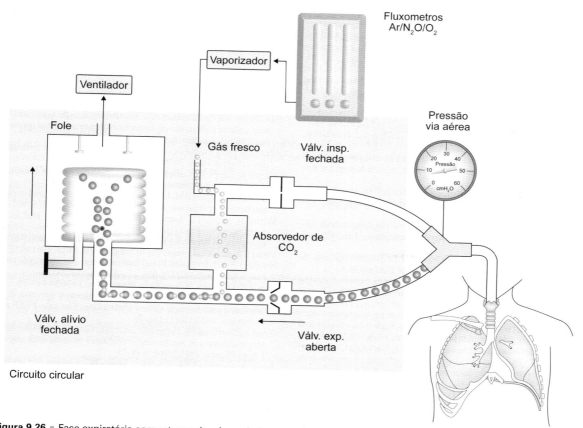

Figura 9.26 ■ Fase expiratória com retorno do gás exalado para o fole. CO_2: gás carbônico; N_2O: óxido nitroso; O_2: oxigênio.

que não existam pacientes que se adaptem melhor a um modo do que a outro. Cabe ao médico ou ao fisioterapeuta identificar o melhor modo, personalizando a assistência e, assim, aplicando certa dimensão artística à prática clínica.

pulmonar normal:

$$VC = 6\ m\ell/kg \to 6 \times 70 \text{ a } 420\ m\ell;\ Vm = 7\ \ell/min$$
$$FR = 7/0,42 = 16 \text{ respirações/min.}$$

Ajuste do fluxo de gás

O fluxo de gás corresponde à velocidade pela qual o gás é dispensado pelo ventilador. É medido em litro por minuto (ℓ/min). Junto ao VC e à FR, compõe os três determinantes do tempo inspiratório. Vale lembrar que, no modo VCV, não é possível realizar um ajuste direto do tempo inspiratório. Assim, esse tempo será o resultado da composição desses três parâmetros. Como o VC e a FR já foram atribuídos, resta ajustar o fluxo de gás (V'). O tempo inspiratório padrão para adultos fica entre 0,8 e 1 s. Deve-se projetar a relação inspiração-expiração sempre superior a 1:2; ou seja, a expiração é mais demorada e deve durar, pelo menos, o dobro do tempo da inspiração. Para estimar o tempo inspiratório segundo o atendimento dessas metas, recomenda-se, à semelhança do ajuste do VC, ajustar o V' indexado ao peso magro do paciente. Assim, fluxos de 0,6 a 0,7 litro por quilograma (ℓ/kg) de peso magro costumam ser adequados. Em geral, para adultos, fluxos de 40 a 60 ℓ/min são apropriados.

Os ventiladores podem oferecer fluxo constante (onda quadrada) ou fluxo desacelarado no modo VCV. O fluxo constante, associado à pausa inspiratória, é apropriado para o monitoramento respiratório e a mensuração da pressão de platô. Não há inconveniente em ventilar pacientes com complacência normal do sistema respiratório com fluxo constante. No entanto, nos pacientes com complacência reduzida (SDRA, pneumonias etc.), é melhor oferecer onda de fluxo desacelerada, uma vez que o pico de pressão resultante será menor, pois, ao final da inspiração, o fluxo estará reduzido ou zerado, minorando ou anulando a resistência a ele (Figura 10.1).

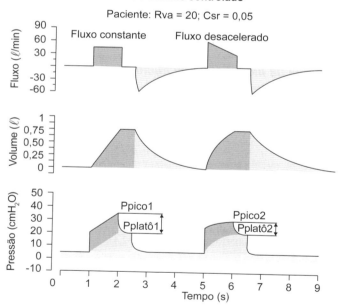

Figura 10.1 ▪ No modo volume controlado, o ventilador apresenta padrão de fluxo fixo, terminando a fase inspiratória ao ser alcançado o volume programado. Durante o período de pausa inspiratória, é possível visualizar a pressão no nível alveolar. A utilização de fluxo controlado decrescente resulta em uma diminuição do pico de pressão (Ppico) em relação ao fluxo constante. Isso decorre da diminuição da pressão resistiva ao final da inspiração. Csr: complacência do sistema respiratório; Pplatô: pressão de platô; Rva: resistência das vias aéreas.

Ajuste da fração inspirada de oxigênio

O ajuste inicial da FIO_2 deve ser de 100% ou 1. Assegurada uma boa oxigenação do sangue, promove-se a redução da FIO_2 para o menor valor que atenda a esse objetivo, ou seja:

- Pressão parcial de oxigênio (PaO_2) maior que 60 mmHg ou
- Saturação arterial de oxigênio (SaO_2) maior que 92% ou
- Saturação de oxigênio arterial (SpO_2) medida por oximetria maior que 92% (pele clara) ou 94% (pele escura).

Convém mencionar que frações elevadas de oxigênio determinam lesão alveolar, e a desnitrogenação da mistura gasosa promove atelectasias.

Ajuste da pressão positiva expiratória final

A PEEP deve ser inicialmente ajustada em 5 cmH_2O. Se for necessário melhorar a oxigenação do sangue, deve-se aumentar a PEEP. Não há evidência científica sobre o melhor valor da PEEP, tampouco recomendação formal para determinado nível em relação às diferentes doenças pulmonares. Conforme uma revisão sistemática que incluiu 2.299 pacientes,[4] registrou-se redução de mortalidade em pacientes com SDRA, sobretudo naqueles com prejuízo mais importante da oxigenação do sangue (tipos mais graves).

A PEEP deve ser incrementada lentamente, isto é, aumentando dois a três pontos de cada vez, para evitar prejuízo hemodinâmico. A redução também deve ser gradativa, para evitar colapso dos alvéolos.

Há muitas maneiras preconizadas para se estimar o melhor valor da PEEP. A seguir, serão mencionadas duas que são recomendadas para os pacientes mais graves, isto é, aqueles que demandam FIO_2 maior que 60%:

- Titulação da PEEP pela curva PEEP × complacência (PEEP decrescente)[5]
- FIO_2 × PEEP (Quadro 10.1).[6]

A titulação da PEEP pela curva de complacência baseia-se no encontro da PEEP que determina a melhor complacência estática (Cst) do sistema respiratório (pulmões, caixa torácica e abdome, em alguns casos). O paciente deve ser ventilado em VCV, com baixo VC (5 mℓ/kg), FC de 12/min, fluxo constante (onda quadrada) de 60 ℓ/min e pausa inspiratória de cerca de 1 s. Inicia-se a titulação com PEEP de 25 cmH_2O, oferecem-se pelo menos 10 ciclos e calcula-se a Cst. Reduz-se progressivamente a PEEP com decrementos de 2 cmH_2O e calcula-se a Cst em cada faixa da PEEP. A medida da PEEP determinante do melhor valor da Cst (valor mais alto) deve ser adotada, acrescida de mais 2 cmH_2O, que será considerada a PEEP ideal por este método. Eis a equação para o cálculo da Cst:

$$Cst = \frac{\Delta V}{\Delta P} \rightarrow \frac{VC}{Ppt - PEEP}$$

Em que VC: volume corrente; Pplatô: pressão de platô; PEEP: pressão positiva expiratória final.

O referido quadro é de fácil aplicação e representa uma alternativa interessante para a titulação da PEEP.

Ajuste da sensibilidade

A sensibilidade representa o esforço que o paciente precisa realizar para abrir a válvula inspiratória sob demanda. Ela só tem aplicação nos ciclos assistidos. A sensibilidade pode ser ajustada em pressão, cmH_2O (negativa, ou seja, abaixo da PEEP) ou em fluxo (ℓ/min). O ajuste inicial deve considerar que um dos objetivos da VMI é reduzir o trabalho respiratório. Assim, devem-se eleger valores baixos para a sensibilidade (−1 ou −2 cmH_2O ou 3 a 6 ℓ/min).

Aplicação da pausa inspiratória

A atribuição da pausa inspiratória possibilita a medição da Pplatô. No período de pausa inspiratória, a válvula inspiratória se fecha, reduzindo o fluxo de gás a 0 (zero), e a válvula expiratória ainda não abriu (portanto, as duas válvulas estão fechadas). Nesse curto período, há queda da pressão, que se estabiliza em um patamar. Essa é a pressão de platô (Figura 10.2).

Quadro 10.1 ■ FIO$_2$ × PEEP adotada pelo estudo ARDS NET.

FIO$_2$ (%)	30	40	40	50	50	60	70	70	70	80	90	90	90	100
PEEP (cmH$_2$O)	5	5	8	8	10	10	10	12	14	14	14	16	18	20 a 24

FIO$_2$: fração inspirada de oxigênio; PEEP: pressão positiva expiratória final.

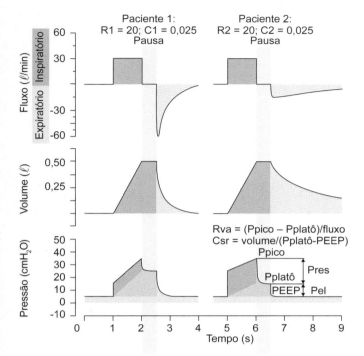

Figura 10.2 ■ Esquema representando a pausa inspiratória. Medindo-se o pico de pressão (Ppico), a pressão na pausa inspiratória (pressão de platô [Pplatô]), a pressão positiva expiratória final (PEEP), o fluxo no instante da pausa e o volume inspirado, é possível determinar os valores de complacência e resistência. (Imagem gentilmente cedida por Dr. Jorge Bonassa.) Csr: complacência do sistema respiratório; Pel: pressão elástica; Pres: pressão resistiva; Rva: resistência das vias aéreas.

Instalada a VMI no modo VCV, devem-se analisar as pressões produzidas nas vias aéreas por meio do manômetro ou das curvas de monitoramento respiratório, quando disponível. O conceito de ventilação protetora consiste em evitar estiramentos ou trações excessivas nas estruturas pulmonares causados pelo efeito da pressão positiva. Esse efeito é mais relevante nas áreas menos acometidas, uma vez que habitualmente as lesões pulmonares são heterogêneas. O estiramento depende da pressão transpulmonar, isto é, a força aplicada no pulmão. Convém limitar a Pplatô em 30 cmH$_2$O e trabalhar com variações menores, ou seja, delta de pressão (diferença entre PEEP e platô) menor. A aplicação dessa estratégia em pulmões muito inflamados, com desequilíbrio ventilação-perfusão e áreas de *shunt* implicará administração de PEEP elevada com baixo VC, para limitar a Pplatô em 30 cmH$_2$O. A decorrência será acúmulo de CO$_2$ no sangue (hipercapnia permissiva). Essa estratégia reduziu a taxa de mortalidade.[7,8] A limitação da Pplatô em 30 cmH$_2$O pode ser flexibilizada nos casos graves de SDRA (PaO$_2$/FIO$_2$ menor que 100), desde que a pressão de distensão permaneça igual ou menor que 15 cmH$_2$O. Para tanto, será necessário aplicar valores de PEEP acima de 15 cmH$_2$O. Essa estratégia determinará menor estiramento (*strain*) das estruturas pulmonares, o que, segundo as recentes evidências, se constitui em ventilação protetora.[9]

Cerca de 30 min após a instalação da VMI, convém coletar amostra de sangue arterial para a medição dos gases sanguíneos (gasometria arterial). A partir desses resultados e dos valores obtidos da leitura das pressões nas vias aéreas, é possível estabelecer um plano terapêutico com foco na proteção pulmonar.

Logo após a instalação da VMI, pode ocorrer instabilidade hemodinâmica causada por:

- Pneumotórax hipertensivo
- Hipovolemia/choque distributivo
- Pressão positiva no tórax
- Isquemia miocárdica.

É preciso reconhecer a causa e agir rapidamente para o controle da situação. No caso de pneumotórax hipertensivo, urge a descompressão imediata, por meio da punção aberta com Jelco 14, realizada no segundo espaço intercostal na linha hemiclavicular do hemitórax pertinente. Obtida a estabilização, é feita a drenagem em frasco com selo de água.

As demais causas são menos catastróficas, mas igualmente graves. Em geral, respondem à infusão de volume e/ou administração de vasopressores.

▶ Considerações finais

As principais recomendações para VMI e VCV seguras são:

- Verificar previamente as configurações do ventilador mecânico e promover os ajustes necessários para o paciente em questão, *antes de conectá-lo*
- Ajustar o alarme de alta pressão em 45 cmH$_2$O, *antes de conectar o ventilador*. Verificar a pressão inspiratória de trabalho e reajustar o alarme de alta pressão para um valor cerca de 30% acima desta
- Ajustar o alarme de baixa pressão para um valor cerca de 30% abaixo do pico da pressão inspiratória de trabalho
- Evitar transportar o paciente logo após a instalação da VMI. Convém aguardar, pelo menos, 30 min, para se certificar de que se alcançou a estabilidade hemodinâmica
- Em pacientes que necessitam de PEEP elevada, procurar não descomprimir o circuito. Utilizar sistemas fechados de aspiração, não prescrever inalações e evitar transportes para a realização de exames e procedimentos
- Fazer monitoramento contínuo de eletrocardiograma (ECG), oximetria e pressão arterial nos pacientes submetidos à VMI.

▶ Referências bibliográficas

1. Puri N, Puri V, Dellinger RP. History of technology in the intensive care unit. Disponível em: http://criticalcaremedicine.pbworks.com/.
2. Mercat A, Graïni L, Teboul JL, Lenique F, Richard C. Cardiorespiratory effects of pressure-controlled ventilation with and without inverse ratio in the adult respiratory distress syndrome. Chest. 1993;104(3):871-5.
3. Esteban A, Alía I, Gordo F, de Pablo R, Suarez J, González G et al. Prospective randomized trial comparing pressure-controlled ventilation and volume-controlled ventilation in ARDS. For the Spanish Lung Failure Collaborative Group. Chest. 2000;117(6):1690-6.
4. Briel M, Meade M, Mercat A, Brower RG, Talmor D, Walter SD et al. Higher vs lower positive end-expiratory pressure in patients with acute lung injury and acute respiratory distress syndrome: Systematic review and meta-analysis. JAMA. 2010;303(9):865-73.
5. Amato MBP, Carvalho CRR, Ísola A, Vieira S, Rotman V, Moock M et al. Ventilação mecânica na lesão pulmonar aguda (LPA)/síndrome do desconforto respiratório agudo (SDRA). III Consenso Brasileiro de Ventilação Mecânica. Disponível em: http://www.jornaldepneumologia.com.br/PDF/Suple_157_47_6 cap6.pdf.

6. The Acute Respiratory Distress Syndrome Network. Ventilation with lower tidal volumes as compared with traditional tidal volumes for acute lung injury and the acute respiratory distress syndrome. N Engl J Med. 2000;342:1301-8.
7. Amato MB, Barbas CS, Medeiros DM, Magaldi RB, Schettino GP, Lorenzi-Filho G et al. Effect of a protective-ventilation strategy on mortality in the acute respiratory distress syndrome. N Engl J Med. 1998;338(6):347-54.
8. Villar J, Kacmarek RM, Pérez-Méndez L, Aguirre-Jaime A. A high positive end-expiratory pressure, low tidal volume ventilatory strategy improves outcome in persistent acute respiratory distress syndrome: A randomized, controlled trial. Crit Care Med. 2006;34(5):1311-8.
9. Barbas CSV, Ísola AM, Farias AMC, Cavalcanti AB, Gama AMC, Duarte ACM et al. Recomendações brasileiras de ventilação mecânica 2013. Parte I. Rev Bras Ter Intensiva. 2014;26(2):89-121. Disponível em: http://www.scielo.br/scielo.php?script=sci_arttext&pid=S0103-507X2014000200089&lng=en.

Ventilação Mandatória Contínua com Pressão Controlada | Modos Controlado/Assistido-Controlado

CAPÍTULO 11

Marcelo Alcantara Holanda

▶ Introdução

O modo de ventilação controlada a pressão (PCV, do inglês *pressure controlled ventilation*) consiste na oferta de ciclos respiratórios nos quais o ventilador pulmonar mecânico alcança uma pressão na via aérea, mantendo-a constante em um valor e um tempo predeterminado pelo operador. Esse objetivo é alcançado por um mecanismo de alça fechada que monitora a pressão das vias aéreas aproximadamente a cada 2 ms, como sistema de *feedback* para controle da oferta de fluxo inspiratório. Ao rastrear a taxa de mudança da pressão na via aérea durante a inspiração, o ventilador consegue desacelerar o fluxo inspiratório à medida que a meta pressórica é alcançada. A ciclagem, ou o término da fase inspiratória, ocorre por um critério de tempo, ou seja, o operador programa a exata duração da inspiração ao final do qual cessa o fluxo e abre-se a válvula de expiração.[1,2] Há alguma confusão na terminologia, uma vez que esse modo permite ciclos controlados (disparados pelo ventilador) e assistidos (disparados pelo paciente).[3]

▶ "Fisiologia" da ventilação controlada a pressão

A Figura 11.1 ilustra o funcionamento do modo PCV em um ciclo respiratório controlado.

A determinação do volume corrente (VC) e do fluxo em ciclos controlados no modo PCV se faz de maneira indireta, variando-se ora o tempo inspiratório (Tinsp), ora a pressão aplicada acima da pressão positiva expiratória final (PEEP) nas vias aéreas, ou em ambos. O VC e o fluxo inspiratório são variáveis dependentes também da impedância (resistência e complacência) e da constante de tempo do sistema respiratório do paciente.[1-5] A elevação da pressão da via aérea resulta em aumento de VC e de fluxo para um mesmo tempo inspiratório com consequente aumento da pressão alveolar e vice-versa.

As Figuras 11.2 e 11.3 apresentam ciclos controlados, ciclados a tempo, no modo PCV, e ilustram os efeitos da mudança de ajustes do ventilador sobre o fluxo inspiratório e o VC.

É importante destacar que ciclos respiratórios em PCV não garantem os valores de pressão alveolar, uma vez que esta é determinada pela relação entre o VC e a complacência estática do sistema respiratório. Esse conceito costuma ser objeto de confusão, sendo frequente o operador do ventilador ter a impressão de controlar a pressão alveolar no modo PCV, o que é um grande equívoco.

Ao se optar pelo modo PCV, os parâmetros a serem ajustados pelo operador são: a pressão das vias aéreas (dependendo do aparelho, escolhe-se a pressão máxima inspiratória ou a pressão a ser aplicada acima da PEEP), o Tinsp e a frequência respiratória mínima. Esses ajustes resultarão em características de fluxo inspiratório e de VC, que deverão ser monitorados. Os ventiladores atuais disponibilizam a possibilidade de ajuste do chamado *fluxo de ataque*, ou a velocidade de entrega do fluxo inicial para se

alcançar a pressão das vias aéreas o mais rápido possível. Esse ajuste é comumente chamado de *rise time* ou *tempo de subida*. Quanto menor for o tempo de subida, maior será o fluxo de ataque e mais rapidamente a pressão-alvo será alcançada.

A Figura 11.4 mostra os efeitos de variação do tempo de subida ou *rise time*, no modo PCV, em ciclos controlados.

Na prática, pode-se ajustar o modo PCV fixando-se o Tinsp em determinado valor, 0,6 a 1,2 s, por exemplo, e titulando-se a ΔP de pressão na via aérea para se alcançar determinado VC desejado. O *rise time* comumente deve ser ajustado entre 0,1 e 0,2 s, mas pode ser titulado individualmente, tendo como meta o VC-alvo e a sincronia paciente-ventilador nos ciclos assistidos.

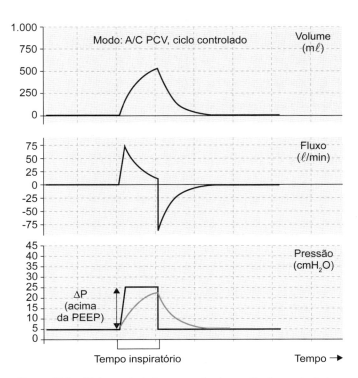

Figura 11.1 ▪ Ciclo controlado no modo de ventilação controlada a pressão (PCV). Destaques para os dois principais ajustes no ventilador, o que diferencia este modo do tradicional volume controlado: a variação de pressão (ΔP) aplicada na via aérea acima da pressão positiva expiratória final (PEEP) e que é mantida pelo ventilador por um tempo inspiratório determinado. A *linha cinza* demonstra a variação da pressão alveolar. Curvas produzidas no simulador virtual Xlung®. A/C: assistido-controlado.

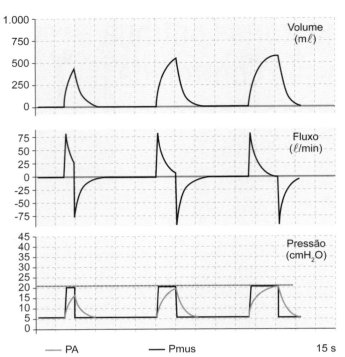

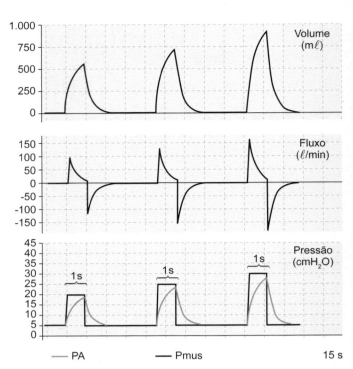

Figura 11.2 ■ Ciclos respiratórios mecânicos controlados no modo de ventilação controlada a pressão (PCV). O tempo inspiratório foi modificado, sendo de 0,5, 1 e 1,5 s, respectivamente, nos 1º, 2º e 3º ciclos. Note o incremento significativo do volume corrente no 2º ciclo em relação ao 1º e o aumento mínimo no 3º em relação ao 2º A variação de pressão (ΔP) aplicada acima da PEEP foi mantida constante em 15 cmH$_2$O, produzindo uma pressão máxima na via aérea de 20 cmH$_2$O (*linha tracejada*). A diferença entre a pressão de via aérea do ventilador e a pressão alveolar do paciente determina o fluxo inspiratório, com um padrão de desaceleração exponencial. Quando quatro a seis constantes de tempo do sistema respiratório são alcançadas, o fluxo inspiratório se aproxima ou "zera", em virtude da equalização da pressão alveolar com a pressão nas vias aéreas no final da inspiração. Curvas produzidas no simulador virtual Xlung®. PA: pressão alveolar; Pmus: pressão muscular de esforço do paciente.

Figura 11.3 ■ Ciclos respiratórios controlados no modo de ventilação controlada a pressão (PCV). O Tinsp foi fixado em 1 s, enquanto a variação de pressão (ΔP) aplicada acima da PEEP foi modificada, sendo de 15, 20 e 25 cmH$_2$O em sequência. Observe que o volume corrente (VC) e a pressão alveolar se elevam. Curvas produzidas no simulador virtual Xlung®. PA: pressão alveolar; Pmus: pressão muscular de esforço do paciente.

▶ Importância do conceito de constante de tempo no modo de ventilação controlada a pressão

Por definição, uma constante de tempo em ventilação mecânica corresponde ao tempo necessário para que a pressão intra-alveolar alcance 63% da pressão medida na porção proximal do tubo endotraqueal. O produto da resistência pela complacência compõe a constante de tempo do sistema respiratório.[5,6] Assim, em um paciente com resistência das vias aéreas (Rva) de 10 cmH$_2$O/ℓ/s e uma complacência estática (Cst) de 0,04 ℓ/cmH$_2$O, a constante de Tinsp é de 10 × 0,04, ou de 0,4 s. Ou seja, ao se aplicar uma pressão de 20 cmH$_2$O na via aérea proximal ao tubo, leva 0,4 s até que a pressão alveolar alcance 63% desse valor, ou cerca de 12 cmH$_2$O. Para que a pressão distal chegue a 86% da pressão proximal (17 cmH$_2$O) serão necessárias duas constantes de tempo ou 0,8 s, e para 95% (19 cmH$_2$O), serão requeridas três constantes de tempo ou 1,2 s. Alcançando-se cinco constantes de tempo (2 s), as pressões se tornam virtualmente iguais. Assim, variações do ajuste do Tinsp implicam mudanças correspondentes na pressão alveolar na mesma direção, até o limite de três a cinco constantes de tempo. A equalização entre as pressões proximal e distal resulta em desaceleração do fluxo até zero. Por meio do monitoramento das curvas de mecânica pulmonar, pode-se inferir que a pressão alveolar alcance a pressão da via aérea quando o fluxo inspiratório desacelera até zero (ver Figura 11.2 e 3º ciclo respiratório da Figura 11.5).

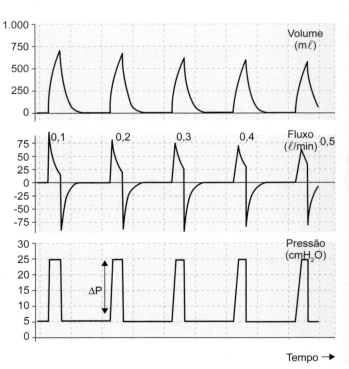

Figura 11.4 ■ Modo de ventilação controlada a pressão (PCV), ciclos controlados. Efeitos de diferentes velocidades de subida ou *rise time* (variação de 0,1 a 0,5 s) sobre as curvas de fluxo e volume corrente (VC). Mudanças no *rise time* podem implicar variações significativas do VC. Curvas produzidas no simulador virtual Xlung®. ΔP: variação da pressão.

Capítulo 11 ▪ Ventilação Mandatória Contínua com Pressão Controlada | Modos Controlado/Assistido-Controlado

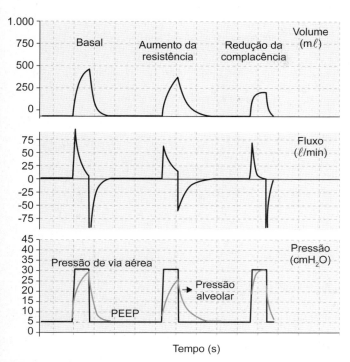

Figura 11.5 ▪ Efeitos de variações na Rva e na Cst em um paciente no modo de ventilação controlada a pressão (PCV), ciclos controlados. Tanto o aumento da Rva quanto a redução da Cst reduzem sobremaneira o VC e modificam o padrão de desaceleração do fluxo inspiratório, em virtude de mudanças nas constantes de tempo do sistema. Em geral, a constante de tempo é aumentada nas doenças obstrutivas e reduzida nas restritivas. Curvas produzidas no simulador virtual Xlung®. PEEP: pressão expiratória final positiva.

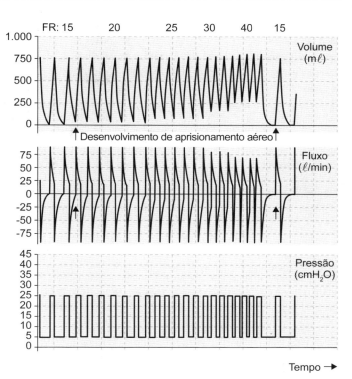

Figura 11.6 ▪ Modo de ventilação controlada a pressão (PCV), ciclos controlados registrados por 1 min. O aumento da frequência respiratória (FR), cujos valores são apresentados no topo da figura, encurta o tempo expiratório e causa hiperinsuflação dinâmica, reduzindo o VC efetivo em razão do desenvolvimento de aprisionamento respiratório e autoPEEP (intervalo de tempo entre as *setas*).

Variações na Rva e na Cst do sistema respiratório resultam em mudanças na constante de tempo e, portanto, no VC e no fluxo inspiratório em modo PCV. A Figura 11.5 mostra o efeito que a variação da resistência de vias aéreas produz sobre o fluxo e o VC no modo PCV. Tanto o aumento da Rva quanto a redução da Cst podem reduzir sobremaneira o VC e modificar o padrão de desaceleração do fluxo inspiratório. À beira do leito, a inspeção do padrão da curva de fluxo pode ser um bom indício do que está ocorrendo com a mecânica ventilatória no modo PCV. No caso de obstrução do fluxo respiratório, a observação de uma onda de fluxo menos desacelerada, às vezes semelhante a uma onda "quadrada" típica do modo de ventilação ciclada a volume (VCV), pode ser um bom indicador diagnóstico de que a obstrução do fluxo respiratório está aumentando. Por outro lado, em casos de piora da Cst, observa-se rápida desaceleração do fluxo até zero.[1,4,5] Logo, o alarme mais importante para a segurança do paciente no modo PCV é o de VC máximo e mínimo. Infelizmente, nem todos os ventiladores de unidades de terapia intensiva (UTIs) disponibilizam essa funcionalidade.

Outra característica peculiar do modo PCV diz respeito à relação entre aumento da frequência respiratória e o efeito desta sobre o volume-minuto (VE) e o VC. A Figura 11.6 ilustra o que ocorre quando se eleva a frequência respiratória a ponto de causar hiperinsuflação dinâmica nessa modalidade ventilatória.

Essa característica de funcionamento do modo PCV leva o aumento da frequência respiratória a causar elevação do VE até um limite máximo, a partir do qual qualquer aumento de frequência respiratória acabe por reduzir o VE. Isso significa que mudanças na frequência respiratória programada do ventilador podem ter efeitos não previsíveis sobre o VE e a pressão parcial do gás carbônico ($PaCO_2$).[1] Esse fenômeno deve ser particularmente observado em pacientes com obstrução grave do fluxo respiratório, com tendência a rápido desenvolvimento de autoPEEP. Pior ainda, nesses casos, o agravamento do aprisionamento respiratório pode piorar a fração de espaço morto ou a relação entre volume de espaço morto e volume corrente (VD/VT) com maior retenção de gás carbônico (CO_2) para um mesmo VE.[1] Por outro lado, sabe-se que a hiperinsuflação dinâmica não gera aumento no pico de pressão ou na pressão alveolar ao final da inspiração no modo PCV, o que ocorre comumente na ventilação ciclada a volume.[1]

Sendo comumente uma alternativa ao modo mais tradicional com ciclagem a volume, o Quadro 11.1 mostra as principais diferenças entre os modos PCV e VCV nos ciclos controlados. É interessante compreender que o padrão de desaceleração do fluxo inspiratório obtido com o modo PCV pode ser mimetizado pela adoção de "fluxo em rampa" no modo VCV, o que reduz as diferenças entre essas duas modalidades.[1]

▶ Aplicações clínicas e evidências

O modo PCV tem sido visto como um possível meio de evitar altos picos de pressão alveolar em unidades alveolares mais próximas às vias aéreas e que tenham constantes de tempo rápidas. Em condições de heterogeneidade de distribuição de lesões pulmonares, diferenças significativas de pressão e de volume regionais podem surgir a partir de condições locais que influenciem o fluxo e a complacência do parênquima pulmonar. No modo PCV, o perfil de desaceleração do fluxo pode causar uma distribuição mais uniforme da ventilação e das forças mecânicas no interior dos alvéolos, possivelmente reduzindo o risco de barotrauma e volutrauma.[1,7] Em virtude da desaceleração exponencial do fluxo nesse modo, a maior parte do VC é fornecida no início do ciclo respiratório, aumentando a pressão média das vias aéreas.[7] Esse fenômeno pode melhorar a oxigenação na lesão pulmonar difusa, quando comparada a outros padrões de ondas (quadrada ou acelerada) de fluxo, provavelmente por favorecer maior abertura de unidades alveolares que sofreram colapso.[8] Além disso, há evidências

Quadro 11.1 Principais diferenças entre os modos de ventilação ciclada a volume (VCV) e de ventilação controlada a pressão (PCV) nos ciclos controlados.

Modos/parâmetros	A/C-VCV	A/C-PCV
Principais variáveis ajustáveis	Volume, fluxo e Tinsp	Pressão da via aérea e Tinsp
Tipos de ciclos	Assistidos e controlados	Assistidos e controlados
Disparo	Tempo* ou paciente	Tempo* ou paciente
Controle de fluxo inspirado	Total, pode-se optar por padrão em rampa (desacelerado)	Indireto Fluxo de pressurização ou *rise time*
Tinsp fixo	Sim	Sim, determina a ciclagem
Ciclagem	Volume	Tempo
Principal vantagem	Controle do VC e da pressão alveolar	Melhor distribuição do gás em pulmões heterogêneos Compensação de fuga respiratória
Principal alarme a ser ajustado	Pico de pressão na via aérea	VC, máximo e mínimo

A/C-VCV: ventilação ciclada a volume assistido-controlada; A/C-PCV: ventilação controlada a pressão assistido-controlada; Tinsp: tempo inspiratório; VC: volume corrente.
*Disparo a tempo = ventilador.

de que a viscoelasticidade do parênquima pulmonar seja menor no modo PCV com fluxo desacelerado.[9] Por outro lado, também há evidências experimentais de que altos fluxos no início da inspiração também podem ser lesivos às vias aéreas e ao parênquima pulmonar, e que áreas "normais" podem sofrer maior hiperinsuflação durante o modo PCV.[1]

O modo PCV pode ser utilizado em qualquer cenário clínico, mas seu uso tem sido particularmente difundido na síndrome do desconforto respiratório agudo (SDRA) e em algumas outras condições. Infelizmente, há poucos ensaios clínicos comparando diretamente o modo PCV convencional com o VCV na SDRA. Em um dos estudos mais conhecidos, pacientes com o diagnóstico de SDRA foram randomizados para utilizarem o modo VCV ou PCV com ajuste no ventilador, mantendo-se a pressão de platô menor que 35 cmH$_2$O. A oferta de VC, as medidas de troca gasosa e a complacência pulmonar não foram significativamente diferentes entre os dois grupos do estudo. A mortalidade hospitalar e a disfunção de múltiplos órgãos ocorreram mais frequentemente no grupo VCV, mas os resultados foram atribuídos a características basais distintas, incluindo falências de órgãos, entre os grupos.[10] É cada vez mais reconhecido que, com raras exceções, o modo PCV não parece oferecer nenhuma substancial vantagem sobre o modo VCV, principalmente quando se adota o fluxo em padrão desacelerado neste último.[11,12] Em alguns pacientes com hipoxemia refratária, utiliza-se o recurso de ventilação com relação invertida (*inverse ratio ventilation*), sendo o modo PCV o mais utilizado para esse fim.[1,2] Contudo, o papel do uso da relação invertida na SDRA permanece incerto quanto a benefícios fisiológicos e clínicos.[1]

Pacientes com SDRA e fístula broncopleural com alto escape respiratório podem eventualmente se beneficiar do modo PCV, havendo relatos empíricos na literatura.[13] Teoricamente, a ventilação alveolar pode ser mais bem mantida neste modo do que no VCV, uma vez que a perda de parte do VC pelo vazamento da fístula é compensada pelo ventilador, ao mesmo tempo que se obtém maior controle da pressão máxima das vias aéreas. O mesmo pode-se dizer em casos de vazamento de ar ao redor do balonete de ar do tubo endotraqueal.

Cabe destacar que, em ciclos assistidos com disparo pelo paciente, haverá aumento do VC em comparação a ciclos controlados, sendo tanto maior o VC quanto maiores forem a sincronia e o esforço muscular (Figura 11.7).

De fato, um estudo demonstrou esse importante efeito do modo PCV, acompanhado de aumento da pressão transpulmonar em pacientes em fase de resolução de quadro de insuficiência respiratória aguda.[14] O significado clínico desse efeito ainda não foi devidamente investigado, mas reforça a importância de monitoramento do VT em pacientes com esforço muscular no modo PCV.

Tem havido interesse em se comparar o uso dos modos PCV e sua variante com volume assegurado (PRVC, do inglês *pressure regulated volume control*), *versus* o modo VCV com fluxo constante em pacientes sob anestesia geral para cirurgia laparoscópica. Nesses casos, o emprego dos modos PCV e PRVC resulta, como seria de se esperar, em menores pressões de pico nas vias aéreas, sem variações substanciais

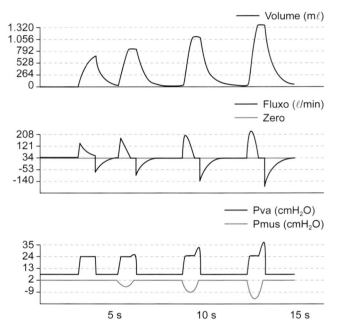

Figura 11.7 ■ Modo de ventilação controlada a pressão (PCV), o primeiro ciclo da esquerda é controlado, os demais são assistidos. Observa-se maior oferta de fluxo conforme varia o esforço muscular respiratório do paciente. O resultado é o aumento do volume corrente. O aumento de pressão (*overshoot*) ao final da inspiração decorre do relaxamento muscular respiratório antes do final do tempo mecânico inspiratório do ventilador. Curvas produzidas no simulador virtual Xlung®. Pva: pressão das vias aéreas; Pmus: pressão muscular de esforço do paciente (valores negativos).

na pressão média, desde que o volume corrente-alvo seja alcançado, independentemente do modo usado. O fluxo desacelerado dos modos PCV e PRVC podem resultar em discreta melhora na ventilação alveolar e menor PaCO$_2$ (–3 mmHg em um estudo envolvendo pacientes sem doença pulmonar) para um VE similar em comparação ao modo VCV com fluxo quadrado.[15]

O uso do modo PCV em pacientes com grave obstrução do fluxo respiratório tem sido muito pouco estudado. Nesses casos, é imprescindível monitorar e ajustar os alarmes de VE e VC, uma vez que grandes flutuações na resistência de vias aéreas podem provocar mudanças bruscas na ventilação alveolar com risco de induzir acidose ou alcalose respiratórias agudas, particularmente em pacientes asmáticos. Nos pacientes com doença pulmonar obstrutiva crônica (DPOC), o uso de modo VCV com fluxo em rampa pode ser particularmente preferível ao modo PCV, em virtude das longas constantes de tempo que esses pacientes apresentam, principalmente se houver componente importante de enfisema pulmonar.[1]

Considerações finais

O modo PCV consiste em uma alternativa efetiva de suporte ventilatório ao modo VCV durante a ventilação controlada. Sua utilização requer conhecimento mais aprofundado dos conceitos de mecânica respiratória, incluindo a constante de tempo, visando a um ajuste otimizado dos seus parâmetros. É imprescindível que o ventilador pulmonar mecânico ofereça monitoramento dos dados de mecânica, incluindo curvas de fluxo, volume e pressão × tempo e, principalmente, a possibilidade ajuste dos alarmes de VE e VC, por questões de segurança. Até o momento, esse modo ventilatório não demonstrou superioridade em relação a desfechos clínicos importantes sobre o modo VCV, especialmente quando este último é ajustado com o fluxo desacelerado ou em rampa, que reproduz o padrão comumente obtido no modo PCV.

Referências bibliográficas

1. Nichols D, Haranath D. Pressure control ventilation. Crit Care Clin. 2007;23:183-99.
2. Pinheiro BV, Holanda MA. Ventilação mecânica – avançado. Novas modalidades de ventilação mecânica. São Paulo: Atheneu, 2000. pp. 311-51.
3. Chatburn RL. Classification of ventilator modes: Update and proposal for implementation. Respiratory Care. 2007;52(3):301-23.
4. Holanda MA. Modos ventilatórios básicos. Disponível em: http://xlung.net/manual-de-vm/modos-ventilatorios-basicos. Acesso em 10/01/2013.
5. Holanda MA. Monitorização da mecânica respiratória. Disponível em: http://xlung.net/manual-de-vm/monitoracao-da-mecanica-respiratoria. Acesso em 15/01/2013.
6. Lucangelo U, Bernabé F, Blanch L. Respiratory mechanics derived from signals in the ventilator circuit. Respir Care. 2005;50(1):55-65.
7. Marini JJ, Crooke PS 3rd, Truwit JD. Determinants and limits of pressure-preset ventilation: A mathematical model of pressure control. J Appl Physiol. 1989;67(3):1081-92.
8. Modell HI, Cheney FW. Effects of inspiratory flow pattern on gas exchange in normal and abnormal lungs. J Appl Physiol. 1979;46(6):1103-7.
9. Edibam C, Rutten AJ, Collins DV, Bersten AD. Effect of inspiratory flow pattern and inspiratory-to-expiratory ratio on nonlinear elastic behavior in patients with acute lung injury. Am J Respir Crit Care Med. 2003;167(5):702-7.
10. Esteban A, Alía I, Gordo F, de Pablo R, Suarez J, González G et al. Randomized trial comparing pressure-controlled ventilation and volume-controlled ventilation in ARDS. Chest. 2000;117(6):1690-6.
11. Muñoz J, Guerrero JE, Escalante JL, Palomino R, De La Calle B. Pressure-controlled mechanical ventilation versus controlled mechanical ventilation with decelerating inspiratory flow. Crit Care Med. 1993;21(8):1143-8.
12. Campbell RS, Davis BR. Pressure-controlled versus volume-controlled ventialtion: Does it mattter? Resp Care. 2002;47(4):416-24.
13. Litmanovitch M, Joynt GM, Cooper PJ, Kraus P. Persistent bronchopleural fistula in a patient with adult respiratory distress syndrome. Treatment with pressure-controlled ventilation. Chest. 1993;104(6):1901-2.
14. Rittayamai N, Beloncle F, Goligher EC, Chen L, Mancebo J, Richard JM, Brochard L. Effect of inspiratory synchronization during pressure-controlled ventilation on lung distension and inspiratory effort. Ann Intensive Care. 2017;7(1):100.
15. Kothari A, Baskaran D. Pressure-controlled volume guaranteed mode improves respiratory dynamics during laparoscopic cholecystectomy: Comparison with conventional modes. Anesth Essays Res. 2018;12(1):206-12.

Ventilação Mandatória Intermitente Sincronizada

CAPÍTULO 12

Péricles A. D. Duarte

▶ Introdução

A ventilação mandatória intermitente sincronizada (SIMV, do inglês *synchronized inspiratory mandatory ventilation*) é um dos mais utilizados modos de ventilação mecânica (VM) e desmame no Brasil e em todo o mundo, com incidência que varia de 5 a 43% dos pacientes em VM.[1-4] Como o próprio nome sugere, permite a sincronia entre os ciclos obrigatórios (mandatórios) realizados pelo aparelho e os ciclos espontâneos do paciente. Assim, teoricamente, tem a proeza de ser, ao mesmo tempo, um método seguro para ventilação (garantindo ciclos pré-ajustados) e confortável para o desmame (possibilitando ao paciente respirar com seu próprio esforço). No entanto, o formato, a complexidade e as eventuais limitações dos aparelhos têm tornado a SIMV um dos temas mais controversos da VM,[5] com dados conflitantes quanto aos resultados, principalmente em relação à interação paciente-ventilador.

▶ Dinâmica do modo SIMV

De maneira simplista, na VM com pressão positiva, há dois tipos de ciclos:

- Aqueles realizados integralmente *pelo ventilador* (o "esforço" é realizado pelo aparelho; a atividade muscular do paciente não consegue interferir no volume ou fluxo inspiratório)
- Os *espontâneos*, em que o volume, o fluxo inspiratório e a frequência respiratória são definidos pela força muscular e mecânica respiratória do paciente.

O modo SIMV (e seu antecessor, o modo ventilação mandatória intermitente [IMV, do inglês *intermittent mandatory ventilation*]) torna possível a alternância entre esses dois tipos de ciclos:

- Ajusta-se o ventilador para ciclos automáticos (sejam ciclados a volume ou controlados a pressão), definindo-se a frequência desses ciclos, os quais podem ser disparados pelo paciente, por meio do gatilho de pressão ou fluxo
- Por outro lado, no intervalo entre esses ciclos do ventilador, é permitida a respiração espontânea (ciclos totalmente realizados pelo paciente). Na maioria dos ventiladores, os ciclos espontâneos são pressurizados por pressão positiva contínua nas vias aéreas (CPAP, do inglês *continuous positive airway pressure*). Também pode acrescentar-se o modo ventilação com suporte pressórico (PSV, do inglês *pressure support ventilation*) a esses ciclos espontâneos.

▶ História

Os primeiros ventiladores mecânicos (décadas de 1950 e 1960) contavam apenas com os modos assistido-controlado ou controlado, ou seja, todos os ciclos do ventilador eram monotonamente iguais e realizados somente pelo aparelho. Ciclos espontâneos do paciente só eram possíveis desconectando-se o ventilador ("tubo-T intermitente").

No início da década de 1970,[6] foi introduzido o modo IMV. Tal método possibilitava que respirações espontâneas pudessem ser feitas intercalando-se aos ciclos pré-programados do aparelho, introduzindo-se uma válvula unidirecional no ramo inspiratório no circuito (Figura 12.1). No ramo lateral da válvula para a respiração espontânea, era acoplado um sistema de fluxo contínuo (CPAP) ou simplesmente feita nebulização de oxigênio (como em uma máscara de oxigênio – O_2).

Apesar de ser um importante avanço na VM, que possibilita a alternância de ciclos do ventilador e do paciente (facilitando, portanto, o desmame da VM), pelo menos três problemas muito importantes foram percebidos com o uso do modo IMV:[7,8]

1. A alternância entre os ciclos do aparelho e do paciente não era tão confortável para o paciente. Os ciclos do ventilador não eram disparados pelo paciente (assistidos), mas, sim, controlados, ou seja, sua frequência era fixa e predeterminada. Era comum haver "disputas" entre o ciclo do paciente e o do ventilador, ou mesmo a soma entre os dois volumes
2. As válvulas unidirecionais eram excessivamente rígidas. Para serem abertas pelo paciente (e ter consequente respiração espontânea), era necessário um razoável esforço
3. O esforço inspiratório do paciente no ciclo espontâneo era exagerado pela resistência do próprio circuito.

Assim, no fim da década de 1970, surgiu o modo SIMV. Por meio de aparelhos microprocessados, tornou-se possível que os ciclos do aparelho fossem disparados pelo paciente, e *softwares* mais elaborados conduziam o aparelho a "se adaptar" à frequência respiratória do paciente, possibilitando-lhe maior conforto (sincronia). Além disso, válvulas solenoides permitiram maior agilidade de abertura e fechamento do circuito, reduzindo o esforço inspiratório do paciente.

No início da década de 1980, introduziu-se o modo PSV,[9] que pode ser acoplado aos ciclos espontâneos do modo SIMV. Hoje raramente se utiliza o modo SIMV sem o acréscimo da pressão de suporte nos ciclos espontâneos.

▶ Mecânica e aplicações

A mecânica respiratória no modo SIMV (com ou sem PSV) está ilustrada na Figura 12.2.

O modo SIMV pode ser utilizado tanto na VM de pacientes criticamente enfermos (p. ex., com síndrome do desconforto respiratório agudo [SDRA]), e na ventilação de pacientes com doenças com

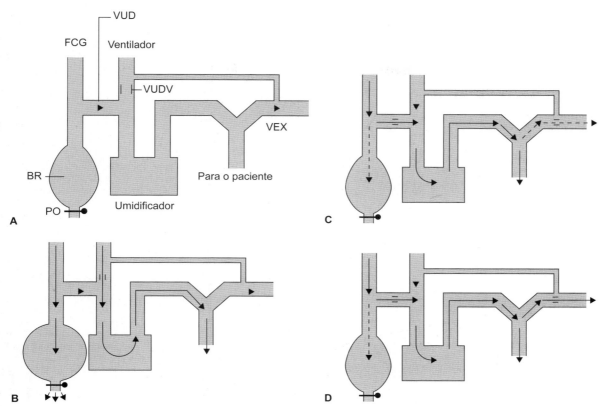

Figura 12.1 ▪ **A.** Sistema de IMV original com seus componentes. **B.** Durante a ventilação com pressão positiva, a válvula unidirecional do respirador encontra-se aberta e as válvulas expiratória e de demanda, fechadas. Nessa fase, o fluxo inspiratório se dirige ao paciente, e o fluxo do dispositivo contínuo enche a bolsa respiratória, que tem a sua expansibilidade limitada pela válvula ajustável – sistema *pop-off*. **C.** Com o esforço do paciente, a válvula de demanda se abre no momento em que a válvula inspiratória do ventilador encontra-se fechada. O fluxo do sistema contínuo de gás dirige-se preferencialmente ao paciente, mesmo com a válvula exalatória parcialmente aberta. **D.** Fase expiratória, a válvula expiratória encontra-se totalmente aberta e a exalação acontece. Nessa fase, a válvula unidirecional do ventilador encontra-se fechada. VUD: válvula unidirecional; FCG: fonte de fluxo contínuo de gás; VUDV: válvula undirecional do ventilador; VEX: válvula exalatória; BR: bolsa reservatória; PO: válvula *pop-off*.

restrição do fluxo respiratório (p. ex., doença pulmonar obstrutiva crônica – DPOC), quanto no desmame ventilatório.

Quando usado em um paciente criticamente enfermo sedado, em geral, o modo SIMV somente é utilizado nos ciclos pré-programados do ventilador. Assim, tipicamente usa-se uma frequência respiratória mais elevada, e os eventuais ciclos espontâneos ("extras") são raros.

Tem-se demonstrado o manejo ventilatório de pacientes com SDRA sem uso de sedação.[10] Assim, nessa estratégia, o modo SIMV pode ser uma útil ferramenta de VM, já que garante algum volume-minuto (pelos ciclos do aparelho).

A utilização mais comum do modo SIMV é como método de desmame ventilatório. Embora alguns estudos tenham demonstrado menor eficiência dessa estratégia, ainda continua a ser um dos mais populares modos nessa fase.[7]

Talvez o momento mais adequado e em que mais se utiliza essa modalidade seja o período de transição entre a ventilação do paciente crítico (profundamente sedado e eventualmente paralisado) e o desmame (em que o ideal é que os ciclos sejam espontâneos, com atividade muscular respiratória pelo paciente). No entanto, o conceito de desmame tem evoluído de um processo lento e progressivo para procurar libertar o paciente da máquina; ou seja, quanto mais rápido, melhor. Assim, o uso do modo SIMV poderia ser uma protelação do desmame e da extubação (por inibir a ventilação espontânea), com prejuízo de aumento do tempo de VM e de unidade de terapia intensiva (UTI), podendo potencialmente elevar a morbimortalidade.[11]

▶ Vantagens

O modo SMIV é encontrado em praticamente todo ventilador disponível no mercado, o que facilita a disseminação de seu uso. Além disso, por já ter décadas, é um método universalmente conhecido. Também permite segurança de ciclos do ventilador (independentes do esforço e da mecânica do paciente) e torna possível escolher como serão esses ciclos: a volume (volume e fluxo fixos) ou controlados à pressão (com pressão e tempo inspiratório ajustáveis).

Os ciclos espontâneos podem ser acrescidos na modalidade PSV, o que reduz o desconforto do paciente.

▶ Limitações/problemas

Como o modo SIMV é utilizado em pacientes com *drive* ventilatório, há o risco de prolongar o tempo de desmame.[5] Isso pode ser decorrente da inibição da ventilação espontânea, o que pode provocar acomodação do paciente (principalmente em situações de atrofia muscular respiratória), já que os ciclos do ventilador garantem algum volume-minuto.

Os ciclos espontâneos podem exigir esforço inspiratório muito grande do paciente, tanto por conta de retardos no disparo inspiratório (o que pode variar conforme o aparelho) quanto pela impedância excessiva do circuito. Quanto a este último, a adição do modo PSV pode reduzir o trabalho inspiratório,[12] embora também haja grande variação entre os modelos de ventiladores.

Apesar do risco teórico de aumento do trabalho respiratório pelo modo SIMV, tal achado é discrepante na literatura: por exemplo, o consumo de O_2 (VO_2) não se mostrou aumentado quando comparado

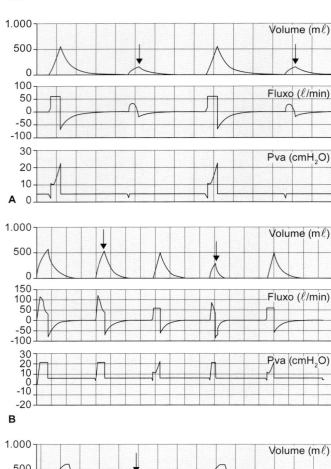

Figura 12.2 ■ Mecânica respiratória de pacientes no modo SIMV. **A.** SIMV-VCV com CPAP sem PSV. **B.** SIMV-VCV com PSV. **C.** SIMV-PCV com PSV. Os ciclos espontâneos (marcados) têm volume variável. Nos ciclos assistidos ventilação ciclada a volume (VCV), o volume corrente é fixo, enquanto nos ciclos ventilação controlada a pressão (PCV), o volume corrente é variável. PVA: pressão nas vias aéreas.

a outros métodos, como o modo APRV (do inglês *airway pressure release ventilation/bilevel*) ou o modo PCV.[13]

Estudos comparando diferentes modalidades de desmame encontraram pior desempenho do modo SIMV em relação ao modo PSV ou ao teste diário de respiração espontânea.[11,14] No entanto, esses estudos utilizaram o SIMV sem PSV, além de avaliarem pacientes com tempo de VM relativamente curto. Em estudos que incluíram SIMV + PSV, não houve diferenças no tempo de VM ou este foi favorável ao método SIMV.[15,16]

▶ Recomendações brasileiras de ventilação mecânica

As Recomendações brasileiras de ventilação mecânica, de 2013, elaboradas pela Associação de Medicina Intensiva Brasileira (AMIB) e pela Sociedade Brasileira de Pneumologia e Tisiologia (SBPT),[17] recomendam evitar, de modo geral, o uso do modo SIMV, pela possibilidade de aumento do tempo de VM e desmame. Caso necessário, recomenda-se o uso do modo PSV nos ciclos espontâneos e troca para o modo PSV assim que houver *drive* ventilatório adequado pelo paciente.

▶ Considerações finais

O modo SIMV é uma evolução do modo IMV, em que ciclos do aparelho (assistidos ou controlados) coexistem com ciclos espontâneos. Os ciclos do paciente (espontâneos) podem ser pressurizados continuamente (CPAP) ou acrescidos do modo PSV.

Apesar de muito utilizado, sua eficiência é controversa, principalmente nos momentos finais do desmame, quando parece retardar a decisão de extubação e, consequentemente, prolongar o tempo de VM.

Por outro lado, pode ser uma excelente ferramenta para ventilação de pacientes ainda não próximos da extubação, porém já em condições de permanecer sem sedação.

▶ Referências bibliográficas

1. Damasceno M, David C, Souza P, Leite C, Godoy M, Rahc M et al. The Study Group of Mechanical Ventilation. Modes of mechanical ventilation in ICUs of Brazil. Crit Care. 2004;8(Suppl 1):17.
2. Rose L, Presneill JJ, Johnston L, Nelson S, Cade JF. Ventilation and weaning practices in Australia and New Zealand. Anaesth Intensive Care. 2009;37(1):99-107.
3. Wolfler A, Calderoni E, Ottonello G, Conti G, Baroncini S, Santuz P et al. The Sispe Study Group. Daily practice of mechanical ventilation in Italian pediatric intensive care units: A prospective survey. Pediatr Crit Care Med. 2011;12(2):141-6.
4. Ye Y, Zhu B, Jiang L, Jiang Q, Wang M, Hua L, Xi X. A contemporary assessment of acute mechanical ventilation in Beijing: Description, costs, and outcomes. Crit Care Med. 2017;45(7):1160-7.
5. Kacmarek RM, Branson RD. Should intermittent mandatory ventilation be abolished? Respir Care. 2016;61(6):854-66.
6. Kirby RR, Robison EJ, Schulz J, DeLemos R. A new pediatric volume ventilator. Anesth Analg. 1971;50(4):533-7.
7. Hess DR. Ventilator modes: Where have we come from and where are we going? Chest. 2010;137(6):1256-8.
8. Sassoon CS. Intermittent mandatory ventilation. In: Tobin MJ (Ed.). Principles and practice of mechanical ventilation. 2nd ed. New York: McGraw-Hill, 2006, pp. 201-20.
9. Prakash O, Meij S. Cardiopulmonary response to inspiratory pressure support during spontaneous ventilation vs conventional ventilation. Chest. 1985;88(3):403-8.
10. Marini JJ. Spontaneously regulated vs. controlled ventilation of acute lung injury/acute respiratory distress syndrome. Curr Opin Crit Care. 2011;17(1):24-9.
11. Esteban A, Frutos F, Tobin MJ, Alía I, Solsona JF, Valverdu V et al. Spanish Lung Failure Collaborative Group. A comparison of four methods of weaning patients from mechanical ventilation. N Engl J Med. 1995;332:345-50.
12. Patel DS, Rafferty GF, Lee S, Hannam S, Greenough A. Work of breathing during SIMV with and without pressure support. Arch Dis Child. 2009;94(6):434-6.
13. Briassoulis G, Michaeloudi E, Fitrolaki DM, Spanaki AM, Briassouli E. Influence of different ventilator modes on V_{O_2} and V_{CO_2} measurements using a compact metabolic monitor. Nutrition. 2009;25(11 a 12):1106-14.
14. Brochard L, Rauss A, Benito S, Conti G, Mancebo J, Rekik N et al. Comparison of three methods of gradual withdrawal from ventilatory support during weaning from mechanical ventilation. Am J Respir Crit Care Med. 1994;150(4):896-903.
15. Moraes MA, Bonatto RC, Carpi MF, Ricchetti SM, Padovani CR, Fioretto JR. Comparison between intermittent mandatory ventilation and synchronized intermittent mandatory ventilation with pressure support in children. J Pediatr (Rio J). 2009;85(1):15-20.
16. Ortiz G, Frutos-Vivar F, Ferguson ND, Esteban A, Raymondos K, Apezteguía C et al. The Ventila Group. Outcomes of patients ventilated with synchronized intermittent mandatory ventilation with pressure support. A Comparative propensity score study. Chest. 2010;137(6):1265-77.
17. Barbas CSV, Ísola AM, Fariaz AMC (Orgs.). Recomendações brasileiras de ventilação mecânica AMIB/SBPT 2013. Parte I. Rev Bras Ter Intensiva. 2014;26(2):89-121.

Ventilação sob Modo Pressão de Suporte

CAPÍTULO 13

Alexandre Marini Ísola

▶ Introdução

Historicamente, os modos de ventilação mecânica (VM) visavam garantir a renovação do ar alveolar quando o paciente não podia fazê-lo, seja por motivo de doença, seja por indução decorrente de processos anestésico-cirúrgicos. Dessa maneira, a meta dos modos ventilatórios inicialmente não incluía a participação do paciente. A ventilação com pressão de suporte (PSV, do inglês *pressure support ventilation*) foi desenvolvida para permitir uma ventilação mecânica invasiva (VMI) mais confortável para um paciente já consciente ou com pleno controle do disparo da ventilação.[1]

Neste capítulo, será abordado o funcionamento da PSV, suas vantagens, desvantagens e principais recomendações e cuidados.

▶ Contextualização

Com o desenvolvimento da medicina intensiva e da VM, novas causas da síndrome do desconforto respiratório agudo (SDRA) passaram a ser tratadas, agora fora do centro cirúrgico e dentro das unidades de terapia intensiva (UTIs).

O processo de melhora no decorrer do tratamento envolve a etapa de descontinuar a VMI e retirar o paciente da assistência do ventilador, bem como retirar a prótese. Esse processo incluía a diminuição da sedação do paciente, com recuperação inicial do controle da ventilação (*drive*) e posteriormente recuperação da consciência, deparando-se o paciente com a prótese ventilatória, incômoda *per se*, ao mesmo tempo com a impossibilidade de falar. Isso poderia gerar ansiedade e agitação por parte do paciente, ocasionando prejuízo ao seu processo terapêutico final. Além disso, o modo controlado não permitia ao paciente ventilar quando quisesse, tampouco como quisesse (volume, fluxo, pressão). Com a evolução da VM, novos modos surgiram, possibilitando então que o paciente pudesse disparar o início da inspiração quando conseguisse sensibilizar o ventilador da sua intenção. Surgiram então os chamados *modos assistido-controlado* e *assistido*, este último totalmente dependente do disparo feito somente pelo paciente. No entanto, nessas novas modalidades, o paciente podia tão somente disparar o ventilador. A velocidade do fluxo de entrada do ar (fluxo inspiratório), a quantidade de ar (volume corrente) e a pressão em vias aéreas gerada pela entrada do ar eram parâmetros fixados pelo cuidador, sem que o paciente pudesse alterá-los.[1,2]

Isso significa que o paciente apenas poderia disparar o ventilador, sem poder ter o conforto de receber mais ou menos volume de ar, em um tempo inspiratório (Tinsp) maior ou menor, que fosse de encontro à sua demanda. Este recurso poderia gerar muito desconforto e "briga" do paciente com o ventilador, denotando desacoplamento entre o tempo neural do paciente e o tempo mecânico do ventilador artificial.[3]

Seria então muito importante desenvolver uma forma de assistência ventilatória que pudesse oferecer volume corrente (VC) em função do desejo do paciente e de sua mecânica ventilatória, esta compreendendo basicamente a resistência das vias áreas (Rva) e elastância alveolar (E).

Para se alcançar essa meta, seria preciso permitir que o parâmetro que controlava o Tinsp de forma fixa passasse a ser controlado pelo paciente, e não mais pelo cuidador, podendo então ser readequado em tempo real. Esse parâmetro é o fluxo inspiratório, que é fixo no modo chamado de *ciclagem a volume* ou *ventilação com volume controlado* (VCV), mais comum na época do desenvolvimento da PSV.

Dentre os modos que vieram melhorar muito a interação entre o paciente e o ventilador, a PSV merece grande destaque. Em língua inglesa, a mais utilizada em VM nos aparelhos, será encontrada muitas vezes no ventilador com a sigla PSV, podendo, no entanto, variar de acordo com a marca do fabricante do ventilador.[1-3]

Os ventiladores mais recentes, introduzidos durante a década de 1980, caracterizam-se por incluir tecnologia de microprocessador, permitindo que a interação entre paciente e ventilador se torne mais sofisticada, incluindo o desenvolvimento da PSV.[3]

A PSV foi primeiramente introduzida comercialmente em um ventilador (Siemens 900C, Suécia) e hoje é um modo ventilatório integral oferecido por quase todos os ventiladores microprocessados novos no mercado.[3]

▶ Modo de operação

A PSV é um modo ventilatório que foi idealizado para a retirada do paciente da VMI. Consiste em determinar ao processador do ventilador uma *diretiva primária*: alcançar, e manter, a pressão nas vias aéreas (Pva), durante toda a inspiração, em um nível predeterminado pelo cuidador. Qual a importância dessa meta? Significa que a Pva não poderá superar o valor predeterminado, tampouco ficar abaixo dele. Isso significa que o ventilador necessariamente precisará avaliar, de maneira contínua, o valor da Pva à medida que o ar entra nas vias aéreas inferiores, diminuindo a oferta de fluxo inspiratório, visando não descumprir a diretiva primária prefixada.[1-6]

Para o ventilador obter sucesso em alcançar e manter essa diretiva, o *controle da válvula de fluxo* será realizado pelo microprocessador, que estabelecerá o ajuste do fluxo inspiratório necessário à medida que o Tinsp avança, objetivando sempre cumprir a diretiva primária, ou seja, manter a Pva no valor predeterminado. A variação na velocidade do fechamento da válvula de fluxo será maior ou menor em função dos seguintes determinantes específicos de cada paciente:

- Esforço inspiratório (pressão muscular [Pmus]) do paciente
- Complacência estática do seu sistema respiratório
- Rva.

Além dos determinantes relacionados ao paciente, há também o controle do tempo de subida (também chamado de *rise time*, nos ventiladores em língua inglesa). Esse recurso permite limitar a aceleração do fluxo pelo ventilador durante a entrega do ar. Pode ser muito útil para ajudar no ajuste do Tinsp no modo PSV. Tempos de subida (medidos em segundos) mais prolongados indicam que a aceleração do fluxo inspiratório está mais limitada, fazendo com que leve mais tempo (no caso, o Tinsp) para se alcançar a diretiva primária. Tempos de subida numericamente menores (mais curtos) significam o oposto, ou seja, há maior liberação da aceleração do fluxo inspiratório, fazendo com que a diretiva primária seja alcançada mais rapidamente. Conforme for a complacência dinâmica e estática do paciente, o ventilador terá que diminuir ou acelerar o fluxo inspiratório. E, conforme o tempo de subida regulado, poderá haver maior ou menor Tinsp no modo PSV.

Em PSV, o paciente necessariamente precisa disparar o ventilador (ou seja, a frequência respiratória [FR] é exclusivamente realizada pelo paciente). Por conta dessa característica, muitos denominam a PSV como um modo *espontâneo*. Sabe-se que, de fato, a PSV, como todos os modos, oferece assistência ao paciente. Mas, em termos de nomenclatura de classificação, a diferença do antigo modo assistido (da época do Bird M-7) para o espontâneo na PSV é que, além de disparar o ventilador em todos os ciclos, o VC e o fluxo inspiratório são variáveis na PSV, contrariamente ao antigo modo. O disparo da PSV pode ocorrer por variação de fluxo ou pressão, sendo necessário ao cuidador estabelecer essa sensibilidade de disparo. O ajuste da sensibilidade de um ventilador deve basear-se na capacidade muscular do paciente e no *drive* ativo. Geralmente o disparo a pressão fica regulado entre 1,5 a 2,5 cmH$_2$O. Já o disparo a fluxo é regulado entre 3 e 5 lpm. É preciso buscar um valor que não force demais a musculatura do paciente, a ponto de gerar desconforto no disparo, ao mesmo tempo que não seja tão sensível a ponto de gerar o autodisparo por fatores como água no circuito, balanço do circuito e até disparo pela detecção de pressões intracardíacas para os pulmões. Uma vez sensibilizado, o ventilador abre a válvula de fluxo inspiratório, gerando o fluxo e visando alcançar o valor de Pva fixado pela diretiva primária.[2-8] O valor final da pressão (= Pva) será sempre a soma do valor de PSV + PEEP.

O pulmão saudável apresenta complacência estática adequada. Esse valor pode se modificar no pulmão enfermo, podendo diminuir ou elevar-se. A complacência estática do sistema respiratório (Cest), inversamente proporcional à E, representa, na prática, a dificuldade de abrir os alvéolos. Já a Rva representa, na prática, a dificuldade de o ar passar pela extensa rede canalicular do sistema respiratório. Assim, o esforço inspiratório do paciente é transmitido para pleura, alvéolos e vias aéreas. Ao iniciar a inspiração, o paciente contrai a musculatura e aumenta o volume da caixa torácica, diminuindo, em última instância, a Pva. Isso permitirá a sensibilização e o disparo do ventilador pelo paciente. A partir daí, o processador foi programado para alcançar e manter o valor de Pva predeterminado durante toda a inspiração.[1-10]

Então, como já citado, os fatores que irão influir no controle dessa Pva serão:

- Esforço do paciente
- Cest
- Rva.

Conforme o ar entra, exerce tensão nos alvéolos (*stress*), que têm tempos de abertura e resistência heterogêneos, distendendo-se e acomodando o volume de ar de maneira mais ou menos complacente, com maior ou menor distensão (*strain*). Isso gera aumento de volume gradual do pulmão como um todo. Essa capacidade de acomodar o volume de ar pode ser maior ou menor, a depender da resistência e complacência das vias aéreas e dos alvéolos, possibilitando então que a diretiva primária possa ser alcançada em tempos distintos para cada paciente e situação clínica.[2-4]

Quando se define o valor da PSV, chamado de *pressão inspiratória* (Pi), deve-se ter em mente o quadro clínico do paciente até ali, sua Cest e Rva, bem como sua força muscular na interação com o ventilador.

Sugere-se iniciar com valores próximos aos que já estão sendo usados se estiver em modo ventilação controlada à pressão (PCV) ciclada a tempo ou, se estiver em VCV, iniciar com valores entre 10 e 15 cmH$_2$O, observando-se desde logo o VC gerado após se iniciar na PSV, ajustando-se esses valores da melhor maneira, objetivando o VC desejado e seguro, pelo peso predito.

Um fator importante a se ressaltar é que o valor de PSV (Pi) é sempre somado ao valor da PEEP extrínseca oferecida, ou seja, se o paciente estiver com PEEP = 8 cmH$_2$O e for oferecido 15 cmH$_2$O de Pi (PSV), o valor final de Pva será a soma de ambos: 23 cmH$_2$O. Isso é fundamental quando se tem como objetivo o controle de pressões, como a pressão de platô (Pplatô), visando valores ≤ 30 cmH$_2$O.

Outro ponto importante é que atualmente a pressão de distensão (Pdist, do inglês *driving pressure*) tem sido um fator de ventilação protetora que deve ser monitorado com o intuito de manter-se, no máximo, em 15 cmH$_2$O. A Pdist é obtida pela subtração da Pplatô – PEEP. No caso, como o paciente está em modo espontâneo (PSV), não é possível a obtenção adequada da Pplatô em PSV porque, além do esforço da Pmus, o fluxo inspiratório na PSV nunca alcançará zero antes de ciclar, conforme será explicado adiante.

Na prática clínica, pode-se considerar que o valor do delta de PSV (Pi) é muito próximo do valor da Pdist, principalmente nos casos de resistência normal de vias aéreas.[2,3] Assim, evitar PSV superiores a 15 cmH$_2$O tem sido sugestão das Recomendações Brasileiras de Ventilação Mecânica.[11]

É preciso cuidado, pois sempre se usou como meta de ventilação segura manter a Pplatô ≤ 30 cmH$_2$O, associada a VC de 6 a 8 mℓ/kg de peso predito. Atualmente esse conceito mudou: deve-se manter VC de 6 a 8 mℓ/kg de peso predito (em casos *sem* síndrome do desconforto respiratório agudo [SDRA]), Pplatô ≤ 30 cmH$_2$O com Pdist ≤ 15 cmH$_2$O. Em outras palavras, até há pouco, um paciente ventilado com PEEP = 6,0 cmH$_2$O, PSV = 23 cmH$_2$O e VC = 6 mℓ/kg peso predito, com Pplatô aproximada de 29 cmH$_2$O, era considerado como estando sob ventilação segura. Atualmente, mudou-se justamente esse conceito: é preciso restringir também a Pdist para ≤ 15 cmH$_2$O, pois esse dado está associado a menor mortalidade.[11]

Assim, logo que se inicia a entrega de fluxo o ventilador oferecerá um valor de fluxo inspiratório mais ou menos rápido, de acordo com a regulagem prévia do tempo de subida, visando oferecer ar suficiente para alcançar a diretiva de Pva previamente determinada pelo cuidador. Após ser alcançada a diretiva de pressão – o ventilador continuamente vigilante – não poderá deixar esse valor ser ultrapassado. Dessa maneira, ele irá fechando a válvula de fluxo inspiratório progressivamente, a fim de manter a Pva dentro da diretiva primária (Figura 13.1).

É fundamental relatar que, a despeito de o esforço muscular do paciente ter sido o fator de sensibilização e disparo da PSV, ele pode ou não diminuir muito ou mesmo cessar totalmente logo após o início da entrega de ar. Há situações em que o paciente apenas dispara o ventilador, depois relaxa a musculatura e recebe o ar em função da complacência e resistência *versus* a diretiva primária de Pva ser alcançada. Caso o paciente mantenha o esforço muscular e aumente

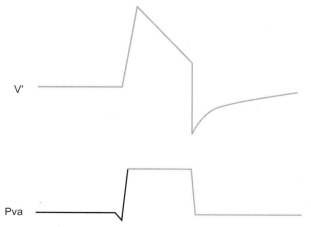

Figura 13.1 ■ Observe a diminuição do fluxo inspiratório após o pico de fluxo e a diretiva primária alcançada e mantida, em um modelo de pulmão saudável. V': fluxo; Pva: pressão nas vias aéreas.

a força inspiratória (Pmus) durante a fase de inspiração, a tendência da Pva será baixar. Mas a diretiva primária determina que isso não deva ocorrer, ou seja, o ventilador será obrigado a aumentar o fluxo inspiratório para manter a Pva.[3,6] Isso pode gerar VCs elevados, mas, por outro lado, pode também trazer conforto ao paciente desejoso de mais fluxo e mais volume. Se isso será benéfico ao paciente e a sua estratégia ventilatória, será preciso avaliar caso a caso.

Dessa maneira, faz-se necessário compreender que o VC gerado no modo PSV será *variável*, nunca controlado diretamente pelo cuidador.

Assim sendo, haverá a geração de um valor de fluxo inspiratório progressivamente maior, até se alcançar o valor de Pva definido previamente. Para não haver ultrapassagem do valor de Pva, o ventilador iniciará progressiva a diminuição do fluxo inspiratório, que seguirá dessa forma até o ponto de ciclagem, como será detalhado mais adiante. Por conseguinte, a onda de fluxo inspiratório assume um formato no qual se identifica um pico de fluxo inspiratório, que depois decrescerá. Originalmente, quando se inaugurou a comercialização do modo PSV, o valor do pico de fluxo inspiratório considerava valores bem elevados, visando alcançar a diretiva primária o mais rapidamente possível. Esse simples fato pode ser útil em pacientes com necessidade de maior fluxo inicial para gerar conforto. No entanto, em determinadas doenças, como SDRA e asma em crise, fluxos inspiratórios elevados possibilitarão ao ventilador alcançar rapidamente a meta da diretiva primária. Como a aceleração do fluxo, nesse caso, era fixa em valores altos, havia o risco de a Pva limitada ser alcançada e até ultrapassada. Se isso ocorresse, o processador executava um fechamento muito rápido da válvula de fluxo inspiratório. Isso poderia gerar um Tinsp muito curto e um VC geralmente baixo. Em situações clínicas específicas, como no caso de doença pulmonar obstrutiva crônica (DPOC) enfisematosa em crise de broncospasmo, poderia haver a assincronia chamada de *overshoot de entrada*. Com o evoluir do método, foi possível passar a regular o tempo de subida (explicado anteriormente) mitigando esse problema, bem como o inverso, permitindo maior aceleração quando o paciente e seu quadro clínico ensejassem maior fluxo inspiratório.

O controle do tempo de subida pode ser feito em segundos em alguns ventiladores ou em porcentagem de liberação da aceleração em outros. Nestes tipos de aparelhos, essa porcentagem pode ser controlada de 2 a 100% do fluxo maximamente possível de ser liberado para alcançar a meta de Pva. O tempo de subida não significa a retomada do controle do fluxo inspiratório pelo cuidador. É um recurso regulador da aceleração que se impõe ao fluxo, este ainda considerado livre, pois é ajustado em tempo real pelo microprocessador. A meta a ser alcançada não muda: o aparelho precisará alcançar a Pva, mas com a rampa de fluxo mais baixa, o que fará com que o pico de fluxo inspiratório seja menor. Esse simples fato gerará menor turbilhonamento do ar. Isso faz com que o ar se acomode melhor, seja nas vias aéreas, seja nos alvéolos, e com que a Pva seja alcançada mais lentamente. Com isso, obtém-se aumento do Tinsp no modo PSV, possibilitando, ao centro ventilatório, uma percepção mais adequada e acoplada ao tempo neural do paciente, seja ele restritivo (SDRA) ou obstrutivo em crise (broncospasmo). Na prática clínica, um tempo de subida mais prolongado (ou, nos ventiladores com %, uma % menor) pode levar à queda da FR, devido a aumento do VC obtido, com maior conforto do paciente.[3]

Assim, em situações de Rva ou pressão elástica elevadas (broncospasmo, fibrose ou SDRA), recomenda-se tempo de subida mais longo (ou seja, porcentagem de aceleração de fluxo mais baixa nos aparelhos que se regulam dessa maneira), para aumentar Tinsp (Figura 13.2).[3,12-14]

Já situações de elevada Cest cursam de forma oposta. O paciente típico para essa situação é aquele com DPOC com componente enfisematoso importante. Esse paciente acomoda muito bem o ar, ou seja, o ventilador terá que monitorar a Pva à medida que o Tinsp avança, visando impedir quedas devido à alta complacência, o que feriria a diretiva primária. Para tanto, o ventilador fecha o fluxo inspiratório de forma muito mais lenta, até alcançar o momento de ciclagem, ou seja, o critério para o final da inspiração, como será detalhado adiante. A consequência mais grave desse fato é que isso pode ocasionar Tinsp e VC muito elevados e, particularmente para esse de tipo de paciente, inadequados. Assim, em uma situação como essa, é preciso tentar adequar o Tinsp adequado do ventilador, no caso, um Tinsp mais curto. Para isso, recomenda-se uso de tempo de subida mais curto (nos ventiladores regulados em segundos) ou com porcentagem de liberação mais elevada (60 a 80%, nos ventiladores assim regulados), visando alcançar a Pva mais precocemente. Isso levará o processador a fechar a válvula de fluxo inspiratório mais rapidamente, alcançando o ponto de ciclagem e diminuindo o Tinsp e, por consequência, o VC oferecido (Figura 13.3).

A regulagem da rampa é um recurso útil e interessante. Deve ser usado com cuidado, personalizando para cada situação clínica.

Ciclagem na ventilação com pressão de suporte

Como é notório, a ciclagem é a mudança da fase inspiratória para a fase expiratória. No caso da PSV, a ciclagem é descrita como do tipo *a fluxo*. Esse tipo de ciclagem causa muita dúvida entre quem está tentando entender o funcionamento da PSV. Sua compreensão, no entanto, é essencial para o bom uso desse modo.

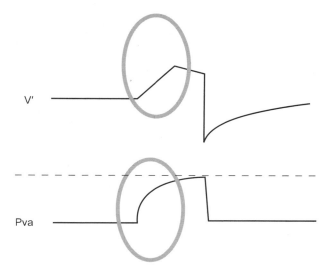

Figura 13.2 ■ Veja a limitação do fluxo, porém o ventilador alcança a meta de Pva de qualquer maneira, mas mais lentamente. V': fluxo; Pva: pressão nas vias aéreas.

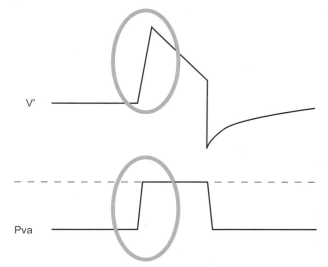

Figura 13.3 ■ O fluxo abre com valor elevado, permitindo alcançar a diretiva primária rapidamente, diminuindo o tempo inspiratório. V': fluxo; Pva: pressão nas vias aéreas.

Como já explicado anteriormente, após o ventilador alcançar a diretiva primária (meta de Pva), o aparelho vai controlando a válvula de fluxo inspiratório, fechando-a progressivamente, com o intuito de manter a Pva fixa (ver Figura 13.3). Essa diminuição será decrescente até que se alcance um determinado valor de fluxo inspiratório. Uma vez alcançado esse valor, o aparelho fecha a válvula inspiratória e abre a válvula expiratória, caracterizando o início da fase expiratória (ciclagem) (Figura 13.4).[3,5,7]

Nos ventiladores mecânicos de primeira geração, o valor de corte do fluxo inspiratório para a ciclagem era predeterminado de fábrica (e, assim, não regulável), sendo fixado em litros por minuto (ℓ/min). Isso era desvantajoso, pois o pico do fluxo é sempre variável em função dos fatores já explicados anteriormente (Cest, Rva e esforço respiratório do paciente, bem com sua altura e capacidade pulmonar total). Os pacientes com elevada complacência estática, como os enfisematosos, nos quais o fluxo será fechado lentamente, terão como consequência um Tinsp exageradamente longo, prejudicial. Dessa maneira, a melhor estratégia seria poder regular o ponto de ciclagem.[3,5] Assim, os ventiladores passariam a disponibilizar a ciclagem da PSV baseada em uma *porcentagem* do *pico de fluxo inspiratório* alcançado. Nesse ponto da evolução da PSV, foi modificado o ponto de ciclagem para passar a ser um valor de 25% do pico de fluxo inspiratório necessário para alcançar a diretiva primária (esse, *per se*, variável, como já explicado). Nesse caso, suponha que o pico de fluxo inspiratório chegou a 100 lpm para poder entregar a Pva programada. Durante o fechamento gradativo da válvula inspiratória, ao se chegar a 25 lpm (25% do pico de fluxo inspiratório), ela se fecha e inicia-se a expiração. No entanto, caso o pico tivesse sido de 50 lpm, a inspiração se findaria teoricamente no mesmo Tinsp, quando o fluxo inspiratório chegasse a 12,5 lpm (ou seja, os mesmos 25% do pico de fluxo inspiratório), e assim por diante. Isso possibilitou que houvesse maior conforto do paciente e que o Tinsp lhe fosse mais conveniente e confortável, representando importante evolução na PSV.[3,5]

Como explicado anteriormente, em situações de mecânica ventilatória muito alterada, como, por exemplo, na DPOC com componente enfisematoso, na qual a complacência estática pode ser muito elevada, a tendência dos pulmões é acomodar facilmente o volume de ar que entra, gerando elevados (e inapropriados) VCs, mesmo com baixa Pva. Isso força o processador a diminuir o fluxo inspiratório de maneira muito mais lenta, demorando mais tempo a alcançar a porcentagem para ciclagem pré-regulada de fábrica, 25%. Ainda que representando uma evolução à fixação em lpm, a porcentagem fixa da ciclagem também poderá ocasionar um Tinsp prolongado, VC excessivo e trazer malefício ao paciente (Figura 13.5).

Assim, atualmente, os ventiladores permitem que se possa modificar a porcentagem do pico de fluxo (anteriormente fixada em 25%), regulando-se então a denominada *sensibilidade da porcentagem de ciclagem*.

A vantagem desse controle é poder influir no Tinsp no modo PSV de forma muito mais efetiva, com consequências maiores ou menores sobre o VC final, a depender da Cest e Rva do paciente, bem como do esforço muscular realizado. Dessa maneira, em um paciente com DPOC com componente enfisematoso, por exemplo, esse recurso permitirá aumentar essa porcentagem de ciclagem para valores muito acima de 25%, fazendo com que o Tinsp seja mais curto, melhorando a relação inspiratória e expiratória do paciente e gerando VCs menores, menor chance de assincronia e maior conforto (Figuras 13.5 e 13.6).

Isso significa que a possibilidade de se regular a porcentagem do pico de fluxo usada para ciclagem na PSV permite que se possa ajudar a regular o Tinsp na PSV, com consequente ajuste do VC de forma mais ou menos eficiente, a depender de cada caso. Esse foi um importante avanço no método.

Outra consequência importante de não se regular adequadamente o Tinsp no modo PSV é quando o Tinsp do ventilador (Tinsp vent) está maior que o do centro respiratório do paciente (Tinsp neural). Nessa situação, o paciente não deseja mais receber ar, porém o ventilador segue entregando ar. Isso gera uma reação do paciente, a qual se constitui em forçar a expiração, ou seja, iniciar ativa contração da musculatura expiratória torácica e abdominal, querendo expulsar o ar (que segue entrando!). A consequência disso é a geração de um pico de pressão inapropriado. Como já mencionado, não é aceitável, na programação da diretiva primária, que seja ultrapassada a Pva previamente definida. Assim, quando isso ocorre, o processador do ventilador diminui abrupta e rapidamente o fluxo inspiratório, visando encontrar o ponto de ciclagem predeterminado o mais rapidamente possível. Esse fenômeno caracteriza uma assincronia definida como *overshoot de saída*. De fato, é uma assincronia de ciclagem, classificada como assincronia de ciclagem tardia. A solução para esse problema passa, como sempre, pelo ajuste do Tinsp vent, adequando-o no máximo possível. Então, para mitigar ou mesmo resolver o problema, deve-se encurtar o Tinsp. Pode-se fazê-lo aumentando a porcentagem de ciclagem da PSV e reajustando o tempo de subida para valores mais curtos (ou porcentagens de rampa mais elevadas). Com isso, mira-se no acoplamento melhor do Tinsp vent com o Tinsp neural, resolvendo o problema.

Observando-se as assincronias existentes durante o uso da PSV, a tecnologia evoluiu. Hoje alguns ventiladores dispõem de processadores e *softwares* avançados, que reconhecem o *overshoot* de saída, tendo a

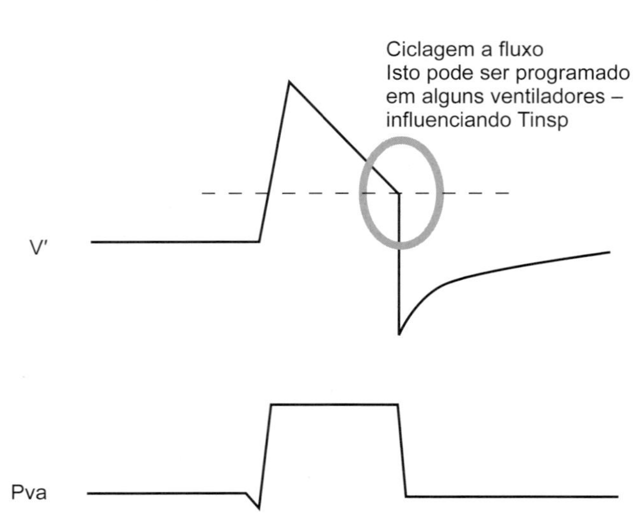

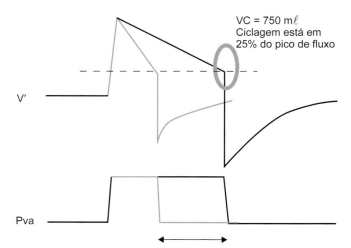

Figura 13.4 ■ Observe que a porcentagem do pico de fluxo influencia até quando o ventilador manterá a inspiração. Tinsp: tempo inspiratório; V': fluxo; Pva: pressão nas vias aéreas.

Figura 13.5 ■ Em *cinza*, curva de paciente com pulmão saudável. Em *preto*, paciente com pulmão muito complacente, fazendo com que o fluxo se feche lentamente, gerando tempo inspiratório prolongado e volume corrente inadequadamente elevado. VC: volume corrente; V': fluxo; Pva: pressão nas vias aéreas.

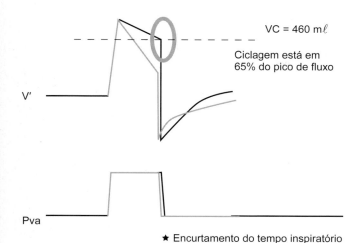

Figura 13.6 ■ Observe, em *cinza*, que foi aumentada a porcentagem de ciclagem da PSV de maneira que o ventilador interrompeu o fluxo inspiratório muito antes, gerando tempo inspiratório bem menor e volume corrente também menor. VC: volume corrente; V': fluxo; Pva: pressão nas vias aéreas.

capacidade de automaticamente ajustar o valor do fluxo, a porcentagem de ciclagem e o tempo de subida. Ou seja, o cuidador não precisa se preocupar em regular tais parâmetros se não desejar, pois é um recurso ativável ou não a regulagem automática.

Assim, na PSV pode-se resumir:

- *Disparo*: feito pelo paciente sempre, a fluxo ou a pressão
- *Fluxo*: livre, decrescente, com possibilidade de controle da aceleração (tempo de subida)
- *Volume corrente*: livre
- *Frequência respiratória*: livre
- *Ciclagem*: a fluxo (regulável pelo cuidador ou automática, em ventiladores mais modernos).

▶ Vantagens

Vários estudos tentaram identificar se o trabalho ventilatório (*work of breath*, ou *WOB*) com a PSV era mais adequado do que com métodos clássicos assistido-controlados, como VCV, por exemplo.[2,3,15-20]

O WOB varia de forma inversa ao valor oferecido de Pi na PSV. Mas, em certas condições clínicas, mesmo com elevados valores de Pi (p. ex., 20 cmH$_2$O ou superior), o paciente mantém WOB elevado. É preciso avaliar o porquê desse excesso e tentar atuar na causa (p. ex., acidose metabólica).[3]

A PSV é o modo atualmente mais utilizado para a realização do processo de retirada da VMI. O conforto que ela ocasiona, mesmo usando pressão fixa durante a inspiração (o que *per se*, não é fisiológico), é muito superior a métodos mais antigos, como ciclagem a pressão ou ainda ciclagem a volume.

No entanto, já existem modos que se propõem a serem mais fisiológicos, como a ventilação assistida ajustada neuralmente (NAVA, do inglês *neurally adjusted ventilatory assist*) e a ventilação assistida proporcional (PAV, do inglês *proportional assisted ventilation*), nas quais a Pva é variável em função ou da atividade elétrica do diafragma ou do esforço do paciente durante toda a inspiração. A despeito desses novos modos espontâneos, a PSV ainda se constitui, na literatura, como o método ainda mais usado e estudado, muito disso por ser um recurso disponível em praticamente todas as UTIs, ao contrário dos novos métodos citados, ainda restritos a grandes centros.

▶ Desvantagens e cuidados

A PSV é um dos modos possíveis para se ventilar o paciente com *drive* ventilatório presente, devendo-se ter cautela quando esse *drive* estiver instável, regulando-se sempre a ventilação de retaguarda ou, em língua inglesa, o chamado de *back-up de apneia*.[3]

Outro importante cuidado é com vazamentos (*cuff*, fístulas etc.). Nessa situação, a depender do tamanho do vazamento, o ventilador poderá não conseguir alcançar a queda de fluxo necessária para ciclar, visando manter a diretiva primária. Isso pode prolongar o Tinsp de forma perigosa, chegando até a *impedir a ciclagem* em alguns casos, em outros gerando assincronia e autoPEEP. Devido a esse fato, alguns ventiladores têm uma salvaguarda de ciclagem na PSV, ou seja, um segundo critério para fechar a válvula inspiratória, que é o Tinsp, e varia no mercado entre 3 e 5 s.[3]

Deve-se ainda ter sempre em mente que, como depende da complacência estática, da resistência e do esforço inspiratório do paciente, o VC *não será* garantido no modo PSV. No entanto, quando se pensa em VC não garantido, muitos traduzem isso para VCs baixos, insuficientes. Porém não é somente nessa situação que deve ser lembrado. Deve-se entender que pode ser também o contrário, ou seja, VCs excessivos, como nos pacientes muito complacentes, o que pode ser muito prejudicial. Isso significa que PSV não garante VC, podendo ser inadequadamente baixo ou excessivo. Esse fato tem de ser monitorado de perto pelo cuidador, que precisa fazer os ajustes pertinentes no tempo de subida e porcentagem de sensibilidade de ciclagem, bem como valor de Pi, a fim de ajustar o Tinsp e o VC adequados, personalizando a regulagem para cada paciente sob PSV. Esse ajuste customizado a cada paciente em uso de PSV é fundamental na condução e utilização desse modo da maneira adequada.

▶ Principais indicações

O modo PSV veio para ser ferramenta poderosa de VM, a princípio somente VMI, de pacientes conscientes. Sua utilização no processo de retirada da VM hoje é muito importante e incluída nas Recomendações Brasileiras de Ventilação Mecânica e em muitas publicações na literatura mundial.[3,11,21-34]

No paciente que encontra condições consideradas adequadas para iniciar o processo de retirada da VM, o teste de respiração espontânea (TRE) deve ser realizado. Para tanto, uma das formas de realização constitui-se em baixar o valor de Pi em uso (seja qual for) diretamente para valores entre 5 e 8 cmH$_2$O. Postula-se que esses valores seriam suficientes para ajudar o paciente a vencer o trabalho ventilatório imposto pela prótese e pelo ventilador em si. A proposta é manter o paciente ventilando com esse valor de Pi por, pelo menos, 30 min. Nesse período, devem-se observar e anotar dados objetivos e subjetivos de conforto e eficiência ventilatórias. Após esse tempo, se o paciente se mantiver dentro dos parâmetros objetivos e subjetivos considerados adequados, isso seria uma indicação de possível sucesso de desmame do suporte ventilatório. Se o paciente não apresentar contraindicações à retirada da prótese ventilatória (p. ex., problemas como patência inadequada, disfagia grave, incapacidade de defesa das vias aéreas), deve-se proceder à retirada da mesma, ou seja, extubação ou desconexão do ventilador, no caso de traqueostomizados.[11,25-30,35-37]

Muitos usam PSV como modo ventilatório de forma não invasiva. É um sistema adaptado (PSV + PEEP) e, por isso, com limitações e certa desvantagem com relação a sistemas que usam aparelhos de ventilação não invasiva (VNI) e modos que compensem vazamento de fluxo, como ventilação com pressão positiva bifásica (BiPAP, do inglês *bilevel positive air pressure*). É preciso atenção redobrada ao usar PSV + PEEP como modo de VNI com os valores de Pi, pois não são os mesmos valores de pressão positiva inspiratória nas vias aéreas (IPAP, do inglês *inspiratory positive air pressure*). A Pi, na PSV, soma-se ao valor de PEEP. Já a IPAP é o valor final da pressão inspiratória que o sistema alcançará (equivaleria à Pva), independentemente do valor de pressão positiva expiratória nas vias aéreas (EPAP, do inglês *expiratory positive air pressure*), este sim equivalente à PEEP. Mais detalhes sobre VNI e tais conceitos são encontrados no capítulo específico dedicado ao tema.[3,11,38-41]

▶ Considerações finais

O modo PSV é um recurso encontrado hoje praticamente em todas as UTIs, de compreensão relativamente simples e que enseja cuidados adequados para sua regulagem e uso.

A despeito da pesquisa incessante sobre novos modos em VM, o modo PSV segue ainda como uma das ferramentas principais no processo de retirada da VM. Além disso, é o modo mais usado hoje para ventilar pacientes conscientes ou com *drive* ventilatório estável, mas que ainda não tenham condição clínica para a retirada da VM.

▶ Referências bibliográficas

1. Bone RC, Eubanks DH. The basis and basics of mechanical ventilation. Dis Mon. 1991;37(6):321-406.
2. MacIntyre NR. Respiratory function during pressure support ventilation. Chest. 1986;89(5):677-83.
3. Dekel BMD, Segal EMD, Perel AMD. Pressure support ventilation. Arch Int Med. 1996 Feb 26;156(4):369-73.
4. MacIntyre NR, Nishimura M, Usada Y, Tokioka H, Takezawa J, Shimada Y. The Nagoya conference on system design and patient-ventilator interactions during pressure support ventilation. Chest. 1990;97(6):1463-6.
5. MacIntyre NR, Ho LI. Effects of initial flow rate and breath termination criteria on pressure ventilation. Chest. 1991;99(1):134-8.
6. Marini JJ, Smith TC, Lomb VJ. External work output and force generation during synchronized intermitente mechanical ventilation. Am J Respir Crit Care Med. 1988;138(5):1169-70.
7. Ho LI, MacIntyre NR. Pressure supported breaths: Ventilatory effects of breath initiation and breath termination design characteristics. Crit Care Med. 1989;17:26. Check MGH for availability.
8. Braschi A, Sala Gallini G, Rodi G, Lotti G, Chiaranda M, Villa S. Relationship between sensitivity of the expiratory trigger and breathing pattern during pressure support ventilation. Am J Respir Crit Care Med. 1989;130:361.
9. MacIntyre NR. Weaning from mechanical ventilatory support: volume-assisting intermittent breath versus pressure-assisting every breath. Respir Care. 1988;33:121-5.
10. Tokioka H, Saito S, Kosaka I. Pressure support ventilation as an alternative mode of assisted ventilation in patients with acute respiratory failure. Am J Respir Crit Care Med. 1989;139:362. Check MGH for availability.
11. Barbas CSV, Ísola AM, Duarte ACM et al. Brazilian Recommendations of Mechanical Ventilation 2013. Part I. Rev Bras Ter Intensiva. 2014;26(2):89-121.
12. Tokioka H, Saito S, Kosaka F. Effect of pressure support ventilation on breathing patterns and respiratory work. Intensive Care Med. 1989;15:491-4.
13. Banner MJ, Kirby RR, MacIntyre NR. Patient and ventilator work of breathing and ventilatory muscle loads at different levels of pressure support ventilation. Chest. 1991;100(2):531-3.
14. Milic-Emili J. Recent advances in clinical assessment of control breathing. Lung. 1982;160:1-17.
15. MacIntyre NR, Leatherman NE. Ventilatory muscle loads and the frequency-tidal volume pattern during inspiratory pressure-assisted (pressure-supported) ventilation. Am J Respir Crit Care Med. 1990;141(2):327-31.
16. Tokioka H, Kinjo M, Hirakawa M. The effectiveness of pressure support ventilation for mechanical ventilatory support in children. Anesthesiology. 1993;78(5):880-4.
17. Brochard L, Harf A, Loving H, LeMaire F. Inspiratory pressure support prevents diaphragmatic fatigue during weaning from mechanical ventilation. Am J Respir Crit Care Med. 1989;139(2):513-21.
18. Christie JM, Smith RA. Pressure support ventilation decreases inspiratory work during general anesthesia and spontaneous ventilation. Anesth Analg. 1992;75(2):167-71.
19. Marini JJ. Exertion during ventilation support: How much and how important? Respir Care. 1986;31:385-7.
20. Kacmarek RM. The role of pressure support ventilation in reducing the work of breathing. Respir Care. 1988;33:99-120.
21. Takahashi T, Takezawa J, Kimura T, Nishiwaki K, Shimada Y. Comparison of the inspiratory work of breathing in T-piece breathing. PSV, and pleural pressure support ventilation. Chest. 1991;100(4):1030-4.
22. Brochard L, Rauss A, Benito S et al. Comparison of three methods of gradual withdrawal from ventilatory support during weaning from mechanical ventilation. Am J Respir Crit Care Med. 1994;150(4):896-903.
23. Esteban A, Frutos F, Tobin MJ et al. A comparison of four methods of weaning patients from mechanical ventilation. N Engl J Med. 1995;332(6):345-50.
24. Vitacca M, Rubini F, Foglio K, Scalvini S, Nava S, Ambrosino N. Noninvasive modalities of positive pressure ventilation improve the outcome of acute exacerbations in COPD. Intensive Care Med. 1993;19(8):450-5.
25. Epstein SK. Decision to extubate. Intensive Care Med. 2002;28(5):535-46.
26. Esteban A, Alia I, Gordo F et al. Extubation outcome after spontaneous breathing trials with t-tube or pressure support ventilation. Am J Respir Crit Care Med. 1997;156(2 Pt 1):459-65.
27. Esteban A, Alia I, Tobin M et al. Effect of spontaneous breathing trial duration on outcome of attempts to discontinue mechanical ventilation. Am J Respir Crit Care Med. 1999;159(2):512-8.
28. Esteban A, Alia I. Clinical management of weaning from mechanical ventilation. Intensive Care Med. 1998;24(10):999-1008. Review.
29. Khamiees M, Raju P, DeGirolamo A, Amoateng-Adjepong Y, Manthous CA. Predictors of extubation outcome in patients who have successfully completed a spontaneous breathing trial. Chest. 2001;120(4):1262-70.
30. Kollef MD, Shapiro SD, Silver P, John RE et al. A randomized, controlled trial of protocol-directed versus physician-directed weaning from mechanical ventilation. Crit Care Med. 1997;25(4):567-574.
31. Nava S, Bruschi C, Rubini F, Palo A, Iotti G, Braschi A. Respiratory response and inspiratory effort during pressure support ventilation in COPD patients. Intensive Care Med. 1995 Nov;21(11):871-9.
32. MacIntyre NR et al. Evidence-based guidelines for weaning and discontinuing ventilatory support: A Collective Task Force Facilitated by the American College of Chest Physicians; the American Association for Respiratory Care; and the American College of Critical Care Medicine Chest. 2001;120(6 Suppl):375S-395S.
33. The Spanish Lung Failure Collaborative Group. Multicenter, prospective comparison of 30 and 120 minute trials of weaning from mechanical ventilation. Am J Respir Crit Care Med. 1997;155(4):A20.
34. Tobin MJ, Perez W, Guenther SM et al. The pattern of breathing during unsuccessful trials of weaning from mechanical ventilation. Am Rev Respir Dis. 1986;134(6):1111-8.
35. Dellinger P et al. Surviving Sepsis Campaign guidelines for management of severe sepsis and septic shock. Crit Care Med. 2004;32(3):858-73.
36. Dellinger P, Vincent JL et al. Surviving Sepsis Campaign: International guidelines for managementof severe sepsis and septic shock. Intensive Care Med. 2008;34(1):17-60.
37. Brochard L, Rua F, Lorino H, Lemaire F, Harf A. Inspiratory pressure support compensates for the additional work of breathing caused by the endotracheal tube. Anesthesiology. 1991;75(5):739-45.
38. Uchiyama A, Imanaka H, Taenaka N, Nakano S, Fujino Y, Yoshiya I. Comparative evaluation of diaphragmatic activity during pressure support ventilation and intermittent mandatory ventilation in animal model. Am J Respir Crit Care Med. 1994;150(6 Pt 1):1564-8.
39. Pennock BE, Kaplan PD, Carlin BW, Sabangan JS, Magovern JA. Pressure support ventilation with a simplified ventilatory support system administered with a nasal mask in patients with respiratory failure. Chest. 1991;100(5):1371-6.
40. Ambrosino N, Nava S, Bertone P, Fracchia C, Rampulla C. Physiologic evaluation of pressure support ventilation by nasal mask in patients with COPD. Chest. 1992;101(2):385-91.
41. Fernandez R, Blanch L, Valles J, Baigorri F, Artigas A. Pressure support ventilation via face mask in acute respiratory failure in hypercapnic COPD patients. Intensive Care Med. 1993;19(8):456-61.

Ventilação não Invasiva com Pressão Positiva

CAPÍTULO 14

Jorge Luis dos Santos Valiatti ▪ Marcelo Mook ▪ Mariana Farina Valiatti ▪ Izabela Dias Brugugnolli

▶ Introdução

Define-se como ventilação não invasiva (VNI) com pressão positiva todo suporte ventilatório administrado sem a cânula endotraqueal (intubação ou traqueostomia). Na VNI com pressão positiva, a interface entre o paciente e o ventilador é obtida por meio do acoplamento de máscaras nasais, faciais ou capacetes.

Os principais objetivos da VNI são: a correção da hipoxia e/ou hipercarbia; a manutenção dos volumes pulmonares, corrigindo ou evitando atelectasias; a redução do trabalho respiratório, impedindo ou auxiliando no tratamento da fadiga muscular; e a melhora do conforto respiratório.[1]

▶ Vantagens e desvantagens

Diversas são as vantagens potenciais da VNI em comparação à ventilação mecânica invasiva, dentre as quais, destacam-se: maior conforto com menores doses de sedativos, facilidade de instalação e remoção, preservação da fala e deglutição,[2] eliminação das lesões mecânicas das vias aéreas e do componente resistivo imposto pela cânula traqueal, além de redução da necessidade de intubação.[3,4] A VNI diminui a incidência de pneumonia associada à ventilação mecânica,[5,6] o tempo de internação, os custos e a mortalidade em pacientes com insuficiência respiratória hipercápnica[5] e em imunossuprimidos com insuficiência respiratória hipoxêmica.[3,4]

As principais desvantagens incluem necessidade de colaboração, estabilidade hemodinâmica e tempo maior de ventilação para correção dos distúrbios nas trocas gasosas.[1,7]

▶ Indicações

Ainda que a VNI possa ser usada em um amplo espectro de situações clínicas associadas à insuficiência respiratória, a sua eficácia é variável. Torna-se, portanto, necessário respeitar os seus limites e reconhecer as condições em que haja um consenso estabelecido.

Edema agudo de pulmão cardiogênico

A aplicação de pressão positiva contínua nas vias aéreas (CPAP, do inglês *continuous positive airway pressure*), associada à medicação convencional, leva à correção mais rápida das trocas gasosas (pH, pressão parcial de gás carbônico [$PaCO_2$] e relação pressão parcial de oxigênio/fração inspirada de oxigênio [PaO_2/FIO_2]), menor taxa de intubação e tempo de internação hospitalar em pacientes com edema agudo de pulmão cardiogênico, em comparação ao tratamento farmacológico isolado.[8-12] Recomenda-se utilizar VNI (CPAP 5 a 10 cmH_2O, ou ventilação em dois níveis de pressão [BIPAP, do inglês *bilevel positive pressure airway*], com pressão positiva expiratória [EPAP, do inglês *expiratory positive air pressure*] de 5 a 10, e pressão positiva inspiratória [IPAP, do inglês *inspiratory positive air pressure*] até 15 cmH_2O). Nesses pacientes, a aplicação de VNI reduz a necessidade de intubação endotraqueal (risco relativo [RR] de 0,53; intervalo de confiança [IC] 95% 0,34 a 0,83) e a mortalidade hospitalar (RR de 0,6; IC 95% 0,45 a 0,84).[13-16] O racional fisiopatológico da insuficiência respiratória durante o edema pulmonar cardiogênico inclui a diminuição da complacência do sistema respiratório e a inundação alveolar por líquido, em decorrência da alta pressão capilar associada ou não à disfunção sistólica do ventrículo esquerdo.[17]

A VNI (BIPAP ou CPAP), nesse contexto, tem a capacidade de melhorar a mecânica respiratória e facilitar o trabalho do ventrículo esquerdo, reduzindo a sua pós-carga, em virtude da diminuição das oscilações de pressão negativa gerada pela musculatura respiratória.[18] Nessa situação, a aplicação de VNI no edema pulmonar cardiogênico apresenta alto grau de evidência.[19]

Doença pulmonar obstrutiva crônica

Estudos controlados e metanálises indicam que a VNI melhora substancialmente o desfecho clínico em pacientes com exacerbação aguda da doença pulmonar obstrutiva crônica (DPOC), especialmente quando ocorre acidose respiratória. Em pacientes com pH entre 7,25 e 7,35, na ausência de uma causa metabólica para a acidose, existe uma base de evidências que sustentam o uso de VNI no modo BIPAP para melhorar o pH e/ou a frequência respiratória, ou idealmente ambos. O aumento do pH e a queda da $PaCO_2$ são bons preditores de sucesso, especialmente, se ocorrerem nas primeiras 4 h da aplicação.[9,20]

Desde que respeitadas as contraindicações, a VNI é o tratamento de escolha para a agudização da DPOC, uma vez que reduz a necessidade de intubação,[21-23] diminui tempo e custos de hospitalização, assim como a mortalidade hospitalar, quando comparada à ventilação convencional.[6,22]

Insuficiência respiratória hipoxêmica

Apesar da utilização de VNI em insuficiência respiratória aguda hipoxêmica (pneumonia, trauma torácico, atelectasias e fase inicial de síndrome do desconforto respiratório agudo [SDRA]), não se observou redução de mortalidade nesse grupo.[24]

A maioria dos estudos demonstra que, em pacientes imunossuprimidos, a aplicação de VNI associa-se a menor mortalidade.[4] Esses resultados são, provavelmente, consequência da menor quantidade de infecções nosocomiais. Por outro lado, é importante analisar fatores preditores de insucesso.

Adda *et al.*, em estudo retrospectivo, incluindo 99 pacientes oncológicos admitidos sequencialmente em unidade de terapia intensiva (UTI), identificaram que: o retardo do início da VNI, a necessidade de medicações vasopressoras, a terapia renal substitutiva e a SDRA foram fatores associados ao insucesso. Nesse grupo, a mortalidade hospitalar foi mais elevada, assim como o período de internação na UTI e a taxa de infecção.[25]

É necessário salientar que a protelação da intubação na insuficiência respiratória hipoxêmica grave está relacionada com o aumento substancial na morbidade e na mortalidade. Nessa situação, a VNI apresenta alta incidência de falha, e obrigatoriamente a sua utilização está restrita ao ambiente de terapia intensiva ou à sala de emergência, sob estrita vigilância.[26]

As recomendações brasileiras de ventilação mecânica de 2013 sugerem a utilização de VNI especialmente nos casos de SDRA leve e moderada, com o cuidado de se observarem as metas de sucesso no período de 0,5 a 2 h.[13] Em caso de insucesso, a recomendação é não retardar a intubação. A utilização de VNI na SDRA grave está contraindicada, em decorrência da alta taxa de falência respiratória e da necessidade de intubação orotraqueal (IOT).[27]

Em pacientes com pneumonia grave adquirida na comunidade (PAC grave), é aceitável utilizar a VNI com os mesmos cuidados relatados para SDRA.[13] A aplicação de VNI em pacientes com pneumonias virais com alta probabilidade de transmissibilidade será tratada em capítulo específico neste livro.

Em pacientes com trauma torácico, que apresentam lesões associadas das vias aéreas superiores, instabilidade hemodinâmica e traumatismo cranioencefálico (TCE) grave, a VNI está formalmente contraindicada. Por outro lado, em pacientes com trauma torácico isolado, a aplicação precoce de VNI associada à analgesia adequada é capaz de melhorar as trocas gasosas, evitar a IOT, e reduzir o tempo de permanência na UTI e outras complicações.[13] A analgesia epidural torácica incluída em uma estratégia multimodal é o tratamento de escolha que amplia o sucesso da VNI nessa condição. Na contraindicação formal ao bloqueio epidural, justifica-se a utilização de analgesia intravenosa (IV) controlada pelo paciente ou o bloqueio dos nervos intercostais. Em pacientes com dor menos intensa, a aplicação de analgesia intermitente pode ser utilizada.[13]

Ventilação não invasiva na asma

Em adultos, poucos estudos avaliaram a aplicação da VNI na exacerbação da asma. Em um pequeno estudo controlado e randomizado, com 30 pacientes com exacerbação de asma, a aplicação da VNI na unidade de emergência foi capaz de reduzir a taxa de hospitalização (18 versus 63%) e melhorar o volume expiratório forçado no primeiro segundo (VEF1) (80 versus 20%) no grupo randomizado para receber BIPAP. Esses resultados foram os mesmos encontrados em estudos menos abalizados.[28]

Em um estudo de coorte retrospectiva, publicado recentemente, realizado em 97 hospitais dos EUA, durante um período de 4 anos, o uso de VNI em pacientes com asma aguda foi de 4% (556 de 13.930) e o uso de ventilação invasiva foi de 5% (668 de 13.930). A taxa de falha (definida como intubação) da VNI foi de 4,7% (26 pacientes).[29] As taxas de mortalidade hospitalar naqueles que receberam ventilação mecânica invasiva sem uma tentativa anterior com VNI foi de 14,5%; para aqueles que falharam em uma tentativa de VNI, a taxa de morte foi de 15,4%; e aqueles que tiveram sucesso na VNI foram 2,3%. Nesse contexto, as evidências não sustentam a indicação de VNI para asma em falência respiratória aguda para todos os pacientes.

A aplicação da VNI na asma, na atual fase do conhecimento, seria justificável em pacientes que aparentemente tenham resistência inicial aos broncodilatadores, sem necessidade imediata de IOT e ausência de contraindicações à VNI.[14,26,27,30]

Ventilação não invasiva no período pós-operatório

A VNI para tratamento da insuficiência respiratória aguda, no pós-operatório imediato de cirurgia abdominal e torácica eletivas, está relacionada com melhora da troca gasosa, redução de atelectasias e do trabalho respiratório, além de diminuição da necessidade de IOT e possivelmente da mortalidade. Desde que respeitadas as limitações e contraindicações, a sua aplicação está, portanto, justificada.[13,31-33] Estudos de imagem evidenciaram que o uso de VNI pode aumentar a aeração pulmonar e diminuir a quantidade de atelectasia durante o período pós-operatório de pacientes submetidos a cirurgia abdominal de grande porte.[28] Ademais, estudos fisiológicos mostraram que o CPAP e o BIPAP são eficazes na melhora da aeração pulmonar e da oxigenação arterial e na diminuição da quantidade de atelectasia, sem efeitos hemodinâmicos adversos durante o período pós-operatório, após a extubação.

Cuidados adicionais devem ser tomados em cirurgias esofágicas e bariátricas, em que as pressões inspiratórias utilizadas deverão ser mais baixas (EPAP < 8 e IPAP < 20).[13,34-36]

Em pós-operatórios de cirurgia supradiafragmática, a VNI pode ser utilizada e se mostra segura, porém com moderada evidência. Estudo controlado e randomizado demonstrou que, em pacientes que desenvolveram insuficiência respiratória durante o período pós-operatório de ressecção de câncer de pulmão, a VNI diminuiu a necessidade de reintubação e a mortalidade hospitalar.[36] Em outro estudo recente, Stephan et al.[31] relataram que, em 830 pacientes após cirurgia cardiotorácica com ou sem risco de insuficiência respiratória, o uso de terapia com cânula nasal de alto fluxo em comparação à VNI intermitente não resultou em pior taxa de falha do tratamento, que seria a necessidade de reintubação.[19,31]

Ventilação não invasiva no período de pré-intubação

Com o objetivo de evitar a hipoxemia, é rotina a pré-oxigenação com FIO_2 = 1 antes da IOT. Normalmente, esse procedimento é realizado com a utilização do ressuscitador manual com bolsa reservatório acoplada. Baillard et al., em estudo randomizado (n = 53), avaliaram a saturação periférica de oxigênio (SpO_2) utilizando pré-oxigenação padrão (com máscara ambu, n = 26) com aplicação por VNI (pressão de suporte [PSV, do inglês *pressure support ventilation*] n = 27), pelo tempo de 3 min antes da IOT. Os grupos eram similares em relação a idade, gravidade da doença, diagnóstico na admissão e valores de SpO_2 prévios. Ao final da fase de pré-oxigenação, os valores de SpO_2 foram mais elevados no grupo VNI (98 ± 2 vs. 93 ± 6%, p < 0,001). Esse efeito também foi observado durante o período de IOT (81 ± 15 no grupo-controle vs. 93 ± 8% no grupo VNI, p < 0,001). Esse efeito se manteve até o 5º min após o início da ventilação mecânica (98 ± 2 no grupo VNI vs. 94 ± 6% no grupo-controle, p < 0,01). Não houve diferenças significativas em relação a novos infiltrados pulmonares à radiografia, indicando que o uso da VNI não aumentou o risco de broncoaspiração. Nesse estudo, a incidência de períodos de SpO_2 < 80 foi superior no grupo-controle (20 [46%] vs. 2 [7%], p < 0,01).[37]

Ventilação não invasiva em desmame e período de pós-extubação

A aplicação de VNI tem sido proposta com o objetivo de acelerar o processo de desmame ou mesmo evitar a reintubação, mais especificamente na população de pacientes com insuficiência respiratória hipercápnica, não havendo a mesma recomendação para os pacientes hipoxêmicos.[19,38]

Para os pacientes com DPOC, a VNI tem se mostrado tão eficaz quanto a ventilação mecânica invasiva no que se refere à melhora do padrão respiratório, reduzindo o esforço inspiratório e mantendo a troca gasosa adequada durante a fase de desmame em pacientes intubados e ventilados por insuficiência respiratória aguda hipercápnica.[39] Com base nesse raciocínio fisiológico, a VNI tem sido utilizada nesses pacientes como meio de acelerar o processo de desmame, evitando os efeitos colaterais e as complicações da ventilação invasiva. Em uma revisão sistemática (BURNS), foi possível identificar que os dados agrupados mostraram redução significativa na proporção de falhas de desmame com a VNI (RR 0,63, IC 95% 0,42 a 0,96). Houve também diminuições significativas em pneumonia associada à ventilação mecânica (RR 0,25, IC 95% 0,15 a 0,43; 953 pacientes), tempo na UTI (diferença média –5,59 dias, IC 95% –7,90 a –3,28), tempo de internação hospitalar (diferença média –6,04 dias, IC 95% –9,22 a –2,87), tempo total de ventilação mecânica (diferença média –5,64 dias, IC 95% –9,50 a –1,77) e tempo de ventilação invasiva (diferença média –7,44 dias, IC 95% –10,34 a –4,55). Entretanto, o tempo de desmame e a falha no desmame não foram diferentes entre a VNI e o desmame convencional (diferença média –0,25 dia, IC 95% –2,06 a 1,56).

A VNI também pode ser benéfica na prevenção de insuficiência respiratória recorrente em pacientes que passaram no teste de respiração espontânea (TRE), desde que iniciada imediatamente após a extubação; sobretudo em pacientes com alta probabilidade de falha no processo de extubação (VNI preventiva), como os hipercápnicos ou aqueles com insuficiência cardíaca congestiva (ICC), pacientes com tosse ineficaz e/ou secreções traqueobrônquicas excessivas, portadores de doenças neuromusculares e pacientes com obstrução das vias aéreas. Outros fatores, como idade > 65 anos, presença de mais de uma comorbidade, mais de um fracasso no TRE, tempo de ventilação mecânica superior a 72 h e APACHE > 12 avaliados no dia da extubação, também são situações nas quais a VNI pós-extubação estaria indicada.[8-11,13,14,40-44]

Esses benefícios foram descritos igualmente para pacientes com insuficiência respiratória aguda. Em estudo controlado e randomizado, 40 pacientes submetidos à ventilação mecânica, após preencherem os critérios clássicos de desmame, foram extubados. Comparou-se a utilização imediata de VNI (n = 20) com PSV = 7 cmH$_2$O e pressão expiratória final positiva (PEEP) = 5 cmH$_2$O, com a administração de oxigênio com máscara (n = 20) por 48 h. A taxa de reintubação no grupo VNI foi de 5%, e no grupo com máscara foi de 39% (p = 0,016). O risco absoluto de reintubação mostrou diminuição de 33,9%, e a análise do número necessário para tratamento correspondeu a 3. Não foi encontrada diferença no período de internação na UTI (p = 0,681). A mortalidade hospitalar foi igual a 0 (zero) no grupo VNI, e a 22,2% no grupo com máscara (p = 0,041).[45]

É importante observar que a utilização da VNI após o aparecimento de sinais de insuficiência respiratória aguda pós-IOT (VNI curativa) está formalmente contraindicada. Nessa situação, a protelação da IOT está associada a maiores morbidade e mortalidade.[13]

Ventilação não invasiva na broncoscopia

A VNI pode ser utilizada durante e após a broncoscopia, visando diminuir o risco de complicações relacionadas com o procedimento em pacientes com hipoxemia grave refratária, insuficiência respiratória pós-operatória ou DPOC grave.[13]

Ventilação não invasiva na recusa à intubação ou como medida paliativa

A VNI pode ser utilizada em pacientes que recusam a intubação traqueal.[46] Estudos observacionais indicam que até 43% desses pacientes sobrevivem até a alta hospitalar. No entanto, a taxa de mortalidade durante os 6 meses seguintes é alta.[47]

Nos cuidados paliativos, a intensidade da falta de ar, em geral, piora à medida que a morte se aproxima. Tal fato gera ansiedade e angústia no paciente, em seus familiares e na equipe, e todos esperam o alívio desse sintoma. Os médicos normalmente tendem a introduzir opioides, um tratamento altamente eficaz para esse sintoma, mas com vários efeitos colaterais potencialmente indesejáveis, incluindo sedação excessiva. Nesse contexto, a VNI ganha espaço na indicação, desde que proporcione conforto ao paciente.

Para melhorar os dados científicos a respeito do tema, a Society of Critical Care Medicine organizou uma força-tarefa para fornecer orientações para o uso de VNI em ambientes de cuidados paliativos.[48] A equipe do estudo dividiu os pacientes em três frentes:

- Grupo 1: pacientes para os quais a VNI é um suporte de vida sem limitação de terapia
- Grupo 2: pacientes que decidiram abandonar a intubação, mas ainda querem receber terapia de salvamento, com o objetivo de sobreviver à hospitalização
- Grupo 3: pacientes que procuram alívio dos sintomas, principalmente da dispneia, e a sobrevida não é uma meta nesses casos. A maioria deles, com o apoio de suas famílias, está interessada em garantir o conforto durante o processo ativo de morte, mas alguns também podem estar interessados em prolongar suas vidas por algumas horas, mantendo a cognição e a capacidade de se comunicar enquanto esperam por parentes ou para finalizar seus assuntos.[19]

Nesse contexto, a VNI seria considerada eficaz se houvesse melhora da dispneia e do desconforto respiratório sem outras consequências preocupantes, como desconforto pela máscara ou prolongamento indevido da vida. Um grande estudo observacional em pacientes usando VNI em UTIs demonstrou que aqueles para os quais a VNI era a máxima terapia permitida tiveram a mesma qualidade de vida que pacientes sem limitações de tratamento se sobrevivessem até o 90º dia.[49]

Dois estudos controlados e randomizados foram realizados em pacientes com câncer avançado e avaliaram a eficácia da VNI na redução da dispneia. Hui *et al*.[50] mostraram melhora semelhante nos escores de dispneia entre VNI e oxigenoterapia com cateter nasal de alto fluxo, enquanto um estudo multicêntrico maior, desenvolvido por Nava *et al*.[51] demonstrou redução significativamente maior na falta de ar usando VNI, especialmente no subgrupo de pacientes com hipercapnia. Além disso, nesse estudo, a VNI pode diminuir a dose de morfina necessária no controle do sintoma, mantendo, dessa maneira, melhor função cognitiva. No geral, a VNI teve taxa semelhante de aceitação pelos pacientes em comparação à oxigenoterapia (em torno de 60%).

Em suma, as evidências sugerem que é possível oferecer a VNI a pacientes dispneicos em cuidados paliativos por câncer terminal ou outras condições de terminalidade.[19]

▶ Contraindicações

As principais contraindicações, classificadas em absolutas e relativas, encontram-se no Quadro 14.1.

▶ Ventilação não invasiva e *delirium*

O *delirium* constitui uma das complicações mais frequentes em pacientes hospitalizados, principalmente nos internados em terapia intensiva; nos pacientes em ventilação mecânica, pode chegar a 80% de prevalência.[52] A despeito da prevalência, o *delirium* ainda permanece

Quadro 14.1 ■ Contraindicações absolutas e relativas à aplicação da VNI, segundo as recomendações brasileiras de ventilação mecânica de 2013.

Contraindicações absolutas
• Necessidade de intubação de emergência
• Parada cardíaca ou respiratória

Contraindicações relativas
• Incapacidade de cooperar, proteger as vias aéreas ou secreções abundantes
• Rebaixamento de nível de consciência (exceto acidose hipercápnica em DPOC)
• Falência orgânica não respiratória (encefalopatia, arritmias malignas ou hemorragia digestiva grave com instabilidade hemodinâmica)
• Cirurgia facial ou neurológica
• Trauma ou deformidade facial
• Alto risco de aspiração
• Obstrução de vias aéreas superiores
• Anastomose de esôfago recente (evitar pressurização > 20 cmH$_2$O)

DPOC: doença pulmonar obstrutiva crônica. Adaptado de Barbas *et al*., 2014.[13]

como uma condição subdiagnosticada e associada a desfechos adversos, como necessidade de reintubação, maior tempo de internação e mortalidade.[53]

Em revisão sistemática para determinar a prevalência de *delirium* em pacientes com VNI e seu impacto, Charlesworth *et al.*[54] concluíram que, apesar de os dados relacionados serem poucos e de baixa qualidade, houve alta prevalência de *delirium* associada a falha da VNI. Dessa maneira, a triagem do *delirium* na análise clínica diária, por meio das ferramentas diagnósticas validadas, torna-se fundamental.

Nesse sentido, deve haver um esforço conjunto para o diagnóstico do *delirium* na UTI, principalmente nos pacientes em VNI. Recente consenso indiano passou a recomendar o uso da escala CAM-ICU para monitoramento do *delirium* e, assim, aumentar as chances de sucesso na VNI.[55] Embora ainda não haja estudos sobre o uso de escalas de diagnóstico de *delirium* e a probabilidade de sucesso da VNI, respeitando as contraindicações já relatadas anteriormente, esse parece ser um modo de identificar essa complicação nas UTIs.

▶ Escolha da máscara

A qualidade das máscaras é fundamental para o conforto e o sucesso da VNI. O material deve ser transparente, possibilitando a visualização de secreções ou vômito.

Independentemente do tipo da máscara – nasal ou facial –, vazamentos ocorrem durante o processo. A magnitude do vazamento depende diretamente da pressão positiva alcançada durante o período inspiratório e está inversamente relacionada com a pressão de fixação da máscara contra a face. Enquanto pressões elevadas de fixação produzem desconforto e aumento das lesões traumáticas da pele, grandes vazamentos interferem na eficiência do método e podem induzir lesões da córnea por ressecamento. A escolha da interface deve levar em consideração aquela que se adapte melhor à face do paciente.[13]

As máscaras nasais (Figura 14.1), quando comparadas às máscaras oronasais (Figura 14.2) e facial total (Figura 14.3), propiciam maior conforto, e possibilitam expectoração, fala e alimentação durante a VNI. Estão restritas, portanto, a pacientes colaborativos, com insuficiência respiratória de intensidade leve a moderada, uma vez que limitam o fluxo aéreo. Essas são as razões da maior aplicabilidade das máscaras oronasal e facial total em quadros de insuficiência respiratória de maior gravidade.[13,56,57]

A estratégia de combinar diferentes interfaces e/ou utilizar dispositivos sem compressão nasal, para evitar os danos isquêmicos secundários à pressão exercida pela máscara, deve ser considerada especialmente em pacientes que necessitam de assistência ventilatória contínua por tempo superior a 24 a 48 h.[13,38]

Mais recentemente, para melhorar a tolerância e, ao mesmo tempo, minimizar as lesões diretas sobre face, olhos e distensão gástrica, foram desenvolvidos dispositivos tipo capacetes (*helmet*) (Figura 14.4). Esses dispositivos têm o inconveniente de produzirem ruídos excessivos, bem como maior possibilidade de assincronia paciente-ventilador e acúmulo de gás carbônico (CO_2). Até o momento, não há evidências de que os referidos dispositivos possam trazer vantagens potenciais em relação às máscaras habitualmente utilizadas.[58-61]

▶ Escolha do respirador e de modalidades ventilatórias

A aplicação da VNI pode ser realizada por meio de ventilador convencional (Figura 14.5) ou específico (Figura 14.6), com vantagens e desvantagens potenciais, incluindo compensação de vazamentos, controle da FIO_2 e alarmes. No ventilador convencional, a exalação ocorre normalmente na válvula exalatória do equipamento, enquanto no ventilador com ramo único, a exalação geralmente é realizada na válvula exalatória acoplada à própria máscara. Mais recentemente, os ventiladores estão sendo produzidos com a possibilidade de ventilação invasiva ou VNI.[52] A VNI também pode ser aplicada com geradores de fluxo contínuo (Figuras 14.7 e 14.8).[2,13,62,63]

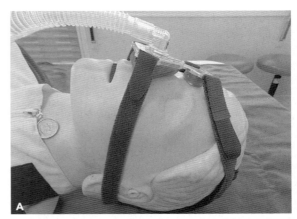

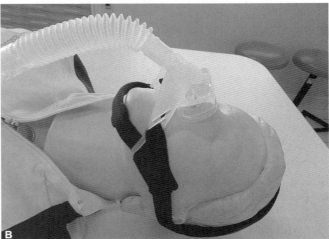

Figura 14.1 A e B. ▪ Máscaras nasais.

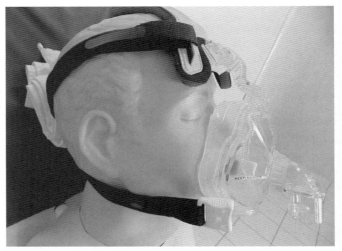

Figura 14.2 ▪ Máscara oronasal.

Atenção especial deve ser dada à possibilidade de reinalação de CO_2 no uso dos ventiladores de circuito único. Os sistemas que apresentam orifícios de exalação na própria interface demonstram menor risco de reinalação quando comparados aos que têm esse orifício no circuito. Outros fatores que podem contribuir para a reinalação de CO_2 são a utilização de baixa PEEP e o reduzido suporte pressórico.[13,64]

Embora a maioria das modalidades ventilatórias possa ser administrada como VNI, a aplicação de CPAP e de modos limitados à pressão com fluxo livre, como PSV e BIPAP, são os métodos mais utilizados.[56]

Capítulo 14 ■ Ventilação não Invasiva com Pressão Positiva   **161**

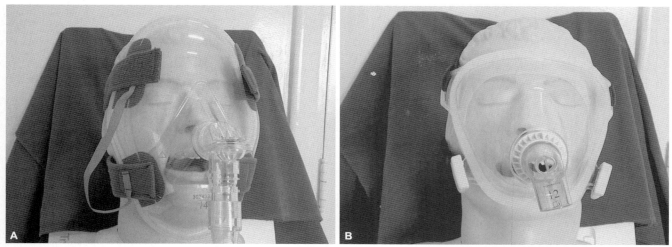

Figura 14.3 A e B. ■ Máscara facial total. Nessas imagens, é possível observar a evolução das máscaras faciais totais, com a redução do espaço morto e a melhora do acoplamento à face (Performax®).

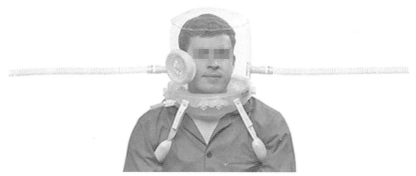

Figura 14.4 ■ StarMed CaStar R Up – Capuz de VNI com abertura (Intersurgical LDA, Portugal).

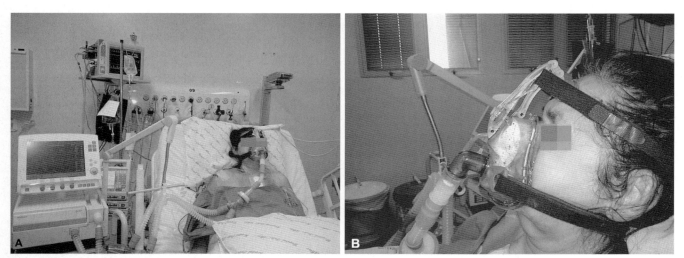

Figura 14.5 A e B. ■ VNI utilizando máscara nasal-facial com ventilador convencional (ramo duplo). Nessa situação, a exalação ocorre na válvula do ventilador.

A CPAP está recomendada em caso de edema agudo de pulmão cardiogênico, pós-operatório imediato de cirurgia abdominal e apneia do sono leve/moderada. Já a BIPAP está recomendada para pacientes com hipercapnia crônica agudizada, para propiciar descanso da musculatura respiratória.[13]

Os ajustes iniciais do respirador em PSV incluem o uso da maior sensibilidade possível (0,5 cmH$_2$O ou 2 ℓ/min); PSV inicialmente baixa (8 a 10 cmH$_2$O) e gradualmente aumentada, de acordo com a tolerabilidade, até 15 a 20 cmH$_2$O, de modo a obter conforto e volume corrente (VC) em torno de 6 mℓ/kg; PEEP inicialmente de 5 cmH$_2$O, com aumentos progressivos para a correção da hipoxemia; e FIO$_2$ necessária para manter SpO$_2$ > 92%.[52]

A assincronia e a ocorrência de vazamentos podem limitar o uso da VNI. Nessas situações, a utilização de modalidades ventilatórias

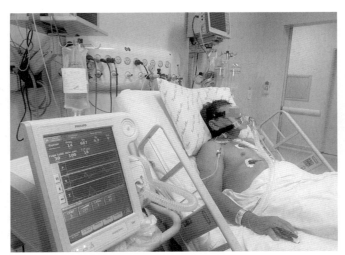

Figura 14.6 ▪ VNI utilizando máscara facial total com respirador de ramo único. A exalação ocorre no ramo único, próximo à máscara, ou na própria máscara.

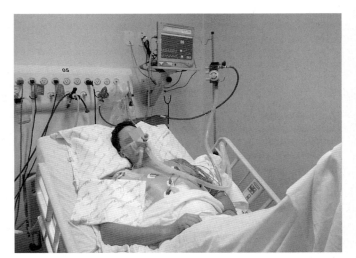

Figura 14.8 ▪ Paciente submetido à VNI com máscara oronasal, com gerador de fluxo contínuo. Nessa situação, o valor da CPAP é dado pela regulagem da válvula acoplada diretamente à máscara.

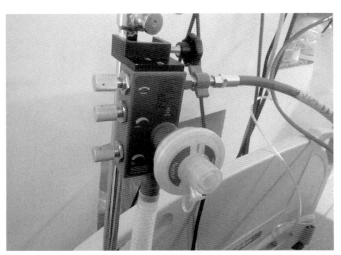

Figura 14.7 ▪ Gerador de fluxo contínuo acoplado à rede de oxigênio.

limitadas a pressão e cicladas a tempo, como ventilação controlada a pressão (PCV, do inglês *pressure controlled ventilation*), pode ser benéfica.[52]

No uso de ventilador não invasivo sem *blender*, é necessária a administração de oxigênio suplementar por meio de tubo T, ajustando-se o fluxo, de modo a se obter $SpO_2 > 92\%$.

A Figura 14.9 traz um fluxograma que pode facilitar a aplicação da VNI nas principais situações clínicas.[13]

▶ Monitoramento

Recomenda-se monitorar o VC, a frequência respiratória e a SpO_2 durante o uso da VNI, e, quando disponível, sugere-se realizar o monitoramento gráfico. Assincronias, escapes, autoPEEP, esforços ineficazes e mecanismo de compensação do vazamento devem ser constantemente observados.[13,65-67]

▶ Preditores de sucesso e falha

Diversos fatores, quando presentes, estão associados ao sucesso, incluindo sincronia com o ventilador, dentição intacta, baixos escores de APACHE II, adequado nível de consciência, pouco vazamento, pouca secreção e boa tolerabilidade à máscara.[20,24] A rápida correção do pH, com redução da $PaCO_2$ e da frequência respiratória, com melhora no nível de consciência, quando observados durante a primeira hora da aplicação da VNI, são preditores positivos.[68]

Embora o uso da VNI seja seguro, é preciso vigilância plena para a detecção de falhas o mais precocemente possível. Estudos avaliaram os preditores de falha da VNI e elencaram os principais:[55]

- Escores de gravidade elevados (APACHE II, SAPS II, SOFA)
- Pacientes idosos
- Ausência de melhora clínica após 1 h em VNI
- Disfunção de múltiplos órgãos
- *Status* pré-mórbido (incapacidade de realizar o autocuidado)
- pH < 7,25, $PaCO_2 >= 75$ mmHg após 2 h do início da VNI, em pacientes com insuficiência hipercápnica
- Dificuldade em identificar a etiologia da insuficiência respiratória aguda
- SDRA por pneumonia
- $PaO_2/FIO_2 < 150$ mmHg
- Geração de altos VCs.

Na análise dos estudos, os pacientes portadores de SDRA precoce, SAPS II > 34 e incapacidade de melhorar a PaO_2/FIO_2 após 1 h de VNI foram preditores de falha.[69-71] Em um estudo observacional multicêntrico da VNI, com 806 pacientes com infecção confirmada por *influenza*, foram encontrados altos APACHE II e pontuação SOFA ≥ 5 como fatores de risco para falha da VNI.[72] No estudo de Azoulay *et al.*,[73] em uma coorte prospectiva multicêntrica, com pacientes imunocomprometidos e com insuficiência respiratória hipoxêmica aguda, os autores evidenciaram que é difícil identificar a etiologia da insuficiência respiratória como importante preditor de insuficiência da VNI.

De maneira mais contundente, altos VCs se mostraram indicadores de falha da VNI. Um estudo observacional prospectivo com 62 pacientes, com retorno de insuficiência respiratória hipoxêmica aguda, mostrou que um VC expirado de mais de 9,5 mℓ/kg de peso predito pela altura indica falha da VNI.[74] Frat *et al.* concluíram que PaO_2/FIO_2 < 200 e VC alto (> 9 mℓ/kg) são fortes preditores de falha da VNI em pacientes com insuficiência respiratória hipoxêmica aguda.[75] Por fim, em recente estudo randomizado e multicêntrico, concluiu-se que a VNI com alto volume-minuto foi um fator de risco para falha.

No estudo de Corrêa *et al.*,[76] uma coorte unicêntrica concluiu que a falha da VNI estava associada ao aumento do tempo de internação na UTI e no hospital, com risco aumentado de mortalidade intra-hospitalar. Nesse contexto, na vigência de preditores de falha, a VNI deve ser cuidadosamente monitorada quando indicada.

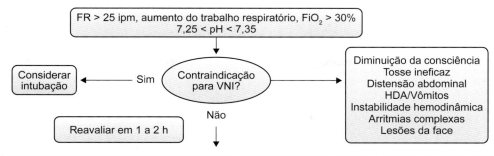

Figura 14.9 ■ Fluxograma para a aplicação de VNI. BIPAP: ventilação em dois níveis de pressão; CPAP: pressão positiva contínua nas vias aéreas; EPAP: pressão positiva expiratória; FIO_2: fração inspirada de oxigênio; FR: frequência respiratória; IPAP: pressão positiva inspiratória; PCP: peso corporal predito; PEEP: pressão expiratória final positiva; PSV: pressão de suporte; SpO_2: saturação periférica de oxigênio; VC: volume corrente. (Adaptada de Meduri, 1996.)[1]

▶ Complicações

As complicações incluem intubação de emergência, distensão abdominal, vômito, aspiração, lesões da face, congestão nasal, rinorreia, epistaxe, úlcera de córnea e claustrofobia.[46]

Intubação de emergência é a complicação mais grave, motivo pelo qual o uso da VNI requer vigilância contínua e experiência da equipe multiprofissional, a fim de detectar possíveis falhas e realizar a imediata conversão para ventilação invasiva.

▶ Considerações finais

A VNI com pressão positiva, em grupos selecionados de pacientes, apresenta vantagens potenciais quando comparadas à ventilação mecânica invasiva. Contudo, é importante reconhecer as limitações do método e suas contraindicações.

As principais contraindicações da VNI incluem: parada cardiorrespiratória, encefalopatia grave, hemorragia digestiva grave, instabilidade hemodinâmica, arritmia cardíaca grave, cirurgia facial ou neurológica, obstrução das vias aéreas superiores, incapacidade de cooperar ou proteger as vias aéreas e pacientes com alto risco para aspiração.[13,26]

As maiores evidências favoráveis são:

- A utilização rotineira da VNI em pacientes com DPOC agudizada, especialmente nos que apresentam acidose respiratória[76]
- Pacientes com edema agudo de pulmão cardiogênico, desde que não haja choque, insuficiência coronariana aguda ou necessidade de revascularização de urgência
- Pacientes imunossuprimidos, com insuficiência respiratória aguda hipoxêmica
- A VNI pode beneficiar grupos seletos de pacientes com outras causas de insuficiência respiratória aguda hipoxêmica, porém, até o momento, não há recomendação rotineira e formal para o seu uso, especialmente quando o desfecho avaliado for a mortalidade. Caso a VNI seja utilizada, convém enfatizar que a IOT não deve ser retardada se houver instabilidade hemodinâmica, em caso de piora do quadro clínico ou na ausência de melhora após um período curto de observação.

▶ Referências bibliográficas

1. Meduri GU. Noninvasive positive-pressure ventilation in patients with acute respiratory failure. Clin Chest Med. 1996;17(3):513-53.
2. Abou-Shala N, Meduri GU. Noninvasive mechanical ventilation in patients with acute respiratory failure. Crit Care Med. 1996;24(4):705-15.
3. Antonelli M, Conti G, Bufi M, Costa MG, Lappa A, Rocco M et al. Noninvasive ventilation for treatment of acute respiratory failure in patients undergoing solid organ transplantation: a randomized trial. JAMA. 2000;283(2):235-41.
4. Hilbert G, Gruson D, Vargas F, Valentino R, Gbikpi-Benissan G, Dupon M et al. Noninvasive ventilation in immunosuppressed patients with pulmonary infiltrates, fever, and acute respiratory failure. N Engl J Med. 2001;344(7):481-7.
5. Brochard L, Mancebo J, Wysocki M, Lofaso F, Conti G, Rauss A et al. Noninvasive ventilation for acute exacerbations of chronic obstructive pulmonary disease. N Engl J Med. 1995;333(13):817-22.
6. Plant PK, Owen JL, Elliott MW. Early use of non-invasive ventilation for acute exacerbations of chronic obstructive pulmonary disease on general respiratory wards: a multicentre randomised controlled trial. Lancet. 2000;355(9219):1931-5.
7. Keenan SP, Kernerman PD, Cook DJ, Martin CM, McCormack D, Sibbald WJ. Effect of noninvasive positive pressure ventilation on mortality in patients admitted with acute respiratory failure: a meta-analysis. Crit Care Med. 1997;25(10):1685-92.
8. Räsänen J, Heikkilä J, Downs J, Nikki P, Väisänen I, Viitanen A. Continuous positive airway pressure by face mask in acute cardiogenic pulmonary edema. Am J Cardiol. 1985;55(4):296-300.
9. Bersten AD, Holt AW, Vedig AE, Skowronski GA, Baggoley CJ. Treatment of severe cardiogenic pulmonary edema with continuous positive airway pressure delivered by face mask. N Engl J Med. 1991;325(26):1825-30.
10. Lin M, Yang YF, Chiang HT, Chang MS, Chiang BN, Cheitlin MD. Reappraisal of continuous positive airway pressure therapy in acute cardiogenic pulmonary edema. Short-term results and long-term follow-up. Chest. 1995;107(5):1379-86.
11. Mehta S, Jay GD, Woolard RH, Hipona RA, Connolly EM, Cimini DM et al. Randomized, prospective trial of bilevel versus continuous positive airway pressure in acute pulmonary edema. Crit Care Med. 1997;25(4):620-8.
12. Weng CL, Zhao YT, Liu QH, Fu CJ, Sun F, Ma YL et al. Meta-analysis: noninvasive ventilation in acute cardiogenic pulmonary edema. Ann Intern Med. 2010;152(9):590-600.
13. Barbas CSV, Ísola AM, Farias AMC, Cavalcanti AB, Gama AMC, Duarte ACM et al. Recomendações brasileiras de ventilação mecânica 2013. Parte

I. Rev Bras Ter Intensiva. 2014;26(2):89-121. Disponível em: www.scielo.br/scielo.php?script=sci_arttext&pid=S0103-507X2014000200089 &lng=en. http://dx.doi.org/10.5935/0103-507X.20140017.
14. Hess DR. Noninvasive ventilation for acute respiratory failure. Respir Care. 2013;58(6):950-69.
15. Vital FM, Saconato H, Ladeira MT, Sen A, Hawkes CA, Soares B et al. Non-invasive positive pressure ventilation (CPAP or bilevel NPPV) for cardiogenic pulmonary edema. Cochrane Database Syst ver. 2008(3):CD005351.
16. Masip J, Roque M, Sanchez B, Fernandez R, Subirana M, Exposito JA. Noninvasive ventilation in acute cardiogenic pulmonary edema: systematic review and meta-analysis. JAMA. 2005;294(24):3124-30.
17. Lenique F, Habis M, Lofaso F et al. Ventilatory and hemodynamic effects of continuous positive airway pressure in left heart failure. Am J Respir Crit Care Med. 1997;155:500-5.
18. D'Andrea A, Martone F, Liccardo B et al. Acute and chronic effects of noninvasive ventilation on left and right myocardial function in patients with obstructive sleep apnea syndrome: a speckle tracking echocardiographic study. Echocardiography. 2016;33:1144-55.
19. Rochwerg B, Brochard L, Elliott MW et al. Official ERS/ATS clinical practice guidelines: noninvasive ventilation for acute respiratory failure. Eur Respir J. 2017;50:1602426. Disponível em: https://doi. org/10.1183/1399 3003.02426-2016.
20. Plant PK, Owen JL, Parrott S et al. Cost effectiveness of ward based non-invasive ventilation for acute exacerbations of chronic obstructive pulmonary disease: economic analysis of randomised controlled trial. BMJ. 2003;326:956-61.
21. Kramer N, Meyer TJ, Meharg J, Cece RD, Hill NS. Randomized, prospective trial of noninvasive positive pressure ventilation in acute respiratory failure. Am J Respir Crit Care Med. 1995;151(6):1799-806.
22. Williams JW, Cox CE, Hargett CW, Gilstrap DL, Castillo CE, Govert JA et al. Noninvasive positive-pressure ventilation (NPPV) for acute respiratory failure. Duke evidence-based practice center. Rockville, MD: Agency for Healthcare Research and Quality, 2012.
23. Martin TJ, Hovis JD, Costantino JP, Bierman MI, Donahoe MP, Rogers RM et al. A randomized, prospective evaluation of noninvasive ventilation for acute respiratory failure. Am J Respir Crit Care Med. 2000;161(3 Pt 1):807-13.
24. Confalonieri M, Potena A, Carbone G, Porta RD, Tolley EA, Umberto Meduri G. Acute respiratory failure in patients with severe community-acquired pneumonia. A prospective randomized evaluation of noninvasive ventilation. Am J Respir Crit Care Med. 1999;160(5 Pt 1):1585-91.
25. Adda M, Coquet I, Darmon M, Thiery G, Schlemmer B, Azoulay E. Predictors of noninvasive ventilation failure in patients with hematologic malignancy and acute respiratory failure. Crit Care Med. 2008;36(10):2766-72.
26. British Thoracic Society Standards of Care Committee. Non-invasive ventilation in acute respiratory failure. Thorax. 2002;57(3):192-211.
27. Agarwal R, Aggarwal AN, Gupta D. Role of noninvasive ventilation in acute lung injury/acute respiratory distress syndrome: a proportion meta-analysis. Respir Care. 2010;55(12):1653-60.
28. Sorokksy A, Stav D, Shpirer I. A pilot prospective, randomized, placebo-controlled trial of bilevel positive airway pressure in acute asthmatic attack. Chest. 2003;123(4):1018-25.
29. Stefan MS, Nathanson BH, Lagu T et al. Outcomes of noninvasive and invasive ventilation in patients hospitalized with asthma exacerbation. Ann Am Thorac Soc. 2016;13:1096-104.
30. Ram FS, Lightowler JV, Wedzicha JA. Non-invasive positive pressure ventilation for treatment of respiratory failure due to exacerbations of chronic obstructive pulmonary disease. Cochrane Data-base Syst Rev. 2003;(1):CD004104. Update in: Cochrane Database Syst Rev. 2004;(1):CD004104.
31. Stephan F, Barrucand B, Petit P et al. High-flow nasal oxygen vs noninvasive positive airway pressure in hypoxemic patients after cardiothoracic surgery: a randomized clinical trial. JAMA. 2015;313:2331-9.
32. Chiumello D, Chevallard G, Gregoretti C. Non-invasive ventilation in postoperative patients: a systematic review. Intensive Care Med. 2011;37(6):918-29.
33. Squadrone V, Coha M, Cerutti E, Schellino MM, Biolino P, Occella P et al. Continuous positive airway pressure for treatment of postoperative hypoxemia: a randomized controlled trial. JAMA. 2005;293(5):589-95.
34. Gupta D, Nath A, Agarwal R, Behera D. A prospective randomized controlled trial on the controlled trial on the efficacy of noninvasive ventilation in severe acute asthma. Respir Care. 2010;55(5):536-43.
35. Jaber S, Lescot T, Futier E et al. Effect of noninvasive ventilation on tracheal reintubation among patients with hypoxemic respiratory failure following abdominal surgery: a randomized clinical trial. JAMA. 2016;315:1345-53.
36. Auriant I, Jallot A, Herve P et al. Noninvasive ventilation reduces mortality in acute respiratory failure following lung resection. Am J Respir Crit Care Med. 2001;164:1231-5.
37. Baillard C, Fosse JP, Sebbane M, Chanques G, Vincent F, Courouble P et al. Noninvasive ventilation improves preoxygenation before intubation of hypoxic patients. Am J Respir Crit Care Med. 2006;174(2):171-7.
38. Huerta S, DeShields S, Shpiner R, Li Z, Liu C, Sawicki M et al. Safety and efficacy of postoperative continuous positive airway pressure to prevent pulmonary complications after Rouxen-Y gastric bypass. J Gastrointest Surg. 2002;6(3):354-8.
39. Vitacca M, Ambrosino N, Clini E et al. Physiological response to pressure support ventilation delivered before and after extubation in patients not capable of totally spontaneous autonomous breathing. Am J Respir Crit Care Med. 2001;164:638-41.
40. Burns KE, Meade MO, Premji A et al. Noninvasive ventilation as a weaning strategy for mechanical ventilation in adults with respiratory failure: a Cochrane systematic review. CMAJ. 2014;186:E112-E122.
41. Esteban A, Frutos-Vivar F, Ferguson ND et al. Noninvasive positive-pressure ventilation for failure after extubation. N Engl J Med. 2004;350(24):2452-60.
42. Burns KE, Adhikari NK, Keenan SP, Meade MO. Noninvasive positive pressure ventilation as a weaning strategy for intubated adults with respiratory failure. Cochrane Database Syst Rev. 2010(8):CD004127.
43. Burns KEA, Adhikari NKJ, Keenan SP, Meade M. Use of non-invasive ventilation to wean critically ill adults off invasive ventilation: meta-analysis and systematic review. BMJ. 2009;338:b1574.
44. Nava S, Gregoretti C, Fanfulla F, Squadrone E, Grassi M, Carlucci A et al. Noninvasive ventilation to prevent respiratory failure after extubation in high-risk patients. Crit Care Med. 2005;33(11):2465-70.
45. Ornico SR, Lobo SM, Sanches HS, Deberaldini M, Tófoli LT, Vidal AM et al. Noninvasive ventilation immediately after extubation improves weaning outcome after acute respiratory failure: a randomized controlled trial. Crit Care. 2013;17(2):R39.
46. Levy M, Tanios MA, Nelson D, Short K, Senechia A, Vespia J et al. Outcomes of patients with do-not-intubate orders treated with noninvasive ventilation. Crit Care Med. 2004;32(10):2002-7.
47. Fernandez R, Baigorri F, Artigas A. Noninvasive ventilation in patients with "do-not-intubate" orders: medium-term efficacy depends critically on patient selection. Intensive Care Med. 2007;33(2):350-4.
48. Curtis JR, Cook DJ, Sinuff T et al. Noninvasive positive pressure ventilation in critical and palliative care settings: understanding the goals of therapy. Crit Care Med. 2007;35:932-9.
49. Azoulay E, Kouatchet A, Jaber S et al. Noninvasive mechanical ventilation in patients having declined tracheal intubation. Intensive Care Med. 2013;39:292-301.
50. Hui D, Morgado M, Chisholm G et al. High-flow oxygen and bilevel positive airway pressure for persistent dyspnea in patients with advanced cancer: a phase II randomized trial. J Pain Symptom Manage. 2013;46:463-73.
51. Nava S, Ferrer M, Esquinas A et al. Palliative use of non-invasive ventilation in end-of-life patients with solid tumours: a randomised feasibility trial. Lancet Oncol. 2013;14:219-27.
52. Tanaka LMS, Salluh JIF, Dal-Pizzol F, Barreto BB, Zantieff R, Tobar E et al. Delirium in intensive care unit patients under noninvasive ventilation: a multinational survey. Rev Bras Ter Intensiva. [Internet]. 2015 Dec;27(4):360-8. Acesso em: 29 Jun2020. Disponível em: http://www.scielo.br/scielo.php?script=sci_arttext&pid=S0103-507X2015000400360&lng=en. http://dx.doi.org/10.5935/0103-507X.20150061.
53. Salluh JI, Soares M, Teles JM, Ceraso D, Raimondi N, Nava VS et al. Delirium Epidemiology in Critical Care Study Group. Delirium epidemiology in critical care (DECCA): An international study. Crit Care. 2010;14(6):R210.
54. Charlesworth M, Elliott MW, Holmes JD. Noninvasive positive pressure ventilation for acute respiratory failure in delirious patients: understudied, underreported, or underappreciated? A systematic review and meta-analysis. Lung. 2012;190:597-603.
55. Chawla R, Dixit SB, Zirpe KG et al. ISCCM Guidelines for the Use of Non-invasive Ventilation in Acute Respiratory Failure in Adult ICUs. Indian J Crit Care Med. 2020;24(Suppl 1):S61-S81. doi:10.5005/jp-journals-10071-G23186.
56. Tobin MR, Luce J. Update in critical care medicine. Ann Intern Med. 1996;909-16.
57. International Consensus Conferences in Intensive Care Medicine. Noninvasive positive pressure ventilation in acute respiratory failure. Am J Respir Crit Care Med. 2001;163:283-91.
58. Patroniti N, Foti G, Manfio A, Coppo A, Bellani G, Pesenti A. Head helmet versus face mask for non-invasive continuous positive airway pressure: a physiological study. Intensive Care Med. 2003;29(10):1680-7.

59. Keenan SP, Sinuff T, Burns KE, Muscedere J, Kutsogiannis J, Mehta S et al. Clinical practice guidelines for the use of noninvasive positive-pressure ventilation and noninvasive continuous positive airway pressure in the acute care set. CMAJ. 2011;183(3):E195-214.
60. Holanda MA, Reis RC, Winkeler GFP, Fortaleza SCB, Lima JWO, Pereira EDB. Influência das máscaras facial total, facial e nasal nos efeitos adversos agudos durante ventilação não invasiva. J Bras Pneumol. 2009;35(2):164-73.
61. Olivieri C, Costa R, Conti G, Navalesi P. Bench studies evaluating devices for non-invasive ventilation: critical analysis and future perspectives. Intensive Care Med. 2012;38(1):160-7.
62. Schönhofer B, Sortor-Leger S. Equipment needs for noninvasive mechanical ventilation. Eur Respir J. 2002;20(4):1029-36.
63. Battisti A, Tassaux D, Janssens JP, Michotte JB, Jaber S, Jolliet P. Performance characteristics of 10 home mechanical ventilators in pressures-support mode. Chest. 2005;127(5):1784-92.
64. Schettino GP, Chatmongkolchart S, Hess DR, Kacmarek RM. Position of exhalation port and mask design affect CO_2 rebreathing during noninvasive positive pressure ventilation. Crit Care Med. 2003;31(8):2178-82.
65. Liesching T, Kwow H, Hill NS. Acute applications of noninvasive positive pressure ventilation. Chest. 2003;124(2):699-713.
66. Samolski D, Antón A, Güell R, Sanz F, Giner J, Casan P. Inspired oxygen fraction achieved with a portable ventilator: Determinant factors. Respir Med. 2006;100(9):1608-13.
67. Vignaux L, Vargas F, Roeseler J, Tassaux D, Thille AW, Kossowsky MP et al. Patient-ventilator asynchrony during non-invasive ventilation for acute respiratory failure: A multicenter study. Intensive Care Med. 2009;35(5):840-6.
68. Meduri GU, Turner RE, Abou-Shala N, Wunderink R, Tolley E. Noninvasive positive pressure ventilation via face mask. First line intervention in patient with acute hypercapnic and hypoxemic respiratory failure. Chest. 1996;109(1):179-93.
69. Antonelli M, Conti G, Moro ML, Esquinas A, Gonzalez-Diaz G, Confalonieri M et al. Predictors of failure of noninvasive positive pressure ventilation in patients with acute hypoxemic respiratory failure: a multi-center study. Intensive Care Med. 2001 Nov;27(11):1718-28.
70. Smith DB, Tay GTP, Hay K, Antony J, Bell B et al. Mortality in acute non-invasive ventilation. Intern Med J. 2017 Dec;47(12):1437-40.
71. Antonelli M, Conti G, Esquinas A, Montini L, Maggiore SM, Bello G et al. A multiple-center survey on the use in clinical practice of noninvasive ventilation as a first-line intervention for acute respiratory distress syndrome. Crit Care Med. 2007 Jan;35(1):18-25.
72. Rodríguez A, Ferri C, Martin-Loeches I, Díaz E, Masclans JR, Gordo F et al; Grupo Español de Trabajo Gripe A Grave (GETGAG)/Sociedad Española de Medicina Intensiva, Crítica y Unidades Coronarias (SEMICYUC) Working Group. 2009-2015 H1N1 SEMICYUC Working Group investigators. Risk Factors for Noninvasive Ventilation Failure in Critically Ill Subjects With Confirmed Influenza Infection. Respir Care. 2017 Oct; 62(10):1307-15.
73. Azoulay E, Pickkers P, Soares M, Perner A, Rello J, Bauer PR et al. Acute hypoxemic respiratory failure in immunocompromised patients: the Efraim multinational prospective cohort study. Intensive Care Med. 2017;43(12):1808-19.
74. Carteaux G, Millán-Guilarte T, De Prost N, Razazi K, Abid S, Thille AW et al. Failure of noninvasive ventilation for de novo acute hypoxemic respiratory failure: role of tidal volume. Crit Care Med. 2016;44(2):282-90.
75. Frat JP, Ragot S, Coudroy R, Constantin JM, Girault C, Prat G et al. Predictors of intubation in patients with acute hypoxemic respiratory failure treated with a noninvasive oxygenation strategy. Crit Care Med. 2018;46(2):208-15.
76. Corrêa TD, Sanches PR, de Morais LC, Scarin FC, Silva E, Barbas CS et al. Performance of noninvasive ventilation in acute respiratory failure in critically ill patients: a prospective, observational, cohort study. BMC Pulm Med. 2011;15:144.

Ventilação Mecânica | Modos Especiais

CAPÍTULO 15

Alexandre Marini Ísola ▪ Jorge Luis dos Santos Valiatti

▶ Introdução

Com o passar dos anos, vários modos de ciclagem foram desenvolvidos além dos considerados "básicos". Tais modos se desenvolveram com outros objetivos, dentre eles: melhorar a sincronia paciente-ventilador; melhorar a aplicação de estratégias ventilatórias que permitam ventilar com maior grau de monitoramento e segurança; e diminuir o trabalho ventilatório (*work of breath* ou WOB), visando aprimorar o processo de retirada da ventilação mecânica.

No entanto, todos esses modos avançados, por assim dizer, ainda precisam ser submetidos a ensaios com maior nível de evidência para se conhecer melhor qual seu papel no desfecho final da evolução do paciente.[1]

▶ Modos avançados

A seguir, tem-se a relação de siglas que hoje são consideradas modos com recursos avançados:

- PRVC: volume controlado com pressão regulada (*pressure regulated volume control*)
- VAPSV: volume assegurado na pressão de suporte (*volume assured pressure support ventilation*)
- APRV: ventilação por liberação de pressão nas vias aéreas (*airway pressure release ventilation/bilevel/BIPAP*)
- VS: volume de suporte (*volume support*)
- Automode
- ATC: compensação automática do tubo (*automatic tube compensation*)
- PAV: ventilação assistida proporcional (*proportional assist ventilation*)
- ASV: ventilação de suporte adaptativa (*adaptative support ventilation*)
- HFOV: ventilação oscilatória de alta frequência (*high frequency oscillatory ventilation*)
- NAVA: ventilação assistida ajustada neuralmente (*neurally adjust ventilatory assist*)
- SmartCare®/PS: modo automatizado para retirada da ventilação mecânica (VM).

Muitos desses modos e ciclagens são semelhantes nos objetivos e na ideia, sendo particularizados por minúcias que demandam estudo aprofundado de cada um deles para ser possível diferenciá-los corretamente. A seguir, serão descritos sucintamente cada um deles.

Modos de alça aberta e alça fechada

Os modos conhecidos como convencionais ou básicos são definidos como de alça aberta. Isso significa que o ventilador recebe uma diretiva (meta) a ser cumprida; e ele cumprirá. Não serão considerados resultados obtidos com o cumprimento dessa meta para se redefinir a diretiva para o próximo ciclo. A diretiva será sempre a mesma, até que seja alterada pelo operador do ventilador.

Os modos de alça fechada, de algum modo, envolvem a análise do resultado de uma diretiva programada e executada na redefinição dessa diretiva: se ela vai ser modificada visando a determinada meta de segurança ou se será mantida. Muitos dos modos chamados de *avançados* ou *especiais* (por um tempo conhecidos como *novos modos*) usam esse recurso da alça fechada para uma ventilação mais segura e eficaz.[1-4]

Volume controlado com pressão regulada

O volume controlado com pressão regulada (PRVC, do inglês *pressure regulated volume control*) é um modo considerado de alça fechada. Para entendê-lo melhor, pense nas limitações dos modos ventilação com volume controlado (VCV) e ventilação controlada à pressão (PCV). A VCV não garante pico de pressão nem pressão de platô. A PCV não garante volume corrente (VC). Assim sendo, o PRVC foi idealizado visando trazer o melhor dos dois modos: tentar garantir um VC-alvo, vigiando a pressão necessária para atingi-lo a cada ciclo, ajustando esse valor de limite de pressão conforme o sucesso em se manter no VC-alvo. Assim sendo, o ventilador fará ajustes do valor de pressão controlada em incrementos – geralmente de 3 cmH$_2$O – objetivando alcançar um VC-alvo. Esse VC-alvo será a diretiva primária e a meta a ser cumprida. Ele será comparado com o VC expirado a cada ciclo, e conforme o resultado, haverá necessidade de manter, aumentar ou diminuir o valor da pressão controlada pelo próprio ventilador, para que o VC-alvo seja efetivamente entregue e de forma garantida. É importante destacar que existe um limite para os ajustes automáticos, com o intuito de impedir excessivas pressões quando não se alcançar o VC-alvo. Por segurança, deve-se regular o alarme de *high Pressure* (alta pressão nas vias aéreas) em, no máximo, 5 cmH$_2$O acima do valor que se pretende autorizar que o ventilador possa vir a alcançar como máximo para conseguir entregar o VC-alvo. Por exemplo, não se deseja que ultrapasse um limite de pressão nas vias aéreas (Pva) = 30 cmH$_2$O. O alarme de *high Pressure* deve ser regulado para 35 cmH$_2$O. Esse será o limite para o ventilador.[1,3-5]

A Figura 15.1 apresenta o funcionamento do PRVC.

No PRVC, da mesma maneira que na PCV e na ventilação com pressão de suporte (PSV), a diretiva envolve manter a pressão durante aquele determinado ciclo, no mesmo valor. (A mudança, se for necessária, será no próximo ciclo, para mais ou para menos 3 cmH$_2$O do que o valor usado no ciclo anterior). Dessa maneira, assim como nos modos com pressão limitada, o fluxo inspiratório no PRVC é livre e decrescente. Como é possível ao operador do ventilador determinar uma frequência do aparelho, além de o mesmo poder ser disparado pelo paciente, PRVC é um modo classificado como assistido-controlado.[5,6]

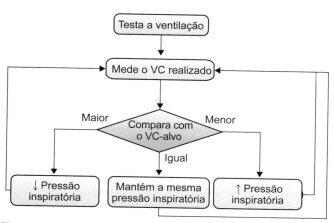

Figura 15.1 ■ Esquema de funcionamento do PRVC. VC: volume corrente.

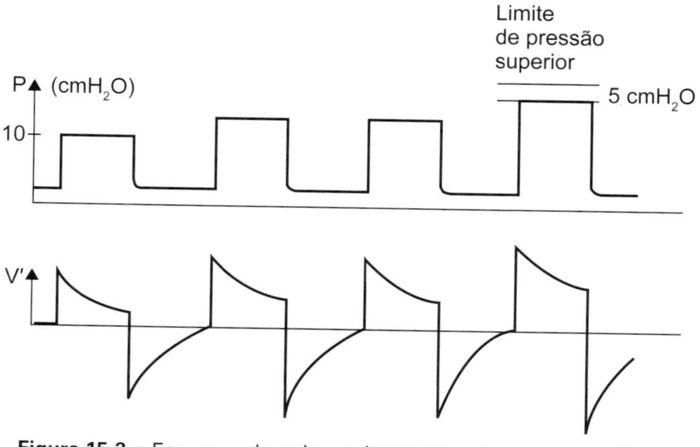

Figura 15.2 ■ Esquema do volume de suporte. P: pressão. V': fluxo.

Volume assegurado na pressão de suporte

O volume assegurado na pressão de suporte (VAPSV, do inglês *volume assured pressure support ventilation*) foi um modo desenvolvido no Brasil. Tem por objetivo assegurar VC em um modo em que o mesmo não é garantido, que é a ventilação com pressão de suporte (PSV).

Resumidamente, sabe-se que na PSV o fluxo é livre, e será gerado o VC em função da complacência estática e da resistência, bem como do esforço realizado pelo paciente. Isso, portanto, não garante um adequado valor de VC em todas as situações. Esse VC será entregue sob fluxo livre, decrescente. A ideia do VAPSV é abrir simultaneamente duas válvulas de fluxo inspiratório: uma de fluxo fixo, determinado previamente pelo operador do ventilador; e outra, de fluxo livre, controlado pelo ventilador, visando manter a pressão controlada nas vias aéreas. A válvula de fluxo fixo oferecerá fluxo de onda quadrada, com a meta de garantir um VC assistido. Já a válvula de fluxo livre gera simultaneamente fluxo decrescente, cujo pico será maior ou menor em decorrência da mecânica pulmonar e torácica e do esforço do paciente. Esse fluxo decresce durante a inspiração e procura manter a pressão no valor determinado previamente de PSV, gerando conforto ao paciente. Caso o VC gerado com o fluxo livre da PSV não seja suficiente, o fluxo quadrado produzido simultaneamente garantirá então o VC mínimo preestabelecido.[1,7,8]

O VAPSV pretende então garantir um VC na PSV, conforme sua própria sigla define. Pode ser usado no início da retirada da VM ou ainda em pacientes com fraqueza muscular ou mecânica desfavorável ao conforto e à manutenção de um VC adequado na ventilação sob PSV, por exemplo, em caso de doença pulmonar obstrutiva crônica (DPOC) e síndrome do desconforto respiratório agudo (SDRA) já iniciando processo de retirada da VM.

Volume de suporte

Como já se pôde notar, em todos os considerados *modos especiais* ou *avançados*, há uma intenção de se melhorar os modos convencionais, e o VS (do inglês *volume support*) é outro modo com essa mesma preocupação (Figura 15.2). O VS foi desenvolvido para entregar um volume corrente alvo, permitindo ao ventilador fazer incrementos ou diminuições no valor da pressão controlada para alcançar essa meta. Essa definição lembra muito a definição do modo PRVC e, de fato, é o mesmo raciocínio. A diferença aqui é que, enquanto no PRVC o operador do ventilador pode estabelecer frequência controlada, além das assistidas disparadas pelo paciente, no VS isso não acontece, por se tratar de um método espontâneo, sendo totalmente disparado pelo paciente (não há fixação de frequência pelo operador do ventilador). Deve-se ter a mesma preocupação que no PRVC quanto ao alarme de *high Pressure*, regulando-o no valor máximo de 5 cmH$_2$O acima do quanto se pretende permitir que o ventilador alcance de valor de pressão nas vias aéreas quando realizar as variações automáticas, visando alcançar o VC-alvo. Por exemplo, se a intenção é que a Pva não passe de 30 cmH$_2$O, deve-se regular o alarme em 35 cmH$_2$O, e assim por diante. O fluxo sempre será decrescente.[1,9]

Esse tipo de modo visa, também, a uma ventilação espontânea confortável, como a obtida em PSV, mas tentando garantir um VC. Não se pode esquecer de que, se o paciente tiver complacências baixas (dinâmica ou estática), o ventilador terá que ir elevando o valor de pressão para garantir o VC-alvo, o que significa que há também limitação (que foi deixada pré-regulada por segurança).

Automode

Em verdade, o *automode* não é um modo de ventilação mecânica por si só, mas, sim, um recurso avançado que objetiva permitir que o ventilador possa identificar como está o *drive* do paciente sob modos controlados ou assistido-controlados e, sendo constatado que o paciente mantém *drive* estável, seja previamente autorizado pelo cuidador a modificar a ventilação para modos considerados espontâneos (como VS ou PSV). Esses modos espontâneos já estariam com seus parâmetros pré-regulados. O inverso também se aplica: se o paciente voltar a ficar sem *drive* (apneia) ou com *drive* instável, o ventilador sai de modos espontâneos e aplica PCV ou VCV, devendo os mesmos estar com parâmetros previamente regulados.

Assim, com o *automode* ligado, se o paciente estiver em VCV e mostrar *drive* estável, o ventilador passa automaticamente a VS; se estiver em PCV, passa automaticamente a PSV; se estiver em PRVC, também passa automaticamente a VS. Caso o paciente venha a instabilizar seu *drive* ou ainda fazer apneia e o *automode* esteja ligado, o ventilador reassume os modos assistido-controlados respectivos.

Pode ser usado em situação de retirada de sedação, início de retirada da VM. Não há estudos que comprovem superioridade deste recurso ao uso manual da mudança de modo quando o cuidador do paciente assim o avaliar.[1,10,11]

Ventilação por liberação de pressão nas vias aéreas

A ventilação por liberação de pressão nas vias aéreas (APRV, do inglês *airway pressure release ventilation/bilevel/BIPAP*) trata-se de um modo de ventilação mecânica invasiva (VMI) destinado a pacientes com *drive* ventilatório estável, cujo objetivo principal é oferecer dois níveis pressóricos nas vias aéreas, com uma frequência automática de variação entre eles (não confundir com a frequência respiratória do paciente). Esses níveis são definidos como pressão positiva expiratória final alta (PEEP *high* ou PEEPH) e baixa (PEEP *low* ou PEEPL).

Como já citado, é importante ressaltar que esse é um modo para ser usado em pacientes com *drive* ventilatório presente e estável. Não

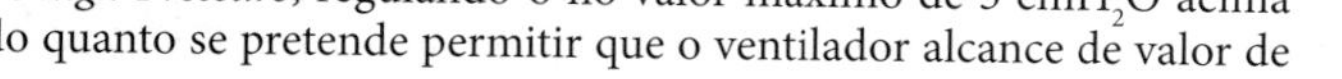

Figura 15.4 ■ Tela de aparelho com PAV plus (B840). Observe a *seta* de WOBpt, com a discriminação de elastância (E) e resistência (R). A *curva "preenchida"* é estimativa da pressão alveolar em tempo real e a curva *em linha branca* é a Pva.

fluxo o mais suavemente possível, em função do diâmetro e do comprimento da prótese, visando gerar a mais baixa resistência em função do mesmo e, por conseguinte, diminuir o WOBpt. Popularmente tentou-se disseminar o codinome *extubação eletrônica*, já que ele se propõe a compensar até 100% a presença do tubo. O fato é que nem sempre isso ocorre, devido a inúmeros fatores.

há sentido em usá-lo em pacientes sem *drive* ou sedados. Nesse caso, ele teria comportamento idêntico à PCV.

Inicialmente, deve-se regular os valores de PEEPH e PEEPL (em

Será necessário ir tateando e avaliando a reação do paciente às mudanças diariamente ou ainda por período, após cada mudança ser implementada.

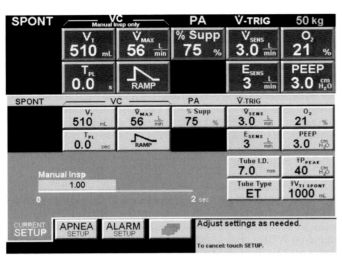

Figura 15.5 ▪ Observe a tela de inicialização e os dados que precisam ser alimentados.

O uso de ATC visa à redução do WOBpt, preservação do padrão da respiração, melhor sincronização e melhora no conforto respiratório. Pode diminuir hiperinsuflação não desejada da PSV na expiração. No entanto, secreções no tubo diminuindo seu lúmen podem dificultar a diminuição da resistência pelo ATC.

O ATC utiliza o coeficiente resistivo da prótese endotraqueal e a medida do fluxo instantâneo para ajustar a pressão proporcionalmente à resistência durante todo o ciclo respiratório.

Não há estudos de forte evidência confirmando ou recomendando o uso do ATC em situações do dia a dia, como na retirada da VM. [1,12,24-27]

Ventilação assistida ajustada neuralmente

A ventilação assistida ajustada neuralmente (NAVA, do inglês *neurally adjusted ventilatory assist*) é um modo de VMI que usa o sinal da atividade elétrica do diafragma (Edi) para controlar o processo de ventilação artificial. O Edi representa quase que simultaneamente o *drive* ventilatório no SNC e reflete a duração e a intensidade do esforço do paciente por meio da detecção elétrica da atividade neural relacionada a ele.

No modo NAVA, a assistência inspiratória começa (*trigger*) quando o centro respiratório cerebral despolariza e manda esse sinal para o diafragma. Para se detectar essa variação do sinal elétrico no diafragma antes mesmo de se iniciar a contração muscular, desenvolveu-se uma sonda nasogástrica (SNG) especial, com sensores que devem ser posicionados na altura do diafragma, dentro da luz esofágica normal (espaço virtual). A passagem da sonda e sua fixação devem ser realizadas pelo médico, usando o próprio ventilador no modo NAVA, selecionando o recurso do posicionamento da sonda. Nesse instante, o ventilador mostra, em sua tela, o registro da atividade cardíaca (eletrocardiograma). Esses sinais são registrados em quatro linhas, referentes aos sensores. As linhas mais inferiores referem-se à atividade captada pelos sensores mais distais e assim por diante. Quando se alcança a altura correta, os sinais eletrocardiográficos ficam na cor azul. As duas linhas do meio devem ter sinais na cor azul. Essa será considerada a posição ideal. Uma vez conseguida a posição ideal, deve-se fixar a sonda, usando os recursos e protocolos locais de fixação de SNG. Esses sensores têm capacidade para detectar a variação de Edi e enviar ao ventilador essa medida. Este, por sua vez, avalia a variação da medida e a interpreta como desejo de ventilar do paciente, iniciando o envio de fluxo de ar aos pulmões, ou seja, inicia o fluxo inspiratório. Tudo isso ocorre, portanto, independentemente de qualquer componente mecânico ter se iniciado ou vir a ocorrer logo em seguida, sendo um disparo essencialmente elétrico: um disparo neural. [1,12,28]

A pressão inspiratória no modo NAVA também é variável, assim como no modo PAV plus, sendo entregue de forma proporcional à variação da Edi medida. A entrega de ar cessa quando a Edi declina para 70% do seu pico máximo registrado. Em outras palavras, a ciclagem da NAVA também é elétrica, também é neural.

Vale lembrar que a NAVA é um modo espontâneo, ou seja, o ventilador envia o ar em função da atividade neurológica central, o que implica o paciente ter *drive* ventilatório presente e estável.

A Edi é medida em microvolts. O problema é que a microvoltagem não está associada à força muscular. Isso significa que variações elétricas semelhantes de Edi em pacientes com reserva funcional muscular e mecânica ventilatória distintas gerarão VCs diferentes. Assim, ao inicializar o modo NAVA, o operador do ventilador terá que analisar, para cada paciente, qual a variação de pressão gerada pela variação da Edi, chamando esse fator de *ganho de NAVA* ou *NAVA gain*. Por exemplo, uma variação de 1 microvolt pode, em determinado paciente, gerar 1 cmH$_2$O e isso ser insuficiente para assegurar uma boa ventilação. Nessa situação, é necessário que se ajuste o fator de conversão de NAVA ou *NAVA gain*, para o qual, na tela, haverá um controle em que é possível aumentar tal correlação. Por exemplo, 1 microvolt passará a gerar 2, 3, 4 cmH$_2$O e assim sucessivamente, até que seja encontrada a melhor relação e se fixe este fator de conversão. Para facilitar o encontro desse valor, nesse momento, o aparelho ainda está no modo pré-NAVA (p. ex., PCV). Porém, na curva de pressão habitual, aparece simultaneamente outra curva, de quanto seria a pressão com o atual valor de fator de conversão de NAVA. Então, à medida que se aumenta o fator de conversão, é possível enxergar, em tempo real, a aproximação das duas curvas. Quando ambas estiverem próximas ou similares, aceita-se o valor do fator de conversão de NAVA, confirmando-o. Somente nesse momento o modo realmente altera, iniciando-se efetivamente a ventilação com o controle neural. [1,12,28]

Outro ponto fundamental é que, caso haja alguma dificuldade de o ventilador detectar a variação da Edi (p. ex., por deslocamento de sonda ou outro), há um *trigger* secundário de segurança, agora convencionais (pneumáticos), como os disparos a fluxo e a pressão, ou na pior das hipóteses, a tempo. Isso deve ser deixado pré-regulado pelo operador do ventilador.

A grande vantagem da NAVA ocorre nos pacientes que facilmente apresentam autoPEEP, pois agora conseguirão disparar o ventilador sem a necessidade de vencer a autoPEEP para, então, conseguir o disparo pneumático. Com isso, haverá melhor acoplamento e menor assincronia, sendo o fim dos chamados *ciclos perdidos* (Figura 15.6). [1,12,29,30]

Infelizmente ainda não existem fortes evidências que permitam a recomendação do uso do modo NAVA de forma generalizada em vez de PSV ou mesmo PAV plus, necessitando de mais pesquisa. [31-34]

Epstein *et al.* demonstraram que pacientes com assincronia, com ciclos perdidos, estão associados a maior tempo de VM. Essa poderia ser uma evidência do benefício eventual da NAVA. [35]

Ventilação de suporte adaptativa

Assim como os métodos PAV e ATC, a ventilação de suporte adaptativa (ASV, do inglês *adaptative support ventilation*) também é ancorada no WOB, ou seja, visa dar o melhor conforto ventilatório sem depender de apenas um parâmetro convencional, como volume, fluxo ou pressão nas vias aéreas, objetivando a adaptação às necessidades do paciente a cada ciclagem.

Oferece aumento ou diminuição do suporte ventilatório de maneira automática, com base nas mudanças do esforço do paciente e na mecânica pulmonar. A ASV é baseada no conceito de mínimo WOB, o que sugere que o paciente respirará com VC e frequência que minimizem a carga elástica e a resistência, enquanto a troca gasosa e o balanço acidobásico são mantidos, inclusive com *feedback* metabólico. Isso indica que, caso haja aumento do sensor de CO$_2$ no final de expiração (ETCO$_2$), por exemplo, o ventilador será informado de possível processo de hipoventilação[1] (chamado de *recurso Intellivent-ASV*).

O operador do ventilador (médico/fisioterapeuta) deverá definir o peso predito e o máximo valor de pressão autorizado a alcançar, limitar o máximo e o mínimo valor de PEEP e de fração inspirada de oxigênio (FIO$_2$) autorizados, ajustar o tempo de aumento do fluxo conforme a pressão e ajustar a porcentagem da ciclagem a fluxo, de

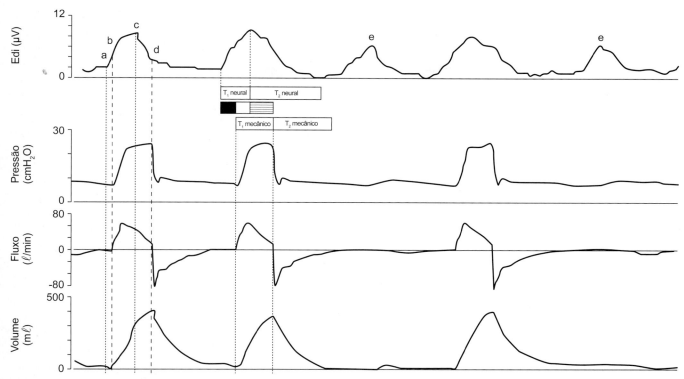

Figura 15.6 ■ Observe quando a NAVA está desligada, os ciclos perdidos (e) em que, a despeito da atividade elétrica presente no diafragma, não existe disparo pneumático efetivo, devido ao paciente não conseguir vencer a autoPEEP. (Adaptada de Suarez-Sippman F. et al.)[28]

10 a 40% do pico inicial. Com essas informações, o ventilador tem como ajustar o ciclo de forma a se adaptar, em tese, às necessidades e ao conforto do paciente. O ASV utiliza um algoritmo para escolher a combinação entre volume corrente e frequência respiratória, visando alcançar o volume-minuto regulado pelo operador do ventilador, por meio de ciclos espontâneos e controlados, com a mínima pressão de vias aéreas possível. A versão denominada *Intellivent-ASV* usa o $ETCO_2$ e o sensor de saturação periférica de oxigênio (SpO_2) para ajustar automaticamente a PEEP e a FIO_2 utilizando uma tabela.[1,12]

É também um modo espontâneo e, para um bom desempenho, assim como nos demais modos, é preciso os cuidadores conhecerem bem seus princípios e suas limitações, assim como as vantagens.

Ventilação oscilatória de alta frequência

A modalidade de ventilação oscilatória de alta frequência (HFOV, do inglês *high frequency oscillatory ventilation*) foi desenvolvida com o intuito de se evitar ao máximo a abertura-colapso-reabertura forçada dos alvéolos doentes, impedindo ou diminuindo a fisiopatologia da lesão pulmonar induzida pela ventilação mecânica (VILI, do inglês *ventilator induced lung injury*). Para isso, mantém-se o pulmão totalmente armado, inflado, havendo mínimo VC. Na verdade, não há VC como habitualmente é definido; ou seja, não há inspiração e expirações como até então são definidas. Claro que isso leva à queda na ventilação real e a possível aumento da $PaCO_2$, mas isso seria administrável por meio de uma "frequência ventilatória" muito elevada, medida não em rpm, mas em Hertz. A grande vantagem seria evitar o atelectrauma (*tidal recruitment*) e também a hiperinsuflação cíclica (*tidal hyperinflation*) e, com isso, minimizar as chances de VILI.

Em 2002, Derdak *et al.* quase obtiveram significância na mortalidade comparando a VM convencional à HFOV em pacientes com SDRA, porém o grupo com ventilação dita convencional não usou a estratégia protetora da forma como se propõe hoje, podendo este ter sido um viés. Mas essa tecnologia tem se aperfeiçoado e já se encontram ventiladores comercializados que possuem essa modalidade, além das convencionais, então não seria mais preciso ter um ventilador específico para fazer somente HFOV. No entanto, em 2013, novo estudo (OSCAR) demonstrou que esse método não melhorou a mortalidade e outro (OSCILLATE), também em 2013, demonstrou piora da mortalidade utilizando-se HFOV em SDRA. Com base nessa evidência, as Recomendações Brasileiras de VM não recomendam o uso de HFOV atualmente.[12,36-39]

SmartCare®/PS

O SmartCare®/PS, também conhecido como *neoganesh system* ou *automated weaning system*, é o primeiro sistema de desmame automatizado comercializado de forma efetiva. O SmartCare®/PS caracteriza-se por continuamente avaliar o protocolo de desmame no modo PSV com base em medidas de frequência, VC e $ETCO_2$ (capnógrafo) a cada 2 a 5 min. Isso indica que este modo também é considerado de alça fechada e com *biofeedback*. Sua meta é manter o paciente em uma predeterminada "zona de conforto" de ventilação, adaptando o nível de PSV automaticamente à medida que o paciente vai mostrando melhora clínica. Quando o paciente alcançar critérios predefinidos de ventilação, o ventilador inicia o processo de TRE.

Para iniciar o uso do SmartCare®/PS, o operador do ventilador precisa inserir algumas informações na tela de inicialização, a saber:

- Peso predito do paciente
- Se o paciente é ou não portador de DPOC e/ou transtorno neurológico central
- O tipo de prótese endotraqueal em uso no paciente
- O tipo de sistema de umidificação em uso.

Se desejado, pode-se programar o processo de desmame automático para cessar durante a noite. Ressalta-se aqui que se tratam de pacientes de desmame difícil e prolongado, cujo suporte pela equipe deverá ser muito intenso durante o processo de retirada. Por isso, existe essa possibilidade de programação, para se poder optar pelo dia. Isso de modo algum sugere que se deva evitar extubar pacientes durante o plantão noturno, caso os mesmos estejam em condição para tanto; ao contrário, é uma decisão clínica.

O SmartCare®/PS é contraindicado para pacientes:

- Sedados (profundamente ou sem *drive*)
- Comatosos
- Com grave broncospasmo
- Com grave agitação psicomotora
- Com polineuropatia ou miopatia graves.

E como funciona então? Existem quatro fases ou momentos:

- Adaptação
- Observação
- Manutenção
- Extubação.

Na fase de adaptação, o objetivo é manter os pacientes no estado de zona respiratória de conforto. Para isso, o sistema mede os parâmetros sob controle a cada ventilação, a cada 2 a 5 min. As medidas permitem classificar o padrão ventilatório do paciente, com base em parâmetros predeterminados pelo operador do ventilador, como sendo o limite para a zona de conforto. Tais parâmetros são:

- Máxima e mínima frequências
- Mínimo VC
- Máximo $ETCO_2$.

Com isso, o sistema adapta o valor de PSV (acima da PEEP) para manter o paciente confortável e com menor WOB possível, objetivando manter o paciente dentro dos limites cuja regulagem foi colocada inicialmente (zona de conforto ventilatório).

Os parâmetros sugeridos no SmartCare®/PS para esses limites são:

- Frequência respiratória total: deve ficar entre 15 e 30 rpm (em neuropatas, tolera-se 34 rpm)
- VC mínimo entre 250 e 350 mℓ
- $ETCO_2$ máximo de 55 mmHg (para DPOC, admite-se até 65 mmHg).

Dentro desses parâmetros, pode-se dizer que o paciente está em ventilação "normal". No entanto, quando o paciente ventilar fora dos parâmetros previamente estabelecidos, haverá uma automática adaptação do nível de PSV, objetivando retornar o paciente aos parâmetros anteriores. Por exemplo, o sistema aumenta a PSV em resposta à taquipneia e à hipoventilação e abaixa a PSV nos casos opostos. A magnitude do incremento pode ser predefinida, variando, em média, de 2 a 4 cmH_2O. Uma vez o paciente se mantendo estável no modo "normal", o sistema reduz o nível de PSV em intervalos de 15, 30 e 60 min, dependendo do nível prévio que o paciente vinha necessitando de PSV.

A meta é encontrar o mínimo (ou melhor) valor de PSV que mantenha o paciente na zona de conforto respiratório, com PEEP de 5 cmH_2O ou menos. Uma vez encontrado esse ponto, o ventilador inicia a fase de observação, que equivalerá, na prática, ao TRE. A transição para um TRE é mostrada no *display* do ventilador.

O valor de PSV para uso no TRE (= fase de observação) é estabelecido pelo tipo e tamanho da prótese e pelo sistema de umidificação em uso (já informados ao *software* no início do uso do SmartCare®/PS). A PSV de 5 a 7 cmH_2O é necessária para fazer TRE com aquecedor ativo (HH) e traqueostomia ou tubo translaríngeo. Já com uso de permutador de calor e umidade (HME, do inglês *heat and moisture exchanger*), o TRE é feito com PSV de 9 a 12 cmH_2O, seja com tubo translaríngeo, seja com traqueostomia. A duração do TRE é determinada pelo padrão ventilatório prévio do paciente. Quanto maior a necessidade de PSV, maior a duração do TRE, chegando até a 2 h.

Durante o TRE, os parâmetros continuam sendo medidos. Se o padrão ventilatório se mantiver estável, o valor de PSV se mantém constante. Se o paciente precisar de menor suporte durante o TRE, o valor de PSV pode cair para 5 cmH_2O. O sistema encerra o TRE se o valor de PSV tiver que ser aumentado durante o processo, acima de 2 vezes, devido a desconforto do paciente, o que o impedirá de recomendar o avanço na retirada da VM. Caso isso não ocorra, essa fase termina quando o paciente completa com sucesso o período de "observação", ou seja, o TRE. Nesse instante, o *display* do ventilador informa: "Considere a separação do paciente do ventilador". Caso o

Quadro 15.1 ■ Comparação das características dos dois estudos, podendo eventualmente justificar os resultados díspares.

Estudo europeu (Brochard et al.)	Estudo australiano (Rose et al.)
• Um em cinco pacientes era DPOC • Pacientes mais difíceis de desmamar se beneficiam mais do SmartCare®/PS • O modo de VM usado nas últimas 24 h não era impecilho ou levado em consideração • Usou *guidelines* reconhecidos interncacionalmente no braço não dirigido por computador	• Pacientes 10 anos mais jovens • Pacientes menos graves • Menor idade e menores comorbidades associam-se à melhor taxa de sucesso de desmame • Nenhum paciente DPOC • Grande proporção de politrauma × pacientes clínicos • Não informou os níveis de PSV usados nem de FIO_2 • *Single Center* • Pacientes que usaram somente PSV nas 24 h antes do estudo eram inelegíveis • Usou *guidelines* locais (não formais) no braço não dirigido por computador

operador do ventilador concorde com a conclusão, garantindo que os testes de patência da via aérea foram feitos quando necessário, pode-se proceder à extubação.

Caso, nesse instante, ninguém esteja monitorando ou ainda não se tenha condição para extubar o paciente exatamente naquele momento, o aparelho entra na chamada *fase de manutenção*. Se o paciente voltar a instabilizar, haverá uma nova readaptação do ventilador, objetivando manter a "ventilação normal".

Os estudos demonstram que o *automated weaning system* do SmartCare®/PS diminui o WOB de forma melhor (ou pelo menos igual) a quando o processo é conduzido por seres humanos. O maior estudo testando essa tecnologia foi conduzido pela equipe de Brochard et al., seu criador. Nesse estudo, houve significativa e importante diminuição de tempo de VM e estada na UTI. No entanto, tentou-se repetir o estudo na Austrália, de Rose et al., e o resultado obtido foi diferente, não sendo encontrado benefício algum com o uso da tecnologia. O que se pode concluir? Ponderações importantes foram feitas quando se comparam os dois estudos, de metodologia e casuística muito diferentes (Quadro 15.1).[40-43]

Cabe ao futuro, com novos estudos sobre essa tecnologia, definir se realmente ela será útil e em qual população.

▸ Considerações finais

Em conclusão, muito mais que o modo convencional ou "avançado" em si, fará toda a diferença o respeito a alguns preceitos de ventilação gentil dos pulmões. Caso não sejam seguidos tais preceitos, o pulmão poderá se inflamar apenas por estar submetido à VMI.

A pesquisa e o conhecimento de novos modos de VM, com certeza, aprimorarão a tecnologia e trarão benefício, visando a uma ventilação artificial mais fisiológica e menos assincrônica. Com isso, talvez se consiga uma experiência de retirada da VM mais eficaz, com menor necessidade de sedação e menor tempo de VM, impactando na sobrevida do paciente.

Na atualidade, cabe ainda ressaltar que são necessários novos estudos para que possam recomendar tais modos, para serem aplicados no dia a dia, com bom grau de recomendação.[12]

▸ Referências bibliográficas

1. Branson RD, Johannigman JA. What is the evidence base for the newer ventilation modes? Respir Care. 2004;49(7):742-60.
2. Branson RD, Johannigman JA, Campbell RS, Davis K Jr. Closed-loop mechanical ventilation. Respir Care. 2002;47(4):427-51.
3. Branson RD, Davis K Jr. Dual control modes: Combining volume and pressure breaths. Respir Care Clin N Am. 2001;7(3):397-408.
4. Branson RD, MacIntyre NR. Dual-control modes of mechanical ventilation. Respir Care. 1996;41(4):294-302; discussion 303-5.
5. Betensley AD, Khalid I, Crawford J, Pensler RA, DiGiovine B. Patient comfort during pressure support and volume controlled-continuous mandatory ventilation. Respir Care. 2008 Jul;53(7):897-902.

6. Kallet RH, Campbell AR, Dicker RA, Katz JA, Mackersie RC. Work of breathing during lung-protective ventilation in patients with acute lung injury and acute respiratory distress syndrome: A comparison between volume and pressure-regulated breathing modes. Respir Care. 2005 Dec;50(12):1623-31.
7. Amato MB, Barbas CS, Bonassa J, Saldiva PH, Zin WA, Carvalho CR. Volume-assured pressure support ventilation (VAPSV): A new approach for reducing muscle workload during acute respiratory failure. Chest. 1992 Oct;102(4):1225-34.
8. Bonassa, J. Mathematical model for a new mode of artificial ventilation: Volume assisted pressure supported ventilation: A comparative study. Artif Organs. 1995;19(3):256-62.
9. Sottiaux TM. Patient-ventilator interactions during volume-support ventilation: Asynchrony and tidal volume instability – a report of three cases. Respir Care. 2001;46(3):255-62.
10. Roth H, Luecke T, Lansche G, Bender HJ, Quintel M. Effects of patient-triggered automatic switching between mandatory and supported ventilation in the postoperative weaning period. Intensive Care Med. 2001;27(1):47-51.
11. Holt RJ, Sanders RC, Thurman TL, Heulitt MJ. An evaluation of Automode, a computer-controlled ventilator mode, with the Siemens Servo 300A ventilator, using a porcine model. Respir Care. 2001;46(1):26-36.
12. Barbas CSV, Isola AM, Duarte ACM et al. Brazilian Recommendations of Mechanical Ventilation 2013. Part I. Rev Bras Ter Intensiv. 2014;26(2):89-121.
13. Putensen C, Mutz NJ, Putensen-Himmer G, Zinserling J. Spontaneous breathing during ventilatory support improves ventilation-perfusion distributions in patients with acute respiratory distress syndrome. Am J Respir Crit Care Med. 1999;159(4 Pt 1):1241-8.
14. Putensen C, Zech S, Wrigge H, Zinserling J, Stuber F, Von Spiegel T, Mutz N. Long-term effects of spontaneous breathing during ventilator support in patients with acute lung injury. Am J Respir Crit Care Med. 2001;164(1):43-9.
15. Saddy F, Moraes L, Santos CL, Oliveira GP, Cruz FF, Morales MM, Capelozzi, VL, Abreu MG, Garcia CSNB, Pelosi P, Rocco P. Biphasic positive airway pressure minimizes biological impact on lung tissue in mild acute lung injury independent of etiology. Crit Care. 2013;17:R228.
16. Younes M, Puddy A, Roberts D, Light RB, Quesada A, Taylor K et al. Proportional assist ventilation: Results of an initial clinical trial. Am Rev Respir Dis. 1992;145(1):121-9.
17. Younes M. Proportional assist ventilation, a new approach to ventilator support. Theory. Am Rev Respir Dis. 1992;145(1):114-20.
18. Ranieri VM, Grasso S, Mascia L, Martino S, Fiore T, Brienza A, Giuliani R. Effects of proportional assist ventilation on inspiratory muscle effort in patients with chronic obstructive pulmonary disease and acute respiratory failure. Anesthesiology. 1997;86(1):79-91.
19. Wrigge H, Golisch W, Zinserling J, Sydow M, Almeling G, Burchardi H. Proportional assist versus pressure support ventilation: Effects on breathing pattern and respiratory work of patients with chronic obstructive pulmonary disease. Intensive Care Med. 1999;25(8):790-8.
20. Passam F, Hoing S, Prinianakis G, Siafakas N, Milic-Emili J, Georgopoulos D. Effect of different levels of pressure support and proportional assist ventilation on breathing pattern, work of breathing and gas exchange in mechanically ventilated hypercapnic COPD patients with acute respiratory failure. Respiration. 2003;70(4):355-61.
21. Kacmarek R. Proportional Assist Ventilation and Neurally Adjusted Ventilatory Assist. Respir Care. 2011 Feb;56(2):140-52.
22. Xirouchaki N, Kondili E, Vaporidi K, Xirouchakis G, Klimathianaki M, Gavriilidis G, Alexandopoulou E, Plataki M, Alexopoulou C, Georgopoulos D. Proportional assist ventilation with load-adjustable gain factors in critically ill patients: Comparison with pressure support. Intensive Care Med. 2008 Nov;34(11):2026-34.
23. Xirouchaki N, Kondili E, Klimathianaki M, Georgopoulos D. Is proportional-assist ventilation with load-adjustable gain factors a user-friendly mode? Intensive Care Med. 2009 Sep;35(9):1599-603.
24. Cohen JD. Extubation outcome following a spontaneous breathing trial with automatic tube compensation versus continuous positive airway pressure. Crit Care Med. 2006;34(3):682-6
25. Oto J, Imanaka H, Nakataki E, Ono R, Nishimura M. Potential inadequacy of automatic tube compensation to decrease inspiratory work load after at least 48 hours of endotracheal tube use in the clinical setting. Respir Care. 2012 May;57(5):697-703.
26. Elsasser S. Accuracy of automatic tube compensation in new-generation mechanical ventilators. Crit Care Med. 2003;31(11):2619-26.
27. Bien MY1, Shui Lin Y, Shih CH, Yang YL, Lin HW, Bai KJ, Wang JH, Ru Kou Y. Comparisons of predictive performance of breathing pattern variability measured during T-piece, automatic tube compensation, and pressure support ventilation for weaning intensive care unit patients from mechanical ventilation. Crit Care Med. 2011 Oct;39(10):2253-62.
28. Suarez-Sipmann F, Pérez MM, González AP. New modes of ventilation: NAVA. Med Intensiva. 2008;32(8):398-403.
29. Purro A, Appendini L, Donner C et al. Static Intrinsic PEEP in COPD Patients during Spontaneous Breathing. Am J Respir Crit Care Med. 1998;157(4):1044-50.
30. Iotti GA, Braschi A. Monitorização da mecânica respiratória. Rio de Janeiro: Atheneu; 2004.
31. Verbrugghe W, Jorens PG. Neurally adjusted ventilatory assist: A ventilation tool or a ventilation toy? Respir Care. 2011 Mar;56(3):327-35.
32. Brander L, Beck J, Sinderby C. Interpreting success or failure of neurally adjusted ventilatory assist. Am J Respir Crit Care Med. 2012 Jun 1;185(11):1248.
33. Rozé H, Lafrikh A, Perrier V, Germain A, Dewitte A, Gomez F, Janvier G, Ouattara A. Daily titration of neurally adjusted ventilatory assist using the diaphragm electrical activity. Intensive Care Med. 2011 Jul;37(7):1087-94.
34. Piquilloud L, Vignaux L, Bialais L, Roeseler J, Sottiaux T, Laterre PF, Jolliet P, Tassaux D. Neurally adjusted ventilatory assist improves patient–ventilator. interaction. Intensive Care Med. 2011;37(2):263-71.
35. Wit M, Miller KB, Green DA, Ostman HE, Gennings C, Epstein SK. Ineffective triggering predicts increased duration of mechanical ventilation. Crit Care Med. 2009 Oct;37(10):2740-5.
36. Derdak S, Mehta S, Stewart TE, Smith T, Rogers M, Buchman TG, Carlin B, Lowson S, Granton J. Multicenter Oscillatory Ventilation For Acute Respiratory Distress Syndrome Trial (MOAT) Study Investigators. High-frequency oscillatory ventilation for acute respiratory distress syndrome in adults: A randomized, controlled trial. Am J Respir Crit Care Med. 2002;166(6):801-8.
37. Ferguson ND, Chiche JD, Kacmarek RM, Hallett DC, Mehta S, Findlay GP, Granton JT, Slutsky AS, Stewart TE. Combining high-frequency oscillatory ventilation and recruitment maneuvers in adults with early acute respiratory distress syndrome: The Treatment with Oscillation and an Open Lung Strategy (TOOLS) Trial pilot study. Crit Care Med. 2005;33(3):479-86.
38. Ferguson ND, Cook DJ, Guyatt GH, Mehta S, Hand L, Austin P, Zhou Q, Matte A, Walter SD, Lamontagne F, Granton JT, Arabi YM, Arroliga AC, Stewart TE, Slutsky AS, Meade MO. OSCILLATE Trial Investigators; Canadian Critical Care Trials Group. High-frequency oscillation in early acute respiratory distress syndrome. N Engl J Med. 2013 Feb 28;368(9):795-805.
39. Young D, Lamb SE, Shah S, MacKenzie I, Tunnicliffe W, Lall R, Rowan K, Cuthbertson BH. OSCAR Study Group. High-frequency oscillation for acute respiratory distress syndrome. N Engl J Med. 2013 Feb 28;368(9):806-13.
40. Laghi F. Weaning: Can the computer help? Intensive Care Med. 2008;34(10):1746-8.
41. Lellouche F, Mancebo J, Jolliet P, Roeseler J, Schortgen F, Dojat M, Cabello B, Bouadma L, Rodriguez P, Maggiore S, Reynaert M, Mersmann S, Brochard L. A multicenter randomized trial of computer-driven protocolized weaning from mechanical ventilation. Am J Respir Crit Care Med. 2006;174(8):894-900.
42. Burns KE, Lellouche F, Lessard MR. Automating the weaning process with advanced closed-loop systems. Intensive Care Med. 2008;34(10):1757-65.
43. Rose L et al. A randomised, controlled trial of conventional versus automated weaning from mechanical ventilation using SmartCare/PS. Intensive Care Med. 2008;34(10):1788-95.

Ventilação Oscilatória de Alta Frequência

CAPÍTULO 16

José Roberto Fioretto ▪ Carlos Fernando Ronchi

▶ Introdução

Embora a ventilação oscilatória de alta frequência (VAF) tenha sido introduzida recentemente em unidade de terapia intensiva (UTI) de adultos, esse método ventilatório já vem sendo utilizado e extensivamente estudado em UTI neonatal há mais de 20 anos. Em meados da década de 1970, Lunkenheimer et al.[1] mostraram sua surpreendente descoberta de que era possível alcançar adequada remoção de gás carbônico (CO_2) utilizando um vibrador eletromagnético em frequências respiratórias (FRs) tão altas quanto 40 Hz (1 Hz = 60 incursões respiratórias por minuto [irpm]). Na década seguinte, uma série de estudos experimentais em seres humanos saudáveis ajudou a desenvolver a VAF como opção de tratamento viável para recém-nascidos com síndrome do desconforto respiratório agudo (SDRA).[2]

▶ Suporte ventilatório no paciente gravemente enfermo

A ventilação mecânica (VM) é fator relevante na diminuição da morbidade e mortalidade de pacientes admitidos em UTI. As modalidades de VM disponíveis melhoram significativamente a oxigenação e a ventilação pulmonar, no entanto, em algumas situações, há evidências de que a ventilação mecânica convencional (VMC) pode piorar a função pulmonar e contribuir para o desenvolvimento de disfunção múltipla de órgãos, na tentativa de garantir a troca gasosa normal durante a falência respiratória aguda. Dentre os efeitos deletérios da VM, estão os danos causados ao tecido pulmonar em decorrência da variação de pressão e volume nas unidades alveolares.[3,4]

Diversas publicações alertaram para a lesão pulmonar induzida pela ventilação mecânica (LPIVM). A ideia que predomina atualmente é a de que o emprego de altos volumes correntes (VCs), que provocam altas pressões inspiratórias durante a VM de pacientes com SDRA, determina lesão estrutural em áreas do pulmão até então sadias, reproduzindo as lesões anatomopatológicas da SDRA nessas áreas, agravando a hipoxemia e piorando a evolução dos pacientes.[5] Assim, a LPIVM pode ser definida como lesão que simula a lesão pulmonar aguda (LPA) e que ocorre em pacientes submetidos à VM. Superdistensão repetitiva dos pulmões e o consequente desenvolvimento de atelectasia contribuem para a lesão pulmonar, a qual se origina do padrão ventilatório utilizado para o suporte da oxigenação e da ventilação.[6]

Para diminuir a morbidade de pacientes submetidos à VM, foram desenvolvidas novas modalidades ventilatórias e/ou estratégias ventilatórias que não submetem o tecido pulmonar a grandes variações de pressão e de volume.[7] Com base nesses conceitos, principalmente no tratamento de doenças pulmonares que exigem o emprego de baixos volumes e pressões pulmonares, foi introduzida a VMC protetora, como nova abordagem para suporte ventilatório. Esse método visa à proteção pulmonar, limitando o VC em 6 mℓ/kg do peso ideal e proporcionando pressão positiva expiratória final (PEEP, do inglês *positive end-expiratory pressure*) adequada com pressão de platô ≤ 30 cmH_2O.[8]

▶ Fisiologia

A VAF é um método ventilatório bastante atrativo,[9] pois funciona de maneira diferente da VMC. Utiliza VC bem abaixo do espaço morto anatômico (1 a 3 mℓ/kg), com FR bem acima da respiração fisiológica (3 a 15 Hz; 180 a 900 irpm). Essa alta frequência é causada por um oscilador diafragmático (Figura 16.1), evitando variação ampla da pressão alveolar e sua distensão quando se utilizam altos volumes inspirados, típicos da VMC.

Outro diferencial da VAF é que, nessa modalidade ventilatória, tanto a inspiração quanto a expiração são ativas, pois o oscilador diafragmático é ativamente conduzido em ambas as direções. Como a fase expiratória ocorre de modo ativo, isso diferencia a VAF de outros modos de VM, nos quais a expiração é passiva e dependente do recolhimento elástico do sistema respiratório. A expiração ativa pode ser benéfica na prevenção de hiperinsuflação e no controle da eliminação do CO_2.[2] O ventilador determina a FR, a relação inspiração:expiração, a fração inspirada de oxigênio (FIO_2), a amplitude de pressão (que está relacionada com a excursão do músculo diafragma) e a pressão média das vias aéreas (Pva).[10] Na VAF, a Pva é constante e aplicada para alcançar e manter o recrutamento alveolar, mesmo no final da expiração.[11]

Como demonstrado na Figura 16.2, o VC na VMC, mesmo quando esta é utilizada de maneira protetora, é muito maior que o VC liberado durante a VAF.

A VAF tem se mostrado eficaz em fornecer ventilação e oxigenação adequadas tanto em estudos clínicos como experimentais, utilizando VCs mais baixos que o espaço morto e baixas variações de pressão nas unidades alveolares, junto à FIO_2 mais baixa. Esses fatores podem contribuir para a redução e gravidade da LPIVM e da toxicidade ao oxigênio.[12]

▶ Mecanismos de troca gasosa

A eficácia da VAF se deve sobretudo à melhora na troca gasosa pulmonar. Além disso, pode haver influência favorável sobre a mecânica respiratória e hemodinâmica.

Durante a VMC, a troca gasosa ocorre quando uma quantidade de gás alcança diretamente os alvéolos (VC menos volume do espaço morto). Esse modelo de ventilação não consegue explicar as trocas gasosas nos casos de VC abaixo do volume do espaço morto anatômico. Portanto, a mistura do gás fresco inspiratório com o gás exalado, no nível das vias aéreas e pulmões, parece ser o principal mecanismo para o sucesso da VAF em pulmões ventilados com VCs tão baixos. Na VMC, a ventilação alveolar (VA) é igual ao VC, subtraindo-se o volume do espaço morto (Vem) multiplicado pela FR, em que:

$$VA = (VC - Vem) \times FR$$

Na VAF, o VC depende da FR e da impedância do sistema respiratório, ou seja, a pressão necessária para obter o fluxo gasoso, o qual é composto por complacência, inércia e resistência, e é influenciado

Capítulo 16 ■ Ventilação Oscilatória de Alta Frequência

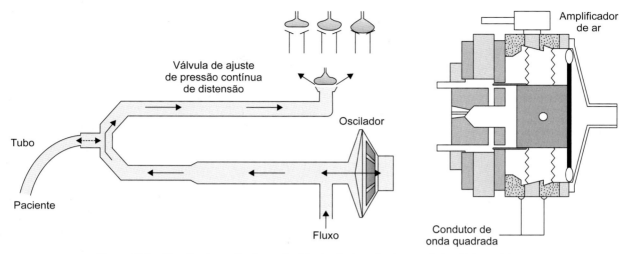

Figura 16.1 ■ Circuito da ventilação oscilatória de alta frequência e oscilador diafragmático.

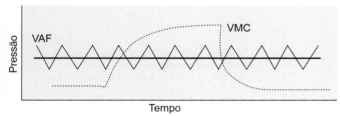

Figura 16.2 ■ Curva pressão-tempo mostrando a diferença entre o VC (*área sob a curva*) na VAF (*linha contínua*) e na VMC (*linha pontilhada*). VAF: ventilação oscilatória de alta frequência; VMC: ventilação mecânica convencional.

pela FR e pela doença pulmonar. A VA durante a VAF é a função da frequência oscilatória e do VC ao quadrado, em que:

$$VA = FR \times VC^2$$

É importante salientar que, na VAF, existe relação inversa entre a frequência oscilatória e o VC, em virtude das elevadas frequências. Assim, quando a FR é elevada, o VC diminui (Figura 16.3) e, como este último tem maior peso na fórmula da ventilação alveolar, esta se reduz, com o consequente aumento da pressão parcial de gás carbônico ($PaCO_2$), ao contrário do que se observa na VMC.

A VA direta baseia-se na existência de um processo de convecção semelhante ao que ocorre na VMC, mas tem papel relativamente menor no transporte de gás durante a VAF, embora provavelmente contribua sobremaneira na ventilação de unidades alveolares proximais.

Os perfis de velocidade do fluxo de gás inspiratório e expiratório assimétricos levam as partículas centrais a serem impulsionadas para o interior das vias aéreas, e as periféricas, a se difundirem radialmente, promovendo a troca gasosa axial com o gás alveolar expirado. Esse fenômeno é particularmente evidente nas bifurcações das vias aéreas, nas quais a corrente de gás fresco se dirige para os alvéolos junto à parede interna das vias aéreas, enquanto o gás alveolar expirado corre junto à parede externa e, por essa razão, tem papel importante no mecanismo de transporte por convecção longitudinal durante a VAF.

Taylor[13] propôs que a dispersão longitudinal de moléculas em um processo de difusão é incrementada por mecanismos de transporte radial quando o fluxo laminar é aplicado na ausência ou presença de turbulência. Fredberg,[14] subsequentemente, propôs que a combinação da dispersão de Taylor e a difusão molecular sejam responsáveis por quase todo o transporte de gás durante a VAF.

Como nem todas as regiões pulmonares têm as mesmas complacência e resistência, as unidades vizinhas com constantes de tempo diferentes são ventiladas fora de fase, sendo preenchidas e esvaziadas

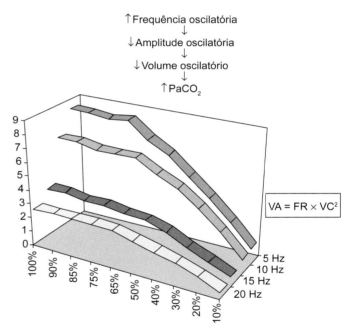

Figura 16.3 ■ Mecanismo proposto para ventilação e oxigenação na VAF. FR: frequência respiratória; $PaCO_2$: pressão parcial de gás carbônico; VA: volume alveolar; VC: volume corrente.

em velocidades e volumes diferentes. Por conta dessa assincronia, as unidades podem ter troca de gases entre si e, consequentemente, mesmo com pequenas quantidades de gás fresco, pode haver ventilação de muitos alvéolos. Esse efeito é conhecido como *Pendelluft*.

A propriedade de difusão do gás ocorre exclusivamente nas vias aéreas terminais, nas quais a curva de fluxo é nula em razão da tendência natural ao equilíbrio das suas pressões parciais. As moléculas de oxigênio (O_2) e gás carbônico (CO_2) migram na tentativa de equilibrar as suas respectivas pressões parciais e, em consequência, há facilitação das trocas gasosas.

As fortes contrações cardíacas rítmicas podem promover mistura de gás pela produção de fluxo no interior de regiões parenquimatosas vizinhas mais do que na abertura de vias aéreas. A contribuição da oscilação cardiogênica durante a VAF ainda não foi quantificada, embora tenha sido sugerido que a mistura cardiogênica pode ser responsável por metade da captação de oxigênio em caso de apneia. A ventilação colateral através de canais entre alvéolos vizinhos também tem sido proposta como mecanismo adicional de transporte de gás durante esse modo ventilatório.

Estudos tanto em modelos teóricos como em animais e humanos demonstraram que, durante a VAF, o VC tem efeito maior na troca gasosa do que a FR. Portanto, a eficiência da ventilação durante a VAF (Q) pode ser expressa como:

$$Q = FR \times VC^2$$

Finalmente, podem ser citados os efeitos diretos na mecânica respiratória e na hemodinâmica: a Pva determina amplo recrutamento alveolar, com melhora da complacência e da relação ventilação-perfusão (V/Q) (Figura 16.4).

▶ Sedação e bloqueio neuromuscular

Os pacientes devem estar profundamente sedados no início da VAF, utilizando-se, para tanto, a associação de benzodiazepínicos e opioides. O bloqueio neuromuscular pode ser necessário e, quando utilizado, deve ser interrompido diariamente para avaliar a necessidade de sua manutenção. É preciso lembrar que pequenos esforços respiratórios que alteram a Pva, menores do que 5 cmH$_2$O, não exigem aprofundamento da sedação e/ou do bloqueio neuromuscular, a menos que a oxigenação ou a ventilação estejam comprometidas.[10,11]

▶ Exame radiológico

Esse exame deve ser feito 1 ou 2 h após o início da VAF e a cada 6 ou 8 h, até sua estabilização. Posteriormente, a radiografia de tórax deve ser realizada de acordo com o julgamento da equipe médica e após significativas mudanças de parâmetros.[11]

▶ Aspiração do tubo traqueal

A aspiração do tubo traqueal deve ser limitada ao máximo, especialmente nas primeiras 24 h, dando preferência aos sistemas fechados. O procedimento deve ser considerado se a PaCO$_2$ estiver aumentando

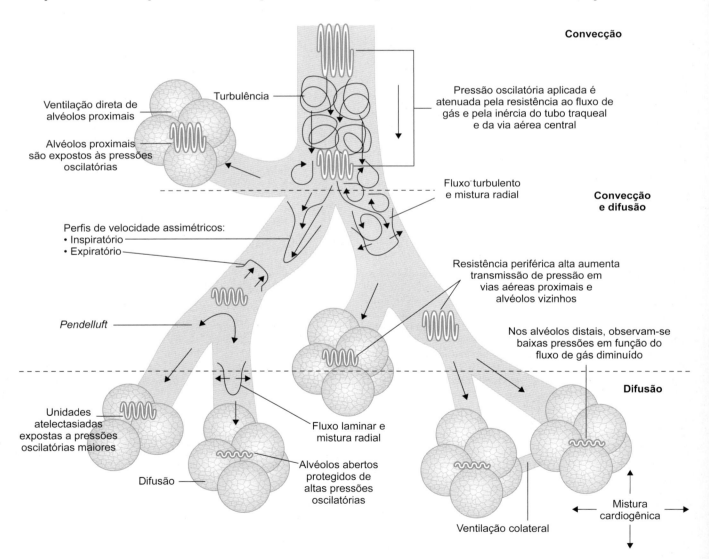

Figura 16.4 ▪ Mecanismos de transporte de gás e de atenuação de pressão durante VAF. Os principais mecanismos de transporte de gás que atuam durante a VAF nas zonas de convecção, convecção-difusão e difusão são: turbulência, ventilação direta de alvéolos proximais, perfis de velocidade inspiratória e expiratória assimétricas, *pendelluft*, mistura cardiogênica, fluxo laminar com dispersão de Taylor, ventilação colateral entre alvéolos vizinhos e difusão molecular. A magnitude de atenuação da pressão oscilatória depende das características mecânicas do sistema respiratório. Alvéolos atelectasiados experimentam pressões oscilatórias mais altas do que alvéolos normalmente aerados, ao passo que a resistência periférica elevada aumenta as pressões oscilatórias transmitidas às vias aéreas proximais e unidades alveolares adjacentes. (Adaptada de Bouchut *et al*., 2004.)[15]

progressivamente. Sempre que for necessário aspirar o tubo traqueal, deve-se considerar manobra de recrutamento logo em seguida.[10,11]

Parâmetros utilizados durante a ventilação oscilatória de alta frequência

Pressão média de vias aéreas

O efeito fisiológico crucial da aplicação da Pva durante a VAF é a abertura de vias aéreas pulmonares atelectasiadas, resultando em importante recrutamento do volume pulmonar. Além disso, a abertura de áreas colapsadas melhora a relação V/Q e reduz o *shunt* intrapulmonar. A Pva é, portanto, o parâmetro mais importante para controlar a oxigenação durante a VAF.

O valor inicial da Pva deve ser aproximadamente de 2 a 5 cmH_2O maior do que o da VMC precedente, mas depende da doença de base e deve ser mais alto do que a pressão de abertura pulmonar. A Pva na VMC pode ser calculada de acordo com a seguinte fórmula:

Pva = PIP × (Tinsp/Tciclo total) = PEEP (Texp/Tciclo total)

Em que Pva: pressão média das vias aéreas; PIP: pico de pressão inspiratória; Tinsp: tempo inspiratório; PEEP: pressão positiva expiratória final; Texp: tempo expiratório; Tciclo total: tempo do ciclo total.

Amplitude de pressão/volume oscilatório

A amplitude de pressão é um dos determinantes do volume oscilatório. O volume oscilatório exponencialmente influencia a eliminação de CO_2. Durante a VAF, a meta é alcançar volumes próximos ao do espaço morto (1 a 3 mℓ/kg).

O volume oscilatório depende também da frequência oscilatória. Normalmente, frequências mais baixas possibilitam volumes maiores. Além disso, mesmo pequenas alterações na resistência e/ou complacência do sistema respiratório, por exemplo, por secreções nas vias aéreas ou por uso de circuito respiratório diferente, podem alterar o volume oscilatório e, então, a efetividade da VAF.

Frequência oscilatória

A frequência oscilatória, medida em unidades de Hertz (Hz = 60 ciclos/s), influencia o volume oscilatório e a amplitude, dependendo do tipo de ventilador usado. Atualmente, ainda não existe um valor ideal de frequência oscilatória. A frequência inicial utilizada varia de 3 a 15 Hz. Em crianças submetidas à VAF, nas quais foram medidos os volumes liberados em frequências que variavam de 10 a 15 Hz, constatou-se que o volume de gás liberado era, em geral, significativamente maior com o uso da frequência mais baixa. Entretanto, dependia-se da avaliação da frequência ideal para cada caso, determinando melhor desempenho do equipamento em relação ao paciente.[16,17] Isso significa que os parâmetros de ventilação devem ser individualizados para paciente e doença pulmonar.

Ventilação oscilatória de alta frequência na síndrome do desconforto respiratório agudo

A SDRA é a apresentação clínica mais grave da insuficiência respiratória hipoxêmica aguda. A doença caracteriza-se por processo inflamatório extenso que leva à quebra da barreira alveolocapilar com desenvolvimento de edema intersticial e alveolar, diminuição da complacência pulmonar, desequilíbrio da relação V/Q e hipoxemia refratária à administração de oxigênio.[18] A lesão dos pneumócitos do tipo 2, produtores de surfactante, e a inativação do surfactante pelo processo inflamatório também contribuem para o colabamento expiratório de unidades alveolares, com redução da capacidade residual funcional. Além disso, existe aumento da resistência vascular pulmonar produzido por combinação complexa de lesão pulmonar primária, decorrente da resposta inflamatória à agressão pulmonar e de complicações do tratamento, principalmente a LPIVM. A hipertensão pulmonar impõe carga adicional ao ventrículo direito, limitando o débito cardíaco.[19]

Apesar do melhor entendimento da fisiopatologia da síndrome e do avanço tecnológico observado no monitoramento e tratamento de pacientes gravemente doentes, a mortalidade por SDRA permanece elevada, variando de 31 a 60% em adultos[8] e de 43 a 62% em crianças.[20,21] A SDRA pode ser causada por agressão pulmonar direta (primária), como ocorre em aspiração, infecção pulmonar, afogamento e contusão pulmonar, ou pode ser provocada por agressão indireta (secundária), como em sepse, politraumatismo e transfusões maciças de hemoderivados, entre outros.[22]

A VM é fundamental para o tratamento na medida em que melhora a oxigenação por recrutamento alveolar, com restabelecimento da relação V/Q.[21] Embora as manobras ventilatórias possam melhorar a oxigenação arterial, elas não reduzem a hipertensão pulmonar. Além disso, com a progressão da insuficiência respiratória, pode ser necessário o emprego de VC e de pressões inspiratórias elevadas (pressão de pico e pressão de platô).

Em três trabalhos do grupo de Gattinoni,[22-24] foi observado, por meio de estudo tomográfico dos pulmões, que o comprometimento do parênquima pulmonar não é homogêneo na síndrome, existindo áreas de pulmão saudáveis juntamente a áreas extremamente condensadas e outras mediamente lesadas. Paralelamente, diversas publicações[25-28] alertaram para a ocorrência de LPIVM resultante de altos valores de VC (10 a 15 mℓ/kg) e de pico de pressão inspiratória (> 40 cmH_2O) aplicados, até então, rotineiramente.

O emprego de altos volumes correntes produz altas pressões inspiratórias na VM de pacientes com SDRA e determina lesão estrutural em áreas pulmonares sadias, reproduzindo lesões anatomopatológicas da SDRA, agravando a hipoxemia e a evolução dos pacientes.[29] Além disso, ciclos sucessivos de abertura e fechamento de alvéolos sadios podem determinar colapso ou "afrouxamento" dessas unidades de troca gasosa, o que se convencionou chamar *atelectrauma*. Além disso, a VM mais agressiva pode propiciar a passagem de mediadores inflamatórios liberados nos alvéolos para a circulação pulmonar e daí para a circulação sistêmica, podendo ocasionar disfunções orgânicas extrapulmonares (biotrauma).[30]

Esses conhecimentos determinaram modificação substancial na maneira de utilizar VM nesses pacientes, sendo introduzido o conceito de VM protetora. Assim, a recomendação atual para VM protetora em SDRA é utilizar VC de 4 a 6 mℓ/kg, limitando a pressão de platô em 30 cmH_2O, em modos controlados por volume de manutenção da pressão de distensão ou *driving pressure* (pressão de platô – PEEP) ≤ 15 cmH_2O, o que mostrou forte associação com o aumento da sobrevida em pacientes com SDRA.[31] Por outro lado, em pediatria, utiliza-se com muita frequência modos pressóricos, o que torna importante a manutenção do gradiente de pressão (pressão inspiratória – PEEP) ≤ 10 cmH_2O nesses pacientes.[32] A VM protetora tolera níveis de saturação arterial de oxigênio (SaO_2) entre 88 e 90% (hipoxemia permissiva) e níveis de $PaCO_2$ de até 100 mmHg (hipercapnia permissiva).[8] Além disso, a PEEP deve ser ajustada para manter aberta a maioria das unidades alveolares e evitar seu colapso no final da expiração[33] e, com isso, reduzir o *shunt* intrapulmonar e melhorar a hipoxemia. Existem várias maneiras de se obter o valor da PEEP ideal, sendo o ponto de inflexão inferior do ramo inspiratório da curva pressão/volume (P/V) um ponto de referência para se encontrar a PEEP ideal, assim como por meio da PEEP decremental titulada pela complacência do sistema respiratório e/ou ainda com auxílio de recursos mais avançados, como tomografia computadorizada (TC) convencional ou tomografia por impedância elétrica (TIE). Na prática clínica, o nível da PEEP ideal tem sido obtido, mais comumente, à beira do leito, aumentando-se essa pressão de 2 a 3 cmH_2O gradualmente e acompanhando seu efeito sobre a SaO_2, ou por meio da PEEP decremental titulada pela complacência. Na UTI pediátrica da Faculdade de Medicina de Botucatu da Universidade Estadual de São Paulo (Unesp), tem sido utilizada PEEP mínima de 10 cmH_2O na fase inicial do tratamento de lactentes e crianças com SDRA, aumentando gradualmente seu nível de 2 a 3 cmH_2O de acordo com a resposta da SaO_2, e fixando o valor que determina a SaO_2 entre 88 e 90% sem causar sinais de hiperinsuflação pulmonar no exame radiológico de tórax.[34]

A combinação de pequena variação de volume e pressão e manutenção de Pva tornam o uso da VAF atrativo na SDRA. Além disso, a manutenção do volume pulmonar, que evita superdistensão pulmonar e aparecimento de atelectasia em pacientes portadores da síndrome, e seu padrão de fluxo podem melhorar a relação V/Q. O sucesso no tratamento de pacientes com SDRA requer o uso da estratégia de manter os pulmões abertos (*open lung approach*). O recrutamento de alvéolos colapsados diminui o *shunt* intrapulmonar, tornando possível a redução da FIO_2 para concentrações menos tóxicas.[11]

Atualmente, tem-se dado muita atenção à utilização precoce da VAF.[35] Assim, quando em vigência de $FIO_2 \geq 0,6$, PIP de 30 a 32 cmH_2O e PEEP ≥ 10 cmH_2O, recomenda-se a mudança da VMC para a VAF.[11]

▶ Uso da ventilação oscilatória de alta frequência com base em evidências na prática clínica

A VAF tem sido submetida à mais rigorosa avaliação clínica, especialmente na insuficiência respiratória neonatal. Os resultados iniciais de um grande trabalho clínico randomizado sobre a utilização de VAF em neonatos levantou algumas preocupações a respeito do aumento de hemorragias cerebrais e desenvolvimento de leucomalácia periventricular.[36] No entanto, esse estudo não utilizou a abordagem sistemática do *open lung approach* e, além disso, a limitada experiência no monitoramento neurológico dos pacientes em alguns centros pode ter induzido resultados adversos como consequência da hiperventilação, levando à redução da $PaCO_2$ e, consequentemente, à redução da perfusão cerebral.[37] Esse resultado contrasta com trabalhos clínicos randomizados subsequentes que empregaram a abordagem do *open lung approach* com manobras de recrutamento, demonstrando assim que a VAF é um método seguro em neonatos, melhorando a oxigenação e, provavelmente, reduzindo o risco de morte ou de doença pulmonar crônica.[38] A interpretação dos resultados na literatura neonatal é um desafio, em virtude de: diferenças entre populações estudadas (prematuro *vs.* termo); tempo de instalação da VAF (imediatamente após o nascimento *vs.* início tardio); e cointervenções, como o uso do surfactante.[39]

Embora a experiência em pacientes neonatais amplie a compreensão sobre o mecanismo fisiológico da VAF e a importância das manobras de recrutamento, é óbvio que tais resultados não podem ser aplicados diretamente a pacientes adultos.[2]

A seguir, será descrita a utilização da VAF em recém-nascido, crianças depois do período neonatal e adultos, assim como os resultados da aplicação desta modalidade ventilatória em modelos experimentais.

Em neonatologia

Desde a sua introdução na neonatologia, em 1981, incluindo 8 recém-nascidos com síndrome do desconforto respiratório (SDR), vários estudos têm sido realizados para avaliar a eficácia e a segurança da VAF em relação à VMC no prematuro. Esses estudos apresentam grande variabilidade de resultados. Inicialmente, foi bem estabelecido que, assim como em adultos e em crianças maiores, a Pva aplicada durante a VAF tinha correlação direta com a oxigenação, de modo que valores elevados de Pva possibilitavam a ventilação com baixa FIO_2, não sendo observadas repercussões hemodinâmicas de maior magnitude. Foi identificado que, em prematuros, era possível manter uma Pva necessária para obter e manter a expansão alveolar, que os impulsos oscilatórios reabriam áreas atelectásicas de maneira mais eficiente do que a mesma pressão média mantida de maneira estática, e que os pequenos volumes, produzidos a uma FR de 10 a 15 Hz, possibilitavam a obtenção de boa margem de segurança para evitar a superdistensão de áreas normais do pulmão.[11]

É importante lembrar que os benefícios da VAF em prematuros se tornaram evidentes após o estabelecimento de uma estratégia ventilatória baseada em recuperação do volume pulmonar, visando à reversão precoce das áreas de atelectasia por meio do uso mais agressivo da Pva e obtendo-se redução da FIO_2 antes da redução das pressões. Um segundo aspecto de fundamental importância observado nos estudos que compararam a eficácia e a segurança da VAF em relação à VMC em neonatologia é a estratégia utilizada na VMC, na qual a PEEP utilizada é relativamente baixa, possibilitando o colabamento alveolar ao final da expiração, embora a Pva se mantenha em níveis pouco abaixo dos utilizados na VAF. Isso ocorre porque esta última modalidade tem a vantagem intrínseca de manter o pulmão em pressões acima da zona de colabamento alveolar, em vista da pequena amplitude do VC utilizado, facilitando a manutenção do pulmão em pressões acima do ponto de inflexão inferior da curva pressão-volume, o que é muito mais difícil de obter na VMC.[11]

Kohelet *et al.*,[40] avaliando 41 crianças com hipertensão pulmonar de causas variadas, observaram que 3 crianças foram a óbito e 4 lactentes não responderam à VAF. Nos 34 lactentes restantes, no entanto, houve aumento significativo na oxigenação, e redução da $PaCO_2$ e da Pva após 12 h do início da VAF.

Em outro estudo,[41] 46% dos lactentes internados para oxigenação por membrana extracorpórea (ECMO) responderam bem à VAF e não precisaram do tratamento com ECMO. Não houve diferença significativa entre os lactentes que foram ventilados com VAF e os que necessitaram de ECMO em relação a dias de ventilação, internação hospitalar e taxa de sobrevivência.

Em 2009, Nona *et al.*[42] concluíram que a VAF, com otimização precoce do volume pulmonar, melhorou as trocas gasosas, reduziu a necessidade do suporte respiratório e do tempo de suplementação com O_2 e reduziu também a morbidade pulmonar no recém-nascido de muito baixo peso com doença da membrana hialina.

Em resumo, até o momento, os dados disponíveis na literatura confirmam que a VAF é modalidade ventilatória segura e disponível para uso em neonatologia, porém não há evidências que demonstram claro benefício ou vantagem da VAF em relação à VMC em recém-nascidos, seja como terapia inicial ou de resgate. A única situação clínica em que há evidência de melhores resultados com a VAF é no tratamento do ar extrapulmonar, particularmente na fístula broncopleural.

Em pediatria

O uso da VAF em pacientes de terapia intensiva pediátrica varia de 3 a 30% de todas as crianças ventiladas. Esse uso relativamente baixo pode ser explicado por vários fatores. Primeiro, a falta de equipamento ou a descrença da equipe quanto à ausência de evidências com relação aos efeitos. Em segundo lugar, e talvez ainda mais importante, muitos aspectos da VAF em pediatria ainda precisam ser explorados, incluindo identificação dos pacientes que têm maior probabilidade de se beneficiar com a VAF, tempo de VAF (precoce ou de resgate), configurações ideais do oscilador e acompanhamento durante a VAF.[43]

O sucesso no tratamento de pacientes pediátricos com SDRA requer o uso da estratégia para manter os pulmões abertos. Em crianças com SDRA, demonstraram-se melhora significante na oxigenação, redução da incidência de barotrauma e melhora da evolução com o uso da VAF,[44] sem influência sobre a mortalidade.

Os efeitos da VAF sobre a mortalidade foram comparados aos da VMC em dois estudos clínicos randomizados. O maior deles[45] foi realizado há alguns anos, em cinco centros, durante o período de 3 anos e meio. Nesse estudo, 58 pacientes com insuficiência respiratória aguda ou barotrauma, com índice de oxigenação (IO) > 13, demonstrado por duas medições consecutivas em um período maior que 6 h, foram randomizados para:

- VAF (n = 29), utilizando estratégia de aumento progressivo da amplitude de pressão para alcançar $SaO_2 \leq 90\%$, com $FIO_2 \geq 0,6$
- VMC (n = 29), utilizando PEEP e limitando a Pip.

Os pacientes com doença obstrutiva das vias aéreas, choque séptico ou cardiogênico intratáveis, e outras doenças terminais foram excluídos. Os valores-alvo de gasometria sanguínea foram iguais para cada grupo. A principal conclusão foi que a VAF não melhorou a sobrevida (VAF 66% *vs.* VMC 59%) ou o total de dias de ventilação mecânica (VAF 20 ± 27 *vs.* VMC 22 ± 17), em comparação à VMC quando foram analisados os dados iniciais. No entanto, a porcentagem de sobreviventes necessitando de oxigênio suplementar depois de 30 dias foi significativamente menor no grupo VAF (21% *vs.* 59%, p = 0,03). Além disso, a mortalidade foi de apenas 6% (n = 1/17) em pacientes que eram exclusivamente ventilados com VAF, enquanto foi de 42% (n = 8/19) para os pacientes que não toleraram VMC e foram transferidos para VAF. Contudo, a mortalidade em pacientes que receberam exclusivamente VMC foi de 40% (n = 4/10).

No segundo estudo realizado durante 2 anos em pacientes com SDRA, os autores compararam VAF (n = 7 pacientes) com VMC (n = 9 pacientes) e mostraram que a sobrevida foi maior no grupo que recebeu VAF (71%) em comparação à VMC (44%). A principal limitação desse estudo foi o pequeno número de pacientes, uma vez que ele foi realizado em um único centro.[46]

Recentemente, em trabalho multicêntrico internacional com 328 pacientes, Rettig *et al.*[47] reafirmaram que a VAF tem evidência robusta para o uso rotineiro de forma segura, na prática clínica, em pacientes pediátricos com insuficiência respiratória hipoxêmica aguda.

Em contradição aos achados positivos citados até aqui para o uso da VAF em pediatria, trabalho realizado por Gupta *et al.*[48] mostrou que a utilização da VAF cursou com piores resultados quando comparada à VMC em crianças com insuficiência respiratória aguda. No entanto, esse estudo levanta diversos questionamentos quanto à metodologia utilizada, o que inviabiliza adotar seus achados como verdade para a utilização na prática clínica.

Dessa maneira, nos casos de SDRA, a VAF é recurso terapêutico importante e, apesar de não ter sido demonstrada redução de mortalidade com o emprego desse modo ventilatório, estudos enfocando sua utilização precoce devem ser realizados.

No paciente adulto

Apesar de sua descrição original em 1972 e extensa utilização em pacientes neonatais e pediátricos, o uso da VAF em adultos foi descrito pela primeira vez em 1997, por Fort *et al.*[46] Foram ventilados 17 pacientes com Pva inicial igual à que estava sendo utilizada na VMC, sendo essa pressão aumentada em 2 a 3 cmH_2O, até um máximo de 45 cmH_2O, para alcançar $SaIO_2$ de pelo menos 90% com $FIO_2 \leq 0,60$. O valor de amplitude de pressão inicial foi de 60 a 90 cmH_2O para garantir $PaCO_2$ e pH próximos aos valores durante a VMC. A frequência foi ajustada em 5 Hz e poderia ser diminuída até 3 Hz para melhorar a ventilação e alcançar pH de pelo menos 7,25. A maioria dos pacientes submetidos à VAF apresentou melhora da oxigenação com base no aumento da relação PaO_2/FIO_2 e queda do índice de oxigenação (índice de oxigenação = $FIO_2 \times Pva \times 100/PaO_2$) ao longo do tempo. Quando compararam sobreviventes com não sobreviventes, os autores observaram três fatos. No início, os sobreviventes apresentavam maior relação PaO_2/FIO_2 e o índice de oxigenação era menor, portanto, eles receberam VMC por menos dias antes do início da VAF, mostrando que a lesão pulmonar era menos grave nestes pacientes.[46] Assim, esses índices têm sido sugeridos como preditores de mortalidade durante a VAF, o que pode ser um fator limitante em virtude dos vieses de seleção, sobrevivência e observação. Uma abordagem potencialmente mais útil seria a identificação dos pacientes como "respondedores" ou "não respondedores". Outros autores[49] definiram como respondedores os pacientes que apresentaram aumento na PaO_2/FIO_2 de pelo menos 50 nas primeiras 24 h após o início da VAF. Dessa maneira, 30 dias após a admissão, 76% dos que responderam ao tratamento sobreviveram, contra 29% dos que não responderam.

Considerando esses primeiros estudos, deve ser levado em consideração que nem todos os pacientes toleraram a VAF. No primeiro estudo mostrado,[46] dos 17 pacientes, 4 foram retirados da VAF nas primeiras 12 h por conta da piora da oxigenação, um por piora da ventilação e outro por apresentar hipotensão após o início da VAF. No segundo estudo,[49] 5 dos 42 pacientes foram retirados da VAF por piora da oxigenação dentro das primeiras 24 h.

Em uma das maiores séries de casos realizadas, Mehta *et al.*[50] mostraram que 42 de 156 pacientes (26%) foram removidos da VAF em virtude de oxigenação e ventilação inadequadas ou comprometimento hemodinâmico, sendo removidos 19 (12%) durante as primeiras 4 h. Independentemente dessas limitações e da alta mortalidade observada nesses primeiros estudos, a maioria dos intensivistas concorda que a VAF é uma boa alternativa quando ocorre falha na VMC.[51]

▶ Trabalhos clínicos randomizados sobre a utilização de ventilação oscilatória de alta frequência em adultos

No maior estudo clínico realizado, Derdak *et al.*[52] randomizaram 148 adultos com menos de 48 h do fechamento do diagnóstico de SDRA e com utilização da PEEP de pelo menos 10 cmH_2O. Os pacientes randomizados para VMC foram ventilados com VC inicial médio de 10,6 mℓ/kg do peso ideal, com aumento gradual da PEEP para se conseguir um valor de $FIO_2 \leq 0,60$. A VAF foi iniciada utilizando Pva 5 cmH_2O a mais do que a que vinha sendo utilizada na VMC e que, posteriormente, foi aumentada 20 a 30 min até manutenção de SaO_2 em 88%, com $FIO_2 \leq 0,60$. A $PaCO_2$ desejada em ambos os grupos foi de 40 a 70 mmHg com pH de pelo menos 7,15. Não foi observada diferença na sobrevida aos 30 dias, porém houve tendência a menor mortalidade no grupo VAF (37% *vs.* 52%; p = 0,102).

Utilizando protocolo de VAF parecido, outro estudo menor[53] mostrou que não houve diferença na mortalidade em 30 dias, no entanto, o estudo foi limitado pelo número pequeno de pacientes (n = 61) e a diferença entre os grupos no início do estudo. No entanto, uma análise multivariada mostrou tendência de melhores resultados com VAF em pacientes que apresentam piores índices de oxigenação basais.[51] Mais recentemente, dois estudos randomizados e controlados comparam a VAF com a VMC protetora e não demonstraram diminuição de mortalidade.[54,55]

Analisando os estudos clínicos que usaram VAF, não se pode sugerir que essa modalidade seja benéfica para pacientes com SDRA. Em contraste, muitos benefícios têm sido demonstrados em estudos experimentais. Alguns pesquisadores têm sugerido melhorias nas técnicas de utilização protetora da VAF.

A VAF tem potencial para melhorar os resultados em pacientes adultos com SDRA e talvez os resultados equivocados que vêm sendo mostrados estejam relacionados com o uso impróprio desse modo de ventilação devido ao pouco conhecimento a seu respeito.

Em pacientes com doença pulmonar obstrutiva crônica

A VAF geralmente não é considerada indicação para o tratamento de pacientes com doença pulmonar obstrutiva crônica (DPOC), em razão do risco teórico de aprisionamento aéreo e hiperinflação. No entanto, Frerichs *et al.*,[56] em recente estudo, objetivaram determinar se a VAF pode ser aplicada com segurança em pacientes com exacerbação da DPOC e insuficiência respiratória aguda secundária à hipercapnia. Os autores avaliaram 10 pacientes com idades entre 63 e 83 anos que necessitaram de tratamento intensivo com VM após falha na ventilação não invasiva. A VAF foi bem tolerada, sem efeitos adversos graves, hiperinsuflação ou comprometimento hemodinâmico. A eliminação de CO_2 foi eficaz e os índices de oxigenação foram alcançados. Com isso, os autores concluíram que a VAF a curto prazo, com Pva menor do que o recomendado para SDRA, parece ser método seguro em pacientes com DPOC, garantindo adequada troca gasosa pulmonar.

Em outras doenças pulmonares

A VAF tem sido utilizada com sucesso em pacientes que apresentam síndromes de escape de ar, como pneumotórax, enfisema de mediastino e ar intersticial pulmonar. Essas complicações são observadas na LPA como resultado tanto da doença de base como da terapia ventilatória,[57] enfatizando-se que a estratégia deve compreender baixa Pva e a utilização da amplitude de pressão em valores mais baixos, necessários para manter adequada ventilação alveolar, possibilitando a resolução do escape de ar.

Durante alguns anos, a VAF foi contraindicada em DPOC pelo alto risco de aprisionamento de ar e hiperinsuflação dinâmica. Entretanto, tem sido relatado sucesso com a utilização da VAF em crianças com asma aguda grave e bronquiolite. Isso se deve, provavelmente, à característica única desse modo ventilatório, que é a expiração ativa. Nessa condição, o ar é ativamente removido dos pulmões sem risco de aprisionamento. Assim é que, nas condições descritas anteriormente, a VAF pode ser considerada uma alternativa quando ocorre acidose respiratória refratária causada por ventilação alveolar inadequada.[11]

Em modelos experimentais de síndrome do desconforto respiratório agudo

Diferentemente do que se observa com relação às controvérsias do uso da VAF na prática clínica, muitos trabalhos experimentais têm demonstrado benefícios da VAF comparados aos da VMC.

O importante papel que a VAF desempenha sobre a melhora na oxigenação em LPA e SDRA, quando comparada à VMC, tem sido extensivamente demonstrado por vários autores em diferentes modelos experimentais.[58-61]

Muellenbach et al.[62] mostraram redução da resposta inflamatória por meio da avaliação da expressão gênica do ácido ribonucleico (RNA, *ribonucleic acid*) mensageiro da interleucina-1-b no tecido pulmonar, de modelo experimental, em porcos. Resultados semelhantes foram encontrados por Jian et al.,[63] que demonstraram redução da resposta inflamatória avaliada por meio da produção do fator de necrose tumoral alfa (TNF-α) e infiltração de neutrófilos no lavado broncoalveolar em modelo de LPA em ratos.

Estudo realizado pelo Departamento de Medicina Interna da Faculdade de Medicina de Botucatu da Unesp em modelo de LPA em coelhos[61] demonstrou que a VAF desempenhou importante papel protetor na LPA, levando a melhora da oxigenação, redução do processo inflamatório e dano histopatológico, além de atenuar a lesão pulmonar oxidativa avaliada por meio da capacidade antioxidante total (*TAP assay*), quando comparada à VMC protetora.

Em outro estudo, foi demonstrado que a VAF reduz o dano oxidativo ao DNA, avaliado pelo teste do cometa no mesmo modelo experimental de LPA. Outro dado bastante interessante mostrado por esse estudo é que os biomarcadores de estresse oxidativo apresentaram correlação positiva entre o tecido-alvo e o sangue periférico, indicando que o sangue pode ser utilizado em grandes estudos clínicos realizados dentro de UTI quando o tecido não pode ser coletado para análise.[64]

Em publicações recentes com emprego do modelo experimental de SDRA em coelhos, a VAF se mostrou também eficaz e com efeitos protetores quando associada a terapias adjuvantes. Em dois estudos em que a VAF foi associada à posição prona, observou-se melhora da oxigenação, assim como redução da lesão histopatológica, inflamatória e do estresse oxidativo.[65,66] Em outro estudo no qual a VAF foi utilizada em associação ao óxido nítrico inalatório, os resultados mostraram melhora da lesão pulmonar avaliada por meio do estresse oxidativo pulmonar e lesão do DNA quando comparada à VMC protetora.[67]

Heuer et al.[68] evidenciaram que a VAF está associada a menor comprometimento hemodinâmico comparada à VMC, mesmo quando se utilizam pequenos volumes correntes e baixa Pva. A VAF não prejudicou a perfusão cerebral ou a oxigenação tecidual em modelo animal com hipertensão intracraniana aguda e, poderia, portanto, ser estratégia ventilatória útil para evitar a insuficiência respiratória em pacientes com lesão cerebral traumática.

▶ Requisitos para a transição da ventilação mecânica convencional para a ventilação oscilatória de alta frequência

Os principais requisitos são:

- Monitoramento com oximetria de pulso, relação PaO_2/FIO_2 e capnografia
- Estabilidade cardiovascular, garantindo adequado volume intravascular
- Correto posicionamento do tubo traqueal, de preferência, com sistema fechado de aspiração do tubo traqueal
- Otimização da sedação e, em alguns casos, a curarização pode ser necessária
- Uso precoce: $SaO_2 < 90\%$, em $FIO_2 > 0,6$ com PIP de 34 cmH_2O, pressão de platô de 30 cmH_2O e PEEP > 10 a 12 cmH_2O, em crianças depois do período neonatal e adultos com diagnóstico de SDRA.[11,33]

Instalação | Parâmetros iniciais

Os parâmetros para instalar a VAF são:

- FIO_2 suficiente para manter a $SaO_2 \geq 90\%$ (100% no momento da transição da VMC para a VAF)
- Tempo inspiratório de 33% do ciclo oscilatório. Em pacientes de mais idade (peso acima de 30 kg) com hipercapnia refratária, o tempo inspiratório pode ser de 50%
- FR de 10 Hz para lactentes e de 5 a 8 Hz para crianças maiores ou de acordo com o peso do paciente: < 10 kg = 10 a 12 Hz; 11 a 20 kg = 8 a 10 Hz; 21 a 40 kg = 6 a 10 Hz; > 40 kg = 5 a 8 Hz. Para recém-nascido a termo, 12 ou 15 Hz, e para recém-nascido prematuro ou com muito baixo peso, 15 Hz
- Fluxo entre 15 e 20 ℓ/min, dependendo do tamanho do paciente e da Pva requerida. Em recém-nascidos, utilizar fluxo entre 8 e 15 ℓ/min
- Pva de 2 a 4 cmH_2O acima da empregada na VMC. A Pva pode, posteriormente, ser aumentada para obter $SaO_2 \geq 90\%$ com $FIO_2 \leq 0,6$ e observando-se o grau de insuflação pulmonar no exame radiológico do tórax (adequada = 7 costelas posteriores). Para recém-nascido com doença alveolar difusa ou síndrome de escape de ar, deve-se utilizar Pva de 3 a 5 cmH_2O acima da VMC. Pode-se realizar intervenção precoce de resgate em recém-nascidos, empregando-se Pva de 10 a 14 cmH_2O. Tanto em recém-nascidos como em crianças maiores e adultos, se a SaO_2 cair rapidamente abaixo de 90%, recrutar com ventilação manual e aumentar a Pva gradativamente
- Amplitude de pressão (DP) será aquela suficiente para conseguir movimentação da parede torácica perceptível (movimentação da clavícula até a raiz da coxa, a qual é mais facilmente visualizada), podendo ser modificada para ajustar os níveis de ventilação desejados pela avaliação da $PaCO_2$. Mudanças na frequência respiratória também determinam alterações na $PaCO_2$ e, contrariamente ao que ocorre na VMC, na VAF há queda da $PaCO_2$ quando a FR é diminuída. Em recém-nascidos a termo, a DP pode ser ≥ 25 cmH_2O e, nos prematuros ou com muito baixo peso, pode ser ≥ 16 cmH_2O. Se for preciso melhorar a oxigenação, deve-se aumentar a Pva gradualmente, 1 a 2 cmH_2O de cada vez, para alcançar $SaO_2 \geq 90\%$, com $FIO_2 \leq 0,6$. Por outro lado, se for preciso melhorar a ventilação, deve-se verificar se o tubo traqueal está patente, e aumentar a amplitude de pressão em incrementos de 3 cmH_2O. Quando a DP estiver maximizada, diminui-se a frequência gradativamente de 0,5 a 1 Hz por vez. Além disso, a ventilação pode melhorar, se o balonete for desinflado.[11,69]

Desmame

O desmame da VAF pode ser considerado quando se observa que a troca gasosa e a mecânica pulmonar são adequadas para a transição para a VMC com parâmetros aceitáveis. Alguns investigadores têm relatado sucesso na extubação de lactente diretamente da VAF, mas isso é difícil de conseguir em crianças de mais idade e em adultos. Geralmente, quando a melhora clínica ocorre no ponto em que a Pva pode ser reduzida para < 20 cmH$_2$O, a FIO$_2$ ≤ 0,4 e o paciente tolere a aspiração traqueal sem significativa queda da saturação periférica de oxigênio (SpO$_2$), a transição para a VMC pode ser tentada. É comum o paciente, após a transição para a VMC, apresentar troca gasosa satisfatória mesmo sendo submetido a uma pressão média na via aérea vários cmH$_2$O abaixo da que estava recebendo durante a VAF.[11,69]

Complicações

As complicações que podem ocorrer durante a VMC com pressão positiva também podem acontecer quando a VAF é utilizada. Como os pacientes que necessitam desse modo de ventilação têm comprometimento pulmonar grave, eles são predispostos ao desenvolvimento de pneumotórax, mas a incidência não é maior do que com a VMC. Deve-se ter alto índice de suspeita de pneumotórax quando ocorre deterioração clínica abrupta. A hipotensão e a hipoxemia podem ser os primeiros sinais de um pneumotórax hipertensivo. O nível de ruído elevado durante a VAF pode dificultar a identificação de alterações na ausculta do tórax. Se hipoxemia e/ou hipotensão ocorrerem, uma radiografia de tórax deve ser obtida imediatamente.

A obstrução da cânula traqueal também pode ocorrer por secreção excessiva. A oclusão total da cânula raramente ocorre, mas deve ser suspeitada se a PaCO$_2$ aumentar, apesar da alteração na amplitude de pressão, se houver redução na FR ou aumento do escape através de cânulas com balonete.

Por fim, é sugerido, após estudos realizados em animais, que a VAF possa produzir efeitos hemodinâmicos indesejáveis, como a diminuição do débito cardíaco. Entretanto, em todos esses estudos, a Pva foi progressivamente aumentada sem relação com a complacência pulmonar. Com a Pva ajustada para otimizar o volume pulmonar usando as recomendações semelhantes às descritas anteriormente, não parece haver efeitos adversos sobre a hemodinâmica (fluxo sanguíneo ou débito ventricular esquerdo).

▶ Considerações finais

A VAF é opção segura para a ventilação de pacientes com insuficiência respiratória aguda não responsiva à VMC. Tem se mostrado útil nos casos que necessitam de recrutamento alveolar e também na síndrome de escape de ar, em que a grande variação volumétrica alveolar durante a VCM pode intensificar o barotrauma.

Considerações teóricas e modelos animais de LPA sugerem que a VAF pode ser excelente estratégia protetora de VM pulmonar. Atualmente, tem sido indicada como terapia de resgate para os casos refratários à VMC, em pacientes adultos, pediátricos e neonatais. Novos estudos são necessários antes de a VAF ser indicada como modo inicial de ventilação em pacientes com insuficiência respiratória, lembrando que sua utilização precoce parece ser mais benéfica que o uso tardio.

▶ Referências bibliográficas

1. Lunkenheimer PP, Rafflenbeul W, Keller H, Frank I, Dickhut HH, Fuhrmann C. Application of transtracheal pressure oscillations as a modification of "diffusing respiration". Br J Anaesth. 1972;44(6):627.
2. Ali S, Ferguson ND. High-frequency oscillatory ventilation in ALI/ARDS. Crit Care Clin. 2011;27(3):487-99.
3. Macintyre NR. High frequency ventilation. New York: McGraw Hill, 1994.
4. Dreyfuss D, Saumon G. Ventilator-induced lung injury: Lessons from experimental studies. Am J Respir Crit Care Med. 1998;157(1):294-323.
5. Chan KP, Stewart TE. Clinical use of high-frequency oscillatory ventilation in adult patients with acute respiratory distress syndrome. Crit Care Med. 2005;33(3 Suppl):S170-4.
6. Imai Y, Slutsky AS. High-frequency oscillatory ventilation and ventilator-induced lung injury. Crit Care Med. 2005;33(3 Suppl):S129-34.
7. HiFO Study Group. Randomized study of high-frequency oscillatory ventilation in infants with severe respiratory distress syndrome. J Pediatr. 1993;122(4):609-19.
8. The Acute Respiratory Distress Syndrome Network. Ventilation with lower tidal volumes as compared with traditional tidal volumes for acute lung injury and the acute respiratory distress syndrome. N Engl J Med. 2000;342(18):1301-8.
9. Girard TD, Bernard GR. Mechanical ventilation in ARDS: A state-of-the-art review. Chest. 2007;131(3):921-9.
10. Ip T, Mehta S. The role of high-frequency oscillatory ventilation in the treatment of acute respiratory failure in adults. Curr Opin Crit Care. 2012;18(1):70-9.
11. Fioretto JR, Rebello CM. High-frequency oscillatory ventilation in pediatrics and neonatology. Rev Bras Ter Intensiva. 2009;21(1):96-103.
12. Ventre KM, Arnold JH. High frequency oscillatory ventilation in acute respiratory failure. Paediatr Respir Rev. 2004;5(4):323-32.
13. Taylor GI. The dispersion of matter in turbulent flow through a pipe. Proc Roy Soc A. 1954;223:446-8.
14. Fredberg JJ. Augmented diffusion in the airways can support pulmonary gas exchange. J Appl Physiol Respir Environ Exerc Physiol. 1980;49(2):232-8.
15. Bouchut JC, Godard J, Claris O. High-frequency oscillatory ventilation. Anesthesiology. 2004;100(4):1007-12.
16. Greenough A. High frequency oscillation. Eur J Pediatr. 1994;153:2-6.
17. Chan V, Greenough A, Milner AD. The effect of frequency and mean airway pressure on volume delivery during high-frequency oscillation. Pediatr Pulmonol. 1993;15(3):183-6.
18. Sessler CN. Mechanical ventilation of patients with acute lung injury. Crit Care Clin. 1998;14(4):707-29, vii.
19. Sibbald WJ, Driedger AA, Myers ML, Short AI, Wells GA. Biventricular function in the adult respiratory distress syndrome. Chest. 1983;84(2):126-34.
20. Okamoto K, Hamaguchi M, Kukita I, Kikuta K, Sato T. Efficacy of inhaled nitric oxide in children with ARDS. Chest. 1998;114(3):827-33.
21. Fioretto JR, Giesela F, Richetti SMQ, Moreira FL, Bonatto RC, Carpi MF. Síndrome do desconforto respiratório agudo em crianças: incidência, mortalidade e trocas gasosas. Rev Bras Ter Intensiva. 2001;13(2):58-62.
22. Gattinoni L, Pesenti A, Bombino M, Baglioni S, Rivolta M, Rossi F. Relationships between lung computed tomographic density, gas exchange, and PEEP in acute respiratory failure. Anesthesiology. 1988;69(6):824-32.
23. Gattinoni L, Presenti A. ARDS: The non-homogeneous lung: Facts and hypothesis. Crit Care Diagnosis. 1987;6:1-4.
24. Gattinoni L, Pesenti A, Avalli L, Rossi F, Bombino M. Pressure-volume curve of total respiratory system in acute respiratory failure. Computed tomographic scan study. Am Rev Respir Dis. 1987;136(3):730-6.
25. Dreyfuss D, Soler P, Saumon G. Mechanical ventilation-induced pulmonary edema. Interaction with previous lung alterations. Am J Respir Crit Care Med. 1995;151(5):1568-75.
26. Hickling KG. Low volume ventilation with permissive hypercapnia in the Adult Respiratory Distress Syndrome. Clin Intensive Care. 1992;3(2):67-78. Review.
27. Parker JC, Hernandez LA, Peevy KJ. Mechanisms of ventilator-induced lung injury. Crit Care Med. 1993;21(1):131-43.
28. Slutsky AS. Mechanical ventilation. American College of Chest Physicians' Consensus Conference. Chest. 1993;104(6):1833-59.
29. Slutsky AS. Lung injury caused by mechanical ventilation. Chest. 1999;116(1 Suppl):9S-15S.
30. Ranieri VM, Giunta F, Suter PM, Slutsky AS. Mechanical ventilation as a mediator of multisystem organ failure in acute respiratory distress syndrome. JAMA. 2000;284(1):43-4.
31. Amato MB, Meade MO, Slutsky AS, Brochard L, Costa EL, Schoenfeld DA et al. Driving pressure and survival in the acute respiratory distress syndrome. N Engl J Med. 2015 Feb 19;372(8):747-55.
32. Kneyber MCJ, de Luca D, Calderini E, Jarreau PH, Javouhey E, Lopez-Herce J et al. Recommendations for mechanical ventilation of critically ill children from the Pediatric Mechanical Ventilation Consensus Conference (PEMVECC). Intensive Care Med. 2017 Dec;43(12):1764-80.
33. John J, Idell S. Strategies for optimizing oxygenation in acute respiratory distress syndrome. Clinical Pulmonary Medicine. 2004;11:318-27.
34. Carpi MF, Fioretto JR. Síndrome do desconforto respiratório agudo. São Paulo: Atheneu, 2007.
35. Hemmila MR, Napolitano LM. Severe respiratory failure: Advanced treatment options. Crit Care Med. 2006;34(9 Suppl):S278-90.
36. The HIFI Study Group. High-frequency oscillatory ventilation compared with conventional mechanical ventilation in the treatment of respiratory failure in preterm infants. N Engl J Med. 1989; 320(2):88-93.
37. Bryan AC, Froese AB. Reflections on the HIFI trial. Pediatrics. 1991; 87(4):565-7.

Quadro 17.3 ■ Manifestações clínicas da hipoxemia e da hipercapnia aguda.

Hipoxemia	Hipercapnia
Sistema nervoso central	
Excitação	Vasodilatação
Alteração do comportamento	Cefaleia
Insônia	Hipertensão endocraniana
Cefaleia	Torpor
Asterexia	Coma
Convulsão	–
Coma	–
Descerebração	–
Morte encefálica	–
Aparelho cardiovascular	
Precocemente e dependendo da reserva funcional do aparelho cardiovascular e do sistema nervoso simpático	
Vasoconstrição periférica	Vasoconstrição periférica
Taquicardia	Taquicardia
Aumento do débito cardíaco	Aumento do débito cardíaco
Aumento da pressão arterial sistêmica	Aumento da pressão arterial
Em hipoxemias mais graves	
Diminuição do débito cardíaco	–
Vasodilatação periférica	–
Arritmias cardíacas	–
Aumento da pressão arterial pulmonar	Aumento da pressão arterial pulmonar
Aumento do trabalho cardíaco	Aumento do trabalho cardíaco
Cianose	Sudorese
Isquemia e disfunção orgânica	–
Sudorese	Aumento das secreções gástricas e brônquicas
Edema	Acidose respiratória extra e intracelular

Adaptado de David e Bethlem (1984).[5]

Quadro 17.4 ■ Manifestações clínicas da hipoxemia crônica.

Dispneia
Distúrbio do crescimento
Perda de peso
Alteração da vasculatura pulmonar caracterizada por espessamento da camada média, aumento da fadiga muscular, neoformação de vasos periféricos com desenvolvimento de nova lâmina elástica interna
Hipertrofia ventricular direita
Policitemia (eritrocitose)
Baqueteamento digital
Hiperplasia e hipertrofia dos corpos carotídeos
Natriurese e diurese em hipoxias leves e antinatriurese e retenção aquosa em hipoxias graves
Osteoartropatia hipertrófica
Proliferação da vascularização periférica

▶ Segurança do paciente com insuficiência respiratória aguda

A VM é utilizada para substituir a função pulmonar, mais objetivamente a função ventilatória. Isso é conseguido produzindo-se gradiente de pressão entre o equipamento (ventilador mecânico) e o pulmão do paciente, de modo intermitente ou contínuo. Essa substituição pode ser tempo-limitada à recuperação funcional aguda pulmonar ou, em alguns casos, tornar-se definitiva, o que caracteriza a insuficiência respiratória crônica. Pode ser parcial, isto é, o paciente é responsável por comandar parte do volume-minuto e do trabalho ventilatório (ventilação assistida), ou total (ventilação controlada), quando o equipamento passa a comandar toda a função ventilatória. Totalmente necessária, embora antifisiológica, a VM não está isenta de riscos.

Esforços devem ser realizados para evitar lesões acidentais oriundas de má prática ou erros nos pacientes em VM. Desde o acesso às vias aéreas até o desmame da prótese ventilatória, o paciente deve receber vigilância quanto às inúmeras possibilidades de erros. A intubação seletiva, a migração do tubo traqueal durante o banho ou a simples mudança de decúbito e a formação de rolha de secreção são exemplos dos cuidados que devem ser tomados com o manuseio da via aérea artificial (tubo traqueal ou traqueostomia). Em 2002, foram revistos 23 eventos adversos associados à VM prolongada, e 19 resultaram em óbito e 4 evoluíram para o coma. Desses 23 eventos, 65% estavam relacionados com o alarme do aparelho, 52%, com a desconexão, e 26%, com o posicionamento do tubo traqueal.[6] Os fatores que contribuíram para esses eventos estão no Quadro 17.5.

Com base nesses achados, algumas recomendações foram sugeridas para oferecer segurança ao paciente em VM:

- Promover orientação da equipe e treinamento em VM
- Estabelecer processos de teste e verificação do estado dos alarmes dos equipamentos
- Estabelecer novos procedimentos relacionados com a pronta resposta ao soar os alarmes
- Rever o desenho do ambiente da unidade para melhorar o campo de visão dos pacientes em VM
- Melhorar a manutenção preventiva dos ventiladores.

A segurança do paciente em VM deve ser pactuada com todos os membros da equipe multiprofissional e envolve aspectos simples que devem estar incluídos nos procedimentos operacionais padrão (POP) de cada unidade (Quadro 17.6).

▶ Exame clínico do paciente em ventilação mecânica[7]

O paciente grave deve ter acurado exame clínico. Os exames complementares devem ser correlacionados com os parâmetros do monitoramento e os achados clínicos. O exame deve ser realizado do mesmo modo que no paciente internado em uma enfermaria clínica ou cirúrgica, procurando-se os detalhes semióticos que caracterizam o bom exame clínico. Há, entretanto, dificuldades no manuseio e algumas particularidades associadas ao suporte ventilatório.

Quadro 17.5 ■ Fatores que contribuíram para os eventos adversos.

Equipe multiprofissional	(%)
Orientação inadequada/falta de treinamento	87
Número insuficiente de profissionais	35
Falta de comunicação	**(%)**
Entre os membros da equipe	70
Com paciente/família	9
Avaliação incompleta do paciente	**(%)**
Áreas da unidade com observação ruim	30
Atraso na correção do problema	22
Não reconhecimento da alteração no monitor	13
Equipamento	**(%)**
Alarme desligado ou limites incorretos	22
Alarme não audível em todas as áreas da unidade	22
Distração (ruído ambiental)	22

Quadro 17.6 ■ Procedimentos operacionais padrão para garantir a segurança do paciente em ventilação mecânica.

1. Monitoramento da saturação de oxigênio arterial com a oximetria de pulso
2. Prevenção da VILI e da VALI
3. Prevenção da PAVM
4. Promoção do desmame e liberação da VM
5. Realização de higiene e troca de circuitos do ventilador
6. Utilização correta dos alarmes do ventilador
7. Realização de métodos de imagem durante a permanência em VM e sempre após procedimentos invasivos ou novos eventos agudos

VILI: lesão pulmonar produzida pela ventilação mecânica; VALI: lesão pulmonar associada à ventilação mecânica; PAVM: pneumonia associada à ventilação mecânica; VM: ventilação mecânica.

Avaliar os aspectos subjetivos e a qualidade do sono também faz parte da anamnese do paciente. Perguntar ao paciente se está melhor, se dormiu bem, o que está sentindo e se está respirando bem são atitudes muitas vezes esquecidas. A explicação da finalidade dos métodos invasivos que serão realizados faz parte não só do relacionamento médico-paciente, mas também da atitude dos outros profissionais da equipe de saúde multidisciplinar com o paciente.

A avaliação clínica deve ser global, pois, no paciente grave, há importante interação entre órgãos, aparelhos e sistemas. A VM tem repercussões sistêmicas que podem desencadear ou agravar distúrbios funcionais de órgãos distantes, seja por alterações hemodinâmicas e perfusionais, seja por alterações hemogasométricas.

No paciente em VM, são particularmente importantes febre, sinais vitais, coloração das mucosas, grau de hidratação, sudorese, cianose, dispneia, exame da boca, secreção traqueobrônquica, posição do tubo traqueal, exame do sistema respiratório, diurese, perfusão periférica e parâmetros ventilatórios. A permeabilidade dos drenos e seu débito são importantes. A cianose central pode estar ausente, mesmo com importante hipoxemia, em pacientes anêmicos.

Os parâmetros ventilatórios devem ser relacionados com os dados hemodinâmicos e os da troca gasosa pulmonar, e anotados em formulário apropriado para a avaliação evolutiva. A radiografia do tórax está indicada sempre que o paciente estiver em prótese ventilatória ou ocorrer piora funcional pulmonar não justificada, ou após a realização de método invasivo.

▶ Posicionamento no leito | Troca gasosa pulmonar e desmame da ventilação mecânica

O paciente em VM e hemodinamicamente estável deve ficar com a cabeceira elevada (40° a 45°), desde que não haja contraindicação. Essa recomendação é muito importante, principalmente durante a nutrição enteral, para evitar aspirações de material do conteúdo gástrico para as vias aéreas inferiores, e o desenvolvimento de pneumonia associada à ventilação mecânica (PAVM).

Em ventilação assistida ou por suporte pressórico, é o diafragma da região dependente que, jogado para cima pelo peso das estruturas abdominais, ao se contrair, tem maior incursão inspiratória. No caso de posicionamento em decúbito lateral, a região dependente é a posição inferior do decúbito. Nessa região, há também maior perfusão consequente à força da gravidade. Assim, aumentam-se a ventilação e a perfusão dessa região. Nessa situação, desde que o pulmão dependente não seja o mais gravemente acometido, haverá melhora da troca gasosa. Quando o paciente estiver ventilando em modo controlado, essas relações se modificam, havendo maior perfusão na região dependente e maior ventilação no pulmão (não dependente) superior, podendo haver alteração em ventilação/perfusão (V'/Q') e piora da função pulmonar. Assim, o posicionamento em ventilação assistida ou espontânea (pressão positiva contínua nas vias aéreas [CPAP, do inglês *continuous positive airway pressure*]) pode ser utilizado para melhorar a troca gasosa pulmonar, fazendo-se a região pulmonar mais acometida ficar voltada para cima e melhorando a perfusão das regiões menos ou não acometidas. Na SDRA, a posição em decúbito prono ou anterolateral melhora a troca gasosa.[8]

O posicionamento no leito pode auxiliar no desmame da prótese ventilatória. Traumatizados raquimedulares podem se beneficiar da posição ortostática; e os pacientes pulmonares obstrutivos crônicos, da cabeceira do leito abaixada. Ainda que esses aspectos devam ser considerados, é fundamental avaliar o conforto, a clínica e os parâmetros funcionais para chegar ao melhor posicionamento do paciente.

▶ Nível de consciência | Agitação, depressão e *delirium*

Agitação e depressão do nível de consciência são manifestações comuns nos pacientes graves e têm etiologia multifatorial. Muitas vezes, a causa é hipoxia cerebral consequente à hipoxemia, e distúrbio da oferta de oxigênio ($D'O_2$) ou da perfusão. A depressão da consciência, entre outras causas, pode ser consequente à hipoxemia ou à hipercapnia.

O *delirium* é um importante preditor independentemente de mortalidade e de maior tempo de permanência na UTI nos pacientes em VM, e seu diagnóstico deve ser realizado.[9] A forma hiperativa é menos frequente do que a hipoativa, e esta última é de difícil diagnóstico. Entretanto, não é correta a conduta de administrar sedativos e tranquilizantes sem procurar sua causa.

▶ Dispneia

Pode ser subjetiva ou objetiva. Dispneia objetiva é a observada pelo examinador. Dispneia subjetiva é a consciência da necessidade aumentada do esforço respiratório. Reflete a situação de impropriedade da ventilação em relação à pressão desenvolvida pelos músculos respiratórios. A dispneia subjetiva está mais ligada ao esforço respiratório do que à sensação de força. Para determinado trabalho muscular (força), a dispneia é menos intensa quando o paciente tem músculos respiratórios fortes do que quando tem músculos fracos. Batimentos das asas do nariz e uso da musculatura acessória da respiração indicam dificuldade respiratória.

O treinamento muscular, além de melhorar a força e a resistência da musculatura respiratória, pode diminuir o "medo da dispneia". Deve ser iniciado no paciente em VM após descanso adequado e recuperação da fadiga muscular respiratória. A reabilitação respiratória e motora deve ser programada precocemente nos pacientes em VM, principalmente naqueles com DPOC, estáveis sob o ponto de vista hemodinâmico.[10]

▶ Sinais vitais

Como em qualquer paciente grave, os sinais vitais são imprescindíveis e devem ser monitorados durante o suporte ventilatório. As repercussões hemodinâmicas decorrentes da ventilação à pressão positiva torácica podem ser significativas, principalmente nos pacientes hipovolêmicos.

Pressão arterial

A ventilação à pressão positiva pode produzir hipotensão arterial por várias causas. Entre essas causas podemos citar: hipovolemia, pressão positiva expiratória final (PEEP) ou intrínseca (PEEPi), pneumotórax hipertensivo, infarto agudo do miocárdio e uso de sedativos.[11]

■ **Hipovolemia**

Por diminuir o retorno venoso ao tórax e o débito cardíaco, pode ocorrer hipotensão arterial. Para resolução, é importante realizar a reposição volêmica com soluções cristaloides venosas e evitar pressões ventilatórias altas desnecessárias.

Pressão positiva expiratória final ou intrínseca

A pressão positiva expiratória final intrínseca (PEEPi) deve ser determinada e reduzida aumentando-se o tempo expiratório ou diminuindo-se o tempo inspiratório por meio do aumento do fluxo inspiratório ou da diminuição do volume corrente; pode-se também retirar ou diminuir o platô inspiratório ou a frequência respiratória (FR) (nesse caso, quando o paciente estiver em ventilação controlada). Além de atuar nas variáveis ventilatórias descritas, pode haver a necessidade de reposição volêmica.

Pneumotórax hipertensivo

Não raro, pode ocorrer após início da VM. Clinicamente é manifestado por hipotensão arterial e diminuição da ventilação do lado do pneumotórax, timpanismo à percussão, piora da troca gasosa e aumento da pressão inspiratória máxima (PImáx), da pressão de platô (Pplatô) e com turgência jugular. É emergência médica. A realização da radiografia do tórax, que complementa o diagnóstico, pode demorar excessivamente. Deve-se realizar a punção pulmonar no segundo espaço intercostal e, confirmado o pneumotórax, promover a drenagem tubular intercostal do tórax.

Infarto agudo do miocárdio

Ocorre como consequência ao trabalho cardíaco excessivo, à liberação de catecolaminas e à acidose.

Uso de sedativos

Substâncias sedativas usadas no período de intubação traqueal, ou administradas em excesso para a manutenção do paciente em VM, são frequentes causadoras de hipotensão arterial, principalmente em caso de hipovolemia.

Frequência respiratória | Padrão respiratório

Denomina-se *padrão respiratório* a FR e o tipo de respiração. Padrões respiratórios instáveis podem ser indicações para manter a ventilação controlada em determinadas doenças, por exemplo, na hipertensão intracraniana. A FR normal é de 12 a 18 incursões respiratórias por minuto (irpm). Em adultos, FRs superiores a 35 irpm indicam excitação do centro respiratório (*drive*), significativa dificuldade ventilatória, sobrecarga de trabalho muscular respiratório e aumento do consumo de oxigênio. Altas frequências respiratórias associam-se à diminuição do volume corrente, havendo aumento da ventilação do espaço morto fisiológico.

A respiração de Cheyne-Stokes pode ser manifestação patológica ou não. Crianças e idosos podem ter Cheyne-Stokes durante o sono. FRs baixas, associadas a pequeno volume corrente, geralmente indicam estímulo respiratório diminuído e depressão cerebral.

Ao se colocar o paciente em modo ventilatório assistido ou assistido-controlado, com CPAP ou não, e monitorando-se somente o volume-minuto (volume corrente × FR), é possível que o aumento da FR, mesmo com volume corrente baixo, alcance o volume-minuto predeterminado sem disparar o alarme, apesar de o paciente estar com hipoventilação alveolar. Métodos assistidos ou espontâneos (pressão de suporte [PSV], do inglês *pressure support ventilation*), frequentemente usados no desmame da prótese ventilatória, devem ser associados à FR de retaguarda (*backup*) para resgate de segurança, caso o paciente pare ou diminua a respiração. Os ventiladores artificiais de 3ª e 4ª gerações oferecem dispositivos de segurança de retaguarda.

Volumes-minuto altos e superiores a 10 ℓ no adulto ocorrem com grande trabalho muscular respiratório e são critérios utilizados para contraindicar o desmame da prótese ventilatória.

Temperatura

A febre pode ser consequente à doença primária ou o sinal de alarme de complicação. Considera-se não somente um episódio de febre, mas a curva térmica que orienta melhor para a evolução do processo patológico. Pode ser de origem infecciosa, como pneumonia, ou não infecciosa. Entre as causas não infecciosas estão a doença tromboembólica e as medicações. A atelectasia é causa frequente de febre.

No tratamento clínico da sepse por pneumonia bacteriana associada à VM, é comum haver febre, secreção traqueobrônquica purulenta, infiltrados pulmonares novos ou progressivos, leucocitose com desvio à esquerda e piora funcional pulmonar.

▶ Inspeção torácica e ausculta pulmonar

A verificação da expansão da caixa torácica é fundamental. Observar o tórax, olhando dos pés da cabeceira em direção cefálica, pode mostrar pequenas variações da expansão torácica. Assimetrias da expansão torácica podem ocorrer por várias causas, como intubação seletiva, atelectasia, pneumotórax, derrames pleurais, ressecção pulmonar total ou parcial ou cifoescoliose. Tiragem intercostal e utilização da musculatura acessória devem ser procuradas.

Em condições normais, durante a inspiração, a contração do diafragma é acompanhada de seu deslocamento no sentido caudal. Com isso, há expansão da parede anterior do abdome. Na fadiga do diafragma, a inspiração passa a ser realizada pela musculatura acessória, e o diafragma é deslocado no sentido da cavidade torácica em função da pressão negativa ali gerada. Esse deslocamento provoca a retração da parede abdominal, ao mesmo tempo em que há expansão da caixa torácica. Esse movimento assincrônico é a respiração paradoxal, que reflete a fadiga diafragmática. Esse quadro pode ser apreciado nas situações de paralisia do nervo frênico.

A fadiga muscular respiratória leva a alterações hemogasométricas, como acidose respiratória, $PaCO_2$ elevada ou com aumento de 5 a 7 mmHg/h e hipoxemia. Pode não haver hipoxemia se o paciente estiver usando oxigenoterapia.

Movimentos anômalos do tórax são observados nas fraturas de arcos costais e caracterizam o "tórax instável".

Manifestações estetoacústicas orientam o diagnóstico e a terapêutica. A ausculta deve ser realizada em todo o tórax, inclusive nas regiões posteriores. Frequentemente auscultam-se estertores roncantes, sibilantes, crepitantes e bolhosos, indicadores de doença com lesões traqueobrônquicas ou parenquimatosas pulmonares. Deve-se colocar o paciente em decúbito lateral e auscultar a região dorsal, que é o local de maior concentração de lesões pulmonares.

No paciente em VM, se não houver contraindicação, pode-se aumentar o volume corrente do ventilador temporariamente, de 2 a 3 vezes o volume atualmente usado, por cerca de 8 incursões respiratórias; isso torna possível auscultar estertores crepitantes não audíveis previamente. A maior distensão alveolar e a energia acumulada deslocam, na expiração, secreções da periferia pulmonar para as regiões mais centrais e a ausculta de estertores subcrepitantes, roncos e sibilos. Depois de realizada essa manobra, deve-se retornar aos valores anteriores do volume corrente.

Como o paciente geralmente adota o decúbito dorsal, são comuns estertores crepitantes e subcrepitantes nas regiões mais dependentes. É nessa região que predominam, como mostrou Gattinoni, as lesões da SDRA e daí as manifestações estetoacústicas.[12]

A ausculta pulmonar e a radiografia de tórax são métodos rotineiramente utilizados à beira do leito. Na SDRA, a acurácia desses procedimentos é pequena. Um estudo prospectivo com 32 pacientes com diagnóstico de SDRA e 10 voluntários saudáveis foi realizado para comparar a acurácia da ausculta pulmonar, da radiografia de tórax e da ultrassonografia pulmonar com os resultados encontrados na tomografia computadorizada (TC) de tórax. A ausculta pulmonar, a radiografia de tórax e a ultrassonografia tiveram acurácia diagnóstica, respectivamente, em 61%, 47% e 93% para derrame pleural, 36%, 75% e 97% para consolidação pulmonar e 55%, 72% e 95% para síndrome alvéolo-intersticial. O estudo sugere como alternativa atrativa à TC de tórax a utilização de ultrassonografia torácica à beira do leito para esses pacientes.[13] No entanto, esse método requer treinamento específico e contínuo.

Assincronia paciente-ventilador

A adaptação do paciente à prótese ventilatória é fundamental. É frequente a "briga" (assincronia) do paciente com o ventilador, fato que traduz má adaptação. Suas causas são várias, como o ajuste inadequado da prótese às necessidades (demanda) do paciente, ventiladores sem qualidade para manter a ventilação assistida, baixa sensibilidade com resposta retardada para iniciar o ciclo respiratório, baixo fluxo inspiratório, baixa fração inspirada de oxigênio e hipoxemia, alterações cardiovasculares, choque, acidemia e hipoxemia, sepse, lesões do SNC, secreção nas vias aéreas ou tubo parcialmente obstruído, mau posicionamento no leito, alterações psicológicas com dependência do paciente da prótese ventilatória, o uso de adaptadores inadequados e dor. Circuitos do ventilador (traqueias) muito longos aumentam o espaço morto, o esforço e o trabalho muscular respiratório.

Outra causa frequente de assincronia paciente-ventilador, principalmente nos pacientes obstrutivos, é a PEEPi. Na inspiração, deve-se realizar força inspiratória suficiente para diminuir a pressão intratorácica até abaixo da pressão atmosférica, em geral próxima a −1 a −2 cmH_2O (*trigger*, sensibilidade), para que o ventilador *sinta* e dispare o ciclo respiratório. Nos pacientes obstrutivos, em altas PEEPis, por exemplo, de 8 a 10 cmH_2O, a musculatura respiratória deve fazer maior trabalho inspiratório para deflagrar o disparo do ventilador. Embora se observe tiragem intercostal e supraesternal, pode não haver disparo do ventilador. Esse diagnóstico é feito medindo-se a PEEPi ou observando-se a tela do ventilador. O tratamento é feito melhorando o broncospasmo e acertando-se os parâmetros do ventilador (aumento do tempo expiratório) ou aplicando PEEP extrínseca com cerca de 75 a 85% da PEEPi.[14,15]

Sudorese e cianose

A sudorese, importante sinal de alarme no paciente grave, pode ocorrer associada a agitação, calor, estimulação do sistema nervoso autônomo simpático, febre e uso de antitérmicos, edema pulmonar agudo, hipotensão arterial e baixa perfusão tissular, hipoglicemia e hipercapnia. Ela indica a necessidade de avaliar a causa.

Em pacientes que falham no desmame da prótese ventilatória, é comum acontecer agitação, sudorese, taquipneia, taquicardia e aumento da pressão arterial. Esses sinais e sintomas levam à postergação da retirada da VM e podem significar fadiga.[16]

A cianose ocorre quando há cerca de 5 g/dℓ de hemoglobina reduzida. Pacientes anêmicos podem apresentar cianose central somente quando houver acentuada redução da saturação do sangue arterial. Muitas vezes, à noite e em pacientes afrodescendentes, pode ser difícil identificar a cianose. A cianose periférica depende da má perfusão.

A oximetria de pulso avalia, de modo indireto e não invasivo, a saturação periférica de oxigênio (SpO_2) e reflete a do sangue arterial (saturação arterial de oxigênio – SaO_2). Nas situações clínicas que cursam com má perfusão e cianose periférica, a SpO_2 pode não se relacionar com a SaO_2, perdendo, assim, o seu valor. Nesses pacientes, é preciso coletar sangue arterial e realizar hemogasometria arterial.

Secreção traqueobrônquica

As características da secreção podem ajudar no diagnóstico da etiologia da insuficiência respiratória. Dentre tais características, são importantes a quantidade, a coloração e a viscosidade.

O excesso de secreção e o aumento da viscosidade impedem o fluxo aéreo, aumentando a PImáx do ventilador ou o esforço muscular respiratório, alterando a distribuição e a troca gasosa pulmonar.

Entre as causas de secreção sanguínea estão o trauma das vias aéreas, que pode ser causado por múltiplas aspirações, edema e embolia pulmonar, doenças traqueobrônquicas, vasculites pulmonares, leptospirose e alterações da coagulação. A cor amarela sugere infecção pulmonar ou traqueobronquite.

A secreção mucoide abundante ocorre em estados hipersecretores, como nas intoxicações por organofosforados, nas traqueobronquites, no excesso de fluidificantes e de umidificação das vias aéreas. Não está comprovado que o excesso de hidratação sistêmica, sem haver insuficiência cardíaca ou edema pulmonar, aumente a secreção traqueobrônquica. É possível haver aspiração de conteúdo gástrico ou de alimento administrado por sonda para as vias aéreas inferiores, mesmo que o paciente esteja intubado. Raramente, pode haver fístula entre a via aérea e a digestiva.

Via aérea artificial | Tubo traqueal e circuitos

O tubo traqueal pode produzir trauma físico e psicológico, diminuir as defesas primárias contra as infecções e aumentar a resistência ao fluxo aéreo. No exame físico, é fundamental verificar a permeabilidade do tubo traqueal, aspirá-lo e analisar as características das secreções. Na dúvida quanto à sua permeabilidade, deve-se trocá-lo.

Os tubos traqueais de diâmetro interno inferior a 8 mm aumentam a resistência aérea. Pacientes com frequência respiratória alta têm alto fluxo aéreo e, com tubos *finos*, há aumento do trabalho muscular respiratório, que pode ser suficientemente grande para levar ao insucesso do desmame. Nos pacientes com pequena reserva respiratória e intubados, pode-se aumentar o conforto e diminuir o trabalho muscular respiratório usando-se ventilação à PSV em nível > 7 cmH_2O.

A intubação traqueal retira a PEEP fisiológica produzida pelas cordas vocais e diminui a capacidade residual funcional, produz microatelectasias, e piora a relação V'/Q', agravando a hipoxemia. Os pacientes intubados não devem ficar longo tempo nessas condições. Pode-se aplicar PEEP na forma de CPAP, preferencialmente ou de modo intermitente até a extubação traqueal.

A extubação não programada é complicação frequente, principalmente nos pacientes agitados, delirantes e não cooperativos. A sedação é a solução adequada para esses casos. A fixação do tubo traqueal deve ser correta. Não há um método uniforme de fixação, entretanto, deve-se usar aquele que previna as lesões labiais, principalmente a queilite angular e a condrite das orelhas. Lesões da pele também podem ocorrer.

O tubo traqueal deve ser observado quanto à sua posição e à pressão do balonete. Geralmente, o ponto adequado de introdução do tubo traqueal é quando o nível da inserção do balonete na cânula fica próximo da comissura labial ou dos incisivos no adulto, a 22 cm da ponta distal do tubo. Na criança, o nível de introdução do tubo traqueal pode ser determinado multiplicando-se o diâmetro do tubo por 3 (p. ex., introdução = diâmetro do tubo 4 × 3 = 12 cm). O balonete deve ser insuflado o suficiente para que não haja escape gasoso entre a traqueia e o tubo traqueal. Para verificar se há ou não escape, pode-se auscultar no nível do pescoço. Ventiladores modernos têm alarmes para escape gasoso. Para evitar isquemia da traqueia, deve-se manter a pressão do balonete ≤ 20 a 25 mmHg (1 mmHg = 1,36 cmH_2O, 1 cmH_2O = 0,73 mmHg).

A intubação seletiva é muito frequente, geralmente, à direita. Quando o tubo está muito introduzido, observa-se diminuição do volume do hemitórax e da expansão pulmonar, comumente à esquerda, diminuição do murmúrio vesicular e piora funcional, caracterizada por insaturação arterial e hipoxemia, que são manifestações da intubação seletiva. Nessa hipótese, confirmar com radiografia do tórax ou puxar o tubo e observar se há expansão pulmonar. Na radiografia do tórax, no paciente adulto, o tubo traqueal deve estar 3 cm acima da carina.

Deve-se verificar a umidificação nos circuitos, se está limpo, se há condensado no seu interior e a temperatura do ar inalado. Os *condensados* de secreções nos circuitos devem ser retirados rotineiramente, pois são muito ricos em microrganismos que, quando entram nos umidificadores, podem contaminá-los, ou quando entram no paciente, facilitam a infecção, uma vez que representam grande inóculo infectante. É frequente penetrarem nas vias aéreas inferiores durante a mudança de decúbito. Os coletores de secreção usados nos circuitos devem ficar em plano inferior à extremidade externa do tubo traqueal (nível do colchão da maca) para que, por gravidade, recolham os condensados.

Aparelho cardiovascular

As pressões e o débito cardíaco podem se alterar com o suporte ventilatório. A pressão positiva intermitente ou contínua aumenta a pressão venosa central, e diminui o retorno venoso e o débito cardíaco, principalmente nos pacientes hipovolêmicos, produzindo, além da diminuição do débito cardíaco, vasoconstrição periférica, com hipotensão arterial, extremidades frias, e diminuição da amplitude dos pulsos e da diurese. Quando o pulso pedioso estiver amplo e propulsivo (4+/4+), o índice cardíaco deverá estar normal e acima de 2,6 $\ell/min/m^2$.

A obstrução de vias aéreas provoca aumento na pressão expiratória e torna a pressão pleural positiva. Pode-se notar, no exame físico do paciente com obstrução de vias aéreas, abaulamento expiratório da região supraclavicular e distensão das veias do pescoço com diminuição do retorno venoso. Na inspiração, a pressão pleural torna-se muito negativa, por causa da obstrução aérea, e pode haver aumento da pós-carga do ventrículo esquerdo. Essa variação da pressão intrapleural pode produzir pulso paradoxal.

A saturação venosa central ($SvcO_2$) do sangue coletado na veia cava deve ser medida sequencialmente para avaliar as consequências da ventilação sobre a oferta e o consumo de oxigênio, a $D'O_2$ e a $V'O_2$. A $SvcO_2$ é normalmente > 70%.

Abordagem ao paciente com IRA

Os pacientes com IRA morrem por hipoxemia. Por esse motivo, deve-se instituir oxigenoterapia para todos os pacientes. Após a correção da hipoxemia e da estabilização hemodinâmica, os esforços devem ser voltados à correção dos processos fisiopatológicos que motivaram a IRA. O tratamento específico visa ao conhecimento da doença de base.

Alguns pacientes necessitam de suporte ventilatório, que pode ser administrado de modo não invasivo (ventilação não invasiva [VNI]), mesmo no ambiente da emergência ou na enfermaria. Aqueles com contraindicação para VNI ou que tiverem indicação para ventilação invasiva deve ser preferencialmente direcionado para a UTI e acompanhados pelo médico intensivista e a equipe multiprofissional para suporte ventilatório adequado e seguro.

Oxigenoterapia

Oxigenoterapia convencional

A oxigenoterapia está indicada nas seguintes situações clínicas:

- Corrigir a hipoxemia e aumentar a oferta tecidual de oxigênio ($D'O_2$):
  - Adultos e crianças (> 28 dias) respirando em ar ambiente (FIO_2 = 21%) com a PaO_2 < 60 mmHg e/ou SaO_2 < 90%
  - PaO_2/SaO_2 abaixo do valor desejado para determinadas doenças, como o paciente com infarto agudo do miocárdio ou paciente com hipertensão intracraniana
  - Neonatos com PaO_2 < 50 mmHg ou SaO_2 < 88%
- Melhorar a oxigenação tecidual de pacientes com diminuição da capacidade de transporte de oxigênio (CaO_2)
- Facilitar a absorção de ar nas cavidades orgânicas (pneumoencéfalo, pequeno pneumotórax)[17]
- Em medicina hiperbárica.

As indicações de oxigenoterapia podem ocorrer nas situações de IRA aguda ou crônica. Em pacientes com IRA crônica e em assistência domiciliar, deve-se utilizar oxigenoterapia para prevenir ou tratar manifestações clínicas de hipoxia e hipoxemia documentadas, como nos pacientes com *cor pulmonale*, eritrocitose (hematócrito > 56%) ou insuficiência cardíaca.

Pacientes retencionistas crônicos de CO_2 podem aumentar a hipercapnia durante a administração de oxigênio. Nessas situações, podem apresentar cefaleia, desorientação, asterixia, taquicardia e sudorese.

A oxigenoterapia deve ser administrada com cuidado para evitar as potenciais complicações. Alterações fisiológicas, citotoxicidade, lesões traumáticas pelo cateter e dispositivos usados na sua administração, em razão de explosão (o oxigênio é um comburente), são alguns exemplos.

A oxigenoterapia deve ser vista como parte da prescrição médica. A sua administração deve ser monitorada quanto aos potenciais efeitos fisiológicos e citotóxicos. O Quadro 17.7 mostra alguns efeitos fisiológicos da oxigenoterapia; e o Quadro 17.8, as características da lesão produzida pela toxicidade do oxigênio.

As manifestações clínicas da toxicidade por oxigênio ocorrem em função da concentração de oxigênio e do tempo de exposição, podendo apresentar desde traqueobronquite com 12 a 24 h de oxigênio a 100% até síndrome da angústia respiratória aguda (SARA), quando ultrapassar 60 h de exposição.

A oxigenoterapia deve, portanto, ser sempre considerada no conjunto de indicações frente à IRA e com adequado monitoramento clínico e hemogasométrico, avaliando-se as complicações mencionadas. Devem ser usadas as menores concentrações necessárias para atender às demandas teciduais do organismo. Concentrações superiores a 60% precisam ser evitadas por mais de 24 h, embora em algumas situações sejam fundamentais. Essas concentrações, por vezes, podem ser diminuídas quando se adicionam PEEPs ou no decúbito prono. Saturações arteriais de 92% geralmente são satisfatórias e, com isso, pode-se titular a oferta de altas frações de oxigênio.

Modos de administração

- **Cateter ou pronga nasal.** São sistemas que oferecem oxigenoterapia com FIO_2 a 100%, no entanto com fluxo inspiratório baixo. As vias aéreas superiores misturam o gás inalado do meio ambiente (21%) com aquele oferecido pelo dispositivo. A FIO_2 final ofertada varia conforme o fluxo de oxigênio, o volume corrente e a FR do paciente e do padrão respiratório. Geralmente o fluxo não consegue ultrapassar 6 ℓ/min e FIO_2 de 40%. Geralmente é indicado para pacientes que não demandam muitos incrementos na FIO_2.
- **Máscara facial simples.** Tem a vantagem de ser mais leve e com a possibilidade de umidificar o ar inspirado. O fluxo de oxigênio deve ser mantido em torno de 5 ℓ/min ou mais para evitar a reinalação de gases (CO_2). A FIO_2 pode chegar a 60%. A máscara com aerossol é ligada a um tubo grosso e permite fluxos moderados e aerossolizado.
- **Máscara com reservatório.** A adaptação de uma bolsa com oxigênio à máscara permite alcançar frações inspiradas maiores de oxigênio (> 60%). O gás inalado provém dos orifícios da máscara e do reservatório. Por oferecer maiores concentrações de oxigênio, são indicadas na IRA.
- **Sistema Venturi.** Um adaptador Venturi é colocado entre a máscara e a fonte de oxigênio e permite, por meio de adaptadores específicos que

Quadro 17.7 ■ Efeitos fisiológicos do oxigênio.

Benefícios	Deletérios
Melhora da troca gasosa	Depressão da respiração e aumento da $PaCO_2$ em pacientes hipercápnicos crônicos
Vasodilatação arterial pulmonar	Atelectasia de absorção
Diminuição da resistência arterial pulmonar	Diminuição da capacidade vital
Diminuição da pressão arterial pulmonar	Aumento do *shunt* arteriovenoso pulmonar
Diminuição da sobrecarga de trabalho cardíaco	Diminuição do reflexo alvéolo-arterial
Vasoconstrição sistêmica	Diminuição do surfactante

Quadro 17.8 ■ Características da lesão citotóxica do oxigênio.

Fases	Características
Inicial	Ausência ou mínimas lesões. Dura 24 a 72 h
Exsudativa	Preenchimento alveolar por edema, depósito de material proteináceo, membrana hialina e microactelectasias
Infiltrativa	Infiltração por polimorfonucleares e ativação plaquetária

abrem orifícios para o ar ambiente, oferecer mais ou menos frações de oxigênio. O sistema Venturi (a jato) caracteriza-se por administração de um jato de gás sob pressão pelo sistema e desenvolvimento de uma pressão subatmosférica lateralmente ao orifício, que propiciará a entrada de ar pelos orifícios. Alterando-se o adaptador a jato e os orifícios, é possível titular a FIO_2. Isso pode ser adequado para os pacientes retencionistas (Figura 17.1).

Oxigenoterapia de alto fluxo

A oxigenoterapia nasal de alto fluxo é um suporte ventilatório não invasivo já bastante utilizado na pediatria e que vem mostrando bons resultados em pacientes adultos. É uma alternativa ao oxigênio convencional e à ventilação não invasiva em pacientes que necessitam de assistência ventilatória. Seu uso está relacionado com a diminuição da taxa de intubação e da mortalidade em pacientes em insuficiência respiratória.[18]

A tecnologia do cateter de oxigênio de alto fluxo é bastante simples. Um fluxômetro acoplado ao sistema de oxigênio e de ar comprimido propicia a mistura desses gases em um *blender* que possibilita o ajuste da fração de oxigênio oferecida, podendo chegar a 100%. Essa oferta de alto fluxo de ar e oxigênio precisa passar por um sistema de umidificação e aquecimento. A umidade chega próximo a 100% e a temperatura em torno de 39°C. Esse ar é carreado por um circuito que tem, no seu interior, uma resistência, com o objetivo de minimizar ao máximo a queda da temperatura. O ar aquecido e umidificado chega ao paciente por uma cânula nasal a uma temperatura de 37°C. Essa cânula é maior do que o cateter de oxigênio convencional, promovendo vedamento da narina e maior aproveitamento do fluxo oferecido. A cânula existe em diversos tamanhos, visando ao conforto do paciente (Figura 17.2).

A partir desse sistema, uma concentração preestabelecida de oxigênio em alto fluxo (30 a 60 ℓ/min), aquecido e umidificado, é oferecido ao paciente com o objetivo de melhorar a oxigenação e diminuir o trabalho respiratório. Um paciente em insuficiência respiratória tem uma demanda de fluxo de pelo menos 30 ℓ/min, o que não é garantido pelas formas convencionas de oferta de oxigênio. O paciente acaba inalando grande quantidade de ar ambiente, o que torna a oferta de oxigênio imprecisa. No cateter de oxigênio de alto fluxo, essa mistura do oxigênio oferecido com o ar ambiente não ocorre, já que o método é capaz de suprir a demanda do paciente.

O oxigênio em alto fluxo fornece uma pressão positiva em vias aéreas semelhante à oferecida pelo sistema de CPAP e pode alcançar 5 a 7 cmH_2O.[19] Essa pressão positiva está associada ao recrutamento de áreas pulmonares atelectasiadas.[20] Quanto mais alta a velocidade do fluxo oferecido, mais eficaz é a lavagem do CO_2 nas vias aéreas superiores, diminuindo o espaço morto. O ar aquecido e umidificado facilita a mobilização de secreção e proporciona maior conforto ao paciente.

A principal contraindicação ao cateter de oxigênio de alto fluxo é a necessidade imediata de intubação orotraqueal. Todo paciente submetido a essa terapia deve ser acompanhado por equipe multiprofissional, à procura de sinais de fadiga, como aumento da frequência respiratória, aumento da frequência cardíaca, instabilidade hemodinâmica e piora do esforço respiratório. O aparecimento desses sinais indica a suspensão do método. Retardar a intubação orotraqueal pode aumentar a morbidade e mortalidade do paciente.

O cateter de oxigênio de alto fluxo é superior ao oxigênio convencional, e não inferior à ventilação não invasiva nos pacientes com alto risco para falha de extubação.[21] Nesses pacientes, o uso do cateter de oxigênio de alto fluxo é indicado e, apesar de mostrar não inferioridade

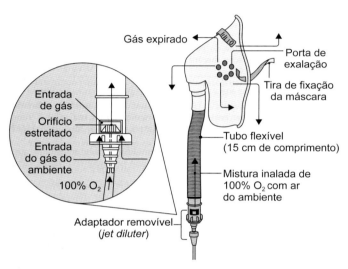

Figura 17.1 ■ Sistema e máscara com Venturi. A porta lateral permite a entrada de gás do ar ambiente, que se mistura com o oxigênio administrado pela fonte.

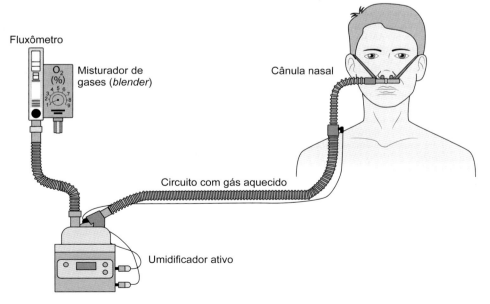

Figura 17.2 ■ Esquema do sistema de oxigenoterapia de alto fluxo.

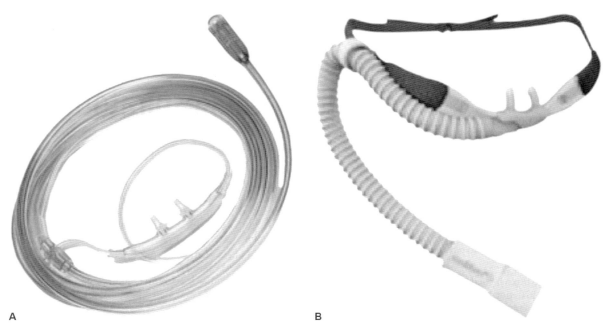

Figura 18.1 ■ **A.** Cateter nasal simples para a administração de oxigenoterapia nasal. **B.** Cateter nasal de alto fluxo com diâmetro aumentado para a administração de altos fluxos de oxigênio aquecido e umidificado.

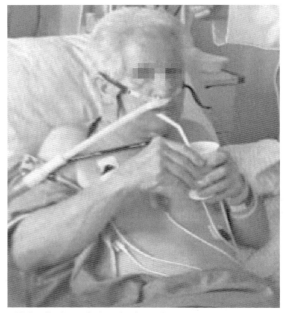

Figura 18.2 ■ Paciente bebendo água durante uso de cateter nasal de alto fluxo na unidade de terapia intensiva.

que os pacientes que receberam cateter nasal de alto fluxo apresentaram maior PaO_2/FIO_2 e menores frequências respiratórias após 6 h da randomização, porém demonstraram taxas de intubação semelhantes, assim como mortalidade em 28 dias (p = 0,94).

Em pacientes com exacerbação de pneumonia intersticial e com fibrose cística exacerbada

Estudos observacionais recentes mostram que o cateter nasal de alto fluxo pode ser opção interessante para pacientes com pneumonia intersticial pulmonar exacerbada e para aqueles com exacerbação de fibrose cística.[6,7]

Uso do oxigênio nasal de alto fluxo em crianças com diagnóstico de bronquiolite

Estudo clínico, prospectivo e randomizado avaliou 1.472 crianças com diagnóstico de bronquiolite aguda que foram randomizadas para receber cateter nasal de alto fluxo (739 crianças) ou oxigenoterapia convencional (733 crianças). A porcentagem de crianças livres de falência de tratamento após 10 dias da randomização foi significativamente maior no grupo que recebeu oxigenoterapia de alto fluxo do que no grupo que recebeu oxigenoterapia convencional.[8]

Em pacientes obstruídos

Em 2018, foi publicado estudo retrospectivo que analisou 23 pacientes DPOCs que utilizaram oxigenoterapia nasal de alto fluxo (FIO_2 média de 45% e fluxo médio de 40 ℓ/min) durante episódio de insuficiência respiratória aguda. Os autores mostraram que a pressão parcial de gás carbônico ($PaCO_2$) média na admissão era de 55 mmHg e que aumentou em 1 mmHg, em média, com o uso de oxigenoterapia convencional. Já na oxigenoterapia nasal de alto fluxo, a $PaCO_2$ diminuiu em média 4,2 mmHg em 1 h e 3,7 mmHg em 24 h, mostrando que o cateter nasal de alto fluxo pode ser utilizado em pacientes DPOCs agudizados leves com $PaCO_2$ em torno de 55 mmHg.[9]

Outro estudo retrospectivo publicado em 2018[10] mostrou que 38 pacientes com pH < 7,38 e $PaCO_2$ média de 67 mmHg tiveram aumento significativo do pH e diminuição significativa da $PaCO_2$ com o uso de oxigenoterapia nasal de alto fluxo. Outros 17 pacientes com pH < 7,35 e $PaCO_2$ média de 73,7 mmHg também apresentaram aumento do pH e diminuição da $PaCO_2$ média. Também foi demonstrado que o uso de oxigenoterapia nasal de alto fluxo em pacientes DPOCs pós-extubação pode diminuir o *drive* neural e o trabalho respiratório.[11]

▶ Uso do cateter nasal de alto fluxo

Para evitar intubação na insuficiência respiratória hipoxêmica

Estudo clínico, prospectivo e randomizado com 313 pacientes, publicado em 2015,[12] comparando o uso de oxigenoterapia convencional

Capítulo 18 ■ Uso do Cateter Nasal de Alto Fluxo na Insuficiência Respiratória   195

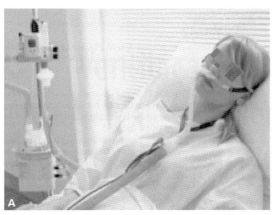 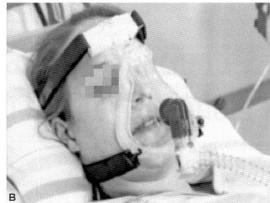

Figura 18.3 ■ **A.** Sistema nasal de oxigenoterapia de alto fluxo. Especificações: FIO_2: 21 a 100%; fluxo inspiratório: 30 a 60 ℓ/min; temperatura: 36 a 37°C; umidificação; interface confortável; ventilação espontânea; e volume corrente espontâneo. **B.** Ventilação não invasiva com máscara oral. Especificações: FIO_2: 21 a 100%; fluxo inspiratório: 20 a 240 ℓ/min; temperatura: 36 a 37°C; interface confortável; possível dissincronia; e amplificação do volume corrente espontâneo.

(96 pacientes), cateter nasal de alto fluxo (106 pacientes) e ventilação não invasiva (111 pacientes) para evitar intubação orotraqueal em pacientes com insuficiência respiratória aguda hipoxêmica mostrou que, para todos os pacientes, as três estratégias não foram diferentes para evitar intubação orotraqueal (p = 0,17). No entanto, quando os autores analisaram os pacientes com FIO_2/PaO_2 abaixo de 200, a incidência cumulativa de intubação orotraqueal foi significativamente menor nos pacientes que utilizaram o cateter nasal de alto fluxo quando comparado à oxigenoterapia tradicional e à ventilação não invasiva (p = 0,009). Nesse trabalho, quando analisaram a sobrevida de 90 dias, os autores observaram que os pacientes que receberam oxigenoterapia nasal de alto fluxo sobreviveram significativamente mais que os pacientes que receberam oxigenoterapia convencional e/ou ventilação não invasiva.

No entanto, metanálise recente, que analisou 9 estudos randomizados com cerca de 2.093 pacientes,[13] mostrou menores taxas de intubação traqueal nos pacientes que utilizaram cateter nasal de alto fluxo na insuficiência respiratória hipoxêmica, porém não mostrou diferença na mortalidade em 28 dias. Assim, o cateter nasal de alto fluxo se tornou uma opção interessante para pacientes com insuficiência respiratória aguda hipoxêmica.

Há o caso de paciente, do sexo feminino, de 17 anos de idade, com história de tosse, dispneia e mialgia há 1 semana. Evoluiu com insuficiência respiratória hipoxêmica (PaO_2/FIO_2 de 145), $PaCO_2$ de 32, pH de 7,46, transaminase glutâmico oxalacética (TGO) de 698 e creatinofosfoquinase (CPK) de 10.762. Foi realizada coleta de secreção de nasofaringe, com resultado positivo para o vírus *influenza* A (H1N1). Recebeu oseltamivir, e foi iniciado o uso de cateter nasal de alto fluxo com FIO_2 de 75% e fluxo de 50 ℓ/min (Figura 18.4), alternado com ventilação não invasiva. Evoluiu com melhora progressiva da PaO_2/FIO_2 de 155, 203 e 290. No quarto dia de cateter nasal de alto fluxo e ventilação não invasiva, a paciente conseguiu retornar ao cateter de oxigenoterapia convencional, o qual foi progressivamente desmamado até que ela ficasse bem em ar ambiente.

Para auxiliar em procedimentos

Estudo multicêntrico e randomizado, que avaliou o uso de cateter nasal de alto fluxo (171 pacientes) ou ventilação não invasiva (142 pacientes) para pré-oxigenação antes de intubação orotraqueal,[14] revelou que ocorreu hipoxemia grave em 27% dos pacientes que utilizaram

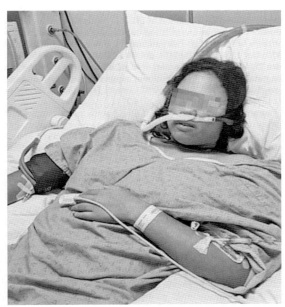 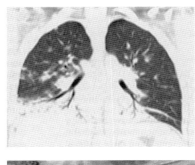 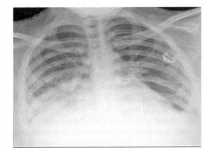 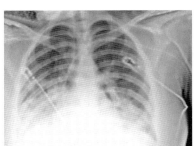 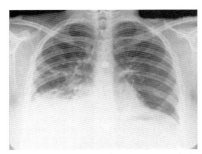

Figura 18.4 ■ Paciente com infecção respiratória pelo vírus *influenza* A (H1N1) que melhorou progressivamente com o uso do cateter nasal de alto fluxo.

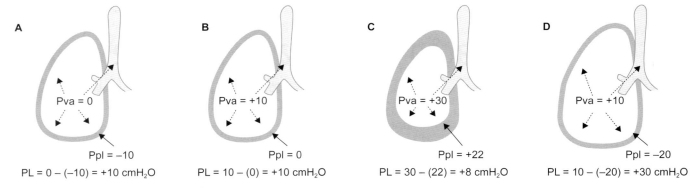

Figura 19.1 ■ Pressão transpulmonar. A pressão transpulmonar (PL) é a pressão que realmente age e distende o pulmão, e é calculada como a diferença entre a pressão na via aérea (Pva) e a pressão pleural (Ppl). Quando o fluxo é zero, a Pva e a pressão alveolar são similares, por exemplo, durante uma pausa inspiratória. **A.** Paciente não intubado e ventilando espontaneamente. **B.** Paciente intubado e sem lesão pulmonar, em ventilação controlada passiva. **C.** Paciente intubado, com aumento da elastância da caixa torácica (aumento da rigidez) resultando em baixa PL e baixo volume pulmonar, a despeito da alta Pva utilizada. **D.** Paciente intubado realizando esforço respiratório, resultando em alta PL e alto volume pulmonar, a despeito da baixa Pva utilizada. (Adaptada de Beitler, Malhotra e Thompson, 2016.)[7]

respiratório, podendo lesar a barreira alveolocapilar e fragmentar a matriz extracelular circunjacente.[8,1] Ainda, áreas não aeradas provocam heterogeneidade pulmonar e aumentam a quantidade de *stress raisers*, que são regiões que amplificam localmente a pressão aplicada ao pulmão.[9]

Em pulmões sem lesão, a complacência do sistema respiratório associa-se, de forma muito próxima, ao volume expiratório final. A *driving pressure* (pressão de distensão) (ΔP), que pode ser rapidamente calculada pela diferença entre a Pplatô e a pressão positiva expiratória final (PEEP), consiste no VC normalizado pela complacência estática do sistema respiratório. Em outras palavras, a ΔP pode ser interpretada como o VC corrigido pelo tamanho funcional do pulmão que recebe a ventilação. Valores elevados de ΔP estão fortemente relacionados com o desenvolvimento de CPP em pacientes saudáveis submetidos a procedimentos cirúrgicos[10] e também em pacientes com síndrome do desconforto respiratório agudo (SDRA).[11]

No âmbito celular, o estímulo físico da ventilação mecânica é transformado em sinal químico, promovendo a ativação do sistema imune e a liberação de mediadores pró-inflamatórios decorrentes da lesão celular direta ou indireta. Em última análise, a VILI é o resultado de uma complexa interação entre as forças mecânicas sobre as estruturas pulmonares, como células epiteliais tipo I e tipo II, células endoteliais, macrófagos e matriz extracelular, com transformação do estímulo mecânico em sinalização intracelular que promove apoptose e fibroproliferação. Além disso, a liberação de mediadores inflamatórios secundários à VILI pode provocar disfunção orgânica a distância, em um processo denominado *biotrauma*.[12]

Recentemente, outro mecanismo desencadeador da VILI foi descrito e diz respeito à energia transferida do ventilador mecânico ao sistema respiratório. Essa energia, que é utilizada em diversos processos, entre eles, para vencer a resistência das vias aéreas e expandir o tórax, pode provocar lesão, em um processo chamado *energytrauma* ou *ergotrauma*.[13] Essa lesão ocorre principalmente porque parte dessa energia é conservada a cada ciclo respiratório, uma vez que o recolhimento elástico pulmonar durante a expiração retorna menos energia do que a quantidade absorvida na inspiração. Dessa maneira, ocorre dissipação de energia, que pode ser transformada em calor ou em inflamação, potencialmente causando danos ao tecido pulmonar.[13]

Algumas hipóteses mais recentes relacionam a extensão da VILI com a quantidade de energia transferida ao pulmão. O VC, a Pplatô, a frequência respiratória e o fluxo de ar têm relação com a quantidade de energia transferida pelo ventilador, e essa energia por unidade de tempo, expressa em Joules por minuto (J/min), é chamada de *potência mecânica*.[14,15] Estudos em animais sugerem que mesmo em caso de baixos VCs, uma potência mecânica mais elevada provoca VILI.[16] E recentemente um estudo demonstrou que, em pacientes submetidos à ventilação mecânica na UTI, o uso de alta potência mecânica associa-se a diversos desfechos clínicos negativos.[15]

Com o objetivo de reduzir a ocorrência de VILI em pacientes com pulmões sem lesão, estratégias protetoras de ventilação mecânica têm sido amplamente estudadas e alterações no VC, na PEEP e na ΔP têm associação independente com desfechos variados nesses pacientes. Neste capítulo, discutiremos a importância do VC, da PEEP e da ΔP na ventilação mecânica de pacientes com pulmões normais.

▶ Parâmetros ventilatórios

Volume corrente

A discussão quanto à aplicação de baixo VC durante a ventilação mecânica tem seu início no ano de 1963, quando, após testes em animais, descobriu-se que o VC fisiológico era de 6,3 mℓ/kg, sugerindo que qualquer nível acima disso seria desnecessário ou não fisiológico.[17] No entanto, durante muitos anos, a estratégia de ventilação com alto VC foi preferida em comparação à ventilação com baixo VC, levando em consideração o fato de essa estratégia prevenir ou pelo menos reduzir a quantidade de atelectasias e melhorar a oxigenação no pós-operatório.[18]

A partir do ano 2000, após a publicação do estudo ARMA, que demonstrou o benefício do uso de VC mais baixo em pacientes com SDRA,[19] observou-se diminuição progressiva no VC ao longo da última década, passando de mais de 12 mℓ/kg de peso predito (PBW) para menos de 9 mℓ/kg PBW.[20] Entretanto, na maior parte dos hospitais do mundo, a incidência da SDRA vem diminuindo[21] e grande parte dos pacientes que recebem ventilação mecânica na UTI não apresentam a síndrome, tornando necessário o entendimento da melhor maneira de ventilar esses pacientes.

Os resultados dos estudos PRoVENT,[22] LUNG-SAFE[23] e LAS VEGAS[24] mostraram claramente que o VC utilizado em paciente sem SDRA na UTI, com SDRA e durante procedimentos cirúrgicos, respectivamente, diminuiu e, curiosamente, foi similar, independentemente do motivo da ventilação mecânica. Além disso, esses estudos demonstraram que metade dos pacientes ainda recebem ventilação mecânica com altos VCs. Com base em estudos observacionais e metanálises, sugere-se que pacientes sem SDRA também se beneficiam do uso de baixos VCs, com redução da incidência de complicações e tempo de ventilação mecânica.[25-27] Ainda, pacientes cirúrgicos submetidos à ventilação mecânica para anestesia geral também se beneficiam do uso de baixos VCs.[28]

Recentemente foi publicado o PReVENT, um grande estudo randomizado que avaliou o desfecho em 961 pacientes submetidos à ventilação mecânica invasiva com baixo VC (entre 4 e 6 mℓ/kg PBW) em comparação a pacientes ventilados com alto VC

(8 e 10 mℓ/kg PBW).[29] Nesse estudo, não houve diferença entre os grupos em relação a diversos desfechos, como dias livres de ventilação, dias de internação, mortalidade e incidência de complicações. Os resultados do estudo PReVENT sugerem que o uso de VCs intermediários (em torno de 8 mℓ/kg PBW) combinado ao uso precoce de modos assistidos de ventilação mecânica é seguro e buscar VCs mais baixos não parece ser necessário. De forma geral, aqueles que acreditam nos resultados de estudos e metanálises prévias continuarão com sua prática de tentar alcançar VC em torno de 6 mℓ/kg PBW. Por outro lado, aqueles que enxergarem que a evidência atual aponta, principalmente, para os riscos de VC acima de 10 mℓ/kg PBW simplesmente evitarão volumes acima desse valor. No final, de acordo com a prática atual e os resultados do PReVENT, o mais provável é que a maioria dos pacientes em ventilação mecânica receberá VC em torno de 7 a 8 mℓ/kg PBW.

Por fim, resultados de outro estudo ainda em andamento, o EPALI, que visa comparar VC baixo com alto em 400 pacientes submetidos à ventilação mecânica invasiva e com risco de desenvolvimento de SDRA, são esperados em breve para complementar os dados fornecidos pelo PReVENT.[30]

Pressão positiva expiratória final

O conceito de atelectasia foi descrito na década de 1960 e consiste em compressão do parênquima pulmonar, reabsorção do gás alveolar e consequente prejuízo na função do surfactante.[1,18] Os principais efeitos negativos da atelectasia incluem aumento de áreas de *shunt* intrapulmonar, prejuízo na oxigenação arterial, redução da complacência do sistema respiratório, aumento da resistência vascular pulmonar e maior risco de desenvolvimento de VILI. A abertura e o fechamento cíclico dos alvéolos a cada ciclo respiratório são um importante mecanismo de VILI, conforme discutido anteriormente.[1]

A fundamentação para utilizar a PEEP advém do fato de que, na ventilação mecânica, principalmente quando em associação à sedação ou anestesia geral com bloqueadores neuromusculares, a atelectasia pode se desenvolver e a aplicação da PEEP pode prevenir ou diminuir essa ocorrência.[1,4] Além disso, a PEEP promove a abertura de regiões pulmonares que colapsam no final da expiração, e diminui a heterogeneidade pulmonar, podendo, assim, evitar o *atelectrauma*.[1,4] Em contrapartida, o uso de níveis elevados de PEEP pode levar à distensão regional excessiva, particularmente nas regiões pulmonares não dependentes, além de afetar negativamente a circulação sistêmica.[31] Desse modo, enquanto a PEEP recruta e estabiliza as unidades alveolares, ela também pode contribuir para a distensão excessiva e o desenvolvimento de VILI.

Até o momento, poucos estudos testaram o impacto de níveis mais elevados de PEEP nos desfechos clínicos de pacientes sem SDRA. Em um estudo com pacientes sob risco de SDRA, o uso de 8 cmH$_2$O de PEEP não preveniu o desenvolvimento da síndrome em comparação aos pacientes ventilados sem PEEP.[32] Além disso, em outro estudo, evidenciou-se que a incidência de pneumonia relacionada com a ventilação mecânica foi menor em pacientes ventilados com níveis mais altos de PEEP (8 cmH$_2$O) comparado a pacientes ventilados sem PEEP, entretanto, o estudo foi negativo para o seu desfecho primário (mortalidade hospitalar).[33] Uma metanálise recente, incluindo entre os estudos os dois já mencionados, não demonstrou benefícios do uso de níveis mais elevados de PEEP em pacientes sem SDRA recebendo ventilação mecânica na UTI.[34] A despeito desses resultados, grande parte dos estudos conduzidos sobre o tópico são antigos e de baixa qualidade, o que impossibilita a geração de evidência para recomendar o melhor nível de PEEP em pacientes críticos sem SDRA.

Em pacientes cirúrgicos, o estudo IMPROVE demonstrou o benefício da estratégia protetora de ventilação mecânica durante cirurgias abdominais em pacientes com médio e alto risco para CPP. Entretanto, a intervenção testada foi composta por três diferentes estratégias: baixo VC, PEEP de 6 a 8 cmH$_2$O e manobras de recrutamento alveolar e, assim, não foi possível avaliar de forma individual o impacto da PEEP.[35]

Posteriormente, o estudo PROVHILO comparou o uso de altos níveis de PEEP (12 cmH$_2$O) *versus* baixos níveis (0 a 2 cmH$_2$O) durante a ventilação mecânica no intraoperatório de cirurgia abdominal aberta em pacientes recebendo baixo VC. Nesse estudo, o uso de níveis mais elevados de PEEP não preveniu a ocorrência de CPP e aumentou a incidência de hipotensão e a necessidade de uso de vasopressores.[36] Mais recentemente, o estudo iPROVE testou diferentes estratégias de uso de PEEP em pacientes já recebendo baixo VC durante a cirurgia. O estudo também não demonstrou diferença entre os grupos no desfecho primário.[37] Uma metanálise de dados individuais de paciente, que não incluiu somente os resultados do iPROVE, não encontrou benefício com o uso de níveis mais elevados de PEEP.[28]

De modo geral, em pacientes cirúrgicos, os melhores níveis de PEEP ainda não foram definidos, mas sabidamente níveis elevados (> 10 cmH$_2$O) parecem não trazer benefícios para o grupo geral de pacientes. Em pacientes de UTI sem lesão pulmonar, faltam evidências para guiar o uso da PEEP, mas baseando-se no racional fisiológico, níveis mais elevados também não são necessários para a maioria dos pacientes. Em ambos os cenários, o uso de níveis mais elevados de PEEP deve ser considerado somente em situações de hipoxemia grave com redução da complacência pulmonar ou associada a outras situações que sabidamente podem responder ao uso da estratégia.

Driving pressure

A definição de *driving pressure* (ΔP) consiste na diferença entre a pressão da via aérea ao final da inspiração (Pplatô) e a PEEP.[11,38] Entretanto, se derivarmos a equação da complacência estática do sistema respiratório (Csr) (Equação 1), concluímos que a ΔP é a razão entre o VC e a própria Csr (Equação 2). Assim a ΔP pode ser interpretada como o VC corrigido pelo tamanho funcional do pulmão que é ventilado, que pode ser utilizado como um guia para o ajuste do VC (Figura 19.2).[39,40]

$$\text{Equação 1: Csr} = \frac{VC}{\text{Pplatô} - \text{PEEP (ΔP)}}$$

$$\text{Equação 2: } \Delta P = \frac{VC}{Csr}$$

A associação entre ΔP e desfechos clínicos vem sendo amplamente estudada desde 1998, e estudos daquela época já demonstravam uma correlação entre a ΔP e desfechos desfavoráveis em pacientes com SDRA.[41,42] Após 13 anos, Amato *et al.* demonstraram, por meio de uma metanálise de 3.500 pacientes, que a ΔP foi a variável com maior relação com sobrevida em pacientes com SDRA.[11]

Em pacientes sem SDRA, cirúrgicos ou tratados na UTI, ainda existe pouca evidência quanto ao papel da ΔP na estratégia protetora. Em pacientes submetidos à anestesia geral para cirurgia, um estudo demonstrou que os pacientes que desenvolveram CPP haviam recebido ventilação mecânica intraoperatória com valores mais altos de ΔP, quando comparado a pacientes que não haviam desenvolvido essas complicações.[10] Além disso, o aumento da ΔP após manobra de recrutamento alveolar e aumento da PEEP associou-se à maior incidência de complicações quando comparado aos pacientes que tiveram diminuição da ΔP após o incremento da PEEP, sugerindo que a ΔP pode servir como um marcador de recrutabilidade e eficácia da manobra.[10] Em pacientes sem SDRA tratados na UTI, a ΔP parece ter influência nos desfechos clínicos somente daqueles que apresentam hipoxemia.[43]

Até o momento, não existe referência definitiva para sugerir um valor de corte de ΔP considerado seguro, entretanto, estudos sugerem que esse valor deve estar em torno de 13 a 15 cmH$_2$O, independentemente da patologia pulmonar.[10,11,23] Além disso, faltam estudos prospectivos utilizando essencialmente a ΔP como alvo principal da programação do ventilador mecânico e, por esse motivo, a recomendação atual é utilizar a ΔP de forma complementar a valores adequados de VC e PEEP.

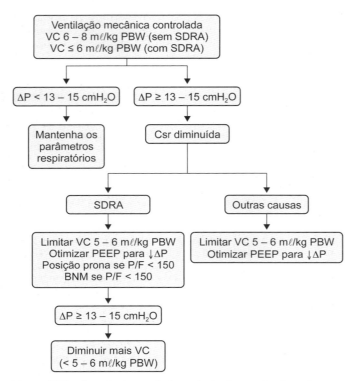

Figura 19.2 ■ *Flowchart* sugerindo o ajuste dos parâmetros de ventilação mecânica de acordo com a *driving pressure*. O limite de 13 a 15 cmH$_2$O da *driving pressure* (ΔP) é especulativo, uma vez que nenhum valor de corte definitivo foi determinado ainda. VC: volume corrente; PBW: peso predito; Csr: complacência do sistema respiratório; SDRA: síndrome do desconforto respiratório agudo; PEEP: pressão positiva expiratória final; P/F: relação PaO$_2$/FIO$_2$; BNM: bloqueador neuromuscular. (Adaptada de Bugedo, Retamal e Bruhn, 2017.)[40]

▶ Considerações finais

Os achados dos estudos citados nos parágrafos anteriores reforçam o conceito de que os pacientes com ou sem SDRA (cirúrgicos ou não) são vulneráveis a danos causados pela ventilação mecânica e esses danos estão relacionados com ajustes inadequados de PEEP, VC e ΔP. Com as recomendações mais atuais, temos maior liberdade para instituir VCs intermediários nos pacientes sem SDRA, porém assegurando que os outros parâmetros não extrapolem as recomendações formais (ver Figura 19.2).

▶ Referências bibliográficas

1. Slutsky AS, Ranieri VM. Ventilator-induced lung injury. N Engl J Med. 2013;369:2126-36.
2. Abbott TEF, Fowler AJ, Pelosi P et al. A systematic review and consensus definitions for standardised end-points in perioperative medicine: Pulmonary Complications. Br J Anaesth. 2018;120(5):1066-79.
3. Wolthuis EK, Vlaar APJ, Choi G, Roelofs JJTH, Juffermans NP, Schultz MJ. Mechanical ventilation using non-injurious ventilation settings causes lung injury in the absence of pre-existing lung injury in healthy mice. Crit Care. 2009;13:R1.
4. Dreyfuss D, Soler P, Basset G, Saumon G. High inflation pressure pulmonary edema. Respective effects of high airway pressure, high tidal volume, and positive end-expiratory pressure. Am Rev Respir Dis. 1988;137:1159-64.
5. Webb HH, Tierney DF. Experimental pulmonary edema due to intermittent positive pressure ventilation with high inflation pressures. Protection by positive end-expiratory pressure. Am Rev Respir Dis. 1974;110:556-65.
6. Weg JG, Anzueto A, Balk RA et al. The relation of pneumothorax and other air leaks to mortality in the acute respiratory distress syndrome. N Engl J Med. 1998;338:341-6.
7. Beitler JR, Malhotra A, Thompson BT. Ventilator-induced lung injury. Clin Chest Med. 2016;37:633-46.
8. Davidovich N, DiPaolo BC, Lawrence GG, Chhour P, Yehya N, Margulies SS. Cyclic stretch-induced oxidative stress increases pulmonary alveolar epithelial permeability. Am J Respir Cell Mol Biol. 2013;49:156-64.
9. Cressoni M, Cadringher P, Chiurazzi C et al. Lung inhomogeneity in patients with acute respiratory distress syndrome. Am J Respir Crit Care Med. 2014;189:149-58.
10. Neto AS, Hemmes SNT, Barbas CSV et al. Association between driving pressure and development of postoperative pulmonary complications in patients undergoing mechanical ventilation for general anaesthesia: A meta-analysis of individual patient data. Lancet Respir Med. 2016;4:272-80.
11. Amato MB, Meade MO, Slutsky AS et al. Driving pressure and survival in the acute respiratory distress syndrome. N Engl J Med. 2015;372:747-55.
12. Silva PL, Negrini D, Rocco PR. Mechanisms of ventilator-induced lung injury in healthy lungs. Best Pract Res Clin Anaesthesiol. 2015;29:301-13.
13. Marini JJ. Dissipation of energy during the respiratory cycle: Conditional importance of ergotrauma to structural lung damage. Curr Opin Crit Care. 2018;24:16-22.
14. Gattinoni L, Tonetti T, Cressoni M et al. Ventilator-related causes of lung injury: The mechanical power. Intensive Care Med. 2016;42:1567-75.
15. Serpa Neto A, Deliberato RO, Johnson AEW et al. Mechanical power of ventilation is associated with mortality in critically ill patients: An analysis of patients in two observational cohorts. Intensive Care Med. 2018;44:1914-22.
16. Moraes L, Silva PL, Thompson A et al. Impact of different tidal volume levels at low mechanical power on ventilator-induced lung injury in rats. Front Physiol. 2018;9:318.
17. Tenney SM, Remmers JE. Comparative quantitative morphology of the mammalian lung: Diffusing area. Nature. 1963;197:54-6.
18. Bendixen HH, Hedley-Whyte J, Laver MB. Impaired oxygenation in surgical patients during general anesthesia with controlled ventilation: A concept of atelectasis. N Engl J Med. 1963;269:991-6.
19. Acute Respiratory Distress Syndrome Network; Brower RG, Matthay MA et al. Ventilation with lower tidal volumes as compared with traditional tidal volumes for acute lung injury and the acute respiratory distress syndrome. N Engl J Med. 2000;342:1301-8.
20. Schaefer MS, Serpa Neto A, Pelosi P et al. Temporal changes in ventilator settings in patients with uninjured lungs: A systematic review. Anesth Analg. 2019;129(1):129-40.
21. Li G, Malinchoc M, Cartin-Ceba R et al. Eight-year trend of acute respiratory distress syndrome: A population-based study in Olmsted County, Minnesota. Am J Respir Crit Care Med. 2011;183:59-66.
22. Neto AS, Barbas CSV, Simonis FD et al. Epidemiological characteristics, practice of ventilation, and clinical outcome in patients at risk of acute respiratory distress syndrome in intensive care units from 16 countries (PRoVENT): An international, multicentre, prospective study. The Lancet Resp Med. 2016;4:882-93.
23. Bellani G, Laffey JG, Pham T et al. Epidemiology, patterns of care, and mortality for patients with acute respiratory distress syndrome in intensive care units in 50 countries. JAMA. 2016;315:788-800.
24. The LAS VEGAS Study Investigators for the PROVE Network, and the Clinical Trial Network of the European Society of Anaesthesiology. Epidemiology, practice of ventilation and outcome for patients at increased risk of postoperative pulmonary complications – LAS VEGAS, an Observational Study in 29 Countries. Eur J Anaesthesiol. 2017;34:492-507.
25. Serpa Neto A, Cardoso SO, Manetta JA et al. Association between use of lung-protective ventilation with lower tidal volumes and clinical outcomes among patients without acute respiratory distress syndrome: A meta-analysis. JAMA. 2012;308:1651-9.
26. Serpa Neto A, Simonis FD, Barbas CS et al. Association between tidal volume size, duration of ventilation, and sedation needs in patients without acute respiratory distress syndrome: An individual patient data meta-analysis. Intensive Care Med. 2014;40:950-7.
27. Neto AS, Simonis FD, Barbas CS et al. Lung-protective ventilation with low tidal volumes and the occurrence of pulmonary complications in patients without acute respiratory distress syndrome: A systematic review and individual patient data analysis. Crit Care Med. 2015;43:2155-63.
28. Serpa Neto A, Hemmes SN, Barbas CS et al. Protective *versus* conventional ventilation for surgery: A systematic review and individual patient data meta-analysis. Anesthesiology. 2015;123:66-78.
29. Writing Group for the PReVENT Investigators. Effect of a low vs intermediate tidal volume strategy on ventilator-free days in intensive care unit patients without ARDSA randomized clinical trial. JAMA. 2018;320:1872-80.
30. Corporacion Parc Tauli. Preventive strategies in acute respiratory distress syndrome (ARDS) (EPALI). In: ClinicalTrials.gov [Internet]. Bethesda MD.

National Library of Medicine; 2000. Disponível em: http://clinicaltrials.gov/show/NCT02070666 [cited 19 November 2018]. Acesso em: 12/08/2019.

31. Guldner A, Braune A, Ball L et al. Comparative effects of volutrauma and atelectrauma on lung inflammation in experimental acute respiratory distress syndrome. Crit Care Med. 2016;44:e854-65.

32. Pepe PE, Hudson LD, Carrico CJ. Early application of positive end-expiratory pressure in patients at risk for the adult respiratory-distress syndrome. N Engl J Med. 1984;311:281-6.

33. Manzano F, Fernandez-Mondejar E, Colmenero M et al. Positive-end expiratory pressure reduces incidence of ventilator-associated pneumonia in nonhypoxemic patients. Crit Care Med. 2008;36:2225-31.

34. Serpa Neto A, Filho RR, Cherpanath T et al. Associations between positive end-expiratory pressure and outcome of patients without ARDS at onset of ventilation: a systematic review and meta-analysis of randomized controlled trials. Ann Intensive Care. 2016;6:109.

35. Futier E, Constantin JM, Paugam-Burtz C et al. A trial of intraoperative low-tidal-volume ventilation in abdominal surgery. N Engl J Med. 2013;369:428-37.

36. PROVE Network Investigators for the Clinical Trial Network of the European Society of Anaesthesiology, Hemmes SN, Gama de Abreu M et al. High versus low positive end-expiratory pressure during general anaesthesia for open abdominal surgery (PROVHILO trial): A multicentre randomised controlled trial. Lancet. 2014;384:495-503.

37. Ferrando C, Soro M, Unzueta C et al. Individualised perioperative open-lung approach versus standard protective ventilation in abdominal surgery (iPROVE): A randomised controlled trial. Lancet Respir Med. 2018;6:193-203.

38. Chiumello D, Carlesso E, Brioni M, Cressoni M. Airway driving pressure and lung stress in ARDS patients. Crit Care. 2016;20:276.

39. Tojo K, Yoshida T, Yazawa T, Goto T. Driving-pressure-independent protective effects of open lung approach against experimental acute respiratory distress syndrome. Crit Care. 2018;22:228.

40. Bugedo G, Retamal J, Bruhn A. Driving pressure: A marker of severity, a safety limit, or a goal for mechanichal ventilation? Crit Care. 2017;21:119.

41. Estenssoro E, Dubin A, Laffaire E et al. Incidence, clinical course, and outcome in 217 patients with acute respiratory distress syndrome. Crit Care Med. 2002;30:2450-6.

42. Amato MB, Barbas CS, Medeiros DM et al. Effect of a protective-ventilation strategy on mortality in the acute respiratory distress syndrome. N Engl J Med. 1998;338:347-54.

43. Schmidt MFS, Amaral ACKB, Fan E, Rubenfeld GD. Driving pressure and hospital mortality in patients without ARDS: A cohort study. Chest. 2018;153:46-54.

inflamatórios para a circulação sistêmica[220-204] e desenvolvimento de VILI. Alguns casos de agravamento de hipoxemia foram observados após a manobra de recrutamento. Esse efeito, aparentemente paradoxal, é explicado pelo desvio da perfusão pulmonar para regiões colapsadas ou de baixa relação volume-perfusão durante e após a manobra de recrutamento.[205] Tal observação enfatiza a importância da atenção não somente nos aspectos ventilatórios, mas também naqueles relacionados com a otimização da perfusão, além da consideração de aumento da PEEP em sequência à manobra de recrutamento.

Os benefícios prováveis dessa manobra vão além da reversão dos efeitos mecânicos e da oxigenação. A homogeneização da distribuição da ventilação após a abertura das áreas colapsadas associa-se à redução da lesão pulmonar e à menor necessidade de ventilação mecânica no pós-operatório.

Estratégia de ventilação protetora no intraoperatório

A estratégia de ventilação protetora é caracterizada pela aplicação de baixo VC e limitação da pressão de platô com o objetivo de reduzir a lesão alveolar. Para alguns anestesiologistas, ainda existe preocupação no uso da estratégia de ventilação protetora no intraoperatório, com o potencial risco de aumento de atelectasia, e consequente queda da oxigenação. Porém já foi demonstrada a não ocorrência de tal fenômeno. Cai et al.[206] evidenciaram, por meio de tomografia computadorizada de tórax em voluntários saudáveis, antes e após a indução anestésica e após a ventilação mecânica, a igualdade de atelectasia em pacientes tratados com ventilação com VC baixo e normal, ambos sem a utilização de PEEP.

Quando houve hipoxemia no intraoperatório, foi observado que as principais estratégias utilizadas pelos anestesiologistas foram aumento da FIO_2, tolerância à alta pressão de pico inspiratória e uso de baixos valores de PEEP (aproximadamente 5 cmH_2O),[207] indo contra ao preconizado pela estratégia protetora. O pico de pressão nas vias aéreas no intraoperatório foi relacionado com o desenvolvimento de LPA no pós-operatório imediato em pacientes submetidos à cirurgia eletiva.[4] O período que os pacientes ficam submetidos a altas pressões pode, de fato, estar correlacionado com o desenvolvimento de LPA. Esse pico de pressão inspiratória está associado ao aumento da mortalidade pós-operatória.[207]

É fundamental reconhecer que a assistência ventilatória adequada no intra e pós-operatório tem o potencial de reduzir a lesão pulmonar. A estratégia ventilatória protetora dos pacientes em UTI deve ser extrapolada para o intraoperatório, principalmente nos pacientes de risco, com o objetivo de minimizar as complicações pulmonares associadas à ventilação mecânica. Dessa maneira, recomenda-se, em pacientes com pulmões saudáveis, utilização do VC de até 8 $m\ell \times kg^{-1}$ de peso predito, individualização da PEEP e manobra de recrutamento, manutenção da menor pressão de via aérea possível e, consequentemente, redução do *driving pressure*. Todos esses componentes devem ser tratados em conjunto, com o objetivo de proteger os pulmões.

▶ Particularidades da ventilação mecânica em anestesia cardiotorácica

Ventilação monopulmonar

A ventilação monopulmonar é utilizada principalmente para permitir cirurgias no parênquima pulmonar. Outras indicações incluem o isolamento dos pulmões para evitar contaminação contralateral, o controle da distribuição da ventilação, a realização de lavagem broncopulmonar unilateral e a melhora da exposição do campo cirúrgico, como em cirurgias de aorta ou esôfago. A técnica é implementada com o uso de tubos de duplo lúmen (Figura 20.9) ou bloqueadores brônquicos. A ventilação de um dos pulmões é interrompida, normalmente com abertura do lúmen para o ambiente, induzindo o colapso pulmonar do pulmão correspondente. Como a perfusão para o pulmão não ventilado não é interrompida, observa-se normalmente queda da saturação de oxigênio. A hipoxemia regional, decorrente da interrupção da

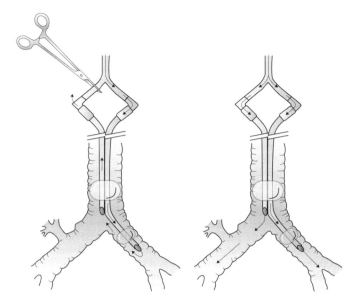

Figura 20.9 ■ Ventilação monopulmonar com tubo de duplo lúmen.

ventilação, geralmente é acompanhada pela vasoconstrição pulmonar hipóxica (VPH). A intensidade dessa VPH determinará a magnitude do *shunt* e a consequente hipoxemia.[208]

Durante a anestesia, particularmente durante a cirurgia torácica, a pressão parcial de oxigênio (PaO_2) é mantida pelo mecanismo de VPH. A VPH pode ser inadequada por motivos relacionados com a doença de base ou apresentação genética, mas frequentemente associada a fatores iatrogênicos. Todos os anestésicos inalatórios podem reduzir o efeito da VPH,[209] com uma pequena diferença entre os vários fármacos.[210] Efeitos clinicamente significativos sobre a VPH são vistos quando utilizadas concentrações acima de 1, a concentração alveolar mínima (CAM). Os vasodilatadores sistêmicos, como nitroprussiato de sódio, ou a alcalose respiratória ou metabólica também podem reduzir o efeito da VPH. A ação ineficiente desse fenômeno pode ser prevista em pacientes com DPOC[211] ou cirrose,[212] permitindo que sejam identificados e conduzidos com diferentes estratégias anestésicas.

O estímulo primário para VPH é a FIO_2 nas vias aéreas e não a PaO_2 do sangue venoso misto.[213] O início de ação da VPH é rápido, ocorrendo dentro de segundos, com normalização após minutos de iniciada a ventilação com FIO_2 normal.[214] A VPH é preservada no pulmão transplantado, após perfusão pulmonar com salina e pulmões isolados, indicando ausência de dependência do mecanismo neuro-humoral.[215]

Alguns estudos de oxigenação na ventilação monopulmonar têm focado no efeito simpaticolítico da anestesia peridural torácica. A simpatólise pode interferir na VPH por meio da redução do débito cardíaco e da resistência vascular pulmonar. A variabilidade e frequência de resultados contraditórios[216,218] não possibilitam, até o momento, uma conclusão clara.

Há relevância clínica da VPH na sala de cirurgia. Intervenções intencionais ou inadvertidas realizadas pelo anestesiologista têm maior efeito na magnitude da VPH e consequências na PaO_2. A vigorosa VPH permite períodos maiores de ventilação monopulmonar sem hipoxemia grave, uma vez que reduz a perfusão no pulmão não ventilado em aproximadamente um terço a metade,[219] além de ser benéfica contra a hipoxemia no pós-operatório em decorrência das atelectasias. Para vencer o desafio da hipoxemia durante a ventilação monopulmonar, o anestesiologista pode lançar mão de estratégias, como o uso da PEEP no pulmão ventilado[220] e do CPAP no pulmão não ventilado,[221-222] além de procedimentos para reexpansão de regiões do pulmão colapsado.[191,223,224]

A ventilação controlada a pressão tem sido sugerida para melhorar a troca gasosa quando comparada à ventilação controlada a volume. Entretanto, se a ventilação for ajustada para alcançar o mesmo VC, não há diferença na oxigenação arterial e na pressão de platô.[225] A única diferença entre os dois modos de ventilação é o elevado pico de pressão na ventilação controlada a volume, que pode ser explicada pela diferença de padrão do fluxo inspiratório.

Rotineiramente, o manuseio inicial da ventilação monopulmonar inclui a utilização de oxigênio a 100%, com o objetivo de minimizar o aparecimento da hipoxemia. Entretanto, há evidências de que a menor FIO_2 possível deve ser utilizada em cirurgia torácica para prevenir dano oxidativo e LPA pós-operatória.[226-228] O manuseio apropriado da anestesia monopulmonar deve lançar mão da menor FIO_2 para se manter a saturação de oxigênio ($SatO_2$) acima de 90%, e evitar FIO_2 100% para reduzir a atelectasia por absorção.

A ventilação monopulmonar é geralmente realizada com o mesmo VC da ventilação dos dois pulmões.[229,230] Essa prática foi recomendada por promover melhora da oxigenação e redução do *shunt*.[46,220] Por outro lado, o VC excessivo pode piorar a oxigenação por aumento da resistência vascular pulmonar e deslocamento do fluxo sanguíneo para o pulmão não ventilado.[231] Em associação, após finalizada a ventilação monopulmonar, o pulmão dependente previamente ventilado apresenta persistente hiperperfusão, estando associado ao aumento de lesão alveolar difusa.[232] Assim, a ventilação monopulmonar induz a destruição do tecido pulmonar, mesmo no decorrer do pós-operatório, que pode ser atribuída à hiperperfusão e à hiperinsuflação. Foi demonstrado que pacientes com ventilação monopulmonar com menor VC (5 mℓ × kg^{-1}) e PEEP (5 cm × H_2O^{-1}) apresentaram atenuação da resposta pró-inflamatória sistêmica e melhora da oxigenação, possibilitando extubação precoce.[233] Dessa maneira, acredita-se que a manutenção do VC para ventilação monopulmonar é uma estratégia que pode ser questionada.[234]

Assim como na ventilação convencional dos dois pulmões, não existe um padrão geral aceito de como determinar o nível de PEEP ideal durante a ventilação monopulmonar. Os valores de PEEP ideal durante a ventilação monopulmonar ainda é tópico de discussão. Um estudo em andamento (PROTHOR)[235] deverá trazer, em breve, novas informações sobre os efeitos do uso de PEEP nas complicações pulmonares pós-operatórias dos pacientes submetidos à ventilação monopulmonar. Até o momento, para o ajuste da PEEP, deve-se levar em consideração que a combinação de alta complacência e redução da fração do espaço morto tem sido sugerida como alvo.[195] Entretanto, a PEEP tem dois potenciais efeitos antagônicos durante a ventilação monopulmonar: por um lado, pode recrutar as áreas atelectasiadas do pulmão dependente e reduzir o *shunt*, mas, por outro lado, pode direcionar o fluxo sanguíneo do pulmão ventilado para o pulmão não ventilado, aumentando o *shunt* pulmonar.[236]

A manobra de recrutamento alveolar também tem sido sugerida para abrir áreas pulmonares colapsadas durante a ventilação monopulmonar.[223,224] O recrutamento associado à PEEP melhora a troca gasosa.[188] Níveis pequenos a moderados de PEEP são suficientes para manter os alvéolos recrutados abertos em indivíduos saudáveis, sem deterioração hemodinâmica ou VPH.[237] Em porcos, níveis de PEEP de 5 a 10 cmH_2O foram associados à melhora da oxigenação e ao contínuo volume pulmonar recrutado, mas PEEP de 15 cmH_2O resultou em hiperdistensão alveolar e aumento do *shunt*.[238]

Como estratégia auxiliar para controle do comprometimento da troca gasosa, pode-se lançar mão da ação farmacológica sobre o fluxo sanguíneo regional.[239] Vasodilatadores inalatórios, como óxido nítrico e prostaglandinas, primariamente têm efeito local e, portanto, desviam o fluxo sanguíneo da área não ventilada para as regiões pulmonares bem ventiladas.

Muitos fatores de risco relacionados com a ventilação monopulmonar e o surgimento da insuficiência respiratória são reconhecidos, incluindo incompatibilidade V_A/Q, aumento da pressão capilar pulmonar, colabamento e recrutamento pulmonar cíclicos, ventilação com alto VC com maior pressão nas vias aéreas e aumento do estresse mecânico.[6,240] Essas evidências indicam o cuidado especial que deve ser tomado durante a ventilação monopulmonar. Deve-se evitar a simples extrapolação para o caso monopulmonar dos parâmetros ventilatórios previamente utilizados nos dois pulmões.

Circulação extracorpórea

Comprometimento da troca gasosa é comum após cirurgia cardíaca e de aorta torácica ascendente. Após a CEC, a disfunção pulmonar é bem descrita, mas pobremente compreendida.[241] Embora a incidência de SDRA após CEC seja baixa (< 2%), a mortalidade é alta (> 50%).[242] Durante a utilização da CEC, ambos os pulmões são mantidos colapsados. Se não forem tomadas medidas imediatamente após o término da CEC, os pulmões serão recrutados lentamente e mais da metade do pulmão pode permanecer atelectasiado 1 a 2 dias após a cirurgia, com *shunt* intrapulmonar em torno de 20 a 30% do débito cardíaco.[49]

A estratégia ventilatória protetora no pós-operatório em pacientes de risco é recomendada. Estudo controlado randomizado comparando o uso de alto VC à ventilação de baixo VC após a CEC demonstrou aumento significativo de citocinas inflamatórias somente no grupo ventilado com alto VC.[228] Em estudo prospectivo de 3.434 pacientes submetidos à cirurgia cardíaca, identificou-se que a ventilação mecânica no pós-operatório com VC maior que 10 mℓ × kg^{-1} é fator de risco para disfunção orgânica (Figura 20.10) e prolongado tempo de internação na UTI.[118]

A reexpansão das unidades colabadas durante e após a cirurgia cardíaca pode ser alcançada com as manobras de recrutamento, como demonstrado em modelo animal[243] e estudos em seres humanos.[244,245] A insuflação dos pulmões utilizando pressão de via aérea de 40 cmH_2O, mantida por, pelo menos, 8 a 9 s é, em geral, necessária para completar a abertura de toda a área previamente atelectasiada. Em cirurgias cardíacas com tórax aberto, a pressão de via aérea usada para o recrutamento alveolar pós-CEC pode ser menor e a aplicação de 30 cmH_2O durante 20 s é suficiente na maioria dos casos.[49]

A manobra de recrutamento resulta diretamente na abertura do tecido colapsado previamente, melhorando a troca gasosa,[244] enquanto a PEEP isolada causa imediata hiperinsuflação nos alvéolos já abertos, resultando em aumento da ventilação do espaço morto, com uma pequena reexpansão das unidades colabadas ao longo das horas que se seguem.[193]

Dois grandes estudos clínicos estão em andamento para determinar o modelo de ventilação mecânica protetora durante a cirurgia de revascularização do miocárdio (CPBVENT)[246] e a estratégia de ventilação com baixo VC ou ausência de ventilação durante a CEC (MECANO).[247]

A duração da CEC tem relação direta com a incidência de complicações respiratórias pós-operatórias,[248] assim como com a intensidade do edema intersticial pulmonar.[249] Alterações pulmonares graves com edema intersticial e alveolar podem ocorrer quando o período da CEC excede 150 min.[248] A CEC está relacionada com a resposta inflamatória sistêmica induzida principalmente pelo contato do sangue com superfícies não endoteliais. Essa resposta inclui lesão endotelial com aumento na permeabilidade vascular, que pode resultar na alteração da função

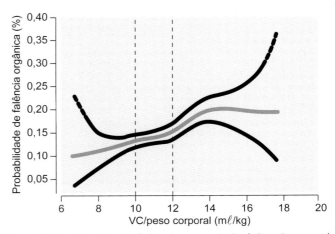

Figura 20.10 ■ Modelo estatístico de regressão logística não paramétrica demonstrando a relação entre o volume corrente na admissão na UTI (mℓ × kg^{-1} do peso corporal ideal) e a probabilidade de disfunção orgânica.[118] VC: volume corrente.

respiratória, com comprometimento da evolução pós-operatória dos pacientes.[250,251] Sabe-se também que a CEC leva ao aumento de calicreína que ativa diretamente os neutrófilos, os quais se acumulam na circulação pulmonar, liberando substâncias tóxicas e promovendo lesão tecidual.[252,253] Do mesmo modo, a CEC conduz a ativação do sistema complemento, com produção de substâncias vasoativas e anafilatoxinas, ocasionando lesão celular. A ativação do sistema complemento resulta na ativação dos polimorfonucleares (neutrófilos e monócitos), que contribuem para as alterações da função pulmonar.[254] Um grande número de mediadores produzidos durante a CEC causa aumento da água extravascular pulmonar com preenchimento alveolar por células inflamatórias que acarretam inativação do surfactante e colabamento de algumas áreas. Isso resulta em modificação na relação V_A/Q, diminuição da complacência e aumento do trabalho respiratório.[255]

Outra explicação para a lesão pulmonar da CEC é a oferta inadequada de sangue para o epitélio alveolar durante o período de interrupção do fluxo pelas artérias pulmonares e perfusão apenas pelas artérias brônquicas, resultando em síntese inadequada de surfactante pelos pneumócitos tipo II.[256] A baixa temperatura mantida durante a CEC pode também acentuar as anormalidades de produção e função do surfactante.[257] Adicionalmente, as soluções cardioplégicas utilizadas durante a CEC podem causar lesão pulmonar por conterem altas concentrações de cloreto de potássio (20 mEq × ℓ^{-1}). Essa solução retorna para o átrio direito e pode penetrar na microcirculação pulmonar. Portanto, é possível que a solução cardioplégica seja tóxica para as células do epitélio alveolar e para o endotélio, levando à produção anormal ou insuficiente de surfactante, podendo predispor ao aparecimento de atelectasias.[258] É possível que um fechamento difuso das pequenas vias aéreas, secundário à liberação de substâncias mediadoras com efeito broncoconstritor, como o tromboxano, também possa contribuir para as alterações nas trocas gasosas.[259]

▶ Desmame da ventilação mecânica após anestesia

O desmame da ventilação mecânica no pós-operatório caracteriza-se por aumento de estresse cardiovascular e metabólico. Sendo assim, deve-se progredir o desmame quando o paciente se apresenta hemodinamicamente estável, equilibrado do ponto de vista hidreletrolítico, com analgesia adequada e nível de consciência suficiente para o controle ventilatório. A extubação pode ser realizada na sala cirúrgica, na recuperação pós-anestésica ou na UTI, desde que os critérios mencionados sejam obedecidos.[260]

▶ Referências bibliográficas

1. Hedenstierna G, Edmark L. Mechanisms of atelectasis in the perioperative period. Best Pract Res Clin Anaesthesiol. 2010;24(2):157-69.
2. Valenza F, Chevallard G, Fossali T, Salice V, Pizzocri M, Gattinoni L. Management of mechanical ventilation during laparoscopic surgery. Best Pract Res Clin Anaesthesiol. 2010;24(2):227-41.
3. Duggan M, Kavanagh BP. Perioperative modifications of respiratory function. Best Pract Res Clin Anaesthesiol. 2010;24(2):145-55.
4. Fernandez-Perez ER, Sprung J, Afessa B et al. Intraoperative ventilator settings and acute lung injury after elective surgery: a nested case control study. Thorax. 2009;64(2):121-7.
5. Kroenke K, Lawrence VA, Theroux JF, Tuley MR, Hilsenbeck S. Postoperative complications after thoracic and major abdominal surgery in patients with and without obstructive lung disease. Chest. 1993;104(5):1445-51.
6. Licker M, Diaper J, Villiger Y et al. Impact of intraoperative lung-protective interventions in patients undergoing lung cancer surgery. Crit Care. 2009;13(2):R41.
7. Las Vegas investigators LV. Epidemiology, practice of ventilation and outcome for patients at increased risk of postoperative pulmonary complications: LAS VEGAS – an observational study in 29 countries. Eur J Anaesthesiol. 2017;34(8):492-507.
8. Weiser TG, Regenbogen SE, Thompson KD et al. An estimation of the global volume of surgery: A modelling strategy based on available data. Lancet. 2008;372(9633):139-44.
9. Shander A, Fleisher LA, Barie PS, Bigatello LM, Sladen RN, Watson CB. Clinical and economic burden of postoperative pulmonary complications: Patient safety summit on definition, risk-reducing interventions, and preventive strategies. Crit Care Med. 2011;39(9):2163-72.
10. Serpa Neto A, Cardoso SO, Manetta JA et al. Association between use of lung-protective ventilation with lower tidal volumes and clinical outcomes among patients without acute respiratory distress syndrome: A meta-analysis. Jama. 2012;308(16):1651-9.
11. Futier E, Constantin JM, Paugam-Burtz C et al. A trial of intraoperative low-tidal-volume ventilation in abdominal surgery. N Engl J Med. 2013;369(5):428-37.
12. Severgnini P, Selmo G, Lanza C et al. Protective mechanical ventilation during general anesthesia for open abdominal surgery improves postoperative pulmonary function. Anesthesiology. 2013;118(6):1307-21.
13. Weingarten TN, Whalen FX, Warner DO et al. Comparison of two ventilatory strategies in elderly patients undergoing major abdominal surgery. British Journal of Anaesthesia. 2010;104(1):16-22.
14. Fernandez-Bustamante A, Wood CL, Tran ZV, Moine P. Intraoperative ventilation: incidence and risk factors for receiving large tidal volumes during general anesthesia. BMC Anesthesiology. 2011;11:22.
15. Determann RM, Royakkers A, Wolthuis EK et al. Ventilation with lower tidal volumes as compared with conventional tidal volumes for patients without acute lung injury: A preventive randomized controlled trial. Critical Care. 2010;14(1):R1.
16. Gajic O, Dara SI, Mendez JL et al. Ventilator-associated lung injury in patients without acute lung injury at the onset of mechanical ventilation. Critical Care Medicine. 2004;32(9):1817-24.
17. Marik PE, Flemmer M. The immune response to surgery and trauma: Implications for treatment. The Journal of Trauma and Acute Care Surgery. 2012;73(4):801-8.
18. Schietroma M, Carlei F, Cappelli S, Amicucci G. Intestinal permeability and systemic endotoxemia after laparotomic or laparoscopic cholecystectomy. Annals of Surgery. 2006;243(3):359-63.
19. Duggan M, Kavanagh BP. Pulmonary atelectasis: A pathogenic perioperative entity. Anesthesiology. 2005;102(4):838-54.
20. Ford GT, Whitelaw WA, Rosenal TW, Cruse PJ, Guenter CA. Diaphragm function after upper abdominal surgery in humans. The American Review of Respiratory Disease. 1983;127(4):431-6.
21. Tokics L, Hedenstierna G, Strandberg A, Brismar B, Lundquist H. Lung collapse and gas exchange during general anesthesia: Effects of spontaneous breathing, muscle paralysis, and positive end-expiratory pressure. Anesthesiology. 1987;66(2):157-67.
22. Melo MF, Eikermann M. Protect the lungs during abdominal surgery: It may change the postoperative outcome. Anesthesiology. 2013;118(6):1254-7.
23. Altemeier WA, Matute-Bello G, Frevert CW et al. Mechanical ventilation with moderate tidal volumes synergistically increases lung cytokine response to systemic endotoxin. Am J Physiol Lung Cell Mol Physiol. 2004;287(3):L533-42.
24. Bregeon F, Delpierre S, Chetaille B et al. Mechanical ventilation affects lung function and cytokine production in an experimental model of endotoxemia. Anesthesiology. 2005;102(2):331-9.
25. Costa EL, Musch G, Winkler T et al. Mild endotoxemia during mechanical ventilation produces spatially heterogeneous pulmonary neutrophilic inflammation in sheep. Anesthesiology. 2010;112(3):658-69.
26. Sundar S, Novack V, Jervis K et al. Influence of low tidal volume ventilation on time to extubation in cardiac surgical patients. Anesthesiology. 2011;114(5):1102-10.
27. Lawrence VA, Hilsenbeck SG, Mulrow CD, Dhanda R, Sapp J, Page CP. Incidence and hospital stay for cardiac and pulmonary complications after abdominal surgery. J Gen Intern Med. 1995;10(12):671-8.
28. Wahba RW. Perioperative functional residual capacity. Can J Anaesth. 1991;38(3):384-400.
29. Rothen HU, Sporre B, Engberg G, Wegenius G, Hedenstierna G. Airway closure, atelectasis and gas exchange during general anaesthesia. Br J Anaesth. 1998;81(5):681-6.
30. Westbrook PR, Stubbs SE, Sessler AD, Rehder K, Hyatt RE. Effects of anesthesia and muscle paralysis on respiratory mechanics in normal man. J Appl Physiol. 1973;34(1):81-6.
31. Hedenstierna G, Edmark L. The effects of anesthesia and muscle paralysis on the respiratory system. Intensive Care Med. 2005;31(10):1327-35.
32. Strandberg A, Tokics L, Brismar B, Lundquist H, Hedenstierna G. Atelectasis during anaesthesia and in the postoperative period. Acta Anaesthesiol Scand. 1986;30(2):154-8.
33. Mure M RP. Regional lung perfusion is more uniform in the prone than in the supine posture in healthy subjects during anesthesia and mechanical ventilation. 9th Congress of the World Federation of Societies of Intensive and Critical Care Medicine. 2006.

34. Klingstedt C, Hedenstierna G, Lundquist H, Strandberg A, Tokics L, Brismar B. The influence of body position and differential ventilation on lung dimensions and atelectasis formation in anaesthetized man. Acta Anaesthesiol Scand. 1990;34(4):315-22.
35. Klingstedt C, Hedenstierna G, Baehrendtz S et al. Ventilation-perfusion relationships and atelectasis formation in the supine and lateral positions during conventional mechanical and differential ventilation. Acta Anaesthesiol Scand. 1990;34(6):421-9.
36. Richter T, Bellani G, Scott Harris R et al. Effect of prone position on regional *shunt*, aeration, and perfusion in experimental acute lung injury. Am J Respir Crit Care Med. 2005;172(4):480-7.
37. Pelosi P, Croci M, Calappi E et al. The prone positioning during general anesthesia minimally affects respiratory mechanics while improving functional residual capacity and increasing oxygen tension. Anesth Analg. 1995;80(5):955-60.
38. Froese AB, Bryan AC. Effects of anesthesia and paralysis on diaphragmatic mechanics in man. Anesthesiology. 1974;41(3):242-55.
39. Reber A, Nylund U, Hedenstierna G. Position and shape of the diaphragm: Implications for atelectasis formation. Anaesthesia. 1998;53(11):1054-61.
40. Tokics L, Hedenstierna G, Svensson L et al. V/Q distribution and correlation to atelectasis in anesthetized paralyzed humans. J Appl Physiol. 1996;81(4):1822-33.
41. Milic-Emili J. Ventilation distribution. In: Hammid QSJ MJ, editor. Physiologic Basis of Respiratory Disease. Hamilton: Decker, 2005, p. 133.
42. Don H. The mechanical properties of the respiratory system during anesthesia. Int Anesthesiol Clin. 1977;15(2):113-36.
43. Slats AM, Janssen K, van Schadewijk A et al. Bronchial inflammation and airway responses to deep inspiration in asthma and chronic obstructive pulmonary disease. Am J Respir Crit Care Med. 2007;176(2):121-8.
44. Hedenstierna G. Respiratory Physiology. In: Miller RD, editor. Miller's Anesthesia. Philadelphia: Churchill Livingstone, 2010, p. 361.
45. Hedenstierna G, Rothen HU. Respiratory function during anesthesia: Effects on gas exchange. Comprehensive Physiology – American Physiological Society. 2012;2.
46. Bendixen HH, Hedley-Whyte J, Laver MB. Impaired oxygenation in surgical patients during general anesthesia with controlled ventilation. A concept of atelectasis. N Engl J Med. 1963;269:991-6.
47. Malbouisson LM, Humberto F, Rodrigues RR, Carmona MJ, Auler JO. Atelectasis during anesthesia: Pathophysiology and treatment. Rev Bras Anestesiol. 2008;58(1):73-83.
48. Lundquist H, Hedenstierna G, Strandberg A, Tokics L, Brismar B. CT-assessment of dependent lung densities in man during general anaesthesia. Acta Radiol. 1995;36(6):626-32.
49. Tenling A, Hachenberg T, Tyden H, Wegenius G, Hedenstierna G. Atelectasis and gas exchange after cardiac surgery. Anesthesiology. 1998;89(2):371-8.
50. Reber A, Engberg G, Sporre B et al. Volumetric analysis of aeration in the lungs during general anaesthesia. Br J Anaesth. 1996;76(6):760-6.
51. Pelosi P, Quintel M, Malbrain ML. Effect of intra-abdominal pressure on respiratory mechanics. Acta Clin Belg. 2007;62 Suppl 1:78-88.
52. Gunnarsson L, Tokics L, Lundquist H et al. Chronic obstructive pulmonary disease and anaesthesia: Formation of atelectasis and gas exchange impairment. Eur Respir J. 1991;4(9):1106-16.
53. Hedenstierna G, Rothen HU. Atelectasis formation during anesthesia: Causes and measures to prevent it. J Clin Monit Comput. 2000;16(5-6):329-35.
54. Pelosi P, D'Andrea L, Vitale G, Pesenti A, Gattinoni L. Vertical gradient of regional lung inflation in adult respiratory distress syndrome. Am J Respir Crit Care Med. 1994;149(1):8-13.
55. Tomiyama N, Takeuchi N, Imanaka H et al. Mechanism of gravity-dependent atelectasis. Analysis by nonradioactive xenon-enhanced dynamic computed tomography. Invest Radiol. 1993;28(7):633-8.
56. Agostoni E, D'Angelo E, Bonanni MV. Topography of pleural surface pressure above resting volume in relaxed animals. J Appl Physiol. 1970;29(3):297-306.
57. Nimmagadda U, Salem MR, Crystal GJ. Preoxygenation: Physiologic basis, benefits, and potential risks. Anesth Analg. 2017;124(2):507-17.
58. Benoit Z, Wicky S, Fischer JF et al. The effect of increased FIO(2) before tracheal extubation on postoperative atelectasis. Anesth Analg. 2002;95(6):1777-81, table of contents.
59. Karmrodt J, Bletz C, Yuan S, David M, Heussel CP, Markstaller K. Quantification of atelectatic lung volumes in two different porcine models of ARDS. Br J Anaesth. 2006;97(6):883-95.
60. de Prost N, Costa EL, Wellman T et al. Effects of surfactant depletion on regional pulmonary metabolic activity during mechanical ventilation. J Appl Physiol. 2011;111(5):1249-58.
61. Eichenberger A, Proietti S, Wicky S et al. Morbid obesity and postoperative pulmonary atelectasis: An underestimated problem. Anesth Analg. 2002;95(6):1788-92, table of contents.

62. Kanat F, Golcuk A, Teke T, Golcuk M. Risk factors for postoperative pulmonary complications in upper abdominal surgery. ANZ J Surg. 2007;77(3):135-41.
63. Lunardi AC, Miranda CS, Silva KM, Cecconello I, Carvalho CR. Weakness of expiratory muscles and pulmonary complications in malnourished patients undergoing upper abdominal surgery. Respirology. 2012;17(1):108-13.
64. Ribeiro RA, Ga AS, Macruz TDA, Torsani V, Degani-Costa LH, Falcão LFR. Lung derecruitment during general anaesthesia with constant positive end-expiratory pressure. European Journal of Anaesthesiology. 2016;33(e-Supplement 54):1.
65. Sakai EM, Connolly LA, Klauck JA. Inhalation anesthesiology and volatile liquid anesthetics: focus on isoflurane, desflurane, and sevoflurane. Pharmacotherapy. 2005;25(12):1773-88.
66. von Ungern-Sternberg BS, Frei FJ, Hammer J, Schibler A, Doerig R, Erb TO. Impact of depth of propofol anaesthesia on functional residual capacity and ventilation distribution in healthy preschool children. Br J Anaesth. 2007;98(4):503-8.
67. Pattinson KT. Opioids and the control of respiration. Br J Anaesth. 2008;100(6):747-58.
68. Ansermino JM, Magruder W, Dosani M. Spontaneous respiration during intravenous anesthesia in children. Curr Opin Anaesthesiol. 2009;22(3):383-7.
69. Luginbuhl M, Vuilleumier P, Schumacher P, Stuber F. Anesthesia or sedation for gastroenterologic endoscopies. Curr Opin Anaesthesiol. 2009;22(4):524-31.
70. Moerman AT, Herregods LL, De Vos MM, Mortier EP, Struys MM. Manual *versus* target-controlled infusion remifentanil administration in spontaneously breathing patients. Anesth Analg. 2009;108(3):828-34.
71. Warner DO, Joyner MJ, Ritman EL. Anesthesia and chest wall function in dogs. J Appl Physiol. 1994;76(6):2802-13.
72. Warner DO, Warner MA. Human chest wall function while awake and during halothane anesthesia. II. Carbon dioxide rebreathing. Anesthesiology. 1995;82(1):20-31.
73. Morton CP, Drummond GB. Change in chest wall dimensions on induction of anaesthesia: a reappraisal. Br J Anaesth. 1994;73(2):135-9.
74. Sauer M, Stahn A, Soltesz S, Noeldge-Schomburg G, Mencke T. The influence of residual neuromuscular block on the incidence of critical respiratory events. A randomised, prospective, placebo-controlled trial. Eur J Anaesthesiol. 2011;28(12):842-8.
75. Herbstreit F, Peters J, Eikermann M. Impaired upper airway integrity by residual neuromuscular blockade: Increased airway collapsibility and blunted genioglossus muscle activity in response to negative pharyngeal pressure. Anesthesiology. 2009;110(6):1253-60.
76. Murphy GS, Szokol JW, Marymont JH et al. Intraoperative acceleromyographic monitoring reduces the risk of residual neuromuscular blockade and adverse respiratory events in the postanesthesia care unit. Anesthesiology. 2008;109(3):389-98.
77. Berg H, Roed J, Viby-Mogensen J et al. Residual neuromuscular block is a risk factor for postoperative pulmonary complications. A prospective, randomised, and blinded study of postoperative pulmonary complications after atracurium, vecuronium and pancuronium. Acta Anaesthesiol Scand. 1997;41(9):1095-103.
78. Berg H. Is residual neuromuscular block following pancuronium a risk factor for postoperative pulmonary complications? Acta Anaesthesiol Scand Suppl. 1997;110:156-8.
79. Bissinger U, Schimek F, Lenz G. Postoperative residual paralysis and respiratory status: a comparative study of pancuronium and vecuronium. Physiol Res. 2000;49(4):455-62.
80. Murphy GS, Szokol JW, Franklin M, Marymont JH, Avram MJ, Vender JS. Postanesthesia care unit recovery times and neuromuscular blocking drugs: A prospective study of orthopedic surgical patients randomized to receive pancuronium or rocuronium. Anesth Analg. 2004;98(1):193-200, table of contents.
81. Faller S, Strosing KM, Ryter SW et al. The volatile anesthetic isoflurane prevents ventilator-induced lung injury via phosphoinositide 3-kinase/akt signaling in mice. Anesth Analg. 2012;114(4):747-56.
82. Schlapfer M, Leutert AC, Voigtsberger S, Lachmann RA, Booy C, Beck-Schimmer B. Sevoflurane reduces severity of acute lung injury possibly by impairing formation of alveolar oedema. Clin Exp Immunol. 2012;168(1):125-34.
83. Belhomme D, Peynet J, Louzy M, Launay JM, Kitakaze M, Menasche P. Evidence for preconditioning by isoflurane in coronary artery bypass graft surgery. Circulation. 1999;100(19 Suppl):II340-4.
84. Roscoe AK, Christensen JD, Lynch C, 3rd. Isoflurane, but not halothane, induces protection of human myocardium via adenosine A1 receptors and adenosine triphosphate-sensitive potassium channels. Anesthesiology. 2000;92(6):1692-701.

85. Jiang MT, Nakae Y, Ljubkovic M, Kwok WM, Stowe DF, Bosnjak ZJ. Isoflurane activates human cardiac mitochondrial adenosine triphosphate-sensitive K+ channels reconstituted in lipid bilayers. Anesth Analg. 2007;105(4):926-32, table of contents.
86. Bickler PE, Fahlman CS. The inhaled anesthetic, isoflurane, enhances Ca^{2+}-dependent survival signaling in cortical neurons and modulates MAP kinases, apoptosis proteins and transcription factors during hypoxia. Anesth Analg. 2006;103(2):419-29, table of contents.
87. Lucchinetti E, Jamnicki M, Fischer G, Zaugg M. Preconditioning by isoflurane retains its protection against ischemia-reperfusion injury in postinfarct remodeled rat hearts. Anesth Analg. 2008;106(1):17-23, table of contents.
88. Hoetzel A, Leitz D, Schmidt R et al. Mechanism of hepatic heme oxygenase-1 induction by isoflurane. Anesthesiology. 2006;104(1):101-9.
89. Schmidt R, Tritschler E, Hoetzel A et al. Heme oxygenase-1 induction by the clinically used anesthetic isoflurane protects rat livers from ischemia/reperfusion injury. Ann Surg. 2007;245(6):931-42.
90. Kim M, Park SW, Pitson SM, Lee HT. Isoflurane protects human kidney proximal tubule cells against necrosis via sphingosine kinase and sphingosine-1-phosphate generation. Am J Nephrol. 2010;31(4):353-62.
91. Fujinaga T, Nakamura T, Fukuse T et al. Isoflurane inhalation after circulatory arrest protects against warm ischemia reperfusion injury of the lungs. Transplantation. 2006;82(9):1168-74.
92. Li QF, Zhu YS, Jiang H, Xu H, Sun Y. Isoflurane preconditioning ameliorates endotoxin-induced acute lung injury and mortality in rats. Anesth Analg. 2009;109(5):1591-7.
93. Mu J, Xie K, Hou L et al. Subanesthetic dose of isoflurane protects against zymosan-induced generalized inflammation and its associated acute lung injury in mice. Shock. 2010;34(2):183-9.
94. Vaneker M, Santosa JP, Heunks LM et al. Isoflurane attenuates pulmonary interleukin-1beta and systemic tumor necrosis factor-alpha following mechanical ventilation in healthy mice. Acta Anaesthesiol Scand. 2009;53(6):742-8.
95. Schilling T, Kozian A, Kretzschmar M et al. Effects of propofol and desflurane anaesthesia on the alveolar inflammatory response to one-lung ventilation. Br J Anaesth. 2007;99(3):368-75.
96. Yamakage M, Namiki A, Tsuchida H, Iwasaki H. Changes in ventilatory pattern and arterial oxygen saturation during spinal anaesthesia in man. Acta Anaesthesiol Scand. 1992;36(6):569-71.
97. Warner DO, Warner MA, Ritman EL. Human chest wall function during epidural anesthesia. Anesthesiology. 1996;85(4):761-73.
98. Regli A, von Ungern-Sternberg BS, Reber A, Schneider MC. Impact of spinal anaesthesia on peri-operative lung volumes in obese and morbidly obese female patients. Anaesthesia. 2006;61(3):215-21.
99. Urmey WF, Talts KH, Sharrock NE. One hundred percent incidence of hemidiaphragmatic paresis associated with interscalene brachial plexus anesthesia as diagnosed by ultrasonography. Anesth Analg. 1991;72(4):498-503.
100. Casati A, Fanelli G, Cedrati V, Berti M, Aldegheri G, Torri G. Pulmonary function changes after interscalene brachial plexus anesthesia with 0.5% and 0.75% ropivacaine: a double-blinded comparison with 2% mepivacaine. Anesth Analg. 1999;88(3):587-92.
101. Urmey WF, McDonald M. Hemidiaphragmatic paresis during interscalene brachial plexus block: Effects on pulmonary function and chest wall mechanics. Anesth Analg. 1992;74(3):352-7.
102. Al-Kaisy A, McGuire G, Chan VW et al. Analgesic effect of interscalene block using low-dose bupivacaine for outpatient arthroscopic shoulder surgery. Reg Anesth Pain Med. 1998;23(5):469-73.
103. Singelyn FJ, Seguy S, Gouverneur JM. Interscalene brachial plexus analgesia after open shoulder surgery: Continuous versus patient-controlled infusion. Anesth Analg. 1999;89(5):1216-20.
104. Urmey WF, Gloeggler PJ. Pulmonary function changes during interscalene brachial plexus block: Effects of decreasing local anesthetic injection volume. Reg Anesth. 1993;18(4):244-9.
105. Riazi S, Carmichael N, Awad I, Holtby RM, McCartney CJ. Effect of local anaesthetic volume (20 vs 5 mℓ) on the efficacy and respiratory consequences of ultrasound-guided interscalene brachial plexus block. Br J Anaesth. 2008;101(4):549-56.
106. Gottardis M, Luger T, Florl C et al. Spirometry, blood gas analysis and ultrasonography of the diaphragm after Winnie's interscalene brachial plexus block. Eur J Anaesthesiol. 1993;10(5):367-9.
107. Falcao LF, Perez MV, de Castro I, Yamashita AM, Tardelli MA, Amaral JL. Minimum effective volume of 0.5% bupivacaine with epinephrine in ultrasound-guided interscalene brachial plexus block. Br J Anaesth. 2013;110(3):450-5.
108. Falcão L, Battisti FPL, Oliveira Junior IS, Ferez D. [Pulmonary function alteration in laparoscopic surgery with pneumoperitoneum and abdominal wall elevation]. Rev Bras Anestesiol. 2018;68(2):215-6.
109. Mutoh T, Lamm WJ, Embree LJ, Hildebrandt J, Albert RK. Volume infusion produces abdominal distension, lung compression, and chest wall stiffening in pigs. Journal of Applied Physiology. 1992;72(2):575-82.
110. Magnusson L, Spahn DR. New concepts of atelectasis during general anaesthesia. British Journal of Anaesthesia. 2003;91(1):61-72.
111. Grasso S, Terragni P, Mascia L et al. Airway pressure-time curve profile (stress index) detects tidal recruitment/hyperinflation in experimental acute lung injury. Critical Care Medicine. 2004;32(4):1018-27.
112. Auler Junior JO. Ventilação mecânica no intraoperatório – III Consenso Brasileiro de Ventilação Mecânica. J Bras Pneumol. 2007;33(2):137.
113. Lessard MR, Guerot E, Lorino H, Lemaire F, Brochard L. Effects of pressure-controlled with different I:E ratios versus volume-controlled ventilation on respiratory mechanics, gas exchange, and hemodynamics in patients with adult respiratory distress syndrome. Anesthesiology. 1994;80(5):983-91.
114. Mang H, Kacmarek RM, Ritz R, Wilson RS, Kimball WP. Cardiorespiratory effects of volume- and pressure-controlled ventilation at various I/E ratios in an acute lung injury model. Am J Respir Crit Care Med. 1995;151(3 Pt 1):731-6.
115. Zavala E, Ferrer M, Polese G et al. Effect of inverse I:E ratio ventilation on pulmonary gas exchange in acute respiratory distress syndrome. Anesthesiology. 1998;88(1):35-42.
116. Assad OM, El Sayed AA, Khalil MA. Comparison of volume-controlled ventilation and pressure-controlled ventilation volume guaranteed during laparoscopic surgery in Trendelenburg position. J Clin Anesth. 2016;34:55-61.
117. Parra CA, Carmona MJ, Auler Junior JO, Malbouisson LM. Ventilatory strategies for hypoxemia during cardiac surgery: Survey validation for anesthesiologists in Brazil. Rev Bras Anestesiol. 2010;60(4):406-14.
118. Lellouche F, Dionne S, Simard S, Bussieres J, Dagenais F. High tidal volumes in mechanically ventilated patients increase organ dysfunction after cardiac surgery. Anesthesiology. 2012.
119. Esteban A, Anzueto A, Frutos F et al. Characteristics and outcomes in adult patients receiving mechanical ventilation: A 28-day international study. JAMA. 2002;287(3):345-55.
120. Brun-Buisson C, Minelli C, Bertolini G et al. Epidemiology and outcome of acute lung injury in European intensive care units. Results from the ALIVE study. Intensive Care Med. 2004;30(1):51-61.
121. Sakr Y, Vincent JL, Reinhart K et al. High tidal volume and positive fluid balance are associated with worse outcome in acute lung injury. Chest. 2005;128(5):3098-108.
122. Hong CM, Xu DZ, Lu Q et al. Low tidal volume and high positive end-expiratory pressure mechanical ventilation results in increased inflammation and ventilator-associated lung injury in normal lungs. Anesth Analg. 2010;110(6):1652-60.
123. Cannizzaro V, Hantos Z, Sly PD, Zosky GR. Linking lung function and inflammatory responses in ventilator-induced lung injury. Am J Physiol Lung Cell Mol Physiol. 2011;300(1):L112-20.
124. Lu Q, Zhang M, Girardi C, Bouhemad B, Kesecioglu J, Rouby JJ. Computed tomography assessment of exogenous surfactant-induced lung reaeration in patients with acute lung injury. Crit Care. 2010;14(4):R135.
125. Serpa Neto A, Hemmes SN, Barbas CS et al. Protective versus conventional ventilation for surgery: A systematic review and individual patient data meta-analysis. Anesthesiology. 2015;123(1):66-78.
126. Ladha K, Vidal Melo MF, McLean DJ et al. Intraoperative protective mechanical ventilation and risk of postoperative respiratory complications: hospital based registry study. BMJ. 2015;351:h3646.
127. Lellouche F, Dionne S, Simard S, Bussieres J, Dagenais F. High tidal volumes in mechanically ventilated patients increase organ dysfunction after cardiac surgery. Anesthesiology. 2012;116(5):1072-82.
128. Koner O, Celebi S, Balci H, Cetin G, Karaoglu K, Cakar N. Effects of protective and conventional mechanical ventilation on pulmonary function and systemic cytokine release after cardiopulmonary bypass. Intensive Care Med. 2004;30(4):620-6.
129. Wrigge H, Uhlig U, Baumgarten G et al. Mechanical ventilation strategies and inflammatory responses to cardiac surgery: A prospective randomized clinical trial. Intensive Care Med. 2005;31(10):1379-87.
130. Wrigge H, Uhlig U, Zinserling J et al. The effects of different ventilatory settings on pulmonary and systemic inflammatory responses during major surgery. Anesth Analg. 2004;98(3):775-81, table of contents.
131. Wrigge H, Zinserling J, Stuber F et al. Effects of mechanical ventilation on release of cytokines into systemic circulation in patients with normal pulmonary function. Anesthesiology. 2000;93(6):1413-7.

132. Schultz MJ, Haitsma JJ, Slutsky AS, Gajic O. What tidal volumes should be used in patients without acute lung injury? Anesthesiology. 2007;106(6):1226-31.
133. Dreyfuss D, Soler P, Saumon G. Mechanical ventilation-induced pulmonary edema. Interaction with previous lung alterations. Am J Respir Crit Care Med. 1995;151(5):1568-75.
134. Gattinoni L, Pesenti A. The concept of "baby lung". Intensive Care Med. 2005;31(6):776-84.
135. Choi G, Wolthuis EK, Bresser P et al. Mechanical ventilation with lower tidal volumes and positive end-expiratory pressure prevents alveolar coagulation in patients without lung injury. Anesthesiology. 2006;105(4):689-95.
136. Reber A, Engberg G, Wegenius G, Hedenstierna G. Lung aeration. The effect of pre-oxygenation and hyperoxygenation during total intravenous anaesthesia. Anaesthesia. 1996;51(8):733-7.
137. Edmark L, Kostova-Aherdan K, Enlund M, Hedenstierna G. Optimal oxygen concentration during induction of general anesthesia. Anesthesiology. 2003;98(1):28-33.
138. Hedenstierna G. Oxygen and anesthesia: What lung do we deliver to the post-operative ward? Acta Anaesthesiol Scand. 2012.
139. Rusca M, Proietti S, Schnyder P et al. Prevention of atelectasis formation during induction of general anesthesia. Anesth Analg. 2003;97(6):1835-9.
140. Rothen HU, Sporre B, Engberg G, Wegenius G, Reber A, Hedenstierna G. Prevention of atelectasis during general anaesthesia. Lancet. 1995;345(8962):1387-91.
141. Goll V, Akca O, Greif R et al. Ondansetron is no more effective than supplemental intraoperative oxygen for prevention of postoperative nausea and vomiting. Anesth Analg. 2001;92(1):112-7.
142. Kotani N, Hashimoto H, Sessler DI et al. Supplemental intraoperative oxygen augments antimicrobial and proinflammatory responses of alveolar macrophages. Anesthesiology. 2000;93(1):15-25.
143. Greif R, Akca O, Horn EP, Kurz A, Sessler DI. Supplemental perioperative oxygen to reduce the incidence of surgical-wound infection. N Engl J Med. 2000;342(3):161-7.
144. Belda FJ, Aguilera L, Garcia de la Asuncion J et al. Supplemental perioperative oxygen and the risk of surgical wound infection: A randomized controlled trial. JAMA. 2005;294(16):2035-42.
145. Global Guidelines for the Prevention of Surgical Site Infection. WHO Guidelines Approved by the Guidelines Review Committee. Geneva, 2018.
146. Wenk M, Van Aken H, Zarbock A. The new World Health Organization Recommendations on perioperative administration of oxygen to prevent surgical site infections: A dangerous reductionist approach? Anesth Analg. 2017;125(2):682-7.
147. Wetterslev J, Meyhoff CS, Jorgensen LN, Gluud C, Lindschou J, Rasmussen LS. The effects of high perioperative inspiratory oxygen fraction for adult surgical patients. Cochrane Database Syst Rev. 2015(6):CD008884.
148. Imberger G, McIlroy D, Pace NL, Wetterslev J, Brok J, Moller AM. Positive end-expiratory pressure (PEEP) during anaesthesia for the prevention of mortality and postoperative pulmonary complications. Cochrane Database Syst Rev. 2010(9):CD007922.
149. Mead J, Takishima T, Leith D. Stress distribution in lungs: A model of pulmonary elasticity. J Appl Physiol. 1970;28(5):596-608.
150. Collier CR, Mead J. Pulmonary exchange as related to altered pulmonary mechanics in anesthetized dogs. J Appl Physiol. 1964;19:659-64.
151. Muscedere JG, Mullen JB, Gan K, Slutsky AS. Tidal ventilation at low airway pressures can augment lung injury. Am J Respir Crit Care Med. 1994;149(5):1327-34.
152. West JB, Dollery CT, Naimark A. Distribution of blood flow in isolated lung: Relation to vascular and alveolar pressures. J Appl Physiol. 1964;19:713-24.
153. Takala J. Hypoxemia due to increased venous admixture: Influence of cardiac output on oxygenation. Intensive Care Med. 2007;33(5):908-11.
154. Perilli V, Sollazzi L, Modesti C et al. Comparison of positive end-expiratory pressure with reverse Trendelenburg position in morbidly obese patients undergoing bariatric surgery: Effects on hemodynamics and pulmonary gas exchange. Obes Surg. 2003;13(4):605-9.
155. Anaesthesiology PNIftCTNotESo, Hemmes SN, Gama de Abreu M, Pelosi P, Schultz MJ. High versus low positive end-expiratory pressure during general anaesthesia for open abdominal surgery (PROVHILO trial): A multicentre randomised controlled trial. Lancet. 2014;384(9942):495-503.
156. Ferrando C, Soro M, Unzueta C et al. Individualised perioperative open-lung approach versus standard protective ventilation in abdominal surgery (iPROVE): A randomised controlled trial. Lancet Respir Med. 2018;6(3):193-203.
157. Reinius H, Jonsson L, Gustafsson S et al. Prevention of atelectasis in morbidly obese patients during general anesthesia and paralysis: A computerized tomography study. Anesthesiology. 2009;111(5):979-87.
158. Carvalho AR, Bergamini BC, Carvalho NS et al. Volume-independent elastance: A useful parameter for open-lung positive end-expiratory pressure adjustment. Anesth Analg. 2012.
159. Roncally Carvalho A, Pacheco SA, de Souza Rocha PV et al. Detection of tidal recruitment/overdistension in lung-healthy mechanically ventilated patients under general anesthesia. Anesth Analg. 2012.
160. Neto AS, Hemmes SN, Barbas CS et al. Association between driving pressure and development of postoperative pulmonary complications in patients undergoing mechanical ventilation for general anaesthesia: A meta-analysis of individual patient data. Lancet Respir Med. 2016;4(4):272-80.
161. Miller. Miller's Anesthesia. Philadelphia: Elsevier, 2005.
162. Xu L, Shen J, Yan M. The effect of pressure-controlled inverse ratio ventilation on lung protection in obese patients undergoing gynecological laparoscopic surgery. J Anesth. 2017;31(5):651-6.
163. Laffey JG, Honan D, Hopkins N, Hyvelin JM, Boylan JF, McLoughlin P. Hypercapnic acidosis attenuates endotoxin-induced acute lung injury. Am J Respir Crit Care Med. 2004;169(1):46-56.
164. McIntyre Jr. RC, Haenel JB, Moore FA, Read RR, Burch JM, Moore EE. Cardiopulmonary effects of permissive hypercapnia in the management of adult respiratory distress syndrome. J Trauma. 1994;37(3):433-8.
165. Cardenas Jr.VJ, Zwischenberger JB, Tao W et al. Correction of blood pH attenuates changes in hemodynamics and organ blood flow during permissive hypercapnia. Crit Care Med. 1996;24(5):827-34.
166. Hickling KG, Joyce C. Permissive hypercapnia in ARDS and its effect on tissue oxygenation. Acta Anaesthesiol Scand Suppl. 1995;107:201-8.
167. Ratnaraj J, Kabon B, Talcott MR, Sessler DI, Kurz A. Supplemental oxygen and carbon dioxide each increase subcutaneous and intestinal intramural oxygenation. Anesth Analg. 2004;99(1):207-11.
168. West MA, Baker J, Bellingham J. Kinetics of decreased LPS-stimulated cytokine release by macrophages exposed to CO_2. J Surg Res. 1996; 63(1):269-74.
169. Coakley RJ, Taggart C, Greene C, McElvaney NG, O'Neill SJ. Ambient P_{CO_2} modulates intracellular pH, intracellular oxidant generation, and interleukin-8 secretion in human neutrophils. J Leukoc Biol. 2002;71(4):603-10.
170. Simchowitz L, Cragoe Jr. EJ. Regulation of human neutrophil chemotaxis by intracellular pH. J Biol Chem. 1986;261(14):6492-500.
171. Vadasz I, Hubmayr RD, Nin N, Sporn PH, Sznajder JI. Hypercapnia: A nonpermissive environment for the lung. Am J Respir Cell Mol Biol. 2012; 46(4):417-21.
172. Morisaki H, Serita R, Innami Y, Kotake Y, Takeda J. Permissive hypercapnia during thoracic anaesthesia. Acta Anaesthesiol Scand. 1999;43(8):845-9.
173. Feihl F, Perret C. Permissive hypercapnia. How permissive should we be? Am J Respir Crit Care Med. 1994;150(6 Pt 1):1722-37.
174. Orchard CH, Kentish JC. Effects of changes of pH on the contractile function of cardiac muscle. Am J Physiol. 1990;258(6 Pt 1):C967-81.
175. Shibata K, Futagami A, Taki Y, Kobayashi T. Epidural anesthesia modifies the cardiovascular response to marked hypercapnia in dogs. Anesthesiology. 1994;81(6):1454-60.
176. Wattwil LM, Olsson JG. Circulatory effects of isoflurane during acute hypercapnia. Anesth Analg. 1987;66(12):1234-9.
177. Fuleihan SF, Wilson RS, Pontoppidan H. Effect of mechanical ventilation with end-inspiratory pause on blood-gas exchange. Anesth Analg. 1976;55(1):122-30.
178. Knelson JH, Howatt WF, DeMuth GR. Effect of respiratory pattern on alveolar gas exchange. J Appl Physiol. 1970;29(3):328-31.
179. Lachmann B, Jonson B, Lindroth M, Robertson B. Modes of artificial ventilation in severe respiratory distress syndrome. Lung function and morphology in rabbits after wash-out of alveolar surfactant. Crit Care Med. 1982;10(11):724-32.
180. Mercat A, Diehl JL, Michard F et al. Extending inspiratory time in acute respiratory distress syndrome. Crit Care Med. 2001;29(1):40-4.
181. Fletcher R, Jonson B, Cumming G, Brew J. The concept of deadspace with special reference to the single breath test for carbon dioxide. Br J Anaesth. 1981;53(1):77-88.
182. Aboab JNL, Uttman L, Kouatchet A, Brochard L, Jonson B. CO_2 elimination at varying inspiratory pause in acute lung injury. Clin Physiol Funct Imaging. 2007;27(1).
183. Devaquet J, Jonson B, Niklason L et al. Effects of inspiratory pause on CO_2 elimination and arterial P_{CO_2} in acute lung injury. J Appl Physiol. 2008;105(6):1944-9.
184. Fan E, Wilcox ME, Brower RG et al. Recruitment maneuvers for acute lung injury: A systematic review. Am J Respir Crit Care Med. 2008;178(11):1156-63.

Ventilação Mecânica no Pós-Operatório de Cirurgia Cardíaca

CAPÍTULO 21

Antonio Carlos Mugayar Bianco

▶ Introdução

A cirurgia cardíaca, com ou sem circulação extracorpórea (CEC), produz alterações respiratórias agudas, comprometendo a oxigenação e a mecânica ventilatória. A maioria dos pacientes permanece estável, possibilitando uma retirada precoce do suporte ventilatório mecânico no pós-operatório. Contudo, 5 a 10% necessitam da manutenção da ventilação mecânica por um período superior a 48 h e, aproximadamente 5% desses, manifestam um quadro de insuficiência respiratória. Contribuem para a obtenção de melhores resultados uma avaliação pré-operatória criteriosa identificando afecções preexistentes, a adequação da programação cirúrgica e uma abordagem perioperatória adequada ao perfil de gravidade dos pacientes, assim como o conhecimento das alterações fisiológicas e fisiopatológicas ligadas à cardiopatia de base e à agressão cirúrgica.[1]

▶ Fatores implicados com disfunção respiratória e fisiopatologia

Variáveis clínicas, anestésicas e cirúrgicas associadas à CEC interferem direta e decisivamente na função respiratória.[2]

Os fatores pré-operatórios são:

- Idade avançada: superior a 65 anos[3]
- Tabagismo: se vigente até 2 meses antes da cirurgia, associa-se a uma incidência 4 vezes maior de complicações pulmonares pós-operatórias. Sua interrupção poucos dias antes da cirurgia aumenta a secreção mucosa pulmonar. Portanto, aconselha-se a cessação do tabagismo em um período mínimo de 8 semanas antes do procedimento[1]
- Obesidade: particularmente quando associada ao diabetes, caracteriza-se como fator de risco independente[1]
- Pneumopatias prévias:[1,2]
  o Hipertensão arterial pulmonar
  o Toxicidade medicamentosa (amiodarona)
  o Fibrose pulmonar
  o Infecção pulmonar ativa
  o Asma ativa: particularmente dependente de corticoterapia[1]
  o Doença pulmonar obstrutiva crônica (DPOC): geralmente é subinvestigada no pré-operatório. Um elevado número de pacientes é submetido à cirurgia cardíaca por doença arterial coronariana e, nessa população, há elevada prevalência de tabagismo e DPOC. Portanto, no caso de indicativos clínicos, um teste funcional respiratório deve ser realizado. Os pacientes caracterizados como portadores de DPOC com estadiamento III ou IV (diretrizes GOLD – *Global strategy for the diagnosis, management and prevention of chronic obstructive pulmonary disease*),[4] cuja espirometria demonstre volume expiratório forçado no primeiro segundo (VEF$_1$) < 50% do valor predito, cursam com mortalidade cirúrgica 1,5 a 2 vezes superior à obtida em pacientes não portadores de comprometimento funcional pulmonar.[1]

As condições gerais do paciente são:[1]

- Estado nutricional: fraqueza da musculatura respiratória e maior suscetibilidade a infecções
- Sobrecarga de volume, podendo comprometer as trocas gasosas
- Doenças sistêmicas ativas com comprometimento do sistema respiratório
- Alterações do estado mental e da função neuromuscular
- Deformidades da caixa torácica.

Os fatores intraoperatórios são:

- Atelectasias: de etiologia multifatorial, relacionada com:
  o Procedimento anestésico
  o Distribuição de fluxo gasoso: ocorre preferencialmente para regiões pulmonares não dependentes com o estabelecimento de microatelectasias nas regiões pulmonares dependentes
  o Depleção de surfactante durante a CEC
  o Manutenção do pulmão em regime de apneia, durante a CEC e, após seu término, reexpansão pulmonar poderá ser incompleta
  o Efeitos compressivos sobre o lobo inferior esquerdo pela manipulação do coração na cirurgia[1]
- CEC: a quase totalidade das cirurgias cardíacas a "céu aberto" é realizada com a utilização de CEC, que representa uma agressão ao organismo relacionada particularmente com o fenômeno isquemia-reperfusão e ativação da cascata inflamatória. O contato dos elementos figurados do sangue com os circuitos da CEC, a acentuada diminuição ou a ausência de fluxo pulmonar com queda importante no estresse de cisalhamento nos capilares pulmonares e a agressão cirúrgica *per si* promovem ativação inflamatória iniciada pela cascata do complemento, com liberação de citocinas, exposição de moléculas de adesão, sequestro neutrofílico na vasculatura pulmonar e peroxidação das membranas lipídicas por radicais livres. Como consequência, ocorre vasoconstrição, aumento na permeabilidade capilar pulmonar e aumento de fluido no interstício pulmonar, culminando em alargamento no gradiente alvéolo-arterial e alterações na relação ventilação/perfusão (V/Q) pulmonar[1]
- A toracotomia, por sua vez, reduz sobremaneira a complacência do pulmão e da caixa torácica e produz uma importante alteração na mecânica ventilatória, cujo efeito máximo se manifesta nos três primeiros dias e persiste durante a primeira semana de pós-operatório
- Outros fatores podem gerar comprometimento adicional na mecânica ventilatória:
  o Lesão do nervo frênico e disfunção diafragmática e de outros músculos respiratórios
  o Coleções pleurais: ocorrem com maior frequência nos procedimentos com dissecção da artéria torácica interna, realizada em mais de 90% das cirurgias de revascularização miocárdica
  o Pneumotórax não drenado.

Os fatores pós-operatórios são:

- Disfunção ventricular esquerda
- Hiper-hidratação
- Broncospasmo
- Distúrbios hidreletrolíticos
- Fatores endocrinológicos e nutricionais
- Efusões pleurais
- Mau posicionamento da cânula endotraqueal
- Programação inadequada dos parâmetros ventilatórios.

▶ Alterações funcionais

As alterações funcionais correlacionadas com o desenvolvimento de insuficiência respiratória nas fases iniciais de pós-operatório são representadas por:

- Diminuição no *drive* respiratório
- Disfunção das vias aéreas
- Disfunção parenquimatosa
- Alterações pleurais com comprometimento da dinâmica ventilatória
- Disfunção neuromuscular e diminuição na complacência torácica
- Disfunção cardiovascular.

Essas alterações podem ter um curso agudo e reversível ou, por vezes, causar dependência prolongada da ventilação mecânica. No Quadro 21.1, são enumerados os principais fatores implicados no comprometimento funcional respiratório.

Alterações no gradiente alveoloarterial e na relação V/Q, com aumento do *shunt* intrapulmonar, comprometem as trocas gasosas. Além de alterações na complacência da interferência direta no prognóstico.

Quadro 21.1 ▪ Alterações funcionais secundárias à cirurgia cardíaca.

Diminuição no *drive* respiratório
- Anestesia geral
- Relaxantes neuromusculares
- Narcóticos
- Lesões neurológicas (preexistentes ou secundárias ao procedimento)

Disfunção das vias aéreas
- Hiper-reatividade brônquica secundária a medicamentos
- Exacerbação de patologias obstrutivas preexistentes
- Manifestação de rolhas mucosas
- Mau posicionamento ou acotovelamento de cânula endotraqueal

Disfunção parenquimatosa
- Alteração de permeabilidade com edema intersticial pulmonar = alargamento no gradiente alveoloarterial pulmonar
- Atelectasias
- Alteração na relação ventilação/perfusão
- Aumento do *shunt* intrapulmonar
- Diminuição da complacência pulmonar
- Transfusão sanguínea

Alterações pleurais que comprometem a dinâmica ventilatória
- Efusões pleurais
- Pneumotórax

Disfunção neuromuscular e diminuição na complacência torácica
- Comprometimento funcional da musculatura respiratória devido a anestesia geral, relaxantes neuromusculares e narcóticos
- Desnutrição: preexistente ou evolutiva
- Distúrbios eletrolíticos: sódio, potássio, fósforo e magnésio
- Endocrinopatias: hipotireoidismo
- Esternotomia mediana e diminuição da complacência torácica
- Disfunção e paralisia frênica
- Incoordenação da musculatura respiratória
- Uso de drenos pleurais e mediastinais
- Restrição da expansibilidade torácica por dor

Disfunção cardiovascular
- Insuficiência ventricular esquerda (sistólica e/ou diastólica): edema intersticial pulmonar hidrostático
- Hipertensão arterial pulmonar

No pós-operatório, ocorrem alterações significativas em parâmetros funcionais respiratórios. Reduções de até 25% podem ocorrer no VEF_1, na capacidade vital forçada (CVF), na capacidade residual funcional (CRF) e no volume de reserva expiratório. Tais alterações podem persistir por meses.

Em uma análise prospectiva de morbimortalidade em pacientes submetidos à cirurgia de revascularização miocárdica, identificou-se que 6% tinham quadro de insuficiência respiratória, associado à mortalidade de 41% nos primeiros 30 dias de evolução, bastante superior àquela obtida nos pacientes que não evoluíram com essa complicação (3,5%, p < 0,001). Isso mostra a necessidade de uma abordagem perioperatória direcionada à preservação funcional do sistema respiratório.[5]

▶ Intervenções terapêuticas para otimizar o desempenho respiratório

Intervenções pré-operatórias[1]

Entre as intervenções terapêuticas pré-operatórias, estão:

- Convencer o paciente a parar de fumar no mínimo 8 semanas antes do procedimento
- Tratar todos os processos ativos de doença cardiopulmonar, como pneumonia, e de insuficiência cardíaca congestiva (ICC), para otimizar a oxigenação e o *status* ventilatório, assim como adequar o desempenho hemodinâmico e renal no pré-operatório.

Intervenções intraoperatórias[1]

As intervenções terapêuticas intraoperatórias são:

- Circuitos de CEC que diminuam o estímulo inflamatório, a hemodiluição e a possibilidade de sangramento, ou seja, usar oxigenadores de membrana, bombas centrífugas e circuitos heparinizados
- Controlar a administração de fluidos e a sobrecarga volêmica durante a CEC. Na vigência de disfunção ventricular, fazer uso de suporte inotrópico ou suporte circulatório mecânico (balão intra-aórtico) para melhorar o desempenho hemodinâmico (índice cardíaco superior a 2 $\ell/min/m^2$). Evitar pressões de enchimento excessivamente elevadas
- Controle glicêmico: se necessário, usar insulina intravenosa para manter níveis de glicose inferiores a 180 mg/dℓ (glicemia-alvo = 140 mg/dℓ)
- Hemofiltração para remoção de mediadores inflamatórios e fluidos nos pacientes que apresentem insuficiência cardíaca e/ou disfunção renal
- Narcóticos com curta meia-vida e propofol para sedação.

Intervenções pós-operatórias[1]

As intervenções terapêuticas pós-operatórias incluem:

- Tratar agressivamente os sangramentos no pós-operatório e não retardar a indicação de reexplorações, no sentido de reduzir a necessidade de hemocomponentes
- Administrar de maneira judiciosa o volume para obter estabilidade hemodinâmica e usar diurético assim que houver necessidade de eliminar o excesso hídrico
- Evitar hiperglicemia persistente para diminuir o risco de infecção mediastinal
- Usar medicação ansiolítica e sedativa que possibilite um rápido despertar após sua suspensão
- Utilizar analgesia adequada sem produzir depressão respiratória (morfina intravenosa contínua) e medicação anti-hipertensiva para adequar os níveis tensionais
- Manter postura restritiva quanto à indicação de transfusões sanguíneas.

Cuidados na admissão

Programação do ventilador

Observam-se duas regras fundamentais:
- Baixos níveis de pressão nas vias aéreas: níveis elevados relacionam-se com a gênese ou manutenção da disfunção respiratória[2]
- Fração inspirada de oxigênio (FIO_2) ≥ 70% deve ser evitada (toxicidade por oxigênio).[2]

Modo ventilatório

A programação inicial é feita por meio de um modo ciclado a volume, com ventilação volume controlada ou assistido-controlada. Na maioria das vezes, a ventilação ciclada a volume produz pressão nas vias aéreas e volumes correntes estáveis.

A ventilação com pressão controlada (ventilação ciclada a tempo e limitada à pressão) é uma alternativa razoável em pulmões pouco complacentes. Seu uso tem como objetivo limitar os níveis de pressão nas vias aéreas. Outra indicação da ventilação pressão controlada é a grande variabilidade de pressão nas vias aéreas com o uso da ventilação volume controlado.[1]

Finalmente, pode-se afirmar que a escolha do modo ventilatório depende particularmente da familiaridade do operador com sua programação e aplicação.

Volume corrente

Programa-se um volume corrente de 6 a 8 mℓ/kg, com o objetivo de se manter um volume-minuto em torno de 100 mℓ/kg. O volume corrente deve ser reduzido para níveis mais baixos (≤ 6 mℓ/kg) em casos de acentuada redução na complacência pulmonar. Nessa situação, uma alternativa é o uso de ventilação pressão controlada, conforme citado anteriormente.

O objetivo dessas manobras é manter a pressão de pico em um valor ≤ 35 cmH_2O e uma pressão de platô ≤ 30 cmH_2O.[1]

Sensibilidade

Um modo controlado pode ser programado inicialmente, contudo deve ser alterado para um modo assistido no início do despertar do paciente, quando ocorre reversão progressiva do efeito anestésico e do bloqueio neuromuscular. A sensibilidade do ventilador é mantida em valores entre 0,5 e 1 cmH_2O, para possibilitar que os esforços inspiratórios espontâneos deflagrem ciclos ventilatórios.[1]

Fração inspirada de oxigênio

Alguns serviços iniciam a assistência ventilatória com uma FIO_2 de 1 (100%), reduzindo-a após a realização de um controle gasométrico que demonstre saturação arterial de oxigênio (SaO_2) ≥ 95%. Contudo, pacientes que não manifestem dessaturação ou dificuldade ventilatória no bloco cirúrgico podem ser ventilados inicialmente com FIO_2 de 0,4 (40%).

Saliente-se que FIO_2 ≥ 0,7 deve ser evitada e somente ser usada quando estritamente necessário e por curtos períodos, em virtude de seu potencial tóxico pulmonar.

Nos pacientes ventilados inicialmente com FIO_2 igual a 1 (100%), realiza-se gasometria arterial (15 a 20 min após a admissão) e, uma vez identificada SaO_2 ≥ 95%, a FIO_2 será reduzida para 0,4 (40%).[1]

Pressão expiratória final positiva

Níveis em torno de 5 cmH_2O são bem tolerados e rotineiramente usados. Sua aplicação busca suprir a perda da pressão expiratória final positiva (PEEP) fisiológica mantida pelo componente glótico, ausente durante a intubação.[1]

Relação inspiração:expiração

Mantêm-se uma relação entre 1:2 e 1:3 por meio da programação do volume corrente, do fluxo inspiratório e da frequência assistida.[1]

Volume-minuto

O volume corrente e a frequência respiratória são programados para se obter um volume-minuto de aproximadamente 100 mℓ/kg/min.

Pacientes portadores de DPOC são beneficiados pelo uso de padrão ventilatório caracterizado por baixa frequência respiratória e tempo inspiratório reduzido, por meio do aumento do fluxo inspiratório. Isso prolonga o tempo expiratório, reduzindo o potencial para desenvolvimento de autoPEEP e *air-trapping*, com efeitos hemodinâmicos adversos.

Baixos volumes correntes com elevadas frequências respiratórias são geralmente benéficos em pacientes com doença pulmonar restritiva.[1]

A programação inicial do ventilador mecânico e os cuidados ventilatórios iniciais encontram-se no Quadro 21.2.

Cuidados iniciais

Inspeção torácica e ausculta pulmonar

Deve-se verificar elevação e simetria de ambos os hemitórax e efetuar a ausculta pulmonar bilateralmente com o mesmo intuito, ou seja, detectar a simetria de murmúrio vesicular.

A ausência ou assimetria na expansibilidade ou no murmúrio vesicular tem como causas as complicações na cânula endotraqueal (acotovelamento, oclusão por rolhas de muco, intubação seletiva ou extubação acidental) ou a presença de conteúdo líquido ou ar na cavidade pleural (derrame pleural, hemotórax ou pneumotórax), limitando a expansibilidade pulmonar.

As adversidades com a cânula endotraqueal e as alterações pleurais devem ser suspeitadas na ocorrência de altos picos de pressão no manômetro dos ventiladores mecânicos, em associação com dessaturação arterial de oxigênio e hipercapnia.[1,2]

Oximetria de pulso

Monitora a SaO_2 à beira do leito. Detecta alterações abruptas na oxigenação e, em pacientes estáveis, diminui a necessidade da obtenção de gasometria arterial caso esta se mantenha em valores ≥ 95%.[1,2]

Quadro 21.2 ■ Programação inicial do ventilador.

Parâmetros		
Volume corrente	=	8 mℓ/kg (6 a 8 mℓ/kg)
Frequência respiratória	=	8 a 10 irp
Modo ventilatório	=	Assistido-controlado
PEEP	=	5 cmH_2O
FIO_2		1,0 (0,4 a 1,0)
Outros cuidados		
Monitorar SaO_2	=	Oximetria de pulso
Radiografia de tórax	=	Realizada na admissão
Gasometria arterial	=	15 a 30 min após a admissão
Objetivos		
PaO_2	=	100 mmHg
SaO_2	=	> 95%
$PaCO_2$	=	> 30 mmHg (< 50 mmHg)
pH	=	7,30 a 7,50

FIO_2: fração inspirada de oxigênio; PaO_2: pressão parcial de oxigênio; $PaCO_2$: pressão parcial de gás carbônico; irpm: incursões respiratórias por minuto; PEEP: pressão expiratória final positiva; SaO_2: saturação arterial de oxigênio. Adaptado de Bojar (2011).

Radiografia de tórax

Deve ser realizada logo após a admissão. Observa-se: posição da cânula endotraqueal (2 cm acima da carina), posição do cateter venoso central, sonda nasogástrica, eletrodo do marca-passo e cateter da artéria pulmonar. Atentar para alterações como atelectasias, alargamento de mediastino, hemotórax, pneumotórax, congestão venocapilar e sinais de hiperinsuflação pulmonar.[1,2]

Gasometria arterial

Realizada em 15 a 30 min após a admissão do paciente na unidade de terapia intensiva (UTI). Consideram-se parâmetros adequados:

- Pressão parcial de oxigênio (PaO_2): 80 mmHg (SaO_2 > 95%)
- Pressão parcial de gás carbônico ($PaCO_2$): 32 a 48 mmHg
- pH: 7,32 a 7,48.[1,2]

Sedação e analgesia

Quase todos os pacientes necessitam de sedação/analgesia até que se obtenha a reversão total do bloqueio neuromuscular, buscando o controle da dor e da ansiedade e a modulação de hiperatividade adrenérgica, que, por vezes, é responsável por acentuada elevação na frequência cardíaca e pressão arterial.[1,2]

Medicações usadas rotineiramente:

- *Propofol*: 25 a 75 μg/kg/min[1]
- *Sulfato de morfina*: 2,5 a 5 mg intravenosa (IV) a cada 1 ou 2 h[1]
- *Dexmedetomidina*: dose de ataque 1 μg/kg em 10 min, seguida por infusão contínua de 0,2 a 0,7 μg/kg/h. Promove sedação dentro de 10 a 15 min após o início da infusão. A recuperação da sedação ocorre em cerca de 2 h após a sua retirada[1]
- *Midazolam*: usado na dose 2 a 6 mg em *bolus* ou por infusão contínua de 2 a 10 mg/h. Reduz a necessidade total de narcóticos, mas pode retardar a extubação. Durante a administração contínua, sua dosagem pode ser aumentada progressivamente (incrementos de 2 mg/h) até se obter um nível de sedação adequado. O midazolam tem indicação precípua nos quadros sugestivos de abstinência alcoólica[1]
- *Fentanila*: usada quando se busca uma sedação mais prolongada. A dosagem usual é de 50 a 100 μg IV, em *bolus* administrado em 5 min, seguido por doses subsequentes a cada 20 min, até uma dose total de 300 μg. Pode ser administrado por infusão contínua (50 a 200 μg/h)[1]
- *Meperidina*: pode ser usada na dose de 25 a 50 mg para controle dos tremores. Caso não se obtenha sucesso, podem ser usados bloqueadores neuromusculares (pancurônio, vecurônio ou atracúrio)[1]
- *Haloperidol*: usado especificamente para o controle dos casos de *delirium* na dose de 5 a 10 mg, em intervalos de 20 min a 4 h, até uma dose total de 30 mg.[1]

Em pacientes cujas alterações respiratórias requeiram permanência prolongada na ventilação mecânica, a sedação pode ser realizada pela associação de midazolam com fentanila.[1]

Naqueles em que se planeja uma retirada progressiva da ventilação mecânica dentro das primeiras 48 h, o propofol deve ter suas doses reduzidas progressivamente até 5 μg/kg/min ou ser retirado totalmente. A velocidade da retirada relaciona-se com a existência ou não de manifestações de ansiedade.[1]

Nos casos em que tais manifestações persistem durante o desmame ventilatório, o propofol deve ser substituído por dexmedetomidina, que, por sua vez, precisa sofrer reduções progressivas subsequentes, até dose menor ou igual 0,1 μg/min.[1] No Quadro 21.2, há o resumo dos ajustes iniciais do suporte ventilatório e de monitoramento no pós-operatório imediato de cirurgia cardíaca.

▶ Alterações respiratórias agudas

As principais causas implicadas com alterações respiratórias agudas nas fases iniciais do pós-operatório de cirurgia cardíaca encontram-se no Quadro 21.3.

Quadro 21.3 ■ Alterações respiratórias agudas.

Problemas mecânicos
- Mau funcionamento do ventilador
- Parâmetros inadequados: FIO_2, frequência, volume corrente
- Problemas com o tubo endotraqueal: oclusão, mau posicionamento, acotovelamento

Estados de baixo débito cardíaco
- Dessaturação venosa e *shunt* venoarterial pulmonar

Problemas pulmonares
- Atelectasia ou colapso alveolar
- Edema pulmonar: cardiogênico ou não cardiogênico
- Hemorragia intersticial
- Pneumonia
- Broncospasmo grave
- Microembolizações por transfusões sanguíneas

Problemas intrapleurais
- Pneumotórax
- Hemotórax e efusões pleurais

Problemas metabólicos
- Tremores e outras causas de aumento na taxa de extração periférica de oxigênio, aumento na taxa metabólica e na produção de CO_2

Fármacos que inibem a vasoconstrição pulmonar hipóxica, aumentando o *shunt* venoarterial pulmonar
- Nitroglicerina
- Nitroprussiato de sódio
- Bloqueadores dos canais de cálcio
- Inibidores da enzima conversora

CO_2: gás carbônico; FIO_2: fração inspirada de oxigênio.

Alterações agudas da pressão parcial de oxigênio

Pacientes grandes tabagistas ou com DPOC são portadores de *shunt* intrapulmonar fixo e mantêm PaO_2 entre 60 e 70 mmHg e SaO_2 próxima a 90%, independentemente da utilização de elevadas FIO_2 ou altos níveis de PEEP. Nesse grupo, podem-se manter valores de PaO_2 ≥ 65 mmHg e SaO_2 ≥ 90% e se adotar uma postura conservadora, com uso de baixos valores de PEEP e FIO_2 ≤ 0,5. Essa colocação também é válida para pacientes muito idosos e para os portadores de hipertensão arterial pulmonar grave, particularmente com valores de pressão sistólica em artéria pulmonar ≥ 60 mmHg.

A persistência de hipoxemia, de valores altos do gradiente alveoloarterial pulmonar e da relação $PaIO_2/FIO_2$ (< 300 mmHg) é indicativa precoce de dependência prolongada de ventilação mecânica, quer por patologia pulmonar primária ou instabilidade cardiocirculatória.[1,2]

Finalmente, vale salientar que a hiperóxia (PaO_2 ≥ 150 mmHg) deve ser evitada, particularmente por seus efeitos vasoconstritores cerebrais.

Alterações agudas de gás carbônico

■ Hipocapnia

A $PaCO_2$ < 30 mmHg pode levar a alcalose, hipopotassemia, arritmias ventriculares, deslocamento da curva de dissociação da hemoglobina para a esquerda (com consequente diminuição da liberação de O_2 para os tecidos). A conduta é diminuir a frequência do ventilador, aumentar o espaço morto ou reduzir o volume corrente.[1,2]

■ Hipercapnia

Significa uma ventilação inadequada e/ou um aumento da atividade metabólica por reaquecimento ou tremores. Manifesta-se clinicamente por taquicardia, hipotensão e arritmias. Tem como principais causas: mau funcionamento do ventilador, mau posicionamento da cânula endotraqueal, acotovelamento ou oclusão parcial por rolha de secreção e pneumotórax. A conduta consta basicamente de reprogramação do ventilador (mudança de modo ventilatório: ventilação mandatória intermitente sincronizada [SIMV, do inglês *synchronized inspiratory mandatory ventilation*] pressão de suporte, redução do PEEP), sedação e curarização (assistência ventilatória total), troca ou reposicionamento da cânula endotraqueal.[1,2]

Outras medidas para controle das alterações agudas

Entre as medidas para controle das alterações agudas, estão:

- Auscultar o tórax bilateralmente, verificando-se a simetria da ventilação
- Auscultar o abdome, visando identificar deslocamento do tubo (posicionamento no esôfago)
- Aumentar a FIO_2 para 1 até a identificação do fator causal da alteração
- Ventilar com unidade manual de respiração artificial (AMBU) quando houver suspeita de mau funcionamento do ventilador, o que também possibilita a identificação de alterações na complacência pulmonar, e do mau posicionamento da cânula endotraqueal (deslocamento para o esôfago ou intubação seletiva)
- Verificar o funcionamento e os parâmetros do ventilador (otimizar sua programação)
- Atentar para aumento agudo no pico de pressão inspiratória porque pode significar desenvolvimento de pneumotórax, broncospasmo grave, edema pulmonar e oclusão da cânula traqueal
- Fazer drenagem torácica quando identificar pneumotórax, efusões pleurais ou hemotórax de grande monta
- Avaliar e otimizar parâmetros hemodinâmicos. Se for necessário, usar inotrópicos. Se a pressão arterial possibilitar, dar preferência à dobutamina, que não tem efeito vasoconstritor periférico e pode aumentar o transporte periférico de oxigênio (O_2). A anemia, se presente em pacientes com grave desconforto respiratório, também deve ser corrigida
- Adicionar PEEP ao circuito do ventilador, com o objetivo de manter PaO_2 > 70 mmHg e SaO_2 > 92%, preferencialmente com FIO_2 < 50% (pelo efeito tóxico do O_2 em frações muito elevadas)
- Evitar níveis de pressão nas vias aéreas > 35 cmH_2O (pressão de pico). Esse objetivo pode ser obtido com a diminuição do volume corrente a valores < 6 mℓ/kg. Quando a complacência pulmonar estiver muito reduzida, recomenda-se ventilação com baixo volume corrente ≤ 5 mℓ/kg
- Na dificuldade do controle dos níveis de pressão nas vias aéreas, pode-se modificar o modo ventilatório para pressão controlada
- A sedação e a paralisia muscular melhoram a eficácia da ventilação, reduzindo o gasto energético da parede torácica e do diafragma
- Demais medidas de suporte:
  - Diurético de alça: diminui edema intersticial pulmonar
  - Broncodilatadores e corticosteroides, em caso de broncospasmo
  - Antibioticoterapia, se houver suspeita de infecção.[1,2]

▶ Desmame da ventilação mecânica e extubação

Nas fases iniciais de pós-operatório, um período de ventilação mecânica geralmente é benéfico e necessário, até que se obtenha a normalização da temperatura corporal e a estabilidade hemodinâmica, e se avalie a intensidade do sangramento. Isso justifica o fato de a maioria dos pacientes serem extubados entre a 6ª e a 12ª hora após sua admissão na UTI.

Pode-se proceder uma extubação precoce, no bloco cirúrgico ou mesmo nas primeiras 3 h após a admissão na UTI. Esta, contudo, deve ser planejada previamente, para que se utilizem narcóticos de ação rápida (remifentanila) durante o procedimento anestésico e seja realizada em pacientes submetidos à cirurgia eletiva que não tiveram intercorrências no intraoperatório.[1,2]

Critérios indicativos da possibilidade de desmame e extubação

Os critérios que indicam que um paciente está apto para o desmame são:

- Nível de consciência satisfatório
- Reversão do bloqueio neuromuscular
- Drenos torácicos com débito inferior a 50 mℓ/h
- Temperatura corporal acima de 35,5°C
- Estabilidade hemodinâmica
- Índice cardíaco > 2,2 ℓ/min/m²
- Pressão sistólica entre 100 e 140 mmHg
- Frequência cardíaca < 120 bpm (batimento por minuto)
- Ausência de arritmias.

A gasometria arterial considerada satisfatória apresenta:

- Relação PaO_2/FIO_2 ≥ 200
- $PaCO_2$ < 50 mmHg
- pH entre 7,30 e 7,50.

Satisfeitos esses critérios, altera-se o modo ventilatório para pressão de suporte, geralmente em torno de 20 cmH_2O, para possibilitar um volume corrente entre 5 e 6 mℓ/kg.

A pressão de suporte é reduzida progressivamente, até alcançar um valor ≤ 10 cmH_2O, procedendo-se à extubação.[1-3]

Parâmetros preditores de sucesso

Os principais parâmetros preditores de sucesso são:

- Gasometria arterial: parâmetros gasométricos satisfatórios, já descritos
- Força inspiratória negativa > 25 cmH_2O
- Volume corrente > 5 mℓ/kg
- Frequência respiratória < 24 irpm
- Relação frequência respiratória/volume corrente < 100 (preferencialmente < 80).

Após a extubação, devem ser tomados cuidados como mobilização, fisioterapia respiratória e motora, nebulização enriquecida com oxigênio (40 a 70%) e manutenção de estabilidade cardiocirculatória, evitando-se sobrecarga de volume.

Os pacientes com fatores de risco ou que apresentem algum grau inicial de desconforto respiratório devem ser imediatamente abordados por métodos não invasivos de ventilação mecânica – pressão positiva contínua nas vias aéreas (CPAP, do inglês *continuous positive airway pressure*) ou ventilação com pressão positiva bifásica (BiPAP, do inglês *bilevel positive pressure airway*).

Caso ocorra dependência prolongada da ventilação não invasiva, procede-se à reintubação eletiva, pois provavelmente serão necessárias ventilações invasivas dentro de curtos períodos.[1-3]

Parâmetros preditores de insucesso

Os principais preditores de insucesso são:

- Sonolência, agitação e diaforese
- Aumento da pressão sistólica ≥ 20 mmHg/min ou > 160 mmHg
- Alteração na frequência cardíaca: elevação ou queda > 20%, ou frequência cardíaca > 120 bpm
- Necessidade aguda de fármacos vasoativos ou de vasoconstritores
- Desenvolvimento de arritmias ou aumento na sua frequência.

Rotineiramente, 90 a 95% dos pacientes submetidos à cirurgia cardíaca necessitarão da ventilação mecânica por um período inferior a 48 h. Os fatores citados a seguir relacionam-se diretamente com o insucesso do desmame ventilatório e com a necessidade de uma ventilação mecânica prolongada:

- *Pré-operatórios*: pacientes idosos, baixa superfície corporal, cardiopatia descompensada classe funcional IV ou choque cardiogênico, hipertensão arterial pulmonar grave, evidências de comprometimento do sistema respiratório – tabagismo ou DPOC, comprometimento de função renal[1,2]
- *Intraoperatórios*: reoperações, CEC prolongada, necessidade de múltiplas transfusões de hemocomponentes, hiperglicemia durante a CEC, administração excessiva de fluidos, pobre desempenho hemodinâmico – inotrópicos ou balão intra-aórtico, infarto agudo do miocárdio perioperatório[1,2]

- *Pós-operatórios*: sangramento mediastinal excessivo, necessidade de múltiplas transfusões de hemocomponentes, síndrome de baixo débito cardíaco, pneumonia e sepse, disfunção renal, acidente vascular cerebral ou depressão no nível de consciência, disfunção renal.[1,2]

Entre 5 e 10% dos pacientes submetidos à cirurgia cardíaca necessitam de suporte ventilatório prolongado.[1]

Ventilação mecânica não invasiva

Modo ventilatório realizado sem a necessidade de intubação orotraqueal, visto que o acoplamento do paciente ao ventilador realiza-se por meio de uma máscara nasal, oronasal ou facial. Aplica-se a mesma pressão na inspiração e expiração (CPAP) ou níveis diferentes de depressão durante o ciclo respiratório (BiPAP) – pressão positiva inspiratória (IPAP) e expiratória em vias aéreas (EPAP).

A ventilação mecânica não invasiva representa uma alternativa para suporte ventilatório em pacientes com bom nível de consciência e *drive* respiratório preservado. Tem como indicações desconforto respiratório após a retirada da ventilação mecânica invasiva, pacientes portadores de DPOC, edema pulmonar (cardiogênico ou não cardiogênico), fraqueza da musculatura respiratória e atelectasias.

Esse modo de ventilação não deve ser mantido por períodos prolongados, pela possibilidade de ocorrência de eventos adversos, como aspiração (distensão gástrica e refluxo de conteúdo gástrico ou vômitos) e fadiga da musculatura respiratória.[1-3]

A necessidade de intubação em caráter emergencial associa-se frequentemente a sérias consequências, como instabilidade hemodinâmica e parada cardiocirculatória.

Abordagem da disfunção respiratória

Alguns dos pacientes apresentam insucesso no desmane ventilatório nas fases precoces de pós-operatório e possibilitam a realização de uma nova tentativa de sua retirada precocemente:

- Pacientes idosos ou obesos que tenham depressão de sensório e respiratória por recirculação anestésica
- Aqueles que desenvolveram quadros de broncospasmo e responderam prontamente à administração de broncodilatadores, anticolinérgicos, corticoterapia e retirada de medicamentos indutores (como ácido acetilsalicílico [AAS] e betabloqueadores)
- Disfunção respiratória secundária a grandes efusões pleurais ou pneumotórax, resolvida por seu esvaziamento ou drenagem.[1-3]

Outros, entretanto, com maior grau de comprometimento parenquimatoso e da mecânica ventilatória, podem se enquadrar nos seguintes grupos evolutivos:

- Pacientes com intubação prolongada (período superior a 48 h) que evoluam precocemente com desempenho respiratório adequado, nos quais pode ser realizada uma nova tentativa de retirada da ventilação mecânica
- Pacientes retirados do suporte ventilatório e que, por fadiga, necessitaram de sua reinstituição precocemente – uma nova tentativa de desmame só deve ser realizada após decorrido um período mínimo de 48 h
- Pacientes com um quadro de insuficiência respiratória manifesta, que têm necessidade de ventilação mecânica por períodos prolongados e tendência à cronicidade, com sérias implicações prognósticas, ou seja, mortalidade prevista entre 20 e 40%.[5]

A conduta frente à insuficiência respiratória com tendência à cronicidade inclui:

- Melhorar o estado hemodinâmico: suporte farmacológico e/ou assistência circulatória mecânica
- Tratar a hipoxemia e diminuir a impedância do ventilador, com o uso de PEEP, aspiração, fisioterapia respiratória e mobilização, broncodilatadores, transfusão sanguínea, diuréticos na hipervolemia e aumento do calibre da cânula endotraqueal
- Reduzir as necessidades da ventilação-minuto:
  - Analgésicos e sedativos para dor e ansiedade
  - Tratamento de infecções: pneumonia e sepse
  - Redução da febre com antitérmicos
- Melhorar o *drive* respiratório e a fraqueza muscular:
  - Cuidar do aporte nutricional, evitando dietas ricas em carboidratos e em proteínas, dando preferência às dietas ricas em lipídios
  - Selecionar modo adequado de suporte ventilatório para reduzir o trabalho respiratório
  - Realizar fisioterapia respiratória
- Avaliar a mobilidade diafragmática por radioscopia ou fluoroscopia
- Otimizar o equilíbrio acidobásico, hidreletrolítico e endócrino.

É preciso lembrar que a alcalose metabólica e o hipotireoidismo inibem o *drive* respiratório normal.[1,2]

Patologias associadas à disfunção respiratória

Edema pulmonar cardiogênico

O edema pulmonar pós-operatório é uma complicação comum nos pacientes após uma cirúrgica cardíaca, e pode ter etiologia cardíaca ou não cardíaca.

O edema pulmonar de origem cardíaca é resultado de uma elevação no fluxo sanguíneo pulmonar, levando à hipertensão venosa e ao aumento na pressão capilar pulmonar. Ocorre extravasamento de líquido intravascular quando a pressão capilar excede a capacidade coloidosmótica do plasma (tipicamente a 28 mmHg). Inicialmente o fluido extravasado ganha o interstício pulmonar, e com a continuação desse processo, o espaço intersticial não pode mais tolerar o acúmulo de fluido e este ganha os alvéolos.

Clinicamente, isso se apresenta como desconforto respiratório, hipercapnia, hipoxia, crepitações, sibilos e estertores, além de pressão venosa jugular elevada, sopros e bulhas cardíacas patológicas (S3 e S4).

Outras evidências diagnósticas podem ser encontradas com radiografia de tórax, troponina, peptídeo natriurético tipo B e eletrocardiograma. O ecocardiograma ou um cateter de artéria pulmonar podem avaliar a disfunção ventricular esquerda.

No edema pulmonar cardiogênico, o objetivo é abordar a patologia subjacente, diminuindo o líquido intrapulmonar com o uso de diuréticos, juntamente à otimização simultânea da função ventricular esquerda com o uso de inotrópicos e/ou vasodilatadores (diminuição da pré e pós-carga).[6]

Síndrome do desconforto respiratório agudo

Quando há um fator predisponente, como CEC prolongada, politransfusão (sangue ou hemocomponentes), uso de fármacos ou processo inflamatório e/ou infeccioso sistêmico, desencadeia-se um extenso processo inflamatório pulmonar, com alteração na permeabilidade capilar e extravasamento de líquido, com alto teor proteico, para o espaço intersticial e os alvéolos. Ocorrem importantes alterações na relação V/Q, diminuição da complacência e aumento no *shunt* intrapulmonar. Esse processo causa acentuada perda de parênquima pulmonar, com manutenção de uma pequena porção funcionante, que sofre os efeitos de uma hiperinsuflação pulmonar.

Clinicamente, caracteriza-se por infiltrados pulmonares bilaterais em associação com uma relação entre a pressão parcial de oxigênio no sangue arterial e fração inspirada de oxigênio (relação P/F) < 200.

Essa patologia, potencialmente grave, apresenta um decréscimo progressivo em sua incidência, fato justificado pela melhoria progressiva na técnica de circulação extracorpórea.

Adicionalmente, nota-se também um decréscimo na sua mortalidade, passando de uma taxa prévia extremamente elevada, em torno de 68%, para uma taxa entre 30 e 40%. É importante atentar para os efeitos de modificações na configuração do ventilador e a melhora nos resultados, pois a lesão pulmonar induzida pela ventilação mecânica é um importante fator contribuinte para a elevação da mortalidade.[1-7]

A abordagem da SDRA nos pós-operatório baseia-se em preceitos idênticos aos que alicerçam seu tratamento quando de outra etiologia (ver abordagem detalhada no Capítulo 41).

Alguns aspectos específicos merecem ser comentados e reforçados, como os citados a seguir.

▪ Ventilação mecânica protetora

Utiliza-se um volume corrente de 6 mℓ/kg de peso corporal ideal, ou por vezes menor, tornando-se alvo também uma pressão de platô ≤ 30 cmH$_2$O. É importante o uso do peso corporal ideal, em vez do peso corporal real. O uso do peso corporal real poderá levar a alvos de volume corrente erroneamente elevados[8] (Quadro 21.4).

▪ *Driving pressure*

A diferença entre a pressão de platô e a PEEP, quando inferior a 15 cmH$_2$O, se relaciona, de forma independente, com uma diminuição na incidência de lesão pulmonar induzida por ventilação mecânica (VILI) e com uma menor mortalidade. A diminuição do VC ou o aumento da PEEP só se associaram a efeitos benéficos quando relacionados com reduções na variação de pressão (ΔP).[6]

▪ Fração inspirada de oxigênio

Aceitam-se saturações de O$_2$ tão baixas quanto 88% e PaO$_2$ na faixa de 55 a 60 mmHg, a fim de aplicar baixos volumes correntes e limitar a toxicidade do oxigênio (alta fração inspirada de oxigênio [FIO$_2$]).[6]

▪ Hipercapnia permissiva

Estratégias ventilatórias direcionadas à redução dos riscos da ventilação mecânica podem resultar em hipercapnia. A aceitação da hipercapnia com a continuidade destas é chamada de *hipercapnia permissiva*. Tolera-se um nível de PaCO$_2$ ≤ 90 mmHg, contudo, sua elevação deve ser gradual, a uma taxa < 10 mmHg/h. O pH arterial não deve ser normalizado, porém é razoável mantê-lo em valores de 7,15 a 7,20.[9] Em caso de acidose intensa, uma alternativa terapêutica é a administração de bicarbonato de sódio, a uma razão de 50 a 100 mEq a cada 4 h, com o objetivo de manter os valores de pH acima dos valores anteriormente citados.[9-13] A hipercapnia geralmente é bem tolerada, particularmente se a pressão parcial de PaCO$_2$ se elevar lentamente. Elevações bruscas (hipercapnia aguda) devem ser evitadas devido a um maior potencial de produzir reações adversas, como as citadas a seguir.

Cardiovascular

As potenciais reações adversas sobre o sistema cardiovascular são mediadas por hiperatividade adrenérgica e representadas por:

- *Elevação da frequência cardíaca e pressão arterial*: aumentos significativos da frequência cardíaca e volume sistólico podem elevar o débito cardíaco. O aumento resultante da pressão arterial é atenuado por uma diminuição na resistência vascular sistêmica. Surpreendentemente, o volume sistólico aumenta, apesar dos efeitos depressores da hipercapnia e da acidose intracelular sobre a contratilidade miocárdica
- *Exacerbação de disfunção ventricular direita*: a acidose respiratória pode causar vasoconstrição e aumento da resistência vascular pulmonar. Esse aumento da pós-carga ventricular pode levar à instabilidade hemodinâmica em pacientes com disfunção direita
- *Arritmias cardíacas*: há um potencial teórico para a indução de arritmias cardíacas, dada a hiperatividade simpática
- *Roubo de fluxo coronariano*: a hipercapnia resulta em vasodilatação coronariana em corações saudáveis, contudo, esse efeito parece estar ausente em pacientes com doença cardíaca (p. ex., insuficiência ventricular esquerda isquêmica). Teoricamente, a vasodilatação coronariana induzida pela hipercapnia pode vasodilatar preferencialmente as artérias coronárias sem lesões obstrutivas, causando o fenômeno de roubo. Esse efeito não foi confirmado em humanos, mas um efeito similar é observado em pacientes com doença arterial coronariana expostos a alguns agentes anestésicos. No entanto, o impacto clínico do fenômeno de roubo induzido por esses agentes anestésicos parece ser mínimo.

Neurológica

- Aumento da pressão intracraniana: as arteríolas cerebrais se dilatam em resposta à hipercapnia que, em grande parte, é mediada pelo pH extracelular. O aumento do fluxo sanguíneo cerebral aumenta o volume sanguíneo e a pressão intracraniana. Essa resposta geralmente é transitória e o fluxo sanguíneo cerebral retorna a seus valores basais em aproximadamente 48 h de hipercapnia continuada
- Agitação ou depressão de consciência
- Diminuição do limiar convulsivo.

Aumento da acidose intracelular

Sua importância clínica é desconhecida, mas provavelmente é baixa, pois uma série de mecanismos compensatórios é iniciada em resposta a uma queda no pH intracelular.[9-11]

Portanto, as principais limitações à utilização da hipercapnia permissiva são hipertensão intracraniana e disfunção ventricular direita grave.

▪ Adequação dos níveis de PEEP

A aplicação da PEEP é particularmente benéfica na SDRA, pois melhora a oxigenação, permite a redução da FIO$_2$ e limita a ocorrência de lesão pulmonar associada à ventilação mecânica. Não há uma maneira universalmente aceita para ajustar apropriadamente a PEEP, podendo ser efetuado:

- Pela complacência pulmonar
- Pelo nível que se associe a um melhor CO$_2$ exalado
- Por um protocolo hemodinâmico (cateter de artéria pulmonar ou ecocardiograma)
- Pelo recrutamento pulmonar com controle ultrassonográfico
- Por controle da pressão transpulmonar.[6]

Contudo, o método mais utilizado para a adequação dos níveis da PEEP na SDRA é representado por escalas pré-especificadas, determinando valores PEEP para cada nível de FIO$_2$.

Os efeitos adversos de altos níveis de PEEP são representados particularmente pelo comprometimento da estabilidade hemodinâmica e pela produção de altos níveis de pressão intratorácica e nas vias aéreas.

Durante sua utilização, ocorre redução no retorno venoso, e aumento na resistência vascular pulmonar com consequente depressão da função ventricular direita.

Adicionalmente, por inadequação do volume de enchimento do ventrículo esquerdo, pode ocorrer comprometimento no débito cardíaco, que é mais acentuado em caso de hipovolemia.

A redução no débito cardíaco, por sua vez, reduz o transporte de oxigênio, a oxigenação tissular e a saturação venosa mista de oxigênio, com efeitos posteriores sobre a pressão parcial de oxigênio no sangue arterial. A infusão de volume é fundamental para contrabalançar esse efeito.[1,12,13]

Valores elevados de PEEP podem produzir hiperdistensão alveolar e barotrauma, devido a uma hiperdistensão alveolar (pneumotórax, enfisema subcutâneo e pneumomediastino) com comprometimento hemodinâmico e do desempenho ventilatório.

Algumas situações específicas merecem citação:

- *Na DPOC*: elevados níveis de PEEP podem resultar em aumento na transmissão de pressão das vias aéreas para os pulmões, hiperdistensão alveolar, alteração na relação V/Q, aumento no *shunt* intrapulmonar, dano endotelial e hipoxia. O nível de PEEP programado

Quadro 21.4 ▪ Cálculo do peso corporal predito.

Homens	Mulheres
50 + 0,91 [altura (cm) – 152,4]	45,5 + 0,91 [altura (cm) – 152,4]

para esse grupo deve se situar obrigatoriamente abaixo dos valores do autoPEEP presentes[1,12,13]
- Alguns outros grupos de pacientes são particularmente afeitos a apresentar instabilidade hemodinâmica durante o uso de níveis elevados de PEEP:
  ○ Pacientes hipovolêmicos
  ○ Portadores de hipertensão arterial pulmonar, particularmente quando os valores de pressão sistólica em artéria pulmonar forem ≥ 60 mmHg
  ○ Pacientes com disfunção ventricular direita aguda ou manifestada desde o pré-operatório
  ○ Transplantados cardíacos que, em grande número, evoluem com disfunção ventricular direita nas fases iniciais de pós-operatório, em virtude da falta de adaptação do ventrículo direito a níveis de pressão mais elevados presentes no território pulmonar do receptor em relação aos níveis aos quais se encontrava submetido no doador.

Ao se evidenciar qualquer grau de instabilidade hemodinâmica em pacientes ventilados com elevados valores de PEEP, torna-se mandatória a realização de monitoramento hemodinâmico com cateter de artéria pulmonar, buscando-se adequar a volemia, a pressão de enchimento do ventrículo esquerdo e o desempenho ventricular direito.[1,12,13]

■ Posição prona

O posicionamento em pronação na SDRA grave, quando a relação P/F encontra-se em um valor inferior a 150, diminui a sua mortalidade. Observa-se melhora na oxigenação devido a um conjunto de mecanismos. Os mecanismos implicados são:

- Diminuição da pressão na pleura dorsal: na posição supina, a pressão na pleura dorsal é maior que na ventral e, por consequência, a pressão transpulmonar ventral excede a dorsal e, por sua vez, a expansão dos alvéolos ventrais é maior que a dos alvéolos dorsais. Esse efeito torna-se mais intenso nos pacientes com SDRA. A posição prona reduz a diferença entre as pressões pleurais, dorsal e ventral, tornando a ventilação mais homogênea. Isso diminui a hiperinsuflação dos alvéolos ventrais e o colapso dos dorsais, proporcionando simultaneamente sua abertura (recrutamento)
- Diminuição dos efeitos compressivos do coração e do diafragma sobre a região posterior e posterocaudal do parênquima pulmonar, respectivamente. Com a posição prona, o coração torna-se dependente e é deslocado, diminuindo a compressão do parênquima pulmonar posterocaudal.[14,15]

A ventilação mecânica com o paciente em decúbito ventral é idêntica à utilizada na posição supina. As pressões de pico e das vias aéreas tendem a se elevar imediatamente após a colocação do paciente em decúbito ventral, contudo diminuem rapidamente. Esse aumento inicial relaciona-se com uma diminuição na complacência da caixa torácica, e a diminuição posterior desses valores de pressão deve-se, provavelmente, a um recrutamento alveolar progressivo.

A paralisia muscular não é necessária e pode ser potencialmente prejudicial, pois poderá agravar o colapso alveolar supradiafragmático.[14-16]

A duração ótima da posição prona é desconhecida. A maioria dos estudos têm utilizado sessões repetidas de ventilação na posição prona com duração de 6 a 8 h ao dia, embora haja quem a utilize por períodos mais prolongados, como 17 a 20 h.[14,15]

São contraindicações à sua utilização:

- *Absoluta*: instabilidade da coluna torácica
- *Relativas*: alterações hemodinâmicas e cardíacas, visto que o acesso imediato para a realização das manobras de reanimação cardiopulmonar é limitado
- Cirurgia torácica e abdominal.[14-16]

A alimentação enteral durante a ventilação na posição prona deve ser reduzida, pois ocorre aumento no volume gástrico residual e indução de vômito, aumentando a possibilidade de aspiração.[14-16]

As Diretrizes Brasileiras de Ventilação Mecânica de 2013 recomendam a posição prona nas primeiras 48 h em casos selecionados de SDRA moderada (subgrupo PaO_2/FIO_2 < 150) e nos casos de SDRA grave, ressaltando-se que as equipes devem estar adequadamente treinadas para sua realização.[17]

Finalmente, salientamos a grande dificuldade na adoção dessa manobra nos pacientes em pós-operatório de cirurgia cardíaca, justificada por instabilidade hemodinâmica e por conter drenos mediastinais.

■ Manobras de recrutamento

Realiza-se manobra de recrutamento pela aplicação de uma elevada pressão positiva contínua sobre as vias aéreas. Apesar de melhorar a PaO_2, seu impacto sobre a mortalidade, o tempo de hospitalização ou a incidência de barotrauma, é incerto. Não há consenso sobre o melhor nível de pressão positiva a ser aplicada nas vias aéreas, frequência e duração das manobras, portanto uma manobra de recrutamento ideal ainda não foi definida.

Encontram-se descritas várias abordagens: Marini[18] usa 40 cmH_2O de PEEP durante 40 s; Barbas[19] usa 34 a 40 cmH_2O durante 40 s; e o grupo ARDSNet[8] utilizou níveis de CPAP entre 35 e 40 cmH_2O por 30 s. Respaldados por esses estudos, devem-se, portanto, usar níveis de pressão entre 35 e 40 cmH_2O, durante 30 a 40 s.

Como ferramentas para a identificação da eficácia da manobra e para ajustar os melhores níveis de PEEP, pode-se usar a relação PaO_2/FIO_2 ou o controle por imagens pela tomografia de tórax convencional ou tomografia de impedância elétrica. Há evidência de que a maior parte do recrutamento alveolar ocorra durante os primeiros 10 s após o seu início.[18-19]

O nível de PEEP para evitar que os alvéolos voltem a se colabar também não está precisamente definido. Na prática, a PEEP é mantida em 2 cmH_2O acima do 1º ponto de inflexão da curva pressão × volume. Demonstrou-se experimentalmente que valores de PEEP ≥ 20 cmH_2O são efetivos para evitar o colapso cíclico dos alvéolos.

Não existe consenso sobre o real benefício de seu uso precoce. Contudo, na refratariedade às manobras ventilatórias iniciais, deve ser instituída.

■ Vasodilatadores inalatórios

Óxido nítrico

É administrado por via inalatória e em baixas concentrações (geralmente 5 a 80 ppm) aos pacientes com SDRA ou com hipertensão arterial pulmonar de outra etiologia. É um vasodilatador arterial pulmonar, com meia-vida de alguns segundos, pois é inativado rapidamente ao se ligar à hemoglobina ao ganhar a circulação.

As principais vantagens de seu uso são:

- Por ser rapidamente metabolizado, comporta-se como um vasodilatador pulmonar seletivo, desprovido de efeitos sistêmicos
- Por ser usado por via inalatória, promove vasodilatação somente nos territórios pulmonares ventilados, não alterando a relação V/Q.[20]

Prostaciclina

A prostacilina (PGI_2) induz resposta fisiológica semelhante ao óxido nítrico.[21]

Os vasodilatadores inalados, embora melhorem a oxigenação e a hemodinâmica pulmonar a curto prazo, não produzem melhora na mortalidade dos pacientes com SDRA. Portanto, seu uso deve ser reservado para pacientes com doença grave e hipoxemia com risco de morte, apesar do tratamento convencional.

■ Oxigenação por membrana extracorpórea

A oxigenação por membrana extracorpórea (ECMO) venovenosa (VV) é cada vez mais usada para o tratamento da SDRA grave, com pulmões acentuadamente comprometidos e anormalidades refratárias nas trocas gasosas.

É obtida por meio da canulação das veias femorais ou safenas bilateralmente (punção ou dissecção) e desvio do sangue venoso, cerca de dois terços do débito cardíaco, para passagem por uma bomba eletromagnética (Bio-Pump®) e posteriormente por dois oxigenadores (em paralelo ou em série), para que se realizem as trocas gasosas – oxigenação e retirada de CO_2. Em seguida, o sangue arterializado retorna para a veia femoral ou safena contralateral.

A ECMO permite uma ventilação pulmonar protetora (ou ultraprotetora) consistente, com volume corrente < 6 mℓ/kg, frequentemente entre 4 e 6 mℓ/kg.

Há forte evidência de diminuição da mortalidade no SDRA grave com o uso de ECMO.[6,22]

Corticosteroides

A corticoterapia instituída na fase fibroproliferativa da SDRA não se associa ao aumento da sobrevida. Identifica-se melhora na oxigenação, na complacência pulmonar, na pressão arterial e em desfechos como dias livres do ventilador e dias livres de choque. Contudo, causa maior grau de fraqueza neuromuscular.[23]

Asma e broncospasmo

O broncospasmo, que é decorrente da hiper-reatividade brônquica, tem como fatores precipitantes:

- Sobrecarga hídrica
- Reação a medicamentos (betabloqueadores, AAS, opiáceos)
- Transfusão sanguínea
- Infecção secundária.

Pacientes com crise de broncospasmo podem ser submetidos a suporte por ventilação não invasiva,[1-3] sob estrito monitoramento. A intubação orotraqueal não deve ser retardada na falha da ventilação não invasiva.

Ventilação mecânica invasiva

O ventilador deve ser programado obedecendo os seguintes parâmetros:

- Utilizar baixos volumes correntes, de 6 mℓ/kg inicialmente.[19] Reduções adicionais podem ser necessárias para diminuir a hiperinsuflação grave
- Manter a pressão de pico inspiratório < 50 cmH$_2$O e a pressão de platô < 35 cmH$_2$O. A pressão de platô guarda melhor relação com a hiperinsuflação, pois não há comprometimento importante da complacência do sistema respiratório na asma. Sua elevação decorre do aprisionamento de ar nos pulmões, dando uma estimativa da autoPEEP presente nas diversas unidades alveolares heterogeneamente acometidas. Recomenda-se que ela seja mantida no menor valor possível, lembrando-se do limite de 35 cmH$_2$O, no sentido de diminuir o risco de barotrauma[19]
- Utilizar frequência respiratória entre 8 e 12 irpm. Altas frequências ventilatórias relacionam-se com a ocorrência de hiperinsuflação dinâmica e maior risco de barotrauma[19]
- Utilizar fluxos inspiratórios elevados, > 60 ℓ/min, quando em modo volume controlado. Os modos limitados à pressão caracterizam-se por fluxos inspiratórios livres que alcançam essa magnitude[18]
- Aumentar o tempo expiratório: o uso de fluxos elevados permite um tempo inspiratório mais curto, maximizando o tempo expiratório (4 a 5 s). Note que o aumento do fluxo inspiratório causa elevação da pressão de pico nas vias aéreas, em função do aumento da pressão resistiva. No entanto, a pressão de pico parece não ser fator de risco para barotrauma, pois ela não se transmite diretamente aos alvéolos, ao contrário da pressão de platô, que deve representar a pressão alcançada nos alvéolos ao final de inspiração[19]
- Ajustar a FIO$_2$ com base na gasometria arterial ou na oximetria de pulso. Deve ser usada a menor FIO$_2$ que mantenha a SaO$_2$ > 95%. Habitualmente, pacientes com asma não têm dificuldade de oxigenação e baixas FIO$_2$ são suficientes. Se ocorrer hipoxemia, deve-se verificar se há atelectasias, pneumotórax, pneumonias concomitantes ou ainda *shunt* intracardíaco direita-esquerda. É importante também medir a autoPEEP, para excluir a hiperinsuflação dinâmica como causa de hipoxemia[19]
- Na eventualidade do uso de PEEP para tentar manter um maior calibre das vias aéreas e diminuir a resistência ao fluxo, a melhor conduta é ventilar o paciente à pressão, fixando-se o diferencial de pressão utilizado. Assim, à medida que se aumenta o valor da PEEP, monitora-se o volume corrente exalado. Se este se reduzir, é sinal de que está havendo piora na hiperinsuflação e a PEEP deve ser reduzida. Se, por outro lado, o volume exalado aumentar, a PEEP está ocasionando desinsuflação pulmonar e pode ser mantida[15]
- Hipercapnia permissiva: elevação da PaCO$_2$ para valores acima do normal (< 80 mmHg), com pH > 7,20, pode ser tolerada, caso seja necessário para minimizar a hiperinsuflação pulmonar[11-13]
- Manter a autoPEEP < 15 cmH$_2$O, para diminuir a chance de ocorrência de barotrauma.[19]

Corticoterapia

Os corticosteroides reduzem a inflamação na parede brônquica e a produção de secreção intraluminal, melhorando a resposta aos broncodilatadores, por redução do efeito de *downregulation* decorrente do uso crônico de broncodilatadores. Inicialmente, são administrados por via intravenosa a intervalos regulares de 6 a 8 h (hidrocortisona = 200 mg por dose; metilprednisolona = 120 a 180 mg por dose).[1-3]

Anticolinérgicos

Dá-se preferência ao uso de ipratrópio por via inalatória nas fases iniciais de pós-operatório.[1-3]

Há dados conflitantes quanto a efeitos cardiovasculares adversos do ipratrópio e do tiotrópio, quando se faz uso prolongado em pacientes portadores de doença arterial coronariana.[1-3]

Agonistas beta-adrenérgicos

Usados preferencialmente por via inalatória, particularmente o fenoterol.

O uso de agonistas beta-adrenérgicos, como a terbulina por via subcutânea (SC) ou IV, deve ser evitado, pois induz eventos adversos, como arritmias cardíacas, vasodilatação periférica e hipopotassemia.

Epinefrina pode ser usada, pois além de seu efeito inotrópico, é um excelente broncodilatador. Tem forte ação cronotrópica e seu uso é limitado em caso de taquicardia sinusal manifesta.[1-3]

Sulfato de magnésio

Não se conhece o exato mecanismo de ação para justificar seu efeito broncodilatador. Pode ser usado na dose de 2 g infundido em um período de 10 a 15 min, visando ao controle do broncospasmo, particularmente em pacientes portadores de DPOC grave.[1-3]

Indutores de broncospasmo

Evitar o uso de fármacos indutores de broncospasmo, como bloqueadores beta-adrenérgicos, AAS e opioides (morfina).[1-3]

Doença pulmonar obstrutiva crônica

O tratamento dos pacientes caracterizados como portadores de DPOC grave inicia-se no planejamento cirúrgico, por meio da programação de um procedimento menos agressivo. Dentre as possibilidades, há a realização de um procedimento híbrido (percutâneo associado a uma abordagem a "céu aberto"), cirurgia minimamente invasiva ou cirurgia sem CEC.

Os portadores de DPOC têm uma limitação crônica ao fluxo respiratório ligada a:

- Diminuição na retração elástica do parênquima pulmonar

- Hipersecreção de glândulas mucosas, acompanhada por inflamação, fibrose e estreitamento das vias aéreas
- Contração da musculatura lisa dos brônquios
- Alteração na relação V/Q.

Essas limitações são intensificadas pelo procedimento anestésico, agressão cirúrgica, CEC, ativação inflamatória, infecção, e administração de hemocomponentes e alguns fármacos.[1-3,19]

Ventilação mecânica e desmame

Em caso de ventilação mecânica, deve-se considerar:

- Cânula endotraqueal com diâmetro ≥ 8 cm, particularmente em caso de broncospasmo
- Volume corrente de 6 mℓ/kg do peso corporal predito
- Sensibilidade máxima do ventilador
- Baixa frequência respiratória, de 8 a 12 irpm
- Relação inspiração:expiração (acima de 1:3); deve ser programada no sentido de prolongar o tempo expiratório o suficiente para permitir o esvaziamento pulmonar e reduzir o aprisionamento aéreo
- A utilização de PEEP deve ser criteriosa, não ultrapassando os valores de autoPEEP.

Em pacientes com hipercapnia prévia, deve-se manter a $PaCO_2$ entre 45 e 65 mmHg, com pH dentro dos limites da normalidade. Consideram-se satisfatórios valores de $SaO_2 \geq 92\%$ e $PaO_2 \geq 65$ mmHg, evitando-se incrementos progressivos na FIO_2.

O uso de pressão de suporte é útil e facilita o desmame da ventilação mecânica.

Após a extubação, os pacientes portadores de DPOC beneficiam-se do uso de ventilação não invasiva (CPAP ou BiPAP). Deve-se buscar a menor oferta possível de oxigênio no sentido de se manter a SaO_2 entre 92 e 95% e a PaO_2 entre 65 e 80 mmHg.[19]

Outras medidas

Outras medidas também devem ser consideradas:

- A abordagem do broncospasmo deve ser idêntica à descrita anteriormente
- A corticoterapia deve ser iniciada precocemente nos pacientes com DPOC grave, estadiamento III ou IV (diretrizes GOLD – *Global strategy for the diagnosis, management and prevention of chronic obstructive pulmonar disease*),[4] cuja espirometria demonstre um $VEF_1 < 50\%$
- Cuidados nutricionais, como medida para diminuir a produção de CO_2 por meio de um aporte maior de gordura como fonte calórica, evitando-se o uso excessivo de carboidratos
- Antibioticoterapia precoce na suspeita de infecção.

Hipertensão arterial pulmonar

É definida como pressão média na artéria pulmonar ≥ 25 mmHg ou pressão sistólica em artéria pulmonar ≥ 35 mmHg, com o paciente em repouso. Tem como etiologia valvopatias, cardiopatias congênitas, disfunção ventricular esquerda grave e DPOC.[1-3]

Associa-se ao aumento na morbimortalidade pós-operatória. Níveis de pressão sistólica em artéria pulmonar ≥ 60 mmHg têm sérias implicações prognósticas, por seus efeitos sobre a função ventricular direita e o desempenho respiratório.[24]

A administração de medicamentos analgésicos e ansiolíticos no pré-operatório (opioides e benzodiazepínicos) pode resultar em redução da função respiratória, levando a hipoxia, hipercapnia e acidose respiratória, que podem aumentar a pressão da artéria pulmonar. Estímulos nocivos, incluindo a agressão cirúrgica e a dor, assim como a síndrome de resposta inflamatória sistêmica, são fatores que elevam a pressão arterial pulmonar. Maiores implicações evolutivas serão notadas em caso de desnutrição e debilidade de musculatura respiratória, que predispõem à instalação da hipercapnia.[1,6]

Tratamento

Abordagem específica

Considera-se o uso de óxido nítrico por via inalatória, na dose de 5 a 80 ppm,[1-3,20] ou outro vasodilatador pulmonar por essa via de administração, como a PGI_2.[21]

A prostaglandina E_2 por IV, na dose de 0,01 a 0,05 µg/kg/min, tem efeito vasodilatador pulmonar, contudo, pode intensificar a hipoxemia por aumento no *shunt* intrapulmonar.[1-3]

Os inibidores da fosfodiesterase 5 (PDE-5), tadalafila ou sildenafila, associam-se à melhora clínica quando usados cronicamente. Quando retirado o óxido nítrico por via inalatória, o que deve ser realizado gradualmente para evitar rebote, rotineiramente é introduzido sildenafila, na dosagem de 0,5 a 1,0 mg/kg por dose, administrado a intervalos de 8 h.[6]

Outras metodologias

Outras medidas a serem consideradas são:

- Suporte inotrópico: uso de inodilatadores. Dobutamina IV em doses crescentes, 2,5 a 20 µg/kg/min, para suporte inotrópico ventricular direito.[1-3] Inibidores da fosfodiesterase 3 (PDE-3), cujo principal representante é o milrinone, têm efeitos vasodilatadores em território pulmonar e sistêmico, associado a um efeito inotrópico positivo. Sua indicação está ligada à insuficiência ventricular direita. É administrada por IV, na dose de 0,375 a 0,750 µg/kg/min, precedida por uma dose de ataque de 50 µg/kg infundida em um período de 10 min. Também pode apresentar como efeito adverso o aumento do *shunt* intrapulmonar[1-3]
- Adequação da pré-carga do ventrículo esquerdo no sentido de melhorar o desempenho hemodinâmico[1-3]
- Vasodilatadores intravenosos: bloqueadores dos canais de cálcio, a nitroglicerina e o nitroprussiato de sódio, podem ter efeitos benéficos[6]
- Por vezes, torna-se necessário o uso de vasopressores (norepinefrina) para a manutenção da pressão arterial sistêmica adequada, que, por sua vez, garantirá a manutenção da pressão de perfusão coronária
- PEEP mantida em níveis baixos, particularmente nos pacientes com disfunção ventricular direita. Caso necessário, usar valores mais elevados de PEEP; o monitoramento hemodinâmico torna-se mandatório.[1-3]

Lesão do nervo frênico e paralisia diafragmática

A disfunção frênica ocorre em consequência do uso de solução salina gelada no pericárdio (lesão por resfriamento) ou deve-se à lesão direta durante a dissecção da artéria torácica interna.

A lesão unilateral pode ser oligossintomática ou, por vezes, apresentar manifestações clínicas (insuficiência ventilatória), particularmente em pacientes com disfunção respiratória preexistente. A lesão bilateral invariavelmente produz sintomas como taquipneia, respiração com padrão abdominal e hipercapnia.

O diagnóstico pode ser estabelecido por radiografia de tórax, demonstrando a elevação da hemicúpula diafragmática comprometida, por radioscopia ou fluoroscopia diafragmática.

O tratamento consta da manutenção do suporte ventilatório até a recuperação funcional do nervo frênico. Plicatura diafragmática cirúrgica, embora com resultado discutível, pode ser realizada. Em caso de comprometimento bilateral, suporte ventilatório mecânico é requerido por tempo prolongado, visto que a disfunção do nervo frênico pode ser prolongada (até 2 anos).[1-3]

Coleções pleurais e hemotórax

Coleções pleurais não específicas ocorrem em aproximadamente metade dos pacientes submetidos à cirurgia cardíaca. São consideradas precoces quando se manifestam nos primeiros 30 dias e tardias quando se manifestam em um período superior.

BI-VILI project: A nationwide quality improvement project. Intensive Care Med. 2017;43(7):957-70.
16. Nemer SN, Caldeira JB, Santos RG et al. Effects of positive end-expiratory pressure on brain tissue oxygen pressure of severe traumatic brain injury

Guerin C, Reignier J, Richard JC et al. Prone positioning in severe acute respiratory distress syndrome. N Engl J Med. 2013;368(23):2159-68.
Sud S, Sud M, Friedrich JO, Meade MO, Ferguson ND, Wunsch H et al. High frequency oscillation in patients with acute lung injury and acute respiratory distress syndrome (ARDS): Systematic review and meta-analysis. BMJ. 2010;340:c2327.

Infecções respiratórias

Em pacientes estáveis com ELA, a ocorrência de infecções respiratórias pode influenciar negativamente a força muscular remanescente e precipitar hipoventilação pela carga extra sobre o sistema respiratório. As medidas de CVF e do pico do fluxo da tosse (PFT) podem ajudar a prever a necessidade de iniciar ventilação não invasiva.[15]

▶ Polirradiculoneuropatia aguda | Síndrome de Guillain-Barré

A síndrome de Guillain-Barré é uma polirradiculoneuropatia inflamatória caracterizada pelo aparecimento agudo de fraqueza generalizada e arreflexia. A síndrome engloba diferentes subtipos clínicos, sendo o mais comum a polirradiculoneuropatia desmielinizante aguda. Variantes menos comuns incluem a neuropatia aguda e a neuropatia sensitivo-motora axonal além das formas com manifestação mais localizada, como a síndrome de Miller Fisher.[16] Aproximadamente um terço dos pacientes com síndrome de Guillain-Barré precisam de ventilação mecânica durante o curso da doença. Fraqueza generalizada grave, progressão rápida e envolvimento bulbar estão associados à inevitabilidade de ventilação mecânica nesses pacientes.[17] Capacidade vital < 20 mℓ/kg, PImáx pior que –30 cmH$_2$O, PEmáx < 40 cmH$_2$O e redução da capacidade vital em mais de 30% da medida basal são preditivos da necessidade de ventilação mecânica em pacientes com Guillain-Barré, assim como disfunção bulbar. Portanto, pacientes com polirradiculoneurite aguda devem ser avaliados periodicamente com medidas de PImáx, PEmáx e capacidade vital. Pacientes que apresentem capacidade vital < 20 mℓ/kg, PImáx pior que –30 cmH$_2$O, PEmáx < 40 cmH$_2$O ou redução da capacidade vital em mais de 30% devem ser intubados eletivamente para evitar intubação orotraqueal de urgência.[18] A intubação eletiva precedendo a insuficiência respiratória clínica é fundamental para prevenir complicações como anoxia cerebral. O uso da VNI não foi adequadamente avaliado em pacientes com polirradiculoneurite aguda.[18]

Um estudo usou medidas de capacidade vital, PImáx e PEmáx para calcular um escore de função pulmonar em pacientes com síndrome de Guillain-Barré que precisaram de intubação orotraqueal. Os autores compararam o escore do dia da intubação com o escore do dia 12 pós-intubação e verificaram que pacientes com escore < 1 muito raramente foram desmamados da ventilação mecânica dentro de 3 semanas, devendo, portanto, ser submetidos à traqueostomia.[19]

A decisão de traqueostomizar pacientes com Guillain-Barré pode ser adiada por 2 semanas. Se, após esse período, as provas de função pulmonar não melhorarem significativamente, a traqueostomia deve ser considerada. Se as provas de função pulmonar estiverem melhorando, a traqueostomia pode ser adiada, até que o desmame seja realizado.[20]

▶ Miastenia *gravis*

Miastenia *gravis* é uma doença autoimune caracterizada por disfunção da junção neuromuscular, em razão do ataque por autoanticorpos dos componentes pós-sinápticos da placa mioneural. Os autoanticorpos envolvidos na fisiopatologia da miastenia *gravis* são mais comumente direcionados ao receptor de acetilcolina, no entanto, outros componentes pós-sinápticos, como a tirosinoquinase músculo-específica (MuSK), também podem ser alvo do ataque autoimune. O processo resulta em fraqueza muscular apendicular, bulbar e da musculatura ocular.[21] Crise miastênica é uma condição preocupante, definida como fraqueza secundária a miastenia, que é grave o suficiente para necessitar de intubação orotraqual ou retardar a extubação pós-cirurgia. Fraqueza bulbar grave geralmente acompanha a fraqueza da musculatura respiratória, podendo também ser a característica mais proeminente. Provas de força e função respiratória podem ajudar a selecionar pacientes com insuficiência respiratória iminente, permitindo intubação eletiva e não de urgência, mas seus valores são menos definidos do que na polirradiculoneuropatia aguda. Assim como na polirradiculoneurite aguda, capacidade vital < 20 mℓ/kg, PImáx pior que –30 cmH$_2$O, PEmáx < 40 cmH$_2$O e redução da capacidade vital em mais de 30% são parâmetros que podem ser utilizados para indicar intubação eletiva em pacientes com crise miastênica.[22]

Em pacientes com crise miastênica, a função da VNI foi avaliada e pode ser considerada uma alternativa. Em uma série da clínica Mayo, o uso de VNI com BiPAP evitou intubação orotraqueal em 7 de 11 casos de pacientes com crise miastênica. Nessa série, a BiPAP foi bem suportada e a secreção traqueal não foi causa de descontinuação em nenhum paciente. Níveis de PaCO$_2$ > 50 mmHg no início da VNI foram preditores de necessidade de intubação.[23] Portanto, pacientes com crise miastênica devem ser avaliados periodicamente com medidas de PImáx, PEmáx e capacidade vital. Pacientes com capacidade vital < 20 mℓ/kg, PImáx pior que –30 cmH$_2$O e PEmáx < 40 cmH$_2$O podem ser submetidos a uma tentativa de tratamento com ventilação não invasiva (BiPAP) e, caso falhe, devem ser intubados eletivamente, para evitar intubação orotraqueal de urgência. As desvantagens da VNI em pacientes miastênicos incluem a dificuldade de proteção de vias respiratórias com possibilidade de obstrução e o retardo da intubação orotraqueal. Essas desvantagens devem ser pesadas contra os riscos de ventilação mecânica prolongada e de pneumonia associada à ventilação mecânica.[17,24]

Um estudo retrospectivo em pacientes com crise miastênica sugeriu o impacto positivo de um programa respiratório intensivo, incluindo suspiros, uso de pressão expiratória final positiva (PEEP, do inglês *positive end-expiratory pressure*), aspiração frequente da árvore brônquica, fisioterapia, mudança de decúbito e administração de antibioticoterapia em casos de infecção documentada. Pacientes submetidos ao programa intensivo apresentaram tempo menor de ventilação mecânica e de internação em unidade de terapia intensiva (UTI).[25] O uso de VNI com BiPAP também se mostrou efetivo em pacientes com miastenia *gravis* com fraqueza persistente ou recorrente após extubação.

▶ Referências bibliográficas

1. Ambrosino N, Carpene N, Gherardi M. Chronic respiratory care for neuromuscular diseases in adults. Eur Respir J. 2009;34(2):444-51.
2. Bach JR, Martinez D. Duchenne muscular dystrophy: Continuous non invasive ventilatory support prolongs survival. Respiratory Care. 2011;56(6):744-50.
3. Miller RG, Jackson CE, Kasarskis EJ et al. Practice parameter update: The care of the patient with amyotrophic lateral sclerosis: Drug, nutritional and respiratory therapies (an evidence-based review). Report of the Quality Standards Subcommittee of the American Academy of Neurology. Neurology. 2009;73(15):1218-26.
4. Paschoal IA, Villalba WO, Pereira MC. Insuficiência respiratória crônica nas doenças neuromusculares: Diagnóstico e tratamento. J Bras Pneumol. 2007;33(1):81-92.
5. ATS Consensus Statement. Respiratory care of the patient with Duchene muscular dystrofy. Am J Respir Crit Care Med. 2004;170:456-65.
6. Ward S, Chatwin M, Heather S, Simonds AK. Randomised controlled trial of non invasive ventilation (NIV) for nocturnal hypoventilation in neuromuscular and chest wall disease in patients with daytime normocapnia. Thorax. 2005;60(12):1019-24.
7. Aarrestad S, Tollefsen E, Kleiven AL, Qvarfort M, Janssens JP, Skjønsberg OH. Validity of transcutaneous PCO$_2$ in monitoring chronic hypoventilation treated with non-invasive ventilation. Respir Med. 2016;112:112.
8. Annane D, Orlikowski D, Chevret S. Nocturnal mechanical ventilation for chronic hypoventilation in patients with neuromuscular and chest wall disorders. Cochrane Database Syst Rev. 2014;(12):CD001941.
9. Benditt JO, Boitano JL. Pulmonary issues in patients with chronic neuromuscular disease. Am J Crit Care Med. 2013;187(10):1046-55.
10. Miske L, Hickey E, Kolb S, Weiner D, Panitch H. Use of mechanical in-exsufflator in pediatric patients with neuromuscular disease and impaired cough. Chest. 2004;125(4):1406-12.
11. Morrow B, Zampoli M, van Aswegen H, Argent A. Mechanical insufflation-exsufflation for people with neuromuscular disorders. Cochrane Database Syst Rev. 2013;(12):CD010044.

12. Radunovic A, Annane D, Rafic MK, Naveed M. Mechanical ventilation for amyotrophic lateral sclerosis/motor neuron disease. Cochrane Database of Systematic Review. Issue 6 2013.
13. Ishikawa Y, Miura T, Ishikawa Y et al. Duchenne muscular dystrophy: Survival by cardiorrespiratory interventions. Neuromuscul Disord. 2011;21(1):47-51.
14. DiPALS Writing Committee, DiPALS Study Group Collaborators, McDermott CJ et al. Safety and efficacy of diaphragm pacing in patients with respiratory insufficiency due to amyotrophic lateral sclerosis (DiPALS): A multicentre, open-label, randomised controlled trial. Lancet Neurol. 2015;14(9):883.
15. Sancho J, Servera E, Bañuls P, Marin J. Predictors of need for noninvasive ventilation during respiratory tract infections in medically stable, non-ventilated subjects with amyotrophic lateral sclerosis. Respir Care. 2015;60(4):492-7.
16. Yuki N, Hartung HP. Guillain-Barré syndrome. N Engl J Med. 2012;366:2294-304.
17. Rabinstein AA. Update on respiratory management of critically ill neurologic patients. Curr Neurol Neurosci Rep. 2005;5(6):476-82.
18. Lawn ND, Fletcher DD, Henderson RD, Wolter TD, Wijdicks EF. Anticipating mechanical ventilation in Guillain-Barre syndrome. Arch Neurol. 2001;58(6):893-8.
19. Lawn ND, Wijdicks EF. Post-intubation pulmonary function test in Guillain-Barré syndrome. Muscle Nerve. 2000;23(4):613-6.
20. Walgaard C, Lingsma HF, Ruts L et al. Prediction of respiratory insufficiency in Guillain-Barré syndrome. Ann Neurol. 2010;67(6):781-7.
21. Meriggioli MN, Sanders DB. Myasthenia gravis: Immunopathogenesis, diagnosis, and management. Lancet Neurol. 2009;8(5):475-90.
22. Thomas CE, Mayer SA, Gungor Y et al. Myasthenic crisis: Clinical features, mortality, complications, and risk factors for prolonged intubation. Neurology. 1997;48(5):1253-60.
23. Rabinstein A, Wijdicks EF. BiPAP in acute respiratory failure due to myasthenic crisis may prevent intubation. Neurology. 2002;59(10): 1647-9.
24. Senevirante J, Mandrekar J, Wijdicks EFM, Rabinstein AA. Noninvasive ventilation in myasthenic crisis. Arch Neurol. 2008;65(1):54-8.
25. Varelas PN, Chua HC, Natterman J et al. Ventilatory care in myasthenia gravis crisis: Assessing the baseline adverse event rate. Crit Care Med. 2002; 30(12):2663-8.

Ventilação Mecânica na Exacerbação da Asma

CAPÍTULO 24

Ricardo Henrique de Oliveira Braga Teixeira ▪ Carmen Sílvia Valente Barbas

▶ Introdução

A asma é uma doença crônica de vias aéreas que se caracteriza por: obstrução do fluxo aéreo parcial ou totalmente reversível (espontaneamente ou com tratamento); ser uma doença inflamatória com participação importante de mastócitos e eosinófilos; hiper-responsividade brônquica e manifestações clínicas recorrentes (sibilância, dispneia, aperto no peito e tosse). No Brasil, ocorrem aproximadamente 2.000 mortes/ano por asma. Esse número elevado provavelmente deve-se ao não reconhecimento da gravidade da doença pelos médicos, resultando em subtratamentos. As infecções virais são importantes no desencadeamento de crises asmáticas, sendo identificadas frequentemente em pacientes que necessitam de internação hospitalar (principalmente crianças). Considera-se paciente em risco de desenvolver crises graves aquele que:

- Visitou três ou mais vezes a emergência ou com duas ou mais internações por asma nos últimos 12 meses
- Usou recentemente e/ou com frequência corticosteroide parenteral
- Apresentou crise grave prévia que necessitou de intubação
- Utilizou mais de dois tubos de broncodilatador (BD) por mês
- Apresentou problemas psicossociais, comorbidade, asma lábil com marcadas variações de função pulmonar e grandes respostas a BD (> 30% de volume expirado forçado no primeiro segundo [VEF_1] previsto)
- Má percepção pelo paciente do grau de obstrução. Em geral, a evolução da crise dura dias, raramente minutos, e o asmático começa a perceber os sintomas quando:
  ○ VEF_1 cai abaixo de 65% do previsto ou do melhor valor prévio dessa medida
  ○ VEF_1 entre 45 e 50% do previsto – sibilância e dispneia intermitentes ao repouso e início de despertares noturnos
  ○ VEF_1 de 35% do previsto – sintomas intensos ao repouso, tosse e sibilância durante toda a noite
  ○ $VEF_1 \leq 15\%$ do previsto – franca insuficiência respiratória.

A hipercapnia é um sinal de gravidade, pois representa hipoventilação – incapacidade muscular para superar as grandes cargas impostas pela hiperinsuflação, resistência inspiratória das vias aéreas, pressão expiratória final positiva (PEEP, do inglês *positive end–expiratory pressure*) intrínseca e desvantagem mecânica do encurtamento diafragmático.

▶ Identificação de gravidade da crise asmática

Os sinais de identificação fácil ao exame clínico são cianose, sudorese, exaustão, agitação ou sonolência e dificuldade para falar. Medidas do pico do fluxo expiratório (PFE) – em geral correspondem a 10% a mais que as medidas de VEF_1 – devem ser feitas sempre que o paciente apresentar condições de realizar as manobras (Figura 24.1):

- PFE < 30% do previsto (ou do melhor valor do paciente fora de crise) ou < 100 ℓ/min em média indicam internação, pois a reversibilidade com medicação adequada nas 3 a 4 h seguintes é pouco provável

- PFE entre 30 e 50% do previsto (ou melhor valor) ou < 200 ℓ/min em média indicam tratamento agressivo na emergência e reavaliação em 4 h
- PFE entre 50 e 70% do previsto (ou melhor valor) ou entre 200 e 300 ℓ/min em média, sem sinais de gravidade ou asma de risco, indicam prednisona por via oral (VO) associada a agonista beta-2 inalatório e reavaliação em 30 min; se houver melhora da crise, o paciente deve receber alta após outra dose de agonista beta-2 inalatório
- PFE > 70% do previsto (ou melhor valor) ou > 300 ℓ/min em média indicam alta com baixo risco de recorrência, após tratamento adequado dos sintomas com agonista beta-2.

Os exames complementares indicados são:

- *Gasometria arterial*: indicada se a saturação arterial de oxigênio (SaO_2) se mantiver ≤ 93% e/ou PFE persistir < 30%. Se a pressão parcial de gás carbônico ($PaCO_2$) estiver normal ou elevada, indica-se observação em unidade de terapia intensiva (UTI) – há casos graves que, mesmo com $PaCO_2$ baixa, evoluem rapidamente para a exaustão
- *Radiografia torácica*: se houver suspeita de pneumotórax ou sinais e sintomas de pneumonia
- *Hemograma*: se houver suspeita de infecção. A dosagem de eletrólitos deve ser solicitada em pacientes cardiopatas, em uso de diurético ou que tenham feito uso de altas doses de diurético. O uso de altas doses de agonista beta-2 pode cursar com hipopotassemia
- *Eletrocardiograma*: deve ser solicitado para pacientes com mais de 50 anos de idade e para os que têm coronariopatia.

▶ Tratamento

O tratamento indicado consiste em:

- *Oxigênio*: ofertado com altos fluxos (manter SaO_2 > 93%)
- *Agonistas beta-2*: considerados medicamentos de primeira linha. A opção deve ser pela via inalatória e a frequência determinada pela resposta do paciente e pelo tempo demandado para a nebulização completa. Em geral, as doses devem ser altas, pela redução da relação dose/resposta observada nas crises graves (VEF_1 ou PFE < 50%):

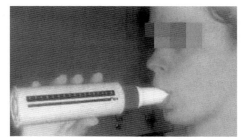

Figura 24.1 ▪ Medida de pico de fluxo expiratório na crise asmática.

fenoterol ou salbutamol 2,5 a 5 mg (10 a 20 gotas) em 4 mℓ de soro fisiológico; ou 400 a 800 μg (4 a 8 jatos) por *spray* com espaçador valvulado de grande volume, repetir a cada 15 min; ou se pode optar pelo uso de 1 jato/min. O limite da dose é definido por: frequência cardíaca (FC) > 140 batimentos por minuto (bpm), tremor grosseiro e extrassístoles eventuais. Pode-se manter esse esquema por até 2 a 3 h. Após a abordagem inicial, pode-se repetir o uso do agonista beta-2 a cada 2 a 4 h, e a cada 6 h após o PFE ter alcançado 50%
- *Brometo de ipratrópio (BI)*: indicado se a resposta ao BD for inadequada ou ausente após três doses. Pode ter efeito aditivo ao agonista beta-2. A dose recomendada para adultos é: 0,5 mg (40 gotas) ou 120 μg (6 jatos) por nebulímetro com espaçador
- *Aminofilina*: não é medicação de escolha no tratamento inicial da crise asmática. Dose de ataque: 6 mg/kg em 20 min (se o paciente tiver usado teofilina nas últimas 12 h, reduzir a dose à metade). Manutenção: 0,5 mg/kg/h
- *Terbutalina*: 0,25 a 0,50 mg por via subcutânea (SC). Indicado quando o paciente apresenta tosse excessiva ou está moribundo
- *Corticosteroides*: reduzem a inflamação da parede brônquica e a produção de secreção intraluminal, e melhoram a resposta ao BD (por redução do efeito de *downregulation* decorrente do uso crônico de BD). A utilização da via intravenosa (IV) é recomendada quando a crise é muito grave ou se o PFE se mantiver abaixo de 50% após 3 doses de beta-2 inalatório. As doses recomendadas são: hidrocortisona 100 a 200 mg ou metilprednisolona 40 a 80 mg. Nos demais casos, pode-se optar pela VO, utilizando-se a prednisona 30 a 60 mg. Apesar dessas recomendações, não há evidências de que a IV proporcione níveis séricos desejados de maneira mais rápida que a VO; por ambas as vias, os corticosteroides precisam de aproximadamente 6 a 24 h para iniciarem sua ação. Também não há redução no número de internações com o uso precoce de corticosteroides por via parenteral nas unidades de emergência. Há atualmente a tendência de se utilizar doses moderadas a altas de corticosteroides por via parenteral ou oral com o intuito de melhorar a função pulmonar durante a internação e o tratamento da asma aguda. Há um trabalho que demonstrou que o uso de corticosteroides por via inalatória, em altas doses, melhorou sobremaneira a função pulmonar em um intervalo de 3 h em pacientes com asma aguda, atendidos em serviço de emergência
- *Sulfato de magnésio*: deve ser utilizado nas crises graves refratárias na dose de 2 g IV em 20 min, pois pode melhorar a função pulmonar e diminuir a necessidade de internação hospitalar.

▶ Indicações de unidade de terapia intensiva

Há basicamente dois padrões de pacientes asmáticos que necessitam de UTI:

- Asmáticos graves que apresentam crises de evolução progressiva, com má resposta ao tratamento, evidenciando acentuado edema e inflamação de parede brônquica
- Portadores de asma lábil, que evoluem com intensa constrição da musculatura lisa brônquica, após exposição ao agente desencadeador, apresentando predomínio neutrofílico na submucosa das vias aéreas e menos muco intraluminal.

Os critérios para internação são:

- Piora progressiva da obstrução, apesar do tratamento adequado (PFE < 100 ℓ/min ou não mensurável ou VEF$_1$ < 1 ℓ)
- Frequência respiratória superior a 40 respirações por minuto
- Pulso paradoxal ascendente ou em queda
- Sensação de exaustão ou incapacidade para falar
- Alteração sensorial: confusão mental e sonolência
- SaO$_2$, à oximetria de pulso, menor que 90% ou pressão parcial de oxigênio (PaO$_2$) menor que 60 mmHg em ar ambiente
- Elevação progressiva da PaCO$_2$ ou acidemia
- Sinais de fadiga da musculatura respiratória.

▶ Cuidados na unidade de terapia intensiva

A crise de asma aguda ou exacerbação da asma é responsável por cerca de 1,7% das admissões em UTI. Cerca de metade desses pacientes requer ventilação mecânica invasiva (VMI) nas primeiras 24 h, com mortalidade hospitalar de cerca de 10%. Trata-se de pacientes jovens (aproximadamente 40 anos de idades em média) e com maior prevalência do sexo feminino. Os fatores associados ao uso da ventilação mecânica corrigidos para o escore APACHE II são parada cardiorrespiratória antes da admissão hospitalar, lesão neurológica, hipoxemia e hipercapnia. O principal fator associado à mortalidade hospitalar da crise asmática é a parada cardiorrespiratória antes da admissão hospitalar e esforços devem ser feitos no sentido de prevenção desses episódios.

É importante salientar que as recomendações para o ajuste da ventilação mecânica nas crises de asma aguda são baseadas na prevenção de iatrogenias, como o barotrauma, que, no passado, levava pacientes em crise de asma a complicações graves e a óbito, ao serem submetidos a esse procedimento. Estudos com ventilação protetora e hipercapnia constataram que a mortalidade com essas técnicas ventilatórias se tornou significativamente menor em relação a estudos que utilizaram a ventilação tradicional durante as crises de asma aguda. Assim, a ventilação protetora com volumes correntes baixos e frequências respiratórias baixas deve ser utilizada nessa população de pacientes, pois mostrou ser menos iatrogênica: diminuiu a ocorrência de barotrauma na crise de asma aguda ventilada mecanicamente e a mortalidade dessa população de pacientes.

Quanto ao tratamento medicamentoso, praticamente não há diferença ao oferecido nas unidades de emergência, podendo-se acrescentar, em casos refratários às medidas adequadas já adotadas, o uso de agonista beta-2 IV (salbutamol 5 μg/min, podendo-se elevar até 20 μg/min; diluir 10 ampolas em 500 mℓ de soro fisiológico, sendo cada 1 mℓ = 10 μg; ou terbutalina 5 μg/min, com monitoramento cardíaco).

O suporte ventilatório na crise asmática pode ser invasivo (intubação traqueal) ou não invasivo (Figura 24.2). A ventilação mecânica não invasiva (VNI) na crise asmática pode ser utilizada como primeira medida para melhorar a ventilação e a oxigenação naqueles pacientes com nível de consciência mantido e que estejam necessitando de frações inspiradas de oxigênio (FIO$_2$) < 50%. Devem ser administrados broncodilatadores por via inalatória e/ou subcutânea concomitantemente. A VNI deve ser administrada por meio de dois níveis de pressão: pressão positiva inspiratória em via aérea (IPAP, do inglês *inspiratory positive air pressure*) suficiente para a manutenção de volume corrente de 4 a 6 mℓ/kg e níveis de pressão positiva expiratória em via aérea (EPAP, do inglês *expiratory positive air pressure*) suficientes para a manutenção das vias aéreas abertas e a saturometria acima de 90% com níveis de FIO$_2$ de até 50%. Nos casos de melhora, a VNI deve ser mantida até a melhora e/ou reversão do broncoespasmo, momento em que o paciente pode voltar a utilizar máscara de Venturi e/ou cateter de oxigênio. Nos casos de VNI em que o paciente não melhora do broncoespasmo e/ou que necessita de FIO$_2$ > 50%, ou ainda que ocorra rebaixamento dos níveis de consciência e/ou arritmia grave e/ou choque, a máscara deve ser utilizada como ponte para a intubação e a VMI.

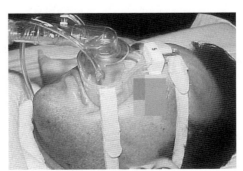

Figura 24.2 ■ Ventilação mecânica não invasiva na crise de asma.

Intubação traqueal

As principais indicações para intubação traqueal na crise de asma aguda são parada respiratória ou cardiorrespiratória, esforço respiratório progressivo e sinais de fadiga, alteração grave do nível de consciência (agitação ou sonolência), retenção progressiva de gás carbônico e hipoxemia não corrigida pela suplementação de oxigênio com máscara e/ou VNI (PaO_2 < 60 mmHg ou SaO_2 < 90%).

Ventilação mecânica

Apresenta altos graus de complicações (mortalidade em torno de 10 a 15%). Devem-se evitar volumes correntes e frequências respiratórias altas para não ocorrer represamento de ar intratorácico (autoPEEP) e consequente barotrauma (Figura 24.3).

Os parâmetros que devem ser utilizados durante a ventilação mecânica na crise de asma aguda são:

- *Volume corrente*: 5 a 7 mℓ/kg; atualmente preconiza-se a utilização de volumes mais baixos para tentar diminuir os riscos de hiperinsuflação e barotrauma. A hipercapnia, que pode decorrer dessa medida, deve ser permitida e a acidose decorrente deve ser controlada com bicarbonato de sódio sempre que necessário
- *Frequência respiratória*: 8 a 12/min, com objetivos semelhantes de proteção quanto a hiperinsuflação e barotrauma
- *Fluxo inspiratório*: 5 a 6 vezes o volume-minuto. Fluxos altos podem contribuir para os elevados picos de pressão, entretanto, sabe-se que essas pressões se dirigem basicamente às vias aéreas, não sendo tão deletérias ao parênquima pulmonar
- *Pico de pressão*: < 50 cmH_2O
- *Pressão de platô*: < 30 cmH_2O
- *AutoPEEP*: < 15 cmH_2O
- *$PaCO_2$*: > 40 e < 90 mmHg
- *pH*: > 7,2 e < 7,45; pode-se corrigi-lo com bicarbonato de sódio quando estiver < 7,2 se for consequência da $PaCO_2$ elevada
- *PaO_2*: > 80 e < 120 mmHg
- *PEEP*: em torno de 5 cmH_2O ou até 80% da PEEP intrínseca observada. Pode ter efeito broncodilatador mecânico.

Nas situações de broncospasmo refratário ao tratamento convencional, o lavado broncoalveolar por meio de fibrobroncoscopia pode auxiliar a ventilação mecânica. O mesmo deve ser realizado lobo a lobo com alíquotas de 50 mℓ de soro fisiológico morno, com o objetivo de retirar rolhas e secreções aderidas.

O desmame ventilatório deve ser iniciado quando a resistência de vias aéreas for < 20 cmH_2O/ℓ/s (vale ressaltar que o tubo traqueal contribui para aumentar a resistência, sendo esse aumento inversamente proporcional ao diâmetro do tubo). Deve-se iniciar diminuição de sedação e utilizar modos assistidos de ventilação, como pressão de suporte, com níveis suficientes para manter volume corrente adequado. Segue-se com redução progressiva da pressão de suporte até níveis de 5 cmH_2O e PEEP de 5 cmH_2O, necessários apenas para vencer a resistência do sistema do ventilador e da cânula traqueal; nessa situação, se o paciente apresenta condições favoráveis, pode-se seguir com a extubação.

Terapias alternativas

As terapias alternativas para crise da asma aguda são:

- *Heliox*: mistura composta em geral de 70% de hélio e 30% de oxigênio; caracteristicamente menos densa que o ar ambiente, proporciona maiores fluxos e diminui, assim, a resistência das vias aéreas, o trabalho respiratório, o colapso de vias aéreas e a hiperinsuflação pulmonar. Seus benefícios na crise asmática refratária são controversos, existindo estudos que mostram melhora clínica e funcional, sem melhora da oxigenação, e estudos que mostram apenas discreta melhora do PFE, sem repercussões clínicas importantes
- *Ventilação com misturas de gases halogenados (halotano ou isoflurano)*: seu uso baseia-se nas propriedades broncodilatadoras e anestésicas. São indicados em casos graves associados a hiperinsuflação e hiperpotassemia sem controle adequado, apesar de todas as medidas adotadas
- *Membrana de oxigenação extracorpórea (ECMO) venovenosa*: uso indicado em casos graves, para a retirada de CO_2.

Medicações que promovem liberação de histamina, como morfina e meperidina, devem ser evitadas.

Eventualmente, pode ser preciso suplementação da sedação com bloqueio neuromuscular. Como os bloqueadores neuromusculares podem levar à miopatia, sobretudo em pacientes em uso de corticosteroide, eles devem ser usados pelo menor tempo possível (a duração do bloqueio neuromuscular parece relacionar-se com a ocorrência da miopatia).

Após o desmame do paciente da ventilação mecânica, não se deve esquecer da manutenção da terapêutica com corticosteroides (Figura 24.4) e beta-2 inalatórios, além dos corticosteroides VO, para não ocorrer a reincidência da crise de asma.

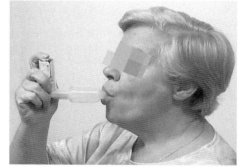

Figura 24.4 ▪ Terapêutica de manutenção com corticosteroide inalatório pós-crise de asma aguda.

Bibliografia

Amundson D, Seda G, Daheshia M. Recognizing asthma mimics and asthma complications. Mil Med. 2011;176(10):1162-8.

Arun JJ, Lodha R, Kabra SK. Bronchodilatory effect of inhaled budesonide/formoterol and budesonide/salbutamol in acute asthma: A double-blind, randomized controlled trial. BMC Pediatr. 2012;12:21.

Barbas CSV, Pinheiro BV, Vianna A et al. Ventilação mecânica na crise de asma aguda. III Consenso Brasileiro de Ventilação Mecânica. J Bras Pneumol. 2007;33(Suppl 2S):S106-10.

Boulet LP, Fitzgerald JM, Levy ML et al. Asthma guidelines implementation: A guide to the translation of GINA guidelines into improved care. Eur Respir J. 2012;39(5):1220-9.

Burns SM. Ventilating patients with acute severe asthma: What do we really know? AACN Adv Crit Care. 2006;17(2):186-93.

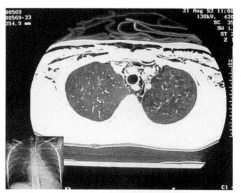

Figura 24.3 ▪ Barotrauma: uma das principais complicações da ventilação mecânica na crise de asma aguda.

Calverley PM, Koulouris NG. Flow limitation and dynamic hyperinflation: Key concepts in modern respiratory physiology. Eur Respir J. 2005;25(1):186-99.

Caramez MP, Borges JB, Tucci MR et al. Paradoxical responses to positive end-expiratory pressure in patients with airway obstruction during controlled ventilation. Crit Care Med. 2005;33(7):1519-28.

Chew KS, Kamarudin H, Hashim CW. A randomized open-label trial on the use of budesonide/formoterol (Symbicort®) as an alternative reliever medication for mild to moderate asthmatic attacks. Int J Emerg Med. 2012;13;5(1):16.

Darioli R, Perret C. Mechanical controlled hypoventilation in status asthmaticus. Am Rev Respir Dis. 1984;129(3):385-7.

De Jonghe B, Sharshar T, Lefaucheur JP et al. Paresis acquired in the intensive care unit: A prospective multicenter study. JAMA. 2002;288(22):2859-67.

Dembla G, Mundle RP, Salkar HR, Doifoide DV. Oral versus intravenous steroids in acute exacerbation of asthma-randomized controlled study. J Assoc Physicians India. 2011;59:621-3.

Dhand R. Ventilator graphics and respiratory mechanics in the patient with obstructive lung disease. Respir Care. 2005;50(2):246-61; discussion 59-61.

Fontes MJ, Affonso AG, Calazans GM et al. Impact of an asthma management program on hospitalizations and emergency department visits. J Pediatr (Rio J). 2011;87(5):412-8.

Gupta D, Keogh B, Chung KF et al. Characteristics and outcome for admissions to adult, general critical care units with acute severe asthma: A secondary analysis of the ICNARC Case Mix Programme Database. Crit Care. 2004;8(2):R112-21.

Han P, Cole RP. Evolving differences in the presentation of severe asthma requiring intensive care unit admission. Respiration. 2004;71(5):458-62.

Ho AM, Lee A, Karmakar MK, Dion PW, Chung DC, Contardi LH. Heliox vs. air-oxygen mixtures for the treatment of patients with acute asthma: A systematic overview. Chest. 2003;123(3):882-90.

Leatherman JW, McArthur C, Shapiro RS. Effect of prolongation of expiratory time on dynamic hyperinflation in mechanically ventilated patients with severe asthma. Crit Care Med. 2004;32(7):1542-5.

Leiba A, Bar-Yosef S, Bar-Dayan Y et al. Early administration of extracorporeal life support for near fatal asthma. Isr Med Assoc J. 2003;5(8):600-2.

Lubret M, Bervar JF, Thumerelle C, Deschildre A, Tillie-Leblond I. Asthma: Treatment of exacerbations. Rev Mal Respir. 2012;29(2):245-53.

Marini JJ. Partitioning the work-sparing effects of partial ventilatory support in airflow obstruction. Crit Care. 2004;8(2):101-2.

McCoy L, Redelings M, Sorvillo F, Simon P. A multiple cause-of-death analysis of asthma mortality in the United States, 1990-2001. J Asthma. 2005;42(9):757-63.

McFadden Jr. ER. Acute severe asthma. Am J Respir Crit Care Med. 2003; 168(7):740-59.

Medoff BD. Invasive and noninvasive ventilation in patients with asthma. Respir Care. 2008;53(6):740-50.

O'Byrne PM. Global guidelines for asthma management: Summary of the current status and future challenges. Pol Arch Med Wewn. 2010;120(12):511-7. Review.

Oddo M, Feihl F, Schaller MD, Perret C. Management of mechanical ventilation in acute severe asthma: Practical aspects. Intensive Care Med. 2006;32(4):501-10.

Pagani JL, Oddo M, Schaller MD. Severe acute asthma. Rev Med Suisse Romande. 2004;124(6):333-6.

Saulnier FF, Durocher AV, Deturck RA, Lefebvre MC, Wattel FE. Respiratory and hemodynamic effects of halothane in status asthmaticus. Intensive Care Med. 1990;16(2):104-7.

Shapiro JM. Management of respiratory failure in status asthmaticus. Am J Respir Med. 2002;1(6):409-16.

Song WJ, Chang YS. Magnesium sulfate for acute asthma in adults: A systematic literature review. Asia Pac Allergy. 2012;2(1):76-85.

Stather DR, Stewart TE. Clinical review: Mechanical ventilation in severe asthma. Crit Care. 2005;9(6):581-7.

Tuxen DV, Lane S. The effects of ventilatory pattern on hyperinflation, airway pressures, and circulation in mechanical ventilation of patients with severe air-flow obstruction. Am Rev Respir Dis. 1987;136(4): 872-9.

Tuxen DV, Williams TJ, Scheinkestel CD, Czarny D, Bowes G. Use of a measurement of pulmonary hyperinflation to control the level of mechanical ventilation in patients with acute severe asthma. Am Rev Respir Dis. 1992;146(5 Pt 1):1136-42.

Winters AC. Management of acute severe asthma. Crit Care Nurs Clin North Am. 2004;16(3):285-91, vii.

dias) e menor mortalidade (9% *versus* 29%). Posteriormente, diversos estudos clínicos e revisões sistemáticas com metanálise corroboraram esses achados.[32,34-36]

Inicialmente, sugere-se que a VNI em pacientes com DPOC seja ajustada em dois níveis de pressão (PSV + PEEP ou BiPAP), aplicando-se PSV para gerar VC de 6 a 8 mℓ/kg e PEEP entre 3 e 5 mmH$_2$O, e os ajustes posteriores dos parâmetros devem ser realizados de acordo com a resposta clínica e o monitoramento do paciente.[13]

A utilização da VNI está associada à rápida melhora da oxigenação, da troca gasosa e do pH arterial (principalmente na primeira hora), em razão do mecanismo de ação dos dois níveis de pressão, em que PSV – IPAP (do inglês *inspiratory positive air pressure* – pressão positiva inspiratória em via aérea) proporciona aumento da ventilação alveolar, diminuição do trabalho respiratório e redução da hipercapnia, enquanto PEEP – EPAP (do inglês *expiratory positive air pressure* – pressão positiva expiratória em via aérea) promove a diminuição da hiperinsuflação dinâmica[7] (Figura 25.2).

Apesar dos benefícios comprovados da VNI na exacerbação do DPOC, um estudo realizado no Reino Unido observou que somente 16% desses pacientes foram considerados adequados para se submeter à VNI. Além disso, a taxa de falha da VNI com necessidade de IT e VMI tem variado entre 5 e 40% nos pacientes que preenchem os critérios de elegibilidade em diferentes estudos. Nesses casos, o reconhecimento da falha da VNI deve ser imediato, pois há risco de aumentar ainda mais a gravidade e a mortalidade ao postergar-se a IT.[10]

A taxa de sucesso da VNI está diretamente relacionada com a experiência dos profissionais. Deve ser realizada em local adequado e com material compatível (máscaras, fixadores, circuitos e ventiladores), além de ser imprescindível que o paciente se encontre sob monitoramento contínuo, com monitor multiparamétrico que avalie a oximetria de pulso.[13]

Alguns fatores de risco para a falha da VNI são: acidose respiratória grave, nível de consciência rebaixado, intensidade da hipoxemia, frequência respiratória elevada e escore de gravidade elevado. Um estudo observacional com 1.033 pacientes consecutivos tratados com VNI para exacerbação da DPOC mostrou risco de IT de 70% nos seguintes casos: escala de coma de Glasgow < 11, escore APACHE II ≥ 29, frequência respiratória ≥ 30 incursões respiratórias por minuto (irpm) e pH arterial < 7,25 no momento da admissão na UTI.[13]

Piora ou persistência dos sinais e sintomas de insuficiência respiratória aguda são indicativas de falha da VNI, e a IT deve ser realizada imediatamente.[37] Ademais, em caso de piora ou persistência das anormalidades clínicas e/ou gasométricas após 2 h de VNI, IT também deve ser considerada.[13]

A cânula nasal de alto fluxo (CNAF) é um método de suporte ventilatório não invasivo que tem seu uso difundido como alternativa ou aplicado de forma intercalada à VNI nos últimos anos, especialmente em pacientes com insuficiência respiratória aguda hipoxêmica. Esses dispositivos fornecem oxigênio com fluxos de até 60 ℓ/min, aquecido e umidificado, levando à melhora da oxigenação e da mecânica ventilatória por diversos mecanismos, como redução da diluição do oxigênio ofertado com o ar ambiente, redução do espaço morto, efeito da PEEP gerada pelo dispositivo, precondicionamento da mistura aérea e redução da resistência de vias aéreas.[39-40]

Alguns estudos têm mostrado que a CNAF, quando bem indicada, provavelmente será capaz de reduzir a necessidade de VMI e a mortalidade em pacientes com insuficiência respiratória aguda hipoxêmica.[41,42] Porém, ainda são escassos os estudos que tenham avaliado a CNAF em pacientes com DPOC.[43-45] Um estudo do tipo que avaliou o uso da CNAF em 29 pacientes com DPOC em uso de oxigenoterapia a longo prazo mostrou melhora da oxigenação e do padrão ventilatório, associada à redução da hipercapnia.[43] Desse modo, ainda são fundamentais ensaios clínicos desenhados especificamente para estudar pacientes com DPOC exacerbado, para que a função da CNAF nessa população de pacientes seja melhor estabelecida e seu uso possa ser indicado.[1]

Ventilação mecânica invasiva

A VMI é o suporte ventilatório de escolha na exacerbação da DPOC,[2-5,10,13] porém um estudo mostrou que 54% de 138 pacientes com insuficiência respiratória hipercápnica secundária à exacerbação de DPOC foram intubados até 8 h após a admissão na UTI.[46]

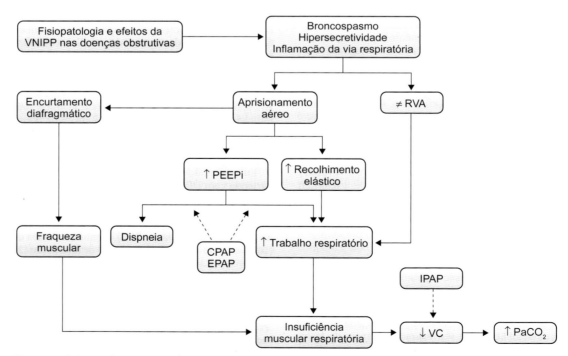

Figura 25.2 ▪ Alterações fisiopatológicas e efeitos da ventilação não invasiva na exacerbação da DPOC.
VNIPP: ventilação não invasiva com pressão positiva; RVA: resistência de vias aéreas; PEEPi: pressão expiratória final positiva intrínseca; CPAP: pressão positiva contínua nas vias aéreas; EPAP: pressão positiva expiratória em via aérea; IPAP: pressão positiva inspiratória em via aérea; VC: volume corrente; PaCO$_2$: pressão parcial de gás carbônico.

A decisão de realizar IT requer julgamento clínico criterioso. Geralmente, não há necessidade de VMI até que a terapia medicamentosa máxima tenha sido instituída e a VNI tenha falhado ou esteja contraindicada. De modo geral, são indicações para instituição de VNI: rebaixamento do nível de consciência, incapacidade de proteção das vias aéreas, incapacidade de lidar com as secreções respiratórias e falha da VNI. É preciso salientar que não existem valores absolutos de pressão parcial de oxigênio (PaO_2), $PaCO_2$ e pH que indiquem VMI.[3-5,10,11,34,36]

É importante salientar que, se for evidente que o paciente irá evoluir com necessidade de VMI, esta deve ser imediatamente instituída, pois a deterioração do quadro clínico pode ocorrer rapidamente (Quadro 25.2).[5,13]

Intubação traqueal

A intubação traqueal (IT) em pacientes com hiperinsuflação pulmonar deve ser feita com muito cuidado e preferencialmente por profissionais experientes.[4]

O ideal é a utilização de tubos com diâmetro superior a 8 mm para reduzir a resistência de vias aéreas e facilitar a remoção de secreções.[4,10,13,34,38] Especial atenção também deve ser dada às principais complicações iniciais durante a VMI: instabilidade hemodinâmica e piora da hiperinsuflação pulmonar.[5,47,48]

As ventilações manuais devem ser realizadas de modo delicado, com baixa frequência respiratória, evitando assim episódios de hipotensão arterial sistêmica e barotrauma, muito comuns no período perintubação.[3] Hipotensão arterial sistêmica significativa pode ocorrer em 25% dos pacientes submetidos à IT de emergência durante exacerbação da DPOC, particularmente naqueles hipercápnicos.[47,48]

Ventilação com pressão positiva intratorácica, medicações utilizadas para sedação com consequente redução do tônus simpático e vasodilatação tendem a precipitar instabilidade hemodinâmica, sobretudo em caso de hipovolemia, que deve ser prontamente corrigida. Outro fator a ser considerado em pacientes que desenvolvem instabilidade hemodinâmica é a hiperinsuflação pulmonar com redução do retorno venoso. Além disso, a hiperinsuflação pulmonar está relacionada com outra complicação grave: o barotrauma.[47,48]

Monitoramento da mecânica pulmonar

O monitoramento da mecânica respiratória e da hiperinsuflação pulmonar deve ser feito de modo rotineiro. Os principais parâmetros a serem monitorados são: pressão de platô, pressão de pico, autoPEEP, resistência das vias aéreas e curvas fluxo × tempo, volume × tempo e pressão × tempo.[4,10,13,34,36]

Pressões inspiratórias

A pressão de platô reflete a pressão alveolar e apresenta relação elevada com a hiperinsuflação dinâmica manifestada nas doenças obstrutivas e risco de barotrauma.[4,5,10] A redução da pressão de platô pode ser alcançada mantendo-se volume corrente baixo (< 6 mℓ/kg do peso predito), volume-minuto baixo e corrigindo-se a autoPEEP. O risco de barotrauma e volutrauma pode ser reduzido mantendo-se uma pressão de platô < 30 cmH$_2$O.[4,10,13,34,38]

Em crises graves de broncospasmo, pode ser tolerada pressão de pico de até 45 cmH$_2$O, desde que não esteja acompanhada de pressão de platô > 30 cmH$_2$O.[4,13]

Resistência das vias aéreas

A resistência das vias aéreas pode ser estimada dividindo-se a diferença entre a pressão de pico e a pressão de platô pelo fluxo inspiratório com onda quadrada (em ℓ/s). Os valores encontrados podem orientar a instituição ou avaliar a eficácia da terapêutica broncodilatadora. Deve-se ter por meta valores de resistência de vias aéreas < 20 cmH$_2$O/ℓ/s.[4,5]

PEEPi ou autoPEEP

A PEEPi ou autoPEEP reflete o grau de aprisionamento aéreo ao final da expiração e proporciona uma estimativa da gravidade da hiperinsuflação dinâmica. Desse modo, pacientes com limitação expiratória ao fluxo aéreo submetidos à VM necessitam de monitoramento constante da mecânica respiratória, à beira do leito, para detectar autoPEEP.[5,6,8,14,47]

A observação do disparo de um novo ciclo ventilatório, antes que a alça expiratória da curva fluxo × tempo alcance a linha de base, é um bom indicador de aprisionamento aéreo. Outra análise gráfica que facilita a identificação de autoPEEP é a permanência de fluxo expiratório, na curva fluxo × volume, antes do início de um novo ciclo ventilatório.[4,5,10,47,48]

A maneira mais prática de se medir a autoPEEP é a estática, por meio da manobra de oclusão da válvula de exalação ao final da expiração, retardando-se o início do próximo ciclo respiratório. Essa medida requer que o paciente não execute esforço respiratório e expressa a média das pressões alveolares ao final da expiração de diferentes unidades em contato com as vias aéreas proximais (autoPEEP estática).[3,39,47] No entanto, os valores obtidos por essa técnica podem estar subestimados, pois esse método tem como pressuposto que as vias aéreas estejam patentes, mas tampões mucosos e colapso das vias aéreas distais ao final da expiração podem ocluir essas vias, reduzindo o valor da autoPEEP mesmo em caso de hiperinsuflação intensa. Nesse caso, a medida da pressão pleural por meio de cateter esofágico é a melhor medida para a avaliação da hiperinsuflação pulmonar.[5,47,48]

Ajuste da ventilação mecânica invasiva

A VMI no paciente com DPOC apresenta características peculiares, que podem levar a sérias complicações com elevada morbidade e mortalidade se não forem reconhecidas e manejadas de modo adequado. O manejo seguro desses pacientes requer a compreensão dos mecanismos fisiopatológicos e estratégias para evitar a piora da hiperinsuflação pulmonar e gerenciá-la, já que esse é um fenômeno inevitável em grande parte dos pacientes com DPOC em VMI.[5]

Modo ventilatório

Nas primeiras horas de VMI, recomenda-se repouso da musculatura respiratória. Nesse momento, os modos ventilatórios preferidos são os assistido-controlados (ventilação ciclada a volume [VCV] ou controlada à pressão [PCV]), associados à sedação e analgesia suficientes para promover o repouso muscular respiratório.[4,5,10,13]

Não há estudos que comparem especificamente os modos ventilatórios PCV e VCV na exacerbação da DPOC.[4,10]

No modo VCV, existem algumas vantagens, como fornecer volume corrente e volume-minuto mais estáveis, garantir o monitoramento da mecânica respiratória e permitir um ajuste adequado do fluxo inspiratório e da relação entre tempo inspiratório e tempo expiratório (relação I:E). As desvantagens são risco de maior variação nas pressões inspiratórias (principalmente quando há aumento na resistência das vias aéreas) e de piora da interação paciente-ventilador (potencialmente

Quadro 25.2 ■ Indicações de ventilação mecânica invasiva na DPOC exacerbada.[GOLD]

Falha ou incapacidade de tolerar ventilação não invasiva
Estado pós-parada cardíaca ou respiratória
Redução do nível de consciência ou agitação psicomotora não controlada com sedação
Aspiração maciça ou vômitos persistentes
Incapacidade de remover secreções em vias aéreas
Instabilidade hemodinâmica grave sem resposta a fluidos ou fármacos vasoativos
Hipoxemia persistente, mesmo após otimização do tratamento medicamentoso e oxigenoterapia
Arritmias ventriculares ou supraventriculares graves

prejudicada nos ciclos assistidos por causa da programação de um valor de fluxo inspiratório fixo).[10]

Por outro lado, no modo PCV, as vantagens são fornecer um nível de pressão inspiratória mais estável e possibilitar melhor interação paciente-ventilador nos ciclos assistidos, por liberar um fluxo inspiratório livre que atenda à demanda do paciente. Sua principal desvantagem é não garantir um volume corrente estável, que pode variar de acordo com as alterações na mecânica pulmonar, determinando hipoventilação alveolar, se houver piora da impedância respiratória, ou risco de hiperinsuflação, se houver melhora da impedância, o que exige monitoramento constante dos volumes correntes expirados máximo e mínimo.[10]

De maneira geral, quaisquer desses modos ventilatórios (VCV ou PCV) podem ser utilizados na abordagem inicial da exacerbação da DPOC, desde que haja monitoramento adequado da VM. Nesse caso, o mais importante é a familiaridade da equipe com o modo ventilatório a ser utilizado.[4,10,13,48]

■ Fração inspirada de oxigênio

Um incremento pequeno na fração inspirada de oxigênio (FIO_2) geralmente é suficiente para obter oxigenação adequada na exacerbação da DPOC. Assim, em caso de hipoxemia refratária, é importante pesquisar a ocorrência de atelectasia, pneumotórax, pneumonia ou insuficiência cardíaca esquerda concomitante.[5]

Especial cuidado deve ser tomado com o uso inadequado de FIO_2 elevadas, pois podem piorar o desequilíbrio da relação ventilação × perfusão, agravando a hipercapnia. Nesse contexto, o ideal é que seja utilizada a menor FIO_2 que mantenha a saturação arterial de oxigênio (SaO_2) entre 92 e 95%, e a PaO_2 entre 65 e 80 mmHg.[10,13]

■ Volume corrente

Durante os últimos anos, verificou-se que o uso de volumes correntes menores que os anteriormente empregados devem ser utilizados em pacientes sob ventilação mecânica. Em pacientes com DPOC, volumes correntes mais elevados (10 mℓ/kg) pioravam a hiperinsuflação, e aumentavam o espaço morto e a lesão alveolar. Dessa maneira, atualmente é sugerido o emprego de volumes menores, em torno de 6 mℓ/kg do peso predito, com o objetivo de minimizar os efeitos deletérios de volumes correntes maiores.[10,13,38,48]

■ Frequência respiratória e volume-minuto

A programação da frequência respiratória depende da taxa metabólica do paciente, do nível de ventilação espontânea e do volume de espaço morto. Frequências respiratórias acima de 15 a 20/min em pacientes com exacerbação da DPOC, aumento da resistência das vias aéreas e limitação ao fluxo aéreo podem predispor maior aprisionamento aéreo e aumento do autoPEEP. Assim, nos modos assistido-controlados, a redução do volume-minuto, especialmente com uso de frequência respiratória baixa para permitir o esvaziamento alveolar pelo prolongamento do tempo expiratório, é uma das estratégias ventilatórias mais eficientes para reduzir a hiperinsuflação pulmonar.[4,10,48]

Pacientes com exacerbação da DPOC frequentemente apresentam hipercapnia grave, apesar de terem volume-minuto normal ou pouco aumentado. A principal causa da hipercapnia nesses casos é o aumento de VD/VC, que está intimamente relacionado com a gravidade da hiperinsuflação dinâmica. Tentativas de reduzir a $PaCO_2$ com aumento do volume-minuto podem aumentar ainda mais a hiperinsuflação pulmonar e provocar aumento adicional do VD/VC. Além disso, há o risco, com a adoção dessa conduta, de determinar alcalemia, com prejuízo da oferta de oxigênio para os tecidos e depressão do sistema nervoso central.[4,5]

Portanto, recomenda-se programar a frequência respiratória inicial entre 8 e 12/min. O volume-minuto deve ser ajustado com o objetivo de normalizar o pH arterial e não a $PaCO_2$, desde que a hipercapnia não esteja contraindicada, como no caso de hipertensão intracraniana concomitante.[4,10,13,38,48]

■ Fluxo inspiratório e relação entre os tempos inspiratório e expiratório

A obstrução ao fluxo aéreo e a elevada resistência de vias aéreas, sobretudo na expiração, tornam necessário um tempo expiratório prolongado para garantir o esvaziamento alveolar. Assim, durante a VMI de pacientes com DPOC, procura-se reduzir o tempo inspiratório e aumentar o tempo expiratório ao máximo, diminuindo a relação I:E, com o objetivo de reduzir a hiperinsuflação dinâmica.[4,5,10,13,31,48]

No modo VCV, o valor e o formato do fluxo inspiratório devem ser sempre programados e seus ajustes variam de acordo com a fisiopatologia e o conforto do paciente.[4,10] Fluxos inspiratórios desacelerados, entre 40 e 60 ℓ/min, com ajuste da relação I:E em valores inferiores a 1:3 possibilitam um tempo expiratório prolongado com manutenção de pressão de platô adequada (< 30 cmH$_2$O). Como atualmente preconiza-se o uso de volumes correntes baixos (6 mℓ/kg do peso predito), geralmente não há necessidade de utilizar fluxo inspiratório ≥ 60 ℓ/min, como antigamente era sugerido para pacientes com DPOC, quando se utilizava "estratégia ventilatória convencional", com volumes correntes > 10 mℓ/kg do peso predito.[13] Ademais, deve-se atentar para o uso do fluxo inspiratório desacelerado, que é o padrão de fluxo recomendado em caso de heterogeneidade pulmonar (síndrome de desconforto respiratório agudo [SDRA], asma brônquica e DPOC), pois parece melhorar a distribuição gasosa e o desconforto respiratório do adulto, reduzir o espaço morto, aumentar a tensão de oxigênio, reduzir a pressão inspiratória de pico e aumentar a pressão média nas vias aéreas.[4]

Também vale a pena salientar que fluxos inspiratórios inadequados podem aumentar o esforço do paciente nos ciclos assistidos no modo VCV. Nesse caso, é muito importante que o fluxo inspiratório seja ajustado para promover o conforto do paciente e reduzir o trabalho ventilatório. Pacientes com exacerbação da DPOC são particularmente propensos a inadequada interação paciente-ventilador, em virtude de aumento do estímulo do centro respiratório, limitação ao fluxo de ar expiratório, aumento dos trabalhos resistivo e elástico e redução da força muscular, sendo preciso utilizar modos que possibilitem a oferta de fluxos inspiratórios mais elevados.[5]

No modo PCV, não há necessidade da programação do fluxo inspiratório, pois este é livre e decrescente, e seu valor depende diretamente do nível de pressão aplicada, do esforço inspiratório do paciente e da mecânica respiratória (resistência e complacência do sistema respiratório). Recomenda-se o ajuste da relação I:E em valores inferiores a 1:3 e que seja utilizado o menor valor da pressão de distensão, de maneira a determinar um tempo inspiratório suficiente para ocorrer a zeragem do fluxo inspiratório pelo ventilador.[4,10,13,31,48]

■ Pressão expiratória final positiva

Na fisiopatologia da limitação ao fluxo aéreo de um paciente com DPOC, a destruição do parênquima pulmonar com perda de tração radial e instabilidade das pequenas vias aéreas, levando ao colapso expiratório dinâmico, é uma característica marcante. A aplicação externa da PEEP pode, por ação mecânica, contrapor esse fenômeno, mantendo o calibre nas vias aéreas, facilitando, assim, o fluxo expiratório, e permitindo a desinsuflação pulmonar. Entretanto, pelas características não homogêneas dos pulmões, algumas áreas podem sofrer hiperinsuflação quando a PEEP aplicada supera a autoPEEP. Por isso, a aplicação de PEEP externa deve ser associada ao monitoramento adequado da mecânica respiratória.[4,49,50]

Aplicação de PEEP na ventilação controlada

No modo VCV, a medida da pressão de platô é recomendada e pode ser usada para titulação da PEEP externa aplicada. A desinsuflação induzida pela PEEP externa pode ser detectada pela manutenção ou queda da pressão de platô. Se, por outro lado, a pressão de platô aumentar, a PEEP externa pode estar ocasionando hiperinsuflação pulmonar adicional e precisa ser reduzida ou retirada.[4,13,49,50]

No modo PCV, à medida que se aumenta o valor da PEEP externa, monitora-se o volume corrente exalado. Se este se reduzir, é sinal de que está havendo piora na hiperinsuflação e a PEEP externa deve ser reduzida ou retirada. Se, por outro lado, o volume corrente exalado aumentar, a PEEP externa está ocasionando desinsuflação pulmonar e pode ser mantida.[4,13,49,50]

Aplicação de PEEP na ventilação assistida/espontânea

Na ventilação assistida/espontânea, a autoPEEP pode atuar como uma sobrecarga para o esforço inspiratório e tem sido descrita como a maior responsável pelo aumento do trabalho respiratório nessa situação. No caso de ventiladores com disparo à pressão, a aplicação de PEEP externa no valor aproximado de 85% da autoPEEP pode ser utilizada a fim de facilitar que o paciente chegue ao limiar do disparo do ventilador, reduzindo a carga inspiratória imposta pela autoPEEP e o esforço inspiratório do paciente, melhorando a sincronia paciente-ventilador e ajudando no desmame da VM. Outra opção é o uso do disparo a fluxo.[4,10,13,31,51,52]

Broncodilatadores inalatórios

As medicações broncodilatadoras devem ser administradas por via inalatória, com o uso de nebulizador ou *spray* dosimetrado acoplado a espaçador. O *spray* dosimetrado tem como vantagens: maior facilidade de manipulação, reprodutibilidade da dose e menor risco de contaminação. Deve-se salientar que o volume corrente durante a aplicação deve ser ajustado para, pelo menos, 500 mℓ. Quando agonistas beta-2 adrenérgicos são administrados por meio de *spray* dosimetrado, sugere-se a dose de quatro jatos (inicialmente até 3 vezes, com intervalo de 20 min e, no tratamento de manutenção, a cada 2 a 4 h).[53,54]

Desmame da ventilação mecânica

Como em qualquer outra condição, o desmame da VM no paciente com DPOC começa quando a causa precipitante da insuficiência respiratória aguda foi parcial ou totalmente revertida, incluindo o controle do broncospasmo e da eventual infecção. Além disso, é importante que o paciente apresente estabilidade hemodinâmica, os distúrbios hidreletrolíticos tenham sido corrigidos e haja repouso muscular adequado.[3,10,13]

A possibilidade de retirada da VM deve ser avaliada pelo menos diariamente e, uma vez identificada, teste de respiração espontânea (TRE) com tubo "T" ou baixos de níveis de pressão de suporte ventilatório (aproximadamente 7 cmH$_2$O) devem ser instituídos.[12,47,48] Após serem retirados da VMI, pacientes com DPOC beneficiam-se do uso precoce de VNI, para evitar o desenvolvimento de insuficiência respiratória pós-extubação.[13,55]

Pacientes com DPOC geralmente têm maior dificuldade de manejo para obter adequada interação paciente-ventilador durante o desmame da VM. Dessa maneira, a utilização de modos que promovam melhor interação paciente-ventilador e seu monitoramento é muito importante nesses pacientes.[13,56-58]

A PSV é o modo ventilatório mais comumente utilizado no processo de desmame da VM. De forma geral, a PSV é capaz de reduzir o trabalho respiratório quando utilizada de maneira adequada, evitando a fadiga em pacientes em desmame da VM.[3,7] Entretanto, não há estudos realizados especificamente em pacientes portadores de DPOC.[10]

Uma vez que o paciente determina a sua frequência respiratória na PSV, a adequação do ajuste do nível de pressão de suporte pode ser avaliada monitorando-se a frequência respiratória e o conforto do paciente.

É preciso cuidado especial com valores de PSV elevados que possam dificultar a ciclagem e agravar a interação paciente-ventilador, piorando a autoPEEP. Ajuste do *rise time* e do critério de ciclagem da PSV, já disponibilizados em alguns ventiladores, podem auxiliar no ajuste da interação paciente-ventilador.[4,10,13,59,60]

Pacientes com DPOC apresentam menor desaceleração do fluxo inspiratório, o que leva ao aumento do tempo inspiratório em PSV com a sensibilidade expiratória habitual (25% do fluxo inspiratório inicial).[4] Nos ventiladores que permitem o ajuste da ciclagem da PSV (porcentagem de critério de ciclagem, sensibilidade expiratória ou *cycling-off criteria*), o ajuste da sensibilidade expiratória de ciclagem para níveis mais elevados (40 a 60%), reduz o tempo inspiratório, prolonga o tempo expiratório e pode promover melhor da sincronia paciente-ventilador. Também com o objetivo de reduzir o tempo inspiratório e promover o conforto do paciente, a aceleração do fluxo inspiratório (*rise time*) pode ser ajustada em valores mais elevados, tendo-se o cuidado de evitar a subida excessiva do fluxo inspiratório (*overshoot*).[4,13,59,60]

Ventilação proporcional assistida (PAV, *proportional assist ventilation*) e assistência ventilatória neuralmente ajustada (NAVA, *neurally adjusted ventilatory assist*) são modos promissores para a melhora da interação paciente-ventilador, especialmente em pacientes com DPOC, porém ainda são necessárias mais evidências para serem recomendadas rotineiramente.[10,13,58]

▶ Referências bibliográficas

1. Global Initiative for Chronic Obstructive Lung Disease. Gold strategy for the diagnosis management, and prevention of chronic obstructive pulmonary disease – 2019 Report. Disponível em: https://goldcopd.org/wp-content/uploads/2018/11/GOLD-2019-v1.7-FINAL-14Nov2018-WMS.pdf. Acesso em: 19/08/2019.
2. Sana A, Somda SMA, Meda N, Bouland C. Chronic obstructive pulmonary disease associated with biomass fuel use in women: A systematic review and meta-analysis. BMJ Open Respir Res. 2018;5(1):e000246.
3. Sociedade Brasileira de Pneumologia e Tisiologia (SBPT). II Consenso Brasileiro sobre doença pulmonar obstrutiva crônica – DPOC – 2004. J Bras Pneumol. 2004;30(Supl5):S1-S41.
4. Holanda MA, Reis RC. Ventilação mecânica nas doenças obstrutivas. In: VENUTI – Manual do Curso de Ventilação Mecânica. São Paulo: Associação de Medicina Brasileira, 2009, pp. 89-96.
5. Laghi F. Mechanical ventilation in chronic obstructive pulmonary disease. In: Tobin MJ. Principles and practice of mechanical ventilation. 3rd ed. Chicago: McGraw-Hill, 2013, pp. 741-59.
6. Seemungal TA, Hurst JR, Wedzicha JA. Exacerbation rate, health status and mortality in COPD: a review of potential interventions. Int J Chron Obstruct Pulmon Dis. 2009;4:203-23.
7. Sethi S, Murphy TF. Infection in the pathogenesis and course of chronic obstructive pulmonary disease. N Engl J Med. 2008;359(22):2355-65.
8. Murray CJL, Lopez AD. Alternative projections of mortality and disability by cause 1990-2020: Global Burden of Disease Study. Lancet. 1997;349(9064):1498-504.
9. Fanta CH. Chronic obstructive pulmonary disease: Definition, clinical manifestations, diagnosis, and staging. 2013. Disponível em: www.uptodate.com/contents/chronic-obstructive-pulmonary-disease-definition-clinical-manifestations-diagnosis-and-staging?source=search_result&search=doen%C3%A7a+pulonar+obstrutiva+cr%C3%B4nica&selectedTitle=1 cercade150. Acesso em: 19/08/2019.
10. Jezler S, Holanda MA, Anderson J, Franca S. Ventilação mecânica na doença pulmonar obstrutiva crônica (DPOC) descompensada. J Bras Pneumol. 2007;33(Supl2):S111-8.
11. Menezes AM, Perez-Padilla R, Jardim JR et al. Chronic obstructive pulmonary disease in five Latin American cities (the PLATINO study): A prevalence study. Lancet. 2005;366(9500):1875-81.
12. Pincelli MP, Grumann ACB, Fernandes C, Cavalheiro AGC, Haussen DAP, Maia IS. Características de pacientes com DPOC internados em UTI de um hospital de referência para doenças respiratórias no Brasil. J Bras Pneumol. 2011;37(2):217-22.
13. Associação de Medicina Intensiva Brasileira, Sociedade Brasileira de Pneumologia e Tisiologia. Diretrizes Brasileiras de Ventilação Mecânica 2013, São Paulo, 2013.
14. Officer TM, Pellegrino R, Brusasco V, Rodarte JR. Measurement of pulmonary resistance and dynamic compliance with airway obstruction. J Appl Physiol. 1998;85(5):1982-8.
15. Purro A, Appendini L, Polillo C et al. Mechanical determinants of early acute ventilator failure in COPD patients: A physiologic study. Intensive Care Med. 2009;35(4):639-64.
16. Jubran A, Tobin MJ. Pathophysiologic basis of acute respiratory distress in patients who fail a trial of weaning from mechanical ventilation. Am J Respir Crit Care Med. 1997;155(3):906-15.
17. Laghi F, Goyal A. Auto-PEEP in respiratory failure. Minerva Anestesiol. 2012;78(2):201-21.

18. Smith TC, Marini JJ. Impact of PEEP on lung mechanics and work of breathing in severe airflow obstruction. J Appl Physiol. 1988;65(4):1488-99.
19. Laghi F, Tobin MJ. Disorders of the respiratory muscles. Am J Respir Crit Care Med. 2003;168(1):10-48.
20. De Troyer A, Wilson TA. Effect of acute inflation on the mechanics of the inspiratory muscles. J Appl Physiol. 2009;107(1):315-23.
21. Tobin MJ, Laghi F, Brochard L. Role of the respiratory muscles in acute respiratory failure of COPD: Lessons from weaning failure. J Appl Physiol. 2009;107(3):962-70.
22. Kayser B, Sliwinski P, Yan S, Tobiasz M, Macklem PT. Respiratory effort sensation during exercise with induced expiratory-flow limitation in healthy humans. J Appl Physiol. 1997;83(3):936-47.
23. Ottenheijm CA, Heunks LM, Sieck GC et al. Diaphragm dysfunction in chronic obstructive pulmonary disease. Am J Respir Crit Care Med. 2005;172(2):200-5.
24. Clanton TL, Levine S. Respiratory muscle fiber remodeling in chronic hyperinflation: Dysfunction or adaptation? J Appl Physiol. 2009;107(1):324-35.
25. Pepe PE, Marini JJ. Occult positive end-expiratory pressure in mechanically ventilated patients with airflow obstruction: The auto-PEEP effect. Am Rev Respir Dis. 1982;126(1):166-70.
26. Leatherman JW. Mechanical ventilation in obstructive lung disease. Clin Chest Med. 1996;17(3):577-90.
27. Barberà JA, Roca J, Ferrer A et al. Mechanisms of worsening gas exchange during acute exacerbations of chronic obstructive pulmonary disease. Eur Respir J. 1997;10(6):1285-91.
28. Plant PK, Owen JL, Elliott MW. One year period prevalence study of respiratory acidosis in acute exacerbations of COPD: Implications for the provision of non-invasive ventilation and oxygen administration. Thorax. 2000;55(7):550-4.
29. Tobin MJ, Perez W, Guenther SM et al. The pattern of breathing during successful and unsuccessful trials of weaning from mechanical ventilation. Am Rev Respir Dis. 1986;134(6):1111-8.
30. Hess DR, Medoff BD. Mechanical ventilation of the patient with chronic obstructive pulmonary disease. Respir Care Clin N Am. 1998;4(3):439-73.
31. Sethi JM, Siegel MD. Mechanical ventilation in chronic obstructive lung disease. Clin Chest Med. 2000;21(4):799-818.
32. Quon BS, Gan WQ, Sin DD. Contemporary management of acute exacerbations of COPD: A systematic review and meta-analysis. Chest. 2008;133(3):756-66.
33. Brochard L, Mancebo J, Wysocki M et al. Noninvasive ventilation for acute exacerbations of chronic obstructive pulmonary disease. N Engl J Med. 1995;333(13):817-22.
34. Lightowler J, Wedzicha JA, Elliot MW, Ram FS. Non-invasive positive pressure ventilation to treat respiratory failure resulting from exacerbations of chronic obstructive pulmonary disease: Cochrane systematic review and meta-analysis. BMJ. 2003;326(7382):185.
35. Keenan SP, Sinuff T, Cook DJ, Hill NS. Which patients with acute exacerbation of chronic obstructive pulmonary disease benefit from noninvasive positive-pressure ventilation? A systematic review of the literature. Ann Intern Med. 2003;138(11):861-70.
36. Ram FS, Picot J, Lightowler J, Wedzicha JA. Non-invasive positive pressure ventilation for treatment of respiratory failure due to exacerbations of chronic obstructive pulmonary disease. Cochrane Database Syst Rev. 2004;(3):CD004104.
37. Hess DR. Noninvasive ventilation for acute respiratory failure. Respir Care. 2013;58(6):950-69.
38. Reddy RM, Guntupalli KK. Review of ventilatory techniques to optimize mechanical ventilation in acute exacerbation of chronic obstructive pulmonary disease. International Journal of COPD. 2007:2(4):441-52.
39. Masclans JR, Pérez-Terán P, Roca O. The role of high flow oxygen therapy in acute respiratory failure. Med Intensiva. 2015;39(8):505-15.
40. Goligher EC, Slutsky AS. Not just oxygen? Mechanisms of benefit from high-flow nasal cannula in hypoxemic respiratory failure. Am J Respir Crit Care Med. 2017;195(9):1128-1131.
41. Frat JP, Thille AW, Mercat A et al. Hgh-flow oxygen through nasal cannula in acute respiratory failure. N Engl J Med. 2015;372(23)-2185-96.
42. Frat JP, Coudroy R, Marjanovic N, Thille AW. High-flow nasal oxygen therapy and noninvasive ventilation in the management of acute hypoxemic respiratory failure. Ann Transl Med. 2017;5(14):297.
43. Fraser JF, Spooner AJ, Dunster KR, Anstev CM, Corley A. Nasal high flow oxygen therapy in patients with COPD reduces respiratory rate and tissue carbon dioxide while increasing tidal and end-expiratory lung volumes: A randomised crossover trial. Thorax. 2016;71(8):759-61.
44. Kim ES, Lee H, Kim SJ et al. Effectiveness of high-flow nasal cannula oxygen therapy for acute respiratory failure with hipercapnia. J Thorac Dis. 2018 Feb;10(2):882-8.
45. Vogelsinger H, Halank M, Braun S et al. Efficacy and safety of nasal high-flow oxygen in COPD patients. BMC Pulm Med. 2017;17(1):143.
46. Hoo GW, Hakimian N, Santiago SM. Hypercapnic respiratory failure in COPD patients: response to therapy. Chest. 2000;117(1):169-77.
47. Blanch L, Bernabe F, Lucangelo U. Measurement of air trapping, intrinsic positive end-expiratory pressure, and dynamic hyperinflation in mechanically ventilated patients. Respir Care. 2005;50(1):110-23.
48. Vicente EG. Invasive mechanical ventilation in COPD and asthma. Med Intensiva. 2011;35(5):288-98.
49. Caramez MP, Borges JB, Tucci MR et al. Paradoxical responses to positive end-expiratory pressure in patients with airway obstruction during controlled ventilation. Crit Care Med. 2005;33(7):1519-28.
50. Ranieri VM, Giuliani R, Cinnella G et al. Physiologic effects of positive end-expiratory pressure in patients with chronic obstructive pulmonary disease during acute ventilatory failure and controlled mechanical ventilation. Am Rev Respir Dis. 1993;147(1):5-13.
51. Connors Jr. AF, McCaffree DR, Gray BA. Effect of inspiratory flow rate on gas exchange during mechanical ventilation. Am Rev Respir Dis. 1981;124(5):537-43.
52. Smith TC, Marini JJ. Impact of PEEP on lung mechanics and work of breathing in severe airflow obstruction. J Appl Physiol. 1988;65(4):1488-99.
53. Dhand R, Tobin MJ. Inhaled bronchodilator therapy in mechanically ventilated patients. Am J Respir Crit Care Med. 1997;156(1):3-10.
54. Dhand R, Duarte AG, Jubran A et al. Dose-response to bronchodilator delivered by metered-dose inhaler in ventilator-supported patients. Am J Respir Crit Care Med. 1996;154(2 Pt 1):388-93.
55. Burns KE, Adhikari NK, Meade MO. A meta-analysis of non-invasive weaning to facilitate liberation from mechanical ventilation. Can J Anaesth. 2006;53(3):305-15.
56. Esteban A, Alía I, Gordo F et al. Extubation outcome after spontaneous breathing trials with T-tube or pressure support ventilation. The Spanish Lung Failure Collaborative Group. Am J Respir Crit Care Med. 1997;156(2 Pt 1):459-65.
57. Boles JM, Bion J, Connors A et al. Weaning from mechanical ventilation. Eur Respir J. 2007;29(5):1033-56.
58. Cordioli RL, Cordioli RL, Akoumianaki E, Brochard L. Nonconventional ventilation techniques. Curr Opin Crit Care. 2013;19(1):31-7.
59. Chiumello D, Polli F, Tallarini F et al. Effect of different cycling-off criteria and positive end-expiratory pressure during pressure support ventilation in patients with chronic obstructive pulmonary disease. Crit Care Med. 2007;35(11):2547-52.
60. Hess DR. Ventilator waveforms and the physiology of pressure support ventilation. Respir Care. 2005;50(2):166-86.

Ventilação Mecânica nas Doenças Pulmonares Intersticiais

CAPÍTULO 26

Agostinho Hermes de Medeiros Neto

▶ Introdução

As doenças pulmonares intersticiais (DPIs) são um grupo heterogêneo de mais de 200 enfermidades, as quais se caracterizam por acometimento difuso do parênquima pulmonar por processo inflamatório e/ou fibrosante.[1]

A heterogeneidade das DPIs torna difícil generalizar suas causas, gravidade ou prognóstico. A maior parte delas se caracteriza por perda dos volumes pulmonares (ou distúrbio ventilatório restritivo), o que é compensado pelo aumento da frequência respiratória (FR) ao longo da evolução da doença.

Embora cada uma das DPIs seja considerada rara, sabe-se que a prevalência das DPIs em conjunto é de 64 a 81 a cada 100.000 indivíduos,[2] colocando-as atrás apenas de apneia do sono, doença pulmonar obstrutiva crônica (DPOC), asma e tuberculose, entre as pneumopatias mais prevalentes.

Acredita-se que as três DPIs mais prevalentes sejam a pneumonia de hipersensibilidade, a sarcoidose e a fibrose pulmonar idiopática. No entanto, as doenças do tecido conjuntivo (DPI/DTCs), as reações adversas a medicações e as pneumoconioses são outras causas comuns de DPI.[1]

A fibrose pulmonar idiopática (FPI) é a DPI mais bem estudada e a mais lembrada, devido à recente disponibilidade de medicações comprovadamente eficazes para a estabilização dos sintomas e o alentecimento de sua evolução: a pirfenidona e o nintedanibe.[3] A FPI é também a DPI de pior prognóstico, com média de sobrevida de 2 a 3 anos após o diagnóstico.

A sarcoidose e as pneumopatias associadas às doenças do tecido conjuntivo costumam ter prognóstico melhor em comparação à FPI. A sobrevida de pacientes com DPI inicialmente estáveis, em 5 anos, em um centro terciário, foi de 91,6% para sarcoidose, 69,7% para DPI/DTC e 35% para FPI.[4] Após hospitalização por piora respiratória aguda, a mortalidade é de 87% na FPI e 71% em outras doenças fibrosantes.[5] O Quadro 26.1 lista as DPIs mais comuns.

▶ Falência respiratória aguda nas doenças pulmonares intersticiais

A insuficiência respiratória (IRpA) é uma complicação frequente das DPIs, seja na doença avançada ou no contexto de piora aguda, e implica importantes decisões terapêuticas. Por outro lado, a literatura sobre IRpA nas DPIs é relativamente escassa.[6]

A falência respiratória aguda pode ocorrer como uma apresentação aguda ou subaguda de DPI, ou complicar o curso clínico de uma DPI crônica previamente diagnosticada, ou insuspeita, por complicações intercorrentes, ou por exacerbação aguda da doença primária.

As complicações agudas superimpostas mais frequentes, não diretamente relacionadas com a doença de base, são infecção respiratória, tromboembolismo pulmonar, falência cardíaca e sobrecarga volêmica.

Quadro 26.1 ■ Doenças pulmonares intersticiais (DPI) mais comuns.

Relacionadas com exposição
Pneumonia de hipersensibilidade (ocupacional, ambiental) e medicamentosa
Silicose, asbestose e outras pneumoconioses
Idiopáticas
Fibrose pulmonar idiopática
Pneumonia intersticial não específica
Pneumonia organizante criptogênica
Doença pulmonar intersticial associada à bronquiolite respiratória
Pneumonia intersticial descamativa
Pneumonia intersticial aguda
Fibroelastose pleuroparenquimatosa
Pneumonia intersticial linfocítica
Doenças do tecido conjuntivo
Esclerose sistêmica
Artrite reumatoide
Síndrome de Sjögren
Polimiosite/dermatomiosite
Sarcoidose
Outras
Vasculites
Hemorragia alveolar difusa
Histiocitose de células de Langerhans
Pneumonias eosinofílicas
Neurofibromatose
Linfangioleiomiomatose (LAM)

Por outro lado, a *exacerbação aguda* (EA) é um declínio rápido da função respiratória causado por uma piora acelerada do processo intersticial subjacente, com evolução rápida (menor que 30 dias), novos achados de vidro fosco à tomografia computadorizada de tórax de alta resolução (TCAR). O gatilho para a EA pode ser óbvio (biopsia pulmonar, microaspiração de conteúdo orofaríngeo, intubação) ou desconhecido. A EA foi incialmente descrita na FPI, mas pode ocorrer em outras DPIs, como a pneumonia de hipersensibilidade e a pneumonia intersticial não específica idiopática ou associada a autoimunidade. A característica histológica da EA é o dano alveolar difuso (DAD) superimposto ao padrão histológico da DPI subjacente. Como na síndrome do desconforto respiratório agudo (SDRA), o DAD tem duas fases, uma aguda exsudativa e outra proliferativa organizante.[7]

A insuficiência respiratória aguda pode se estabelecer no contexto de uma DPI das seguintes maneiras:[6]

- Nas DPIs crônicas, em consequência de EA da doença ou por intercorrência infecciosa, tromboembolismo pulmonar, sobrecarga volêmica etc.
- DPI crônica não diagnosticada ou previamente insuspeita apresentando-se como falência respiratória aguda
- DPI aguda apresentando-se inicialmente como falência respiratória aguda.

No manejo da falência respiratória aguda, é importante estabelecer uma abordagem diagnóstica e terapêutica adequada, dependendo se o paciente tem uma DPI crônica já conhecida ou se a IRpA apresenta-se no contexto de uma DPI nova ou prévia, mas até então não diagnosticada. No primeiro caso (DPI já diagnosticada e em seguimento), exacerbações agudas da doença de base ou intercorrências (infecção, sobrecarga volêmica, tromboembolismo pulmonar) devem ser investigadas. No caso de DPI ainda sem diagnóstico, uma avaliação diagnóstica deve incluir pesquisa de exposições, interrogatório sobre outros sintomas, pesquisa de autoanticorpos para rastreio de doença autoimune, bem como lavado broncoalveolar.

O Quadro 26.2 lista causas de piora aguda e os exames mais importantes para a elucidação diagnóstica de cada caso.

▶ Abordagem diagnóstica na DPI com IRpA

A TCAR é fundamental para uma avaliação inicial da doença intersticial, bem como na avaliação do paciente no momento da piora aguda. A TCAR permite identificar áreas de fibrose irreversível (*faveolamento*) e áreas de *vidro fosco*, estas últimas potencialmente recuperáveis (Figuras 26.1 e 26.2). Embora possa raramente corresponder a doença fibrosante abaixo da capacidade de resolução da TCAR, o aspecto tomográfico de vidro fosco geralmente indica conteúdo alveolar, seja ele inflamatório (p. ex., na pneumonia intersticial não específica), hemático (p. ex., na hemorragia alveolar), edema alveolar (p. ex., na congestão venocapilar pulmonar) ou infeccioso. Áreas com vidro fosco devem ser encaradas *a priori* como potencialmente recuperáveis, ensejando esforços para a identificação do conteúdo alveolar e adequado tratamento com corticoide, antibióticos ou diuréticos.

A broncoscopia com *lavado broncoalveolar* e *biopsia transbrônquica*, em pacientes selecionados, pode ter um papel na elucidação do quadro agudo superimposto à DPI crônica já conhecida ou na investigação de DPI ainda não diagnosticada. Particularmente em pacientes cujas TCARs evidenciaram vidro fosco (áreas de pulmão estruturalmente normal com conteúdo alveolar), a amostragem histológica (biopsia) ou citológica (lavado) pode orientar a terapia. Biopsias pulmonares com

Quadro 26.2 ■ Causas de insuficiência respiratória aguda das doenças pulmonares intersticiais e seus respectivos exames diagnósticos.

Causas	Exames diagnósticos
Exacerbação aguda idiopática	TCAR (diagnóstico de exclusão)
Infecção	PC-R, leucometria, imagem torácica, pesquisas microbiológicas
Insuficiência cardíaca/sobrecarga volêmica	BNP, ecocardiograma, USG/TCAR
Tromboembolismo pulmonar	Escore de Wells, D-dímero, angioTC
Pneumotórax	Radiografia ou tomografia do tórax
Derrame pleural	Radiografia ou tomografia do tórax, análise do líquido pleural
Toxicidade induzida por medicação	TCAR, medicamentos em uso
Hemorragia alveolar difusa	TCAR, hematócrito em queda, com lavado broncoalveolar

TCAR: tomografia computadorizada de tórax de alta resolução; PC-R: proteína C reativa; BNP: natriurético do tipo B; USG: ultrassonografia; angioTC: angiotomografia.

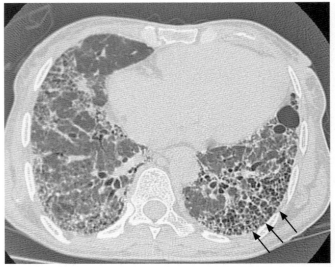

Figura 26.1 ■ Faveolamento (*setas*) à TCAR.

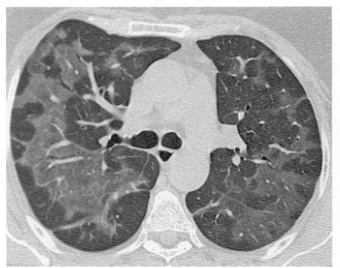

Figura 26.2 ■ Vidro fosco (*cinza*) e mosaico ventilatório à TCAR.

predomínio de fibrose indicam doença avançada e pior prognóstico, ao passo que pulmões em que predominam alterações inflamatórias apresentam melhor prognóstico e, geralmente, boa resposta ao tratamento.[8]

▶ Avaliação da gravidade e reversibilidade da falência respiratória aguda

Definir o tratamento e nível de suporte pode representar um desafio clínico e ético, uma vez que grande parte dos pacientes com DPI fibrosante avançada não se beneficia de ventilação mecânica e suporte intensivo, mas de *cuidados paliativos*.[6]

As Diretrizes Brasileiras de Ventilação Mecânica recomendam que pacientes com DPI que entram em falência respiratória por evolução de DPI (não por intercorrências eventualmente reversíveis) não sejam colocados em suporte ventilatório invasivo, mas recebam medidas de conforto e cuidados paliativos.[9]

Estabelecido o diagnóstico e a irreversibilidade da DPI, a depender da extensão das áreas de faveolamento, a perspectiva de tratamento farmacológico pode ser nula, restando apenas o *transplante pulmonar*. O estabelecimento de cuidados intensivos e suporte total, com ventilação mecânica invasiva ou oxigenação com membrana extracorpórea só se justifica, nesses pacientes, como ponte para o transplante pulmonar.[6] Para a maioria dos pacientes com DPI fibrosante avançada, o melhor tratamento seria o menos invasivo e mais focado no controle dos sintomas. Pacientes com DPI em estágio terminal, não candidatos a transplante pulmonar, não deveriam morrer na UTI, sob medidas invasivas e fúteis. Aconselhamento adequado ao longo da evolução da doença facilita o planejamento dos cuidados de fim de vida nesses casos.

Por outro lado, pacientes com evidência clínica ou tomográfica de DPI aguda e reversível (p. ex., pneumonia de hipersensibilidade aguda, bronquiolite obliterante, pneumonia eosinofílica, sarcoidose ou pneumonia não específica associada a doenças do tecido conjuntivo) podem se beneficiar de tratamento anti-inflamatório ou imunossupressor, com perspectiva de resolução da insuficiência respiratória aguda. Nesses casos, os esforços do suporte avançado estão justificados.

Uma *abordagem multidisciplinar*, com pneumologista e intensivista, é fundamental para a correta seleção dos pacientes ou do nível de cuidado de cada paciente. A equipe multiprofissional, com fisioterapia, enfermagem, psicologia, nutrição, fonoaudiologia e farmácia, é fundamental para o sucesso do tratamento escolhido.

▶ Tratamento farmacológico

Corticoterapia é geralmente prescrita a pacientes com IRpA com DPI, seja visando tratar a doença de base, seja para controlar atividade inflamatória comprovada ou suspeita nos momentos de EA.[10] Encontrar vidro fosco à TCAR enseja esforços para a realização de lavado ou biopsia por broncoscopia, à procura de conteúdo alveolar inflamatório. Na impossibilidade de manobras invasivas, pode estar justificada a tentativa de tratamento com corticoide, dependendo da suspeita diagnóstica. Doses elevadas de corticoide, com perspectiva de melhora clínica, estão particularmente indicadas no diagnóstico confirmado ou suspeito de EA da fibrose pulmonar idiopática ou de pneumonia de hipersensibilidade, sarcoidose, bronquiolite obliterante com pneumonia em organização (BOOP, do inglês *bronchiolitis obliterans organizing pneumonia*), pneumonia intersticial não específica (particularmente quando relacionada com doenças autoimunes), hemorragia alveolar, pneumonias eosinofílicas ou linfocíticas, vasculites, histiocitose de células de Langerhans. Já a fibrose pulmonar idiopática terminal, a neurofibromatose, a linfangioleiomiomatose e a maioria das pneumoconioses não devem apresentar resposta clínica relevante. Tratamento empírico para estrongiloidíase e outras verminoses deve ser considerado antes da pulsoterapia com metilprednisolona. Tratamento com imunossupressores, imunoglobulina ou agentes imunobiológicos podem estar indicado no caso de algumas enfermidades específicas, como vasculites.

▶ Estratégias de suporte na falência respiratória aguda na DPI

Veja algumas opções de estratégias no Quadro 26.3.

Oxigênio suplementar

Pacientes com insuficiência respiratória no contexto de uma DPI têm intensa disfunção de difusão de oxigênio e alteração ventilação/perfusão (V/Q), necessitando de concentrações elevadas de oxigênio para conseguir saturação adequada. O risco de retenção de gás carbônico (CO_2) é mínimo, exceto na doença muito avançada.[6]

Oxigênio suplementar é a "pedra angular" do tratamento da IRpA nas DPIs. Diferentes tipos de oxigenoterapia suplementar estão disponíveis, desde cânulas nasais simples até máscaras faciais com válvulas de Venturi ou reservatórios.

Oxigenoterapia nasal de alto fluxo

Terapia com oxigênio umidificado por cânula nasal de alto fluxo (ONAF) provê fluxos elevados (até 60 ℓ/min) de O_2 com FIO_2 variável de 21 a 100%.

Essa modalidade de oxigenoterapia permite uma fração inspirada de oxigênio (FIO_2) estável, bem como lavagem de CO_2 com redução do espaço morto da nasofaringe e orofaringe. Consequentemente, ocorre redução do *drive* respiratório (aumentado nesses pacientes), da frequência e do trabalho respiratórios. Por outro lado, há um efeito de pressão positiva contínua nas vias aéreas, que pode variar de 3,2 a 7,4 cm de água com a boca fechada, levando a um volume inspiratório final maior. Finalmente, o fluxo umidificado e aquecido facilita o *clearance* de secreções, aumenta o conforto do paciente e protege a integridade das mucosas.

Até a publicação deste livro, não há resultados de ensaios clínicos validando o uso de ONAF na IRpA por DPI na literatura. Espera-se que o estudo Renovate, atualmente em andamento, com a participação de centros brasileiros, preencha essa lacuna.

Uma revisão sistemática recente em adultos com *IRpA de múltiplas causas* analisou os efeitos de ONAF × Venturi × ventilação mecânica não invasiva (VNI), que incluiu 11 ensaios clínicos, e concluiu que a ONAF se associou à redução na taxa de intubação e necessidade de ventilação mecânica, quando comparada à oxigenoterapia convencional, embora sem diferença quando comparada à VNI. Não se observou diferença entre as três terapias no tocante à mortalidade.[11]

No entanto, diferentes proporções de etiologias de IRpA entre os estudos impedem maiores conclusões. Com exceção do Renovate, ainda em curso, até o momento, nenhum ensaio clínico verificou a efetividade da ONAF na IRpA por DPI. Há, no entanto, uma série de três casos de EA da FPI, os quais se beneficiaram da ONAF após insucesso da VNI. A ONAF pode ser uma alternativa à oxigenoterapia convencional em pacientes com IRpA por DPI que necessitem de maiores concentrações de O_2, alto fluxo para reversão da hipoxemia e da taquidispneia.[6]

Ventilação mecânica não invasiva

A sobrevida de pacientes com IRpA e DPI em ventilação mecânica na unidade de terapia intensiva (UTI) é muito ruim, de modo que o suporte ventilatório invasivo (SVI), ou ventilação mecânica invasiva (VMI), se mostrou frequentemente um esforço inútil. As diretrizes de fibrose pulmonar idiopática,[12] por exemplo, recomendam que pacientes em IRpA não deveriam receber SVI, dadas as alterações estruturais progressivas e irreversíveis, e os resultados ruins de ensaios. Nesse cenário, pode-se tentar o uso da VNI para tratar ou estabilizar a causa da IRpA, dando conforto ao paciente e minimizando as complicações da intubação orotraqueal e do SVI.

Conforme ensaios de VNI em IRpA por DPI, uma minoria de pacientes se beneficiou do uso da VNI.[13-15] Até 44% dos pacientes com IRpA por DPI tratados com VNI tiveram melhora sintomática, o que se correlacionou a melhor desfecho clínico (menos intubação orotraqueal [IOT] e melhor sobrevida). Por outro lado, pacientes que não responderam à VNI tiveram sobrevida de 3 meses, com ou sem IOT. Resultados em DPI associada a doenças do tecido conjuntivo e silicose foram semelhantes aos relatados nas FPIs.[16] O resultado foi pior entre pacientes que dependiam continuamente da VNI, em comparação àqueles que toleravam pausas (p. ex., para alimentação). A resposta à VNI foi associada à IRpA menos grave. Melhor prognóstico ocorreu quando a VNI foi usada precocemente, durante a IRpA. A causa da IRpA e o padrão radiológico não implicaram em diferenças prognósticas.[17,18] A despeito da alta taxa de falência da VNI em pacientes com IRpA nas DPIs, em

Quadro 26.3 ▪ Estratégias de suporte na falência respiratória aguda na DPI.

Oxigênio suplementar
Oxigenoterapia nasal de alto fluxo
Ventilação mecânica não invasiva
Suporte ventilatório invasivo ou ventilação mecânica invasiva
Oxigenação por membrana extracorpórea

pacientes selecionados, tais como aqueles com IRpA menos grave, uma tentativa inicial poderia permitir o reconhecimento de respondedores. Esses pacientes responsivos à VNI podem apresentar melhores resultados clínicos a curto prazo, se receberem suporte não invasivo.

O Consenso Brasileiro de Ventilação Mecânica sugere que a VNI pode ser usada em pacientes com DPI e IRpA, tanto como suporte ventilatório inicial e precoce quanto nos casos de cuidados paliativos, com ordem expressa de não intubar. O uso de modos com dois níveis de pressão é adequado. Após 30 min a 2 h de observação, redução da FR, aumento do volume controlado (VC), redução do uso da musculatura acessória, aumento da pressão parcial de oxigênio (PaO_2) ou saturação de oxigênio no sangue (SpO_2) e redução da pressão parcial de gás carbônico ($PaCO_2$) sinalizam sucesso. Isso ocorre com metade dos pacientes.[9]

Dificuldades técnicas podem surgir na aplicação da VNI,[6] as quais estão listadas, com sugestões de conduta, no Quadro 26.4.

Suporte ventilatório invasivo ou ventilação mecânica invasiva

O uso de SVI ou VMI em pacientes com FPI admitidos na UTI com IRpA foi abordado em alguns estudos retrospectivos.[17-19] Em todos eles, o SVI foi associado a desfechos clínicos negativos, chegando a mortalidade intra-hospitalar superior a 90%. Em algumas *coortes*, as causas da IRpA foram divididas em reversíveis e irreversíveis, sendo a EA da FPI a mais importante no segundo grupo. Na ausência de causas reversíveis, os pacientes não parecem se beneficiar da VMI, de forma que muitos autores preconizam evitar seu uso, encarado, nesses casos, como distanásia, exceto na perspectiva de transplante pulmonar.[6]

Em 2010, Mollica et al. compararam SVI, VNI e ventilação espontânea em pacientes com IRpA por FPI.[20] A despeito de melhora na relação PaO_2/FIO_2 obtida com algumas estratégias ventilatórias, a mortalidade geral foi de 85%, subindo para 100% entre os pacientes em SVI. Em outra série de DPI fibrosante não FPI (associada a doenças do tecido conjuntivo, fibrose pulmonar não específica etc.), a mortalidade intra-hospitalar foi igualmente elevada, com pouco ganho de sobrevida ao longo do tempo.[21] Verificou-se alguma melhora de prognóstico em séries de pacientes com DPI fibrosante e IRpA tratados com SVI ou VNI em períodos distintos (1999-2004 e 2005-2009), com o segundo grupo mostrando prognóstico um pouco melhor. O uso de estratégia de ventilação protetora, com baixo VC e baixa pressão de platô (Pplatô) inspiratória, foi sugerido como causa possível para a discreta diferença de prognóstico nos distintos intervalos de tempo.[21]

Outra série de 27 pacientes mostrou mortalidade intra-hospitalar de 85%, mas focou a atenção nos 6 pacientes sobreviventes, 2 dos quais receberam transplante pulmonar. Os autores argumentam que a perspectiva de transplante é uma possível justificativa para submeter tais pacientes ao SVI, mesmo com mortalidade tão elevada. Eles chamam a atenção para o papel da lesão pulmonar induzida pela ventilação mecânica (VILI) na evolução desfavorável dos pacientes com DPI em IRpA.[22]

As forças aplicadas durante o SVI podem causar alterações fisiopatológicas que culminam com a ruptura das membranas celulares e das junções celulares, particularmente nos pacientes com lesão pulmonar heterogênea, como a SDRA. Com lesões de natureza diversa, mas igualmente heterogênea, o pulmão fibrótico dos pacientes com DPI pode ser lesionado de forma análoga pela VILI, pelos mecanismos de barotrauma e volutrauma.[22]

Nava et al. estudaram a mecânica ventilatória em pacientes com fibrose pulmonar avançada em SVI e relataram elastância do sistema respiratório quatro vezes maior do que a medida em pacientes anestesiados sem doença respiratória.[23] Os valores relatados foram maiores do que os encontrados em pacientes com SDRA. Essa elevação da elastância do sistema respiratório se deve principalmente à rigidez do pulmão fibrótico. Ao mesmo tempo, os autores observaram que a resistência do sistema respiratório estava marcadamente aumentada quando comparada à de indivíduos saudáveis.[22] Achados semelhantes foram observados por West: trabalho resistivo aumentado e trabalho ventilatório aumentado em pacientes com doenças pulmonares fibrosantes.[24]

A VILI pode ocorrer mesmo em pacientes com DPI estável submetidos à intubação por motivos como cirurgia com anestesia geral. Sempre que possível, a VMI deve ser evitada nesses pneumopatas ou usada pelo menor tempo possível, com parâmetros de ventilação protetora, como na SDRA.

O Consenso Brasileiro de Ventilação Mecânica sugere que pacientes com DPI, que necessitam de VMI, devem ser ventilados com baixos VCs, em torno de 6 mℓ/kg de peso ideal, e limitação da Pplatô < 30 cmH$_2$O; podem ser usadas altas frequências respiratórias, > 30 irpm, e tempo inspiratório curto, para evitar hipercapnia. Usar pressão expiratória positiva final (PEEP) entre 5 e 10 cmH$_2$O. 9

A utilização de PEEP elevada pode ser tentada com cautela e deve ser individualizada para cada paciente. Manobras de resgate para hipoxemia refratária, como posição prona, manobra de recrutamento alveolar (MR), óxido nítrico, podem ser usados em centros de referência com experiência em tais manobras.[9]

Em conclusão, a despeito da baixa qualidade da evidência disponível, pacientes com fibrose pulmonar idiopática e outras DPIs fibrosantes avançadas que desenvolvem falência respiratória aguda parecem não se beneficiar de SVI, por causa da mortalidade elevada a curto prazo. No entanto, é necessário suporte total para aqueles listados para transplante pulmonar. A decisão final deve ser tomada caso a caso.

Oxigenação por membrana extracorpórea

A oxigenação por membrana extracorpórea (ECMO), com uso de um circuito extracorpóreo que oxigena diretamente o sangue, e remove o CO$_2$, deve ser considerada na IRpA grave quando a VMI não funciona, resultando em níveis inaceitáveis de hipoxemia, hipercapnia e acidose.[25] Os avanços recentes na tecnologia da ECMO permitiram, a alguns centros, o uso menos invasivo de dispositivos para liberar o paciente da VMI e garantir a ponte para o transplante,[26] inclusive com o paciente vigilante e não intubado.[6,27]

A ECMO deve ser considerada nas DPIs em pacientes com falência respiratória grave secundária à deterioração potencialmente reversível (infecção ou tromboembolismo pulmonar), quando o paciente é candidato a transplante pulmonar.[26]

Trudzinski et al. relataram sua experiência com pacientes tratados com ECMO para DPI em IRpA.[27] A ECMO foi utilizada apenas em pacientes candidatos a transplante pulmonar ou quando dois intensivistas concordaram sobre a reversibilidade da causa da IRpA. ECMO venovenosa foi instalada em 21 pacientes por indicações como hipoxemia refratária ou hipercapnia descompensada, a despeito da otimização do SVI ou da maximização das terapias de VNI em pacientes em risco de intubação. Em alguns casos, a ECMO foi utilizada para evitar a intubação, com paciente acordado e em respiração espontânea. Dos 21 pacientes tratados com ECMO, seis (29%) acabaram conseguindo transplante, enquanto dois (10%) faleceram na fila após 9 e 63 dias de ECMO. Dos 15 pacientes que não foram submetidos ao transplante, 14 faleceram após um intervalo médio de 40 dias. Esses resultados confirmam que, na ausência de perspectiva terapêutica (p. ex., transplante pulmonar), a ECMO não impede a progressão irreversível da doença de base nem melhora a mortalidade na IRpA.

ECMO foi testada em pacientes vigilantes e em ventilação espontânea, com doença respiratória terminal e candidatos a transplante

Quadro 26.4 ▪ Como superar dificuldades técnicas na aplicação da VNI.

Dificuldade	Sugestão para resolução
Necessidade de altas pressões para obter VC adequado	Tolerar VCs baixos, compensar com FR elevada PEEP baixa a moderada para evitar distensão de unidades alveolares normais
FR elevada, prejudicando a adaptação do paciente ao ventilador	Titular opioides IV (fentanila, morfina) para controlar a FR
Dispneia intensa	Opioides IV, fase inspiratória curta, aumentar a FIO$_2$

VC: volume controlado; FR: frequência respiratória; PEEP: pressão expiratória positiva final; IV: via intravenosa; FIO$_2$: fração inspirada de oxigênio.

pulmonar. Os resultados foram comparados aos de *coortes* históricas de pacientes mantidos em SVI, igualmente utilizado como ponte para o transplante pulmonar.[28]

A duração da ECMO em ventilação espontânea e do SVI foi de 9 e 15 dias, e a mortalidade antes da disponibilidade do órgão foi de 23 a 29%. Os resultados foram encorajadores, com sobrevida, em 6 meses após transplante, de 80% para o grupo ECMO e 50% para o grupo SVI.[28]

Uma estratégia baseada em ECMO em pacientes acordados em ventilação espontânea ou VNI para evitar IOT/SVI poderia oferecer vantagens, como prevenção de VILI e pneumonia associada à ventilação mecânica (PAV), preservando a via oral, a tosse espontânea, a interação social e permitindo reabilitação.[29] No entanto, suporte extracorpóreo está frequentemente associado a complicações, incluindo perfuração de vasos, sangramento e infecção. As principais complicações descritas foram sangramento (3 casos, 14%) e intubação (2 casos, 13%).[27] Em outro estudo, as complicações foram sangramento necessitando de transfusão (8 casos, 31%) e síndrome *sepsis-like* (5 casos, 19%) e tosse intratável necessitando de intubação traqueal (2 cases, 8%).[28]

De todas as formas disponíveis de troca gasosa extracorpórea, o suporte pulmonar parcial, também conhecido como *remoção extracorpórea de gás carbônico* ($ECCO_2R$) ou diálise respiratória, mostrou resultados mais interessantes.[30] Recentemente, a $ECCO_2R$ foi proposta como forma de intervenção para eliminar CO_2 do plasma de pacientes em VNI.[31] Vianello *et al.* descreveram o uso bem-sucedido de $ECCO_2R$ venovenosa em um paciente com FPI em IRpA, sob VNI, em alternativa à VMI.[32] Os autores minimizaram as complicações mais comumente relacionadas com ECMO usando um pequeno cateter duplo-lúmen venovenoso. No entanto, a experiência clínica e a tecnologia da $ECCO_2R$ ainda precisam ser aprimoradas, antes de ser largamente implementadas na prática clínica.

Isso significa que o suporte respiratório extracorpóreo poderia reduzir ou evitar o SVI e eventualmente minimizar o risco de VILI, PAV e suas consequências fatais. No entanto, a ECMO sozinha não muda o prognóstico limitado associado à IRpA nas DPIs. Considerando os altos custos e riscos de complicações, deveria ser limitada a pacientes com melhor prognóstico, como os candidatos a transplante pulmonar.

▶ Considerações finais

IRpA é uma complicação temida nas DPIs, tanto por seus desafios diagnósticos e sua dificuldade de manuseio quanto pelo prognóstico reservado. Suplementação de oxigênio e suporte ventilatório são utilizados, mas se mostraram ineficazes em modificar o prognóstico da doença, na ausência de opções terapêuticas eficientes. Técnicas menos invasivas, como oxigenoterapia nasal de alto fluxo e VNI, podem ser utilizadas em casos menos graves, para corrigir hipoxemia e controlar a dispneia. Por outro lado, técnicas invasivas, como SVI e ECMO, deveriam ser limitadas a pacientes em lista de espera para transplante pulmonar ou com causas reversíveis de IRpA.

▶ Referências bibliográficas

1. Cottin V *et al*. Presentation, diagnosis and clinical course of the spectrum of progressive-fibrosing interstitial lung diseases. Eur Respir Rev. 2018;27(150).
2. Coultas DB, Zumwalt RE, Black WC, Sobonya RE. The epidemiology of interstitial lung diseases. Am J Respir Crit Care Med. 1994;150:967-72.
3. Richeldi L *et al*. Pharmacological management of progressive-fibrosing interstitial lung diseases: A review of the current evidence. Eur Respir Rev. 2018;27(150).
4. Thomeer MJ, Vansteenkiste J, Verbeken EK, Demedts M. Interstitial lung diseases: Characteristics at diagnosis and mortality risk assessment. Respir Med. 2004;98:567-73.
5. Moua T, Westerly BD, Dulohery MM, Daniels CE, Ryu JH, Lim KG. Patients with fibrotic interstitial lung disease hospitalized for acute respiratory worsening: A large cohort analysis. Chest. 2016;149:1205-14.
6. Faverio P, Giacomi F, Sardella L *et al*. Management of acute respiratory failure in interstitial lung diseases: Overview and clinical insights. BMC Pulmonary Medicine. 2018;18:70.
7. Spagnolo P, Wuyts W. Acute exacerbations of interstitial lung disease: Lessons from idiopathic pulmonary fibrosis. Curr Opin Pulm Med. 2017;23:411-7.
8. Wallis A, Spinks K. The diagnosis and management of interstitial lung diseases. BMJ (On-line). 2015;350:1-13.
9. Valente CBS, Isola AM, Farias AMC *et al*. Diretrizes brasileiras de ventilação mecânica, 2013, parte 2. J Bras Pneumol, 2014.
10. Ryu JH *et al*. Pneumonias intersticiais idiopáticas. In: Broaddus V, Courtney *et al*. Murray e Nadel: Tratado de medicina respiratória. 6. ed. Rio de Janeiro: Elsevier, 2017. Cap.Capítulo 63. pp. 1118-52.
11. Zhao H, Wang H, Sun F, Lyu S, An Y. High-flow nasal cannula oxygen therapy is superior to conventional oxygen therapy but not to noninvasive mechanical ventilation on intubation rate: A systematic review and meta-analysis. Crit Care Lond Engl. 2017;21:184.
12. Raghu G, Rochwerg B, Zhang Y *et al*. An official ATS/ERS/JRS/ALAT clinical practice guideline: Treatment of idiopathic pulmonary fibrosis. An update of the 2011 clinical practice guideline. Am J Respir Crit Care Med. 2015;192:e3-19.
13. Tomii K, Tachikawa R, Chin K *et al*. Role of non-invasive ventilation in managing life-threatening acute exacerbation of interstitial pneumonia. Intern Med Tokyo Jpn. 2010;49:1341-7.
14. Yokoyama T, Kondoh Y, Taniguchi H *et al*. Noninvasive ventilation in acute exacerbation of idiopathic pulmonary fibrosis. Intern Med. 2010;49:1509-14.
15. Gungor G, Tatar D, Salturk C *et al*. Why do patients with interstitial lung diseases fail in the ICU? A 2-center cohort study. Respir Care. 2013;58:525-31.
16. Yokoyama T, Tsushima K, Yamamoto H, Koizumi T, Kubo K. Potential benefits of early continuous positive pressure ventilation in patients with rapidly progressive interstitial pneumonia. Respirol Carlton Vic. 2012;17:315-21.
17. Aliberti S, Messinesi G, Gamberini S *et al*. Non-invasive mechanical ventilation in patients with diffuse interstitial lung diseases. Bmc Pulm. Med. [Internet]. 2014; [cited 2017 Nov 26];14. Acesso em: 14 abr. 2020. Disponível em: https://doi.org/10.1186/1471-2466-14-194.
18. Al-Hameed FM, Sharma S. Outcome of patients admitted to the intensive care unit for acute exacerbation of idiopathic pulmonary fibrosis. Can Respir J. 2004;11:117-22.
19. Saydain G, Islam A, Afessa B, Ryu JH, Scott JP, Peters SG. Outcome of patients with idiopathic pulmonary fibrosis admitted to the intensive care unit. Am J Respir Crit Care Med. 2002;166:839-42.
20. Mollica C, Paone G, Conti V *et al*. Mechanical ventilation in patients with end-stage idiopathic pulmonary fibrosis. Respiration. 2010;79:209-15.
21. Vincent F, Gonzalez F, Do C-H, Clec'h C, Cohen Y. Invasive mechanical ventilation in patients with idiopathic pulmonary fibrosis or idiopathic nonspecific interstitial pneumonia. Intern Med Tokyo Jpn. 2011;50:173-4.
22. Gaudry S, Vincent F, Rabbat A *et al*. Invasive mechanical ventilation in patients with fibrosing interstitial pneumonia. J Thorac Cardiovasc Surg. 2014;147:47-53.
23. Nava S, Rubini F. Lung and chest wall mechanics in ventilated patients with end stage idiopathic pulmonary fibrosis. Thorax. 1999;54(5):390.
24. West JR, Alexander JK. Studies on respiratory mechanics and the work of breathing in pulmonary fibrosis. Am J Med. 1959;27:529-44.
25. Brodie D, Bacchetta M. Extracorporeal membrane oxygenation for ARDS in adults. N Engl J Med. 2011;365:1905-14.
26. Marasco SF, Lukas G, McDonald M, McMillan J, Ihle B. Review of ECMO (extra corporeal membrane oxygenation) support in critically ill adult patients. Heart Lung Circ. 2008;17(Suppl 4):S41-7.
27. Trudzinski FC, Kaestner F, Schäfers H-J *et al*. Outcome of patients with interstitial lung disease treated with extracorporeal membrane oxygenation for acute respiratory failure. Am J Respir Crit Care Med. 2016;193:527-33.
28. Fuehner T, Kuehn C, Hadem J *et al*. Extracorporeal membrane oxygenation in awake patients as bridge to lung transplantation. Am J Respir Crit Care Med. 2012;185:763-8.
29. Abrams D, Javidfar J, Farrand E *et al*. Early mobilization of patients receiving extracorporeal membrane oxygenation: A retrospective cohort study. Crit. Care Lond. Engl. 2014;18:R38.
30. Barrett NA, Camporota L. The evolving role and practical application of extracorporeal carbon dioxide removal in critical care. Crit. Care Resusc. J. Australas. Acad Crit Care Med. 2017;19:62-7.
31. Braune S, Sieweke A, Brettner F *et al*. The feasibility and safety of extracorporeal carbon dioxide removal to avoid intubation in patients with COPD unresponsive to noninvasive ventilation for acute hypercapnic respiratory failure (ECLAIR study): Multicentre case-control study. Intensive Care Med. 2016;42:1437-44.
32. Vianello A, Arcaro G, Paladini L, Iovino S. Successful management of acute respiratory failure in an idiopathic pulmonary fibrosis patient using an extracorporeal carbon dioxide removal system. Sarcoidosis Vasc Diffuse Lung Dis. 2016 Aug 1;33(2):186-90. Acesso em: 9 abr. 2020. Disponível em: https://www.ncbi.nlm.nih.gov/pubmed/27537725.

CAPÍTULO 27
Ventilação Mecânica na Insuficiência Respiratória Viral | COVID-19

Ângelo Roncalli Miranda Rocha ▪ Flávio Maciel Dias de Andrade ▪ Rodrigo Adasme Jeria ▪ Jorge Luis dos Santos Valiatti

▶ Introdução

A COVID-19 nos trouxe grandes desafios de gerenciamento do nível microscópico ao nível populacional, e sem dúvida os conceitos de tempestade inflamatória, desregulação da enzima conversora de angiotensina 2 (ECA2) e resposta imune são tópicos a serem abordados em qualquer discussão sobre a fisiopatologia da COVID-19. Clinicamente, a doença traduz-se em pneumonia/síndrome do desconforto respiratório agudo (SDRA) associada a dano inflamatório por edema, alteração do reflexo de vasoconstrição hipóxica e hipoxia tecidual. Esses elementos são fundamentais para a compreensão dos danos a diversos órgãos pela COVID-19, que inclui, além do tecido pulmonar, os sistemas neurológico, cardíaco e muscular. A contenção do avanço para o espectro clínico mais grave da infecção respiratória, a redução e o tratamento da sequela fibrótica no pulmão, e os danos associados, são elementos a serem discutidos, em um futuro próximo, quando da evolução das pessoas acometidas pela COVID-19. Neste capítulo, abordaremos as características fisiopatológicas da doença, bem como a abordagem ventilatória mais adequada, diante das poucas evidências apresentadas até o momento e com base no racional fisiológico e nas evidências compatíveis com a SDRA por outras causas.

▶ Fisiopatologia da pneumonia por COVID-19

Em dezembro de 2019, foi relatado ao mundo o surto de um novo agente patológico viral com características inéditas: o SARS-CoV-2, que corresponde a uma nova cepa viral da família dos já conhecidos coronavírus, sendo responsáveis pela atual pandemia global (ano 2020) de COVID-19 (doença coronavírus 2019) oficialmente declarada pela Organização Mundial da Saúde (OMS) em março de 2020. Já foram infectados mais de 25 milhões de pessoas no mundo, com cerca de 800 mil mortes ao fim de agosto de 2020.[1] Sua principal manifestação ocorre nos pulmões como agente primário de pneumonia e SDRA,[2] com suspeita de origem zoonótica de reservatórios virais de morcegos e pangolins na China, e consequente transmissão de pessoa para pessoa, altamente contagiosa, e um monitoramento de rastreabilidade muito complexo em populações humanas em razão de sua expansão.

Dentro da série de casos iniciais declarados em Wuhan (China) e do que tem sido relatado no restante do mundo, a COVID-19, em suas manifestações respiratórias, apresenta febre, tosse seca e dispneia,[3] somando-se às manifestações de infecção do trato respiratório inferior, cefaleia, fadiga, fraqueza geral, vômitos e diarreia, entre outros. O perfil de apresentação clínica varia de indivíduos assintomáticos ($\cong$ 30%), com sintomas leves/moderados ($\cong$ 55%), com sintomas graves ($\cong$ 10%), até a condição crítica de pneumonia/SDRA ($\cong$ 5%); a resposta pessoal é heterogênea, e ainda existem dúvidas sobre diferentes cepas do vírus com diferentes taxas de contaminação, e somando-se a isso, diferentes respostas individuais à infecção.[3,4] A doença grave tem sido associada a cargas virais altas e persistentes em adultos, como em indivíduos institucionalizados em geral e profissionais da saúde, mas não se limita exclusivamente a essas populações.[5,6] O tempo médio de incubação é de 4 a 6 dias, com duração média dos sintomas entre 8 e 16 dias.[4] Embora toda a população possa ser infectada pela COVID-19, a maior incidência em ordem decrescente é de adultos idosos, adultos, jovens e crianças, com a mesma ordem de mortalidade, sendo muito alta na faixa etária acima de 50 a 60 anos, e raramente relatada em crianças.[7,8]

O tratamento atual é de suporte e sintomático, pois ainda não há tratamento disponível. Muitos medicamentos como lopinavir-ritonavir, remdesivir, hidroxicloroquina e azitromicina, entre outros, foram testados sem fortes evidências favoráveis para nenhum deles, e mesmo apresentando efeitos adversos potencialmente fatais.[9] Outros medicamentos e vacinas estão sendo avaliados em todo o mundo em ensaios clínicos nas fases 2 e 3. O manejo populacional na maioria dos países tem sido baseado em distanciamento físico e quarentenas para mitigar a disseminação do vírus, com curvas de incidência que vão diminuindo, mas com surtos importantes que levaram à supressão de medidas de desconfinamento em muitos países. A melhor evidência até a conclusão deste capítulo vem do uso de corticosteroides sistêmicos em pacientes críticos: uma metanálise[10] demonstrou que, comparado ao tratamento usual ou placebo, o uso de corticosteroides foi associado com menor mortalidade em 28 dias. Além disso, o estudo brasileiro CoDEX[11] comparando o emprego de dexametasona + tratamento padrão *versus* tratamento padrão isoladamente resultou em aumento estatisticamente significativo no número de dias livres da ventilação (dias de vida e sem ventilação mecânica) em um seguimento de 28 dias. Esses resultados foram tão importantes que fizeram a OMS recomendar o uso de corticosteroides em pacientes críticos.

Apesar de ser considerado um agente que, nas fases aguda e grave, atinge principalmente os pulmões, ainda se discute se é o agente viral direto, ou a síndrome da resposta inflamatória sistêmica (SIRS, do inglês *systemic inflammatory response syndrome*) em sua fase mais leve, ou o choque séptico em seus estágios mais avançados de gravidade que causam o envolvimento pulmonar e extrapulmonar da COVID-19. Dentre as manifestações extrapulmonares da COVID-19 relatadas, podemos listar alterações neurológicas, como cefaleia, fadiga, astenia, encefalopatia, síndrome de Guillain-Barré, ageusia, mialgia, anosmia e infartos cerebrais; alterações renais, como lesão renal aguda, proteinúria e hematúria; alterações hepáticas, como aminotransferases elevadas e bilirrubina; alterações gastrintestinais, como diarreia, vômito, dor abdominal e anorexia; alterações tromboembólicas, como trombose venosa profunda, embolia pulmonar e embolias relacionadas com cateter; alterações cardíacas, como cardiomiopatias, miocardite, arritmias, choque cardiogênico, isquemia e *cor pulmonale* agudo; alterações endócrinas, como hiperglicemia e cetoacidose diabética; e alterações dermatológicas, como petéquias, "erupção" eritematosa, urticária, vesículas e lesões reticulares.[12]

Fisiopatologicamente, uma vez que o sujeito é exposto ao SARS-CoV-2, as primeiras células infectadas correspondem àquelas localizadas no trato respiratório superior e no trato digestório superior, nos quais são armazenadas. Em seguida, pode avançar para o trato respiratório inferior e, nessa posição, as primeiras células infectadas correspondem às do epitélio respiratório que contêm a ECA2,[13] usada pelo vírus para introjetar seu material genético e iniciar sua replicação. Dependendo do tempo de exposição e da carga viral, doenças com diferentes gravidades podem se desenvolver, dependendo das características do hospedeiro infectado. Embora a ECA2 corresponda à principal célula infectada ao nível do epitélio pulmonar, não parece ser uma via exclusiva, uma vez que esta enzima está representada em outros tecidos como os do sistema nervoso central e digestório, além de outros mecanismos de contágio/infecção ainda não descobertos.[14]

Uma vez que o vírus se liga à ECA2, o dano começa por causa do efeito citotóxico direto da célula, gerando alteração na expressão do RNA nuclear, em razão da sobreposição replicativa do vírus, mais lise celular por causa da alteração dos seus processos normais. A segunda fase consiste na desregulação do eixo renina-angiotensina-aldosterona, principal função da ECA2, e pela sua alteração que leva a dano tecidual, com remodelamento epitelial em razão de sua *down regulation*, com consequente inflamação, vasoconstrição e aumento da permeabilidade vascular. Isso acontece rapidamente na COVID-19 com o aumento dos parâmetros inflamatórios em indivíduos infectados, mas "saudáveis", por causa da liberação de interleucinas na corrente sanguínea. Este dano local é transmitido ao endotélio vascular, que é danificado e leva à apoptose, cuja progressão se traduz em inflamação do endotélio com diminuição da fibrinólise e aumento da produção de trombina, iniciando um círculo vicioso de inflamação/trombose que se reflete no aumento sistêmico do dímero-d e nos fatores de coagulação alterados. Finalmente, ao nível pulmonar, a desregulação da resposta imune é gerada com linfopenia de células T, incapaz de agir em face da inflamação desregulada, da inibição da sinalização de interferona para o vírus e da hiperatividade da resposta imune inata que se traduz em mais inflamação/trombose, um fenômeno conhecido como síndrome de liberação de citocinas e atualmente referida como "tempestade de citocinas".[12,15] Diante dessa condição, é importante considerar que o dano inflamatório secundário pós-infecção está relacionado com o dano viral direto, mas também com a SIRS realizada pelo próprio organismo como defesa contra a infecção que é superexpressa causando mais dano inflamatório.[16,17]

"Tempestade de citocinas" e sua associação à lesão pulmonar

Essa tempestade inflamatória, como já definida, corresponde à resposta inflamatória desregulada na ação do sistema imune inato, e tem estado diretamente associada à mortalidade, com grau de associação correspondente à carga viral,[18] sendo fortemente influenciada pela idade, em que existe maior desregulação. Após a invasão do vírus na célula, ocorre um rápido aumento das citocinas e quimiocinas que atraem mais células inflamatórias, como ativação de macrófagos e quimiotaxia de neutrófilos e monócitos, resultando em infiltração excessiva de células inflamatórias no tecido pulmonar, e causando danos aos pulmões. Esta resposta desregulada e exagerada em razão da infecção viral é indicada como a causa da SDRA.[2]

Outra consequência da rápida replicação viral e da resposta inflamatória desregulada é a indução de apoptose no epitélio pulmonar, endotelial e das vias aéreas.[19-21] Essa morte celular danifica as barreiras epiteliais alveolares e a microvasculatura pulmonar, causando vazamento vascular e edema alveolar que levam à hipoxia. Assim, mediadores inflamatórios desregulados mediados por citocinas pró-inflamatórias (IL-1 e IL-6) e quimiocinas (fator de necrose tumoral alfa) desempenham papel fundamental na patogênese da SDRA,[15,22] em razão das alterações imunopatológicas na junção alveolocapilar, relacionadas com aumento da progressão da doença e mortalidade.[23] Em relação à resposta imune específica, ela é mediada pela ativação de células T *helper* 1 (Th1), porém, em pacientes com COVID-19 essa resposta é alterada e inibida pela ativação de células Th2, que inibem a ativação da resposta inflamatória e promovem a perpetuação da resposta inata.[24]

Clinicamente, a proporção de indivíduos em unidades de terapia intensiva (UTIs) acoplados à ventilação mecânica (VM) é próxima a 70% e, do total, mais de 23% desenvolvem SDRA.[25] A principal alteração patológica na SDRA é o dano pulmonar e intersticial causado por infiltração celular inflamatória inespecífica,[22] em que a liberação local excessiva de citocinas causada por essa tempestade inflamatória é o fator decisivo que induz alterações pulmonares e manifestações clínicas.[26] Dessa forma, o nível de inflamação que está diretamente correlacionado com o aumento da incidência de SDRA e com a mortalidade, é o fator para o desenvolvimento de falência de múltiplos órgãos associada à hipoxia tecidual.[15,27]

▶ Fisiopatologia respiratória específica da COVID-19

A fisiopatologia pulmonar específica nessa doença é hipoxêmica, mas é confundida por elementos adicionais relatados em necropsias com alterações hemodinâmicas trombóticas. Soma-se a isso a apresentação clínica de indivíduos altamente hipoxêmicos, mas com leve dispneia e pouco comprometimento da complacência pulmonar, apesar do grande *shunt* intrapulmonar. Embora seja verdade que o comportamento da patologia pulmonar é semelhante à SDRA, em diferentes estágios, aparecem alterações adicionais que devem ser consideradas defeitos no sistema sensor de oxigênio, que envolve elementos fisiológicos que incluem circulação pulmonar, corpos carotídeos, e células cinzentas adrenomedulares e neuroepiteliais do centro respiratório no bulbo, otimizando o consumo e o suprimento de oxigênio dos sistemas respiratório, cardiovascular e metabólico como um todo. Essa desregulação também pode ser a causa do elevado *drive* respiratório observado nestes pacientes.[28]

Outro elemento relacionado com a insuficiência respiratória na COVID-19 é a alteração do reflexo de vasoconstrição hipóxica, que corresponde à regulação homeostática da circulação pulmonar na presença de hipoxia em doenças pulmonares, gerando vasoconstrição das artérias pulmonares e capilares dos segmentos pulmonares hipóxicos, com redistribuição do fluxo para alvéolos bem ventilados, otimizando a relação V/Q (ventilação/perfusão). Essa alteração condiciona a plausibilidade biológica de que o vírus poderia interferir nos mecanismos sensores mitocondriais de oxigênio e, assim, levar à apoptose dessas organelas que condicionam a insuficiência reflexa, somando-se aos elementos já relatados, a hipertensão pulmonar, pela presença de vasoconstritores de efeito local induzidos por inflamação e trombose.[2]

Um terceiro elemento proposto é a presença de fisiologia semelhante ao edema pulmonar de altitude, em que se evidencia edema pulmonar associado ao aumento da pressão arterial e capilar pulmonar, causando dano hidrostático das células capilares e extravasamento alveolar de sangue e proteínas. Esse fenômeno é condicionado por alteração do sensor de oxigênio da carótida, desregulação exagerada e heterogênea da vasoconstrição hipóxica, e aumento do extravasamento capilar, e pode ser induzido por infecção viral. No entanto, essa hipótese é contestada porque as pressões na inflamação viral são baixas, e o risco de SDRA se deve a inflamação pulmonar direta, alteração do reflexo de vasoconstrição hipóxica e trombose secundária.[29]

Alterações neuromusculares

Além da amplamente relatada fraqueza muscular adquirida na UTI em razão de vários elementos, incluindo falta de mobilidade, hipoxia e uso de fármacos como corticosteroides e bloqueadores neuromusculares,[30] a COVID-19 traz um espectro de comprometimento muscular por causa da formação de ácido láctico tecidual consequente ao uso de substrato anaeróbio diante de hipoxia tecidual, acidose e aumento dos níveis de lactato, que resultam em perda da eficácia dos movimentos e dor. Ao reduzir a carga viral, ocorre melhora da oxigenação dos eritrócitos, que podem transportar mais oxigênio aos tecidos hipóxicos, melhorando a condição à medida que diminui a presença viral e o músculo é recondicionado.[31]

Abordagem ao paciente nas emergências e internação

Alguns pacientes têm se apresentado nos setores de emergência com um quadro inicial de importante hipoxemia sem desconforto respiratório aparente, o que se convencionou chamar "hipoxemia silenciosa", mais frequente em idosos. Isso pode ser explicado porque a hipoxemia tem um papel limitado na sensação de dispneia (ao contrário da hipercapnia). Pode haver hipoxemia sem sensação de dispneia mesmo com valores de PaO_2 (pressão parcial de oxigênio) tão baixos quanto 40 mmHg, abaixo do qual a dispneia geralmente ocorre.[32] A resposta primária à hipoxemia é o aumento da ventilação-minuto (aumento da frequência respiratória [taquipneia] e/ou do volume corrente [hiperpneia]), e não a dispneia.

Embora as causas da hipoxemia silenciosa na COVID-19 ainda não sejam completamente compreendidas, é possível que estejam relacionadas com um desequilíbrio da relação V/Q mediado por alterações do tônus vascular pulmonar e/ou presença de microtrombos na circulação pulmonar. Santamarina et al.,[33] utilizando subtração digital em imagens de tomografia computadorizada, observaram hipoperfusão em regiões de parênquima pulmonar aparentemente saudável, mas um considerável aumento da perfusão em regiões pulmonares com padrão de vidro fosco. A vasoconstrição em regiões aparentemente saudáveis pode ser consequência do acúmulo de angiotensina II consequente à *down regulation* dos receptores ECA2 secundária à endocitose viral. Com isso, o fluxo sanguíneo é dirigido para regiões pulmonares não aeradas, aumentando o *shunt* pulmonar. Além disso, uma provável diminuição do reflexo de vasoconstrição hipóxica consequente à vasoplegia contribui para o aumento da perfusão em áreas não ventiladas. Áreas saudáveis do pulmão cursam, portanto, com alta relação V/Q, enquanto regiões acometidas tem baixa relação V/Q. O aumento da relação espaço morto/volume corrente (VD/VC) consequente à trombose vascular pulmonar por microangiopatia trombótica ou embolia pulmonar é outro fator a ser considerado na gênese da hipoxemia silenciosa[34] (Figura 27.1). Na Figura 27.2, é possível observar a presença de embolia pulmonar grave em paciente que apresentou súbita piora hemodinâmica.

Deve-se providenciar suporte de oxigenoterapia caso o paciente se apresente com hipoxemia ou choque. Recomenda-se rigoroso monitoramento da possível piora do quadro respiratório e que a intubação, se necessária, seja realizada por um profissional experiente em um ambiente controlado (ver Figura 27.2).

Oxigenoterapia

A aplicação de oxigênio suplementar a pacientes com COVID-19 deve ter como alvo a manutenção da SpO_2 (saturação periférica de oxigênio) entre 92 e 96%,[35] e não a dispneia, como comentado anteriormente neste capítulo. As evidências mais recentes demonstram que a hiperoxia pode ser potencialmente danosa, e que alvos mais conservadores de oxigenação são mais seguros.[36] A forma inicial de administração de oxigenoterapia deve ser a cânula nasal, com fluxo variando entre 3 e 6 ℓ/min. Se o alvo de SpO_2 não for alcançado, máscaras faciais tipo Hudson ou máscara de Venturi com fluxo variando entre 6 e 10 ℓ/min podem ser utilizadas. Deve-se ressaltar que máscaras de Venturi são consideradas dispositivos de alto fluxo, e, por conseguinte, promovem maior risco de dispersão de aerossóis, sendo recomendada a utilização de quartos de isolamento com pressão negativa ao utilizar este dispositivo. No entanto, Hui et al.,[37] usando simulação em seres humanos, observaram que a máxima dispersão para uma máscara de Venturi a uma FIO_2 (fração inspirada de oxigênio) de 24% foi de 40 cm em pulmões normais, e de 32 cm em lesados. Com o aumento da FIO_2 para 40%, a máxima dispersão foi ainda menor: 33 cm e 29 cm para pulmões normais e lesados, respectivamente. O Quadro 27.1 apresenta a dispersão de ar exalado para vários dispositivos, interfaces de oxigenoterapia e ventilação não invasiva (VNI). Ressalta-se que a maioria desses estudos foi realizada em manequins, cujas condições experimentais nem sempre reproduzem fidedignamente o que ocorre *in vivo*.

As cânulas nasais de alto fluxo (CNAFs) podem oferecer fluxo de até 60 ℓ/min e FIO_2 de 100%, além de fornecer um gás aquecido e umidificado, o que favorece o *clearance* mucociliar, e evita lesões de mucosa e desconforto, podendo reduzir a necessidade de intubação traqueal. Em um estudo com portadores de insuficiência respiratória aguda (IRA) hipoxêmica, a CNAF (comparada à oxigenoterapia padrão ou à VNI) associou-se a risco reduzido de mortalidade, mais dias livres da ventilação e risco reduzido de intubação no subconjunto de pacientes com hipoxemia moderada a grave (PaO_2: FIO_2 < 200 mmHg).[39] Recente revisão sistemática[40] avaliou que o uso de CNAF em IRA hipoxêmica pode reduzir substancialmente a necessidade de ventilação invasiva e de escalonamento da terapia para VNI ou intubação, sem diferença significativa na permanência na UTI e no hospital, e na mortalidade. No entanto, não foi possível atestar a segurança do dispositivo quanto a dispersão de gotículas ou geração de aerossóis, sendo recomendado, portanto, o uso de isolamentos de pressão negativa e equipamentos de proteção individual (EPIs) compatíveis com dispositivos geradores de aerossóis para os profissionais da saúde ao se utilizar a CNAF.

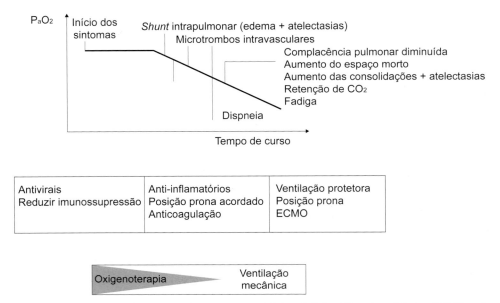

Figura 27.1 ■ Mecanismos de hipoxemia na COVID-19. PaO_2: pressão parcial de oxigênio; CO_2: gás carbônico; ECMO: oxigenação por membrana extracorpórea. (Adaptada de Dhont et al., 2020.)[32]

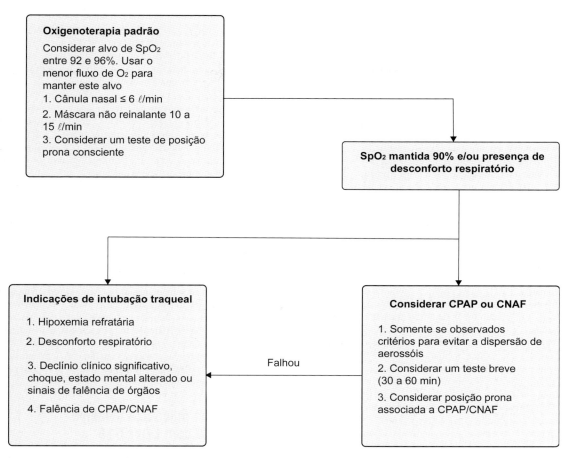

Figura 27.2 ■ Intervenções requeridas ao paciente com COVID-19 nos setores de emergência e internação. SpO_2: saturação periférica de oxigênio; O_2: oxigênio; CPAP: pressão positiva contínua nas vias aéreas; CNAF: cânula nasal de alto fluxo.

Quadro 27.1 ■ Distância máxima de dispersão do ar exalado através de diferentes estratégias de administração de oxigênio e suporte ventilatório.

Método	Distância máxima de dispersão do ar exalado
Oxigênio via cânula nasal 5 ℓ × min⁻¹	100 cm
Oxigênio via máscara oronasal 4 ℓ × min⁻¹	40 cm
Oxigênio via máscara de Venturi FIO_2 40%	33 cm
Oxigênio via máscara não reinalante 12 ℓ × min⁻¹	< 10 cm
CPAP via máscara oronasal 20 cmH_2O	Dispersão desprezível
CPAP via pronga nasal	33 cm
CNAF 60 ℓ × min⁻¹	17 cm (62 cm por vazamento lateral se não estiver bem fixado)
VNI via máscara *full face*: IPAP 18 cmH_2O, EPAP 5 cmH_2O	92 cm
VNI via capacete sem coxim de ar apertado: IPAP 20 cmH_2O, EPAP 10 cmH_2O	27 cm
VNI via capacete com coxim de ar apertado: IPAP 20 cmH_2O, EPAP 10 cmH_2O	Dispersão desprezível

FIO_2: fração inspirada de oxigênio; CPAP: pressão positiva contínua nas vias aéreas; CNAF: cânula nasal de alto fluxo; VNI: ventilação não invasiva; IPAP: pressão positiva inspiratória nas vias aéreas; EPAP: pressão positiva expiratória nas vias aéreas. Adaptado de Ferioli *et al.*, 2020.[38]

Outro fator importante a ser considerado no uso da CNAF é a possibilidade de retardo na intubação e consequente maior risco de morte.[41] Testes curtos (30 min a 1 h) devem ser implementados, com monitoramento contínuo, e caso não haja melhora do desconforto respiratório, a intubação não deve ser retardada. Algumas variáveis, como as duas descritas a seguir, podem ser utilizadas como ferramentas para identificar a possibilidade de falência da CNAF.

▸ **Índice ROX ([SpO_2/FIO_2]/FR).** Este índice relaciona a oxigenação (SpO_2/FIO_2) e a frequência respiratória (FR) para tentar predizer o sucesso da terapia com CNAF em pacientes com pneumonia ou IRA hipoxêmica. O índice ROX ≥ 4,8, medido em 2, 6 ou 12 h após o início da terapia com CNAF está associado ao menor risco de intubação. Para um índice ROX < 2,85 em 2 h, o risco de falha da CNAF é alto e a intubação do paciente deve ser discutida. Se o índice ROX estiver entre 3,85 e 4,88, a pontuação poderá ser repetida 1 ou 2 h depois para reavaliação.

▸ **Frequência respiratória.** Blez *et al.*[42] observaram, em uma pequena amostra de 30 pacientes com COVID-19, que FR > 26 rpm após 30 min de CNAF associou-se a maior risco de intubação (sensibilidade 75%, especificidade 85%, razão de verossimilhança positiva 4,9, e área sob a curva ROC 0,81). Além disso, os autores avaliaram que a utilização do índice ROX não tem melhor acurácia na predição da possibilidade de intubação que a FR isoladamente.

Ventilação não invasiva

Os resultados da utilização da VNI em casos de IRA hipoxêmica e, especificamente, de IRA provocada por pneumonias virais são, em sua maioria, insatisfatórios. Frat *et al.*[43] observaram maior mortalidade em pacientes sob VNI em relação à CNAF, sem diferenças significativas na taxa de intubação. Em uma subanálise do estudo LUNG SAFE,[44] a VNI foi independentemente associada ao aumento de mortalidade na UTI em pacientes com SDRA. Pacientes com relação PaO$_2$/FIO$_2$ < 150 tiveram maior mortalidade em VNI que em ventilação mecânica invasiva (VMI). Em uma análise[45] de 302 pacientes com síndrome respiratória do Oriente Médio [MERS] (provocada pelo coronavírus denominado MERS-CoV) e IRA hipoxêmica, a VNI foi utilizada em 35% dos pacientes, porém com altíssima taxa de falência: 92,4% dos pacientes necessitaram de intubação e VMI. Em sentido contrário, Patel et al.[46] avaliaram a redução da taxa de intubação em pacientes com SDRA submetidos à VNI com interface capacete (helmet) versus máscara facial. A taxa de intubação foi menor no grupo do capacete em comparação com a máscara facial (61,5% versus 18,2%). Além disso, o grupo do capacete mostrou aumento significativo nos dias sem ventilação (28 versus 12,5 dias), tempo de permanência na UTI (4,7 versus 7,8 dias) e no hospital (27,3% versus 48,7%) reduzido, e menor mortalidade em 90 dias (34,1% versus 56,4%). Na Itália, o capacete foi amplamente utilizado associado à CPAP (pressão positiva contínua nas vias aéreas) durante a pandemia de SARS-CoV-2, com desfechos ainda incertos.[47]

Em contrapartida, a VNI é um potencial gerador de aerossóis. Em um estudo com simulador humano, ventilador de ramo único e máscara *full face* ventilada, a dispersão do ar expirado atingiu 1,5 m com IPAP de 18 cmH$_2$O.[48] Isso expõe profissionais da saúde a maior risco de contaminação quando o paciente é contaminante respiratório. Tran et al.,[49] em uma revisão sistemática, avaliaram o risco de transmissão de infecções respiratórias agudas a profissionais da saúde, e incluíram a VNI como um dos procedimentos com maior risco de transmissão, com odds ratio médio de 3,1. Diante dos escassos benefícios e do potencial risco de contaminação, a recomendação de VNI em quadros de IRA hipoxêmica por pneumonias virais é condicional. Especificamente na pandemia de SARS-CoV-2, a OMS[50] recomendou o uso de VNI apenas em pacientes selecionados e sob estrito monitoramento. No Brasil, a Associação Brasileira de Medicina Intensiva (AMIB)[51] e a Associação Brasileira de Fisioterapia Cardiorrespiratória e Fisioterapia em Terapia Intensiva (ASSOBRAFIR)[52] seguiram uma linha idêntica, recomendando a utilização em testes curtos (de 30 a 60 min), e em ambientes de isolamento (preferencialmente pressão negativa). Além disso, os ventiladores de ramo duplo com filtro de barreira acoplado e as máscaras não ventiladas são condições necessárias à implementação da terapia.

Posição prona "consciente"

Evidências anedóticas[53-55] têm relatado benefícios do uso da posição prona (associado ou não a VNI/CNAF) em pacientes com COVID-19 hipoxêmicos não intubados. O racional fisiológico, semelhante à posição prona em pacientes intubados, seria a redução do desequilíbrio da relação V/Q e do *shunt* e a melhora da hipoxemia. Os resultados mostram melhora na oxigenação, mas a redução da necessidade de intubação, e mais ainda, a redução da mortalidade, são completamente incertas.[56] Um dos estudos,[57] com 20 pacientes que receberam VNI para SDRA moderada a grave, relatou aumento na relação PaO$_2$/FIO$_2$ entre 25 e 35 mmHg após a posição prona, mas 78% dos participantes com SDRA grave evoluíram para VMI. Coppo et al.[58] avaliaram a viabilidade e eficácia da posição prona consciente associada ao uso de CPAP com a interface capacete. Dos 56 pacientes incluídos, a posição prona foi mantida por pelo menos 3 h em 47 (83,9%). Houve melhora da relação PaO$_2$/FIO$_2$ ao mudar de supino para prona, mas ao ressupinar, apenas 50% mantiveram a oxigenação melhorada. A taxa de intubação foi de 28% e 5 pacientes morreram durante o acompanhamento. O risco associado de retardo na intubação também não pode, portanto, ser desprezado (Figura 27.3).

Intubação

Os relatos de pacientes com hipoxemia "silenciosa" parecem ter levado os médicos a um conflito sobre a necessidade de intubação baseada apenas na hipoxemia. O uso da relação PaO$_2$/FIO$_2$ em pacientes não intubados é impreciso, uma vez que a variabilidade da FIO$_2$ ofertada é grande, a depender de fatores como o volume-minuto e a mistura de gás através de uma máscara mal acoplada, por exemplo, e portanto não serve como critério de intubação.[59] Isoladamente, a taquipneia dificilmente determina a necessidade de intubação endotraqueal sem que haja desconforto respiratório associado, uma vez que pode ser resultado da ação do processo inflamatório nos receptores de estiramento e receptores J pulmonares.[59] O desconforto respiratório parece ser o limite entre a possibilidade de manter o paciente respirando espontaneamente e a decisão de intubá-lo. A possibilidade de ampliar a lesão pulmonar diante dos esforços respiratórios dos pacientes com COVID-19 foi proposta por Gattinoni et al.[60] como um dos fatores de transição entre os propostos fenótipos "L" e "H", como já citado anteriormente. O aumento da pressão muscular (Pmus) proporciona maior negatividade da pressão pleural e consequente aumento da pressão transpulmonar, aumentando o *stress* mecânico com possibilidade de dano à matriz extracelular e exacerbação do processo inflamatório.[61] Isso é ainda mais plausível se o aumento da pressão transpulmonar for proporcionado pela adição de pressão positiva, ou seja, quando acoplado dispositivo de VNI. Além disso, ocorre aumento do extravasamento de fluidos intravasculares para o interstício, consequente ao aumento da pressão transvascular provocado pelo esforço respiratório vigoroso. Com isso, além da permeabilidade vascular aumentada por conta do processo inflamatório, os pulmões se tornam edemaciados, com aumento da pressão superimposta e atelectasias dependentes. O aumento da carga elástica a ser vencida com a progressiva redução da complacência pulmonar é um mecanismo proposto para o início do desconforto respiratório.[60]

▶ Ventilação mecânica invasiva no paciente com COVID-19

Os dados chineses inicialmente publicados de mortalidade entre pacientes com COVID-19 mecanicamente ventilados assustaram o mundo. Em março de 2020, Zhou et al.[63] publicaram na *The Lancet* um estudo de coorte retrospectivo, multicêntrico, com 191 pacientes, realizado no epicentro da pandemia: a cidade de Wuhan, China, no qual atestaram que, entre os 31 pacientes mecanicamente ventilados, a mortalidade foi de 97%. Essa alta mortalidade foi corroborada por um estudo nova-iorquino,[64] com 5.700 pacientes, cujos dados de 2.634 pacientes que morreram ou tiveram alta foram avaliados, dos quais 302 (12,1%) necessitaram de VMI, com uma mortalidade relatada de 88,1%. A alta mortalidade, no entanto, adveio de um erro estatístico: havia 3.066 pacientes ainda vivos, entre os quais 831 (27,1%) ainda se encontravam sob VM, ou seja, não foram contados nem entre os óbitos, nem entre as altas. Os autores, então, contabilizaram 282 mortes e 38 altas em um total de 320 pacientes, desconsiderando os 831 que ainda permaneciam sob VM. Assim, considerando-a uma doença de longa permanência, os dados relatados desta forma apenas demonstram pacientes que tiveram alta ou morreram precocemente em relação à maioria que ainda permanecia internada. Uma publicação emitiu uma correção, na qual os dados atualizados mostram que 38 pacientes (3,3%) tiveram alta com vida, 282 (24,5%), morreram e 831 (72,2%), permaneceram hospitalizados.[65] Em geral, a mortalidade média em pacientes sob VMI é de 34,8%.[66]

Até o momento, vários autores propuseram diferentes fenótipos para explicar o tipo de dano pulmonar associado e o melhor suporte respiratório.[7,29,60] Nenhum deles foi corroborado por evidências científicas sobre as consequências clínicas desses elementos, e se eles realmente correspondem a diferentes fenótipos populacionais, diferentes estágios de dano pulmonar ou diferentes suscetibilidades pessoais. Apesar disso, a explicação dos fenótipos de Robba et al.[29] nos ajuda a entender as diferentes apresentações e a evolução dos danos causados pela pneumonia por COVID-19 e a obter uma sugestão terapêutica baseada na fisiopatologia proposta (Figura 27.4).

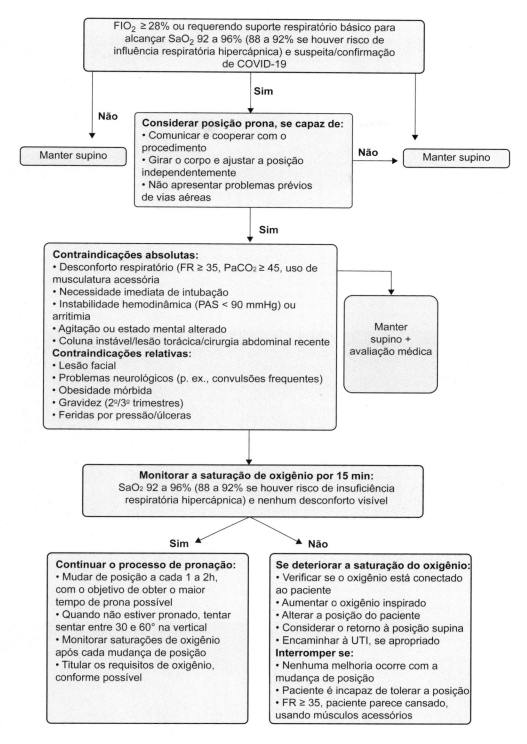

Figura 27.3 ■ Protocolo para posição prona consciente. FIO_2: fração inspirada de oxigênio; SaO_2: saturação de oxigênio; FR: frequência respiratória; $PaCO_2$: pressão parcial de gás carbônico arterial; PAS: pressão arterial sistólica; UTI: unidade de terapia intensiva. (Adaptada de Intensive Care Society, 2020.)[62]

A investigação ativa da patologia tromboembólica em indivíduos que permanecem hipoxêmicos, apesar dos suportes de resgate utilizados, é sugerida em todos os fenótipos. A ecocardiografia e a ultrassonografia pulmonar à beira do leito podem auxiliar no diagnóstico de disfunções cardíacas, padrões de edema, colapso alveolar, derrames pleurais e pneumotórax. Na Figura 27.5, isso é bem evidenciado.

Outras tentativas de caracterizar a COVID-19 em fenótipos, embora interessantes sob o prisma de uma pandemia, em que informações sobre a melhor estratégia terapêutica diante de uma doença desconhecida são sempre desejadas, carecem de sustentabilidade e efetividade à beira do leito. Gattinoni et al.[60] propuseram a abordagem terapêutica baseada em dois fenótipos observacionais: o "L" e o "H" (Figura 27.6). O fenótipo "L" caracteriza-se por baixa elastância pulmonar (alta

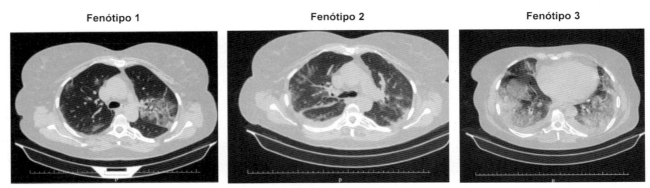

Figura 27.4 ▪ Fenótipos da COVID-19 avaliados pela tomografia computadorizada de tórax na admissão. Na proposta de Robba et al.,[29] o fenótipo 1 corresponde a um pulmão com complacência normal e hipoxemia. A estratégia terapêutica baseada na fisiopatologia corresponde à redistribuição dos fluxos vasculares e à redução do *shunt* pelo uso moderado da PEEP (pressão positiva expiratória final). Se a hipoxemia persistir, são sugeridas estratégias com vasodilatadores pulmonares, como óxido nítrico inalado. No fenótipo 2, predominam atelectasias e colapso pulmonar heterogêneo, em que a abordagem terapêutica corresponde ao uso de PEEP moderada a alta, e ao resgate com posição prona e manobras de recrutamento. O fenótipo 3 é semelhante ao da SDRA (síndrome do desconforto respiratório agudo) mais clássica, com edema pulmonar e baixa complacência. Sugere-se um ajuste individualizado da PEEP e, em caso de resgate, uso de esteroides sistêmicos e oxigenação por membrana extracorpórea (ECMO, do inglês *extracorporeal membrane oxigenation*). (Acervo do autor Dr. Jorge Luis dos Santos Valiatti.)

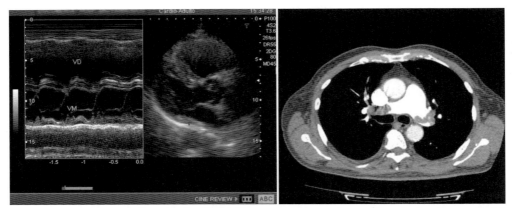

Figura 27.5 ▪ Paciente com diagnóstico confirmado de COVID-19, que apresenta piora súbita da função respiratória e cardiovascular. Ecocardiograma realizado à beira do leito evidencia aumento do ventrículo direito, com relação VD/VE > 0,6. A angiotomografia confirma o diagnóstico de tromboembolismo pulmonar (TEP) bilateral. (Imagem gentilmente cedida pelo Dr. Marcus Ferez.)

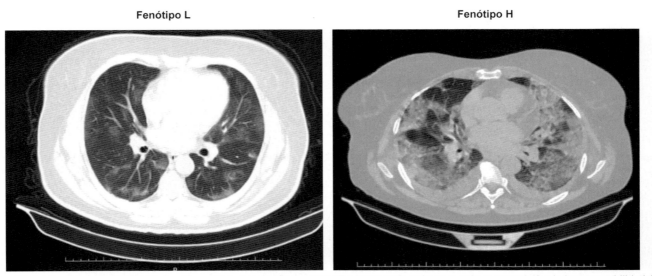

Figura 27.6 ▪ Fenótipos da COVID-19. Fenótipos "L" (baixa elastância pulmonar, baixo peso pulmonar, baixa relação V/Q e baixa recrutabilidade) e "H" (alta elastância pulmonar, alto *shunt* direito-esquerdo, alto peso pulmonar e alta recrutabilidade).[60] (Acervo do autor Dr. Jorge Luis dos Santos Valiatti.)

complacência), baixo peso pulmonar (ausência/pouco edema), baixa relação V/Q (dada a provável redução da vasoconstrição hipóxica) e baixa recrutabilidade. O fenótipo "H", ao contrário, representa um típico pulmão de SDRA.

A transição entre esses fenótipos seria consequência do curso natural da doença ou de lesão pulmonar autoinflingida (P-SILI) (Figura 27.7). No entanto, em recente série de casos de necropsia,[67] todos os pacientes com COVID-19 tinham dano alveolar difuso (DAD), a característica histológica da SDRA, mesmo os pacientes que morreram em casa e nunca foram ao hospital.

Isso suscitou outra questão: afinal, o quadro de insuficiência respiratória estabelecido em pacientes diagnosticados com COVID-19 é ou não SDRA, independentemente do estágio? Se considerarmos a definição de Berlim[69] no diagnóstico da SDRA, podemos observar que os critérios estabelecidos (deterioração aguda do estado respiratório dentro de < 1 semana, opacidades bilaterais na imagem do tórax [não totalmente explicadas por derrames, atelectasias ou nódulos], insuficiência respiratória não totalmente explicada por insuficiência cardíaca ou sobrecarga de volume e relação PaO_2/FIO_2 < 300 mmHg com PEEP ≥ 5 cmH_2O) são atendidos por pacientes com IRA por COVID-19. No entanto, Gattinoni et al.[60] baseiam-se mais uma vez em dados observacionais e utilizam a complacência do sistema respiratório (Crs) relativamente normal como um diferencial entre o que seria uma pneumonia por COVID-19 (Crs > 50 mℓ/cmH_2O) e a SDRA (Crs < 40 mℓ/cmH_2O). É necessário, entretanto, que se façam duas observações:

1. Há um intervalo não especificado entre Crs > 40 e < 50 mℓ/cmH_2O, o que deixaria em um "limbo" diagnóstico os pacientes com Crs mensurada nessa faixa.
2. Dados obtidos do estudo multicêntrico LUNG SAFE[25] mostram que 31% dos pacientes com SDRA tinham Crs > 40 mℓ/cmH_2O (Figura 27.8).

Deve-se notar que, após SDRA grave, muitos indivíduos evoluem com fibrose pulmonar de graus variáveis,[70,71] e esse é o estágio final reconhecido na doença pulmonar grave. Após a tempestade inflamatória e suas compensações, o reparo das estruturas continua por meio de fibrócitos e colágeno, que levam à formação de cicatrizes alveolares.

Essa fibrose idiopática após infecção viral apresenta alterações relatadas em indivíduos pós-SDRA de 47% para troca gasosa e 25% na redução da capacidade pulmonar total.[70]

Não há, portanto, clara evidência de que os critérios de ventilação mecânica protetora possam ser desconsiderados na COVID-19, independentemente do estágio da doença. Sugerimos um algoritmo inicial de gerenciamento da VM (Figura 27.9).

Modo ventilatório

Não há evidências que indiquem a superioridade de um modo ventilatório sobre outro no desfecho mortalidade, qualquer que seja a doença de base. Uma metanálise fisiológica[73] comparando o modo controlado a volume (VC-CMV) e o modo controlado a pressão (PC-CMV) em casos de IRA, não encontrou diferença significativa em variáveis fisiológicas (Crs, e trocas gasosas e hemodinâmicas) ou desfechos clínicos (mortalidade na UTI e tempo de internação). Especificamente na SDRA, uma *Expert Opinion* publicada em 2017 destaca que na SDRA grave, não há diferença nos desfechos quando comparados o VC-CMC e o PC-CMV. No entanto, ressalva que a utilização do VC-CMV na fase precoce pode ser desejável por facilitar a avaliação da mecânica respiratória e da *driving pressure* (DP), enquanto nas fases mais tardias, quando se permitem respirações assistidas, os PC-CMVs, que não limitam o fluxo inspiratório, podem ser mais adequados por reduzirem o risco de assincronias paciente-ventilador. De fato, pequenas pausas inspiratórias contínuas (0,2 a 0,3 s) permitem monitoramento contínuo da DP, além de proporcionar redução da relação VD/VC e da $PaCO_2$ (pressão parcial de gás carbônico arterial) quando um baixo volume corrente é utilizado.[74,75]

Em alguns artigos, o uso do modo ventilatório com a liberação da pressão das vias aéreas (APRV) é sugerido para pacientes com SDRA por COVID-19,[76,77] e embora haja evidências de redução de mortalidade e melhora da oxigenação ao terceiro dia em pacientes com IRA hipoxêmica, em uma recente revisão sistemática e metanálise,[78] a APRV não é um modo familiar a todos os profissionais, e ajustes inadequados podem promover derrecrutamento cíclico e aumento

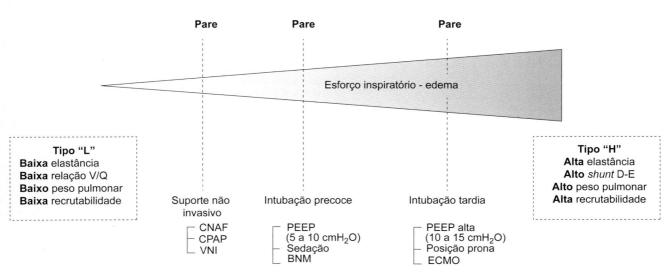

Figura 27.7 ■ Estratificação fenotípica e intervenção terapêutica respiratória proposta por Gattinoni et al.[60] P-SILI: lesão pulmonar autoinflingida; V/Q: ventilação/perfusão; CNAF: cânula nasal de alto fluxo; CPAP: pressão positiva contínua nas vias aéreas; VNI: ventilação não invasiva; PEEP: pressão positiva expiratória final; BNM: bloqueador neuromuscular; ECMO: oxigenação por membrana extracorpórea. (Adaptada de Jain e Doyle, 2020.)[68]

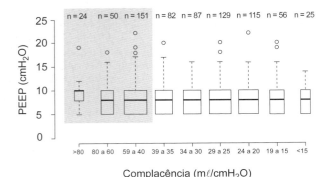

Figura 27.8 ■ Dados relacionando a pressão positiva expiratória final (PEEP) e a complacência do sistema respiratório (Crs) em 719 pacientes com síndrome do desconforto respiratório agudo (SDRA) incluídos no estudo LUNG SAFE.[25] Pode-se observar que 225 pacientes (31%) tinham Crs > 40 mℓ/cmH$_2$O (quadro sombreado), valor abaixo do qual Gattinoni et al.[7] propuseram o diagnóstico de SDRA por COVID-19. (Adaptada de Bellani et al., 2016.)[25]

do esforço respiratório, que podem ser detectados por variações na pressão de oclusão das vias aéreas. Embora os resultados dos estudos não deixem clara a relação risco/benefício na hemodinâmica com o uso de APRV, a alta pressão média das vias aéreas pode aumentar a pós-carga ventricular direita.[79-81] Assim, não é apenas o modo ventilatório, mas também a configuração precisa dentro do modo, e o protocolo usado para ajustar essas configurações em resposta às mudanças na patologia pulmonar do paciente, podem determinar desfechos.

Volume corrente

Embora Gattinoni et al. tenham reiteradamente sugerido a utilização de volumes correntes mais "liberais" (7 a 9 mℓ/kg de peso ideal)[60,82] no chamado fenótipo "L" da COVID-19, não há respaldo na literatura para tal. No ARMA Trial,[83] em uma população com parâmetros fisiológicos heterogêneos de SDRA (incluindo a complacência estática), o uso de volumes correntes baixos mostrou-se eficaz em reduzir a taxa de mortalidade (Figura 27.10). De fato, a Crs de pacientes classificados como fenótipo "L" não parece diferir de pacientes com SDRA leve "típica", e mesmo pacientes com pressão de platô (Pplatô) mais baixa que o limite de 30 cmH$_2$O podem se beneficiar da ventilação com baixo volume corrente.[84] Sugere-se, portanto, a utilização inicial de volume corrente entre 4 e 6 mℓ/kg de peso ideal para manter a Pplatô < 30 cmH$_2$O e a DP < 15 cmH$_2$O. Pode-se permitir aumento do volume corrente até 8 mℓ/kg de peso ideal em casos de assincronia de duplo disparo, se a pressão inspiratória cair abaixo da PEEP (elevada Pmus) ou em casos de hipercapnia refratária, desde que mantidos os parâmetros protetores de mecânica respiratória anteriormente citados.[85,86]

Pressão positiva expiratória final

A estratégia inicial mais adequada para ajuste da pressão positiva expiratória final (PEEP) ainda não está clara, principalmente na fase inicial da doença, dada a falta de evidências consistentes sobre o tema e o comportamento heterogêneo da doença, e deve ser adaptada de acordo com os achados clínicos e a situação individual do paciente. Do ponto de vista fisiopatológico, a PEEP inicial não deve ser elevada, e deve-se considerar o objetivo de manter ventilação protetora. Valores iniciais entre 8 e 10 cmH$_2$O são adequados se mantiverem a SpO$_2$ entre 90 e 96% com uma FiO$_2$ ≤ 0,6.[82] Se esses limites não forem atingidos ou com o ajuste inicial da PEEP, deve-se realizar a titulação, principalmente se a relação PaO$_2$/FIO$_2$ for menor que 150. Nesse caso, em pulmões com potencial de recrutamento, a titulação de uma PEEP adequada pode favorecer a redução de unidades alveolares com *shunt*

e melhorar a oxigenação, evitando a necessidade de posição prona se houver aumento da relação PaO$_2$/FIO$_2$ (> 150). O melhor método de titulação, no entanto, é uma incógnita.

■ Titulação da PEEP pela tabela PEEP/FIO$_2$

Sugere-se que a titulação inicial deve ser realizada pela tabela PEEP/FIO$_2$ do protocolo ARDSnet, porém há dúvidas sobre qual tabela utilizar: com valores de PEEP altos ou baixos? Apesar de recomendado pelas diretrizes do Surviving Sepsis Campaign COVID-19,[16] o protocolo ARDSnet pode não ser adequado em todos os casos de COVID-19. Há relatos de sobredistensão pulmonar, aumento da relação VD/VC, aumento da Pplatô e da DP, e hipotensão, mesmo com a utilização da tabela com PEEP baixa, dada a grave hipoxemia associada à pneumonia, em alguns casos com Crs relativamente normal.[87,88] A utilização de PEEP alta que não resulta em recrutamento promove o aumento da ventilação do espaço morto, com consequente hipercapnia, mesmo quando o volume-minuto é mantido constante. Além disso, a compressão dos capilares alveolares leva ao aumento da resistência vascular pulmonar e da pós-carga do ventrículo direito. Isso é exacerbado na atual situação da COVID-19 em razão da presença de microtrombos na circulação pulmonar. Argulian et al.[89] encontraram alta prevalência de dilatação ventricular direita em 105 ecocardiogramas de pacientes com COVID-19 hospitalizados, representando fator de risco independentemente de mortalidade na análise multivariada. Assim, se a tabela PEEP/FIO$_2$ for utilizada, o monitoramento da mecânica respiratória, da relação VD/VC e da hemodinâmica deve ser mandatório, não sendo a oxigenação o único foco do ajuste da PEEP (Quadros 27.2 e 27.3).

■ Titulação da PEEP pela melhor complacência/menor *driving pressure*

Outras estratégias de titulação da PEEP, como o valor da PEEP associado com a melhor Crs (PEEP-complacência), ou a PEEP titulada pelo menor valor de DP, são alternativas ao uso da tabela PEEP/FIO$_2$. O conceito de titular a PEEP pela DP é análogo ao método da PEEP-complacência, uma vez que, para um volume corrente constante, a variação da DP reflete de forma inversa a variação da Crs. No entanto, a titulação da PEEP pela Crs, quando a Pplatô é avaliada por pausas mais longas (pelo menos 2 s), pode subestimar a distensão pulmonar máxima. Pausas longas refletem o *stress relaxation* (SR), ou seja, a queda de pressão durante a pausa consequente às propriedades viscoelásticas dos pulmões e ao *pendelluft*, além de ser mais suscetível a pequenos vazamentos. Sendo assim, pausas entre 0,2 e 0,3 s refletem melhor a máxima distensão alveolar, e consequentemente o maior risco de lesão pulmonar induzida pela VM.[74] Assim, um ajuste da PEEP que promova redução da DP indica recrutamento de alvéolos previamente colapsados e consequente aumento da Crs; ao contrário, se o ajuste da PEEP proposto elevar a DP, ocorre sobredistensão pulmonar e redução da Crs. É importante ressaltar que esse comportamento reflete a mecânica respiratória global, e que pode haver sobredistensão regional mesmo com redução da DP.

■ Titulação da pressão positiva expiratória final com base na estimativa do colapso e hiperdistensão pulmonar regional pela tomografia de impedância elétrica

Este método estima o colapso e a hiperdistensão pulmonares utilizando informações da mecânica regional (complacência) de cada pixel da imagem da tomografia de impedância elétrica (TIE) durante a manobra decremental da PEEP, após uma manobra de recrutamento alveolar (MRA). Esta estimativa baseia-se na premissa de que durante uma manobra decremental da PEEP haverá inicialmente um aumento da complacência pulmonar, em razão da redução da hiperdistensão, seguida da redução da complacência, por causa do surgimento do colapso pulmonar. Ao término da manobra, é gerado um resumo que exibe os valores de colapso e a hiperdistensão para cada valor de PEEP. De acordo com as diretrizes brasileiras de ventilação mecânica, recomenda-se ajustar a PEEP que resulta em menos de 5% de colapso.[90]

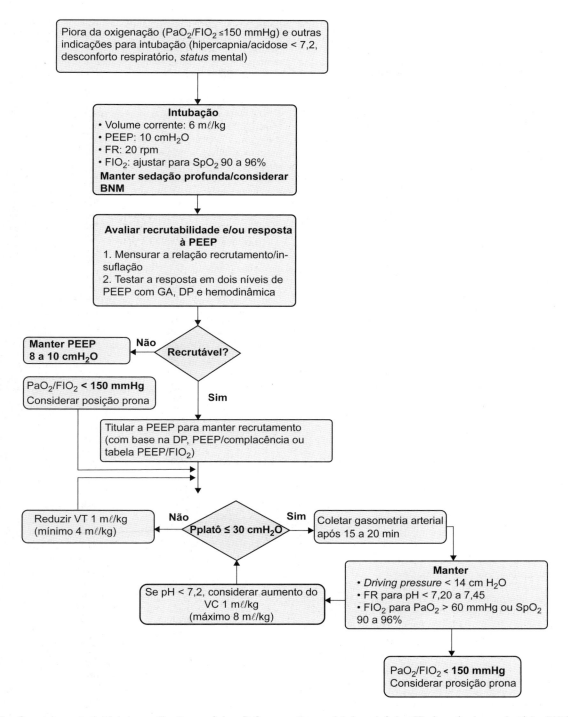

Figura 27.9 ▪ Gerenciamento inicial da ventilação mecânica. PaO$_2$: pressão parcial de oxigênio; FR: frequência respiratória; BNM: bloqueador neuromuscular; PEEP: pressão positiva expiratória final; DP: *driving pressure*; Pplatô: pressão de platô; VC: volume corrente; GA: gasometria arterial; FIO$_2$: fração inspirada de oxigênio. (Adaptada de Brochard e Piraino, 2020.)[72]

▪ **Avaliação da resposta à pressão positiva expiratória final/potencial de recrutamento**

O potencial de recrutamento está diretamente associado à resposta à PEEP. Em razão dos relatos de uma complacência mais alta acompanhada de profunda hipoxemia em pacientes com COVID-19, a avaliação da recrutabilidade deve fazer parte da rotina de gerenciamento da ventilação mecânica. Chen *et al.*[91] propõem que a relação entre o volume exalado, quando a PEEP é reduzida entre 15 e 5 cmH$_2$O (volume recrutado), e o volume previsto pela complacência com a PEEP de 5 cmH$_2$O (ou acima da pressão crítica de abertura) pode adequadamente avaliar o potencial de recrutamento. O índice formado entre essas variáveis é denominado "relação recrutamento/insuflação", com valores > 0,5 indicando pacientes com maior potencial de recrutamento. Um interessante tutorial sobre o método, bem como uma calculadora *on-line* podem ser encontrados em https://rtmaven.com/.

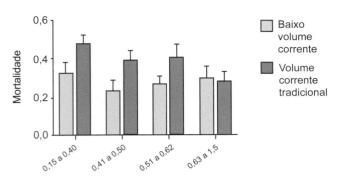

Figura 27.10 ■ Relação entre mortalidade e quartis de complacência estática. (Adaptada de Brower et al. 2000.)[83]

Quadro 27.2 ■ PEEP versus FIO$_2$ para encontro da melhor PEEP, em situações de SDRA leve.

FIO$_2$	0,3	0,4	0,5	0,5	0,6	0,7	0,7
PEEP	5	5	8	8	10	10	12

FIO$_2$	0,7	0,8	0,9	0,9	0,9	1	
PEEP	14	14	14	16	18	18 a 24	

FIO$_2$: fração inspirada de oxigênio; PEEP: pressão positiva expiratória final.
Adaptado de Brower et al., 2000.[83]

Quadro 27.3 ■ PEEP versus FIO$_2$ para encontro da melhor PEEP, em situações de SDRA moderada/grave.

FIO$_2$	0,3	0,3	0,3	0,3	0,3	0,4	0,4
PEEP	5	8	10	12	14	14	16

FIO$_2$	0,5	0,5	0,5 a 0,8	0,8	0,9	1	1
PEEP	16	18	20	22	22	22	24

FIO$_2$: fração inspirada de oxigênio; PEEP: pressão positiva expiratória final.
Adaptado de Brower et al., 2000.[83]

Uma forma mais empírica de avaliar o potencial de recrutamento é testar dois níveis de PEEP separados por pelo menos 5 cmH$_2$O, sem qualquer outro ajuste do ventilador além da PEEP entre as avaliações. Sugere-se realizar avaliação de gases arteriais, hemodinâmica, DP e Pplatô antes e depois dos ajustes da PEEP. Pacientes não recrutáveis geralmente têm benefícios limitados na oxigenação, pressão arterial média mais baixa com a PEEP alta, PaCO$_2$ mais alta e DP mais alta. Os recrutáveis geralmente apresentam melhora significativa na oxigenação, alteração mínima na PaCO$_2$ e redução na DP. Não é um método perfeito e deve ser usado associado a uma avaliação mais ampla do potencial de risco/benefício em relação ao aumento da PEEP.[92]

Posição prona

Mudanças no posicionamento do paciente podem ter um efeito drástico na oxigenação e ventilação na SDRA com hipoxemia grave. A posição prona pode melhorar a distribuição da perfusão nas regiões pulmonares ventiladas, diminuindo o *shunt* intrapulmonar e melhorando a oxigenação. O uso da posição prona intermitente ou estendido pode melhorar significativamente a oxigenação em 60 a 70% dos pacientes.[93] Metanálises recentes em pacientes com SDRA documentaram uma redução significativa da mortalidade com a posição prona, com uma redução absoluta da mortalidade de 10% no subconjunto de pacientes de SDRA com hipoxemia grave. O estudo PROSEVA[94] encontrou um efeito substancial prona na SDRA moderada a grave (relação PaO$_2$/FIO$_2$ < 150). A mortalidade ajustada pelo escore SOFA nos dias 28 e 90 melhorou significativamente (OR 0,42, IC 95%, 0,26 a 0,66, p < 0,001 e OR 0,48, IC 95%, 0,32 a 0,72, p < 0,001, respectivamente) em pacientes que receberam um regime inicial de posição prona por 16 h/dia. O número médio de sessões de pronação por paciente foi 4,4.

É importante notar que um número substancial de pacientes também recebeu bloqueio neuromuscular concomitante no estudo PROSEVA, e embora o mecanismo pelo qual a mortalidade foi reduzida não esteja claro, é possível pensar que, ao homogeneizar a pressão pleural e a pressão transpulmonar no eixo ventrodorsal (e consequentemente reduzir o *stress/strain* imposto), a posição prona pode reduzir o risco de lesão pulmonar induzida pela ventilação mecânica (LPIVM). Uma análise do comportamento da DP ao longo dos dias de pronação no PROSEVA mostra que, interessantemente, o grupo supino teve aumento progressivo da DP, em média. Ao contrário, o grupo prono teve um comportamento estável ao longo dos dias e com menores valores de DP. Assim, a menor mortalidade associada à posição prona pode estar mais relacionada com a redução da LPIVM que a melhora da oxigenação (Figura 27.11).

Considerando que a SDRA por COVID-19 não parece ser diferente da SDRA por outras causas,[95] os critérios estabelecidos para realizar a pronação devem ser semelhantes:

- Iniciar a posição prona precocemente (< 36 h), em pacientes com SDRA moderada/grave (relação PaO$_2$/FIO$_2$ < 150)
- Realizar a posição prona em conjunto com outras terapias: estratégia ventilatória protetora e sedação adequada ou bloqueio neuromuscular, se necessário (o paciente deve estar completamente passivo no ventilador)
- Manter o paciente pronado por um período contínuo ≥ 16 h. Não há um tempo limite para manter a pronação, embora um pequeno estudo[96] não tenha mostrado benefícios significativos em variáveis como oxigenação e complacência além de 24 h. Além disso, o risco de lesão por pressão é tempo-dependente e deve ser considerado ao se estender o tempo de duração da posição prona
- Parar ao observar:
  ○ Melhora da oxigenação com relação PaO$_2$/FIO$_2$ > 150 mmHg com PEEP ≤ 10 cmH$_2$O e FIO$_2$ ≤ 0,6 após 4 h em posição supina
  ○ Deterioração consistente da relação PaO$_2$/FIO$_2$ em mais de 20% em relação a PaO$_2$/FIO$_2$ da sessão supina anterior. Encerrar a terapia de pronação se a deterioração ocorrer em duas sessões consecutivas
- Considerar ainda as seguintes complicações que podem levar à interrupção imediata da terapia prona:
  ○ Saturação de oxigênio < 85% na oximetria de pulso ou uma PaO$_2$ < 55 mmHg por mais de 5 min quando a FIO$_2$ era de 1,0
  ○ Extubação não planejada
  ○ Intubação do brônquio principal
  ○ Obstrução do tubo endotraqueal
  ○ Hemoptise substancial
  ○ Parada cardíaca ou frequência cardíaca < 30 bpm por mais de 1 min
  ○ Pressão arterial sistólica < 60 mmHg por mais de 5 min.

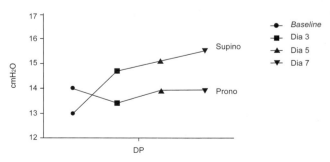

Figura 27.11 ■ Variação da *driving pressure* (DP), em média, ao longo dos dias entre os grupos prono e supino no estudo PROSEVA. Observe o comportamento mais estável e com menores valores da DP no grupo prono. (Dados obtidos de Guérin et al., 2013.)[94]

Manobras de recrutamento alveolar

As MRAs consistem na aplicação breve de altos níveis de pressão positiva nas vias aéreas, com o objetivo de abrir unidades alveolares colapsadas, de acordo com sua pressão crítica de abertura.[97] De fato, pressões tão elevadas quanto 60 cmH$_2$O podem ser necessárias para atingir a pressão crítica de abertura de unidades colapsadas, o que se convencionou chamar de "manobra de recrutamento máximo". No entanto, o recrutamento dessas unidades pode ser seguido de colapso na expiração se níveis de PEEP adequados não forem utilizados, levando a abertura e colapso cíclicos de alvéolos e pequenas vias aéreas e consequente lesão pulmonar por atelectrauma. Além disso, a abertura de unidades alveolares previamente colapsadas leva ao aumento do tamanho de pulmão funcional, permitindo que o volume corrente aplicado seja distribuído por uma superfície pulmonar maior, resultando em *stress* e *strain* dinâmicos regionais reduzidos.

Embora esteja estabelecido o efeito benéfico da MRA sobre a oxigenação, não há evidências de melhora na mortalidade, e permanência na UTI ou no hospital.[98] Além disso, pacientes com SDRA podem ter pulmões com maior potencial de recrutamento, enquanto outros podem mostrar baixo potencial. O estudo multicêntrico *Alveolar Recruitment Trial* (ART)[99] concluiu que em pacientes com SDRA moderada a grave, uma estratégia com recrutamento pulmonar e PEEP titulada em comparação com PEEP baixa aumentou a mortalidade por todas as causas em 28 dias. Além disso, o grupo MRA teve significativamente maior incidência de barotrauma e hipotensão. Assim, esses achados não suportam o uso rotineiro de MRA em pacientes com SDRA, principalmente se o potencial individual de recrutamento (recrutabilidade) não pode ser avaliado.

No contexto da COVID-19 quase nada foi publicado até a presente data em relação à MRA. Brault *et al.*[100] analisaram dados retrospectivos de 39 pacientes com SDRA e compararam com os de 24 pacientes com SDRA por COVID-19. Todos os pacientes foram submetidos à MRA com incremento de PEEP de 25 a 40 cmH$_2$O com steps de 2 min, mantendo delta pressórico de 15 cmH$_2$O. No entanto, os autores relatam que a PEEP foi ajustada para manter Pplatô < 30 cmH$_2$O e DP < 15 cmH$_2$O (sem titulação decremental pós-manobra). Uma melhora na oxigenação (definida como aumento na relação PaO$_2$/FIO$_2$ de, pelo menos, 20% nas primeiras 2 a 4 h pós-MRA foi encontrada em 63% dos pacientes com SDRA por COVID-19, e em 72% dos pacientes com SDRA por outras causas. Não houve diferença significativa no tempo de permanência em VM, tempo de permanência na UTI ou mortalidade. Assume-se, portanto, as mesmas condições estabelecidas para SDRA por outras causas. As diretrizes propostas pela Surviving Sepsis Campaign COVID-19[101] propõem utilizar MRA para hipoxemia refratária, porém recomendam contra o uso de manobras com incremento progressivo de PEEP (*staircase maneuvers*), ambas as recomendações com baixa qualidade de evidência.

Oxigenação por membrana extracorpórea

A utilização de oxigenação por membrana extracorpórea (ECMO, do inglês *extracorporeal membrane oxigenation*) deve restringir-se àqueles pacientes com hipoxemia refratária (PaO$_2$/FIO$_2$ < 50 mmHg por 3 h ou PaO$_2$/FIO$_2$ < 80 mmHg por 6 h) apesar de ajustes otimizados de VM e falência/impossibilidade da posição prona.[102] Segundo a ELSO (The Extracorporeal Life Support Organization), as contraindicações padrão aplicam-se à doença terminal, dano grave ao sistema nervoso central, *status* "não reanimar" ou diretivas avançadas que recusem tal terapia. Em decorrência dos relatos de alta mortalidade em pacientes de SDRA por COVID-19 sob ECMO venovenosa (84 a 100%), a utilização da ECMO deve ser cuidadosamente avaliada pela equipe, dada a necessidade de mais recursos humanos e maior permanência na UTI, impactando na rotatividade de leitos.[103]

▶ Desmame e extubação

Pacientes com a forma crítica da COVID-19 comumente são submetidos à VM prolongada (10,5 a 18 dias em média). Esse tempo elevado de VM, associado a diversos fatores, como sedação prolongada e uso frequente de bloqueio neuromuscular, aumenta o risco de ocorrência de desmame difícil ou prolongado.[104-106]

Identificar já na admissão os fatores que possam contribuir para este desfecho e adotar estratégias que reduzam esta probabilidade é fundamental. Nesse contexto, assim como nos pacientes de uma forma geral, a utilização de um *bundle* (conjunto de medidas) ABCDEF (Figura 27.12) pode aumentar a probabilidade de sucesso no desmame da VM.[107,108]

O processo de desmame é considerado a etapa mais complexa do suporte ventilatório mecânico e um ponto fundamental para o sucesso compreende a identificação dos pacientes elegíveis.[109,110] O paciente com COVID-19 comumente apresenta diversas alterações sistêmicas e a estabilidade clínica é essencial para a seleção dos pacientes aptos ao desmame da VM.

Diversos critérios extrapolados de outras condições clínicas ou específicos para o contexto da COVID-19 devem ser analisados para considerar o paciente apto ao desmame da VM. Esses critérios devem incluir:[111,112]

- Resolução da causa da insuficiência respiratória aguda que motivou a necessidade de VM
- Ausência de programação para realização de procedimento que exija sedação, anestesia e/ou bloqueio neuromuscular
- Adequado nível de consciência (pontuação na escala de coma de Glasgow ≥ 8)
- Capacidade de controlar a ventilação espontânea (*drive* respiratório íntegro e regular)
- Estabilidade hemodinâmica:
  - Sem uso de fármaco vasoativo ou em uso de dose mínima – exemplo: norepinefrina < 5 mcg/min
  - Ausência de arritmias, insuficiência coronariana ou cardíaca descompensada
  - Pressão arterial média (PAM) ≥ 60 mmHg
  - Pressão arterial sistólica (PAS) > 90 mmHg
- Adequada oxigenação arterial:
  - Pressão parcial de oxigênio (PaO$_2$) no sangue arterial ≥ 60 mmHg
  - Fração inspirada de oxigênio (FIO$_2$) ≤ 40%
  - Relação PaO$_2$/FIO$_2$ > 200 mmHg
  - Saturação periférica de oxigênio (SpO$_2$) ≥ 93%
  - Relação SpO$_2$/FIO$_2$ ≥ 235
  - PEEP ≤ 8 cmH$_2$O
- Equilíbrio acidobásico (pH > 7,34) e hidreletrolítico
- Balanço hídrico zero ou negativo nas últimas 24 h (considerar diurético nas 24 h que antecedem o desmame).

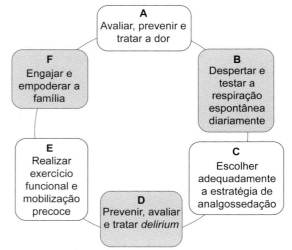

Figura 27.12 ▪ *Bundle* ABCDEF. (Adaptada de Bailey e Kaplan, 2020.)[107]

Diversos índices preditores do sucesso no desmame da VM são propostos, com diferentes propriedades clinimétricas, porém ainda não testados no contexto da COVID-19.[111,112] É importante ter em mente que a utilização desses índices nesse cenário baseia-se, portanto, em extrapolações que podem acarretar resultados diferentes do esperado.

Independentemente do índice empregado, a avaliação deve ser realizada com o paciente conectado ao ventilador, minimizando assim o risco de dispersão de aerossol e contaminação em casos de desconexão. Entre os índices disponíveis, destacam-se por sua facilidade de monitoramento o índice de respiração rápida e superficial (IRRS) e a pressão inspiratória máxima (Pi máx).[14,112]

Souza *et al.* avaliaram 109 pacientes fora do contexto da COVID-19 e observaram que quando avaliado com os pacientes conectados ao ventilador mecânico, um IRRS < 80,1 ipm/ℓ correlacionava-se a maior chance de sucesso no desmame da VM (sensibilidade = 0,8; especificidade = 0,65). Importante destacar que nesse estudo o IRRS foi avaliado após 5 min de ventilação no modo pressão de suporte (PS) com PS = 5 cmH$_2$O e PEEP = 5 cmH$_2$O.[113]

Em relação à Pi máx, valores mais negativos (20 a −30 cmH$_2$O) têm sido correlacionados a melhor desfecho no desmame da VM.[111,113] Ventiladores que dispõem de *software* que possibilita a identificação da pressão negativa gerada pelo esforço muscular inspiratório contra a via aérea ocluída (pausa expiratória) possibilitam esta medida. Sugere-se a realização de três medidas, com intervalo de 1 a 2 min, utilizando-se como referência o maior valor em módulo obtido.

As melhores evidências científicas disponíveis apontam para a necessidade de realização do teste de respiração espontânea (TRE), visando a avaliação da capacidade de o paciente manter a autonomia ventilatória. Várias formas são descritas na literatura, tais como:[111,114-116]

- TRE em tubo ou peça T
- PSV mínima (5 a 8 cmH$_2$O) sem PEEP
- PSV mínima (5 a 8 cmH$_2$O) com PEEP (5 cmH$_2$O)
- PSV = 0 e PEEP = 0
- CPAP (5 cmH$_2$O)
- Compensação automática do tubo (ATC).

Entre elas, as mais comumente utilizadas são o tubo T e a PSV mínima (com ou sem PEEP). Uma recente metanálise demonstrou não haver diferença significativa em relação aos desfechos primário (sucesso de extubação) e secundários (taxa de reintubação; tempo de internamento na UTI e no hospital; e mortalidade na UTI e no hospital) quando as duas formas são comparadas.[116]

No contexto da COVID-19, visando minimizar o risco de dispersão de aerossol, sugere-se o emprego da PSV mínima. Quanto ao emprego ou não de PEEP durante a realização do teste, estudos têm demonstrado que o emprego de um valor mínimo de PEEP pode reduzir significativamente o trabalho respiratório, aumentando a possibilidade de resultados falsos-positivos, ou seja, pacientes que passariam no teste, mas poderiam apresentar maior chance de falha após a extubação.[116,117]

Independentemente da forma utilizada, o TRE deve ter duração entre 30 e 120 min, sendo comumente realizado em 60 min.[111,114-116] Durante o teste é necessário estar atenta(o) aos sinais de intolerância ao teste, que podem incluir:

- Uso de musculatura acessória
- Batimento de asa de nariz
- Presença de tiragens
- Padrão respiratório paradoxal
- Sudorese
- Face de angústia
- Rebaixamento do nível de consciência
- Agitação psicomotora
- SpO$_2$ < 90%
- Taquipneia (FR > 35 ipm)
- Taquicardia (FC > 140 bpm) ou variação > 20% em relação ao valor basal
- PAS > 180 mmHg, < 90 mmHg, ou variação > 20% em relação ao valor basal.

Em caso de intolerância ao TRE sugere-se que o paciente seja submetido a repouso relativo (adaptação a um nível de PS que garanta normoassistência ventilatória) ou absoluto (retorno ao modo assistido-controlado) e que a causa da falha seja identificada e adequadamente tratada. Mas é importante frisar que as possíveis causas de falha de desmame devem ser identificadas, atenuadas ou prevenidas ainda durante a fase pré-desmame, a fim de assegurar maior chance de sucesso.

Um estudo clínico, controlado e randomizado conduzido por Fernadez *et al.* observou que prover repouso relativo após o sucesso no TRE, antes da extubação, reduziu significativamente a falha de extubação, especialmente em pacientes considerados de alto risco.[118]

Uma vez que o TRE foi bem-sucedido, é fundamental que sejam avaliados critérios que indiquem a probabilidade de sucesso na extubação, tendo em vista que nem todo paciente que tolera a ventilação espontânea é capaz de ventilar sem a presença de uma via aérea artificial.

Entre os diversos critérios analisados com este propósito destacam-se a capacidade de proteger as vias aéreas e a ausência de edema nas vias aéreas. Nesse sentido, a avaliação do nível de consciência, do volume de secreção traqueobrônquica e da efetividade de tosse é necessária.[111]

Uma pontuação na escala de coma de Glasgow > 8, um intervalo entre as aspirações traqueais > 2 h e um pico de fluxo de tosse (PFT) > 60 ℓ/min apontam para maior chance de sucesso na extubação. O PFT também deve ser avaliado com o paciente conectado ao ventilador, e sendo solicitado a realizar uma tosse, mensurando-se o pico de fluxo expiratório gerado durante a manobra naqueles ventiladores que permitem o monitoramento dessa variável. Fora do contexto da COVID-19, Gobert *et al.* avaliaram 92 pacientes e observaram que valores de PFT avaliados no próprio ventilador mecânico > 60 ℓ/min e volume corrente > 550 mℓ associavam-se à maior taxa de sucesso de extubação.[119]

Caso o ventilador utilizado não seja capaz de mensurar o pico de fluxo expiratório gerado durante a tosse, uma alternativa é a avaliação da força muscular periférica através do escore MRC (Medical Research Council). Estudo prévio observou que o escore MRC era independentemente associado à eficiência de tosse, sendo um MRC < 30 um provável marcador de inefetividade de tosse.[120]

O método utilizado para avaliar a probabilidade de ocorrência de estridor laríngeo ou laringospasmo pós-extubação, em decorrência do edema de vias aéreas é o *cuff leak test* (teste de permeabilidade de vias aéreas),[111] mas em decorrência da necessidade de esvaziamento do balonete (*cuff*) e risco de dispersão de aerossol, não é recomendado em pacientes com COVID-19. Diante disso e considerando a ocorrência de VM prolongada (fator de risco para estridor pós-extubação), a utilização de corticosteroides 24 h antes da extubação tem sido sugerida.

Após essas etapas, chega a hora da extubação, a qual exige cuidados adicionais por ser um procedimento potencialmente gerador de aerossol e que pode aumentar as chances de contaminação. A seguir, destacam-se alguns fatores fundamentais para a redução desse risco e para o sucesso no procedimento.

▸ **Protocolo validado pelos componentes da equipe**. Não basta possuir protocolo. É necessário que ele seja conhecido, testado, aceito, e que compreenda as etapas de planejamento, preparação, realização e cuidados pós-extubação.

▸ **Treinamento prévio da equipe**. É importante lembrar que inovação sem treinamento, em vez de ajudar, atrapalha. Isso vale por exemplo para a utilização de métodos que incluam boxes, tendas, caixas ou algo semelhante, e que independentemente da experiência, a capacitação é fundamental.

▸ **Segurança da equipe**. Parece simples, mas o mais importante é que os profissionais estejam utilizando todos os EPIs para a realização de procedimentos geradores de aerossol.

▸ ***Checklist* de materiais**. Todos os equipamentos e dispositivos necessários precisam estar disponíveis e ao alcance da equipe. Não será possível se afastar do leito e nem se sugere que outros profissionais cheguem próximo ao leito durante o procedimento

▸ **Equipe mínima.** Sugere-se que a extubação seja realizada em dupla, garantindo menor chance de dispersão de aerossol e maior agilidade na realização do procedimento.

Diversos métodos têm sido sugeridos com o objetivo de garantir menor risco de dispersão de aerossol, incluindo o uso de boxes de acrílico, sacos plásticos, máscaras faciais para VNI etc., entretanto não há evidências científicas suficientes para assegurar o seu emprego rotineiro.[121-123] Como relatado anteriormente, é necessário que a equipe identifique a viabilidade de implementação e sobretudo, esteja habilitada para seu emprego. Algumas possibilidades são apresentadas nas Figuras 27.13 a 27.16.

O Quadro 27.4 propõe um passo a passo para a realização de uma extubação segura em pacientes com COVID-19.

Após a extubação, deve-se objetivar uma SpO_2 entre 93 e 96%. Havendo necessidade de oxigênio suplementar, este deve seguir as mesmas precauções visando evitar a dispersão de aerossol. Preferencialmente, deve-se utilizar a cânula nasal de baixo fluxo, com fluxos inferiores a 5 ℓ/min sem umidificação, com máscara cirúrgica sobre o dispositivo. Nos pacientes com alto risco de desenvolver IRA pós-extubação, o suporte ventilatório não invasivo, na forma de VNI ou CNAF, deve ser realizado de forma preventiva, adotando-se todas as precauções para minimizar a dispersão de aerossol e o risco de contaminação do ambiente e da equipe.[51]

São considerados fatores de risco para IRA pós-extubação:[124]

- Idade > 65 anos
- Obesidade
- Hipercapnia pós-extubação
- Falência cardíaca como causa da intubação
- Insuficiência cardíaca
- Obstrução de vias aéreas superiores
- Presença de mais de uma comorbidade
- Escore de gravidade APACHE > 12 no dia da extubação
- Mais de 72 h de VM
- Mais de uma falha no desmame da VM
- Tosse ineficaz
- Presença de secreções copiosas.

Entre as precauções para a realização de suporte ventilatório não invasivo pós-extubação, destacam-se:[51]

- Equipe experiente e treinada
- Ambiente com pressão negativa, quarto de isolamento ou ala específica para pacientes com COVID-19
- Mínimo número de circulantes e pessoas próximas ao procedimento
- Em caso de VNI:
  ○ Uso de máscara facial total, não valvulada e sem vazamento não intencional
  ○ Circuito duplo, ventilador da própria UTI, modo específico para VNI

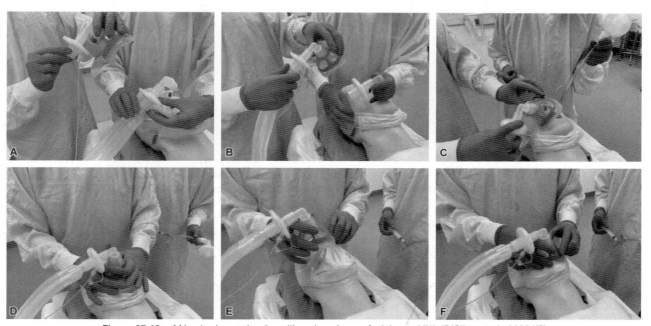

Figura 27.13 ▪ Método de extubação utilizando máscara facial para VNI. (D'Silva *et al.*, 2020.)[121]

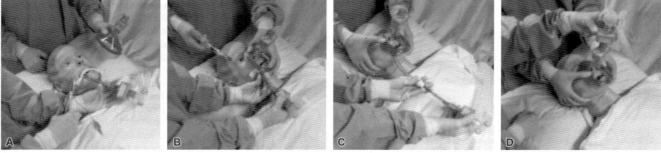

Figura 27.14 ▪ Método *mask over tube*. (D'Silva *et al.*, 2020.)[121]

Ventilação Mecânica no Paciente com Insuficiência Cardíaca

CAPÍTULO 28

Marcelo Park

▶ Introdução

A insuficiência cardíaca pode ser definida como a incapacidade de o coração, como bomba, oferecer um fluxo sanguíneo adequado para a manutenção das funções orgânicas. Vale lembrar que pacientes sem fluxo sanguíneo adequado em repouso têm a síndrome do choque. Por outro lado, a definição pode ser estendida à necessidade de altas pressões de enchimento ventricular para a manutenção de um débito cardíaco adequado. Recordando que o diagnóstico de insuficiência cardíaca congestiva (ICC) é *clínico*, um paciente com déficit grave de encurtamento, mas assintomático, não tem ICC.[1] A importância clínica da entidade é muito grande: após 5 anos do diagnóstico, 50% dos pacientes estarão provavelmente mortos.[2]

Os pacientes com ICC sofrem frequentemente agudizações que os levam a procurar serviços de emergência e serem admitidos em hospital, sendo a principal causa de admissões hospitalares em países desenvolvidos.[3] A anasarca e a dispneia são o sinal e o sintoma mais prevalentes (65 a 70%) nas descompensações.[4] O suporte ventilatório é necessário em até 7% dos pacientes internados com ICC descompensada; desses pacientes, 70% usam ventilação mecânica não invasiva (VNI) e 30% usam ventilação mecânica invasiva (VMI).[5]

▶ Interação coração-pulmão

Dentro de toda a complexidade da fisiologia de interação entre coração e pulmões, alguns aspectos clínicos devem ser lembrados à beira do leito:

- Pacientes hipovolêmicos, em geral, têm resposta com redução do volume sistólico ao se aumentar a pressão média das vias aéreas[6]
- Entre as pressões medidas em vias aéreas (pico, platô, média e pressão expiratória final positiva [PEEP]), a pressão de platô parece ser a mais relacionada com efeitos hemodinâmicos no ser humano[7]
- A pressurização torácica leva à redução do tamanho (raio) do ventrículo esquerdo e de sua pressão transmural, o que pode ser clinicamente interpretado como redução na pós-carga do coração esquerdo[8]
- O efeito da variação do volume pulmonar na pós-carga do ventrículo direito é importante em cada ciclo respiratório, mas uma pressurização contínua, sem grandes variações do volume pulmonar, provavelmente não terá grande impacto clínico a médio e longo prazo
- As variações autonômicas com o volume pulmonar têm importância ainda não bem elucidada à beira do leito[9]
- Em caso de lesões pulmonares graves e de ventilação lesiva aos pulmões, estes podem ser perpetuadores das disfunções orgânicas, inclusive cardiovascular.[10]

Com esses conceitos em mente, serão discutidos os possíveis usos da ventilação mecânica e sua interação com o sistema cardiovascular na prática clínica.

▶ Uso da ventilação mecânica na insuficiência cardíaca congestiva descompensada

A seguir, será discutido o uso da ventilação mecânica em três situações específicas em pacientes com ICC: na insuficiência respiratória, para o suporte hemodinâmico e na avaliação da responsividade à expansão volêmica.

Insuficiência respiratória

Em pacientes com ICC, o tratamento da insuficiência respiratória moderada a grave por meio de VNI e pressão positiva contínua nas vias aéreas (CPAP, do inglês *continuous positive airway pressure*) vem ganhando espaço recentemente. Sendo descrita desde 1936, por Poulton, a CPAP reduz a necessidade de intubação traqueal em 30 a 35% dos casos.[11-16] Proporciona melhora funcional respiratória precoce em resposta à medicação habitual; entretanto, não existe comprovação da redução de mortalidade com o seu uso.[17] Apesar de suas vantagens, como a fácil aplicabilidade, a redução no custo e as poucas complicações, as formas não invasivas de aplicação de pressão em vias aéreas não isolam a via aérea, sendo, por isso, consideradas formas secundárias de suporte.

A pressão positiva intratorácica reduz o retorno venoso e, por consequência, a pré-carga, a pressão transmural em parede de ventrículo esquerdo e a pós-carga. O apoio pressórico inspiratório diminui o consumo de oxigênio da musculatura respiratória, que, em condições basais, é de 5% e passa a até 40 a 50% do débito cardíaco em condições de estresse, reduzindo o trabalho cardíaco.[18]

Do ponto de vista clínico, o uso de 10 cmH_2O de CPAP[11] e de VNI em dois níveis de pressão, com pressão expiratória entre 5 e 10 cmH_2O e pressão inspiratória entre 10 e 15 cmH_2O, é capaz de reduzir a necessidade de intubação traqueal.[16] No entanto, não há evidências de que a ventilação em dois níveis de pressão seja superior à CPAP no tratamento do paciente com edema agudo de pulmão cardiogênico.[19] Apesar de alguns estudos sugerirem redução da mortalidade em pacientes com edema agudo dos pulmões que usam VNI,[16] o estudo 3CPO (maior estudo até o momento a explorar resultados da VNI no edema agudo dos pulmões) não confirmou esse achado.[17]

Durante a congestão, os pulmões podem sofrer com a hipertensão capilar, ocorrendo quebras das paredes vasculares.[20] Dessa maneira, a síndrome hemodinâmica do edema pulmonar pode comportar-se como uma lesão pulmonar aguda.[21] Se for preciso, a ventilação mecânica convencional (VMC) deve ser realizada evitando-se o acréscimo da lesão associada à ventilação mecânica aos pulmões.[22-25]

O uso da VNI em pacientes com insuficiência cardíaca descompensada, sem desconforto ou insuficiência respiratória não é associado a benefícios nítidos, pelo contrário, é relacionado com um período maior de internação hospitalar.[26]

Suporte hemodinâmico

O consumo de oxigênio pela musculatura respiratória é habitualmente baixo, cerca de 2 a 5% do consumo total do corpo e, em situações de desconforto respiratório, pode chegar a 30 a 50% do consumo total. Essa demanda aumentada pode determinar déficit de oxigenação em outras regiões nobres, culminando em sofrimento celular.[18,27]

O uso precoce da ventilação mecânica durante a síndrome do choque cardiogênico pode propiciar acoplamento mais fácil entre oferta e consumo de oxigênio,[27,28] o que, em pacientes apropriados, pode ser um determinante da boa evolução das disfunções orgânicas.[29] Situações em que a ventilação mecânica é necessária não são habituais, por isso, ela deve ser usada apenas quando a reanimação hemodinâmica falhar.[29] Esta última colocação não se aplica a pacientes com franco desconforto e/ou insuficiência respiratória. Em pacientes com insuficiência/desconforto respiratório agudo, a intubação com a instituição da ventilação mecânica é associada[27] à redução do lactato plasmático na fase aguda da doença.

Em pacientes com choque cardiogênico pós-infarto agudo do miocárdio, o uso precoce da ventilação mecânica está relacionado com desmame mais precoce da contrapulsação aórtica, uso de medicações inotrópicas e maior sobrevivência.[29,30] Nesse caso, há pelo menos duas possibilidades de se explicar o ganho oferecido. A primeira é pelo fato já citado da redução do consumo de oxigênio global para níveis em que o sistema cardiovascular debilitado pudesse suprir, e a segunda é pela redução da pré e pós-carga oferecida pela pressurização da caixa torácica. Em animais com choque cardiogênico induzido por tamponamento cardíaco, a ventilação mecânica prolonga a sobrevivência destes em relação à respiração espontânea, provavelmente devido aos fatos citados previamente.[28] Ainda do ponto de vista experimental, a ventilação mecânica em algumas situações é associada à melhora da função do ventrículo esquerdo.[31,32]

Uma aplicação experimental da ventilação mecânica em pacientes com insuficiência cardíaca grave e síndrome de baixo débito é a ventilação de alta frequência em jatos, sincronizada com a sístole ventricular, na qual os pulmões, durante a inspiração, ajudariam a comprimir o coração, facilitando sua ejeção.[33]

Concluindo, a ventilação mecânica deve ser lembrada no tratamento do paciente crítico, no sentido de reduzir o consumo de oxigênio pelo repouso da musculatura respiratória, mas também como suporte circulatório, principalmente em pacientes com choque cardiogênico e insuficiência cardíaca descompensada.

Responsividade a volume

A responsividade à expansão volêmica é algo bem explorado na literatura, sendo a definição mais comum a elevação em 10 a 15% do volume sistólico com infusão de até 500 mℓ de soluções cristaloides ou coloides. Dessa maneira, torna-se racional o uso de expansão volêmica, em que o foco pela fisiologia guytoniana é a elevação da pressão arterial pela elevação do débito cardíaco e, na prática clínica, evita-se a infusão de quantidades de volume desnecessárias, em que não há ganho de perfusão, apenas aumento do edema do paciente.[34]

O método padrão para a mensuração da responsividade a volume é a infusão deste e a verificação da elevação ou não do débito cardíaco. Entretanto, se esse teste for realizado a cada nova infusão, o volume infundido será quase o dobro do planejado, além do que é preciso que exista algum meio de se medir a elevação do volume sistólico.

A complexidade da interação entre coração e pulmões possibilita que, a cada ciclo respiratório, exista uma elevação do retorno venoso para o ventrículo esquerdo, pela compressão do sistema venular pulmonar. Também durante a inspiração há aumento da pós-carga do ventrículo direito e redução do retorno venoso a este. Assim, durante a expiração, essa diminuição do volume sistólico do ventrículo direito terá repercussão no enchimento do ventrículo esquerdo, causando redução do volume sistólico nesta fase. A mensuração do volume sistólico em tempo real pode mostrar essas alterações, mas elas também podem ser detectadas pela variação da pressão de pulso. A área da curva de pressão invasiva, e portanto também sua altura (pressão de pulso), são proporcionais à complacência dos grandes vasos arteriais e ao volume sistólico do batimento cardíaco envolvido. Como a complacência arterial não varia rapidamente (batimento a batimento), a variação da pressão de pulso durante o ciclo respiratório é resultado da variação do volume sistólico. Dessa maneira, quanto maior a variação da pressão de pulso, maior a chance de resposta à expansão volêmica e maior a monta desta.

A variação de pressão de pulso é validada para pacientes sépticos, com linha arterial disponível, hipotensos, ventilados em volume controlado, em modalidade controlada, com volume corrente > 8 mℓ/kg, PEEP < 10 cm H_2O, relação entre tempo inspiratório e expiratório (I:E) de 1:3, sem arritmias e sem hipertensão pulmonar.[35]

Essa sequência restringe sua aplicação na prática clínica. O índice da variação da pressão de pulso (ΔPP) é calculado pela pressão de pulso inspiratória – pressão de pulso expiratória/a média destas. O valor de corte para uma acurácia alta (acima de 95%) para predição de resposta à expansão volêmica é de 13% de ΔPP.[35]

Em pacientes com disfunção ventricular esquerda, entretanto, a variação da pressão de pulso é imprecisa para prever a responsividade a volume,[36] provavelmente por causa da hipertensão pulmonar com disfunção de ventrículo direito comumente existente nesses pacientes.[37-39] Esta última situação clínica é responsável pelo apagamento da resposta do componente do ventrículo direito dentro da variação da pressão de pulso (*delta down*).[38,39] Outro componente que provavelmente pode inibir o *delta down* é o recrutamento de volume vascular da cavidade abdominal com o aumento da pressão desta durante a inspiração.[6] Nesse mesmo raciocínio, provavelmente se incluem outras modalidades de monitoramento hemodinâmico que precisam da interação entre coração e pulmões.[40]

▶ Considerações finais

A ventilação mecânica é frequentemente necessária em pacientes com ICC descompensada, primariamente para suporte da insuficiência respiratória. No entanto, a aplicação da ventilação mecânica pode oferecer também benefícios hemodinâmicos se usada com cautela, mas, em pacientes com ICC grave e hipertensão pulmonar, a interação entre coração e pulmões não deve ser usada para monitoramento hemodinâmico funcional.

▶ Referências bibliográficas

1. Hunt SA, Abraham WT, Chin MH et al. 2009 focused update incorporated into the ACC/AHA 2005 Guidelines for the Diagnosis and Management of Heart Failure in Adults: A report of the American College of Cardiology Foundation/American Heart Association Task Force on Practice Guidelines: developed in collaboration with the International Society for Heart and Lung Transplantation. Circulation. 2009;119(14):e391-479.
2. Cowie MR, Wood DA, Coats AJ et al. Survival of patients with a new diagnosis of heart failure: A population based study. Heart. 2000;83(5):505-10.
3. Fonarow GC. Epidemiology and risk stratification in acute heart failure. Am Heart J. 2008;155(2):200-7.
4. Fonarow GC, Heywood JT, Heidenreich PA, Lopatin M, Yancy CW, Investigators ASACa. Temporal trends in clinical characteristics, treatments, and outcomes for heart failure hospitalizations, 2002 to 2004: Findings from Acute Decompensated Heart Failure National Registry (ADHERE). Am Heart J. 2007;153(6):1021-8.
5. Tallman TA, Peacock WF, Emerman CL et al. Noninvasive ventilation outcomes in 2,430 acute decompensated heart failure patients: an ADHERE Registry Analysis. Acad Emerg Med. 2008;15(4):355-62.
6. van den Berg PC, Jansen JR, Pinsky MR. Effect of positive pressure on venous return in volume-loaded cardiac surgical patients. J Appl Physiol. 2002;92(3):1223-31.
7. Carvalho CR, Barbas CS, Medeiros DM et al. Temporal hemodynamic effects of permissive hypercapnia associated with ideal PEEP in ARDS. Am J Respir Crit Care Med. 1997;156(5):1458-66.
8. Mehta S, Liu PP, Fitzgerald FS, Allidina YK, Douglas BT. Effects of continuous positive airway pressure on cardiac volumes in patients with ischemic and dilated cardiomyopathy. Am J Respir Crit Care Med. 2000;161(1):128-34.

9. Pinsky MR, Payen D. Functional hemodynamic monitoring. Crit Care. 2005;9(6):566-72.
10. Ranieri VM, Suter PM, Tortorella C et al. Effect of mechanical ventilation on inflammatory mediators in patients with acute respiratory distress syndrome: A randomized controlled trial. JAMA. 1999;282(1):54-61.
11. Bersten AD, Holt AW, Vedig AE, Skowronski GA, Baggoley CJ. Treatment of severe cardiogenic pulmonary edema with continuous positive airway pressure delivered by face mask. N Engl J Med. 1991;325(26):1825-30.
12. Masip J, Betbese AJ, Paez J et al. Non-invasive pressure support ventilation *versus* conventional oxygen therapy in acute cardiogenic pulmonary oedema: a randomised trial. Lancet. 2000;356(9248):2126-32.
13. Nava S, Carbone G, DiBattista N et al. Noninvasive ventilation in cardiogenic pulmonary edema: A multicenter randomized trial. Am J Respir Crit Care Med. 2003;168(12):1432-7.
14. Lin M, Yang YF, Chiang HT, Chang MS, Chiang BN, Cheitlin MD. Reappraisal of continuous positive airway pressure therapy in acute cardiogenic pulmonary edema. Short-term results and long-term follow-up. Chest. 1995;107(5):1379-86.
15. Park M, Lorenzi-Filho G, Feltrim MI et al. Oxygen therapy, continuous positive airway pressure, or noninvasive bilevel positive pressure ventilation in the treatment of acute cardiogenic pulmonary edema. Arq Bras Cardiol. 2001;76(3): 221-30.
16. Park M, Sangean MC, Volpe MS et al. Randomized, prospective trial of oxygen, continuous positive airway pressure, and bilevel positive airway pressure by face mask in acute cardiogenic pulmonary edema. Crit Care Med. 2004;32(12): 2407-15.
17. Gray A, Goodacre S, Newby DE, Masson M, Sampson F, Nicholl J. Noninvasive ventilation in acute cardiogenic pulmonary edema. N Engl J Med. 2008;359(2):142-51.
18. Chadda K, Annane D, Hart N, Gajdos P, Raphael JC, Lofaso F. Cardiac and respiratory effects of continuous positive airway pressure and non-invasive ventilation in acute cardiac pulmonary edema. Crit Care Med. 2002;30(11):2457-61.
19. Ho KM, Wong K. A comparison of continuous and bi-level positive airway pressure non-invasive ventilation in patients with acute cardiogenic pulmonary oedema: a meta-analysis. Crit Care. 2006;10(2):R49.
20. West JB. Invited review: Pulmonary capillary stress failure. J Appl Physiol. 2000;89(6):2483-9.
21. De Pasquale CG, Arnolda LF, Doyle IR, Grant RL, Aylward PE, Bersten AD. Prolonged alveolocapillary barrier damage after acute cardiogenic pulmonary edema. Crit Care Med. 2003;31(4):1060-7.
22. Amato MB, Barbas CS, Medeiros DM et al. Effect of a protective-ventilation strategy on mortality in the acute respiratory distress syndrome. N Engl J Med. 1998;338(6):347-54.
23. Meade MO, Cook DJ, Guyatt GH et al. Ventilation strategy using low tidal volumes, recruitment maneuvers, and high positive end-expiratory pressure for acute lung injury and acute respiratory distress syndrome: a randomized controlled trial. JAMA. 2008;299(6):637-45.
24. The Acute Respiratory Distress Syndrome Network. Ventilation with lower tidal volumes as compared with traditional tidal volumes for acute lung injury and the acute respiratory distress syndrome. N Engl J Med. 2000;342(18):1301-8.
25. Mercat A, Richard JC, Vielle B et al. Positive end-expiratory pressure setting in adults with acute lung injury and acute respiratory distress syndrome: A randomized controlled trial. JAMA. 2008;299(6):646-55.
26. Miró O, Martínez G, Masip J et al. Effects on short term outcome of non-invasive ventilation use in the emergency department to treat patients with acute heart failure: A propensity score-based analysis of the EAHFE Registry. Eur J Intern Med. 2018;53:45-51.
27. Manthous CA, Hall JB, Kushner R, Schmidt GA, Russo G, Wood LD. The effect of mechanical ventilation on oxygen consumption in critically ill patients. Am J Respir Crit Care Med. 1995;151(1):210-4.
28. Aubier M, Trippenbach T, Roussos C. Respiratory muscle fatigue during cardiogenic shock. J Appl Physiol. 1981;51(2):499-508.
29. Kontoyannis DA, Nanas JN, Kontoyannis SA, Stamatelopoulos SF, Moulopoulos SD. Mechanical ventilation in conjunction with the intra-aortic balloon pump improves the outcome of patients in profound cardiogenic shock. Intensive Care Med. 1999;25(8):835-8.
30. Kontoyannis DA, Nanas JN, Toumanidis ST, Stamatelopoulos SF. Severe cardiogenic shock, after cardioversion, reversed by the intra-aortic balloon pump. Intensive Care Med. 2000;26(5):649.
31. Kuhn BT, Bradley LA, Dempsey TM, Puro AC, Adams JY. Management of mechanical ventilation in decompensated heart failure. J Cardiovasc Dev Dis. 2016;3:33.
32. Wiesen J, Ornstein M, Tonelli AR, Menon V, Ashton RW. State of the evidence: Mechanical ventilation with PEEP in patients with cardiogenic shock. Heart. 2013;99(24):1812-7.
33. Angus DC, Lidsky NM, Dotterweich LM, Pinsky MR. The influence of high-frequency jet ventilation with varying cardiac-cycle specific synchronization on cardiac output in ARDS. Chest. 1997;112(6):1600-6.
34. Michard F, Teboul JL. Predicting fluid responsiveness in ICU patients: A critical analysis of the evidence. Chest. 2002;121(6):2000-8.
35. Michard F, Boussat S, Chemla D et al. Relation between respiratory changes in arterial pulse pressure and fluid responsiveness in septic patients with acute circulatory failure. Am J Respir Crit Care Med. 2000;162(1):134-8.
36. Gruenewald M, Meybohm P, Koerner S et al. Dynamic and volumetric variables of fluid responsiveness fail during immediate postresuscitation period. Crit Care Med. 2011;39(8):1953-9.
37. Mahjoub Y, Pila C, Friggeri A et al. Assessing fluid responsiveness in critically ill patients: False-positive pulse pressure variation is detected by Doppler echocardiographic evaluation of the right ventricle. Crit Care Med. 2009;37(9):2570-5.
38. Daudel F, Tüller D, Krähenbühl S, Jakob SM, Takala J. Pulse pressure variation and volume responsiveness during acutely increased pulmonary artery pressure: An experimental study. Crit Care. 2010;14(3):R122.
39. Wyler von Ballmoos M, Takala J, Roeck M et al. Pulse-pressure variation and hemodynamic response in patients with elevated pulmonary artery pressure: A clinical study. Crit Care. 2010;14(3):R111.
40. Denault AY, Gasior TA, Gorcsan J, Mandarino WA, Deneault LG, Pinsky MR. Determinants of aortic pressure variation during positive-pressure ventilation in man. Chest. 1999;116(1):176-86.

Ventilação Mecânica no Paciente com Tromboembolismo Pulmonar

CAPÍTULO 29

Octavio Cesar A. Morales ▪ Paulo Cesar Antoniazzi ▪ Marcus Antonio Ferez ▪ Julia de Lima Antoniazzi ▪ Geraldo Prado Neto

▶ Introdução

O tromboembolismo pulmonar (TEP) é uma doença com alta prevalência e pouco diagnosticada. Tem sinais e sintomas comuns a diversas outras patologias, o que confunde e atrasa o diagnóstico e o tratamento, piorando o prognóstico. Atualmente, diversas estratégias estão sendo adotadas para diagnosticar pacientes portadores de TEP, utilizando algoritmos que, por sua vez, são baseados em exames disponíveis e fatores de risco. Esses pacientes podem manifestar insuficiências respiratória e circulatória, necessitando de ventilação artificial, que pode, em alguns casos, agravar o choque circulatório e o *cor pulmonale* agudo, resultantes da obstrução grave da circulação pulmonar. Antes de se discutir a assistência ventilatória nesses pacientes, é preciso revisar alguns aspectos da fisiopatologia do TEP.

▶ Tromboembolismo pulmonar

O TEP se instala quando coágulos sanguíneos migram pelo sistema circulatório, causando obstrução da circulação arterial pulmonar e redução ou obstrução completa do fluxo sanguíneo na área afetada. Existem evidências de que a incidência seja de 60 a 70 casos por ano para cada 100 mil habitantes e de que o TEP seja a principal complicação pulmonar aguda em pacientes internados e uma das principais causas de mortalidade.[1,2]

A mortalidade, que varia de 5 a 30%, depende de fatores como gravidade da obstrução arterial, presença ou não de choque circulatório, necessidade de ventilação mecânica e precocidade do diagnóstico e instalação do tratamento.[3,4] Nos EUA, são diagnosticados cerca de 500 mil casos por ano, vindo a falecer cerca de 200 mil pacientes de TEP.

Deve-se estar atento principalmente a pacientes internados que desenvolvem insuficiência respiratória súbita e/ou choque circulatório quando outras doenças não conseguem explicar o surgimento desses quadros. Também é preciso atenção aos fatores de risco, como cirurgias recentes, principalmente abdominais, pélvicas e de próteses de membros inferiores, pré-eclâmpsia, puerpério, fraturas de membros inferiores, neoplasias malignas, acamamento, episódio prévio de TEP ou tromboses venosas, trombofilias conhecidas, insuficiência cardíaca congestiva (ICC), hipertensão arterial sistêmica (HAS), uso de contraceptivo oral, doença pulmonar obstrutiva crônica (DPOC), história de longas viagens e síndrome nefrótica, entre outros.

▶ Repercussões hemodinâmicas

Assim que um trombo se desloca pela circulação venosa e acomete o pulmão, a hipertensão arterial pulmonar aguda se instala e o ventrículo direito (VD) se torna incapaz de responder adequadamente ao súbito aumento da resistência vascular pulmonar, resultando em disfunção sistólica e diastólica deste. Ocorre dilatação do VD com alteração da sua morfologia e, em razão do mecanismo de Frank-Starling, as pressões do VD se elevam, inicialmente mantendo o débito cardíaco intacto. Com a progressão do tamanho da obstrução, o débito cardíaco começa a se reduzir. Regurgitação tricúspide aguda pode ocorrer, piorando a disfunção ventricular direita.

Um dos principais fatores que contribuem para a falência ventricular direita decorrente da hipertensão pulmonar aguda é a isquemia coronariana. O fluxo arterial coronariano diminui sobremaneira no caso de hipertensão arterial pulmonar. Na tentativa de compensar essa deficiência na demanda de oxigênio pelo miocárdio, ocorre hipotensão arterial sistêmica e/ou elevação da pressão no VD, que acarreta queda importante da pressão de perfusão miocárdica. Se a isquemia persistir, o infarto agudo do miocárdio (IAM) do VD também pode se instalar, mesmo com coronárias normais. Nesses casos, o uso de aminas vasoativas causando elevação da pressão sistêmica gera também a elevação da pressão de perfusão coronariana, podendo reverter a isquemia e restaurar a função ventricular.

A disfunção ventricular direita, por sua vez, causa decréscimo na pré-carga do ventrículo esquerdo (VE). Subsequentemente, ocorre a inversão do gradiente de pressão transeptal, deslocando o septo interventricular em direção ao VE e causando queda da complacência ventricular esquerda, piorando o quadro hemodinâmico.

A pressão arterial pulmonar média se eleva proporcionalmente ao grau de obstrução da circulação pulmonar, mas pressões > 40 mmHg são raras em pacientes sem doença cardiopulmonar prévia. Para que o choque circulatório se instale, é necessário que 50 a 70% da circulação pulmonar esteja comprometida[5,6] ou que o paciente tenha doença cardíaca prévia.[7] Nessas condições, o paciente pode apresentar morte súbita.

Nesse cenário, têm-se demonstrado de grande utilidade o POCUS (do inglês *point-of-care ultrasound*) tanto como método diagnóstico, principalmente para elucidar a origem de um quadro de choque indeterminado,[8] como para acompanhar a evolução do paciente. Dentre suas vantagens, destaca-se a praticidade do exame e a possibilidade de realização do exame à beira do leito. O exame é tão prático que pode ser realizado ainda na emergência, mesmo antes de o paciente ser removido para uma unidade de terapia intensiva (UTI), aumentando a velocidade do diagnóstico e instalação do tratamento adequado.[9]

Além da possibilidade de diagnóstico da origem do choque, o POCUS tem ainda a capacidade de avaliar a existência de derrame pericárdico, discrepâncias no volume dos ventrículos direito e esquerdo, disfunção miocárdica e dilatação da aorta. No campo pulmonar, permite avaliar linhas A e B, consolidações e anormalidades pleurais, como pneumotórax ou derrame pleural.

▶ Repercussões respiratórias

Como a redução da perfusão pulmonar durante o TEP não é um processo homogêneo, apesar de as unidades alveolares serem ventiladas uniformemente, a perfusão local varia bastante, aumentando o espaço morto. A hipocapnia decorrente da hiperventilação é muito comum, lembrando-se de que tanto hipocapnia como hipercapnia podem ocorrer; no entanto, a hipoxemia é o efeito mais importante causado pelo TEP no mecanismo respiratório.

Nos pacientes sem doença cardiopulmonar prévia, o grau de hipoxemia corresponde ao grau de obstrução da circulação pulmonar, e isso é causado pelo grau de distúrbio da relação ventilação/perfusão (V/Q) e da queda na tensão do oxigênio no sangue venoso misto, decorrente, por sua vez, da queda do débito cardíaco.

Seguem-se broncoconstrição, aumento da resistência das vias aéreas, redução da complacência pulmonar dinâmica e estática e distúrbio difusional. Em alguns pacientes, o aumento progressivo da pressão atrial direita pode abrir um forame oval patente, acarretando *shunt* cardíaco, agravando profundamente a hipoxemia sistêmica e também podendo levar à embolia paradoxal.[10,11]

Com o passar das horas, a produção do surfactante é reduzida, podendo ocorrer colapso alveolar, edema pulmonar, piora da resistência e da complacência pulmonar e agravamento do distúrbio de V/Q e da hipoxemia. É possível aparecerem atelectasias segmentares. A agregação plaquetária resulta em liberação de tromboxano A2 e serotonina, mediadores que também contribuem para a broncoconstrição e vasoconstrição pulmonar. A produção de óxido nítrico parece estar envolvida na regulação da resistência vascular pulmonar em adultos saudáveis, e existem evidências da presença de muitos outros mediadores humorais na fisiopatologia do TEP.

▶ Indicações da ventilação artificial

É imperativo que o paciente sob suspeita de TEP seja mantido em ambiente hospitalar e que o tratamento adequado seja instalado precocemente. O uso de trombolíticos ou a indicação de tromboembolectomia tem como base a instabilidade hemodinâmica,[11-14] e não a insuficiência respiratória. Os distúrbios ventilatórios e circulatórios podem levar o paciente a um grau de insuficiência respiratória ou choque obstrutivo que justifique a necessidade de ventilação artificial.

A principal causa de mortalidade são os distúrbios hemodinâmicos, e não a insuficiência respiratória durante o TEP. Por isso, é fundamental, nesses pacientes, identificar a disfunção ventricular direita, para indicar a trombólise em pacientes com pressão arterial normal, pois a mortalidade é elevada em relação aos pacientes sem disfunção ventricular direita.

A hipoxemia pode ser revertida em um grande número de pacientes com o uso de oxigenoterapia por meio de máscaras de administração de oxigênio, e mais raramente a ventilação mecânica é necessária. Em casos selecionados, com o paciente consciente e colaborativo, a ventilação não invasiva (VNI) pode adiar ou mesmo evitar a intubação com melhora do prognóstico. Medidas para diminuir o consumo de oxigênio devem ser instituídas, como o tratamento de febre e sedação leve para reduzir a agitação. Nesses casos, o uso de fármacos que não deprimem a respiração, como a dexmedetomidina, pode ser considerado.

Um dos melhores parâmetros usados para indicar ventilação artificial, além da hipoxemia refratária, é o aumento do esforço e, consequentemente, do trabalho respiratório. No Quadro 29.1, são listadas algumas medidas para auxiliar na instalação de ventilação mecânica, no entanto o início desta não deve ser adiado quando as condições se justifiquem, devendo-se evitar a fadiga da musculatura respiratória e a hipoxemia grave. Pacientes com doença cardiovascular e/ou respiratória preexistente necessitarão de instalação precoce da ventilação artificial.[15-17] Na prática, a maioria dos pacientes que acabam por precisar de ventilação mecânica são os que apresentam instabilidade hemodinâmica, ou que evoluem para parada cardíaca.

A modalidade ventilatória a ser instalada depende muito mais da experiência do profissional assistente do que das condições do paciente, já que inicialmente o parênquima pulmonar encontra-se normal. A grande maioria dos profissionais está mais familiarizada com a ventilação ciclada a volume (VCV), sendo esta a mais usada;

Quadro 29.1 ■ Medidas para auxiliar na instalação de ventilação mecânica.

Medidas	Valor normal	Ventilação mecânica
Volume corrente (mℓ/kg)	5 a 8	< 5
Capacidade vital (mℓ/kg)	65 a 75	< 50%
Capacidade residual funcional	50 a 60%	< 50%
Frequência respiratória (ipm)	12 a 20	> 35
Pressão inspiratória máxima (cmH$_2$O)	–80 a –100	< –25
Pressão expiratória máxima (cmH$_2$O)	80 a 100	< +25
Volume-minuto (ℓ/min)	5 a 6	> 10
Espaço morto/volume corrente (%)	0,25 a 0,40	> 0,60
PaO$_2$ (mmHg)	75 a 100	< 50
PaCO$_2$ (mmHg)	35 a 40	> 50
PaO$_2$/FIO$_2$ (mmHg)	350 a 450	< 200
Shunt intrapulmonar (%)	< 5	> 20

FIO$_2$: fração inspirada de oxigênio; PaO$_2$: pressão parcial de oxigênio; PaCO$_2$: pressão parcial de gás carbônico.

no entanto, a ventilação controlada à pressão (PCV) pode ser usada normalmente e com segurança.

Nessas duas modalidades, os pacientes podem ser ventilados tanto de forma controlada como assistida ou sincronizada (ventilação mandatória intermitente sincronizada [SIMV], do inglês *synchronized inspiratory mandatory ventilation*), devendo-se ajustar o nível da sedação de acordo com a modalidade pretendida.

Novas modalidades têm surgido na última década e muitas delas são úteis no manejo do paciente com TEP, porém ainda faltam evidências de que uma modalidade seja superior a outra. Nesses pacientes com aumento da pressão arterial pulmonar, todo aumento de pressão intratorácica é potencialmente problemática, devido aos efeitos da pressão positiva sobre o VD e o retorno venoso; portanto, muito cuidado deve ser exercido ao se instalar ventilação artificial nesses casos, e especial atenção deve ser dada na relação existente entre a pressão média nas vias aéreas e o *status* hemodinâmico do paciente.

▶ Manejo da ventilação mecânica

Um cuidado extremo deve ser observado ao se instalar ventilação com pressão expiratória final positiva (PEEP, do inglês *positive end-expiratory pressure*) nos pacientes em vigência de TEP, em razão dos efeitos hemodinâmicos que a ventilação pode causar no sistema circulatório. A pressão positiva intratorácica induzida pela ventilação artificial pode causar prejuízo no retorno venoso, piorando a disfunção ventricular direita. Assim, deve-se manejar a PEEP com cuidado, já que se trata do principal componente da pressão média das vias aéreas.

O VD é especialmente suscetível ao aumento da pressão intratorácica. O retorno venoso e o enchimento do VD depende, em grande parte, do gradiente de pressão entre o sistema venoso e o átrio direito, sendo este último suscetível à pressão intratorácica.[18] A pressão dentro do compartimento venoso depende do volume sanguíneo e da sua distribuição dentro do sistema vascular, assim como do tônus vascular.

Como a pressão no sistema venoso se mantém constante, o retorno venoso fica dependente da pressão intratorácica. Durante a ventilação espontânea, essa pressão cai na inspiração, aumentando o retorno venoso e, consequentemente, o volume diastólico final e o volume sistólico do VD. Durante a ventilação com PEEP, ocorre exatamente o contrário: o aumento da pressão intratorácica diminui o retorno venoso, com queda do volume diastólico final e do volume sistólico do VD.

A pós-carga do VD depende do seu volume diastólico final e da sua pressão sistólica. O aumento da pressão na artéria pulmonar aumenta a pós-carga do VD, dificultando a ejeção do volume sistólico que diminui,[19,20] aumentando o volume diastólico final do VD e a pressão diastólica final do VD e, consequentemente, diminuindo o retorno venoso. Assim, nota-se a relação existente entre a resistência vascular pulmonar e o débito cardíaco.

Durante a correta ventilação mecânica, espera-se que a resistência vascular pulmonar diminua em decorrência de melhor oxigenação (melhora da vasoconstrição decorrente da hipoxia), melhor recrutamento alveolar (diminuição da resistência dos vasos extra-alveolares), correção do Ph sanguíneo (melhora da vasoconstrição decorrente da acidose) e diminuição do tônus simpático.

Pode também ocorrer aumento da resistência vascular pulmonar decorrente da ventilação mecânica quando da hiperdistensão dos alvéolos, principalmente quando se trabalha com grandes volumes pulmonares ou PEEP elevada. Existem evidências nos trabalhos de Gracie et al.[21] de que o débito cardíaco em pacientes com disfunção cardíaca aumenta com o uso de PEEP em pacientes com pressão capilar pulmonar acima de 18 mmHg, mas cai nos pacientes cuja pressão capilar pulmonar encontra-se abaixo de 18 mmHg.

Ventilação protetora deve ser utilizada em todos os casos, com volumes correntes em torno de 6 mℓ/kg e visando não exceder pressão de platô de 30 cmH$_2$O e pressão de pico nas vias aéreas de 40 cmH$_2$O. Atualmente, sabe-se que a ventilação mecânica acarreta uma série de transtornos pulmonares que vão desde a toxicidade pelo oxigênio até barotrauma, volutrauma (repetidas distensões das unidades alveolares), atelectrauma (trauma gerado pelo recrutamento e derrecrutamento alveolar sucessivos) e biotrauma, com liberação de diversos mediadores inflamatórios envolvidos na piora da lesão pulmonar e na gênese da síndrome da disfunção orgânica múltipla.

Quando são usados altos fluxos e tempos inspiratórios muito curtos, os valores de resistência individuais das unidades alveolares se tornam muito importantes na gênese da lesão alveolar, pois tais parâmetros ventilatórios favorecem o desequilíbrio no enchimento alveolar com pressões alveolares desiguais no final da inspiração. Dessa maneira, a compartimentalização de altas pressões com distribuição desigual do volume inspirado favorece lesões microestruturais nas unidades alveolares com menores constantes de tempo, e até mesmo lesões por altas pressões expiratórias nas unidades com maiores constantes de tempo. Assim, a ventilação deve ser instalada precocemente, com clara indicação, devendo ser manejada com cautela e retirada o mais breve possível.

▶ Complicações

Diversas complicações podem advir da instalação da ventilação mecânica nesses pacientes. Além de barotrauma, volutrauma, atelectrauma, biotrauma e repercussões hemodinâmicas, já citados, deve-se estar atento a uma vasta gama de complicações que podem afetar o paciente. Começando pela intubação traqueal, podem-se observar as lesões traumáticas associadas ao procedimento, intubação seletiva e intubação esofágica. Também é comum ocorrerem aspirações e microaspirações que favoreçam o aparecimento de pneumonias, além de sinusites e traqueobronquites.

Com relação ao aparelho digestivo, observam-se gastroparesia, lesão aguda da mucosa gástrica com hemorragia e redução do fluxo sanguíneo portal. Associados ao aparelho cardiovascular, existem diminuição do volume sistólico, hipotensão arterial, arritmia cardíaca, bloqueio do ramo direito, aumento do *shunt* direito-esquerdo intracardíaco, aumento da resistência e da pressão arterial pulmonar, isquemia miocárdica silenciosa relacionada com o desmame ventilatório e redução da pré-carga do VD e VE.

Além das complicações mencionadas, podem ocorrer isquemia da mucosa brônquica, isquemia cerebral resultante de alcalose respiratória acentuada, embolia gasosa sistêmica, alterações na distribuição do fluxo sanguíneo pulmonar, alcalemia, acidemia, hipofosfatemia, retenção de sódio e de água, diminuição do fator natriurético atrial, aumento da aldosterona, aumento da secreção endógena de vasopressina com diminuição do débito urinário, aumento da pressão intracraniana e redução do fluxo sanguíneo cerebral.

Atenção especial deve ser dada à pneumonia associada à ventilação mecânica (PAVM), por sua alta incidência e prevalência. Trata-se de pneumonia nosocomial, cuja incidência é 20 vezes maior do que em pacientes sob ventilação espontânea, ocorrendo em 9 a 67% dos pacientes sob assistência ventilatória. A PAVM aumenta a mortalidade em 36 a 80%, principalmente quando é bacterêmica. Dessa maneira, deve-se pesquisar ativamente a PAVM nos pacientes sob ventilação artificial, tratando-a empiricamente no início e tentando identificar os germes envolvidos.

▶ Tromboembolismo em pacientes mecanicamente ventilados

O diagnóstico de TEP é ainda mais difícil quando o paciente já se encontra sob ventilação artificial. Sabe-se que pacientes sedados e acamados estão em risco de desenvolver trombos e êmbolos na circulação venosa, mesmo sob tratamento profilático, devido a alterações na tríade de Virchow.[2,3] A dificuldade de realizar esse diagnóstico provém do fato de o paciente sob ventilação mecânica já estar criticamente doente e, em geral, sedado, tendendo a produzir sintomas mínimos e inespecíficos.[22]

Como fatores de risco adquiridos para TEP em pacientes internados em UTI, há imobilização, uso de sedativos e agentes paralisantes, sepse, transfusões, uso de vasopressores, presença de cateteres, principalmente na veia femoral, e ventilação mecânica.[23,24] Pacientes em ventilação mecânica em pós-operatórios, vítimas de trauma e portadores de lesão raquimedular são particularmente suscetíveis ao desenvolvimento de TEP.[25]

Deve-se suspeitar de TEP sempre que um paciente em ventilação mecânica desenvolve subitamente hipoxemia, hipocapnia ou colapso cardiovascular.[26] Além destes, a falha no desmame ventilatório e febre persistente sem foco infeccioso evidente devem levantar suspeita sobre a possibilidade de TEP.[27,28]

A terapia deve ser sempre reajustada para a nova situação ventilatória e hemodinâmica do paciente. Podem ser necessários reposição volêmica judiciosa, suporte inotrópico e vasopressor. Mais uma vez, a PEEP deve ser manejada com cuidado para não piorar a disfunção ventricular direita[27] e sempre é recomendado o uso de ventilação protetora.[29]

Raramente é necessário mudar o modo ventilatório em decorrência exclusiva do TEP. Pacientes gravemente enfermos podem estar sob ventilação ciclada a tempo com pressão controlada e usando PEEP alta em decorrência de uma baixa complacência pulmonar. Nessa situação, o surgimento de TEP piora muito o prognóstico do paciente.

▶ Alternativas e perspectivas futuras no tratamento do tromboembolismo

O TEP ainda é uma patologia pouco diagnosticada e com uma alta morbidade. Algumas alternativas de tratamento em casos selecionados e que respondem pouco à terapia convencional têm sido propostas, mas ainda carecem de evidência sólida para serem utilizados em larga escala. Entre estas, vale a pena destacar a inalação de óxido nítrico, que tem o objetivo de melhorar a relação V/Q em associação à dilatação seletiva da artéria pulmonar sem que ocorra dilatação vascular sistêmica.[30] A oxigenação por membrana extracorpórea (ECMO, do inglês, *extracorporeal membrane oxygenation*) pode ser usada em pacientes com colapso cardiovascular massivo decorrente de TEP.[31]

Apesar de a trombólise química ser o tratamento de escolha para pacientes com instabilidade hemodinâmica, existem pacientes com contraindicações ao uso de trombolíticos, alto risco de sangramento ou mesmo aqueles nos quais o tratamento trombolítico não apresenta o resultado esperado. Para esses casos, diversos procedimentos guiados por cateter têm sido propostos, como a fragmentação do trombo por cateter, a trombectomia reolítica com cateter hidrodinâmico e a aspiração do trombo por cateter aspirativo. Para pacientes sem contraindicação para trombólise, ainda pode ser usada a trombólise guiada por cateter ou a trombólise farmacomecânica.[32-35] Muitos desses procedimentos podem também evitar uma cirurgia agressiva em pacientes com colapso cardiovascular não responsivo à trombólise ou com contraindicações absolutas ao tratamento trombolítico, que se realizada nessas condições dramáticas tende a ter um desfecho desfavorável.[36,37]

▶ Referências bibliográficas

1. Oger E. Incidence of venous thromboembolism: A community-based study in Western France. Thromb Haemost. 2000;83(5):657-60.
2. Heit JA, Melton LJ 3rd, Lohse CM et al. Incidence of venous thromboembolism in hospitalized patients vs. community residents. Mayo Clin Proc. 2001;76(11):1102-10.
3. Goldhaber SZ, Visani L, De Rosa M. Acute pulmonary embolism: Clinical outcomes in the international Cooperative Pulmonary Embolism Registry (ICOPER). Lancet. 1999;353(9162):1386-9.
4. Carson JL, Kelley MA, Duff A et al. The clinical course of pulmonary embolism. N Engl J Med. 1992;326(19):1240-5.
5. Hyer TM. Venous thromboembolism. Am J Respir Crit Care Med. 1999;159(1):1-14.
6. Egermayer P, Peacock AJ. Is pulmonary embolism a common cause of chronic pulmonary hypertension? Limitations of the embolic hypothesis. Eur Respir J. 2000;15(3):440-8.
7. Afonso JE. Alterações circulatórias do pulmão. In: Tarantino AB. Doenças pulmonares. 4ª ed. Rio de Janeiro: Guanabara Koogan, 1997, pp. 877-95.
8. Jones AE, Tayal VS, Sullivan DM, Kline JA. Randomized, controlled trial of immediate versus delayed goal-directed ultrasound to identify the cause of nontraumatic hypotension in emergency department patients. Crit Care Med. 2004;32:1703-8.
9. Rooney KD, Schilling UM. Point-of-care testing in the overcrowded emergency department: can it make a difference? Crit Care. 2014;18:692.
10. Konstantinides S, Geibel A, Kasper W, Olschewski M, Blumel L, Just H. Patent foramen ovale is an important predictor of adverse outcome in patients with major pulmonary embolism. Circulation. 1998;97(19):1946-51.
11. Estagnasie P, Djedaini K, Le Bourdelles G, Coste F, Dreyfuss D. Atrial septal aneurysm plus a patent foramen ovale. A predisposing factor for paradoxical embolism and refractory hypoxemia during pulmonary embolism. Chest. 1996;110(3):846-8.
12. British Thoracic Society. Guidelines for the management of suspected acute pulmonary embolism. Thorax. 2003;58(6):470-83.
13. Kearon C. Natural history of venous thromboembolism. Circulation. 2003;107(23 Suppl. 1):I22-I30.
14. van Belle A, Buller HR, Huisman MV et al. Effectiveness of managing suspected pulmonary embolism using an algorithm combining clinical probability, D-dimer testing, and computed tomography. JAMA. 2006;295(2):172-9.
15. Gonçalves JL. Ventilação com pressão positiva intermitente. In: Gonçalves JL. Ventilação artificial. Rio de Janeiro: Lovise, 1991, p. 113.
16. Pierson DJ. Indications for mechanic ventilations in acute respiratory failure. Respir Care. 2002;47(3):249-62; discussion 262-5.
17. Irwin RS, Demers RR. Ventilação mecânica. In: Rippe J, Csete ME. Manual de tratamento intensivo. Editora Brasileira de Medicina, 1986, p. 178.
18. Borelli M, Benini A, Denkewitz T, Acciaro C, Foti G, Pesenti A. Effects of continuous negative extrathoracic pressure versus positive end expiratory pressure in acute injury lung patients. Crit Care Med. 1998;26(6):1025-31.
19. Sibbald WJ, Driedger AA. Right ventricular function in acute disease states: Pathophysiologic considerations. Crit Care Med. 1983;11(5):339-45.
20. Vincent LJ. Is ARDS usually associated with right ventricular dysfunction or failure? Intensive Care Med. 1995;21(3):195-6.
21. Grace MP, Greenbaum DM. Cardiac performance in response to PEEP in patients with cardiac dysfunction. Crit Care Med. 1982;10(6):358-60.
22. Rocha AT, Tapson VF. Venous thromboembolism in intensive care patients. Clin Chest Med. 2003;24(1):103-22.
23. Cook D, Crowther M, Meade M et al. Deep venous thrombosis in medical-surgical critically ill patients: Prevalence, incidence, and risk. Crit Care Med. 2005;33(7):1565-71.
24. Cook D, Attia J, Weaver B, McDonald E, Meade M, Crowther M. Venous thromboembolic disease: An observational study in medical-surgical intensive care unit patients. J Crit Care. 2000;15(4):127-32.
25. Hak DJ. Prevention of venous thromboembolism in trauma and long bone fractures. Curr Opin Pulm Med. 2001;7(5):338-43.
26. Miller GA, Sutton GC. Acute massive pulmonary embolism. Clinical and haemodynamic findings in 23 patients studied by cardiac catheterization and pulmonary arteriography. Br Heart J. 1970;32(4):518-23.
27. Vassilakopoulos T, Zakynthinos S, Roussos Ch. Respiratory muscles and weaning failure. Eur Respir J. 1996;9(11):2383-400.
28. Marik PE. Fever in the ICU. Chest 2000;117(3):855-69.
29. Torbicki A, Perrier A, Konstantinides S et al. Guidelines on the diagnosis and management of acute pulmonary embolism: The task force for the diagnosis and management of acute pulmonary embolism of the European Society of Cardiology (ESC). Eur Heart J. 2008;29(18):2276-315.
30. Szold O, Khoury W, Biderman P, Klausner JM, Halpern P, Weinbroum AA. Inhaled nitric oxide improves pulmonary functions following massive pulmonary embolism: a report of four patients and review of the literature. Lung. 2006;184:1-5.
31. Munakata R, Yamamoto T, Hosokawa Y et al. Massive pulmonary embolism requiring extracorporeal life support treated with catheter-based interventions. Int Heart J. 2012;53:370-4.
32. Engelberger RP, Kucher N. Catheter-based reperfusion treatment of pulmonary embolism. Circulation. 2011;124:2139-44.
33. Tajima H, Murata S, Kumazaki T et al. Hybrid treatment of acute massive pulmonary thromboembolism: Mechanical fragmentation with a modified rotating pigtail catheter, local fibrinolytic therapy, and clot aspiration followed by systemic fibrinolytic therapy. AJR Am J Roentgenol. 2004 Sep;183(3):589-95.
34. Kuo WT, Gould MK, Louie JD, Rosenberg JK, Sze DY, Hofmann LV. Catheter-directed therapy for the treatment of massive pulmonary embolism: Systematic review and meta-analysis of modern techniques. J Vasc Interv Radiol. 2009;20:1431-40.
35. Kucher N, Boekstegers P, Müller OJ et al. Randomized, controlled trial of ultrasound-assisted catheter-directed thrombolysis for acute intermediate-risk pulmonary embolism. Circulation. 2014;129:479-86.
36. Takahashi H, Okada K, Matsumori M, Kano H, Kitagawa A, Okita Y. Aggressive surgical treatment of acute pulmonary embolism with circulatory collapse. Ann Thorac Surg. 2012;94:785-91.
37. Leacche M, Unic D, Goldhaber SZ et al. Modern surgical treatment of massive pulmonary embolism: Results in 47 consecutive patients after rapid diagnosis and aggressive surgical approach. J Thorac Cardiovasc Surg. 2005;129:1018-23.

Ventilação Mecânica no Paciente Obeso

CAPÍTULO 30

Sérgio Baldisserotto ▪ Ana Harb ▪ Fábio Barlem Hohmann

▶ Introdução

A corpulência, quando em um grau extraordinário, pode ser reconhecida como uma doença, uma vez que, em alguma medida, obstrui o livre exercício das funções animais; e tem uma tendência a encurtar a vida, abrindo caminho para perigosas enfermidades. *Malcolm Flemyng (cerca de 1700-1764)*

A obesidade é uma epidemia com importantes repercussões na saúde, além de altos custos relacionados ao tratamento.

Sobrepeso e obesidade são definidos como um acúmulo anormal ou excessivo de gordura, podendo trazer prejuízo à saúde. Muitos fatores contribuem para o seu desenvolvimento. Os fatores genéticos desempenham um papel permissivo e interagem com fatores ambientais para a produção do excesso de peso. Os fatores hereditários são responsáveis por 30 a 70% da variação da adiposidade, contudo, a maioria dos polimorfismos gênicos responsáveis ainda não foi isolada.[1]

Trata-se de uma doença com herança poligênica, entretanto os fatores ambientais contribuem como potentes estímulos para o ganho de peso. O estilo de vida sedentário associado a uma dieta inadequada são as causas mais importantes da adiposidade na sociedade moderna.[2] Outras causas também estão implicadas, como fatores sociocomportamentais (baixo poder aquisitivo, menor nível educacional, diminuição do número de refeições feitas em casa em menor tempo, maior palatibilidade dos alimentos, baixo custo dos alimentos mais calóricos e maior acesso a *fast-foods*, entre outros).[3]

A elevada e crescente prevalência global de obesidade[4,5] expõe as equipes de unidade de terapia intensiva (UTI) aos mais variados desafios:[6] dificuldade de mobilização, dificuldades na obtenção de via aérea definitiva,[7-9] na obtenção de acessos venosos, na dosagem adequada de medicações,[10] nos ajustes de ventilação mecânica, bem como no desmame da mesma.[11]

Este capítulo descreve os principais aspectos relacionados à ventilação mecânica de pacientes obesos.

▶ Definições

Excesso de peso tecnicamente refere-se ao peso corporal excedente, ao passo que obesidade indica o acúmulo de tecido adiposo, localizado ou generalizado, provocado pelo desequilíbrio nutricional. No entanto, os métodos usados para medir diretamente a gordura corporal não estão disponíveis na prática diária. Por essa razão, a obesidade é, muitas vezes, avaliada por meio de estimativas indiretas de gordura corporal.

O índice de massa corporal (IMC) é a medida padrão aceita de sobrepeso e obesidade em adultos. O IMC fornece uma diretriz para o peso em relação à altura e é igual ao peso corporal (em quilogramas) dividido pela altura (em metros) elevada ao quadrado. O ponto de corte para adultos baseia-se na associação entre IMC e doenças crônicas ou mortalidade. Convenciona-se chamar de *sobrepeso* IMC entre 25 e 29,9 kg/m² e de *obesidade* IMC maior ou igual a 30 kg/m².[12] Para crianças e idosos, outros parâmetros devem ser consultados. É importante salientar que 60% da carga de doença e mortalidade associada ao excesso de IMC ocorre com o IMC ≥ 30 kg/m². No Quadro 30.1, demonstra-se a classificação do peso de acordo com o IMC.[13,14]

▶ Panorama mundial e brasileiro do excesso de peso e da obesidade

As doenças crônicas não transmissíveis (DCNT) são uns dos maiores problemas de saúde pública. Dados da Organização Mundial da Saúde (OMS) revelam que elas foram responsáveis por 71% de um total de 41 milhões de mortes ocorridas no mundo em 2018, com um acréscimo de 4,5% nos últimos 6 anos. Anualmente, 15 milhões de pessoas morrem por DCNT entre as idades de 30 e 69 anos. Mais de 85% dessas mortes "prematuras" ocorrem em países de baixa e média renda.

Impulsionadas por fatores como a rápida urbanização não planejada, a globalização com estilos de vida não saudáveis e o envelhecimento da população, estão atreladas a dietas pouco saudáveis e falta de atividade física. Como resultado, o aumento da pressão sanguínea, da glicemia, dos lipídios plasmáticos e da obesidade formam os fatores de risco metabólicos responsáveis pelas mortes prematuras.

No que tange à obesidade, os índices são assustadores e não param de crescer. Os números triplicaram desde 1975. Em 2016, mais de 1,9 bilhão de adultos maiores de 18 anos (39%) apresentavam excesso de peso. Destes, mais de 650 milhões eram obesos (13%). Os dados confirmam que a maioria da população mundial vive em países onde o excesso de peso e a obesidade matam mais do que a desnutrição e o baixo peso. Vale salientar que a obesidade é uma doença evitável.

O panorama mundial aponta taxas de obesidade mais altas nos EUA, no México e na Nova Zelândia e as mais baixas no Japão e na

Quadro 30.1 ▪ Classificação do peso de acordo com o índice de massa corporal.

IMC (kg/m²)	Classificação	Obesidade grau/classe	Risco de doença
< 18,5	Magro ou com baixo peso	0	Normal ou elevado
18,5 a 24,9	Normal ou eutrófico	0	Normal
25 a 29,9	Sobrepeso ou pré-obeso	0	Pouco elevado
30 a 34,9	Obesidade	I	Elevado
35 a 39,9	Obesidade	II	Muito elevado
≥ 40,0	Obesidade grave	III	Muitíssimo elevado

Fonte: Organização Mundial da Saúde (OMS).

Coreia do Sul. As projeções mostram aumento constante nas taxas de obesidade mundial até, pelo menos, 2030.

No Brasil, os dados não são diferentes. Implantado, em 2006, o sistema de Vigilância de Fatores de Risco e Proteção para Doenças Crônicas por Inquérito Telefônico (Vigitel) tem como objetivo monitorar a frequência e a distribuição de fatores de risco e proteção para doenças crônicas não transmissíveis. Integra ações do Ministério da Saúde (MS) em 26 estados brasileiros, além do Distrito Federal, incluindo o monitoramento de doenças relacionadas à obesidade, como diabetes, câncer e doenças respiratórias crônicas, e cardiovasculares, como hipertensão arterial, que geram grande impacto na qualidade de vida. Conhecer a situação e delinear o problema é o primeiro passo para o planejamento de ações e programas que visam reduzir o impacto e a magnitude dessas doenças, melhorando assim a saúde da população.

Segundo dados colhidos pelo sistema Vigitel entre janeiro a dezembro de 2017,[15] foram entrevistadas 53.034 pessoas e coletados, entre outras variáveis, o peso e a altura referidos (para cálculo do IMC). Os resultados apontaram 54% de excesso de peso (57,3% entre os homens e 51,2% entre as mulheres). Algumas cidades, como Cuiabá, Campo Grande e Macapá, apresentaram números em torno de 65% para os homens (Figura 30.1). Os dados das mulheres (Figura 30.2) no Rio de Janeiro, em Maceió e em Campo Grande estiveram em torno de 55,1%.

Em relação à obesidade, os números revelam 18,9%, sem diferença entre os sexos. O maior índice de obesidade (frequência de adultos) em homens (Figura 30.3) foi observado em Macapá, Campo Grande e Porto Velho (em torno de 27%), e em mulheres (Figura 30.4), em Manaus, Recife e Cuiabá (em torno de 21%).

Nas últimas décadas, o consumo de alimentos com alta densidade calórica vem aumentando, com alta palatabilidade, baixo poder sacietógeno, de fácil absorção e digestão. Essas características favorecem o aumento da ingestão alimentar e, portanto, contribuem para o desequilíbrio energético. No Quadro 30.2, estão descritos os fatores comportamentais relacionados ao ganho de peso, segundo a análise do Vigitel 2017,[15] que podem explicar a crescente prevalência de excesso de peso e obesidade na população brasileira.

Obesidade e mortalidade

A obesidade é uma epidemia com importantes repercussões na saúde, além de altos custos relacionados ao tratamento.[12]

Adultos com sobrepeso e obesidade apresentam morbidade e mortalidade aumentadas.[16] Dados de uma análise colaborativa de 900.000 adultos em 57 estudos prospectivos[17] mostrou que a mortalidade geral era mais baixa com IMC entre 22,5 e 25 kg/m², sendo

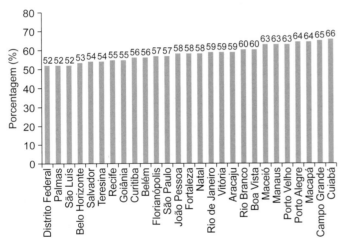

Figura 30.1 ■ Percentual de homens (≥ 18 anos) com excesso de peso (IMC ≥ 25 kg/m²), segundo as capitais dos estados brasileiros e o Distrito Federal. (Adaptada de Ministério da Saúde, 2018.)[15]

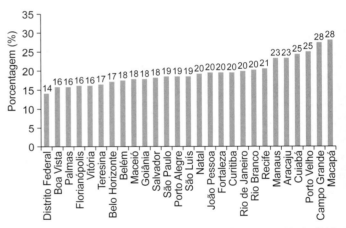

Figura 30.3 ■ Percentual de homens (≥ 18 anos) com obesidade (IMC ≥ 30 kg/m²), segundo as capitais dos estados brasileiros e o Distrito Federal. (Adaptada de Ministério da Saúde, 2018.)[15]

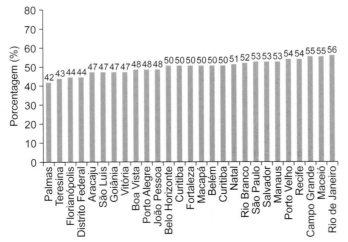

Figura 30.2 ■ Percentual de mulheres (≥ 18 anos) com excesso de peso (IMC ≥ 25 kg/m²), segundo as capitais dos estados brasileiros e o Distrito Federal. (Adaptada de Ministério da Saúde, 2018.)[15]

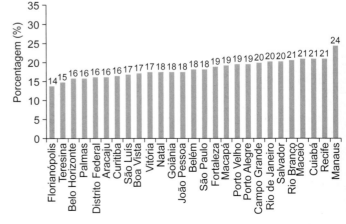

Figura 30.4 ■ Percentual de mulheres (≥ 18 anos) com obesidade (IMC ≥ 30 kg/m²), segundo as capitais dos estados brasileiros e o Distrito Federal. (Adaptada de Ministério da Saúde, 2018.)[15]

Quadro 30.2 ▪ Fatores comportamentais relacionados à obesidade na população brasileira em valores percentuais.

Consumo regular de frutas e hortaliças (5 ou mais porções/dia)	34,6%
Consumo recomendado de frutas e hortaliças (400 g/dia = 5 ou mais porções/dia)	23,7%
Consumo regular (< 5× por semana) de refrigerantes	14,6%
Consumo regular (5 ou mais dias da semana) de feijão	59,5%
Praticam o volume recomendado de atividade física no tempo livre	37,0%
Atividade física no deslocamento (30 min/dia no percurso de ida ou volta)	13,4%
Inatividade física (indivíduos que não praticaram qualquer atividade física)	13,9%
Hábito de assistir à televisão (≥ 3 h/dia)	24,6%
Hábito de utilizar computador, tablet ou celular no tempo livre (≥ 3 h/dia)	61,0%
Consumo abusivo de bebidas alcoólicas, nos últimos 30 dias	19,1%

Adaptado de Ministério da Saúde, 2018.[15]

que, acima dessa faixa, para cada 5 kg/m² de aumento no IMC, houve um aumento de mortalidade por todas as causas de 30%. Contudo, apesar de prevalência maior de comorbidades e tendência maior a desarranjos fisiológicos, um efeito independente da obesidade no desfecho desfavorável de doentes críticos nunca foi demonstrado. Os estudos mostram resultados conflitantes quanto ao efeito da obesidade na mortalidade de doentes críticos.[18,19]

Para avaliar se a obesidade estava associada à maior mortalidade e morbidade em UTIs, Hougue et al. analisaram, em revisão sistemática, os resultados de 22 estudos, incluindo 88.051 pacientes. A interpretação conjunta dos dados não evidenciou diferenças de mortalidade na UTI e mostrou menor mortalidade hospitalar dos pacientes obesos e obesos graves (RR 0,76; IC 95% 0,59, 0,92; RR 0,83; IC 95% 0,66, 1,04, respectivamente) quando comparados a pacientes-controle com peso normal. Pacientes obesos tiveram internação mais longa. Não houve diferenças com relação ao tempo de ventilação mecânica durante a permanência na UTI. Os autores concluíram que a obesidade não está associada ao aumento da mortalidade na UTI, podendo estar relacionada, sim, com menor mortalidade.[20,21] Em uma grande coorte retrospectiva, envolvendo 409 UTIs, uma vantagem de sobrevida para pacientes com sobrepeso e obesidade foi observada. No entanto, entre aqueles que receberam nutrição enteral precoce, a desvantagem de sobrevivência para categorias de IMC inferiores a 25,0 kg/m foi mínima ou inobservável quando comparada a categorias mais altas de IMC.[22]

Na síndrome do desconforto respiratório agudo (SDRA), vários mecanismos fisiopatológicos, clínicos e fatores relacionados com o manejo poderiam explicar a diminuição da mortalidade observada em pacientes obesos.[23,24] Evidências recentes sugerem a existência de uma resposta protetora chamada de *nuvem de pré-condicionamento*, em que a obesidade induziria uma inflamação de baixo grau, gerando um processo que subsequentemente protegeria o pulmão contra lesões.[25,26] O pré-condicionamento implica que um estado pró-inflamatório crônico criaria um ambiente de proteção, limitando os efeitos prejudiciais de um segundo insulto, como a lesão pulmonar induzida pela ventilação mecânica ou a sepse. Por outro lado, o conceito de obesidade metabolicamente saudável, referindo-se a indivíduos obesos sem comorbidades metabólicas, tem sido associado à menor atividade inflamatória relacionada com adiposidade e à menor mortalidade.[27]

Este "paradoxo da mortalidade do obeso criticamente enfermo" ainda não tem explicações claras, e são necessárias mais pesquisas nessa área. Existe uma lacuna no conhecimento de como a obesidade pode afetar as complicações na doença crítica e seus desfechos a longo prazo nesse grupo de pacientes. A percepção clínica de que pacientes obesos são propensos a piores desfechos poderia induzir a uma condução diferenciada por parte da equipe assistencial, gerando admissão mais precoce na UTI, monitoramento mais cauteloso e intensificação de medidas profiláticas, o que poderia contribuir para o paradoxo da mortalidade do paciente obeso identificado na UTI.[28]

▶ Efeitos da obesidade na fisiologia respiratória

Mecânica ventilatória

A obesidade diminui a complacência respiratória total em até dois terços da complacência medida em indivíduos não obesos.[29] Inicialmente pensou-se que essa redução resultasse de uma diminuição de complacência da parede torácica associada à deposição de gordura ao redor das costelas, do diafragma e abdome. Investigações posteriores em indivíduos obesos saudáveis revelaram maior elastância do sistema respiratório total e da parede torácica durante o relaxamento muscular voluntário, o qual, durante paralisia,[30] sugeriu que o relaxamento incompleto pode ter contribuído para a menor complacência da parede torácica. Na verdade, a complacência da parede torácica é geralmente normal em indivíduos obesos, e a redução da complacência total do sistema respiratório deve-se à diminuição do componente pulmonar do mesmo. A redução da complacência pulmonar em obesos é relacionada exponencialmente com o IMC.[31] Essa redução ocorre devido ao aumento do volume de sangue, ao colapso das vias aéreas dependentes[32] e ao aumento na tensão superficial alveolar em virtude da redução da capacidade residual funcional (CRF).[31,33,34]

Volumes pulmonares e espirometria

A alteração mais comum da função pulmonar em obesos é a redução da CRF. A carga da massa do tecido adiposo ao redor do gradil costal e do abdome causa essa modificação.[35] O volume residual (VR) geralmente é normal e a relação VR/capacidade pulmonar total (CPT) permanece normal ou levemente aumentada.[36] Como resultado, o volume de reserva expiratória (VRE) reduz exponencialmente com o aumento do IMC, mesmo em obesidade leve ou sobrepeso, devido à protrusão do diafragma no sentido intratorácico e do aumento de massa da parede torácica.

A redução do VRE é maior em posição supina. Essa diminuição é frequentemente tão crítica que a CRF se aproxima do VR. Nesse ponto, alçaponamento aéreo pode ocorrer, causando elevação na relação VR/CPT.[37]

A CPT e a capacidade vital (CV) diminuem linearmente com o aumento do IMC, mas as mudanças são pequenas, de modo que a CPT geralmente permanece acima do limite inferior de normalidade. Uma alteração significativa dessas capacidades em pacientes com sobrepeso ou obesidade graus I e II deve levantar a suspeita de doença pulmonar intrínseca ou neuromuscular. Já em pacientes com obesidade grau III ou obesidade central excessiva (relação cintura/quadril > 0,95) podem apresentar reduções mais acentuadas de CPT e CV.[38]

A espirometria é normal na obesidade leve. Com o aumento do IMC, há redução do fluxo expiratório e diminuição do volume expiratório forçado no primeiro segundo (VEF_1) e na capacidade vital forçada (CVF). A relação VEF_1/CVF é preservada ou aumentada de acordo com o fechamento das vias aéreas periféricas e o aprisionamento aéreo, o que reduz o volume corrente (VC). Redução do VEF_1 e da CVF é fortemente relacionada com a obesidade abdominal, o que sugere um efeito da obesidade nas vias aéreas de grande calibre também.[39] O VC é reduzido na obesidade grave, e a ventilação segue um padrão superficial rápido.[40] Quando a CRF se torna menor que o volume de fechamento, o colapso das vias aéreas ocorre durante a ventilação de VC. Junto ao colapso alveolar das porções dependentes, ocorre o desacoplamento entre ventilação/perfusão e hipoxemia. Por essas razões, tanto a pressão parcial de oxigênio (PaO_2) quanto o gradiente alveoloarterial são relacionados à CRF.

Os efeitos da obesidade sobre os volumes pulmonares e a complacência torácica podem ser agravados pela anestesia e paralisia muscular, manifestando-se pela redução dos volumes pulmonares ou pelo aumento das elastâncias do pulmão e do sistema respiratório (Figura 30.5). Essa deterioração da função pulmonar é mais evidente em cirurgias abdominais, mas também é vista em outros tipos de procedimentos não abdominais. Embora a espirometria no pós-operatório de pacientes obesos mostre diminuição no VEF_1, na CVF e no pico de fluxo expiratório (PFE), a redução na CV, quanto maior o IMC, é a alteração mais significativa em procedimentos intra e extra-abdominais.[41,42]

A melhora da função pulmonar observada com o emagrecimento proporciona suporte às relações de causa e efeito sobre o sistema respiratório, evidenciadas na obesidade.[43,44]

Músculos respiratórios e trabalho ventilatório

Indivíduos obesos demonstram a ineficiência dos músculos respiratórios, principalmente do diafragma. As pressões inspiratória e expiratória máximas em todos os volumes pulmonares são mais baixas em pacientes obesos quando comparado aos grupos-controle. A ventilação voluntária máxima (VVM), uma medida da resistência dos músculos respiratórios, é reduzida em 20% em indivíduos obesos saudáveis e em 45% em pacientes com síndrome da hipoventilação por obesidade (SHO).[45]

Sugere-se que o excesso de carga cause desvantagem do tipo comprimento-tensão do diafragma, colocando as fibras em um comprimento abaixo do ideal. Além disso, a análise do eletromiograma diafragmático revela persistência da atividade elétrica em fases precoces da expiração, o que reduz o fluxo expiratório. Esses resultados indicam que a capacidade de geração de volume do diafragma, dependendo do grau de obesidade, é reduzida.[46-48]

Em nível celular, a obesidade relacionada com a ingestão elevada de lipídios com depósito muscular interfere na função mitocondrial celular por meio da geração de espécies reativas de oxigênio. Esses compostos induzem a lesão peroxidativa da membrana lipídica e a alteração de enzimas mitocondriais, resultando em diminuição do metabolismo oxidativo. Também é observada a redução da capacidade de oxidação de ácidos graxos pelos músculos esqueléticos de obesos, tanto antes quanto após o emagrecimento, o que sugeriria uma alteração intrínseca do processo oxidativo de gorduras.[49,50]

Após o emagrecimento, tanto a força quanto a resistência dos músculos respiratórios retornam ao normal, sendo que a resistência melhora de forma mais acentuada. Essa melhora da resistência está associada à melhora da complacência da parede torácica e dos volumes pulmonares que ocorrem com a perda de peso.[51]

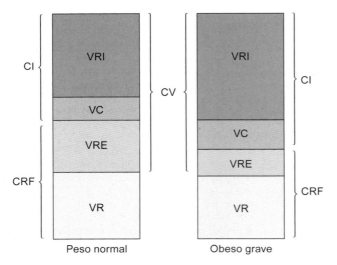

Figura 30.5 ▪ Impacto da obesidade nos volumes pulmonares. VRI: volume de reserva inspiratória; VC: volume corrente; VRE: volume de reserva expiratória; VR: volume residual; CV: capacidade vital; CI: capacidade inspiratória; CRF: capacidade residual funcional.

▶ Resistência das vias aéreas

Indivíduos obesos têm resistência respiratória total aumentada relacionada mais com o aumento da resistência das vias aéreas do que com o da parede torácica. No entanto, quando a resistência das vias aéreas é ajustada para o volume pulmonar em que as mensurações são feitas, a resistência da via aérea específica está na faixa normal, indicando que a aparente redução do calibre das vias aéreas em obesos é atribuível mais à diminuição nos volumes pulmonares do que à obstrução das vias aéreas.[52] Investigações recentes têm sugerido que o aumento na resistência pode não ocorrer inteiramente devido à redução da CRF, uma vez que as diferenças entre obesos e não obesos podem persistir após o ajuste do volume pulmonar.[36,53]

O mecanismo pelo qual a obesidade poderia provocar o aumento da resistência das vias aéreas não é completamente claro. Hipóteses possíveis incluem: atopia relacionada à obesidade, redução do diâmetro das vias aéreas periféricas, disfunção de musculatura lisa e efeitos inflamatórios da leptina, causando tanto obstrução quanto hiper-responsividade brônquicas. Contudo, a confirmação dessas hipóteses ainda carece de confirmação científica.[54,55]

O efeito da obesidade na hiper-responsividade das vias aéreas tem sido inconsistentemente demonstrado, embora tenha se mensurado aumento da responsividade à metacolina em não asmáticos submetidos a aumentos externos de massa abdominal e de parede torácica.[56] A relação entre IMC e hiper-responsividade também foi relatada no European Community Respiratory Health Survey, contudo a associação entre asma e obesidade falhou em demonstrar aumento consistente da hiper-reatividade brônquica.[57] Além do mais, a perda de peso também não resultou em modificações significativas na hiper-responsividade das vias aéreas, apesar da melhora da função pulmonar. Portanto, embora exista uma explicação plausível para indicar como a obesidade é implicada na hiper-responsividade das vias aéreas, a confirmação dessa hipótese ainda não foi reproduzida em ensaios clínicos.

▶ Controle da ventilação

Enquanto alguns estudos de *drive* ventilatório em obesos demonstraram resposta ventilatória normal à inalação de CO_2, outros evidenciam resposta reduzida, especialmente nos pacientes com SHO.[58,59] Inicialmente essas anormalidades foram atribuídas às limitações mecânicas e à ventilação inadequada. Contudo, a ausência de resposta esperada quanto à perda de peso em portadores de SHO e a ausência de relação entre a razão espaço morto/volume corrente (VD/VC) com a $PaCO_2$ de repouso invalidam essas inferências.[60]

Há uma complicação em se utilizar a resposta ventilatória como marcador de *drive*: a ventilação minuto em resposta a um estímulo pode ser influenciada pela função dos músculos respiratórios e pela mecânica respiratória. Se acredita que a pressão de oclusão, P0.1, represente o *drive* neurogênico. A P0.1 é o dobro do normal em obesidade leve e aumenta normalmente com a inalação de CO_2, o que não ocorre em portadores SHO, quando a mesma é a metade do valor encontrado em obesos sem SHO.[59]

A informação acumulada nos leva à conclusão de que obesos sem SHO têm *drive* ventilatório aumentado, enquanto em obesos portadores de SHO o *drive* encontra-se deprimido ou inadequadamente suprimido.[61]

▶ Custo de oxigênio da ventilação

Enquanto em não obesos o custo de O_2 para a ventilação (percentual do débito cardíaco e consumo total de oxigênio dedicado ao trabalho muscular respiratório em repouso) é menor do que 3%, o custo em obesos normocápnicos é 4 a 10 vezes maior. Obesos graves dedicam um percentual desproporcionalmente elevado de consumo de oxigênio (VO_2) para o trabalho respiratório.[62]

Os pacientes obesos apresentam VO_2 mais baixa quando corrigida pelo IMC, o que tem sido atribuído ao fluxo sanguíneo reduzido e a taxas metabólicas menores do tecido adiposo. Contudo, a correção da VO_2 pelo IMC não diminui o impacto da obesidade grave no consumo de O_2. Essa ineficiência ventilatória gera uma reserva ventilatória limitada, predispondo esses pacientes à insuficiência respiratória quando expostos à doença pulmonar ou sistêmica agudas.[62]

▸ Ventilação e perfusão

Enquanto em não obesos a ventilação é maior em zonas dependentes e diminui no sentido cranial, a distribuição pode ser invertida em obesos.

Estudando a relação V/Q em pacientes obesos com VRE a 21% do predito, o volume corrente normal se distribuiu predominantemente nas zonas superiores, enquanto a perfusão, nas zonas inferiores. Pacientes com VRE a 49% do predito apresentaram distribuição da ventilação normal,[63] portanto, a localização do excesso de peso tem um papel fundamental nas alterações V/Q produzidas. Por sua vez, pacientes com obesidade central são mais afetados.

O desacoplamento da relação V/Q resulta do colapso das vias aéreas nas porções dependentes dos pulmões de pacientes obesos.

▸ Capacidade de difusão e trocas gasosas

A capacidade de difusão (DL_{CO}) em pacientes obesos geralmente é normal, apesar de dados conflitantes na literatura. O aumento de DL_{CO} provavelmente está relacionado com o volume de sangue e o fluxo aumentados, enquanto uma DL_{CO} reduzida resultaria de modificações estruturais do interstício pela deposição lipídica e de redução de superfície alveolar. O que importa é que o tratamento da obesidade, tanto clínico quanto cirúrgico, tem mínimo efeito sobre a DL_{CO}.[64-66]

A obesidade grave está associada à PaO_2 baixa e a gradiente alveoloarterial de O_2 aumentado. Essas alterações são mais evidentes em homens do que em mulheres e secundárias a diferenças nas relações cintura/quadril.[66]

A $PaCO_2$ é geralmente normal em obesos sem SHO. Pacientes obesos têm baixo limiar para o exercício, apesar de melhorarem a troca gasosa durante o pico de atividade física. A hiperventilação compensatória limitada é a justificativa para tal fenômeno.[67,68]

Atelectasias basilares por fechamento de vias aéreas e colapso alveolar somados a volumes pulmonares reduzidos explicam como a obesidade afeta as trocas gasosas e a oxigenação. O aumento de resistência tem pouco a ver com troca gasosa em repouso, porém influencia a baixa tolerância ao exercício em função da limitação do fluxo aéreo e da hiperinsuflação dinâmica. A aplicação de pressão positiva expiratória final (PEEP) de 10 cm H_2O e a posição Trendelenburg reversa atenuam os efeitos da obesidade nas trocas gasosas.[64,67]

▸ Alteração da fisiologia respiratória do exercício

Em repouso, a VO_2 basal em obesos é aproximadamente 25% maior que em não obesos. Pelo fato de o tecido adiposo ter taxa metabólica menor que outros tecidos, o pico de VO_2 ajustado pelo peso real costuma ser reduzido, porém, quando o ajuste é realizado pelo peso ideal, o pico de VO_2 costuma ser normal ou aumentado.[69] A inclinação da curva de trabalho em cicloergômetro não está modificada, mas desviada para cima, em aproximadamente 6 mℓ/min/kg de peso corporal extra. Outras respostas podem variar, dependendo do protocolo de exercício e do grau de obesidade.

Parâmetros, incluindo o pico de pulso de O_2 (VO_2/FC) e o limiar anaeróbio, costumam ser normais em obesidade leve a moderada. A frequência cardíaca (FC) de repouso geralmente é aumentada, refletindo aumento no débito cardíaco. Com o exercício, há uma relação FC-VO_2 normal, refletindo por uma inclinação normal da curva FC-VO_2, vinculada a uma FC predita sem reserva de FC.

Não é comum haver demonstração de limitação ventilatória em obesos, apesar das anormalidades impostas pela obesidade ao sistema respiratório em repouso. O fato de a relação V/Q normalizar durante o exercício faz com que a ventilação de espaço morto responda no sentido da normalização, apresentando redução com o exercício.[70]

▸ Vasculatura pulmonar

A pressão sistólica da artéria pulmonar (PSAP) ecocardiográfica se relaciona com o IMC independentemente da idade, sexo ou comorbidades. A PSAP ≥ 30 mmHg e ≥ 35 mmHg ocorre em 66 e 36% dos indivíduos obesos, respectivamente. Para cada unidade de aumento no IMC, a PSAP aumenta 0,1 a 0,4 mmHg. O mecanismo exato de tal fenômeno não é claro, mas provavelmente está associado ao aumento do volume sanguíneo. Apneia obstrutiva do sono e hipoxemia noturna são outros fatores possíveis. Dados ecocardiográficos devem ser valorizados com cautela na ausência de cateterismo de câmaras direitas.[71]

▸ Via aérea definitiva em pacientes obesos

As alterações na fisiologia ventilatória e respiratória descritas na seção anterior, com sua consequente menor tolerância à apneia, somadas às alterações anatômicas decorrentes do acúmulo de gordura nas partes moles, fazem com que o manejo seguro e efetivo da via aérea de obesos seja um desafio. Todo paciente obeso deve ser considerado um portador em potencial de via aérea difícil.

Esses fatores fazem com que pacientes obesos facilmente evoluam para situação de obstrução das vias aéreas no caso de rebaixamento do nível de consciência pelo processo de doença e/ou pela indução anestésica, fazendo com que a ventilação com bolsa-válvula-máscara seja difícil ou até impossível. Nessa situação, ocorre um encurtamento do tempo de evolução para hipoxemia grave e, a menos que seja prontamente restabelecida a capacidade ventilatória, o paciente evoluirá para parada cardiorrespiratória e óbito ou lesão cerebral hipóxica. Felizmente, com o advento de novos dispositivos para visualização indireta, ventilação supraglótica e melhor treinamento dos médicos, essa situação é cada vez mais rara.[72]

Portanto, o manejo das vias aéreas de pacientes obesos, assim como de outros pacientes, deve seguir um protocolo operacional que aumente a segurança do procedimento. Assumir antecipadamente a possibilidade de dificuldades e elaborar planejamento e treinamento prévios são essenciais para um procedimento seguro.

Avaliação

História prévia de via aérea difícil em procedimentos anteriores é altamente indicativa de via aérea difícil. Apesar de dados contraditórios na literatura, uma história clínica sugestiva de síndrome das apneias obstrutivas do sono (SAOS), como roncos, cansaço, apneia observada, hipertensão arterial, somadas ao IMC elevado, circunferência do pescoço elevada e sexo masculino, estão relacionadas com o diagnóstico presuntivo de SAOS e potencial via aérea difícil.[73,74]

O exame físico é essencial. Pacientes com Mallampati ≥ 3 ou laringoscopia prévia classificada como Cormack Lehane 3 e 4 estão fortemente associados à via aérea difícil.[75-77] O fator isolado que mais fortemente se relaciona com intubação orotraqueal difícil é a circunferência cervical:

- Se maior ou igual a 40 cm: 5% de intubação difícil
- Se maior ou igual a 60 cm: 35% de intubação difícil.[78]

Estudo recente, publicado por Chara *et al.*, sugere que o índice integrado de várias medidas anatômicas seja superior na predição de dificuldade de intubação em obesos em relação a medidas isoladas.[79] Embora uma grande coorte retrospectiva de Lundstrom *et al.*[80] tenha falhado em demonstrar a associação entre IMC elevado e falha na laringoscopia, existe uma série de fatores que está comprovadamente associada às dificuldades no manejo das vias aéreas (Quadros 30.3 e 30.4).

É essencial, portanto, no manejo da via aérea do paciente obeso, o planejamento antecipado e a disponibilidade de dispositivos alternativos, mesmo quando a laringoscopia tenha sido o método primário eleito para intubação. Devem estar prontamente disponíveis: máscaras laríngeas, métodos de intubação endoscópica (fibrobroncoscópios, videolaringoscópios) e material para via aérea cirúrgica, e observar à seguinte recomendação das *Diretrizes Brasileiras de Ventilação Mecânica*:[81,82]

Quadro 30.3 ■ Fatores associados à dificuldade de ventilação com bolsa-válvula-máscara.

Presença de barba
IMC > 26 kg/m²
Ausência de peças dentárias
Idade acima de 55 anos
História de roncos
Mallampati classe III ou IV
Sexo masculino
Massas de via aérea superior
Modificações anatômicas pós-radioterapia

Quadro 30.4 ■ Fatores associados à laringoscopia difícil.

Retrognatismo
Macroglossia
Incisivos proeminentes
Incapacidade de se projetar a mandíbula
Corcunda cervical limitando a extensão do pescoço
Cirurgia facial ou das vias aéreas prévia
Radioterapia na cabeça e no pescoço
Massas na cabeça, no pescoço ou no mediastino
Queimaduras térmicas e químicas
Trauma de cabeça, de pescoço ou cervical
Presença de colar cervical ou outros imobilizadores da coluna
Dentes da frente lascados (sinal de intubações difíceis anteriores?)
Gravidez
Pré-eclâmpsia
Doenças congênitas (síndrome de Treacher Collins, síndrome de Goldenhar, trissomia 21 etc.)

- **Recomendação:** considerar todo paciente obeso como potencial via aérea difícil (VAD). Nesses pacientes, se houver escalas de Mallampati ≥ 3 e Cormack 3 e 4 e aumento da circunferência cervical, considerar VAD e preparar infraestrutura para essa condição.[8]

Posição da cama

A Trendelenburg reversa (TR) é uma posição que parece melhorar a complacência respiratória e as trocas gasosas em obesos graves durante cirurgia bariátrica, contudo não está claro se esse efeito benéfico possa ser replicado em todas as cirurgias abdominais e não abdominais em pacientes obesos.[83] Em pacientes intubados, com abdome grande, a posição TR a 45 graus está associada a VC maior e FR menor do que a 90 graus. Esses resultados sugerem que TR pode ser a posição ideal para pacientes obesos especialmente aqueles intubados na UTI ou em recuperação de anestesia e cirurgia.[84]

Recentemente foi demonstrado que a posição sentado reverte, completamente ou parcialmente, a limitação do fluxo expiratório em obesos ventilados com PEEP zero em posição supina, bem como causa queda na autoPEEP e nas pressões alveolares (pressão de platô) observadas.[85] Os autores sugerem que a posição sentado com aplicação de PEEP extrínseca seja a melhor estratégia ventilatória para obesos com IMC > 35 kg/m² de acordo com as seguintes sugestões das *Diretrizes Brasileiras de Ventilação Mecânica*:[81,82]

- **Sugestão:** que seja adotada a posição de Trendelenburg reversa durante a ventilação. O objetivo é melhorar a PaO$_2$, a complacência e o débito cardíaco, além de reduzir a formação de atelectasias[83]

- **Sugestão:** que a posição supina seja evitada em virtude da redução da capacidade residual funcional, do débito cardíaco e do aumento do trabalho respiratório. Na possibilidade de realização, sugere-se adotar a posição *beach chair* (cadeira de praia).[86]

▶ Medicamentos comumente utilizados em pacientes obesos na UTI

Pacientes obesos têm volume de distribuição (Vd) maior para substâncias lipofílicas, aumento na depuração de substâncias hidrofílicas e redução de massa magra e água tecidual quando comparados a pacientes-controle não obesos.[6,87] Em obesos, a redução do metabolismo via CYP3A4, um membro da família do citocromo P450 que desativa várias substâncias, o aumento da depuração por glucuronidação e filtração glomerular predispõem esses pacientes tanto a doses subterapêuticas quanto a efeitos tóxicos das medicações.[10]

Para encontrarmos a dose de opioides, é razoável que uma série de pequenas doses frequentes, a cada 15 min, por exemplo, seja administrada até que o efeito analgésico desejável seja alcançado. Em infusão contínua, o peso ideal deve ser utilizado para guiar as doses iniciais de fentanila, morfina e remifentanila, com titulação clínica da infusão para uma meta terapêutica definida.[88,89]

Após uma distribuição inicial no sistema nervoso central, substâncias lipofílicas, como propofol, midazolan e lorazepan, se redistribuem amplamente no tecido adiposo quando utilizadas por via intravenosa contínua. Da mesma forma que os opioides, sugere-se que as doses iniciais sejam calculadas tomando como base o peso ideal, seguido da titulação clínica da dose para meta definida.[88,90]

Bloqueadores neuromusculares, como succinilcolina e rocurônio, devem ter suas doses calculadas baseando-se no peso total do paciente enquanto o atracúrio e o vecurônio devem ter suas doses calculadas com base no peso ideal.[89]

O Vd da heparina em obesos é diferente do aplicado a não obesos, uma vez que o tecido adiposo tem menos volume de sangue que o tecido magro; como consequência, a dose necessária de heparina não aumenta linearmente com o peso corporal.[91,92] A dose ótima de heparina não fracionada e de heparina de baixo peso molecular em obesidade não está estabelecida em função de esses pacientes serem excluídos da maioria dos estudos.[93] Contudo, a recomendação atual é que se use o peso total para o cálculo da dose de ataque da heparina não fracionada e se ajuste a infusão para a meta de tempo de tromboplastina parcial ativada (TTPA) preestabelecida, medida a cada 6 h. Heparinas de baixo peso molecular, como a enoxaparina, devem ser ajustadas de acordo com o peso corporal total,[94,95] mas em função de sua absorção subcutânea variável em obesidade grave, o monitoramento da atividade anti-Xa deve ser utilizada se disponível.[93,96] A dose de enoxaparina de 40 mg subcutânea a cada 12 h é efetiva para profilaxia de eventos tromboembólicos venosos em pacientes com IMC até 50 kg/m², devendo ser aumentada para 60 mg a cada 12 h em pacientes com IMC superior a 50 kg/m².[97,98]

▶ Como ventilar o paciente obeso

De acordo com as *Diretrizes Brasileiras de Ventilação Mecânica*,[81,82] as sugestões e recomendações para adequar a ventilação mecânica em pacientes obesos são as seguintes:

- **Sugestão:** utilizar ventilação não invasiva em casos de insuficiência respiratória hipercápnica, com os cuidados pertinentes à técnica. A utilização em pacientes com IMC ≥ 45 kg/m² deve ser realizada com ainda mais cuidado, em virtude do maior risco de falha nesse grupo.
- **Sugestão:** na ventilação mecânica invasiva, não há superioridade entre os modos. Sugere-se inicialmente usar modo assistido-controlado (A/C) de ventilação controlada à pressão (PCV) ou ventilação ciclada a volume (VCV)[99]
- **Sugestão:** realizar o monitoramento da mecânica respiratória. O monitoramento da pressão intra-abdominal deve ser avaliado

em casos de aumento dos níveis de $PaCO_2$ e/ou aumento das pressões nas vias aéreas que não possa ser justificado por causas pulmonares
- **Recomendação:** volume corrente; 6 mℓ/kg de peso predito.[100-102] Fração inspirada de oxigênio (FIO_2): sugere-se manter o mínimo valor para manter a saturação de oxigênio (SaO_2) ≥ 92%
- **Sugestão:** PEEP/manobras de recrutamento:[101,102] o objetivo é aumentar a CRF, prevenir a formação de atelectasias e reduzir o risco de lesão pulmonar induzida por ventilação (VILI). Sugere-se também realizar manobras de recrutamento alveolar nos casos de hipoxemia, diminuição do volume corrente ou níveis elevados de $PaCO_2$
- **Sugestão:** utilizar níveis de PEEP ≥ 10 cmH_2O
- **Recomendação:** limitar pressão de platô ≤ 35 cmH_2O[103]
- **Sugestão:** em casos de SDRA moderada e grave, tolera-se subir a pressão de platô até um máximo de 40 cmH_2O, mantendo-se uma pressão de distensão ≤ 15 cmH_2O, necessariamente
- **Recomendação:** a extubação deve ser realizada assim que as condições clínicas permitirem, podendo-se utilizar ventilação não invasiva para facilitar.

▶ Desmame e extubação do paciente obeso

Não existem consensos específicos para a liberação de um paciente obeso da ventilação mecânica. Diretrizes gerais que se aplicam a pacientes não obesos também se aplicam ao paciente obeso. A liberação é um processo de duas etapas: o desmame, ou seja, a redução do suporte ventilatório, iniciado assim que o paciente preenche critérios de aptidão para tal, e a extubação, que envolve a realização de um teste de autonomia ou teste de respiração espontânea (TRE).

Os pacientes devem ser considerados aptos para a redução de suporte ventilatório assim que preenchem os critérios do Quadro 30.5.[104-109]

É aceitável realizar um TRE ao dia com duração de 30 a 120 min,[110] conforme a seguinte recomendação das *Diretrizes Brasileiras de Ventilação Mecânica*:[81,82]

- **Recomendação:** no TRE, o paciente deve ser colocado em tubo em T ou em ventilação com pressão de suporte (PSV) de 5 a 7 cmH_2O, durante 30 a 120 min.[104-109,111-114] Ao longo do TRE, o paciente deve ser monitorado para sinais de insucesso. É considerado sucesso no TRE pacientes que mantiverem padrão respiratório, troca gasosa, estabilidade hemodinâmica e conforto adequados.

Durante a realização do TRE, é imprescindível a observação cuidadosa do paciente para a detecção precoce de sinais de intolerância ao TRE, descritos no Quadro 30.6.

Os pacientes que toleraram o TRE devem ser extubados e aqueles que falharam no teste devem ser retornados à ventilação mecânica. Os pacientes que necessitam ser reintubados tem mortalidade mais elevada do que aqueles que tiveram sucesso na primeira tentativa.[115] A falha de extubação é um preditor independente de morte.[116]

Ventilação não invasiva (VNI) tem sido utilizada após a extubação para aumentar a chance de liberação da ventilação mecânica e

Quadro 30.5 ▪ Teste de aptidão de acordo com as *Diretrizes Brasileiras de Ventilação Mecânica*.[81,82]

Causa da insuficiência respiratória resolvida ou controlada
PaO_2 ≥ 60 mmHg com FIO_2 ≤ 0,4 e PEEP ≤ 5 a 8 cmH_2O
Hemodinâmica estável, com boa perfusão tecidual, sem ou com doses baixas de vasopressores, com ausência de insuficiência coronariana descompensada ou arritmias com repercussão hemodinâmica
Paciente capaz de iniciar esforços inspiratórios
Balanço hídrico zerado ou negativo nas últimas 24 h
Equilíbrio acidobásico e eletrolítico normais
Adiar extubação quando houver programação de transporte para exames ou cirurgia com anestesia geral nas próximas 24 h

PaO_2: pressão parcial de oxigênio; FIO_2: fração inspirada de oxigênio; PEEP: pressão positiva expiratória final.

Quadro 30.6 ▪ Intolerância ao TRE, de acordo com as *Diretrizes Brasileiras de Ventilação Mecânica*.[81,82]

Frequência respiratória > 35 rpm
Saturação arterial de O_2 < 90%
Frequência cardíaca > 140 bpm
Pressão arterial sistólica > 180 mmHg ou < 90 mmHg
Sinais de sintomas: agitação, sudorese, alteração do nível de consciência

reduzir as taxas de reintubação. O uso de BiPAP (pressão positiva inspiratória [IPAP] de 8 cmH_2O e pressão positiva expiratória [EPAP] de 4 cmH_2O) no pós-operatório de pacientes obesos melhorou significativamente em parâmetros fisiológicos e na oxigenação em relação aos pacientes-controle que receberam somente oxigênio.[117] Em pacientes que apresentaram insuficiência respiratória após a extubação, a VNI falhou em evitar a reintubação, sendo que o retardo em reintubar foi associado à maior mortalidade.[116,118] Um estudo com uso de extubação direto para VNI *versus* terapia padrão demonstrou redução da taxa de reintubação em pacientes de alto risco no grupo de intervenção.[119]

Em um único estudo feito em obesos que receberam VNI imediatamente após a extubação com BiPAP, a VNI foi efetiva em prevenir insuficiência respiratória após a extubação. Nesse estudo, os pacientes receberam IPAP inicial de 12 cmH_2O, titulado para alcançar frequência respiratória menor que 25 mrm e manter saturação de, pelo menos, 90%. O EPAP foi mantido constante em 4 cmH_2O. A VNI resultou em redução absoluta de 16% da taxa de insuficiência respiratória em obesos graves quando comparado ao tratamento convencional.[120]

Fatores nutricionais representam um desafio adicional ao desmame da ventilação mecânica do paciente obeso. Inatividade física, inflamação, resistência anabólica, bem como distúrbios nos níveis hormonais, são causas importantes para o declínio fortemente acelerado na massa muscular e na força muscular em pacientes de UTI. Essas causas podem levar a alterações no metabolismo de aminoácidos e resistência anabólica. Indivíduos obesos apresentam características musculares específicas (p. ex., infiltração adiposa, menor densidade capilar) que estão associadas à funcionalidade prejudicada. Recomendações específicas de ingestão de energia e proteína são necessárias para atenuar a obesidade sarcopênica em pacientes de UTI. As estratégias nutricionais devem consistir em alimentação hiperproteica e hipocalórica, juntamente a fontes não proteicas, como vitamina D, ácidos graxos, ômega-3 ou atividade física.[121]

▶ Prognóstico

Obesidade não está associada ao aumento de mortalidade, mas está vinculada à maior duração da ventilação mecânica e permanência na UTI.[122] Não há diferença na mortalidade entre pacientes severamente obesos e não obesos que necessitaram de ventilação mecânica.[101,123,124] Metanálise recente, incluindo 14 estudos, não encontrou relação entre o subgrupo de pacientes adultos obesos em uso de VMI e a variável mortalidade na UTI.[125]

Em comparação aos pacientes de peso normal, os obesos apresentam morbidade maior, incluindo dificuldade de intubação e estridor após a extubação.[122,123]

▶ Referências bibliográficas

1. Ramachandrappa S, Farooqi IS. Genetic approaches to understanding human obesity. J Clin Invest. 2011;121(6):2080-6.
2. Mozaffarian D, Hao T, Rimm EB, Willett WC, Hu FB. Changes in diet and lifestyle and long-term weight gain in women and men. N Engl J Med. 2011;364(25):2392-404.
3. Diretrizes brasileiras de obesidade 2016. 4. ed. São Paulo: Associação Brasileira para o Estudo da Obesidade e da Síndrome Metabólica (ABESO), 2016, p. 188.

CO relacionadas com veículos automotores não intencionais em mais de 80%. Todas essas medidas podem reduzir a incidência de exposição grave, mas não houve novas opções de terapia.

Opções não farmacológicas

Diversos tratamentos não farmacológicos para envenenamento por CO foram testados, usando a remoção de CO da corrente sanguínea pela dissociação de CO da Hb. Embora nenhum tenha demonstrado melhores resultados neurocognitivos, muitos mostram resultados iniciais promissores e devem ser mais estudados. Na virada do século XX, o envenenamento por CO era apenas tratado com altas concentrações de O_2 em combinação com CO_2, com base nas ideias de que o envenenamento por CO criaria um déficit total de CO_2 no corpo. Estudos anteriores em animais mostraram que a adição de CO_2 ao O_2 aumentou a dissociação do CO da Hb. No entanto, isso se deve ao efeito do aumento da ventilação de CO_2 e não a um déficit corporal total. Recentemente foi desenvolvido um método de hiperpneia normocápnica que permite o aumento na ventilação minuto e, portanto, aumento da depuração de COHb, sem hipercapnia prejudicial. Essa técnica acelera a eliminação de COHb. No caso de paciente com lesão por inalação significativa, COHb 40%, hipoxia refratária e choque, a oxigenação por membrana extracorpórea (ECMO) parece ser capaz de proporcionar melhora imediata da oxigenação, redução da COHb e reversão da oxigenação e do colapso cardiovascular. O provável mecanismo por trás dessa melhora é a restauração da oxigenação sistêmica por meio da troca gasosa imediatamente melhorada com ECMO. Outra terapia extracorpórea é a iluminação sanguínea fotodinâmica, que foi proposta como uma forma de dissociar o CO da Hb no sangue exposto a um iluminador. A fotodissociação e a fototerapia transesofágica reduzem a meia-vida da COHb no sangue.

Opções farmacológicas

Idealmente, uma terapia poderia ser fornecida imediatamente no local por serviços médicos de emergência, auxiliados pela oximetria portátil do CO para medir a COHb, ou no departamento de emergência. Isso poderia limitar os atrasos no tratamento e permitir a melhora da terapia em pacientes gravemente doentes. O uso de hidroxicobalamina e ácido ascórbico para mediar a conversão de CO em CO_2 não demonstram melhor desempenho cognitivo. O complexo de porfirina encapsulado em ciclodextrina pode ligar-se ao CO com 100 vezes mais afinidade à Hb e é excretada na urina. Existem efeitos tóxicos conhecidos da ciclodextrina, como a nefrotoxicidade, que podem limitar o uso de tal estratégia. Os testes desse complexo de porfirina em um modelo de envenenamento por CO ainda não foi relatado. Uma nova classe de proteínas globínicas modificadas está atualmente em desenvolvimento e tem mostrado potencial para o tratamento do envenenamento por CO. Esses agentes mostraram, *in vitro* e *in vivo*, ter grande afinidade pelo CO, atuando como sequestrantes deste, aumentando a taxa de eliminação do CO das hemácias, da Hb e dos tecidos.

Tanto os alvos terapêuticos atuais quanto os futuros de envenenamento por CO são apresentados na Figura 31.16.

▶ Intoxicação por cianeto

O cianeto de hidrogênio (HCN) é um composto formado pela combustão incompleta de material carbonáceo e nitrogenado, incluindo algodão, seda, madeira, papel, plásticos, esponjas, acrílicos e polímeros sintéticos em geral. Em ambientes mal ventilados, a sua concentração pode elevar-se cerca de 10 vezes.[47]

O HCN, após sua ligação com a citocromo-oxidase a3, inibe a fosforilação oxidativa mitocondrial, levando as células ao metabolismo anaeróbico, apesar da oferta de oxigênio tecidual adequada. Como consequência, há uma acidose metabólica grave, com ânion *gap* alargado, lactato elevado, redução da extração tecidual de oxigênio, aumento da saturação venosa mista de oxigênio (SvO_2) e queda compensatória do gás carbônico ao final da expiração ($ETCO_2$, *end-tidal* CO_2). A apresentação clínica dessa intoxicação é inespecífica e semelhante à intoxicação por CO. A indicação de tratamento deve ser precoce em função da letalidade associada e baseia-se na suspeita clínica: redução do nível de consciência, parada ou descompensação cardiovascular, presença de acidose láctica de etiologia desconhecida associada à $ETCO_2$ baixa ou em declínio, e conhecimento da composição da fumaça inalada.

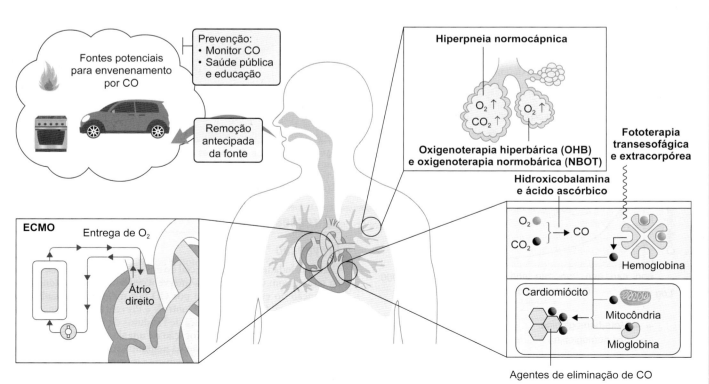

Figura 31.16 ▪ Alvos terapêuticos atuais e futuros de envenenamento por CO.

Sobreviventes de intoxicação por cianeto podem desenvolver parkinsonismo de início tardio ou outras sequelas neurológicas; a recuperação é variável.[48] Como raríssimos pacientes sobrevivem, relatos de sequelas neurológicas são escassos. Entretanto, envenenamentos em pequenas proporções são causas reconhecidas de lesões neurológicas permanentes, variando de manifestações no sistema extrapiramidal de intensidades diversas a estado vegetativo persistente, progressivo ao longo de anos.[49]

A medicação de escolha para o tratamento de pacientes com suspeita de intoxicação por HCN é a hidroxicobalamina.[47-49] Com rápido início de ação, a hidroxicobalamina se liga ao HCN, formando a cianocobalamina, que é eliminada pela urina. A dose recomendada é de 5 g diluídos em 100 mℓ de água destilada, infundidos por 15 a 20 min. A dose pode ser repetida em caso de coma ou instabilidade hemodinâmica persistente. Esse esquema resultou em sobrevida de 67% dentre os pacientes vítimas de lesão inspiratória por HCN.[50]

O tratamento empírico deve ser o mais precoce possível e, de preferência, ainda no atendimento pré-hospitalar, em todas as vítimas de lesão inspiratória, apresentando depressão do nível de consciência (escala de Glasgow ≤ 13), sinais de instabilidade hemodinâmica e insuficiência respiratória aguda. A elevação do lactato nas primeiras 2 h da lesão inalatória é também um indicativo do possível benefício do tratamento com hidroxicobalamina.[47]

Considerações finais

Além das lesões térmicas da pele, a lesão inalatória pode desencadear o acometimento de todo o sistema respiratório pelo contato com o calor ou pela inalação de materiais químicos e particulados. Também é importante destacar a possível ocorrência de graves intoxicações (asfixia metabólica) por meio de alguns constituintes da fumaça, como CO e cianeto, que impedem a entrega de oxigênio aos tecidos e/ou o seu consumo.

O diagnóstico da lesão inalatória é baseado em uma história de exposição à fumaça em um espaço fechado. Lesão facial, pelos nasais chamuscados, fuligem nas vias aéreas proximais, produção de escarro carbonáceo e mudanças na voz podem ajudar a apoiar o diagnóstico. É extremamente difícil separar os danos decorrentes da exposição a substâncias irritantes e a lesão inalatória pela exposição ao gás aquecido.

A lesão inalatória é a principal causa de morte em vítimas de queimadura. O edema laríngeo causado pela queimadura é exacerbado pela reanimação volêmica agressiva e geralmente se desenvolve dentro das primeiras 24 h, tornando difícil a obtenção posterior de via aérea definitiva.

No caso de grave edema das vias aéreas superiores, com sinais de obstrução ou evidência de insuficiência respiratória aguda, a IOT deve ser prontamente realizada, e a ventilação mecânica, iniciada. Cerca de 30% dos pacientes com lesão inalatória desenvolvem SDRA. A VMI deve ser conduzida tendo como metas os conceitos da estratégia ventilatória protetora, com volume corrente < 6 mℓ/kg de peso ideal e uso de PEEP adequada.

Referências bibliográficas

1. Sociedade Brasileira de Cirurgia Plástica. Projeto Diretrizes: Queimaduras parte II: tratamento da lesão, abril de 2008. Disponível em: http://www.projetodiretrizes.org.br/projeto_diretrizes/083ªpdf. Acesso em: 21/09/2014.
2. Gawryszewski VP, Bernal RTI, Silva NN et al. Atendimentos decorrentes de queimaduras em serviços públicos de emergência no Brasil, 2009. Cad Saúde Pública. 2012;28(4):629-40.
3. Ryan CM, Schoenfeld DA, Thorpe WP, Sheridan RL, Cassem EH, Tompkins RG. Objective estimates of the probability of death from burn injuries. N Engl J Med. 1998;338(6):362-6.
4. Raub JA, Mathieu-Nolf M, Hampson NB, Thom SR. Carbon monoxide poisoning – a public health perspective. Toxicology. 2000;145(1):1-14.
5. Dries DJ, Endorf FW. Inhalation injury: Epidemiology, pathology, treatment strategies. Scand J Trauma Resusc Emerg Med. 2013;21:31.
6. Mlcak RP, Suman OE, Herndon DN. Respiratory management of inhalation injury. Burns. 2007;33(1):2-13.
7. Madnani DD, Steele NP, de Vries E. Factors that predict the need for intubation in patients with smoke inhalation injury. Ear Nose Throat J. 2006;85(4):278-80.
8. McCall JE, Cahill TJ. Respiratory care of the burn patient. J Burn Care Rehabil. 2005;26(3):200-6.
9. Cancio LC. Airway management and smoke inhalation injury in the burn patient. Clin Plast Surg. 2009;36(4):555-67.
10. Endorf FW, Gamelli RL. Inhalation injury, pulmonary perturbations, and fluid resuscitation. J Burn Care Res. 2007;28(1):80-3.
11. Cochrane Collaboration. Evidence based surgery-inhalation injury: Diagnosis. J Am Coll Surg. 2003;196:306-12.
12. Brown DL, Archer SB, Greenhalgh DG, Washam MA, James LE, Warden GD. Inhalation injury severity scoring system: A quantitative method. J Burn Care Rehabil. 1996;17(6 Pt 1):552-7.
13. Liffner G, Bak Z, Reske A, Sjoberg F. Inhalation injury assessed by score does not contribute to the development of acute respiratory distress syndrome in burn victims. Burns. 2005;31(3):263-8.
14. Marek K, Piotr W, Stanislaw S et al. Fiberoptic bronchoscopy in routine clinical practice in confirming the diagnosis and treatment of inhalation burns. Burns. 2007;33(5):554-60.
15. Masanes MJ, Legendre C, Lioret N, Maillard D, Saizy R, Lebeau B. Fiberoptic bronchoscopy for the early diagnosis of subglottal inhalation injury. Comparative value in the assessment of prognosis. J Trauma. 1994;36(1):59-67.
16. Bordes J, Lacroix G, Esnault P et al. Comparison of the Berlin definition with the American European Consensus definition for acute respiratory distress syndrome in burn patients. Burns. 2014;40(4):562-7.
17. Belenkiy SM, Buel AR, Cannon JW et al. Acute respiratory distress syndrome in wartime military burns: Application of the Berlin criteria. J Trauma Acute Care Surg. 2014;76(3):821-7.
18. Barbas CSV, Ísola AM, Farias AMC et al. Recomendações brasileiras de ventilação mecânica 2013. Parte I. Rev Bras Ter Intensiva. 2014;26(2):89-121. Disponível em: www.scielo.br/scielo.php?script=sci_arttext&pid=S0103-507X2014000200089&lng=en. Acesso em: 23/08/2019.
19. Agarwal R, Aggarwal AN, Gupta D. Role of noninvasive ventilation in acute lung injury/acute respiratory distress syndrome: A proportion meta-analysis. Respir Care. 2010;55(12):1653-60.
20. ARDS Definition Task Force, Ranieri VM, Rubenfeld GD et al. Acute respiratory distress syndrome: The Berlin Definition. JAMA. 2012;307:2526-33.
21. The Acute Respiratory Distress Syndrome Network. Ventilation with lower tidal volumes as compared with traditional tidal volumes for acute lung injury and the acute respiratory distress syndrome. N Engl J Med. 2000;342(18):1301-8.
22. Eichacker P, Gerstenberger EP, Banks SM, Cui X, Natanson C. Meta-analysis of acute lung injury and acute respiratory distress syndrome trials testing low tidal volumes. Am J Respir Crit Care Med. 2002;166(11):1510-4.
23. Brower RG, Lanken PN, MacIntyre N et al. Higher versus lower positive end-expiratory pressures in patients with the acute respiratory distress syndrome. N Engl J Med. 2004;351(4):327-36.
24. Venet C, Guyomarc'h S, Migeot C et al. The oxygenation variations related to prone positioning during mechanical ventilation: a clinical comparison between ARDS and non-ARDS hypoxemic patients. Intensive Care Med. 2001;27(8):1352-9.
25. Gattinoni L, Tognoni G, Pesenti A et al. Effect of prone positioning on the survival of patients with acute respiratory failure. N Engl J Med. 2001;345(8):568-73.
26. Sud S, Friedrich JO, Taccone P et al. Prone ventilation reduces mortality in patients with acute respiratory failure and severe hypoxemia: Systematic review and meta-analysis. Intensive Care Med. 2010;36(4):585-99.
27. Abroug F, Ouanes-Besbes L, Dachraoui F, Ouanes I, Brochard L. An updated study-level meta-analysis of randomised controlled trials on proning in ARDS and acute lung injury. Crit Care. 2011;15(1):R6.
28. Guérin C, Reignier J, Richard JC. Prone positioning in the acute respiratory distress syndrome. N Engl J Med. 2013;369(10):980-1.
29. Vieillard-Baron A, Charron C, Caille V, Belliard G, Page B, Jardin F. Prone positioning unloads the right ventricle in severe ARDS. Chest. 2007;132(5):1440-6.
30. Hale DF, Cannon JW, Batchinsky AI et al. Prone positioning improves oxygenation in adult burn patients with severe acute respiratory distress syndrome. J Trauma Acute Care Surg. 2012;72(6):1634-9.
31. McBeth PB, Sass K, Nickerson D, Ball CG, Kirkpatrick AW. A necessary evil? Intra-abdominal hypertension complicating burn patient resuscitation. J Trauma Manag Outcomes. 2014;8:12.

32. Ruiz-Castilla M, Barret JP, Sanz D et al. Analysis of intra-abdominal hypertension in severe burned patients: The Valld' Hebron experience. Burns. 2014;40(4):719-24.
33. Latenser BA, Kowal-Vern A, Kimball D, Chakrin A, Dujovny N. A pilot study comparing percutaneous decompression with decompressive laparotomy for acute abdominal compartment syndrome in thermal injury. J Burn Care Rehabil. 2002;23(3):190-5.
34. Hershberger RC, Hunt JL, Arnoldo BD, Purdue GF. Abdominal compartment syndrome in the severely burned patient. J Burn Care Res. 2007;8(5):708-14.
35. Weaver LK. Carbon monoxide poisoning. Crit Care Clin. 1999;15(2):297-317, viii.
36. Varon J, Marik PE, Fromm Jr. RE, Gueler A. Carbon monoxide poisoning: A review for clinicians. J Emerg Med. 1999;17(1):87-93.
37. Trunkey DD. Inhalation injury. Surg Clin North Am. 1978;58:1133-40.
38. Goldbaum LR, Orellano T, Dergal E. Mechanism of the toxic action of carbon monoxide. Ann Clin Lab Sci. 1976;6(4):372-6.
39. Kealey GP. Carbon monoxide toxicity. J Burn Care Res. 2009;30(1):146-7.
40. Kao LW, Na-agas KA. Carbon monoxide poisoning. Emerg Med Clin North Am. 2004;22(4):985-1018.
41. Choi IS. Delayed neurologic sequelae in carbon monoxide intoxication. Arch Neurol. 1983;40(7):433-5.
42. Palmieri TL, Gamelli RL. Diagnosis and management of inhalation injury. In: Handbook of burns. Vol. 1. Acute Burn Care. New York: Springer, 2012, pp. 163-72.
43. Herndon DN, Traber LD, Linares H et al. Etiology of the pulmonary pathophysiology associated with inhalation injury. Resuscitation. 1986;14(1-2):43-59.
44. Antonio AC, Castro PS, Freire LO. Smoke inhalation injury during enclosed-space fires: an update. J Bras Pneumol. 2013;39(3):373-81.
45. Grube BJ, Marvin JA, Heimbach DM. Therapeutic hyperbaric oxygen: Help or hindrance in burn patients with carbon monoxide poisoning. J Burn Care Rehabil. 1988;9(3):249-52.
46. Buckley NA, Juurlink DN, Isbister G, Bennett MH, Lavonas EJ. Hyperbaric oxygen for carbon monoxide poisoning. Cochrane Database Syst Rev. 2011;(4):CD002041. PMid:21491385.
47. Anseeuw K, Delvau N, Burillo-Putze G et al. Cyanide poisoning by fire smoke inhalation: A European expert consensus. Eur J Emerg Med. 2013;20(1):2-9.
48. Lawson-Smith P, Jansen EC, Hyldegaard O. Cyanide intoxication as part of smoke inhalation: A review on diagnosis and treatment from the emergency perspective. Scand J Trauma Resusc Emerg Med. 2011;19:14.
49. O'Brien DJ, Walsh DW, Terriff CM, Hall AH. Empiric management of cyanide toxicity associated with smoke inhalation. Prehosp Disaster Med. 2011;26(5):374-82.
50. Borron SW, Baud FJ, Barriot P, Imbert M, Bismuth C. Prospective study of hydroxocobalamin for acute cyanide poisoning in smoke inhalation. Ann Emerg Med. 2007;49(6):794-801, 801.e1-2.

Bibliografia

Crapo RO. Smoke inhalation injuries. JAMA. 1981;246:1694-6.

Ernst A, Zibrak JD. Carbon monoxide poisoning. N Engl J Med. 1998;339(22):1603-8.

Gale SD, Hopkins RO, Weaver LK, Bigler ED, Booth EJ, Blatter DD. MRI, quantitative MRI, SPECT, and neuropsychological findings following carbon monoxide poisoning. Brain Inj. 1999;13(4):229-43.

Hardy KR, Thom SR. Pathophysiology and treatment of carbon monoxide poisoning. J Toxicol Clin Toxicol. 1994;32(6):613-29.

Jasper BW, Hopkins RO, Duker HV, Weaver LK. Affective outcome following carbon monoxide poisoning: A prospective longitudinal study. Cogn Behav Neurol. 2005;18(2):127-34.

Weaver LK. Clinical practice. Carbon monoxide poisoning. N Engl J Med. 2009;360:1217-25.

CAPÍTULO 32

Trauma Torácico Fechado

Jorge Luis dos Santos Valiatti • Rodrigo Olívio Sabbion • Ricardo Alessandro Teixeira Gonsaga • Emmanuel Ortiz Afonso

▶ Introdução

O trauma torácico representa aproximadamente 25% das causas de morte em pacientes politraumatizados, e uma parte substancial desses eventos é considerada evitável. O último trabalho brasileiro relacionado com epidemiologia do trauma torácico descreve que os participantes foram (89%) homens e (11%) mulheres, a maioria entre 20 e 39 anos de idade (49%). As facadas (57,9%) e o hemopneumotórax (45,6%) foram mais frequentes nos casos de trauma torácico aberto e acidente de motocicleta (62,8%), e o hemotórax (48,8%) foi mais frequente no trauma fechado. A radiografia (69%) e a drenagem torácica unilateral (78%) foram os principais meios de diagnóstico e tratamento. Entre os pacientes com trauma torácico aberto, 11 (19,3%) necessitaram de toracotomia e, destes, 36,3% apresentaram lesões pulmonares. A maioria dos pacientes (48%) foi hospitalizada por 3 a 4 dias. A taxa de mortalidade foi de 11%.[1]

Incluindo os dados gerais, em apenas 10 a 15% dos pacientes, a toracotomia é necessária, portanto, grande parte dos pacientes é tratada adequadamente com medidas de suporte, que incluem analgesia, ventilação mecânica e drenagem torácica. As principais entidades potencialmente fatais são: contusão pulmonar, pneumotórax hipertensivo, pneumotórax aberto, hemotórax maciço, tamponamento cardíaco, tórax instável, hérnia diafragmática e ferida transfixante mediastinal. Muitas dessas lesões podem estar associadas, especialmente nos pacientes com tórax instável. A correção parcial ou total dessas lesões é fundamental, visto que a ventilação mecânica com pressão positiva agrava a instabilidade hemodinâmica. O principal escopo deste capítulo é abordar a fisiopatologia e o tratamento da insuficiência respiratória aguda decorrente do trauma torácico fechado.

▶ Mecanismos de lesão

Os mecanismos básicos de lesão no trauma torácico fechado ocorrem por transferência direta da energia ou pela desaceleração diferencial dos órgãos internos (Figura 32.1).

No trauma direto, o tórax é golpeado por um objeto em movimento ou vai de encontro a uma estrutura fixa. Sequencialmente, a caixa torácica, estrutura relativamente rígida, absorve o impacto e o transmite às vísceras. Exemplos desse tipo de mecanismo são o trauma automotivo e as quedas. Nessa situação, as lesões são mais bem delimitadas e a gravidade decorre da energia cinética transmitida, podendo ser desde simples fraturas de costelas até, mais raramente, lesão do coração ou de grandes vasos.[2,3]

No trauma por compressão, a energia cinética é distribuída por toda a superfície torácica, produzindo lesões mais difusas e mal delimitadas. É preciso lembrar que o sistema respiratório é um sistema fechado que trabalha sob sistema pressurizado negativo constante ($-7\ cmH_2O$ na inspiração até $-3\ cmH_2O$ na expiração). No momento do choque, a energia de compressão aumenta a pressão torácica subitamente e

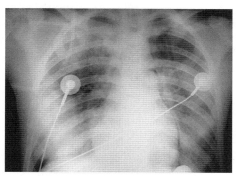

Figura 32.1 ▪ Trauma torácico fechado provocado por extensa contusão pulmonar bilateral e pneumomediastino.

provoca rompimento do parênquima pulmonar e/ou dos brônquios. Exemplos desse tipo de trauma ocorrem nos desmoronamentos e deslizamentos de terra. Nas situações de compressão prolongada, pode ocorrer asfixia traumática, sendo comuns a cianose cervicofacial e a hemorragia subconjuntival. Em crianças, esse mecanismo de trauma é muito importante, em virtude da maior elasticidade da caixa torácica e, portanto, maior probabilidade de lesões extensivas às vísceras (síndrome do esmagamento).

No trauma por desaceleração, os órgãos torácicos internos são "chicoteados" contra a parede torácica internamente. São comuns nos acidentes automotivos e nas grandes quedas. Nesse tipo de trauma, ocorre processo inflamatório do órgão acometido, causando edema e infiltrado linfomonocitário. Esses fatores, no pulmão, determinam a contusão pulmonar e, no coração, a contusão miocárdica.[2,3]

▶ Lesões associadas ao trauma torácico fechado

Fraturas de costelas e esterno

As costelas são as estruturas mais afetadas, ocorrendo em aproximadamente 10% dos traumas de um modo geral e em cerca de 60% nos pacientes com trauma torácico fechado.

A quantidade e a localização das fraturas podem orientar o atendimento inicial em relação à gravidade. O maior acometimento ocorre na porção lateral do 3º ao 8º arco costal, locais de maior pressão decorrente da compressão torácica. Fraturas da 1ª ou 2ª costelas, normalmente protegidas pela escápula, indicam trauma de alto impacto e podem estar associadas à lesão de órgãos com alta morbimortalidade (30%). As fraturas de costela contribuem, por diversos motivos, para a disfunção respiratória. Dentre os principais fatores, está a dor, que limita a adequada expansão torácica. As fraturas também podem produzir lacerações da pleura e do parênquima pulmonar, com o desenvolvimento de pneumotórax e/ou hemotórax, agravando a disfunção ventilatória.[2]

As fraturas de esterno, normalmente causadas pelo trauma direto, não são comuns. O importante é que a sua presença normalmente indica a lesão de outras estruturas, como costelas, ossos longos e trauma cranioencefálico (TCE). A associação de fratura de esterno com contusão cardíaca ocorre em aproximadamente 20% dos casos. Dor ventilatória dependente e dispneia, associadas à equimose local com deformidade anatômica, possibilitam o estabelecimento do diagnóstico.[2,3]

Pneumotórax

Os sinais e sintomas de insuficiência respiratória aguda, associados à instabilidade hemodinâmica, podem indicar pneumotórax hipertensivo, que prontamente deve ser reconhecido e tratado, em virtude do risco iminente de morte (Figura 32.2). Nessa situação, o aumento da pressão intrapleural acima da atmosférica promove desvio contralateral das estruturas mediastinais, obstrução grave ao retorno venoso e redução do débito cardíaco (choque obstrutivo). Frequentemente, somam-se à clínica de pneumotórax o desvio contralateral da traqueia, sinais de hipertensão venosa central (veias jugulares túrgidas), pulso paradoxal e choque. No caso de sinais e sintomas indicativos de pneumotórax hipertensivo, a punção pleural com agulha deve ser imediata, dispensando exame radiológico confirmatório, enquanto o material de drenagem é providenciado.[4]

A incidência de pneumotórax, isolado ou associado a hemotórax, no traumatismo torácico contuso, situa-se na faixa de 25 a 30%. Essas lesões são provocadas por fraturas de arcos costais ou aumento súbito das pressões intratorácica e alveolar contra a glote fechada. A fuga de ar pode ser autolimitada ou, por meio de mecanismo valvular, tornar-se hipertensiva. Ferimentos penetrantes normalmente originam pneumotórax simples.

A incidência em pacientes sob ventilação mecânica gira em torno de 5 a 15%.[5,6]

O diagnóstico radiológico é estabelecido pela visualização da pleura visceral que se descola da parietal, originando uma linha definida a partir da qual não existe parênquima pulmonar. A localização anatômica do pneumotórax depende da posição do paciente, do volume de ar e de aderências ou atelectasias.

Na posição ereta, o ar se desloca para a região superior e lateral do hemitórax, enquanto, na posição supina, tende a se deslocar para a região anterior e medial acima das bases pulmonares. Coleções basilares e subpulmonares são, portanto, características de pneumotórax na posição supina.[7,8]

O ar no sulco costofrênico lateral e na região próxima ao diafragma origina alterações radiológicas denominadas *sinal do sulco profundo* e *sinal do duplo diafragma*. O ar livre margeia a borda cardíaca, o botão aórtico e a veia cava superior.[9,10]

Cabe salientar que pneumotórax de pequena monta pode não ser visualizado em torno de 30 a 50% das vezes, quando a radiografia é obtida na posição supina apenas na incidência frontal. Nesses casos, o diagnóstico pode ser estabelecido utilizando-se incidência lateral com raios horizontais. Em virtude das limitações ao posicionamento adequado, especialmente em pacientes com trauma torácico, a realização de tomografia computadorizada está indicada (Figura 32.3).[10-12]

As áreas de atelectasia e adesões pleurais produzem localizações atípicas de pneumotórax.

A drenagem torácica é impositiva em três situações bem definidas: sinais hipertensivos, pacientes submetidos à ventilação mecânica (independentemente de qualquer outro fator) e necessidade de transporte, sobretudo aéreo.

Fístula broncopleural

A comunicação entre o brônquio e a pleura provoca área de baixa resistência e alta complacência pulmonar e, desse modo, o fluxo é direcionado para a fístula com dificuldade de ventilação em pulmão contralateral. Isso pode acarretar dificuldade para manter ventilação alveolar com consequente hipoxemia, hipercapnia e acidose respiratória. A secreção brônquica acentua e perpetua a contaminação e provoca deiscência da cicatriz lesional.

Os últimos dados a respeito demonstram que o brônquio principal esquerdo foi mais lesionado (81%); e 5% incluíram lesão da traqueia, e 14%, lesão dos brônquios lobares. O reparo cirúrgico foi realizado em 95% dos pacientes: anastomose primária em 72%, pneumonectomia em 15%, lobectomia ou ressecção em 11% e outra em 1%. A taxa de mortalidade perioperatória é de 10%. Outras complicações ocorreram em 17% (empiema, ressangramento, estenose e fístula, entre outras) (Figura 32.4).

Não há consenso quanto ao tipo e momento da cirurgia, devido à falta de base na literatura disponível. Atualmente, a anastomose primária no caso de sinais vitais estáveis, com o objetivo de preservar o parênquima pulmonar saudável, é a cirurgia de escolha. Além disso, pode-se considerar a transferência desses casos raros para um centro de cirurgia torácica e traumatológica experiente.[13]

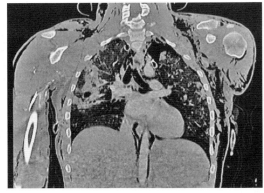

Figura 32.3 ■ Tomografia com contusão pulmonar bilateral e pneumotórax à esquerda.

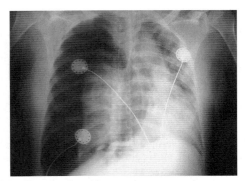

Figura 32.2 ■ Pneumotórax hipertensivo provocado por trauma torácico fechado. É possível observar claramente o desvio contralateral das estruturas mediastinais.

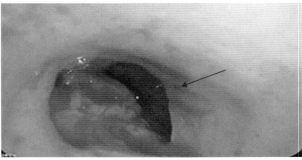

Figura 32.4 ■ Broncoscopia demonstrando lesão em brônquio fonte esquerdo.

Contusão pulmonar

Ocorre em aproximadamente 30 a 75% dos pacientes com trauma torácico, com alto poder de letalidade. É mais comum em pacientes acometidos por trauma torácico fechado, especialmente em acidentes automotivos, quando o tórax se choca contra o volante ou a porta do automóvel. Também ocorre após queda de altura e feridas por arma de fogo.

As lesões patológicas observadas na contusão pulmonar são dependentes da magnitude desta, e envolvem desde edema intersticial a hemorragia intra-alveolar grave. As áreas adjacentes do parênquima não lesado podem desenvolver atelectasias e consolidações por conta de aumento da produção de muco, sangramento e edema.

A disfunção respiratória se traduz por dispneia e taquipneia. Hemoptise, cianose e hipotensão são achados frequentes. É importante assinalar a alta probabilidade de lesões combinadas, como pneumotórax e/ou hemotórax. Na radiografia torácica, é possível visualizar infiltrados alveolares decorrentes da hemorragia intra-alveolar (Figura 32.5). Esses infiltrados tendem a coalescer, envolvendo um lobo ou segmento pulmonar. Essas lesões alcançam um ápice em aproximadamente 48 h, e a evolução desses infiltrados a partir desse tempo deve levantar suspeita de aspiração pulmonar e/ou síndrome do desconforto respiratório agudo (SDRA). A resolução radiológica na ausência de complicações normalmente ocorre entre 4 e 7 dias.[14]

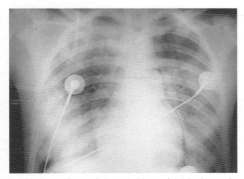

Figura 32.5 ▪ Radiografia torácica obtida após 4 h de evolução de um paciente com trauma torácico fechado, com contusão pulmonar bilateral. É possível observar infiltrados alveolares com consolidação em hemitórax direito e pneumomediastino.

Atualmente, com a maior facilidade do uso da ultrassonografia na sala de urgência, podemos fazer uso dessa ferramenta também para a avaliação da existência ou não de contusão pulmonar. O estudo mais novo a respeito do tema teve como objetivo avaliar a acurácia das linhas B para o diagnóstico de contusão pulmonar em pacientes com trauma contuso de tórax (Figura 32.6). Como conclusão, foi demonstrado que, quando há mais do que 6 linhas B na ultrassonografia torácica, obtiveram maior precisão na detecção de contusão pulmonar. A quantidade de linhas B > 6 revelou alta sensibilidade e especificidade, além de fácil execução, podendo a ultrassonografia ser, portanto, considerada uma ferramenta de triagem alternativa na detecção de contusão pulmonar.[15]

Hemotórax

Insuficiência respiratória aguda, instabilidade hemodinâmica, expansibilidade pulmonar reduzida, com macicez ou submacicez indicam hemotórax volumoso, que deve ser prontamente drenado.[2] A presença de grande conteúdo sanguíneo no tórax impede a adequada expansão pulmonar e dificulta a ventilação. A radiografia e a tomografia torácicas podem confirmar o diagnóstico (Figuras 32.7 a 32.9).

A incapacidade de esvaziar totalmente o tórax após a drenagem promove a formação de coágulos no espaço pleural (hemotórax retido ou coagulotórax) e consequente coagulopatia de consumo, produzindo a chamada *síndrome do coágulo retido*. Os principais motivos são o retardo na colocação do dreno após o trauma (quando já existem coágulos) e o posicionamento inadequado deste. Nessa situação, é imperativo o uso da videotoracoscopia para a retirada de coágulos e restos sanguíneos da caixa torácica (Figura 32.10) ou, na impossibilidade de contar com a referida técnica, o uso da toracotomia. Sangue na cavidade pleural também pode produzir espessamento pleural e encarceramento pulmonar a médio ou longo prazo.

Hérnia diafragmática traumática

As hérnias diafragmáticas traumáticas contusas são mais comumente vistas em combinação com outras lesões. A maioria dessas lesões ocorre no hemidiafragma esquerdo, ponto mais frágil da cavidade abdominal, e pode estar associada à ruptura esplênica. Rupturas diafragmáticas direitas com rupturas graves de pericárdio são relativamente raras. O diagnóstico de hérnias diafragmáticas não é difícil, mas é importante salientar que grande parte das lesões diafragmáticas pode passar

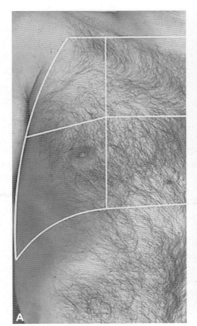
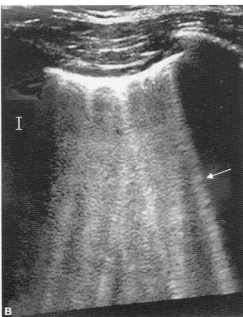

Figura 32.6 ▪ **A.** Local de aplicação do probe da ultrassonografia. **B.** Linhas B visíveis na imagem.

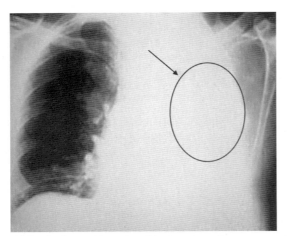

Figura 32.7 ■ Paciente vítima de acidente automotivo com opacificação total do pulmão esquerdo.

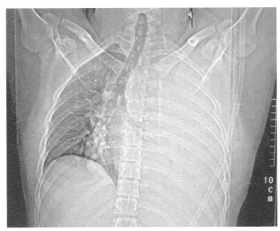

Figura 32.9 ■ Hemotórax volumoso à esquerda em paciente com trauma torácico fechado. É possível observar o desvio da traqueia e dos brônquios para o lado contralateral.

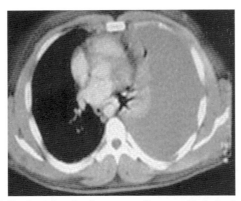

Figura 32.8 ■ A realização de tomografia computadorizada confirma o hemotórax volumoso, comprimindo o pulmão esquerdo, que se encontra totalmente atelectasiado.

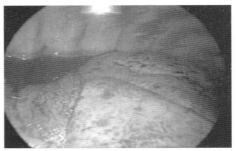

Figura 32.10 ■ Videotoracoscopia de hemotórax à direita, na qual pode-se observar o pulmão direito (lobos superior, médio e inferior) e o sangue coletado no seio costofrênico.

desapercebida, especialmente quando a ruptura determina uma lesão que não permite a passagem das vísceras, em geral estômago e intestinos, para a cavidade torácica. Ao longo dos anos, esses orifícios, em virtude da pressão abdominal imposta, vão se expandindo, e a hérnia diafragmática se estabelece.

Nos casos agudos e mais facilmente diagnosticados, antes da cirurgia, é difícil avaliar se ocorreu dano por pericárdio, particularmente no lado direito. Essa lesão pode ocorrer em um estado patológico crítico, em que o tecido cardíaco está fora do pericárdio devido ao defeito pericárdico. Distúrbios hemodinâmicos graves ou até mesmo a morte podem ocorrer se a condição do paciente não for diagnosticada e tratada em tempo hábil. O transporte de pacientes com traumas graves deve ser realizado com extrema cautela. É necessário pesar uma ampla gama de diagnósticos diferenciais em uma investigação inicial séria e minuciosa.[16]

A presença das vísceras abdominais na cavidade torácica determina intensa restrição à expansibilidade pulmonar, e os sinais clínicos podem ser indistinguíveis do hemotórax. O risco, nesses casos, é que esses sinais clínicos normalmente impõem a drenagem torácica imediata, com o risco de perfuração de vísceras durante o procedimento. A radiografia de tórax e a tomografia computadorizada toracoabdominal em grande parte dos casos estabelecem o diagnóstico. Os ferimentos incompletos do diafragma são de diagnóstico difícil, requerendo técnicas como a laparoscopia direta (Figuras 32.11 e 32.12).

Tórax instável

Pacientes que apresentam fraturas de duas ou mais costelas em dois ou mais locais desenvolvem o que se denomina *tórax instável*. Essas lesões

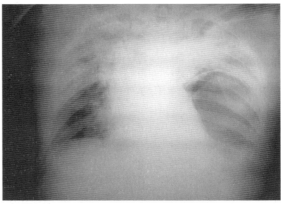

Figura 32.11 ■ Radiografia torácica obtida após a passagem de dreno torácico em paciente com trauma torácico grave. É possível visualizar a bolha gástrica no tórax.

provocam movimentação do respectivo segmento, independentemente do restante da caixa torácica, provocando respiração paradoxal e insuficiência respiratória (Figura 32.13). A gravidade está diretamente ligada à contusão pulmonar associada, sendo potencialmente grave quando acomete mais de seis costelas fraturadas. É relativamente frequente a associação de lesões torácicas, TCE grave e lesões abdominais.

Na infância, a doença óssea metabólica e a osteogênese imperfeita predispõem a essa condição. Os idosos estão predispostos tanto por causa da rigidez fisiológica relacionada com a idade da parede torácica quanto pelo fato de poderem ter osteoporose, além de serem mais

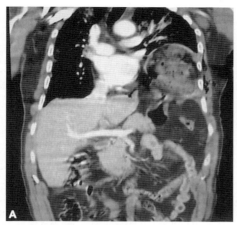 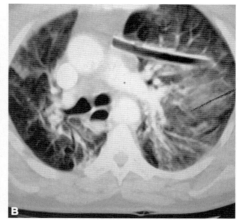

Figura 32.12 ■ **A e B.** A tomografia computadorizada confirma o diagnóstico e evidencia a colocação inadequada do dreno torácico no parênquima pulmonar. Os achados cirúrgicos confirmaram a ruptura diafragmática com a presença de ruptura esplênica, com estômago e intestino delgado dentro da cavidade torácica.

propensos a ter doença pulmonar preexistente e, consequentemente, mais risco para as complicações do tórax instável.

O manejo deve incluir preocupação com as contusões pulmonares associadas, além de manutenção de ventilação adequada, controle de aporte de fluidos, manejo da dor e manejo da parede torácica instável. A ventilação deve ser mantida com oxigênio, e deve-se preferir ventilação não invasiva (VNI), quando possível. A ventilação mecânica invasiva (VMI) deve ser usada somente quando outros métodos falham, e a extubação deve ser tentada o mais cedo possível.

O uso criterioso de líquidos é recomendado na maioria dos contextos de trauma e é importante no tórax instável, devido à contusão pulmonar quase onipresente.

O manejo da dor deve ser tratado de forma precoce e agressiva. Isso pode incluir bloqueios nervosos ou anestesia epidural. Também deve haver foco em excelente toalete pulmonar, e esteroides devem ser evitados.[17]

A "estabilização pneumática interna" (ventilação adequada com pressões positivas expiratórias finais [PEEPs] mais altas) tem sido usada com sucesso para tratar casos complicados.[18] A estabilização cirúrgica pode ser considerada em pacientes que necessitarão de cirurgia torácica por outras razões, naqueles que não conseguem sair da ventilação mecânica e naqueles cuja função respiratória continua a piorar apesar do tratamento adequado.

▶ **Ventilação mecânica no paciente com trauma torácico**

Em caso de insuficiência respiratória grave ou contraindicações formais à VNI, como lesão das vias aéreas superiores, instabilidade hemodinâmica e TCE grave, é impositiva a imediata intubação orotraqueal (IOT) e a VMI.[19-23]

Inicialmente, é preciso utilizar modo de ventilação assistido-controlado, ventilação ciclada a volume (VCV) ou ventilação controlada à pressão (PCV, do inglês *pressure controlled ventilation*). Independentemente da modalidade escolhida, pacientes com trauma torácico devem ser ventilados inicialmente com volume corrente (VC) de 6 mℓ/kg de peso predito, frequência respiratória (FR) entre 16 e 20 rpm e fração inspirada de oxigênio (FIO_2) suficiente para manter a saturação periférica de oxigênio (SpO_2) > 92% e a PEEP entre 5 e 10 cmH_2O.[24]

Nos casos de SDRA, os pacientes devem ser ventilados com os conceitos da estratégia protetora e, havendo hipertensão intracraniana, a ventilação deve ser ajustada para priorizar a hemodinâmica cerebral.

Em caso de fístula pleural, a utilização de PCV é a mais adequada, visto que, nessa modalidade, o vazamento será compensado. Em níveis elevados, a PEEP também pode perpetuar o trajeto fistuloso.[25,26]

Outra opção é o uso da ventilação de alta frequência por oscilação (VaFO ou HFOV, do inglês *high frequency oscillatory ventilation*) apenas nos centros com esse recurso e pessoal especializado. Nos casos mais graves, pode-se usar ventilação independente assíncrona (Figura 32.14) ou não, ventilando-se o pulmão da fístula com modo PCV com pressão de distensão < 15 cmH_2O e PEEPs mais baixas (< 10 cmH_2O).[24]

▶ **Ventilação mecânica não invasiva**

Em pacientes com trauma torácico isolado, a aplicação precoce de VNI é capaz de melhorar as trocas gasosas, prevenir a IOT, reduzir permanência na unidade de terapia intensiva (UTI) e complicações.[19-24]

O uso de VNI deve ser monitorado por profissional da saúde à beira do leito de 0,5 a 2 h. O sucesso da VNI é normalmente acompanhado por diminuição da FR, aumento do VC, melhora do nível de consciência, diminuição ou cessação de uso de musculatura acessória, aumento da pressão de oxigênio (PaO_2) e/ou da SpO_2 e diminuição da pressão parcial de gás carbônico ($PaCO_2$) sem distensão abdominal significativa. Quando não há sucesso, recomendam-se imediata IOT e VMI.[24]

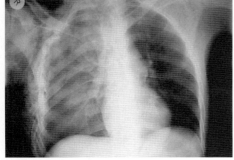

Figura 32.13 ■ Trauma torácico grave com contusão pulmonar, enfisema de subcutâneo, fraturas múltiplas de costelas e tórax instável.

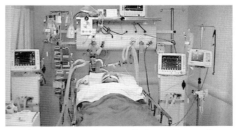

Figura 32.14 ■ Ventilação pulmonar independente. (Imagem gentilmente cedida por Dr. Alexandre Goulart.)

Controle da dor no paciente com trauma torácico

A analgesia é fundamental. O tórax, mais especificamente as costelas, é o único segmento ósseo do corpo que, no trauma agudo, não é beneficiado pelo melhor tratamento analgésico, que é a imobilização. Inconscientemente, o paciente contrai a musculatura torácica na tentativa de aliviar a dor. Nesse cenário, há dois fatores que se somam e diminuem a amplitude respiratória: a dor e a contração muscular, com o surgimento de atelectasias, facilitando a proliferação bacteriana e, consequentemente, predispondo à pneumonia. É imprescindível, portanto, romper o círculo vicioso que se estabelece.

Recomenda-se analgesia epidural torácica dentro de uma estratégia multimodal. Na impossibilidade ou contraindicação da epidural, pode-se utilizar analgesia intravenosa controlada pelo paciente e, menos frequentemente, bloqueio dos nervos intercostais.[24,27]

Em situações de dor menos intensa, a aplicação de analgesia intermitente pode ser útil. Em situações na qual a dor torácica é menos intensa e o paciente não precisa mais de analgesia peridural ou venosa, inicia-se a analgesia por via oral (VO), com o intuito de alta. Na maioria das vezes, a associação de anti-inflamatórios não hormonais (AINH) e analgésicos à base de codeína é suficiente.[24]

Controle e cuidados com drenos torácicos

Pacientes com diagnóstico de pneumotórax necessitam de monitoramento clínico e radiológico, independentemente da conduta inicial, visando detectar expansão ou solucionar o problema.

A permeabilidade adequada do dreno torácico é fundamental para definir se há ou não fístula pleural. Em caso de haver fístula, o clampeamento, mesmo que temporário, de drenos torácicos, especialmente durante a aplicação de ventilação mecânica, deve ser evitado, pelo risco potencial de o pneumotórax tornar-se hipertensivo.

Os critérios para a retirada do dreno de tórax são:

- Drenagem inferior a 100 mℓ/24 h (adulto)
- Líquido seroso
- Ausência de bolhas de ar
- Melhora do padrão respiratório e da expansibilidade pulmonar.[28,29]

Referências bibliográficas

1. Souza VS, Santos AC, Pereira LV. Perfil clínico-epidemiológico de vítimas de traumatismo torácico submetidas a tratamento cirúrgico em um hospital de referência. Scientia Medica. 2013; 23(2):96-101.
2. American College of Surgeons Committee on Trauma. ATLS – Advanced Trauma Life Support course for physicians. 7. ed. Chicago: American College of Surgeons, 2004.
3. Calhoon JH, Grover FL, Trinkle JK. Chest trauma approach and management. Clin Chest Med. 1992;13(1):55-67.
4. Leigh-Smith S, Harris T. Tension pneumothorax: Time for a re-think? Emerg Med J. 2005;22(1):8-16.
5. Gammon RB, Shin MS, Buchalter SE. Pulmonary barotrauma in mechanical ventilation. Patterns and risk factors. Chest. 1992;102(2):568-72.
6. Marcy TW. Barotrauma: Detection, recognition, and management. Chest. 1993;104(2):578-84.
7. Rhea JT, van Sonnenberg E, McLoud TC. Basilar pneumothorax in the supine adult. Radiology. 1979;133(3 Pt 1):593-5.
8. Kurlander GJ, Helmen CH. Subpulmonary pneumothorax. AJR Am J Roentgenol. 1966;96(4):1019-21.
9. Gordon R. Deep sulcus sign. Radiology. 1980;136(1):25-7.
10. Lomoschitz FM, Eisenhuber E, Linnau KF, Peloschek P, Schoder M, Bankier AA. Imaging of chest trauma: Radiological patterns of injuries and diagnostic algorithms. Eur J Radiol. 2003;48(1):61-70. Review.
11. Mirvis SE. Diagnostic imaging of acute thoracic injury. Semin Ultrasound CT MR. 2004;25(2):156-79.
12. Rivas LA, Fishman JE, Múnera F, Bajayo DE. Multislice CT in thoracic trauma. Radiol Clin North Am. 2003;41(3):599-616.
13. Roozendaal LM, Gool MH, Sprooten RTM et al. Surgical treatment of bronchial rupture in blunt chest trauma: A review of literature. J Thorac Dis. 2018;10(9)5576-83. doi: 10.21037/jtd.2018.08.22.
14. Desai SR, Wells AU, Suntharalingam G, Rubens MB, Evans TW, Hansell DM. Acute respiratory distress syndrome caused by pulmonary and extrapulmonary injury: a comparative CT study. Radiology. 2001;218(3):689-93.
15. Abbasi S, Shaker H, Zareiee F et al. Screening performance of ultrasonographic B-lines in detection of lung contusion following blunt trauma: A diagnostic accuracy study. Emerg (Tehran). 2018;6(1):e55. Epub 2018 Sep 2.
16. Gao R, Jia D, Zhao H, WeiWei Z, Yangming WF. A diaphragmatic hernia and pericardial rupture caused by blunt injury of the chest: A case review. J Trauma Nurs. 2018 Sep/Oct;25(5):323-326. doi: 10.1097/JTN.0000000000000395.
17. Nishiumi N, Fujimori S, Katoh N, Iwasaki M, Inokuchi S, Inoue H. Treatment with internal pneumatic stabilization for anterior flail chest. Tokai J Exp Clin Med. 2007 Dec 20;32(4):126-30.
18. Balci AE, Ozalp K, Duran M, Ayan E, Vuraloğlu S. Flail chest due to blunt trauma: clinical features and factors affecting prognosis. Ulus Travma Acil Cerrahi Derg. 2004 Apr;10(2):102-9.
19. Hernandez G, Fernandez R, Lopez-Reina P et al. Noninvasive ventilation reduces intubation in chest trauma-related hypoxemia: a randomized clinical trial. Chest. 2010;137(1):74-80.
20. Bolliger CT, Van Eeden SF. Treatment of multiple rib fractures. Randomized controlled trial comparing ventilatory with nonventilatory management. Chest. 1990;97(4):943-8.
21. Duggal A, Perez P, Golan E, Tremblay L, Sinuff T. The safety and efficacy of noninvasive ventilation in patients with blunt chest trauma: A systematic review. Crit Care. 2013;17(4):R142.
22. Chiumello D, Coppola S, Froio S, Gregoretti C, Consonni D. Noninvasive ventilation in chest trauma: Systematic review and meta-analysis. Intensive Care Med. 2013;39(7):1171-80.
23. Gunduz M, Unlugenc H, Ozalevli M, Inanoglu K, Akman H. A comparative study of continuous positive airway pressure (CPAP) and intermittent positive pressure ventilation (IPPV) in patients with flail chest. Emerg Med J. 2005;22(5):325-9.
24. Barbas CSV, Ísola AM, Farias AMC et al. Recomendações Brasileiras de Ventilação Mecânica 2013. Parte I. Rev Bras Ter Intensiva. 2014;26(2):89-121. Disponível em: www.scielo.br/scielo.php?script=sci_arttext&pid=S0103-507X2014000200089&lng=en. Acesso em: 26/08/2019.
25. Carvalho P, Thompson WH, Riggs R, Carvalho C, Charan NB. Management of bronchopleural fistula with a variable-resistance valve and a single ventilator. Chest. 1997;111(5):1452-54.
26. Feller-Kopman D, Bechara R, Garland R, Ernst A, Ashiku S. Use of a removable endobronchial valve for the treatment of bronchopleural fistula. Chest. 2006;130(1):273-5.
27. Carrier FM, Turgeon AF, Nicole PC et al. Effect of epidural analgesia in patients with traumatic rib fractures: A systematic review and meta-analysis of randomized controlled trials. Can J Anaesth. 2009;56(3):230-42.
28. Miller KS, Sahn SA. Chest tubes: Indications, technique, management and complications. Chest. 1987;91(2):258-64.
29. Munnell ER. Thoracic drainage. Ann Thorac Surg. 1997;63(5):1497-502.

Ventilação Mecânica Durante a Gestação

CAPÍTULO 33

Jorge Luis dos Santos Valiatti ▪ Francisco Carlos de Lucca ▪ Luís Fernando Colla ▪ Jessica Cangussu

▶ Introdução

Diversas modificações fisiológicas ocorrem durante a gestação, e em vários sistemas orgânicos. Muitas dessas modificações podem, direta ou indiretamente, dificultar o manuseio da ventilação mecânica (VM). Por outro lado, são escassas as publicações a respeito da aplicação adequada da VM com pressão positiva.

As principais alterações cardiovasculares incluem o aumento do débito cardíaco nos primeiros dois trimestres da gestação. Esta elevação decorre do aumento do volume sistólico e da frequência cardíaca. A pressão arterial, por outro lado, se reduz nesta fase, em virtude da ação vasodilatadora da progesterona. As pressões de enchimento são geralmente normais e existe alargamento das câmaras cardíacas. No terceiro trimestre, o débito cardíaco, quando comparado aos dois trimestres iniciais, tende a se reduzir, pela compressão da cavidade uterina sobre a aorta e a veia cava inferior.

As principais alterações hematológicas são anemia dilucional, granulocitose, trombocitopenia leve e aumento dos fatores de coagulação. O estado de hipercoagulabilidade associado à estase venosa aumenta o risco de trombose venosa profunda (TVP) e embolia pulmonar.

Ocorrem redução no tônus do esfíncter do esôfago, náuseas, vômitos e dispepsia, fatores que podem facilitar a aspiração pulmonar.

Especificamente em relação ao sistema respiratório, destacam-se as alterações da mecânica respiratória, como edema e hiperemia em vias aéreas superiores, queda de 10 a 30% da capacidade vital forçada (CVF), com mínima redução de capacidade pulmonar total, e diminuição da complacência da caixa torácica. Os níveis aumentados de progesterona determinam aumento do volume-minuto em até 50%, ocasionando leve alcalose respiratória. Na fase tardia da gestação, o consumo de oxigênio (O_2) pode aumentar até 30% do valor basal. Todos esses fatores podem propiciar dificuldade no manuseio da ventilação.[1]

Menos de 2% das mulheres requerem admissão em uma unidade de terapia intensiva (UTI) durante a gravidez ou no período periparto, definido como o último mês de gestação ou as primeiras semanas após o parto.[2-5]

A insuficiência respiratória aguda que requer ventilação mecânica é uma complicação rara da gravidez que afeta 0,1 a 0,2% das gestações.[4]

A insuficiência respiratória aguda durante a gravidez ou período periparto pode se dar em razão de um insulto respiratório convencional ou um distúrbio específico da gravidez. O diagnóstico diferencial usual inclui edema pulmonar, pneumonia adquirida na comunidade, aspiração, embolia pulmonar, exacerbação da asma, embolia de líquido amniótico e embolia venosa de ar. O edema pulmonar ocorre mais frequentemente por causa do tratamento de trabalho de parto prematuro, insuficiência cardíaca, pré-eclâmpsia grave ou eclâmpsia.[6]

▶ Intubação orotraqueal

A intubação orotraqueal (IOT) na paciente obstétrica deve ser encarada como de risco por três razões principais: primeiro, pela própria dificuldade técnica provocada pelo estreitamento das vias aéreas; segundo, pelo alto risco de hipoxemia; terceiro, pelo aumento do conteúdo abdominal e pela redução do tônus do esfíncter inferior do esôfago, que tornam real o risco de aspiração. A falha da IOT é cerca de 8 vezes maior em pacientes obstétricas quando comparadas a outros pacientes.[1,7]

O edema e a hiperemia das vias aéreas superiores aumentam o risco de sangramento, e a intubação nasal deve ser evitada.[1,7] A redução da capacidade residual funcional (CRF) e o aumento do consumo de oxigênio nas fases tardias da gestação tornam a paciente mais suscetível à hipoxemia, recomendando-se pré-oxigenação com fração inspirada de oxigênio (FIO_2) = 1, mas procurando não provocar hiperventilação.[8]

▶ Ventilação mecânica invasiva

Os dados sobre ventilação mecânica invasiva (VMI) prolongada na gestante são limitados. É consenso evitar hiperventilação em virtude da possibilidade de redução do fluxo sanguíneo uterino.[9]

Por outro lado, valores de pressão parcial de gás carbônico arterial ($PaCO_2$) até 60 mmHg, desde que a oxigenação esteja adequada, parecem não afetar a viabilidade fetal.[10] Cumpre salientar que a acidemia fetal provoca alterações do ritmo cardíaco e não está, necessariamente, associada a sofrimento fetal. As acidemias materna e fetal decorrentes de estratégia protetora com hipercapnia permissiva podem ser minimizadas pela administração de bicarbonato de sódio.[11]

A estratégia protetora habitualmente usada em outras situações, como a limitação da pressão de platô, pode não ser adequada para a paciente pré-termo, por exemplo. A pressão transpulmonar pode não estar elevada e pressões maiores podem ser aceitas para garantir o volume corrente (VC) apropriado.[1,9]

Na UTI, os pacientes gravemente enfermos com COVID-19 são geralmente tratados na posição prona; a posição lateral esquerda é uma alternativa, mas pode não ser tão eficaz. Algumas UTIs estenderam essa abordagem para mulheres grávidas, embora até mesmo uma posição semiprona possa ser difícil para uma mulher grávida na última metade da gravidez.[12-14]

O acolchoamento acima e abaixo do útero grávido > 24 semanas é desejável para descarregar o útero e evitar compressão aortocaval.[12]

Hipercapnia permissiva (PCO_2 [pressão parcial de gás carbônico] < 60 mmHg) e oxigenação por membrana extracorpórea (ECMO), se indicadas para tratamento de síndrome do desconforto respiratório agudo (SDRA), não parecem ser prejudiciais ao feto, mas os dados são limitados.[13,14]

Oliveira *et al.* descrevem as vantagens do conforto da paciente de posição prona na função respiratória de mulheres grávidas em comparação com a posição supina e posições de Fowler em macas especiais.[15]

A Organização Mundial da Saúde (OMS) concluiu que há poucas evidências em relação à posição prona em gestantes.[16]

Ventilação mecânica não invasiva

A maior preocupação é com o risco aumentado de aspiração em virtude de aumento da pressão intra-abdominal, retardamento do esvaziamento gástrico e diminuição do tônus do esfíncter inferior do esôfago. Deve ser reservada a gestantes totalmente lúcidas e colaborativas, que tenham a capacidade de proteger sua via aérea e com meta definida (geralmente curta) para definir melhora ou necessidade de IOT.[1,11,17,18]

Outras medidas

Como já relatado, muito embora ocorra aumento progressivo do débito cardíaco durante os primeiros seis meses da gestação, o crescimento uterino comprime a aorta e a veia cava inferior no último trimestre. Isto determina queda do retorno venoso e débito cardíaco, provocando, em muitas ocasiões, hipotensão na posição supina. O decúbito lateral esquerdo e a elevação passiva dos membros inferiores pode minimizar tais alterações.[19]

A exposição fetal à radiação pode proporcionar efeitos oncogênicos e teratogênicos, que dependem da quantidade de radiação utilizada e do tempo da gestação. Especialmente em relação à teratogenia, o primeiro trimestre é crítico. A utilização de exposição entre 20 e 50 mGy (2 a 5 rads) duplica a possibilidade de leucemia, enquanto exposições de 50 a 100 mGy (5 a 10 rads) determinam alterações teratogênicas. No Quadro 33.1, estão expostos os níveis de radiação para cada procedimento radiológico utilizado. A exposição radiológica, portanto, deve ser limitada aos níveis de segurança, e sempre com proteção do abdome.[20]

Particularidades da sedação na ventilação mecânica na gestação

As atuais evidências são restritas ao uso de benzodiazepínicos, que cruzam a placenta e podem se acumular no feto. O uso de diazepam na gestação precoce pode estar associado a pequeno risco de fenda palatina e lábio leporino. Existem evidências de que a passagem placentária é menor com o uso de midazolam e lorazepam. Não há dados sobre o uso do propofol durante a gestação, tendo sido usado na indução do parto.[1,21]

Pneumonia na influenza e na COVID-19

O atual surto de pneumonia da COVID-19, causado pela síndrome respiratória aguda grave coronavírus 2 (SARS-CoV-2), foi declarado uma pandemia pela OMS em 11 de março de 2020, e sua disseminação ocorreu rapidamente.[22,23]

As mulheres grávidas são suscetíveis a patógenos respiratórios e pneumonia grave, em virtude das alterações fisiológicas no sistema cardiopulmonar já relatados anteriormente, sendo portanto intolerantes à hipoxia. Em relação à imunidade, as alterações mediadas por células contribuem para o aumento da suscetibilidade das mulheres grávidas a serem infectadas por organismos intracelulares, como vírus.[1,24]

Na pandemia de influenza de 1918, enquanto a taxa de mortalidade global foi de 2,6, nas mulheres grávidas foi de 37%.[25]

No surto do vírus influenza H1N1 de 2009, a taxa estimada de internação hospitalar das grávidas foi maior do que a população em geral.[26]

É importante destacar que, em 2003, 50% das gestantes que receberam diagnóstico de SARS-CoV foram internadas em UTIs e 33% destas necessitaram de ventilação mecânica com alta taxa de mortalidade (25%).[27]

Durante a pandemia de H1N1, a gravidez, o parto e o pós-parto foram considerados fatores de risco para agravamento da doença e morte materna. No Brasil, a influenza H1N1 foi a principal causa de morte materna indireta em 2009-2010.[28]

O primeiro estudo multicêntrico retrospectivo foi realizado com 116 gestantes com coronavírus internadas em 25 hospitais chineses entre janeiro e março de 2020 e foram analisadas características clínicas, seguimento e possibilidade de transmissão vertical, através da análise de amostras do fluido amniótico, sangue coletado do cordão umbilical e *swab* da faringe dos recém-nascidos. A idade média da gestação foi de 38 semanas, e os sintomas mais comuns foram febre e tosse (28,4%, 33/116), sendo 23,3% (27/116) assintomáticas. As anormalidades radiológicas estavam presentes em 96,3% (104/108), com 8 pacientes com pneumonia grave (6,9%), sem mortes maternas observadas. Em 6 pacientes foi utilizada ventilação não invasiva, e em 2, a ventilação mecânica invasiva foi necessária. Concluem os autores que a doença não esteve associada ao incremento do risco de aborto espontâneo e prematuridade, e não se observaram evidências de transmissão vertical durante o terceiro trimestre da gravidez.[29]

Em uma revisão sistemática incluindo mais de 11.000 grávidas e mulheres recentemente grávidas com suspeita ou confirmação de COVID-19, as proporções de mulheres com os sintomas mais comuns foram febre (40%), tosse (39%), dispneia (19%), perda de paladar (15%), mialgia (10%) e diarreia (7%).[30]

Em abril de 2020, um novo cenário começa a ocorrer no Brasil com o aparecimento de morte (5/1.947), Irã (3/3.880) e México (2/487), levantando a possibilidade de aumento do risco de morte materna por COVID-19. Alertam os autores que nos países em desenvolvimento, em oposição aos desenvolvidos, as altas taxas de natalidade e os recursos limitados para a prestação de cuidados de saúde revelam o risco aumentado de morte materna pela COVID-19 e enfatizam a necessidade de medidas adequadas para cuidados pré-natais e pós-natais adequados.[31]

Infelizmente esta tendência se confirmou, e segundo o Ministério da Saúde do Brasil, até o momento (28 de setembro de 2020), foram identificadas 6 mil gestantes com síndrome respiratória aguda grave (SRAG), sendo 2,7 mil infectadas com o novo coronavírus. O sistema também registrou 221 mortes por síndrome respiratória aguda grave (SRAG), com 155 mulheres com COVID-19.[32]

Para a maioria das mulheres com COVID-19 prematuro e doença não grave que não têm indicações médicas/obstétricas para o parto imediato, o parto não é indicado e, idealmente, ocorrerá algum tempo depois que um resultado de teste negativo for obtido ou o estado de isolamento for retirado, minimizando assim o risco de transmissão ao neonato no pós-parto. Pacientes gravemente enfermas, com pelo menos 32 a 34 semanas de gestação com pneumonia pela COVID-19 podem se beneficiar com o parto precoce.[33]

Referências bibliográficas

1. Lapinsky SE, Posadas-Calleja JG, McCullagh I. Clinical review: ventilatory strategies for obstetric, brain-injured and obese patients. Critical Care. 2009;13:206.
2. Leung NY, Lau AC, Chan KK, Yan WW. Clinical characteristics and outcomes patients admitted to the intensive care unit: A 10-year retrospective review. Hong Kong Med J. 2010;16(1):18-25.

Quadro 33.1 ■ Risco de exposição fetal à radiação: resultado de estudos em pacientes gestantes com insuficiência respiratória aguda.

Exames radiológicos	Exposição fetal à radiação (mGy)
Radiografias de tórax com proteção abdominal	0,01
Mapeamento ventilação-perfusão	
• Perfusão	0,1 a 1
• Ventilação	0,1 a 0,4
Angiotomografia pulmonar	0,1 a 1
Tomografia de pelve e abdome	30 a 50
Efeitos da radiação sobre o feto	
• Teratogênico	50 a 10
• Oncogênico	20 a 50

Adaptado de Lapinsky *et al.*, 2009.[1]

3. Vasquez DN, Estenssoro E, Canales HS et al. Clinical characteristics and outcomes of obstetric patients requiring ICU admission. Chest. 2007;131(13):718-724.
4. Pollock W, Rose L, Dennis CL. Pregnant and postpartum admissions to the intensive care unit: a systematic review. Intensive Care Med. 2010;36(9):1465-74.
5. Zwart JJ, Dupuis JR, Richters A et al. Obstetric intensive care unit admission: a 2-year nationwide population-based cohort study. Intensive Care Med. 2010;36(2):256-63.
6. Clardy PF, Reardon CC. Acute respiratory failure during pregnancy and the peripartum period. Disponível em: https://www.uptodate.com/contents/acute-respiratory-failure-during-pregnancy-and-the-peripartum-period?search=mechanical%20ventilation%20ªnd%20pregnancy&source=search_result&selectedTitle=2cerca de 150&usage_type=default&display_rank=2. Acesso em: 14 out. 2020.
7. King TA, Adams AP. Failed tracheal intubation. Br J Anaesth. 1990;65(3):400-14.
8. Archer Jr. GW, Marx GF. Arterial oxygen tension during apnoea in parturient women. Br J Anaesth. 1974;46(5):358-60.
9. Levinson G, Shnider SM, deLorimier AA, Steffenson JL. Effects of maternal hyperventilation on uterine blood flow and fetal oxygenation and acid-base status. Anesthesiology. 1974;40(4):340-7.
10. Ivankovic AD, Elam JO, Huffman J. Effect of maternal hypercarbia on the newborn infant. Am J Obstet Gynecol. 1970;107(6):939-46.
11. Barbas CSV, Ísola AM, Farias AMC, Cavalcanti AB, Gama AMC, Duarte ACM et al. Recomendações brasileiras de ventilação mecânica 2013. Parte I. Rev Bras Ter Intensiva. 2014;26(2):89-121. Disponível em: http://www.scielo.br/scielo.php?script=sci_arttext&pid=S0103-507X2014000200089&lng=en. Acesso em: 14 out. 2020.
12. Tolcher MC, McKinney JR, Eppes CS, Muigai D, Shamshirsaz A, Guntupalli KK, Nates JL. Prone positioning for pregnant women with hypoxemia due to coronavirus disease 2019 (COVID-19).
13. Pacheco LD, Saad A. Ventilator management in critical illness. In: Phelan JP, Pacheco LD, Foley MR et al. (editors). Critical care obstetrics. 6th ed. Wiley-Blackwell; 2018.
14. Webster CM, Smith KA, Manuck TA. Extracorporeal membrane oxygenation in pregnant and postpartum women: a ten-year case series. Am J Obstet Gynecol MFM. 2020;2(2):100108. Epub 2020 Mar 25.
15. Oliveira C, Lopes MAB, Rodrigues AS, Zugaib M, Francisco RPV. Influence of the prone position on a stretcher for pregnant women on maternal and fetal hemodynamic parameters and comfort in pregnancy. Clinics (São Paulo) 2017;72(6):325-32.
16. Organização Mundial da Saúde (OMS). Clinical management of severe acute respiratory infection when COVID-19 is suspected. Disponível em: https://www.who.int/publications-detail/clinical-management-of-severe-acute-respiratory-infection-when-novel-coronavirus-(ncov)-infection-is-suspected. Acesso em: 14 out. 2020.
17. Rojas-Suarez J, Cogollo-González M, García-Rodríguez MC, Paternina-Caicedoa A, Miranda-Quintero J. Ventilación mecánica no invasiva como estrategia adyuvante en el manejo del fallo respiratorio agudo secundário a edema pulmonar periparto por preeclampsia severa. Med Intensiva. 2011;35(8):518-522.
18. Frassanito L, Draisci G, Pinto R, Maviglia R, Maggiore SM. Successful application of helmet non-invasive ventilation in a parturient with acute respiratory distress syndrome. Minerva Anestesiol. 2011;77(11):1121-3.
19. Kinsella SM, Lohmann G. Supine hypotensive syndrome. Obstet Gynecol. 1994;83(5 Pt 1):774-88.
20. Lowe SA. Diagnostic radiography in pregnancy: risks and reality. Aust N Z J Obstet Gynaecol. 2004;44(3):191-6.
21. Duan M, Lee J, Bittner EA. Dexmedetomidine for sedation in the parturient with respiratory failure requiring noninvasive ventilation. Respir Care. 2012;57(11):1967-9.
22. Huang C, Wang Y, Li X. Clinical features of patients infected with 2019 novel coronavirus in Wuhan, China. The Lancet. 2020;395:497-506.
23. Organização Mundial da Saúde (OMS). Novel coronavirus – China. 2020. Disponível em: https://www.who.int/csr/don/12-january-2020-novel-coronavirus-china/en/. Acesso em: 14 out. 2020.
24. Nelson Piercy C. Respiratory disease. In: Handbook of obstetric medicine. Boca Raton: CRC Press; 2015. 371 p.
25. Gottfredson M. The Spanish flu in Iceland 1918. Lessons in medicine and history. Laeknabladid. 2008;94:737-745.
26. Jamieson DJ, Honein MA, Rasmussen SA. H1N1 2009 influenza vírus infection during pregnancy in the USA. The Lancet. 2009;374:451-458.
27. Schwartz DA, Graham AL. Potential maternal and infant outcomes from (Wuhan) coronavirus 2019-nCoV infecting pregnant women: Lessons from SARS, MERS, and other human coronavirus infections. Viruses. 2020;12(2):194.
28. Cirelli JF, Surita FG, Costa ML, Parpinelli MA, Haddad SM, Cecatti JG. The burden of indirect causes of maternal morbidity and mortality in the process of obstetric transition: A cross-sectional multicenter study. Rev Bras Ginecol Obstet. 2018;40:106-114.
29. Yan J, Guo J, Fan C, Juan J, Yu X, Li J et al. Coronavirus disease 2019 (COVID-19) in pregnant women: a report based on 116 cases. Am J Obstet Gynecol. 2020;223(1):111.e1-111.e14. doi:10.1016/j.ajog.2020.04.014. Epub 2020, 23 de abril.
30. Allotey J, Stallings E, Bonet M et al. Clinical manifestations, risk factors, and maternal and perinatal outcomes of coronavirus disease 2019 in pregnancy: living systematic review and meta-analysis. BMJ. 2020;370:m3320.
31. Amorim MMR, Takemoto MLS, Fonseca EB. Maternal deaths with coronavirus disease 2019: A different outcome from low- to middle-resource countries. Am J Obstet Gynecol. 2020;223(2):298-299. Epub 2020, 26 de abril. doi:10.1016/j.ajog.2020.04.023.
32. Brasil. Ministério da Saúde. Aumenta mortalidade materna no Brasil pela COVID-19. Disponível em: https://agenciabrasil.ebc.com.br/saude/noticia/2020-08/ministerio-da-saude-fala-de-atendimento-gestantes-durante-pandemia. Acesso em: 14 out. 2020.
33. Berghella V et al. Coronavirus disease 2019 (COVID-19): Pregnancy issues. Disponível em: https://www.uptodate.com/contents/coronavirus-disease-2019-covid-19-pregnancy-issues. Acesso em: 14 out. 2020.

CAPÍTULO 34

Ventilação Mecânica Durante a Oxigenoterapia Hiperbárica

Mariza D'Agostino Dias

▶ Introdução

A oxigenoterapia hiperbárica (OHB) é um tratamento realizado em sessões intermitentes durante as quais grandes quantidades de oxigênio se dissolvem no sangue e chegam aos tecidos mal oxigenados (hipoxia localizada).[1] No Brasil, a aplicação da OHB, regulamentada pelo Conselho Federal de Medicina (CFM) há quase 20 anos, pode ser indicada para acidentes ocorridos com mergulhadores ou trabalhadores em ambiente hiperbárico, intoxicações e processos infecciosos ou isquêmicos de várias naturezas.[2]

As indicações reconhecidas para a OHB (Resolução CFM 1.457/95) são:

- Embolias gasosas
- Doença descompressiva
- Embolia traumática pelo ar
- Envenenamento por monóxido de carbono ou inalação de fumaça
- Envenenamento por cianeto ou derivados cianídricos
- Gangrena gasosa
- Síndrome de Fournier (fascites necrosantes de períneo masculino ou feminino)
- Outras infecções necrosantes de tecidos moles: celulites, fascites e miosites (nesse grupo, se incluem as necroses/infecções de feridas cirúrgicas)
- Isquemias agudas traumáticas: lesão por esmagamento, síndrome compartimental, reimplantações de extremidades amputadas e outras
- Vasculites agudas de etiologia alérgica, medicamentosa ou por toxinas biológicas (aracnídeos, ofídios e insetos)
- Queimaduras térmicas e elétricas
- Lesões refratárias: úlceras de pele, pés diabéticos, escaras de decúbito, úlceras por vasculites autoimunes, deiscência de suturas
- Lesões por radiação: radiodermites, osteorradionecroses e lesões actínicas de mucosas
- Retalhos ou enxertos comprometidos ou de risco (tanto comprometimento imediato quanto tardio; "de risco" pelo julgamento clínico)
- Osteomielites
- Anemia aguda, nos casos de impossibilidade de transfusão sanguínea.

Em 1992, entrou em operação a Clínica Hiperbárica do Hospital das Clínicas, com uma câmara hiperbárica monopaciente (*monoplace*), que foi a primeira desse tipo intra-hospitalar instalada em toda a América Latina, graças à iniciativa do professor Vicente Amato Neto, infectologista. O serviço ficou sob responsabilidade do professor Dario Birolini, cirurgião de trauma, e operado pelos médicos intensivistas da unidade de terapia intensiva (UTI) do trauma do pronto-socorro do Hospital das Clínicas da USP. Esse serviço foi o responsável por organizar e normatizar a aplicação da oxigenoterapia hiperbárica no Brasil, juntamente à Sociedade Brasileira de Medicina Hiperbárica.

Desde então, o número de clínicas hiperbáricas vem crescendo. Esse aumento se tornou mais rápido a partir de 2010, quando o tratamento passou a fazer parte do rol de procedimentos da Agência Nacional de Saúde Suplementar (ANS), tornando-se obrigatório para os pacientes usuários de planos de saúde. As clínicas localizadas dentro de hospitais, em sua maioria, têm câmaras hiperbáricas do tipo monopaciente (*monoplace*), desenvolvidas exclusivamente para OHB, menores, relativamente portáteis, que comportam apenas um paciente por vez. As clínicas instaladas fora de dependências hospitalares geralmente contam com câmaras do tipo multipaciente (*multiplace*), bem maiores, nas quais podem ser submetidos a tratamento vários pacientes simultaneamente.[3]

Os pacientes com indicação para o tratamento com OHB por vezes podem estar em situação clínica muito grave, internados em UTI, em choque e/ou com insuficiência respiratória. A experiência mostra que os pacientes mais graves são aqueles que têm os maiores benefícios com o tratamento hiperbárico. Por exemplo, em uma clínica universitária dos EUA, os resultados do tratamento de 42 pacientes com fascite necrosante tratados com OHB foram comparados aos dados históricos do tratamento convencional realizado no mesmo hospital. Houve cinco óbitos (12% de mortalidade) comparados a 34% de mortalidade com o tratamento convencional, e o índice de amputações foi zero, comparado a 50% de pacientes amputados quando tratados sem OHB.[4]

Resultados tão encorajadores são um incentivo para que não se deixe de submeter pacientes ao OHB, quando indicado, apenas porque estão dependendo de assistência ventilatória mecânica ou de aminas vasoativas, sedativas ou bloqueadoras neuromusculares. No entanto, deve-se garantir as melhores condições de segurança aos pacientes, evitando-se agravar o estado clínico.

Será apresentado, neste capítulo, como tratar com OHB, de forma segura, os pacientes graves sob assistência ventilatória mecânica.

▶ Princípios da oxigenoterapia hiperbárica

Durante a OHB, o paciente deve permanecer dentro da câmara hiperbárica, que tem paredes rígidas e é resistente à pressão. A pressão ambiente é aumentada gradualmente enquanto o paciente respira oxigênio puro (100% ou fração inspirada de oxigênio [FIO_2] = 1). Por esse mecanismo, pela respiração e pela circulação pulmonar, dissolve-se no plasma grande quantidade de oxigênio (O_2). Dessa maneira, através da circulação, pode-se oferecer aos tecidos hipóxicos até seis volumes percentuais de O_2, obtendo-se o resultado desejado com o tratamento, que é basicamente permitir a oxigenação de tecidos previamente em hipoxia.[1]

Por definição da Undersea and Hyperbaric Medical Society (UHMS), a pressão mínima necessária para que se obtenha efeito hiperbárico é de 2,4 atmosfera absoluta (ATA), ou seja, 142 kilopascal (kPa, unidade de pressão equivalente a 100 bar).[5] Essa mesma definição é adotada no Brasil pela Sociedade Brasileira de Medicina Hiperbárica para as pressurizações com oxigênio.[6]

Dentro da câmara hiperbárica, o paciente e todos os objetos e dispositivos internos estão submetidos à mesma pressão relativa. A matéria sob pressão se comporta de maneira diferente conforme seu estado físico: os gases reduzem seu volume durante a compressão, obedecendo à lei de Boyle-Mariotte,[7] e se expandem durante a descompressão; os líquidos não alteram seu volume, mas se deformam, podendo refluir ou extravasar durante a compressão; e os sólidos não se modificam. Se, durante a sessão de OHB, um paciente necessitar de ventilação mecânica ou infusão de líquidos ou medicamentos, o comportamento dos equipamentos durante a compressão deve ser conhecido e previsto.

Nas câmaras hiperbáricas do tipo multipaciente (*multiplace*), é obrigatória por lei a presença de um "guia interno" – técnico de enfermagem, enfermeiro ou médico – junto ao(s) paciente(s).[8] Em geral, enfermos graves são submetidos ao tratamento sem a presença de outros pacientes no interior da câmara, diferentemente da rotina normal, que consiste em tratar vários pacientes estabilizados ou ambulatoriais ao mesmo tempo. Isso significa que, para cada tratamento, deve-se usar a câmara para um único paciente e o "guia" que acompanhou aquela sessão deverá aguardar 24 h para poder ser novamente comprimido, como ordena a lei brasileira.[8]

Além disso, pacientes graves devem ser frequentemente acompanhados por mais de um profissional, para que se possa realizar adequadamente todos os procedimentos, que são bem mais complexos do que nos pacientes ambulatoriais. Para realizar a assistência ventilatória, o ventilador mecânico deve entrar na câmara junto ao paciente.

Nas câmaras hiperbáricas do tipo monopaciente (*monoplace*), o paciente permanece deitado ou em decúbito elevado a 30°, no máximo, e não se pode ter acesso direto a ele. Caso ele necessite de assistência ventilatória, o respirador mecânico fica fora da câmara, e o fluxo de gás passa para dentro por meio de extensões introduzidas por passadores localizados na porta (Figura 34.1). O gás é expirado para o interior da câmara.

Para o tratamento desses pacientes, é fundamental que o médico hiperbarista tenha também grande experiência em medicina intensiva, assim como as outras pessoas da equipe: deve ter familiaridade com manuseio de paciente graves e instáveis, saber identificar e tratar complicações de OHB e conhecer o comportamento dos pacientes e equipamentos quando submetidos à compressão e descompressão, como recomendado por outros autores que tratam esse tipo de pacientes.[9]

Várias clínicas que tratam pacientes graves preferem realizar assistência ventilatória mecânica em câmaras *monoplace*.[10]

Existem situações particulares nas quais o paciente que será submetido à OHB precisa de assistência direta, com a permanência do médico ou do enfermeiro ao seu lado, dentro da câmara, então, nesses casos, é usada a câmara *multiplace*. O primeiro grupo é constituído pelas crianças, que apresentam maiores dificuldades de manuseio durante a assistência ventilatória e necessitam de ajustes frequentes nos parâmetros de ventilação e sedação; mesmo assim, podem ter um número maior de intercorrências, conforme é relatado em uma clínica da França, que analisou 32 crianças em OHB sob ventilação mecânica, com idades de 3 dias a 11 anos (média 4,8 anos). Os diagnósticos foram: fascite necrosante em 22 casos, intoxicação por monóxido de carbono em nove casos e embolia arterial aérea iatrogênica em dois casos. Observou-se hipotensão em 63% dos pacientes, broncospasmo em 34%, hemotímpano em 13% e hipoxia progressiva em 6%, com média de 1,16 intercorrência por criança, número bem maior que entre os adultos. Todas as intercorrências foram solucionadas e foi possível completar os tratamentos com OHB.[11]

O outro grupo é composto por pacientes que, pelo grande peso ou pelo volume corporal avantajado, não cabem em uma câmara *monoplace*, por exemplo, os obesos mórbidos, como uma paciente diabética de 150 kg com gangrena gasosa, que foi tratada em *multiplace*.[12] Em nossa Clínica, no período de 5 anos, foi possível tratar quatro pacientes muito obesos, graves, sob ventilação mecânica, em câmara *multiplace*, pois não cabiam na câmara *monoplace*. Dois casos foram de gangrena de Fournier, um caso de infecção grave de parede abdominal pós-cirurgia de hérnia e um de infecção pós-trauma com esmagamento de membro inferior (Figura 34.2).

Atualmente, estão disponíveis no comércio câmaras *monoplace* de fabricação norte-americana (Sechrist® e Perry Baromedical Corporation), com diâmetro de 20 polegadas até 65% maior, que possibilitam o tratamento de pacientes com grande volume corporal. Outra vantagem dessas câmaras é que o decúbito pode ser elevado a 45°, facilitando bastante a ventilação mecânica na maioria dos casos.

▶ Tipos de equipamentos de ventilação mecânica durante OHB

As câmaras *monoplace* normalmente são pressurizadas com oxigênio e, portanto, o ambiente é de oxigênio puro (100%). A unidade de ventilação mecânica que também fornece 100% de oxigênio fica do lado de fora; os circuitos passam para dentro da câmara por dispositivos especiais que não permitem vazamentos existentes na porta (passadores) e são conectados ao tubo endotraqueal ou à traqueostomia. O aparelho mais comum na maioria das clínicas é o Sechrist 500 A (Sechrist Ind, Anahein CA) (Figura 34.3). Em recente revisão de literatura, especificamente sobre tratamentos de pacientes graves com OHB nos EUA, Weaver menciona também o Omni-vent (Allied Healthcare Products, St Louis, MO) e o Atlantis Hyperbaric Chamber Ventilator (Providence Global Medical Inc, Salt Lake City, UT).[13] A pressão de trabalho desses respiradores é de 5,5 atm (552 kPa), para poder suplantar a pressão máxima dentro da câmara, que é de 3 ATA

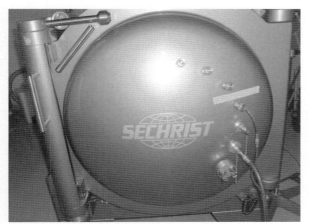

Figura 34.1 ■ Porta da câmara hiperbárica. Vista externa com os passadores para vias venosas e respirador.

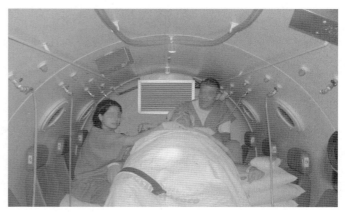

Figura 34.2 ■ Enfermeira e médico dentro de câmara *multiplace* com paciente obeso mórbido traqueostomizado, sendo ventilado com fluxo intermitente de oxigênio.

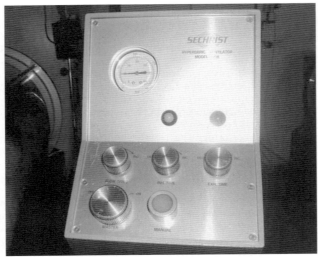

Figura 34.3 ■ Respirador hiperbárico Sechrist 500 A.

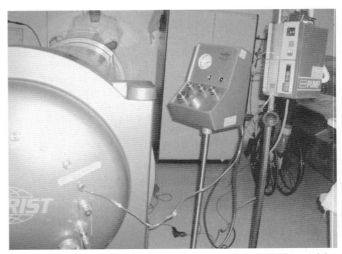

Figura 34.5 ■ Ventilador hiperbárico e bomba de infusão hiperbárica acoplados à porta da câmara.

(pressão relativa de 2 atm). São aparelhos de poucos recursos, ciclados a tempo e que permitem ajuste de fluxo. Não têm nenhum tipo de alarme; portanto, o controle do paciente durante toda a sessão é realizado visualmente. Existe um comando que aciona inspirações manuais quando necessário. O grande diferencial desses ventiladores é que podem ventilar o paciente desde a pressão ambiente (1 ATA) até a pressão máxima alcançada pela câmara (3 ATA).

Pela parte interna da porta, é fixada a válvula expiratória, na qual, acoplando-se um ventilômetro, é possível ler o volume corrente a cada expiração. A pressão relativa das vias aéreas é lida em cmH_2O no manômetro do aparelho, também pelo lado interno da porta (Figura 34.4).

No início do processo, o paciente é ligado ao ventilador hiperbárico com a porta da câmara aberta em pressão ambiente. Nessas condições, regula-se o respirador que fornece 100% de oxigênio, de modo que o paciente fique sincronizado e confortável. Para isso, sempre é necessário sedação e/ou curarização, portanto, deve ser empregada uma bomba de infusão hiperbárica que fica pelo lado de fora da câmara, conectada a um equipo especial, resistente à pressão, que passa para dentro da câmara por passadores e é ligado a uma linha venosa do paciente. O equipo possui uma válvula que impede o refluxo do sangue durante a compressão da câmara (Figura 34.5).

A outra opção para manter a sedação é a administração, em *bolus*, da medicação. Para isso, uma seringa é acoplada ao equipo especial,

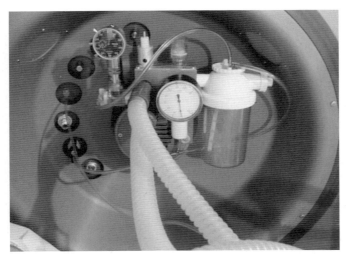

Figura 34.4 ■ Vista interna da porta da câmara com o ventilômetro, o manômetro de pressão relativa das vias aéreas e o umidificador.

igual ao da bomba de infusão hiperbárica. A aplicação de medicação é feita pelo médico ou enfermeiro, de acordo com a necessidade, por meio da seringa, aplicando-se pressão suficiente para vencer a pressão interna da câmara. Quando a porta é fechada hermeticamente, inicia-se a pressurização gradual da câmara até alcançar a pressão desejada para aquela sessão, e cada sessão dura de 90 a 120 min, dependendo de cada caso. Durante toda a pressurização, a cada momento, é preciso ajustar o respirador para manter o ar corrente planejado. Após 10 a 15 min, a pressão se estabiliza e se mantém o respirador, observando-se visualmente o paciente para mantê-lo confortável e bem adaptado.

É possível monitorar a pressão arterial, o pulso e os batimentos cardíacos por meio de monitores especiais, cujos cabos passam para dentro por passadores laterais e são ligados ao paciente por sensores específicos. Também nesses monitores não há alarmes, assim como no respirador. É fundamental observá-los durante todo o período para a leitura dos dados e a realização dos ajustes.

Ao término da sessão, é realizada a descompressão gradual da câmara, devendo-se fazer simultaneamente a redução do suporte ventilatório para não haver hiperdistensão ou até ruptura pulmonar.

Nas câmaras *multiplace*, também é possível realizar ventilação mecânica, porém todos os equipamentos testados apresentam limitações. Um dos principais motivos é a modificação da densidade do ar quando se eleva a pressão no interior da câmara. Os respiradores podem ser os ventiladores comuns de UTI, adaptados para ciclarem à pressão, pois os aparelhos elétricos não podem funcionar dentro das câmaras por motivo de segurança. Em testes realizados com simuladores pulmonares, autores alemães avaliaram os ventiladores de UTI modificados, ciclados a tempo, dos modelos EVITA 4, Oxylog 2000 HBO e Microvent (todos da Dräger – Alemanha) e o Servo 900C (Siemens-Elema – Suécia). Os ventiladores foram testados à pressão ambiente, a 2,8 ATA, e um deles em até 6 ATA. Esse nível de pressão só pode ser usado quando se pressuriza com ar e por poucos minutos; faz parte de algumas tabelas de tratamento de graves acidentes de mergulho. Durante o período dos testes, houve necessidade de ajustes constantes para manter a ventilação programada. Os autores concluíram que respiradores de UTI adaptados podem ser usados com eficiência e segurança dentro de câmaras *multiplaces* e que aqueles controlados à pressão são melhores para conseguir as correções necessárias.[14]

A UHMS de Hong Kong publicou seu protocolo para tratamento de pacientes graves em OHB, recomendando o uso do aparelho Oxylog 1000 (Dräger, Alemanha) adaptado, porém observando que há muitas dificuldades para ventilar os pacientes durante o período de pressurização da câmara e que é fundamental a existência de equipe experiente.[15]

No Brasil, houve algumas tentativas de empregar o aparelho Bird M7 ou

M8 na Faculdade de Medicina da Universidade Estadual de Campinas (Unicamp), com a finalidade de possibilitar a ventilação mecânica de pacientes em *multiplace*, encontrando-se também dificuldades em razão do aumento da viscosidade dos gases sob pressão.[16]

Em nossa experiência, em quatro pacientes que necessitaram de assistência ventilatória em *multiplace*, em 5 anos, todos traqueostomizados, optou-se por realizar a ventilação mecânica manualmente, por meio de um "ambu" ligado ao circuito das máscaras da câmara que fornecem oxigênio a 100%. A expiração também foi ligada à válvula unidirecional da expiração das máscaras, sendo eliminado para fora do ambiente da câmara. O ar expirado rico em oxigênio não pode entrar na câmara, onde, por medida de segurança, o oxigênio pode ser de, no máximo, 23%.[6] Esse modo de ventilar os pacientes tem sido o preferido desses autores porque é mais fácil, não precisa de adaptações complexas e pode ser bem controlado pelo(s) operador(es).

Esses pacientes também têm de ser sedados e/ou curarizados. Nesse caso, a bolsa de soro e o equipo de infusão são colocados na linha venosa antes de se iniciar a compressão. Regula-se o gotejamento desejado e se mantém durante a compressão. Deve-se abrir o sistema periodicamente para refazer a bolha de ar do compartimento do equipo que desaparece pela compressão. Na descompressão, é obrigatório tornar a abrir o sistema para que o ar expandido escape para o ambiente, evitando-se embolia gasosa nessa fase.[12] Também é possível realizar a aplicação de sedativos ou curare em *bolus*, por meio de seringa, aplicando-se pressão um pouco maior que a habitual, devido ao aumento da viscosidade dos líquidos sob pressão. Dentro da câmara *multiplace*, o controle do paciente é sobretudo clínico, por meio do pulso, avaliando-se: frequência e amplitude; diurese, se o paciente estiver sondado; sinais de adaptação ao aparelho; e conforto respiratório.

Em recente artigo sobre vantagens e desvantagens do emprego de câmaras *mono* ou *multiplaces* no tratamento de pacientes críticos sob ventilação mecânica, publicado por médicos suecos do Instituto Karolinska, concluiu-se que os dois tipos de câmaras são seguros e que a melhor escolha depende de condições particulares de cada clínica.[16] Na experiência dos autores deste capítulo, preferiu-se utilizar a câmara *monoplace*, por ser mais acessível para pacientes da UTI e de operação mais simples. O uso na urgência não interfere no agendamento de outros pacientes e o custo da sessão é muito menor

▶ Efeitos mecânicos da pressurização

Como já explicado, durante a compressão e a descompressão, os compartimentos gasosos se contraem ou se expandem, obedecendo à lei de Boyle-Mariotte.[7] Em condições habituais, os ocupantes das câmaras hiperbáricas aprendem a compensar os efeitos dessas modificações, que são mais sentidos na orelha média, pois, à medida que a pressão se eleva na orelha externa, o tímpano é pressionado para dentro, em direção à orelha média, o que causa dor e desconforto. A pressão torna-se equilibrada entre as orelhas externa e média pela entrada de ar pela tuba auditiva (trompa de Eustáquio), promovendo a equalização das pressões. Esse procedimento é realizado automaticamente, mas também é aprendido pelo treinamento. Se houver alguma disfunção ou obstáculo na tuba auditiva, não é possível realizar a equalização, e pode haver lesão do tímpano em graus variáveis, chegando até a ruptura.[17] Comparando-se 11 pacientes com dificuldades de equalização e 19 sem dificuldades submetidos à pressurização em câmaras hiperbáricas, verificou-se a incidência de barotraumas leves e graves de tímpano em 91% do primeiro grupo e 37% de alterações leves no segundo grupo.[18]

Em pacientes com nível de consciência rebaixado, é impossível testar a capacidade de equalização. Alguns autores preconizam que, nesses pacientes, seja realizada miringotomia, colocando-se tubos de ventilação no tímpano ou seccionando a membrana profilaticamente.[13,18] Entretanto, a maioria das clínicas não adota essa prática, como foi verificado no inquérito realizado em 126 serviços de OHB nos EUA. Apenas 24% dessas clínicas realizam miringotomia profilática em pacientes intubados.[19] Na experiência dos autores deste capítulo, desde que se faça a pressurização com cuidado, e muito lentamente, permitindo que haja tempo para a equalização, praticamente não ocorrem barotraumas. Verificou-se que, em 4.453 sessões consecutivas de OHB realizadas durante 1 ano, houve dois barotraumas de tímpano (0,04% das sessões), um deles em um paciente consciente e outro em um paciente em coma. Já a incidência de sintomas como dor, plenitude otológica, hipoacusia tem frequência bem mais alta, de até 10% dos pacientes, sem barotrauma. Em todos os casos de sintomas otológicos com ou sem barotraumas, são realizados avaliação e acompanhamento de otorrinolaringologistas, e praticamente na totalidade dos casos os sintomas desaparecem com tratamento e interrupção momentânea das sessões. Em pacientes que são pressurizados e submetidos à ventilação mecânica, devem ser realizadas otoscopias periodicamente para verificar as condições do tímpano.

Outro cuidado importante a ser tomado com esses pacientes é com os *cuffs* do tubo endotraqueal ou da traqueostomia. Como já explicado, durante a pressurização, as bolhas gasosas se reduzem e, ao final da despressurização, voltam ao volume prévio. Portanto, deve-se remover o ar e preencher o *cuff* com água antes de iniciar a sessão de OHB, para evitar vazamentos do oxigênio fornecido pelo respirador. Normalmente, a troca do ar por água é realizada ainda na UTI, e sempre antes de iniciar a sessão, checa-se o conteúdo do balão (Figura 34.6).

▶ Efeitos sobre a oxigenação

O plano de tratamento com OHB que o paciente deve receber – que inclui a dose de oxigênio (tempo e pressão empregados) e os intervalos – depende da patologia que está sendo tratada, da tolerância e da resposta obtida. Nos pacientes sob ventilação mecânica, esse plano não deve ser alterado; o paciente é considerado como tendo uma função pulmonar normal. Se houver insuficiência respiratória, a PaO_2 alcançada pode ser mais baixa, mas, de modo semelhante aos indivíduos saudáveis sob OHB,[20] chega a 1.000 a 1.400 atm; suficiente para a hiperoxigenação tecidual, que é o princípio do tratamento hiperbárico.

Durante a sessão de OHB com ventilação assistida, não foram detectados efeitos fisiológicos diferentes daqueles que ocorrem quando o paciente tem respiração espontânea. Foram analisadas 48 sessões de 21 pacientes tratados na Rússia, portadores de hemorragia intracraniana sob ventilação mecânica em OHB, com medida da pressão intracraniana. Observou-se que, durante as sessões, houve aumento em 31,3% das vezes, redução em 15% e não houve modificação em 54,4%. Não foi evidenciada nenhuma correlação com a OHB.[21] No entanto, imediatamente após exposição ao oxigênio hiperbárico, pacientes sob ventilação mecânica frequentemente precisavam de elevação da FIO_2 acima do valor que estava sendo usado antes.[22] A necessidade de elevação do FIO_2 foi observada por outros autores[23] e também nos pacientes dos autores deste capítulo, sendo reversível após algumas horas, depois do retorno à UTI.[23]

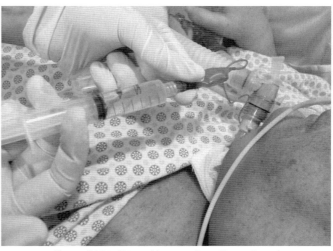

Figura 34.6 ▪ Preenchimento do *cuff* com água.

Em 10 pacientes sob ventilação mecânica e sedação contínua, na Áustria, foram medidos débito cardíaco, resistência periférica e pulmonar, oferta e consumo de oxigênio antes e depois das sessões. Não houve alteração hemodinâmica, porém houve aumento do *shunt* em 150% e queda de saturação de oxigênio em 50%, obrigando à elevação da FIO_2 para manter a oxigenação.[24] Em estudo mais completo, publicado alguns anos depois, foi comprovado que a hipoxia relativa observada imediatamente após a sessão desaparece depois de 6 h e ocorre elevação da PaO_2/FIO_2 acima do apresentado previamente.[25] Não foi possível determinar exatamente o motivo dessas alterações, porém a hipoxia inicial provavelmente pode estar relacionada com o modo de ventilação durante a OHB; a melhora posterior pode ser por recrutamento. Entretanto, a elevação da PaO_2/FIO_2 a valores superiores aos anteriores pode decorrer do efeito da própria OHB na redução dos edemas e da congestão pulmonar.[26]

▶ Experiência prática

Desde 1992, os autores deste capítulo iniciaram suas atividades no Hospital das Clínicas da Universidade de São Paulo (USP) e, posteriormente, no Hospital 9 de Julho, sempre atendendo também pacientes graves e internados em UTI. A experiência dos médicos intensivistas é fundamental para que seja possível realizar assistência ventilatória mecânica em pacientes sob tratamento hiperbárico. Em média, entre 18 e 23% dos pacientes deles estão intubados ou traqueostomizados sob ventilação mecânica em alguma fase do tratamento com OHB (Figura 34.7 A e B).

Para ser possível realizar esse atendimento, o paciente deve estar hemodinamicamente estabilizado, mesmo que recebendo medicações vasoativas, desde que a pressão esteja regulada nas últimas 12 h. Do ponto de vista respiratório, a FIO_2 deve estar em 50% ou menos, e a pressão expiratória final positiva (PEEP; do inglês, *positive end-expiratory pressure*), em 10 cmH$_2$O ou menos. O paciente deve poder receber sedação e/ou curarização sem complicações e tolerar ser colocado em respirador de transporte. Todos esses dados devem ser checados na UTI, antes de se deslocar o paciente para a sala da câmara. O transporte deve ser realizado pelo médico e, antes de sair da UTI, devem ser aspiradas secreções das vias aéreas, além de ser injetada água no *cuff* da sonda ou da cânula. As sondas gástricas ou de gastrostomias, assim como as sondas vesicais, devem permanecer abertas durante toda a sessão hiperbárica.

No período de 1 ano, foram atendidos, na clínica do Hospital 9 de Julho, 258 pacientes, dos quais 48 eram provenientes de UTI (19% do total). Foi exatamente metade homens e metade mulheres, com idades entre 16 e 78 anos (média de 44 anos). O número total de sessões foi de 4.453. Nos pacientes de UTI, foram realizadas 828 sessões e, destas, houve 240 sessões em que os pacientes estavam sob assistência ventilatória mecânica. Não houve complicações sérias e nenhum dos óbitos foi relacionado com a OHB. Os diagnósticos estão expressos no Quadro 34.1.

Comparando-se os pacientes de UTI aos pacientes de fora da UTI, verificou-se maior mortalidade (14,5 % × 2,8%), maior número de abandonos (17% × 12,8%) e maior gravidade quando classificados pela Escala de Gravidade da USP, validada em publicação internacional,[27] sendo 68% do grupo III (grave) e 32% do grupo IV (muito grave). Em pacientes de fora da UTI, não houve nenhum do grupo IV, 44% do grupo III (grave), 41% do grupo II (moderada gravidade) e 15% do grupo I (pouca gravidade).

▶ Considerações finais

Em certos aspectos, a OHB pode até ser comparada ao uso de um antibiótico, pelos seus efeitos anti-infecciosos potentes e rápidos.[28] No tratamento da sepse, pode-se empregar para a OHB um raciocínio semelhante àquele já consagrado da aplicação de antimicrobianos rapidamente, logo que se estabelece o diagnóstico.[29] A possibilidade de realizar assistência ventilatória durante as sessões de OHB permite que um número maior de pacientes seja tratado em fases mais precoces. Em muitos casos, esse ganho de tempo pode parecer pequeno, mas é determinante para se conseguir salvar uma vida, principalmente quando se lida com infecções graves.

Entretanto, a garantia de que o procedimento seja realizado de maneira segura depende da existência de médicos intensivistas com habilitação e experiência em medicina hiperbárica, além de enfermeiros

Quadro 34.1 ■ Diagnósticos dos pacientes internados em UTI que realizaram tratamento hiperbárico no Hospital 9 de Julho, em São Paulo, no período de janeiro a dezembro de 2011.

Diagnósticos	Número de casos	Porcentagem (%)
Doenças agudas		
Complicações pós-operatórias (infecção, fascites, fístulas e necroses)	19	40
Infecções, fascites, abscessos de partes moles/Fournier	8	17
Trauma/queimadura	6	13
Doenças crônicas infectadas + sepse		
Pé diabético/úlceras crônicas/osteomielite	8	17
Úlceras de pressão	7	15

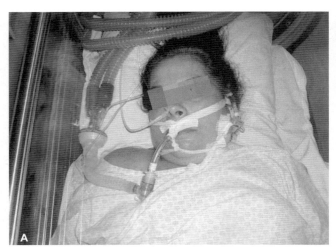 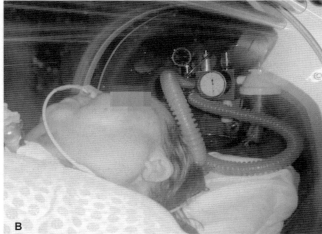

Figura 34.7 ■ Assistência ventilatória mecânica dentro da câmara hiperbárica *monoplace*. **A.** Paciente do sexo feminino, 37 anos de idade, intubada. **B.** Paciente do sexo feminino, 65 anos de idade, traqueostomizada.

e técnicos hiperbaristas motivados e com treinamento para atender a pacientes graves. Deve-se ter segurança no transporte da UTI até a câmara e no retorno, assim como a possibilidade de recuperação na UTI após a sessão. Para tanto, é também necessário que os médicos intensivistas da UTI saibam lidar com as alterações imediatas que o paciente apresenta após a sessão de OHB com ventilação mecânica. Todas essas recomendações constam também da publicação mais recente do Comitê Europeu de Medicina Hiperbárica sobre o uso de OHB em pacientes de UTI.[30]

Referências bibliográficas

1. Hammarlund CE. The physiologic effects of hyperbaric oxygenation. In: Kindwall EP, Whelan HT (Ed.). Hyperbaric medicine practice. 3. ed. Best Publishing Company, 2008, pp. 39-70.
2. Brasil. Resolução CFM nº 1457/95, de 15 de setembro de 1995. Publicação no D.O.U. de 30/11/95: p. 19829.
3. Sociedade Brasileira de Medicina Hiperbárica [homepage na internet]. Disponível em: http://www.sbmh.com.br/2015/. Acesso em: 27 mar. 2015.
4. Escobar SJ, Slade Jr. JB, Hunt TK, Cianci P. Adjuvant hyperbaric oxygen therapy (HBO$_2$) for treatment of necrotizing fasciites reduces mortality and amputation rate. Undersea Hyperb Med. 2005;32(6):437-43.
5. Gesell LB (Ed.). Hyperbaric oxygen therapy indications. The hyperbaric oxygen therapy committee report. 12. ed. Durham: Undersea and Hyperbaric Medical Society, 2008.
6. Sociedade Brasileira de Medicina Hiperbárica. Diretrizes de segurança, qualidade e ética. 4ª revisão. 2012-13.
7. Lei de Boyle (1627-1691) e Mariotte (1620-1684) dos gases perfeitos relaciona pressão e volume de um gás à temperatura constante.
8. Brasil. Ministério do Trabalho e Emprego. Norma Regulatória 15 – atividades e operações insalubres; anexo 6 – Trabalho sob condições hiperbáricas. 14/9/1983.
9. Bessereau J, Aboab J, Hullin T et al. Safety of hyperbaric oxygen therapy in mecha nically ventilated patients. Int Marit Health. 2017;68(1):46-51.
10. Weaver LK. Operational use and patient care in the monoplace hyperbaric chamber. Respir Care Clin N Am. 1999;5(1):51-92.
11. Keenan WT, Bratton SL, Norkool DM, Brogan TV, Hampson NB. Delivery of hyperbaric oxygen therapy to critically ill, mechanically ventilated children. J Crit Care. 1998;13(1):7-12.
12. Rouquette-Vincenti I, Petitjeans F, Villevieille T et al. Obesity, diabetes mellitus, and gas gangrene: A major therapeutic challenge. Ann Endocrinol (Paris). 2001;62(6):525-8.
13. Weaver LK. Hyperbaric oxygen in the critically ill. Crit Care Med. 2011;39(7):1-8.
14. Stahl W, Radermacher P, Calzia E. Functioning of ICU ventilators under hyperbaric conditions--comparison of volume-and pressure-controlled modes. Intensive Care Med. 2000;26(4):442-8.
15. Yan Wing Wa. Chairman of the Hong Kong Society of Critical Care Medicine (HKSCCM), on behalf of the HKSCCM. Protocol of Hyperbaric Oxygen Therapy for Critically Ill Patients in Hong Kong Assisted ventilation during HBO therapy. Endorsed by the HKSCCM Council in the 14th Council Meeting on 18th May 2010.
16. Vinhaes E, Iazzeti P. Comunicação pessoal não publicada. Unicamp, 1999.
17. Lind F. A pro/con review comparing the use of mono- and multiplace hyperbaric chambers for critical care. Diving Hyperb Med. 2015 Mar;45(1):56-60.
18. Beuerlein M, Nelson RN, Welling DB. Inner and middle ear hyperbaric oxygen-induced barotrauma. Laryngoscope. 1997;107(10):1350-6.
19. Vrabec JT, Clements KS, Mader JT. Short-term tympanostomy in conjunction with hyperbaric oxygen therapy. Laryngoscope. 1998;108(8 Pt 1):1124-8.
20. Capes JP, Tomaszewski C. Prophylaxis against middle ear barotrauma in US hyperbaric oxygen therapy centers. Am J Emerg Med. 1996;14(7):645-8.
21. Weaver LK, Howe S. Arterial oxygen tension of patients with abnormal lungs treated with hyperbaric oxygen is greater than predicted. Chest. 1994;106:1134-39.
22. Aleshchenko EI, Romasenko MV, Petrikov SS, Levina OA, Krylov VV. Hyperbaric oxygenation influence on intracranial pressure in patents with intracranial hemorrhage receiving mechanical ventilation. Anestesiol Reanimatol. 2011;(4):55-8.
23. Ratzenhofer-Komenda B, Offner A, Quehenberger F et al. Hemodynamic and oxygenation profiles in the early period after hyperbaric oxygen therapy: An observational study of intensive-care patients. Acta Anaesthesiol Scand. 2003;47(5):554-8.
24. Ratzenhofer-Komenda B, Offner A, Klemen H, Prause G, Smolle-Jüttner FM, Toller W. Arterial oxygen tension increase 2-3 h after hyperbaric oxygen therapy: A prospective observational study Acta Anaesthesiol Scand. 2007;51(1):68-73.
25. Bingham G, Millar I, Koch S, Paul E, Varma D, Pilcher D Changes in oxygenation in mechanically ventilated critically ill patients following hyperbaric treatment Diving Hyperb Med. 2011 Jun;41(2):59-63.
26. Hammarlund CE. The physiologic effects of hyperbaric oxygenation. In: Kindwall EP, Whelan HT (Ed.). Hyperbaric medicine practice. 3. ed. Best Publishing Company, 2008, pp. 41-70.
27. D'Agostino Dias M, Fontes B, Poggetti RS, Birolini D. Hyperbaric oxygen therapy: Types of injury and number of sessions: A review of 1506 cases Undersea Hyperb Med. 2008;35(1):53-60.
28. Park MK, Falzon CC, Whelan HT. Effects of hyperbaric oxygen. In: Kindwall EP, Whelan HT (Ed.). Hyperbaric medicine practice. 3. ed. Best Publishing Company, 2008. pp. 535-77.
29. Levinson AT, Casserly BP, Levy MM. Reducing mortality in severe sepsis and septic shock. Semin Respir Crit Care Med. 2011;32(2):195-205.
30. Mathieu D, Ratzenhofer-Komenda B, Kot J. Hyperbaric oxygen therapy for intensive care patients: Position statement by the European Committee for Hyperbaric Medicine. Diving Hyperb Med. 2015 Mar;45(1):42-6.

Dispneia e Ventilação Mecânica em Cuidados Paliativos

CAPÍTULO 35

Daniel Neves Forte ■ Veridiana Schulz Casalechi

▶ Introdução

Por muito tempo, cuidado paliativo foi sinônimo de terminalidade, e sua prática era reservada apenas para pacientes na fase final de vida. Com o tempo, observou-se que abordar a questão dessa maneira era insuficiente. Desde 2002, porém, a Organização Mundial da Saúde (OMS) redefiniu o conceito de cuidado paliativo,[1] seguida depois pelas mais diversas sociedades médicas do mundo.[2-6] Na visão atual do conhecimento, o cuidado paliativo não é um diagnóstico, tampouco uma fase da vida. Cuidado paliativo, conforme definido por diversas instituições, como OMS, Conselho Regional de Medicina do Estado de São Paulo (Cremesp), Associação de Medicina Intensiva Brasileira (Amib), American Thoracic Society, American Society of Clinical Oncology e tantas outras, é uma abordagem que se deve começar no momento do diagnóstico de uma doença grave e ameaçadora à vida. Seu objetivo principal é promover a qualidade de vida, prevenindo e aliviando os sintomas de sofrimento físico, psicossocial e espiritual durante a doença, visando não só ao paciente, mas também a seus familiares e pessoas importantes de sua convivência.

Entende-se hoje que, durante a evolução da doença, os cuidados curativos e paliativos andam lado a lado, não sendo necessariamente excludentes. Nos períodos de exacerbação ou descompensação da doença, ao mesmo tempo que ocorre a intensificação do cuidado curativo, deve haver também a intensificação do cuidado paliativo, buscando o controle adequado de sintomas. A integração entre cuidados curativos e paliativos é essencial, especialmente na unidade de terapia intensiva (UTI), evitando-se a abordagem do "tudo ou nada", conforme a atual recomendação de diversas sociedades médicas do mundo (Figura 35.1).[1-7]

A questão a ser colocada nesse contexto não é se o paciente em UTI é ou não candidato a cuidados paliativos. Para a American Thoracic Society,[2] por exemplo, todos os pacientes de UTI deveriam receber cuidados paliativos, uma vez que todos apresentam doenças que ameaçam a continuidade da vida, e isso não exclui a busca da cura e o cuidado curativo. A questão que se torna crucial é: qual a prioridade do tratamento: a cura ou o conforto? Segundo o Comitê de Terminalidade da Vida e Cuidados Paliativos da Amib,[5,7] de acordo com o objetivo prioritário do cuidado, o paciente pode se classificar de acordo com as quatro fases a seguir.

▶ **Fase 1.** Aplicável para a maior parte dos pacientes da UTI, quando a recuperação é o desfecho mais provável, e os cuidados que buscam a cura ou o controle da doença são a prioridade. Nessa fase, os cuidados paliativos promovem, por exemplo, o adequado controle de sintomas e a comunicação empática com pacientes e familiares. Nada mais é do que a boa prática médica, que pode e deve ser praticada por todos os intensivistas, mas infelizmente é, muitas vezes, pouco praticada e pouco estudada, conforme mostram estudos em UTI e hospitais conceituados mundo afora.[6,8] Um dos maiores desafios para essa boa prática é que as pessoas não sabem que não sabem. Profissionais acham que sabem promover analgesia, mas prescrevem morfina a cada 8 h. Acham que sabem controlar náuseas, mas prescrevem ondansetrona para náuseas induzidas por opioides. Acham que sabem se comunicar, mas não conseguem ouvir o paciente e sua família. Profissionais das mais diversas áreas poderiam, assim, desenvolver essas habilidades básicas de cuidados paliativos.[8] É em busca do desenvolvimento de tais competências que sociedades como a American Thoracic Society[2] desenvolveram um currículo mínimo de cuidados paliativos para intensivistas.

▶ **Fase 2.** Quando a recuperação ou o controle da doença são improváveis, pode-se, por meio do consenso com paciente e/ou família, priorizar os cuidados que buscam o que o paciente entende por conforto e qualidade de vida, utilizando intervenções para controle de doença de maneira proporcional a esse objetivo prioritário do cuidado. Avalia-se, então, se a possível intervenção causará desconforto, promoverá conforto e poderá ter impacto na evolução da doença. É a adequada proporcionalidade entre essas questões que resulta na introdução ou não de determinadas intervenções nessa fase em que a prioridade é o cuidado paliativo e a qualidade de vida. As questões

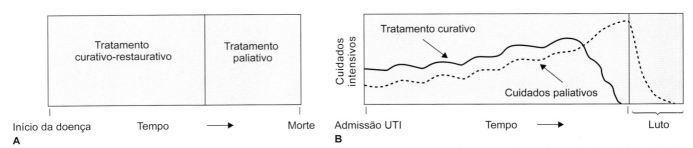

Figura 35.1 ■ **A.** Cuidado curativo não integrado ao cuidado paliativo (modelo "tudo ou nada"). Modelo desatualizado desde 2002. **B.** Modelo integrado de cuidados paliativos em que um paciente recebe cuidados paliativos (*linha tracejada*) simultaneamente ao tratamento curativo/modificador da doença (*linha contínua*) desde o momento da admissão na UTI, de maneira individualizada. Como no tratamento curativo, a intensidade dos cuidados paliativos varia para refletir as necessidades e as preferências do paciente e de sua família. (Adaptada de Lanken *et al.*, 2008.)[2]

de comunicação e o conhecimento de controle de sintomas tornam-se ainda mais importantes.

▸ **Fase 3**. Nas situações em que a morte apresenta-se iminente ou inevitável, o cuidado paliativo pode ser exclusivo, isto é, todas as ações da equipe de saúde voltam-se para a promoção de conforto, qualidade de vida e alívio de sintomas, tanto para pacientes quanto para seus familiares. Quando não há mais nada a fazer pela doença, pode-se e deve-se fazer tudo pela dignidade do paciente. A intensidade do cuidado é máxima, e os conhecimentos de cuidados paliativos são essenciais.

▸ **Fase 4**. Após o óbito, é fundamental o suporte e apoio aos familiares.

Visto desse ângulo, o controle adequado dos sintomas durante a doença adquire uma importância expressivamente maior. Lembrando que saúde não é a simples ausência de doença, mas sim a sensação de bem-estar físico, social e mental, entende-se que o controle adequado dos sintomas pode proporcionar muito dessa sensação de bem-estar e impactar positivamente a percepção de qualidade de vida e a evolução da doença.[9,10] Nesse ponto, pode-se entender o paciente como um ser humano, em que os sintomas não são somente físicos. O sofrimento humano vai além da dimensão da dor física, da dispneia, das náuseas ou dos vômitos. Inclui a dimensão psíquica, com sintomas como angústia, depressão ou ansiedade, a dimensão social e também a dimensão espiritual.[1-3,6,11] Esta última, a mais profunda e complexa de todas, abrange questões sobre a própria existência, sobre o seu significado e sobre o seu sentido.[11,12] Essas dimensões são definidas pela OMS,[1] apoiadas em um corpo de evidência cada vez maior sobre a necessidade humana de atenção a questões que vão além da superfície da dimensão física, especialmente para aqueles que estão morrendo.[11] É importante ainda enfatizar que o foco dessa abordagem não se restringe ao paciente, inclui também seus familiares. Isso é especialmente válido na UTI, onde muitas vezes o paciente encontra-se inconsciente, enquanto a família encontra-se vulnerável. A avaliação das dimensões psíquicas e espirituais na família pode facilitar decisões em situações de fim de vida.[13]

Dentre os diversos aspectos do cuidado paliativo, o foco deste capítulo será um sintoma particular da dimensão física: a dispneia.

▸Tratamento da dispneia e abordagem de cuidados paliativos

É possível cuidar para que o paciente fique sem dispneia mesmo que não haja possibilidade de intervenção para a doença que causa a dispneia. Para isso, é preciso compreender o que está causando a dispneia, reverter o que pode ser revertido e paliar o sintoma que causa desconforto, provendo, assim, conforto e dignidade, mesmo para pacientes com doenças em fase final de evolução.

Este livro apresenta diversas intervenções específicas para abordar as causas da dispneia, assim como intervenções para fornecer adequado suporte artificial de vida em situações de insuficiência respiratória. Neste capítulo, serão abordadas intervenções para o controle do sintoma dispneia, que podem ser oferecidas concomitantemente ao tratamento específico da doença ou até mesmo constituir todo o tratamento oferecido nos casos em que a doença causadora encontra-se em fase final de evolução.

Dispneia é definida pela American Thoracic Society como a "experiência subjetiva de desconforto respiratório, que consiste em sensações qualitativamente distintas que variam em intensidade".[2] É um sintoma subjetivo, isto é, depende da experiência do indivíduo que a experimenta. No entanto, pode ser quantificada em termos de intensidade em uma escala de 0 a 10, em que 0 é a sensação de ausência de dispneia e 10 é a pior dispneia imaginada pelo indivíduo. Sua quantificação pode ser útil para mensurar a eficácia das intervenções em prover conforto.[11]

A dispneia pode ou não estar associada à insuficiência respiratória, e tanto a hipoxemia quanto a hipercapnia podem estar associadas aos sintomas de dispneia.[14] Além dessas alterações, os estímulos de mecanorreceptores nas vias aéreas, no parênquima pulmonar, na parede torácica e na face podem contribuir para o alívio ou a piora da sensação de dispneia.[15]

É um dos sintomas mais prevalentes em pacientes críticos e naqueles em fase final de vida,[2,3,6,7,14] infelizmente muitas vezes tratado de maneira inadequada. Em um estudo norte-americano envolvendo mais de 9.000 pacientes, quase todos os que tinham antecedente de doença pulmonar obstrutiva crônica (DPOC) queixaram-se de dispneia moderada ou intensa nos 3 últimos dias de vida.[14] Mesmo em pacientes sob ventilação mecânica invasiva (VMI), a dispneia pode estar presente, com uma prevalência de até 47% dos indivíduos.[15]

Em pacientes graves, a dispneia pode ser causada por inúmeras doenças e síndromes,[11,16] muitas delas eventualmente passíveis de intervenções específicas. A seguir, estão listadas algumas das mais comuns:

- Derrames pleurais volumosos (neoplásicos, hemorrágicos ou infecciosos)
- Derrame pericárdico
- Obstrução de veia cava superior
- Obstrução de vias aéreas: corpo estranho, DPOC, asma, compressão extrínseca por neoplasias
- Embolia pulmonar
- Insuficiência cardíaca
- Insuficiência renal com hipervolemia
- Ascite volumosa com restrição ventilatória
- Linfangite carcinomatosa
- Fadiga muscular (associada a caquexia de doenças avançadas, desnutrição ou descondicionamento físico)
- Infecções
- Ansiedade.

Independentemente da intervenção específica para o controle da doença que causa a dispneia, pode-se intervir de modo a controlar o sintoma dispneia, como mostram as medidas especificadas a seguir:[2,3,6,7,9-11,16]

- *Reabilitação pulmonar com fisioterapia*: medida útil para postergar a piora progressiva da dispneia em doenças como DPOC
- *Inalação com anticolinérgicos*: diminui a secreção brônquica e melhora o batimento mucociliar, com melhora do *clearance* de secreções
- *Inalação com furosemida*: alívio da dispneia por 4 h em 20 a 30 min após a administração de 20 mg de furosemida nebulizada. Isso reduz a frequência respiratória (FR) e o uso de músculos acessórios em pacientes refratários ao tratamento com opioides[17]
- *Oxigenoterapia para pacientes hipoxêmicos*: até o momento, não há evidências de que o uso de oxigênio seja superior ao uso de ar comprimido no alívio da dispneia em pacientes sem hipoxemia[2,11,16,18,19]
- *Mucolíticos e/ou antibióticos*: para pacientes com secreção abundante, podem aliviar o sintoma, mesmo que não possam reverter a doença subjacente
- *Balanço hídrico negativo*: com diminuição do volume hídrico ofertado associado ou não ao uso de diuréticos de alça
- *Opioides*: uma das medidas mais eficazes para aliviar dispneia em pacientes com doenças em fase avançada de evolução. Existem receptores opioides distribuídos tanto no parênquima pulmonar quanto nos núcleos respiratórios,[2,11,16] e os mecanismos de ação sugeridos dos opioides no controle da dispneia são: redução na percepção central da dispneia (ação sobre receptores centrais no giro do cíngulo posterior direito. Em doses mais baixas, esse mecanismo não necessariamente altera o impulso respiratório[20]); na sensibilidade à hipercapnia; na ansiedade relacionada com a dispneia; no consumo de oxigênio; no retorno venoso; além de melhora no desempenho cardiovascular.[2,11,16,21]

Pelo menos sete estudos prospectivos, randomizados e controlados observaram a segurança e a eficácia do uso de morfina no alívio da dispneia, sem observação de alterações significativas em gasometria, saturação ou sobrevida.[2,11,16,21-23] As populações estudadas foram predominantemente de pacientes com câncer, embora alguns estudos também incluíssem pacientes com DPOC e insuficiência cardíaca. As doses utilizadas foram baixas (até 20 mg de morfina por via oral [VO] por dia ou doses de 2 a 5 mg por via subcutânea [SC] de morfina nas crises de dispneia), que são, em geral, insuficientes para provocar sintomas de intoxicação por opioides em pacientes com sintomas de desconforto respiratório.

É preciso ressaltar que a intoxicação por opioides ocorre de maneira gradativa, de acordo com os seguintes sintomas: letargia/confusão mental, miose, sonolência, bradipneia, mioclonias e, em casos graves, parada respiratória. Opioides em doses baixas são medicações seguras e recomendadas por sociedades médicas[1-6] e por especialistas[11,24] para serem utilizadas no controle da dispneia intensa em pacientes com doenças avançadas, tituladas pela sintomatologia e com reavaliação constante. Embora não existam diferenças eficazes entre o uso parenteral e oral de opioides, o último é o preferido.[25] Uma revisão da Cochrane concluiu que algumas evidências de baixa qualidade mostram benefício para o uso de opioides orais ou parenterais para aliviar a dispneia, mas não há evidências que apoiem o uso de opioides nebulizados[26]

- *Ansiolíticos*: ansiedade e pânico são mais comuns em pacientes com doenças respiratórias,[11,16] e ansiedade está fortemente relacionada com dispneia.[2,16,15] Benzodiazepínicos alteram a percepção da sensibilidade, reduzindo a resposta a estímulos dispneicos, podendo auxiliar no controle da dispneia, especialmente em associação com opioides,[22] sendo a medida recomendada, por algumas sociedades, nos casos de dispneia intensa em pacientes com doenças avançadas.[2,3,6,7] Novos instrumentos, como o Dispneia-12 e o MDP (do inglês, *multidimensional dyspnea profile*), permitem avaliações psicométricas multidimensionais da falta de ar, que incluem componentes sensoriais e afetivos[27,28]
- *Corticoides*: inclui a redução na inflamação das vias aéreas e edema, porém pode prejudicar a função pulmonar. Uma vez que os corticosteroides alcançam consistentemente o tratamento paliativo desejado, os objetivos permanecem controversos. Encontramos evidências, que sustentam seu uso em paliação da dispneia, bastante fracas, com a exceção de pacientes com comprometimento de via aérea ou parênquima pulmonar grave.[29-31]

▶ Cânula nasal de alto fluxo

A oxigenoterapia da cânula nasal de alto fluxo (CNAF) é uma tecnologia relativamente nova para o tratamento de hipoxemia na insuficiência respiratória e dispneia. Pode ser usada como alternativa em pacientes selecionados que não desejam VMI ou são intolerantes à ventilação mecânica não invasiva (VNI). A CNAF pode ser usada para insuficiência respiratória hipoxêmica grave de qualquer causa, incluindo doença pulmonar intersticial, câncer e pneumonia. O objetivo da oxigenoterapia no final da vida é o conforto do paciente, e não um alvo de saturação de oxigênio.

Para o paciente hipoxêmico, o oxigênio pode prevenir a hipoxia tecidual e, em alguns casos, aliviar a dispneia. A CNAF para pacientes hipoxêmicos dispneicos pode aliviar os sintomas por meio de um mecanismo de pressão positiva contínua nas vias aéreas (CPAP), além de tratar a hipoxemia. A desvantagem desse sistema é que ele é ruidoso e requer um grande suprimento de oxigênio, tornando-o impraticável para uso doméstico.

Entre 2007 e 2011, foi conduzido, no M. D. Anderson Cancer Center, um estudo com pacientes hospitalizados com câncer avançado e dispneia persistente para utilizar CNAF ou VNI por 2 h. Foi avaliada a dispneia com escala de classificação numérica (NRS) e escala de Borg modificada (MBS), antes e depois da intervenção. Os pacientes relataram que esses dispositivos eram seguros e eficazes no alívio da dispneia. O próprio estudo apoia a necessidade de ensaios clínicos maiores, randomizados e controlados para confirmar o papel terapêutico desses novos dispositivos.[32-34]

▶ Ventilação mecânica não invasiva

Uma revisão sobre o uso da VNI classificou essa intervenção para pacientes com insuficiência respiratória aguda em categorias, de acordo com o estágio de evolução de suas doenças, o objetivo do cuidado e as preferências e os valores do paciente.[35] Existem, então, três categorias:

- VNI como suporte de vida em pacientes sem limitações predefinidas para tratamentos de sustentação artificial da vida. Nesta categoria, o objetivo do cuidado inclui, além de aliviar a dispneia e proporcionar conforto, melhorar a oxigenação, diminuir a hipercapnia, evitar a intubação e aumentar a sobrevida. O sucesso da VNI nesta categoria ocorre caso tais parâmetros sejam alcançados
- VNI como suporte de vida quando a equipe médica, em conjunto com o paciente e seus familiares, decidiu não ser apropriada a intubação orotraqueal (IOT). Nesta categoria, os objetivos do cuidado são muito semelhantes aos da primeira categoria, porém medidas que possam causar dor ou desconforto, como a IOT, não seriam apropriadas, pelo estágio avançado da doença e pelas preferências e pelos valores do paciente. Outras medidas para o controle de sintomas, como o uso de doses baixas de opioides associadas ou não a doses baixas de benzodiazepínicos, podem auxiliar na adaptação ao uso da VNI. Em casos de doença em fase final, em que não se alcance o adequado conforto com tais medidas, pode-se indicar a sedação paliativa
- VNI como medida paliativa, quando a equipe médica, em conjunto com pacientes e familiares, opta por contraindicar quaisquer medidas de suporte artificial de vida e considerar apenas medidas de conforto. Nesta categoria, todo o objetivo do cuidado corresponde ao conforto do paciente. Para aqueles pacientes que se sentem mais confortáveis na VNI, esta pode ser uma medida bem indicada. Para aqueles pacientes que não a desejam ou se sentem desconfortáveis com seu uso, a VNI passa, então, a ser uma medida contraindicada. Nestes casos também, o uso de outras medidas para o alívio da dispneia, como os opioides em doses baixas associados ou não a benzodiazepínicos, pode ser recomendado. Em casos de sintomas refratários na fase final de vida, pode-se utilizar a sedação paliativa.

Assim, a indicação apropriada da VNI é condicionada ao apropriado objetivo do cuidado.

▶ Ventilação mecânica invasiva e procedimentos sustentadores da vida em cuidados paliativos

Por suporte avançado de vida (SAV), entende-se ventilação mecânica, aminas vasoativas, hemodiálise e reanimação cardiopulmonar (RCP), medidas artificiais que não constituem primariamente um tratamento específico de uma doença, mas sim um suporte a órgãos e sistemas que não conseguem executar adequadamente as suas funções.[36] Essas intervenções podem oferecer suporte vital em situações em que haja expectativa de reverter uma doença aguda ou crônica descompensada. No entanto, em situações nas quais essas expectativas não são mais viáveis, elas prolongam, de maneira muitas vezes dolorosa, o processo de morrer.[37-39]

Quando o objetivo do tratamento é exclusivamente o conforto e o bem-estar, podem ser entendidas como medidas fúteis.[40] Nessas circunstâncias, limitar ou retirar o SAV distingue-se de eutanásia, pois tal conduta busca oferecer ao paciente, que já está morrendo, uma condição mais natural e com menos sofrimento para enfrentar a sua própria morte; já a eutanásia causa ativamente a morte. Entende-se que limitar o SAV pode ser, por exemplo, não aumentar a dose de norepinefrina ou os parâmetros da ventilação mecânica. A retirada do SAV seria desligar a infusão contínua de vasopressores ou extubar o paciente.[41] Deixa-se, assim, de prolongar a vida de modo artificial, possibilitando a morte natural.

Essa distinção entre eutanásia *versus* limitação ou retirada de SAV em fase final de vida é consensual para inúmeras sociedades médicas. A American Thoracic Society,[2] por exemplo, recomenda, em seu consenso sobre fim de vida em UTI, que os médicos devam iniciar as discussões sobre a retirada da ventilação mecânica quando o paciente ou seu representante legal abordarem a questão, quando os profissionais de saúde que cuidam do paciente acreditam que a ventilação mecânica já não satisfaz os objetivos do paciente ou tornou-se mais maléfica do que benéfica para o paciente. Para a American Academy of Critical Care Medicine,[42] a retirada ou limitação de um suporte artificial de vida em uma situação de fase final de vida seria possibilitar ao paciente morrer de sua doença subjacente, diferentemente do ato de lhe causar a morte.

As sociedades europeias de medicina intensiva reconhecem a necessidade da limitação de tratamentos que prolonguem a vida quando a situação clínica é irreversível e um tratamento parece fútil ou desaconselhável.[39,43] O Conselho Federal de Medicina do Brasil, em sua Resolução nº 1.805/2006, em vigor desde 2010, estabelece que é facultado ao médico limitar ou suspender procedimentos e tratamentos que prolonguem a vida do doente, em fase terminal, de enfermidade grave e incurável, respeitada a vontade da pessoa ou de seu representante legal. Para a Igreja Católica:[44] "distinta da eutanásia é a decisão de renunciar ao chamado 'excesso terapêutico', ou seja, a certas intervenções médicas já inadequadas à situação real do doente, porque não proporcionais aos resultados que se poderiam esperar ou ainda porque demasiado gravosas para ele e sua família. Nestas situações, quando a morte se anuncia iminente e inevitável, pode-se, em consciência, 'renunciar' a tratamentos que dariam somente um prolongamento precário e penoso da vida, sem, contudo, interromper os cuidados normais devidos ao doente em casos semelhantes [...] A renúncia a meios extraordinários ou desproporcionais não equivale ao suicídio ou à eutanásia; exprime, antes, a aceitação da condição humana diante da morte".

A comparação bioética entre diferenças e equivalências de retirada e limitação de SAV é realizada há, pelo menos, 20 anos.[45] Na década de 1990, diversos bioeticistas e pesquisadores exploraram o assunto.[46] Mais recentemente, foi realizada uma revisão sistemática sobre documentos da literatura médica mundial, publicados em inglês, que discorressem a respeito de decisões de manutenção ou não de SAV em fim de vida.[47] Foram encontrados 49 estudos publicados, sendo que 60% abordavam as possíveis diferenças entre a retirada e a limitação de SAV. Destes, 28 de 29 documentos concordavam que a retirada e a limitação de SAV são medidas eticamente equivalentes. Desses documentos, 16 também incluíam uma diferenciação entre ambas no que concerne a aspectos emocionais ou psicológicos. Como colocam os autores da revisão, essa diferença entre princípios e sentimentos traz discordâncias desconfortáveis na prática clínica. Embora a maioria dos autores concorde que não exista diferença ética entre a retirada e a limitação de SAV, alguns autores discordam, considerando que existem diferenças éticas fundamentais.[48] No entanto, a equivalência ética de ambas as condutas é reconhecida por diversas sociedades e consensos médicos do mundo, como American Medical Association,[49] American Thoracic Society,[2] Society of Critical Care Medicine,[42] United Kingdom General Medical Council,[50] European Respiratory Society,[41] European Society of Intensive Care Medicine[39] e Sociétè de Réanimation de Langue Française.[39] Entretanto, existem importantes diferenças emocionais ou mesmo práticas entre retirada e limitação de SAV, e essas diferenças devem ser consideradas e respeitadas nas decisões de fim de vida.[47-50] Mais ainda, diversos estudos ressaltam o quanto essas interpretações e diferenças de percepção variam entre médicos, enfermeiros e população leiga,[48,51,52] ressaltando a importância da comunicação, da empatia e do consenso nessas decisões.

Nessa questão, a falta de uma abordagem consensual pode não ser necessariamente um problema. O desafio é evitar a obstinação terapêutica, que prolonga o sofrimento e adia a mudança de objetivos de tratamentos que visam à cura para cuidados que enfatizem o conforto, ao mesmo tempo que se procura evitar decisões prematuras de retirada de SAV que poderiam levar a mortes potencialmente evitáveis.[39] Mais ainda, conforme coloca um dos maiores especialistas no assunto,[48] não há uma única fórmula que determine o melhor ou o pior tratamento no fim da vida. Há o bom tratamento, que é aquele oferecido com compaixão e cuidado, que esteja adequado às necessidades de pacientes e familiares.

▶ Considerações finais

A dispneia é um sintoma comum em pacientes com doença terminal avançada que compromete a qualidade de vida e causa sofrimento em pacientes e familiares. Como a dispneia é um sintoma multidimensional resultante de múltiplos mecanismos, ela pode não responder igualmente aos diferentes tratamentos farmacológicos e não farmacológicos. Assim como o cuidado paliativo emerge, nos últimos anos, como uma abordagem que entende a morte como parte natural da vida, procurando oferecer qualidade de vida por meio do alívio de sintomas físicos, psíquicos e espirituais de pacientes e familiares que enfrentam a morte, recomenda-se uma abordagem multidisciplinar abrangente, composta de todos esses aspectos para o entendimento da falta de ar refratária.

O avanço da medicina moderna na busca da cura salvou inúmeras vidas. No entanto, trouxe, para outras, sofrimento e desumanização no momento da morte. O cuidado paliativo pode e deve ser integrado ao cuidado curativo de doenças graves e ameaçadoras à vida, desde o momento de seu diagnóstico. Sustenta-se em uma vasta literatura médica, que fornece evidências sobre as melhores opções e condutas, sendo recomendado pelas mais diversas sociedades médicas do mundo, incluindo a OMS.

O cuidado paliativo busca o consenso entre equipe cuidadora, paciente e família, respeitando os valores e as crenças de cada indivíduo, sabendo que a comunicação é fundamental para se obter tal consenso. Entende-se que retirar ou limitar suportes artificiais de vida que não tragam benefícios para a pessoa que está morrendo pode ser importante, porém o mais importante é indicar tratamentos e cuidados que tragam conforto, qualidade de vida e dignidade até o momento da morte, para o paciente e seus familiares. Compreende-se ainda que saúde não é ausência de doença, mas sim sensação de bem-estar físico, psíquico, social e espiritual, que pode ser buscada inclusive no momento da morte, e que cuidar vai muito além de curar.

▶ Referências bibliográficas

1. World Health Organization. Palliative care is an essential part of cancer control. Disponível em: http//www.who.int/cancer/palliative/en. Acesso em: 14 dez 2018.
2. Lanken PN, Terry PB, Delisser HM et al. An official American Thoracic Society clinical policy statement: Palliative care for patients with respiratory diseases and critical illnesses. Am J Respir Crit Care Med. 2008;177(8):912-27.
3. Conselho Regional de Medicina do Estado de São Paulo. Cuidado Paliativo. São Paulo: Cremesp, 2008.
4. Smith TJ, Temin S, Alesi ER et al. American Society of Clinical Oncology Provisional Clinical Opinion: The integration of palliative care into standard oncology care. J Clin Oncol. 2012;30(8):880-7.
5. Moritz RD, Deicas R, Capalbo M et al. II Forum of the "End of life study group pf the southern cone of America": Palliative care definitions, recommendations and integrated actions for intensive care and pediatric intensive care units. Rev Bras Ter Intensiva. 2011;23(1):24-9.
6. Tavares RC, Parsons H (Eds.). Manual de cuidados paliativos da Academia Nacional de Cuidados Paliativos. 2ª ed. ANCP, 2012.
7. Moritz R (Ed.). Cuidados paliativos nas unidades de terapia intensiva. São Paulo: Atheneu, 2012.
8. Quill TE, Abernethy AP. Generalist plus specialist palliative care: Creating a more sustainable model. N Engl J Med. 2013;368:1173-5.
9. Temel JS, Greer JA, Muzikansky A et al. Early palliative care for patients with metastatic non-small-cell lung cancer. N Engl J Med. 2010;363(8):733-42.
10. Rocque GB, Cleary JF. Palliative care reduces morbidity and mortality in cancer. Nat Rev Clin Oncol. 2013;10(2):80-9.
11. Hanks G, Cherny N, Christakis N, Fallon M, Kaasa S, Portenoy R. Oxford textbook of palliative medicine. 4th ed. Oxford: Oxford University Press, 2009.
12. Sulmasy D. Spiritual issues in the care of dying patients "... It's Okay Between Me and God". JAMA. 2006;296(11):1385-92.
13. Puchalski MC, Rorner AL. Taking a spiritual history allows clinicians to understand patients more fully. J Palliat Med. 2000;3(1):129-37.
14. Lynn J, Teno JM, Phillips RS et al. Perceptions by family members of the dying experience of older and seriously ill patients. SUPPORT investigators. Ann Intern Med. 1997;126(2):97-106.
15. Schmidt M, Demoule A, Polito A et al. Dyspnea in mechanically ventilated critically ill patients. Crit Care Med. 2011;39(9):2059-65.
16. Parshall MB, Schwartzstein RM, Adams L et al. An official American Thoracic Society statement: Update on the mechanisms, assessment, and management of dyspnea. Am J Respir Crit Care Med. 2012;185(4):435-52.
17. Owens D. Nebulized furosemide for the treatment of dyspnea. J Hosp Palliat Nurs. 2009;11:200-1.

18. ATS Journals. Dyspnea. Mechanisms, assessment, and management: A consensus statement. American Thoracic Society. Am J Respir Crit Care Med. 1999;159(1):321-40.
19. Stoller JK, Panos RJ, Krachman S, Doherty DE, Make B; Long-term Oxygen Treatment Trial Research Group. Oxygen therapy for patients with COPD: Current evidence and the long-term oxygen treatment trial. Chest. 2010;138(1):179-87.
20. Muers MF. Opioids for dyspnoea. Thorax. 2002;57(11):922-3.
21. Jennings AL, Davies AN, Higgins JP, Gibbs JS, Broadley KE. A systematic review of the use of opioids in the management of dyspnoea. Thorax. 2002;57(11):939-44.
22. Ben-Aharon I, Gafter-Gvili A, Paul M, Leibovici L, Stemmer SM. Interventions for alleviating cancer-related dyspnea: a systematic review. J Clin Oncol. 2008;26(14):2396-404.
23. Abernethy AP, Currow DC, Frith P, Fazekas BS, McHugh A, Bui C. Randomised, double blind, placebo controlled crossover trial of sustained release morphine for the management of refractory dyspnoea. BMJ. 2003;327(7414):523-8.
24. Rocker G, Horton R, Currow D, Goodridge D, Young J, Booth S. Palliation of dyspnoea in advanced COPD: Revisiting a role for opioids. Thorax. 2009;64(10):910-5.
25. Oxberry SF, Lawrie I. Symptom control and palliative care: Management of breathlessness. Br J Hosp Med (Lond). 2009;70:212-16.
26. Marciniuk DD, Goodridge D, Hernandez P et al. Managing dyspnea in patients with advanced chronic obstructive pulmonary disease: A Canadian Thoracic Society clinical practice guideline. Can Respir J. 2011;18(2):69-78.
27. Yorke J, Moosavi SH, Shuldham C, Jones PW. Quantification of dyspnoea using descriptors: Development of initial testing of Dyspnoea-12. Thorax. 2010;65(1):21-6.
28. Banzett RB, O'Donnell CR, Guilfoyle TE et al. Multidimensional dyspnea profile: An instrument for clinical and laboratory research. Eur Respir J. 2015;45(6):1681-91.
29. Matsuo N, Morita T, Iwase S. Physician-reported corticosteroid therapy practices in certified palliative care units in Japan: a nationwide survey. J Palliat Med. 2012;15(9):1011-6.
30. Hardy JR, Rees E, Ling J et al. A prospective survey of the use of dexamethasone on a palliative care unit. Palliat Med. 2001;15(1):3-8.
31. Hui D, Kilgore K, Frisbee-Hume S et al. Dexamethasone for dyspnea in cancer patients: A pilot double-blind, randomized, controlled trial. J Pain Symptom Manage. 2016;52(1):8-16.e1.
32. Peters S, Holets SR, Gay PC. High-flow nasal cannula therapy in do-not-intubate patients with hypoxemic respiratory distress. Respir Care. 2013;58:597-600.
33. Expert Rev. Oxygen for end-of-life lung cancer care: Managing dyspnea and hypoxemia. Respir Med. 2013;7(5):479-90.
34. Hui D, Morgado M, Bruera E et al. High flow oxygen and bilevel positive airway pressure for persistent dyspnea in patients with advanced cancer: A phase II Randomized Trial. J Pain Symptom Manage. 2013 Oct;46(4):463-73.
35. Curtis JR, Cook DJ, Sinuff T et al. Noninvasive positive pressure ventilation in critical and palliative care settings: Understanding the goals of therapy. Crit Care Med. 2007;35(3):932-9.
36. Fink MP, Vincent JL, Abraham E. Textbook of critical care. 5th ed. Philadelphia: Elsevier Saunders, 2005.
37. Nelson JE, Meier DE, Litke A, Natale DA, Siegel RE, Morrison RS. The symptom burden of chronic critical illness. Crit Care Med. 2004;32(7):1527-34.
38. Cook DJ, Rocker G, Giacomini M, Sinuff T, Heyland D. Understanding and changing attitudes toward withdrawal and withholding of life support in the intensive care unit. Crit Care Med. 2006;34(supplement):s317-s323.
39. Carlet J, Thijs LG, Antonelli M et al. Challenges in end-of-life care in the ICU. Statement of the 5th International Consensus Conference in Critical Care: Brussels, Belgium, April 2003. Intensive Care Med. 2004;30(5):770-84.
40. Pessini L. Distanásia: Até quando prolongar a vida? 2ª ed. São Paulo: Centro Universitário São Camilo/Loyola, 2007.
41. Prendergast TJ, Puntillo KA. Withdrawal of life support: Intensive caring at the end of life. JAMA. 2002;288(21):2732-40.
42. Truog RD, Campbell ML, Curtis JR et al. Recommendations for end-of-life care in the intensive care unit: A consensus statement by the American College [corrected] of Critical Care Medicine. Crit Care Med. 2008;36(3):953-63.
43. Fassier T, Lautrette A, Ciroldi M, Azoulay E. Care at the end of life in critically ill patients: The European perspective. Curr Opin Crit Care. 2005;11(6):616-23.
44. Papa João Paulo II. Encíclica Evangelium Vitae. Parágrafo 76. 1995.
45. Cook DJ, Rocker G, Giacomini M, Sinuff T, Heyland D. Understanding and changing attitudes toward withdrawal and withholding of life support in the intensive care unit. Crit Care Med. 2006;34(supplement):s317-s323.
46. Luttrell S. Withdrawing or withholding life prolonging treatment. BMJ. 1999;318(7200):1709-10.
47. Giacomini M, Cook D, DeJean D, Shaw R, Gedge E. Decision tools for life support: A review and policy analysis. Crit Care Med. 2006; 34(3):864-70.
48. Levin PD, Sprung CL. Withdrawing and withholding life-sustaining therapies are not the same. Crit Care. 2005;9(3):230-2.
49. American Medical Association. American Medical Association: Policy on end-of-life care. 2011. Statute.
50. UK General Medical Council. UK General Medical Council: Treatment and care towards the end of life: Good practice in decision making. UK General Medical Council. 2010. Ref Type: Electronic Citation.
51. Vincent JL. Cultural differences in end-of-life care. Crit Care Med. 2001;29(2 Suppl):N52-N55.
52. Rydvall A, Lynoe N. Withholding and withdrawing life-sustaining treatment: A comparative study of the ethical reasoning of physicians and the general public. Crit Care. 2008;12(1):R13.

Manejo Ventilatório no Potencial Doador Falecido para Doação Múltipla de Órgãos

CAPÍTULO 36

Glauco Adrieno Westphal ▪ Cristiano Augusto Franke ▪ Cassiano Teixeira

▶ Introdução

O transplante de órgãos é, em muitos casos, a única alternativa terapêutica para pacientes portadores de insuficiência funcional terminal que acomete órgãos essenciais. Por outro lado, há grande desproporção entre o ritmo de crescimento da lista de candidatos a transplantes e o número de transplantes efetivamente realizados.[1,2] Essa desproporção é alimentada por diferentes aspectos do processo de doação e transplante, como dificuldades técnicas e estruturais para a realização do diagnóstico de morte encefálica (ME), baixas taxas de notificação das MEs pelas unidades de terapia intensiva (UTIs), não concordância dos familiares do potencial doador em efetivar a doação, contraindicações mal atribuídas pela equipe médica, problemas logísticos e perdas de potenciais doadores por falhas durante o processo de manutenção.[1,2]

No Brasil, as taxas de perdas dos potenciais doadores durante a manutenção vêm diminuindo nos últimos anos (23,8% em 2008; 15% em 2013; 12% em 2017). Embora essa redução das perdas venha ocorrendo de modo consistente, o número absoluto de perdas por parada cardíaca alcançou taxas alarmantes (1.232 dos potenciais doadores notificados em 2017).[3] Por mais que as medidas de manutenção sejam óbvias e elementares, metade das perdas por parada cardíaca costuma ocorrer nas primeiras 24 h de ME, sem que o manejo adequado tenha sido instituído. Essa constatação evidencia o papel central da terapia intensiva como agente de mudança dessa realidade. Como contraponto, uma série de publicações vem demonstrando que a coordenação proativa do processo de doação e a utilização de protocolos focados na estabilização hemodinâmica e na suplementação hormonal podem reduzir as perdas por parada cardíaca a taxas próximas de zero (Figura 36.1).[2,4]

Este capítulo, portanto, propõe-se a destacar os aspectos ventilatórios essenciais na manutenção do potencial doador de órgãos para transplantes.

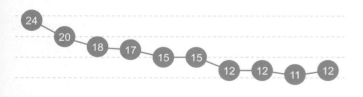

Figura 36.1 ▪ Parada cardíaca (%) em potenciais doadores de órgãos no Brasil. (Adaptada de ABTO, 2012.)[3]

▶ Cuidados ventilatórios com os pulmões

Ventilação no pulmão saudável

Os pulmões de potenciais doadores frequentemente apresentam deterioração funcional poucas horas após o diagnóstico de ME. Tal deterioração pode estar associada tanto ao quadro inflamatório sistêmico quanto ao efeito iatrogênico de parâmetros ventilatórios inadequados.[5-7] Mascia et al. demonstraram que aproximadamente 2/3 dos potenciais doadores eram ventilados com volumes correntes excessivos (9 a 14 mℓ/kg) e baixos valores de pressão expiratória final positiva (PEEP, do inglês *positive end-expiratory pressure*; 35,3% utilizavam PEEP = 0 cmH$_2$O), submetendo os pulmões ciclicamente tanto a forças de estiramento excessivo (volutrauma, biotrauma e barotrauma) quanto a colapso alveolar (atelectotrauma e biotrauma).[8]

Anos mais tarde, o mesmo grupo realizou um ensaio clínico randomizado que avaliou o efeito da ventilação protetora em 118 potenciais doadores sobre a elegibilidade e a disponibilização de pulmões para transplante. O grupo submetido à estratégia protetora (6 a 8 mℓ/kg e PEEP = 8 cmH$_2$O) apresentaram média de interleucina 6 (IL-6) 4 vezes menor que o grupo-controle (p < 0,05), maior número de doadores elegíveis para transplante após 6 h (95% vs. 54%; p < 0,001) e maior número de doadores efetivos de pulmões (54% vs. 27%; p < 0,004).[7]

Com base nesses dados, a modalidade de ventilação mais recomendável no potencial doador com pulmões saudáveis é a utilização de baixos volumes correntes (6 a 8 mℓ/kg) e PEEP mínima de 8 cmH$_2$O (preferência: de 8 a 10 cmH$_2$O).[9]

Ventilação no pulmão doente

Condições clínicas próprias da doença de base, doenças pulmonares pregressas, edema pulmonar hidrostático, barotrauma e volutrauma podem contribuir para a piora da função respiratória. Até 50% dos potenciais doadores podem desenvolver síndrome do desconforto respiratório agudo (SDRA), causando hipoxemia grave e aumento do risco de disfunção múltipla orgânica.[8] Assim como nos demais pacientes com SDRA, potenciais doadores nessa condição clínica devem ser ventilados com volumes correntes de 5 a 8 mℓ/kg, pressão de platô < 30 cmH$_2$O, e deve-se titular PEEP e fração inspirada de oxigênio (FIO$_2$) para a obtenção de saturação arterial de oxigênio (SaO$_2$) > 90%.

Manobras de recrutamento alveolar

As manobras de recrutamento alveolar (MRAs) têm por objetivo principal a homogeneização pulmonar, reduzindo a quantidade de áreas colapsadas nos pulmões com SDRA.[10] Apesar de corrigirem a hipoxemia, estudos recentes não evidenciaram redução da mortalidade dos pacientes nos quais essas manobras foram utilizadas.[10-12]

Quando se opta por seu uso, as MRAs devem ser realizadas somente após reanimação hemodinâmica adequada.[9] Além disso, ajustes da PEEP após a realização das MRAs são necessários.[9,11]

Existem descrições de inúmeras MRAs: (1) pressão positiva contínua de vias aéreas (CPAP, do inglês *continuous positive airway pressure*) = 40 cmH$_2$O, durante 40 s; (2) posição prona; (3) uso intermitente de suspiros; (4) manobra de PEEP crescente, visando ao recrutamento máximo (Figura 36.2).

Por conseguinte, as MRAs devem ser consideradas somente quando houver piora da hipoxemia.[8,9] Alguns também recomendam após a realização do teste de apneia.[8-10]

Teste de apneia para o diagnóstico de morte encefálica

A morte encefálica é definida pelo Conselho Federal de Medicina e pela American Academy of Neurology como a cessação irreversível das funções de todo o cérebro, incluindo o tronco encefálico.[13,14] O diagnóstico de morte encefálica é baseado em coma não perceptivo decorrente de lesão neurológica irreversível, compatível com o quadro de coma, de causa documentada com exame de imagem, ausência de reflexos de tronco cerebral e teste de apneia positivo. Todos os elementos citados devem estar obrigatoriamente presentes. No nosso país, também é obrigatória a realização de exame complementar (arteriografia, cintigrafia, Doppler transcraniano ou eletroencefalograma) para a determinação da morte encefálica.

Apesar de variações na metodologia entre regiões e países para a determinação da morte encefálica e de ainda não haver um consenso estabelecido, a realização do teste de apneia é componente essencial para esse diagnóstico.

O teste de apneia busca determinar a ausência de controle e função do centro respiratório no tronco encefálico. Para isso, o teste deve ser realizado durante forte estímulo para a respiração, como o rápido aumento da pressão parcial de gás carbônico (PaCO$_2$) para > 55 mmHg.[14] O teste é positivo quando há ausência de qualquer movimento respiratório nessas condições, e o teste é negativo quando ocorre esforço ou movimento respiratório.

A metodologia para a realização do teste de apneia apresenta muita variabilidade na literatura e na prática clínica diária.[15] Dada a importância da determinação da morte encefálica e suas implicações, o teste de apneia deve ser seguro, de boa acurácia e reprodutível. O teste de apneia não é um procedimento de ocorrência frequente nas UTIs. Mesmo em centros de atendimento terciário e de alta complexidade, a ocorrência de mais 20 a 30 potenciais doadores por ano é pouco comum. Por isso, é muito comum a ocorrência de dúvidas sobre o procedimento entre os profissionais.

Para a realização do teste, é mandatório fazer monitoramentos cardíaco, respiratório, de oximetria de pulso e de pressão arterial invasiva adequados. Também é recomendado utilizar cateter venoso central, pois é comum a necessidade de infusão de medicações vasoativas antes, durante e após o teste.[16]

A realização do teste é precedida por pré-oxigenação com FIO$_2$ de 100% por no mínimo 10 min, objetivando obter, idealmente, pressão parcial de oxigênio (PaO$_2$) ≥ 200 mmHg. O ajuste do volume-minuto pode ser fundamental para alcançar, idealmente, a normocapnia (PaCO$_2$ entre 35 e 45 mmHg) na gasometria pré-teste de apneia. O volume-minuto necessário para ser obtida uma PaCO$_2$ normal varia muito a cada paciente, em razão de situações como redução do metabolismo induzido pela morte encefálica e alterações pulmonares (pneumonia, aspiração, contusão, SDRA) concomitantes. Com isso, a gasometria pré-teste de apneia deve ser realizada para verificar e demonstrar os níveis de PaO$_2$ e de PaCO$_2$ alcançados após a otimização dos parâmetros ventilatórios. Eventualmente, ajustes dos parâmetros ventilatórios podem ser necessários.[14]

O teste de apneia é classicamente descrito utilizando o método de oxigenação em apneia, com desconexão do ventilador e introdução de cânula no nível da carina traqueal, com fluxo de oxigênio de 6 ℓ/min (ou tubo T a 12 ℓ/min ou CPAP com 10 a 12 ℓ/min ou 10 cmH$_2$O). Esse fluxo permite a oxigenação do sangue por meio da difusão do oxigênio da árvore brônquica para os alvéolos, mesmo na ausência de movimento respiratório. A duração da desconexão deve ser suficiente para elevar a PaCO$_2$ acima de 55 mmHg.[14] No Brasil, a hipercapnia crônica contraindica a realização do teste de apneia e impossibilita o diagnóstico de morte encefálica. O tempo sugerido de desconexão para se alcançar esses valores é de 8 a 10 min. Essa sugestão resulta de medidas em indivíduos saudáveis, nos quais há aumento de 2 a 4 mmHg da PaCO$_2$ a cada minuto de apneia. A continuidade do teste de apneia pode ser mantida até o resultado da gasometria se o paciente mantiver oxigenação e estabilidade hemodinâmica. Durante o teste, se acontecer movimento respiratório, hipotensão (pressão arterial sistólica [PAS] < 100 mmHg), hipoxemia (saturação periférica de oxigênio [SpO$_2$] < 85%/30 s) ou arritmia grave, o procedimento deve ser suspenso e o ventilador, reconectado. A gasometria deve ser coletada antes da reconexão e, caso a PaCO$_2$ seja superior a 55 mmHg na ausência de movimentos respiratórios, o teste é considerado positivo para o diagnóstico de ME.

Em virtude de relatos na literatura associando a administração de oxigênio por meio de cateter no nível da carina com complicações graves e até mesmo fatais (pneumotórax, pneumomediastino, hipoxemia refratária, colapso cardiovascular), recomenda-se a utilização de alternativas, como insuflação de gás carbônico (CO$_2$), administração de oxigênio por tubo T ou com válvula de CPAP ou manutenção do ventilador em modo CPAP.[14,15,17,18] Este último requer uma atenção especial para a possibilidade de disparo do ventilador por artefatos (acúmulo de secreção, vazamentos do circuito e traqueias, oscilações ocasionadas pelos batimentos cardíacos e fístulas, entre outros) não ocasionado por esforço respiratório.[19] A utilização de CPAP evita o colapso de grandes áreas pulmonares.

Resultados de estudos recentes demonstraram a segurança da realização do teste de apneia em modo CPAP, que, com a utilização de ventilação protetora, resultou em maior uso dos pulmões e demais órgãos para transplante. Além disso, em pacientes previamente hipoxêmicos, o uso do CPAP pode auxiliar na manutenção da oxigenação durante todo o período de apneia. Assim, o modo CPAP é o método recomendado para a realização do teste de apneia.[20] Na impossibilidade de seu emprego, sugere-se realizar manobras de recrutamento após o teste de apneia.[21]

O Quadro 36.1 enumera os procedimentos para a realização do teste de apneia para o diagnóstico de morte encefálica.

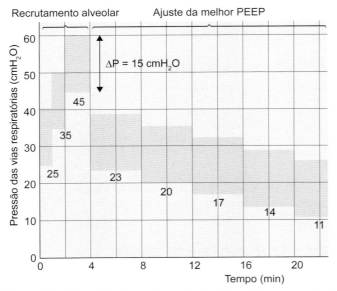

Figura 36.2 ▪ Estratégia de recrutamento alveolar máximo associado à titulação da pressão expiratória final positiva (PEEP); ΔP: variação da pressão. (Adaptada de Wijdicks *et al.*, 2010.)[13]

Quadro 36.1 ■ Metodologia para a execução do teste de apneia para o diagnóstico de morte encefálica.[14]

1. Pré-requisitos:
- Monitoramento cardíaco, oximetria, pressão arterial invasiva, temperatura
- PAS ≥ 100 mmHg ou PAM ≥ 65 mmHg
- Euvolemia
- Normocapnia ($PaCO_2$ de 35 a 45 mmHg)

2. Procedimentos:
- Proceder com pré-oxigenação com FIO_2 de 100% por 10 min
- Ajustar volume-minuto
- Coletar gasometria pré-teste (obter idealmente PaO_2 ≥ 200 mmHg e $PaCO_2$ entre 35 e 45 mmHg)
- Colocar ventilador em modo CPAP ou desconectar do respirador e colocar válvula de CPAP a 10 ℓ/min
- Se CPAP não disponível, desconectar o respirador e colocar cateter (fluxo de O_2 de 6 ℓ/min) ou tubo T (fluxo de O_2 de 12 ℓ/min) e realizar manobras de recrutamento após o teste quando o pulmão é doente (PaO_2/FIO_2 < 300)
- Observar se há movimento respiratório por 10 min e coletar nova gasometria
- Reconectar o paciente ao ventilador
- Se ocorrerem arritmias graves, PAS < 100 mmHg ou SpO_2 < 85% por mais de 30 s, coletar gasometria e interromper o teste, reiniciando ventilação mecânica
- Com a verificação de ausência de movimento respiratório com $PaCO_2$ > 55 mmHg, o teste de apneia é compatível com ME

CPAP: pressão positiva contínua de vias aéreas; FIO_2: fração inspirada de oxigênio; ME: morte encefálica; O_2: oxigênio; $PaCO_2$: pressão parcial de gás carbônico; PaO_2: pressão parcial de oxigênio; PAS: pressão arterial sistólica; PAM: pressão arterial média; SpO_2: saturação periférica de oxigênio.

▶ Cuidados não ventilatórios com os pulmões

Reposição criteriosa de líquidos

A hipovolemia é a principal causa da instabilidade hemodinâmica no potencial doador, e a obtenção de níveis pressóricos mínimos está aparentemente associada à menor perda de potenciais doadores por parada cardíaca.[16,22]

A reposição agressiva de fluidos tem o intuito de transferir os potenciais doadores que se encontram na fase ascendente da curva de Frank-Starling (responsivos a volume) para o platô dessa curva (não responsivos a volume). Murugan *et al.* observaram que potenciais doadores responsivos são mais inflamados que os não responsivos, apresentando títulos significativamente maiores de IL-6 (p = 0,001) e de fator de necrose tumoral (TNF, do inglês *tumor necrosis factor*) (p = 0,03). Os responsivos também tiveram associação com menor aproveitamento de diferentes órgãos (pulmões, rins, coração e fígado) para transplante (p = 0,036).[6]

Assim como a reposição insuficiente de líquidos implica ativação inflamatória, disfunção orgânica e menor qualidade de órgãos como rins e fígado para transplante,[6] a infusão desnecessária pode ocasionar sobrecarga hídrica e comprometer a viabilidade da doação dos pulmões.[23] O grande desafio é saber se o líquido reposto já é suficiente ou se ainda é preciso infundir mais.

Reversão precoce da instabilidade hemodinâmica

Visando evitar infusão excessiva de líquidos, a infusão de vasopressores deve ser iniciada sempre que a expansão volêmica não for suficiente para recuperar valores mínimos de pressão arterial média (PAM ≥ 65 mmHg ou PAS ≥ 100 mmHg) e auxiliar na manutenção do fluxo tecidual. É importante que a restauração da volemia anteceda a administração dos vasopressores, para evitar a vasoconstrição exagerada e a isquemia dos órgãos e tecidos que se deseja preservar para o transplante.[16,23] Por outro lado, é prudente iniciar medicações vasopressoras antes de se completar a reposição volêmica quando a hipotensão é extrema (PAM < 40 mmHg ou PAS < 70 mmHg).[16]

Parte da instabilidade hemodinâmica observada no doador falecido decorre da depleção da vasopressina, que inicia minutos após a instalação da ME e acomete cerca de 80% dos potenciais doadores que necessitam de vasopressores. A reposição de vasopressina (*bolus* de 1 U seguido da infusão contínua de 0,5 a 2,4 U/h) é recomendada para auxiliar na estabilização hemodinâmica sempre que houver indicação de aminas vasoativas, lembrando do risco de vasoconstrição coronariana, renal e esplâncnica, principalmente quando as doses são superiores a 0,04 U/min. Assim que houver estabilização da pressão arterial, a infusão das aminas vasoativas deve ser reduzida progressivamente, até que se alcance a dose mínima requerida para manter a meta pressórica.[9,16]

A falta do hormônio antidiurético (ADH, do inglês *antidiuretic hormone*) resulta frequentemente em poliúria (> 4 mℓ/kg/h) hipovolemia, hipernatremia e hiperosmolaridade (diabetes insípido). Quando não houver hipotensão com necessidade de vasoconstritores, a desmopressina (1 a 2 mcg por via intravenosa [IV], em *bolus*, a cada 4 h até diurese < 4 mℓ/kg/h) é o fármaco de escolha para tratar o diabetes insípido, tendo em vista sua ação exclusiva em receptores V2 (antidiuréticos). Em potenciais doadores com diabetes insípido e necessidade de vasoconstritores, indica-se a vasopressina, que age em receptores V1 e V2. Em casos refratários, a combinação da desmopressina com vasopressina pode ser considerada.[9,16]

Transfusão sanguínea criteriosa

A perda do tônus vasomotor periférico que ocorre na ME poderia resultar em inadequação na distribuição do fluxo sanguíneo e da entrega de oxigênio. A consequência é um desequilíbrio na relação oferta/consumo de oxigênio (DO_2/VO_2) regional, aumentando o potencial de lesão de órgãos a serem transplantados. Transfusões excessivas podem provocar aumento da inflamação pulmonar.[24] Nesse contexto, a transfusão de hemácias poderia auxiliar na adequação da DO_2. Como não há evidências que definam os melhores níveis de hemoglobina (Hb) para esse fim, recomenda-se transfundir hemácias quando Hb < 10 g/dℓ associada à não obtenção de metas de reanimação e manter a Hb entre 7 e 10 g/dℓ quando houver estabilidade hemodinâmica.[9]

Reposição de corticosteroides

O déficit de cortisol também é bastante prevalente, ocorrendo em cerca de 80% dos potenciais doadores, observando-se intensa diminuição dos títulos desse hormônio depois que pacientes com trauma cranioencefálico (TCE) evoluíram para ME.[25,26] Esse déficit de cortisol poderia, em tese, contribuir para a instabilidade hemodinâmica e resultar na necessidade da suplementação de corticosteroide.[9] Metanálise recente, no entanto, não sugere benefício.[27] No entanto, talvez exista um sutil benefício (metilprednisolona: 15 mg/kg a cada 24 h após a confirmação da ME) na proteção do enxerto hepático mediada pela modulação de mediadores inflamatórios (IL-2, IL-6 e TNF).[28]

▶ Aspectos logísticos e critérios de seleção de pulmões para transplantes

O transplante pulmonar é a única terapêutica efetiva para tratamento dos enfermos com doença pulmonar em fase terminal. Assim como ocorre com os demais órgãos, a necessidade é maior que a oferta, levando à alta mortalidade em lista de espera. Somado a isso está o fato de que o pulmão se caracteriza por apresentar um índice de captação em apenas 15 a 20% dos doadores. Várias são as causas desses números e, a seguir, serão expostas algumas medidas que têm sido propostas para melhorar a disponibilização de pulmões para transplantes, além dos cuidados com o potencial doador, anteriormente descritos.

O doador ideal de pulmão deve preencher os seguintes critérios, publicados em consenso em 2003:[29]

- Idade inferior a 55 anos
- História de tabagismo < 20 maços/ano
- Radiografia de tórax normal
- PaO_2 > 300, com FIO_2 = 1 e PEEP = 5

- Ausência de aspiração, sepse, trauma torácico ou cirurgia cardiotorácica prévia
- Ausência de microrganismos nas secreções respiratórias e de secreção purulenta na broncoscopia.

Com o avanço nas técnicas cirúrgicas, imunossupressão e outras áreas da transplantologia, a utilização de doadores que não preenchem esses critérios, denominados doadores de critérios expandidos, tem acontecido com mais frequência.[30] A utilização de doadores de pulmão para transplante com idade acima de 55 anos tem sido relatada, com desfecho semelhante aos doadores ideais a curto e médio prazos, apesar de uma limítrofe redução de sobrevida a longo prazo (> 5 anos).[31,32]

O uso de pulmões de doadores com história de tabagismo acarreta maior risco de mortalidade para o receptor quando comparado a pulmão transplantado sem história de uso do tabaco. Apesar disso, o risco de óbito em lista de espera é maior do que receber um pulmão de doador tabagista.[33]

Ter microrganismo na secreção respiratória pode ser reflexo da colonização das vias aéreas dos pacientes submetidos à ventilação mecânica invasiva (VMI), mas somente contraindica a utilização do pulmão quando for acompanhada de secreção de aspecto purulento. A realização da fibrobroncoscopia é mandatória para essa avaliação.

A manutenção da viabilidade dos pulmões depende de muitos fatores após a cirurgia de retirada. Para melhorar a preservação, recomenda-se o uso de solução específica, contendo dextrana 40, glicose e pouco potássio, com administração por meio de infusão anterógrada e retrógrada, com adição de prostaglandina E1 e heparina. A temperatura de armazenamento deve ser de 4 a 8°C, e o volume de insuflação deve ser 50% da capacidade vital, com $FIO_2 = 0,5$.

O tempo de isquemia fria deve ser, em geral, inferior a 8 h. Um tempo maior foi associado ao maior risco de mortalidade do receptor. Com os avanços nas técnicas de preservação, tempos de isquemia de até 10 a 12 h têm sido relatados com boa evolução.[34]

A doação após a parada cardíaca tem aumentado o número de doadores de órgãos, inclusive de pulmões. Diferentemente da morte encefálica, em que o pulmão é afetado pelas alterações hemodinâmicas, metabólicas e hormonais, ocasionando lesão pulmonar, os doadores de coração parado geralmente apresentam os pulmões em melhores condições para transplante. Os doadores de coração parado controlados apresentam lesão neurológica grave, sem evoluir para ME, em que há a opção de retirada de suporte terapêutico, que é procedida com cirurgia de retirada imediatamente após a assistolia ser constatada. Os doadores de coração parado não controlados são resultantes de parada cardíaca (habitualmente pré-hospitalar), em que as manobras de reanimação não são exitosas; eles são, então, mantidos sob circulação artificial até o procedimento de retirada de órgãos. Os resultados publicados dos transplantes de pulmões retirados de doadores após a parada cardíaca são excelentes.[31] Em muitos países, o aumento do número de doadores de coração parado é progressivo, representando proporções maiores do total de doadores. Em alguns países, essa categoria representa até 20% do total de doadores e configura o segmento com maior possibilidade de crescimento para a oferta de órgãos.[30]

Em virtude das lesões pulmonares, o que leva à baixa captação de pulmões nos doadores de múltiplos órgãos, alguns grupos têm sugerido a manutenção de perfusão *ex vivo* por algumas horas, possibilitando que o pulmão seja tratado e recuperado para a reavaliação posterior pela equipe transplantadora. Alguns grupos relataram aumento do número de órgãos aproveitados para transplantes e sugerem resultados melhores dos transplantes com essa técnica.[35,36] Mais estudos estão em andamento e poderão confirmar os achados iniciais e em quais situações a utilização dessa técnica acarretará melhoria nos resultados e poderá ser indicada.[30]

No Brasil, os candidatos a transplante de pulmão são listados segundo o critério cronológico (lista única de espera na Central Estadual de Transplantes). No entanto, conforme a avaliação de gravidade pelas equipes transplantadoras ou em função de contraindicações clínicas, os doentes podem permanecer temporariamente semiativos ou inativos, ou mesmo ser removidos definitivamente da lista de espera. Quando há oferta de órgãos para transplante, concorrem os doentes ativos conforme o tempo em lista de espera, desde que haja identidade de grupo sanguíneo ABO, compatibilidade de tamanho da caixa torácica e prova de reatividade imunológica atualizada.[37] Outros países têm introduzido diferentes formas de alocação, objetivando melhor aproveitamento dos órgãos e resultados pós-transplantes.[38]

Desde 2005, a lista para transplante de pulmão nos EUA se baseia no Lung Allocation Score (LAS), um escore que tem perspectiva utilitarista, que procura balancear aspectos prognósticos não somente relacionados com a sobrevida pós-transplante, mas também associados à mortalidade na lista de espera. Para alcançar esse fim, o cálculo do LAS integra uma estimativa da mortalidade em 1 ano na lista de espera sem transplantar (gravidade) com o número de dias ganhos em 1 ano pós-transplante, se o mesmo for realizado (utilidade).[39] Desde a implementação do LAS, a quantidade de transplantes de pulmão aumentou, apesar de não ter ocorrido aumento na quantidade de doadores. A distribuição dos diagnósticos dos receptores mudou drasticamente, com mais pacientes com doença pulmonar fibrótica recebendo transplantes e aumento na faixa etária dos receptores transplantados.[40] Também foi acompanhada de redução no tempo de espera e da mortalidade em lista, sem comprometer a sobrevida pós-transplante.[41,42] Na Alemanha, o LAS foi introduzido em 2014, com relatos iniciais de redução da mortalidade e do tempo em lista de espera, especialmente para doentes com fibrose cística e hipertensão pulmonar.[43]

▶ Velocidade no processo de captação de órgãos e gerenciamento no processo de manutenção do doador

A ME é uma condição extremamente pró-inflamatória em que os níveis de IL-6 superam em mais de 120 vezes o limite superior dos valores de referência já no momento do diagnóstico da ME. O estado inflamatório aumenta ao longo do tempo, contribui para a instabilidade clínica, dificulta a manutenção do potencial doador e compromete a sobrevida do receptor nos 6 meses pós-transplante.[5] As medidas adequadas para a manutenção do doador devem ser instituídas de maneira rápida, agressiva e coordenada para reverter rapidamente a hipoxia tissular, pois o atraso nessa reversão está associado à amplificação da resposta inflamatória.[4-6]

Entende-se que o período de 12 a 24 h seja considerado adequado para o cumprimento dos trâmites técnicos e burocráticos e a reversão das disfunções orgânicas. Desse modo, a equipe de terapia intensiva e as coordenações intra-hospitalares (Comissão Intra-Hospitalar de Doação de Órgãos e Tecidos para Transplante [CIHDOTT] e estaduais (Central de Notificação, Captação e Distribuição de Órgãos e Tecidos [CNCDO] de transplantes devem estar preparadas para gerenciar o processo e auxiliar na viabilização da retirada de órgãos em até 24 h após o diagnóstico de ME.[16,23]

Ao adotar uma política agressiva de tratamento clínico do potencial doador, Salim *et al.* observaram, em um período de 8 anos, redução de 87% nas perdas de potenciais doadores por instabilidade hemodinâmica (p < 0,001), aumento de 82% no número de doadores reais (p < 0,001) e 71% de aumento no número de órgãos transplantados (p < 0,001).[4] Uma série de outros estudos demonstrou número maior de órgãos obtidos por doador, melhor qualidade dos órgãos transplantados, além da realização de transplantes bem-sucedidos com órgãos anteriormente considerados "inadequados".[2]

Um estudo piloto, que avaliou o efeito de um protocolo orientado por metas em dois hospitais brasileiros, observou a redução de perdas por parada cardíaca (27,5% para zero; p = 0,006) e aumento nas doações efetivas (44,4% para 75%; p = 0,04).[22] A utilização de *checklists* específicos pode facilitar a obtenção dessas metas clínicas e elevar o número de órgãos transplantados por doador, bem como manter a função do enxerto.[9,16,22,29,44]

A Organização Nacional de Transplantes da Espanha estimulou a utilização de protocolos para orientar o processo de doação e transplantes a partir da divulgação maciça de um guia de boas práticas. A iniciativa resultou em 15% de aumento na quantidade de doadores de órgãos em 2011.[45] Uma ação semelhante coordenada pelo Health and Human Services Department (HHS), dos EUA, centralizou esforços nos hospitais que proveem 80% dos potenciais doadores de órgãos. Obteve-se aumento de quase 20% de doadores efetivos, além do incremento de 3,06 para 3,75 órgãos transplantados/doador entre os anos de 2003 e 2006.[46] Desse modo, constata-se que iniciativas governamentais e/ou associativas que promovam ações coordenadas do processo de doação e transplantes podem amplificar os efeitos dessas experiências e contribuir para a redução da desproporção entre demanda e oferta de órgãos para transplantes.

Referências bibliográficas

1. The Madrid resolution on organ donation and transplantation: National responsibility in meeting the needs of patients, guided by the WHO principles. Transplantation. 2011;91 Suppl 11:S29-31.
2. DuBose J, Salim A. Aggressive organ donor management protocol. J Intensive Care Med. 2008;23(6):367-75.
3. Associação Brasileira de Transplantes de Órgãos (ABTO). Dimensionamento dos Transplantes no Brasil e em cada estado (2005-2012). 2012;18(4). Disponível em: http://www.abto.org.br/abtov03/Upload/file/RBT/2012/RBT-dimensionamento2012.pdf. Acesso em: 28/08/2019.
4. Salim A, Velmahos GC, Brown C, Belzberg H, Demetriades D. Aggressive organ donor management significantly increases the number of organs available for transplantation. J Trauma. 2005;58(5):991-4.
5. Murugan R, Venkataraman R, Wahed AS et al. Increased plasma interleukin-6 in donors is associated with lower recipient hospital-free survival after cadaveric organ transplantation. Crit Care Med. 2008;36(6):1810-6.
6. Murugan R, Venkataraman R, Wahed AS et al. Preload responsiveness is associated with increased interleukin-6 and lower organ yield from brain-dead donors. Crit Care Med. 2009;37(8):2387-93.
7. Mascia L, Pasero D, Slutsky AS et al. Effect of a lung protective strategy for organ donors on eligibility and availability of lungs for transplantation: A randomized controlled trial. JAMA. 2010;304(23):2620-7.
8. Mascia L, Bosma K, Pasero D et al. Ventilatory and hemodynamic management of potential organ donors: An observational survey. Crit Care Med. 2006;34(2):321-7.
9. Westphal GA, Caldeira Filho M, Vieira KD et al. Diretrizes para manutenção de múltiplos órgãos no potencial doador adulto falecido: Parte II. Ventilação mecânica, controle endócrino metabólico e aspectos hematológicos e infecciosos. Rev Bras Ter Intensiva. 2011;23(3):269-82.
10. Rouby JJ, Bouhemad B. Measurement of alveolar recruitment at the bedside: The beginning of a new era in respiratory monitoring? Respir Care. 2013;58(3):539-42.
11. Cavalcanti AB, Suzumura ÉA, Laranjeira LN et al. Effect of lung recruitment and titrated positive end-expiratory pressure (PEEP) vs low PEEP on mortality in patients with acute respiratory distress syndrome: A randomized clinical trial. JAMA. 2017 Oct 10;318(14):1335-45.
12. Westphal GA, Garcia VD, Souza RL et al. Guidelines for the assessment and acceptance of potential brain-dead organ donors. Rev Bras Ter Intensiva. 2016;28(3):220-55.
13. Resolução CFM nº 2.173/2017. Disponível em: http://www.saude.rs.gov.br/upload/arquivos/carga20171205/19140504-resolucao-do-conselho-federal-de-medicina-2173-2017.pdf.
14. Wijdicks E, Varelas P, Gronseth G, Greer D. Evidence-based guideline update: Determining brain death in adults Report of the Quality Standards Subcommittee of the American Academy of Neurology. Neurology. 2010;74(23):1911-18.
15. Scott JB, Gentile MA, Bennett SN, Couture M, MacIntyre NR. Apnea testing during brain death assessment: A review of clinical practice and published literature. Respir Care. 2013;58(3):532-8.
16. Westphal GA, Caldeira Filho M, Vieira KD et al. Diretrizes para manutenção de múltiplos órgãos no potencial doador adulto falecido: Parte I. Aspectos gerais e suporte hemodinâmico. Rev Bras Ter Intensiva. 2011;23(3):255-68.
17. Melano R, Adum ME, Scarlatti A, Bazzano R, Araujo JL. Apnea test in diagnosis of brain death: Comparison of two methods and analysis of complications. Transplantation Proceedings. 2002;34(11):11-2.
18. Hocker S, Whalen F, Wijdicks EFM. Apnea testing for brain death in severe acute respiratory distress syndrome: A possible solution. Neurocrit Care. 2014;20(2):298-300.
19. Arbour R. Cardiogenic oscillation and ventilator autotriggering in brain-dead patients: a case series. Am J Crit Care. 2009;18(5):496, 488-95.
20. Del Rio F, Escudero D, La Calle B, Vidal F, Paredes M, Nuñez J. Evaluación y mantenimiento del donante pulmonar. Med Intensiva. 2009;33(1):40-9.
21. Paries M, Boccheciampe N, Raux M, Riou B, Langeron O, Nicolas-Robin A. Benefit of a single recruitment maneuver after an apnea test for the diagnosis of brain death. Crit Care. 2012;16(4):R116.
22. Westphal GA, Zaclikevis VR, Vieira KD et al. A managed protocol for treatment of deceased potential donors reduces the incidence of cardiac arrest before organ explant. Rev Bras Ter Intensiva. 2012;24(4):334-40.
23. Gordon JK, McKinlay J. Physiological changes after brain stem death and management of the heart-beating donor. Continuing Education in Anaesthesia, Critical Care & Pain. 2012.
24. Jia X, Malhotra A, Saeed M, Mark RG, Talmor D. Risk factors for ARDS in patients receiving mechanical ventilation for >48h. Chest. 2008;133(4):853-61.
25. Dimopoulou I, Tsagarakis S, Anthi A et al. High prevalence of decreased cortisol reserve in brain-dead potential organ donors. Crit Care Med. 2003;31(4):1113-7.
26. Nicolas-Robin A, Barouk JD, Darnal E, Riou B, Langeron O. Free cortisol and accuracy of total cortisol measurements in the diagnosis of adrenal insufficiency in brain-dead patients. Anesthesiology. 2011;115(3):568-74.
27. D'Aragon F, Belley-Cote E, Agarwal A et al. Effect of corticosteroid administration on neurologically deceased organ donors and transplant recipients: A systematic review and meta-analysis. BMJ Open. 2017;7(6):e014436.
28. Kotsch K, Ulrich F, Reutzel-Selke A, Pascher A, Faber W, Warnick P et al. Methylprednisolone therapy in deceased donors reduces inflammation in the donor liver and improves outcome after liver transplantation: A prospective randomized controlled trial. Ann Surg. 2008;248(6):1042-50.
29. Helms AK, Torbey MT, Hacein-Bey L, Chyba C, Varelas PN. Standardized protocols increase organ and tissue donation rates in the neurocritical care unit. Neurology. 2004;63(10):1955-7.
30. Munshi L, Keshavjee S, Cypel M. Donor management and lung preservation for lung transplantation. Lancet Respir Med. 2013;1(4):318-28.
31. De Perrot M, Waddell TK, Shargall Y et al. Impact of donors aged 60 years or more on outcome after lung transplantation: Results of an 11 year single-center experience. J Thorac Cardiovasc Surg. 2007;133(2):525-31.
32. Miñambres E, Zurbano F, Naranjo S et al. Trasplante pulmonar con donantes de edad marginal (≥ 55 anos). Med Intensiva. 2011;35(7):403-9.
33. Bonser RS, Taylor R, Collett D, Thomas HL, Dark JH, Neuberger J. Effect of donor smoking on survival after lung transplantation: A cohort study of a prospective registry. Lancet. 2012;380(9843):747-55.
34. Thabut G, Mal H, Cerrina J et al. Graft ischemic time and outcome of lung transplantation: A multicenter analysis. Am J Respir Crit Care Med. 2005;171(7):786-91.
35. Cypel M, Yeung J, Machuca T et al. Experience with the first 50 ex-vivo lung perfusions in clinical transplantation. J Thorac Cardiovasc Surg. 2012;144(5):1200-6.
36. Warnecke G, Moradiellos J, Tudorache I et al. Normothermic perfusion of donor lungs for preservation and assessment with the Organ Care System Lung before bilateral transplant: A pilot study of 12 patients. Lancet. 2012;380(9856):1851-8.
37. Ministério da Saúde. Portaria nº 2.600 do Ministério da Saúde, de 21 de outubro de 2009.
38. Filho EMR, Franke CA, Junges, JR. Transplante de pulmão e alocação de órgãos no Brasil: Uma reflexão sobre necessidade e utilidade. Revista Saúde Pública. 2019;53:23. Disponível em: https://doi.org/10.11606/S1518-8787.2019053000445. Acesso em: 24/01/2020.
39. Egan TM, Edwards LB. Effect of the lung allocation score on lung transplantation in the United States. J Heart Lung Transplant. 2016 Apr;35(4):433-9. doi: 10.1016/j.healun.2016.01.010.
40. Egan TM, Edwards LB. Effect of the lung allocation score on lung transplantation in the United States. J Heart Lung Transplant. 2016 Apr;35(4):433-9. doi: 10.1016/j.healun.2016.01.010.
41. Kozower BD, Meyers BF, Smith MA et al. The impact of the lung allocation score on short-term transplantation outcomes: A multicenter study. J Thorac Cardiovasc Surg. 2008;135:166-71.
42. Merlo CA, Weiss ES, Orens JB et al. Impact of U.S. Lung Allocation Score on survival after lung transplantation. J Heart Lung Transplant. 2009;28:769-75.
43. Gottlieb J, Greer M, Sommerwerck U et al. Introduction of the lung allocation score in Germany. American Journal of Transplantation. 2014;14:1318-27.
44. Malinoski DJ, Patel MS, Daly MC, Oley-Graybill C, Salim A; UNOS Region 5 DMG workgroup. The impact of meeting donor management goals on the number of organs transplanted per donor: Results from the United Network for Organ Sharing Region 5 prospective donor management goals study. Crit Care Med. 2012;40(10):2773-80.
45. García Rada A. Number of organ donors rises by 15% in Spain after doctors are given good practice guide. BMJ. 2011;342:d2181.
46. Health & Human Services (HHS). National Collaborative on Organ & Tissue Donation (2000-2006). 2006. Disponível em: https://www.organdonor.gov/about/process/deceased-donation.html#brain-death. Acesso em: 24/01/2020.

CAPÍTULO 37
Ventilação Mecânica em Pediatria

Cíntia Johnston ▪ Werther Brunow de Carvalho

▶ Introdução

O suporte ventilatório proporciona o repouso da musculatura respiratória e promove a oxigenação do paciente em insuficiência ventilatória aguda (IVA), possibilitando o tratamento da doença de base. A utilização de aparelhos de ventilação pulmonar mecânica (VPM) permite fornecer altas concentrações de oxigênio (O_2) e pressão positiva para os pacientes com IVA.

O efeito sobre a evolução clínica dos pacientes submetidos à VPM depende dos seguintes fatores: a técnica melhorada da VPM, em virtude do desenvolvimento de sistemas como os sensores e os programas informatizados; e o conhecimento mais completo sobre a fisiopatologia das doenças. Atualmente, vive-se um momento de maturidade quanto aos conhecimentos relacionados com a ventilação artificial para diversas situações clínicas, como para a IVA, a descompensação de doenças crônicas obstrutivas, das doenças neurológicas e neuromusculares. Preconiza-se a diminuição dos efeitos secundários ao uso da VPM tanto sobre o parênquima pulmonar como sobre os órgãos extrapulmonares e músculos respiratórios, procurando adequar o suporte ventilatório (de forma gentil) à necessidade e à demanda respiratória do paciente, especialmente do paciente pediátrico que apresenta a anatomofisiologia pulmonar e de outros órgãos e sistemas em desenvolvimento/crescimento.

▶ Indicações

A primeira indicação de suporte ventilatório em pediatria geralmente é a falência respiratória, sendo importante conhecer os seus dois tipos básicos: falha respiratória hipoxêmica e falha respiratória hipercápnica.

Falha respiratória hipoxêmica

As causas mais frequentes em pediatria são bronquiolites virais, pneumonias, edema extrapulmonar, hemorragia pulmonar, síndrome do desconforto respiratório agudo (SDRA) com alteração da relação ventilação/perfusão (V/Q) e *shunt* pulmonar.

Os sinais de falha respiratória hipoxêmica são: saturação periférica de oxigênio (SpO_2) < 90%, com fração inspirada de oxigênio (FIO_2) > 60%.

Os objetivos da VPM nesses casos são: adequar a SpO_2 com pressão positiva e suplemento de oxigênio suficientes para melhorar a relação V/Q e diminuir o *shunt* intrapulmonar.

Falha respiratória hipercápnica

É resultante de condições clínicas que cursam com diminuição do volume-minuto (Vm) ou aumento do espaço morto fisiológico, piorando a ventilação alveolar e alterando a demanda metabólica.

As situações clínicas associadas são: doenças neuromusculares, como miastenia *gravis*, polirradiculopatias altas, miopatias, doenças que cursam com fadiga da musculatura respiratória e aumento do trabalho respiratório (p. ex., asma, doença pulmonar obstrutiva crônica [DPOC], doenças pulmonares restritivas, entre outras).

Os sinais de falha respiratória hipercápnica são: pressão parcial de gás carbônico ($PaCO_2$) > 150 mmHg e pH < 7,30.

Os objetivos da VPM são: o suporte ventilatório deve ser instituído nesses casos, entretanto, seus parâmetros devem contemplar os fatores/componentes da doença aguda e crônica. Os parâmetros da VPM dependerão da evolução da doença; se o paciente não estiver com sofrimento respiratório nem diminuição do nível de consciência (pelo aumento do gás carbônico [CO_2]), a VPM invasiva não é mandatória. Nesses casos, deve-se objetivar a normalização do pH com alterações do CO_2. Em pacientes com doença pulmonar restritiva ou obstrutiva grave, ocorre aumento da pressão nas vias aéreas e, muitas vezes, é necessário limitar o volume corrente (VC), sem a possibilidade de normalizar o pH, sendo tolerada uma hipercapnia permissiva. Essa estratégia requer sedação otimizada do paciente, para evitar a taquipneia e a assincronia paciente-aparelho de VPM.

Outras situações clínicas

Em outras situações, a aplicação da VPM inclui o controle da hiperventilação para diminuir o fluxo de sangue cerebral em paciente com elevação da pressão intracraniana (PIC) ou melhorar a hemodinâmica pulmonar de pacientes no pós-operatório que tenham também hipertensão pulmonar (HP); reduzir o trabalho respiratório e minimizar a pré e pós-carga cardíaca de pacientes com falha cardíaca congestiva ou isquemia miocárdica.

▶ Fisiologia

A VPM oferta gás aquecido e umidificado às vias aéreas com diferentes volumes, pressões e tempos. O aparelho fornece a energia para a inspiração, permitindo o repouso dos músculos diafragma e da caixa torácica. A expiração é passiva, decorrendo do recolhimento dos pulmões e da caixa torácica.

A pressão expiratória final positiva (PEEP, do inglês *positive end-expiratory pressure*) ajuda na manutenção da patência alveolar e das pequenas vias aéreas em caso de fatores desestabilizantes, melhora as trocas gasosas (relação V/Q) e reverte as atelectasias. Uma PEEP de até 10 cmH_2O é, geralmente, segura e efetiva para o paciente pediátrico. Valores mais altos podem ser utilizados nos casos de hipoxemia refratária que não melhora com aumento da FIO_2 até 60%, mas pode elevar o risco de barotrauma e hipotensão arterial.

A pressão positiva afeta o sistema cardiovascular pela transmissão da pressão intratorácica para o coração, alterando os seus volumes. Inicialmente, a pressão positiva diminui a pré e a pós-carga; a sua descontinuação aumenta as duas. Os efeitos clínicos potenciais devem ser considerados nas mudanças/alterações dos parâmetros ventilatórios, principalmente nos pacientes com instabilidade hemodinâmica.

▶ Considerações importantes

Em pediatria, devem ser consideradas as características anatômicas, fisiológicas e funcionais distintas dessa faixa etária. Pontos importantes a serem considerados são apresentados a seguir.

Constante de tempo

Constante de tempo (Ct) é o tempo necessário para "encher" ou "esvaziar" os pulmões, para que ocorra um equilíbrio entre as pressões das vias aéreas e para que as trocas gasosas sejam possíveis. São necessárias de 3 a 5 constantes de tempo (1 Ct do recém-nascido = 0,15 s; 1 Ct do lactente = 0,20 s; 1 Ct do adulto = 0,30 s) para se alcançar o equilíbrio de 95 a 99% das pressões nos pulmões. Em pediatria, sugere-se utilizar 3 constantes de tempo, ou seja, tempo inspiratório em torno de 0,60 s, sendo necessários alguns ajustes de acordo com a faixa etária e a doença de base da criança.

Canais colaterais da ventilação

Ausência dos canais de Martin (intrabronquiolares), poros de Kohn (intra-alveolares) e canais de Lambert (bronquioalveolares) (Figura 37.1).

Características anatômicas e fisiológicas

O diafragma da criança apresenta predomínio de fibras musculares de resistência (fibras tipo 2), predispondo ao aumento do trabalho respiratório. O esterno é mais maleável, com base instável para as costelas, sendo estas mais complacentes e horizontalizadas. A musculatura intercostal é pouco desenvolvida. A complacência da caixa torácica é maior do que a do adulto. Essas características predispõem o paciente à instabilidade torácica, com aumento da ação do diafragma.

A maior parte do sono ocorre na fase de movimento rápido dos olhos (REM, do inglês *rapid eye movement*), quando há incoordenação entre a respiração torácica e diafragmática, com aumento do gasto energético para uma respiração pouco efetiva. A resistência das vias aéreas é maior, quando comparada ao paciente adulto, por causa do raio, do comprimento e do número de divisões da árvore brônquica.

Volumes e capacidades pulmonares

Menor complacência pulmonar quando comparada ao adulto, devido à anatomia, às qualidades elásticas e ao volume pulmonar. Menor capacidade residual funcional (CRF), ocasionando um volume crítico de fechamento maior, e maior tendência ao colapso das vias aéreas distais.

▶ Operacionalização/manejo do aparelho de ventilação pulmonar mecânica

Terminologia

▶ **Modo ventilatório**. Refere-se à maneira como o aparelho fornece as respirações (disparo, ciclagem e limite).
▶ **Disparo**. Refere-se à sensibilidade/capacidade de o aparelho detectar a necessidade de iniciar uma respiração assistida.
▶ **Ciclagem**. Refere-se aos fatores que determinam o final da inspiração. Exemplo: ciclagem a tempo, volume, pressão.
▶ **Limite**. Refere-se aos valores selecionados pelo operador no aparelho de VPM. Exemplo: quando a pressão nas vias aéreas é alcançada, ocorre o término da inspiração e a pressão no circuito do aparelho cai para o nível da pressão atmosférica ou da PEEP pré-selecionada.

Modos ventilatórios

Qualquer modo ventilatório aplicado em pacientes adultos pode ser utilizado em pediatria, entretanto, deve-se dar prioridade à utilização de modos ventilatórios que possam aplicar pressão de suporte e manter a respiração espontânea. A seleção de um modo ventilatório frequentemente depende da preferência do médico e do fisioterapeuta, assim como da disponibilidade de máquinas pela instituição de saúde.

■ **Ventilação com pressão controlada**

É um modo de ventilação mais utilizado, no qual o clínico seleciona uma pressão e um tempo inspiratório. O fluxo é determinado pelo aparelho de VPM, e o VC fornecido é uma consequência da pressão e do tempo selecionados, assim como da mecânica ventilatória da criança (resistência e complacência). Após o fornecimento de uma respiração, é permitido ao paciente exalar passiva ou ativamente, até que a pressão no circuito retorne ao nível da PEEP selecionada (Figura 37.2).

O pico de pressão inspiratória é o somatório da pressão de distensão do sistema respiratório e da resistência da via aérea (Figura 37.3).

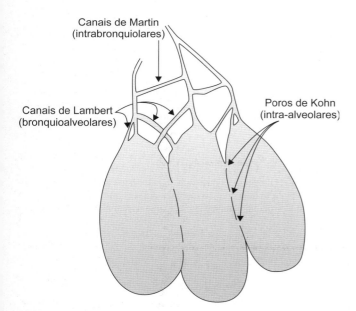

Figura 37.1 ■ Demonstração dos canais colaterais de ventilação.

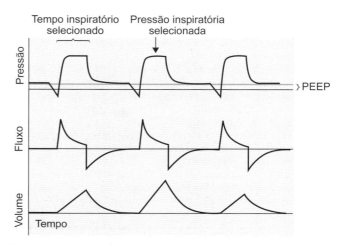

Figura 37.2 ■ Modo de ventilação com pressão controlada com a aplicação de pressão inspiratória e tempo inspiratório selecionado. O VC é variável e depende, em parte, da mecânica ventilatória do paciente. PEEP = pressão expiratória final positiva. (Adaptada de Singer e Corbridge, 2011.)[1]

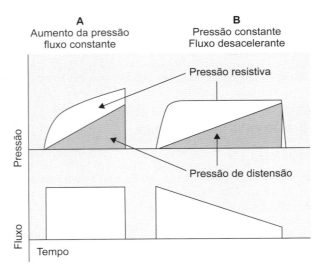

Figura 37.3 ■ Forma de onda fluxo-pressão. **A.** Forma de onda quadrada com fluxo constante, como resultado do aumento da pressão durante a respiração. **B.** Forma de onda de fluxo em rampa ou desacelerante, como resultado da aplicação de uma pressão constante. A pressão resistiva diminui conforme a pressão de distensão aumenta.

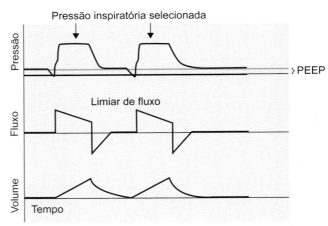

Figura 37.4 ■ Modo de ventilação com pressão de suporte. O esforço respiratório do paciente desencadeia uma pressão selecionada, que é aplicada até o fluxo alcançar o nível de limiar estabelecido. Há então a ciclagem do aparelho, com a exalação passiva ou ativa do paciente. PEEP = pressão positiva expiratória final. (Adaptada de Singer e Corbridge, 2011.)[1]

Todos os modos ventilatórios que fornecem pressão inspiratória constante são associados a um padrão de fluxo inspiratório desacelerante.

■ Ventilação com pressão de suporte

A ventilação com pressão de suporte é classificada como uma respiração espontânea com suporte e consiste em ajudar as respirações espontâneas do paciente em VPM (invasiva e não invasiva) com um nível preestabelecido de pressão. Esse modo não assegura o VC em cada respiração, nem uma frequência respiratória (FR) de reserva (exceto se adicionado uma FR de *backup* pelo clínico).

O aparelho de VPM garante apenas o nível pressórico, implicando maior complexidade da interação paciente-aparelho de VPM. O aparelho deve reconhecer o esforço respiratório do paciente, liberar um fluxo de gás que eleve a pressão da linha de base até o nível predeterminado e, finalmente, reconhecer que o paciente terminou a inspiração e cessar a liberação do fluxo (Figura 37.4).

Essa interação é gerenciada pelo aparelho de VPM, por meio de sensores, algoritmos e critérios. Os equipamentos de diversos fabricantes se diferenciam justamente nesse aspecto, tornando alguns mais adequados que outros. Seguramente, os equipamentos que utilizam um circuito de alça fechada são melhores que aqueles com alça aberta, pelo simples fato de esses últimos não terem como reconhecer que o paciente terminou a respiração.

Vazamentos no circuito respiratório podem prejudicar o suporte de pressão porque o fluxo que alimenta o vazamento é interpretado como do paciente. A ventilação com suporte de pressão depende muito da interação paciente-aparelho de VPM. Se os mecanismos de retroalimentação (servocontrolados) não forem rápidos o suficiente para entender a respiração espontânea, liberar e corrigir o fluxo oferecido, de acordo com o padrão de fluxo inspiratório do paciente, a respiração com suporte ficará comprometida.

A ventilação com pressão de suporte é um modo espontâneo de VPM que pode ser utilizado isoladamente ou ser associado a uma estratégia de ventilação mandatória intermitente sincronizada (SIMV, do inglês *synchronized intermittent mandatory ventilation*) (Figura 37.5).

■ Ventilação com pressão regulada e controlada a volume

É um modo de ventilação que ajusta a pressão inspiratória em resposta às alterações dinâmicas na mecânica ventilatória na criança. Conforme haja alteração da mecânica, o aparelho ajusta a pressão selecionada para a obtenção de um VC-alvo. Portanto, esse modo requer que o

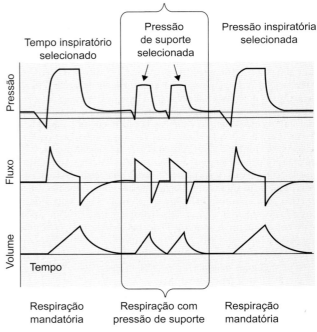

Figura 37.5 ■ Ventilação mandatória intermitente sincronizada, associada à ventilação com pressão de suporte no modo controlado a pressão. (Adaptada de Singer e Corbridge, 2011.)[1]

clínico selecione o VC. A partir do momento em que os parâmetros são selecionados, o aparelho fornece uma série de testes respiratórios para estabelecer a pressão inspiratória necessária para a obtenção do VC-alvo. Pelo fato de a pressão inspiratória ser constante durante cada respiração fornecida, o aparelho deve desacelerar o fluxo inspiratório (Figura 37.6).

Esse modo de ventilação permite ao clínico fixar o VC e, assim, seguir estritamente as estratégias protetoras de VPM nos pacientes com SDRA, por exemplo.

■ Ventilação com liberação de pressão de vias aéreas

A ventilação com liberação de pressão de vias aéreas (VLPVA) é o modo de ventilação que alterna dois níveis de PEEP: pressão

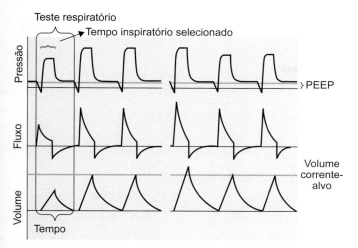

Figura 37.6 ■ Pressão regulada no modo controlado a volume. Nesse modo, a pressão inspiratória é ajustada em resposta às alterações na mecânica ventilatória do paciente. Para iniciar, o aparelho de VPM realiza um teste respiratório para determinar a pressão necessária para obter o volume corrente-alvo. PEEP = pressão positiva expiratória final. (Adaptada de Singer e Corbridge, 2011.)[1]

positiva expiratória final baixa (PEEPb) e pressão positiva expiratória final alta (PEEPa). O VC é determinado pela diferença dos dois níveis de PEEP estipulados pelo clínico, bem como pela mecânica respiratória do paciente, devendo o médico/fisioterapeuta ajustar a diferença para obter um VC de 4 a 6 mℓ no modo de VLPVA. A respiração espontânea pode ocorrer principalmente durante o período de PEEP alta, pois o período de PEEP baixa é geralmente curto, tornando o tempo inspiratório mais longo do que o tempo expiratório (Figura 37.7).

O modo VLPVA é bem tolerado em termos hemodinâmicos e pode melhorar a oxigenação nos pacientes com SDRA, além de poder ser aplicado como método de desmame da VPM ou como teste de respiração espontânea (TRE), durante 20 a 30 min previamente à extubação traqueal da criança.

■ Modo de ventilação bifásico em VPM invasiva

O modo de ventilação bifásico também é conhecido como *modo bilevel*. Nele, existe alternância entre a PEEPa e PEEPb (Figura 37.8). A diferença entre esse modo ventilatório e o VLPVA é a possibilidade de, na VPM em modo bifásico, se permitir a respiração espontânea do paciente em pressão de suporte; o que não é possível em VLPVA.

O intensivista (médico e/ou fisioterapeuta) determina duração dos dois níveis de PEEP. O aparelho de VPM no modo de ventilação bifásico pode responder ao esforço do paciente em um padrão previsível. Durante o intervalo espontâneo, são permitidas respirações espontâneas, mas não aquelas desencadeadas pelo paciente. Durante o intervalo sincronizado de tempo baixo, existe a transição da PEEPb para a PEEPa, de acordo com o traçado da primeira respiração da Figura 37.9.

Comparação das formas de onda em alguns modos de VPM

Não existe nenhuma demonstração consistente de que um modo de VPM seja superior a outro quando se avalia a evolução clínica dos pacientes pediátricos. O cuidado adequado dos parâmetros em qualquer modo, geralmente, pode determinar o objetivo seguro e um suporte respiratório sincrônico nas crianças com sedação adequada/otimizada. As formas de onda de pressão e volume podem ser quase idênticas, utilizando os modos selecionados de pressão e volume (Figura 37.10).

O manejo adequado do paciente necessita de entendimento de como o aparelho de VPM responderá às alterações da mecânica respiratória (Figura 37.11).

A ventilação no modo controlado a volume fornece um VC pré-selecionado em todas as respirações mandatórias, e uma diminuição da complacência do sistema respiratório ocasiona aumento da pressão que mantém o VC. Contrariamente, nos modos de ventilação a pressão, como controlada, VLPVA e bifásico, há o fornecimento de pressão inspiratória em todo o tempo inspiratório pré-selecionado, sendo o VC uma resultante da mecânica do sistema respiratório e do esforço respiratório, e, portanto, uma diminuição da complacência determinará queda do VC.

▶ Complicações

A intubação intratraqueal e o uso de pressão positiva têm efeitos diretos e indiretos nos pulmões e nas vias aéreas, no sistema cardiovascular, gastrintestinal, renal, hepático e no sistema nervoso central. Complicações:

- Barotrauma (com uso de pressões > 50 cmH$_2$O)
- Pneumonia nosocomial
- Toxicidade pelo oxigênio
- Estenose traqueal
- Perda de força muscular respiratória
- Pneumonia associada a VPM (tempo de VPM > 48 a 72 h)
- Hipotensão
- Úlcera de estresse
- Colestase leve a moderada
- Redução do fluxo sanguíneo hepático (quando PEEP ≥ 12 cmH$_2$O)
- Desequilíbrio acidobásico.

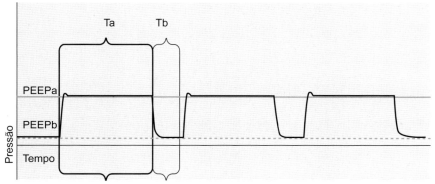

Figura 37.7 ■ Ventilação com liberação de pressão de vias aéreas com relação inversa, na qual o tempo que o paciente permanece com pressão pulmonar alta (PEEPa) excede o tempo na pressão pulmonar baixa (PEEPb). O paciente respira espontaneamente (*linhas tracejadas*), ocorrendo, sobretudo, durante o tempo alto (Ta), em razão de um período muito curto no tempo baixo (Tb). PEEPa: pressão positiva expiratória final alta; PEEPb: pressão positiva expiratória final baixa. (Adaptada de Singer e Corbridge, 2011.)[1]

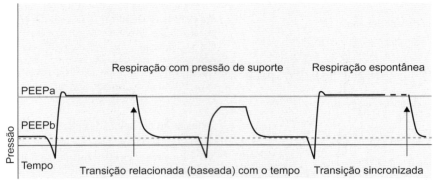

Figura 37.8 ▪ Modo de ventilação bifásico. Após selecionar o modo de ventilação bifásico, escolhem-se dois níveis diferentes de PEEP (PEEPa e PEEPb). Pode-se realizar respirações espontâneas durante a aplicação de PEEPa. As respirações com pressão de suporte podem ser fornecidas durante o tempo da aplicação de PEEPb. PEEPa: pressão positiva expiratória final alta; PEEPb: pressão positiva expiratória final baixa. (Adaptada de Singer e Corbridge, 2011.)[1]

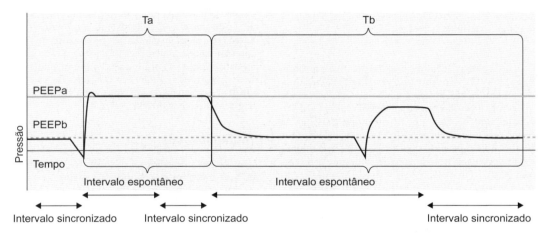

Figura 37.9 ▪ Divisão dos intervalos no modo de ventilação bifásico. Durante o intervalo espontâneo noTb, o esforço respiratório do paciente desencadeia as respirações com pressão de suporte. O esforço respiratório durante o intervalo sincronizado do Tb ocasiona a transição da PEEPb para a PEEPa, como demonstrado na primeira respiração do traçado de pressão. Tb: tempo baixo; PEEPb: pressão positiva expiratória final baixa; PEEPa: pressão positiva expiratória final alta; Ta: tempo alto. (Adaptada de Singer e Corbridge, 2011.)[1]

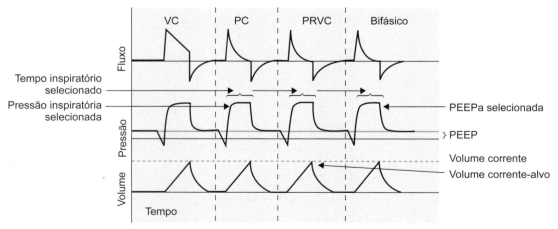

Figura 37.10 ▪ Comparação das formas de onda em diversos modos de VPM. Os traçados de pressão e volume são idênticos na maioria dos modos de VPM. No modo controlado a volume, utilizando um fluxo desacelerante, é produzida uma onda de pressão quadrada, que pode ser obtida nos modos de pressão, incluindo os modos de pressão controlada e regulada no modo controlado a volume. No modo bifásico, pode-se originar uma forma de onda de pressão que é igual à obtida nos outros modos. PEEP: pressão positiva expiratória final; VC: volume corrente. (Adaptada de Singer e Corbridge, 2011.)[1]

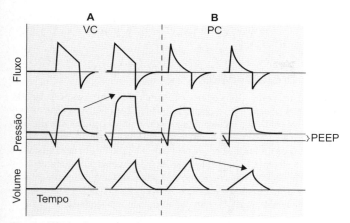

Figura 37.11 ▪ Respostas às alterações na complacência do sistema respiratório. Com a diminuição da complacência, o aparelho no modo controlado a volume continua a fornecer o VC selecionado, mas com um aumento da pressão (**A**). Entretanto, no modo a pressão, resultará em diminuição do VC, de acordo com a diminuição da complacência (**B**). PC: pressão controlada; PEEP: pressão positiva expiratória final. (Adaptada de Singer e Corbridge, 2011.)[1]

▶ Desmame e extubação

A retirada do suporte ventilatório e a extubação traqueal do paciente requer análise de vários fatores e a necessidade de estabelecer critérios para a tomada de decisão. Para se considerar o início do processo de desmame da VPM, é necessário que a doença que ocasionou ou contribuiu para a descompensação ventilatória encontre-se em resolução ou resolvida. O paciente deve estar com estabilidade hemodinâmica (boa perfusão tecidual, independência de vasopressores – doses baixas e estáveis são toleráveis –, ausência de insuficiência coronariana descompensada, ausência de arritmias com repercussão hemodinâmica); apresentar adequadas trocas gasosas com pressão parcial de oxigênio (PaO_2) $\geq$ 60 mmHg, com uma FIO_2 $\leq$ 0,40% e uma PEEP 5 a 6 cmH_2O, e ser capaz de iniciar os esforços inspiratórios.

Para submeter o paciente a um TRE e à extubação traqueal, deve-se considerar o nível de consciência (utilizar a escala de coma de Glasgow) e o de sedação (escala de sedação de Ramsay entre 2 e 3), bem como avaliar o grau de colaboração do paciente e sua capacidade de eliminar secreções das vias aéreas. Lembrando que, para manter a respiração espontânea, os músculos inspiratórios devem produzir força suficiente para sobrepor-se à elastância dos pulmões e da parede torácica (carga elástica dos pulmões e da parede torácica), bem como à resistência das vias aéreas e tecidual (carga resistiva). Isso requer:

- Funcionamento adequado da musculatura respiratória
- Integridade anatômica e funcional do sistema nervoso central e periférico
- Transmissão neuromuscular inalterada
- Parede torácica intacta
- Força e resistência muscular adequadas.

▶ Teste de respiração espontânea

Atualmente sugere-se um teste de 20 a 30 min de respiração espontânea para selecionar os pacientes aptos para a extubação traqueal. A desconexão da VPM deve ser realizada oferecendo O_2 suplementar para manter uma SpO_2 > 92%. A suplementação de O_2 não deve ser superior à FIO_2 de 40%, não devendo ser aumentada durante o processo de interrupção da VPM. Sugere-se submeter o paciente pediátrico ao TRE nas modalidades: pressão de suporte + PEEP ou em pressão positiva contínua nas vias aéreas (CPAP, do inglês *continuous positive airway pressure*). Entretanto o TRE também deve ser efetuado com ventilação não invasiva (VNI), em modo ventilatório com dois níveis de pressão positiva (BiPAP ou BPAP, do inglês *bilevel positive pressure airway*), com a compensação automática da cânula intratraqueal (ATC, do inglês *automatic tube compensation*) ou com a ventilação assistida proporcional (PAV, do inglês *proportional assist ventilation*). Esses modos apresentaram resultados semelhantes ao uso do tubo "T" e da pressão de suporte. Deve-se realizar a avaliação subjetiva (nível de consciência, sinais de aumento do desconforto respiratório) e a avaliação objetiva (trocas gasosas, estabilidade hemodinâmica, sinais vitais) antes, durante e até 1 h após o TRE.

Nos casos em que há algum sinal de intolerância clínica, o TRE deve ser suspenso, e o paciente, submetido às condições ventilatórias prévias. Aqueles que não apresentarem sinais de intolerância ao TRE devem ser avaliados quanto à possibilidade de extubação e observados (monitorados) pelo período de 48 h após a remoção da cânula, na unidade de terapia intensiva (UTI). Se após 48 h da extubação traqueal permanecerem com autonomia respiratória, o processo está concluído com sucesso. Se, nesse período, necessitarem do retorno à VPM, considera-se falha da extubação traqueal.

Conduta para o paciente que não passou no teste

▪ Repouso da musculatura respiratória

Os pacientes que falham no TRE inicial devem retornar para a VPM e permanecer por 24 h em um modo ventilatório que ofereça conforto respiratório, expresso por avaliação clínica. Nesse período, as possíveis causas de intolerância ao TRE devem ser reavaliadas e tratadas. A principal alteração fisiológica existente na insuficiência ventilatória parece ser o desequilíbrio entre a carga imposta ao sistema respiratório e a habilidade em responder a essa demanda. Deve-se manter o paciente no suporte ventilatório com os parâmetros prévios ao TRE durante 24 h após a falha da extubação traqueal, antes de novas tentativas de desmame, para que haja recuperação funcional do sistema respiratório e de outros sistemas que possam ter influenciado na falha do teste. A recuperação da musculatura respiratória não ocorre em um período menor do que 24 h.

▪ Nova tentativa após 24 h

Admitindo-se que o paciente permaneça elegível para a extubação traqueal e que as causas de intolerância tenham sido revistas, um novo TRE pode ser realizado após 24 h. A realização diária do TRE abrevia o tempo de VPM quando comparado aos protocolos em que o TRE não é realizado diariamente, para pacientes adultos.

Conduta para o paciente que passou no teste

Quando o paciente apresentar sucesso na execução do TRE, ele pode ou não ser elegível para extubação no mesmo dia, dependendo de outros fatores relacionados com o evento agudo que motivou a VPM.

▶ Protocolos de desmame ventilatório

Os critérios para a viabilidade da extubação em pediatria, além dos citados, podem ser utilizados índices preditivos de extubação. Podem ser considerados como auxiliares na decisão da extubação: FR de acordo com a idade (20 a 60 cpm < 6 meses; 15 a 45 < 2 anos; 15 a 40 < 5 anos; 10 a 35 $\geq$ 5 anos); VC de 6 a 8 mℓ/kg; índice de respiração rápida superficial (IRS) [(FR/VC)/peso] < 6,5). Mais atualmente, são citados a avaliação da variabilidade da frequência cardíaca (FC) e o escore *Wave*.

Os parâmetros que avaliam a capacidade de proteção da via aérea são de fácil observação e auxiliam de maneira prática e rápida no processo de desmame e na decisão da extubação à beira do leito: pressão expiratória máxima (PEmáx); débito expiratório máximo; reflexo de tosse (resposta ao estímulo com a sonda de aspiração); eficácia da tosse; volume de secreção; frequência das aspirações traqueais; avaliação da escala de coma de Glasgow.

Os índices preditores de desmame da VPM e de extubação traqueal citados a seguir são de fácil mensuração à beira do leito e têm sido utilizados frequentemente nas UTIs (adulto, pediátrica e neonatal) de diversos hospitais do Brasil e do mundo.

Pico de pressão inspiratória máxima, relação $P_{0,1}$/PImáx, combinação PI/PImáx e índice de respiração rápida superficial

A força da musculatura respiratória pode ser mensurada com a utilização da manovacuometria, um método não invasivo, simples e prático de ser aplicado. Esse teste pode ser efetuado com pacientes em respiração espontânea, intubados ou traqueostomizados. Para a sua execução em pacientes pediátricos e em suporte ventilatório, deve-se conectar a válvula do manovacuômetro à cânula intratraqueal ou à traqueostomia da criança, que deve estar com a cabeceira do leito elevada a 30°. O avaliador deve aguardar que a criança realize três esforços inspiratórios e três expiratórios. Deve ser considerado o valor mais alto dos três esforços para cada fase da respiração (inspiratória: pressão inspiratória máxima [PImáx]; expiratória: PEmáx). O teste deve durar entre 15 e 45 s.

O primeiro valor numérico observado no manovacuômetro, em 1 s, é denominado *pressão de oclusão* (P_1), o que permite calcular a $P_{0,1}$/P_{100}. A combinação da pressão média nas vias aéreas [pressão média de vias aéreas, MAP = {[PIP − PEEP] × [Tinsp/(Texp + Tinsp)]} + PEEP], da PImáx e do IRS é denominada relação carga/força [RCF = 15 × (3 × MAP)/(PImáx+0,03) × IRS − 5].

Índice de respiração rápida superficial em pediatria e produto de índice de respiração rápida superficial e PImáx

A falha do desmame da VPM é o resultado do desequilíbrio entre a capacidade dos músculos envolvidos na mecânica ventilatória e a demanda ventilatória. A razão entre a FR e o VC ajustados pelo peso em quilogramas (kg) durante a respiração espontânea aumenta quando existe esse desequilíbrio. Tem sido aceito o ponto de corte do IRS como menor ou igual a 6,5 cpm/mℓ/kg para predizer o sucesso de extubação traqueal em pediatria, porém com baixa especificidade (70%).

Índice CROP

É um índice que agrega dados da complacência dinâmica (Cdin), FR, gradiente alveoloarterial de oxigênio (PaO$_2$/PAO$_2$) e a PImáx. Em pediatria, o valor encontrado para o índice CROP (do inglês *compliance/rote/oxigenation/pressure index*) deve ser ajustado pelo peso em kg; o ponto de corte para sucesso na extubação traqueal é CROP ≥ 0,15 mℓ/kg/cmH$_2$O/cpm.

Índice pressão-tempo

Quando definidos o VC e o tempo inspiratório (Tinsp), as propriedades intrínsecas (elásticas e friccionais) do sistema ventilatório determinam a pressão gerada por incursão respiratória, assim como o trabalho respiratório. Em pacientes pediátricos, com diagnóstico de bronquiolite viral aguda, foi identificado um ponto de corte do índice pressão-tempo (IPT) ≤ 0,50 cmH$_2$O/kg/s como preditor de sucesso na extubação (sensibilidade de 94%; especificidade de 100%). Em uma amostra geral de crianças, o sucesso de extubação ocorreu quando o IPT ≤ 0,08 cmH$_2$O/kg/s. Em neonatologia, esse índice ainda não foi estudado.

Índice tensão-tempo

Existem duas equações para o cálculo do índice tensão-tempo (ITT): ITT$_1$ e ITT$_2$. Para o cálculo do ITT$_1$, devem ser considerados a P$_1$, a PImáx, o Tinsp e o tempo total do ciclo respiratório (TCR). Em pediatria, obtém-se sucesso da extubação comum com ITT$_1$ = 0,02 cmH$_2$O/mℓ/min. Para o cálculo do ITT$_2$, devem ser considerados a MAP, a PImáx, o Tinsp e o TCR. O ponto de corte < 0,05 cmH$_2$O/mℓ/min em uma amostra geral de pacientes pediátricos é preditor de sucesso da extubação traqueal.

Índice simplificado de desmame

No índice simplificado de desmame (ISD), são consideradas a resistência dos músculos respiratórios e a capacidade para manter as trocas gasosas adequadas. Esse índice é a combinação do IPT modificado [IPTM = [(Tinsp/TCV) × (PIP × VC)]/(VC espontâneo/PImáx)], em que TCV = tempo de ciclo ventilatório, e de parâmetros que avaliam a eficiência das trocas gasosas [ETG = (VE × PaCO$_2$)/(VC espontâneo × 40)], em que ETG = eficiência de trocas gasosas e VE = volume minuto expiratório. Não existem pontos de corte definidos em pediatria e neonatologia.

Sugere-se a utilização do algoritmo da Figura 37.12 para o planejamento da extubação traqueal.

Observe no Quadro 37.1 um resumo dos modos ventilatórios e sua seleção de parâmetros e monitoramentos respectivos.

Quadro 37.1 ▪ Resumo da seleção dos parâmetros e das mensurações relacionadas com os modos de VPM.

Modo	Seleção dos parâmetros	Mensurações
VMC	FR, PEEP, PIP, Tinsp, FIO$_2$, limiares de alarme de alta e baixa pressão, limiar do alarme do VC, limiares dos alarmes do volume-minuto alto e baixo	Relação inspiração/expiração, FR, VC, volume-minuto, extravasamento de gás, resistência, complacência, PIP, PEEP e MAP. A FR obtida é a que foi pré-selecionada
VMIS	FR, tempo de apneia (se a taxa de respiração de *backup* é < 20 rpm) por minuto ou menor, PEEP, PIP, Tinsp, FIO$_2$, limiar do gatilho (*trigger*), limiar do alarme de alta e baixa pressão, limiar do alarme do VC e limiares dos alarmes do volume-minuto alto e baixo	Tinsp medido, FR total, gatilho (*trigger*) – número de respirações desencadeadas pelo RN, VC, ventilação minuto, extravasamento, resistência, complacência, PIP, PEEP e MAP
A-C/VTP	Frequência de *backup*, tempo de apneia (se a taxa de respiração de *backup* é < 20 rpm), PEEP, PIP, Tinsp, FIO$_2$, limiar do gatilho (*trigger*), limiares do alarme de pressão alto e baixo, limiar do alarme de VC, limiares dos alarmes do volume-minuto alto e baixo	Tinsp medido, FR total, gatilho (*trigger*) – número de respirações desencadeadas pelo RN, VC, ventilação minuto, extravasamento, resistência, complacência, PIP, PEEP e MAP
VPS	Frequência de *backup*, tempo de apneia (se a taxa de respiração de *backup* é < 20 rpm), PEEP, PIP, Tinsp máximo, FIO$_2$, sensibilidade de término do fluxo, limiar do gatilho (*trigger*), limiares do alarme de pressão alto e baixo, limiar do alarme de VC, limiares dos alarmes do volume-minuto alto e baixo	Tinsp medido, FR total, gatilho (*trigger*) – número de respirações desencadeadas pelo RN, VC, ventilação minuto, extravasamento, resistência, complacência, PIP, PEEP e MAP, FIO$_2$
VMIS + PS	Idêntico ao VMIS descrito anteriormente, selecionando o percentual do suporte de pressão + a sensibilidade de término do fluxo	Tinsp medido, FR total, gatilho (*trigger*) – número de respirações desencadeadas pelo RN, VC, ventilação minuto, extravasamento, resistência, complacência, PIP, PEEP e MAP
VG/VCA	Assim como os modos descritos anteriormente, mas selecionando para VCA e selecionando o VC para cada respiração	Assim como os modos descritos anteriormente + a mensuração da PIP (poderá variar)
VAF	Selecionar ciclo de FR alta com Tinsp curto e fluxo	À semelhança da VOAF
VOAF	Taxa da frequência em Hertz, pressão média, amplitude de pressão (ou delta de pressão), FIO$_2$, limiares de alarme de pressão alto e baixo, limiar de alarme de VC e limiares dos alarmes do volume-minuto alto e baixo	FR total, VC, volume-minuto, extravasamento, pressão média de vias aéreas e FIO$_2$

(continua)

Quadro 37.1 ■ Resumo da seleção dos parâmetros e das mensurações relacionadas com os modos de VPM. (*continuação*)

Modo	Seleção dos parâmetros	Mensurações
VMC + VOAF	FR, Tinsp, PEEP, frequência da OAF, atividade da OAF (oscilações nas fases inspiratória e expiratória ou apenas na fase expiratória), amplitude de pressão (delta P), FIO_2, limiares de alarme de pressão alto e baixo, limiar de alarme do VC e limiares dos alarmes de volume minuto-alto e baixo	Relação inspiração/expiração, Texp mensurado, FR e frequência da OAF, PIP, PEEP, MAP e FIO_2
NAVA	Limiar do gatilho (*trigger*) para captar a atividade elétrica diafragmática. Adaptar o nível de NAVA para regular o suporte de pressão	De acordo com os dados citados anteriormente

VMC: ventilação mecânica controlada; FR: frequência respiratória; PEEP: pressão expiratória final positiva; PIP: pressão inspiratória positiva; Tinsp: tempo inspiratório; Texp: tempo expiratório; FIO_2: fração inspirada de oxigênio; VC: volume corrente; MAP: pressão média de vias aéreas; VMIS: ventilação mandatória intermitente sincronizada; RN: recém-nascido; A-C: assistido-controlada (ventilação); VTP: ventilação desencadeada pelo paciente; VPS: ventilação por suporte de pressão; PS: pressão de suporte; VG: volume garantido; VCA: volume corrente-alvo; VAF: ventilação de alta frequência; VOAF: ventilação oscilatória de alta frequência; OAF: oscilação de alta frequência; NAVA: ventilação assistida com ajuste neuronal. Adaptado de Petty J, 2013.[8]

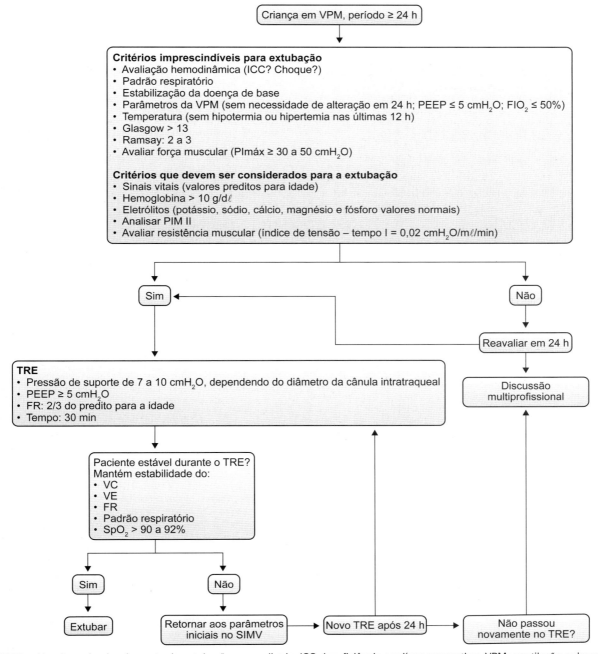

Figura 37.12 ■ Algoritmo de planejamento da extubação em pediatria. ICC: insuficiência cardíaca congestiva; VPM: ventilação pulmonar mecânica; PEEP: pressão expiratória final positiva; FIO_2: fração inspirada de oxigênio; PImáx: pressão inspiratória máxima; PIM: escore de gravidade pediátrico; PIP: pressão inspiratória positiva; FR: frequência respiratória; VC: volume corrente; VE: volume-minuto; SpO_2: saturação periférica de oxigênio; SIMV: ventilação mandatória intermitente sincronizada; TRE: teste de respiração espontânea.

Referências bibliográficas

1. Singer BD, Corbridge TC. Pressure modes of invasive mechanical ventilation. South Med J. 2011;104(10):701-9.
2. Donn SM, Sinha SK. Assisted ventilation and its complications. In: Martin RJ, Fanaroff AA, Walsh MC. Fanaroff and Martin's neonatal-perinatal medicine: Diseases of the fetus and infant, 10th. Library of Congress Cataloging-in-Publication Data, 2015, pp. 1087-112.
3. Bunnell JB. High-frequency ventilation: General concepts. In: Donn SM, Sinha SK (eds.). Manual of Neonatal Respiratory Care. 3. ed. New York. Springer-Science+Business Media, 2012, pp. 301-18.
4. Panitch HB. Pathophysiology of ventilator-dependent infants. In: Polin RA, Abman SH, Rowitch DH et al. (eds.). Fetal and neonatal physiology. 5. ed. Philadelphia, PA: Elsevier, 2017, pp. 1632-42.e3.
5. Sweet DG, Carnielli V, Greisen G et al. European Consensus Guidelines on the Management of Respiratory Distress Syndrome – 2019 Update. Neonatology. 2019;115(4):432-51.
6. Keszler M, Chatburn RL. Overview of assisted ventilation. In: Goldsmith JP, Karotkin EH, Keszler M et al. (eds.). Assisted ventilation of the neonate: An evidence-based approach to newborn respiratory care. 6. ed. Philadelphia. Elsevier, 2017, pp. 140-52.e1.
7. Thome UH, Genzel-Boroviczeny O, Bohnhorst B et al. PHELBI Study Group. Neurodevelopmental outcomes of extremely low birthweight infants randomised to different PCO_2 targets: The PHELBI follow-up study. Arch Dis Child Fetal Neonatal Ed. 2017;102(5):F376-82.
8. Petty J. Understanding neonatal ventilation: Strategies for decision making in the NICU. Neonatal Netw. 2013;32(4):246-61.

Bibliografia

Baisch SD, Wheeler WB, Kurachek SC, Cornfield DN. Extubation failure in pediatric intensive care incidence and outcomes. Pediatr Crit Care Med. 2005;6(3):312-8.
Black LF, Hyatt RE. Maximal respiratory pressures: Normal values and relationship to age and sex. Am Rev Respir Dis. 1969;99(5):696-702.
Brochard L, Rauss A, Benito S et al. Comparison of three methods of gradual withdrawal from ventilatory support during weaning from mechanical ventilation. Am J Respir Crit Care Med. 1994;150(4):896-903.
Carvalho W, Hirschheimer M, Matsumoto T. Terapia intensiva pediátrica. 3. ed. Rio de Janeiro: Atheneu, 2006.
Chatila W, Jacob B, Guaglionone D, Manthous CA. The unassisted respiratory rate-tidal volume ratio accurately predicts weaning outcome. Am J Med. 1996;101(1):61-7.
Chavez A, de la Cruz R, Zaritsky A. Spontaneous breathing trial predicts successful extubation in infants and children. Pediatr Crit Care Med. 2006;7(4):324-8.
Dimitriou G, Greenough A. Computer assisted analysis of the chest radiograph lung area and prediction of failure of extubation from mechanical ventilation in preterm neonates. Br J Radiol. 2000;73(866):156-9.
Dimitriou G, Greenough A, Endo A, Cherian S, Rafferty GF. Prediction of extubation failure in preterm infants. Arch Dis Child Fetal Neonatal Ed. 2002;86(1):F32-5.
Dimitriou G, Greenough A, Laubscher B. Lung volume measurements immediately after extubation by prediction of "extubation failure" in premature infants. Pediatr Pulmonol. 1996;21(4):250-4.
Durand DJ, Asselin JM, Hudak ML et al. Early high-frequency oscillatory ventilation versus synchronized intermittent mandatory ventilation in very low birth weight infants: A pilot study of two ventilation protocols. J Perinatol. 2001;21(4): 221-9.
Edmunds S, Weiss I, Harrison R. Extubation failure in a large pediatric ICU population. Chest. 2001;119(3):897-900.
Elrazek EA. Randomized prospective crossover study of biphasic intermittent positive airway pressure ventilation (BIPAP) versus pressure support ventilation (PSV) in surgical intensive care patients. Middle East J Anesthesiol. 2004;17(6):1009-21.
Ely EW, Meade MO, Haponik EF et al. Mechanical ventilator weaning protocols driven by nonphysician health-care professionals: Evidence-based clinical practice guidelines. Chest. 2001;120(6 Suppl):454S-63S.
Epstein S. Evaluation of the rapid shallow breathing index in the clinical setting. Am J Respir Crit Care Med. 1995;152:545-9.
Esteban A, Frutos F, Tobin MJ et al. A comparison of four methods of weaning patients from mechanical ventilation. Spanish Lung Failure Collaborative Group. N Engl J Med. 1995;332(6):345-50.
Farias JA, Alia I, Esteban A, Golubicki AN, Olazarri FA. Weaning from mechanical ventilation in pediatric intensive care patients. Intensive Care Med. 1998;24(10):1070-5.
Farias JA, Alia I, Retta A et al. An evaluation of extubation failure predictors in mechanically ventilated infants and children. Intensive Care Med. 2002;28(6):752-7.
Gatiboni S, Piva JP, Garcia PCR et al. Falta de acurácia dos índices ventilatórios predizer sucesso de extubação em crianças submetidas a ventilação mecânica. Rev Bras Ter Intensiva. 2011;23(2):199-206.
Gaultier C. Tension-time index of inspiratory muscles in children. Pediatr Pulmonol. 1997;23(5):327-9.
Grasso S, Puntillo F, Mascia L et al. Compensation for increase in respiratory workload during mechanical ventilation. Pressure-support versus proportional-assist ventilation. Am J Respir Crit Care Med. 2000;161(3 Pt 1):819-26.
Harrison AM, Cox AC, Davis S, Piedmonte M, Drummond-Webb JJ, Mee RB. Failed extubation after cardiac surgery in young children: Prevalence, pathogenesis, and risk factors. Pediatr Crit Care Med. 2002;3(2):148-52.
Hubble CL, Gentile MA, Tripp DS, Craig DM, Meliones JN, Cheifetz IM. Deadspace to tidal volume ratio predicts successful extubation in infants and children. Crit Care Med. 2000;28(6):2034-40.
Jabour ER, Rabil DM, Truwit JD, Rochester DF. Evaluation of a new weaning index based on ventilatory endurance and the efficiency of gas exchange. Am Rev Respir Dis. 1991;144(3 Pt 1):531-7.
Johnston C, de Carvalho WB, Piva J, Garcia PC, Fonseca MC. Risk factors for extubation failure in infants with severe acute bronchiolitis. Respir Care. 2010;55(3):328-33.
Johnston C, Silva LSP. Weaning and extubation in pediatrics. Curr Resp Med Rev. 2012;8(1):68-78.
Johnston C. Ventilação não invasiva em neonatologia e pediatria. Rio de Janeiro: Atheneu, 2018.
Kavvadia V, Greenough A, Dimitriou G. Prediction of extubation failure in preterm neonates. Eur J Pediatr. 2000;159(4):227-31.
Keogh S, Courtney M, Coyer F. Weaning from ventilation in paediatric intensive care: An intervention study. Intensive Crit Care Nurs. 2003;19(4):186-97.
Khan N, Brown A, Venkataraman ST. Predictors of extubation success and failure in mechanically ventilated infants and children. Crit Care Med. 1996;24(9):1568-79.
Kurachek SC, Newth CJ, Quasney MW et al. Extubation failure in pediatric intensive care: A multiple-center study of risk factors and outcomes. Crit Care Med. 2003;31(11):2657-64.
Lee KH, Hui KP, Chan TB, Tan WC, Lim TK. Rapid shallow breathing (frequency-tidal volume ratio) did not predict extubation outcome. Chest. 1994;105(2):540-3.
Martinez A, Seymour C, Nam M. Minute ventilation recovery time: A predictor of extubation outcome. Chest. 2003;123(4):1214-21.
Matic I, Majeric-Kogler V. Comparison of pressure support and T-tube weaning from mechanical ventilation: randomized prospective study. Croat Med J. 2004;45(2):162-6.
Newth CJ, Venkataraman S, Willson DF et al. Weaning and extubation readiness in pediatric patients. Pediatr Crit Care Med. 2009;10(1):1-11.
Noizet O, Leclerc F, Sadik A et al. Does taking endurance into account improve the prediction of weaning outcome in mechanically ventilated children? Crit Care. 2005;9(6):R798-807.
Perren A, Domenighetti G, Mauri S, Genini F, Vizzardi N. Protocol-directed weaning from mechanical ventilation: Clinical outcome in patients randomized for a 30-min or 120-min trial with pressure support ventilation. Intensive Care Med. 2002;28(8):1058-63.
Randolph AG, Wypij D, Venkataraman ST et al. Effect of mechanical ventilator weaning protocols on respiratory outcomes in infants and children: A randomized controlled trial. JAMA. 2002;288(20):2561-8.
Restrepo RD, Fortenberry JD, Spainhour C, Stockwell J, Goodfellow LT. Protocol-driven ventilator management in children: Comparison to non protocol care. J Intensive Care Med. 2004;19(5):274-84.
Schultz TR, Lin RJ, Watzman HM et al. Weaning children from mechanical ventilation: A prospective randomized trial of protocol-directed versus physician-directed weaning. Respir Care. 2001;46(8):772-82.
Singer BD, Corbridge TC. Basic invasive mechanical ventilation. South Med J. 2009;102(12):1238-45.
Szymankiewicz M, Vidyasagar D, Gadzinowski J. Predictors of successful extubation of preterm low-birth-weight infants with respiratory distress syndrome. Pediatr Crit Care Med. 2005;6(1):44-9.

Thiagarajan RR, Bratton SL, Martin LD, Brogan TV, Taylor D. Predictors of successful extubation in children. Am J Respir Crit Care Med. 1999;160(5 Pt 1):1562-6.

Vassilakopoulos T, Routsi C, Sotiropoulou C et al. The combination of the load/force balance and the frequency/tidal volume can predict weaning outcome. Intensive Care Med. 2006;32(5):684-91.

Vassilakopoulos T, Zakynthinos S, Roussos C. The tension-time index and the frequency/tidal volume ratio are the major pathophysiologic determinants of weaning failure and success. Am J Respir Crit Care Med. 1998;158(2):378-85.

Venkataraman ST, Khan N, Brown A. Validation of predictors of extubation success and failure in mechanically ventilated infants and children. Crit Care Med. 2000;28(8):2991-6.

Werther Brunow de Carvalho. Ventilação Pulmonar Mecânica em Neonatologia e Pediatria, Volume 1. São Paulo: Editora dos Editores, 2018.

Werther Brunow de Carvalho. Ventilação Pulmonar Mecânica em Neonatologia e Pediatria, Volume 2. São Paulo: Editora dos Editores, 2019.

Wilson Jr. BJ, Becker MA, Linton ME, Donn SM. Spontaneous minute ventilation predicts readiness for extubation in mechanically ventilated preterm infants. J Perinatol. 1998;18(6 Pt 1):436-9.

Wilson SH, Cooke NT, Edwards RH, Spiro SG. Predicted normal values for maximal respiratory pressures in Caucasian adults and children. Thorax. 1984;39(7):535-8.

Yang KL. Reproducibility of weaning parameters. A need for standardization. Chest. 1992;102(6):1829-32.

CAPÍTULO 38
Suporte Ventilatório na Neonatologia

Milton Harumi Miyoshi

▶ Introdução

Muitos profissionais que trabalham na área de neonatologia serão capazes de se lembrar que, até tempos atrás, a maioria dos recém-nascidos (RNs) recebia oxigênio puro, frio e seco ao nascimento, os recém-nascidos prematuros (RNPTs) extremos eram intubados logo ao nascer e recebiam ou, ainda na sala de parto, a ventilação mecânica era iniciada com pressão positiva contínua de vias aéreas (CPAP), e a preocupação do profissional estava principalmente voltada à pressão e raramente ao volume.

Ao longo das últimas décadas, houve um grande interesse na busca de medidas mais efetivas para o controle da insuficiência respiratória do recém-nascido (RN), como o uso mais consistente do corticoide pré-natal, a diminuição da exposição à ventilação invasiva com CPAP, o aprimoramento dos ventiladores mecânicos com incorporação da tecnologia de microprocessamento, o refinamento das estratégias de tratamento com surfactante e a melhor compreensão dos fatores responsáveis pela lesão pulmonar. Mudanças substanciais na prática clínica tornaram-se evidentes nos últimos anos, resultando na redução do número de RNs que recebem ventilação invasiva. Hoje, em países de alta renda, poucos RNs morrem primariamente de insuficiência respiratória por doença pulmonar; os óbitos decorrem predominantemente de outras complicações da prematuridade, como sepse, enterocolite necrosante (ECN) e hemorragia peri-intraventricular (HPIV). Embora a redução da mortalidade ainda seja uma meta importante, o foco mudou para o controle da persistente e alta incidência da displasia broncopulmonar (DBP).[1] No entanto, no Brasil, a realidade é outra, o sistema de saúde apresenta várias lacunas, com distribuição desigual de recursos entre as várias regiões do país, sendo amplamente prejudicado pela deficiência de recursos humanos. Como resultado, muitos locais não têm capacidade para fornecer tratamento adequado para os RNPTs, em particular, os que evoluem para síndrome do desconforto respiratório agudo (SDRA), mostrando, ainda, índices de mortalidade alarmantes.[2]

O relatório de ação global sobre nascimento prematuro da Organização Mundial da Saúde (OMS), em 2012, apontou a prematuridade como um problema de saúde pública mundial grave e crescente – *Born too Soon: The Global Action Report on Preterm Birth* –, e hoje a prematuridade, e suas complicações, é a primeira causa de morte em crianças menores de 5 anos.[3,4] O Brasil é o 10º país do mundo em número de nascidos vivos prematuros e o 16º em número de óbitos decorrentes de complicações da prematuridade. Em 2016, nasceram quase 3 milhões de crianças, das quais pouco mais de 300 mil foram prematuras, com cerca de 15 mil delas com idade gestacional inferior a 28 semanas.[5] Muitos desses RNs morrem nos primeiros dias e muitos sobreviventes enfrentam uma vida inteira de deficiências, incluindo dificuldades de aprendizagem e visuais e problemas respiratórios e de audição. Salvar vidas e prevenir deficiências são objetivos que podem ser alcançados com uma gama de intervenções, que vão desde cuidados simples, como o fornecimento de calor, cuidados de higiene e amamentação, até cuidados intensivos sofisticados que envolvem alta tecnologia, como cuidados térmicos com controle de umidificação, sistemas de monitoramento e investigação laboratorial, ventiladores microprocessados, nutrição parenteral, surfactante, indometacina e cafeína.

Entre os óbitos precoces, a maioria ainda decorre de dificuldade respiratória, por incapacidade de realizar a transição cardiorrespiratória ao nascimento. Dessa maneira, dentre as ações para melhorar os resultados da prematuridade, a OMS destaca como prioritária a implantação de práticas respiratórias para o cuidado do RNPT com SDRA, como uso do corticoide antenatal, administração segura do oxigênio, aplicação da CPAP e administração do surfactante para os RNs com SDRA intubados e ventilados.[6]

▶ Suporte respiratório não invasivo

Na última década, os neonatologistas perceberam que muitos dos resultados adversos decorriam, pelo menos em parte, do que até recentemente era considerado "uso necessário" no tratamento de RNPTs com problemas respiratórios: intubação traqueal, ventilação invasiva, cateter arterial e venoso e medicamentos para sedação. No presente momento, na esteira do "menos é mais", a adequação do suporte respiratório para os RNs em cuidados intensivos continua evoluindo. Abordagens menos intensivas e cuidadosamente direcionadas, que auxiliam, em vez de controlarem a ventilação, são "mais", pois resultam em menos complicações e melhores resultados.

A grande inovação na prática observada nos últimos anos foi o ressurgimento da CPAP nasal. O seu conceito, durante três décadas, ficou camuflado na pressão positiva expiratória final (PEEP), com a introdução dos ventiladores de fluxo contínuo limitado à pressão. A CPAP retorna agora para ser o personagem central nas inovações de como melhorar a eficácia das estratégias de suporte respiratório para evitar a intubação traqueal, ventilação mecânica e, por fim, a DBP. Uma variedade de técnicas de CPAP equivalentes está sendo avaliada (Quadro 38.1),[7] com destaque para a ventilação com pressão positiva intermitente nasal sincronizada (VPPINs) ou não sincronizada (VPPINns), com os movimentos respiratórios espontâneos e o cateter nasal de alto fluxo umidificado e aquecido. Além disso, com estudos clínicos limitados, estão sendo verificadas ainda a pressão positiva nasal em dois níveis não sincronizada ou ventilação com pressão bifásica (BiPAP) e a sincronizada (SiPAP), a ventilação de alta frequência nasal e a assistência ventilatória nasal ajustada neuralmente (NAVA nasal).

Atualmente, essas inovações são aplicadas para estabilização respiratória logo após o nascimento, suporte respiratório primário da doença respiratória, facilitação da extubação traqueal e, finalmente, como suporte respiratório prolongado de RNs com DBP em evolução.[8]

Quadro 38.1 ■ Tipos de suporte ventilatório não invasivo no período neonatal.

Pressão positiva contínua de vias aéreas – CPAP nasal:
- Fluxo constante: CPAP de bolhas e CPAP derivada de ventilador
- Fluxo variável

Ventilação com pressão positiva intermitente nasal (VPPIN):
- Sincronizada (VPPINs)
- Não sincronizada (VPPINns)

Pressão positiva nasal em 2 níveis:
- BiPAP nasal
- Sincronizada: SiPAP

Assistência ventilatória ajustada neuralmente (NAVA, do inglês, *neurally adjusted ventilatory assist*)

Ventilação de alta frequência nasal (VAFn)

Cateter nasal:
- De baixo fluxo
- De alto fluxo umidificado e aquecido

Ventilação invasiva com pressão positiva contínua nasal

A utilização da CPAP nasal tem sido aceita como alternativa à intubação traqueal e ventilação mecânica para reduzir o risco de lesão pulmonar e DBP. O seu emprego é fundamentado nos seguintes efeitos sobre o sistema respiratório:[9]

- Aumenta a capacidade residual funcional (CRF), adequando os distúrbios da relação ventilação-perfusão. Como resultado, diminui o *shunt* intrapulmonar e melhora a oxigenação arterial
- Previne o colapso alveolar e melhora a complacência pulmonar. Em consequência, aumenta o volume corrente efetivo, estabiliza a ventilação-minuto e diminui o trabalho respiratório
- Estabiliza a caixa torácica e otimiza a atividade do diafragma, adequando a sua contratilidade
- Preserva a função do surfactante alveolar, prevenindo os ciclos repetidos de colapso e insuflação das vias aéreas distais
- Redistribui o líquido pulmonar
- Estabiliza e aumenta o diâmetro das vias aéreas superiores, evitando sua oclusão e diminuindo sua resistência
- Reduz a resistência inspiratória por dilatação das vias aéreas, o que torna possível a oferta de maior volume corrente para uma determinada pressão, diminuindo, assim, o trabalho respiratório.

Grandes ensaios clínicos, em conjunto, demonstraram benefício modesto do uso de CPAP nasal, logo após o nascimento, em relação a intubação, tratamento com surfactante e ventilação para reduzir a incidência de DBP e o desfecho combinado de morte e DBP, e evidenciaram a necessidade do uso de surfactante e ventilação invasiva.[10,11] Além disso, durante a fase de retirada da ventilação mecânica, a CPAP nasal é superior ao tratamento de suporte por facilitar a extubação traqueal, diminuindo a ocorrência de atelectasia, episódios de apneia e necessidade de reintubação.[12]

No sistema CPAP, a pressão positiva é administrada nas vias aéreas de forma contínua, durante todo o ciclo respiratório espontâneo do RN. O sistema tem quatro componentes principais: uma fonte de gás que fornece a mistura ar/oxigênio aquecida e umidificada, um gerador de pressão para criar a pressão positiva, um circuito e uma interface para conectar o circuito às vias aéreas superiores do paciente.

■ Fonte de gás

O fluxo de gás deve ser o suficiente para gerar a pressão desejada, além de suprir a demanda inspiratória do paciente. Os equipamentos podem fornecer o fluxo de forma contínua (ventilador de fluxo contínuo, CPAP de bolhas ou em selo d'água) ou variável (ventilador de fluxo livre ou de demanda, *infant flow driver*).

É fundamental que os equipamentos disponham de dispositivos (*blender*) que controlem a concentração de oxigênio oferecida e um método efetivo de umidificação e aquecimento da mistura dos gases.

Uma função crucial das modalidades não invasivas é a capacidade de condicionar os gases, seja pelo aquecimento até a temperatura corporal (36 a 37°C), seja pela umidificação, alcançando taxas de umidade relativa perto de 100% para manter o conforto do paciente e evitar lesões da mucosa nasal, faríngea e das vias aéreas inferiores.

■ Gerador de pressão

O sistema CPAP convencional comumente utilizado fornece fluxo de gás contínuo, que é direcionado contra uma resistência no ramo expiratório do circuito. A pressão é gerada modulando-se a válvula exalatória (CPAP derivada de ventiladores neonatais de fluxo contínuo) ou submergindo o ramo expiratório do circuito em uma câmara de água (CPAP de bolhas ou em selo d'água).

Nos sistemas de fluxo variável, o ventilador faz autoajustes do fluxo (fluxo de demanda ou livre) e da válvula de resistência localizada no ramo expiratório, por meio de transdutores de pressão, para assegurar níveis de pressão estáveis. Já o sistema *infant flow driver* dispõe de um adaptador nasal especialmente projetado, com base na tecnologia fluídica, para produzir CPAP sem o uso de qualquer válvula inspiratória ou expiratória. A pressão é gerada pela entrada do fluxo de gás, por meio de injetores de alta resistência, em uma pequena câmara em frente ao nariz do paciente; o nível de pressão criado é proporcional ao fluxo de gás fornecido (princípio de Bernoulli).

Fazendo uso da tecnologia de "giro fluídico" (efeito Coanda), quando o paciente faz um esforço inspiratório espontâneo, o fluxo de ar é direcionado para as vias aéreas e para longe das narinas, em direção ao ramo expiratório, durante a expiração. Se durante a inspiração a criança aspirar um fluxo adicional, o efeito Venturi dos injetores arrasta o fluxo suplementar do reservatório de gás ou do tubo de exalação. O sistema mantém a pressão estável ao longo do ciclo respiratório e o direcionamento do fluxo de gás resulta em redução do trabalho respiratório.

Embora existam pequenas diferenças nos efeitos fisiológicos entre os diferentes sistemas que fornecem CPAP, até o momento, as evidências são limitadas para sugerir superioridade de qualquer um dos sistemas para melhorar os resultados clínicos. A escolha de um dispositivo de CPAP é muitas vezes guiada pela experiência e preferências individuais, e não pela evidência. Assim, para fornecer suporte respiratório aos RNPTs em contextos de poucos recursos, muitos têm recomendado a CPAP de bolhas, por ser uma opção de baixo custo, além de uma possível vantagem em melhorar as trocas gasosas e facilitar o recrutamento alveolar pelo efeito das vibrações no tórax geradas pelo borbulhamento na câmara de água pelo gás exalado.[13]

■ Interface

As interfaces são os dispositivos que conectam o sistema CPAP às narinas do RN e são componentes cruciais no fornecimento da CPAP nasal. Devem ter tamanho adequado e ser cuidadosamente fixados para evitar aumento do trabalho respiratório, pressão excessiva na pele ou no septo nasal, deslocamento e vazamento excessivo de gás. Diferentes interfaces têm sido utilizadas, sendo as prongas binasais curtas e as máscaras nasais as mais usadas atualmente. As prongas binasais curtas são menos invasivas, impõem menos resistência ao fluxo de gases e resultam em menor trabalho respiratório, facilitam a mobilidade do RN e a alimentação oral e associam-se à menor taxa de reintubação do que as cânulas nasofaríngeas. As máscaras nasais são tão eficazes quanto as prongas binasais curtas no fornecimento de CPAP nasal, causam menos trauma nasal e não reduzem o diâmetro interno das narinas, o que pode ser um benefício adicional em relação às prongas binasais.[14]

■ Complicações da CPAP

Embora os riscos associados com uso da CPAP nasal sejam mínimos, podem haver complicações. A atenção cuidadosa aos detalhes no gerenciamento do sistema de administração e do RN pode minimizar o risco de eventos adversos:

- *Pneumotórax* (Ptx): normalmente ocorre na fase aguda da doença respiratória e, em geral, está relacionado com o uso de pressões

excessivas. Lembrar de que a ocorrência do Ptx não é uma contraindicação para continuar a terapia com CPAP
- *Obstrução nasal*: é uma das principais causas de falha da CPAP e decorre, basicamente, de secreções ou mal posicionamento da pronga nasal. A administração de gás com temperatura e umidificação subótimas e técnicas incorretas de aspiração causam edema, inflamação, e lesão/infecção da rinofaringe com aumento de secreção. Para evitar obstruções, as narinas devem ser aspiradas periodicamente com técnica correta e as prongas ajustadas na posição correta
- *Trauma nasal*: apesar de as interfaces nasais serem eficazes na manutenção da CPAP, colocam pressão constante em narinas, columela, septo nasal, dorso nasal e lábio superior. Essas regiões estão particularmente em risco de lesão por pressão ou fricção do dispositivo, resultando em erosão ou necrose
- *Distensão gástrica*: ocorre por ingestão de ar, sendo mais comum após os primeiros dias da instalação da CPAP. É um achado benigno, podendo dificultar a progressão da dieta enteral, porém não há evidências de que aumente os riscos de ECN ou perfuração intestinal. A distensão gástrica pode ser controlada com aspiração intermitente do conteúdo estomacal e, nos casos graves, mantendo-se a sonda gástrica aberta. É importante garantir o posicionamento correto da ponta da sonda, assegurando que todos os orifícios fiquem no interior do estômago, e a patência da sonda, realizando aspirações intermitentes, pois as secreções podem bloqueá-la.

■ **Obstáculos para implantação da CPAP nasal em contexto de baixos recursos**

"Atualmente, a melhor evidência disponível para dar ao RNPT a melhor chance de sobreviver livre da DBP é oferecer CPAP nasal imediatamente após o nascimento, mesmo que sua idade gestacional seja inferior a 28 semanas. Os estudos indicam que não há vantagens em realizar a intubação traqueal de rotina e administrar o surfactante profilaticamente mesmo que se consiga extubá-lo e colocá-lo de volta para CPAP."[10,11]

Essa recomendação é apoiada nos estudos realizados em padrões de cuidados baseados no "melhor conhecimento", normalmente executados em países de alta renda. Embora a qualidade da evidência seja baixa, o emprego da CPAP em cenários de cuidados baseados no "melhor disponível", geralmente colocados em prática em países de baixa/média renda, parece melhorar os resultados da prematuridade, reduzindo a necessidade de ventilação invasiva, a falha na extubação traqueal e a mortalidade.[15,16]

A implementação da CPAP no manejo de RNPTs é complexa, principalmente em países de baixa/média renda. Esses países enfrentam o grande desafio de melhorar a assistência perinatal, já que carregam cerca de 95% da carga global de mortes neonatais, liderada pela prematuridade e suas consequências.[17] A CPAP de bolhas com configurações de baixo custo, ainda que abaixo do padrão aceitável de operação e monitoramento visto em configurações de alto custo, parece ser uma intervenção promissora em melhorar os resultados da prematuridade, mesmo em cenários de recursos limitados.[18,19]

No entanto, para que o uso da CPAP nasal seja viabilizado, uma série de barreiras deve ser gerenciada (Quadro 38.2). Os dispositivos artesanais de CPAP de bolhas geralmente não possuem sistemas adequados de aquecimento e umidificação para evitar danos à mucosa nasal. Com frequência, não dispõem do *blender* para controle da oferta de oxigênio, submetendo os RNPTs ao oxigênio puro e aos riscos associados a ele, como a retinopatia da prematuridade. Além disso, não têm sistemas de segurança com alarmes e monitoramento de pressão que possam levar a eventos adversos sérios, como Ptx. Como regra, circuitos, prongas e máscaras nasais são insuficientes e quase sempre reutilizados, aumentando os riscos de contaminação e transmissão de infecções. Em cenários de recursos limitados, muitas vezes os RNs são cuidados sem monitoramento contínuo dos sinais vitais, pois os equipamentos de monitoramento auxiliares, como oxímetros de pulso, analisadores de gases sanguíneos, radiografia e ultrassonografia à beira do leito não estão prontamente disponíveis. Isso requer uma vigilância redobrada e mais cuidadosa, exigindo profissionais qualificados e experientes. Dentre as várias limitações no *modus operandi* de um

Quadro 38.2 ■ Diferenças entre os padrões de cuidados baseados no "melhor conhecimento" e no "melhor disponível".[20]

	Cuidados baseados no "melhor conhecimento" *Cenário de países de alta renda*	**Cuidados baseados no "melhor disponível"** *Cenário de países baixa/média renda*
Recursos humanos	• Relação enfermeira:paciente alta (1:1-1:3) • Enfermagem especializada • Equipe de enfermagem consistente	• Relação enfermeira:paciente baixa (> 1:3) • Enfermagem não especializada • Rodízio frequente entre as unidades dentro do hospital, muitas vezes para a cobertura de escalas, necessitando de reciclagens frequentes
Equipamentos	• Concentração de oxigênio titulada de acordo com a saturação-alvo • Dispositivos com alarme e monitoramento da pressão • Sistemas de umidificação e aquecimento dos gases sofisticados alcançando as temperaturas desejadas (36 a 37°C) e 100% de umidificação • Equipamentos de monitoramento básico sempre disponíveis: oximetria de pulso, monitor cardíaco, radiografia e ultrassonografia à beira do leito e gasometria • Suporte ventilatório de resgate, como ventilador mecânico convencional, ventilador de alta frequência, surfactante e óxido nítrico inalatório (NOi) sempre disponíveis	• RNs criticamente doentes muitas vezes são tratados com oxigênio a 100%, pois normalmente não dispõem de *blender* • Dispositivos "artesanais" geralmente não dispõem de alarmes e monitoramento de pressão • Normalmente não dispõem de sistema de umidificação e aquecimento. Quando disponível, os sistemas são arcaicos, não alcançando a temperatura e a umidificação desejadas • Equipamentos de monitoramento básico frequentemente indisponíveis ou parcialmente disponíveis. Muitas vezes, o monitoramento é realizado somente com o exame clínico • Suporte ventilatório de resgate parcialmente disponível; muitas vezes a CPAP "artesanal" é o último recurso por superlotação da unidade
Dispositivos	• Circuitos, prongas, máscaras nasais e dispositivos para a fixação do sistema geralmente de uso único e com reposição sempre presente	• Circuitos, prongas, máscaras nasais e dispositivos para a fixação do sistema precários, insuficientes e quase sempre reutilizados. Maior risco de contaminação e transmissão de infecções
Rede de atendimento perinatal	• Normalmente quando utilizado em centros não terciários, a capacidade de transferência para um centro de maior complexidade sempre presente	• A transferência para um nível mais alto de assistência quase sempre está indisponível, dadas as restrições geográficas, de infraestrutura insuficientes e má gestão dos leitos de alto risco
Garantia da boa intenção de usar com os melhores resultados	• Gestão consolidada dos processos de melhoria contínua	• Baixa adesão aos protocolos institucionais • Falta de hábito no monitoramento dos processos e resultados • Baixa visão dos riscos e das repercussões a longo prazo

sistema de saúde baseado "no melhor disponível", destaca-se, porém, a insuficiência da força de trabalho. Além do déficit, muitas vezes os recursos humanos não são especializados. As equipes, principalmente de enfermagem, frequentemente rodiziam nas diferentes unidades hospitalares para a cobertura de escalas, dificultando a retenção de profissionais treinados. Mudanças constantes de pessoal costumam ser problemáticas, pois aumentam a demanda por treinamento, as perdas da função de equipe, e geram cuidados subótimos por quebras frequentes no planejamento, que potencialmente podem levar a sérios efeitos adversos e piora nos desfechos clínicos.

A administração bem-sucedida da CPAP depende mais das habilidades e do comprometimento da equipe do que do tipo de dispositivo ou da interface do paciente. A chave para o sucesso é a motivação e a resiliência das lideranças locais, tanto médicas quanto de enfermagem e fisioterapia. No entanto, não basta uma liderança constantemente motivada com "boa intenção de usar a CPAP", é preciso sempre alinhá-la com a busca de melhores resultados, mesmo que abaixo dos padrões de países de alta renda. Desse modo, é fundamental instituir o hábito de monitorar os processos e os resultados, acompanhando as taxas de sobrevida neonatal específicas de acordo com diagnóstico e idade gestacional ao nascer, e falhas e complicações com uso da CPAP. Portanto, os esforços devem ser direcionados na educação e no treinamento da equipe nos cuidados de um RN em CPAP nasal:

- Estabelecer programas de treinamento multiprofissional em serviço alinhado a avaliações periódicas das habilidades
- Desenvolver protocolo institucional com procedimentos específicos de acordo com a realidade local
- Fornecer educação continuada para melhorar as habilidades e garantir o uso de técnicas consistentes na aplicação e manutenção dos dispositivos de CPAP
- Providenciar ferramentas que auxiliem na manutenção dos treinamentos, por exemplo, *checklist* de verificação das condições de manutenção da CPAP
- Distribuir periodicamente material educativo para manter adesão aos protocolos instituídos, por exemplo, material audiovisual e módulos de autoestudo
- Motivar os colaboradores no aprimoramento das práticas de cuidados do RN em CPAP, fornecendo *feedback* de pesquisas que documentem benefícios e melhores resultados com uso da CPAP e promovendo *rounds* entre as equipes para discutir as práticas e os obstáculos
- Instituir um grupo permanente de suporte técnico para a resolução de problemas (p. ex., "Grupo de Vigília Nasal"). O aconselhamento prontamente disponível, *in loco* ou a distância, por meio de comunicação móvel ou eletrônica, sobre como superar os problemas e dúvidas é útil para manter os padrões de cuidados
- Incentivar a equipe a assumir e gerenciar o problema do risco de lesões nasais no RNPT em CPAP
- Ajudar a equipe a desenvolver paixão pela prevenção das lesões nasais
- Documentar e acompanhar os resultados antes e depois da implementação de mudanças; por exemplo, testes de novos dispositivos nasais ou protocolos de cuidados. Sempre relatar os resultados para todos os colaboradores.

Uso do surfactante em recém-nascidos prematuros inicialmente tratados com CPAP

A descoberta do surfactante foi um dos mais significativos eventos de pesquisa que ocorreu na história da neonatologia. Certamente, o surfactante salvou vidas de RNPTs que, de outra forma, seriam considerados não viáveis e fica claro também que parte do seu efeito protetor sobre o pulmão imaturo é neutralizado pela ventilação invasiva. Ao limitar a exposição à ventilação invasiva, o tratamento com CPAP diminui o risco de a criança apresentar DBP. No entanto, o subgrupo de RNs que apresentou falha na terapia com CPAP e necessitou de intubação e ventilação invasiva em um momento posterior perde as vantagens do surfactante precoce e sofre com maior incidência de DBP e HPIV.[21]

Hoje os neonatologistas à beira do leito, diante de um RNPT em CPAP nasal, vivem um grande dilema clínico: em que momento e qual a melhor abordagem para administrar o tratamento com surfactante?[22] De acordo com o Comitê de Feto e Recém-Nascido da Academia Americana de Pediatria e as Diretrizes Europeias de Consenso sobre Manejo da SDRA, o surfactante deve ser ministrado como terapia de resgate precoce, preferencialmente dentro de 2 a 3 h após o nascimento.[23,24] Um protocolo sugerido seria tratar os RNPTs ≤ 26 semanas de gestação quando a necessidade de oxigênio for superior a 30% e acima de 40% para aqueles com > 26 semanas. Alguns centros têm utilizado a estratégia INSURE (intubar → surfactante → extubar para CPAP) para evitar a ventilação invasiva. Esse método, comparado ao uso seletivo e tardio do surfactante, associou-se à menor necessidade de ventilação mecânica nos primeiros dias de vida e à diminuição da incidência de síndrome de escape de ar e DBP. No entanto, a estratégia INSURE não mostrou benefício claro ou associou-se a maior risco de morte ou DBP quando comparada à estabilização precoce com CPAP nasal e posterior administração de surfactante de resgate.[25] Além disso, essa estratégia mostrou-se difícil de implementar, principalmente, em RNPTs extremos; nesses RNs tratados com INSURE, cerca de 60% não conseguiram ser extubados até 2 h após o procedimento.[26]

Ao alcançar os critérios de tratamento com surfactante, muitos centros europeus, em particular na Alemanha, têm adotado a estratégia da administração de surfactante menos invasiva (LISA, do inglês, *less invasive surfactant administration*) para aumentar o sucesso de RNs RNPTs em CPAP nasal.[27] Apesar de as revisões sistemáticas mostrarem aumento da sobrevida de RNPTs sem DBP, a qualidade da evidência é baixa, dado o pequeno número de pacientes randomizados para essa intervenção, além de os ensaios clínicos incluídos na análise apresentarem critérios de entrada, grupos comparativos e desfechos primários discrepantes.[28] No momento, as evidências através de estudos controlados são insuficientes para recomendar a estratégia LISA na rotina diária das unidades de terapia intensiva (UTIs) neonatais.[29] Dessa maneira, quando os critérios de tratamento com surfactante forem alcançados, recomendamos proceder à intubação traqueal e administrar a medicação pelo tubo traqueal. Manter o RN em ventilação mecânica até que os parâmetros fisiológicos se estabilizem, procurando sempre a extubação traqueal e o retorno para o suporte respiratório não invasivo.

Prática com CPAP nasal

Falhas no uso da CPAP são comuns porque a sua manutenção é um processo complexo e árduo que requer uma equipe multiprofissional sagaz e motivada. É vital que a equipe entenda que, para a administração da CPAP nasal ser bem-sucedida, cada membro deve estar disposto e capaz de apoiar e ajudar uns aos outros.

A CPAP nasal deve ser indicada nas seguintes condições:

- RN com peso inferior a 1.500 g, a qualquer sinal de aumento do trabalho respiratório. Instalar CPAP precocemente, desde o nascimento, após estabilização na sala de parto
- RN com peso superior a 1.500 g, mantendo saturação periférica de oxigênio (SpO_2) pré-ductal abaixo de 90% e oxigênio inalatório acima de 40%
- Após extubação traqueal para todos os RNPTs com peso inferior a 1.500 g
- Apneia neonatal.

É fundamental observar os seguintes cuidados específicos:

- Mantenha o decúbito elevado em cerca de 15 a 30°. O RN pode ser posicionado em supino, prono ou lateral, de tal forma que garanta a permeabilidade das vias aéreas. No RNPT de muito baixo peso, nas primeiras 72 h de vida, recomenda-se o decúbito dorsal. Para manter o pescoço levemente estendido em "posição de inspirar", coloque um pequeno rolo sob o pescoço/ombros. Isso promoverá o alinhamento da faringe posterior, laringe e traqueia, facilitando a entrada de ar

- Aspire previamente a oro e a nasofaringe e instale uma sonda gástrica nº 8 ou 10, mantendo-a sempre aberta para descompressão do estômago (ver seção "Gerenciamento das práticas para manter as vias aéreas pérvias", mais adiante)
- Prefira aplicar a CPAP pela pronga nasal. Escolha o tamanho da pronga de acordo com o peso do RN (Quadro 38.3). Os tamanhos sugeridos são apenas uma referência, pois os tamanhos das narinas dos RNs variam. Para cada faixa de peso, as prongas devem preencher completamente as narinas sem distender a asa nasal ou pressionar o septo. Um branqueamento em torno da asa nasal sugere um tamanho muito grande. Por outro lado, se a pronga for pequena, além de dificultar a respiração por aumento da resistência, torna a manutenção da pressão mais difícil, devido ao maior vazamento de ar pelo sistema. A máscara nasal é uma alternativa em caso de lesão nasal (ver seção "Gerenciamento das práticas para proteção nasal | Prevenção e reparação da lesão nasal", mais adiante). Não utilize CPAP pela cânula traqueal, principalmente no RN de muito baixo peso, já que a cânula impõe um grande trabalho resistivo, em especial, os de menor diâmetro, predispondo à fadiga e, em consequência, aos episódios de apneia
- Faça a proteção das narinas e do lábio superior até as bochechas com curativo hidrocoloide (bigode). É importante que o comprimento do bigode cubra parte das bochechas e não somente o lábio superior. Atente para os dois pontos críticos na fixação da pronga:
  - *Lábio superior*: corte uma tira de velcro, lado gancho, de cerca de 0,5 cm de largura e com um comprimento que cubra toda a extensão do bigode. Corte mais duas tiras, lado laço ou veludo, de cerca de 0,5 cm de largura e com um comprimento suficiente para cerca de duas voltas na pronga. Cole-as em formato de espiral em cada lado da pronga de forma simétrica. Após umedecer a pronga com solução salina, encaixe-a nas narinas com o lado curvo para baixo. A pronga deve ajustar-se confortavelmente nas narinas sem comprimir a columela (septo nasal). Mantenha a ponte da pronga 1 a 2 mm de distância da columela. Em seguida, pressione os dois lados do velcro para fixar a pronga no lábio superior. É importante manter essa fixação firme, pois o movimento em torção da pronga pode causar danos na mucosa de septo e asa nasal
  - *Touca*: use a touca pré-fabricada (disponível nos *kits*) ou faça uma utilizando malha tubular. A touca deve ajustar-se firmemente na cabeça do RN, cobrindo até a altura do lóbulo das orelhas. Posicione os dois circuitos corrugados em ambos os lados da cabeça, pouco acima das orelhas, de forma simétrica, e fixe-os na touca utilizando elástico de látex e alfinetes ou fitas adesivas ou velcro. Para manter a pronga bem posicionada, é importante fixar firmemente os dois circuitos corrugados na posição simétrica e sem torção
- Certifique-se de que a umidificação e o aquecimento dos gases estão adequados. Se disponível, o sistema de umidificação e aquecimento servocontrolado com fio aquecido, e procurar manter a temperatura do gás em 36°C. No Brasil, a maioria dos sistemas é limitada e alcança temperatura por volta de 28 a 30°C. Qualquer que seja o sistema, atente para manter o jarro do umidificador com água destilada, pois o gás quente e seco é muito mais lesivo do que o frio e seco
- Verifique periodicamente a adaptação da pronga às narinas, a permeabilidade das vias aéreas superiores, a posição do pescoço e o aspecto da asa e do septo nasal quanto à isquemia e necrose. Vigie atentamente a posição da pronga nas narinas, evite que ela comprima as narinas na região do septo. Lembre-se de que essas intercorrências são as principais causas de falhas no emprego da CPAP (ver seção "Gerenciamento de adversidades durante a administração da CPAP nasal", a seguir)
- Inicie com pressão de 5 cmH$_2$O, fluxo de 6 ℓ/min e fração inspirada de oxigênio (FIO$_2$) entre 0,30 e 0,40. Logo após a instalação da CPAP, observe os seguintes parâmetros:
  - Caso não haja melhora do desconforto respiratório, cheque o volume pulmonar pela radiografia de tórax. Se o volume pulmonar for inferior a 8 costelas posteriores, aumente a pressão (máximo de 8 cmH$_2$O) até alcançar o volume pulmonar adequado
  - Observe a oscilação da pressão de vias aéreas (monitor de pressão) a cada movimento respiratório. Se a oscilação de pressão em relação à linha de base for superior a 2 cmH$_2$O, aumente o fluxo e a seguir a pressão
  - Se SpO$_2$ pré-ductal < 90%, aumente a FIO$_2$ e a seguir a pressão
  - Caso haja algum sinal de comprometimento hemodinâmico, institua medidas para melhorar o desempenho cardiovascular (expansor de volume e/ou aminas vasoativas) e, se necessário, diminua a pressão. Se não houver melhora do quadro, inicie a ventilação invasiva
- Após os ajustes mencionados, realize os reajustes norteados pela análise periódica dos valores da SpO$_2$ pré-ductal na oximetria de pulso e da gasometria arterial:
  - Se SpO$_2$ < 90% ou pressão parcial de oxigênio (PaO$_2$) < 50 mmHg, aumente a FIO$_2$ até 0,60 e, a seguir, se necessário, eleve a pressão em 1 a 2 cmH$_2$O por vez, até 8 cmH$_2$O. Certifique-se de que o volume pulmonar na radiografia torácica está adequado e afaste as seguintes situações: pressão e/ou fluxo no circuito insuficiente, pronga de tamanho inadequado, deslocamento da pronga, obstrução de vias aéreas por secreção e perda de pressão em vias aéreas por abertura da boca. Procure corrigir essas causas e, se não houver melhora do quadro, suspenda a CPAP e inicie a ventilação invasiva. *Observação*: em RNPT (recém-nascidos pré-termo) < 32 semanas, considerar intubação traqueal e administração de surfactante, se SpO$_2$ < 90% em CPAP de 6 cmH$_2$O e FIO$_2$ de 0,40
  - Se SpO$_2$ > 95% ou PaO$_2$ > 70 mmHg, reduza gradativamente a FIO$_2$ e a pressão. Suspenda a CPAP se o RN mantiver respiração espontânea efetiva com SpO$_2$ entre 90 e 95%, em FIO$_2$ < 0,25 e pressão de 4 cmH$_2$O
- Considere falha da CPAP nasal com indicação de ventilação invasiva nas seguintes situações:
  - SpO$_2$ < 90% ou PaO$_2$ < 50 mmHg, em FIO$_2$ > 0,60 e pressão de 8 cmH$_2$O
  - Pressão parcial de gás carbônico (PaCO$_2$) > 65 mmHg
  - Dois ou mais episódios de apneia por hora que necessitem de ventilação com pressão positiva para revertê-los
  - Acidose (pH < 7,10).

Gerenciamento de adversidades durante a administração da CPAP nasal

A seguir são descritas algumas situações que podem ocorrer durante a administração da CPAP e como podem ser gerenciadas:

- "A pronga não fica nas narinas!":
  - O tamanho da pronga está correto?
  - A touca está bem encaixada na cabeça do RN? A touca é a base de sustentação para a pronga, de modo que uma touca frouxa ou solta permitirá que qualquer movimento da cabeça desloque a pronga
  - Os circuitos corrugados estão firmemente fixos na touca e no ângulo correto para manter as prongas no lugar? Se houver torção dos circuitos corrugados, a pressão rotativa é transmitida para as prongas que podem se virar para fora do nariz ou se distorcer e pressionar o septo nasal. Em caso de dúvida, retire a pronga do RN e refaça a fixação:
    - Desfaça toda fixação dos circuitos corrugados na touca
    - Deixe os circuitos corrugados na posição natural e corrija as eventuais torções dos mesmos

Quadro 38.3 ■ Tamanho da pronga nasal de acordo com o peso do recém-nascido.

Peso (gramas)	Tamanho da pronga nasal (cm)
< 700	0
700 a 1.000	1
1.000 a 2.000	2
2.000 a 3.000	3
3.000 a 4.000	4
> 4.000	5

- Readapte os cotovelos na pronga e nos circuitos corrugados e, com o sistema montado na posição natural, certifique-se de que as prongas não fiquem torcidas
- Verifique se o curativo hidrocoloide e as fitas de velcro estão em condições adequadas; se necessário substitua-os
- Reposicione a pronga nas narinas e, antes da fixação, deixe os circuitos corrugados se acomodarem naturalmente; se necessário, corrija a posição dos cotovelos e a rotação do circuito

- "O RN não se acalma!":
  o A pronga está posicionada nas narinas de forma adequada e confortável?
  o Será que é preciso a aspiração das vias aéreas? O padrão respiratório do RN é basicamente nasal. O acúmulo de secreção nasal, mesmo em pequena quantidade, pode causar sofrimento considerável a um RN cuja respiração já esteja comprometida (ver seção "Gerenciamento das práticas para manter as vias aéreas pérvias", mais adiante)
  o Quando tiver certeza de que as vias aéreas estão limpas, coloque em prática as técnicas habituais de contenção, como ajuste do posicionamento no ninho, colocação de panos ou cobertores, chupeta etc
  o Verifique o posicionamento da ponta da sonda gástrica e aspire qualquer excesso de ar ou conteúdo gástrico e, se necessário, mantenha-a aberta para o ar ambiente
  o Se não houver contraindicação, tente posicionar o RN na posição prona, pois isso ajuda a aliviar a distensão abdominal e a pressão no diafragma. Essa posição requer um apoio no peito; o coxim no peito deve medir desde a clavícula até um pouco abaixo do tórax, e não deve ser mais largo do que a distância entre as duas linhas hemiclaviculares
  o Muitas vezes, "deixar o RN em paz" por alguns minutos, especialmente nas primeiras horas de vida, permitirá que ele se adapte e se acomode gradativamente à CPAP

- "Como podemos evitar a lesão nasal!"
  o A prevenção é a chave. O tecido sofrerá lesão se estiver sujeito a pressão contínua, atrito e/ou umidade. Evitar os fatores contribuintes manterá o septo intacto (ver seção "Gerenciamento das práticas para proteção nasal | Prevenção e reparação da lesão nasal", a seguir):
    ▪ Use prongas de tamanho correto, conforme o peso do RN
    ▪ Use touca de tamanho adequado e fixe corretamente os circuitos corrugados com fitas adesivas, velcro ou elástico com alfinetes
    ▪ Assegure o posicionamento correto da pronga nas narinas, fixando-a no lábio superior com fitas à base de velcro
    ▪ Atente para que a pronga não pressione a columela e o septo nasal
    ▪ Corrija, sempre que necessário, a torsão da pronga, para evitar pressão lateral contra o septo nasal
    ▪ Não use cremes, pomadas ou géis; utilize somente gotas de soro fisiológico (SF) 0,9% para umedecer as narinas, para inserção inicial da pronga ou durante aspiração, conforme a necessidade
    ▪ A observação frequente das narinas é essencial. Lembre-se sempre de que a melhor almofada entre o septo nasal e a pronga é o ar.

▪ Gerenciamento das práticas para proteção nasal | Prevenção e reparação da lesão nasal

Apesar de as interfaces nasais (prongas binasais curtas e máscaras nasais) serem eficazes na manutenção da CPAP, colocam pressão constante em narinas, columela, septo nasal, dorso nasal e lábio superior. Essas regiões estão particularmente sob risco de sofrer lesão por pressão ou fricção do dispositivo, resultando em erosão ou necrose.[30] As lesões nasais podem ser classificadas, segundo a gravidade, em três graus:[31]

- *I – leve*: eritema ou hiperemia persistente com pele intacta na asa nasal, na columela e/ou no septo nasal
- *II – moderada*: lesão aberta, contendo sangue, úlceras ou erosões superficiais com perda parcial da espessura da pele (epiderme e derme) na asa nasal, na columela e/ou no septo nasal
- *III – grave*: escoriação ou necrose com perda total da espessura da pele, acometendo o tecido subcutâneo e as estruturas de sustentação na asa nasal, na columela e/ou no septo nasal.

Além disso, a mucosa da rinofaringe pode sofrer inflamação, sangramento e lesão quando exposta a altos fluxos e pressões de gás com condicionamento (temperatura e umidade) subótimo e/ou aspirações com técnicas inadequadas.

Cuidados com base em evidências para prevenir a lesão nasal[32-34]

Alguns cuidados devem ser considerados para prevenir lesão nasal:

- Realize avaliações frequentes e focadas nas narinas
  o Justificativa: a falta de vigilância pode levar à isquemia e necrose nasal
    ▪ Frequência recomendada: a cada 4 a 6 h
    ▪ Pontos de avaliação: asa, columela e septo nasal, além de outros pontos de pressão; observe cor e condição de perfusão
- Alterne prongas binasais curtas com máscara nasal
  o Justificativa: a alternância entre a pronga e a máscara nasal para mudar os pontos de pressão pode reduzir a incidência de trauma nasal
    ▪ Frequência: no mínimo 2 vezes/dia
    ▪ Integridade da pele: instituir monitoramento rigoroso nos primeiros 3 dias de terapia, já que a lesão nasal por pressão se inicia precocemente
- Aplique barreira protetora
  o Justificativa: a lesão nasal pode diminuir significativamente com uso de curativo hidrocoloide
    ▪ Curativo hidrocoloide: é um material macio, flexível e seguro para uso nos RNPT
    ▪ Diminui a pressão na columela, distribui a pressão ao redor das narinas e reduz o atrito na pele causado pelo dispositivo, além de ajudar na selagem adequada da CPAP
    ▪ *Observação*: lembre-se de que o curativo hidrocoloide ajuda a prevenir a lesão, porém não impede a necrose de pressão. Dessa forma, a vigilância constante nas condições de perfusão dos locais de pressão é fundamental.
- Selecione o tamanho adequado dos dispositivos nasais
  o Justificativa: a seleção adequada do tamanho dos dispositivos nasais atenua as lesões físicas e funcionais do encaixe inadequado
    ▪ Prongas nasais grandes: causa maior pressão nos tecidos, levando a isquemia, erosão e necrose de columela, septo e asa nasal
    ▪ Prongas nasais pequenas: vedação ineficaz para gerar nível de pressão da CPAP, maior trabalho respiratório por aumento da resistência de vias aéreas e lesão do septo e da mucosa nasal por pinçamento
    ▪ Máscaras nasais adequadamente dimensionadas para evitar deslizamentos e lesões por pressão de ponte nasal, região periorbital, narinas, columela, além de obstrução nasal.
- Selecione o tamanho adequado da touca
  o Justificativa: a touca é a base de sustentação para a pronga, de modo que uma touca frouxa ou solta permitirá que qualquer movimento da cabeça desloque as prongas
    ▪ Touca grande: danos na mucosa e septo nasal devido ao movimento excessivo das prongas
    ▪ Touca pequena: aumenta os pontos de pressão e maior moldagem da cabeça, predispondo a plagiocefalia posicional
- Fixe corretamente a pronga nasal e os circuitos corrugados
  o Justificativa: a má fixação da pronga nasal no lábio superior e dos circuitos corrugados na touca causam movimentação excessiva do dispositivo e maior risco de lesão
- Mantenha o posicionamento correto do RN
  o Justificativa: o posicionamento do RN é fundamental para manter um selo adequado da CPAP, impedir o movimento do dispositivo nasal e reduzir o risco de lesão nasal
    ▪ Intervalo recomendado para mudanças de posição: a cada 3 a 6 h
    ▪ Promover a postura em flexão, evitando a posição em extensão com ações voltadas para o cuidado desenvolvimental,

proporcionando contenção (ninhos e coxins) e conforto, pode impedir o deslocamento e desalojamento do dispositivo nasal e reduzir os riscos de lesão nasal
- A movimentação excessiva é especialmente problemática em RNPTs tardios, que frequentemente desalojam o dispositivo nasal. Medidas de conforto, como panos, diminuição da estimulação ambiental, contato pele a pele, uso de chupeta e presença dos pais, podem acalmar o RN e evitar mais complicações.

Gerenciamento das práticas para manter as vias aéreas pérvias[35,36]

São necessárias algumas práticas para manter as vias aéreas pérvias (Quadro 38.4):

- O procedimento de aspiração não é isento de riscos, pode acarretar uma série de eventos adversos, como: apneia e bradicardia por estímulo do reflexo vagal, hipoxemia, hipotensão e hipertensão arterial, alteração do fluxo sanguíneo cerebral e traumas na mucosa oro/nasofaríngea
- O excesso de secreções estreitará as vias aéreas e aumentará o esforço respiratório, acarretando maior necessidade de oxigênio, episódios recorrentes de apneia obstrutiva e bradicardia e até Ptx
- O espessamento de secreções indica necessidade de aumento da umidade e/ou da temperatura do gás inspirado. Por outro lado, manchas de sangue podem sugerir que a mucosa está seca
- Quando aspirar? Verificar a necessidade de aspiração para a desobstrução das vias aéreas sempre que o RN apresentar sinais de aumento do esforço respiratório:
  - Quedas de SpO_2 e/ou bradicardia
  - Aumento da necessidade de oxigênio
  - Aumento do desconforto respiratório
  - Episódios de apneias recorrentes
  - Secreção visível no interior das prongas
  - Constatação de aumento de secreção nos atendimentos anteriores
- Equipamentos necessários para o procedimento:
  - Luvas de procedimento
  - Sondas de aspiração:
    - Nasofaringe: n° 4 ou 5 FR para RN < 1.000 g, n° 6 FR para RN > 1.000 g
    - Oral: n° 8 ou 10 Fr
  - SF 0,9% para lubrificar a sonda e/ou fluidificar secreções
  - Aspirador a vácuo com pressão de aspiração ajustada entre 50 e 100 mmHg. Procure sempre utilizar a menor intensidade de pressão necessária para remover as secreções
  - Balão autoinflável ou ventilador mecânico manual (VMM) em T conectados à fonte de oxigênio, e máscaras de tamanho adequado
- A frequência de aspiração dependerá da condição do RN:
  - Os RNs sintomáticos, em CPAP, devem ser aspirados, pelo menos, a cada 2 a 4 h ou mais frequentemente, se necessário
  - RNs estáveis, em CPAP, devem ser aspirados, pelo menos, a cada 6 h ou mais, se necessário
  - Após a descontinuação da CPAP, aspirar as narinas, pelo menos, a cada 6 h ou mais frequentemente, se for sintomático, durante as primeiras 24 h; a seguir, conforme necessário para a manutenção das vias aéreas.

▶ Ventilação não invasiva

É um modo de suporte ventilatório em que se aplicam dois níveis pressóricos (inspiratório e expiratório) de forma intermitente por meio de uma interface nasal. Os níveis de pressão, a frequência mandatória e o tempo inspiratório são preestabelecidos e ajustáveis no equipamento. Além disso, alguns aparelhos possibilitam a sincronização entre as frequências mandatórias e as respirações espontâneas, por terem em seu sistema sensores que detectam o esforço respiratório do RN (sincronização a fluxo – Giulia®, Ginevri Medical Technologies, Roma, Itália; sincronização através da cápsula de Graseby – Sophie ventilator®, Fritz Stephan, Gackenbach, Alemanha).

Apesar de os estudos demonstrarem vantagens do uso de equipamentos que sincronizam a respiração espontânea com a mandatória, nem sempre esses aparelhos estão disponíveis. Mesmo nos centros que dispõem do equipamento o recurso ou não é utilizado ou muitos relatam que são malsucedidos em alcançar a sincronização. De fato, atualmente, na prática da ventilação não invasiva (VNI), acredita-se que a maioria dos RNs não consegue realizar a sincronização. A sincronização com interface nasal é complexa e totalmente diferente da ventilação invasiva. É necessário um tempo de resposta muito rápido, pois a inspiração natural é muito curta e seu modo de início é variável. No Brasil a maioria dos ventiladores não possibilita a sincronização, alguns equipamentos dispõem de sensores de pressão que podem eventualmente sincronizar no modo não invasivo, no entanto, não há estudos que comprovem a efetividade desse tipo de disparo no modo não invasivo.

A VNI, assim como a CPAP nasal, normalmente é administrada por prongas binasais ou máscaras nasais. Mesmo com uma boa vedação entre a interface e o RN, ocorrem vazamentos variáveis pela boca do RN, o que torna a transmissão da pressão menos consistente do que na ventilação invasiva. Além disso, esses vazamentos interferem no disparo dos equipamentos que utilizam sensores de fluxo ou pressão. Outra diferença importante com a ventilação invasiva é que, na maioria dos casos, a respiração espontânea é essencial para o uso de VNI.

O modo de ação não é totalmente claro. Os picos de pressão não sincronizados da VNI parecem apenas causar um pequeno aumento nos volumes correntes em relação aos observados durante a inspiração espontânea e ocasionalmente resultam em insuflação pulmonar durante os períodos de apneia. Alguns estudos demonstram melhora da sincronia toracoabdominal e redução do trabalho respiratório. Além disso, acredita-se que o aumento intermitente da pressão nas vias aéreas superiores regularize o padrão respiratório, estimulando o reflexo paradoxal de Head. Ademais, é possível que a insuflação faríngea intermitente leve à "lavagem" do espaço morto nasofaríngeo com melhora nas trocas gasosas.[9]

Apesar de controvérsias, a VNI precoce parece ser superior à CPAP nasal para o tratamento de RNPTs com SDRA ao diminuir a necessidade de intubação e ventilação invasiva.[37] São fundamentais estudos adicionais para confirmar esses resultados e avaliar a segurança a longo prazo da VNI em comparação à CPAP nasal em uma população maior de pacientes. O resultado mais evidente observado com a VNI, em particular quando sincronizada, foi a redução da taxa de falha de extubação em RNPTs quando comparada à CPAP nasal.[38]

Hoje observa-se um gradativo aumento do uso da VNI na prática clínica, no entanto, o seu lugar no arsenal terapêutico ainda não está totalmente definido. Existem ainda poucos dispositivos concebidos especificamente para serem utilizados na VNI. Também não há um consenso sobre as melhores configurações do ventilador para serem usadas nessa modalidade.[8]

Prática com a ventilação não invasiva[39]

A prática da VNI segue os seguintes critérios:

- A VNI não substitui a ventilação invasiva. Ela deve ser vista como uma otimização da CPAP nasal nas situações de apneia sem comprometimento do parênquima pulmonar e após extubação traqueal em RNPT abaixo de 1.250 g
- Nos RNPTs que iniciam o tratamento com CPAP nasal e evoluem com aumento do trabalho respiratório, procure sempre identificar a sua causa: problemas com a manutenção da interface, piora do quadro pulmonar ou uma causa extrapulmonar, como sepse e persistência do canal arterial (PCA). Considere sempre a intubação traqueal e a ventilação invasiva, não insista em tentar a VNI, pois isso pode retardar um tratamento mais efetivo, como a terapia com o surfactante.

As indicações para a VNI são:

- Pós-extubação traqueal em RNPT < 1.250 g
- RNPT em CPAP nasal com episódios de apneias recorrentes, sem comprometimento do parênquima pulmonar.

Quadro 38.4 ▪ Ações e fundamentação na manutenção da permeabilidade das vias aéreas.

Ação	Fundamentação
• Separe todo o equipamento necessário • Conecte a sonda de aspiração na fonte de vácuo com pressão ajustada entre 50 e 100 mmHg (tenha em mãos solução salina aquecida e abra para uso, se necessário) • Certifique-se de que a fonte de oxigênio e o balão autoinflável ou VMM estejam ao alcance	• A preparação garante menor tempo de desconexão do RN com a CPAP
• Se necessário, realize a pré-oxigenação (FIO_2 em 5 a 10%) ou administre O_2 inalatório durante a aspiração	• Esse recurso deve ser utilizado somente se o RN apresentar quedas rápidas da SpO_2 ao desconectá-lo da CPAP

• Prepare o RN para o procedimento:
  ▪ Se o RN estiver particularmente ativo e não se acalmar, assegure-se de que um assistente esteja à disposição para conter e apoiar o RN durante o procedimento
  ▪ Coloque um pano ou cueiro sobre o RN
  ▪ Considere o uso de solução glicosada a 25% a 1,0 mℓ por via oral (VO) –, na porção anterior da língua, cerca de 2 min antes de iniciar o procedimento e mantendo com uma chupeta ou gaze embebida na solução durante o procedimento
  ▪ Discuta a necessidade de analgésicos com a equipe médica
	• A aspiração de vias aéreas é um procedimento doloroso e estressante para o RN, principalmente se a mucosa nasofaríngea estiver inflamada
	• A adoção de medidas de conforto e analgesia durante o procedimento garante menor repercussão nos parâmetros fisiológicos e retorno mais rápido para as condições basais

• Execute a higiene das mãos e realize todo o procedimento com luvas não estéreis
• Remova os dispositivos nasais e avalie a vitalidade dos tecidos sob pressão e se há secreção visível nas narinas
• Aspire inicialmente a orofaringe:
  ▪ Meça a distância de inserção da sonda: boca – fúrcula
  ▪ Insira delicadamente a sonda até a distância predeterminada e aplique sucção quando a sonda for retirada por 5 a 10 s, no máximo
  ▪ Repita o procedimento, conforme necessário, para limpar as secreções orais
	• A adoção da medida de evitar o contato com sangue e fluidos corporais impede a propagação da infecção
	• A vigilância das regiões de risco para lesão por pressão é fundamental para o sucesso da CPAP nasal
	• A adesão estrita aos protocolos diminui os riscos de eventos adversos

• Medida da introdução da sonda na rinofaringe: 1,5 × (entrada das narinas ao pavilhão auricular) • *Observação*: esta medida é uma estimativa aproximada para garantir que a sonda alcance a nasofaringe	• A sonda deve ser introduzida o suficiente para limpar as secreções da rinofaringe
• Retire a pronga do nariz e realize a aspiração da secreção • Se houver dificuldades em soltar a secreção (secreção espessa), instile 2 gotas ou 0,2 mℓ de SF 0,9% em cada narina. Esse não é um procedimento de rotina	• Esse procedimento ajuda a soltar a secreção e auxilia na aspiração • É importante não instilar mais do que as gotas necessárias, pois qualquer excesso só será engolido pelo RN ou ficará acumulado na orofaringe
• Introduza a sonda sem a pressão negativa até a distância predeterminada. A seguir, aplique a sucção, segurando-a por alguns segundos antes de remover a sonda • Remova a sonda girando-a lentamente e mantendo a pressão de aspiração	• Essa ação permite tempo para que as secreções sejam aspiradas
• A duração do tempo de cada aspiração dependerá da condição do RN • Após aspiração de cada narina, avalie a necessidade de repetir o procedimento	• O prolongamento do tempo de aspiração pode causar deterioração na condição do RN. As prongas devem ser reinseridas e a aspiração repetida, se necessário, após estabilização

• Se houver dificuldade na passagem da sonda devido à obstrução nasal por lesão da mucosa nasofaríngea estabelecida com secreção hemorrágica e/ou purulenta, pode-se proceder à aspiração nasofaríngea não traumática retrógrada:
  ▪ Conecte uma cânula de conta-gotas de plástico sem o bulbo no tubo do vácuo. Ajuste a pressão de aspiração para 150 mmHg
  ▪ Aspire 3,0 mℓ de solução salina normal estéril com uma seringa de 5,0 mℓ
  ▪ Instile a solução salina em uma narina e, ao mesmo tempo, aspire a narina contralateral com a ponta da cânula de conta-gotas. Repita o procedimento na outra narina
  ▪ *Observação*: não instile a solução salina sob pressão, deixe a ponta da seringa solta e injete a solução lentamente para evitar danos à orelha média. Durante a aspiração, não introduza a ponta da cânula de conta-gotas nas narinas, deixe-a na borda do vestíbulo nasal
• A lavagem e a aspiração podem ser realizadas quantas vezes forem necessárias para secreções abundantes e espessas
	• Esse procedimento permite que as secreções espessas e hemorrágicas sejam removidas, sem agravar a lesão da mucosa já estabelecida, possibilitando a desobstrução das vias aéreas
	• Pode ser mais fácil remover secreções espessas com numerosas aspirações, em vez de episódios únicos e prolongados

• Após os procedimentos, retorne o RN para uma posição confortável, segurando-a até que os sinais vitais retornem aos parâmetros normais	• Redução do estresse no RN e término do procedimento com um toque positivo

• Considere realizar o procedimento com dois profissionais para RNs frágeis, como:
  ▪ RNPTs extremos abaixo de 1.000 g
  ▪ RNs muito agitados e com histórico de quedas de SpO_2 nos procedimentos prévios
  ▪ RNs dependentes de altas pressões e FIO_2
	• Otimização do procedimento, garantindo menor risco assistencial

• Documente a tolerância do RN ao procedimento e observe as características das secreções removidas:
  ▪ Cor e consistência da secreção
  ▪ Quantidade:
    ○ Mínima: secreção preenche apenas o cateter
    ○ Média: secreção preenche até a válvula
    ○ Grande: secreção ultrapassa a válvula, estendendo-se até o tubo de conexão do vácuo
• Duração do procedimento
	• A documentação na ficha de evolução é valiosa para referência futura, pois:
	  ▪ Auxilia outra equipe a verificar quaisquer alterações necessárias nas secreções e na frequência do procedimento
	  ▪ Permite que outra equipe antecipe a resposta do RN e reduza o estresse

Procedimentos e ajustes do ventilador a serem considerados:

- Insira uma sonda gástrica e mantenha-a aberta para descompressão gástrica
- Ventilador convencional: modo não invasivo – VNI ou ventilação de fluxo contínuo, limitado a pressão e ciclado a tempo (TCPL, do inglês, *time cycled pressure limited*) – e ventilação mandatória intermitente (IMV, do inglês, *inspiratory mandatory ventilation*)
    - Pico de pressão inspiratória (PIP): 15 a 20 cmH$_2$O ou 2 a 5 cmH$_2$O acima da ajustada, durante a ventilação invasiva. Procurar não ultrapassar 25 cmH$_2$O. Lembre-se de sempre checar o PIP ajustado com o PIP monitorado. Na VNI, é muito comum o vazamento de gás ao redor da pronga e pela boca. Dessa maneira, quase sempre o PIP ajustado não é alcançado. Não insista em aumentar os valores do PIP, pois esse procedimento será inefetivo, além de haver risco da transmissão de toda a pressão nos momentos em que não houver o escape de gás
    - PEEP: 5 a 8 cmH$_2$O. A PEEP é geralmente escolhida de maneira semelhante à CPAP. Lembre-se de que na VNI as insuflações de pressão positiva contribuem para o aumento da pressão média das vias aéreas (MAP, do inglês *mean airway pressure*), além dos valores ajustados de PEEP
    - Frequência respiratória (FR): 10-25 cpm, não ultrapassar 40 cpm
    - Tempo inspiratório (Tinsp): 0,3 a 0,5 s
    - Fluxo: 8 a 10 ℓ/min
    - FIO$_2$: ajustar para manter SpO$_2$ pré-ductal entre 90 e 95%
- Recomendações de suporte ventilatório máximo na VNI:
    - RNPT < 1.000 g: MAP de 14 cmH$_2$O
    - RNPT > 1.000 g: MAP de 16 cmH$_2$O
    - A VNI não substitui a ventilação invasiva, ela deve ser vista como um procedimento para "otimizar a CPAP". Se a criança estiver deteriorando, não altere as configurações do aparelho como se estivesse em ventilação invasiva, mas considere a intubação e a ventilação invasiva
- Critérios de falha da VNI:
    - pH < 7,20 e PaCO$_2$ ≥ 60 mmHg
    - Episódios de apneia que necessitem de ventilação com pressão positiva para revertê-los
    - Três ou mais episódios de queda na SpO$_2$ < 85% após suporte máximo da VNI
- Parâmetros mínimos da VNI:
    - FR: 20 cpm
    - PIP: 14 cmH$_2$O
    - PEEP: 4 cmH$_2$O
    - FIO$_2$ < 0,30
    - Fluxo: 8 a 10 ℓ/min
    - Se parâmetros vitais dentro dos limites normais nas configurações citadas, considerar CPAP nasal ou cateter nasal.

▶ Cateter nasal

Cateter nasal de baixo fluxo

O cateter nasal oferece concentração de oxigênio relativamente estável, e possibilita maior mobilidade ao paciente, facilitando o seu manuseio e podendo ser deslocado para o colo ("mãe canguru"). É o método de escolha na fase de retirada da oxigenoterapia (RNPTs após retirada da CPAP nasal e que continuam dependentes de concentrações de oxigênio abaixo de 40%).

Os seguintes procedimentos devem ser considerados:

- Disponha de um fluxômetro de oxigênio calibrado para baixos fluxos (< 3 ℓ/min)
- Utilize fluxos de oxigênio de no máximo 2 ℓ/min. Fluxos acima desse nível podem lesar a mucosa nasofaríngea, levando a aumento de secreção e obstrução nasal
- A concentração de oxigênio oferecida gira em torno de 40 a 60%, dependendo do fluxo de oxigênio ajustado e do peso do RN
- Sempre ofereça oxigênio umidificado e aquecido
- Tenha cuidado com a condensação do vapor d'água no circuito, pois pode levar à obstrução do fluxo de gás
- Observe atentamente o grau de desconforto respiratório após a instalação do cateter
- Monitore periodicamente se há secreção em vias aéreas superiores
- Inicie com fluxo de oxigênio de 2 ℓ/min. Ajuste periodicamente o fluxo (± 0,2 ℓ/min) e/ou a FIO$_2$ para manter a SpO$_2$-alvo entre 90 e 95%. Se o RN mantiver a SpO$_2$-alvo desejada em fluxo de 0,2 ℓ/min e a FIO$_2$ 0,21, programar a retirada do cateter
- Nesse processo de diminuição do fluxo de oxigênio, alguns RNs não toleram a redução, apresentando queda da SpO$_2$ e hiperoxia quando retorna-se o fluxo aos níveis anteriores. Nesse caso, considere que o RN está dependente de pressão, e não de oxigênio. Manter o fluxo em 1 ℓ/min e ajustar a FIO$_2$ no *blender* para manter a saturação-alvo desejada.

Cateter nasal de alto fluxo umidificado e aquecido

O uso do cateter nasal de alto fluxo tem se tornado popular em vários centros mundiais.[40] O sistema utiliza fluxos entre 4 e 8 ℓ/min. Além dos efeitos positivos na manutenção do tônus faríngeo e da CRF em promover a lavagem do espaço morto laríngeo e em dar um suporte para o esforço inspiratório espontâneo, os sistemas de cateter nasal de alto fluxo apresentam um processo sofisticado de umidificação e aquecimento do gás, alcançando 100% de umidade e temperatura de 36 a 37°C. Esse fato é fundamental para prevenir lesões nasais e preservar funções importantes da nasofaringe e das vias aéreas, como a função mucociliar,[9] melhorando a tolerância e o conforto do RN e reduzindo o esforço respiratório e a necessidade de reintubação.

O uso do cateter nasal de alto fluxo claramente associa-se a menores taxas de trauma nasal quando comparado à CPAP nasal. As revisões sistemáticas dos estudos controlados realizados até o momento indicam que quando comparadas a outras formas de suporte respiratório não invasivo (CPAP e ventilação com pressão positiva intermitente nasal), o cateter nasal de alto fluxo tem taxas de eficácia semelhantes em RNPTs para prevenir falhas na extubação traqueal, morte e ocorrência da DBP.[41] Dois consensos realizados recentemente com os principais *experts* no assunto[42,43] consideram que qualquer RN que apresente lesão nasal na vigência do uso da CPAP nasal deve ser considerado um candidato para receber a terapia de resgate por cateter nasal de alto fluxo. O grande obstáculo para sua implementação no Brasil é o alto custo do dispositivo e principalmente dos acessórios.

■ PrecisionFlow® | Vapotherm[44]

É composto de uma unidade principal que inclui *blender* eletrônico, controlador de fluxo, bateria interna e sensores de monitoramento da temperatura e quantidade da água, da pressão do gás e do escape pelo circuito. Além disso, a unidade contém um cartucho interno com parede permeável às moléculas de vapor d'água, que são responsáveis por aquecer e umidificar o gás frio e seco que entrou no sistema. Outra característica desse sistema é o circuito de triplo lúmen, no qual o gás ofertado ao paciente percorre o orifício central, circundado por duas camadas de fluxo de água quente, que mantém a temperatura do gás inspirado, semelhante à ajustada no equipamento em todo o trajeto do circuito, impedindo a condensação no interior do lúmen da cânula nasal, que é desenhada para produzir mínima resistência ao alto fluxo de gás. A umidificação ofertada ao paciente apresenta umidade relativa superior a 95%.

■ Optiflow® | Fisher & Paykel[45]

É composto por uma câmara automática que mantém constante o nível de água, um umidificador aquecido com controle da temperatura servocontrolado e um circuito de fio aquecido que minimiza em cerca 90% a condensação no sistema. Esse equipamento apresenta também uma entrada para monitoramento de oxigênio e pressão, bem como uma válvula de liberação de pressão, minimizando riscos de oferta de pressão excessiva ao neonato. O circuito é flexível e poroso para reduzir a condensação. As interfaces são anatômicas e fixadas à pele por adesivos, assim são fáceis de ajustar e manter, contribuindo com os cuidados de rotina realizados pela equipe.

As evidências atuais são insuficientes para considerar o cateter nasal de alto fluxo um modo primário de suporte respiratório não invasivo em RNPTs. Se disponível, indicar para os casos nos quais as evidências mostram uma superioridade do cateter de alto fluxo em relação às outras formas de suporte não invasivo. Em geral, isso ocorre nos RNPTs após extubação traqueal ou com DBP dependentes de CPAP nasal com pressões acima de 6 cmH$_2$O e que evoluem para lesão nasal ou atelectasias recorrentes ou edema de glote pós-extubação não responsivo à corticoterapia sistêmica ou apresentam crises de agitação persistente acompanhada de quedas de saturação de oxigênio e bradicardia.

Os seguintes procedimentos devem, então, ser considerados:

- Inicie com fluxo entre 4 e 6 ℓ/min (fluxos acima de 8 ℓ/min devem ser indicados somente em casos individualizados), temperatura entre 34 e 37°C e umidade de 100%
- Escolha o tamanho do cateter: ao escolher o cateter, atente para que a pronga não oclua totalmente as narinas. É fundamental que haja escape de gás em volta do cateter. Procure manter a relação entre os diâmetros da pronga e das narinas entre 0,50 e 0,80
- Após alcançar o fluxo e a FIO$_2$ para manter estável a SpO$_2$ com esforço respiratório mínimo, mantenha os parâmetros por cerca de 12 a 24 h
- Reduza inicialmente a FIO$_2$ até 0,30, mantendo o fluxo; a seguir, diminua o fluxo até 4 ℓ/min
- Critérios para a retirada do cateter: FIO$_2$ < 0,30 e fluxo entre 1 e 4 ℓ/min
- Se com FIO$_2$ > 0,40 e fluxo de 8 ℓ/min o RN mantém desconforto respiratório ou episódios frequentes de apneia, então deve-se considerar CPAP nasal ou VPPIN ou ventilação invasiva.

▶ Suporte respiratório invasivo

A assistência ventilatória neonatal no século XXI continua sendo um grande desafio. Hoje a maioria dos neonatos que recebe ventilação invasiva é muito menor e mais imatura do que aqueles ventilados no passado. Porém, observa-se, ainda, uma grande diversidade no perfil dos RNs ventilados, por exemplo, uma ampla variação do peso de nascimento de 500 g a 4 kg. Considerando um volume corrente médio a ser ofertado de 5 mℓ/kg, o ventilador deverá ter uma faixa ótima de trabalho para fornecer volumes entre 2,5 e 20 mℓ, ou seja, uma variação de 800%. Isso exige um equipamento de alto desempenho com mínima margem de erro, já que uma margem de erro mínima de 1 mℓ pode representar quase 50% do volume corrente ofertado. Desse modo, no dia a dia da UTI neonatal, a adequação do suporte ventilatório para reduzir os efeitos indesejados da ventilação exige um esforço contínuo, muitas vezes desgastante, da equipe multiprofissional.

A incorporação da tecnologia baseada em microprocessadores na fabricação dos ventiladores neonatais e o desenvolvimento de sensores de fluxo com mínimo espaço morto, capazes de detectar pequenas variações de volume, observados partir da década de 1990, aprimoraram o desempenho desses equipamentos, expandindo enormemente as suas funcionalidades. Hoje os ventiladores disponibilizam uma série de opções de modos de ventilação, tipos de disparo e ciclagem do ciclo respiratório, e ajustes na intensidade do apoio ventilatório de acordo com as mudanças na mecânica respiratória e do esforço respiratório espontâneo do RN. Fornecem, em tempo real, ciclo a ciclo, as curvas de pressão, fluxo e volume, além dos *loops* pressão × volume e fluxo × volume. Como resultado, as capacidades de monitoramento foram estendidas, porém a interface com o usuário tornou-se mais complexa. A maioria dos ventiladores de nova geração incorporou uma tela de computador como base de sua interface com o usuário. Apresenta camadas e camadas de menus, pelas quais o usuário deve navegar a fim de fazer mudanças nas definições do aparelho, e muitos exigem várias etapas para fazer uma simples modificação em qualquer parâmetro do ventilador.

Todas essas inovações tornaram possível observar em tempo real como cada RN interage com os dispositivos utilizados para o apoio respiratório, permitindo ajustes mais finos na estratégia ventilatória. No entanto, esses benefícios podem ser perdidos se mal utilizados, podendo causar sérios danos ao paciente. A curva de aprendizagem de como otimizar o uso desses equipamentos ainda encontra-se em ritmo mais lento do que o da inovação tecnológica. Sabe-se que a capacidade de percepção e retenção de informações do ser humano é limitada, também é fato que a quantidade de dados fisiológicos e funcionais apresentada nas telas dos ventiladores atuais são claramente excessivas e mal concebidas. Dessa maneira, o excesso de informações, em vez de esclarecedor, muitas vezes leva ao efeito oposto, comprometendo o processo de análise e aumentando os riscos de erros humanos na tomada de decisão, principalmente em situações críticas. Assim, o grande desafio atual na rotina diária de uma UTI neonatal é o aumento da segurança nas tomadas de decisões, já que o erro humano é o responsável por grande parte dos acidentes médicos, sendo a maioria considerada evitável.

Procure individualizar a escolha dos modos ventilatórios e os ajustes dos seus parâmetros, considerando sempre a fisiopatologia subjacente e sua evolução potencial ao longo do tempo. Estabeleça um plano de metas da ventiloterapia, implementando a estratégia de proteção do pulmão que vise à otimização do volume pulmonar, evitando tanto a hiperinsuflação (volutrauma) como a sequência colapso-reinsuflação das vias aéreas (atelectrauma), tolerando a hipercapnia moderada e mantendo os valores de oxigenação arterial dentro de limites estritos, além de adotar uma atitude agressiva para reduzir o suporte ventilatório, tendo sempre em mente a extubação traqueal.

Ventilação convencional

Durante cerca de 3 décadas, o modo padrão para o controle da insuficiência respiratória do RN foi a IMV com o conceito de controle da pressão utilizando a TCPL. Os avanços na tecnologia de microprocessadores e o desenvolvimento de sensores de fluxo capazes de detectar pequenas variações de volume viabilizaram equipamentos que fornecem uma série de novas modalidades ventilatórias, como assistido-controlado (AC), ventilação mandatória intermitente sincronizada (SIMV) e ventilação com pressão de suporte (PS).

Apesar de as evidências atuais mostrarem que o volutrauma é o principal "vilão" no desencadeamento da lesão pulmonar, a ventilação volume controlado (VCV) ainda não é viável para o RN. Esse fato se deve à limitação tecnológica dos equipamentos em medir e controlar efetivamente a oferta de volume de gás na via aérea proximal. Como o ventilador mede o volume necessário na máquina, até que o gás chegue ao paciente ocorre perda pelo volume de compressão do conjunto jarro-umidificador-circuito, especialmente quando os pulmões estão rígidos. Além disso, em razão de as cânulas endotraqueais serem de diâmetro uniforme sem o balonete, quase sempre ocorre algum grau de vazamento ao seu redor. Assim, desenvolveu-se um modo híbrido de ventilação no qual o equipamento continua controlando a pressão e, com um sistema complexo de microprocessamento, monitora continuamente o volume corrente exalado, ajustando os níveis de suporte de acordo com o volume corrente desejado (volume-alvo). Nessa linha, novos modos têm sido viabilizados, destacando-se a ventilação volume garantido (VG), na qual o aparelho ajusta automaticamente os níveis de pressão inspiratória de acordo com o volume-alvo desejado.[46]

■ Pressão limitada *versus* pressão controlada

Sistemas de fluxo contínuo ajustável | Ventilação pressão limitada

A criação de um equipamento que oferece fluxo contínuo no circuito permitiu o desenvolvimento da ventilação mecânica neonatal. Como a frequência respiratória espontânea do RN é alta em relação às outras faixas etárias, ele necessita de uma fonte de gás fresco para respirar entre os ciclos de pressão positiva. Esse fluxo de gás contínuo e ajustável é definido pelo profissional. Quando a válvula de exalação do ventilador se fecha durante a inspiração, o circuito é pressurizado e o fluxo de gás é desviado para o paciente, insuflando ativamente os pulmões. No final da inspiração, a válvula se abre e os pulmões são passivamente esvaziados pela retração elástica. O fluxo (ℓ/min) deve ser ajustado o suficiente para permitir que o PIP desejado – pressão limite – seja alcançado no Tinsp atribuído. Se estiver muito baixo, o PIP desejado pode não ser alcançado e o paciente pode desenvolver "fome de ar", aumentando o trabalho respiratório. Se estiver alto demais, o PIP desejado é rapidamente alcançado e o fluxo excedente é liberado pela válvula de exalação. Esse alto fluxo pode, porém, criar turbulência, prejudicando as trocas gasosas, levando à pressão positiva expiratória final automática (autoPEEP) e provocando hiperdistensão dos pulmões.

O sistema de fluxo contínuo utilizado durante a TCPL ainda é o método mais comum de fornecer ventilação mecânica para neonatos. O advento da tecnologia baseada em microprocessadores e o desenvolvimento de sensores de fluxo capazes de detectar pequenas variações de volume instalado na posição proximal ao paciente (entrada da cânula traqueal) tem possibilitado monitorar o comportamento das curvas de fluxos inspiratório e expiratório durante a TCPL (Figura 38.1). Dessa forma, quando o PIP é rapidamente alcançado (curva de pressão quadrada), o fluxo inspiratório acelera bruscamente, alcançando o pico no início da inspiração, seguida de uma fase de desaceleração rápida, até o ponto zero (0), quando ocorre o equilíbrio das pressões proximal e alveolar (Figura 38.1 A). À medida que o fluxo no circuito é reduzido, ocorre um retardo na sua pressurização e na velocidade de alcance do PIP, até o ponto no qual o pico de pressão só é alcançado ao final do Tinsp ou pode não ser alcançado (curva de pressão triangular ou sinusoidal). Nessas situações, o fluxo inspiratório acelera rapidamente no início e em seguida mantém-se ao longo da inspiração. A fase de desaceleração rápida ocorrerá se, antes do término do Tinsp, o PIP for alcançado. Caso contrário, manter-se-á constante até o final do Tinsp ajustado (Figura 38.1 B e C).

Sistemas de fluxo variável livre | Ventilação pressão controlada

Na ventilação à pressão com fluxo variável, o aparelho controla o fluxo inspiratório por meio de válvulas solenoides proporcionais de acordo com os níveis de PIP ajustados. Normalmente, nesse modo de ventilação há uma aceleração brusca do fluxo de gás no início da fase inspiratória que resulta em pressurização rápida do circuito com entrega dos picos de pressão e de volume no início da inspiração (curva de pressão quadrada). Em seguida, o fluxo inspiratório desacelera até o ponto zero (0) ou até o final do Tinsp (ver Figura 38.1 A). Como o fluxo é variável, alguns equipamentos oferecem uma maneira qualitativa de controlá-lo por meio do ajuste do recurso de tempo de subida da pressão (rampa de subida da pressão em %/s) para alterar a inclinação da curva de pressão inspiratória. Essa inclinação está associada ao fluxo inspiratório, ou seja, quanto maior a inclinação, maior o fluxo, e vice-versa. De modo semelhante aos equipamentos com sistemas de fluxo contínuo, se a inclinação for muito plana – tempo de subida lento –, o paciente pode apresentar "fome de ar", com aumento do trabalho respiratório. Se for muito íngreme, pode ocorrer excesso de pressão (*overshoot*). Esse modelo de controle do fluxo inspiratório é utilizado na ventilação pressão controlada e na ventilação de suporte de pressão.

Teoricamente, com base na dinâmica do fluxo de gases e na fisiopatologia da doença pulmonar, a estratégia da Figura 38.1 A – fluxo variável –, entregando rapidamente o gás para os pulmões e com os picos de pressão e de volume ocorrendo no início da inspiração, poderia ser benéfica nos estados fisiopatológicos caracterizados por comprometimento homogêneo dos pulmões (baixa complacência e alta resistência), como em SDRA grave, pneumonias e hemorragia pulmonar, em que há necessidade de alta pressão de abertura.

Nas condições caracterizadas por comprometimento pulmonar heterogêneo (síndrome de aspiração de mecônio [SAM] e DBP) e por alterações rápidas na mecânica respiratória, como ocorre após a administração do surfactante, seria mais vantajosa a estratégia da Figura 38.1 C – fluxo constante –, em que a insuflação mais lenta dos pulmões com os picos de pressão e de volume ocorrendo ao final da inspiração leva à melhor distribuição do fluxo de gás.

Ventilação sincronizada

Tanto a ventilação pressão limitada (TCPL) como a ventilação pressão controlada (PCV) permitem o sincronismo entre o esforço respiratório espontâneo e os ciclos de pressão positiva ofertados pelo ventilador nos seguintes modos: AC, SIMV e PS. O disparo dos ciclos de pressão positiva fornecidos pelo equipamento pode ser feito por meio de variações de fluxo na entrada da cânula traqueal (sensor de fluxo proximal) – disparo a fluxo – ou por queda da pressão no circuito – disparo a pressão.

No período neonatal, em particular no RNPT, dá-se preferência ao disparo a fluxo, pois o sistema exige menos esforço respiratório. No entanto, deve-se atentar para a ocorrência do autodisparo, decorrente das flutuações do fluxo gasoso, provocadas pelo escape exagerado de gases em volta da cânula traqueal ou pelas vibrações do fluxo devido à presença de água condensada no circuito ou secreção pulmonar.

■ Assistido-controlado

No modo AC, o aparelho fornece um suporte ventilatório com pico de pressão e Tinsp predeterminado em resposta ao esforço respiratório espontâneo (ciclos assistidos). Se, no entanto, o paciente não realiza esforço inspiratório em determinado período, o equipamento fornece ventilações mecânicas controladas na frequência predeterminada ou de *backup* (ciclos controlados). Nesse modo de ventilação, todos os ciclos respiratórios espontâneos são, portanto, assistidos. A princípio, é o paciente quem comanda a frequência, mas, se a frequência espontânea cai abaixo da "frequência de apoio", o aparelho entra com os ciclos controlados até que a frequência do paciente supere a "frequência de apoio".

■ Ventilação mandatória intermitente sincronizada

A SIMV é uma modificação técnica da IMV convencional, na qual o aparelho libera as ventilações assistidas com pico de pressão, Tinsp e frequência predeterminados, imediatamente após o início do esforço inspiratório do paciente. Se, no entanto, o esforço respiratório não é detectado dentro de certo tempo estabelecido, o aparelho fornece ventilações mecânicas controladas na frequência predeterminada. Portanto, ao contrário do AC, nesse modo, os ciclos respiratórios assistidos são intercalados com as respirações espontâneas, que recebem somente o suporte da PEEP.

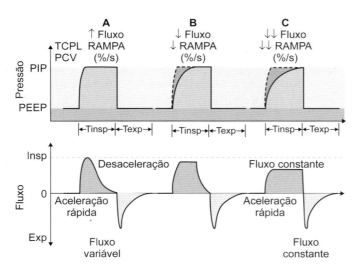

Figura 38.1 ■ Curvas de pressão e fluxo na ventilação pressão controlada com fluxo contínuo e variável. TCPL: ventilação pressão limitada; PCV: ventilação pressão controlada. Insp: inspiratório; Exp: expiratório; PEEP: pressão positiva expiratória final; PIP: pico de pressão inspiratória; Tinsp: tempo inspiratório; Texp: tempo expiratório.

Ventilação com pressão de suporte

A PS é uma forma de suporte ventilatório que auxilia o paciente durante a respiração espontânea, facilitando o esforço respiratório no decorrer da fase inspiratória, quando o aparelho fornece uma pressão positiva preestabelecida por meio de um sistema de controle de fluxo variável. O disparo é realizado de forma semelhante aos modos AC e SIMV (fluxo ou pressão). Logo no início da fase inspiratória, ocorre uma aceleração brusca do fluxo de gás (ver Figura 38.1 A) e em seguida o fluxo inspiratório desacelera. Normalmente, os equipamentos trabalham finalizando a fase inspiratória quando o fluxo de gás chega a 15% do pico de fluxo (ciclado a fluxo), iniciando-se a partir de então a fase expiratória. A utilização clínica dessa estratégia visa diminuir o trabalho respiratório, com menor sobrecarga muscular, assim como a possibilidade de fadiga. Atualmente, no período neonatal, essa técnica tem sido empregada em conjunto com a SIMV na fase de retirada da ventilação mecânica, assistindo às respirações espontâneas, com o objetivo de diminuir os episódios de hipoxemia e bradicardia decorrentes do aumento da carga resistiva imposta pela cânula traqueal. Esse fato se torna evidente quando a frequência da SIMV é ajustada abaixo de 20 ciclos por minuto (cpm).

Teoricamente esse modo seria superior ao AC, por possibilitar o sincronismo tanto inspiratório como expiratório. Porém, na prática clínica, a ocorrência de escape de gás em volta da cânula limita o seu uso pleno. Se o critério de término da inspiração fixado (% do pico de fluxo) for inferior ao montante de escape de gás, a ciclagem por fluxo não ocorrerá, prolongando o Tinsp indefinidamente ou até um ajuste manual. Tal ajuste é determinado, na maioria dos equipamentos, automaticamente pelo ajuste do Tinsp na SIMV.

Para minimizar o efeito do escape de gás, alguns equipamentos (VN 500® – Dräger) dispõem de sistema de compensação de fuga. Os critérios para o ajuste do nível de PS ainda são empíricos. Pode-se iniciar com pressões em torno de 50% do diferencial entre o PIP e a PEEP ajustados nos ciclos assistidos (p. ex., se PIP de 20 cmH$_2$O e PEEP de 5 cmH$_2$O, então o diferencial será de 15. Nesse caso, ajuste a PS entre 7 e 8 cmH$_2$O acima da PEEP). Ou inicie com pressões entre 6 e 8 cmH$_2$O acima da PEEP, ajustando-as, se necessário, para obter um volume corrente (VC) em torno de 70% (3 mℓ/kg) do VC dos ciclos assistidos.

Ao proporcionar melhor interação entre as ventilações controladas e espontâneas, os modos sincronizados teriam vantagens potenciais de oferecer mais conforto ao paciente e facilitar a retirada da ventilação invasiva, diminuindo, assim, o tempo de ventilação e a incidência de DBP.

No entanto, a revisão sistemática dos estudos controlados demonstrou que essa estratégia ventilatória diminuiu somente a duração da ventilação, com vantagens para o modo AC sobre a SIMV. Não se observou qualquer benefício quanto à redução de mortalidade, DBP ou lesão cerebral.[47] Apesar da falta de evidência definitiva de superioridade em relação ao IMV tradicional, os benefícios da ventilação sincronizada são geralmente aceitos, e a maioria das UTIs neonatais tem adotado essas técnicas. A escolha entre SIMV e AC é, até certo ponto, uma questão de preferência pessoal. Na realidade, há pouca diferença entre os dois na fase aguda da insuficiência respiratória, especialmente no RNPT extremo ou gravemente doente que tem pouco ou nenhum esforço respiratório próprio. Sob essas circunstâncias, estamos, na realidade, fornecendo ventilação controlada, independentemente da seleção do modo de ventilação. As diferenças entre SIMV, AC e PS tornam-se mais pronunciadas a partir do momento em que o RN apresenta respiração espontânea, em particular, durante a fase do desmame, e são especialmente importantes nos RNPTs intubados com tubos traqueais estreitos. Ventilação prolongada com baixas frequências na SIMV deve ser evitada nessas crianças, em que se impõe um indesejável aumento do trabalho respiratório por elevada carga resistiva imposta pelo tubo traqueal.

Ventilação volume-alvo

A partir do reconhecimento de que o volume, e não o PIP, é o principal determinante da lesão pulmonar, a maioria dos profissionais tende a manter, de forma estrita, o monitoramento e o controle do VC ofertado. Na ventilação pressão limitada ou controlada (TCPL ou PCV), o ajuste do PIP determina o VC que se deseja administrar. No entanto, esse volume irá flutuar de acordo com as variações na mecânica pulmonar, ou seja, um menor volume de gás será entregue nas condições de baixa complacência, enquanto nas situações de melhora da complacência o volume ofertado será maior.

É importante lembrar que essas alterações são mais abruptas nas primeiras horas de vida em resposta à reabsorção do líquido pulmonar fetal e após a terapia com surfactante. Além disso, a intensidade do esforço respiratório espontâneo e a sua interação com os ciclos de pressão positiva gerados pelo ventilador interferem no volume de gás ofertado. Por causa dessas mudanças constantes, um suporte "ótimo" em dado instante pode ser "péssimo" em outro momento, de modo que é fundamental a presença de um profissional vigilante que ajuste continuamente os parâmetros ventilatórios. A disponibilidade do sensor de fluxo nos ventiladores de nova geração tornou possível o monitoramento em tempo real do VC e se transformou em um instrumento valioso no auxílio dos ajustes de PIP, PEEP e Tinsp, já que os ajustes do PIP baseados somente na observação clínica da expansibilidade torácica mostraram-se equivocados para avaliar o VC ofertado. A localização do sensor de fluxo é crítica, sendo recomendada para uso neonatal a posição proximal junto à entrada do tubo traqueal.

A escolha do VC ideal ainda é motivo de estudo. A maioria dos especialistas adota valores entre 4 e 6 mℓ/kg. O VC exalado de 4 a 5 mℓ/kg é apropriado no RNPT típico com SDRA na fase aguda. RNPTs extremos (< 1.000 g) exigem VC próximo de 6 mℓ/kg para compensar o espaço morto do sensor de fluxo (0,8 a 1,0 mℓ). Do mesmo modo, volumes entre 6 e 8 mℓ/kg devem ser mantidos em RN ventilados cronicamente (> 2 semanas), devido ao aumento do espaço morto anatômico e fisiológico que ocorre com o avançar da idade, podendo chegar a valores entre 10 e 12 mℓ/kg nos casos com DBP grave.

Apesar dos avanços do modo TCPL associado a AC, SIMV e PS, o monitoramento do VC, a hipocapnia e a hiperventilação inadvertida continuam sendo um problema comum na prática diária. Nesse sentido, a ventilação volume-alvo surge como perspectiva para diminuir a lesão pulmonar e cerebral, evitando o volutrauma e diminuindo os episódios de hipocapnia. A ventilação volume-alvo reúne uma variedade de modos híbridos, resultantes de modificações da TCPL/PCV, que combinam as vantagens da ventilação com controle da pressão aos benefícios de ajustar o VC ofertado. Esses modos são projetados para oferecer e manter um VC predeterminado (volume-alvo), ajustando automaticamente os níveis do PIP ou do Tinsp.

Várias formas de ventilação volume-alvo têm se mostrado viáveis e seguras mesmo em RNPTs de extremo baixo peso, com destaque para o VG, a pressão regulada volume controlado (PRVC), o volume assistido pressão de suporte (VAPS) e o VC. O modo VG, o mais avaliado em RN, fornece desmame automático da pressão de pico em resposta à melhora da complacência pulmonar e ao esforço respiratório (autodesmame).

Estudos utilizando essa técnica demonstraram menos oscilações no VC ofertado, necessidade de menor PIP, menos episódios de hipocapnia e menores níveis de citocinas inflamatórias. A revisão sistemática dos estudos controlados mostrou vantagens de a ventilação volume-alvo reduzir o tempo de ventilação, Ptx, complicações neurológicas graves (HPIV grave e leucomalacia periventricular), além de aumentar a sobrevida sem DBP.[48]

Esses resultados parecem promissores, no entanto, até que tenhamos evidências mais concretas quanto à segurança e à confiabilidade desses equipamentos nas condições de uso prolongado e aos efeitos a longo prazo, é apropriado que essa estratégia seja utilizada judiciosamente somente por aqueles adequadamente treinados para a sua aplicação.

Ventilação com "pulmão aberto"

Também é crítico que o VC ofertado seja distribuído de maneira uniforme em um pulmão aerado. Esse fato não tem sido muito apreciado na prática diária e exige atenção especial. Em áreas persistentes de atelectasia, mesmo os VCs considerados fisiológicos, entrando na porção de alvéolos ainda abertos, conduzirá inevitavelmente à hiperexpansão dessa região, com subsequente volutrauma e biotrauma. A porção colapsada do pulmão também será danificada como resultado da sequência dos ciclos de colapso-insuflação pelas forças de cisalhamento (atelectrauma).

Assim, os benefícios de qualquer estratégia ventilatória não podem ser obtidos sem a garantia de que o VC seja distribuído uniformemente ao longo dos pulmões. Em termos práticos, a adequação do volume pulmonar utilizando o conceito "pulmão aberto" é conseguida por meio da aplicação adequada da PEEP. Por uma variedade de razões, o neonatologista ainda tem receio de usar níveis adequados de PEEP. Lentamente essa cultura da "PEEP-fobia" vai sendo superada, mas ainda permanece como um dos principais obstáculos para otimizar a prática da ventilação mecânica. É importante entender que não existe um único nível de PEEP "seguro". Em vez disso, a PEEP ideal deve ser adaptada para o grau de lesão pulmonar (i. e., a complacência pulmonar). Para crianças com pulmões saudáveis e, portanto, com complacência normal, PEEP de 3 cmH$_2$O é adequada e PEEP de 5 cmH$_2$O pode resultar em expansão excessiva dos pulmões, com comprometimento do retorno venoso e do débito cardíaco e em consequência de alterações nos fluxos sanguíneos cerebral e sistêmico. Por outro lado, em pulmões com áreas extensas de atelectasia podem exigir níveis de 8 a 10 cmH$_2$O ou mais para alcançar um recrutamento alveolar adequado para melhorar o desequilíbrio entre ventilação e perfusão.

A adequação do volume pulmonar por meio do ajuste da PEEP pode ser monitorada em tempo real pela análise da curva pressão-volume (P-V), tomando como base a presença ou ausência do ponto de inflexão inferior (pressão de abertura) no ramo inspiratório da curva. A Figura 38.2 representa a curva P-V com PEEP adequada. A curva começa no nível da PEEP e aumenta, durante a inspiração, até alcançar o PIP, em seguida, retorna para o valor da PEEP durante a expiração. A inclinação da reta que une o início e o final da inspiração representa a complacência, enquanto as resistências inspiratória e expiratória são mostradas pelas *setas duplas cinzas*. A Figura 38.3 mostra o impacto do uso de PEEP insuficiente na curva P-V. O ponto 1 representa o ponto de inflexão inferior ou pressão de abertura. O ponto 2 representa o

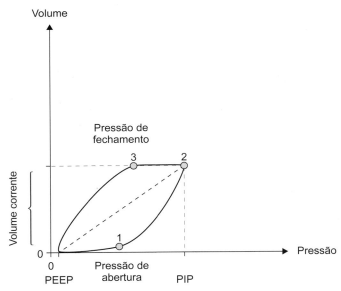

Figura 38.3 ■ Impacto do uso de PEEP insuficiente na curva P-V. O ponto 1 representa o ponto de inflexão inferior ou a pressão de abertura. O ponto 2 indica o PIP e o volume corrente correspondente, e o ponto 3, a pressão de fechamento. PEEP: pressão positiva expiratória final; PIP: pico de pressão inspiratória.

PIP e o VC correspondente, e o ponto 3, a pressão de fechamento. O ponto de inflexão inferior pode ser reconhecido pela mudança brusca na inclinação da curva inspiratória. Abaixo desse ponto, na fase de transição de baixo volume para insuflação pulmonar plena, é necessária muita pressão para produzir alteração no VC. Por outro lado, acima desse ponto, mais volume entra nos pulmões com menor aumento de pressão. Quando a PEEP é ajustada no nível da pressão de abertura, o ponto de inflexão inferior desaparecerá, resultando em melhor manutenção do volume pulmonar.

Uma vez estabilizado o volume pulmonar, recomenda-se, desde que as condições clínicas permitam, uma atitude agressiva para reduzir o suporte ventilatório, tendo sempre em mente a extubação traqueal. Durante todo o processo, devem-se evitar a hipocapnia e a hiperoxia por estarem associadas ao maior risco de DBP, leucomalacia periventricular e retinopatia da prematuridade. Se o RN apresentar-se clinicamente estável e com os valores de gases sanguíneos aceitáveis com FIO$_2$ < 0,30 e FR < 20 cpm, a extubação traqueal pode ser bem-sucedida, mesmo em RNPTs extremos. As chances de sucesso no processo de retirada da ventilação parecem aumentar com o uso das xantinas e da ventilação não invasiva (VNI/CPAP) pós-extubação.[49]

Prática com a ventilação invasiva

No dia a dia da UTI neonatal, para a maioria dos RNs com insuficiência respiratória, basta o recurso da ventilação convencional. Para a instalação e a condução da ventiloterapia, siga os passos norteados na Figura 38.4 e, mais à frente, nas Figuras 38.5 e 38.6.

■ Checagem do funcionamento do ventilador

O uso do ventilador nunca foi tão seguro, mas também nunca foi tão complicado. Cada ventilador funciona de maneira diferente e é apenas uma ferramenta nas mãos do profissional, que pode ser bem utilizada ou não. Assim é fundamental que o usuário esteja familiarizado com as características específicas de seu equipamento. É importante lembrar que o melhor ventilador é aquele que você tem na unidade, oriente-se pelos manuais dos respectivos equipamentos!

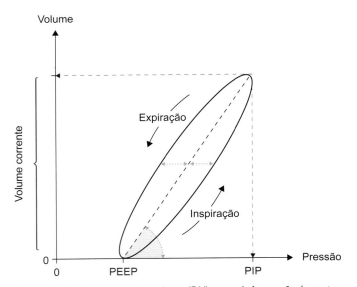

Figura 38.2 ■ Curva pressão-volume (P-V) normal. A pressão é mostrada no eixo X e o volume no eixo Y. A curva começa no nível da PEEP e aumenta, durante a inspiração, até alcançar o PIP, em seguida, cai de volta para o valor da PEEP durante a expiração. A inclinação da reta que une o início e o final da inspiração representa a complacência. As resistências inspiratória e expiratória são mostradas pelas *setas duplas cinzas*. PEEP: pressão positiva expiratória final; PIP: pico de pressão inspiratória.

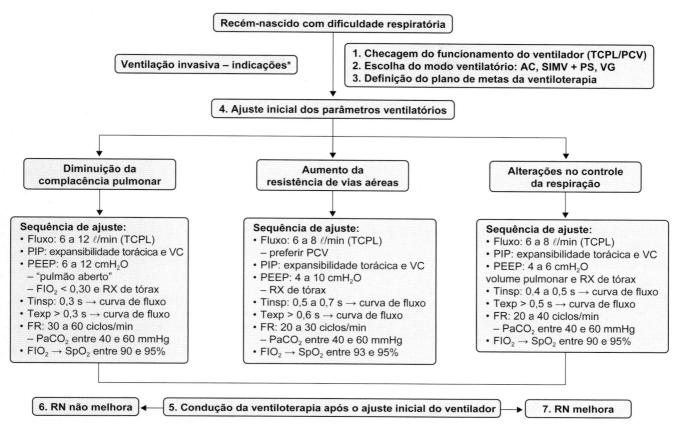

Figura 38.4 ▪ Fluxograma básico para o ajuste dos parâmetros ventilatórios em recém-nascidos com dificuldade respiratória. TCPL: ventilação pressão limitada; PCV: ventilação pressão controlada; AC: assistido-controlado, SIMV: ventilação mandatória intermitente sincronizada; PS: com pressão de suporte; VG: volume garantido; VC: volume corrente; RX: radiografia; CPAP: pressão positiva contínua nas vias respiratórias; FiO_2: fração inspirada de oxigênio; PEEP: pressão positiva expiratória final; PIP: pico de pressão inspiratória; FR: frequência respiratória; $PaCO_2$: pressão parcial de oxigênio; SaO_2: saturação arterial de oxigênio; Texp: tempo expiratório; Tinsp: tempo inspiratório; RN: recém-nascido; VPP: ventilação com pressão positiva.

Organize com a equipe (enfermagem, fisioterapia e médica) uma rotina de trabalho que estabeleça as responsabilidades de cada profissional, para garantir que o ventilador esteja em perfeitas condições de uso ao conectá-lo ao paciente. Para checar o funcionamento do aparelho, ajuste os parâmetros nos seguintes valores: fluxo de 6 ℓ/min, FiO_2 de 0,40, FR de 20 cpm, Tinsp de 0,3 s, pressão inspiratória de 20 cmH_2O, PEEP de 4 cmH_2O e disparo a fluxo (*Observação*: esses parâmetros de teste foram escolhidos para o RNPT com SDRA. Após o teste de funcionamento, esses parâmetros devem ser modificados de acordo com a faixa de peso e idade gestacional e principalmente com o tipo de comprometimento pulmonar subjacente.)

Oclua totalmente a via de saída para o paciente no "Y" do circuito, a seguir observe o movimento do mostrador de pressão gerada pelo ventilador e compare os valores das pressões ajustadas e monitoradas pelo aparelho. Se o aparelho dispuser do sensor de fluxo, execute o teste com o sensor conectado ao "Y". Caso não se observe o movimento desse mostrador ou se a velocidade com que a pressão sai da linha de base e chega ao limite preestabelecido é lenta ou se o limite de pressão não é alcançado, cheque os problemas listados a seguir, procurando corrigi-los ou, se necessário, troque de aparelho:

- Escape de gás pelo circuito ou pelo jarro do umidificador
- Válvula exalatória mal-ajustada ou furada
- Sistema elétrico desligado
- Rede de gases com pressão insuficiente para a ciclagem do ventilador. Verifique o funcionamento das válvulas reguladoras de ar comprimido e oxigênio
- Defeito interno do ventilador por problemas na parte hidráulica ou no sistema de microprocessamento

Observação: tradicionalmente utilizamos a TCPL em vez da PCV, pois, na maioria dos RNPTs, os ajustes habituais com esse modo são suficientes. Nos RNs que necessitem de altos parâmetros de pressão e frequência, é preferível o PCV. Além disso, nas situações de escape exagerado de gás em volta da cânula (acima de 50%), pode-se optar pelo modo PCV. Caso não disponha desse modo, procure ajustar o fluxo na TCPL para suprir essa demanda (fluxo de 8 a 12 ℓ/min). Lembre-se de que como o fluxo é contínuo na TCPL, o valor ajustado estará presente tanto na fase inspiratória como na expiratória, podendo gerar aumento do trabalho para a exalação do gás.

Como discutido anteriormente, o fator mais importante é o padrão de fluxo inspiratório gerado tanto na TCPL como na PCV. Dessa forma, procure ajustar os parâmetros para obter padrão de fluxo variável (ver Figura 38.1 A) nas situações que necessitem de altas pressões de abertura com comprometimento pulmonar homogêneo (SDRA grave, hemorragia pulmonar). Por outro lado, nas situações de comprometimento pulmonar heterogêneo (SAM, DBP grave), ajuste os parâmetros para obter um padrão de fluxo constante (ver Figura 38.1 C).

Quadro 38.5 ■ Indicações para intubação e ventilação mecânica.

Esforço respiratório inadequado/ausente	• Esforço respiratório espontâneo irregular, débil ou ausente • Apneias recorrentes (> 6 eventos/h) ou ≥ 2 apneias com necessidade de VPP • Encefalopatia hipóxico-isquêmica moderada/grave
Aumento do trabalho respiratório em CPAP ou VNI (relativo)	• Desconforto respiratório grave (Boletim Silverman & Andersen > 7) • Taquipneia grave persistente (FR > 100/min)
Necessidade de altas concentrações de oxigênio	FIO_2 > 0,40 a 0,60 em CPAP pressão ≥ 6 cmH_2O para manter SpO_2 entre 90 e 95%
Acidose respiratória grave	• pH < 7,10 na primeira hora e pH < 7,20 nas horas subsequentes • $PaCO_2$ > 65 mmHg até 3º dia de vida e $PaCO_2$ > 70 mmHg após o 3º dia
Dificuldade respiratória moderada ou grave e contraindicações para o suporte não invasivo	Obstrução intestinal; perfuração intestinal; cirurgia gastrintestinal recente; íleo; hérnia diafragmática congênita
Obstrução de vias aéreas superiores	Micrognatia grave, massa orofaríngea, atresia de coanas
Período pós-operatório	Depressão central por agentes anestésicos; POi de laparotomia
Instabilidade hemodinâmica grave	Bradicardia persistente (FC < 60 bpm), choque

CPAP: pressão positiva contínua de vias aéreas; FIO_2: fração inspirada de oxigênio; FC: frequência cardíaca; FR: frequência respiratória; $PaCO_2$: pressão parcial de gás carbônico; POi: pós-operatório imediato; SpO_2: saturação periférica de oxigênio; VNI: ventilação não invasiva; VPP: ventilação com pressão positiva.

■ Escolha do modo de ventilação: AC, SIMV + PS, VG

Ao se escolher um modo de ventilação, considere as seguintes ações:

- Opte pelo modo AC na fase aguda da doença, quando é necessário um alto suporte ventilatório. Esse modo permite melhor sincronismo e oferta mais estável do VC. A seguir, após estabilização, quando o paciente permitir a redução dos parâmetros ventilatórios, pode-se utilizar o modo SIMV associado à PS. Se disponível, utilize esses modos associados à VG
- *Observação*: ao se optar pelo modo sincronizado, certifique-se dos seguintes cuidados:
  - Fique atento para as condições que aumentem o tempo de compressão do circuito devido ao prolongamento do tempo de resposta do sistema. Assim, procure utilizar circuitos e jarros dos umidificadores recomendados para RNs. E observe se não há vazamento de gás pelo circuito e conexões
  - Afaste fatores que podem gerar a autociclagem, principalmente se o modo de disparo escolhido for a fluxo, como secreção, condensação de vapor d'água no circuito e escape de gás exagerado em volta da cânula traqueal
- Escolha o método de disparo da válvula: os ventiladores para uso neonatal disponibilizam como métodos de disparo o fluxo e a pressão, sendo o primeiro o mais utilizado em neonatologia
- Ajuste a sensibilidade: antes de conectar o aparelho ao paciente, teste a sensibilidade, seguindo os seguintes passos:
  - Coloque no modo AC e ajuste o nível da sensibilidade para a posição de máxima sensibilidade (valor mínimo de fluxo)
  - Simule o autodisparo, manipulando o circuito. A seguir, ajuste (diminua) gradativamente a sensibilidade até que não ocorra mais o autodisparo
  - Conecte o aparelho ao paciente e, em seguida, examine o padrão respiratório e as condições de oxigenação
  - Certifique-se de que o paciente desencadeia todos os ciclos respiratórios, observando atentamente o sinal luminoso no visor do aparelho
  - O paciente deve ficar mais confortável, diminuindo o grau de desconforto respiratório. Inicialmente a frequência ainda permanecerá alta, diminuindo gradativamente à medida que ocorre a estabilização do volume-minuto. Caso a frequência respiratória total se mantenha persistentemente acima de 70 cpm sem evidência de esforço inspiratório do paciente, deve-se suspeitar de autodisparo. Para se certificar de que a taquipneia é causada pelo desencadeamento automático do ventilador, mude brevemente para o modo CPAP e observe o padrão respiratório. Se o autodisparo estiver ocorrendo, a frequência respiratória do paciente cairá imediatamente, permanecendo em uma taxa inferior. Cheque novamente os fatores que desencadeiam o autodisparo: água condensada no circuito, fuga de gás em volta da cânula traqueal e secreção pulmonar
  - Caso persistam os sinais de dificuldade respiratória, cheque funcionamento do aparelho, posicionamento do RN e da cânula traqueal (é importante certificar-se de que a ponta da cânula traqueal esteja posicionada entre a 1ª e a 2ª vértebras torácicas e que a cânula não esteja pressionando a gengiva superior). Verifique se os níveis do suporte de pressão (PIP e PEEP) estão adequados para as necessidades do paciente (VC e volume pulmonar)
  - *Observação*: não se recomenda ajustar o nível da sensibilidade para uma posição mais baixa, na fase de retirada da ventilação mecânica, com o intuito de aumentar o esforço respiratório como estratégia de treinamento da musculatura respiratória, pois essa manobra pode aumentar o tempo de resposta e propiciar o aparecimento da expiração ativa e assincronia entre as respirações espontâneas e assistidas.

■ Estabelecimento de um plano de metas de ventiloterapia

Adote uma estratégia ventilatória que vise à otimização do volume pulmonar, evitando tanto a atelectasia, como a hiperinsuflação, tolerando hipercapnia moderada e mantendo os valores de oxigenação arterial dentro de limites estritos, além de adotar uma atitude agressiva para reduzir o suporte ventilatório, tendo sempre em mente a extubação traqueal. Coloque em prática os seguintes princípios de proteção pulmonar:

- Sempre que necessário, utilize terapias auxiliares, como citrato de cafeína, surfactante e vasodilatador pulmonar
- Procure sempre individualizar a estratégia ventilatória
- Utilize sempre o menor PIP para manter o VC desejado. Não existe um limite mínimo seguro
- Limite o tempo de uso de FIO_2 > 0,60
- Não se esqueça da PEEP: ajuste-a para otimizar o volume pulmonar e previna a ocorrência do autoPEEP
- Aceite a acidose respiratória na fase aguda da doença – "hipercapnia permissiva" ($PaCO_2$ máxima de 65 mmHg, desde que o pH se mantenha > 7,20)
- Nunca retarde o início do desmame.

■ Ajuste inicial dos parâmetros ventilatórios

A escolha dos parâmetros iniciais depende da extensão da doença do parênquima pulmonar e das vias aéreas, do comprometimento da musculatura respiratória e do controle da respiração no nível do sistema nervoso central. Procure direcionar a escolha e o ajuste dos parâmetros ventilatórios considerando três situações padrão: diminuição da complacência pulmonar – comprometimento alveolar difuso (p. ex., SDRA, pneumonias congênitas, edema e hemorragia alveolar e hipoplasia pulmonar); aumento da resistência de vias aéreas – doenças pulmonares obstrutivas e/ou comprometimento heterogêneo (p. ex., SAM, síndrome do pulmão úmido ou taquipneia transitória, DBP grave); e alterações no controle da respiração, seja no nível da musculatura respiratória, seja no nível do sistema nervoso central (p. ex., apneia da prematuridade, encefalopatia hipóxico-isquêmica, substâncias depressoras do sistema nervoso central e malformações neurológicas, entre outras).

A seguir, algumas considerações sobre a escolha do suporte ventilatório de acordo com a fisiopatologia subjacente:

- Doença alveolar difusa:
  - RNPT com SDRA associada ou não à pneumonia: ↓ complacência pulmonar, complacência da caixa torácica, microatelectasias, ↓ relação V/Q e alto risco para lesão pulmonar induzida pela ventilação
    - Ponto-chave: otimize o volume pulmonar e surfactante. Utilize a manobra de recrutamento tanto na ventilação convencional como na alta frequência. Ajuste a PEEP/MAP para manter FIO_2 < 0,30 com SpO_2 pré-ductal entre 90 e 95%
    - PEEP: 6 a 8 cmH_2O, mas podem-se utilizar transitoriamente valores maiores, principalmente antes da administração do surfactante
    - VC: 4 a 5 mℓ/kg. Em RNPT extremo, 6 mℓ/kg
    - Tinsp curto (0,3 s) e FR alta (≅ 60 cpm)
  - RNPT ou RNT com edema pulmonar hemorrágico: inativação do surfactante, ↓ complacência pulmonar, edema intersticial e líquido alveolar, ↓ relação V/Q e alto risco para lesão pulmonar induzida pela ventilação
    - Ponto-chave: otimize o volume pulmonar. Utilize a manobra de recrutamento tanto na ventilação convencional como na alta frequência. Ajuste a PEEP/MAP para manter FIO_2 < 0,30 com SpO_2 pré-ductal entre 90 e 95%
    - PEEP: 8 a 10 cmH_2O, mas podem ser necessários valores maiores para tamponar o líquido alveolar
    - VC: 4 a 6 mℓ/kg. Em RNPT extremo, 6 mℓ/kg
    - Tinsp variável. Pode ser necessário Tinsp longo (0,5 a 0,6 s) para o recrutamento alveolar
    - Considere altas doses de surfactante (≅ 200 mg/kg). Critérios de retratamento variável, avalie caso a caso
    - Otimize a função do ventrículo esquerdo. Se necessário, inicie dobutamina ou epinefrina
- Hipoplasia pulmonar:
  - RNPT com história de oligoamnio prolongado e hérnia diafragmática congênita: ↓ complacência relacionada com o baixo volume pulmonar, hipertensão pulmonar e alto risco para hiperinsuflação pulmonar e síndrome de escape de ar
    - Ponto-chave: evite hiperinsuflação pulmonar. Mantenha volume pulmonar na radiografia entre a 7ª e a 8ª costelas posteriores
    - PEEP: 4 a 6 cmH_2O
    - VC: 4 a 5 mℓ/kg. Evite VC/PIP e hiperinsuflação pulmonar
    - Considere ventilação de alta frequência (VAF) se PIP > 25 cmH_2O ou insuficiência hipoxêmica grave (índice de oxigenação [IO] > 15 a 20)
    - Considere vasodilatador pulmonar: óxido nítrico inalatório (NOi) e/ou inibidor da fosfodiesterase III (milrinona)
    - Otimize a função do ventrículo direito. Se necessário, inicie milrinona e/ou prostaglandina E_2 (PGE_2) para manter o canal aberto e diminuir a pós-carga do VC
- Doenças obstrutivas e/ou comprometimento pulmonar heterogêneo:
  - Recém-nascido a termo (RNT) com SAM: resistência, ↓ complacência, insuflação e esvaziamento pulmonar heterogêneo, constante de tempo prolongado, hipertensão pulmonar e alto risco para hiperinsuflação pulmonar e síndrome de escape de ar. Se houver predomínio da inativação do surfactante, o quadro pode ser de doença alveolar difusa semelhante ao da SDRA grave
    - Ponto-chave: evite hiperinsuflação dos seguimentos pulmonares não acometidos (autoPEEP) e atente para insuficiência de múltiplos órgãos decorrente da asfixia perinatal
    - PEEP: 4 a 6 cmH_2O
    - VC: 5 a 6 mℓ/kg. Pode ser necessário VC de 6 a 8 mℓ/kg, devido ao espaço morto
    - Tinsp de 0,5 a 0,6 s e FRs baixas (< 30 cpm). Procure manter tempo expiratório (Texp) > 0,5 s para evitar autoPEEP
    - Considere VAF se PIP > 25 cmH_2O ou insuficiência hipoxêmica grave (IO > 15 a 20)
    - Considere vasodilatador pulmonar: NOi e/ou milrinona
    - Considere altas doses de surfactante (≅ 150 mg/kg). Critérios de retratamento variável, avalie caso a caso
    - Se o quadro predominante for de disfunção de surfactante com comprometimento alveolar difuso, conduza de forma semelhante ao descrito para SDRA
  - RNPT com DBP grave: ↓ número de alvéolos e capilares, menor superfície de trocas gasosas, comprometimento pulmonar heterogêneo com alterações de complacência (, ↓ ou nl) e resistência (, ↓ ou nl) variáveis (áreas de atelectasia e hiperinsuflação), insuflação e esvaziamento pulmonar heterogêneo, constante de tempo prolongado, vias aéreas com tendência ao colapso (traqueo e broncomalacia) e aumento da resistência vascular pulmonar (hipertensão pulmonar)
    - Ponto-chave: permita o esvaziamento de todos os segmentos pulmonares e mantenha SpO_2 entre 93 e 95%. Evite hiperoxia, pois a formação de radicais livres inibe a ação das medicações vasodilatadoras
    - PEEP: 6 a 10 cmH_2O. Podem ser necessários valores maiores, dependendo do grau de malacia das vias aéreas, para mantê-las abertas ao final de expiração. Ajuste os valores da PEEP para otimizar o fluxo expiratório por meio da curva fluxo × volume
    - VC: 6 a 10 mℓ/kg. Podem ser necessários valores maiores devido ao espaço morto
    - Tinsp 0,6 s e Texp > 0,6 s para permitir o enchimento e o esvaziamento dos segmentos pulmonares com constante de tempo longo. FRs baixas (< 20 cpm)
    - Dê preferência ao modo SIMV (FR < 20 cpm) + PS associado ao VG (volume-alvo entre 8 e 10 mℓ/kg). Ajuste o nível de pressão na PS para obter um VC de cerca de 70% do volume alvo
    - Considere vasodilatador pulmonar: NOi e/ou milrinona/sildenafila, se hipertensão pulmonar
    - Indicar VAF com parcimônia, pois pode haver piora das trocas gasosas e do estado hemodinâmico por agravamento da autoPEEP
- Alterações no controle da respiração – apneia:
  - RNPT com apneia da prematuridade: ↓ *drive* respiratório por imaturidade, função pulmonar normal
    - Ponto-chave: mantenha suporte ventilatório mínimo, evitando a lesão pulmonar. Atente para não ofertar altos VCs, pois os pulmões não apresentam alterações da complacência
    - PEEP: 4 a 5 cmH_2O
    - VC: 4 a 5 mℓ/kg
  - Doenças neuromusculares (miastenia *gravis*): ↓ força muscular, ↓ CRF e VC por comprometimento dos músculos respiratórios
    - Ponto-chave: mantenha suporte ventilatório mínimo, evitando a lesão pulmonar. Atente para não ofertar altos VCs, pois os pulmões não apresentam alterações da complacência
    - PEEP: 3 a 5 cmH_2O
    - VC: 4 a 5 mℓ/kg
    - Opte por SIMV + PS
- Síndrome de escape de ar grave:
  - RNPT com enfisema intersticial: compressão das vias aéreas pelo gás no interstício, ↓ complacência, resistência e hipertensão pulmonar
  - RNPT ou RNT com Ptx com fístula de alto débito: compressão pulmonar pelo aumento da pressão intrapleural, fuga de gás pela fístula e hipertensão pulmonar
    - Ponto-chave: aceite hipercapnia ($PaCO_2$: 60 a 70 mmHg), evite VC alto e mantenha o volume pulmonar
    - PEEP: 4 a 6 cmH_2O. Ajuste os valores para manter o volume pulmonar. Evite PEEP baixas, pois pode propiciar o aparecimento de atelectasias com maior necessidade de PIP
    - VC: 4 a 5 mℓ/kg
    - Considere VAF precoce
- Hipertensão pulmonar persistente neonatal:
  - RNPT ou RNT com doença do parênquima pulmonar: ↓ do fluxo sanguíneo pulmonar por aumento da resistência vascular pulmonar secundário ao acometimento do parênquima pulmonar e/ou às alterações intrínsecas dos vasos pulmonares

- Ponto-chave: otimize o volume pulmonar, evite hiperinsuflação pulmonar e lesão pulmonar. Mantenha SpO$_2$ entre 93 e 95%. Evite hiperoxia, pois a formação de radicais livres inibe a ação das medicações vasodilatadoras
- PEEP: 6 a 8 cmH$_2$O. Ajuste os valores para manter o volume pulmonar de acordo com o grau de acometimento do parênquima. Se acometimento difuso, considere manobras e recrutamento alveolar
- VC: 4 a 6 mℓ/kg. Ajuste de acordo com o tipo de acometimento do parênquima pulmonar
- Considere vasodilatador pulmonar: NOi e/ou milrinona
- Otimize a função do ventrículo direito. Se necessário, inicie milrinona e/ou PGE$_2$ para manter o canal aberto e diminuir a pós-carga do VC
- RNPT ou RNT sem doença do parênquima pulmonar: ↓ do fluxo sanguíneo pulmonar por aumento da resistência vascular pulmonar secundário às alterações intrínsecas dos vasos pulmonares (remodelamento vascular)
- Ponto-chave: evite hiperinsuflação pulmonar e VC, não corrija a hipoxemia, aumentando o suporte ventilatório, use precocemente vasodilatador pulmonar. Mantenha SpO$_2$ entre 93 e 95%. Evite hiperoxia, pois a formação de radicais livres inibe a ação das medicações vasodilatadoras
- PEEP: 4 a 5 cmH$_2$O. Evite hiperinsuflação pulmonar
- VC: 4 a 5 mℓ/kg. Evite hiperventilação
- Considere vasodilatador pulmonar: NOi e/ou milrinona
• Doenças cardíacas com hiperfluxo pulmonar (*shunt* esquerdo-direito):
  ○ RNPT com PCA e RNT com defeito do septo ventricular grave: do fluxo sanguíneo pulmonar, edema intersticial e alveolar, ↓ complacência e resistência
    - Ponto-chave: evite hiperventilação para controlar o fluxo sanguíneo pulmonar, tolere hipercapnia e hipoxemia moderada para aumentar a resistência vascular pulmonar
    - PEEP: 5 a 8 cmH$_2$O. Ajuste os valores para atenuar o hiperfluxo pulmonar. Mantenha o volume pulmonar na radiografia de tórax entre a 8ª e a 9ª costelas posteriores
    - VC: 5 a 6 mℓ/kg
    - Considere fechamento farmacológico do PCA
    - Otimize a função das câmaras esquerdas. Se necessário, inicie dopamina (< 5 mcg/kg/min)
• Doenças cardíacas com fluxo pulmonar variável:
  ○ Atresia pulmonar com PCA: fluxo sanguíneo pulmonar variável dependente da pressão intra-alveolar
    - Ponto-chave: evite hiperventilação para controlar o fluxo sanguíneo pulmonar, tolere hipercapnia e hipoxemia moderada para aumentar a resistência vascular pulmonar
    - PEEP: 3 a 5 cmH$_2$O. Ajuste os valores para atenuar o hiperfluxo pulmonar. Mantenha o volume pulmonar na radiografia de tórax entre a 8ª e a 9ª costelas posteriores, tendendo à hiperinsuflação pulmonar
    - VC: 5 a 7 mℓ/kg
    - Ajuste os parâmetros para manter PaCO$_2$ por volta de 60 mmHg e promover vasoconstrição pulmonar
• Suporte ventilatório no pós-operatório:
  ○ Qualquer RN submetido à incisão cirúrgica dolorosa: ↓ *drive* respiratório devido à analgesia e/ou sedação e esforço respiratório espontâneo limitado pela dor
  ○ Ponto-chave: previna a atelectasia devido à supressão dos suspiros espontâneos, ajuste a FR (PaCO$_2$ entre 40 e 60 mmHg) enquanto permanecerem os efeitos da dor e das medicações analgésicas
  ○ PEEP: 4 a 6 cmH$_2$O. Ajuste para manter o volume pulmonar na radiografia de tórax ao redor de 8 costelas posteriores
  ○ VC: 4 a 5 mℓ/kg. Não hiperventile, pois pode agravar a depressão do centro respiratório
  ○ Qualquer RN submetido à laparotomia (enterocolite necrosante, defeitos de fechamento da parede abdominal): pressão abdominal, levando à restrição da incursão do diafragma
    - Ponto-chave: mantenha o volume pulmonar no final da expiração sem comprometer o estado hemodinâmico
    - PEEP: 6 a 8 cmH$_2$O. Ajuste para manter o volume pulmonar na radiografia de tórax ao redor de 8 costelas posteriores. Fique atento para as condições hemodinâmicas se não houver comprometimento do parênquima pulmonar
    - VC: 4 a 5 mℓ/kg. Podem ser necessários altos níveis de PIP para alcançar o VC desejado
    - Considere a VAF se PIP > 25 cmH$_2$O para alcançar o VC desejado.

Procure sempre se lembrar dos seguintes princípios:

• O ajuste do PIP determina o VC que se deseja administrar. Assim, nas situações nas quais prevalece a diminuição da complacência pulmonar ou o aumento da resistência das vias aéreas, o ajuste do limite de pressão deve ser maior e vice-versa. Tais ajustes devem ser monitorados constantemente por observação clínica do movimento do tórax e do VC ofertado. O PIP adequado deve ser aquele que promova amplitude de movimento torácico de aproximadamente 0,5 cm na altura do terço médio do esterno e VC exalado desejado. O VC exalado de 4 a 6 mℓ/kg é apropriado na fase aguda da maioria das doenças pulmonares que acomete o RN. RNPTs extremos exigem VC próximo de 6 mℓ/kg para compensar o espaço morto do sensor de fluxo (0,8 a 1,0 mℓ). Da mesma maneira, volumes entre 6 e 8 mℓ/kg são necessários para os RNs ventilados por tempo prolongado (> 2 semanas), devido ao aumento do espaço morto anatômico e fisiológico que ocorre com a ventilação crônica, podendo chegar a valores entre 10 e 12 mℓ/kg nos casos com DBP grave. Procure não utilizar VC inferior a 3 mℓ/kg, devido ao risco de atelectrauma. Esses ajustes são válidos para os ciclos assistidos, seja no modo AC, seja no SIMV. Os critérios para o ajuste do nível de PS são empíricos. Inicie com pressões entre 6 e 8 cmH$_2$O acima da PEEP e, a seguir, se preciso, ajuste para obter VC em torno de 70% do VC dos ciclos assistidos
• A PEEP estabiliza o volume pulmonar durante a expiração, evitando a formação de atelectasias e tornando o recrutamento alveolar mais homogêneo durante a inspiração. Diminui, dessa forma, o desequilíbrio entre ventilação e perfusão. A PEEP a ser selecionada deve ser o suficiente para manter o volume dos pulmões na fase expiratória no nível da capacidade residual funcional. Na prática, procure ajustar os valores de PEEP de acordo com avaliações periódicas do grau de desconforto respiratório e do volume pulmonar nas radiografias de tórax. Com a otimização do volume pulmonar, espera-se que haja melhora nos sinais clínicos de desconforto com a redução do trabalho respiratório. Tal efeito é indicado pela diminuição das retrações na caixa torácica durante a respiração espontânea. Quanto ao volume pulmonar, considere-o apropriado se na radiografia de tórax a cúpula diafragmática direita alcançar a 8ª vértebra torácica (8 espaços intercostais) na linha hemiclavicular. Nos casos em que a diminuição da complacência pulmonar por comprometimento alveolar difuso for a alteração predominante, o recrutamento alveolar pode ser alcançado aumentando-se gradativamente os valores de PEEP até que a necessidade de FIO$_2$ permaneça abaixo de 0,30 para manter a SpO$_2$ entre 90 e 95% (siga o procedimento descrito na VAF). Vale lembrar que essa regra é falha nas situações em que a insuficiência respiratória decorre predominantemente da hipertensão pulmonar
• A escolha do Tinsp deve sempre levar em consideração a constante de tempo do sistema respiratório. Assim, para que a pressão aplicada nas vias aéreas proximais se equilibre em toda a área pulmonar e VC é preciso cerca de 5 constantes de tempo. Esse tempo é necessário para que ocorra o enchimento completo dos alvéolos, otimizando, assim, as trocas gasosas. Como a constante de tempo é o produto da complacência e da resistência pulmonar, o ajuste do Tinsp varia de acordo com a doença de base que indicou a ventilação mecânica. Dessa maneira, nas situações de diminuição de complacência (p. ex., SDRA), tempos curtos, em torno de 0,3 s, serão suficientes. Por outro lado, quando houver aumento da resistência (p. ex., SAM), serão necessários tempos mais prolongados, por volta de 0,6 s. O ajuste fino

do Tinsp só será possível com o monitoramento da curva de fluxo. Ou seja, escolha valores de Tinsp para manter o fluxo inspiratório em zero por um mínimo de tempo possível
- A escolha do Texp também deve levar em consideração a constante de tempo do sistema respiratório. Recomenda-se que o Texp dure, no mínimo, 3 a 5 constantes de tempo para que o alvéolo se esvazie até o volume determinado pela capacidade residual funcional. Quando se ventila com tempos expiratórios inferiores a 3 a 5 constantes de tempo, a expiração é incompleta e há aprisionamento de gás no interior dos alvéolos ao término da expiração, sendo esse fenômeno denominado *autoPEEP*. A hiperdistensão alveolar decorrente da autoPEEP desencadeia queda da complacência pulmonar e do VC, além de compressão dos capilares alveolares, com hipoxemia e hipercapnia
- A frequência respiratória é um dos principais determinantes do volume-minuto e, portanto, da ventilação alveolar. Dessa maneira, a seleção da FR relaciona-se diretamente com a manutenção da pressão parcial de gás carbônico alveolar e arterial. Após os ajustes do VC pelo PIP, do volume pulmonar pela PEEP e do tempo de enchimento alveolar pelo Tinsp, a escolha da FR depende dos valores da $PaCO_2$ obtidos na gasometria. Ajuste a frequência para manter os níveis de $PaCO_2$ entre 40 e 60 mmHg.

■ **Condução da ventiloterapia após ajuste inicial**

Uma vez ajustados os parâmetros do aparelho, é fundamental verificar se eles estão adequados ao paciente. A adequação dos parâmetros ventilatórios só é possível com o monitoramento contínuo do paciente, principalmente dos gases sanguíneos e, se possível, da mecânica pulmonar. Logo, após conectar o RN ao ventilador, avalie as seguintes condições:

- Verifique periodicamente os níveis de umidificação e aquecimento dos gases e as condições da cânula traqueal, como permeabilidade, fixação e posição de sua ponta nas vias aéreas. A ausculta de ambos os lados do tórax é essencial para detectar intubação seletiva, atelectasia ou Ptx. Os sons baixos podem indicar grande vazamento de gás pela cânula traqueal ou obstrução parcial do tubo contra a carina. Auscultar a região da laringe ou a boca aberta ajuda a confirmar a origem do ruído das vias aéreas superiores
- Sinais clínicos de aumento do trabalho respiratório (agitação e retrações da caixa torácica) e cianose. O aumento persistente do trabalho respiratório pode refletir VC inadequado, ventilação-minuto inadequada, obstrução ou mau posicionamento do tubo, que devem ser prontamente corrigidos
- Estado hemodinâmico: pulsos, perfusão periférica, pressão arterial, débito urinário e frequência cardíaca
- Gases sanguíneos: a análise dos gases sanguíneos (gasometria arterial e oximetria de pulso) aliada aos parâmetros clínicos ainda é o melhor indicador da necessidade de modificações do suporte ventilatório. *Observação*: confiar exclusivamente na medição dos gases sanguíneos expõe o RN a períodos de suporte subótimo, algo que geralmente pode ser discernido clinicamente e corrigido antes de se obter a gasometria
- Radiografia de tórax: observe se a ponta da cânula traqueal está entre a 1ª e a 2ª vértebras torácicas, se o volume pulmonar atinge entre a 8ª e a 9ª costelas posteriores no nível da linha hemiclavicular direita e afaste complicações, como enfisema intersticial pulmonar (EIP), Ptx e atelectasias. Lembre-se de que a radiografia de tórax não é um método confiável para titular a PEEP, pois teoricamente pode ter sido tomada no pico de inflação, refletindo o volume pulmonar no final da expiração somado ao VC. A adequação da PEEP é mais bem estimada com base no requerimento de oxigênio (FIO_2 para manter a SpO_2 entre 90 e 95%), pois a PEEP é a principal determinante do equilíbrio da relação ventilação/perfusão
- Volume corrente: ajuste os parâmetros ventilatórios (PIP, PEEP e Tinsp) para manter o VC expirado dentro do alvo desejado. Ao ventilar ativamente RNs, os valores exibidos flutuam; portanto, as observações devem ser feitas ao longo de um número de ciclos. A observação clínica da expansibilidade da caixa torácica dá uma estimativa aproximada da adequação do VC. O domínio dessa habilidade exige tempo de treinamento. Porém, mesmo com observadores experientes, a avaliação da expansibilidade muitas vezes subestima o VC real. Por esse motivo, para inferir se o VC se encontra dentro dos limites desejados, a expansibilidade deve ser apenas perceptível. Uma expansibilidade facilmente visível claramente indica VC excessivo.

Após checar as situações mencionadas, procure enquadrar o paciente nas seguintes situações: RN não melhora (Figura 38.5) e RN melhora (Figura 38.6).

■ **O que fazer quando o recém-nascido não vai bem**

Recém-nascido com aumento do trabalho respiratório apesar da correção da hipoxemia e da hipercapnia

Quando o RN persiste com sinais de trabalho respiratório aumentado mesmo após a correção da hipoxemia e da hipercapnia, considere as seguintes instruções:

- Verifique as condições de funcionamento do ventilador:
  ○ Confronte os valores dos parâmetros ajustados com os monitorados
  ○ Funcionamento do sensor de fluxo
  ○ Tipo de disparo: fluxo ou pressão
  ○ Afaste as condições que desencadeiam o autodisparo: água condensada no circuito, escape de gás em volta da cânula e secreção de vias aéreas
- Verifique a permeabilidade das vias aéreas: posição da cânula traqueal e secreção
- Solicite radiografia de tórax: avalie o volume pulmonar e afaste síndrome de escape de ar (Ptx, enfisema intersticial) ou atelectasia
- Institua protocolo de manipulação mínima. Ajuste o posicionamento do RN e institua medidas de conforto
- Avalie a necessidade de administrar analgésicos: fentanila (1 a 2 mcg/kg/h por via intravenosa (IV) contínua; pode-se aumentar a dose, se preciso, a cada 3 dias, até o máximo de 4 mcg/kg/h) ou morfina (dose de ataque de 100 mcg/kg IV, e depois de 1 h, 10 a 15 mcg/kg/h IV contínua)
- Avalie a necessidade da associação de sedativos: midazolan (1 a 5 mcg/kg/h IV contínua).

Observação: quando um RN está "brigando" com o ventilador, é tentador prescrever analgésico e/ou sedativo. No entanto, deve ser claramente entendido que esse sinal normalmente significa que o suporte ventilatório não está adequado, mesmo com valores gasométricos satisfatórios. O desconforto respiratório pode ser devido à dor e/ou à agitação, o que deve ser reconhecido e tratado. Porém, mais comumente, reflete suporte ventilatório inadequado. Normalmente, o ajuste da PEEP e/ou do PIP proporciona um suporte mais adequado. Do mesmo modo, prolongar o Texp pode permitir que a frequência respiratória da criança retorne a valores mais fisiológicos. A analgesia com opioides deve ser usada de forma criteriosa. Evidência recente indica que, enquanto a administração de opioides alivia a dor em neonatos ventilados, pode também aumentar o risco de resultados neurológicos adversos e prolongar a duração da ventilação.

Recém-nascido com hipoxemia persistente

Quando o RN mantém hipoxemia persistente (SpO_2 < 90% ou PaO_2 < 50 mmHg), considere as seguintes ações:

- Verifique a necessidade de readequar o volume pulmonar. Avalie os campos pulmonares por radiografia de tórax. Se volume pulmonar for inferior a 8 costelas e a opacificação for difusa dos campos pulmonares, reinicie a manobra de recrutamento alveolar, ajustando a PEEP até que se consiga manter a FIO_2 < 0,30. Identifique o ponto de inflexão inferior na curva P-V e mantenha os valores de PEEP acima desse nível. Se utilizar níveis acima de 8 cmH_2O, atente para as repercussões hemodinâmicas

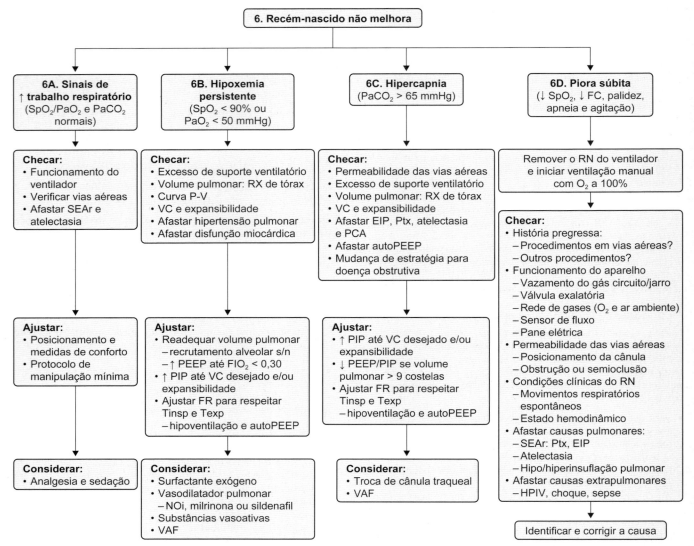

Figura 38.5 ■ Fluxograma para recém-nascidos com dificuldade respiratória refratários aos cuidados básicos. SpO_2: saturação periférica de oxigênio; PaO_2: pressão parcial de oxigênio; $PaCO_2$: pressão parcial de gás carbônico; SEAr: síndrome de escape de ar; RX: radiografia; P-V: pressão-volume; VC: volume corrente; EIP: enfisema intersticial pulmonar; Ptx: pneumotórax; PCA: persistência do canal arterial; autoPEEP: pressão positiva expiratória final automática; RN: recém-nascido; O_2: oxigênio; PEEP: pressão positiva expiratória final; FIO_2: fração inspirada de oxigênio; PIP: pico de pressão inspiratória; FR: frequência respiratória, Tinsp: tempo inspiratório; Texp: tempo expiratório; NOi: óxido nítrico inalado; VAF: ventilação de alta frequência; HPIV: hemorragia peri-intraventricular.

- Se necessário, ajuste o PIP até obter o VC desejado e/ou a elevação da caixa torácica de cerca de 0,5 cm
- Considere uso do surfactante exógeno caso haja evidências de comprometimento do parênquima pulmonar na avaliação radiológica
- Se, apesar dos ajustes mencionados, o RN mantiver hipoxemia, afaste hipertensão pulmonar persistente neonatal. Considere o uso de vasodilatadores pulmonares (NOi, milrinona ou sildenafila) e VAF. Procure evitar o uso prolongado de concentrações de oxigênio acima de 60%, em virtude dos riscos de atelectasia por lavagem de nitrogênio e de lesão pulmonar por excesso de radicais livres
- Solicite avaliação ecocardiográfica: se disfunção do ventrículo direito, considere o uso da milrinona, se disfunção do ventrículo esquerdo, considere dobutamina, epinefrina ou milrinona.

Recém-nascido com hipercapnia persistente

No caso de RN com hipercapnia persistente ($PaCO_2$ > 65 mmHg), considere as seguintes orientações:

- Verifique a permeabilidade das vias aéreas: posicionamento da cânula traqueal, e oclusão ou semioclusão da cânula por secreção
- Verifique a intensidade de escape de gás em volta da cânula e sua variação de acordo com o posicionamento da cabeça do RN. Se necessário, considere a troca da cânula
- Afaste as seguintes condições: edema pulmonar por PCA, enfisema intersticial, Ptx e atelectasia
- Afaste hiperinsuflação pulmonar: volume pulmonar > 9 costelas na radiografia de tórax e sinais de hiperinsuflação na curva P-V
  ○ Afaste autoPEEP, se preciso diminua a FR para permitir tempo de exalação suficiente
  ○ Ajuste o PIP até a adequação da expansibilidade torácica e do VC
- Caso não haja melhora após os ajustes citados, aumente a FR. Atente para os limites mínimos dos Tinsp e Texp, a fim de evitar a hipoventilação e o aparecimento do fenômeno autoPEEP. Caso o ajuste da FR fique acima de 80 cpm, diminua o nível da PEEP para 2 cmH_2O. Ao optar por essa estratégia, muitas vezes é preciso aumentar o PIP para manter a ventilação-minuto
- Se, apesar dos ajustes mencionados, o RN mantém hipercapnia, considere o uso da VAF
- Se, na radiografia de tórax, houver campos pulmonares com comprometimento heterogêneo, redirecione a estratégia ventilatória para doenças pulmonares obstrutivas.

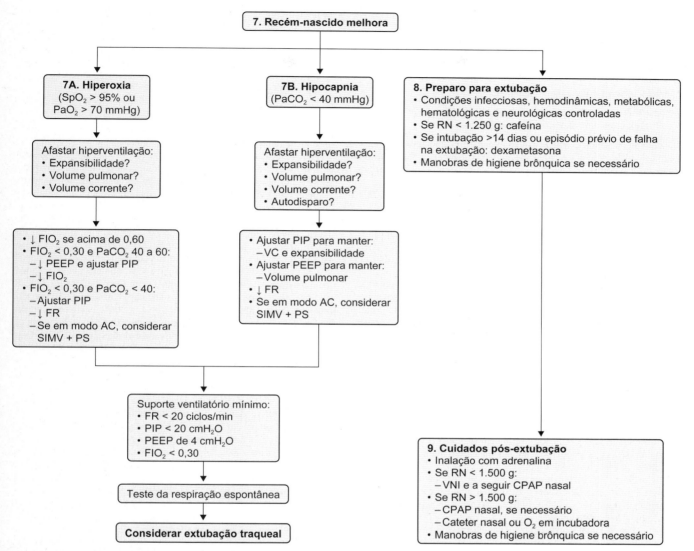

Figura 38.6 ■ Fluxograma para recém-nascidos com dificuldade respiratória que melhoram com os ajustes iniciais da ventilação. SpO₂: saturação periférica de oxigênio; PaO₂: pressão parcial de oxigênio; PaCO₂: pressão parcial de gás carbônico; RN: recém-nascido; FIO₂: fração inspirada de oxigênio; PEEP: pressão positiva expiratória final; PIP: pico de pressão inspiratória; FR: frequência respiratória, AC: assistido-controlado, SIMV: ventilação mandatória intermitente sincronizada; PS: com pressão de suporte; VNI: ventilação não invasiva; CPAP: pressão positiva contínua de vias aéreas; O₂: oxigênio.

Recém-nascido com piora súbita do estado cardiorrespiratório

Quando o RN apresenta piora súbita do estado cardiorrespiratório considere as seguintes orientações:

- Interrompa imediatamente a ventilação mecânica e inicie a ventilação com o ventilador mecânico manual em T, com oxigênio a 100%. A seguir, investigue a causa da piora
- Verifique o funcionamento do aparelho, ocluindo totalmente a via de saída para o paciente e observando o movimento do mostrador das pressões geradas pelo ventilador. Caso não se observe o movimento desse mostrador, cheque as seguintes adversidades: escape de gás pelo circuito ou pelo jarro do umidificador, válvula exalatória mal-ajustada ou furada, sistema elétrico desligado, rede de gases com pressão insuficiente para a ciclagem do ventilador, e defeito interno do ventilador por problemas na parte fluídica ou no sistema de microprocessamento dos ajustes do aparelho. Nesses casos, procure corrigir o eventual problema ou, se necessário, troque de aparelho
- Afaste as complicações clínicas que levam à deterioração aguda, como hipoventilação, obstrução parcial ou total da cânula traqueal, deslocamento da cânula traqueal (extubação ou intubação seletiva), enfisema intersticial, Ptx e complicações clínicas extrapulmonares, como sepse, choque e HPIV.

■ O que fazer quando o recém-nascido responde à ventiloterapia

Lembre-se de que a ventilação mecânica no período neonatal é um processo dinâmico, no qual os ajustes devem ser feitos com a mesma intensidade não só quando o paciente não vai bem, mas também quando há melhora da insuficiência respiratória. À medida que o paciente melhorar do quadro respiratório, procure diminuir os parâmetros ventilatórios para evitar a hiperventilação. Muitas vezes a demora na correção da hipocapnia ou hiperoxia pode ser mais lesiva do que a persistência de hipoxemia ou hipercapnia moderadas. Ao reduzir o suporte ventilatório, dê preferência às mudanças pequenas e constantes do que a decréscimos grandes e esporádicos dos parâmetros do ventilador. Normatize o processo de retirada da ventilação invasiva e policie constantemente os sinais de hiperventilação. A seguir, estão listados os parâmetros de alerta e os ajustes do suporte ventilatório:

- Expansibilidade torácica acima de 0,5 cm: diminua o PIP
- VC acima de 8 mℓ/kg: diminua o PIP
- Volume pulmonar na radiografia torácica acima de 9 costelas: diminua a PEEP
- PaO₂ acima de 70 mmHg: diminua inicialmente a FIO₂ (até 0,30) e a seguir o PIP/PEEP

- SpO$_2$ pela oximetria de pulso acima de 95%: diminua inicialmente a FIO$_2$ (até 0,30) e a seguir o PIP/PEEP
- PaCO$_2$ abaixo de 40 mmHg: diminua os parâmetros na seguinte sequência: PIP, FR e PEEP. Se no modo SIMV + PS, lembre-se de reduzir também o nível de pressão da PS.

Recém-nascido com hiperoxia persistente

Quando o RN mantém hiperoxia persistente (SpO$_2$ > 95% ou PaO$_2$ > 70 mmHg), considere as seguintes orientações:

- Afaste hiperventilação, observando expansibilidade torácica, VC e volume pulmonar na radiografia de tórax. Caso o RN esteja no modo AC, afaste as condições que desencadeiam a autociclagem e considere passar para o modo SIMV + PS
- Se FIO$_2$ > 0,60, diminua a concentração de oxigênio em cerca de 10%, a cada 15 a 30 min, até 0,30. Evite reduções abruptas da FIO$_2$, pois pode desencadear vasoconstrição pulmonar e hipoxemia de difícil reversão (efeito *flip-flop*). Mantenha VC nos valores desejados
- Se FIO$_2$ < 0,30 e PaCO$_2$ entre 40 e 60 mmHg, reduza a PEEP em 1 a 2 pontos por vez, a cada 15 a 30 min, até o mínimo de 4 cmH$_2$O. Mantenha o VC nos valores desejados
- Se FIO$_2$ < 0,30 e PaCO$_2$ < 40 mmHg, ajuste o PIP para manter o VC nos valores desejados. Se o VC e a expansibilidade torácica estiverem adequados, diminua a FR em 2 a 4 pontos por vez, a cada 15 a 30 min, até o máximo de 20 cpm. Verifique os níveis de PS e, se necessário, reduza os seus valores. Continue com a diminuição da FIO$_2$ sempre que possível. Afaste as condições que desencadeiam o autodisparo

Recém-nascido com hipocapnia

Em caso de RN com hipocapnia (PaCO$_2$ < 40 mmHg), considere as seguintes instruções:

- Afaste hiperventilação, observando expansibilidade torácica, VC e volume pulmonar na radiografia de tórax. Caso o RN esteja no modo AC, afaste as condições que desencadeiam a autociclagem e considere passar para o modo SIMV + PS
- Se PIP > 25 cmH$_2$O, afaste hiperinsuflação pulmonar: verifique VC e volume pulmonar. Se possível, diminua a pressão em cerca de 1 a 2 cmH$_2$O por vez, a cada 15 a 30 min, procurando sempre manter o VC nos valores desejados
- Se PIP < 25 cmH$_2$O e VC nos valores desejados, reduza a FR em 2 a 4 pontos por vez, a cada 15 a 30 min, até 20 movimentos por minuto
- Se PIP < 25 cmH$_2$O, FR < 20 cpm, ajuste o PIP para manter o VC nos valores desejados. Verifique os níveis de PS e, se preciso, ajuste os seus valores. Afaste os fatores que desencadeiam o autodisparo
- Falha na retirada da ventilação invasiva: em alguns pacientes, especialmente, os RNPTs abaixo de 1.000 g, à medida que se procede à redução da FR do aparelho observam-se episódios de queda de saturação e bradicardia. Geralmente, esses episódios ocorrem quando a frequência é ajustada abaixo de 30 cpm. A principal causa é o aumento do trabalho respiratório imposto pela alta resistência da cânula traqueal (nº < 3,0) que resulta em VCs irregulares. Nessas situações e caso não seja possível a extubação traqueal, considere o uso de SIMV + PS, ajustando os níveis de pressão de suporte entre 5 e 10 cmH$_2$O acima da PEEP. Outro fator responsável pelas oscilações nos níveis de saturação de oxigênio são os episódios de apneia (mais frequente nos períodos de sono), quando o suporte ventilatório cai abruptamente se a FR ajustada no aparelho estiver muito distante da frequência espontânea do RN. Nesses casos, ajuste a FR do aparelho em cerca de 5 a 10 abaixo da frequência total do RN.

■ Como proceder à extubação traqueal

Procure estabelecer um protocolo para a extubação traqueal. Siga as seguintes coordenadas:

- Considere a extubação traqueal se o RN mantiver o quadro respiratório estável, por no mínimo 6 h, com os seguintes parâmetros ventilatórios: FR < 20 cpm, PIP < 20 cmH$_2$O, PEEP de 4 cmH$_2$O e FIO$_2$ < 0,30
- O paciente deve estar estável em relação aos seguintes sistemas:
  - *Hemodinâmico*: PA, perfusão periférica e FC devem situar-se nos limites da normalidade, sem suporte ou sob infusão mínima de aminas vasoativas
  - *Infeccioso*: se o paciente apresenta o diagnóstico de sepse, meningite e/ou enterocolite necrosante, essas infecções devem estar controladas
  - *Hematológico*: o RN deve ter um hematócrito mínimo de 35% para preservar a capacidade carreadora de oxigênio
  - *Metabólico*: o paciente deve estar euglicêmico e com níveis normais de sódio, potássio, cálcio e magnésio
  - *Neurológico*: verificar se o RN é capaz de manter a respiração espontânea de maneira rítmica e regular. Se o paciente é portador de alguma lesão cerebral, a extensão da afecção não deve comprometer o funcioamento do centro respiratório
- Teste da respiração espontânea: são candidatos a realizar o teste os RNPTs abaixo de 1.250 g, em ventilação invasiva e que se encontram estáveis (SpO$_2$ entre 90 e 95%) nos seguintes parâmetros: FIO$_2$ ≤ 0,40, FR < 30 cpm, PIP < 20 cmH$_2$O e PEEP ≤ 6 cmH$_2$O. Antes de iniciar o teste, assegure-se de que a cânula traqueal esteja pérvia e a sua ponta esteja bem posicionada. Coloque em CPAP traqueal com a mesma FIO$_2$ e PEEP durante 3 min. Considere falha do teste se FC < 100 bpm por mais de 15 s e/ou SpO$_2$ abaixo de 85% e sem resposta, com 15% de aumento da FIO$_2$. O teste pode ser complementado calculando a relação entre a ventilação-minuto antes do início do teste (VM pré) e a ventilação-minuto durante o período da CPAP traqueal (VM CPAP). Considere falha se VM pré/VM CPAP for inferior a 0,80. Caso ocorra alguma dessas intercorrências, retornar imediatamente à ventilação com os parâmetros prévios. O teste apresenta alto valor preditivo positivo e negativo. Pode-se utilizar o teste na tomada de decisão para a extubação traqueal em conjunto com os dados clínicos e laboratoriais
- Caso o RN esteja em estado de hipercatabolismo com perda persistente de peso e desnutrição grave, procure adiar a extubação traqueal até a estabilização do quadro. Estabeleça um planejamento nutricional (parenteral e enteral), mantendo um suporte ventilatório que evite oscilações nos níveis de oxigenação arterial. Nesse período, evite uso de FR abaixo de 20 cpm. Utilize o modo AC ou SIMV + PS com ajuste da FR cerca de 5 a 10 ciclos abaixo da respiração espontânea do RN e o PIP para manter o VC nos valores desejados. Programe a retirada da ventilação invasiva somente a partir do momento em que se conseguir a progressão da dieta enteral. Utilize citrato de cafeína (5 a 8 mg/kg/dia, por VO ou IV) para estímulo do centro respiratório e o aumento da contratilidade da musculatura respiratória. Nos RNs com peso abaixo de 1.250 g, sempre que possível, procure iniciar a cafeína no primeiro dia de vida, logo após a estabilização das condições cardiorrespiratórias pela diminuição do risco de DBP e melhor resultado neuromotor a longo prazo
- Administre corticoide para prevenir o edema de laringe e/ou subglótico nos RNs que permaneceram intubados por períodos superiores a 2 semanas ou que apresentaram previamente falha na extubação devido à obstrução de vias aéreas superiores. Inicie com dexametasona 0,10 a 0,25 mg/kg/dose a cada 8 h, cerca de 12 a 24 h antes da extubação e mantendo-a por 24 a 48 h pós-extubação. Nos casos de extubação não planejada em que se deseje manter o RN em suporte não invasivo, ministre a primeira dose logo após a extubação e as três doses subsequentes a cada 8 h.

■ Cuidados pós-extubação

- Mantenha o jejum por cerca de 2 h após o procedimento
- Realize inalação com 1,0 mℓ da solução milesimal de L-epinefrina, imediatamente após a extubação, repetir se necessário a cada 4 h. Monitore o paciente cuidadosamente em relação aos efeitos sistêmicos da epinefrina, como taquicardia, arritmias cardíacas e hipertensão arterial, entre outros
- Utilize os seguintes suportes ventilatórios após a extubação traqueal:
  - Se peso inferior a 1.500 g, coloque o RN em VNI. Ajuste os parâmetros nos seguintes níveis: PIP entre 15 e 20 cmH$_2$O, FR entre

15 e 20 cpm, Tins entre 0,5 e 0,7 s, PEEP entre 4 e 6 cmH$_2$O (ou maior, de acordo com o volume pulmonar na radiografia de tórax) e FIO$_2$ suficiente para manter a SpO$_2$ entre 90 e 95%. Diminua os parâmetros gradativamente se RN estiver estável, com PIP < 10 cmH$_2$O e FR < 10 cpm, inicie CPAP nasal com pressão de 4 a 6 cmH$_2$O (ou maior, de acordo com o volume pulmonar na radiografia de tórax) e FIO$_2$ suficiente para manter a SpO$_2$ entre 90 e 95%. Se o RN apresentar episódios de apneias mesmo com ajustes da CPAP, considere o retorno à ventilação não invasiva
- Se peso superior a 1.500 g, opte por CPAP nasal ou cateter nasal, de acordo com a evolução da doença de base, o grau de desconforto respiratório, as alterações gasométricas e o estado hemodinâmico.

Ventilação de alta frequência

Embora a ventilação convencional tenha contribuído decisivamente para a redução da mortalidade dos RNs com SDRA, em cerca de um terço dos RNs ventilados observam-se complicações, como a síndrome de escape de ar e a DBP. Na tentativa de reduzir a morbimortalidade relacionada com a ventilação e com a própria prematuridade, surgiu a VAF. Essa é uma técnica que opera com frequências respiratórias entre 300 e 900 cpm e VCs próximos ou abaixo do volume do espaço morto anatômico.

Dentre as várias formas de VAF descritas, a mais estudada em neonatologia é a ventilação de alta frequência oscilatória (VAFO). No Brasil, o equipamento mais utilizado é o híbrido (ventilação convencional + alta frequência) Babylog 8.000 plus® (Dräger) e o VN500® (Dräger).

As vantagens da VAF sobre a ventilação convencional foram comprovadas em pesquisas com modelos experimentais. O uso da VAF resultou em insuflação pulmonar mais homogênea, melhor oxigenação e menor intensidade da lesão pulmonar. Tais fatos criaram a expectativa de que essa modalidade, quando instituída precocemente no curso da insuficiência respiratória do RN, poderia prevenir ou reduzir a lesão pulmonar, melhorando, assim, o prognóstico desses pacientes.

A revisão sistemática dos estudos clínicos controlados que avaliaram a eficácia do uso eletivo da VAF em modificar a evolução clínica dos pacientes portadores de SDRA não comprovou claramente essa tese.[50] Observou-se uma pequena vantagem da VAF sobre a ventilação convencional no sentido de reduzir a incidência de DBP. Entretanto, a VAF não alterou a mortalidade e, além disso, observou-se uma tendência ao aumento de complicações, como síndrome de escape de ar. Foram observados efeitos adversos nos resultados neurológicos a curto prazo em alguns estudos, mas esses efeitos não são significativos no geral. A maioria dos estudos que relatam resultados a longo prazo não identificou nenhuma diferença.

Com base na falta de evidências conclusivas de que a VAF seja superior à convencional como modo primário de assistência respiratória e na possível associação dessa modalidade a complicações neurológicas, no momento, essa técnica deve ser reservada para as situações de falha da ventilação convencional, como estratégia de resgate.[51] Essa situação ocorre com maior frequência em síndrome de escape de ar, EIP grave, Ptx com fístula de alto débito, SDRA grave, SAM acompanhada de hipertensão pulmonar, pneumonias congênitas e síndrome do pulmão hipoplásico (hérnia diafragmática). Recomenda-se iniciar a VAF quando:

- Índice de oxigenação (IO) ≥ 20 [IO = MAP × FIO$_2$ × 100/PaO$_2$] ou índice de saturação de oxigênio (ISO) ≥ 10 [ISO = MAP × FIO$_2$ × 100/SpO$_2$ pré-ductal]
- Necessidade de PIP > 25 cmH$_2$O (RNPT) e 28 cmH$_2$O (RNT) para manter a oxigenação arterial (SpO$_2$ entre 90 e 95%), em FIO$_2$ acima de 0,60
- Hipercapnia grave: PaCO$_2$ > 70 mmHg.

Parâmetros controlados na ventilação de alta frequência

Enquanto na ventilação convencional oito variáveis são controladas, na VAFO somente três parâmetros determinam a ventilação oscilatória.

Pressão média de vias aéreas

Da mesma forma que na ventilação convencional, na VAF a MAP é a que determina a oxigenação arterial por meio do controle do volume pulmonar. Para cada paciente e cada situação na evolução da doença pulmonar, existe uma MAP "ótima", que promove o máximo de recrutamento alveolar, adequando a relação ventilação-perfusão, sem provocar efeitos hemodinâmicos. O sucesso da VAF relaciona-se diretamente com o encontro dessa pressão, assim a sua busca deve ser uma constante, procurando sempre ajustá-la de acordo com as mudanças na mecânica pulmonar.

Nos aparelhos que trabalham exclusivamente com alta frequência, o ajuste da MAP é realizado diretamente, enquanto nos híbridos, o seu controle é feito pelo botão de ajuste da pressão (CPAP ou PEEP). Na prática, os valores da MAP são controlados de acordo com a expansibilidade pulmonar e os níveis de oxigenação arterial.

A avaliação clínica da expansibilidade pulmonar é difícil, já que durante a VAF não se observam variações do diâmetro da caixa torácica entre as fases inspiratória e expiratória. Assim o volume pulmonar é avaliado por exame radiológico de tórax. Considera-se boa expansibilidade quando a cúpula diafragmática direita alcança entre a 8ª e a 9ª costelas posteriores na linha hemiclavicular.

Amplitude

A amplitude (ΔP) determina o VC e, consequentemente, a ventilação e a eliminação do CO$_2$. A amplitude é definida pelo grau de oscilação da pressão nas vias aéreas (Δ pressão = PIP – PEEP) em torno da MAP. Deve-se lembrar que essa variável é a que mais sofre com as mudanças de resistência de vias aéreas. Isso significa que o aumento da resistência atenua a transmissão das oscilações para as vias aéreas distais, diminuindo o grau de ventilação alveolar.

Tal efeito é marcante quando se utilizam cânulas traqueais de diâmetros reduzidos, chegando a uma atenuação de quase 90% da pressão de oscilação proximal nas cânulas 2,5. O seu ajuste pode ser realizado diretamente nos aparelhos ou pela porcentagem (0 a 100%) do diferencial entre o PIP máximo e a MAP ajustada no equipamento. Na prática, controla-se a amplitude observando-se a vibração da caixa torácica e do abdome, que deve ser bem visível até o nível da cicatriz umbilical.

Frequência respiratória

A frequência dada em Hertz (1 Hz = 60 cpm) define o volume-minuto. A sua manipulação na VAF produz menos efeitos no nível da ventilação alveolar do que na técnica convencional, já que na alta frequência[52] o grau de ventilação é mais dependente das variações do VC do que da frequência [DCO$_2$ = FR(VC), em que DCO$_2$: coeficiente de difusão do gás carbônico; FR: frequência respiratória; VC: volume corrente. Por outro lado, as mudanças na frequência afetam indiretamente o volume oscilatório, na razão inversa. Isto é, a elevação da FR diminui o volume, enquanto a sua redução aumenta o volume oscilatório efetivo. Na prática, o intervalo de ajuste da FR varia de 5 a 15 Hz. A sua manipulação leva em consideração o tamanho do paciente e a doença pulmonar de base. Como regra, recomendam-se frequências de 5 a 10 Hz nos RNTs e naqueles casos em que há necessidade de VCs elevados. No RNPT e nas situações em que se desejam VCs baixos, indicam-se frequências entre 10 e 15 Hz.

Outros parâmetros

Fluxo

O fluxo pode ser controlado diretamente nos aparelhos de alta frequência exclusivos, enquanto nos híbridos o seu ajuste é realizado automaticamente pelo aparelho, de acordo com a MAP, a amplitude e a frequência de oscilação ajustadas. Quando for possível o seu controle, procure manter entre 10 e 15 ℓ/min no RNPT e entre 15 e 20 ℓ/min no RNT.

Relação inspiração:expiração

A relação inspiração:expiração (I:E) pode ser controlada diretamente ou de forma automática em alguns aparelhos híbridos. O aumento da relação (aumento da porcentagem do Tinsp) eleva o VC. Entretanto, na prática, a sua modificação raramente é realizada, a não ser nos casos extremos em que se deseja aumentar o VC mesmo após os ajustes máximos na amplitude e na frequência.

Parâmetros da ventilação convencional

Só é possível nos aparelhos híbridos que possibilitam a ventilação combinada (IMV + VAF). A associação de ciclos ventilatórios convencionais tem como objetivo fornecer suspiros durante a VAF, para promover o recrutamento alveolar.

Os parâmetros da ventilação convencional que podem ser controlados são: FR, PIP e Tinsp. Procure manter a frequência de ciclagem por volta de 6 cpm, o PIP de 2 a 5 cmH$_2$O acima da utilizada na convencional e o Tinsp por volta de 0,5 s.

▪ Estratégias de otimização do volume pulmonar

Atualmente, é consenso na literatura que a melhor resposta à VAF se dá quando se trabalha com volumes pulmonares otimizados ("pulmão aberto"). Dentre as várias técnicas descritas para reexpansão dos alvéolos atelectáticos, a mais utilizada é a que adota o aumento progressivo da MAP/PEEP fundamentada no fenômeno da histerese entre as curvas de insuflação e deflação pulmonares.[53]

De acordo com gráfico pressão-volume, para cada valor de pressão, observam-se dois níveis de volumes pulmonares, isto é, o inspiratório e o expiratório. Assim, para uma mesma pressão trabalhando no ramo expiratório, o volume pulmonar será maior. A manobra de recrutamento alveolar tem como objetivo deslocar a faixa de trabalho, durante a ventiloterapia, para o ramo expiratório.

Tal prática consiste em aumentar progressivamente a MAP/PEEP (1 a 2 cmH$_2$O a cada 3 min) e reduzir a FIO$_2$ até 0,30 ou menos, mantendo a SpO$_2$ pré-ductal entre 90 e 95%. Proceda a essa manobra até que não consiga redução adicional da FIO$_2$ (após 2 aumentos consecutivos) ou até que haja piora da oxigenação (necessidade de FIO$_2$). Ao chegar nesse ponto, o pulmão atingiu o volume máximo (volume pulmonar total). A seguir, proceda à redução gradativa da pressão (1 a 2 cmH$_2$O a cada 3 min) até que ocorra a piora da oxigenação (pressão de fechamento) e, finalmente, ajuste a MAP em 2 cmH$_2$O acima deste ponto (otimização do volume pulmonar) (Figura 38.7). Procure, portanto, trabalhar com a pressão de fechamento, e não com a de abertura das vias aéreas.

Lembre-se de que as manobras de recrutamento alveolar não visam otimizar somente a ventilação, mas também a perfusão pulmonar, visto que a resistência vascular pulmonar (RVP) relaciona-se diretamente com o grau de insuflação dos pulmões (Figura 38.8). A RVP é mínima quando o volume pulmonar se encontra no nível da CRF normal e alta nos dois extremos, ou seja, nas situações de hipo e hiperinsuflação pulmonares. Em termos funcionais, a rede vascular pulmonar pode ser dividida em dois grandes compartimentos: o intra-acinar, que engloba os pequenos vasos (arteríolas, vênulas e capilares), situados na zona respiratória dos pulmões; e o pré-acinar, composto de grandes vasos, localizados na porção condutora das vias aéreas.

Sabe-se que os vasos do compartimento pré-acinar são mais sensíveis à variação da pressão intersticial, já os intra-acinares são mais suscetíveis à alteração da pressão intra-alveolar. Em situações de baixo volume pulmonar, os alvéolos tornam-se instáveis e tendem ao colapso. Nessa condição, as forças de tração intersticial desaparecem e a área seccional dos vasos pré-acinares diminui, elevando a RVP.

À medida que ocorre aumento do volume pulmonar, observa-se o retorno das forças de tração radial e o aumento da área seccional dos vasos, reduzindo a RVP. Se, no entanto, o volume pulmonar ultrapassa o valor ótimo, alcançando os níveis de hiperinsuflação, o aumento da pressão alveolar comprime os vasos intra-acinares, resultando novamente no aumento da RVP. Assim, tanto as situações de sub como de hiperinsuflação pulmonar propiciam aumento da RVP, sendo mínimo nas condições de volume pulmonar ótimo.

▪ Estratégias de ventilação de alta frequência

As estratégias para manipulação dos parâmetros da VAF dependem basicamente das características do acometimento pulmonar.

Comprometimento pulmonar homogêneo

Inserem-se nesse grupo os pacientes que apresentam SDRA, pneumonias congênitas em especial por estreptococo beta-hemolítico do grupo B, hemorragia pulmonar difusa e SDRA tipo adulto.

O processo fisiopatológico comum nessas doenças é a diminuição da capacidade residual funcional decorrente da redução da complacência pulmonar por atelectasia e/ou edema. Esse quadro leva à alteração da relação ventilação-perfusão, que ocasiona a hipoxemia e a hipercapnia. Desse modo, o principal objetivo da ventiloterapia é promover a insuflação pulmonar, otimizando o seu volume, mantendo-o constante durante os ciclos respiratórios e melhorando, assim, a complacência e a relação ventilação-perfusão, sem comprometer o débito cardíaco.

Essa tese foi confirmada tanto em estudos utilizando modelos experimentais como nos ensaios clínicos realizados em RNs humanos. Portanto, a melhor estratégia nos casos de comprometimento pulmonar homogêneo é a que emprega volumes pulmonares otimizados, por meio das técnicas de recrutamento alveolar (ver seção "Estratégias de otimização do volume pulmonar").

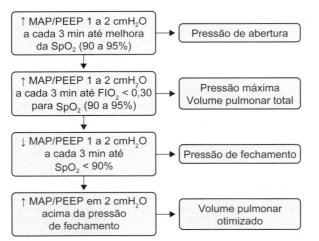

Figura 38.7 ▪ Passo a passo de ajuste da MAP para atingir a pressão de abertura, pressão máxima (volume total do pulmão) e pressão de fechamento, e encontrar a melhor pressão para ventilação com volume pulmonar otimizado. MAP: pressão média das vias aéreas; PEEP: pressão positiva expiratória final; SpO$_2$: saturação periférica de oxigênio; FIO$_2$: fração inspirada de oxigênio.

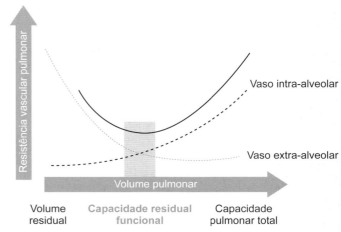

Figura 38.8 ▪ Relação entre volume pulmonar e resistência vascular pulmonar.

Comprometimento pulmonar heterogêneo

Inserem-se aqui os neonatos com SAM, pneumonias focais, DBP e outras síndromes aspirativas. Trata-se de um grupo com doença pulmonar de acometimento extremamente heterogêneo, que apresenta áreas com alterações predominantemente obstrutivas e aumento da CRF, cercadas por regiões de complacência pulmonar e CRFs diminuídas ou pouco alteradas. Essas características limitam o sucesso de qualquer estratégia ventilatória, inclusive da VAF, visto que a expansão de áreas atelectásicas leva à hiperinsuflação das regiões pouco ou não comprometidas, com riscos de ocorrência de baro/volutrauma e agravamento das condições hemodinâmicas.

Tais fatos são confirmados por dados da literatura. Ou seja, em neonatos com SDRA grave, a VAF previne a necessidade de oxigenação por membrana extracorpórea (ECMO) em cerca de 80 a 90% dos casos, enquanto nos portadores de SAM esses níveis chegam somente a 50%. Assim, apesar de a VAF ser uma opção terapêutica para os casos com insuficiência respiratória grave, a taxa de insucesso não é infrequente. Desse modo, deve-se atentar para os sinais de possível falha da VAF, não insistindo nessa modalidade ventilatória, para não incorrer em iatrogenias.

Procure ajustar os parâmetros da alta frequência, com o objetivo de melhorar as trocas gasosas com o mínimo de suporte de pressão. Deve-se utilizar com cautela a manobra de recrutamento alveolar, para evitar a hiperinsuflação. Os parâmetros iniciais utilizados são a MAP igual ou inferior em 1 a 2 cmH_2O (volume pulmonar na radiografia de 8 a 9 arcos costais) à pressão que estava sendo fornecida na ventilação convencional, amplitude suficiente para que a oscilação atinja a cicatriz umbilical, e frequência respiratória entre 6 e 8 Hz.

O manejo posterior dos parâmetros ventilatórios é realizado de acordo com a expansibilidade pulmonar observada em radiografia de tórax, nível de oxigenação e condições cardiovasculares. Procure manter os valores dos gases sanguíneos no segmento pré-ductal nos seguintes níveis: SpO_2 entre 90 e 95%, PaO_2 entre 50 e 70 mmHg, $PaCO_2$ entre 45 e 60 mmHg e pH acima de 7,25.

Se houver dificuldades para manter a oxigenação, procure afastar a hipertensão pulmonar e considerar o uso de NOi e de surfactante exógeno. Além disso, as condições cardiovasculares devem ser monitoradas continuamente (ecocardiografia, pressão arterial média e tempo de enchimento capilar), e a qualquer sinal de deterioração hemodinâmica, o paciente deve retornar para a ventilação convencional.

Síndrome do pulmão hipoplásico

A hérnia diafragmática congênita (HDC) é o exemplo mais importante no grupo das hipoplasias pulmonares. Além disso, citam-se outras, como as secundárias ao oligoâmnio por amniorrexe prolongada e à hidropisia fetal.

Nesse grupo, a característica comum é o pulmão subdesenvolvido tanto estruturalmente como funcionalmente (deficiência de surfactante). Afora isso, observam-se também alterações vasculares, como a hipertrofia e a progressão da camada muscular para regiões intra-acinares, normalmente não muscularizadas. A insuficiência respiratória decorre basicamente da falta de tecido pulmonar para suportar as trocas gasosas e do quadro de hipertensão pulmonar.

Dependendo do grau de hipoplasia, de hipertensão pulmonar e da associação a outras malformações, esses pacientes evoluem para um quadro respiratório irreversível, apesar das terapias agressivas, incluindo-se aí a VAF.

Nesse grupo de pacientes, pode-se considerar o uso da VAF como modo primário de assistência ventilatória. Essa indicação é baseada somente na vantagem teórica da VAF sobre a convencional em causar menos lesão pulmonar. Como regra, os manejos dos parâmetros da VAF devem ser conduzidos visando oferecer suporte com o mínimo de pressão.

As seguintes orientações devem ser consideradas nesses casos:

- Inicie com MAP ≤ 1 a 2 cmH_2O à pressão que estava sendo fornecida na ventilação convencional, com amplitude suficiente para que a oscilação seja bem visível no nível da cicatriz umbilical, FR entre 8 e 10 Hz
- Realize os ajustes posteriores de acordo com a expansibilidade pulmonar observada em exame radiológico de tórax, nível de oxigenação e condições cardiovasculares
- Nesse grupo, a avaliação radiológica das dimensões dos pulmões é mais complicada, sendo muitas vezes subjetiva. Considere um bom volume pulmonar quando a cúpula diafragmática alcançar a contagem de 8 costelas posteriores ou apresentar-se retificada ou tendendo à inversão ou quando os campos pulmonares estiverem hipertransparentes. A qualquer sinal de hiperinsuflação, diminua a MAP em 1 cmH_2O por vez até a correção do volume pulmonar. Se houver piora das condições de oxigenação arterial, pode-se optar por diminuir a frequência de oscilação em 1 a 2 Hz por vez ou diminuir a relação I:E (1:2 ou 1:3), para aumentar o tempo de exalação e, assim, reduzir o autoPEEP. Procure manter os valores dos gases sanguíneos no segmento pré-ductal nos seguintes níveis: SpO_2 entre 90 e 95%, PaO_2 entre 50 e 70 mmHg, $PaCO_2$ entre 45 e 60 mmHg e pH acima de 7,25
- Nesse grupo, os cuidados hemodinâmicos devem ser redobrados. Durante a tentativa de ajuste dos parâmetros da VAF, a qualquer sinal de piora das condições hemodinâmicas, suspenda a VAF e retorne para a ventilação convencional. Em caso de resposta negativa, com volume pulmonar adequado na radiografia de tórax, afaste hipertensão pulmonar e considere o uso de NOi.

Síndrome de escape de ar

Dentre os vários quadros que fazem parte desse grupo, assumem importância pela frequência e gravidade o enfisema intersticial pulmonar e o Ptx hipertensivo com fístula de alto débito. O primeiro é mais frequente nos RNPT, enquanto o segundo é mais observado entre os RNTs. A característica em comum nos dois casos é o aumento do espaço morto fisiológico com redução da ventilação efetiva, levando ao desequilíbrio da relação ventilação-perfusão. Além disso, a compressão vascular pela coleção de gás extra-alveolar aumenta a RVP, gerando o quadro de hipertensão pulmonar.

Pode-se observar ainda o significativo comprometimento do débito cardíaco consequente à diminuição do retorno venoso pelo aumento da pressão intratorácica. O emprego da ventilação convencional para tentar expandir os pulmões, em geral, intensifica o extravasamento de gás, já que as oscilações de pressão durante o ciclo respiratório, associadas ao mecanismo valvular do local da coleção, fazem com que grande parte do gás inspirado se dirija para a região extra-alveolar, agravando o acúmulo de gás e a compressão do parênquima pulmonar. Nos casos de coleções abertas, como no Ptx com fístula de alto débito drenado, a mesma situação se repete. Isso significa que apesar de drenado, na ventilação convencional, o fluxo inspiratório dirige-se preferencialmente para a coleção de gás, não expandindo os pulmões devido à redução da ventilação efetiva.

Para tentar reverter tal quadro, a alternativa terapêutica é o uso da VAF. Como o volume pulmonar mantém-se relativamente constante entre as duas fases do ciclo respiratório, a instalação da VAF reduz o volume da coleção de gás sem provocar o colapso alveolar.

Antes da instalação da VAF, deve-se avaliar cuidadosamente se o quadro predominante é o de extravasamento de ar com compressão do parênquima ou de insuflação pulmonar insuficiente. Se o último quadro predominar, inicie o manejo da VAF de forma semelhante ao da SDRA. Entretanto, como regra, o manejo dos parâmetros da VAF deve ser conduzido visando oferecer um suporte com o mínimo de pressão.

Inicie com MAP ≤ 1 a 2 cmH_2O à pressão que estava sendo fornecida na ventilação convencional. Utilize volumes oscilatórios baixos, ajustando os valores da amplitude de pressão para abaixo dos do pico de pressão utilizado na ventilação convencional, e da FR, para acima de 10 Hz.

Os ajustes posteriores devem ser realizados de acordo com a expansibilidade pulmonar e o volume da coleção extra-alveolar observada em avaliação radiológica de tórax, nível de oxigenação e condições cardiovasculares. Procure aceitar valores gasométricos piores, ou seja, PaO_2 próximos de 40 mmHg, $PaCO_2$ por volta de

60 mmHg e pH entre 7,25 e 7,30. As manobras de insuflação pulmonar intermitente são contraindicadas. Sempre busque dar prioridade para a redução das pressões em detrimento da FIO_2. Nos casos de enfisema intersticial pulmonar unilateral ou localizado, pode-se tentar o decúbito preferencial com o lado acometido na posição dependente. Mantenha a VAF por 24 a 48 h após a reabsorção da coleção de gás extra-alveolar.

▶ Terapias adjuvantes da insuficiência respiratória

Terapia de reposição do surfactante

O advento da terapia com o surfactante melhorou de maneira expressiva o prognóstico dos RNPTs, especialmente, os de muito baixo peso ao nascer. De tal modo que hoje essa terapia faz parte da rotina médica no manuseio desses pacientes e, desde 2009, a OMS incluiu o surfactante na lista de medicamentos essenciais para o atendimento neonatal.

Os efeitos benéficos do tratamento com surfactante em RNPT com SDRA incluem:[54]

- Logo após a administração do surfactante, observa-se aumento da CRF graças à estabilização dos alvéolos ainda abertos e ao recrutamento dos fechados. O aumento da CRF propicia maior superfície para as trocas gasosas, melhorando a relação ventilação-perfusão, diminuindo o *shunt* intrapulmonar e, consequentemente, corrigindo a hipoxemia
- Nas horas subsequentes, com o recrutamento mais homogêneo das unidades alveolares e com a diminuição da distorção da caixa torácica pela redução do suporte ventilatório, observa-se aumento da complacência pulmonar. Lembre-se de que essas alterações ocorrem rapidamente, e modificações nos parâmetros da ventilação invasiva podem ser necessárias para minimizar os riscos de lesão pulmonar
- Quanto aos efeitos nas entidades clínicas associadas à prematuridade e à SDRA, o tratamento com surfactante reduz, de forma significativa, a incidência de Ptx e enfisema intersticial e a mortalidade. No entanto, a terapia com o surfactante não modificou a incidência de DBP, PCA, hemorragia pulmonar, sepse e HPIV
- Nas outras doenças pulmonares com disfunção do surfactante, como SAM, pneumonias, hemorragia pulmonar e DBP, as evidências quanto aos efeitos positivos de tal terapêutica ainda são pobres.

Desde a sua liberação para uso no dia a dia nas UTIs neonatais, há quase três décadas, a população de RN candidata a receber o tratamento mudou. Atualmente, a maioria é menor e mais imatura, e muitos são expostos ao corticoide antenatal. A grande inovação na prática observada nos últimos anos foi a mudança nas estratégias de suporte respiratório para uma abordagem menos agressiva, com destaque para a CPAP nasal.

Dessa forma, os profissionais que cuidam dos RNPTs com dificuldades respiratórias devem se esforçar para encontrar o equilíbrio entre manter esses RNs em CPAP, evitando a ventilação invasiva e a administração do surfactante o mais cedo possível no caso da SDRA. Essa decisão deve ser pautada nos riscos da execução do procedimento – laringoscopia, intubação traqueal e administração da medicação – contra a menor efetividade do tratamento com o surfactante à medida que a doença vai avançando.[55]

Perante as evidências de que RNPTs com SDRA podem ser conduzidos com sucesso por meio de suporte respiratório não invasivo, houve interesse renovado no desenvolvimento de métodos menos invasivos para administrar o surfactante. Dentro dessa linha e acompanhando a evolução da abordagem INSURE com o objetivo de combinar os benefícios da CPAP nasal (evite a intubação traqueal e a ventilação invasiva) e o tratamento precoce com surfactante, duas técnicas similares de administração de surfactante por um cateter fino sem intubação traqueal tradicional estão sob investigação: técnica LISA e MIST (do inglês *minimally invasive surfactant therapy* [administração de surfactante minimamente invasivo]).

A técnica LISA/MIST parece ser promissora para os RNPTs com SDRA e merece uma investigação mais aprofundada:

- A não realização da analgesia e sedação durante o procedimento ainda é um ponto de intenso debate, pois a administração de pré-medicação pode diminuir os efeitos positivos da técnica
- É preciso estabelecer critérios de gravidade da SDRA para indicar o tratamento, já que muitos têm a doença mínima ou leve e são bem suportados apenas pela CPAP nasal, enquanto os casos moderados e graves idealmente devem receber surfactante o mais precocemente possível para obter o máximo de vantagem
- Certifique-se de que todos os RNPTs ou algum grupo de RNs em CPAP nasal podem se beneficiar da técnica
- Verifique a dose ideal e o aperfeiçoamento da técnica de laringoscopia

Assim, até o momento, as evidências são insuficientes para recomendar o uso rotineiro dessas novas técnicas de administração do surfactante.[56]

Como conclusão, a administração do surfactante, em *bolus*, pelo tubo traqueal continua sendo o padrão-ouro para o tratamento de RNPTs que evoluem para SDRA moderada a grave. No entanto, como técnica primária de suporte respiratório em crianças com SDRA, a CPAP nasal demonstrou ser tão eficaz quanto a intubação e a ventilação invasiva. Técnicas emergentes para a administração de surfactante em RNs não ventilados estão atualmente em estudo. A otimização de um método menos ou não invasivo de administração de surfactante será um dos desafios mais importantes no campo da terapia do surfactante para SDRA nos próximos anos.[57,58]

■ Prática para uso do surfactante

A administração do surfactante pode ser complicada devido a obstrução transitória da via aérea, refluxo da medicação pela cânula traqueal, dessaturação de oxigênio, bradicardia, alterações no fluxo sanguíneo e atividade elétrica cerebral. Além disso, o tratamento com o surfactante resulta em melhora rápida da mecânica pulmonar, e ajustes nos parâmetros do respirador podem ser necessários para minimizar os riscos de lesão pulmonar. Assim, é fundamental que profissionais com experiência nos cuidados de RNs criticamente doentes sejam os responsáveis pela administração do surfactante, gerenciando um plano de cuidados e mantendo uma vigilância constante quanto à qualidade de atendimento a esses pacientes.

■ Critérios para administração do surfactante

Os critérios a serem considerados são:

- RNPTs com quadro clínico e radiológico compatível com SDRA em CPAP nasal de 4 a 6 cmH_2O que necessite de $FIO_2 \geq 0,40$ para manter a SpO_2-alvo pré-ductal entre 90 e 95%
- RNPTs < 30 semanas e/ou < 1.500 g intubados na sala de parto e que necessite de ventilação invasiva, administrar o surfactante logo após estabilização entre a primeira e a segunda hora de vida
- *Observação*: sempre que possível, logo após o tratamento, ajuste os parâmetros ventilatórios, visando à extubação traqueal e ao retorno para CPAP nasal ou ventilação não invasiva. Caso o paciente não permita a redução dos parâmetros ventilatórios, a cada 12 h reavaliar a necessidade de doses adicionais. Indicar o retratamento se o RN permanecer em ventilação invasiva necessitando de $FIO_2 \geq 0,30$ para manter a SpO_2 pré-ductal entre 90 e 95%. Caso o RN necessite de retratamento, deve-se sempre afastar a possibilidade de síndrome de escape de ar, pneumonia congênita, PCA e hipertensão pulmonar
- Considere o tratamento nos RNs com condições associadas à deficiência secundária de surfactante, como SAM, pneumonia, hemorragia pulmonar e HDC. Considere o tratamento se o paciente evoluir para insuficiência respiratória grave, necessitando de ventilação invasiva com $FIO_2 \geq 0,40$ para manter SpO_2 pré-ductal entre 90 e 95%. A cada 12 h, reavalie a necessidade de doses adicionais. Caso o RN precise de retratamento, deve-se sempre afastar a possibilidade de síndrome de escape de ar e hipertensão pulmonar.

Procedimentos para administração do surfactante

Preparo da medicação:

- Administre o surfactante por via intratraqueal, instilando-o pelo lúmen secundário de uma cânula traqueal de duplo lúmen sem interromper a ventilação ou por meio de uma sonda com orifício terminal, inserindo-a na cânula traqueal após desconexão rápida do ventilador
- Aqueça o frasco, segurando-o nas mãos durante 8 min, ou deixando-o em temperatura ambiente por 20 min. Para homogeneizar o produto, vire o frasco de cabeça para baixo por duas vezes. Nunca agite o frasco, para evitar a formação de espuma
- Posologia: inicie com dose de 100 mg/kg de fosfolipídios. Caso o paciente apresente melhora da função pulmonar, mantenha essa dose se houver necessidade de retratamento. Nas situações com lesão inflamatória extensa (SDRA grave, pneumonia, SAM, DBP e hemorragia pulmonar), considere o uso de doses maiores, entre 150 e 200 mg/kg de fosfolipídios. A necessidade de doses adicionais deve ser individualizada. Recomenda-se um intervalo mínimo entre as doses de aproximadamente 12 h, lembrando-se de que não existem evidências das vantagens do uso acima de 4 doses
- Retire do frasco a quantidade desejada, com seringa de 3 ou 5 mℓ e agulha de tamanho 25 × 38 mm, utilizando, para tal, técnicas de assepsia adequadas. *Observação*: em RNs acima de 1.000 g, fracione a dose total em 2 seringas
- Separe uma sonda gástrica nº 5 F. Ajuste o seu comprimento, cortando-a, de tal forma que a sua ponta se projete logo além da cânula traqueal (< 0,5 cm), ficando obrigatoriamente acima da carina. É importante lembrar que o surfactante precisa ser instilado no terço inferior da traqueia, e não nos brônquios!

Preparo do paciente:

- Verifique a posição da ponta da cânula traqueal por meio da ausculta pulmonar ou preferencialmente pela radiografia de tórax, mantendo-a na altura da 1ª e 2ª vértebras torácicas. Se possível, intube o RN com uma cânula traqueal de duplo lúmen, pois isso facilita a administração do surfactante sem interromper a ventilação. Se necessário, aspire a cânula traqueal cerca de 10 a 15 min antes da instilação do surfactante
- Verifique os sinais vitais, procurando manter a temperatura entre 36,5 e 37,5°C, FC entre 100 e 180 bpm, pressão arterial média (PAM) ≥ idade gestacional (IG) em semanas, tempo de enchimento capilar < 3 s e SpO$_2$ entre 90 e 95%. No caso de hipotermia, sinais de baixa perfusão sistêmica, hipotensão e/ou choque, estabilize o paciente
- Ajuste os parâmetros do ventilador para os seguintes níveis:
  - Modo TCPL: assistido-controlado
  - FIO$_2$: não altere, exceto se houver a necessidade de interrupção da ventilação mecânica. Nesse caso, aumente em 20% da FIO$_2$ anterior
  - Tinsp: mantenha entre 0,3 e 0,5 s
  - Texp: procure manter acima de 0,5 s
  - FR: 40 a 60 cpm
  - PIP: ajuste para manter o VC entre 4 e 6 mℓ/kg
  - PEEP: mantenha entre 4 e 6 cmH$_2$O
  - *Observação*: se os parâmetros ventilatórios forem superiores aos descritos anteriormente, não há necessidade de modificá-los.

Cuidados durante a instilação

Para a instilação, são necessários os seguintes cuidados:

- Mantenha a vigilância contínua dos parâmetros vitais: FC, SpO$_2$ e padrão respiratório
- Fracione a dose total em 2 a 4 alíquotas, de tal forma que o volume máximo por alíquota não ultrapasse 2 mℓ/kg
- Administre cada alíquota em *bolus* (10 a 20 s), com o RN na posição supina e com a cabeça centrada na linha média. A seguir, reconecte na ventilação mecânica e aguarde 30 a 60 s antes de instilar as outras alíquotas. *Observação*: não há necessidade de ventilar manualmente após a instilação do surfactante para promover melhor distribuição. É importante lembrar que a pressão negativa gerada pela respiração espontânea possibilita a distribuição mais homogênea do surfactante!
- Caso ocorra bradicardia (FC < 100 bpm) e/ou hipoxemia (SpO$_2$ < 85%), interrompa a administração da substância, reconecte o RN à ventilação mecânica e siga os seguintes passos:
  - Verifique a permeabilidade das vias aéreas, auscultando o tórax e observando a expansibilidade torácica
  - Ajuste os parâmetros do ventilador: FIO$_2$, FR até 60 cpm e PIP para manter VC entre 6 e 8 mℓ/kg. Aguarde 1 a 2 min, caso não haja melhora:
    - Desconecte o RN da ventilação e realize a aspiração traqueal. Caso não haja melhora, considere a troca da cânula traqueal.

Cuidados após a instilação

Logo após a instilação do surfactante, geralmente em minutos, ocorre uma melhora acentuada na oxigenação, com consequente redução das necessidades de ventilação. O responsável pela administração da medicação deve permanecer com o RN o tempo necessário para assegurar a sua estabilidade.

É preciso considerar os seguintes procedimentos:

- Não aspire a cânula traqueal na primeira hora subsequente à instilação do surfactante, a menos que haja evidência clínica de obstrução da cânula
- Monitore a oxigenação arterial (oxímetro de pulso e gasometria arterial), a FC e a PA. As mudanças na função pulmonar são rápidas após a instilação do surfactante, sendo necessários a observação e o monitoramento constantes do paciente.

Vasodilatadores do leito vascular pulmonar

Óxido nítrico inalatório

O óxido nítrico (NO) é produzido naturalmente pelas células endoteliais e age localmente relaxando a musculatura lisa e levando à vasodilatação. A ação seletiva nos vasos pulmonares, quando utilizado por via inalatória, deve-se à propriedade do gás em difundir através da membrana alveolocapilar e à sua imediata inativação quando em contato com o sangue, através da ligação com a hemoglobina, formando a metemoglobina. Além do efeito vasodilatador com redução do *shunt* direito-esquerdo pelo canal arterial (CA) e pelo forame oval (FO) e a pós-carga do ventrículo direito, o NOi diminui o *shunt* intrapulmonar nos casos de comprometimento do parênquima pulmonar por meio de uma ação "microsseletiva", ou seja, redirecionando o fluxo sanguíneo para as regiões mais bem ventiladas, adequando, assim, a relação ventilação-perfusão. E, por fim, sabe-se que o NO apresenta propriedades anti-inflamatórias, antioxidantes e parece estimular a alveolização e o crescimento vascular.

Uma série de estudos multicêntricos demonstrou que, em neonatos com idade gestacional acima de 34 semanas, sem malformações pulmonares ou cardíacas e que apresentam insuficiência respiratória hipoxêmica grave, a administração de NOi melhora a oxigenação em cerca de 60% dos casos. Não se observou alteração na mortalidade, porém houve redução na necessidade de ECMO.[59]

A resposta ao NOi é menos evidente nos casos de hipertensão pulmonar associados à lesão do parênquima pulmonar (SDRA, SAM e pneumonias), em que o *shunt* intrapulmonar e as alterações na relação V/Q são os principais responsáveis pela hipoxemia. Esse fato demonstra a importância da adequação do volume pulmonar para melhorar a resposta ao NOi.

Já nos casos de HDC, o uso do NOi não mostrou efeitos benéficos, seja para melhorar os parâmetros fisiológicos, seja para alterar o prognóstico, reforçando a tese da complexidade dos mecanismos responsáveis pela insuficiência respiratória hipoxêmica nesses pacientes. Além do *shunt* extrapulmonar, o grau de hipoplasia pulmonar, a imaturidade estrutural e funcional do parênquima pulmonar e as alterações funcionais e/ou anatômicas das câmaras cardíacas influenciam a gravidade da hipoxemia na HDC. Apesar de as evidências serem fracas, como alguns pacientes apresentam resposta positiva à medicação e devido à gravidade da doença, na prática muitos centros utilizam o NOi.

Já no RNPT abaixo de 34 semanas com doença respiratória, o uso precoce de NOi não previne as lesões cerebrais graves ou melhora a sobrevida sem DBP. O NOi também não parece ser eficaz como terapia de resgate para os RNPTs com insuficiência respiratória grave. Apesar de as evidências não revelarem benefício claro do NOi em RNPTs abaixo de 34 semanas, nos últimos anos observou-se um uso crescente nessa população, e estima-se que, entre os pacientes que recebem tratamento com NOi nos EUA, metade é RNPT.[60]

É possível que o NOi como terapia de resgate possa ter alguma função nos RNPTs com idade gestacional abaixo de 28 semanas com insuficiência respiratória hipoxêmica grave e com história de ruptura prolongada de membranas amnióticas acompanhadas de corioamnionite e/ou hipoplasia pulmonar, e nos casos de RNs que evoluem para hipertensão pulmonar associado à DBP.[61]

É preciso considerar as seguintes orientações:

- Indique NOi para RNs com idade gestacional superior a 34 semanas que evoluem para insuficiência respiratória hipoxêmica grave, mantendo IO ≥ 25 (IO = MAP × FIO_2 × 100/PaO_2 pré-ductal) ou ISO ≥ 10 (ISO = MAP × FIO_2 × 100/SpO_2 pré-ductal)
- Considere o uso do NOi precoce nos RNPTs com história de ruptura prolongada de membranas amnióticas acompanhadas de corioamnionite e/ou hipoplasia pulmonar que evoluem para insuficiência respiratória grave acompanhada de hipertensão pulmonar
- Antes da instalação do NOi, avaliar cuidadosamente o tipo e o grau de comprometimento dos campos pulmonares e a função cardíaca, do exame radiológico e ecocardiográfico (ECOf)
- Nas situações com diminuição do volume pulmonar ou com grandes alterações da relação V/Q (atelectasia e hiperinsuflação), procure recrutar o volume pulmonar por meio do ajuste da PEEP na ventilação convencional ou mudar para a ventilação de alta frequência; se necessário, administre surfactante exógeno. Tais manobras visam à otimização da terapêutica com o NOi, já que os melhores efeitos são conseguidos quando o gás chega às vias aéreas distais
- O estudo ecocardiográfico é fundamental para detectar a causa da hipoxemia e afastar lesões estruturais cardíacas, já que o uso do NOi está contraindicado nos casos de cardiopatias congênitas dependentes de *shunt* direito-esquerdo pelo canal arterial (síndrome do coração esquerdo hipoplásico e interrupção do arco aórtico). Afora isso, nos pacientes que apresentam reserva cardíaca esquerda diminuída, a vasodilatação pulmonar seguida de aumento do fluxo sanguíneo para essas câmaras pode precipitar falência miocárdica e edema pulmonar por hipertensão venosa pulmonar. Nessas situações, é fundamental a estabilização das condições hemodinâmicas com o uso de aminas inotrópicas e/ou lusitrópicas
- Inicie com dose de 20 partes por milhão (ppm). Considere resposta positiva se após 30 a 60 min houver melhora da oxigenação, ou seja, diminuição do IO ou ISO em pelo menos 15 a 30% do nível de indicação ou estabilização da SpO_2 acima de 90%. Se após a dose de 20 ppm não houver resposta positiva, verifique as seguintes possibilidades:
  ○ Afaste hipo ou hiperinsuflação pulmonar. Ajuste os parâmetros ventilatórios para adequar o volume pulmonar, mantendo-o entre 8 e 9 espaços intercostais na radiografia de tórax. Considere o uso do surfactante exógeno em caso de comprometimento do parênquima pulmonar. Se disponível, considere ventilação de alta frequência
  ○ Afaste Ptx hipertensivo e enfisema intersticial pulmonar
  ○ Avalie o estado hemodinâmico, se disponível, por meio do ECOf. Se necessário, ajuste a volemia e as aminas vasoativas
- Caso não ocorra melhora da oxigenação após a correção dos itens mencionados, considere aumento da dose até o máximo de 40 ppm. O uso de doses acima de 20 ppm deve ser excepcional e por curto período (cerca de 8 h), pois trazem poucos benefícios em termos de aumento do percentual de respostas positivas e induzem a produção de metemoglobina e dióxido de nitrogênio. Se não obtiver resposta com a dose de 40 ppm, considere falha de tratamento e inicie a redução do NOi. Afora isso, a administração do gás deve ser interrompida ou a sua concentração diminuída se os níveis de metemoglobinemia alcançarem 5 g% ou se a concentração de dióxido de nitrogênio superar 1 ppm
- Mantenha a dose do NOi em que houve resposta positiva, reduzindo inicialmente a FIO_2 até 0,60. Se em FIO_2 abaixo de 0,60 a SpO_2 se mantiver acima de 90%, inicie a redução do NOi em 5 ppm, a cada 6 h, até chegar à concentração de 5 ppm. A partir desse ponto, reduza em 1 ppm, a cada 6 h, até a retirada do NOi
- Se durante o processo de retirada do NOi houver piora do quadro respiratório (necessidade de aumento da FIO_2 acima de 20% da anterior para manter a SpO_2 acima de 90%), retorne à dose de NOi imediatamente anterior à da redução e mantenha-a por 24 h, e a seguir tente retomar o processo de retirada. A ocorrência de falha ou dificuldade na retirada do NOi é proporcional ao tempo de uso do gás, sendo mais comum quando a administração é mantida por um período superior a 3 dias. Sabe-se que o NO exógeno inibe a produção do endógeno, diminuindo a atividade do NO sintétase. Além disso, pode-se alterar a sensibilidade da musculatura lisa aos mediadores vasodilatadores, diminuindo-se os níveis de monofosfato cíclico de guanosina (GMPc), seja por redução da atividade da guanilato ciclase, seja por aumento da atividade da fosfodiesterase-5.

■ Outros vasodilatadores pulmonares

A viabilização do uso do NOi na prática clínica representou grande avanço no tratamento da hipertensão pulmonar. Entretanto, apesar do otimismo inicial, em cerca de 40% dos casos não se observa melhora dos parâmetros fisiológicos. Entre os mecanismos envolvidos para a má resposta ao Noi, citam-se:

- Mau recrutamento alveolar pelo comprometimento do parênquima pulmonar, o que impede que o NO atinja os vasos pulmonares constritos
- Suporte ventilatório prolongado com altas concentrações de oxigênio, o que resulta na formação de ânions superóxidos (O^-), que além de inativarem o NO endógeno e exógeno, reagem com o gás, formando produtos vasoconstritores, como o peroxinitrito, diminuem a atividade do NO sintétase e da guanilato ciclase e aumentam a da fosfodiesterase-5, resultando em diminuição dos níveis de GMPc
- Remodelagem dos vasos pulmonares, nos quais, por alterações enzimáticas, observa-se uma resposta anormal da célula muscular lisa. Estudos em modelos experimentais de hipertensão pulmonar demonstram diminuição da expressão da guanilato ciclase solúvel e aumento da atividade da fosfodiesterase-5, resultando em menor formação do GMPc em resposta ao NOi
- Disfunção ventricular esquerda (prematuridade extrema, asfixia, sepse, HDC, hipoplasia do VE) resulta em aumento da pressão no átrio esquerdo, desvio do sangue para o átrio direito pelo FO e hipertensão venosa pulmonar. Nesse cenário, a administração do NOi pode levar a inundação do leito capilar pulmonar, agravamento do edema pulmonar e deterioração clínica.

Associado a esses fatores, o alto custo do gás e do sistema de administração torna o uso do NOi inviável para muitos serviços no Brasil. Com essas considerações, as pesquisas têm avançado na busca de novos agentes terapêuticos adjuvantes e/ou alternativos ao NOi,[62,63] com destaque para os inibidores da fosfodiesterase-3 e 5, milrinona e sildenafila, respectivamente.

Milrinona

Além dos efeitos cardiovasculares sistêmicos, a milrinona também exerce efeitos na vasculatura pulmonar em modelos experimentais de hipertensão pulmonar neonatal. Nesses mesmos modelos, a exposição prolongada à ventilação mecânica com altas concentrações de oxigênio associada ao NOi aumenta a atividade da fosfodiesterase-3, resultando na redução do monofosfato cíclico de adenosina (cAMP), contribuindo para a disfunção vascular, interferindo na via PGI_2 → adenilciclase → cAMP e sugerindo um potencial efeito sinérgico da milrinona em melhorar a vasodilatação mediada pelo NO.

Esse perfil farmacológico faz da milrinona um atrativo vasodilatador pulmonar adjuvante para o tratamento da hipertensão pulmonar resistente ao NOi. Utilize de forma criteriosa, atentando para o estado hemodinâmico, pois a administração da milrinona pode precipitar a hipotensão arterial grave, complicando o *shunt* direito-esquerdo pelo CA, com piora do fluxo sanguíneo pulmonar, da hipoxemia e da função cardíaca. Caso deseje início de ação rápida, considere fazer o ataque da medicação:

- Opção 1: 10 mℓ/kg de SF 0,9% em 15 min → 50 mcg/kg da milrinona em 30 min
- Opção 2: dividir 5 alíquotas de 10 mcg/kg a cada 10 min. A cada alíquota, administrar 5 mℓ/kg de SF 0,9% se hipotensão arterial
- Após ataque, iniciar dose de manutenção: 0,33 a 0,99 mcg/kg/min
- Contraindicação ou suspensão da milrinona:
  - Hipotensão arterial: PAM < IG
  - Necessidade > 40 mℓ/kg/24 h de expansor de volume para corrigir a hipotensão arterial secundária ao uso da medicação
  - Distúrbios hemorrágicos: plaquetas < 50.000
  - Insuficiência renal aguda: C > 2 mg/dℓ ou aumento superior a 0,5 mg/dℓ em intervalo de 12 a 24 h
  - HPIV III/IV.

Sildenafila

O sildenafila atua na via NO → guanilato ciclase → GMPc, inibindo a ação da fosfodiesterase-5. Dessa maneira, aumenta a concentração do GMPc, diminuindo a sua degradação com efeitos vasculares tanto pulmonares como sistêmicos. Pode ser administrado por via intravenosa e por via entérica, no entanto, no Brasil, somente a formulação oral está disponível. Esse fato limita o seu uso a somente quando o paciente estiver tolerando algum volume de alimentação enteral, restringindo-o para os casos de hipertensão pulmonar subaguda e crônica.

Os dados de pequenos ensaios-piloto em RNs com hipertensão pulmonar têm mostrado que o sildenafila reduz seletivamente a resistência vascular pulmonar com poucos efeitos sistêmicos e parece prevenir a hipertensão pulmonar rebote associada à retirada do NOi. Além disso, em centros de recursos limitados, nos quais tanto o NOi como a ventilação de alta frequência não eram disponíveis, o uso do sildenafila por VO melhorou a oxigenação e reduziu a mortalidade de RNs com hipertensão pulmonar. A sua aplicabilidade em combinação com NOi, dose ideal e perfil de segurança ainda são desconhecidos, em particular, os efeitos a longo prazo no neurodesenvolvimento.

Na prática clínica, o uso dessas medicações pode ser justificado em um contexto no qual não se obtém resposta ao NOi ou quando não se dispõe de vasodilatador específico. Inicie com 0,5 mg/kg/dose, via enteral, a cada 6 a 8 h; reavalie a cada 72 h, de preferência por meio de parâmetros ecocardiográficos e, se necessário, aumente para 0,5 mg/kg/dose, até o máximo de 2,0 mg/kg/dose.

Outros agentes, como a prostaciclina sistêmica ou por via inalatória, e a bosentana, um bloqueador do receptor ET-A da endotelina, apresentam efeitos vasodilatadores na circulação pulmonar, porém a experiência do uso e os estudos no período neonatal são escassos.

Até o surgimento do NOi, outros vasodilatadores inespecíficos (tolazolina, nitroprussiato de sódio, sulfato de magnésio e adenosina, entre outros) foram utilizados para o tratamento da hipertensão pulmonar neonatal. As evidências a favor do uso desses agentes são fracas e com frequência provocam efeitos sistêmicos quando administrados em doses elevadas.

Corticoides

Sabe-se que o processo inflamatório tem uma participação importante na patogênese da DBP. Essa associação tem propiciado o uso de terapias que possam reduzir ou modular o processo inflamatório pulmonar na tentativa de diminuir a incidência e a gravidade da doença.

O uso de corticoides em RNPTs com DBP melhora a função pulmonar, facilitando a retirada da ventilação invasiva e a extubação traqueal. No entanto, devido aos efeitos colaterais agudos inerentes à corticoterapia (hipertensão arterial, hiperglicemia, supressão da suprarrenal, processos infecciosos, perfuração gastrintestinal, hipercalciúria, nefrocalcinose, catabolismo proteico, diminuição do ganho de peso e hipertrofia miocárdica) e, principalmente, a longo prazo o uso da medicação associa-se a maior risco de desenvolvimento de anormalidades neurológicas e paralisia cerebral.[64]

Assim, o uso de corticoides sistêmicos deve ser restrito aos RNPTs dependentes de ventilação mecânica por mais de 2 semanas (necessidade constante de FIO_2 > 0,40 e MAP > 8 cmH_2O para manter SpO_2 entre 90 e 95%), associado a sinais radiológicos sugestivos de DBP e com perspectivas de extubação traqueal. Antes de iniciar a corticoterapia, procure afastar e corrigir as condições que possam contribuir para a gravidade do quadro respiratório, como PCA com repercussão hemodinâmica, síndrome de escape de ar, atelectasia, processos infecciosos, falta de impulsos respiratórios eficientes (imaturidade do centro respiratório ou lesão no sistema nervoso central) ou insuficiência da caixa torácica (prematuridade extrema, desnutrição, distúrbios metabólicos). Recomenda-se o uso da dexametasona IV ou via enteral na seguinte posologia:

- 0,15 mg/kg/dia a cada 12 h, por 3 dias
- 0,10 mg/kg/dia a cada 12 h, por 3 dias
- 0,05 mg/kg/dia a cada 12 h, por 3 dias
- *Observação*: se houver resposta positiva (diminuição do suporte de pressão, da FIO_2 e extubação traqueal) após os 3 primeiros dias, continuar o tratamento, realizando o esquema completo. Caso não ocorra resposta positiva após as primeiras doses, deve-se suspender o corticoide.

Diuréticos

Com frequência, em caso de DBP, observam-se episódios de edema pulmonar que altera a mecânica respiratória, levando ao aumento do trabalho respiratório. O uso de diuréticos é efetivo para melhorar a função pulmonar a curto prazo, entretanto, não se observa alteração na evolução da DBP.[65] Assim, deve-se indicar o diurético somente como terapia de curta duração (3 a 5 dias), para melhorar a função pulmonar e reduzir o trabalho respiratório em RN com DBP.

A medicação de escolha é a furosemida (1 a 2 mg/kg/dose, 2 vezes/dia IV ou VO), pois além do efeito diurético, apresenta ação direta nos pulmões, melhorando as trocas gasosas. Evite o uso prolongado da medicação, devido aos efeitos colaterais (hiponatremia, hipopotassemia, alcalose metabólica hipoclorêmica, hipercalciúria, osteopenia, nefrocalcinose e ototoxicidade). Caso haja necessidade de prolongar o uso do diurético, como alternativa para reduzir os distúrbios eletrolíticos, pode-se utilizar a hidroclorotiazida (10 a 20 mg/kg/dose a cada 12 h) associada à espironolactona (1 a 2 mg/kg/dose a cada 12 h).

Broncodilatadores

As crianças com DBP apresentam crises recorrentes de broncospasmo, devido à hipertrofia da musculatura lisa e hiper-reatividade de vias aéreas. O uso de agonistas beta melhora transitoriamente as trocas gasosas e a função pulmonar, porém não altera a evolução da DBP. Lembre-se dos efeitos colaterais cardiovasculares (taquicardia, hipertensão arterial e arritmias cardíacas), das alterações na relação ventilação-perfusão com piora do *shunt* intrapulmonar e do agravamento da traqueobroncomalacia. Podem-se utilizar as seguintes medicações, com as respectivas posologias:

- Fenoterol:
  - Solução para nebulização (5,0 mg/mℓ): 0,05 a 0,1 mg/kg/, em 3,0 mℓ de SF 0,9%, a cada 6 a 8 h
- Salbutamol:
  - Solução para nebulização (5,0 mg/mℓ): 0,1 a 0,5 mg/kg/dose, em 3,0 mℓ de SF 0,9%, a cada 4 a 6 h
  - Aerossol dosimetrado (100 mcg/*puff*): 1-2 *puffs* por vez, a cada 6 a 8 h
  - Solução oral (5 mℓ = 2,0 mg): 0,1 a 0,3 mg/kg//dose, a cada 8 h
  - Injetável (0,5 mg/mℓ): 0,2 mcg/kg/min, infusão IV contínua (máximo: 10 mcg/kg/min)

- Brometo de ipratrópio: é um broncodilatador anticolinérgico que age de modo sinérgico com os agonistas beta, sendo normalmente utilizado em associação a essas medicações. Utilize na seguinte posologia:
  - Solução para nebulização (250 mcg/mℓ): 125-250 mcg/dose, em 3,0 mℓ de SF 0,9%, a cada 6 a 8 h.

Xantinas

As metilxantinas, em especial a cafeína, são os fármacos de escolha para o tratamento da apneia da prematuridade, pois regularizam o ritmo respiratório e melhoram a contratilidade do diafragma. Na fase aguda da SDRA, a cafeína parece melhorar a função pulmonar, diminuindo o tempo de ventilação mecânica e a necessidade de reintubação traqueal. A cafeína também parece ser eficaz para reduzir o risco de DBP e PCA com necessidade de tratamento farmacológico e cirúrgico; além disso, melhora a performance motora a longo prazo.[66]

A administração deve ser feita da seguinte maneira:

- Citrato de cafeína: inicie com ataque de 20 mg/kg (10 mg/kg de cafeína anidra) por via enteral ou IV, seguida de dose de manutenção de 5,0 a 8,0 mg/kg (2,5 a 4,0 mg/kg de cafeína anidra) por dia a cada 24 h. A dose de manutenção deve ser iniciada 24 h após o ataque. Se possível, procure iniciar a cafeína no primeiro dia de vida, já que os seus efeitos positivos foram observados quando iniciados nos 3 primeiros dias de vida.

O tratamento com a cafeína deve ser mantido até que o RN complete 34 semanas de idade pós-conceptual ou por 10 a 14 dias após o último episódio de apneia. Os efeitos colaterais mais frequentes são taquicardia, irritabilidade, hiperglicemia e alteração da motilidade gastrintestinal

▶ Considerações finais

A busca por melhores resultados nos cuidados de RNs ventilados de forma invasiva ou não exige empenho e requer vigilância constante. Em ambientes tão complexos, como uma UTI neonatal, altamente dependentes de uma ação multidisciplinar, as inúmeras transferências de informações entre os profissionais são inerentes. Combinadas a uma rotina de trabalho baseada em turnos, as falhas de comunicação com perdas de informações críticas são ocorrências comuns, resultando em decisões inoportunas e inapropriadas. Assim, a correção dos processos voltados para o aprimoramento do trabalho em equipe, com foco na comunicação efetiva, compartilhamento de informações, cooperação e otimização dos recursos disponíveis, pode reduzir eventos inesperados, como extubação não planejada, pneumonia associada à ventilação, lesão nasal pela CPAP, episódios intermitentes de hipoxia e hiperoxia e prolongamento do tempo de exposição à ventilação invasiva e ao oxigênio.

▶ Referências bibliográficas

1. Stoll BJ, Hansen NI, Bell EF et al., for the Eunice Kennedy Shriver National Institute of Child Health and Human Development Neonatal Research Network. Trends in care practices, morbidity, and mortality of extremely preterm neonates, 1993-2012. JAMA. 2015 Sep 8;314(10):1039-51. doi: 10.1001/jama.2015.10244.
2. Guinsburg R, Almeida MF, Castro JS et al. Death or survival with major morbidity in VLBW infants born at Brazilian neonatal research network centers. J Matern Fetal Neonatal Med. 2016 Mar;29(6):1005-9. doi: 10.3109/14767058.2015.1031740.
3. WHO. Born to soon. The global action report on preterm birth. Disponível em: http://www.who.int/maternal_child_adolescent/documents/born_too_soon/en/. Acesso em: novembro/2018.
4. The Lancet. Global, regional, national, and selected subnational levels of stillbirths, neonatal, infant, and under-5 mortality, 1980-2015: A systematic analysis for the global burden of disease study, 2015. Disponível em: http://www.thelancet.com/pdfs/journals/lancet/PIIS0140-6736(16)31575-6.pdf. Acesso em: agosto/2018.
5. MS/SVS/CGIAE – Sistema de Informações sobre Mortalidade – SIM, 2018. Disponível em: http://www2.datasus.gov.br/DATASUS/index.php?area=0205. Acesso em: novembro/2018.
6. WHO. WHO Recommendations on interventions to improve preterm birth outcomes: Evidence base. Disponível em: http://www.who.int/reproductivehealth/publications/maternal_perinatal_health/preterm-birth-guideline/en/>. Acesso em: agosto/2018.
7. Mahmoud RA, Roehr CC, Schmalisch G. Current methods of non-invasive ventilatory support for neonates. Paediatr Respir Rev. 2011;12:196-205. doi: 10.1016/j.prrv.2010.12.001.
8. Cummings JJ, Polin RA; Committee on Fetus and Newborn, American Academy of Pediatrics. Noninvasive respiratory support. Pediatrics. 2016 Jan;137(1). doi:10.1542/peds.2015-3758.
9. Alexiou S, Panitch HB. Physiology of non-invasive respiratory support. Semin Fetal Neonatal Med. 2016 Jun;21(3):174-80. doi:10.1016/j.siny.2016.02.007.
10. Schmolzer GM, Kumar M, Pichler G, Aziz K, O'Reilly M, Cheung PY. Non-invasive versus invasive respiratory support in preterm infants at birth: Systematic review and meta-analysis. BMJ 2013; 347:f5980. https://doi.org/10.1136/bmj.f5980.
11. Subramaniam P, Ho JJ, Davis PG. Prophylactic nasal continuous positive airway pressure for preventing morbidity and mortality in very preterm infants. Cochrane Database Syst Rev. 2016;(6):CD001243. https://doi.org/10.1002/14651858.CD001243.
12. Davis PG, Henderson-Smart DJ. Nasal continuous positive airways pressure immediately after extubation for preventing morbidity in preterm infants. Cochrane Database Syst Rev. 2003;(2):CD000143. https://doi:10.1002/14651858.CD000143.
13. Gupta S, Donn SM. Continuous positive airway pressure: To bubble or not to bubble? Clin Perinatol 2016; 43:647-59. http://dx.doi.org/10.1016/j.clp.2016.07.003.
14. Jasani B, Ismail A, Rao S, Patole S. Effectiveness and safety of nasal mask versus binasal prongs for providing continuous positive airway pressure in preterm infants: A systematic review and meta-analysis. Pediatric Pulmonology. 2018;1-6. https://doi.org/10.1002/ppul.24014.
15. Martin S, Duke T, Davis P. Efficacy and safety of bubble CPAP in neonatal care in low- and middle-income countries: A systematic review. Arch Dis Child Fetal Neonatal Ed. 2014 Nov;99(6):F495-504. doi: 10.1136/archdischild-2013-305519.
16. Thukral A, Sankar MJ, Chandrasekaran A, Agarwal R, Paul VK. Efficacy and safety of CPAP in low- and middle-income countries. J Perinatol. 2016 May;36 Suppl 1:S21-8. doi:10.1038/jp.2016.29.
17. Travers CP, Carlo WA. How to save 1 million lives in a year in low- and middle-income countries. Neonatology. 2017;111(4):431-6. doi:10.1159/000460512.
18. Jensen EA, DeMauro SB, Kirpalani H. Has enough evidence accumulated to consider CPAP a first-line standard of care in developing countries? Arch Dis Child Fetal Neonatal Ed. 2014 Nov;99(6):F443-4. doi:10.1136/archdischild-2014-305991.
19. Lissauer T, Duke T, Mellor K, Molyneux L. Nasal CPAP for neonatal respiratory support in low and middle-income countries. Arch Dis Child Fetal Neonatal Ed. 2017 May;102(3):F194-6. doi:10.1136/archdischild-2016-311653.
20. Dawson L, Klingman KL, Marrazzo J. Addressing standards of care in resource-limited settings. J Acquir Immune Defic Syndr. 2014 Jan;1;65 Suppl 1:S10-4. doi: 10.1097/QAI.0000000000000033.
21. Dargaville PA, Gerber A, Johansson S et al.; Australian and New Zealand Neonatal Network. Incidence and outcome of CPAP failure in preterm infants. Pediatrics. 2016 Jul;138(1). pii: e20153985. doi:10.1542/peds.2015-3985.
22. Dargaville PA. CPAP, Surfactant, or both for the preterm infant resolving the dilemma. JAMA Pediatrics 2015;169:715-7. doi:10.1001/jamapediatrics.2015.0909.
23. Polin RA, Carlo WA and Committee on Fetus and Newborn. Surfactant replacement therapy for preterm and term neonates with respiratory distress. Pediatrics. 2014;133:156-63. doi:10.1542/peds.2013-3443.
24. Sweet DG, Carnielli V, Greisen G et al. European consensus guidelines on the management of respiratory distress syndrome – 2016 Update. Neonatology. 2017;111:107-25. doi:10.1159/000448985.
25. Isayama T, Chai-Adisaksopha C, McDonald SD. Noninvasive ventilation with vs without early surfactant to prevent chronic lung disease in preterm infants. A systematic review and meta-analysis. JAMA Pediatr. 2015;169:731-9. doi: 10.1001/jamapediatrics.2015.0510.
26. Brix N, Sellmer A, Jensen MS, Pedersen LV, Henriksen TB. Predictors for an unsuccessful INtubation-SURfactant-Extubation procedure: A cohort study. BMC Pediatr. 2014 Jun 19;14:155. doi: 10.1186/1471-2431-14-155.

27. Göpel W, Kribs A, Härtel C et al.; German Neonatal Network (GNN). Less invasive surfactant administration is associated with improved pulmonary outcomes in spontaneously breathing preterm infants. Acta Paediatr. 2015;104:241-6. doi:10.1111/apa.12883.
28. Isayama T, Iwami H, McDonald S, Beyene J. Association of noninvasive ventilation strategies with mortality and bronchopulmonary dysplasia among preterm infants: A systematic review and meta-analysis. JAMA. 2016 Aug;9;316(6):611-24. doi:10.1001/jama.2016.10708.
29. Wright CJ, Sherlock LG, Sahni R, Polin RA. Preventing continuous positive airway pressure failure: Evidence-based and physiologically sound practices from delivery room to the neonatal intensive care unit. Clin Perinatol. 2018 Jun;45(2):257-71. doi:10.1016/j.clp.2018.01.011.
30. Imbulana DI, Manley BJ, Dawson JA, Davis PG, Owen LS. Nasal injury in preterm infants receiving non-invasive respiratory support: A systematic review. Arch Dis Child Fetal Neonatal Ed. 2018 Jan;103(1):F29-F35. doi:10.1136/archdischild-2017-313418.
31. Fischer C, Bertelle V, Hohlfeld J, Forcada-Guex M, Stadelmann-Diaw C, Tolsa JF. Nasal trauma due to continuous positive airway pressure in neonates. Arch Dis Child Fetal Neonatal Ed. 2010 Nov;95(6):F447-51. doi:10.1136/adc.2009.179416.
32. Newnam KM, McGrath JM, Estes T, Jallo N, Salyer J, Bass WT. An integrative review of skin breakdown in the preterm infant associated with nasal continuous positive airway pressure. J Obstet Gynecol Neonatal Nurs. 2013 Sep-Oct;42(5):508-16. doi:10.1111/1552-6909.12233.
33. Casey JL, Newberry D, Jnah A. Early bubble continuous positive airway pressure: Investigating interprofessional best practices for the NICU team. Neonatal Netw. 2016;35(3):125-34. doi:10.1891/0730-0832.35.3.125.
34. Guay JM, Carvi D, Raines DA, Luce WA. Care of the neonate on nasal continuous positive airway pressure: A bedside guide. Neonatal Netw. 2018 Jan;1;37(1):24-32. doi:10.1891/0730-0832.37.1.24.
35. Sweet M, Armbruster D, Bainbridge E, Reiner B, Tan A, Chipps E. A pilot study of responses to suctioning among neonates on bubble nasal continuous positive airway pressure. Adv Neonatal Care. 2017 Dec;17(6):E3-E11. doi:10.1097/ANC.0000000000000442.
36. Mann B, Sweet M, Knupp AM, Buck J, Chipps E. Nasal continuous positive airway pressure: A multisite study of suctioning practices within NICUs. Adv Neonatal Care. 2013 Apr;13(2):E1-9. doi:10.1097/ANC.0b013e3182863eaf.
37. Lemyre B, Laughon M, Bose C, Davis PG. Early nasal intermittent positive pressure ventilation (NIPPV) versus early nasal continuous positive airway pressure (NCPAP) for preterm infants. Cochrane Database of Systematic Reviews. 2016;Issue 12:CD005384. doi:10.1002/14651858.CD005384.pub2.
38. Lemyre B, Davis PG, De Paoli AG, Kirpalani H. Nasal intermittent positive pressure ventilation (NIPPV) versus nasal continuous positive airway pressure (NCPAP) for preterm neonates after extubation. Cochrane Database of Systematic Reviews. 2017;Issue 2:CD003212. doi:10.1002/14651858.CD003212.pub3.
39. Bhandari V. Nasal intermittent positive pressure ventilation in the newborn: Review of literature and evidence-based guidelines. J Perinatol. 2010 Aug;30(8):505-12. doi:10.1038/jp. 2009.165.
40. Manley BJ. Nasal high flow: Going viral? Arch Dis Child Fetal Neonatal Ed. 2016 Jul;101(4):F282-3. doi:10.1136/archdischild-2015-310269.
41. Wilkinson D, Andersen C, O'Donnell CPF, De Paoli AG, Manley BJ. High flow nasal cannula for respiratory support in preterm infants. Cochrane Database of Systematic Reviews. 2016;Issue 2:CD006405. doi:10.1002/14651858.CD006405.pub3.
42. Roehr CC, Yoder BA, Davis PG, Ives K. Evidence support and guidelines for using heated, humidified, high-flow nasal cannulae in neonatology: Oxford Nasal High-Flow Therapy Meeting, 2015. Clin Perinatol. 2016 Dec;43(4):693-705. doi:10.1016/j.clp. 2016.07.006.
43. Yoder BA, Manley B, Collins C et al. Consensus approach to nasal high-flow therapy in neonates. J Perinatol. 2017 Jul;37(7):809-13. doi:10.1038/jp. 2017.24.
44. Vapotherm®. Disponível em: https://vapotherm.com/docs/Vapotherm%20Precision%20Flow%20Technical%20Service%20Manual.pdf. Acesso em: 01/09/2019.
45. Fisher & Paykel Healthcare®. Disponível em: https://www.fphcare.com.br/produtos/canula-nasal-optiflow-junior/. Acesso em: 01/09/2019.
46. Keszler M. Mechanical ventilation strategies. Semin Fetal Neonatal Med. 2017 Aug;22(4):267-74. doi:10.1016/j.siny.2017.06.003.
47. Greenough A, Murthy V, Milner AD, Rossor TE, Sundaresan A. Synchronized mechanical ventilation for respiratory support in newborn infants. Cochrane Database Syst Rev. 2016 Aug;19;(8):CD000456. doi:10.1002/14651858.CD000456.pub4.
48. Klingenberg C, Wheeler KI, McCallion N, Morley CJ, Davis PG. Volume-targeted versus pressure-limited ventilation in neonates. Cochrane Database of Systematic Reviews. 2017;Issue 10:CD003666. doi:10.1002/14651858.CD003666.pub4.
49. Ferguson KN, Roberts CT, Manley BJ, Davis PG. Interventions to improve rates of successful extubation in preterm infants: A systematic review and meta-analysis. JAMA Pediatr. 2017 Feb;1;171(2):165-74. doi:10.1001/jamapediatrics.2016.3015.
50. Cools F, Offringa M, Askie LM. Elective high frequency oscillatory ventilation versus conventional ventilation for acute pulmonary dysfunction in preterm infants. Cochrane Database Syst Rev. 2015 Mar;19;(3):CD000104. doi:10.1002/14651858.CD000104.pub4.
51. Wang C, Guo L, Chi C et al. Mechanical ventilation modes for respiratory distress syndrome in infants: A systematic review and network meta-analysis. Crit Care. 2015 Mar;20;19:108. doi:10.1186/s13054-015-0843-7.
52. Belteki G, Lin B, Morley CJ. Weight-correction of carbon dioxide diffusion coefficient (DCO_2) reduces its inter-individual variability and improves its correlation with blood carbon dioxide levels in neonates receiving high-frequency oscillatory ventilation. Pediatr Pulmonol. 2017 Oct;52(10):1316-22. doi:10.1002/ppul.23759.
53. De Jaegere A, van Veenendaal MB, Michiels A, van Kaam AH. Lung recruitment using oxygenation during open lung high-frequency ventilation in preterm infants. Am J Respir Crit Care Med. 2006 Sep;15;174(6):639-45. doi:10.1164/rccm.200603-351OC.
54. Polin RA, Carlo WA and Committee on Fetus and Newborn. Surfactant replacement therapy for preterm and term neonates with respiratory distress. Pediatrics. 2014;133:156-63. doi:10.1542/peds.2013-3443.
55. Dargaville PA. CPAP, surfactant, or both for the preterm infant: Resolving the dilemma. JAMA Pediatr. 2015 Aug;169(8):715-7. doi:10.1001/jamapediatrics.2015.0909.
56. Niemarkt HJ, Hütten MC, Kramer BW. Surfactant for respiratory distress syndrome: New ideas on a familiar drug with innovative applications. Neonatology 2017;111:408-414. Doi:10.1159/000458466.
57. Davis DJ, Barrington KJ, Canadian Paediatric Society Fetus and Newborn Committee. Recommendations for neonatal surfactant therapy. Posted: Feb 2005 Updated: Jan 2015 Reaffirmed: Jan 2017. Disponível em: https://www.cps.ca/en/documents/position/neonatal-surfactant-therapy. Acesso em: 01/09/2019.
58. Nouraeyan N, Lambrinakos-Raymond A, Leone M, Sant'Anna G. Surfactant administration in neonates: A review of delivery methods. Can J Respir Ther. 2014;50:91-95. [PMC free article.]
59. Barrington KJ, Finer N, Pennaforte T, Altit G. Nitric oxide for respiratory failure in infants born at or near term. Cochrane Database Syst Rev. 2017 Jan;5;1:CD000399. doi:10.1002/14651858.CD000399.pub3.
60. Ellsworth MA, Harris MN, Carey WA, Spitzer AR, Clark RH. Off-label use of inhaled nitric oxide after release of NIH consensus statement. Pediatrics. 2015 Apr;135(4):643-8. doi:10.1542/peds.2014-3290.
61. Kinsella JP, Steinhorn RH, Krishnan US, Feinstein JA, Adatia I. Recommendations for the use of inhaled nitric oxide therapy in premature newborns with severe pulmonary hypertension. J Pediatr. 2016 Mar;170:312-4. doi:10.1016/j.jpeds.2015.11.050.
62. Lai MY, Chu SM, Lakshminrusimha S, Lin HC. Beyond the inhaled nitric oxide in persistent pulmonary hypertension of the newborn. Pediatr Neonatol. 2018 Feb;59(1):15-23. doi:10.1016/j.pedneo.2016.09.011.
63. Unegbu C, Noje C, Coulson JD, Segal JB, Romer L. Pulmonary hypertension therapy and a systematic review of efficacy and safety of PDE-5 inhibitors. Pediatrics. 2017 Mar;139(3). pii: e20161450. doi:10.1542/peds.2016-1450.
64. Halliday HL. Postnatal steroids: Still a dilemma for neonatologists and parents? Arch Dis Child Fetal Neonatal Ed. 2018 Apr 6. pii: fetalneonatal-2018-314842. doi:10.1136/archdischild-2018-314842. [Epub ahead of print.]
65. Blaisdell CJ, Troendle J, Zajicek A. Prematurity and respiratory outcomes program. Acute responses to diuretic therapy in extremely low gestational age newborns: Results from the Prematurity and Respiratory Outcomes Program Cohort Study. J Pediatr. 2018 Jun;197:42-7.e1. doi:10.1016/j.jpeds.2018.01.066.
66. Pakvasa MA, Saroha V, Patel RM. Optimizing caffeine use and risk of bronchopulmonary dysplasia in preterm infants: A systematic review, meta-analysis, and application of grading of recommendations assessment, development, and evaluation methodology. Clin Perinatol. 2018 Jun;45(2):273-91. doi:10.1016/j.clp. 2018.01.012.

Parte 6

Síndrome do Desconforto Respiratório Agudo

39 Aspectos Epidemiológicos na SDRA, *371*
40 Biomarcadores Moleculares na SDRA | Visão do Patologista, *381*
41 Ventilação Mecânica na SDRA, *389*
42 Manobras de Recrutamento Alveolar na SDRA, *396*
43 Ajuste da Pressão Expiratória Final Positiva na SDRA, *400*
44 Orientações para o Uso Seguro da Manobra de Prona na SDRA, *409*
45 Oxigenação por Membrana Extracorpórea na SDRA, *425*
46 Terapia Celular na SDRA, *430*

Aspectos Epidemiológicos na SDRA

CAPÍTULO 39

Eliana Bernadete Caser • Carmen Sílvia Valente Barbas

▶ Introdução

Apesar do melhor entendimento de sua fisiopatologia e dos avanços no tratamento e revisões à sua definição, a síndrome do desconforto respiratório agudo (SDRA) continua com diagnóstico desafiador e com sub-reconhecimento. Poucos tratamentos provaram eficácia e há dificuldade na identificação de subpopulações específicas que se beneficiariam de tratamentos personalizados; portanto, ainda é alta a taxa de mortalidade.

▶ Definições

A primeira descrição da SDRA foi publicada por Ashbaugh et al., em 1967.[1] Partindo de 272 pacientes com uma forma particular de insuficiência respiratória, mecanicamente ventilados, esses autores identificaram 12 que evoluíram para dispneia grave, taquipneia, cianose, baixa complacência pulmonar e infiltrados difusos no exame radiológico do tórax. Eles também apresentavam hipoxemia refratária à elevação da fração inspirada de oxigênio (FIO_2) e, em geral, tinham boa resposta à administração de PEEP (em inglês, *positive end-expiratory pressure* [pressão expiratória final positiva]). Dos 12 pacientes descritos, sete foram a óbito, e a necropsia revelou um padrão histopatológico comum: microatelectasias, congestão vascular, hemorragia, edema pulmonar e formação de membranas hialinas que revestem a superfície alveolar.

Desde 1971, a doença passou a ser denominada *síndrome do desconforto respiratório do adulto*, com o intuito de diferenciá-la da *síndrome da membrana hialina do recém-nascido*, caracterizada pela falta de surfactante pulmonar. No início da década de 1980, foram publicadas condições clínicas predisponentes para o desenvolvimento da síndrome e, em 1988, Murray et al.[2] publicaram um escore de lesão pulmonar para melhor definição e quantificação da síndrome. Esse escore foi amplamente utilizado em vários estudos clínicos e é baseado em quatro critérios, em uma escala de 0 a 4 (Quadro 39.1).

Quadro 39.1 ■ Escore de lesão pulmonar.

Escore	0	1	2	3	4
Radiografia de tórax, nº de quadrantes	Nenhum	1	2	3	4
Oxigenação, PaO_2/FIO_2	≥ 300	225 a 299	175 a 224	100 a 174	100
PEEP, cmH_2O	≤ 5	6 a 8	9 a 11	12 a 14	≥ 15
Complacência do sistema respiratório, $m\ell/cmH_2O$	≥ 80	60 a 79	40 a 59	20 a 39	≤ 19

O valor final do escore é obtido a partir da divisão da soma total pelo número de componentes utilizados. Nenhuma lesão: 0; lesão leve a moderada: 0,1 a 2,5; lesão grave: > 2,5. PaO_2: pressão parcial de oxigênio; FIO_2: fração inspirada de oxigênio; PEEP: pressão expiratória final positiva.

Em virtude das dificuldades em se determinar a incidência da SDRA, das possíveis heterogeneidades das doenças de base e da não uniformidade do tratamento, foi realizada, na Espanha, em 1992, a American-European Consensus Conference on Acute Respiratory Distress Syndrome (AECC),[3] na tentativa de se obter melhores informações epidemiológicas por meio da uniformização da definição da síndrome, com estabelecimento de uma padronização entre os diversos estudos clínicos.

Chegou-se ao consenso de que o termo a ser empregado deveria ser o mesmo proposto inicialmente por Ashbaugh et al.,[1] porém, em vez de *adulto*, optou-se pelo termo *agudo*, pelo fato de a SDRA não ser limitada ao primeiro grupo, pois, naquela comunicação original, um dos 12 pacientes relatados tinha 11 anos. A AECC, que definiu critérios diagnósticos para a lesão pulmonar aguda (LPA) e a SDRA, foi publicada em 1994.[3] Tanto a LPA quanto a SDRA, por essa definição, apresentam início agudo e são caracterizadas por hipoxemia refratária à oxigenoterapia, infiltrados pulmonares bilaterais no exame radiológico de tórax, relação pressão parcial de oxigênio – PaO_2/FIO_2 ≤ 300 na LPA e PaO_2/FIO_2 ≤ 200 na SDRA –, além de pressão ocluída da artéria pulmonar (POAP) ≤ 18 mmHg ou a ausência de evidência clínica de aumento da pressão atrial esquerda.

LPA e *SDRA* são termos utilizados para graduar as diferentes fases evolutivas da lesão pulmonar, e a única diferença entre ambas é o grau de comprometimento da troca gasosa.[3] Assim, para caracterizar a SDRA, é necessária uma lesão mais intensa, com repercussão funcional mais importante. O valor da relação PaO_2/FIO_2 deve ser aplicado independentemente do nível da PEEP e da FIO_2 utilizado. No entanto, a definição da AECC não inclui o tipo de suporte ventilatório utilizado nem a suplementação de oxigênio, o que possibilita a inclusão de pacientes com diferentes ofertas de oxigênio ou ventilação não invasiva (VNI).

A definição da AECC é simples, mas apresenta risco relativo de erro de classificação.[4] Utilizada na prática clínica há 18 anos, essa definição apresenta limitações. Estudos demonstram que a relação PaO_2/FIO_2 pode variar na dependência dos volumes correntes (VCs), da manobra de recrutamento, da PEEP e da FIO_2 utilizados, o que pode interferir nos resultados de incidência da síndrome na população.[5]

Outra limitação da definição pela AECC é a necessidade de infiltrados bilaterais na radiografia de tórax anteroposterior, sem a evidência de hipertensão atrial esquerda. Rubenfeld et al.[6] demonstraram, em 1999, que a concordância interobservador na aplicação do critério radiológico da definição pela AECC para a LPA foi apenas moderada (*kappa* = 0,55, 95% intervalo de confiança [IC], 0,52 a 0,57%).[6]

A falta de especificidade dos critérios adotados pela AECC possibilita que várias condições pulmonares agudas, que não necessariamente cursam com SDRA, sejam diagnosticadas como SDRA. Há muitos quadros clínicos de insuficiência respiratória que podem mimetizar e ser diagnósticos diferenciais passíveis de confusão com a SDRA: pneumonia intersticial aguda, pneumonia eosinofílica, hemorragia alveolar, pneumonite de hipersensibilidade, reação a medicamentos e excesso de líquidos.

Um grupo de autores realizou um estudo que avaliou a eficácia dos critérios de SDRA da AECC com base em resultados de necropsia. Entre 127 pacientes com critérios clínicos de SDRA, 43 não apresentaram achados histopatológicos de dano alveolar difuso. Os principais achados foram: pneumonia ($n = 32$), hemorragia alveolar ($n = 4$), edema pulmonar cardiogênico ($n = 3$), embolia pulmonar ($n = 3$) e doença intersticial pulmonar secundária à quimioterapia ($n = 1$). Contudo, em 27 pacientes que não apresentavam os critérios clínicos para diagnóstico de SDRA, a necropsia confirmou dano alveolar agudo. Entre eles, 12 tinham diagnóstico de pneumonia, 12 de edema pulmonar cardiogênico e 3 não tinham diagnóstico pulmonar algum.

Essas discordâncias entre os achados clínicos e os histopatológicos em relação à SDRA determinam uma precisão limitada dos critérios da AECC, com sensibilidade de 75% e especificidade de 84%.[4] Quando a mesma definição foi testada por avaliação diária por meio da verificação de infiltrados bilaterais à radiografia de tórax, a sensibilidade permaneceu moderada (84%), mas a especificidade foi significativamente menor (51%). Portanto, a LPA é sub-reconhecida pelos clínicos, particularmente no que diz respeito ao subgrupo de pacientes com hipoxemia mais leve.[4,7]

Outra limitação relacionada com a definição da SDRA pela AECC descrita na literatura se refere à precária correlação interobservador sobre as pressões ocluídas em artéria pulmonar e a hipertensão atrial esquerda, que pode existir em concomitância, por sobrecarga de volume ou por elevadas pressões pleurais.

Depois de 50 anos da descrição inicial da síndrome,[1] apesar dos avanços no conhecimento da fisiopatologia e do tratamento mais específico, o que incluiu mudança na estratégia ventilatória,[8,9] a síndrome permanece uma causa frequente de insuficiência respiratória aguda e elevada mortalidade nos pacientes internados em unidades de terapia intensiva (UTIs).[10,11]

Apesar da realização de vários estudos epidemiológicos a respeito da SDRA, ainda existem controvérsias sobre sua incidência e seu desfecho mundial, principalmente em virtude das limitações nos critérios utilizados para sua definição pela AECC, da metodologia do estudo e das variações geográficas.

Definição de Berlim

Recentes revisões a respeito da definição da síndrome foram realizadas, como o consenso Delphi, e a mais recente é a "definição de Berlim" para a SDRA,[12,13] desenvolvida por um painel de especialistas da Sociedade Europeia de Medicina Intensiva, da Sociedade Torácica Americana (ATS) e da Sociedade Americana de Medicina Intensiva (SCCM), surgido a partir de reuniões em Berlim (2011), para tentar resolver as limitações da definição anterior à AECC, melhorar o desempenho no diagnóstico da síndrome e estratificar a gravidade, com possibilidade de oferecer aos pacientes melhores opções terapêuticas. Variáveis clínicas que se acreditava serem importantes e úteis na definição de SDRA, como complacência estática do sistema respiratório, gravidade radiográfica, PEEP > 10 cmH$_2$O, não foram preditores de mortalidade ou de outros desfechos clínicos.

A definição de Berlim classifica a SDRA como *leve* (PaO$_2$/FIO$_2$ de 201 a 300), *moderada* (PaO$_2$/FIO$_2$ de 101 a 200) e *grave* (PaO$_2$/FIO$_2$ ≤ 100), associada a um conhecido ou novo insulto clínico com início ou agravamento dos sintomas respiratórios no prazo de 1 semana (Quadro 39.2).

A exclusão do termo *LPA* na nova definição ajudou a evitar a interpretação errônea de que os pacientes portadores de PaO$_2$/FIO$_2$ entre 200 e 300 tinham LPA e os com PaO$_2$/FIO$_2$ < 200, SDRA, quando, na verdade, de acordo com a definição original da AECC, os pacientes com PaO$_2$/FIO$_2$ < 300 eram portadores de LPA e os com PaO$_2$/FIO$_2$ < 200, de SDRA.

A necessidade opcional de um cateter de Swan-Ganz para detectar pressão de oclusão da artéria pulmonar menor que 18 mmHg, a fim de excluir um edema pulmonar cardiogênico, foi também omitida. Na nova definição, uma avaliação ecodopplercardiográfica à beira do leito pode verificar a função adequada do ventrículo esquerdo (sistólica e diastólica) e, até mesmo, estimar as pressões da artéria pulmonar e do capilar pulmonar, como também uma possível disfunção ventricular direita.

Quadro 39.2 ■ Definição de Berlim para a SDRA.

Tempo	Aparecimento súbito dentro de 1 semana após a exposição a fator de risco ou aparecimento ou piora de sintomas respiratórios		
Hipoxemia (PaO$_2$/FIO$_2$)	Leve: 201 a 300 com PEEP/CPAP ≥ 5	Moderada: 101 a 200 com PEEP ≥ 5	Grave: ≤ 100 com PEEP ≥ 5
Origem do edema	Insuficiência respiratória não claramente explicada por insuficiência cardíaca ou sobrecarga de volume. Requer ecocardiograma para excluir edema hidrostático caso não haja fator de risco presente		
Imagem (radiografia de tórax ou tomografia computadorizada)	Opacidades bilaterais não explicadas por derrame, nódulo, massa ou atelectasia lobar		

FIO$_2$: fração inspirada de oxigênio; PaO$_2$: pressão parcial de oxigênio; PEEP: pressão expiratória final positiva; CPAP: ventilação invasiva com pressão positiva contínua nas vias aéreas.

As alterações bilaterais na radiografia de tórax, consistentes com edema pulmonar, foram mantidas como os principais critérios radiológicos diagnósticos da SDRA, mas reconheceu-se que a tomografia computadorizada (TC) pode ser utilizada para um melhor e mais preciso diagnóstico da síndrome. A TC incorporada na definição do diagnóstico da SDRA pode também ser utilizada para a realização de um diagnóstico diferencial mais adequado,[14] a avaliação da gravidade[14] e a otimização da estratégia ventilatória.[15] Os achados tomográficos característicos da SDRA revelam heterogeneidade pulmonar, predominantemente nas regiões dependentes das forças gravitacionais (regiões dorsais na posição supina).

Na nova definição de Berlim,[12,13] não houve nenhuma alteração na compreensão conceitual da SDRA como lesão pulmonar inflamatória aguda e difusa, o que levou a aumento da permeabilidade da membrana alveolocapilar pulmonar, aumento do peso pulmonar, perda de tecido pulmonar aerado associada à hipoxemia, opacidades radiográficas bilaterais, aumento do espaço morto fisiológico e diminuição da complacência pulmonar.

Essa nova definição conseguiu prever mortalidade significativamente melhor do que a até então existente (AECC) quando aplicada a uma coorte de 4.490 pacientes. Ela demonstrou melhor validade preditiva para a mortalidade com uma área sob a curva ROC (em inglês, *receiver operating characteristic* [característica de operação do receptor]) de 0,577, em comparação à definição pela AECC, em que a área sob a curva ROC foi de 0,536. No entanto, o valor absoluto da área sob a curva ROC foi baixo, o que sugeriu a possível participação de outros fatores preditores de mortalidade ainda não bem estabelecidos.

Uma das armadilhas da nova definição de Berlim é o critério diagnóstico que utiliza a PaO$_2$/FIO$_2$. A relação PaO$_2$/FIO$_2$ é influenciada por vários parâmetros de suporte ventilatório: FIO$_2$, PEEP, VC/pressão inspiratória, frequência respiratória, manobras de recrutamento, posição do paciente e apoio de circulação extracorpórea. Villar *et al.* sugerem que a PaO$_2$/FIO$_2$ seja calculada com PEEP de 10 cmH$_2$O e FIO$_2$ > 50% após 24 h de diagnóstico da SDRA, pois mostrou ser a única variável ventilatória capaz de classificar de maneira correta os pacientes nas três categorias da definição de Berlim, com mortalidade na UTI significativamente diferente entre os grupos de SDRA leve, moderada e grave.[16]

Em recente revisão, Costa e Amato sugeriram também a utilização da relação PaO$_2$/FIO$_2$ após 24 h de estabilização do paciente e o uso da complacência pulmonar normalizada em 0,4 mℓ/cmH$_2$O/kg de peso corporal ideal como proposta de melhorar ainda mais a estratificação de pacientes e a definição da SDRA.[17]

Nas publicações mais recentes, surgiram propostas de subcategorias para a definição de Berlim, como um subgrupo de pacientes mais graves com disfunção do ventrículo direito, evidenciada pelo ecodopplercardiograma à beira do leito.[18] Kushimoto et al.[19] demonstraram existir correlação entre os índices de água extravascular e de permeabilidade pulmonar e a gravidade da SDRA, pela definição de Berlim. Outra forma de verificar a precisão do critério clínico da nova definição da SDRA é por meio da avaliação do dano alveolar difuso (DAD) na necropsia, como padrão de referência.[19]

Recentemente, Thille et al.[20] analisaram todos os pacientes que vieram a óbito na UTI, ao longo de um período de 20 anos (1991 a 2010), submetidos à necropsia. Aqueles com critérios clínicos da SDRA foram identificados a partir dos prontuários e classificados como situação leve, moderada ou grave, de acordo com a definição de Berlim. Os autores observaram que, entre as 712 necropsias analisadas, 356 pacientes tinham critérios clínicos da SDRA, no momento da morte, classificada como leve ($n = 49$, 13,8%), moderada ($n = 141$, 39,6%) e grave ($n = 166$, 46,6%). A sensibilidade para identificar a síndrome por meio da definição de Berlim foi de 89% e especificidade de 63%. O DAD foi encontrado em 159 de 356 (45%) pacientes com SDRA.[20] Nesse estudo, concluiu-se que os achados histopatológicos se relacionaram com a gravidade e a duração da SDRA.

Embora a nova definição de Berlim tenha trazido melhoria e simplificação em relação às definições anteriores, ainda são necessárias pesquisas para que se possa ter uma avaliação de seu impacto nos estudos epidemiológicos.

A definição da SDRA é essencial para a instituição adequada de um tratamento padronizado *best evidence*, com a identificação de subgrupos de pacientes que podem se beneficiar de intervenções farmacológicas e ventilatórias específicas, bem como auxiliar no prognóstico, na alocação de recursos e nos novos ensaios de investigação.[21]

Em um estudo recente, o melhor desfecho observado nos pacientes com a SDRA e $PaO_2/FIO_2 < 150$ foi com o uso de decúbito prono em relação ao decúbito supino.[22] Nesse estudo, os autores não utilizaram os critérios de gravidade da definição de Berlim, o que levou ao questionamento se a divisão proposta pela nova classificação é mesmo a melhor para decidir as futuras estratégias de tratamento de acordo com a gravidade da síndrome.

Avanços diagnósticos têm sido propostos recentemente, fazendo uso de ultrassonografia para descartar causa cardiogênica de edema pulmonar e para predizer a SDRA em pacientes com trauma fechado.[23] Juntamente a medições de SpO_2/FIO_2 por oximetria de pulso, na falta de medidas de PaO_2/FIO_2, a ultrassonografia pulmonar pode ser atraente em cenários com recursos limitados na UTI, como recentemente proposto pela modificação de Kigali da definição de Berlim.[24] Diferentes estudos demonstram, na SDRA, a associação de risco e desfecho com polimorfismo genético.[25]

No Quadro 39.3, são propostas possíveis melhorias ainda a ser incorporadas à definição da SDRA no futuro.[18,19,26-28]

▶ Incidência da Síndrome do Desconforto Respiratório Agudo

Os estudos epidemiológicos são fundamentais para determinar o perfil de atendimento para essa população de pacientes e, posteriormente, compará-los entre si. O conhecimento da epidemiologia da SDRA é necessário, visto que a sua incidência registrada na literatura é variável, mesmo nos EUA, onde estudos prospectivos que utilizaram a definição da AECC de 1994 demonstraram variação de 64,2[29] a 78,9[10] casos/100.000 habitantes/ano.

Outros estudos populacionais registraram menores incidências da síndrome do que os realizados nos EUA, como na região do norte da Europa;[30] na Espanha, por exemplo, foram 7,2 casos/100.000/habitantes/ano.[31] A incidência foi similar à dos estudos europeus anteriores e mantiveram-se taxas menores do que os estudos realizados na Austrália[32] e nos EUA.[10] Entre os diversos estudos epidemiológicos publicados, existem relatos da síndrome entre 2 e 26% de todas as admissões em UTIs, o que representa 4,5% dos pacientes sob ventilação mecânica (VM) hospitalizados.

Estudos anteriores à AECC analisaram as diferenças na incidência da síndrome nas diversas regiões geográficas; muitos deles foram estudos retrospectivos que utilizaram diferentes definições e metodologias. Um estudo publicado antes da definição da AECC, nas ilhas Canárias,[33] revelou incidência da SDRA entre 1,5 e 3,5 por 100.000 habitantes/ano, na dependência da relação PaO_2/FIO_2, utilizada na classificação. Quando considerada na seleção dos pacientes uma relação $PaO_2/FIO_2 < 100$, a incidência da SDRA foi menor.

Quadro 39.3 ▪ Possíveis melhorias para a definição de Berlim.

Definição	AECC (1994)	Berlim (2012)	Propostas de melhoria para a definição de Berlim
Classificação	LPA/SDRA	SDRA leve, moderada e grave	Inclusão de um grupo com disfunção ventricular direita
Classificação em relação ao prognóstico	Nenhuma	Somente PaO_2/FIO_2	Inclusão de um índice prognóstico. O IAEP ≥ 10 e o IPVP ≥ 3 podem melhorar a definição e prever melhor o prognóstico na SDRA[19]
Parâmetros ventilatórios necessários	Independem da PEEP	CPAP/PEEP ≥ 5 cmH_2O	Inclusão de VC, método da titulação da PEEP, manobra de recrutamento, FIO_2 e FR no 1º dia do diagnóstico
Avaliação do CO_2	Independe do CO_2	Independe do CO_2	Inclusão do $PaCO_2$-ETCO ou avaliação do espaço morto. O espaço morto elevado está associado à maior mortalidade
Imagem torácica	Radiografia de tórax	Possibilidade de incluir também a tomografia torácica	Inclusão para diagnóstico, avaliação das manobras de recrutamento, titulação da PEEP e sinais precoces da fase fibroproliferativa através da ultrassonografia pulmonar
Necessidade de avaliação da pressão ocluída em artéria pulmonar	Opcional	Não; possibilidade de avaliação pela ecodopplercardiografia	Inclusão da ecodopplercardiografia para avaliação da função de VE e VD
Necessidade da presença de fator de risco para SDRA	Não	Sim	Inclusão e avaliação de novos fatores de risco. Avaliação do IAEP ≥ 10 pode prever a progressão para a SDRA em pacientes com risco, em média 2,6 ± 0,3 dias antes do critério diagnóstico para SDRA[20]
Avaliação de biomarcadores e genética	–	–	Inclusão de avaliação genética e de biomarcadores. Fenótipos – tipo 1 hipoinflamatório e tipo 2 hiperinflamatório[21]
Tempo de início	Não	Até 1 semana	Inclusão de marcadores para diagnóstico precoce
Fatores agravantes e prevenção	Não	Não	Alertas para prevenção e fatores agravantes da SDRA

AECC: American-European Consensus Conference on Acute Respiratory Distress Syndrome; LPA: lesão pulmonar aguda; SDRA: síndrome do desconforto respiratório agudo; PaO_2: pressão parcial de oxigênio; FIO_2: fração inspirada de oxigênio; IAEP: índice de água extravascular pulmonar; IPVP: índice de permeabilidade vascular pulmonar; PEEP: pressão expiratória final positiva; CPAP: ventilação invasiva com pressão positiva contínua nas vias aéreas; VC: volume corrente; FR: frequência respiratória; CO_2: gás carbônico; $PaCO_2$: pressão parcial de gás carbônico; $ETCO_2$: pressão final de gás carbônico expirado; VE: ventrículo esquerdo; VD: ventrículo direito.

Após a introdução da definição da AECC, maior incidência de casos de LPA foi observada.[9,30,32] Estenssoro et al.,[34] em um estudo prospectivo realizado na Argentina, registraram que 7,7% dos pacientes admitidos nas UTIs e 19,7% daqueles submetidos à VM apresentaram critérios para o diagnóstico da SDRA. Essa incidência foi maior do que a publicada por Esteban et al.,[35] que observaram a incidência da SDRA em 4,5% dos pacientes submetidos à VM. Bersten et al.,[32] em um estudo prospectivo sobre a incidência de LPA e SDRA em 21 UTIs, na Austrália, pelo critério da AECC, registraram incidência de 34/100.000 habitantes/ano para LPA e 28/100.000 habitantes/ano para SDRA.

Um estudo realizado nos EUA relatou incidência estimada de 17,3 a 64,2 casos/100.000 habitantes/ano e 0,7 a 5,8 casos/leito de UTI/ano.[29] Esse estudo utilizou o banco de dados da Acute Respiratory Distress Syndrome Network (ARDSNet), referente aos anos entre 1996 e 1999, em 20 hospitais, e demonstrou grande variabilidade na incidência de LPA entre os hospitais norte-americanos. Há críticas em relação à metodologia utilizada, pois não foram incluídas no estudo as UTIs dos hospitais não universitários com menos de 20 leitos.

O Acute Lung Injury Verification of Epidemiology Study (ALIVE) foi um estudo de coorte prospectivo e multicêntrico que envolveu 6.522 pacientes em 78 UTIs, em 10 países na Europa, que demonstrou incidência de LPA em 7,1% das admissões e em 16,1% de todos os pacientes submetidos à VM.[36]

Em 2005, Rubenfeld et al. publicaram um estudo de coorte prospectivo de incidência de LPA em 21 hospitais em Washington, EUA, conforme critério da AECC, submetidos à VM invasiva: o King County Lung Injury Project (KCLIP).[10] O estudo identificou 1.113 pacientes adultos com LPA, em que foram calculadas incidência de 58,7 casos/100.000 habitantes/ano da SDRA e mortalidade hospitalar de 38,5%, com variação em dependência da idade e do fator de risco. Os dados encontrados foram projetados em nível nacional e destacaram incidência de LPA em torno de 190.600 casos/ano e estimativa de 74.000 mortes/ano nos EUA.

Nesse estudo e em outros similares, foi demonstrado que a incidência aumentou com a idade, de 16/100.000 habitantes/ano entre 15 e 19 anos de idade para 306/100.000 habitantes/ano entre as pessoas com 75 a 84 anos. Sepse grave e múltiplas transfusões sanguíneas foram associadas à maior incidência da SDRA.

Li et al.[37] publicaram os resultados de um estudo de coorte retrospectivo, realizado em pacientes nas UTIs da Mayo Clinic, residentes em Olmsted County, Minnesota, EUA. Por meio da utilização de um banco de dados eletrônico, durante o período de 8 anos (2001 a 2008), os pacientes admitidos nas UTIs foram rastreados de acordo com os critérios da AECC e a subsequente confirmação do diagnóstico pelos pesquisadores. Os dados publicados demonstraram uma tendência estatisticamente significativa de diminuição na incidência da SDRA, no período do estudo, ajustada para idade e sexo, de 81 para 38 casos por 100.000 habitantes/ano. Os autores aventaram a hipótese de que as boas práticas assistenciais na UTI, que incluem a utilização da VM com baixos VCs, políticas restritivas de hemotransfusão e derivados, existência de protocolos para pneumonia e sepse grave e a presença do especialista intensivista à beira do leito, contribuíram para a redução observada da SDRA adquirida no hospital.

Mais recentemente, Villar et al.[38] realizaram um estudo sobre a incidência da SDRA na era da estratégia de VM protetora pulmonar. Tratou-se de um estudo prospectivo e multicêntrico realizado na Espanha, com uma incidência da SDRA de 7,2 casos/100.000 habitantes/ano, portanto menor do que a incidência nos estudos realizados nos EUA e na Austrália, mas uma taxa de mortalidade hospitalar ainda elevada, de 47,8%.

Um estudo retrospectivo realizado na Islândia, durante 23 anos (1988 a 2010), registrou incidência de 9,4 casos/100.000 habitantes/ano da SDRA, com aumento em torno de 0,2 casos/ano e diminuição da mortalidade hospitalar em torno de 20%.[39]

O estudo "The large observational study to understand the global impact of severe acute respiratory (LUNG SAFE)" é um estudo observacional mais recente realizado em 50 países, 459 UTIs, para compreender e fornecer dados epidemiológicos sobre a SDRA. Nesse estudo, das 29.144 internações em UTIs, a prevalência de SDRA foi de 10,4%, e entre os 12.906 pacientes que receberam VM, 23,4% tiveram os critérios da definição de Berlim para SDRA, não sendo estimada a verdadeira incidência na população, mas demonstrando que sua prevalência é de 0,42 caso por leito de UTI, mas ainda com taxa de mortalidade de 40%.[40]

Recentes avanços na prática hospitalar parecem ser responsáveis pela redução observada na incidência e na mortalidade dos pacientes com SDRA.[5,41,42]

Diferenças demográficas, culturais, econômicas e nos sistemas de saúde podem justificar as diferentes magnitudes encontradas nos estudos de incidência da SDRA. A metodologia utilizada também é considerada de grande relevância no estudo dessa incidência, como o critério empregado para o diagnóstico, bem como diferentes numeradores e denominadores utilizados para o cálculo da incidência, pois são diferenças frequentes encontradas nos estudos.

Assim, torna-se necessário e importante padronizar os pontos divergentes quanto à medida da incidência entre os diversos estudos, a fim de que se possa conhecer a incidência real da síndrome em todo o mundo, o que torna possível o planejamento das estratégias de controle e o tratamento da SDRA no futuro.

Os principais estudos sobre a incidência da SDRA pelos critérios estabelecidos pela AECC e, recentemente, pela definição de Berlim, com suas variabilidades, estão representados no Quadro 39.4.

▶ Fatores de risco, características clínicas e mortalidade

Obesidade, uso abusivo crônico de álcool e escore de gravidade APACHE II (Acute Physiology and Chronic Health Evaluation) > 16 na admissão dos pacientes na UTI são considerados fatores de risco não modificáveis para o desenvolvimento da SDRA.[5]

Ni et al.[46] analisaram as evidências relativas à associação entre índice de massa corporal (IMC) e desfechos clínicos em pacientes com SDRA, reunindo dados de 6.268 pacientes de cinco estudos, incluindo três estudos prospectivos observacionais, uma coorte retrospectiva e um ensaio clínico randomizado. Os autores concluem que obesidade e obesidade mórbida estavam associadas à menor taxa de mortalidade em pacientes com SDRA, reiterando assim o conceito de paradoxo da obesidade.[46]

O uso abusivo crônico de álcool está associado à maior incidência da SDRA, bem como ao aumento da mortalidade, quando combinado a outros fatores de risco. A SDRA pode ocorrer em todas as faixas etárias, mas apresenta maior incidência e mortalidade nas pessoas mais idosas.[10] Raça negra, origem hispânica, variante genética e exposição a ozônio[47] podem contribuir para maior incidência e mortalidade de modo variável. Estudos mais recentes têm relacionado tabagismo ativo e passivo com maior incidência da SDRA. Ambos foram fatores de risco independentes para o desenvolvimento da síndrome após trauma grave, um achado de relevância para a saúde pública. Entretanto, é descrita na literatura uma variedade de outros fatores de risco potencialmente modificáveis para a SDRA, como os intra-hospitalares, sugeridos por recentes estudos epidemiológicos: múltiplas transfusões sanguíneas, VM com elevados VCs; excessiva reanimação com fluidos; falência na manobra de reanimação volêmica dentro das primeiras horas do início do choque séptico; e a não utilização do antibiótico adequado dentro das primeiras horas do diagnóstico de choque séptico.[10]

Os pacientes com diabetes melito (DM) apresentam aproximadamente a metade do risco de desenvolver SDRA quando comparados àqueles com o mesmo risco, mas sem DM. Uma resposta inflamatória reduzida no paciente com diabetes melito pode ser a explicação para essa observação.

A observação de balanço hídrico cumulativo positivo está independentemente associado à maior taxa de mortalidade em pacientes com lesão pulmonar.[26] Diversos estudos foram realizados para avaliar o impacto do manejo conservador de fluidos ou da remoção ativa de fluidos na mortalidade em pacientes com SDRA, mas os resultados ainda não são conclusivos.[27]

Quadro 39.4 ■ Principais estudos epidemiológicos sobre a incidência da SDRA.

Estudo (ano de publicação)	País	Desenho do estudo	Incidência (100.000 habitantes ou proporção)	Mortalidade
Luhr et al.[30] 1999	Suécia, Dinamarca e Islândia	Prospectivo, multicêntrico 8 semanas	AECC-SDRA: 17,9 (todas SDRA) 13,5/100.000 hab. (moderada e grave)	42,2% (mortalidade aos 90 dias – SDRA leve) 41,2% (mortalidade aos 90 dias – SDRA moderada e grave)
Estenssoro et al.[34] 2002	Argentina	Prospectivo, multicêntrico 15 meses	AECC: admissões nas UTIs SDRA: 7,7%	–
Esteban et al.[35] 2002	20 países	Prospectivo 28 dias	AECC: admissões nas UTIs SDRA: 4,5% dos pacientes com VM	
Bersten et al.[32] 2002	Austrália	Prospectivo, multicêntrico 2 meses	AECC-SDRA: 34 (todas SDRA) 28/100.000 hab./ano (moderada e grave)	15% (mortalidade aos 28 dias – SDRA leve) 34% (mortalidade aos 28 dias – SDRA moderada e grave)
Goss et al.[29] 2003	EUA	Banco de dados: ARDSNet	AECC: 17,6 a 64/100.000 hab./ano	–
Brun-Buisson et al.[36] 2004	Europa: 10 países	Prospectivo 2 meses, 78 UTIs	AECC: 7,1% entre todas admissões SDRA: 6,1% (moderada e grave)	32,7% (mortalidade hospitalar – SDRA leve) 55,7% (mortalidade hospitalar – SDRA leve, moderada e grave)
Rubenfeld et al.[10] 2005	EUA: King County	Prospectivo, multicêntrico 1 ano	AECC-SDRA: 78,9 (todas SDRA) 58,7/100.000 hab./ano (moderada e grave)	28,6% (mortalidade hospitalar – SDRA leve) 41,1% (mortalidade hospitalar – SDRA moderada e grave) 38,5% (mortalidade hospitalar – SDRA leve, moderada e grave)
Plurad et al.[21] 2007	EUA	Retrospectivo 6 anos	AECC: admissões nas UTIs SDRA pós-trauma: 3,8%	–
Linko et al.[43] 2009	Finlândia	Prospectivo, multicêntrico 8 semanas	AECC-SDRA: 10,6 (todas SDRA) 5/100.000 hab./ano (moderada e grave)	47% (mortalidade aos 90 dias – SDRA leve, moderada e grave)
Li et al.[37] 2011	EUA	Retrospectivo 8 anos	AECC-SDRA intra-hospitalar: 38,3/100.000 hab./ano em 2008 (moderada e grave)	28% (mortalidade hospitalar – 2001) 45% (mortalidade hospitalar – 2008)
Villar et al.[38] 2011	Espanha	Prospectivo, multicêntrico 1 ano	AECC-SDRA: 7,2/100.000 hab./ano (moderada e grave)	42,7% (mortalidade UTI – SDRA moderada e grave) 47,8% (mortalidade hospitalar – SDRA moderada e grave)
Caser et al.[44] 2014	Brasil	Prospectivo, multicêntrico 1 ano	AECC-SDRA: 10,1 (todas SDRA) 6,3/100.000 hab./ano (moderada e grave)	30,6% (mortalidade aos 28 dias – SDRA leve) 43,2% (SDRA moderada e grave)
Hernu et al.[45] 2013	França	Prospectivo, multicêntrico 6 meses	Berlim: 32 casos/100.000 hab./ano	35% (mortalidade aos 28 dias – SDRA leve)[30,9] 27,9% (SDRA moderada) 49,3% (SDRA grave)
Bellani et al.[40] 2016	50 países	Prospectivo, multicêntrico 4 semanas, 435 UTIs	10,4%: admissão de todos pacientes com SDRA 23,4% (SDRA leve, moderada e grave em ventilação mecânica) 5,5 casos/leito/UTI/ano	35,3% (mortalidade na UTI) 40% (mortalidade hospitalar)

AECC: American-European Consensus Conference on Acute Respiratory Distress Syndrome; ARDSNet: Acute Respiratory Distress Syndrome Network; SDRA: síndrome do desconforto respiratório agudo; UTI: unidade de terapia intensiva; VM: ventilação mecânica.

É importante conhecer os mecanismos determinantes desses fatores de risco para que seja possível desenvolver medidas para a prevenção da SDRA. Eles podem ser classificados, de acordo com sua fisiopatologia, em causas pulmonares – quando resultam de lesão direta aos pulmões – ou causas indiretas – se resultantes de lesão extrapulmonar (Quadro 39.5). O risco elevado para o desenvolvimento da síndrome pode estar associado à sobreposição desses diferentes fatores no mesmo paciente.

A infecção pulmonar é o principal fator de risco para a SDRA[22] nos diferentes estudos. Em um grande estudo prospectivo, a sepse pulmonar (46%) e a extrapulmonar (33%) foram os fatores de risco mais frequentes, seguidas por aspiração (11%), trauma com escore de gravidade > 15 (7%), hemotransfusão (3%), uso abusivo de drogas ilícitas ou fármacos (3%) e pancreatite aguda (3%).

A SDRA pós-trauma pode surgir mais precocemente, geralmente relacionada com a gravidade inicial do choque hemorrágico, a intensidade da reanimação volêmica ou a contusão pulmonar. A SDRA mais tardia após o trauma está geralmente relacionada com a infecção nosocomial, principalmente pneumonia e sepse. Outras condições clínicas associadas à SDRA incluem *bypass* cardiopulmonar, cirurgias, queimaduras, transplante renal, hemorragia subaracnoidea e recuperação da neutropenia.

Gajic et al.[42] realizaram um estudo prospectivo e multicêntrico com 5.992 pacientes para avaliar fatores de risco para a SDRA (choque, sepse, pneumonia, pancreatite, trauma ou cirurgia de alto risco), a fim de desenvolver e validar um escore preditor de lesão pulmonar aguda. Aproximadamente 10% dos pacientes que apresentaram fatores

Quadro 39.5 ▪ Fatores de risco.

Lesão direta	Lesão indireta
Aspiração de conteúdo gástrico	Sepse extrapulmonar
Pneumonia (vírus, bactéria, fungo)	Trauma grave não torácico
Quase afogamento	Pancreatite aguda
Inalação de gases tóxicos	Uso abusivo de fármacos/drogas ilícitas
Contusão pulmonar	Lesão de reperfusão
Radiação	Circulação extracorpórea
Ventilação mecânica não protetora (lesão induzida pela VM)	Coagulação intravascular disseminada
	Embolia gordurosa
	Politransfusão
	Choque

de risco desenvolveram a síndrome. A incidência, no entanto, variou muito em relação à condição predisponente (de 2,7% para os pacientes com pancreatite a 27% para aqueles que inalaram fumaça). O escore preditor para a SDRA encontrado no estudo apresentou uma área sob a curva ROC de 0,8, sensibilidade de 69% e especificidade de 78%.

Em um estudo de 217 casos da SDRA na Argentina,[34] os fatores de risco mais frequentes foram: sepse, incluídas as pneumonias (44%); choque (15%); trauma (11%); e aspiração gástrica (10%). No estudo ARDSNet, as condições clínicas predisponentes para LPA sem SDRA e SDRA foram pneumonia (em 34% dos casos), sepse (27%), aspiração (15%) e trauma (11%), sobretudo a contusão pulmonar e as fraturas múltiplas.[9]

É importante registrar que os dados do estudo KCLIP também confirmaram as observações anteriores de que a mortalidade na síndrome varia em dependência também do fator de risco clínico. Nesse estudo, a maior taxa de mortalidade esteve associada à aspiração (44%) e à sepse pulmonar (41%), e o trauma foi associado à menor taxa de mortalidade.

Na literatura médica, a ocorrência registrada de LPA sem SDRA e SDRA após trauma esteve em torno de 7 a 22%,[10,36] tendo sido descrita uma redução progressiva da incidência dos casos de SDRA pós-trauma nos últimos anos.[21]

O desenvolvimento da SDRA em pacientes com trauma está associado à maior permanência dos pacientes em VM, internação em UTI e hospital. Estudos demonstram que pacientes vítimas de trauma que apresentam a SDRA evoluem para menor mortalidade e falência renal oligúrica, enquanto aqueles com choque séptico reportam maiores taxas de mortalidade hospitalar. Isso sugere que, durante o primeiro dia de internação, esses pacientes devam ser estratificados e tratados de acordo com a gravidade da síndrome e as comorbidades associadas.

Em estudo realizado em uma série de 51 pacientes que apresentam SDRA grave, com a sepse em 71% dos casos e choque séptico em 63%, o escore *Sequential Organ Failure Assessment* (SOFA), no dia 3 do diagnóstico, foi associado à mortalidade hospitalar.[15]

No estudo LUNG SAFE, os fatores de risco desencadeantes da SDRA foram pneumonia em 59% dos casos, aspiração em 14%, sepse extrapulmonar em 16% e choque não cardiogênico em 7,5%. Esse estudo destacou que muitos pacientes com SDRA não foram diagnosticados como tendo SDRA. Na SDRA leve, esse foi o caso em cerca de 50% dos pacientes. O reconhecimento clínico da SDRA foi melhor para a SDRA grave, mas ainda subdiagnosticada, já que 21% dos pacientes não foram reconhecidos.[40]

Doença hepática crônica, imunossupressão, hipoalbuminemia e obesidade também estão associadas ao desenvolvimento da SDRA.[42]

Diversos estudos epidemiológicos mais recentes[37,42] sugeriram uma variedade de riscos intra-hospitalares que pode contribuir para o desenvolvimento da SDRA, como múltiplas transfusões sanguíneas, VM com altos VCs, reanimação excessiva com líquidos, pneumonia nosocomial, bem como cirurgias de alto risco, como a aórtica, a cardíaca e a de abdome agudo, todos fatores de risco potencialmente evitáveis.

Em um estudo realizado nos hospitais dos EUA,[48] a incorporação de um sistema de alerta eletrônico, o monitoramento automatizado do laboratório para a análise dos gases sanguíneos arteriais e a detecção de hipoxemia e da radiologia para infiltrados pulmonares bilaterais demonstraram sensibilidade de 97,6% (intervalo de confiança – IC 95%, 96,8 a 98,4%) e especificidade de 96,8% (IC 95%, 96,8 a 98,4%), em comparação ao algoritmo manual, que apresentou sensibilidade de 57,1% (IC 95%, 54,5 a 59,8%) e especificidade de 99,7% (IC 95%, 99,4 a 100%). Os resultados desse estudo indicaram que a triagem intra-hospitalar automatizada evidenciou vantagens, por aumentar as chances de diagnóstico da SDRA, sinalizando a utilização de protocolos clínicos e intervenções terapêuticas mais precoces.[14]

Recentemente, Mikkelsen *et al.*[49] analisaram um estudo retrospectivo observacional de coorte de 778 adultos com sepse grave admitidos na emergência.[49] Os desfechos primários foram o desenvolvimento da SDRA – com base na definição de Berlim – e a necessidade de VM durante os primeiros 5 dias de internação. Observou-se que a incidência da SDRA foi de 6,2% (48 de 778 pacientes) em todo o grupo. O desenvolvimento de SDRA variou: 0,9% dos pacientes preencheram os critérios da SDRA na emergência; 1,4% na enfermaria; e 8,9% na admissão na UTI. A SDRA se desenvolveu com mediana de 1 dia após a internação e foi associada a risco quatro vezes maior de mortalidade intra-hospitalar (14% *versus* 60%, p < 0,001). Fatores de risco independentes associados ao aumento do risco de desenvolvimento da SDRA foram: níveis séricos elevados (≥ 4) de lactato (p = 0,008); escore de predição de lesão pulmonar (p < 0,001); e infecção microbiológica comprovada (p = 0,01). Fatores de risco modificáveis, como o aumento da frequência respiratória, a detecção de dessaturação na oximetria de pulso, o aumento da necessidade de suplementação de oxigênio, o pH baixo, a acidose ou a hipoxemia na gasometria no sangue arterial, na prática clínica, como proposto pela pontuação *Lung Injury Prediction Score* (LIPS), podem melhorar a capacidade de os médicos realizarem o diagnóstico precoce e a intervenção terapêutica na SDRA. Esses fatores de risco modificáveis podem alertar esses profissionais a evitarem exposições hospitalares secundárias, como produtos de transfusões de sangue, administração excessiva de líquido, infusão de medicamentos potencialmente tóxicos, utilização de alto VC na VM, aspiração gástrica e pneumonia associada à VM, o que pode reduzir a incidência da SDRA.

Em um estudo randomizado, Determann *et al.*[41] compararam duas estratégias em VM: a utilização de baixo VC e a estratégia convencional. Esses autores demonstraram diminuição na incidência da SDRA (2,6% *versus* 13,5%; p = 0,01) e das citocinas inflamatórias nos pacientes que utilizaram a estratégia com baixos VCs. A utilização de baixos VCs em pacientes submetidos à VM tem, portanto, contribuído para a mudança na epidemiologia da SDRA.

Recentemente, Serpa Neto *et al.*,[50] em uma revisão sistemática da literatura médica sobre o uso da estratégia de ventilação protetora pulmonar em pacientes sem a SDRA, encontraram evidências de que a estratégia de ventilação protetora com a utilização de menores VCs esteve associada ao menor risco de desenvolvimento da SDRA.[50] Esses resultados estão em uma linha de pesquisa com muitos outros estudos publicados nos últimos anos, confirmando o papel da ventilação com baixo VC na prevenção de complicações pulmonares, como desenvolvimento da SDRA e infecções pulmonares.

Estratégia de ventilação protetora proposta, como cuidado padrão na assistência, por exemplo, a utilização de baixos VCs (peso corporal predito), limitando a pressão platô e a pressão de distensão, reduz o risco de lesão pulmonar induzida pela VM.[51]

Amato *et al.* demonstraram recentemente em um estudo que a pressão de distensão está associada, de forma independente, ao aumento na mortalidade.

Embora a TC do tórax permaneça como o padrão-ouro na avaliação da morfologia dos pulmões e do recrutamento pulmonar a diferentes pressões, surgem novas tecnologias por meio da imagem para a SDRA, como a tomografia por impedância elétrica e a ultrassonografia pulmonar, com propostas menos invasivas e realizadas à beira do leito para avaliar a recrutabilidade pulmonar e a titulação da PEEP.[5]

A tomografia por emissão de pósitrons com 18F fluordesoxiglicose (FDG-PET), mais recente, apresenta a perspectiva de avaliar a inflamação pulmonar e pode, assim, contribuir para o melhor conhecimento da fisiopatologia da SDRA.

A identificação de subgrupos e fenótipos na SDRA tem potencial para um melhor entendimento e nortear a condução de ensaios clínicos no futuro. Nos últimos anos, as pesquisas utilizaram variáveis fisiológicas (PaO_2/FIO_2), características clínicas (SDRA pulmonar e extrapulmonar), biomarcadores (hiperinflamatório, hipoinflamatório) ou uma combinação de marcadores para estratificar pacientes com SDRA em subgrupos distintos, mas ainda com resultados clínicos divergentes.[25]

Em um estudo recente, Calfee et al. identificaram dois subfenótipos (hiper e hipoinflamatório) na SDRA: subfenótipo hiperinflamatório caracterizado por inflamação mais grave com maiores concentrações plasmáticas de biomarcadores inflamatórios e maior prevalência de sepse. Esses pacientes foram mais propensos a evoluir para choque e acidose metabólica e tiveram maior mortalidade. O uso de níveis mais elevados de PEEP não pareceu benéfico nesse subgrupo de pacientes.[28]

A identificação e a quantificação de biomarcadores no sangue periférico e o lavado broncoalveolar poderão proporcionar meios adicionais no diagnóstico e prognóstico da SDRA. Fremont et al.,[52] utilizando um painel de biomarcadores em pacientes com trauma, detectaram a elevação de pró-colágeno III, peptídio natriurético cerebral (BNP), angiopoietina II, interleucinas 8 e 10 e fator de necrose tumoral alfa no plasma dos pacientes que apresentaram LPA, mostrando bom desempenho no diagnóstico da síndrome com curva ROC = 0,86 (95% IC, 0,82 a 0,92%).

O N-terminal-peptide type III procollagen (NT-PCP-III) parece ser o biomarcador substituto mais plausível para a fase proliferativa de pacientes com SDRA.

Forel et al. conduziram um estudo no qual incluíram 32 pacientes consecutivos com quadro de SDRA moderada ou grave sem resolução e submetidos à biopsia pulmonar aberta. Eles avaliaram o nível de NT-PCP-III no soro e no lavado broncoalveolar como biomarcador substituto da fase fibroproliferativa de pacientes com a SDRA.[53]

A combinação de marcadores clínicos e biológicos para a previsão de risco poderá proporcionar uma avaliação mais precisa na evolução da síndrome.[54]

Perspectivas surgem a partir de perfis de expressão de gene, para melhorar o diagnóstico nos pacientes com SDRA, quando a identificação de fenótipos específicos poderá beneficiar algumas estratégias terapêuticas.[5,54]

▶ Mortalidade e alterações persistentes a longo prazo

A SDRA apresenta taxa de mortalidade hospitalar em torno de 40%.[22,40,55] Estudos prévios mostraram taxa de mortalidade intra-hospitalar de 38,5 a 50% para LPA e 41,1 a 57,9% para SDRA.[10,30]

A literatura apresenta grande variação das taxas de mortalidade da SDRA, uma vez que depende de fatores como etiologia, idade do paciente, escore de gravidade, comorbidades, número de falências de órgãos concomitantes, insuficiência renal oligúrica, lesão associada ao ventilador mecânico, quantidade de transfusões sanguíneas, balanço hídrico positivo e, também, tipo de estudo, uma vez que estudos prospectivos randomizados e controlados que utilizam protocolos de VM têm melhores desempenhos.[9] Muitos estudos sobre a mortalidade da SDRA foram realizados na era da definição da AECC de 1994 e com as análises da ARDSNet.

Na literatura médica, há controvérsias em relação à evolução temporal e à mortalidade dos pacientes com a síndrome. Erickson et al. realizaram um estudo de coorte retrospectivo em 2.451 pacientes com LPA, todos participantes de ensaios clínicos randomizados entre 1996 e 2005, demonstrando redução na taxa de mortalidade de 35% (1996 a 1997) para 26% (2004 a 2005) (p = 0,002), após ajuste de variáveis demográficas e clínicas.[56] Os autores concluíram, nesse estudo, que durante a última década houve melhora temporal na sobrevida dos pacientes com LPA tratados nos centros que participaram dos ensaios clínicos randomizados.

Duas recentes revisões sistemáticas sobre mortalidade na SDRA evidenciaram resultados discordantes. Uma metanálise realizada entre 1994 e 2006, que envolveu 72 estudos em pacientes com LPA e SDRA, constatou mortalidade de 43% e variação (de 15 a 75%) com tendência de diminuição ao longo do tempo.[57] Outra revisão sistemática realizada entre 1984 e 2006, com 89 estudos, demonstrou taxa de mortalidade de 40 a 45% na SDRA quando foram considerados os estudos observacionais.[11] Portanto, foi relatada redução na mortalidade para os estudos observacionais até 1994 e não se demonstrou redução após essa data.[57] A discordância entre as duas revisões sistemáticas pode ser justificada por diferenças na metodologia empregada e pela heterogeneidade dos estudos.

Mais recentemente, com a publicação da definição de Berlim,[12] no estudo de coorte realizado, a mortalidade variou de acordo com a relação PaO_2/FIO_2, sendo de 27% (IC 95% de 24 a 30%) para pacientes com SDRA leve ($PaO_2/FIO_2 > 201$ a 300), 32% (IC 95% 29 a 34%) para aqueles com SDRA moderada ($PaO_2/FIO_2 > 101$ a 200) e 45% (IC 95% 42 a 48%) para aqueles com SDRA mais grave ($PaO_2/FIO_2 \leq 100$).

Alguns estudos demonstraram diminuição na taxa de mortalidade na SDRA, provavelmente pela implementação da estratégia de VM protetora, por meio da utilização de VCs mais baixos,[56] além de outras estratégias associadas às boas práticas na assistência.[31] Entretanto, outros estudos demonstraram que a mortalidade permaneceu inalterada entre os pacientes que utilizaram a VM protetora.[37,58] Hernu et al.[45] relataram, em um estudo prospectivo mais recente, por meio da definição de Berlim, mortalidade aos 28 dias em torno de 35%. Nesse estudo, a definição de Berlim não foi validada para a SDRA.

Foi realizado pelas autoras deste capítulo um estudo prospectivo e observacional em todas as 14 UTIs clinicocirúrgicas na população da Grande Vitória,[44] no estado do Espírito Santo, Brasil. Demonstrou-se que, entre 7.133 pacientes admitidos nas UTIs e avaliados, 130 submetidos à VM invasiva ≥ 24 h apresentaram a SDRA. Pela definição de Berlim, a maioria dos pacientes apresentou a forma leve (37,7%) e moderada (52,3%), sendo a forma mais grave relatada em apenas 10% dos pacientes com a síndrome. A pneumonia e a sepse não pulmonar foram os fatores de risco mais frequentes, seguidos de aspiração e trauma.

Mudanças na prática assistencial intra-hospitalar, como realizar o diagnóstico mais precoce, utilizar estratégia ventilatória protetora, empregar medidas preventivas de aspiração de conteúdo gástrico, melhorar o controle de infecção e adotar estratégia restritiva na utilização de sangue e derivados, podem contribuir para a diminuição na incidência da SDRA.

Corroborando estudos prévios, a relação PaO_2/FIO_2 no dia do diagnóstico da SDRA, na população estudada na Grande Vitória, não esteve associada à mortalidade aos 28 dias. A mortalidade nesse estudo foi semelhante à dos estudos observacionais publicados,[11] e os pacientes com LPA sem a SDRA não evidenciaram diferença na mortalidade aos 28 dias e hospitalar quando comparados àqueles que desenvolveram a síndrome pelas definições da AECC e de Berlim. Esse estudo também fez uma comparação entre as definições de AECC e de Berlim para a SDRA em relação à mortalidade preditiva aos 28 dias, não demonstrando diferença estatística na estratificação de gravidade da nova definição nem sobre o desempenho entre as definições.[44]

Um estudo recente sobre VM, realizado em 45 UTIs no Brasil,[59] identificou a SDRA em 31% dos pacientes entre o subgrupo de pacientes ventilados (ventilação invasiva e não invasiva), usando a definição de Berlim. Foram observadas taxas de mortalidade de 46% na UTI e de 52% hospitalar nos pacientes com a síndrome. Na análise multivariada, idade, comorbidades, SDRA moderada/grave, falência da ventilação não invasiva, VM invasiva, balanço hídrico cumulativo positivo nas primeiras 72 h, aumento do lactato e disfunção de órgãos foram fatores independentes associados à maior mortalidade hospitalar. A determinação e a melhor caracterização dos fatores predisponentes modificáveis e não modificáveis relacionados com a síndrome, como identificação da população de risco, condição socioeconômica, diagnóstico mais precoce e medidas terapêuticas de prevenção, podem auxiliar na diminuição da mortalidade.[60]

Embora a estratégia VM protetora seja uma recomendação baseada em evidência científica,[8,9] ela é subutilizada nos pacientes com SDRA, conforme demonstrado em diversos estudos. Maiores esforços para implementá-la na prática clínica poderão reduzir a mortalidade desses pacientes.

Esteban et al.[61] publicaram um estudo epidemiológico a respeito de mortalidade e VM, demonstrando a evolução quanto à utilização da estratégia ventilatória protetora, com uma média de VC = 8,5 ± 2,1 mℓ/kg, peso predito em 1998, VC = 7,4 ± 1,9 mℓ/kg em 2004 e VC = 6,9 ± 1,9 mℓ/kg em 2010. A análise mostra que houve uma mudança significativa no tratamento da VM na última década, podendo ser este o responsável pela diminuição da mortalidade observada na população estudada.

Estratégias terapêuticas adjuntas, como a oxigenação por membrana extracorpórea, utilizada na remoção de gás carbônico (CO_2), podem ter implicação no prognóstico dos pacientes com SDRA mais grave. Após 2010, vários grandes estudos controlados randomizados mostraram redução na mortalidade, especialmente em pacientes com SDRA, com relação PaO_2/FIO_2 abaixo de 150 mmHg, utilizando bloqueadores neuromusculares[58] ou posicionamento prona.[22]

O estudo LUNG SAFE encontrou pressões mais elevadas nas vias aéreas (pressão de pico, platô e *driving pressure*), menor PEEP e maior frequência respiratória associada à mortalidade hospitalar, junto com idade avançada, neoplasia ativa e hepatopatia crônica. Esse estudo sugeriu que a mortalidade geral não parece ter mudado substancialmente durante a última década, com uma proporção em estudos observacionais superior a 40%, em pacientes com SDRA moderada ou grave[40,55,60] (Figura 39.1).

Os pacientes sobreviventes à SDRA têm redução na qualidade de vida, associada à deficiência neurocognitiva, emocional e física e à alteração da função pulmonar. Um estudo prospectivo identificou 109 pacientes que sobreviveram a um episódio de SDRA em um hospital de Toronto entre 1998 e 2001.[62] Os pacientes foram avaliados em intervalos regulares de até 5 anos. Após 1 ano, 12 (11%) dos pacientes tinham ido a óbito e, após 4 anos, outros 9 (8,2%) faleceram. À época da internação, 83% trabalhavam em tempo integral e, 5 anos depois, 83% dos sobreviventes também trabalhavam em tempo integral. A média de distância de marcha em 6 min foi menor do que o predito para controles pareados por sexo e idade (436 m *versus* 574 m) e os pacientes com SDRA tiveram pontuação menor em qualidade de vida (41 *versus* 50 pontos aferidos pelo questionário SF-36 Medical Outcomes Study). Os resultados dos testes de função pulmonar acabaram por retornar ao nível normal ou próximo do normal ao longo de um período de 3 a 5 anos.

Em uma revisão recente, os sobreviventes da SDRA, geralmente entre 6 meses a 2 anos após a alta da UTI, apresentam alterações funcionais na força muscular, capacidade de locomoção e em outras atividades físicas diárias. Outros pacientes apresentam graus variáveis de depressão (26 a 33%), ansiedade (38 a 44%) ou transtorno de estresse pós-traumático (22 a 24%).[63]

▶ Referências bibliográficas

1. Ashbaugh DG, Bigelow DB, Petty TL, Levine BE. Acute respiratory distress in adults. Lancet. 1967;2:319-23.
2. Murray JF, Matthay MA, Luce JM, Flick MR. An expanded definition of the adult respiratory distress syndrome. Am Rev Respir Dis. 1988;138:720-3.
3. Bernard GR, Artigas A, Brigham KL *et al*. Report of the American-European Consensus Conference on acute respiratory distress syndrome: Definitions,

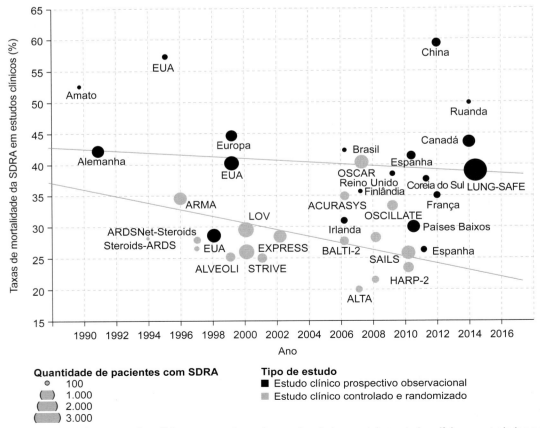

Figura 39.1 ▪ Taxas de mortalidade em estudos clínicos prospectivos observacionais (em *preto*) × estudos clínicos controlados e randomizados (em *cinza*). (Adaptada de McNicholas *et al*., 2018.)[60]

mechanics, relevant outcomes, and clinical trial coordination. Am J Respir Crit Care Med. 1994;149:818-24.
4. Esteban A, Fernández-Segoviano P, Frutos-Vivar F et al. Comparison of clinical criteria for the acute respiratory distress syndrome with autopsy findings. Ann Intern Med. 2004;141:440-5.
5. Barbas CS, Matos GF, Amato MB, Carvalho CR. Goal-oriented respiratory management for critically ill patients with acute respiratory distress syndrome. Crit Care Res Pract. 2012;2012:952168.
6. Rubenfeld GD, Caldwell E, Granton JT, Hudson LD, Matthay MA. Interobserver variability in applying a radiographic definition for ARDS. Chest. 1999;116:1347-53.
7. Ferguson ND, Frutos-Vivar F, Esteban A et al. Acute respiratory distress syndrome: Under recognition by clinicians and diagnostic accuracy of three clinical definitions. Crit Care Med. 2005;33:2228-34.
8. Amato MB, Barbas CS, Medeiros DM et al. Effect of a protective-ventilation strategy on mortality in the acute respiratory distress syndrome. N Engl J Med. 1998;338:347-54.
9. The Acute Respiratory Distress Syndrome Network. Ventilation with lower tidal volumes as compared with traditional tidal volumes for acute lung injury and the acute respiratory distress syndrome. N Engl J Med. 2000;342:1301-8.
10. Rubenfeld GD, Caldwell E, Peabody E et al. Incidence and outcomes of acute lung injury. N Engl J Med. 2005;353:1685-93.
11. Phua J, Badia JR, Adhikari NK et al. Has mortality from acute respiratory distress syndrome decreased over time? A systematic review. Am J Respir Crit Care Med. 2009;179:220-7.
12. ARDS Definition Task Force, Ranieri VM, Rubenfeld GD et al. Acute respiratory distress syndrome: The Berlin Definition. JAMA. 2012;307:2526-33.
13. Ferguson ND, Fan E, Camporota L et al. The Berlin definition of ARDS: An expanded rationale, justification, and supplementary material. Intensive Care Med. 2012;38:1573-82.
14. Barbas CS. Introducing automated acute lung injury/acute respiratory distress syndrome electronic screening in intensive care unit practice: Is it the future? Crit Care Med. 2011;39:209-10.
15. Matos GF, Stanzani F, Passos RH et al. How large is the lung recruitability in early acute respiratory distress syndrome: A prospective case series of patients monitored by computed tomography. Crit Care. 2012;16:R4.
16. Villar J, Pérez-Méndez L, Blanco J et al. A universal definition of ARDS: The PaO_2/FIO_2 ratio under a standard ventilatory setting – a prospective, multicenter validation study. Intensive Care Med. 2013;39:583-92.
17. Costa EL, Amato MB. The new definition for acute lung injury and acute respiratory distress syndrome: Is there room for improvement? Curr Opin Crit Care. 2013;19(1):16-23.
18. Barbas CS, Isola AM, Caser EB. What is the future of acute respiratory distress syndrome after the Berlin definition? Curr Opin Crit Care. 2014;20(1):10-6.
19. Kushimoto S, Endo T, Yamanouchi S et al. Relationship between extravascular lung water and severity categories of acute respiratory distress syndrome by the Berlin definition. Crit Care. 2013;17(4):R132.
20. Thille AW, Esteban A, Fernández-Segoviano P et al. Comparison of the Berlin definition for acute respiratory distress syndrome with autopsy. Am J Respir Crit Care Med. 2013;187(7):761-7.
21. Plurad D, Martin M, Green D et al. The decreasing incidence of late post-traumatic acute respiratory distress syndrome: The potencial role of lung protective ventilation and conservative transfusion practice. J Trauma. 2007;63:1-7.
22. Guérin C, Reignier J, Richard JC et al. PROSEVA Study Group. Prone positioning in severe acute respiratory distress syndrome. N Engl J Med. 2013;368(23):2159-68.
23. Leblanc D, Bouvet C, Degiovanni F et al. Early lung ultrasonography predicts the occurrence of acute respiratory distress syndrome in blunt trauma patients. Intensive Care Med 2014;40:1468-74.
24. Riviello ED, Kiviri W, Twagirumugabe T et al. Hospital incidence and outcomes of the acute respiratory distress syndrome using the kigali modification of the Berlin definition. Am J Respir Crit Care Med. 2016;193:52-9.
25. Kuebler MK. Acute respiratory distress syndrome biomarkers, mechanisms, and water channels. Anesthesiology. 2019;130(3):364-6.
26. Rosenberg AL, Dechert RE, Park PK et al. Review of a large clinical series: Association of cumulative fluid balance on outcome in acute lung injury: A retrospective review of the ARDSnet tidal volume study cohort. J Intensive Care Med. 2009;24:35-46.
27. Silversides JA, Major E, Ferguson AJ et al. Conservative fluid management or deresuscitation for patients with sepsis or acute respiratory distress syndrome following the resuscitation phase of critical illness: A systematic review and meta-analysis. Intensive Care Med. 2017;43:155-70.
28. Calfee CS, Delucchi K, Parsons PE, Thompson BT, Ware LB, Matthay MA. Subphenotypes in acute respiratory distress syndrome: Latent class analysis of data from two randomised controlled trials. Lancet Respir Med. 2014;2:611-20.
29. Goss CH, Brower RG, Hudson LD, Rubenfeld GD. Incidence of acute lung injury in the United States. Crit Care Med. 2003;31:1607-11.
30. Luhr OR, Antonsen K, Karlsson M et al. Incidence and mortality after acute respiratory failure and acute respiratory distress syndrome in Sweden, Denmark and Iceland. The ARF Study Group. Am J Respir Crit Care Med. 1999;159:1849-61.
31. Villar J, Blanco J, Anon JM A et al. The ALIEN study: Incidence and outcome of acute respiratory distress syndrome in the era of lung protective ventilation. Intensive Care Med. 2011;37:1932-41.
32. Bersten AD, Edibam C, Hunt T, Moran J. Incidence and mortality of acute lung injury and the acute respiratory distress syndrome in three Australian states. Am J Respir Crit Care Med. 2002;165:443-8.
33. Villar J, Slutsky AS. The incidence of the adult respiratory distress syndrome. Am Rev Respir Dis. 1989;140:814-6.
34. Estenssoro E, Dubin A, Laffaire E et al. Incidence, clinical course, and outcome in 217 patients with acute respiratory distress syndrome. Crit Care Med. 2002;30:2450-6.
35. Esteban A, Anzueto A, Frutos F et al. Characteristics and outcomes in adult patients receiving mechanical ventilation: a 28-day international study. JAMA. 2002;287:345-55.
36. Brun-Buisson C, Minelli C, Bertolini G et al. Epidemiology and outcome of acute lung injury in European intensive care units. Results from the ALIVE study. Intensive Care Med. 2004;30:51-61.
37. Li G, Malinchoc M, Cartin-Ceba R et al. Eight-year trend of acute respiratory distress syndrome: A population-based study in Olmsted County, Minnesota. Am J Respir Crit Care Med. 2011;183:59-66.
38. Villar J, Blanco J, Anon JM et al. The ALIEN study: Incidence and outcome of acute respiratory distress syndrome in the era of lung protective ventilation. Intensive Care Med. 2011;37:1932-41.
39. Sigurdsson MI, Sigvaldason K, Gunnarsson TS, Moller A, Sigurdsson GH. Acute respiratory distress syndrome: Nationwide changes in incidence, treatment and mortality over 23 years. Acta Anaesthesiol Scand. 2013 Jan;57(1):37-45.
40. Bellani G, Laffey JG, Pham T et al.; LUNG SAFE Investigators; ESICM Trials Group. Epidemiology, patterns of care, and mortality for patients with acute respiratory distress syndrome in intensive care units in 50 countries. JAMA. 2016;315:788-800.
41. Determann RM, Royakkers A, Wolthuis EK et al. Ventilation with lower tidal volumes as compared with conventional tidal volumes for patients without acute lung injury: A preventive randomized controlled trial. Crit Care. 2010;14:R1.
42. Gajic O, Dabbagh O, Park PK et al. Early identification of patients at risk of acute lung injury: Evaluation of lung injury prediction score in a multicenter cohort study. Am J Respir Crit Care Med. 2011;183:462-70.
43. Linko R, Okkonen M, Pettilä V et al. FINNALI-study group. Acute respiratory failure in intensive care units. FINNALI: A prospective cohort study. Intensive Care Med. 2009;35:1352-61.
44. Caser EB, Zandonade E, Pereira E, Gama AM, Barbas CS. Impact of distinct definitions of acute lung injury on its incidence and outcomes in Brazilian ICUs: Prospective evaluation of 7,133 patients. Crit Care Med 2014 Mar;42(3):574-82. [Epub ahead of print]
45. Hernu R, Wallet F, Thiollière F et al. An attempt to validate the modification of the American-European consensus definition of acute lung injury/acute respiratory distress syndrome by the Berlin definition in a university hospital. Intensive Care Med. 2013 Dec;39(12):2161-70.
46. Ni Y-N, Luo J, Yu H et al. Can body mass index predict clinical outcomes for patients with acute lung injury/acute respiratory distress syndrome? A meta-analysis. Crit Care Lond Engl. 2017;21:36.
47. Ware LB, Zhao Z, Koyama T et al. Long-term ozone exposure increases the risk of developing the acute respiratory distress syndrome. Am J Respir Crit Care Med. 2016;193:1143-50.
48. Koenig HC, Finkel BB, Khalsa SS et al. Performance of an automated electronic acute lung injury screening system in intensive care unit patients. Critical Care Medicine. 2011;39:98-104.
49. Mikkelsen ME, Shah CV, Meyer NJ. The epidemiology of acute respiratory distress syndrome in patients presenting to the emergency department with severe sepsis. Shock. 2013 Nov;40(5):375-81. [Epub ahead of print.]
50. Serpa Neto A, Schultz MJ. Protective ventilation for patients without acute respiratory distress syndrome – reply. JAMA. 2013 Feb 20;309(7):655.
51. Amato MB, Meade MO, Slutsky AS et al. Driving pressure and survival in the acute respiratory distress syndrome. N Engl J Med. 2015;372(8):747-55.

52. Fremont RD, Koyama T, Calfee CS et al. Acute lung injury in patients with traumatic injuries: Utility of a panel of biomarkers for diagnosis and pathogenesis. J Trauma. 2010;68:1121-7.
53. Forel JM, Guervilly C, Hraiech S et al. Type III procollagen is a reliable marker of ARDS-associated lung fi-broproliferation. Intensive Care Med. 2015;41(1):1-11.
54. Sinha P Calfee CS. Phenotypes in acute respiratory distress syndrome: Moving towards precision medicine. Curr Opin Crit Care. 2019;25:12-20.
55. Laffey JG, Bellani G, Pham T et al.; LUNG SAFE Investigators and the ESICM Trials Group. Potentially modifiable factors contributing to outcome from acute respiratory distress syndrome: The LUNG SAFE study. Intensive Care Med. 2016;42:1865-76.
56. Erickson SE, Martin GS, Davis JL, Matthay MA, Eisner MD, NIH NHLBI ARDS Network. Recent trends in acute lung injury mortality: 1996-2005. Crit Care Med. 2009;37:1574-9.
57. Zambon M, Vincent JL. Mortality rates for patients with acute lung injury/ARDS have decreased over time. Chest. 2008;133:1120-7.
58. Papazian L, Forel JM, Gacouin A et al. Investigators AS Neuromuscular blockers in early acute respiratory distress syndrome. N Engl J Med. 2010;363:1107-16.
59. Azevedo LC, Park M, Salluh JI et al. Clinical outcomes of patients requiring ventilatory support in Brazilian intensive care units: A multicenter, prospective, cohort study. Crit Care. 2013;17(2):R63. [Epub ahead of print.]
60. McNicholas BA, Rooney GM, Laffey JG. Lessons to learn from epidemiologic studies in ARDS. Curr Opin Crit Care. 2018, 24:41-8.
61. Esteban A, Frutos-Vivar F, Muriel A et al. Evolution of mortality over time in patients receiving mechanical ventilation. Am J Respir Crit Care Med. 2013;188(2):220-30.
62. Herridge MS, Tansey CM, Matte A et al. Functional disability 5 years after acute respiratory distress syndrome. N Engl J Med. 2011;364:1293-304.
63. Bein T, Weber-Carstens S, Apfelbacher C. Long-term outcome after the acute respiratory distress syndrome: Different from general critical illness? Curr Opin Crit Care. 2018;24:35-40.

Biomarcadores Moleculares na SDRA | Visão do Patologista

CAPÍTULO 40

Vera Luiza Capelozzi

▶ Introdução

De acordo com a definição de Berlim, a síndrome do desconforto respiratório agudo (SDRA) é determinada por hipoxemia aguda, relação de pressão parcial de oxigênio atrial para a fração inspirada de oxigênio menor ou igual a 300 mmHg, pressão expiratória final positiva maior ou igual a 5 cmH$_2$O e infiltração bilateral na radiologia não justificada por sobrecarga de fluidos ou insuficiência cardíaca.[1] Fatores de risco genéticos e várias comorbidades, incluindo infecção, lesão pulmonar associada à ventilação mecânica (VALI), lesão pulmonar aguda relacionada à transfusão (TRALI) e sobrecarga hídrica podem predispor ou contribuir para a SDRA. O processo de lesão na SDRA envolve uma interação complexa de inúmeros fatores, incluindo citocinas inflamatórias, lesão do epitélio alveolar e endotelial, fibrogênese e mecânica pulmonar anormal.

Apesar de décadas de esforços intensivos de pesquisa, incluindo ensaios clínicos, a intervenção farmacológica não tem reduzido a mortalidade,[2] o que pode ser atribuído, pelo menos em parte, ao entendimento incompleto da biologia da SDRA. Contudo, avanços recentes têm ampliado nosso conhecimento sobre esse processo, resultando em potenciais biomarcadores moleculares com implicações prognósticas.[3]

▶ Etiologia

As causas da SDRA podem ser amplamente divididas em insultos pulmonares (diretos) e extrapulmonares (indiretos) (Quadro 40.1).[4] Na maior parte das vezes, uma causa específica não pode ser determinada apenas com a histopatologia e sua identificação requer conhecimento da história clínica e dos dados laboratoriais. Ainda assim, a especificidade pode permanecer indeterminada, pois as causas são multifatoriais.[5] Por exemplo, pacientes com câncer podem estar recebendo quimioterapia e medicação e, ainda assim, ter seu curso clínico complicado por sepse ou coagulação intravascular disseminada (CIVD), com necessidade de ventilação mecânica (VM) sob altas concentrações de oxigênio. Igualmente, o curso de pacientes politraumatizados pode vir a ser complicado por hipotensão, embolia gordurosa, CIVD e/ou sepse. Raramente, o dano alveolar difuso (DAD) ocorre em pacientes previamente saudáveis sem uma causa identificável, situação conhecida como *pneumonia intersticial aguda* ou *síndrome de Hamman-Rich*.

Entre os agentes infecciosos, os vírus são os que mais causam DAD. *Influenza* é uma causa clássica dessa lesão, mas outros vírus, que incluem adenovírus, herpes-vírus, citomegalovírus, hantavírus, síndrome respiratória aguda severa (SARS) associada ao coronavírus, H1N1 e, raramente, vírus sincicial respiratório, podem determiná-lo.[7,8]

Outra causa importante na prática é a exacerbação aguda da pneumonia intersticial usual (Figura 40.1). Muitas condições respiratórias podem mimetizar a SDRA e toda atenção deve ser voltada à exclusão de outras causas de falência respiratória, a fim de assegurar o tratamento apropriado. O Quadro 40.2 inclui outros diagnósticos importantes que

Quadro 40.1 ■ Condições clínicas associadas a DAD e SDRA.

Lesão pulmonar direta	Lesão pulmonar indireta
Causas comuns: • Pneumonia • Aspiração de conteúdo gástrico	Causas comuns: • Sepse • Trauma grave com choque e múltiplas transfusões
Causas menos comuns: • Contusão pulmonar • Embolia gasosa • Quase afogamento • Inalação • Edema pulmonar por reperfusão após transplante ou embolectomia pulmonar	Causas menos comuns: • Circulação extracorpórea • Superdosagem de substâncias • Pancreatite aguda • Transfusão de produtos sanguíneos

Adaptado de Dushianthan *et al.*, 2011.[6]

ocorrem de maneira semelhante.[4] As ferramentas investigativas na SDRA incluem os exames de imagem, o lavado broncoalveolar (BAL, em inglês *bronchoalveolar fluid*), a biopsia transbrônquica e a biopsia pulmonar cirúrgica (ambas reservadas para a apresentação atípica e a confirmação histológica), o monitoramento hemodinâmico e os biomarcadores.[9]

Lavado broncoalveolar

O BAL é utilizado em pacientes com SDRA para direcionar o tratamento com antibióticos. Trata-se de um procedimento bem tolerado pelos pacientes, mas pode determinar piora da hipoxemia e instabilidade hemodinâmica.[10] Na SDRA, o BAL é geralmente muito celular, com predomínio de neutrófilos nos estágios agudos. Eosinófilos podem estar presentes nos estágios tardios, porém, se estão em altas proporções nos estágios precoces da doença, podem sugerir pneumonia eosinofílica. Linfocitose, se presente em proporções elevadas, sugere pneumonia de hipersensibilidade ou pneumonia organizante. Hemorragia alveolar difusa pode mimetizar SDRA, circunstância em que o BAL pode ser diagnóstico. O BAL é particularmente útil para identificar organismos patogênicos atípicos em pacientes imunocomprometidos com DAD (Figura 40.2). Outra de suas utilidades é servir como ferramenta de investigação para o estudo de biomarcadores inflamatórios, mostrando-se promissor como potencial alvo de tratamento no futuro.[11-15]

Biopsias transbrônquica e cirúrgica e necropsia

São reservadas aos pacientes com apresentações atípicas e que necessitam de confirmação histológica. Barbas *et al.*[16] relataram que 12 pacientes em VM, com insuficiência respiratória aguda (IRA), foram submetidos à biopsia pulmonar cirúrgica por não demonstrarem resposta clínica ao tratamento padrão. A causa mais comum de IRA foi infecção viral, identificada em 40% dos pacientes. A avaliação

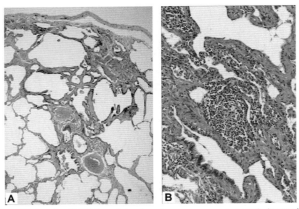

Figura 40.1 ▪ **A** e **B**. Histopatologia pulmonar na pneumonia intersticial usual em exacerbação aguda.

Quadro 40.2 ▪ Diagnóstico diferencial da SDRA.

Edema pulmonar cardiogênico agudo
Outras causas de edema pulmonar: • Estenose de artéria renal • Grandes altitudes • Fármacos • Traumatismo craniano
Linfangite carcinomatosa
Doenças pulmonares veno-oclusivas
Vasculites
Exacerbação aguda de doenças pulmonares intersticiais
Pneumonia de hipersensibilidade aguda
Pneumonia eosinofílica aguda

Adaptado de Dushianthan et al., 2011.[6]

pré-operatória da causa da IRA foi modificada em 91,6% dos pacientes, e um diagnóstico específico foi estabelecido em 100% dos casos. Dos pacientes, 50% sobreviveram e tiveram alta hospitalar.

Outro estudo feito, por Canzian et al.,[17] em 63 pacientes com IRA submetidos à biopsia pulmonar cirúrgica mostrou que 15 apresentaram *Mycobacterium tuberculosis* como fator etiológico. Após a biopsia, o diagnóstico foi retificado em 37 pacientes. Necropsias foram realizadas em 25 pacientes e confirmaram os resultados da biopsia em 72% dos casos. O tratamento foi modificado para 65 pacientes e 49% deles sobreviveram e tiveram alta hospitalar. A broncopneumonia bacteriana esteve presente em 33,9% dos casos e o câncer, em 28,1%.

Soeiro et al.[18,19] reviram necropsias de 4.710 pacientes com IRA, de 1990 a 2008, e demonstraram DAD em 40,7% dos casos. A histopatologia pulmonar foi categorizada como DAD, edema pulmonar, hemorragia alveolar e pneumonia intersticial linfoplasmocítica. Por regressão logística, demonstraram significativo poder de associação entre: DAD com broncopneumonia, vírus da imunodeficiência humana (HIV, *human immunodeficiency virus*)/síndrome da imunodeficiência adquirida (AIDS, *acquired immunodeficiency syndrome*), sepse e choque séptico; cirrose hepática com tromboembolismo pulmonar; edema pulmonar com infarto do miocárdio; miocardiopatia dilatada com câncer; hemorragia alveolar com broncopneumonia e tromboembolismo pulmonar; e pneumonia intersticial linfoplasmocítica com HIV/AIDS e cirrose hepática. Outros exemplos em que a biopsia pulmonar pode modificar o curso clínico da IRA incluem: linfangite carcinomatosa (Figura 40.3), edema pulmonar cardiogênico (Figura 40.4) e pneumonia de hipersensibilidade crônica. O Quadro 40.3 inclui os requisitos para melhorar os resultados no diagnóstico diferencial.

▶ Biomarcadores em Síndrome do Desconforto Respiratório Agudo

Identificação de biomarcadores em tecido pulmonar, plasma e BAL de pacientes e modelos animais têm fornecido informações sobre a patogênese da SDRA e sugerido novos alvos terapêuticos.[9,20] Os biomarcadores também têm desempenhado um papel fundamental em protocolos de ensaios clínicos, por meio da identificação de pacientes com alto risco de morte,[20] além de se mostrarem úteis para avaliar a resposta à terapia.[21] Os biomarcadores imunológicos e moleculares têm sido descritos no contexto da patogênese da SDRA por meio de seu envolvimento biológico em inflamação, lesão de células endoteliais e epiteliais, fibrogênese e alterações na mecânica pulmonar.[3,22]

O processo de lesão na SDRA envolve uma interação complexa de inúmeros fatores, incluindo a liberação de citocinas pró-inflamatórias, lesão endotelial e epitelial, mediadores fibrogênicos e mecânica pulmonar anormal. Logo após a lesão nas células epiteliais alveolares (AECs), a transdução do sinal celular ocorre por uma resposta bioquímica por meio de receptores toll-*like*. As alarminas, um subgrupo de moléculas de um conjunto maior chamado de *DAPs*, são liberadas em resposta a AECs danificadas, e os macrófagos locais ativam e recrutam células imunes por meio da ligação a receptores toll-*like*, receptor de interleucina-1, e

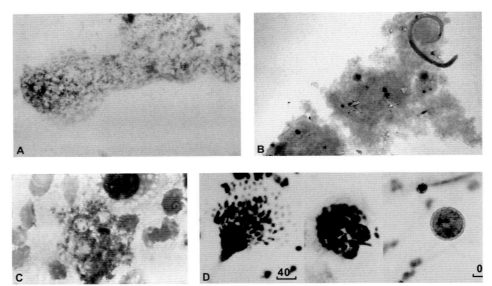

Figura 40.2 ▪ Lavado broncoalveolar (BAL) no diagnóstico etiológico da pneumonia atípica em pacientes imunocomprometidos. **A**. Grocott. **B**. *Strongyloides*. **C**. *Pneumocystis jirovecii*. **D**. *Aspergillus*.

receptor de produtos finais de glicação avançada (RAGE), amplificando as vias de sinalização pró-inflamatórias.[23] Esses sinais convergem para induzir a transcrição do fator nuclear *kappa* B e da proteína ativadora-1, que, em última análise, impulsiona a formação e deposição de fibras colágenas por fibroblastos de pulmão.[23]

Histologicamente, o padrão de DAD representa a maioria dos casos de SDRA, portanto, o DAD na morfologia é clinicamente igual à SDRA.[7] O aspecto morfológico do DAD varia significativamente, dependendo da fase da lesão pulmonar. Em geral, duas fases principais são reconhecidas, embora essas fases ocorram em um contínuo biológico e ambas possam ser encontradas simultaneamente em várias combinações, particularmente quando episódios repetitivos de lesão e reparo estão ocorrendo.[24] A fase exsudativa inicial é caracterizada por edema intersticial e alveolar com graus variados de hemorragia e depósitos de fibrina.[7] Sob microscopia eletrônica, a degeneração vacuolar do citoplasma ocorre no endotélio dos capilares e nas células epiteliais alveolares, e o edema intersticial é proeminente.[25-27]

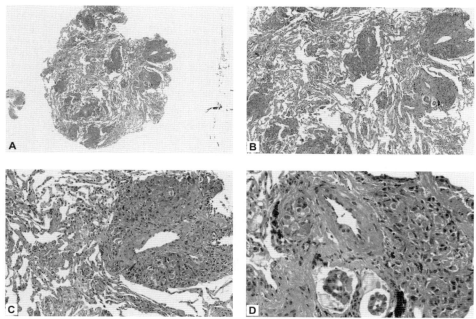

Figura 40.3 ▪ **A** a **D**. Histopatologia pulmonar na linfangite carcinomatosa com trombo neoplásico e invasão linfática.

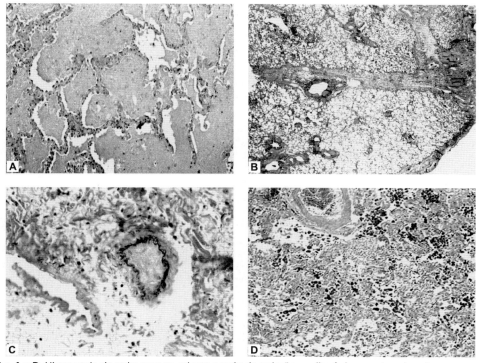

Figura 40.4 ▪ **A** a **D**. Histopatologia pulmonar no edema agudo de pulmão cardiogênico mostrando estase venosa e oclusão.

Quadro 40.3 ▪ Procedimentos para melhorar os resultados do BAL e a biopsia pulmonar em SDRA/DAD.

Espécimes	Procedimentos
• Lavado broncoalveolar: 　▪ Álcool 70 　▪ Cultura • Biopsia transbrônquica: 　▪ Formalina 10% 　▪ Cultura • Aspiração por agulha fina: 　▪ Álcool 70 　▪ Cultura • Biopsia pulmonar cirúrgica: 　▪ Formalina 10% (H-E) 　▪ Glutaraldeído 2% (ME) 　▪ Veículo especial (IF) 　▪ Cultura	• H-E • Perls (pigmento de ferro) • *Sudan black* ou escalarte (gordura) • Imuno-histoquímica: 　▪ Vírus • ME: 　▪ Vírus 　▪ Barreira alveolocapilar • IF: 　▪ Imunocomplexos • Citometria de fluxo

H-E: hematoxilina-eosina; IF: imunofluorescência; ME: microscopia eletrônica.

Membranas hialinas, o parâmetro histológico mais importante do estágio agudo, podem ser identificadas poucas horas após a lesão e, dias depois, tornam-se numerosas. As membranas são reconhecidas por sua aparência homogênea, amorfa e eosinofílica, dispostas ao longo das paredes alveolares (Figura 40.5).[6] Exsudato proteináceo intra-alveolar com *debris* celulares frequentemente acompanha as membranas hialinas. Nesse estágio, a microscopia eletrônica demonstra perda do epitélio alveolar e denudação da membrana basal associadas a colapso alveolar. As membranas hialinas, embora homogêneas à microscopia óptica, ultraestruturalmente contêm *debris* nucleares e citoplasmáticos, oriundos das células epiteliais lesadas, em meio à fibrina. Infiltrado inflamatório esparso com linfócitos, plasmócitos e macrófagos também está presente. São identificados trombos de fibrina em vários estágios de organização e segmentos de pequenas artérias pulmonares, os quais são secundários à lesão endotelial.[28]

Em poucos dias, subsequentes à lesão, ocorre a hiperplasia de células alveolares, mais proeminente na fase final do estágio agudo e que persiste durante a fase organizante. Caracteriza-se por proliferação ao longo dos septos alveolares de células cuboidais que frequentemente se projetam no espaço alveolar. Considerável atipia pode ser identificada por aumento dos núcleos, cromatina grosseira, nucléolos eosinofílicos proeminentes e pleomorfismo celular.[29]

As células proliferantes exibem características imuno-histoquímicas e ultraestruturais de pneumócitos tipo 2.[8,30] Submicroscopicamente, as alterações de lesão em curso são evidenciadas por edema intracelular e dilatação do retículo endoplasmático. Os corpos lamelares podem estar aumentados ou diminuídos, bem como ser anormalmente grandes ou pequenos. A proliferação de pneumócitos tipo 2 é um fenômeno reparador em substituição aos pneumócitos tipo 1, protege os pulmões de lesões subsequentes e incorpora as membranas hialinas nos septos alveolares, contribuindo para o espessamento do interstício. A fase exsudativa é seguida ou associada a uma fase fibroproliferativa, caracterizada por proliferação fibroblástica e hiperplasia AECs tipo II, que culmina com a restauração da integridade alveolar e arquitetura ou cicatriz fibrótica onde a parede alveolar foi destruída.[7,24] Essa fase caracteriza-se por proliferação de fibroblastos, sobretudo no interior do interstício, mas também, focalmente, dentro dos espaços alveolares (Figura 40.5).[30] Inicia-se, em geral, em 1 semana ou mais, sendo proeminente duas ou mais semanas após a lesão. Permanecem a inflamação intersticial e a hiperplasia de células alveolares, e o edema e as membranas hialinas são menos proeminentes. O exsudato intra-alveolar do estágio agudo organiza-se, determinando fibrose ativa intraluminal (Figura 40.5), que pode ser extensa, composta por fibroblastos e miofibroblastos, além de células inflamatórias, porém com discreta deposição de colágeno.[31] Pela ultraestrutura, além da presença de fibroblastos proliferados, identificam-se colapso e aposição dos alvéolos e reepitelização por pneumócitos, o que leva ao espessamento do interstício (Figura 40.6).[25-27]

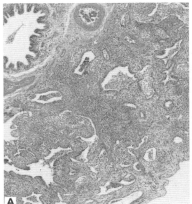 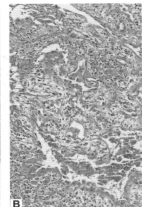

Figura 40.6 ▪ **A.** Histopatologia pulmonar com área típica de *honeycomb* (favelonamento) próxima à área com espessamento uniforme dos septos alveolares, fibroblastos e inflamação crônica. **B.** Em maior aumento, é possível observar membranas hialinas, fibroblastos e inflamação crônica.

Nos casos mais graves, a fibrose progride com extenso remodelamento do parênquima pulmonar e formação de *honeycomb* (favelonamento). Comumente, os bronquíolos mostram evidências de lesão no DAD. No estágio agudo, há necrose da mucosa e depois regeneração do epitélio, que pode se estender ao longo dos septos alveolares adjacentes. Surgem também metaplasia escamosa e atipias citológicas.[32]

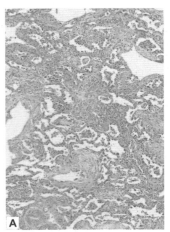 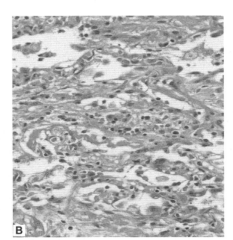 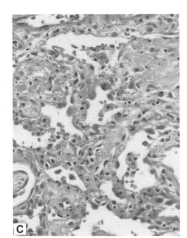

Figura 40.5 ▪ Composição do dano alveolar difuso. Histopatologia pulmonar mostra espessamento difuso da parede alveolar por proliferação de tecido conjuntivo, inflamação (**A**), membranas hialinas (**B**) e proliferação de pneumócitos tipo 2 (**C**).

A identificação e a separação do DAD em estágios agudo e organizante são ações úteis para a compreensão das patogêneses e da evolução das várias alterações morfológicas ocorridas.

A teoria dos dois estágios encontra embasamento em modelos animais, mas é mais imprecisa em humanos, visto que é difícil determinar o exato momento do início das lesões. Surtos subsequentes da lesão podem ocorrer e, portanto, diferentes áreas na mesma biopsia podem exibir estágios sobrepostos. De modo adicional, pacientes com DAD, independentemente da etiologia, em geral estão sob VM, requerem altas concentrações de oxigênio e, ainda, podem ter o curso clínico complicado por hipotensão, sepse ou CIVD, fatores que, por si só, também determinam DAD.

Investigações sobre o assunto sugerem que fatores locais, como forças intersticiais hidrostáticas e hidrodinâmicas, além da pressão intra-alveolar relacionada com a VM, podem também influenciar o desenvolvimento e a organização a partir do DAD agudo já estabelecido, concorrendo, assim, para a coexistência de áreas agudas e organizantes.[33]

Patogênese

Numerosos estudos experimentais têm demonstrado a importância da lesão epitelial e endotelial na patogênese do DAD.[34-39] A lesão de células endoteliais determina perda de fluido dos capilares para o interstício e, eventualmente, aos espaços alveolares. A destruição das células de revestimento alveolar incorpora-se ao exsudato intra-alveolar e contribui para a subsequente formação das membranas hialinas. A lâmina basal torna-se desnuda no processo, porém permanece intacta, formando uma rede para o reparo pulmonar iniciado pela proliferação de pneumócitos tipo 2.

Colapso e coalescência dos alvéolos ocorrem em áreas de membrana basal desnuda e contribuem parcialmente para a formação do espessamento intersticial.[40] A inflamação intersticial, que acompanha essas alterações, é seguida por proliferação de fibroblastos. A fibrose ocorre predominantemente no interstício, mas está presente em considerável extensão nos espaços alveolares. Um fator adicional ao espessamento septal alveolar está relacionado com a incorporação das membranas hialinas e outros exsudatos intra-alveolares ao interstício. Isso ocorre quando os pneumócitos tipo 2 proliferam ao longo dos espaços alveolares, mais do que septais, ao lado das membranas hialinas.[41]

O mecanismo preciso da lesão celular no DAD é incerto, mas neutrófilos são reconhecidos como fundamentais.[42] Uma das teorias existentes sobre o assunto sugere que neutrófilos estimulados pela ativação do sistema complemento ou recrutados por agentes quimiotáticos agregam-se aos capilares pulmonares, nos quais substâncias tóxicas, como a elastase ou os radicais oxidantes, são liberadas, lesando diretamente o endotélio e atraindo mais células inflamatórias. Embora essa teoria seja atraente, não embasa o fato de que pacientes neutropênicos podem desenvolver DAD.[43]

Há, ainda, evidências de que outros oxidantes, como peroxinitrite,[7] podem também contribuir para a lesão pulmonar.[44] Fatores adicionais, que incluem toxinas circulantes, agregados plaquetários, citocinas (como fator de necrose tumoral) ou interleucinas e vários mediadores lipídicos, podem também produzir ou aumentar a lesão.[7,45] A eventual fibrose que ocorre no estágio tardio do DAD relaciona-se com a liberação de substâncias que estimulam a replicação de tais células, como o fator de crescimento derivado das plaquetas (PDGF, *platelet-derived growth factor*) e a fibronectina.[46]

Parra *et al.*[47] investigaram a distribuição dos linfáticos em diferentes estágios de remodelamento das pneumonias intersticiais agudas (AIPs, *acute interstitial pneumonitis*) e crônicas e observaram que houve aumento significativo de linfáticos D2-40+, com impacto positivo na sobrevida de pacientes com DAD por AIP. Os autores sugerem que a irregularidade e o desacoplamento nos linfáticos pulmonares podem impedir o *clearance* alveolar e retardar o fenômeno reparador, levando a grave progresso da doença em pacientes com AIP/DAD.

Apresentamos a seguir conceitos e informações sobre biomarcadores principais (Quadro 40.4) e adicionais (Quadro 40.5) que vêm sendo investigados experimentalmente, usados clinicamente ou disponíveis para laboratório.

Biomarcadores de inflamação

Os neutrófilos ativados modulam a lesão da barreira alveolocapilar na SDRA. As interleucinas também desempenham um papel crítico nesse processo, sendo que níveis elevados de interleucina-8 (IL-8) no BAL, em pacientes com SDRA, conferem mau prognóstico.[49]

Em um estudo,[50] os autores investigaram níveis de citocinas no BAL e a apoptose neutrofílica do parênquima pulmonar em um modelo de SDRA pulmonar (SDRAp) e extrapulmonar (SDRAexp). O grupo de SDRAp apresentou lesão mais extensa da AEC, maior número de neutrófilos, aumento de três vezes na IL-8 e aumento duas vezes maior da interleucina-6 (IL-6) no BAL quando comparado à SDRAexp. Os autores concluíram que o insulto direto produziu respostas inflamatórias locais mais pronunciadas, induzindo a maior grau de alterações ultraestruturais.[50]

Em outro estudo,[51] os autores estudaram os efeitos da metilprednisolona na mecânica pulmonar e na resposta inflamatória em SDRAp

Quadro 40.4 ■ Biomarcadores principais em SDRA.[9]

Biomarcadores	Experimental	Clínicos	BAL	Plasma	Tecido pulmonar
Inflamação	IL-6, IL-8, TGF-β	TNF-α, IL-1β, IL-6	↑	↑	↑
Lesão endotelial	VEGF	Fator von-Willebrand	↑	↑	↑
		E-selectina e ICAM-1		↑	
		Trombomodulina		↑	
		Proteína C		↑	
		Inibidor 1 do ativador de plasminogênio		↑	
Lesão epitelial	PTEN deficiente	RAGE		↑	↑
		KL-6		↑	↑
		SP-D		↑	
		CC16		↑	
Fibrogênese	Versicano	Procolágeno tipo III		↑	↑
	Decorina	Miofibroblastos	↑	↑	↑
		Fibrócitos		↑	↑

As setas indicam o aumento do biomarcador de acordo com investigações laboratoriais de rotina. As células vazias indicam que o biomarcador não foi investigado em testes laboratoriais de rotina. SDRA: síndrome do desconforto respiratório agudo; BAL: lavado broncoalveolar; IL-6: interleucina-6; IL-8: interleucina-8; TGF-β: fator do crescimento beta; TNF-α: fator de necrose tumoral alfa; IL-1β: interleucina-1 beta; VEGF: fator de crescimento endotelial vascular; ICAM-1: molécula de adesão intercelular 1; PTEN: fosfatase homóloga à tensina; RAGE: receptor para produtos finais de glicação avançada; SP-D: proteína surfactante D; KL-6: Krebs von den Lungen-6; CC16: proteína secretora de células de Clara. Adaptado de Capelozzi *et al.*, 2017.[9]

Quadro 40.5 ■ Biomarcadores adicionais em SDRA.[9]

Biomarcadores	Clínica	BAL	Plasma
Inflamação	IL-18[6]		↑
	IL-1RA[28]		↑
	sTNF-RI/sTNF-RII[29]		↑
	IL-10[48]		↑
	HMGB1[30]		↑
	LBP[31]		↑
	NO[32]		↑
	CRP[33]		↑
	Albumina[34]		↑
	LDH[34]		↑
Lesão endotelial	Ang-1, Ang-2[15]		↑
	Relação EF/PL[47]		↑
	Fator tecidual[49-50]	↑	↑
	Hemoglobina livre[51]		↑
Lesão epitelial	HTI[52]		↑
	KGF[16]		↑
	HGF[16]		↑
	Fas/FasL[53]		↑
Fibrogênese	Laminina[54]		↑
	Elastina/desmosina		↑
	MMPs		↑

As setas indicam o aumento do biomarcador de acordo com investigações laboratoriais de rotina. As células vazias indicam que o biomarcador não foi investigado em testes laboratoriais de rotina. SDRA: síndrome do desconforto respiratório agudo; BAL: lavado broncoalveolar; IL: interleucina; IL-1RA: xxxxxxx; TNF: fator de necrose tumoral; LBP: proteína de ligação a lipopolissacarídeos; NO: óxido nítrico; CRP: proteína C reativa; LDH: lactato desigrogenase; Ang: angiotensina; KGF: fator de crescimento de queratinócitos; HGF: fator de crescimento de hepatócitos; FasL: Fas ligante; MMPs: metaloproteinases. Adaptado de Capelozzi et al., 2017.[9]

e SDRAexp. A metilprednisolona diminuiu os níveis de IL-6, IL-8, o fator de crescimento beta (TGF-β) e a expressão gênica do fator de crescimento beta 2 (TGF-β2) apenas em animais com SDRAp, mas apresentou efeitos semelhantes na redução das fibras de colágeno independentemente da etiologia da SDRA.

Araújo et al.[55] demonstraram que a terapia de células mononucleares derivadas da medula óssea (BMDMC) levou à redução na concentração sérica de IL-6, KC (homólogo murino da IL-8) e interleucina-10 (IL-10), mensageiro fator de crescimento (mRNA) semelhante à insulina tipo 1 (IGF-1), PDGF e TGF-β, bem como reparo da membrana basal, epitélio e endotélio, independentemente da etiologia da SDRA, e elevação dos níveis gênicos de fator de crescimento endotelial vascular (VEGF) no BAL e no pulmão em ambos os grupos de SDRA.[55]

Em um modelo de SDRA induzida por sepse, Silva et al.[56] demonstraram que o uso da manobra de recrutamento (RM) durante a hipervolemia reduziu o colapso alveolar, a mecânica pulmonar e a lesão ultraestrutural da membrana capilar alveolar, diminuindo o edema e a expressão gênica de caspase-3, IL-6, IL1-β, procolágeno tipo III (PCIII), molécula de adesão intercelular 1 (ICAM-1) e proteína de adesão celular vascular 1 (VCAM-1). Os autores sugerem que a hipervolemia pode induzir e potencializar a lesão pulmonar após RM.[56]

Estudos clínicos também vêm sendo realizados para identificar possíveis biomarcadores prognósticos na SDRA. A resposta inflamatória tem sido amplamente investigada em pacientes com SDRA. O Quadro 40.4 resume potenciais biomarcadores de inflamação na prática clínica da SDRA.

Biomarcadores de lesão endotelial

A lesão endotelial desempenha um papel importante na patogênese da SDRA, e vários biomarcadores de lesão endotelial têm se mostrado promissores na determinação do prognóstico. O Quadro 40.4 resume biomarcadores de lesão endotelial em modelos experimentais e prática clínica na SDRA. A ativação e a lesão endotelial sistêmica também são fundamentais na falência de múltiplos órgãos. Fator von-Willebrand (VWF), moléculas de adesão (como E-selectina, L-selectina, I-CAM e VCAM), trombomodulina, proteína C e inibidor 1 de ativador de plasminogênio (PAI-1) são importantes marcadores de ativação e lesão endotelial.

Ware et al.[57] postularam que os níveis plasmáticos de VWF, um marcador de ativação e lesão endotelial, estariam associados a desfechos clínicos na SDRA e concluíram que o grau de ativação e lesão endotelial estiveram fortemente associados ao desfecho na SDRA, independentemente da presença ou ausência de sepse, e não foram modulados por uma estratégia de ventilador protetora.

Peres e Serra et al.[6] determinaram a natureza das membranas hialinas no DAD secundário (pulmonar e extrapulmonar) e idiopático (pneumonia interstitial aguda) em relação ao fator VWF, e relataram que o DAD idiopático apresentou maior quantidade de VWF nas membranas hialinas que o DAD extrapulmonar, sugerindo que a lesão local e específica em diferentes vias (direta, indireta ou idiopática) é dependente do tipo de DAD.

A trombomodulina (TM) é uma glicoproteína localizada na superfície das células endoteliais com a função de neutralizar os efeitos pró-coagulantes da trombina e acelerar a ativação da proteína C. Ware et al.[58] mostraram que os elevados níveis de trombomodulina solúvel (TMs) e os baixos níveis de proteína C no plasma de pacientes com SDRA relacionaram-se com a gravidade da doença e falência múltipla de órgãos. O inibidor do ativador do plasminogênio-1 (PAI-1) ativa a fibrinólise por meio da conversão do plasminogênio em plasmina, uma enzima fibrinolítica. Durante a SDRA, as AECs e os macrófagos ativados aumentam a expressão de PAI-1, diminuindo a atividade fibrinolítica.

Prabhakaran et al.[59] mostraram que pacientes com SDRA apresentavam níveis mais elevados de PAI-1 do que pacientes com edema pulmonar cardiogênico, com alta mortalidade e alta duração de ventilação mecânica.

Biomarcadores de lesão epitelial

Na SDRA, a integridade das AECs e a reconstituição da membrana basal (MB) são importantes determinantes do desfecho clínico.[60] A lesão do parênquima pulmonar e a perda de AECs levam à deposição de fibras de colágeno. Se a MB estiver intacta e a perda de integridade dos AECs for limitada, as fibras colágenas são reabsorvidas e a reepitelização por AECs ocorre simultaneamente.[61] A lesão persistente dos AECs causa perda da integridade da BM e leva à transição mesenquimal epitelial (EMT), que pode contribuir para a progressão da fibrose.[62]

Modelos experimentais de lesão epitelial pulmonar na SDRA têm fornecido conhecimento sobre esse processo sugestivo de potencial biomarcador. A fosfatase homóloga à tensina (PTEN) é uma fosfatase multifuncional que regula negativamente a via PI3 K/Akt e exerce supressão tumoral. Estudos prévios relataram o papel regulador do PTEN nos fibroblastos na fibrose pulmonar e mostraram que a deleção do PTEN confere resistência à lesão das vias aéreas.[62] Miyoshi et al.[62] destacaram o gene PTEN epitelial como fundamental no controle da lesão pulmonar aguda (ALI) e da fibrose pulmonar, modulando a integridade das AECs e a via PTEN/PI3 K/Akt como um alvo terapêutico potencial nessas doenças intratáveis.

Estudos clínicos em pacientes com SDRA também têm identificado biomarcadores de lesão às células epiteliais que podem ser úteis para determinar o prognóstico. O Quadro 40.4 resume os potenciais biomarcadores de lesão epitelial na SDRA. Biomarcadores de lesão epitelial incluem RAGE, um membro da superfamília de imunoglobulina envolvida na propagação de respostas inflamatória[63] para AECs tipo I, proteína surfactante D (SP-D)[60] e Krebs von den Lungen (KL) 6, uma glicoproteína semelhante à mucina expressa na superfície de AECs tipo II, células epiteliais dos bronquíolos respiratórios[52] para AECs tipo II e proteína secretora de células Clara (CC16).[53]

Biomarcadores de fibrose

A lesão do parênquima pulmonar e a perda de AECs levam à deposição de matriz extracelular temporária (MEC), favorável ao crescimento de fibroblastos.[62] Lesões repetidas nos AECs causam perda da integridade da BM e ativação de miofibroblastos, o que resulta em um processo anormal de remodelação, acarretando formação de cicatrizes. Os mediadores fibrogênicos na SDRA também representam biomarcadores úteis e incluem o procolágeno III (PCIII),[64] miofibroblastos,[65] fibrócitos[66] e proteoglicanos[67] (ver Quadro 40.4).

▶ Perspectivas clínicas

Em que pese o avanço na identificação de biomarcadores envolvidos na patogênese da SDRA, nenhum marcador clínico ou biológico isolado prediz os desfechos clínicos de forma confiável na SDRA. A combinação de marcadores clínicos e biológicos pode melhorar a sensibilidade e/ou a especificidade do teste, conforme demonstrado por Ware et al.[68]

O ensaio ARDSNet envolveu 549 pacientes e identificou 8 biomarcadores envolvidos na lesão celular e endotelial, inflamação e coagulação: FvW, SP-D, TNF-R1, IL-6, IL-8, ICAM-1, proteína C e PAI-170. Os melhores biomarcadores foram IL-8 e SP-D, enfatizando o conceito de que a inflamação e o dano às células epiteliais alveolares desempenham um papel fundamental nas vias patogênicas na SDRA.[67]

Mais recentemente, um painel de biomarcadores de lesão de células epiteliais pulmonares combinado à inflamação (SP-D, sRAGE, IL-8, CC16 e IL-6) forneceu valor para o diagnóstico de SDRA em pacientes com sepse.[68] Por conseguinte, o uso de tais painéis de biomarcadores pode ser útil na seleção de pacientes para ensaios clínicos destinados a reduzir o dano às células epiteliais pulmonares.

▶ Referências bibliográficas

1. ARDS Definition Task Force, Ranieri VM, Rubenfeld GD, Thompson BT et al. Acute respiratory distress syndrome: The Berlin Definition. JAMA. 2012;307:2526-33.
2. Frank AJ, Thompson BT. Pharmacological treatments for acute respiratory distress syndrome. Curr Opin Crit Care. 2010;16:62-8.
3. Cross LJM, Matthay MA. Biomarkers in acute lung injury: Insights into the pathogenesis of acute lung injury. Crit Care Clin. 2011;27:355-77.
4. Dushianthan A, Grocott MPW, Postle AD, Cusack R. Acute respiratory distress syndrome and acute lung injury. Postgrad Med J. 2011;87:612-22.
5. Doran HM, Sheppard MN, Collins PW, Jones I, Newland AC, Van Der Walt JD. Pathology of the lungs in leukemia and lymphoma: a study of 87 autopsies. Histopathology. 1991;18:211.
6. Peres e Serra A, Parra ER, Eher E, Capelozzi VL. Nonhomogeneous immunostaining of hyaline membranes in different manifestations of diffuse alveolar damage. Clinics (São Paulo). 2006;61(6):497-502.
7. Katzenstein AL. Acute lung injury patterns: Diffuse alveolar damage and bronchiolitis obliterans-organizing pneumonia. In: Katzeintein, Askin's (Eds.). Surgical pathology of non-neoplastic lung diseases. Major problems in pathology. 4th ed. Saunders Elsevier, 2006, p. 17.
8. Capelozzi VL, Parra ER, Ximenes M, Bammann RH, Barbas CS, Duarte MI. Pathological and ultrastructural analysis of surgical lung biopsies in patients with swine-origin influenza type A/H1N1 and acute respiratory failure. Clinics (São Paulo). 2010;65(12):1229-37.
9. Capelozzi VL, Allen TC, Beasley MB et al. Molecular and immune biomarkers in acute respiratory distress syndrome: A perspective from members of the Pulmonary Pathology Society. Arch Pathol Lab Med. 2017 Dec;141(12):1719-27.
10. Steinberg KP, Mitchell DR, Maunder RJ, Milberg JA, Whitcomb ME, Hudson LD. Safety of bronchoalveolar lavage in patients with adult respiratory distress syndrome. Am Rev Respir Dis. 1993;148(3):556-61.
11. Santiago VR, Rzezinski AF, Nardelli LM et al. Recruitment maneuver in experimental acute lung injury: The role of alveolar collapse and edema. Crit Care Med. 2010;38(11):2207-14.
12. Chao MC, Garcia CS, de Oliveira MB et al. Degree of endothelium injury promotes fibroelastogenesis in experimental acute lung injury. Respir Physiol Neurobiol. 2010;173(2):179-88.
13. Silva PL, Cruz FF, Fujisaki LC et al. Hypervolemia induces and potentiates lung damage after recruitment maneuver in a model of sepse-induced acute lung injury. Crit Care. 2010;14(3):R114.
14. de Araújo CC, Silva JD, Samary CS et al. Regular and moderate exercise before experimental sepsis reduces the risk of lung and distal organ injury. J Appl Physiol. 2012;112(7):1206-14.
15. Ornellas DS, Maron-Gutierrez T, Ornellas FM et al. Early and late effects of bone marrow-derived mononuclear cell therapy on lung and distal organs in experimental sepsis. Respir Physiol Neurobiol. 2011;178(2):304-14.
16. Barbas CS, Capelozzi VL, Hoelz C et al. Impact of open lung biopsy on refractory acute respiratory failure. J Bras Pneumol. 2006;32(5):418-23.
17. Canzian M, Soeiro Ade M, Taga MF, Barbas CS, Capelozzi VL. Correlation between surgical lung biopsy and autopsy findings and clinical data in patients with diffuse pulmonary infiltrates and acute respiratory failure. Clinics (São Paulo). 2006;61(5):425-32.
18. Soeiro Ade M, Parra ER, Canzian M, Farhat C, Capelozzi VL. Pulmonary histopathological alterations in patients with acute respiratory failure: An autopsy study. J Bras Pneumol. 2008;34(2):67-73.
19. Soeiro Ade M, Ruppert AD, Canzian M, Parra ER, Farhat C, Capelozzi VL. Demographic, etiological, and histological pulmonary analysis of patients with acute respiratory failure: a study of 19 years of autopsies. Clinics (São Paulo). 2011;66(7):1193-7.
20. Walter JM, Wilson J, Ware LB. Biomarkers in acute respiratory distress syndrome: From pathobiology to improving patient care. Expert Rev Respir Med 2014; 8:573-586.
21. Calfee CS, Delucchi K, Parsons PE et al. Latent class models identify two subphenotypes in respiratory distress syndrome with differential response to positive end-expiratory pressure. Subphenotypes in acute respiratory distress syndrome: Latent class analysis of data from two randomised controlled trials. Lancet Respir Med. 2014;2:611-20
22. Barnett N, Ware LB. Biomarkers in acute lung injury: Marking forward progress. Crit Care Clin. 2011;27:661-83.
23. González-López A, Albaiceta GM. Repair after acute lung injury: Molecular mechanisms and therapeutic opportunities. Crit Care. 2012;16:209.
24. Ware LB, Matthay MA. The acute respiratory distress syndrome. N Engl J Med. 2000;342:1334-49.
25. Waisberg DR, Barbas-Filho JV, Parra ER et al. Abnormal expression of telomerase/apoptosis limits type II alveolar epithelial cell replication in the early remodeling of usual interstitial pneumonia/idiopathic pulmonary fibrosis. Hum Pathol. 2010;41(3):385-91.
26. Parra ER, Boufelli G, Bertanha F et al. Temporal evolution of epithelial, vascular and interstitial lung injury in an experimental model of idiopathic pulmonary fibrosis induced by butyl-hydroxytoluene. Int J Exp Pathol. 2008;89(5):350-7.
27. Barbas-Filho JV, Ferreira MA, Sesso A, Kairalla RA, Carvalho CR, Capelozzi VL. Evidence of type II pneumocyte apoptosis in the pathogenesis of idiopathic pulmonary fibrosis (IFP)/usual interstitial pneumonia (UIP). J Clin Pathol. 2001;54(2):132-8.
28. Tomashefski JF, Davies P, Boggis C, Greene R, Zapol WM, Reid LM. The pulmonary vascular lesions of the adult respiratory distress syndrome. Am J Pathol. 1983;112(1):112-26.
29. Stanley MW, Henry-Stanley MJ, Gajl-Peczalska KJ, Bitterman PB. Hyperplasia of type II pneumocytes in acute lung injury. Cytologic findings of sequential bronchoalveolar lavage. Am J Clin Pathol. 1992;97(5):669-77.
30. Waisberg DR, Parra ER, Barbas-Filho JV, Fernezlian S, Capelozzi VL. Increased fibroblast telomerase expression precedes myofibroblast a-smooth muscle actin expression in idiopathic pulmonary fibrosis. Clinics (São Paulo). 2012;67(9):1039-46.
31. Hoelz C, Negri EM, Lichtenfels AJ et al. Morphometric differences in pulmonary lesions in primary and secondary ARDS. A preliminary study in autopsies. Pathol Res Pract. 2001;197(8):521-30.
32. Ortiz G, Garay M, Capelozzi V, Cardinal-Fernández P. Airway pathological alterations selectively associated with acute respiratory distress syndrome and diffuse alveolar damage – narrative review. Arch Bronconeumol. 2019 Jan;55(1):31-7.
33. Barth PJ, Holtermann W, Müller B. The spatial distribution of pulmonary lesions in severe ARDS. Pathol Res Pract. 1998;194(7):465-71.
34. Santiago VR, Rzezinski AF, Nardelli LM et al. Recruitment maneuver in experimental acute lung injury: The role of alveolar collapse and edema. Crit Care Med. 2010;38(11):2207-14.
35. Chao MC, Garcia CS, de Oliveira MB et al. Degree of endothelium injury promotes fibroelastogenesis in experimental acute lung injury. Respir Physiol Neurobiol. 2010;173(2):179-88.
36. Silva PL, Cruz FF, Fujisaki LC et al. Hypervolemia induces and potentiates lung damage after recruitment maneuver in a model of sepse-induced acute lung injury. Crit Care. 2010;14(3):R114.
37. Saddy F, Oliveira GP, Garcia CS et al. Assisted ventilation modes reduce the expression of lung inflammatory and fibrogenic mediators in a model of mild acute lung injury. Intensive Care Med. 2010;36(8):1417-26.
38. Rzezinski AF, Oliveira GP, Santiago VR et al. Prolonged recruitment manoeuvre improves lung function with less ultrastructural damage in experimental mild acute lung injury. Respir Physiol Neurobiol. 2009;169(3):271-81.

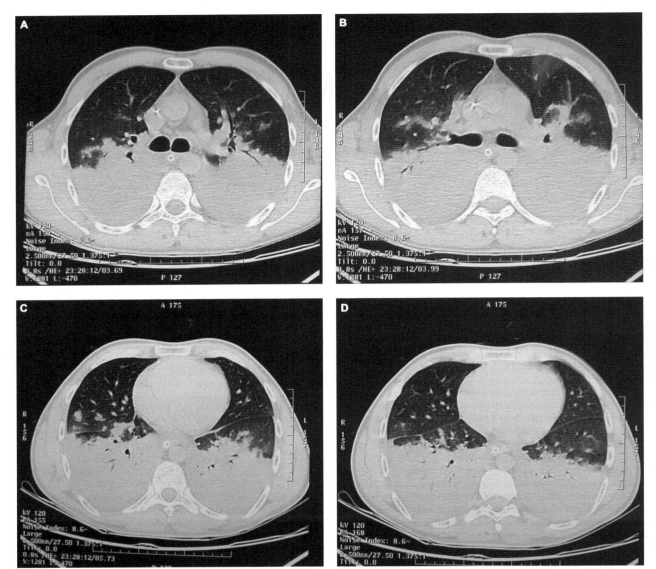

Figura 41.2 ■ **A a D.** Imagens tomográficas de um paciente com diagnóstico de choque séptico e SDRA grave. É possível observar o extenso colapso alveolar em região posterior do tórax.

A pressão de distensão, na prática clínica, é obtida pela subtração da pressão de platô pela pressão expiratória final positiva (Pplatô – PEEP) extrínseca. O seu valor deve ser de, no máximo, 15 cmH$_2$O. Nessa situação, em casos de SDRA grave que necessitem de PEEPs mais elevadas (p. ex., acima de 20 cmH$_2$O), as Recomendações Brasileiras de Ventilação Mecânica *sugerem* que se possa tolerar Pplatô de, no máximo, 40 cmH$_2$O, desde que, *necessariamente*, a pressão de distensão (Pdistensão) fique abaixo de 15 cmH$_2$O.[19,20]

Pressão expiratória final positiva

Uma das estratégias para se combater o colapso alveolar é oferecer um volume de ar mantido ao fim de expiração. Esse volume de ar, cujo valor será variável de acordo com sexo, peso e altura, bem como com a gravidade do caso, é difícil de ser medido e monitorado à beira do leito. No entanto, a pressão decorrente da presença desse volume de ar pode ser monitorada de forma bem mais simples. Essa pressão ficou designada como PEEP. Desde 1970, já se descrevia o uso da PEEP.

Estudos da década de 1990 comprovaram os benefícios de ventilar o paciente com uma estratégia mais gentil, visando não hiperdistender os alvéolos, bem como evitar a abertura-colapso-reabertura.[13-17] Desde o início, tais estudos remetiam à ideia de ser importante abrir o pulmão e mantê-lo aberto.[21] Para tanto, foram estudadas propostas para se identificar quanto de PEEP deveria ser usada.

Hoje é aceito que a PEEP dita "ideal" possa ser encontrada por alguns métodos descritos na literatura, visando manter o pulmão aberto, ainda que parcialmente. As normas atuais recomendam a aplicação de valor de PEEP nos pacientes com SDRA, visando evitar colapsamento alveolar, bem como diminuir o *tidal recruitment*, homogeneizando o pulmão. A forma de encontrar esse valor de PEEP ainda varia na literatura.[2,9,10,14,16,17,20]

Inúmeros estudos experimentais e clínicos já foram realizados para estabelecer qual o melhor valor de PEEP a ser usado na prática clínica e, particularmente, na SDRA. Porém, ainda na atualidade, não há essa resposta definitiva. O estudo ALVEOLI, do ARDSNet, publicado em 2004, visava trazer uma resposta, quando se aplicou a estratégia ventilatória do ARDSNet em pacientes com SDRA, comparando-se apenas a variável PEEP "alta" × PEEP "baixa". Não houve diferença de mortalidade. No entanto, esse estudo é sempre muito questionado na sua metodologia, principalmente em dois itens, a saber: a diferença significante da gravidade dos dois grupos randomizados e a alteração da tabela para obtenção da PEEP no grupo "Alta PEEP com baixa FIO$_2$", que é justificada pelos autores pelo fato de que os valores médios de PEEP encontrados nos dois grupos na primeira análise interina

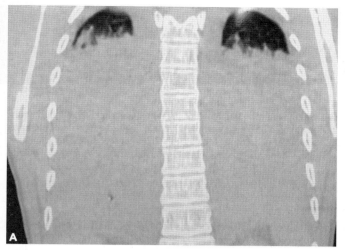
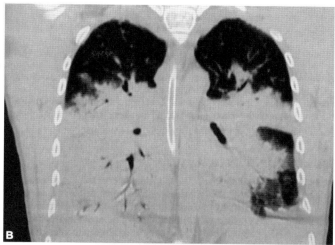
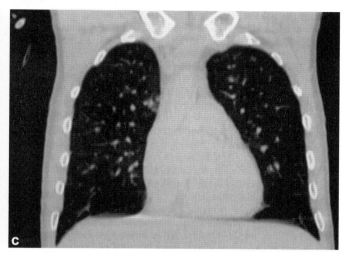

Figura 41.3 ■ **A** a **C.** As imagens obtidas em três níveis do diâmetro anteroposterior evidenciam que a região dorsal encontra-se totalmente colabada. Na região média, o colapso é parcial, e, na região anterior, não é mostrado nenhum colapso. Em virtude da gravidade, optou-se pela pronação do paciente.

estavam sendo não significantes. A despeito desses questionamentos, o trabalho foi publicado com a informação de que fora utilizado um ajuste estatístico para resolver o problema da randomização.[16]

Mais dois estudos foram conduzidos em épocas semelhantes: um canadense, conhecido como estudo LOV,[22] e o outro francês, denominado estudo Express.[23] Ambos foram publicados em 2008 e testaram PEEP alta × PEEP baixa, com desenhos diferentes. No Express, no grupo de PEEP elevada era permitido se ajustar um valor máximo de PEEP que se desejasse, desde que a Pplatô não ultrapassasse 30 cmH$_2$O. O grupo de baixa PEEP deveria ter seu valor máximo de 9 cmH$_2$O. Ambos os grupos permitiram manobra de recrutamento máximo (MRM) e prona, mas não houve detalhamento de quantos pacientes receberam essas manobras. Vale destacar que o grupo que usou PEEP mais elevada teve menos episódios de hipoxemia refratária, maior número de dias livres de VM, bem como de novas falências orgânicas, apesar de não ter havido redução significativa de mortalidade.[23]

No estudo LOV – no qual se comparou um grupo com estratégia protetora do estudo ARMA (ARDSNet) × grupo de ventilação protetora com PCV (em inglês, *pressure-controlled ventilation* [ventilação controlada à pressão]), uso de PEEP mais elevada e MRM –, também não foi encontrada diferença de mortalidade.[22] Isso tem suscitado discussão de por que isso está ocorrendo: seria metodologia errada? Pacientes com características e potenciais de recrutabilidade pulmonar diferentes estão sendo colocados no mesmo grupo?

Em 2010, foi publicada uma metanálise por Briel *et al.*,[24] que incluiu os três estudos (ALVEOLI, Express e LOV). Essa metanálise foi bem elaborada e revelou inclusive dados de VM adicionais em relação às publicações originais, permitindo uma análise adequada. Os resultados foram importantes: quando se juntam os mais de 2.000 pacientes dos 3 estudos, observou-se que os casos de SDRA (na definição de Berlin, hoje SDRA moderada e grave) tiveram menor mortalidade usando PEEP média de 15 ± 3 cmH$_2$O (34,1% × 39,1%, p = 0,049). Já os casos de SDRA leve (chamados no artigo de *não SDRA*) tiveram resultado oposto, com tendência de maior mortalidade no grupo que teria recebido PEEP "alta" (27,2% × 19,4%, p = 0,07). Há de se ressaltar que essa é a evidência mais consistente atualmente para auxiliar, no dia a dia, na decisão de quem se beneficia de PEEP mais elevada ou mais baixa. O importante é que o valor de PEEP dita "mais elevada", nesses estudos, foi de 15 ± 3 cmH$_2$O no primeiro dia de tratamento. Isso significa que ainda há necessidade de um estudo maior, um RCT (em inglês, *randomized controlled trial* [estudo clínico randomizado controlado]), testando estratégias com PEEPs mais elevadas (acima de 20 cmH$_2$O) × PEEP baixa (abaixo de 10 cmH$_2$O).

Assim, a atual evidência é que os pacientes com SDRA mais grave têm melhor benefício com PEEPs de valor mais elevado. Parece que esses pacientes também têm maior potencial de recrutabilidade alveolar. Essa informação advém do estudo, de 2006, de Bugedo *et al.*,[25] que avaliaram 68 pacientes com SDRA submetidos a PEEPs de 5 a 45 cmH$_2$O. Esse estudo também apresenta algumas limitações, mas sua importância reside em ter sido possível identificar um grupo de pacientes com alto potencial de recrutabilidade e outro grupo com baixo potencial de recrutabilidade. O primeiro mostrou-se ser o grupo com pacientes com pulmões estimados como mais pesados, que apresentou maiores taxas de hipoxemia e maior mortalidade. Esse tipo de paciente se beneficiou mais de MRM. Já o segundo grupo, de baixo potencial de recrutabilidade, mostrou-se associado a menor peso pulmonar, menor taxa de hipoxia

diograma revelou aumento de ventrículo direito e hipotensão arterial com aumento da PEEP de 10 para 15 cmH$_2$O. Manteve-se a estratégia protetora com volume corrente = 5 mℓ/kg, frequência respiratória = 25 ipm, e a PEEP foi reduzida de 15 para 10 cmH$_2$O, com pressão de platô = 25 cmH$_2$O e pressão de distensão = 15 cmH$_2$O. Optou-se pela pronação por 18 h, com melhora importante e sustentada da relação PaO$_2$/FIO$_2$, chegando a 300 no fim do período, com redução da PaCO$_2$ de 65 mmHg (pré-prona) para 45 mmHg (pós-prona). FIO$_2$: fração inspirada de oxigênio; PaCO$_2$: pressão parcial de gás carbônico; PaO$_2$: pressão parcial de oxigênio; PEEP: pressão expiratória final positiva.

uso de agentes inotrópicos ou aumento da oferta de fluidos no período, ou seja, observou-se melhora hemodinâmica nos pacientes submetidos a VM com PPR. Também foi observada significativa queda de pressão arterial pulmonar média e pressão arterial pulmonar sistólica e diastólica. A melhora era mantida mesmo depois de se voltar o paciente para a PPR, com valor significativo.[37]

A PPR é um procedimento relativamente simples, seguro e de baixo custo, desde que realizado por equipes treinadas. Seu uso precoce em pacientes com SDRA grave é atualmente recomendado, em virtude de e menor mortalidade. Esse tipo de paciente apresentou hiperdistensão mais significativa do que o grupo mais grave, quando submetido à PEEP de 45 cmH$_2$O. Para este grupo, foi prejudicial ser submetido à MRM.

Desse modo, deve-se sempre usar PEEP no paciente sob ventilação mecânica invasiva (VMI), ainda mais com SDRA. O que se questiona é a "dose do remédio", ou seja, *quanto* de PEEP se deve aplicar durante

verdade, valores médios de PEEP (e não baixos), o que pode, de algum modo, ter protegido excessivamente esse grupo
- A *driving pressure* do grupo MRM não melhorou muito (em torno de 1,5 cm a 2 cmH$_2$O), mostrando que o efeito da técnica de recrutamento usado não foi tão efetivo para essa população do estudo. Há questionamentos se não foi muito rápida a subida das pressões

reduzir substancialmente a mortalidade.[20,38-40] Esse benefício em diminuir a mortalidade foi demonstrado em pacientes com SDRA moderada (subgrupo PaO$_2$/FIO$_2$ < 150) e grave, por meio de duas metanálises (Sud *et al.*, 2010,[38] e Brochard *et al.*, 2011[39]) e pelo estudo PROSEVA.[40]

As Recomendações Brasileiras de Ventilação Mecânica[20] sugerem alguns cuidados para tornar a manobra mais segura, como se segue:

- Elevar FIO$_2$ para 100% durante a rotação
- Se o paciente estiver ventilando em PCV, tomar cuidado com a queda de volume exalado
- Otimizar sedação e analgesia
- Instituir acesso venoso central e monitoramento contínuo de pressão arterial invasiva
- Colocar travesseiros na frente do paciente, distribuídos de modo a aliviar os pontos de apoio anatômicos principais
- Colocar coxins na cintura pélvica e escapular para alívio da compressão sobre o abdome
- Deve-se usar proteção para testa, face, joelhos e ombros (placas hidrocoloides)
- Considerar colocar uma fralda absorvente na face do paciente; trocar se muito úmida
- Monitorar eletrocardiograma (ECG) pelas costas
- Movimentar paciente, principalmente a face, pelo menos a cada 2 h
- Mudar posição de braços, acima e abaixo da linha interescapular, a cada, pelo menos, 2 h
- Manter dieta enteral com volume menor
- Certificar-se de que os olhos estão fechados
- Manter o posicionamento o tempo necessário, desde que não existam sinais atribuídos à PPR, de sofrimento cutâneo ou de outro órgão
- Monitorar resposta à rotação com saturação periférica de oxigênio (SpO$_2$). Se houver dessaturação abaixo de 90%, mantida após 10 min da rotação, retornar à posição supina
- Retornar à posição supina se ocorrer parada cardiorrespiratória (PCR), piora hemodinâmica grave, arritmias malignas ou suspeita de deslocamento da prótese ventilatória
- Sugere-se envolver 3 a 5 pessoas para efetuar a rotação
- Sugere-se treinar equipe e usar, para isso, vídeos constantes na literatura e internet
- Coletar gasometria após 1 h de prona. Considerar o paciente como respondedor se a relação pressão parcial de oxigênio (PaO$_2$)/FIO$_2$ aumentar em 20 mmHg ou PaO$_2$ aumentar em 10 mmHg.

Existem algumas contraindicações absolutas e relativas para a realização de prona, como demonstrado no Quadro 41.1.

A prona também tem sido estudada e descrita como estratégia ventilatória que recruta alvéolos, ao mesmo tempo em que diminui a sobrecarga do VD, podendo ser preciosa ferramenta nos pacientes com ACP.[41-44]

Torna-se, portanto, crucial determinar qual a incidência da ACP. Boissier *et al.*[50] elaboraram um estudo observacional prospectivo em uma UTI acadêmica na França, que analisou 226 pacientes com SDRA admitidos consecutivamente por 5 anos, com SDRA moderada e grave pela definição de Berlim.[51] Todos foram ventilados com Pplatô limitada a 30 cmH$_2$O, sob PEEP média relativamente baixa (8,8 ± 3,6

Quadro 41.1 ■ Contraindicações absolutas e relativas para a realização da posição prona.[20]

Hipertensão intracraniana
Fratura pélvica
Fratura de coluna
Hipertensão intra-abdominal (contraindicação relativa)
Peritoniostomia
Gestação (contraindicação relativa)
Tórax instável
Instabilidade hemodinâmica grave
Equipe inexperiente

cmH$_2$O). Todos os pacientes foram submetidos a ECG transesofágico nos primeiros 3 dias após o diagnóstico de SDRA. A ACP, definida como VD dilatado com discinesia septal foi detectada em 49 pacientes (prevalência de 22%; 95% *confidence interval*, 16 a 27%). A mortalidade em 28 dias e hospitalar foi muito maior no grupo que teve *cor pulmonale* agudo (60 *vs.* 36%, p < 0,01). A ACP foi associada a sepse e uso de pressão de distensão elevada (acima de 17 cmH$_2$O) como fator de risco independente na mortalidade em 28 dias.[52]

Vieillard-Baron propõe uma abordagem protetora para o VD no paciente com SDRA bastante interessante, levando-se em consideração Pplatô abaixo de 30 cmH$_2$O e Pdistensão baixa. Se nessa condição for necessário aumentar a PEEP, certifique-se do *status* da função ventricular direita e titule o valor da PEEP em função dessa resposta.[53]

Dessa maneira, pode-se questionar se a nova definição de SDRA (Berlim)[52] deveria incluir outros quesitos na estratificação de gravidade da SDRA, como a presença ou não de ACP na ecocardiografia, valor do índice de água pulmonar extravascular, índice de permeabilidade vascular pulmonar e uso da tomografia de alta resolução para identificar precocemente sinais da fase fibroproliferativa, associada à maior dependência da VM e mortalidade. No futuro, precisará, também, responder se há um marcador genético de predisposição para o desenvolvimento da doença viável de ser usado clinicamente.[54]

A PPR também cursa com potenciais e graves complicações, não sendo um procedimento sem riscos. Na literatura, há índice baixo de complicações, desde que se realize o procedimento com os devidos cuidados e monitoramento adequado em pontos de apoio, por exemplo.[20] Sabe-se que riscos, como extubação não planejada e perda de sondas e cateteres, geralmente não são significativos quando se comparam aos de grupos supino.[38-40]

Existem questões ainda a ser mais bem esclarecidas no uso da ventilação com PPR:

- Qual o impacto do possível aumento da pressão abdominal na circulação esplâncnica do paciente pronado (dentro deste item em particular, também: que tipo de apoio abdominal deve ser usado, de espuma ou pneumático?)?
- Deve-se pronar o paciente completamente ou parcialmente?
- Se a pronação deve ser estática, como nos grandes estudos, ou deve ser dinâmica, feita em camas especiais que proporcionariam a terapia cinética, podendo ser mais vantajosa principalmente em diminuir complicações?
- Usar prona aumenta a taxa de refluxo gastresofágico pela compressão gástrica?
- Usar prona, *per se*, impacta positivamente na incidência de pneumonia associada à ventilação mecânica (PAV)?

As respostas para essas e outras questões permanecem com grau de evidência ainda baixo ou contraditório na literatura.

Dessa maneira, a literatura descreve dois grandes grupos de estratégias de MR: as MRM e as realizadas com PPR. Ambas apresentam vantagens e desvantagens, sendo o mais importante nas duas saber selecionar o paciente adequado para cada uma delas. Resta destacar que uma estratégia não exclui a outra: em casos selecionados, poder-se-ia realizar a aplicação conjunta dessas estratégias, com cautela e monitoramento contínuo de seus efeitos, deletérios e benéficos.

Casos de SDRA grave podem evoluir com hipoxia refratária e retenção muito alta de CO$_2$, mesmo com toda a conduta apropriada. A indicação do uso de oxigenação por membrana extracorpórea (ECMO) e os tipos de suporte atualmente existentes não serão alvo deste capítulo. Deixa-se ressaltado apenas um ponto muito importante: o uso de ECMO não tolera improviso. Para esses pacientes, recomenda-se transferência a um centro especializado nesse tipo de tecnologia, com equipe treinada para conduzir o paciente 24 h por dia, 7 dias por semana.

A SDRA é uma síndrome muito importante na medicina intensiva. O seu diagnóstico não deve ser atrasado, pois as condutas que demonstraram melhor resultado em termos de mortalidade (sendo: uso de *driving pressure* de até 15 cmH$_2$O, uso de PEEP adequada, VC de até 6 mℓ/kg de peso predito e uso precoce da PPR) tiveram seu benefício quando implantadas precocemente (< 48 h).

Diante de uma das situações descritas, ou outro evento clinicamente relevante, a manobra de recrutamento alveolar deve ser imediatamente interrompida.

Preparo para a manobra de recrutamento alveolar

Além de reconhecer todos os critérios de interrupção da manobra de recrutamento alveolar, sugere-se atentar a alguns cuidados no preparo do paciente, como os descritos no Quadro 42.1.

Quadro 42.1 ▪ Preparo do paciente para a manobra de recrutamento alveolar.

Sedação e bloqueio neuromuscular	Sedar e administrar bloqueador neuromuscular
Higiene brônquica	Realizar aspiração de secreções das vias aéreas e instalar sistema fechado de aspiração traqueal
Circuito	Verificar vazamentos no circuito; caso necessário, trocar o circuito
Monitoramento	Saturação de oxigênio, pressão arterial invasiva, frequência e ritmo cardíaco
Otimização da volemia	Se possível, garantir que a variação da pressão de pulso arterial durante o ciclo respiratório (DPP) não esteja acima de 13%. No momento da mensuração do DPP, o volume corrente deve ser ajustado provisoriamente em 8 mℓ/kg de peso corporal predito. Se necessário, infundir cristaloides ou coloides de modo rápido antes da manobra
Ventilação de *backup* ou de apneia	Desabilitar a ventilação de *backup* ou de apneia no ventilador mecânico

Para garantir os benefícios da manobra de recrutamento alveolar, é fundamental não ocorrer subsequentes desconexões do circuito ventilatório. Caso ocorra, haverá colabamento alveolar e necessidade de repetição da manobra, com risco adicional ao paciente.

Considerações finais

Manobras de recrutamento pulmonar podem, em pacientes com SDRA moderada e grave, aumentar o volume pulmonar aerado e melhorar a troca gasosa e a mecânica pulmonar. O ajuste da PEEP após o recrutamento, com o intuito de evitar novo colapso alveolar, pode prolongar o efeito obtido. Entretanto, as manobras de recrutamento podem estar associadas a eventos adversos graves, como barotrauma e instabilidade hemodinâmica. Por conseguinte, não devem ser utilizadas de modo rotineiro em pacientes com SDRA moderada a grave, podendo ser empregadas como terapia de resgate em pacientes com hipoxemia refratária não responsivos ou com contraindicação à posição prona.

Referências bibliográficas

1. Suzumura EA, Figueiró M, Normilio-Silva K *et al*. Effects of alveolar recruitment maneuvers on clinical outcomes in patients with acute respiratory distress syndrome: A systematic review and meta-analysis. Intensive Care Med. 2014;40(9):1227-40.
2. Suzumura EA, Amato MBP, Cavalcanti AB. Understanding recruitment maneuvers. Intensive Care Med. 2016;42(5):908-11.
3. Writing Group for the Alveolar Recruitment for Acute Respiratory Distress Syndrome Trial (ART) Investigators. Effect of lung recruitment and titrated positive end-expiratory pressure (PEEP) vs low PEEP on mortality in patients with acute respiratory distress syndrome: A randomized clinical trial. JAMA. 2017;318(14):1335-45.
4. Kacmarek RM, Villar J, Sulemanji D *et al*. Open lung approach for the acute respiratory distress syndrome: A pilot, randomized 5. Controlled trial. Crit Care Med. 2016;44(1):32-42.
5. Barbas CSV, Ísola AM, Farias AMC (Orgs.). Diretrizes brasileiras de ventilação mecânica. Rev Bras Terap Intensiv. 2013:69-76.
6. Amato MBP, Meade MO, Slutsky AS *et al*. Driving pressure and survival in the acute respiratory distress syndrome. N Engl J Med. 2015;372(8):747-55.
7. Calfee CS, Delucchi K, Parsons PE, Thompson BT, Ware LB, Matthay MA; NHLBI ARDS Network. Subphenotypes in acute respiratory distress syndrome: Latent class analysis of data from two randomised controlled trials. Lancet Respir Med. 2014;2(8):611-20.
8. Cressoni M, Chiurazzi C, Chiumello D, Gattinoni L. Does high PEEP prevent alveolar cycling? Med Klin Intensivmed Notfmed. 2018;113(Suppl 1):7-12.
9. Fan E, Wilcox ME, Brower RG *et al*. Recruitment maneuvers for acute lung injury: A systematic review. Am J Respir Crit Care Med. 2008;178(11):1156-63.
10. Santos RS, Silva PL. Manobras de recrutamento: Prós e contras. Pulmão RJ. 2011;20(3):7-12.
11. Mahmoud KM, Ammar AS. A comparison between two different alveolar recruitment maneuvers in patients with acute respiratory distress syndrome. Int J Crit Illn Inj Sci. 2011;1(2):114-20.
12. Pelosi P, Abreu MG, Rocco PRM. New and conventional strategies for lung recruitment in acute respiratory distress syndrome. Critical Care. 2010;14(210):1-7.
13. Riva DR, Contador RS, Baez-Garcia CS *et al*. Recruitment maneuver: RAMP *versus* CPAP pressure profile in a model of acute lung injury. Respir Physiol Neurobiol. 2009;169(1):62-8.
14. Amato MB, Barbas CS, Medeiros DM *et al*. Effect of a protective-ventilation strategy on mortality in the acute respiratory distress syndrome. N Engl J Med. 1998;338(6):347-54.
15. Borges JB, Okamoto VN, Matos GF *et al*. Reversibility of lung collapse and hypoxemia in early acute respiratory distress syndrome. Am J Respir Crit Care Med. 2006;174(3):268-78.
16. Matos GF, Stanzani F, Passos RH *et al*. How large is the lung recruitability in early acute respiratory distress syndrome: A prospective case series of patients monitored by computed tomography. Crit Care. 2012;16(1):R4.
17. Hodgson CL, Tuxen DV, Davies AR *et al*. A randomised controlled trial of an open lung strategy with staircase recruitment, titrated PEEP and targeted low airway pressures in patients with acute respiratory distress syndrome. Crit Care. 2011;15(3):R133.
18. Frerichs I, Amato MB, van Kaam AH *et al*. Chest electrical impedance tomography examination, data analysis, terminology, clinical use and recommendations: Consensus statement of the TRanslational EIT developmeNt stuDy group. Thorax. 2017;72(1):83-93.
19. Kacmarek RM, Villar J. Lung recruitment maneuvers during acute respiratory distress syndrome: Is it useful? Minerva Anestesiol. 2011;77(1):85-9.

Ajuste da Pressão Expiratória Final Positiva na SDRA

CAPÍTULO 43

Alexandre Biasi Cavalcanti ▪ Erica Aranha Suzumura ▪ Israel Maia

▶ Introdução

A síndrome do desconforto respiratório agudo (SDRA) é caracterizada por diferentes níveis de alterações parenquimatosas induzidas por lesão pulmonar. Nos estudos de tomografia de tórax, observam-se áreas normalmente aeradas, pouco aeradas e totalmente não aeradas, com predominância das últimas em regiões dependentes (Figura 43.1). Isso define a heterogeneidade do parênquima pulmonar e nos mostra que apenas uma porção do pulmão não colapsado participa da ventilação, chamado por Gatinnoni et al. de "baby lung".[1] Durante a ventilação mecânica (VM), os alvéolos abertos podem sofrer sobredistensão pela pressão positiva, levando ao volutrauma, e alvéolos colapsados podem abrir e fechar ciclicamente, acarretando atelectrauma.

Tem sido demonstrado que VM protetora com baixos volumes correntes (6 mℓ/kg) e manutenção da pressão de distensão abaixo de 30 cmH$_2$O reduz mortalidade.[2] Ela previne a sobredistensão dos alvéolos, diminuindo o risco de lesão induzida por ventilação mecânica (VILI). Para prevenir o atelectrauma, tem se preconizado abordagem de "pulmão aberto" (em inglês, open lung approach).[3] Essa maneira de ventilar os pulmões com SDRA se concentra no recrutamento das unidades alveolares colapsadas, mantendo-as abertas durante todo o ciclo respiratório. Para isso, se preconizam manobras de recrutamento alveolar seguidas por titulação da pressão expiratória final positiva (PEEP) para determinar o menor valor da pressão expiratória que mantenha o pulmão aberto, evitando assim a abertura e o fechamento cíclico do alvéolo.

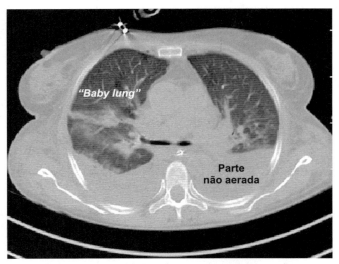

Figura 43.1 ▪ Heterogeneidade pulmonar vista na tomografia computadorizada de tórax. (Adaptada de Gattinoni et al.)[1]

A adequada titulação da PEEP é muito importante não apenas para melhorar a troca gasosa, mas também como contribuinte para a ventilação protetora pulmonar. Isso é uma maneira de equalizar a distribuição da ventilação durante todo o ciclo respiratório, diminuindo o risco de sobredistensão e atelectrauma. Estudos mostram que a PEEP menor que 5 cmH$_2$O pode ser deletéria na fase aguda da SDRA.[4] Existem várias técnicas para determinar a melhor PEEP (Quadro 43.1).

▶ Oxigenação

A oxigenação é um alvo bastante utilizado quando titulamos a PEEP. O uso da PEEP para a otimização da oxigenação foi recomendado desde a primeira descrição de SDRA realizada por Ashbaugh et al.[5] As orientações mais utilizadas são combinações entre pressão expiratória final positiva (PEEP) e fração inspirada de oxigênio (FIO$_2$) na forma de tabelas (Quadro 43.2).

Em 1995, os pesquisadores do grupo NIH-ARDSNet desenvolveram uma tabela de combinações de PEEP e FIO$_2$ para utilizarem no estudo ARMA,[2] que comparou estratégia ventilatória com volumes correntes (VCs) baixos (6 mℓ/kg) e VCs tradicionais na época (12 mℓ/kg). Quatro anos mais tarde, elas foram adaptadas a pressões expiratórias maiores no estudo ALVEOLI,[6] que comparou grupos de pacientes que utilizavam pressões expiratórias maiores com aqueles que utilizavam pressões expiratórias menores.[6] Essas duas combinações de PEEP e FIO$_2$ estão mostradas no Quadro 43.2. O conceito básico da utilização das tabelas é aumentar a PEEP de acordo com a necessidade de FIO$_2$, cujo alvo é a saturação parcial de oxigênio (SpO$_2$) por oximetria de pulso entre 88 e 95% ou a pressão parcial de oxigênio arterial (PaO$_2$) entre 55 e 80 mmHg.

Essas tabelas são criticadas por serem baseadas em opiniões de especialistas e não levarem em consideração a mecânica pulmonar individual na titulação da PEEP. Além disso, apesar de estudos mostrarem que a melhora na oxigenação arterial com o aumento da PEEP geralmente reflete o grau de recrutamento alveolar,[7] outros estudos mostram que a oxigenação arterial é influenciada por outros fatores também alterados pela PEEP, como o débito cardíaco (DC), por exemplo.[8] Isso torna a correlação entre PEEP e oxigenação imperfeita.

Quadro 43.1 ▪ Métodos de titulação da PEEP.

Oxigenação
Melhor complacência
Curva pressão-volume
Índice de estresse
Otimização da pressão transpulmonar
Imagem

Quadro 43.2 ■ Combinações de PEEP × FIO_2.

PEEP mais baixa/FIO_2 mais alta													
FIO_2	0,3	0,4	0,4	0,5	0,5	0,6	0,7	0,7	0,7	0,8	0,9	0,9	0,9	1,0
PEEP	5	5	8	8	10	10	10	12	14	14	14	16	18	18 a 24

PEEP mais alta/FIO_2 mais baixa													
FIO_2	0,3	0,3	0,3	0,3	0,3	0,4	0,4	0,5	0,5	0,5 a 0,8	0,8	0,9	0,9	1,0	1,0
PEEP	5	8	10	12	14	14	16	16	18	20	22	22	22	22	24

Adaptado de Brower et al.[6]

Em estudo recente, Eronia *et al.* compararam os efeitos da PEEP selecionada pela tomografia de impedância elétrica (TIE) nas trocas gasosas, mecânica respiratória, hemodinâmica, recrutamento e sobredistensão com os efeitos da PEEP selecionada de acordo com a tabela PEEP × FIO_2 em pacientes com insuficiência respiratória aguda, dos quais 75% preenchiam critérios para SDRA. A TIE é uma forma de monitoramento pulmonar por imagem não invasivo, sem radiação e à beira do leito que nos mostra as alterações em tempo real na ventilação regional e impedância pulmonar no final da expiração (EELI), a qual se relaciona com as alterações de volume expiratório final.[9]

Em estudo realizado recentemente, a PEEP titulada pela TIE foi significativamente diferente da PEEP titulada pela tabela ARDSNet (13 ± 3 *vs.* 9 ± 2 cmH_2O, p < 0,001) com baixa correlação entre estas ($R^2 = 0,36$).[10] A melhora da troca gasosa foi significativamente maior na PEEP titulada pela TIE do que naquela titulada pela tabela. A complacência regional foi significativamente melhor nas regiões mediodorsais e dorsais, assim como a hiperdistensão regional e o colapso foram menores nessas áreas durante a titulação pela TIE do que durante a titulação pela tabela. O volume pulmonar recrutado durante a titulação não se relacionou com a melhora na oxigenação, contudo, associou-se à melhora da complacência e da mecânica respiratória (Figura 43.2).

As tabelas são muito fáceis de serem utilizadas à beira do leito e estão implementadas na prática clínica com a segurança de terem sido usadas em dois grandes estudos que determinaram a prática clínica na VM de pacientes com SDRA.[6] Mas deve-se lembrar de que as tabelas preconizam que pressões expiratórias maiores sejam aplicadas antes do aumento da FIO_2.

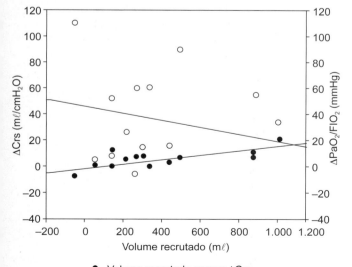

Figura 43.2 ■ Relação de volume pulmonar recrutado, oxigenação e complacência. (Adaptada de Eronia *et al.*)[10]

Goligher *et al.* mostraram que a resposta da oxigenação à PEEP varia bastante entre indivíduos e que alguns pacientes com hipoxemia grave podem ter pouca ou nenhuma resposta da oxigenação ao aumento da PEEP.[11] O alvo de oxigenação para a determinação da PEEP pode, portanto, não consistir na melhor estratégia para todos os pacientes.

▶ Complacência

A seleção da melhor PEEP pode ocorrer de acordo com a melhor complacência alcançada em titulações de forma incremental ou decremental das pressões aplicadas à via aérea. O nível de PEEP escolhido será aquele relacionado com a melhor complacência do sistema respiratório (Crs).

Essa técnica foi descrita por Suter *et al.*,[12] em 1975, que conduziram uma titulação da PEEP de forma incremental que variava de zero até o valor que marcadamente diminuísse o DC. Os autores concluíram que a PEEP correspondente à maior oferta de oxigênio também correspondia à melhor complacência.

Por sua vez, um estudo recente de titulação da PEEP guiada pela Crs mostrou maior número de dias livres de disfunção orgânica e dias livres de falência hemodinâmica em 28 dias no grupo titulado de acordo com a complacência[13] comparado ao grupo com PEEP titulada de acordo com a FIO_2 (protocolo ARDSNet).[2] Não houve, porém, diferença na mortalidade, uma vez que o estudo não tinha alçada para isso.

Vale ressaltar, ainda, que o maior estudo brasileiro em pacientes com SDRA moderada e grave[14] comparou a estratégia experimental com manobras de recrutamento alveolar e titulação da PEEP de acordo com a melhor Crs ao grupo-controle que foi ventilado de acordo com a tabela ARDSNet. Como resultado, houve aumento significativo da mortalidade em 28 dias no grupo experimental (HR, 1,20 [95% CI, 1,01 a 1,42]); na mortalidade em 6 meses, aumento do risco de barotrauma (4,0% [95% CI, 1,5% a 6,5%]) e diminuição dos dias livres de VM.

Sabe-se que:

$$\frac{VC}{Pplat\hat{o} - PEEP}$$

Em que *Crs* é a complacência do sistema respiratório, *PEEP* equivale à pressão expiratória final positiva, e *Pplatô* representa a pressão de platô. O denominador da equação é a *driving pressure* (DP).

A metanálise de dados individuais, com 3.562 participantes com SDRA, de nove ensaios clínicos, mostrou que a DP está diretamente relacionada à mortalidade.[15] Um estudo de coorte multicêntrico mundial,[16] com mais de 3 mil participantes com SDRA, confirma a maior mortalidade em pacientes com DP acima desses níveis. A titulação da PEEP está diretamente associada às alterações da DP. Se o aumento da PEEP provoca diminuição da DP, a Crs consequentemente aumenta, desde que o VC seja constante. Isso sugere predomínio de recrutamento de unidades alveolares aumentando a área ventilada do que sobredistensão. Ao contrário, se o aumento da PEEP provoca aumento da DP, a Crs diminui, sugerindo predomínio de hiperdistensão do pulmão aerado do que recrutamento. Portanto, a titulação da PEEP visando à diminuição da DP e consequente ao aumento da Crs tem potencial para reduzir VILI e possivelmente desfechos clínicos, mas essa hipótese ainda não foi confirmada em estudos clínicos randomizados.

Curva pressão-volume

A titulação da PEEP de acordo com a curva pressão-volume (PV) foi popularizada a partir do estudo de Amato et al.,[17] no qual se titulava a PEEP baseada no ponto de inflexão inferior da porção ascendente da curva PV do sistema respiratório. Pressões de via aérea acima desse ponto estavam associadas a maior ganho de volume pulmonar, que se relacionava à melhor Crs. O ponto de inflexão superior indicava hiperdistensão. A curva PV mostra a relação entre o volume e a pressão quando o pulmão está sendo insuflado e desinsuflado, conforme a Figura 43.3.[18]

A determinação da curva PV é uma manobra trabalhosa realizada com necessidade de sedação profunda e utilização de bloqueadores musculares. A localização dos pontos de inflexão pode ser bastante difícil. Adicionalmente, é provável que a porção descendente da curva seja mais adequada para a titulação da PEEP, uma vez que o recrutamento alveolar ocorre em toda a extensão da porção ascendente, devido à heterogeneidade do parênquima pulmonar na SDRA. Após se alcançar a pressão máxima, que se relaciona à hiperdistensão, diminui-se gradativamente a PEEP, selecionando-se aquela pressão que determina a melhor complacência (ver Figura 43.3). Em virtude de sua dificuldade técnica, esse método tem sido pouco utilizado na prática clínica.

Índice de estresse

O índice de estresse é um coeficiente que descreve a taxa de inclinação da curva de pressão-tempo na fase inspiratória do ciclo,[20] desde que o fluxo inspiratório seja constante (forma quadrada).

Essa taxa de inclinação reflete as alterações de complacência do sistema respiratório. Se a inclinação da fase ascendente da curva pressão-tempo durante a inspiração aumenta, o índice de estresse é > 1 (Figura 43.4), o que representa menor complacência e consequentemente hiperdistensão do parênquima pulmonar. Quando isso ocorre, devemos diminuir a PEEP e/ou o VC e observar quando a inclinação desaparece e essa porção da curva torna-se retilínea, modificando o índice de estresse para 1. Por outro lado, quando a fase ascendente da curva de pressão mostra concavidade, significa que o índice de estresse é < 1. Nesse caso, a PEEP está subestimada, e com o seu aumento, a porção ascendente se torna retilínea novamente por melhorar a Crs secundária à abertura de unidades alveolares. O aumento da complacência pulmonar que aparece apenas ao longo da inspiração sugere "*tidal recruitment*", definida como a abertura cíclica das unidades alveolares durante a inspiração e o fechamento durante a expiração. Esse mecanismo contribui para VILI.

Grasso et al.[21] estudaram 15 pacientes, titulando a PEEP de acordo com a tabela ARDSNet ou de acordo com o índice de estresse. Ele mostrou que todos os pacientes titulados segundo a tabela apresentavam hiperdistensão de acordo com o índice de estresse. A PEEP titulada pelo índice era menor, a complacência era melhor e a concentração plasmática de mediadores inflamatórios também era menor.

Terragini et al.[22] estudaram a acurácia da pressão de platô (Pplatô) e do índice de estresse em identificar ventilação alveolar com hiperdistensão em pacientes com SDRA. A tomografia computadorizada (TC) de tórax mostrou que a hiperdistensão estava associada com Pplatô > 25 cmH$_2$O e índice de estresse > 1,05.

Contudo, essa abordagem de titulação da PEEP precisa de equipamentos mais especializados que consigam ler adequadamente a curva pressão-tempo em tempo real, o que limita a sua utilização na prática clínica.

Pressão transpulmonar

Estratégias protetoras monitoram as pressões de vias aéreas, por exemplo mantendo a Pplatô abaixo de 30 cmH$_2$O com intuito de evitar aumento do estresse sobre o parênquima pulmonar e diminuir o risco

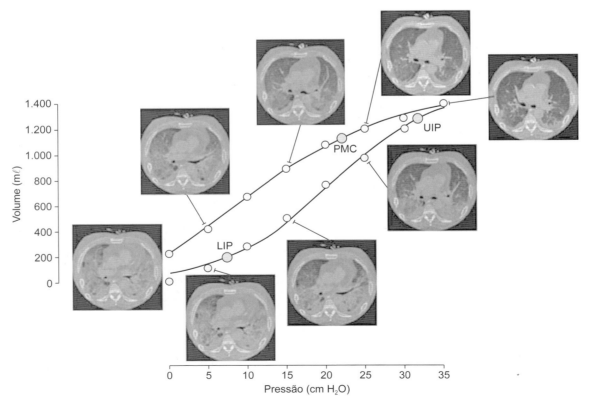

Figura 43.3 ▪ Curva pressão-volume. LPI: ponto inferior da curva pressão-volume; PMC: ponto médio da curva pressão-volume; UIP: ponto superior da curva pressão-volume. (Adaptada de Hess.)[20]

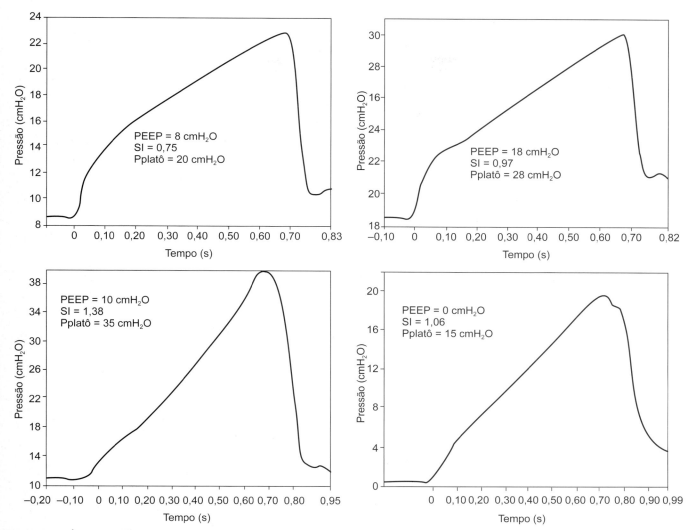

Figura 43.4 ■ Índice de estresse. Os dois primeiros gráficos mostram que o aumento da PEEP melhorou o índice de estresse, sugerindo maior abertura de unidades alveolares e melhora da complacência, enquanto os dois últimos gráficos mostram que a diminuição da PEEP reduziu o índice de estresse, que era > 1, sugerindo correção da hiperinsuflação.[20] PEEP: pressão expiratória final positiva; SI: inclinação da curva; Pplatô: pressão de platô.

de VILI. Porém as pressões de vias aéreas podem ser elevadas (p. ex., Pplatô > 30 cmH_2O) à custa de redução da complacência da caixa torácica, sem implicar em alto estresse sobre o parênquima pulmonar. Situações assim ocorrem, por exemplo, quando há aumento das pressões intra-abdominais e obesidade. Ou seja, as pressões em vias aéreas refletem um componente que distende os pulmões e outro que distende a caixa torácica. A diferença entre a pressão de via aérea e a pressão pleural (P_L) é que efetivamente reflete o estresse sobre os pulmões.[23]

Quando ocorre elevação da pressão pleural acima da pressão de via aérea durante a expiração, a pressão transpulmonar fica negativa, predispondo a colapso de regiões pulmonares principalmente em regiões dependentes de gravidade. A medida de P_L permite titular a PEEP com o objetivo de manter essa pressão levemente positiva durante a expiração, diminuindo o risco de colapso alveolar cíclico e consequentemente de VILI. Adicionalmente, em alguns casos em que o componente torácico tem baixa complacência, percebe-se que as pressões transpulmonares continuam em valores baixos, apesar de pressões de via aérea acima dos limites convencionais.

A manometria esofágica é o método em que se consegue separar o componente de distensão da caixa torácica (pressão pleural) daquele de distensão do parênquima pulmonar (P_L), que equivale à pressão de via aérea menos a pressão pleural (Ppl).[24] Porém existem alguns questionamentos relacionados ao método que são importantes:

- Foram descritas duas formas de estimar a Ppl e consequentemente a P_L. A primeira é o método direto, utilizando o valor absoluto da pressão esofágica medida pelo cateter,[25] com ou sem o fator de correção para o peso exercido pelo mediastino, e o conteúdo abdominal sobre o cateter esofágico, posicionado no terço distal do esôfago no paciente em posição supina;[26] e a segunda é baseada na relação da elastância da parede torácica com o sistema respiratório.[27] Porém as pressões da PEEP derivada dos dois métodos se diferenciam bastante[28]
- A Ppl aumenta das regiões não dependentes do ápice para as regiões dependentes da base em posição supina, principalmente na SDRA, na qual existe maior colapso nas bases pulmonares.[29,30] Isso traz a incerteza se a pressão esofágica (Pes) medida no terço distal do esôfago, na altura do lobo pulmonar inferior esquerdo, pode ser usada para representar a média de pressão para todas as outras partes do pulmão.[24,31]

Para tentar responder a essas perguntas, a medida da Ppl direta foi realizada por meio de sensores posicionados dentro do espaço pleural de animais em regiões dependentes e não dependentes e comparado à Pes medida pelo cateter posicionado no terço distal do esôfago em diferentes níveis de PEEP.[32] A medida da P_L foi realizada tanto pelo método direto como pela taxa de elastância da parede com o sistema respiratório. Observou-se que a pressão medida no balão esofágico refletia, de forma acurada, as Ppls nas regiões pulmonares adjacentes ao balão (terço médio e base) na inspiração e expiração. A P_L calculada pelo método direto refletiu, de forma acurada, a P_L nas áreas adjacentes ao balão (dependentes e terço médio), enquanto a medida de P_L derivada da elastância refletiu, de forma acurada, a P_L das regiões não dependentes, corroborando para a validação da manometria esofágica como forma de otimização da estratégia ventilatória.

Poucos estudos avaliaram a manometria esofágica como guia da estratégia ventilatória. Em 2008, um estudo-piloto randomizado e controlado incluiu 61 pacientes com SDRA e comparou uma estratégia de titulação da PEEP de acordo com a P_L medida pelo método direto para mantê-la entre zero e 10 cmH$_2$O *versus* a titulação pela tabela de PEEP baixo do NIH-ARDSNet.[25] O principal resultado foi maior taxa de oxigenação e melhor complacência no grupo que utilizou o cateter esofágico. Houve, ainda, uma tendência não significativa de redução de mortalidade no grupo experimental.

Em outro estudo, Grasso *et al.* mostraram que a titulação da PEEP por meio da otimização da P_L por medida de manometria esofágica, em pacientes com SDRA grave por *influenza* H1N1 com indicação de oxigenação por membrana extracorpórea (ECMO) por hipoxemia refratária, conseguiu melhorar a troca gasosa, evitando a necessidade de canulação de grandes veias e instalação do procedimento.[33]

▶ Imagem

A TC de tórax permite a avaliação acurada do volume de gás e da quantidade de tecido pulmonar presente nos pulmões dos pacientes com SDRA. A TC de tórax possibilitou o melhor entendimento dessa síndrome, mostrando que o pulmão é afetado por um processo de doença não homogêneo, com densidades da TC distribuídas principalmente nas regiões dependentes do pulmão.[34] A imagem digital produzida pela TC é baseada na medida do coeficiente de atenuação definido como a redução da intensidade da radiação que passa pela matéria.[35] Essa densidade de atenuação é expressa em unidades Hounsfield (HU). Quando a densidade daquele voxel é igual a 0 (zero), isso significa que tem densidade igual à da água; –1.000 tem densidade igual à de gás; e +1.000 tem densidade igual à do osso. Quando o voxel é igual a –1.000 HU, significa que é composto 100% de gás, e quando essa densidade é de –700, significa que aquele voxel é composto 70% de gás e 30% de tecido (Figura 43.5). A aeração pulmonar é quantificada em quatro categorias:[36]

- Aeração normal definida com atenuação entre –900 e –500 HU
- Hiperinsuflação definida com atenuação de menos que –900 HU
- Aeração insuficiente ou área pouco aerada definida com atenuação entre –100 e –500 HU
- Ausência de aeração definida com atenuação maior que –100 HU

Sabendo o tamanho do pixel e a espessura do corte da TC, é possível calcular o volume pulmonar da zona de interesse. O recrutamento alveolar induzido pela PEEP pode ser medido por dois métodos:

- Define o recrutamento alveolar quantificando a diminuição da área de parênquima pulmonar não aerado com atenuações da TC variando entre –100 e +100 HU.[37] Esse método, porém, ignora o recrutamento alveolar que ocorre em áreas pobremente aeradas, com atenuação da TC entre –100 e –500 HU, tendendo a subestimar a quantificação dessa área que foi aberta após a aplicação da PEEP[36]
- Define o recrutamento alveolar induzido pela PEEP como qualquer penetração de gás em áreas pobremente ou totalmente não aeradas após a administração da PEEP. Esse método é baseado na análise da TC nas zonas de interesse regional que quantifica o volume de gás penetrando nessas áreas com aumento da PEEP. Ele necessita de uma análise da TC de todo o pulmão, e consegue fornecer a intensidade de insuflação alveolar induzida pela PEEP e pelas áreas de hiperinsuflação que podem ocorrer em regiões normalmente aeradas.[38]

Como consequência, pode-se visualizar, na TC de tórax, áreas não aeradas e hiperinsufladas ocorrendo simultaneamente quando titulamos a melhor PEEP. O equilíbrio dessas áreas, escolhendo a PEEP com menor área de colapso e menor área de hiperinsuflação, é garantido pela visualização direta. Esse método é considerado por muitos o padrão-ouro, mas não pode ser rotineiramente realizado ou repetido facilmente. Ele precisa que o paciente seja transportado para fora da UTI e o expõe a níveis elevados de radiação, o que faz seu uso limitado.

A aeração pulmonar para titulação da PEEP também pode ser acessada por ultrassonografia (US) à beira do leito em pacientes com SDRA.[39] A imagem da US não é transmitida por meio de estruturas preenchidas com gás e o parênquima não é visível além da pleura.[40] A aeração normal é caracterizada pela visualização de linhas horizontais, denominadas *linhas A*, abaixo da linha pleural. O pulmão lesionado produz imagens de artefatos resultantes de uma interface anormal de gás/tecido. A perda moderada de aeração é caracterizada pela presença de múltiplas linhas verticais regulares, chamadas de *linha B* (padrão B1). Perda importante de aeração é visualizada com a presença de múltiplas linhas B coalescentes (padrão B2). Já na consolidação pulmonar, ocorre perda maciça da aeração, permitindo a visualização de estruturas teciduais hipoecoicas pouco definidas e com formato em cunha (Figura 43.6). Dentro da consolidação é possível visualizar imagens hiperecoicas puntiformes, correspondendo a broncogramas aéreos. Em comparação à TC de tórax realizada com pacientes com pneumonia associada à ventilação mecânica (PAV), foi achada uma correlação altamente significativa entre os dois métodos para a visualização e a quantificação da aeração pulmonar.[41]

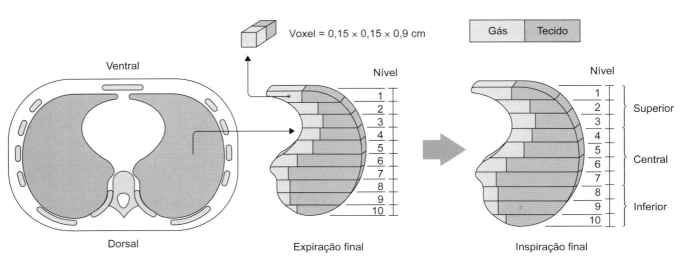

Figura 43.5 ▪ Densidade da tomografia computadorizada. (Adaptada de Gattinnoni *et al.*)[35]

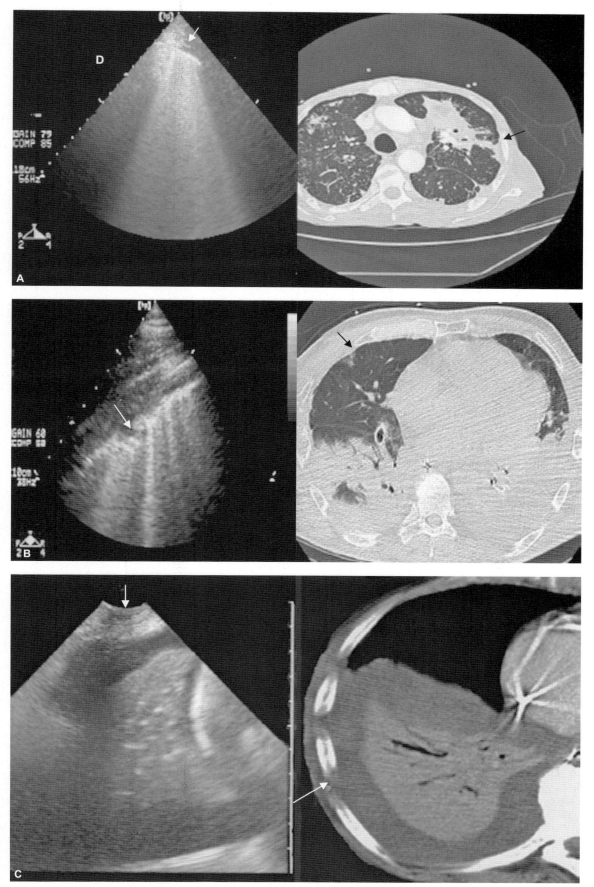

Figura 43.6 ■ **A** a **C**. Linhas B e consolidação comparadas à TC de tórax.[42]

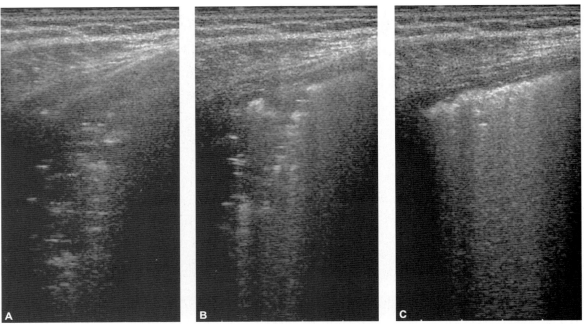

Figura 43.7 ■ **A** a **C**. Melhora da aeração pulmonar após aumento da PEEP com mudança de um padrão de consolidação (**A**) para um padrão mais aerado com linhas B pouco confluentes (**C**).[44]

Bouhemad *et al.* propõem um método para quantificar a aeração pulmonar por meio da somatória de pontos dados de acordo com a classificação citada para cada uma das áreas do tórax, dividido em um total de 12 áreas.[43] A melhora dessa pontuação após aumento da PEEP e consequente maior abertura de unidades alveolares colapsadas relacionou-se significativamente com a curva PV e com a melhora da troca gasosa (Figura 43.7).[44]

A vantagem do método de US é a sua portabilidade e facilidade para realizar exames à beira do leito, curva de aprendizado rápida por parte do operador, facilidade de repetição sem aumentar risco para o paciente e permissão de uma análise regional da aeração pulmonar em áreas dependentes e não dependentes. A desvantagem é a impossibilidade de quantificar a hiperdistensão pulmonar.

Outro método de imagem que se pode utilizar para a titulação da PEEP é a TIE, que calcula imagens tomográficas transversais usando medidas elétricas não invasivas por meio de eletrodos dispostos ao redor do tórax (Figura 43.8). O resultado é a imagem que se relaciona com a quantificação das alterações regionais da ventilação alveolar.

A imagem dinâmica do monitor (Figura 43.9) mostra, em tempo real, a variação de ar local durante a ventilação. Onde houver variação de ar dentro dos alvéolos ocorrerá uma variação de cores na imagem gerada, de acordo com uma escala que vai de uma tonalidade escura (menor aeração) até uma tonalidade clara (maior aeração).[45]

Victorino *et al.* mostraram boa relação das alterações de impedância regional das imagens geradas pela TIE com as alterações de conteúdo gasoso medidas pelas densidades da TC de tórax.[46]

As imagens da TIE são capturadas à beira do leito, permitindo a visualização das mudanças de ventilação em áreas previamente fechadas e que se abrem à medida que se titula a PEEP em regiões pulmonares dependentes da gravidade. Bikker *et al.* observaram que a TIE conseguiu mostrar tanto a melhora como a perda de ventilação em áreas dependentes e não dependentes durante a titulação da PEEP de forma decremental.[47] Outra observação realizada com o método foi a capacidade de detectar e quantificar o recrutamento cíclico (*tidal recruitment*) causado por diferentes níveis de PEEP durante a sua titulação, quando comparado à TC de tórax em modelos animais.[48] A hiperinsuflação durante a titulação da PEEP também foi avaliada

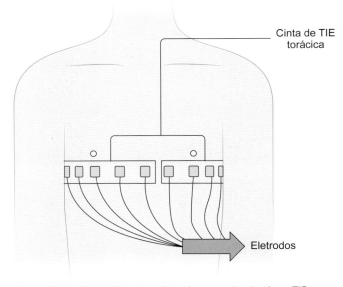

Figura 43.8 ■ Distribuição dos eletrodos ao redor do tórax. TIE: tomografia de impedância elétrica.

recentemente por Costa *et al.*, os quais mostraram que ela foi identificada pela TIE nas mesmas regiões identificadas pela TC de tórax.[49]

Várias imagens podem ser visualizadas pela ferramenta de titulação decremental da PEEP presente no aparelho de TIE, como é possível verificar na Figura 43.10. As imagens de colapso (*collapse*) e sobredistensão (*hyperdistension*) são fornecidas em cada etapa da titulação (*PEEP step*), formando uma sequência de pontos interligados por uma linha. Com a redução da PEEP, as áreas de hiperinsuflação (*overdistension*) diminuem (em cinza-claro) e as de colapso (*collapse*) aumentam (em cinza-escuro). O valor da pressão no ponto de cruzamento das curvas de hiperinsuflação e colapso (seta) ou o seu valor imediatamente precedente a esse ponto pode ser considerado a melhor PEEP.

Capítulo 43 ■ Ajuste da Pressão Expiratória Final Positiva na SDRA

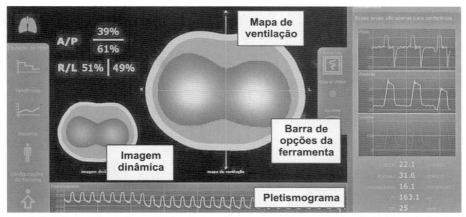

Figura 43.9 ■ Tomografia de impedância elétrica. (Imagem gerada por tomógrafo da Timpel, São Paulo.)

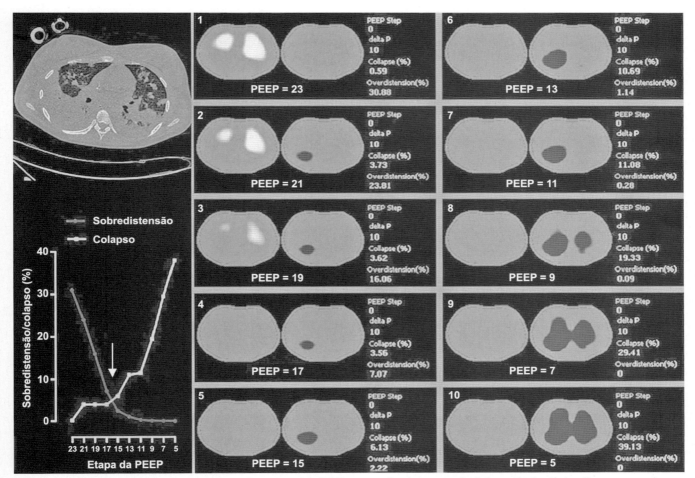

Figura 43.10 ■ Imagens da ferramenta de titulação decremental da PEEP no aparelho de tomografia de impedância elétrica. (Imagens geradas por tomógrafo da Timpel, São Paulo.)

▶ Referências bibliográficas

1. Gattinoni L, Mascheroni D, Torresin A et al. Morphological response to positive end expiratory pressure in acute respiratory failure. Computerized tomography study. Intensive Care Med. 1986;12:137-14.
2. Brower RG, MatthayMA, Morris A, Schoenfeld D, Thompson BT, Wheeler A. Acute Respiratory Distress Syndrome Network. Ventilation with lower tidal volumes as compared with traditional tidal volumes for acute lung injury and the acute respiratory distress syndrome. N Engl J Med. 2000;342(18):1301-8.
3. Lachmann B. Open up the lung and keep the lung open. Intensive Care Med. 1992;18(6):319-21.
4. Ferguson ND, Frutos-Vivar F, Esteban A et al. Airway pressures, tidal volumes, and mortality in patients with acute respiratory distress syndrome. Crit Care Med. 2005;33(1):21-30.
5. Ashbaugh DG, Bigelow DB, Petty TL, Levine BE. Acute respiratory distress in adults. Lancet. 1967;2(7511):319-23.
6. Brower RG, Lanken PN, MacIntyre N et al. Higher versus lower positive end-expiratory pressures in patients with the acute respiratory distress syndrome. N Engl J Med. 2004;351(4):327-36.

7. Reske AW, Costa EL, Reske AP et al. Bedside estimation of nonaerated lung tissue using blood gas analysis. Crit Care Med. 2013;41(3):732-43.
8. Sahetya SK, Goligher EC, Brower RG. Fifty Years of Research in ARDS. Setting positive end-expiratory pressure in acute respiratory distress syndrome. Am J Respir Crit Care Med. 2017;195:(11):1429-38.
9. Eronia N, Mauri T, Maffezzini E et al. Intensive Care. 2017(7):76.
10. Mauri T, Eronia N, Turrini C et al. Bedside assessment of the effects of positive end expiratory pressure on lung inflation and recruitment by the helium dilution technique and electrical impedance tomography. Intensive Care Med. 2016;42(10):1576-87.
11. Goligher EC, Kavanagh BP, Rubenfeld GD et al. Oxygenation response to positive end-expiratory pressure predicts mortality in acute respiratory distress syndrome. A secondary analysis of the LOVS and ExPress trials. Am J Respir Crit Care Med. 2014;190(1):70-6.
12. Suter PM, Fairley B, Isenberg MD. Optimum end-expiratory airway pressure in patients with acute pulmonary failure. N Engl J Med. 1975;292(6):284-9.
13. Pintado MC, de Pablo R, Trascasa M et al. Individualized PEEP setting in subjects with ARDS: A randomized controlled pilot study. Respir Care. 2013;58(9):1416-23.
14. Cavalcanti AB, Suzumura A, Laranjeira LN et al. Writing Group for the Alveolar Recruitment for Acute Respiratory Distress Syndrome Trial (ART) Investigators. Effect of lung recruitment and titrated positive end-expiratory pressure (PEEP) vs low PEEP on mortality in patients with acute respiratory distress syndrome: A randomized clinical trial. JAMA. 2017;318(14):1335-45.
15. Amato MBP, Meade MO, Slutsky AS et al. Driving pressure and survival in the acute respiratory distress syndrome. N Engl J Med. 2015;372(8):747-55.
16. Bellani G, Laffey JG, Pham T et al. LUNG SAFE Investigators; ESICM Trials Group. Epidemiology, patterns of care, and mortality for patients with acute respiratory distress syndrome in intensive care units in 50 countries. JAMA. 2016;315(8):788-800.
17. Amato MBP, Barbas CSV, Medeiros DM et al. Effect of a protective-ventilation strategy on mortality in the acute respiratory distress syndrome. N Engl J Med. 1998;338(6):347-54.
18. Albaiceta GM, Blanch L, Lucangelo U. Static pressure-volume curves of the respiratory system: Were they just a passing fad? Curr Opin Crit Care. 2008;14(1):80-6.
19. Grasso S, Terragni P, Mascia L et al. Airway pressure-time curve profile (stress index) detects tidal recruitment/hyperinflation in experimental acute lung injury. Crit Care Med. 2004;32(4):1018-27.
20. Hess DR. Respiratory mechanics in mechanically ventilated patients. Respir Care. 2014;59(11):1773-94.
21. Grasso S, Stripoli T, De Michele M et al. ARDSnet ventilator protocol and alveolar hyperinflation: Role of positive end-expiratory pressure. Am J Respir Crit Care Med. 2007;176(8):761-7.
22. Terragni PP, Filippini C, Slutsky AS et al. Accuracy of plateau pressure and stress index to identify injurious ventilation in patients with acute respiratory distress syndrome. Anesthesiology. 2013;119(4):880-9.
23. Loring SH, Topulos GP, Hubmayr RD. Transpulmonary pressure: The importance of precise definitions and limiting assumptions. Am J Respir Crit Care Med. 2016;194(12):1452-7.
24. Akoumianaki E, Maggiore SM, Valenza F et al. PLUG Working Group (Acute Respiratory Failure Section of the European Society of Intensive Care Medicine). The application of esophageal pressure measurement in patients with respiratory failure. Am J Respir Crit Care Med. 2014;189(5):520-31.
25. Talmor D, Sarge T, Malhotra A et al. Mechanical ventilation guided by esophageal pressure in acute lung injury. N Engl J Med. 2008; 359(20):2095-104.
26. Washko GR, O'Donnell CR, Loring SH. Volume-related and volumeindependent effects of posture on esophageal and transpulmonary pressures in healthy subjects. J Appl Physiol (1985). 2006;100(3):753-8.
27. Gattinoni L, Chiumello D, Carlesso E, Valenza F. Bench-to-bedside review: Chest wall elastance in acute lung injury/acute respiratory distress syndrome patients. Crit Care. 2004;8(5):350-5.
28. Gulati G, Novero A, Loring SH, Talmor D. Pleural pressure and optimal positive end expiratory pressure based on esophageal pressure versus chest wall elastance: Incompatible results. Crit Care Med. 2013;41(8):1951-7.
29. Agostoni E. Mechanics of the pleural space. Physiol Rev. 1972;52(1):57-128.
30. Pelosi P, D'Andrea L, Vitale G, Pesenti A, Gattinoni L. Vertical gradient of regional lung inflation in adult respiratory distress syndrome. Am J Respir Crit Care Med. 1994;149(1):8-13.
31. Sahetya SK, Brower RG. The promises and problems of transpulmonary pressure measurements in acute respiratory distress syndrome. Curr Opin Crit Care. 2016;22(1):7-13.
32. Yoshida T, Amato MBP, Grieco DL et al. Esophageal manometry and regional transpulmonary pressure in lung injury. Am J Respir Crit Care Med. 2018 Apr 15;197(8):1018-26.
33. Grasso S, Terragni P, Birocco A et al. ECMO criteria for influenza A (H1N1) associated ARDS: Role of transpulmonary pressure. Intensive Care Med. 2012;(38):395-403.
34. Maunder RJ, Shuman WP, McHugh JW et al. Preservation of normal lung regions in the adult respiratory distress syndrome. Analysis by computed tomography. JAMA. 1986;255(18):2463-5.
35. Gattinoni L, Caironi P, Valenza F, Carlesso E. The role of CT-scan studies for the diagnosis and therapy of acute respiratory distress syndrome. Clin Chest Med. 2006;(27):559-70.
36. Lu Q. How to assess positive end-expiratory pressure-induced alveolar recruitment? Minerva Anestesiol. 2013;79(1):83-91.
37. Gattinoni L, Pelosi P, Crotti S, Valenza F. Effects of positive end-expiratory pressure on regional distribution of tidal volume and recruitment in adult respiratory distress syndrome. Am J Resp Crit Care Med. 1995;151(6):1807-14.
38. Malbouisson LM, Muller JC, Constantin JM, Lu Q, Puybasset L, Rouby JJ. Computed tomography assessment of positive end-expiratory pressure-induced alveolar recruitment in patients with acute respiratory distress syndrome. Am J Respir Crit Care Med. 2001;163(6):1444-50.
39. Arbelot C, Ferrari F, Bouhemad B and Rouby JJ. Lung ultrasound in acute respiratory distress syndrome and acute lung injury. Curr Opin Crit Care. 2008;14(1):70-4.
40. Volpicelli G, Elbarbary M, Blaivas M et al. International evidencebased recommendations for point-of-care lung ultrasound. Intensive Care Med. 2012;38(4):577-91.
41. Bouhemad B, Zhang M, Lu Q, Rouby JJ. Clinical review: Bedside lung ultrasound in critical care practice. Crit Care. 2007;11(1):205.
42. Bouhemad B, Liu ZH, Arbelot C et al. Ultrasound assessment of antibioticinduced pulmonary reaeration in ventilator-associated pneumonia. Crit Care Med. 2010;38(1):84-92.
43. Bouhemad B, Brisson H, Le-Guen M, Arbelot C, Lu Q and Rouby JJ. Bedside ultrasound assessment of positive end-expiratory pressure-induced lung recruitment. Am J Respir Crit Care Med. 2011;183(3):341-7.
44. Gardelli G, Feletti F, Nanni A, Mughetti M, Piraccini A, Zompatori M. Chest ultrasonography in the ICU. Respir Care. 2012;57(5):773-81.
45. Frerichs I, Amato MBP, Kaam AHv et al. TREND Study Group. Chest eletrical impedance tomography examination, data, analysis, terminology, clinical use and recommendations: Consensus statement of the Translational EIT Development Study Group. Thorax. 2017;72(1):83-93.
46. Victorino JA, Borges JB, Okamoto VN et al. Imbalances in regional lung ventilation: A validation study on electrical impedance tomography. Am J Respir Crit Care Med. 2004;169(7):791-800.
47. Bikker IG, Leonhardt S, Reis Miranda D, Bakker J, Gommers D. Bedside measurement of changes in lung impedance to monitor alveolar ventilation in dependent and nondependent parts by electrical impedance tomography during a positive end-expiratory pressure trial in mechanically ventilated intensive care unit patients. Crit Care. 2010;14(3):R100.
48. Muders T, Luepschen H, Zinserling J et al. Tidal recruitment assessed by electrical impedance tomography and computed tomography in a porcine model of lung injury. Crit Care Med. 2012;40(3):903-11.
49. Costa EL, Borges JB, Melo A et al. Bedside estimation of recruitable alveolar collapse and hyperdistension by electrical impedance tomography. Intensive Care Med. 2009;35(6):1132-7.

Orientações para o Uso Seguro da Manobra de Prona na SDRA

CAPÍTULO 44

Vanessa Oliveira ▪ Miriane Moretti ▪ Dulce Inês Welter ▪ Daniela Piekala ▪ Rita Gigliola Gomes Prieb

▶ Introdução

A despeito das evoluções tecnológicas e terapêuticas nas últimas décadas, a incidência da síndrome do desconforto respiratório agudo (SDRA) no mundo, ao longo dos últimos 10 anos, apresenta mortalidade elevada (40 a 50%).[1] O tratamento da SDRA consome 5% de todos os dias-ventilador do hospital, acarretando em elevados custos por internação.[2]

Na primeira descrição da síndrome, na década de 1960, urge a necessidade de terapias eficazes que melhorem a complacência pulmonar e reduzam as atelectasias que caracterizam a doença, sendo proposta a aplicação de pressão positiva expiratória final (PEEP) para melhorar a oxigenação.[3]

Bryan propôs a posição prona, teorizando que a diminuição dos gradientes de pressão pleural e a restauração da aeração para segmentos pulmonares dorsais reduziriam as atelectasias em pulmões lesionados, com melhora significativa na oxigenação.[4]

▶ Bases fisiológicas para uso da manobra de prona

A melhora significativa da hipoxemia pode ser explicada por inúmeros mecanismos: a distribuição mais uniforme da pressão transpulmonar; a geração de pressões pleurais mais negativas (o que favorece o recrutamento pulmonar em regiões atelectasiadas, sem superdistender áreas já recrutadas); a estabilização de unidades dorsais pulmonares; e a melhor redistribuição do peso dos órgãos sob o pulmão, aliviando o tecido pulmonar da compressão cardíaca e do conteúdo abdominal e melhorando a relação ventilação-perfusão.[1,2]

O maior benefício relacionado com a posição prona é a melhora da relação ventilação-perfusão, com um menor grau de *stress* e *strain* (deformação) pulmonar devido ao recrutamento mais homogêneo e gentil das unidades alveolares e liberação em menor quantidade dos marcadores inflamatórios (interleucinas 6, 8 e 10, fator de necrose tumoral [TNF]), o que leva à disfunção multiorgânica e morte (Figura 44.1).[2,5]

▶ Evidências para uso da manobra de prona

Comparando todos os tipos de tratamento ventilatórios e não ventilatórios em SDRA descritas até o momento na literatura,[6] apenas três estratégias reduzem mortalidade: baixos volumes na SDRA (ARMA 2000),[7] uso de cistracúrio nas primeiras 48 h (ACURASYS 2010)[8] e manobra de prona (PROSEVA 2013).[9]

Há três décadas, a posição prona vem sendo estudada, demonstrando melhorar a hipoxemia em 70% dos casos.[10] Entretanto, até 2013, os grandes ensaios clínicos randomizados mostravam melhora da hipoxemia sem redução de mortalidade,[5,10-12] que pode ser explicada pela análise desses estudos, pela não aplicação da ventilação com baixos volume de ar corrente (vac) (observam-se 10 a 12 mℓ/kg), o tempo não prolongado de prona (menor que 12 h), grupo heterogêneo de pacientes e *crossover* entre os grupos.[5,6]

Devido à necessidade de uma investigação com delineamento mais adequado, Guerin *et al.* (2013)[9] realizaram um estudo randomizado multicêntrico (26 unidades de terapia intensiva [UTIs] na França e Espanha, com 5 anos de experiência da equipe na manobra de prona;

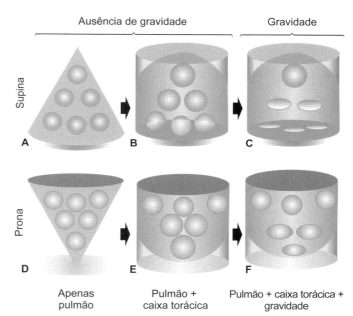

Figura 44.1 ▪ Combinação entre forma do pulmão para a parede torácica com e sem gravidade na distribuição do tamanho alveolar. **A.** Posição supina. Forma original do pulmão em cone, na ausência de gravidade. Observe que todas as unidades pulmonares (esferas) são igualmente infladas. **B.** Na ausência da gravidade, o cone, tentando adaptar sua forma à parede torácica (cilindro), expande suas regiões superiores mais do que as regiões inferiores, as unidades pulmonares superiores aumentam de tamanho e recebem maior tensão. **C.** Com a aplicação de gravitacional sob a caixa torácica à parede torácica, unidades pulmonares inferiores são comprimidas pelo peso das unidades dos níveis acima. **D.** Forma original do pulmão isolado em decúbito ventral. Na ausência da gravidade, todas as unidades pulmonares são igualmente infladas. **E.** O encontro de formas na ausência de gravidade leva à expansão das unidades pulmonares ventrais, que, ao contrário do supino, estão agora na posição dependente. **F.** A aplicação de forças gravitacionais diminui o tamanho das unidades pulmonares, que suportam o peso das unidades acima. Note que, em posição supina, a gravidade e a forma atuam na mesma direção, expandindo conjuntamente as regiões ventrais, enquanto na posição prona elas agem em direções opostas. O efeito final é "amortecer" as forças gravitacionais por correspondência de formas, permitindo uma inflação mais homogênea das unidades pulmonares do esterno para a vértebra, como se refletido por um deslocamento ao longo da escala da relação gás-tecido.

PROSEVA) que arrolou amostra homogênea e de tamanho considerável (466 pacientes com SDRA moderada-grave (relação pressão parcial de oxigênio [PaO_2]/fração inspirada de oxigênio [FIO_2] ≤ 150 mmHg), nas primeiras 12 a 24 h do diagnóstico. Foi aplicada, ao grupo, ventilação protetora (vac < 6 mℓ/kg predito e pressão de platô < 30 cmH_2O), duração da manobra de 16 a 20 h e uso de bloqueador neuromuscular nas primeiras 48 h; e *crossover* entre os grupos não foi permitido. Essa investigação demonstrou redução significativa da mortalidade entre 28 e 90 dias no grupo pronado, com redução de risco relativo de 50% e de risco absoluto de 16% com complicações iguais nos dois grupos.

Corroborando a hipótese da não redução da mortalidade dos estudos até 2013, metanálises recentes,[13-16] com análises de subgrupo quanto ao tempo de prona e volume de ar corrente aplicados, demonstram correlação direta entre o tempo de prona e a sobrevida sem impacto na mortalidade com uso de menos de 10 a 12 h de prona; e redução na mortalidade no subgrupo aplicado < 6 mℓ/kg de peso predito. Em relação à hipoxemia, observa-se benefício no grupo de pacientes mais graves com relação PaO_2/FIO_2 < 200 mmHg.

A manobra de prona, que antes era usada como resgate em SDRA, hoje é, portanto, considerada terapêutica de primeira linha (Figura 44.2).[17]

▶ Pronar é seguro? Quais são os riscos?

A manobra não é isenta de riscos, apresenta incidência de complicações (3 a cada mil pacientes por dia), mas que podem ser fatais. Há relatos na literatura desde extubação acidental e avulsão de cateter central até o surgimento de úlceras de pressão (faciais, em tórax e joelho), edema facial, lesão de plexo braquial, deiscência de ferida operatória, intolerância à dieta, obstrução do tubo endotraqueal, dificuldade de fluxo nos cateteres, além de remoção de sondas enterais e vesicais.

As complicações mais comuns são as úlceras de pressão, a pneumonia associada à ventilação mecânica (VM) e a obstrução, ou decanulação, do tubo endotraqueal.[13-16,18,19] As úlceras de pressão nos pontos de pressão, como face, região anterior e crista ilíaca, são comuns e podem ser graves.[19,20] Metanálises de segurança e eficácia da manobra demonstraram risco aumentado de úlceras de pressão e deslocamento do tubo endotraqueal, entretanto, não foram observadas diferenças significativas na ocorrência de eventos cardíacos ou pneumonia associada à VM.[13,21] Mínimas complicações se fazem presentes, fator que pode ser explicado pelo treinamento e pela experiência da equipe em realizar o procedimento.[9,13,14,16,21]

▶ Como tornar a manobra de prona mais segura?

As discrepâncias entre a incidência de complicações entre os estudos devem-se à experiência da equipe, bem como ao uso de protocolos e à capacitação da equipe.[9,13,18,21] O Grupo Multiprofissional de Ensino e Pesquisa em Prona do Hospital de Clínicas de Porto Alegre (HCPA), com 5 anos de experiência na manobra de prona, com 100 pacientes pronados e apenas dois eventos graves nesse período, para tornar a prona mais segura, instituiu três pilares: construção e implementação de um protocolo; criação e aplicação de uma ferramenta de qualidade e segurança, que chamamos de *Checklist da Prona Segura*; e capacitação continuada da equipe multidisciplinar, a cada 2 meses, por meio de educação a distância associada à prática em estação, utilizando simulação realística.

▶ Primeiro pilar | Protocolo de prona

A fim de padronizar o processo de cuidado dos pacientes pronados, escrevemos um protocolo baseado em evidências da literatura (Figura 44.3), a partir de extensa revisão da literatura nas principais bases eletrônicas (MEDLINE, LILACS e Cochrane Library), no período de 1995 até 2 de novembro 2014,[22] atualizado em 2017.[23] O protocolo (fluxograma + parte teórica) fica à disposição para a consulta da equipe multidisciplinar em ambiente eletrônico específico do hospital, sendo revisado e aprimorado anualmente.

O protocolo se baseia nas decisões à beira do leito, como apresentado a seguir.

Quem deve ser pronado? | Indicações

Devem ser pronados todos os pacientes com SDRA moderada ou grave, com PaO_2/FIO_2 ≤ 150 mmHg, com hipoxemia refratária (PEEP ≥ 5 cmH_2O e FIO_2 > 60%), nas primeiras 12 a 24 h em VM convencional; e/ou com dificuldade de manter a ventilação protetora (pressão de distensão alveolar ≤ 15 cmH_2O, pressão de platô < 30 cmH_2O, volume de ar corrente de 4 a 6 mℓ/kg de peso ideal e pH > 7,15); e/ou disfunção de ventrículo direito (VD).[9]

Quem não deve ser pronado? | Contraindicações

- Contraindicações absolutas

Instabilidade hemodinâmica (considerada a elevação progressiva do vasopressor); arritmia aguda (necessidade de reavaliar quando

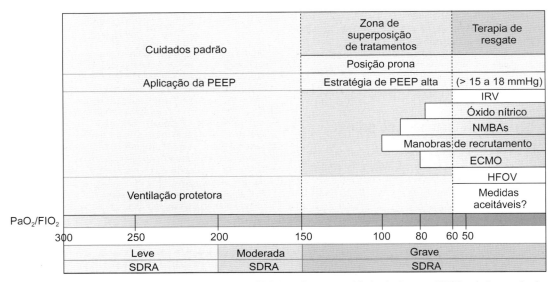

Figura 44.2 ■ Aplicação das terapêuticas a serem consideradas em SDRA conforme gravidade da doença. SDRA: síndrome do desconforto respiratório agudo; ECMO: oxigenação por membrana extracorpórea; HFOV: ventilação de alta frequência; IRV: relação invertida; NMBAs: bloqueadores neuromusculares; PEEP: pressão positiva expiratória final; PaO_2/FIO_2: pressão parcial de oxigênio/fração inspirada de oxigênio.

Capítulo 44 ■ Orientações para o Uso Seguro da Manobra de Prona na SDRA

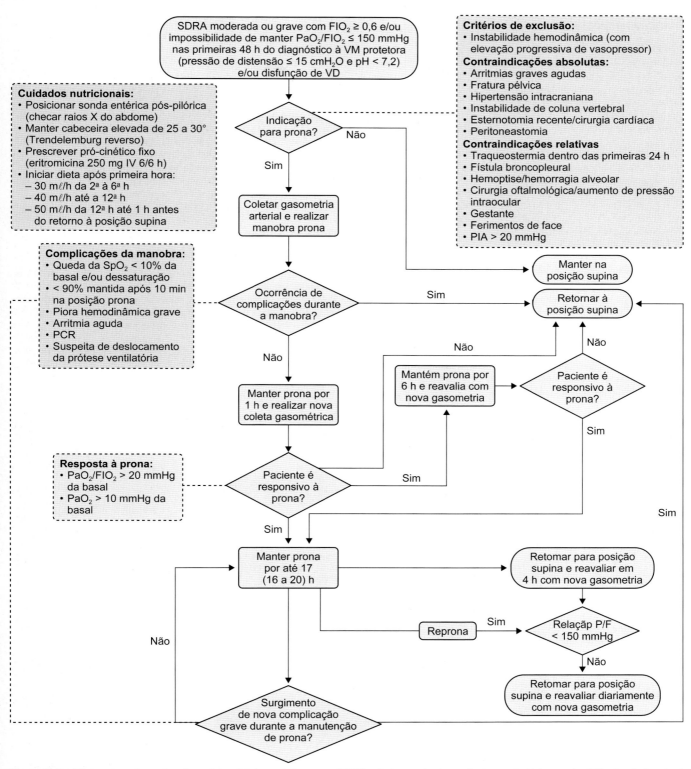

Figura 44.3 ■ Fluxograma do protocolo assistencial de posição prona. SDRA: síndrome do desconforto respiratório agudo; FIO_2: fração inspirada de oxigênio; PaO_2: pressão parcial de oxigênio; VM: ventilação mecânica; IV: via intravenosa; VD: ventrículo direito; PIA: pressão intra-abdominal; SpO_2: saturação de oxigênio da hemoglobina; PCR: parada cardiorrespiratória; P/F: relação pressão parcial de oxigênio por fração inspirada de oxigênio. (Imagem gentilmente cedida pelo Grupo Multidisciplinar de Ensino e Pesquisa em Prona do HCPA, 2018.)

revertida ou controlada); traumas de face ou cirurgia maxilofacial; hipertensão intracraniana; convulsões frequentes; instabilidade da coluna vertebral; síndrome compartimental abdominal; esternotomia recente, cirurgia cardíaca; cirurgia oftalmológica (pressão intraocular aumentada) e cirurgia abdominal recente ou isquemia intestinal.

■ **Contraindicações relativas**

Politrauma, fístula broncopleural; hemoptise/hemorragia alveolar ativa; traqueostomia recente (nas primeiras 24 h); anormalidades importantes da caixa torácica/cifoescoliose; pressão intra-abdominal elevada superior a 20 mmHg, sem sinais de síndrome compartimental e gestação.[5,9]

Situações especiais

■ É seguro pronar os obesos?

Os obesos apresentam alterações fisiológicas, com redução da complacência do pulmão e da caixa torácica, e a capacidade residual funcional (CRF) declina progressivamente com o aumento do índice de massa corporal (IMC). A diminuição da complacência do sistema respiratório se deve ao acúmulo de gordura na caixa, no diafragma e no abdome. Os órgãos abdominais atuam comprimindo o diafragma para cima, levando a atelectasias e redução da CRF. Os volume pulmonares (CRF) são reduzidos pelo fechamento das pequenas via aéreas, *mismatch* de ventilação-perfusão (atelectasias) e *shunting* direito-esquerdo.[23] Na posição prona, ocorre inflação pulmonar mais homogênea ao longo do eixo dorsoventral, recrutando áreas colapsadas sem hiperinsuflação, acarretando menos forças de *strech* (estiramento) e *strain* (deformação) e levando à menor lesão pulmonar; há redução das áreas *mismach* de ventilação-perfusão, redução da constante expiratória, aumento das complacências e CRF.[24]

Relatado na literatura que 71% dos pacientes são respondedores,[25] um estudo caso-controle em obesos demonstrou que, no grupo de IMC > 35, a resposta foi em 81% e que a resposta da relação P/F foi de maior magnitude nos obesos,[24] e a incidência de pneumonia associada a VM, infecções nosocomiais e complicações foi semelhante nos dois grupos. Portanto, a manobra de prona é segura nos obesos e pode melhorar a oxigenação em maior magnitude do que em não obesos.

■ O que fazer na disfunção de ventrículo direito?

A SDRA não afeta apenas os alvéolos, mas a circulação pulmonar por inflamação, vasoconstrição, edema, trombo e remodelamento vascular. A disfunção de VD é associada a aumento da frequência cardíaca, queda na pressão arterial sistêmica e na pressão sistólica, elevando a incidência de choque. A disfunção de VD é subdiagnosticada na SDRA, com incidência de 25%. A disfunção de VD causada pela SDRA ou pela VM ofertada ao paciente é preditora independente de pior desfecho.[25-28] Portanto, todos os pacientes com SDRA devem fazer ecocardiograma, a fim de afastar disfunção de VD.

Em caso de disfunção de VD, os pacientes devem receber estratégias ventilatórias protetoras de VD (Figura 44.4): pacientes devem ser pronados independentemente de sua relação P/F, uma vez que PEEPs elevadas podem agravar disfunção, volume corrente baixo, pressão de platô < 30 cmH$_2$O e pressão de distensão alveolar < 15 cmH$_2$O, controle da hipercapnia (PaCO$_2$ < 50 mmHg) e da hipoxemia (relação P/F > 150 mmHg).[9,25,26]

Quando iniciar a manobra de prona? Qual a duração da manobra?

O maior benefício da posição prona ocorre na fase precoce da SDRA, na fase inflamatória, na qual se observa tecido recrutável (atelectasias). Portanto, paciente com SDRA moderada e grave devem ter busca ativa dos critérios para prona nas primeiras 12 a 24 h do diagnóstico da síndrome, a fim de serem pronados precocemente,[2,5,6,17] após a estabilização do quadro.

O tempo do prona deve ser de 16 a 20 h.[9] O tempo nunca deve ser menor que 12 h, já que as metanálises demonstram não haver benefício na sobrevida.[13-16]

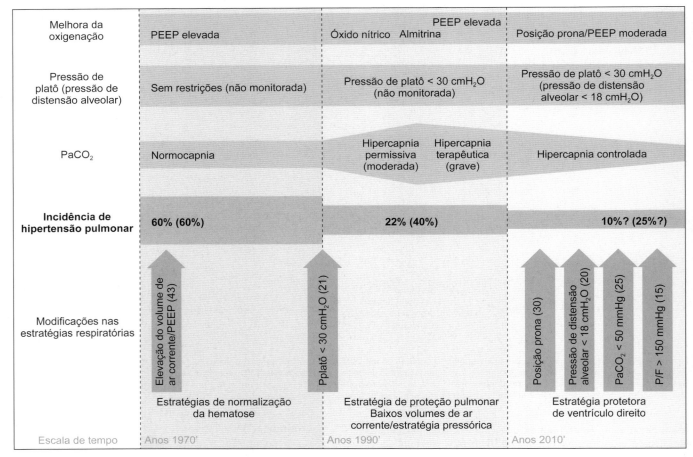

Figura 44.4 ■ Evolução na redução da mortalidade em caso de hipertensão pulmonar e disfunção de ventrículo direito com uso de estratégias ventilatórias protetoras de ventrículo direito. PaCO$_2$: pressão parcial de gás carbônico; PEEP: pressão positiva expiratória final; Pplatô: pressão de platô; P/F: relação pressão parcial de oxigênio por fração inspirada de oxigênio.

Quais critérios são considerados resposta à manobra?

A resposta à manobra deve ser avaliada com a gasometria coletada em 1 h de posição prona e será considerada quando ocorrer o aumento da $PaO_2/FIO_2 \geq 20\%$ ou incremento na PaO_2 de 10 mmHg da basal na posição supina.[5,9]

Dados da literatura mostram que 70% dos pacientes com SDRA respondem à manobra de prona na primeira hora e que, entre estes, 25% são respondedores lentos, que necessitam de mais de 6 h de prona,[10] portanto, sugerimos manter a prona por, no mínimo, 16 h, mesmo naqueles que não responderam na primeira hora.[22]

Quando cessar a manobra?

Recomendamos avaliação diária da necessidade da realização da manobra e, durante o procedimento, dos critérios para sua suspensão.[22,29]

Critérios para cessar a manobra

Os critérios para cessar a manobra são:

- $PaO_2/FIO_2 > 150$ mmHg, com $PEEP \leq 10$ cmH_2O e $FIO_2 < 60\%$, em posição supina, por, no mínimo, 4 h após o fim da última sessão de prona
- Diminuição da PaO_2/FIO_2 mais do que 20% em relação à posição supina após duas sessões de prona.[9]

Critérios para suspensão imediata da manobra

Quando há as seguintes complicações:

- Deslocamento da prótese respiratória
- Obstrução do tubo endotraqueal
- Hemoptise
- Saturação de oxigênio ($SatO_2$) < 85% na oximetria de pulso ou PaO_2 < 55 mmHg por mais de 5 min com FIO_2 de 1,0
- Parada cardiorrespiratória
- Frequência cardíaca inferior a 30 batimentos por minuto (bpm) durante mais de 60 s
- Queda da pressão sistólica superior a 60 mmHg por mais de 5 min ou qualquer outra situação ameaçadora da vida.[9]

Como titular a pressão positiva expiratória final nos pacientes pronados?

Não há clara orientação na literatura sobre como titular a PEEP. Todas as maneiras propostas na literatura estão em *equipoise* (mesmo nível de evidência).[30]

A PEEP titulada na posição supina deve ser mantida durante e após a posição prona. Baseados em estudos e na Diretriz Brasileira de Ventilação Mecânica, sugere-se a manutenção da PEEP titulada anteriormente à manobra.[30]

Quando usar bloqueador neuromuscular nos pacientes pronados?

Estudos e metanálise recentes demonstram redução da mortalidade, sem aumento da incidência de polineuropatia; para que esta ocorra, o uso de curare deve estar associado a hiperglicemia e uso de corticoide.[8,31-36]

Ainda é especulativo o efeito na redução da mortalidade do uso dos bloqueadores na SDRA. Acredita-se que há um efeito anti-inflamatório sistêmico e local, que ocorreria por menos disfunção diafragmática e assim menor lesão pulmonar, reduzindo a liberação de biomarcadores pulmonares (interleucinas 1, 6, 8 e 10), com menor disfunção multiorgânica e morte.[31]

No protocolo do HCPA, todos os pacientes com SDRA moderada e grave são, portanto, curarizados nas primeiras 48 h de suporte ventilatório, sendo seu uso reavaliado diariamente após 48 h.[22,29]

Os pacientes pronados devem receber dieta? Qual?

Há escassos estudos ou recomendações referentes à nutrição nesses pacientes. Os estudos demonstram que esses pacientes têm maior retardo de esvaziamento gástrico e maior resíduo, mas que não há risco aumentado de pneumonia associada à VM, portanto, é seguro e necessário alimentá-los.[37-39]

Utilizamos para a construção de nosso protocolo, os estudos existentes e sugerimos:[22,29] que todos os pacientes sejam reavaliados para início da dieta em 2 h de posição prona se não ocorrem vômitos, drenagem gástrica elevada ou sinais de má reanimação (lactato elevado e dose de vasopressor em elevação progressiva); uso de Trendelenburg reverso, procinético fixo (metoclorpramida ou eritromicina) e uso de dieta com velocidade mais baixa e semielementar.

▶ Segundo pilar | *Checklist* da prona segura

A manobra de prona é um procedimento realizado com baixa frequência, complexo, com inúmeros itens. Se algum dos itens for ignorado, podem ocorrer complicações graves com óbito, portanto, encaixando perfeitamente em lista de verificação (*checklist*). O *checklist* organiza determinados critérios básicos a serem seguidos em um processo e condensa grande quantidade de conhecimento de forma concisa.[40-42] O uso de *checklists* na saúde tem se mostrado eficaz em diminuir erros de omissão, aplicação indevida de procedimentos e protocolos, cria avaliações confiáveis e reprodutíveis e diminui o erro humano sob condições estressantes. Similar às tripulações de voo e militares, profissionais de saúde muitas vezes têm de analisar e gerenciar altamente condições complexas em condições exigentes e desgastantes.[43-45]

Para tornar o processo mais seguro e menos frágil, desenvolvemos o *checklist* da prona segura,[29] em 2015, ferramenta que é discutida anualmente com a equipe multidisciplinar, sendo aprimorada todos os anos a partir da reflexão sobre as dificuldades encontradas na prática pela equipe e para atualizações baseadas nas evidências atuais da literatura.

Na última versão do instrumento, quatro passos devem ser seguidos à beira do leito antes do início do *checklist*,[29] apresentados a seguir.

Passo 1 | Definição da hora e da equipe que participará do procedimento[29]

Os atores são: médico, enfermeiro e fisioterapeuta.

Médico

O médico define a necessidade da realização da manobra de prona e, junto do enfermeiro e do fisioterapeuta, a hora da realização.

Enfermeiro

O enfermeiro escolhe os componentes da equipe de prona (quem serão os técnicos envolvidos no procedimento). A equipe deve ser composta por seis membros: um médico, um fisioterapeuta, um enfermeiro, dois técnicos de enfermagem e um outro componente da equipe que será o líder do *checklist*. O líder pode ser qualquer componente da equipe (fisioterapeuta, enfermeiro ou técnico de enfermagem) e será responsável pela leitura e checagem de todos os itens. Esse participante deve estar atento ao ambiente, para corrigir a tempo qualquer ação que ponha em risco a segurança do paciente. Ele não deve participar do procedimento e precisa assumir a posição nos pés da cama, onde sua visão da manobra é completa. Em casos de pacientes obesos, pode-se ter mais um ou dois membros na equipe. Em pacientes com dreno de tórax, a equipe deve ser constituída por mais um membro, responsável pelos cuidados com o dreno e seu frasco. Na rotação da manobra, o dreno deve passar por cima dos pés do paciente.

Orientações gerais

Preconiza-se não realizar radiografia de tórax em posição prona, pelo risco-benefício. Há risco de avulsão de cateter e tubo endotraqueal durante a realização do exame. Além disso, nessa posição, a interpretação do resultado é prejudicada, já que a maioria dos profissionais não está habituada a interpretar a imagem em outra incidência. Como alternativa, pode ser realizada a ecografia torácica, para avaliar o parênquima pulmonar e a posição de cateteres.

Passo 2 | Providenciar coxins (responsável: fisioterapeuta)

Uma vez definida a necessidade da manobra, o fisioterapeuta confecciona ou providencia os coxins para apoio de face, tórax, pelve, punho e região anterior das pernas. O passo a passo da confecção e do posicionamento dos coxins será descrito posteriormente, nas seções "Cuidados pré-manobra", "Execução da manobra", "Cuidados pós-manobra" e "Cuidados durante a manobra de prona".

Passo 3 | Cuidados pré-manobra (responsável: enfermeiro)

O enfermeiro realiza os passos do *time-in* (cuidados pré-manobra) antes da manobra e, no momento combinado, a equipe se reúne à beira do leito. Esses passos serão novamente checados, na presença de todos, pelo líder do *checklist*. Todos os cuidados pré-manobra são descritos a seguir, na seção "Cuidados de enfermagem devem ser diferenciados para o paciente pronado?".

Passo 4 | Reunião da equipe para a execução da manobra

Na hora predeterminada pela equipe, todos os profissionais definidos para a execução da manobra devem se reunir. O médico deve se posicionar na cabeceira do leito, para coordenar o giro e para prontamente reintubar o paciente, em caso de extubação acidental. O enfermeiro e o fisioterapeuta devem se posicionar a cada lado do tronco do paciente. Dois técnicos devem se posicionar a cada lado, junto às pernas do paciente. Em caso de paciente obeso, mais duas pessoas podem ser acrescentadas à equipe, ficando na região mais pesada, o tórax do paciente. O líder do *checklist* deve se posicionar aos pés da cama.

Uma vez completados os quatro passos, iniciamos o *checklist* da prona segura, que é dividido em cuidados pré-manobra (*time-in*), execução da manobra e cuidados pós-manobra (*time-out*), como mostra a Figura 44.5. Cada item do *checklist* deve ser lido em voz alta para a equipe, verificado visualmente e checado na folha pelo líder do *checklist*. Os cuidados para retorno à posição supina são diferenciados da posição prona e desenvolvemos um *checklist para supina segura* (Figura 44.6).[29] No cabeçalho da lista de verificação, temos a hora da prona e já marcamos a hora para a supina, para a programação da equipe multidisciplinar. Como temos o tempo de 16 a 20 h de prona, tentamos ajustar a hora para a supina conforme esses tempos, no momento em que o *staff* estiver completo, se possível.

Checklist da prona e supina seguras[22,29]

A seguir, são apresentados os principais *checklists* da manobra de prona e supina seguras (ver Figuras 44.5 e 44.6).

■ Cuidados pré-manobra | Organização e checagem dos materiais

Os cuidados pré-manobra de prona consistem em:

- Preparar os coxins posicionadores (Figura 44.7). Isso deve ser realizado pelo fisioterapeuta e/ou enfermeiro da unidade, conforme manual estipulado pelo grupo de Ensino e Pesquisa em Prona do HCPA (ver seção "Como confeccionar os coxins?", a seguir)
- Garantir que o paciente seja hiperoxigenado, ventilando com 100% de FIO_2 por, pelo menos, 10 min antes da realização da manobra de prona
- Checar o funcionamento do sistema de aspiração de secreções e bolsa-válvula-máscara (Ambu). Colocar sistema de aspiração fechado
- Manter próximos material de intubação e carro de reanimação cardiorrespiratória completo, com fácil acesso
- Verificar o posicionamento adequado e o comprimento dos circuitos do ventilador
- Realizar os cuidados de higiene corporal, como a higiene bucal com antisséptico e de meato urinário ou perineal, se possível, previamente à manobra
- Checar e registrar a posição da sonda nasoentérica (SNE) por ausculta pelo enfermeiro
- Pausar a dieta enteral por 2 h antes do procedimento, ou o tempo que for possível, mantendo a SNE aberta em frasco
- Verificar e reforçar a fixação de sondas, tubos, drenos e cateteres, a fim de evitar eventos adversos, como extrusão e/ou avulsão desses dispositivos
- Verificar o posicionamento do tubo endotraqueal, aferir a pressão do balonete e registrar a altura da comissura labial
- Trocar curativos em caso de sujidade, umidade, descolamento ou validade, para a prevenção de infecção relacionada aos dispositivos
- Checar a extensão dos equipos, para evitar tração de cateteres
- Descontinuar drogas contínuas, exceto vasopressores e nutrição parenteral (NPT)
- Atentar para dreno de tórax. Deve ser dada atenção especial à sua fixação e à manutenção do selo d'água durante a manobra. O dreno não deve ser clampeado durante a manobra. É recomendado que seja mantido na altura dos pés do indivíduo, com o extensor ao longo de seu corpo, propiciando o giro de paciente
- Clampear e posicionar a sonda vesical de demora, junto a seu coletor, entre os membros inferiores do paciente
- Desconectar os demais extensores, como de aspiração e coletor de SNE, ficando a SNE fechada
- Interromper a terapia renal substitutiva (hemodiálise contínua) quando houver, devido ao alto risco de complicações durante o procedimento. Manter a máquina em regime de recirculação e heparinizar o cateter de hemodiálise
- Realizar higiene ocular, hidratação com colírio lubrificante e oclusão com adesivo hipoalergênico microporoso ou filme de polietileno, para tentar evitar atrito com o lençol ou posicionadores e, assim, prevenir secagem, abrasões da córnea e infecção oftálmica
- Dispositivos de via aérea orofaríngea (cânula de Guedel) e aspiradores da cavidade oral devem ser removidos, com o intuito de evitar lesões
- A analgesia e a sedação devem ser avaliadas previamente à manobra. Deve ser monitorado com índice bispectral (BIS) para a avaliação do nível de sedação, considerando a necessidade de repiques de sedação e de bloqueadores neuromusculares, conforme orientação e prescrição médica, a fim de podermos desligar a infusão contínua durante a parte do *checklist* chamada de *execução da manobra*, de forma segura
- Uma vez adequada a sedação, o cabo do sensor de BIS pode ser desconectado durante a realização da manobra, sendo reconectado quando a manobra de prona terminar
- Recomendam-se cuidados com a pele de acordo com protocolo de prevenção e tratamento de lesões por pressão específico da instituição de aplicação de curativos hidrocoloides ou outros curativos adesivos acolchoados a serem aplicados nas proeminências ósseas expostas à pressão durante a posição prona (face, tórax, cristas ilíacas e joelhos – Figura 44.8).

■ Execução da manobra

A manobra para a posição prona, protocolada e utilizada no HCPA, denominada *manobra do envelope*. Depois de ter realizado o *checklist* da pré-manobra, deve ser realizada a parte do *checklist* da prona segura, chamada de *execução da manobra*:

- Realizar os registros dos sinais vitais
- Deslocar os eletrodos do tórax anterior do paciente para os membros superiores:
  ○ Eletrodo V na porção anterior do ombro direito
  ○ RA e RL na posição anterior do braço direito
  ○ LA e LL na porção anterior do braço esquerdo (Figura 44.9)

- Fixar o transdutor de pressão da linha arterial no braço do paciente, na altura do eixo flebostático com fita hipoalergênica microporosa. O soro e o pressurizador devem ser posicionados entre o braço e o tórax do paciente durante a execução manobra do envelope (Figura 44.10)
- Nesse momento, pausar e desconectar do acesso venoso as infusões contínuas, exceto substâncias vasoativas e NPT
- Manter cabeceira reta (em 0°) e, se houver colchão de ar, ele deve ser insuflado. Manter os braços do paciente ao longo do corpo, aproximar o máximo possível os membros inferiores e posicionar os coxins de tórax e pelve (que ficarão dentro do envelope)
- Colocar um coxim sobre o tórax anterior do paciente, acima dos mamilos, e outro no nível da crista ilíaca (Figura 44.11).

Giro da manobra

Equipe determinada e na beira do leito.

Posicionamento da equipe

A equipe deve se posicionar conforme indicado a seguir.

- **Médico.** Deve se posicionar na cabeceira da cama e coordenar o giro. Será responsável por segurar o tubo orotraqueal, os cateteres e a SNE.
- **Fisioterapeuta e enfermeiro.** Deve-se dispor um em cada lado da cama, na altura do tórax do paciente.
- **Técnicos de enfermagem.** Deve-se posicionar um de cada lado da cama, na altura da crista ilíaca do paciente.
- **Profissional que coordena o *checklist*.** Deve se posicionar nos pés da cama, local onde tenha visão ampla de todo o procedimento, podendo alertar o grupo sobre algum detalhe que esteja faltando ou alteração dos sinais vitais.

Caso o paciente esteja com dreno de tórax, será necessário mais um profissional, apenas para realizar a transferência do giro do dreno durante a execução da manobra (Figura 44.12).

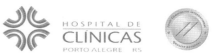

Checklist da PRONA segura

Etiqueta do paciente aqui

Data: ___/___/____ Turno: _____ Hora da Prona: ____:____ Hora do retorno para supina: ____:____

Realizar as atividades abaixo, conforme sigla: TÉC (técnico de enfermagem), ENF (enfermeiro), FIS (fisioterapeuta), MÉD (médico)

Pré-manobra – *Time-in*	Execução da manobra	Pós-manobra – *Time-out*
Dieta	**Registros**	**Posicionamento**
☐ TÉC: pausar e abrir SNE em frasco 2 h antes Hora da pausa da dieta: _____ h	☐ TÉC: registrar BIS, sinais vitais, parâmetros de VM	☐ MÉD: confirmar posição do TOT ou TQT ☐ ENF/FIS: posicionar coxim facial ☐ TÉC 1: reiniciar infusões
Materiais	**Preparação para manobra**	☐ ENF: posicionar dômus da PAM (revisar ponto **zero**) ☐ TÉC 1: posicionar eletrodos no dorso
☐ ENF/FIS: providenciar coxins ☐ Confecção: coxim de piramidal + 2 lençóis + fronha presos com fita crepe ☐ TÉC: aproximar carro PCR e caixa de intubação ☐ TÉC: testar material de aspiração e ambu	☐ ENF: posicionar eletrodos e dômus da PAM nos MsSs e alinhar cabos de monitorização e oximetria ☐ TÉC: desconectar BIS, frasco de SNE, extensor de aspiração ☐ TÉC: clampear sondas e drenos (exceto dreno de tórax) e posicionar entre as pernas ou braços do paciente	☐ TÉC 2: posicionar sondas e drenos e abrir clampes ☐ ENF/FIS: elevar membro superior em posição de nadador ☐ TÉC/FIS: posicionar demais coxins (mão, abaixo e acima do joelho) ☐ TÉC: Trendelemburg reverso (elevar a cabeceira)
Cuidados	**Execução da manobra**	**Cuidados**
☐ ENF: solicitar consultoria com a psicologia para orientação de familiares dos pacientes em prona ☐ TÉC: realizar cuidados oculares (hidratação e oclusão) ☐ Cuidados com a pele: hidrocoloide em ( ) face, ( ) tórax, ( ) crista ilíaca, ( ) joelho, ( ) _____ ☐ ENF: revisar fixação dos dispositivos invasivos e curativos. Revisar comprimento dos extensores ☐ ENF: pausar hemodiálise contínua, recircular e heparinizar cateter	☐ TÉC: posicionar a cama em posição plana, inflar colchão e alinhar membros ☐ ENF/FIS: posicionar os coxins – pelve e tórax ☐ TÉC: posicionar o lençol móvel sobre o paciente ☐ TÉC: pausar infusões e desconectar (manter apenas vasopressor e NPT) ☐ TÉC/ENF/FIS: formar o envelope (enrolar a borda dos lençóis o mais próximo possível do corpo do paciente) ☐ Realizar a manobra (3 momentos do giro)	☐ ENF: reiniciar hemodiálise contínua (se mantiver estabilidade hemodinâmica e ventilatória) ☐ ENF/TÉC/FIS/MÉD: alternar posição de nadador a cada 2 h ☐ TÉC: ativar pontos de pressão ☐ TÉC: registrar BIS, sinais vitais, parâmetros VM, comissura labial, pressão balonete e intercorrências ☐ Solicitar consultoria psicológica
Via aérea	**Eventos adversos**	**Dieta**
☐ TÉC: aspirar VAS e TOT ou TQT ☐ ENF: verificar fixação do cadarço, registrar comissura labial e pressão do balonete do TOT ☐ MÉD/FIS: pré-oxigenar (FIO$_2$: 100% por 10 min)	Atenção: Não realizar raios X em prona Em caso de dreno do tórax: não clampear dreno de tórax!	☐ ENF: reiniciar dieta 1 h após (30 mℓ/h ou conforme avaliação médica), se não houver intercorrências Hora do reinício da dieta: _____ h ☐ TÉC: observar tolerância à dieta e progredir: 40 mℓ/h após 6 h e 50 mℓ/h após 12 h de prona
Analgesia e sedação		
☐ MÉD: avaliar necessidade de repique de sedação e curarização (avaliar valor do BIS se disponível)		

Figura 44.5 ▪ Última versão do *checklist* da manobra de prona segura (pré-manobra, execução da manobra e pós-manobra). Frente e verso da folha com orientações para equipe e protocolo de prona do serviço em formato de fluxograma. (Imagem gentilmente cedida por Oliveira *et al.*, 2017.[29]) SNE: sonda nasoentérica; PCR: parada cardiorrespiratória; VAS: vias aéreas; TOT: tubo orotraqueal; TQT: traqueostomia; FIO$_2$: fração inspirada de oxigênio; BIS: índice biespectral; VM: ventilação mecânica; PAM: pressão arterial média; MsSs: membros superiores; NPT: nutrição parenteral; PaO$_2$: pressão parcial de oxigênio; PaCO$_2$: pressão parcial de gás carbônico; SatO$_2$: saturação de oxigênio; Ppico: pressão de pico; Pplatô: pressão de platô. (*continua*)

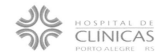

Passo 1: definição da hora e da equipe

Médico define a manobra de Prona e combina com enfermeiro e fisioterapeuta o momento da execução da manobra. O enfermeiro define a equipe que participará do procedimento (6 membros: 1 médico, 1 fisioterapeuta, 1 enfermeiro e 2 técnicos. O sexto componente será responsável apenas pelo *checklist*)

Responsabilidades durante toda a manobra:
- Enfermeiro: PAM invasiva/suspensão das drogas/rever dieta
- Médico: cuidados com TOT durante manobra e verificação pós-manobra
- Fisioterapeuta: aspiração do tubo
- Técnico 1: responsável por retirada e colocada de eletrodos
- Técnico 2: clampear e desclampear drenos e sondas

Atenção: em caso de dreno de tórax a equipe deve ser constituída por mais um membro que será responsável pelos cuidados com o dreno e o seu frasco

Não clampear dreno de tórax!

Passo 2: providenciar coxins (responsável: fisioterapeuta)
Passo 3: realizar os cuidados pré-manobra (responsável: enfermeiro)
Passo 4: reunião da equipe para execução da manobra

⇒ No momento determinado a equipe deve se reunir: o médico se posiciona na cabeceira do leito, um enfermeiro e um fisioterapeuta a cada lado do banco do paciente e dos técnicos. Uma pessoa da equipe que não está envolvida na manobra deve realizar o *checklist*

⇒ O *time-in* (cuidados pré-manobra) deve ser checado com todos os membros da equipe reunidos, embora sua execução já deva ter sido realizada previamente

⇒ **Em caso de parada cardiorrespiratória: reanimar paciente em posição pronal**

Coleta de gasometria:

	Posição supina (antes da Prona)	1 h de Prona	6 h de Prona	Final da Prona	4 h em posição supina	12 h em posição supina
PaO_2						
$PaCO_2$						
pH						
SaO_2						
FIO_2						

Mecânica ventilatória:

	Posição supina	1 h de Prona	Final da Prona	4 h em posição supina
Ppico				
Pplatô				
PEEP				
VAC				

Figura 44.5 ▪ (*continuação*) Última versão do *checklist* da manobra de prona segura (pré-manobra, execução da manobra e pós-manobra). Frente e verso da folha com orientações para equipe e protocolo de prona do serviço em formato de fluxograma. (Imagem gentilmente cedida por Oliveira et al., 2017.[29]) SNE: sonda nasoentérica; PCR: parada cardiorrespiratória; VAS: vias aéreas; TOT: tubo orotraqueal; TQT: traqueostomia; FIO_2: fração inspirada de oxigênio; BIS: índice biespectral; VM: ventilação mecânica; PAM: pressão arterial média; MsSs: membros superiores; NPT: nutrição parenteral; PaO_2: pressão parcial de oxigênio; $PaCO_2$: pressão parcial de gás carbônico; $SatO_2$: saturação de oxigênio; Ppico: pressão de pico; Pplatô: pressão de platô.

Preparação para o giro

É preciso unir dois lençóis, do mesmo tamanho, ficando um embaixo (lençol móvel) e outro sobre o paciente. Os lençóis devem ser unidos pelas pontas e enrolados firmemente, propiciando um "envelope" seguro para o giro do paciente (Figuras 44.13 e 44.14).

Coordenação do giro

O paciente deve ser deslocado para a lateral contrária ao ventilador (Figura 44.15), colocado em posição transversal (Figura 44.16) e, por fim, pronado (Figura 44.17). Durante a posição transversal, será realizada a troca das mãos entre os componentes da equipe, devendo cada um manter seu braço dominante próximo ao paciente (em contato com a cama) e outro na porção superior do "envelope". Em caso de haver dreno de tórax, o dreno deve passar por cima do paciente, portanto, o paciente será rodado para o lado contrário da inserção do dreno; se necessário, deslocar o ventilador.

▪ Cuidados pós-manobra

Os cuidados pós-manobra de prona consistem em:

- Colocar paciente em posição de nadador: com um membro superior elevado em 80° de abdução, com o cotovelo fletido a 90°; a face voltada para o membro em elevação, "olhando para a mão". Pode-se colocar um pequeno coxim oval na palma da mão do membro em elevação, a fim de estender o punho e manter a semiflexão dos dedos. Já o membro contralateral será mantido para baixo, em posição anatômica, ao lado do corpo do paciente. Este posicionamento minimiza o risco de lesão de plexo braquial (Figura 44.18)
- Verificar o posicionamento do tubo orotraqueal (TOT), aferir a pressão do balonete, registrar a altura na comissura labial do TOT e realizar a ausculta pulmonar
- Reposicionar os eletrodos dos braços para o dorso do paciente (Figura 44.18)
- Reposicionar o dômus da linha arterial na altura do eixo flebostático e zerar linha arterial
- Conferir o posicionamento e as conexões dos cateteres venosos e drenos, bem como sua patência, realizando o reinício das infusões pausadas para o procedimento
- Revisar a cavidade oral em busca de possíveis pontos de pressão na mucosa e língua, além de necessidade de higienização
- Reavaliar a mecânica ventilatória do paciente
- Revisar posicionamento adequado dos coxins; o abdome do paciente deve estar livre (Figura 44.19)
- Colocar em posição Trendelenburg reverso, a fim de reduzir o risco de aspiração
- Reavaliar o início da dieta enteral em 1 h após a manobra, desde que o paciente tenha condições clínicas e não tenha apresentado grande volume de drenagem no período de abertura da SNE, sendo liberado pelo médico. Iniciar a dieta com 50% da dose calculada e progredir após 4 a 6 h para a dose completa, se bem tolerada. Avaliar tolerância da dieta durante a posição prona, atentando-se para

distensão abdominal e presença de resíduos de dieta na cavidade oral; neste caso, a sonda deve ser reaberta em frasco. Revisar, na prescrição, uso de procinético fixo.

■ Cuidados durante a manobra de prona

Os cuidados durante a manobra de prona consistem em:

- Efetuar a manobra de nadador de 2/2 h, sempre realizada por dois profissionais, de preferência com o enfermeiro sempre presente; reavaliar *kinking* (dobras) ou obstrução do TOT, aspirar conteúdo gástrico que possa prejudicar a ventilação, devendo ser reavaliada a ação de alternância de decúbito pela equipe multidisciplinar
- Atentar, quando o paciente estiver em terapia dialítica, caso ocorra falha de fluxo de sangue no cateter relacionada à alternância de posição "nadador"; esta deve ser reavaliada pela equipe
- Cuidados de higiene adicionais podem ser necessários, levando em consideração a possibilidade de drenagem de secreções pela cavidade oral/nasal, o que deve requerer, no mínimo, dois profissionais para sua execução durante a posição prona
- Durante a manutenção da posição, deve-se garantir que não haja compressão ocular direta

- Rever áreas de compressão e ajustar coxins, se necessário
- Devem ser reavaliadas analgesia e sedação durante todo o período de manutenção da posição.

■ Cuidados de enfermagem devem ser diferenciados para o paciente pronado?

Os cuidados específicos de enfermagem são extensos, inúmeros e fundamentais para garantir a segurança e evitar eventos adversos. As realizações dos cuidados de enfermagem iniciam-se antes do início da manobra, se estendem durante a prona e seguem até o retorno à posição supina.

Nosso grupo do HCPA padronizou um *bundle* de cuidados especiais para esses pacientes, utilizando ferramentas criadas pelo próprio grupo: *checklist da prona segura e supina segura*, prescrição de enfermagem e evolução de enfermagem padrão para pronados. Essa implementação garante a realização de todas as etapas pelas equipes assistenciais, em qualquer horário do dia. A correta sequência garante a segurança do paciente e assegura a realização dos cuidados necessários durante a manutenção da posição, que se estende por até 20 h.[22,29]

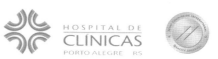

Checklist do reposicionamento em posição SUPINA

Etiqueta do paciente aqui

Data: ___/___/___ Turno: ____ Hora da Prona: ____:____ Hora do retorno para supina: ____:____

Realizar as atividades abaixo, conforme sigla: TÉC (técnico de enfermagem), ENF (enfermeiro), FIS (fisioterapeuta), MÉD (médico)

Pré-manobra – *Time-in*	Execução da manobra	Pós-manobra – *Time-out*
Dieta	**Registros**	**Posicionamento**
☐ TÉC: pausar e abrir SNE em frasco 2 h antes Hora da pausa da dieta: _____ h	☐ TÉC: registrar BIS, sinais vitais, parâmetros de VM	☐ MÉD: confirmar posição do TOT ou TQT ☐ TÉC 1: reiniciar infusões ☐ ENF: posicionar dômus da PAM (revisar ponto **zero**) ☐ TÉC 1: posicionar eletrodos no dorso ☐ TÉC 2: posicionar sondas e drenos e abrir clampes ☐ TÉC: Trendelemburg reverso (elevar a cabeceira)
Materiais	**Preparação para manobra**	
☐ TÉC: aproximar carro PCR e caixa de intubação ☐ TÉC: testar material de aspiração e ambu	☐ ENF: posicionar eletrodos e dômus da PAM nos MsSs e alinhar cabos de monitorização e oximetria ☐ TÉC: desconectar BIS, frasco de SNE, extensor de aspiração ☐ TÉC: clampear sondas e drenos (exceto dreno de tórax) e posicionar entre as pernas ou braços do paciente	
Cuidados	**Execução da manobra**	**Cuidados**
☐ ENF: revisar fixação dos dipositivos invasivos e curativos ☐ ENF: pausar hemodiálise contínua, recircular e heparinizar cateter	☐ TÉC: posicionar a cama em posição plana, inflar colchão e alinhar membros ☐ TÉC: pausar infusões e desconectar (manter apenas vasopressor e NPT) ☐ Realizar a manobra (3 momentos do giro)	☐ ENF: reiniciar hemodiálise contínua (se mantiver estabilidade hemodinâmica e ventilatória) ☐ TÉC: registrar BIS, sinais vitais, parâmetros VM, comissura labial, pressão balonete e intercorrências ☐ TÉC: desmontar coxim, higienizar com desinfetante padrão e guardar na sala de materiais
Via aérea	**Eventos adversos**	**Dieta**
☐ TÉC: aspirar VAS e TOT ou TQT ☐ ENF: verificar fixação do cadarço, registrar comissura labial e pressão do balonete do TOT ☐ MÉD/FIS: pré-oxigenar (FIO₂: 100% por 10 min)	Atenção: Não realizar raios X em prona Em caso de parada cardiorrespiratória reanimar paciente em posição pronal	☐ ENF: reiniciar dieta 1 h após Hora do reinício da dieta: _____ h
Analgesia e sedação		**Consultoria**
☐ MÉD: avaliar necessidade de repique de sedação e curarização (avaliar valor do BIS se disponível)		☐ ENF: solicitar consultoria com a psicologia para orientação de familiares dos pacientes em prona

Figura 44.6 ■ *Checklist* para retorno à posição supina. (Imagem gentilmente cedida por Oliveira *et al.*, 2017.[29]) SNE: sonda nasoentérica; PCR: parada cardiorrespiratória; VAS: vias aéreas; TOT: tubo orotraqueal; TQT: traqueostomia; FIO_2: fração inspirada de oxigênio; BIS: índice biespectral; VM: ventilação mecânica; PAM: pressão arterial média invasiva; MsSs: membros superiores; NPT: nutrição parenteral; VM: ventilação mecânica; FIO_2: fração inspirada de oxigênio; PaO_2/FIO_2: relação entre pressão parcial de oxigênio e fração inspirada de oxigênio; VD: ventrículo direito; IV: via intravenosa; SpO_2: saturação de oxigênio da hemoglobina; PIA: pressão intra-abdominal. (*continua*)

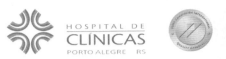

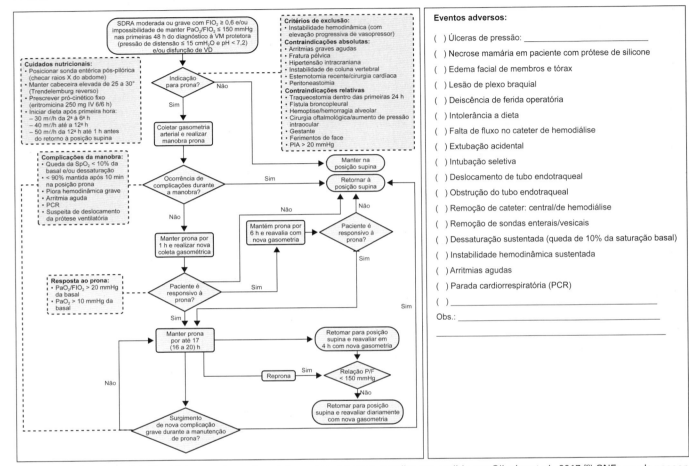

Figura 44.6 ▪ (*continuação*) *Checklist* para retorno à posição supina. (Imagem gentilmente cedida por Oliveira *et al.*, 2017.[29]) SNE: sonda nasoentérica; PCR: parada cardiorrespiratória; VAS: vias aéreas; TOT: tubo orotraqueal; TQT: traqueostomia; FIO_2: fração inspirada de oxigênio; BIS: índice biespectral; VM: ventilação mecânica; PAM: pressão arterial média invasiva; MsSs: membros superiores; NPT: nutrição parenteral; VM: ventilação mecânica; FIO_2: fração inspirada de oxigênio; PaO_2/FIO_2: relação entre pressão parcial de oxigênio e fração inspirada de oxigênio; VD: ventrículo direito; IV: via intravenosa; SpO_2: saturação de oxigênio da hemoglobina; PIA: pressão intra-abdominal.

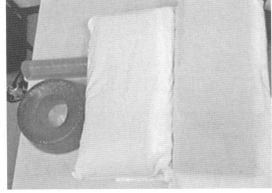

Figura 44.7 ▪ Coxins necessários para posicionamento em prona. (Imagem gentilmente cedida pelo Grupo Multidisciplinar de Ensino e Pesquisa em Prona do HCPA.)

Capítulo 44 ■ Orientações para o Uso Seguro da Manobra de Prona na SDRA   419

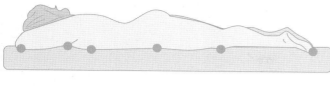

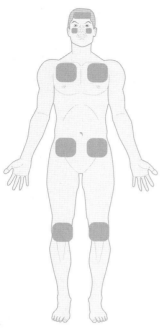

Figura 44.8 ■ Pontos de proeminência óssea que devem ser cobertas por hidrocoloides.

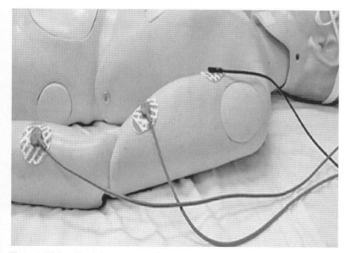

Figura 44.9 ■ Posicionamento dos eletrodos no braço. Eletrodo terra (V) na porção anterior do ombro direito, eletrodo do braço direito (RA) eletrodo do braço esquerdo (RL na posição anterior do braço direito). (Imagem gentilmente cedida pelo Grupo Multidisciplinar de Ensino e Pesquisa em Prona do HCPA.).

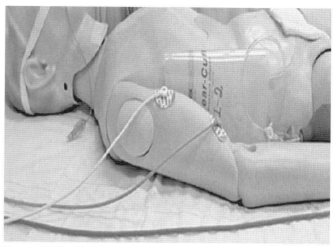

Figura 44.10 ■ Posicionamento dos eletrodos no braço esquerdo e soro e pressurizador entre braço e tórax do paciente. (Imagem gentilmente cedida pelo Grupo Multidisciplinar de Ensino e Pesquisa em Prona do HCPA.).

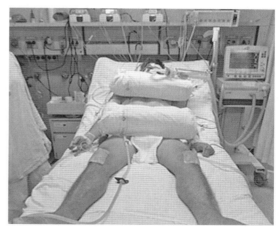

Figura 44.11 ■ Posicionamento dos coxins da cintura pélvica e escapular antes da manobra prona. (Imagem gentilmente cedida pelo Grupo Multidisciplinar de Ensino e Pesquisa em Prona do HCPA.)

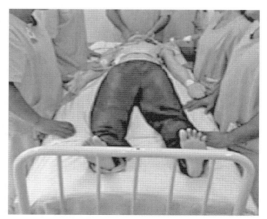

Figura 44.12 ■ Equipe reunida para início da manobra. (Imagem gentilmente cedida pelo Grupo Multidisciplinar de Ensino e Pesquisa em Prona do HCPA.)

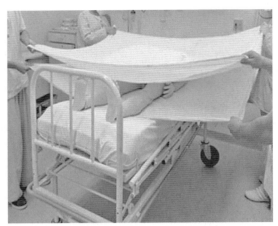

Figura 44.13 ■ Preparação para a manobra do envelope. Colocação de dois lençóis de mesmo tamanho, um em cima do paciente e outro embaixo. (Imagem gentilmente cedida pelo Grupo Multidisciplinar de Ensino e Pesquisa em Prona do HCPA.)

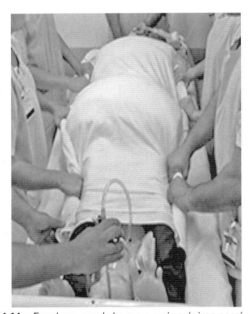

Figura 44.14 ■ Envelope, enrole bem e o mais próximo possível do corpo do paciente os lençóis, deixando bem firme para o giro. Note o dreno de tórax entre as pernas do paciente. (Imagem gentilmente cedida pelo Grupo Multidisciplinar de Ensino e Pesquisa em Prona do HCPA.)

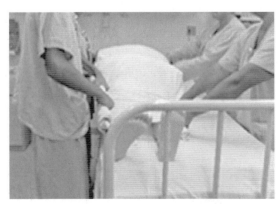

Figura 44.15 ■ Deslocamento do paciente para a lateral da cama contrária ao ventilador. (Imagem gentilmente cedida pelo Grupo Multidisciplinar de Ensino e Pesquisa em Prona do HCPA.)

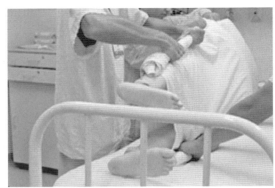

Figura 44.16 ■ Lateralização e realização da troca das mãos. (Imagem gentilmente cedida pelo Grupo Multidisciplinar de Ensino e Pesquisa em Prona do HCPA.)

Prescrição padrão

A prescrição de enfermagem padrão encontra-se ilustrada na Figura 44.20.

Evolução padrão

A evolução padrão proposta pelo grupo garante o registro de todos os aspectos importantes relacionados à manobra:

- Dados da mecânica ventilatória: PaO_2/FIO_2 no momento da indicação, modo ventilatório, PEEP, FIO_2, pressão de pico, pressão platô e saturação de oxigênio
- Cuidados oculares realizados (lubrificação e oclusão ocular)
- Cuidados com a proteção da pele (preexistência de lesões de pele, escala de risco de lesões de pele e cuidados realizados para a prevenção nos pontos de apoio)
- Intercorrências ocorridas durante a realização da manobra e/ou durante sua manutenção
- Horário da realização da manobra e previsão de retorno à posição supina, com o intuito de planejamento da equipe multidisciplinar (Figura 44.21).[22,29]

■ Qual a abordagem da fisioterapia no paciente em posição prona? O que é permitido?

A fisioterapia precoce na SDRA é identificada como importante ferramenta terapêutica para o tratamento desses pacientes, tendo como objetivos: a minimização dos efeitos adversos relacionados ao imobilismo, a manutenção das vias aéreas pérvias e a promoção da expansibilidade pulmonar com consequente melhora das trocas gasosas. O fisioterapeuta atua em conjunto com a equipe multidisciplinar em todos os momentos da realização da manobra de prona.

As manobras torácicas devem ser realizadas com adaptação da posição das mãos, abrangendo as porções laterais e posteriores do tórax e as aspirações devem ser realizadas com sistema fechado e pausa expiratória por 5 a 10 s, a fim de manter as vias aéreas pressurizadas e evitando, assim, episódios de piora da hipoxemia e possíveis perdas de recrutamento alveolar.

■ Como confeccionar os coxins?

Coxim de cabeça

O coxim para a cabeça deve ter formato de arandela ou de ferradura, com saída do TOT na porção vazada, diminuindo os riscos de compressão ou *kinking*. Poderá ser usado coxim de gel, se disponível no serviço, ou confeccionado manualmente com compressas enroladas e cobertas com ataduras em formato circular. A altura do coxim da cabeça deve ser suficiente para evitar flexão ou hiperextensão da cervical.

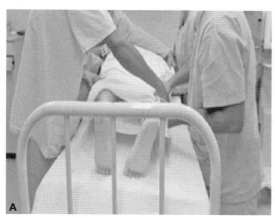 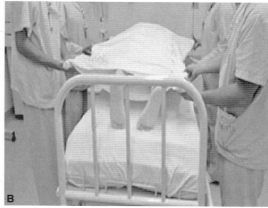

Figura 44.17 ■ Giro completo, pronação. (Imagem gentilmente cedida pelo Grupo Multidisciplinar de Ensino e Pesquisa em Prona do HCPA.)

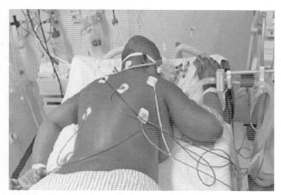 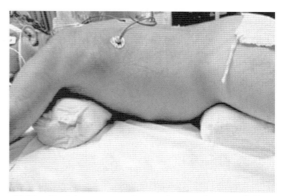

Figura 44.18 ■ Posição de nadador e posição dos eletrodos no dorso do paciente. (Imagem gentilmente cedida pelo Grupo Multidisciplinar de Ensino e Pesquisa em Prona do HCPA.)

Figura 44.19 ■ Posicionamento dos coxins na cintura pélvica e escapular do paciente em prona. (Imagem gentilmente cedida pelo Grupo Multidisciplinar de Ensino e Pesquisa em Prona do HCPA.)

Prontuário paciente	Nome	Local	Validade inicial	Validade final
		L:13304	06/07/2017 19:00	07/07/2017 19:00

Cuidados prescritos

Telefone	Código	Intervenção	Complemento
☐	1757	Aplicar películas protetoras nos pontos de pressão: tórax, pelve, cristas ilíacas e joelhos	
☐	1527	Monitorar fontes de pressão e fricção na pele	
☐	1759	Realizar mudança de decúbito alternando posição de nadador a cada 2 h	
☐	1765	Registrar as condições da pele	

Figura 44.20 ■ Prescrição de enfermagem padrão. (Imagem gentilmente cedida pelo Grupo Multidisciplinar de Ensino e Pesquisa em Prona do HCPA.)

Coxins de tórax e cintura pélvica

O fisioterapeuta providencia ou confecciona os coxins para posicionamento adequado do paciente. Os coxins das cinturas pélvica e escapular têm como objetivo principal deixar o abdome livre, minimizando os efeitos do aumento da pressão intra-abdominal e permitindo melhor expansão pulmonar.[5]

No mercado, existem coxins de gel com diferentes espessuras e alturas, que podem auxiliar no posicionamento e reduzir a incidência de lesões de pele. Caso as unidades tenham disponíveis tais coxins de gel, que possam ser facilmente higienizados, recomendamos que sejam utilizados, mantendo o gel em contato com a pele do paciente. No entanto, a maior parte dos centros de terapia intensiva (CTIs) não dispõe desse material, então sugerimos a confecção do mesmo.

> **Enfermagem – Terapia intensiva/PRONA**
>
> **Objetivo:** Paciente sedado e curarizado, mantendo BIS em torno de 45. Recebendo noradrenalina de 0,5 mcg/kg/min em CVC. PA: 100/60 mmHg. FC: 85 bpm. Ventilação mecânica em VC: 450 mℓ/min; PEEP: 13; FIO$_2$: 100%, Ppico: 35 cmH$_2$O; Pplatô: 23 cmH$_2$O; SpO$_2$: 90%. Secreção mucopurulenta em média quantidade à aspiração. Relação P/F: 110. Indicada posição prona pela equipe. Pele íntegra. Braden: 9. Demais: conforme evolução de rotina.
>
> **Conduta:** Realizado *checklist* prona segura, cuidados oculares (hidratação e oclusão). Aplicados hidrocoloides nos pontos de apoio: face, tórax, cristas ilíacas e joelhos. Manobra realizada sem intercorrências às 11h45min. Posição nadador com face para D, alternar de 2/2 h conforme prescrição de enfermagem. Meta de retorno à posição supina amanhã às 11h45min conforme combinado com equipe. Após 1 h coletada nova gasometria arterial com melhora da relação P/F: 163. Segue em VC: 320 mℓ/min; PEEP: 13; FIO$_2$: 70%; FR: 30 mpm; Ppico: 31 cmH$_2$O; Pplatô: 20 cmH$_2$O; SpO$_2$: 100%.
>
> **Conduta de educação:** Oriento os familiares quanto ao procedimento realizado e potenciais benefícios da posição. Flexibilizadas visitas rápidas antes e após manobra. Solicitada consultoria do serviço de psicologia.

Figura 44.21 ▪ Modelo de evolução padrão. (Imagem gentilmente cedida pelo Grupo Multidisciplinar de Ensino e Pesquisa em Prona do HCPA.)

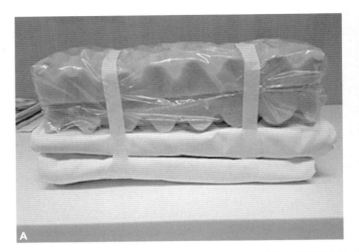

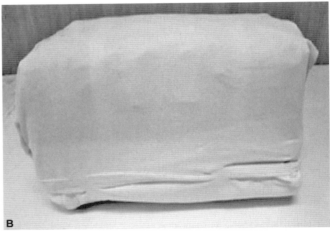

Figura 44.22 ▪ Confecção dos coxins com colchão piramidal e lençóis. (Imagem gentilmente cedida pelo Grupo Multidisciplinar de Ensino e Pesquisa em Prona do HCPA.)

Deve-se avaliar o biotipo do paciente, verificando a largura das cinturas pélvica e escapular e se há abdome pronunciado, a fim de individualizar a confecção, conforme o peso e o tamanho do paciente. No HCPA, disponibilizamos para a equipe assistencial três tamanhos diferentes de espuma (P, M e G), confeccionados a partir da medida de voluntários do serviço (mulher pequena, homem grande, homem de tamanho médio). É importante que os coxins tenham sua largura o mais próximo possível da largura do tórax e do quadril do paciente, evitando sobras laterais e diminuindo a chance de deslocamentos dos coxins durante a manobra do envelope.

Para a construção dos coxins em pacientes normotróficos deve-se colocar espuma piramidal e lençol dobrado do mesmo tamanho e cobri-los com fronha. Cuidado para não haver dobra ou saliência no coxim, a fim de evitar fricção ou pontos de maior pressão. A espuma é que deve ficar em contato com o paciente (Figura 44.22).

Em paciente obesos ou com abdome pronunciado, deve-se adicionar mais lençóis dobrados à espuma, até se chegar a uma altura de coxim ideal que não ceda ao peso do paciente. Garantir altura suficiente para manter o abdome com o menor contato possível com a cama.

Coxim dos membros inferiores

Posicionar, nas coxas, pequenos coxins para evitar a pressão dos joelhos sobre a cama. Posicionar, na face anterior das pernas, pequeno coxim para manter os pés com o mínimo de plantiflexão (Figura 44.23). Atentar para que não ocorra apoio excessivo dos dedos do pé contra o colchão, gerando lesões.

▪ Como deve ser a abordagem psicológica de familiares e equipe?

A rotina de uma família é totalmente alterada pela hospitalização de um familiar em UTI. Os processos de cuidado e o próprio ambiente despertam nos pacientes e seus familiares sentimentos de medo e desamparo, além de gerar dúvidas e incertezas, que podem manifestar-se por meio de sintomas e potenciais manifestações de ansiedade, depressão, estresse pós-traumático, distúrbios do sono, entre outros. A comunicação é um fator determinante quanto aos efeitos dessas manifestações psíquicas, pois pode minimizar tais incertezas ou, por outro lado, incrementá-las.

Processos cognitivos complexos e a gravidade das situações favorecem a dificuldade de comunicação entre equipe e família.

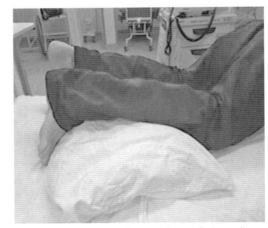

Figura 44.23 ▪ Posicionamento dos membros inferiores. (Imagem gentilmente cedida pelo Grupo Multidisciplinar de Ensino e Pesquisa em Prona do HCPA.)

▪ Prona em paciente com situações especiais: o que fazer?

Os cuidados referentes ao posicionamento e as vias aéreas dos pacientes em posição prona devem ser avaliados caso a caso, respeitando as alterações e deformidades osteomusculares, a composição corporal de cada paciente, o tipo de prótese ventilatória e os dispositivos adicionais.

Traqueostomizados

É considerada contraindicação absoluta pronar pacientes com traqueostomia nas últimas 24 h, mas não quando o paciente apresenta mais tempo do procedimento.

Algumas particularidades desse tipo de paciente:

- No momento da manobra, as traqueias devem ser posicionadas de forma que passem sobre a cabeça do paciente em direção ao lado contrário do ventilador, evitando que, durante o giro, ocorram dobras ou desconexões do sistema e/ou as traqueias fiquem sob o paciente
- No momento do giro, duas pessoas devem se posicionar na cabeceira, de preferência o fisioterapeuta e o enfermeiro. O fisioterapeuta deve assegurar o posicionamento da prótese de traqueostomia e a condução das traqueias do ventilador, e o enfermeiro deve manter a cabeça do paciente alinhada durante o momento do giro. Estes cuidados evitam possíveis desconexões do sistema e/ou deslocamento da prótese ventilatória
- Nos cuidados pós-manobras, é preciso que o coxim fique mais alto, evitando a compressão da prótese de traqueostomia contra o colchão. A posição da cabeça deve ser mantida com o paciente olhando para a cama (posição neutra) e os braços serão alternados ao mesmo tempo para cima ou para baixo. Atentar sempre para que os olhos estejam bem ocluídos e o nariz do paciente fique livre, evitando lesão.

Mobilidade cervicotorácica reduzida

Optar por posicionamentos mais neutros para a cabeça, como em pacientes traqueostomizados, podendo alternar a posição neutra com leves lateralizações (posição nadador), conforme tolerado, para minimizar lesões.

Politraumatizados

Poderá ser preciso uma pessoa a mais para a realização da manobra no caso de haver fixador externo ou tala gessada, devendo essa pessoa ficar responsável, durante o giro, apenas pelo membro acometido. Considerar ainda a utilização de coxins acessórios para posicionamento neutro do membro afetado.

▶ Terceiro pilar | Educação continuada e capacitação da equipe multidisciplinar por meio de simulação realística

A incidência de eventos adversos reduz com equipe capacitada e experiente no processo.[9,13,21] Portanto, é fundamental treinar a equipe. Pela experiência do nosso grupo do HCPA, é realizada educação continuada com capacitações para a equipe multidisciplinar (médicos, enfermeiros, técnicos de enfermagem, psicólogos e fisioterapeutas), a cada 2 meses, com conteúdo teórico em EAD (educação a distância) associado à prática com simulação realística[22,29] desde a criação do grupo, em 2014. Escolheu-se a simulação como método de ensino, com metodologia ativa, pois nos permite desmistificar os estereótipos profissionais, auxiliando no aprendizado em trabalho em equipe, e possibilita o aprendizado de habilidades (execução da manobra), melhorando os resultados das práticas em saúde.[46]

As capacitações têm dois objetivos: habilidade na manobra do envelope e aplicação do *checklist*; e capacidade de comunicação e trabalho em equipe (CRM, do inglês *crew resource management*), pois entende-se que, muito além da habilidade técnica, é necessário o trabalho em equipe para a promoção de segurança.[47,48]

A literatura conceitua que trabalho em equipe multiprofissional implica objetivos comuns, identidade de equipe compartilhada, compromisso compartilhado, funções da equipe e responsabilidades claras, interdependência entre os membros da equipe e integração entre os métodos de trabalho. A clareza dos papéis profissionais de cada um dos seus membros é um fator essencial, pois pode permitir uma compreensão abrangente tanto de seu papel profissional como também das funções profissionais de seus outros colegas.[49]

A literatura tem demonstrado que a metodologia utilizada na CRM e na simulação em equipes de saúde melhora a efetividade da equipe, as habilidades de comunicação e a capacidade de liderança e pode diminuir erros em até 50%, em CTI, proporcionando práticas mais seguras.[48]

▶ Referências bibliográficas

1. Villar J, Sulemanjii D, Kacmarek R. The acute respiratory distress syndrome: Incidence and mortality, has it changed? Curr Opin Crit Care. 2014;20(1):3-9.
2. Scholten EL, Beitler JR, Pris K, Malhotra A. Treatment of acute respiratory distress syndrome with prone positioning. Chest. Epub 2016 Jul 8.
3. Ashbaugh DG, Bigelow DB, Petty TL, Levine BE. Acute respiratory distress in adults. Lancet. 1967;290(7511):319-23.
4. Bryan AC. Conference on the scientific basis of respiratory therapy. Pulmonary physiotherapy in the pediatric age group. Comments of a devil's advocate. Am Rev Respir Dis. 1974;110(6 Pt 2):143-4.
5. Gattinoni L, Taccone P, Carlesso E, Marini JJ. Prone position in acute respiratory distress syndrome. Rationale, indications, and limits. Am J Respir Crit Care Med.. 2013;188(11):1286-93.
6. Guérin C. PRONE. Curr Opin Crit Care. 2014 Feb;20(1):9297.
7. Brower RG, Matthay MA, Morris A *et al.*; The Acute Respiratory Distress Syndrome Network. Ventilation with lower tidal volumes as compared with traditional tidal volumes for acute lung injury and the acute respiratory distress syndrome. N Engl J Med. 2000;342(18):1301-8.
8. Papazian L, Forel JM, Gacouin A *et al.* Neuromuscular blockers in early acute respiratory distress syndrome. N Engl J Med. 2010;363(12):1107-16.
9. Guérin C, Reignier J, Richard JC *et al*; PROSEVA Study Group. Prone positioning in severe acute respiratory distress syndrome. N Engl J Med. 2013;368(23):2159-68.
10. Gattinoni L, Tognoni G, Pesenti A *et al.* Effect of prone positioning on the survival of patients with acute respiratory failure. N Engl J Med. 2001;345(8):568-73.
11. Guérin C, Gaillard S, Lemasson S *et al.* Effects of systematic prone positioning in hypoxemic acute respiratory failure. JAMA. 2004;292(19):2379-87.
12. Mancebo J, Fernández R, Blanch L *et al.* A multicenter trial of prolonged prone ventilation in severe acute respiratory distress syndrome. Am J Respir Crit Care Med. 2006;173(11):1233-9.
13. Lee JM, Bae W, Lee YJ, Cho YJ. The efficacy and safety of prone positional ventilation in acute respiratory distress syndrome: Updated study-level meta-analysis of 11 randomized controlled trials. Crit Care Med. 2014;42(5):1252-62.
14. Sud S, Friedrich JO, Adhikari NK *et al.* Effect of prone positioning during mechanical ventilation on mortality among patients with acute respiratory distress syndrome: A systematic review and meta-analysis. CMAJ. Epub 2014 May 26.
15. Hu SL, He HL, Pan C *et al.* The effect of prone positioning on mortality in patients with acute respiratory distress syndrome: A meta-analysis of randomized controlled trials. Crit Care. 2014;18(3):R109.
16. Munshi L, Del Sorbo L, Adhikari N *et al.* Prone position for acute respiratory distress syndrome. A systematic review and meta-analysis. Ann Am Thorac Soc. 2017 Oct 01;14(Supplement_4):S280-8.
17. Moerer O, Tonetti T, Quintel M. Rescue therapie for acute respiratory distress syndrome: what to try firts? Curr Opin Crit Care. 2017;23(1):52-9.
18. Sud S, Friedrich JO, Taccone P *et al.* Prone ventilation reduces mortality in patients with acute respiratory failure and severe hypoxemia: Systematic review and meta-analysis. Intensive Care Med. 2010;36(4):585-99.
19. Jové Ponseti E, Villarrasa Millán A, Ortiz Chinchilla D. Analysis of complications of prone position in acute respiratory distress syndrome: Quality standard, incidence and related factors. Enferm Intensiva (English Ed.). 2017;28(3):25-134.
20. Girard R, Baboi L, Ayzac L *et al.* The impact of patient positioning on pressure ulcers in patients with severe ARDS: Results from a multicentre randomised controlled trial on prone positioning. Intensive Care Med. 2014 Mar;40(3):397-403.
21. Park SY, Kim HJ, Yoo KH *et al.* The efficacy and safety of prone positioning in adults patients with acute respiratory distress syndrome: A meta-analysis of randomized controlled trials. J Thorac Dis. 2015;7(3):356-67.
22. Oliveira VM, Weschenfelder M, Deponti G *et al.* Good practices for prone positioning at the bedside: Construction of a care protocol. Rev Assoc Med Bras. 2016;62(2):32-7.
23. Hibbert K, Rice M, Malhotra A. Obesity and ARDS. Chest. 2012; 142(3):785-90.
24. Jong A, Molinari, N Sebbane, M Prades, A, Futier, E. Feasibility and effectiveness of prone position in morbidly obese patients with ARDS: A case-control clinical study. Chest. 2013 Jun;143(6):1554-61.

25. Repessé X, Charron C, Vieillard-Baron A. Acute *cor pulmonale* in ARDS rationale for protecting the right ventricle. Chest. 2015;147(1):259-65.
26. Repesse X, Charron C, Vieillard-Baron A. Right ventricular failure in acute lung injury and acute respiratory distress syndrome. Minerva Anestesiol. 2012;78(8):941-8.
27. Vieillard-Baron A, Charron C, Caille V *et al*. Prone positioning unloads the right ventricle in severe ARDS. Chest. 2007;132(5):1440-6.
28. Vieillard-Baron A, Rabiller A, Chergui K *et al*. Prone position improves mechanics and alveolar ventilation in acute respiratory distress syndrome. Intensive Care Med. 2005;31(2):220-6.
29. Oliveira VM, Piekala DM, Deponti GN *et al*. Safe prone checklist: Construction and implementation of a tool for performing the prone maneuver. Rev Bras Ter Intensiva. 2017;29(2):131-41.
30. Diretrizes Brasileiras de Ventilação Mecânica. Realização: Associação de Medicina Intensiva Brasileira (AMIB) – Comitê de Ventilação Mecânica e Sociedade Brasileira de Pneumologia e Tisiologia (SBPT) – Comissão de Terapia Intensiva da SBPT; 2013.
31. Hraich S, Forel J, Papazian L. The role of neuromuscular blockers in ARDS: Benefits and risks. Curr Opin. 2012 Oct;8(15):495-502.
32. Price DR, Mikkelsen ME, Umscheid CA, Armstrong EJ. Neuromuscular blocking agents and neuromuscular dysfunction acquired in critical illness: A systematic review and meta-analysis. Crit Care Med. 2016 Nov;44(11):2070-8.
33. Alhazzani W, Alshahrani M, Jaeschke R *et al*. Neuromuscular blocking agents in acute respiratory distress syndrome: A systematic review and meta-analysis of randomized controlled trials. Crit Care. 2013; 17(2):R43.
34. Greenberg SB, Vender J. The use of neuromuscular blocking agents in the ICU: Where are we now? Crit Care Med. 2013;41(5):1332-44.
35. deBacker J, Hart N, Fan E. Neuromuscular blockade in the 21st century management of the critically ill patient. Chest. 2017 Mar;151(3):697-706.
36. Szakmany T, Woodhouse T. Use of cisatracurium in critical care: A review of the literature. Minerva Anestesiol. 2015 Apr;81(4):450-60. [Epub 2014 Apr 10. Review.]
37. Reignier JMD, Thenoz-Jost NMD, Fiancette MMD *et al*. Early enteral nutrition in mechanically ventilated patients in the prone position. Crit Care Med. 2004 Jan;32(1):94-9.
38. Reignier J, Dime J, Lefevre L *et al*. Before-after study of a standardized ICU protocol for early enteral feeding in patients turned in the prone position. Clinic Nut. 2010 Apr;29(2):210-6.
39. Linn D, Beckett R, Foellinger K. Administration of enteral nutrition to adults patients in the prone. Intensive Crit Care Nurs. 2015 Feb;31(1):38-43.
40. Hales B, Terblanche M, Fowler R, Sibbald W. Development of medical checklists for improved quality of patient care. Int J Qual Health Care. 2008;20(1):22-30.
41. Gorter S, Rethans JJ, Scherpbier A *et al*. Developing case-specific checklists for standardized-patient-based assessments in internal medicine: A review of the literature. Acad Med. 2000;75(11):1130-7.
42. Scriven M. The logic and methodology of checklists [dissertation]. Claremont, CA: Claremont Graduate University; 2000.
43. Helmreich RL. On error management: Lessons from aviation. BMJ. 2000;320(7237):781-5.
44. Wolff AM, Taylor SA, McCabe JF. Using checklists and reminders in clinical pathways to improve hospital inpatient care. Med J Aust. 2004;181(8):428-31.
45. Sexton JB, Thomas EJ, Helmreich RL. Error, stress, and teamwork in medicine and aviation: Cross sectional surveys. BMJ. 2000;320(7237):745-9.
46. Lockeman, Kelly S *et al*. The effect of an interprofessional simulation-based education program on perceptions and stereotypes of nursing and medical students: A quasi-experimental study. Nurse Educ Today. 2017 Nov;58:32-7.
47. Weller J, Boyd M, Cumin D. Teams, tribes and patient safety: Overcoming barriers to effective teamwork in healthcare. Postgrad Med J. 2014;90(1061):149-54.
48. Musson D, Helmreich R. Team training and resource management in health care: Current issues and future directions. Harvard Health Policy Rev. 2004 Jan;5(1):25-35.
49. Silva JC, Contim D, Ohl RI, Chavaglia SR, Amaral EM. Percepção dos residentes sobre sua atuação no programa de residência multiprofissional. Acta Paul Enferm. 2015;28(2):132-8.

Oxigenação por Membrana Extracorpórea na SDRA

CAPÍTULO 45

Pedro Vitale Mendes ▪ Marcelo Park ▪ Eduardo Leite Vieira Costa ▪ Luciano César Pontes de Azevedo

▶ Introdução

A oxigenação por membrana extracorpórea (ECMO, do inglês *extracorporeal membrane oxygenation*) caracteriza-se pela oxigenação e remoção do gás carbônico (CO_2) sanguíneo por meio da passagem do sangue em um circuito extracorpóreo, ao longo de uma membrana na qual ocorre a difusão dos gases. O principal objetivo dessa terapia é possibilitar uma ventilação mecânica (VM) menos lesiva ao pulmão, permitindo a recuperação gradual do estresse agudo que causou a insuficiência respiratória. Este capítulo visa discutir a fisiologia, a aplicabilidade clínica e os aspectos técnicos do uso de ECMO como suporte respiratório na unidade de terapia intensiva (UTI).

Atualmente, a circulação extracorpórea como suporte respiratório é uma modalidade de resgate, com uso restrito às situações de hipoxemia refratária ou às quais o suporte ventilatório necessário para manter oxigenação e ventilação adequadas é, por si só, um fator agravante da lesão pulmonar. Assim, a síndrome do desconforto respiratório agudo (SDRA) é a condição clínica que constitui a principal causa de hipoxemia refratária com necessidade de ECMO.

Descrita inicialmente em 1967, a SDRA caracteriza-se por intenso processo inflamatório, lesão endotelial capilar e do epitélio alveolar, com redução do surfactante.[1] Clinicamente, consiste em diminuição da complacência pulmonar, colapso alveolar, hipoxemia e hipercapnia. No início de seu tratamento, a mortalidade dos pacientes com SDRA superava 90%.[2] No entanto, a partir da publicação dos estudos que utilizaram estratégia de ventilação pulmonar com baixos volumes correntes e controle das pressões alveolares, essa mortalidade foi significantemente reduzida ao longo dos anos.[3,4] Ao se considerar essa queda na mortalidade com a ventilação protetora, o conceito de que a ECMO possibilitaria a manutenção de uma condição mínima segura de ventilação e oxigenação enquanto o pulmão "descansa" impulsionou o uso de circulação extracorpórea como suporte respiratório em hipoxemia grave.

▶ Evidência clínica atual

O primeiro relato de uso bem-sucedido de ECMO foi em 1972, em um paciente politraumatizado com insuficiência respiratória.[5] Contudo, os primeiros estudos clínicos que o avaliaram na insuficiência respiratória não demonstraram efeitos significativos da terapia.[2,6] Possíveis explicações para tais resultados incluem o início tardio do suporte com ECMO nesses pacientes, o uso de membranas menos biocompatíveis e de ventilação mecânica com alto volume corrente (não protetora). Assim, até o fim da década de 1990, a necessidade de equipes especializadas no manejo de ECMO e a falta de evidência científica restringiram a terapia a poucos centros e casos selecionados, com resultados pouco promissores.

A partir do fim da década de 1990, com a comprovação dos benefícios da ventilação protetora na SDRA, o uso de ECMO em insuficiência respiratória adquiriu um novo propósito ao possibilitar a implementação de parâmetros ventilatórios menos prejudiciais ao pulmão. Aliado a isso, melhorias tecnológicas na circulação extracorpórea, como o surgimento de membranas biocompatíveis de polimetilpenteno, circuitos revestidos com heparina e bombas centrífugas, reduziram as complicações associadas à ECMO, o que possibilitou um novo uso dessa terapia.

No ano de 2009, com a pandemia do novo vírus *influenza* A (H1N1) e a síndrome respiratória aguda grave causada por essa doença, o interesse no uso de ECMO para tratar os pacientes com hipoxemia refratária causada pelo vírus foi renovado. Em uma análise retrospectiva de 215 pacientes com *influenza* A que necessitaram de UTI, 102 utilizaram algum tipo de terapia de resgate para hipoxemia refratária, o que incluiu ventilação de alta frequência, posição prona, uso de óxido nítrico e ECMO.[7]

Na Oceania, de 201 pacientes sob VM com *influenza* A (H1N1), 68 (34%) necessitaram de suporte extracorpóreo como medida de resgate.[8] Assim, apesar de pouca evidência clínica até aquele momento, o uso de ECMO como suporte respiratório ressurgiu como alternativa para esses pacientes com hipoxemia refratária. Desde então, têm surgido estudos sobre transferência de pacientes com hipoxemia refratária para centros de ECMO,[9-12] com mortalidades inferiores à descrita para SDRA em estudos prévios.[11]

No fim de 2009, foi publicado o estudo britânico Cesar Trial,[13] no qual 180 pacientes com hipoxemia refratária foram randomizados para serem transferidos a um centro especializado em ECMO, para receber esta terapia ou manter VM convencional no hospital de origem. O resultado foi um aumento de 47 para 63% no número de pacientes que sobreviveram sem disfunções graves no grupo transferido para iniciar ECMO.[13]

Mais recentemente, com a publicação do estudo EOLIA, em 2018, a incerteza sobre o real benefício do uso da ECMO tornou-se ainda maior. Nesse estudo multicêntrico, 249 pacientes som SDRA grave foram randomizados para receber suporte respiratório com ECMO ou permanecer em VM protetora convencional. O estudo foi interrompido precocemente por não haver diferença entre os grupos, com mortalidade de 35% no grupo ECMO *versus* 46% no grupo-controle. No entanto, 28% dos pacientes do grupo-controle quebraram o protocolo e utilizaram ECMO na evolução como medida de resgate, o que pode ter influenciado os resultados publicados.[14]

Finalmente, apesar de um histórico controverso, o desenvolvimento tecnológico no suporte extracorpóreo, aliado às técnicas de ventilação protetora e à evidência clínica atual positiva, fez do uso de ECMO para suporte respiratório uma técnica de resgate para paciente em hipoxemia refratária às medidas convencionais de suporte.

▶ Racional fisiológico, indicações e contraindicações

O racional fisiológico do uso de ECMO em situações de hipoxemia refratária consiste em corrigir a hipoxemia e a acidose respiratória grave ao mesmo tempo que torna possível o estabelecimento de uma ventilação pulmonar menos lesiva ao sistema respiratório (com parâmetros ventilatórios baixos). Assim, é possível manter as trocas gasosas necessárias por meio da ECMO mesmo em situações em que a ventilação pulmonar aproxima-se de zero.

Na ECMO como suporte respiratório, utiliza-se a modalidade venovenosa (VV), na qual o sangue é retirado e devolvido a um território venoso central. Habitualmente, o sangue é drenado da veia cava inferior do paciente através de uma cânula de drenagem e passa por meio da membrana de oxigenação (com fluxo de gás em contracorrente) na qual ocorre a troca de oxigênio e gás carbônico. Em seguida, através da cânula de devolução, o sangue retorna próximo ao átrio direito no qual se mistura com o fluxo venoso sistêmico. Essa mistura de sangue (proveniente da ECMO e venoso sistêmico) passa pelos pulmões, onde realizará nova troca gasosa e retornará às câmaras cardíacas esquerdas, nas quais será distribuído à circulação arterial sistêmica. Em caso de mau posicionamento das cânulas, em que as extremidades de devolução e drenagem estão muito próximas, parte do sangue oxigenado proveniente da ECMO pode ser novamente drenada para o circuito sem passar pela circulação pulmonar. Esse fenômeno é chamado de *recirculação* e pode prejudicar a terapia de suporte extracorpóreo aplicada ao paciente.

Todo o transporte de sangue pelo circuito da ECMO é mantido pelo uso de uma bomba centrífuga acoplada ao sistema. Assim, para regular a troca gasosa por meio da ECMO, a equipe de saúde deve ajustar as rotações da bomba da ECMO (e, por consequência, o fluxo de sangue) e o fluxo de gás que passará através da membrana de oxigenação.

A Figura 45.1 permite compreender melhor o funcionamento da ECMO como descrito anteriormente.

Com esses conceitos básicos sobre o funcionamento da ECMO, fica mais simples compreender quais variáveis determinam os parâmetros de oxigenação (pressão parcial de oxigênio [PaO_2] e saturação de oxigênio [$SatO_2$]) e o que fazer para corrigir eventuais distúrbios. Dessa maneira, a $SatO_2$ avaliada na gasometria arterial periférica depende:

- Do fluxo sanguíneo da ECMO, pois determina a quantidade de sangue que entrará no circuito para realizar a troca gasosa
- Do débito cardíaco do paciente, pois quanto maior o débito cardíaco (estados hiperdinâmicos), menor a quantidade de sangue na circulação arterial que terá passado pelo circuito da ECMO
- Do grau de recirculação do sangue na ECMO (sangue que retorna pela cânula de devolução e é aspirado novamente pela cânula de drenagem, sem chegar ao paciente)
- Da $SatO_2$ do sangue venoso do paciente, que reflete o consumo de oxigênio nos tecidos
- Da função pulmonar, pois o sangue vindo da ECMO ainda passa pela circulação pulmonar, podendo fazer novas trocas gasosas.

Contudo, quando analisados os determinantes da pressão parcial de gás carbônico ($PaCO_2$), deve-se levar em consideração a maior difusibilidade desse gás, que faz com que o CO_2 presente no sangue e no ar que passar pela membrana entre rapidamente em equilíbrio. Dessa maneira, embora o fluxo de sangue também seja importante em regular a $PaCO_2$, o principal componente no ajuste do CO_2 sanguíneo é o fluxo de gás que passa pela membrana de oxigenação.

O uso da circulação extracorpórea também pode ser iniciado para oferecer suporte cardiorrespiratório, e não apenas respiratório exclusivo, em pacientes com instabilidade hemodinâmica ou que são colocados em ECMO após um evento de parada cardiorrespiratória. Nesses casos, a canulação realizada é a venoarterial (VA) (ECMO-VA), na qual ocorre um *bypass* cardíaco, e o fluxo produzido pela bomba mecânica é capaz de complementar ou substituir totalmente (em caso de parada cardíaca) o fluxo produzido pelo coração. Em virtude da gravidade desses doentes e das complicações associadas ao modo VA, a sobrevida dos pacientes com necessidade de suporte cardiopulmonar é de apenas 33%.[12]

O momento ideal para iniciar a terapia extracorpórea como suporte respiratório ainda não está bem definido. O início da ECMO em até 6 dias do estabelecimento da hipoxemia refratária está associado a uma sobrevida de 72%, enquanto aqueles pacientes que iniciaram o suporte após 7 dias apresentaram sobrevida de apenas 31%.[12]

Não existe consenso sobre os critérios que indicam início de ECMO. No entanto, por se tratar de terapia de alto custo, com evidência duvidosa e morbidade associada, o início da ECMO ocorre no contexto de SDRA no qual terapias de resgate iniciais (p. ex., posição prona) falharam. Os critérios para uso de ECMO utilizados nas UTIs da disciplina de Emergências Clínicas do Hospital das Clínicas da Faculdade de Medicina da Universidade de São Paulo (HC-FMUSP) estão descritos no Quadro 45.1.

Com relação às contraindicações, os critérios também não são uniformes na literatura e variam muito conforme a publicação.[15-17] Em geral, são consideradas contraindicações absolutas apresentar doença de base em estado terminal e doenças crônicas limitantes. São contraindicações relativas: a impossibilidade de anticoagulação sistêmica, a VM e a lesão pulmonar por mais de 7 dias, a falência de acesso venoso e as disfunções orgânicas que limitariam o benefício da ECMO.

▶ Manejo do paciente

Após o início do suporte extracorpóreo, a bomba deve ser ajustada a uma baixa rotação por minuto, de maneira a produzir um fluxo de sangue de cerca de 500 mℓ/min. Assim que todo o circuito estiver preenchido com sangue do paciente, deve-se elevar lentamente o fluxo produzido pela bomba até alcançar a oximetria de pulso almejada. Em associação ao aumento no fluxo sanguíneo, deve-se ajustar o fluxo de gás (oxigênio [O_2]) de maneira a manter uma relação de cerca de 1:1 entre ambos os fluxos. A Figura 45.2 mostra o sistema da ECMO.

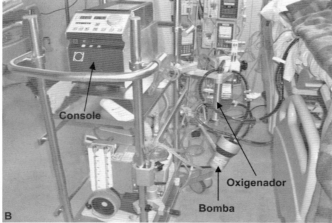

Figura 45.1 ▪ **A.** Esquema representando: *à esquerda*, ECMO venovenosa (ECMO-VV) na qual o sangue é drenado da veia cava inferior e devolvido na entrada do átrio direito, após passar pela bomba propulsora e pelo oxigenador (membrana de oxigenação); *à direita*, ECMO venoarterial (ECMO-VA) na qual o sangue é drenado da veia cava inferior e devolvido à aorta, com irrigação retrógrada dos vasos da base.
B. Circuito de ECMO em ECMO-VV.

Quadro 45.1 ■ Indicações de ECMO em insuficiência respiratória em adultos.

Critérios obrigatórios	Critérios complementares*
• Intubação traqueal e ventilação mecânica • Doença pulmonar de início agudo • Infiltrado pulmonar bilateral • Relação $PaO_2/FIO_2 < 200$ com PEEP ≥ 10 cmH$_2$O • Possibilidade de reversão da lesão pulmonar	• Relação $PaO_2/FIO_2 \leq 50$, com $FIO_2 = 1$ por pelo menos 1 h, com ou sem o uso de manobras de resgate (recrutamento alveolar, óxido nítrico inalatório e posição prona) • Escore de Murray (*Lung Injury Score*) > 3, com paciente em piora do quadro clínico • Hipercapnia com manutenção do pH $\leq 7,20$ em uso de frequência respiratória ≥ 35 ciclos/min (quando possível), volume corrente = 4 a 6 mℓ/kg e pressão de platô ≤ 30 cmH$_2$O • Relação $PaO_2/FIO_2 \leq 50$, com $FIO_2 \geq 0,8$ por pelo menos 3 h, apesar da realização de manobras de resgate

Adaptado de Azevedo *et al.*, 2011.[18] *Há necessidade de apresentar pelo menos um dos critérios. FIO$_2$: fração inspirada de oxigênio; PaO$_2$: pressão parcial de oxigênio; PEEP: pressão expiratória final positiva.

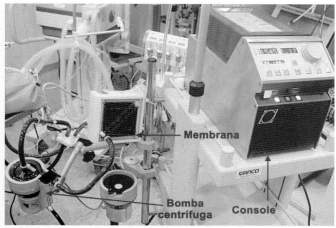

Figura 45.2 ■ Sistema de ECMO constituído por bomba centrífuga, console e membrana de trocas.

Com o paciente sem instabilidade hemodinâmica e a ECMO em funcionamento com parâmetros estáveis, o próximo passo é ajustar a VM para reduzir o agravamento da lesão pulmonar associada à ventilação. Em geral, opta-se por seguir a estratégia utilizada pelos estudos clínicos atuais,[13] que consiste em uso de modo pressão controlada, pressão expiratória final positiva (PEEP, *positive end-expiratory pressure*) de 10 a 15 cmH$_2$O, pressão de pico de 20 a 25 cmH$_2$O, fração inspirada de oxigênio (FIO$_2$) de 0,3 e frequência respiratória de 10 rpm. Depois da modificação da VM, os parâmetros estabelecidos na ECMO serão controlados por meio da análise da gasometria arterial e do ajuste dos fluxos de sangue e de gás de acordo com as metas de pressão parcial dos gases e pH sanguíneo descritos no Quadro 45.2.

Conforme previamente descrito neste capítulo, para correções da PaCO$_2$, deve-se ajustar o fluxo de gás da ECMO, enquanto correções na PaO$_2$ e SatO$_2$ são realizadas principalmente por aumento ou redução

Quadro 45.2 ■ Metas durante ECMO-VV.

PaO$_2$ entre 55 e 65 mmHg
SatO$_2$ entre 88 e 95%
PaCO$_2$ entre 35 e 45 mmHg ou pH > 7,2

PaO$_2$: pressão parcial de oxigênio; PaCO$_2$: pressão parcial de gás carbônico; SatO$_2$: saturação de oxigênio.

no fluxo de sangue. É importante lembrar que fluxos de sangue muito altos podem estar associados à hemólise no interior do circuito, ao passo que fluxos muito baixos podem predispor formação de coágulos.

A anticoagulação do paciente em ECMO é um dos pontos fundamentais da terapia, visto que a formação de trombos e coágulos no sistema é responsável por redução na troca gasosa, ativação do sistema inflamatório e, possivelmente, perda de todo o circuito. Contudo, o uso de materiais biocompatíveis menos trombogênicos associado ao risco de complicações hemorrágicas nesses pacientes demanda constante revisão da terapia anticoagulante.

Atualmente, recomenda-se o uso de heparina não fracionada em infusão contínua com monitoramento a cada 6 h para alcançar um valor de razão (R) do tempo de tromboplastina parcial ativada (TTPA) entre 1,5 e 2,5. Outras formas de monitoramento da anticoagulação, tais como tempo de coagulação ativado (TCA), dosagem do antifator Xa e tromboelastografia, também podem ser utilizados. Ácido acetilsalicílico na dose de 300 mg pode ser associado à heparina. A ocorrência de hemorragias obriga a redução na meta de anticoagulação ou suspensão da infusão de heparina e administração de ácido acetilsalicílico.

O monitoramento de todo o circuito da ECMO deve ser realizado várias vezes ao dia pela equipe da UTI e pelo menos 1 vez/dia por um especialista em ECMO. O objetivo é identificar precocemente dobras nos tubos do circuito, sangramentos, inflamação ou infecção em local de inserção de cânulas, bem como de coágulos no sistema. A membrana de oxigenação é vistoriada diariamente com o uso de um foco de luz, para facilitar a visualização de trombos e coágulos em sua superfície. A coleta de exames laboratoriais é essencial no controle evolutivo do paciente e no diagnóstico de complicações decorrentes da terapia extracorpórea. Gasometrias arteriais, venosas, pré e pós-membrana possibilitam avaliar a troca gasosa no circuito e devem ser realizadas pelo menos 1 vez/dia. O controle de hemoglobina sérica e TTPA torna possível a avaliação de sangramentos, hemólise e a eficácia da terapia anticoagulante; também deve ser realizado mais de 1 vez/dia. Eletrólitos séricos, função hepática, função renal, avaliação das provas de hemólise e radiografia de tórax no leito podem ser realizados 1 vez/dia apenas.

O desmame da ECMO com posterior retirada do suporte deve ser realizado quando a função pulmonar do paciente torna possível oxigenação e ventilação adequadas apenas com a VM em parâmetros não lesivos ao pulmão. Necessidade de baixos fluxos na ECMO para alcançar a PO$_2$ desejada, melhora radiológica e saturação arterial de O$_2$ progressivamente maior que a venosa são sinais que sugerem recuperação pulmonar e possibilitam a realização do teste de retirada da ECMO.

O teste é realizado com o paciente acordado, que pode demonstrar sinais de desconforto com a cessação da terapia. Inicialmente, os parâmetros ventilatórios são ajustados para oferecer uma ventilação protetora que permanecerá depois da retirada da ECMO. Após o ajuste da ventilação, o fluxo de gás do misturador de ar e oxigênio é reduzido a zero, de modo que não ocorram mais trocas gasosas na membrana de oxigenação, apenas no pulmão do próprio paciente. Após 1 h nessas condições, uma nova gasometria é coletada. Constatação de PaO$_2$ superior a 55 mmHg associada a PaCO$_2$ inferior a 60 mmHg possibilita o cessar do suporte extracorpóreo e decanulação do paciente. Durante todo o teste, o paciente é monitorado, e a queda da oximetria de pulso (menor que 85%) ou sinais evidentes de desconforto respiratório determinam a interrupção da prova e o retorno ao suporte por ECMO. O Quadro 45.3 resume as condições necessárias para o término da ECMO.

Quadro 45.3 ■ Retirada da terapia extracorpórea.

Paciente sem sinais de desconforto respiratório durante o teste
Ventilação mecânica: PEEP ≤ 10 cmH$_2$O; VC ≤ 6 mℓ/kg; FIO$_2$ $\leq 0,6$
Interrupção do fluxo de gás pela membrana (fluxo de gás = zero)
PaO$_2$ > 55 mmHg; PaCO$_2$ < 60 mmHg ou pH > 7,3 em hipercápnicos crônicos após 1 h de teste (1 h após desligar o fluxo de gás)

Adaptado de Park *et al.*, 2011.[19] FICO$_2$: fração inspirada de oxigênio; PaCO$_2$: pressão parcial de gás carbônico; PaO$_2$: pressão parcial de oxigênio; PEEP: pressão expiratória final positiva; VC: volume corrente.

Complicações

O suporte respiratório por meio da ECMO caracteriza-se por ser uma medida de resgate e, assim, deve ser realizado em centros especializados na aplicação dessa terapia, com o objetivo de reduzir as complicações. Se necessário, o suporte pode ser iniciado no hospital de origem, após canulação pela equipe especializada, e o paciente deve ser transferido para a continuação da terapia em um centro de referência.[13,20] Porém, mesmo em instituições familiarizadas com ECMO, a incidência de complicações permanece alta[12] e demanda constante monitoramento do circuito e do paciente. Didaticamente, as complicações podem ser divididas em associadas ao paciente e ao circuito de ECMO propriamente dito,[16] conforme será discutido a seguir.

A hemorragia é a principal complicação que acomete o paciente em ECMO. Pode estar relacionada com o local de punção ou ferida operatória (mais comuns) ou, ainda, em locais não relacionados, com a ECMO ou procedimentos, como hemorragia intracraniana e gastrintestinal, que, por sua vez, são mais raras, mas de maior gravidade. Em uma análise de 405 pacientes em ECMO, no período de 1989 a 2003, sangramentos no local de punção ocorreram em 31,4% dos pacientes, enquanto hemorragias do trato gastrintestinal ocorreram em 7,4%.[21] O uso de anticoagulação sistêmica e a ocorrência de coagulopatias e plaquetopenia decorrentes da formação de microtrombos no circuito, ou da doença de base do paciente, são as principais causas para essa alta incidência.

A prevenção é a principal medida para reduzir a incidência de hemorragias nos pacientes em circulação extracorpórea. Cuidados locais no momento da punção, evitar procedimentos cirúrgicos que não sejam extremamente necessários e reduzir procedimentos invasivos são medidas fundamentais na terapia desses pacientes. No caso de hemorragias de menor gravidade, o tratamento inicial consiste em reduzir a infusão de heparina para manter o R entre 1,2 e 1,5 e avaliar a necessidade de transfusão de plaquetas. Caso o sangramento persista apesar dessas medidas e de cuidados locais, como compressão mecânica e curativo oclusivo, opta-se por suspender a infusão de heparina até o controle do sangramento. Em caso de sangramentos maiores, o uso de plasma fresco congelado e outros hemoderivados deve ser considerado para reversão de coagulopatia e plaquetopenia.

Outra complicação significativa é a presença de hemólise no sistema.[22] Geralmente, essa complicação é resultado da formação de coágulos e trombos, o que proporciona trauma celular e lise das hemácias. Assim, sua prevenção é feita por meio da anticoagulação do paciente, conforme previamente discutido. O controle seriado de valores de hemoglobina, bilirrubina indireta, haptoglobina, desidrogenase láctica e hemoglobina livre possibilita o reconhecimento precoce da existência dessa complicação para tratamento adequado.

As complicações associadas ao circuito incluem embolia gasosa, desconexão ou ruptura do sistema com perda sanguínea maciça, formação de coágulos e perda de fluxo no sistema. Embolia gasosa e ruptura do sistema são as de maior risco ao paciente e demandam imediato clampeamento do circuito com cessação do suporte extracorpóreo até correção do problema.

Ao contrário do suporte por ECMO-VA, no qual pequenas embolias gasosas representam risco maior pela possível embolização para o sistema nervoso central, o uso de ECMO-VV é mais tolerante com embolias de pequena monta, pois o destino do sangue é a circulação pulmonar. Porém, com as bombas centrífugas utilizadas atualmente, a pressão negativa produzida para sucção do sangue chega a 100 mmHg ou mais e, assim, qualquer descuido no manejo do circuito pode proporcionar entrada maciça de ar no sistema. Nessas situações, o circuito deve ser clampeado e os parâmetros ventilatórios reajustados para proporcionar a ventilação sem o auxílio da ECMO.

No caso de ruptura ou desconexão do sistema, a abordagem deve ser a mesma, com clampeamento do sistema e retorno ao suporte ventilatório. Ao considerar que o fluxo sanguíneo originado pela bomba situa-se habitualmente em torno de 5 ℓ/min e pode alcançar valores de até 10 ℓ/min se necessário, qualquer mínima demora em abordar essa complicação pode ter resultados catastróficos.

Por último, a ocorrência de queda no fluxo de sangue é uma complicação comum e que pode ser grave pela hipoxemia resultante. Sua principal causa é a hipovolemia e consequente redução no fluxo da cânula de drenagem. No caso do uso de bombas centrífugas, a pressão negativa produzida pela bomba em um leito vascular com pouco conteúdo sanguíneo pode fazer a cânula passar a sugar a parede do vaso ou do átrio direito. A oclusão do orifício de drenagem leva à queda abrupta do fluxo sanguíneo e à consequente hipoxemia. Em alguns casos, essa sucção da parede torna-se intermitente pelo movimento da cânula dentro do vaso e causa um aparente "chicoteamento" dos tubos de drenagem da ECMO. Nessas situações, pode-se tentar reposicionar o paciente ou realizar manobra de elevação dos membros inferiores para aumentar o retorno venoso. Caso não haja retorno do fluxo normal, deve-se reduzir o fluxo (rotações por minuto) da bomba para interromper a sucção da parede do vaso e, posteriormente, elevar lentamente até o valor desejado. Ao considerar que o tratamento dos pacientes em ECMO inclui terapia restritiva em fluidos, o uso de expansões volêmicas com o intuito de reverter essa situação torna-se uma alternativa apenas quando as outras medidas não tenham surtido efeito.

Considerações finais

A ECMO constitui terapia de resgate ao paciente em hipoxemia refratária quando outras medidas terapêuticas falharam. Seu uso vem crescendo progressivamente nos últimos anos, com resultados promissores. Contudo, em razão do alto risco de complicações, ainda se caracteriza como uma terapia de alta complexidade e que deve estar reservada a centros especializados.

Referências bibliográficas

1. Ashbaugh DG, Bihelow BD, Petty TL, Levine BE. Acute respiratory distress in adults. Lancet. 1967;2(7511):319-23.
2. Zapoul WM, Snide MT, Hill JD et al. Extracorporeal membrane oxygenation in severe acute respiratory failure. A randomized prospective study. JAMA. 1979;242(20):2193-6.
3. The Acute Respiratory Distress Syndrome Network. Ventilation with lower tidal volumes as compared with traditional volumes for acute lung injury and the acute respiratory distress syndrome. N Eng J Med. 2000;342(18):1301-8.
4. Amato MB, Barbas CS, Medeiros DM. Effect of a protective-ventilation strategy on mortality in the acute respiratory distress syndrome. N Engl J Med. 1998;338(6):347-54.
5. Hill JD, O'Brien TJ, Murray JJ et al. Prolonged extracorporeal oxygenation for acute post-traumatic respiratory failure (shock-lung syndrome). N Engl J Med. 1972;286(12):629-34.
6. Gattinoni L, Pesenti A, Mascheroni D et al. Low-frequency positive-pressure ventilation with extracorporeal CO_2 removal in severe acute respiratory failure. JAMA. 1986;256(7):881-6.
7. Kumar A, Zarychanski R, Pinto R et al. Critically ill patients with 2009 influenza A (H1N1) infection in Canada. JAMA. 2009;302(17):1872-9.
8. The Australia and New Zealand Extracorporeal Membrane Oxygenation (ANZ ECMO) Influenza Investigators. Extracorporeal membrane oxygenation for 2009 influenza A (H1N1) acute respiratory distress syndrome. JAMA. 2009;302(17):1888-95.
9. Holzgraefe B, Broomé M, Kalzen H, Konrad D, Palmér K, Frenckner B. Extracorporeal membrane oxygenation for pandemic H1N1 2009 respiratory failure. Minerva Anestesiol. 2010;76(12):1043-51.
10. Ciapetti M, Cianchi G, Zagli G et al. Feasibility of inter-hospital transportation using extracorporeal membrane oxygenation (ECMO) support of patients affected by severe swine-flu(H1N1)-related ARDS. Scand J Trauma Resusc Emerg Med. 2011;19:32.
11. Noah MA, Peek GJ, Finney SJ et al. Referral to an extracorporeal membrane oxygenation center and mortality among patients with severe 2009 influenza A (H1N1). JAMA. 2011;306(15):1659-68.
12. The Extracorporeal Life Support Organization. ECLS Registry Report. Ann Arbor, MI, EUA (2011).

13. Peek GJ, Mugford M, Tiruvoipati R et al. Efficacy and economic assessment of conventional ventilatory support *versus* extracorporeal membrane oxygenation for severe adult respiratory failure (CESAR): A multicentre randomised controlled trial. Lancet. 2009;374(9698):1351-63.
14. Combes AL, Hajage D, Capellier G et al. Extracorporeal membrane oxygenation for severe acute respiratory distress synrome. N Eng J Med. 2018;378:1965-75. EOLIA.
15. Chauhan S, Subin S. Extracorporeal membrane oxygenation, an anesthesiologist's perspective: Physiology and principles. Part 1. Annals of Cardiac Anaesth. 2011;14(3):218-29.
16. Brodie D, Bacchetta M. Extracorporeal membrane oxygenation for ARDS in adults. N Engl J Med. 2011;365(20):1905-14.
17. MacLaren G, Combes A, Bartlett RH. Contemporary extracorporeal membrane oxygenation for adult respiratory failure: Life support in the new era. Int Care Med. 2012;38(2):210-20.
18. Azevedo LCP, Park M, Costa ELV et al. Oxigenação extracorpórea por membrana na hipoxemia grave: hora de revermos nossos conceitos? J Bras Pneumol. 2011;37(6):7-12.
19. Park M, Costa ELV, Azevedo LCP, Afonso Junior JE, Samano MN, Carvalho CRR. Extracorporeal membrane oxygenation as a bridge to pulmonary transplantation in Brazil: Are we ready to embark upon this new age? Clinics. 2011;66(9):1659-61.
20. Foley DS, Pranikoff T, Youger JG et al. A review of 100 patients transported on extracorporeal life support. ASAIO J. 2002;48(6):612-9.
21. Hemmila MR, Rowe SA, Boules TN et al. Extracorporeal life support for severe acute respiratory distress syndrome in adults. Ann Thorac Surg. 2004;240(4):595-605.
22. Bennett M, Horton S, Thuys C, Augustin S, Rosenberg M, Brizard C. Pump-induced haemolysis: A comparison of short-term ventricular assist devices. Perfusion. 2004;19(2):107-11.

CAPÍTULO 46

Terapia Celular na SDRA

Tatiana Maron-Gutierrez • Soraia C. Abreu • Patricia Rieken Macêdo Rocco

▶ Introdução

A síndrome do desconforto respiratório agudo (SDRA) é caracterizada por uma reação inflamatória difusa do parênquima pulmonar, com aumento da permeabilidade alveolocapilar associada a uma série de anormalidades clínicas, radiológicas e fisiológicas.[1]

A SDRA foi descrita primeiramente em adultos, em 1967, por Ashbaugh et al., em que foram constatados em 12 pacientes: falência respiratória aguda; hipoxemia refratária ao uso de altas frações inspiradas de oxigênio (FIO_2); redução da complacência pulmonar; e infiltrado pulmonar difuso visto na telerradiografia de tórax. Os exames histológicos evidenciavam microatelectasias, congestão vascular, hemorragia e edema intra-alveolar, formação de membrana hialina que reveste a superfície alveolar, edema intersticial e fibrose.[2]

Em 1994, o consenso entre as Sociedades Americana e Europeia de Pneumologia e Terapia Intensiva estabeleceu os seguintes critérios para a definição da SDRA:

- Início agudo
- Infiltrado bilateral difuso à telerradiografia de tórax
- Pressão capilar pulmonar ≤ 18 mmHg ou ausência de evidências clínicas de falência cardíaca esquerda
- Índice de oxigenação (relação entre pressão parcial arterial de oxigênio e fração inspirada de oxigênio [PaO_2/FIO_2]) ≤ 200, qualquer que fosse o nível de pressão positiva expiratória final (PEEP, *positive end-expiratory pressure*) utilizada.

Os quadros menos graves, caracterizados pela PaO_2/FIO_2 entre 200 e 300, seriam denominados *lesão pulmonar aguda* (LPA).[1] Essa definição possibilitou a melhor comparação, compreensão e padronização nos estudos clínicos da LPA/SDRA.

Entretanto, essa classificação apresentava diversas limitações, tais como:

- A definição do que seria um início agudo
- Inconsistência na avaliação da PaO_2/FIO_2 (que poderia variar em função do valor da PEEP ou da FIO_2)
- Interpretação da telerradiografia de tórax.

Em razão disso, a Sociedade Europeia de Terapia Intensiva, com apoio da Sociedade Americana de Tórax e da Sociedade Americana de Terapia Intensiva, desenvolveu a definição de Berlim.[3]

O novo consenso classificou a SDRA em leve, moderada e grave com base no grau de hipoxemia: leve (200 mmHg < PaO_2/FIO_2 < 300 mmHg com PEEP ou CPAP [pressão positiva contínua nas vias aéreas, do inglês *continuous positive airway pressure*] ≥ 5 cmH_2O), moderada (100 mmHg < PaO_2/FIO_2 < 200 mmHg com PEEP ≥ 5 cmH_2O) e grave (PaO_2/FIO_2 < 100 mmHg com PEEP ≥ 5 cmH_2O).[3]

Várias condições clínicas e cirúrgicas podem acarretar o desenvolvimento da SDRA, que pode ser induzida por um insulto direto ao epitélio alveolar (pulmonar) ou indireto pelo endotélio vascular (extrapulmonar), em que as lesões pulmonares são causadas por mediadores inflamatórios circulantes liberados do foco extrapulmonar para a corrente sanguínea (p. ex., peritonite) (Quadro 46.1). Estudos experimentais[4-6] e clínicos[7] têm demonstrado diferenças morfofuncionais e terapêuticas entre a SDRA pulmonar e extrapulmonar.

▶ Epidemiologia

A incidência da SDRA é de difícil mensuração, por adversidades relacionadas com a sua definição e falha nos testes diagnósticos. Aproximadamente 7% dos pacientes admitidos nas unidades de terapia intensiva (UTIs) desenvolvem SDRA, e a taxa de mortalidade varia entre 30 e 35%.[8] Nesse contexto, a incidência da SDRA, somente nos EUA, é de aproximadamente 200 mil casos por ano,[8] com estimativa de aumento para 300 mil casos anuais ao longo dos 10 anos seguintes. Atualmente, 74.500 pacientes morrem por ano em decorrência da SDRA naquele país.[8] No Brasil, estudos realizados em hospitais universitários evidenciaram incidência de SDRA de 2,3% no total de internações no Hospital das Clínicas de Porto Alegre, 2% no Hospital Sírio-Libanês (São Paulo) e 6,3% no Hospital das Clínicas de Ribeirão Preto.[9]

A gravidade da SDRA resulta na necessidade de técnicas de suporte de manutenção da vida, tais como o uso de ventilação mecânica (VM), a qual, ao longo das últimas décadas, tornou-se imprescindível na terapia de pacientes com SDRA. No entanto, a utilização da VM pode acarretar risco de desenvolvimento de lesão pulmonar associada à VM, além de estar associada à disfunção múltipla de órgãos. Os pacientes que sobrevivem apresentam convalescença (período de transição entre a doença e o restabelecimento da saúde) prolongada e maior risco de morte até 5 anos após o início da doença.[8]

Quadro 46.1 ■ Causas da síndrome do desconforto respiratório agudo (SDRA).

SDRA pulmonar	SDRA extrapulmonar
Causas mais comuns	
Pneumonia	Sepse
Aspiração de conteúdo gástrico	Trauma não torácico grave com choque e múltiplas transfusões
Causas menos comuns	
Trauma torácico grave	Circulação extracorpórea
Embolia gordurosa	Pancreatite aguda
Quase afogamento	Superdosagem de drogas ilícitas (*superdosagem*)
Lesão por inalação	Coagulação intravascular disseminada
Edema por reperfusão pulmonar	Hipertransfusão em reanimação de emergência

As abordagens farmacológicas para terapia da SDRA e da disfunção múltipla de órgãos, como surfactante inalado, óxido nítrico, prostaciclinas, glicocorticoides, cetoconazol, antioxidantes, agonistas beta e pentoxifilina, que objetivam reduzir a resposta inflamatória, não acarretaram redução da mortalidade.[10] Apesar dos avanços na compreensão da fisiopatologia da SDRA, bem como dos resultados promissores dos estudos pré-clínicos, nem sempre os achados experimentais são transferidos para a prática clínica. Os resultados negativos dos testes clínicos podem ser explicados pelo entendimento incompleto dos mecanismos e das respostas moleculares na SDRA, das complicações resultantes de terapias imunossupressoras, do tempo de tratamento e dos efeitos adicionais prejudiciais da VM. Portanto, apesar dos avanços terapêuticos, uma vez que a taxa de mortalidade continua elevada,[10] há necessidade urgente de desenvolver novas estratégias terapêuticas para a SDRA.[11]

▸ Fisiopatologia

Na SDRA pulmonar, o epitélio alveolar é a primeira estrutura a ser lesada, o que acarreta edema alveolar, redução da depuração do fluido presente no lúmen alveolar, diminuição da produção e *turnover* do surfactante e fibrose pulmonar. O reparo adequado do epitélio alveolar pode reduzir o desenvolvimento da fibrose pulmonar, visto que a camada epitelial intacta suprime a proliferação de fibroblastos e a deposição de matriz.[12] O reparo epitelial envolve diversos mecanismos moleculares, o que inclui interações entre pneumócitos tipo 2, células mesenquimais, células endoteliais e matriz extracelular (Figura 46.1).[12]

Na SDRA extrapulmonar, a célula endotelial é primariamente lesada por mediadores inflamatórios circulantes liberados do foco extrapulmonar. O dano ao endotélio microvascular induz edema intersticial e infiltração neutrofílica.[12] O endotélio pulmonar é um tecido altamente especializado, com funções fisiológicas, imunológicas e de síntese. Ele armazena inúmeras enzimas, receptores e moléculas de transdução, que interagem umas com as outras e com os constituintes da parede do capilar e as células sanguíneas circulantes. A integridade da barreira alveolocapilar apresenta papel decisivo no reparo e no remodelamento. Vale ressaltar que as características morfológicas dos dois tipos de SDRA podem coexistir.[12]

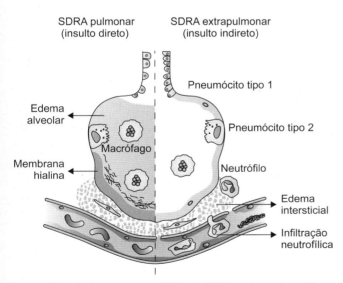

Figura 46.1 ▪ Fisiopatologia da SDRA. A SDRA pode ser induzida por um insulto direto ao epitélio alveolar (SDRA pulmonar), caracterizada inicialmente por formação de edema alveolar e membrana hialina, redução da depuração do fluido presente no lúmen alveolar, e consequente diminuição da produção, e *turnover* do surfactante pulmonar. No caso da SDRA induzida por um insulto indireto por meio do endotélio vascular (SDRA extrapulmonar), ocorrem inicialmente infiltração neutrofílica e edema intersticial.

Uma rede complexa de mediadores pró-inflamatórios é responsável pelo início e pela amplificação da resposta inflamatória na SDRA. Na fase aguda da síndrome, citocinas pró-inflamatórias podem ser produzidas no pulmão por células inflamatórias, células epiteliais alveolares e fibroblastos. Os macrófagos alveolares secretam interleucinas (IL) 1, 6, 8 e 10 e fator de necrose tumoral alfa (TNF-α, do inglês *tumor necrosis factor alpha*). A IL-8 parece atuar estimulando a quimiotaxia e a ativação de neutrófilos. Os neutrófilos, uma vez ativados, podem liberar espécies reativas de oxigênio, proteases, leucotrienos e outras moléculas pró-inflamatórias, como o fator de agregação plaquetária (PAF, do inglês *platelet-activating factor*).

A característica morfológica pulmonar mais relevante encontrada na SDRA é o dano alveolar difuso (DAD), que se desenvolve progressivamente após a lesão inicial. As características morfológicas do DAD são divididas, de modo tradicional, em três fases: a inicial exsudativa (aguda), seguida de uma proliferativa e, finalmente, a tardia, denominada *fase fibrótica*.

A fase exsudativa se caracteriza por uma resposta inflamatória aguda, com lesão de células epiteliais alveolares e endoteliais, o que promove aumento da permeabilidade da membrana alveolocapilar, com consequente extravasamento de água, proteínas, hemácias e células inflamatórias para o interstício e o lúmen alveolar, necrose dos pneumócitos tipos 1 e 2 e desnaturação do surfactante alveolar.

A formação da membrana hialina é característica proeminente desse período, com localização próxima ao ducto alveolar. A membrana hialina é composta por imunoglobulinas, fibrinogênio, surfactante e proteínas do complemento. Com a destruição e a necrose extensa dos pneumócitos tipo 1, a membrana alveolocapilar torna-se "desnuda" e predisposta à adesão em sua superfície de membrana hialina, fibrina e *debris* celulares.

A fase proliferativa é o período de organização do exsudato alveolar e intersticial. Pneumócitos tipo 2 proliferam para recobrir a região "desnuda" da membrana basal e também podem se diferenciar em pneumócitos tipo 1, com reconstrução da membrana alveolocapilar, dando continuidade ao processo de reparo da barreira alveolocapilar. Os fibroblastos proliferam e migram por meio da membrana alveolocapilar para o interior dos alvéolos e secretam colágeno. A deposição de colágeno é responsável pelo remodelamento tecidual, com possibilidade, em alguns casos, de progredir para uma fase fibrótica.

O processo fibrótico resulta de uma interação complexa entre fibroblastos e macrófagos. Os fibroblastos migram para regiões lesionadas e são estimulados a produzir e secretar colágeno e outras proteínas da matriz extracelular. Essas células secretam, ainda, inúmeras proteases, que são capazes de degradar e remodelar as próprias proteínas da matriz extracelular. O fator transformador de crescimento beta (TGF-β, do inglês *transforming growth factor beta*) liberado por macrófagos e outras células do parênquima pulmonar estimula os fibroblastos a depositarem proteínas da matriz extracelular.

Em resumo, o modelo clássico da fisiopatologia da SDRA sugere que os danos às superfícies endotelial e epitelial levam à exsudação e à inflamação. Em seguida, inicia-se a fibroproliferação, o que acarreta o estabelecimento de fibrose em casos mais graves. No entanto, existem evidências crescentes que sugerem que a fibroproliferação é um evento precoce na patogênese da SDRA, sendo proposto um modelo alternativo, mais atual: o processo de fibrose ocorre precocemente, em uma fase mais aguda na SDRA (Figura 46.2). Destarte, pode-se dizer que o processo inflamatório e os mecanismos de remodelamento podem ocorrer em paralelo, e não em série, como previamente descrito. Logo, a terapia ideal da SDRA deve atuar não só sobre o processo inflamatório, mas também sobre a fibrogênese, já que, uma vez estabelecida a fibrose, pior é o prognóstico do paciente.

▸ Células-tronco

O conceito de células-tronco foi introduzido por Alexander Maximow, no início do século 20. Entretanto, somente em 1963, Till & McCullough apresentaram as primeiras evidências consistentes da existência delas na medula óssea.[13] As células-tronco são definidas como células

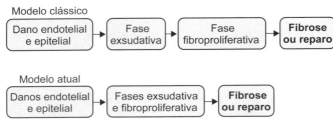

Figura 46.2 ■ Fases da SDRA. O modelo clássico da fisiopatologia da SDRA sugere que os danos às superfícies endotelial e epitelial levam a uma fase de exsudação e inflamação, seguida de uma fase fibroproliferativa, que resulta em estabelecimento de fibrose em casos mais graves e/ou reparo. Já em um modelo mais atual, acredita-se que, após o dano endotelial e/ou epitelial, as fases exsudativa e fibroproliferativa podem ocorrer concomitantemente.

indiferenciadas capazes de se autorreplicar (gerar cópias idênticas de si mesmas) e se diferenciar em diversos tipos celulares especializados.[14] Em razão de tais características, as células surgem como possível ferramenta terapêutica para diversas doenças pulmonares, que, até então, não tinham um tratamento eficaz.

Diversos estudos têm demonstrado que tanto células-tronco endógenas como exógenas podem ser recrutadas e participam do reparo do tecido pulmonar lesado.[15] Entretanto, os mecanismos envolvidos no recrutamento das células-tronco para o local de lesão e como participam do remodelamento e do reparo tecidual ainda precisam ser mais bem elucidados.

Classificação

No que tange à sua origem, as células-tronco podem ser classificadas em dois tipos principais: células-tronco embrionárias (CTEs) e células-tronco adultas (CTAs) ou somáticas.

■ Células-tronco embrionárias

Primeiramente isoladas por James Thomson *et al.*, em 1998,[16] as CTEs são células indiferenciadas obtidas do interior da massa celular de embriões em estado de blastocisto, que podem dar origem a tipos celulares derivados dos três folhetos embrionários: endoderma, mesoderma e ectoderma.

Vários estudos demonstraram sucesso na obtenção de diversos tipos celulares a partir de CTE em laboratório (cardiomiócitos, hepatócitos, células betapancreáticas, células sanguíneas, assim como células dos epitélios alveolares e das vias aéreas).[15] Entretanto, a terapia com CTE está associada a diversas limitações, como a elevada incidência de formação de tumores (teratomas e teratocarcinomas), estimulando, atualmente, o desenvolvimento de métodos que promovam a diferenciação dessas células em tipos celulares específicos, de modo a possibilitar o reparo tecidual adequado; e o elevado risco de rejeição, como ocorre em qualquer outro tipo de transplante, com necessidade de associação de terapia imunossupressora, o que expõe o paciente a vários efeitos adversos.

Uma solução para tal limitação seria a utilização da técnica de transferência nuclear para a obtenção das CTEs, em que o núcleo de uma célula doadora é transferido para o interior do citoplasma de um ovo anucleado. Desse modo, as células transplantadas teriam o mesmo DNA do receptor, o que reduziria significativamente as chances de rejeição.[15] Hoje, contudo, isso não é possível tanto do ponto de vista econômico quanto do científico, com necessidade de mais investimentos financeiros e estudos.

■ Células-tronco adultas

Também chamadas de *células-tronco somáticas*, as CTAs estão presentes durante a vida adulta em alguns tecidos e órgãos, fornecendo suporte para o reparo e a reposição dos tecidos nos quais residem em resposta a eventos traumáticos ou mesmo ao *turnover* celular natural. São encontradas em nichos bem protegidos, inervados e vascularizados dos quais são recrutadas para manter a homeostase tecidual. Além dos pneumócitos tipo 2 e das células de Clara, precursores das células epiteliais alveolares e das vias aéreas, respectivamente, diversos nichos de CTA têm sido identificados no tecido pulmonar:

- Regiões intercartilaginosas da árvore traqueobrônquica
- Corpos neuroepiteliais dos bronquíolos
- Junções dos ductos broncoalveolares, que podem contribuir de maneira efetiva no reparo e na regeneração do tecido pulmonar lesado.[15]

Acreditava-se que as CTAs eram restritas à proliferação e à diferenciação em linhagens celulares específicas ao órgão em questão. Todavia, novas evidências demonstraram que as CTAs são capazes de se diferenciar em tipos celulares oriundos de folhetos embrionários distintos, como fibras musculares esqueléticas, músculo cardíaco, hepatócitos e células endoteliais, com os quais, inicialmente, não estariam comprometidas.[15] No entanto, os mecanismos moleculares que levam à diferenciação das CTAs necessitam ser elucidados para que elas possam ser utilizadas como estratégia terapêutica em diversas doenças respiratórias.

Vários tecidos são fontes de CTA, como epiderme, músculo esquelético, fígado, intestino, testículo, retina e, mais recentemente, sistema nervoso central (SNC), coração e pulmão, órgãos ditos, até então, de pouca capacidade regenerativa (Figura 46.3).[15] Contudo, a principal fonte de CTA é a medula óssea, na qual é possível encontrar dois principais tipos de células-tronco: as hematopoéticas (CTHs), comprometidas com a linhagem sanguínea do organismo, e as mesenquimais (CTMs). As CTMs são células capazes de autorrenovação e

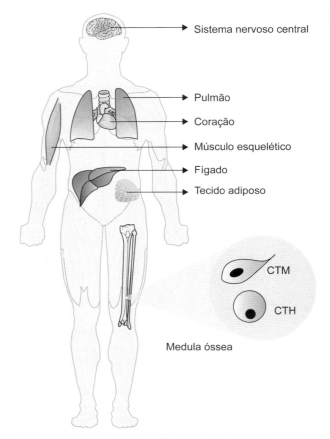

Figura 46.3 ■ Diversos tecidos são fontes de células-tronco adultas (multipotentes), como epiderme, músculo esquelético, fígado, intestino, testículo, retina, sistema nervoso central, coração, pulmão, tecido adiposo e principalmente a medula óssea, ajudando no reparo tecidual. CTM: células-tronco mesenquimais; CTH: células-tronco hematopoéticas.

diferenciação em diversos tipos celulares, e estão entre as células-tronco multipotentes mais amplamente estudadas. As CTMs foram primeiramente identificadas na medula óssea em meados dos anos 1960, mas estudos recentes demonstram o oposto de muitas outras células-tronco, que são específicas do tecido: elas podem ser encontradas em vários tecidos, como tecido adiposo, pulmão, coração, polpa dental, placenta e cordão umbilical.[17-21]

Células derivadas da medula óssea

O termo *células mononucleares derivadas da medula óssea* (CMDMOs) é utilizado para designar tanto as CTHs como as CTMs. As CTHs são células não aderentes ao plástico de cultura e capazes de se proliferar e se diferenciar em diversas células sanguíneas. Elas representam aproximadamente 1 em 10^4 a 1 em 10^5 do total das células sanguíneas na medula óssea, caracterizadas por serem $CD34^+$ e $CD45^+$. As CTHs cultivadas perdem rapidamente sua capacidade de proliferação e diferenciação *in vivo*, o que limita sua manipulação *in vitro* para posterior propósito terapêutico.

As CTMs são células multipotentes, que compõem a fração estromal da medula óssea, capazes de adotar a morfologia e o fenótipo de células parenquimais de muitos tecidos, até mesmo os não hematopoéticos, o que inclui os pulmões, onde podem aumentar o número de células semelhantes aos fibroblastos e se diferenciar em células tanto do epitélio brônquico como do alveolar (pneumócitos tipos 1 e 2).

Embora a medula óssea seja sua principal fonte, as CTMs têm sido identificadas em diferentes tecidos, como relatado anteriormente.[17-22] De acordo com o consenso estabelecido pela International Society for Cellular Therapy (ISCT), em 2006, as CTMs devem ser caracterizadas por três critérios principais:

- Capacidade de aderência ao plástico em condições de cultura
- Expressão de determinados marcadores de superfície ($CD29^+$, $CD73^+$, $CD105^+$), assim como ausência de outros ($CD45^-$, $CD34^-$, $CD14^-$, $CD11b^-$, $CD79^-$ e $CD19^-$)
- Capacidade de diferenciação *in vitro* em adipócitos, condroblastos e osteoblastos.[23]

Essas células produzem uma ampla variedade de moléculas, que incluem fatores hematopoéticos, quimiocinas e fatores angiogênicos. Ademais, dada sua origem na medula óssea, não é surpresa que as CTMs apresentem um importante efeito imunomodulatório em virtude da pouca expressão e carência de expressão de antígenos do complexo principal de histocompatibilidade classes 1 e 2, respectivamente, o que evita a consequente resposta imune decorrente de transplantes alogênicos e até mesmo xenogênicos.[24] Nesse contexto, vários estudos têm demonstrado que as CTMs suprimem diferentes funções de células T *naive* e de memória, células B e *natural killers*, bem como a distinção e a função dos monócitos. Desse modo, têm sido utilizadas como vetores para terapia gênica, já que não desencadeiam resposta imunológica efetiva.[25]

Mais de 25 anos após ter cunhado o termo *célula-tronco mesenquimal* (MSC, do inglês *mesenchymal stem cell*),[26] o pesquisador Arnold Caplan pede uma mudança desse termo para *célula sinalizadora medicinal* (MSC, do inglês *medicinal signaling cell*).[27] O pesquisador afirma que essa nova nomenclatura reflete, de forma mais adequada, o fato de que essas células migram para os locais de lesão e secretam fatores bioativos,[28] em vez de se diferenciarem em células do tecido lesado. A produção desses mediadores bioativos é que leva à construção de um novo tecido pelas células-tronco residentes quando estimuladas. Isso significa que as células sinalizadoras medicinais atuam como "fármacos terapêuticos" *in situ*. No entanto, alguns pesquisadores argumentam que esse tipo de declaração ignora décadas de evidências científicas que demonstram inequivocamente a natureza e o potencial de células-tronco/progenitoras das CTMs.[29] Como esse assunto ainda está em discussão, neste capítulo, optamos por manter a nomenclatura *células-tronco mesenquimais*.

■ Mecanismos de ação

As células-tronco derivadas da medula óssea podem promover o reparo do tecido pulmonar por meio de diferentes mecanismos, entre os quais a plasticidade celular, definida como a capacidade apresentada pelas CTAs de adotarem o fenótipo funcional de células específicas de determinado tecido com o qual, inicialmente, não estariam comprometidas. A aquisição de um novo fenótipo por parte das CTAs pode ocorrer por meio de diferentes fenômenos:

- *Diferenciação*: processo pelo qual uma célula indiferenciada se torna estrutural e funcionalmente mais complexa e especializada. No pulmão, a diferenciação das CTMs em pneumócitos tipo 2 mais especializados pode contribuir para o reparo da superfície alveolar lesada, característica de diversas doenças respiratórias, como a SDRA
- *Transdiferenciação*: refere-se à capacidade de as CTAs já comprometidas com uma dada linhagem celular alterarem toda sua expressão genética sem que seja necessária a fusão delas com as células lesadas. Entretanto, até o momento, tal fenômeno ainda é bem questionado, visto que não existe nenhum dado publicado que realmente ampare tal teoria
- *Fusão celular*: a CTA se funde à célula lesada, adotando o perfil genético desta célula
- *Transferência lateral de ácido ribonucleico* (RNA, *ribonucleic acid*): diz respeito à incorporação de microvesículas de RNA mensageiro (mRNA), os denominados *exossomos*, derivados de diferentes tipos celulares, o que promove a alteração do padrão de expressão gênica da célula que incorporou essas microvesículas. Recentes estudos[15] demonstraram que o tratamento com a enzima degradadora de RNA (RNase) inibe os efeitos benéficos das microvesículas oriundas das CTMs, sugerindo que este é um importante mecanismo de comunicação celular
- *Transferência mitocondrial*: por meio de tal fenômeno, as CTAs transferem, pelas vesículas, pelos nanotúbulos ou por outro mecanismo, mitocôndrias funcionais para a célula lesada de modo a restaurar seu perfil gênico (Figura 46.4)[25,30,31]
- *Efeitos parácrinos*: o "secretoma" das CTMs englobam uma variedade de citocinas, quimiocinas, fatores de crescimento e vesículas extracelulares (VEs). Estruturalmente, as VEs são nano ou micropartículas delimitadas por uma bicamada fosfolipídica. Essas VEs podem ser detectadas em diversos fluidos biológicos, tais como: plasma, urina, líquido cerebroespinal, lavado broncoalveolar, bem como no sobrenadante das CTMs *in vitro*. Inicialmente, as VEs foram consideradas possíveis *debris* celulares, até que, em 1996, Raposo *et al.*[32] apresentaram evidências das suas funções biológicas, ao demonstrarem que as VEs secretadas por linfócitos B podem induzir, *in vitro*, respostas específicas dos linfócitos T antígeno. Portanto, tais VEs são importantes mediadores de comunicação celular ao agirem sobre as células receptoras por meio da interação ligante-receptor ou de sua internalização via endocitose, fagocitose e fusão direta a membrana. Nesse sentido, diversos estudos têm demonstrado a capacidade das VEs para regular uma variedade de respostas biológicas nas células receptoras via transferência de uma gama de fatores bioativos que incluem proteínas, lipídios, ácidos nucleicos (mRNA, RNA de transferência, DNAs de dupla fita), bem como organelas celulares. Desse modo, com base em sua origem celular, mecanismos de secreção, tamanho e marcadores de superfície, as VEs podem ser classificadas em três categorias principais: exossomos (40 a 100 nm), microvesículas (80 a 100 nm) e corpos apoptóticos (1.000 a 5.000 nm) (Figura 46.5).

Atualmente, uma vez que o implante das células-tronco no pulmão é muito baixo, os efeitos delas vêm sendo atribuídos às suas atividades parácrinas, isto é, à capacidade de secretarem fatores capazes de modular a resposta imune. Nesse contexto, estudos evidenciaram que não somente as células-tronco mesenquimais, mas também o meio condicionado, foram capazes de reduzir a inflamação e a fibrose pulmonar em modelo de SDRA.

▶ Recrutamento celular

As células derivadas da medula óssea são recrutadas para o tecido de acordo com o grau e o tipo de lesão tecidual, em resposta a sinais quimiotáticos liberados no local de lesão, onde podem se diferenciar em tipos celulares específicos, promovendo o reparo estrutural e funcional

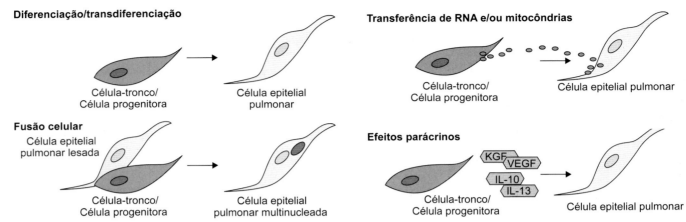

Figura 46.4 ■ Mecanismos de ação da terapia com células-tronco: (1) *diferenciação* – processo pelo qual uma célula indiferenciada se torna estrutural e funcionalmente mais complexa e especializada; (2) *transdiferenciação* – refere-se à capacidade de as células-tronco já comprometidas com uma dada linhagem celular alterarem toda sua expressão genética sem que seja preciso a fusão delas com as células lesadas; (3) *fusão celular* – a célula-tronco se funde à célula lesada, adotando o perfil genético desta; (4) *transferência lateral de RNA* – ocorre a incorporação de microvesículas de RNA mensageiro com promoção da alteração do padrão de expressão gênica da célula que incorporou as microvesículas – e *transferência mitocondrial* – por meio de tal fenômeno, as células-tronco transferem mitocôndrias funcionais para a célula lesada; e (5) *efeitos parácrinos* – capacidade de as células-tronco secretarem fatores capazes de modular a resposta imune, como fator de crescimento de queratinócitos (KGF), fator de crescimento vascular endotelial (VEGF), IL-10 e IL-13. RNA: ácido ribonucleico.

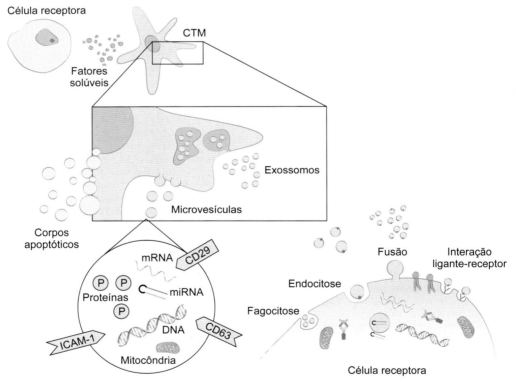

Figura 46.5 ■ Classificação e biogênese das vesículas extracelulares e seus mecanismos de ação sobre as células receptoras. CTM: células-tronco mesenquimais; mRNA: ácido ribonucleico mensageiro; miRNA: microRNA.

do órgão. No entanto, as fontes dos sinais responsáveis pela mobilização e pelo recrutamento de tais células permanecem pouco entendidas. Uma gama de citocinas parece induzir a mobilização celular para o tecido-alvo. Acredita-se que tais mediadores afetem a interação entre as células-tronco e as células estromais da medula óssea, permitindo que saiam da medula e ganhem a circulação sanguínea.

O fator estimulador de colônias de granulócitos (G-CSF, do inglês *granulocyte colony stimulating factor*) aumenta o número de CTMs derivadas do doador tanto na medula como no sangue periférico, o que leva a uma reconstituição da fração estromal da medula óssea.[33] Ademais, outros mediadores têm sido associados ao recrutamento principalmente das CTMs, como: fator derivado de células estromais 1α (SDF-1α, do inglês *stromal derived factor-1 alpha*); quimiocina secundária do tecido linfoide (SLC, do inglês *secondary lymphid-tissue chemokine*); e ligantes dos CXCR-4, CXCR-7 e CXC-12.[34]

Terapia celular na síndrome do desconforto respiratório agudo

Estudos pré-clínicos

O potencial terapêutico da terapia celular na SDRA vem sendo avaliado em estudos pré-clínicos, visto que as CTMs apresentam atividade anti-inflamatória, antifibrogênica, antiapoptótica, antioxidante e antibactericida em diversas doenças respiratórias (Quadro 46.2).[14]

Gupta et al. demonstraram que a terapia com CTMs melhorou a sobrevida e reduziu a lesão pulmonar em camundongos após instilação de endotoxina de *Escherichia coli*, visto que tais células foram capazes de inibir a secreção de TNF-α e proteína inflamatória de macrófagos-2 (MIP-2) e aumentar a expressão da citocina anti-inflamatória IL-10.[35] Németh et al. demonstraram o potencial terapêutico das CTMs em modelo murino de infecção sistêmica, em que a eficácia de tais células foi mediada pela reprogramação da função de macrófagos que acabaram por adquirir um fenótipo tipo II, o qual apresenta características pró-resolutivas.[36] No entanto, não apenas CTMs derivadas da medula

Quadro 46.2 ■ Estudos pré-clínicos em modelos experimentais de síndrome do desconforto respiratório agudo.

Referência	Modelo de SDRA	Administração das células	Efeitos benéficos
Gupta et al.[35]	LPS IT	IT 4 h após LPS. Sacrifício em 24 e 48 h	• Edema pulmonar • Hemorragia pulmonar • Proteínas no BAL • Mortalidade
Németh et al.[36]	CLP	IV 24 h antes ou 1 h após CLP. Sacrifício em 1 e 4 dias	• Transaminases • Apoptose em órgãos distais • Mortalidade
Chang et al.[37]	Hiperoxia (95% O$_2$)	IT e IP 5 dias após o nascimento. Sacrifício em 14 dias após a terapia	• Apoptose • IL-6, TNF-α e TGF-β • Deposição de colágeno
Silva et al.[38]	LPS IT	IV 24 dias após a lesão. Sacrifício em 48 h	• Apoptose em pulmão, fígado e rins • TNF-α, TGF-β, KGF e VEGF • Deposição de colágeno
Lee et al.[39]	*E. coli* IT	IV 2 h após a lesão. Sacrifício em 10 h	• Efeito bactericida • Peptídeos antimicrobianos • Atividade fagocítica dos macrófagos • KGF
Ortiz et al.[40]	Bleomicina	IV 2 h após a lesão. Sacrifício em 10 h	• Infiltração de células inflamatórias • Atividade fagocítica dos macrófagos • TNF-α, KGF e IL-1ra
Ionescu et al.[41]	LPS IP	IT 4 h após a lesão. Sacrifício em 48 h	• Macrófagos tipo II • IGF-1
Pati et al.[42]	Choque hemorrágico	IV 24 h após a lesão. Sacrifício em 48 h	• Edema pulmonar • β-catenina e caderina-VE • Integridade da barreira alveolocapilar
Krasnodembskaya et al.[43]	*E. coli* IT	IT 4 h após *E. coli*. Sacrifício em 18 h	• Proteínas no BAL • Neutrófilos no BAL
Curley et al.[44]	VILI	IV após VILI. Sacrifício em 48 h	• Complacência pulmonar • Inflamação pulmonar
Araújo et al.[45]	*E. coli* LPS IT ou IP	IV 6 h após LPS. Sacrifício em 7 dias	• Inflamação pulmonar • Fibrose pulmonar • Mortalidade
Maron-Gutierrez et al.[46]	*E. coli* LPS IT ou IP	IV 24 h após lesão. Sacrifício em 1, 2 e 7 dias	• Inflamação pulmonar • Fibrose pulmonar • Metaloproteinases
Fang et al.[47]	CEP *in vitro* e citocinas	5 h após a exposição à citocinas *in vitro*	• Permeabilidade alveolar • Claudina 18 • Angiopoetina-1
Ornellas et al.[48]	CLP	IV 1 h após CLP. Sacrifício em 1 e 7 dias	• Mortalidade • Inflamação pulmonar • Apoptose em órgãos distais • Complacência pulmonar
Maron-Gutierrez et al.[49]	*E. coli* LPS IP ou CLP	IV 24 h após lesão. Sacrifício em 1, 3 e 7 dias	• Inflamação pulmonar • Fibrose pulmonar • KGF, MCP-1, ICAM-1 e VCAM-1
Zhu et al.[50]	*E. coli* LPS IT	VEs IT 48 h após lesão	• Inflamação pulmonar • Edema pulmonar • MCP-1 e KGF
Monsel et al.[51]	*E. coli* IT	VEs IT ou IV 4 h após lesão. Sacrifício em 6, 24, 48 e 72 h	• Inflamação pulmonar • Edema pulmonar • Peptídeos antimicrobianos e KGF

SDRA: síndrome do desconforto respiratório agudo; LPS: lipopolissacarídeo; IT: via intratraqueal; BAL: lavado broncoalveolar; CLP: cirurgia de ligadura e perfuração de ceco; IV: via intravenosa; O$_2$: oxigênio; IP: via intraperitoneal; IL: interleucina; TNF-α: fator de necrose tumoral alfa; TGF-β: fator transformador de crescimento beta; KGF: fator de crescimento de queratinócitos; IL-1ra: antagonista do receptor interleucina-1; VEGF: fator de crescimento vascular endotelial; *E. coli*: *Escherichia coli*. IGF-1: fator de crescimento semelhante à insulina tipo 1; VE: vesícula extracelular; VILI: lesão pulmonar produzida pelo ventilador; CEP: células epiteliais pulmonares; MCP-1: proteína quimiotática de monócitos-1; ICAM-1: molécula de adesão intercelular 1; VCAM-1: proteína de adesão celular vascular 1.

óssea demonstraram efeito benéfico. Chang et al. observaram que CTMs derivadas do cordão umbilical atenuaram a lesão pulmonar induzida por hiperoxia, demonstrando a eficácia de CTMs provenientes de outros tecidos.[37] Nesse contexto, Silva et al. avaliaram os efeitos das CTMs derivadas de diferentes fontes – medula óssea, tecidos adiposo e pulmonar em modelo de SDRA – e constataram que as CTMs derivadas da medula óssea e tecido adiposo resultaram em efeitos mais benéficos sobre a inflamação e fibrose quando comparadas àquelas derivadas do tecido pulmonar.[38]

A capacidade de o meio condicionado das CTMs reduzir a lesão pulmonar tem sido demonstrada em diversos estudos *in vitro* e *in vivo*. O meio condicionado das CTMs foi capaz de diminuir o dano pulmonar[39] e a secreção de mediadores inflamatórios pelos macrófagos;[40,41] preveniu as alterações do endotélio pulmonar, restaurando moléculas de adesão, como β-catenina e caderina-VE, e preservando a integridade da barreira alveolocapilar;[42] bem como reduziu apoptose de neutrófilos[52] e resposta do hospedeiro à infecção bacteriana.[43]

As CTMs e o meio condicionado também atuaram em modelo de lesão pulmonar induzida pelo ventilador,[44,53] reduzindo inflamação, promovendo reparo da estrutura pulmonar e consequentemente melhora da complacência pulmonar e da oxigenação.

O efeito imunomodulatório das CTMs é cada vez mais estudado. As CTMs promovem a expansão de células reguladoras T, suprimindo a proliferação de células efetoras T e reduzindo a resposta imune.[54] Além disso, as CTMs podem modificar células T, células dendríticas e células *natural killers* e diminuir a liberação de citocinas pró-inflamatórias ou aumentar a liberação de mediadores anti-inflamatórios.[54] As CTMs também podem levar à secreção de mediadores anti-inflamatórios potentes, como indoleamina 2,3-dioxigenase (IDO), prostaglandina E2 (PGE2) antagonista do receptor IL-1 (IL-1ra) e IL-10.[36,54] Considerando suas funções regenerativas, as CTMs secretam fatores de crescimento, tais como fator de crescimento de queratinócitos (KGF) e fator de crescimento vascular endotelial (VEGF).[55,56]

Estudos demonstraram que a terapia com a fração mononuclear derivada da medula óssea foi também eficaz em modular a inflamação e a fibrose pulmonar em modelo de SDRA pulmonar e extrapulmonar. A terapia com células mononucleares da medula óssea reduziu a mortalidade, bem como acarretou melhora da função e histologia pulmonares de forma mais significativa na SDRA extrapulmonar do que na pulmonar. Tais resultados foram atribuídos aos efeitos parácrinos, visto que o implante de tais células no tecido pulmonar foi reduzido.[45] O tratamento com as CTMs também diminuiu inflamação, histologia e função pulmonares.[46] Além disso, a associação entre as terapias celular e gênica promove efeitos benéficos na SDRA ao fornecer uma fonte de liberação sítio-específico de proteínas terapêuticas e/ou produtos celulares. Nesse contexto, a administração de CTMs transfectadas com angiopoietina-1 resultou em maior redução do processo inflamatório e permeabilidade alveolar, quando comparada ao uso de CTMs não transfectadas (Figura 46.6).[47]

Em modelo de SDRA induzida por sepse abdominal (cirurgia de ligadura e perfuração de ceco [CLP, do inglês *cecal ligation puncture*]),[36,48,49] as CTMs reduziram a mortalidade, o número de células e as proteínas no fluido do lavado broncoalveolar, bem como o edema pulmonar e a inflamação sistêmica. A terapia com células mononucleares derivadas de medula óssea mostrou resposta distinta dependendo do modelo de SDRA extrapulmonar (endotoxina ou CLP).[49]

As CTMs exercem seu efeito terapêutico em parte por meio de mecanismos parácrinos. Nesse contexto, em um modelo de lesão pulmonar induzida pelo ventilador, as CTMs foram eficazes em reduzir o edema pulmonar, o número de neutrófilos e a expressão de IL-6.[57] No entanto, o secretoma (meio condicionado) das CTMs não exerceu tais efeitos terapêuticos, sugerindo que nem todos os efeitos das CTMs podem ser atribuídos somente aos mecanismos parácrinos.[57]

Uma descoberta relativamente recente é que alguns dos efeitos das CTMs parecem ser mediados pela liberação de partículas, especificamente microvesículas e exossomos, que podem transferir material genético, organelas celulares, como mitocôndrias, e mediadores biologicamente ativos entre as células. Em modelo de SDRA induzida

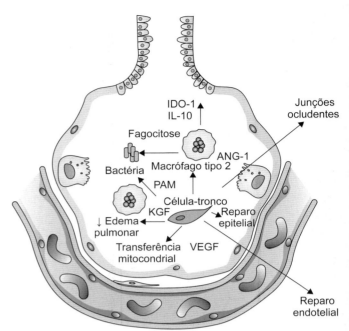

Figura 46.6 ▪ Mecanismos de ação benéfica das células-tronco na síndrome do desconforto respiratório agudo: produzem efeitos imunomodulatórios em células inflamatórias, como neutrófilos, linfócitos e macrófagos; auxiliam no reparo do epitélio e endotélio pulmonar; melhoram o *clearance* do fluido alveolar; e secretam diversos mediadores, como fator de crescimento de queratinócitos (KGF), fator de crescimento vascular endotelial (VEGF) e angiopoetina-1 (ANG-1).

por endotoxina, o tratamento com microvesículas oriundas de CTMs derivadas da medula óssea reduziu edema pulmonar, conteúdo de proteínas e número de neutrófilos no fluido do lavado broncoalveolar, bem como aumento da expressão de KGF.[50] Em pulmões humanos rejeitados para transplante, as VEs provavelmente reduziram edema pulmonar.[58] Adicionalmente, em modelo de pneumonia, as VEs derivadas de CTMs reduziram inflamação pulmonar e promoveram aumento do *clearance* bacteriano por elevar a fagocitose de macrófagos.[51] Song et al. demonstraram que CTMs estimuladas com IL-1β produzem exossomos com altas concentrações de miR-146[a], um importante microRNA anti-inflamatório. Tal miR-146[a] exossomal foi transferido para os macrófagos, resultando na polarização dos mesmos para um fenótipo M2. Ademais, tais exossomos, quando administrados em camundongos sépticos, levaram ao aumento da sobrevida e se internalizaram nos macrófagos *in vivo*. Essas propriedades sugerem o potencial uso das VEs derivadas das CTMs como terapia para diversas doenças respiratórias.[59]

A transferência mitocondrial das CTMs para células epiteliais pulmonares por junções comunicantes foi descrita como importante mecanismo.[60] Nesse contexto, em modelo de pneumonia, as CTMs aumentaram a atividade fagocítica de macrófagos *in vitro* e apresentaram atividade antimicrobiana em parte pela transferência de mitocôndrias através das microvesículas.[31]

Os efeitos benéficos da terapia com MSC observados em estudos pré-clínicos estimularam os pesquisadores a iniciarem ensaios clínicos. Embora a terapia com MSCs na SDRA seja segura, não evidenciou efeito benéfico. Tal eficácia limitada pode estar relacionada a diferentes fatores: quantidade de MSCs administradas, diferença da gravidade da doença, que pode levar a uma menor taxa de sobrevida das MSCs *in vivo*, bem como prejudicar sua potência/atividade biológica.

O implante nas CTMs no tecido pulmonar é transitório, estima-se que as CTMs sejam removidas dos pulmões dentro de 24 h. Nesse contexto, duas estratégias têm sido testadas para transpor tal limitação. A primeira consiste na superexpressão do marcador de superfície CXCR-4, que interage com o fator derivado de células estromais 1

(SDF-1), levando assim ao aumento do implante de CTMs nas regiões lesadas.[61] Portanto, em modelos de lesão pulmonar aguda, mais CTMs são recrutadas e mantidas no tecido pulmonar. Por outro lado, uma segunda estratégia seria promover o recrutamento de tais CTMs por meio da utilização de nanopartículas magnéticas, visto que tal técnica potencializa o implante das CTMs por até 48 h,[62] porém sua eficácia ainda precisa ser avaliada.

Adicionalmente, duas estratégias têm sido propostas para aumentar tanto a sobrevida como a potência das CTMs, elevando consequentemente os efeitos benéficos das mesmas. A primeira consiste no pré-condicionamento das CTMs por sua breve exposição a doses subletais de possíveis agentes tóxicos. A segunda estratégia é a manipulação gênica de tais células, ou seja, a deleção ou superexpressão de genes envolvidos com a sobrevida celular, vias de imunomodulação através de técnicas de transfecção por meio da utilização de plasmídeos, vetores virais ou microRNA (miRNA) ou pequenos RNAs de interferência (siRNA).

Mei *et al.* demonstraram que as CTMs geneticamente modificadas para superexpressar ANG-1, uma importante proteína envolvida no crescimento vascular e angiogênese, eram mais eficazes do que o tratamento com CTMs não modificadas.[63] Após esse estudo, uma grande variedade de fatores antiapoptóticos e anti-inflamatórios foram efetivamente transduzidos em tais células, na tentativa de potencializar seus efeitos em modelos experimentais de SDRA, tais como: *locus* de desenvolvimento endotelial 1 (Del-1), uma glicoproteína secretada por células endoteliais que desempenham importante papel na migração e infiltração celular;[64] gene receptor ST2 (sST2), que interage com IL-33, sendo importante tanto para a resposta imune inata como a adaptativa durante processos inflamatórios pulmonares;[65] a enzima conversora de angiotensina 2 (ECA-2), que é um mediador essencial na patogênese da SDRA;[66] e a manganese superóxido dismutase (MnSOD), uma enzima que protege a mitocôndria contra diferentes espécies reativas de oxigênio.[67] Quando testadas em modelos murinos de SDRA, as CTMs transfectadas com tais genes reduziram a lesão pulmonar, a infiltração de células inflamatórias, os níveis de citocinas pró-inflamatórias (TNF-α, IL-β e IL-6), bem como o conteúdo proteico no lavado broncoalveolar. Ademais, tais estratégias levaram a aumento de citocinas anti-inflamatórias, redução do edema pulmonar e da taxa de apoptose no tecido pulmonar, aumentando, dessa maneira, a sobrevida desses animais.

Outra importante estratégia de potencialização dos efeitos benéficos das CTMs em modelos murinos de SDRA é por meio da mimetização do microambiente inflamatório no ambiente de cultivo de tais células, que posteriormente serão utilizadas terapeuticamente. Nesse contexto, Bustos *et al.* pré-ativaram as CTMs através da adição de soro de pacientes com SDRA moderada a grave por 16 h.[68] Tal pré-estimulação fez com que as CTMs exibissem um significativo aumento da expressão de IL-10 e IL-1ra quando comparada às CTMs-controle. O soro desses pacientes também acarretou a redução de diversos mediadores pró-inflamatórios e consequentemente a diminuição da inflamação pulmonar e a permeabilidade vascular.[68] Ademais, Li *et al.* demonstraram que VEs coletadas de CTMs pré-condicionadas em situações de anoxia por 1 h foram capazes de reduzir o processo inflamatório quando comparadas às VEs obtidas de CTMs cultivadas em condições normais.[69] Similarmente, VEs derivadas de CTMs pré-condicionadas com agonista do receptor toll 3 (TLR-3) foram mais efetivas na indução de secreção de KGF, assim como potencializou seu efeito antimicrobiano, visto que tal pré-condicionamento fez com que as VEs fossem mais efetivas ao aumentar a liberação de mediadores anti-inflamatórios e a atividade fagocítica de macrófagos, possivelmente por meio da transferência de ciclo-oxigenase-2 e consequente ativação de monócitos e produção de PGE2.[70]

Estudos clínicos

Alguns estudos clínicos em pacientes com SDRA foram realizados (Quadro 46.3). O estudo clínico START (do inglês *safety proof-of-concept trial*) inicialmente foi realizado em 9 pacientes, que receberam

Quadro 46.3 ■ Estudos clínicos em pacientes com síndrome do desconforto respiratório agudo.

Referência	Fase	Administração das células	Efeitos benéficos
Wilson *et al.*[71]	Fase 1	CTM derivadas da medula IV, 1, 5 ou 10 × 10⁶/kg. Dose única	Não foram observados efeitos adversos
Zheng *et al.*[72]	Fase 1	CTM derivadas do tecido adiposo IV, 1 × 10⁶/kg. Dose única	Não foram observados efeitos adversos
Matthay *et al.*[73]	Fase 2	CTM derivadas da medula IV, 10 × 10⁶/ kg. Dose única	Não foram observados efeitos adversos. Houve melhora do índice de oxigenação e da lesão epitelial

CTM: células-tronco mesenquimais; IV: via intravenosa.

1,5 milhão ou 10 milhões de CTMs humanas por quilograma, em dose única, por via intravenosa (IV).[71] As três doses foram seguras, o que fez com que esses pesquisadores iniciassem um estudo de fase 2, utilizando a dose de 10 milhões de células por quilograma.

Em outro estudo de fase 1, CTMs derivadas de tecido adiposo foram administradas em 12 pacientes, em uma dose de 1 milhão de células por quilograma ou placebo IV, e novamente as CTMs foram seguras em pacientes com SDRA,[72] o que sugeriu que doses maiores de CTMs devessem ser utilizadas.

Recentemente, um estudo de fase 2 que utilizou uma dose intravenosa de CTM (10 × 10⁶/kg) em pacientes com SDRA moderada a grave foi findado nos EUA. Tal estudo concluiu, com base em parâmetros hemodinâmicos e respiratórios, que uma única dose de CTM foi segura em tais pacientes. Embora nenhum resultado clínico tenha apresentado diferença estatisticamente significativa entre os grupos experimentais, uma análise *post hoc* demonstrou tendência a melhora do índice de oxigenação, bem como da lesão endotelial característica de tal doença. Entretanto, mais estudos são necessários para avaliar a eficácia de tal terapia e para melhorar a viabilidade das CTM administradas, visto que esta variou de 36 a 85%.[73]

▶ Considerações finais

A terapia celular na SDRA, apesar de promissora, precisa ser elucidada em relação a pontos relevantes, como: os mais adequados tipos celulares a serem utilizados; o momento mais apropriado para a realização do tratamento; a melhor dose, assim como a melhor via de administração das células-tronco; e os mecanismos de ação envolvidos. Por conseguinte, mais estudos experimentais e clínicos são necessários para a efetiva transferência da terapia com células-tronco para a prática clínica.

▶ Referências bibliográficas

1. Buregeya E, Fowler RA, Talmor DS et al. Acute respiratory distress syndrome in the global context. Glob Heart. 2014;9:289-95.
2. Ashbaugh DG, Bigelow DB, Petty TL, Levine BE. Acute respiratory distress in adults. Lancet. 1967;2:319-23.
3. Ferguson ND, Fan E, Camporota L et al. The Berlin definition of ARDS: An expanded rationale, justification, and supplementary material. Intensive Care Med. 2012;38(10):1573-82.
4. Santos FB, Nagato LK, Boechem NM et al. Time course of lung parenchyma remodeling in pulmonary and extrapulmonary acute lung injury. J Appl Physiol. 2006;100:98-106.
5. Menezes SL, Bozza PT, Neto HC et al. Pulmonary and extrapulmonary acute lung injury: Inflammatory and ultrastructural analyses. J Appl Physiol. 2005;98:1777-83.
6. Araújo IM, Abreu SC, Maron-Gutierrez T et al. Bone marrow-derived mononuclear cell therapy in experimental pulmonary and extrapulmonary acute lung injury. Crit Care Med. 2010;38:1733-41.

7. Gattinoni L, Pelosi P, Suter PM et al. Acute respiratory distress syndrome caused by pulmonary and extrapulmonary disease. Different syndromes? Am J Respir Crit Care Med. 1998;158:3-11.
8. Bellani G, Pham T, Laffey J. LUNG-SAFE Investigators; ESICM Trials Group. Incidence of acute respiratory distress syndrome-reply. JAMA. 2016;316:347.
9. Oliveira, RH, Basille Filho, A. Incidence of acute lung injury and acute respiratory distress syndrome in the intensive care unit of a university hospital: A prospective study. J Bras Pneumol. 2006;32:35-42.
10. Tonelli AR, Zein J, Adams J et al. Effects of interventions on survival in acute respiratory distress syndrome: An umbrella review of 159 published randomized trials and 29 meta-analyses. Intensive Care Med. 2014;40:769-87.
11. Maron-Gutierrez T, Silva JD, Asensi KD et al. Effects of mesenchymal stem cell therapy on the time course of pulmonary remodeling depend on the etiology of lung injury in mice. Crit Care Med. 2013;41:e31933.
12. Rocco PR, Pelosi P. Pulmonary and extrapulmonary acute respiratory distress syndrome: Myth or reality? Curr Opin Crit Care. 2008;14:50-5.
13. Becker AJ, McCulloch EA, Till JE. Cytological demonstration of the clonal nature of spleen colonies derived from transplanted mouse marrow cells. Nature. 1963;197:452-4.
14. Weiss DJ, Kolls JK, Ortiz LA et al. Stem cells and cell therapies in lung biology and lung diseases. Proc Am Thorac Soc. 2008;5:637-67.
15. Abreu SC, Antunes MA, Pelosi P et al. Mechanisms of cellular therapy in respiratory diseases. Intensive Care Med. 2011;37:1421-31.
16. Thomson JA, Itskovitz-Eldor J, Shapiro SS et al. Embryonic stem cell lines derived from human blastocysts. Science. 1998;282:1145-7.
17. Madrigal M, Rao KS, Riordan NH. A review of therapeutic effects of mesenchymal stem cell secretions and induction of secretory modification by different culture methods. J Transl Med. 2014;12:260.
18. Zannettino AC, Paton S, Arthur A et al. Multipotential human adipose-derived stromal stem cells exhibit a perivascular phenotype in vitro and in vivo. J Cell Physio. 2008;214(2):413-21.
19. Hoogduijn MJ, Roemeling-van Rhijn M, Engela AU et al. Mesenchymal stem cells induce an inflammatory response after intravenous infusion. Stem Cells Dev. 2013;22:2825-35.
20. Jo YY, Lee HJ, Kook SY et al. Isolation and characterization of postnatal stem cells from human dental tissues. Tissue Eng. 2007;13(4):767-73.
21. Oh W, Kim DS, Yang YS, Lee JK. Immunological properties of umbilical cord blood-derived mesenchymal stromal cells. Cell Immunol. 2008;251(2):116-23.
22. Ding DC, Shyu WC, Lin SZ. Mesenchymal stem cells. Cell Transplant. 2011;20:5-14.
23. Dominici M, Le Blanc K, Mueller I et al. Minimal criteria for defining multipotent mesenchymal stromal cells. The International Society for Cellular Therapy position statement. Cytotherapy. 2006;8:315-17.
24. Nasef A, Mathieu N, Chapel A et al. Immunosuppressive effects of mesenchymal stem cells: Involvement of HLA-G. Transplantation. 2007;84:231-7.
25. Gotts J, Matthay MA. Mesenchymal stem cells and acute lung injury. Crit Care Clin. 2011;27:719-33.
26. Caplan AI. Mesenchymal stem cells. J Orthop Res. 1991;9:641-50.
27. Caplan AI. Mesenchymal stem cells: Time to change the name! Stem Cells Transl. Med. 2017;6:1445-51.
28. Silva Meirelles L, Fontes AM, Covas DT, Caplan AI. Mechanisms involved in the therapeutic properties of mesenchymal stem cells. Cytokine Growth Factor Rev. 2009;20:419-27.
29. Boregowda SV, Booker CN, Phinney DG. Mesenchymal stem cells: The moniker fits the science. Stem Cells. 2018;36:7-10.
30. Krause DS. Bone marrow-derived cells and stem cells in lung repair. Proc Am Thorac Soc. 2008;5:323-7.
31. Jackson MV, Morrison TJ, Doherty DF et al. Mitochondrial transfer via tunneling nanotubes is an important mechanism by which mesenchymal stem cells enhance macrophage phagocytosis in the In citro and In vivo models of ARDS. Stem Cells. 2016;34:2210-23.
32. Raposo G, Nijman HW, Stoorvogel W et al. B lymphocytes secrete antigen-presenting vesicles. J Exp Med. 1996;183(3):1161-72.
33. Zhang C, Zhang X, Chen XH. Granulocyte-colony stimulating factor-mobilized mesenchymal stem cells: A new resource for rapid engraftment in hematopoietic stem cell transplantation. Med Hypotheses. 2011;76(2):241-3.
34. Hashimoto N. Bone marrow-derived progenitor cells in pulmonary fibrosis. J Clin Invest. 2004;113:243-52.
35. Gupta N, Su X, Popov B et al. Intrapulmonary delivery of bone marrow-derived mesenchymal stem cells improves survival and attenuates endotoxin-induced acute lung injury in mice. J Immunol. 2007;179(3):1855-63.
36. Németh K, Leelahavanichkul A, Yuen PS et al. Bone marrow stromal cells attenuate sepsis via prostaglandin E2-dependent reprogramming of host macrophages to increase their interleukin-10 production. Nat Med. 2008;15:42-9.
37. Chang YS, Oh W, Choi SJ et al. Human umbilical cord blood-derived mesenchymal stem cells attenuate hyperoxia-induced lung injury in neonatal rats. Cell Transplant. 2009;18(8):869-86.
38. Silva JD, Lopes-Pacheco M, Paz AHR et al. Mesenchymal stem cells from bone marrow, adipose tissue, and lung tissue differentially mitigate lung and distal organ damage in experimental acute respiratory distress syndrome. Crit Care Med. 2018;46(2):e132-40.
39. Lee JW, Krasnodembskaya A, McKenna DH et al. Therapeutic effects of human mesenchymal stem cells in ex vivo human lungs injured with live bacteria. Am J Respir Crit Care Med. 2013;187:751-60.
40. Ortiz LA, Dutreil M, Fattman C et al. Interleukin 1 receptor antagonist mediates the antiinflammatory and antifibrotic effect of mesenchymal stem cells during lung injury. Proc Natl Acad Sci U S A. 2007;104(26):11002-7.
41. Ionescu L, Byrne RN, van Haaften T et al. Stem cell conditioned medium improves acute lung injury in mice: In vivo evidence for stem cell paracrine action. Am J Physiol Lung Cell Mol Physiol. 2012;303(11):L967-77.
42. Pati S, Gerber MH, Menge TD et al. Bone marrow derived mesenchymal stem cells inhibit inflammation and preserve vascular endothelial integrity in the lungs after hemorrhagic shock. PLoS One. 2011;6(9):e25171.
43. Krasnodembskaya A, Song Y, Fang X et al. Antibacterial effect of human mesenchymal stem cells is mediated in part through secretion of the antimicrobial peptide LL-37. Stem Cells. 2010;28(12):2229-38.
44. Curley GF et al. Mesenchymal stem cells enhance recovery and repair following ventilator-induced lung injury in the rat. Thorax. 2012;67:496-501.
45. Araújo IM, Abreu SC, Maron-Gutierrez T et al. Bone marrow-derived mononuclear cell therapy in experimental pulmonary and extrapulmonary acute lung injury. Crit Care Med. 2010;38:1733-41.
46. Maron-Gutierrez T, Silva JD, Asensi KD et al. Effects of mesenchymal stem cell therapy on the time course of pulmonary remodeling depend on the etiology of lung injury in mice. Crit Care Med. 2013;41:e319-33.
47. Fang X, Neyrinck AP, Matthay MA, Lee JW. Allogeneic human mesenchymal stem cells restore epithelial protein permeability in cultured human alveolar type II cells by secretion of angiopoietin-1. J Biol Chem. 2010;285(34):26211-2.
48. Ornellas DS, Maron-Gutierrez T, Ornellas FM et al. Early and late effects of bone marrow-derived mononuclear cell therapy on lung and distal organs in experimental sepsis. Respir Physiol Neurobiol. 2011;178:304-14.
49. Maron-Gutierrez T, Silva JD, Cruz FF et al. Insult-dependent effect of bone marrow cell therapy on inflammatory response in a murine model of extrapulmonary acute respiratory distress syndrome. Stem Cell Res Ther. 2013;4:1.
50. Zhu YG, Feng XM, Abbott J et al. Human mesenchymal stem cell microvesicles for treatment of Escherichia coli endotoxin-induced acute lung injury in mice. Stem Cells. 2014;32(1):116-25.
51. Monsel A, Zhu YG, Gennai S et al. Therapeutic effects of human mesenchymal stem cell-derived microvesicles in severe pneumonia in mice. Am J Respir Crit Care Med. 2015;192(3):324-36.
52. Su VY, Yang KY. Mesenchymal stem cell-conditioned medium induces neutrophils apoptosis via inhibition of NF-kB pathway and increases endogenous pulmonary stem cells in endotoxin-induced acute lung injury. Eur Respir J. 2015;46:OA3520.
53. Curley GF et al. Effects of intratracheal mesenchymal stromal cell therapy during recovery and resolution after ventilator-induced lung injury. Anesthesiology. 2013;118:1-10.
54. Aggarwal S, Pittenger MF. Human mesenchymal stem cells modulate allogeneic immune cell responses. Blood. 2005;105(4):1815-22.
55. Aguilar S, Scotton CJ, McNulty K et al. Bone marrow stem cells expressing keratinocyte growth factor via an inducible lentivirus protects against bleomycin-induced pulmonary fibrosis. PLoS One. 2009;4(11):e8013.
56. Giacca M, Zacchigna S. VEGF gene therapy: Therapeutic angiogenesis in the clinic and beyond. Gene Therapy. 2012;9(6):622-9.
57. Hayes M, Curley GF, Masterson C et al. Mesenchymal stromal cells are more effective than the MSC secretome in diminishing injury and enhancing recovery following ventilator-induced lung injury. Intensive Care Med Exp. 2015;3(1):1-14.
58. Gennai S, Monsel A, Hao Q et al. Microvesicles derived from human mesenchymal stem cells restore alveolar fluid clearance in human lungs rejected for transplantation. Am J Transplant Off J Am Soc Transplant Am Soc Transplant Surg. 2015;15(9):2404-12.
59. Song Y, Dou H, Li X et al. Exosomal miR-146[a] contributes to the enhanced therapeutic efficacy of interleukin-1beta-primed mesenchymal stem cells against sepsis. Stem Cells. 2017;35:1208-21.

60. Islam MN, Das SR, Emin MT et al. Mitochondrial transfer from bone-marrow derived stromal cells to pulmonary alveoli protects against acute lung injury. Nat Med. 2012;18(5):759-65.
61. Yang JX, Zhang N, Wang HW et al. CXCR4 Receptor overexpression in mesenchymal stem cells facilitates treatment of acute lung injury in rats. J Biol Chem. 2015;290:1994-2006.
62. Silva LHA, da Silva JR, Ferreira GA et al. Labeling mesenchymal cells with DMSA-coated gold and iron oxide nanoparticles: Assessment of biocompatibility and potential applications. J Nanobiotechnology. 2016;14:59.
63. Mei SH, Haitsma JJ, Dos Santos CC et al. Mesenchymal stem cells reduce inflammation while enhancing bacterial clearance and improving survival in sepsis. Am J Respir Crit Care Med. 2010;182:1047-57.
64. Zhao YF, Xiong W, Wu XL. Mesenchymal stem cell-based developmental endothelial *locus*-1 gene therapy for acute lung injury induced by lipopolysaccharide in mice. Mol Med Rep. 2014;9:1583-9.
65. Martínez-González I, Roca O, Masclans JR et al. Human mesenchymal stem cells overexpressing the IL-33 antagonist soluble IL-1 receptor-like-1 attenuate endotoxin-induced acute lung injury. Am J Respir Cell Mol Biol. 2013;49:552-62.
66. He H, Liu L, Chen Q et al. Mesenchymal stem cells overexpressing angiotensin-converting enzyme 2 rescue lipopolysaccharide-induced lung injury. Cell Transplant. 2015;24(1):699-1715.
67. Chen H, Xiang H, Wu B et al. Manganese superoxide dismutase gene modified mesenchymal stem cells attenuates acute radiation-induced lung injury. Hum Gene Ther. 2017;28:523-32.
68. Bustos ML, Huleihel L, Meyer EM et al. Activation of human mesenchymal stem cells impacts their therapeutic abilities in lung injury by increasing interleukin (IL)-10 and IL-1RN levels. Stem Cells Transl Med. 2013;2:884-95.
69. Li L, Jin S, Zhang Y. Ischemic preconditioning potentiates the protective effect of mesenchymal stem cells on endotoxin-induced acute lung injury in mice through secretion of exosome. Int J Clin Exp Med. 2015;8(3):3825-32.
70. Antebi B, Walker KP 3rd, Mohammadipoor A et al. The effect of acute respiratory distress syndrome on bone marrow-derived mesenchymal stem cells. Stem Cell Res. Ther. 2018;9:251.
71. Wilson JG, Liu KD, Zhuo H et al. Mesenchymal stem (stromal) cells for treatment of ARDS: A phase 1 clinical trial. Lancet Respir Med. 2015;3(1):24-32.
72. Zheng G, Huang L, Tong H et al. Treatment of acute respiratory distress syndrome with allogeneic adipose-derived mesenchymal stem cells: A randomized, placebo-controlled pilot study. Respir Res. 2014;15:39.
73. Matthay MA, Calfee CS, Zhuo H et al. Treatment with allogeneic mesenchymal stromal cells for moderate to severe acute respiratory distress syndrome (START study): A randomised phase 2a safety trial. Lancet Respir Med. 2018;S2213-2600(18)30418-21.

Parte 7

Métodos de Diagnóstico e de Monitoramento Durante a Ventilação Mecânica

47 Radiografia de Tórax na Unidade de Terapia Intensiva, *443*
48 Tomografia Computadorizada de Tórax, *452*
49 Monitoramento por Tomografia de Impedância Elétrica na Unidade de Terapia Intensiva, *460*
50 Monitoramento com Tomografia de Impedância Elétrica no Paciente Cirúrgico, *467*
51 Monitoramento Respiratório | Trocas Gasosas, *472*
52 Capnografia Volumétrica, *477*
53 Monitoramento da Mecânica Respiratória, *514*
54 Monitoramento da Pressão Esofágica e da Pressão Transpulmonar, *525*
55 Interpretação de Curvas e *Loops* Durante a Ventilação Mecânica, *533*
56 Avaliação da Assincronia Paciente-Ventilador, *540*
57 Monitoramento Hemodinâmico Minimamente Invasivo e da Perfusão Tecidual, *546*
58 Monitoramento Hemodinâmico Invasivo, *555*
59 Avaliação da Resposta Cardiovascular a Infusão de Fluidos, *561*
60 Monitoramento da Pressão Intra-Abdominal Durante a Ventilação Mecânica, *566*
61 Ultrassonografia no Manuseio de Via Aérea, *570*
62 Ultrassonografia Pulmonar na Unidade de Terapia Intensiva, *578*
63 Ultrassonografia na Avaliação do Diafragma no Paciente Crítico, *615*
64 Ecocardiografia no Paciente Crítico, *623*
65 Ecocardiografia na Unidade de Terapia Intensiva | Função do Intensivista, *634*
66 Aplicação da Ultrassonografia *Point-of-Care* na Perirreanimação Cardiopulmonar, *643*
67 Aplicação da Broncoscopia na Unidade de Terapia Intensiva, *658*

Radiografia de Tórax na Unidade de Terapia Intensiva

CAPÍTULO 47

Henrique Manoel Lederman ▪ Paulo Henrique Alves Togni Filho

▶ Introdução

Pela gravidade de seu quadro, os pacientes internados na unidade de terapia intensiva (UTI) com frequência recebem tubos traqueais, sondas nasogástrica ou nasoenterais, cateteres venosos centrais, drenos torácicos, cateteres de Swan-Ganz, entre outros dispositivos. Muitos deles encontram-se em ventilação mecânica (VM), e é frequente, para seu monitoramento, a realização de radiografias de tórax como rotina diária. No entanto, essa conduta vem sendo questionada em virtude do baixo valor diagnóstico da radiografia de rotina, sem indicação específica.[1]

A utilização diária de radiografia de tórax como medida de rotina e de monitoramento de pacientes críticos, quando comparados àqueles nos quais ela foi obtida apenas por indicações específicas, não se associou à menor mortalidade, à menor duração da internação na UTI e no hospital, nem mesmo à redução no número de dias no ventilador.[2] A realização da radiografia de tórax apenas por motivos específicos possibilita redução de cerca de 30% no número de exames em comparação a quando é obtida diariamente, sem comprometimento no padrão de qualidade do tratamento.[3]

A análise radiológica do aparelho cardiovascular basicamente é feita por meio da radiografia de tórax no leito, com aparelho portátil, em incidência anteroposterior e com o paciente em decúbito dorsal. Dessa maneira, a qualidade da imagem é inferior em relação àquela obtida no departamento de radiologia, em virtude da menor distância foco-filme e posição supina, das características técnicas dos aparelhos móveis e da não utilização de grades.[4]

Outros estudos já demonstraram o valor clínico reduzido da radiografia de tórax de rotina na UTI: em menos de 6% das vezes, foram encontrados achados novos ou inesperados, e em apenas 2% dos casos o exame determinou uma mudança terapêutica.[4] Contudo, uma porcentagem maior de radiografias com achados significativos, que requerem mudanças de conduta, é encontrada quando o exame é solicitado com indicação clínica específica em comparação à sua realização como parte de uma rotina diária.[5]

Estudos em UTI cardiotorácicas também demonstraram baixa incidência de achados significativos nas radiografias de tórax de rotina (cerca de 4,5%) com mínimo impacto no tratamento desses indivíduos.[6,7]

A recomendação do American College of Radiology (ACR) é evitar o emprego da radiologia torácica diária como medida de monitoramento na ausência de uma indicação clínica específica. Para os pacientes estáveis, admitidos para monitoramento cardíaco ou doença extratorácica, não é recomendada a realização de radiografia de tórax durante a admissão na UTI. Outras radiografias de seguimento devem apenas ser obtidas de acordo com indicações clínicas.

▶ Achados radiográficos mais comumente encontrados em UTI

Atelectasia

Frequente em UTI, é resultante de hipoventilação pulmonar, anestesias prolongadas, posição supina, secreções pulmonares, pós-operatório e do mau posicionamento de cânulas endotraqueais.

Caracteriza-se por apresentação variável, radiografia normal ou desvio ipsilateral das estruturas mediastinais e fissuras, aproximação de arcos costais, elevação do hemidiafragma, opacidades lineares ou discoides (Figura 47.1).[8]

Pneumonia

Apresenta velamento segmentar lobar ou difuso, com broncograma aéreo e sinal da silhueta. A especificidade da radiografia de tórax para a detecção de pneumonia é baixa, variando de 27 a 35%, mesmo considerando-se os dados clínicos (Figura 47.2 A e B).[9]

Pneumonia aspirativa

É frequente, e as condições que favorecem a aspiração são: rebaixamento do nível de consciência, distúrbios neuromusculares e alterações estruturais no tubo digestivo (Figura 47.3).[10-12]

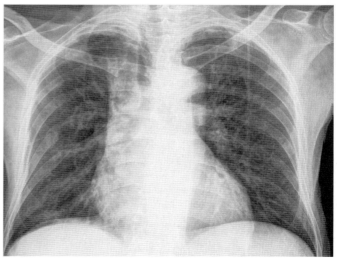

Figura 47.1 ▪ Atelectasia do lobo superior direito.

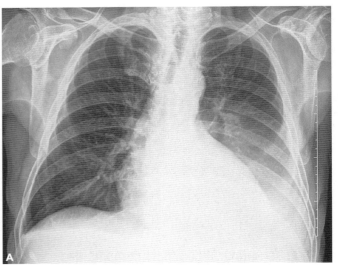 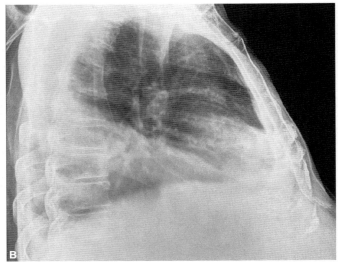

Figura 47.2 ■ A e B. Pneumonia do lobo inferior esquerdo.

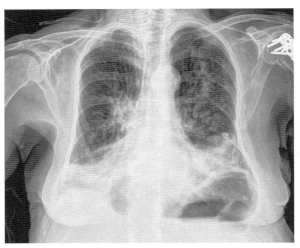 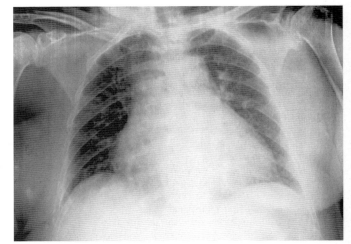

Figura 47.3 ■ Opacidades consolidativas pulmonares em paciente após episódio de broncoaspiração.

Figura 47.4 ■ Opacidades pulmonares, cefalização da trama vascular pulmonar em paciente com insuficiência cardíaca congestiva (ICC).

Edema pulmonar

Trata-se do aumento da pressão hidrostática no nível dos capilares pulmonares, decorrente do estado de hiper-hidratação ou do aumento da pressão diastólica final do ventrículo esquerdo. As alterações radiológicas do edema intersticial compreendem as linhas septais de Kerley e o borramento da trama vascular pulmonar. Com o extravasamento de líquido, nota-se velamento do tipo flocoso, coalescente, de limites mal definidos, peri-hilar, com aspecto em "asa de borboleta" (Figura 47.4).[13,14]

Derrame pleural

Em decúbito dorsal, devido à gravidade, observa-se um aumento homogêneo da densidade do hemitórax envolvido, sendo que pequeno volume de líquido dificilmente é visualizado.

Ruskin *et al.* descrevem sensibilidade de 67% e especificidade de 70% para a radiografia de tórax na posição supina, para a detecção de derrame pleural. Sendo assim, uma radiografia de tórax, na posição supina, não exclui existência de derrame pleural (Figura 47.5).[15-17]

Pneumotórax

É frequente em UTIs, seja em virtude da larga utilização da VM ou devido a procedimentos diagnósticos, terapêuticos ou resultantes de patologias em pacientes gravemente enfermos. Radiologicamente, o pneumotórax é identificado como separação das pleuras parietal e visceral, associada à ausência de vasculatura entre os folhetos pleurais, sendo melhor visualizado em expiração. Perda de volume pulmonar e desvio do mediastino podem ocorrer no pneumotórax simples e no hipertensivo. Pneumotórax de pequeno volume pode passar despercebido à radiologia convencional (Figura 47.6 A e B).[18-21]

▶ Tubos traqueais

A maior parte de alguns estudos que avaliaram a importância da radiografia de tórax após a inserção do tubo traqueal encontrou taxa entre 12 e 15% de tubos mal posicionados, muitos dos quais com necessidade de reposicionamento.[21-23] A capacidade de o exame físico diagnosticar tubos mal posicionados é baixa (cerca de 3% *versus* 14% pela radiografia).[24,25] Assim, encontra-se bem indicada a radiografia imediatamente depois da intubação traqueal para a avaliação do posicionamento adequado do tubo.[26] Esse número de posicionamento inadequado aumenta em crianças pequenas e em recém-nascidos.

A cânula endotraqueal deve ficar posicionada na região intermediária, entre a glote e a carina. A projeção da carina é na altura da 5ª/6ª vértebra torácica e a da glote (corda vocal), ao redor da

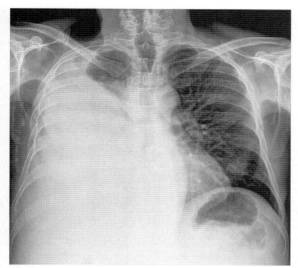

Figura 47.5 ■ Acentuado derrame pleural à direita, desviando de estruturas mediastinais.

C6/C7. Portanto, a posição ideal da cânula é ao redor da T2/T3 (Figura 47.7). Esse modo de posicionamento é muito importante, pois cânulas próximas à carina, quando há movimento da cabeça em flexão (p. ex., o paciente a responder um "sim" com cabeça), farão a cânula traumatizar a carina (Figura 47.8 A e B). O posicionamento muito baixo provoca intubação seletiva, normalmente do brônquio fonte direito, e atelectasia (Figuras 47.9 e 47.10). A cânula em posição muito alta, com o movimento da cabeça em extensão, pode provocar lesão das estruturas subglóticas ou mesmo extubação acidental (Figura 47.11).

▶ Cateteres venosos centrais e de Swan-Ganz

A maior parte dos estudos conclui que aproximadamente 10% das radiografias de tórax demonstram cateteres mal posicionados. Pneumotórax foi identificado em uma pequena porcentagem dos pacientes.[22-24,27-32] É importante salientar que as complicações são mais frequentes com cateteres subclávios em comparação àqueles de inserção jugular. Portanto, considera-se recomendável a radiografia de tórax após a inserção de cateter venoso central e de cateter central de inserção percutânea (PICC, do inglês *peripherally inserted central catheter*) para demonstrar a sua localização e detectar possíveis complicações; no entanto, radiografias de seguimento devem ser realizadas apenas quando houver suspeita clínica de complicação.[26]

A posição ideal da ponta desses cateteres é na veia cava superior, próximo à entrada do átrio direito (AD) (Figura 47.12). Cateteres inadequadamente posicionados aumentam em até 30% a possibilidade de trombose ao redor do AD. É importante que o médico conheça a profundidade com que o cateter deve ser inserido, sempre levando em consideração o local de punção. As Figuras 47.13 a 47.16 representam posições inadequadas que indicam a necessidade de reposicionamento ou a retirada imediata do dispositivo. A localização da ponta dentro do átrio ou do ventrículo, principalmente em recém-nascidos de baixo peso, poderá provocar perfuração miocárdica/pericárdica e extravasamento do conteúdo injetado pelo cateter.

A ponta do cateter de Swan-Ganz normalmente deve estar posicionada em um ramo da artéria pulmonar que possibilite a medida da pressão ocluída da artéria pulmonar a partir da insuflação completa do balonete (Figura 47.17). O posicionamento muito próximo ao tronco da artéria pulmonar impossibilita a medida da pressão ocluída (Figura 47.18), e o posicionamento muito distal pode provocar migração e oclusão do ramo pulmonar distal com possível infarto pulmonar segmentar (Figura 47.19).

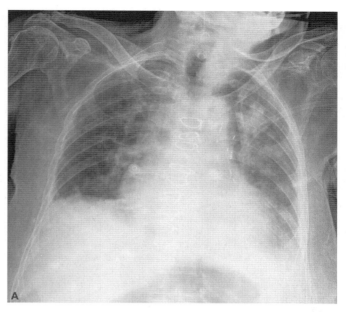

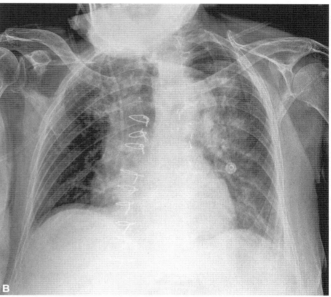

Figura 47.6 ■ **A** e **B**. Controle pós-inserção de cateter venoso central à direita, evidenciando pneumotórax.

▶ Tubos nasogástricos

Alguns estudos demonstram posicionamento inadequado do tubo nasogástrico em cerca de 1% dos casos.[22,27,29] No entanto, não existem estudos prospectivos para avaliar a radiografia de tórax imediatamente após a inserção dos tubos. Assim, tendo em vista que, em uma porcentagem pequena, porém significativa dos pacientes, esse tubo pode estar posicionado nos pulmões (Figura 47.20 A e B) e que nem sempre isso é detectado clinicamente, recomenda-se uma radiografia de tórax após a inserção do tubo nasogástrico, antes da primeira alimentação. Radiografias de seguimento não são recomendadas.

A sonda gástrica deverá estar sempre dentro do estômago, se possível com uma meia volta parcial (Figura 47.21). É preciso lembrar, principalmente nas crianças, que todas as sondas têm dois orifícios (o mais proximal localizado a 2 cm da ponta), fato importante em virtude de que o posicionamento da sonda na transição esôfago-gástrica pode facilitar a aspiração de conteúdo alimentar (Figura 47.22).

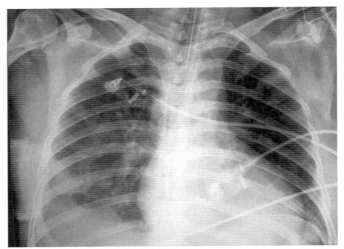

Figura 47.7 ▪ Tubo traqueal em posicionamento adequado (T2/T3).

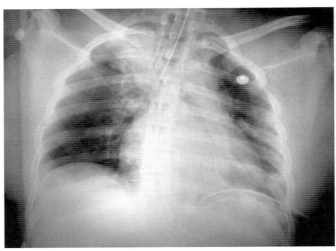

Figura 47.9 ▪ Tubo traqueal posicionado seletivamente na entrada do brônquio fonte direito, com atelectasia parcial do lobo superior direito.

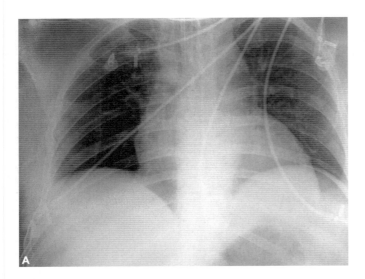

Figura 47.10 ▪ Tubo traqueal posicionado seletivamente em brônquio fonte direito, com atelectasia contralateral.

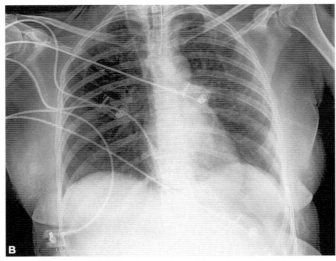

Figura 47.8 ▪ A e B. Tubo traqueal posicionado muito baixo, o que pode provocar trauma na região carinal.

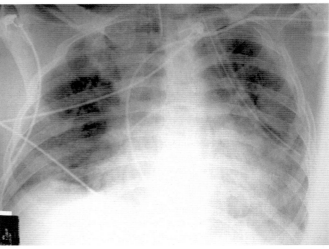

Figura 47.11 ▪ Tubo traqueal posicionado muito alto, com risco de provocar lesões nas estruturas glóticas e extubação acidental.

Capítulo 47 ■ Radiografia de Tórax na Unidade de Terapia Intensiva 447

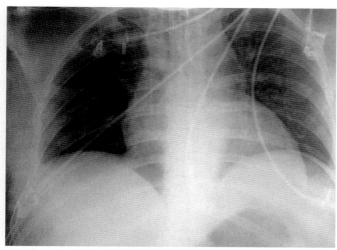

Figura 47.12 ■ Cateter venoso central em posição adequada.

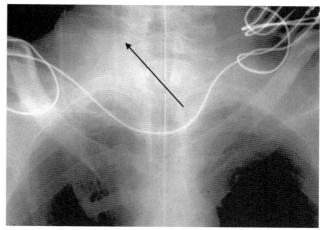

Figura 47.15 ■ Cateter introduzido pela veia subclávia direita, com ponta localizada na veia jugular interna direita.

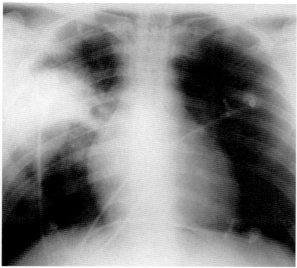

Figura 47.13 ■ Cateter introduzido pela veia jugular interna direita, com a ponta com localização intracardíaca.

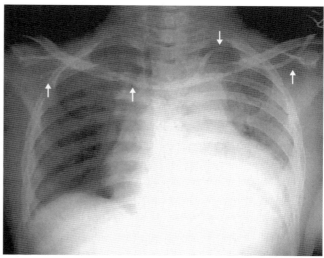

Figura 47.16 ■ Posicionamento inadequado de cateter venoso central. O cateter foi introduzido pela veia subclávia esquerda, e a ponta está posicionada na veia subclávia direita.

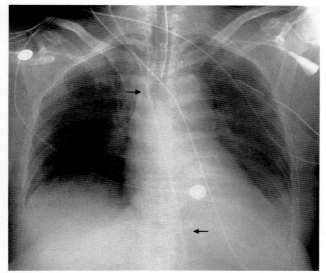

Figura 47.14 ■ Cateter introduzido pela jugular interna esquerda, posicionado na veia ázigos.

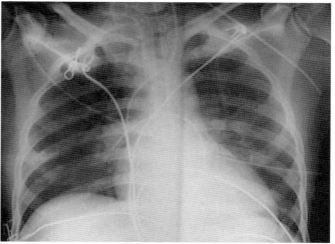

Figura 47.17 ■ Cateter de Swan-Ganz em posição adequada. A insuflação completa do balonete torna possível a medida intermitente da pressão ocluída da pulmonar.

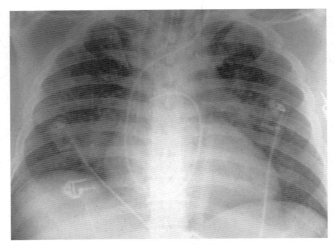

Figura 47.18 ▪ Posicionamento adequado do tubo traqueal e do cateter venoso central. O cateter de Swan-Ganz encontra-se em posição muito proximal, o que impossibilita a medida intermitente da pressão de oclusão da artéria pulmonar. O cateter deve ser introduzido.

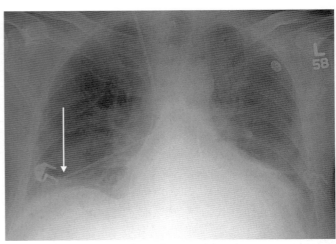

Figura 47.19 ▪ Cateter de Swan-Ganz posicionado com a ponta muito distal.

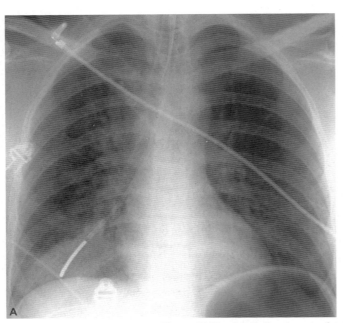

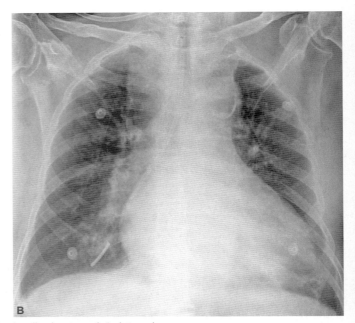

Figura 47.20 ▪ **A** e **B**. Sonda nasogástrica localizada em posição intrapulmonar.

▸ Drenos torácicos

Poucos estudos foram realizados para avaliar a eficácia da radiografia de tórax inicial após inserção de um dreno torácico, nos quais foi demonstrado que aproximadamente 10% dos drenos ficam mal posicionados.[22,23,28] Muitas das alterações detectadas radiograficamente são de pequena importância e não resultam em necessidade de reposicionamento. A recomendação é de que, após a inserção de um dreno torácico, uma radiografia de tórax deva ser obtida para avaliar sua posição (Figura 47.23).

A angulação excessiva (dobradura) (Figura 47.24) ou a posição inadequada (Figura 47.25) podem impedir ou retardar a expansão pulmonar em caso de pneumotórax ou impedir a drenagem adequada de fluidos da cavidade pleural. Grandes angulações podem indicar o posicionamento indevido do dreno no interior do parênquima pulmonar (Figura 47.26).

A partir daí, a necessidade de novas radiografias deverá ser guiada por indicações clínicas específicas e pela necessidade da avaliação da expansão pulmonar.[26]

A determinação exata da posição da ponta do dreno, anterior ou posterior, pode ser importante para tornar possível a adequada expansão de pneumotórax ou derrame pleural. Muitas vezes, isso pode ser determinado por uma radiografia em perfil, o que, com frequência, não é possível no doente crítico. No trauma torácico e no pós-operatório, o dreno é colocado normalmente na linha axilar média/posterior. Em caso de pneumotórax isolado, o dreno inserido mais anteriormente em posição alta é mais eficiente para a resolução rápida do pneumotórax.

▸ Aspectos técnicos e limitações

A análise adequada da radiologia torácica na UTI deve levar em consideração diversos fatores técnicos que podem limitar a interpretação das imagens ou mesmo induzir a erros, como a posição do paciente, a distância entre o filme e a fonte radiológica, a incidência, a simetria, a quantidade de radiação utilizada e se a radiografia foi obtida na inspiração ou na expiração. Em decorrência de todas essas limitações, muitas vezes serão necessárias outras tecnologias, como tomografia computadorizada torácica e ultrassonografia, para estabelecer diagnósticos.

Capítulo 47 ■ Radiografia de Tórax na Unidade de Terapia Intensiva **449**

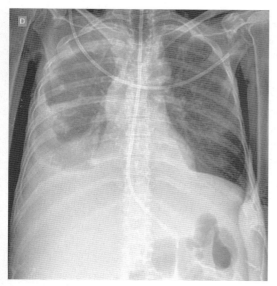

Figura 47.21 ■ Sonda nasogástrica na posição adequada.

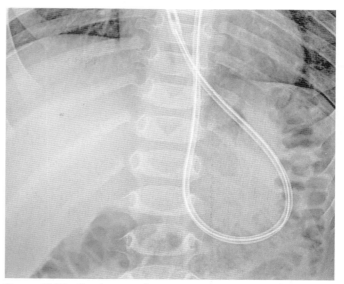

Figura 47.22 ■ Sonda nasogástrica em posição inadequada com a ponta dentro do esôfago.

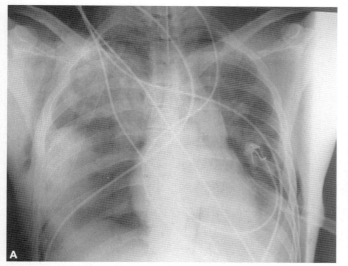
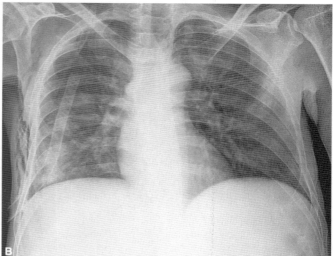

Figura 47.23 ■ **A.** Paciente com trauma torácico, com drenagem torácica bilateral. Os drenos estão adequadamente posicionados. **B.** Paciente com dreno torácico à direita.

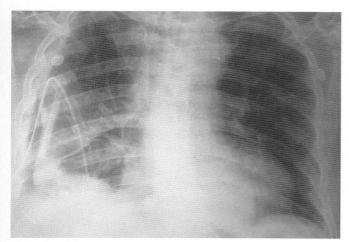

Figura 47.24 ■ Dreno torácico dobrado na cavidade pleural que pode impedir ou retardar a expansão pulmonar em caso de pneumotórax ou fluidos da cavidade pleural.

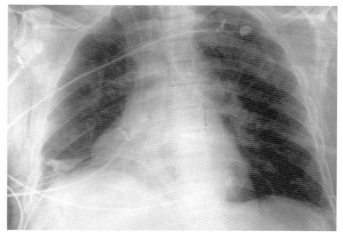

Figura 47.25 ■ Dreno torácico colocado em região muito próxima ao diafragma.

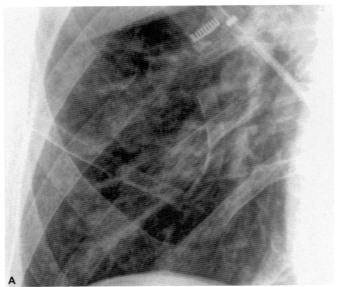
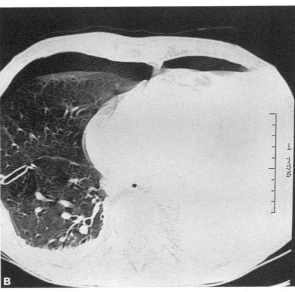

Figura 47.26 ■ **A.** Detalhe do hemitórax esquerdo com o dreno dobrado na cavidade torácica. **B.** Tomografia computadorizada de tórax evidenciou o dreno no parênquima pulmonar com pneumotórax.

A radiografia de tórax na unidade de radiologia é obtida com o paciente em pé, com distância da fonte radiológica de 1,8 m, na incidência posteroanterior e sob inspiração máxima. Como os pacientes encontram-se restritos ao leito em posição supina, com o filme radiológico posicionado no dorso, na UTI a incidência é anteroposterior e com uma distância focal de aproximadamente 1 m. Esses fatores determinam ampliação do mediastino e da área cardíaca por efeito gravitacional. Os aparelhos portáteis convencionais têm menor potência, o que aumenta a necessidade do tempo de exposição e causa borramento por movimento respiratório e maior exposição à radiação. Como não há espaço entre o paciente e o filme, podem ocorrer borramentos por irradiação secundária.

É importante observar a simetria entre o hemitórax direito e esquerdo. A posição inadequada produz falsas imagens em relação ao tamanho da cavidade cardíaca, bem como desvios inexistentes das estruturas mediastinais.

As imagens radiológicas são amplamente influenciadas se obtidas na inspiração ou na expiração. Na UTI, em pacientes sob ventilação espontânea, não é incomum que estejam incapazes de cooperar. É fundamental que, nos pacientes em VM, se tenha o cuidado de obter as imagens durante a inspiração.

A redistribuição de líquido livre na cavidade pleural torna difícil a diferenciação entre processo parenquimatoso e derrame. Na posição em pé, o líquido se desloca para as bases pulmonares e, com o paciente deitado, distribui-se uniformemente no espaço basilar, com aspecto homogêneo que aumenta de intensidade em direção à base, enquanto a trama broncoalveolar é preservada (Figura 47.27). Isso, obviamente, dificulta a detecção de pequenos derrames.

O deslocamento do ar é amplamente influenciado pelo posicionamento do paciente e pode dificultar o diagnóstico de pneumotórax. Em radiografias com o paciente na posição ereta, o ar na cavidade pleural desloca-se para a região apicolateral, enquanto, na posição supina, desloca-se anteriormente, dificultando a detecção de pneumotórax. O ar se desloca para a região anteromedial e subpulmonar (entre a base do pulmão e o diafragma) (Figura 47.28 A e B). Cumpre salientar que pneumotórax de pequena monta pode não ser visualizado em torno de 30 a 50% quando a radiografia é feita na posição supina apenas na incidência frontal. Nesses casos, o diagnóstico pode ser estabelecido com a obtenção de incidência lateral com raios

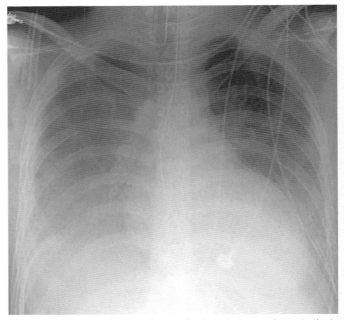

Figura 47.27 ■ Derrame pleural com distribuição homogênea do líquido na cavidade pleural.

horizontais. Em virtude das limitações aqui expostas, especialmente em pacientes acamados, a realização de tomografia é amplamente suportada.

▶ Considerações finais

No momento atual, acredita-se que a radiografia de tórax de rotina na UTI não é indicada. Constituem indicações genuínas para uma radiografia de tórax a introdução de tubos traqueais e nasogástricos, cateteres venosos centrais e quaisquer outros itens de suporte à vida, bem como alterações da condição clínica do paciente.

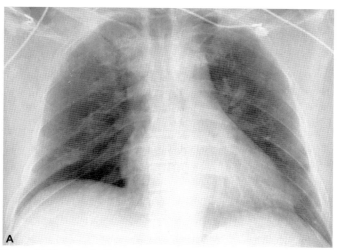 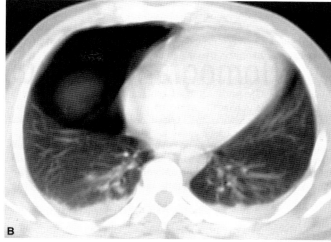

Figura 47.28 ▪ **A e B**. Na radiografia, é possível observar o posicionamento de ar na região basal entre o pulmão e o diafragma. A imagem da tomografia evidencia o pneumotórax anteriorizado.

▶ Referências bibliográficas

1. Hendrikse KA, Gratama JW, Hove W, Rommes JH, Schultz MJ, Spronk PE. Low value of routine chest radiographs in a mixed medical-surgical ICU. Chest. 2007;132(3):823-8.
2. Oba Y, Zaza T. Abandoning daily routine chest radiography in the intensive care unit: Meta-analysis. Radiology. 2010;255(2):386-95.
3. Hejblum G, Chalumeau-Lemoine L et al. Comparison of routine and on-demand prescription of chest radiographs in mechanically ventilated adults: A multicentre, cluster-randomised, two-period crossover study. Lancet. 2009;374(9702):1687-93.
4. Graat ME, Choi G, Wolthuis EK et al. The clinical value of daily routine chest radiographs in a mixed medical-surgical intensive care unit is low. Crit Care. 2006;10(1):R11.
5. Krivopal M, Shlobin OA, Schwartzstein RM. Utility of daily routine portable chest radiographs in mechanically ventilated patients in the medical ICU. Chest. 2003;123(5):1607-14.
6. Graham RJ, Meziane MA, Rice TW et al. Postoperative portable chest radiographs: Optimum use in thoracic surgery. J Thorac Cardiovasc Surg. 1998;115(1):45-50.
7. Karabinis A, Saranteas T, Karakitsos D et al. The 'cardiac-lung mass' artifact: An echocardiographic sign of lung atelectasis and/or pleural effusion. Crit Care. 2008;12(5):R122.
8. Lipchik RJ, Kuzo RS. Nosocomial pneumonia. Radiol Clin North Am. 1996;34:47-58.
9. Shifrin RY, Choplin RH. Aspiration in patients in critical care units. Radiol Clin North Am. 1996;34:83-96.
10. Landay MJ, Christensen EE, Bynum LJ. Pulmonary manifestation of acute aspiration of gastric contents. Am J Roentgenol. 1978;131:587-92.
11. Lorber B, Swenson RM. Bacteriology of aspiration pneumonia. Ann Intern Med. 1974;81:329-31.
12. Winer-Muram HT et al. Pneumonia and ARDS in patients receiving mechanical ventilation: Diagnostic accuracy of chest radiography. Radiology. 1993;188:479-85.
13. Henschke CI et al. Accuracy and efficacy of chest radiography in the Intensive Care Unit. Radiol Clin North Am. 1996;34:21-31.
14. Raasch BN et al. Pleural effusion: Explanation of some typical appearances. Am J Roentgenol. 1982;139:99-904.
15. Ruskin JA et al. Detection of pleural effusions on supine chest radiographs. Am J Roentgenol. 1987;148:681-3.
16. Woodring JH. Recognition of pleural effusion on supine radiographs: How much fluid Is required? Am J Roentgenol. 1984;142:59-64.
17. Tocino IM, Miller MH, Fairfax WR. Distribution of pneumothorax in the supine and semirecumbent critically Ill adult. Am J Roentgenol. 1985;144:901-5.
18. Greene R, McLoud TC, STARK P. Pneumothorax. Semin Roentgenol. 1977,12:313-25.
19. Westcott JL, Ziter FMH. Supine subpulmonary Pneumothorax. Am J Roentgenol. 1981;137:69-701.
20. Moskowitz PS, Griscom NT. The medial pneumothorax. Radiology. 1976;120:143-7.
21. O'Brien W, Karski JM, Cheng D, Carroll-Munro J, Peniston C, Sandler A. Routine chest roentgenography on admission to intensive care unit after heart operations: Is it of any value? J Thorac Cardiovasc Surg. 1997;113(1):130-3.
22. Strain DS, Quinasewitz GT, Vereen LE, George RB. Value of routine daily chest x-rays in the medical intensive care unit. Crit Care Med. 1985 Jul;13(7):534-6.
23. Bekemeyer WB, Crapo RO, Calhoon S, Cannon CY, Clayton PD. Efficacy of chest radiography in a respiratory intensive care unit. A prospective study. Chest. 1985;88(5):691-6.
24. Gray P, Sullivan G, Ostryzniuk P, McEwen TA, Rigby M, Roberts DE. Value of postprocedural chest radiographs in the adult intensive care unit. Crit Care Med. 1992;20(11):1513-8.
25. Bhagwanjee S, Muckart DJ. Routine daily chest radiography is not indicated for ventilated patients in a surgical ICU. Intensive Care Med. 1996;22(12):1335-8.
26. Amorosa JK, Bramwit MP, Mohammed TL et al. ACR appropriateness criteria routine chest radiographs in intensive care unit patients. J Am Coll Radiol. 2013;10(3):170-4.
27. Silverstein DS, Livingston DH, Elcavage P, Kovar L, Kelly KM. The utility of routine daily chest radiography in the surgical intensive care unit. J Trauma. 1993;35(4):643-6.
28. Henschke CI, Pasternack GS, Schroeder S, Hart KK, Herman PG. Bedside chest radiography: Diagnostic efficacy. Radiology. 1983;149(1):23-6.
29. Horst HM, Fagan B, Beute GH. Chest radiographs in surgical intensive care patients: a valuable "routine". Henry Ford Hosp Med J. 1986;34(2):84-6.
30. Brunel W, Coleman DL, Schwartz DE, Peper E, Cohen NH. Assessment of routine chest roentgenograms and the physical examination to confirm endotracheal tube position. Chest. 1989;96(5):1043-5.
31. Kollef MH, Legare EJ, Damiano M. Endotracheal tube misplacement: Incidence, risk factors, and impact of a quality improvement program. South Med J. 1994;87(2):248-54.
32. Sise MJ, Hollingsworth P, Brimm JE, Peters RM, Virgilio RW, Shackford SR. Complications of the flow-directed pulmonary artery catheter: A prospective analysis in 219 patients. Crit Care Med. 1981;9(4):315-8.

▶ Bibliografia

Lomoschitz FM, Eisenhuber E, Linnau KF, Peloschek P, Schoder M, Bankier AA. Imaging of chest trauma: Radiological patterns of injuries and diagnostic algorithms. Eur J Radiol. 2003;48(1):61-70.

Rivas LA, Fishman JE, Múnera F, Bajayo DE. Multislice CT in thoracic trauma. Radiol Clin North Am. 2003;41:599-616.

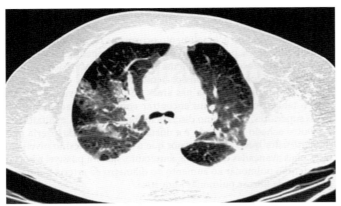

Figura 48.4 ■ Pneumonia. Consolidações e opacidades em vidro fosco.

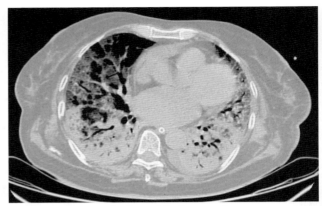

Figura 48.5 ■ Pneumonia. Consolidações com broncogramas aéreos de permeio.

No caso de derrame pleural com altura superior a 5 cm, estimada a partir do recesso posterior em radiografia de tórax obtida na projeção lateral em ortostatismo, ou no caso de derrame loculado, deve-se considerar a realização de toracocentese para excluir o diagnóstico de empiema ou de derrame parapneumônico complicado. Essa conduta está fortemente indicada no caso de derrames que ocupem mais de 20% do hemitórax.

A US é útil nos casos de derrames pleurais pequenos ou naqueles suspeitos de loculação, permitindo a sua localização precisa para a coleta do líquido pleural.

A TC de tórax é útil quando há dúvidas sobre a presença ou não de infiltrado radiológico em um quadro clínico exuberante associado à radiografia normal, na detecção de complicações, tais como derrame pleural loculado e abscesso ainda não aberto nas vias aéreas, assim como para diferenciar infiltrado pneumônico de massas pulmonares.

A resolução radiológica tem progressão relativamente lenta e tende a ocorrer após a melhora clínica. A resolução completa das alterações radiológicas ocorre em 2 semanas após a apresentação inicial em metade dos casos e, em 6 semanas, em dois terços dos casos.

Alguns fatores estão associados à resolução radiológica mais lenta do quadro, destacando-se: idade avançada, doença pulmonar obstrutiva crônica, imunossupressão, etilismo, diabetes e pneumonia multilobar.

Em pacientes fumantes com idade acima de 50 anos, a radiografia de tórax deve ser repetida após 6 semanas do início dos sintomas, justificado pelo maior risco de carcinoma brônquico, ou na persistência dos sintomas ou achados anormais no exame físico.[8]

Doença pulmonar obstrutiva crônica

A doença pulmonar obstrutiva crônica (DPOC) é caracterizada pelo processo inflamatório crônico das vias aéreas inferiores (Figura 48.6). Algumas literaturas usam o enfisema pulmonar e a bronquite crônica como sinônimos da DPOC.

A TC tem alta sensibilidade e especificidade para avaliação de enfisema pulmonar.[7]

■ Enfisema centrolobular

Associa-se a tabagismo, com predomínio nos terços superiores dos pulmões. Pode haver formação de bolhas.[7]

■ Enfisema panlobular

Está relacionado com a deficiência de alfa-1 antitripsina associada à redução difusa da atenuação pulmonar, com predomínio nos lobos inferiores.[7]

■ Enfisema paraseptal

Associa-se ao tabagismo, podendo resultar em pneumotórax espontâneo, destacando-se por apresentar áreas de baixa atenuação, com paredes finas nas regiões subpleurais e peribroncovasculares.[7]

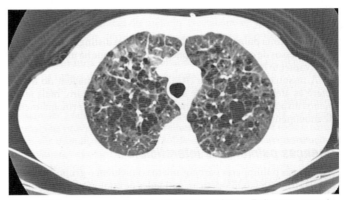

Figura 48.6 ■ Doença pulmonar obstrutiva crônica. Enfisema centrolobular e paraseptal.

■ Aumento irregular do espaço aéreo | Enfisema paracicatricial

É decorrente da redução volumétrica do pulmão adjacente a áreas de fibrose.

O enfisema bolhoso ocorre quando há associação a enfisema pulmonar, grandes bolhas e acometimento progressivo e assimétrico dos ápices pulmonares.

A TC de tórax é o padrão-ouro para o diagnóstico e a classificação dos achados de enfisema pulmonar. Outra vantagem a ser destacada é o rastreio de patologias como câncer de pulmão e bronquiectasias.[7]

Embolia pulmonar

A embolia pulmonar (EP) é definida pela obstrução direta da artéria pulmonar ou um de seus ramos. A gênese do quadro ocorre por meio da formação de um trombo no sistema venoso profundo e da migração do mesmo pelas câmaras cardíacas direitas do coração até a circulação pulmonar (Figuras 48.7 a 48.9).

Radiografia de tórax normal ou com achados discretos em um paciente com dispneia e/ou hipoxemia é bastante sugestiva de embolia pulmonar. Dentre os achados mais comumente constatados, destacam-se atelectasia laminar, derrame pleural, infiltrado pulmonar e discreta elevação do hemidiafragma. As alterações clássicas são pouco frequentes, porém bastante sugestivas de embolia pulmonar, e incluem a "corcova" de Hampton (infiltrado pulmonar em cunha, com base pleural, que representa hemorragia intraparenquimatosa) e o sinal de Westermark (área de oligoemia com artéria pulmonar proeminente).[9]

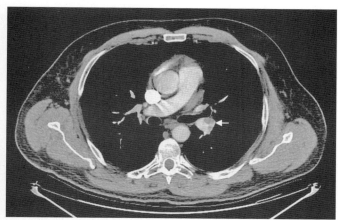

Figura 48.7 ■ Embolia pulmonar (*seta*). Oclusão parcial de ramo principal da artéria pulmonar esquerda.

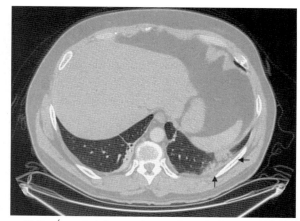

Figura 48.9 ■ Área de infarto pulmonar (*setas*). Opacidades em vidro fosco periféricas em cunha.

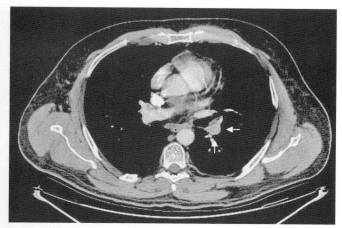

Figura 48.8 ■ Embolia pulmonar (*setas*). Oclusão completa de ramo da artéria pulmonar esquerda.

O *duplex-scan* venoso é considerado positivo quando identificado trombo ou redução da compressibilidade das veias profundas dos membros inferiores, com sensibilidade e especificidade superiores a 90% para a trombose venosa proximal. O diagnóstico da trombose venosa profunda (TVP) pode evitar a realização de exames para identificar o trombo na circulação pulmonar, já que esta possui abordagem terapêutica semelhante à EP.

A TC helicoidal tem ganhado destaque na investigação de pacientes com suspeita clínica de EP. A boa acurácia, o custo relativamente baixo – se comparado à arteriografia convencional –, a possibilidade de investigação de outros diagnósticos diferenciais estão entre as vantagens da TC, frente a outras estratégias. Esse método tem demonstrado alta sensibilidade para diagnosticar trombos pulmonares nos ramos principais, lobares e segmentares. A possibilidade de avaliação da TVP por meio da venografia constitui outro atrativo para a utilização da TC, que permite avaliar vasos pélvicos e abdominais onde o *duplex-scan* apresenta limitações.[10]

Nos centros que dispõem de tomografia helicoidal *multislice* (quatro ou mais detectores), a arteriografia pulmonar é um exame utilizado muito raramente na avaliação diagnóstica de embolia pulmonar. Na indisponibilidade de realizar tomografia *multislice*, a arteriografia deve ser solicitada quando o diagnóstico de embolia pulmonar não puder ser afastado ou confirmado após a realização de exames menos invasivos. Um exemplo é a ocorrência de cintilografia de pulmão não diagnóstica e ultrassonografia venosa de membros inferiores negativo, mas com probabilidade clínica intermediária ou alta de embolia pulmonar.[9]

Edema pulmonar

Edema pulmonar ocorre quando há acúmulo de líquido no interstício pulmonar, decorrente do aumento da produção extravascular ou da capacidade pulmonar insuficiente em eliminar o excesso de líquido.[11]

Nos casos de edema pulmonar não cardiogênico, a radiografia de tórax é inicialmente normal. Com a evolução do quadro, tende a formar opacidades heterogêneas, mal definidas e esparsas em ambos os campos pulmonares, com tendência a coalescer e formar consolidações difusas. A TC de tórax está indicada nos casos de maior gravidade, que não melhoram com o tratamento convencional, auxiliando na identificação de condições subjacentes e complicações não visualizadas nas radiografias de tórax.[12]

O edema pulmonar cardiogênico pode apresentar, na radiografia de tórax, algumas manifestações típicas, como espessamento dos septos interlobulares, pequenas opacidades lineares horizontais na periferia das bases pulmonares, espessamento das fissuras interlobulares e indefinição dos vasos nas bases pulmonares. Derrame pleural bilateral pode estar associado, além de aumento do diâmetro e do calibre dos vasos dos lobos superiores em relação à base pulmonar, em fases mais tardias.[11]

Os principais achados ultrassonográficos sugestivos de edema pulmonar são as "linhas B", que representam o extravasamento de líquido para o interstício pulmonar e pelo espessamento dos septos. São encontrados em quadros de edema pulmonar, pneumonia intersticial, síndrome do desconforto respiratório agudo (SDRA) e até mesmo casos de fibrose pulmonar. As linhas B são representadas por sinais hiperecogênicos verticais, bem definidos, originados na superfície da pleura.[13]

A TC de tórax geralmente mostra achados inespecíficos sugestivos de congestão pulmonar. Inicialmente são normais nos quadros de edema pulmonar não cardiogênico, podendo evoluir com opacidades em vidro fosco e consolidações contendo broncogramas aéreos, achados mais comuns na SDRA. Nos quadros de edema cardiogênico, são mais prevalentes os achados de espessamento dos septos interlobulares e do interstício peribroncovascular, além de opacidades em vidro fosco e consolidações (Figura 48.10).[11]

Aspiração

No contexto de saúde, aspiração remete a passagem de conteúdo oral ou gastrintestinal pela laringe até os pulmões, sem especificar sua origem (Figura 48.11).[14]

O estudo radiológico é de grande importância no contexto de aspiração de corpo estranho. Deve ser aplicado associado sua estudo endoscópico no paciente com história clínica e exame físico sugestivos.[15] A maioria dos corpos estranhos aspirados são encontrados nos segmentos posteriores dos lobos superiores e nos superiores dos lobos inferiores. Esse fato é justificado pela maior ocorrência de aspiração em decúbito dorsal.[16]

A radiografia do tórax nas incidências em posteroanterior e perfil, sensibilizada ou não por manobras respiratórias forçadas, tem alta sensibilidade para o diagnóstico. Na técnica de expiração forçada ou decúbito lateral do lado ipsilateral, a suspeita pode evidenciar alterações do parênquima pulmonar, representadas pela hiperinsuflação do pulmão acometido quando ocorre o mecanismo de válvula pelo corpo estranho ou por atelectasia quando há obstrução completa e impedimento da passagem do ar na via aérea distal à obstrução.[15]

A TC é útil para avaliar casos em que haja dúvida diagnóstica ou naqueles de complicações do processo inicial, sendo as mais comuns as atelectasias e as pneumonias, estas com ou sem componente atelectásico, bem como para verificar a exata localização de corpos estranhos na árvore respiratória, a natureza do material aspirado e a extensão de seu processo obstrutivo.[16]

Barotrauma

A utilização da ventilação mecânica com elevada pressão ou volume pode gerar lesões pulmonares, com ruptura dos espaços aéreos e extravasamento de ar para o interstício pulmonar, produzindo um conjunto de sinais e sintomas intitulados como barotrauma. Alguns exemplos a serem citados são o pneumomediastino, o enfisema subcutâneo, o pneumotórax, o pneumopericárdio e o pneumoperitônio.

O pneumotórax é a condição patológica em que ocorre o deslocamento da pleura visceral em direção contrária à superfície interna da parede torácica, sendo esse espaço preenchido por ar (Figura 48.12).

A radiografia de tórax pode diagnosticar o pneumotórax pela ausência de parênquima pulmonar, com aumento da radiotransparência do tórax e identificação do parênquima pulmonar retraído, tendo a expiração forçada como técnica de aumento à sensibilidade do método, bem como a incidência em decúbito lateral com hemitórax de estudo em posição superior.[17]

A utilidade da US de tórax tem importância para identificar o melhor ponto drenagem do pneumotórax, conhecido como *LungPoint* (LP). O LP é o local da parede torácica onde se notam sinais ecográficos de movimentação do parênquima pulmonar em contraste ao pneumotórax. A identificação desse ponto pode auxiliar o médico assistente a realizar a drenagem do tórax de forma segura e com menor risco de lesão pulmonar durante o procedimento.

A TC de tórax tem alta sensibilidade para diagnóstico do pneumotórax, incluindo diversos achados diretos (ar no espaço pleural) e indiretos (desvio contralateral do mediastino, alargamento dos espaços intercostais e rebaixamento do diafragma). Esse método também ajuda a diferenciar outras condições, como o pneumoperitônio com herniação intestinal para o tórax.[18]

Derrame pleural

O derrame pleural é definido pelo acúmulo de líquido na cavidade pleural (Figuras 48.13 e 48.14). Sua gênese envolve mecanismos fisiopatológicos que cursam com aumento da entrada ou diminuição da drenagem do líquido no espaço pleural.

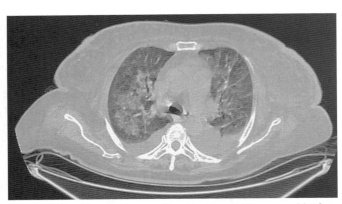

Figura 48.10 ■ Edema pulmonar. Opacidades peri-hilares em vidro fosco e derrame pleural.

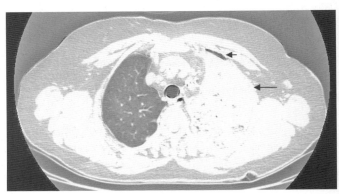

Figura 48.12 ■ Pneumotórax (*seta superior*) e volumoso derrame pleural (*seta inferior*).

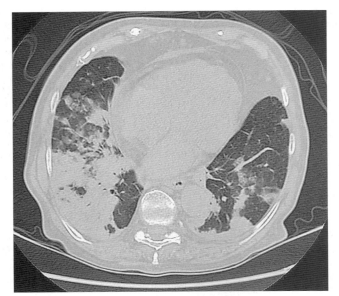

Figura 48.11 ■ Pneumonia aspirativa. Consolidações e opacidades em vidro fosco em campos pulmonares posteriores.

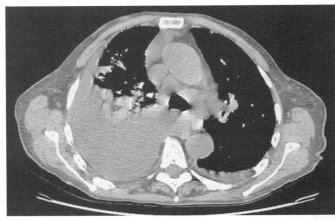

Figura 48.13 ■ Derrame pleural bilateral, sendo volumoso à direita.

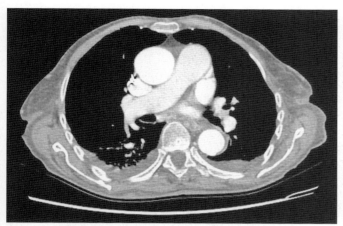

Figura 48.14 ▪ Pequeno derrame pleural bilateral.

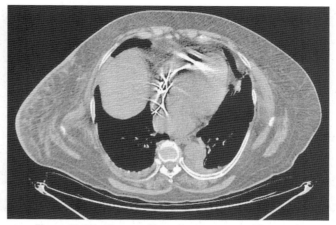

Figura 48.15 ▪ Fios metálicos de marca-passo bicameral.

A partir da suspeita clínica de derrame pleural, a radiografia de tórax em duas incidências (posteroanterior [PA] e de perfil) deve ser solicitada para a confirmação e a avaliação/extensão do derrame. O estudo com a radiografia de tórax ajuda a identificar o seu caráter (livre ou loculado) e possíveis complicações associadas.

Os achados radiológicos na incidência em PA compreendem a presença de conteúdo com densidade de partes moles, homogêneo, localizado inferolateralmente no hemitórax afetado, obliterando o seio costofrênico e formando parábola com a parede torácica, chamada de curva de Damoiseau ou *sinal do menisco*.[19,5]

As radiografias de tórax detectam derrame pleural de volume acima de 200 mℓ em pacientes em posição ortostática, diminuindo a sensibilidade quando em decúbito dorsal.[20] A incidência radiográfica de Hjelm-Laurell, em decúbito lateral, com raios horizontais, aumenta a sensibilidade para demonstrar o derrame pleural nos casos duvidosos.[19]

A US de tórax pode detectar pequenos derrames, com volume de apenas 20 mℓ. A quantificação do líquido tem utilidade limitada na prática clínica, porém sua associação a procedimentos, como a toracocentese, reduz a taxa de complicações (principalmente o pneumotórax) e aumenta a taxa de sucesso na remoção do líquido comparativamente aos métodos tradicionais.[20]

A US é recomendada quando o derrame pleural é pequeno ou loculado, pois permite identificar o local da realização da punção com maior precisão, avaliar septações e medir a profundidade dos órgãos adjacentes, evitando lesões inadvertidas.

A TC é rotineiramente realizada em paciente em supinação, dessa forma o líquido pleural acumula-se nos recessos pleurais posteriores. Alguns achados topográficos podem auxiliar na diferenciação entre exsudato e transudato. Espessamento da pleura parietal foi um achado relatado por diversos estudos, sendo referido como o achado tomográfico de maior especificidade e sensibilidade para o diagnóstico de exsudato. Outra vantagem do exame é pela melhor identificação da natureza do derrame, como é o caso do empiema, que apresenta realce dos folhetos pleurais (*split* pleural) após a injeção do meio de contraste.[20,21]

▶ Dispositivos de suporte a vida

Marca-passo cardíaco

O marca-passo cardíaco é composto por um gerador e seus eletrodos, que podem ser um ou dois (Figura 48.15). O gerador fica localizado no tecido subcutâneo da fossa infraclavicular esquerda; os eletrodos devem ter suas extremidades projetadas nas câmaras cardíacas à direita.

Como complicações, podem ser citados o posicionamento inadequado e a fratura de eletrodos. Um quadro pulmonar agudo que pode ocorrer no pós-operatório cardíaco é a hemoptise devido à perfuração de um brônquio, sendo observada entre o eletrodo e a área cardíaca.[7,22]

Cateter venoso central

A análise radiológica do cateter venoso central (CVC) é fundamental para identificar o posicionamento inadequado ou as complicações após os procedimentos (Figuras 48.16 e 48.17). Quando corretamente posicionado, o cateter deve estar na topografia da porção inferior da veia cava superior ou da porção superior do átrio direito.

As complicações agudas relacionadas ao procedimento são pneumotórax hipertensivo, hemotórax, posicionamento intramediastinal, cursando com pneumomediastino, e trombose venosa profunda.[7,22]

Cateter de Swan-Ganz

São dispositivos utilizados para o monitoramento hemodinâmico em pacientes críticos. Seu correto posicionamento é a 5 a 7 cm do tronco da artéria pulmonar. Caso seja posicionado proximalmente, não terá funcionamento correto. As complicações agudas relativas ao posicionamento distalmente ao cateter em relação à posição convencional podem ser representadas por quadro súbito de dispneia, que incluem infarto pulmonar, formação de pseudoaneurisma ou ruptura de ramo arterial pulmonar e hemorragia pulmonar.[7,22]

Sonda nasogástrica

Dispositivo utilizado para alimentação, aspiração ou administração de medicações (Figura 48.18). A sonda deve seguir mediana ao tórax, até transpor o diafragma. A inserção incompleta, na topografia esofágica ou na árvore respiratória, pode provocar aspiração pulmonar, atelectasias ou pneumotórax. A radiografia torácica antes de iniciar a dieta via enteral demonstra o posicionamento inadequado da sonda e evita uma possível complicação, como insuficiência respiratória pela obstrução mecânica ou mesmo pneumonite/pneumonia.[7,22]

Tubo endotraqueal e traqueostomia

A avaliação do tubo endotraqueal compreende principalmente a sua altura na árvore respiratória e a sua adaptação à traqueia (Figura 48.19). Desse modo, a extremidade distal do tubo deve estar localizada 5 a 7 cm acima da carina quando o paciente estiver em posição neutra, tendo seu diâmetro ocupando cerca de dois terços da traqueia. A cânula de traqueostomia deve estar na altura aproximada do corpo vertebral de T3. O balonete não deve exercer tensão na traqueia ou no fluxo aéreo.

As complicações incluem lesões de pregas vocais, intubação seletiva, intubação esofágica, aspiração de dentes ou corpos estranhos, achados que podem representar insuficiência respiratória aguda imediatamente após o procedimento. A hiperinsuflação do balonete e intubação prolongada podem provocar lesões laríngeas, fistulização com estruturas adjacentes, estenose traqueal e traqueomalacia.[7,22]

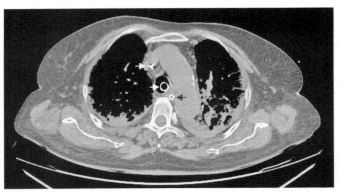

Figura 48.16 ■ Cateter venoso central na veia cava superior (*seta superior*), sonda enteral (*seta inferior*) e tubo traqueal (*seta do meio*).

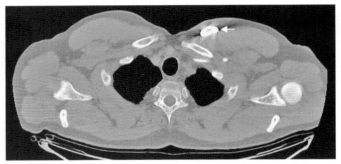

Figura 48.17 ■ *Port-a-cath* na parede torácica anterior esquerda (*seta*).

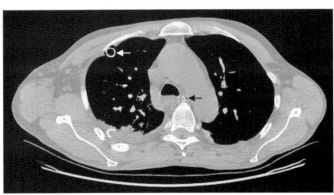

Figura 48.18 ■ Dreno torácico (*seta branca*) e sonda enteral (*seta preta*).

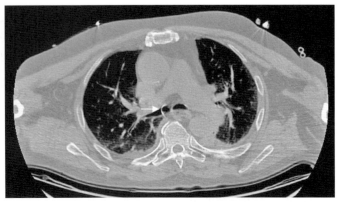

Figura 48.19 ■ Cânula traqueal seletiva no brônquio principal direito (*seta*).

Dreno torácico

A posição do dreno torácico pode ser avaliada nas incidências anteroposterior e perfil (Figura 48.20). Como complicações possíveis ao procedimento, o intensivista deve estar atento ao posicionamento inadequado do dreno, o que pode prejudicar seu funcionamento ou lesionar estruturas intratorácicas, além propiciar infecções da cavidade pleural. A inserção do dreno por um falso trajeto no tecido subcutâneo deve ser prontamente percebida e corrigida pelo médico durante a inserção do dreno.[7,22]

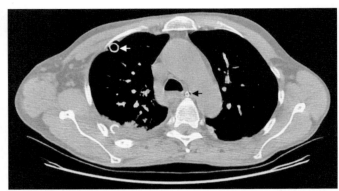

Figura 48.20 ■ Dreno torácico (*seta branca*) e sonda enteral (*seta preta*).

▶ Referências bibliográficas

1. Ahvenjärvi LK, Laurila JJ, Jartti A, Ylipalosaari P, Ala-Kokko TI, SyrjäläHP. Multidetector computed tomography in critically ill patients. Acta Anaesthesiol Scand. 2008;52:547-52. doi:10.1111/j.1399-6576.2007.01559.x.
2. Original A. Radiografia de tórax de rotina em terapia intensiva: Impacto na tomada de decisão. RevBras Ter Intensiva. 2012;24:252-7.
3. Leopoldo F, Neto D, De Tarso P et al. Ultrassom pulmonar em pacientes críticos: Uma nova ferramenta diagnóstica. Lung ultrasound incritically ill patients: A new diagnostic tool. J Bras Pneumol. 2012;38:246-56. doi:10.1590/S1806-37132012000200015.
4. Trotman-Dickenson B. Radiology in the Intensive Care Unit (Part 2). J Intensive Care Med. 2003;18:239-52. doi:10.1177/0885066603254087.
5. Junior ASS. Curso de diagnóstico por imagem do tórax Capítulo II – Imagenologia da pleura. J Pneumol. 1999;25:102-13. doi:10.1590/S0102-35861999000200007.
6. Johnston C, Carvalho WB. Atelectasias em pediatria: Mecanismos, diagnóstico e tratamento. Rev Assoc Med Bras. 2008;54:455-60. doi:10.1590/S0104-42302008000500021.
7. Silva CS, Rafael S, Müller NL. Tórax. Série CBR. 1. ed. Rio de Janeiro: Elsevier, 2010.
8. Corrêa RDA, Lundgren FLC, Pereira-Silva JL et al. Brazilian guidelines for community-acquired pneumonia in immunocompetent adults – 2009. J Bras Pneumol. 2009;35:574-601. doi:10.1590/S1806-37132009000600011.
9. Cavalcanti AB. Embolia pulmonar: Epidemiologia e diagnóstico – Parte 1. Pulmonary embolism: Epidemiology and diagnosis – Part 1. 2007;5:288-93.
10. André E, Membros V, Caramelli B et al. Sociedade Brasileira de Cardiologia. Diretriz de embolia pulmonar. Arq Bras Cardiol. 2004; 83(supl 1):1-8.
11. Ribeiro CMC, Marchiori E, Rodrigues R et al. Edema pulmonar hidrostático: Aspectos na tomografia computadorizada de alta resolução. J Bras Pneumol. [Internet]. 2006 Dec [cited 2018 Sep 19];32(6):515-22. Disponível em: http://www.scielo.br/scielo.php?script=sci_arttext&pid=S1806-37132006000600008&lng=en. http://dx.doi.org/10.1590/S1806-37132006000600008.
12. Gluecker T, Capasso P, Schnyder P et al. Clinical and radiologic features of pulmonary edema. Radio Graphics. 1999;19:1507-31. doi:10.1148/rg.242035075.

13. Gheller A, Nicolaidis R. Ultrassonografia pulmonar na insuficiência cardíaca agudamente descompensada pulmonary ultrasonography in acute decompensated heart failure. 2010;20:194-9.
14. Bisinotto FMB, Silveira LAM, Martins LB. Pulmonary aspiration in anesthesia: Review. Rev Médica Minas Gerais. 2014;24:56-66. doi:10.5935/2238-3182.20140128.
15. Bittencourt PFS, Camargos PAM. Aspiração de corpos estranhos. J Pediatr (Rio J). 2002;78:9-18. doi:10.1590/S0021-75572002000100005.
16. Ga O. Pneumonia por aspiração na infância: Ensaio iconográfico. Aspiration pneumonia inchildren: Aniconographicessay. Nov/Dez 2015;48:391-5. doi :10.1590/0100-3984.2014.0007.
17. Nardelli LM, Garcia CSNB, Pássaro CP, Rocco PRM. Entendendo os mecanismos determinantes da lesão pulmonar induzida pela ventilação mecânica. Rev Bras Ter Intensiva. 2007;19:469-74. doi:10.1590/S0103-507X2007000400011.
18. Volpicelli G, Boero E, Sverzellati N et al. Semiquantification of pneumothorax volume by lung ultrasound. Intensive Care Med. 2014;40:1460-7. doi:10.1007/s00134-014 a 3402-9.
19. Silva G. Derrames pleurais: Fisiopatologia e diagnóstico. RMRP. [internet.] 30 Jun 1998 [citado 19 Set 2018];31(2):208-15. Disponível em: http://www.revistas.usp.br/rmrp/article/view/7652.
20. Prina E, Torres A, Roberto C, Carvalho R. Ultrassom de pulmão na avaliação de derrame pleural. 2014;40:1-5. doi:10.1590/S1806-37132014000100001.
21. Junior AS de S. Curso de diagnóstico por imagem do tórax Capítulo II – Imagenologia da pleura. J Pneumol. 1999;25:102-13. doi:10.1590/S0102-35861999000200007.
22. Wechsler RJ, Steiner RM, Kinori I. Monitoring the monitors: The radiology of thoracic catheters, wires, and tubes. Semin Roentgenol. 1988;23:61-84. doi:10.1016/S0037-198X(88)80018-X.

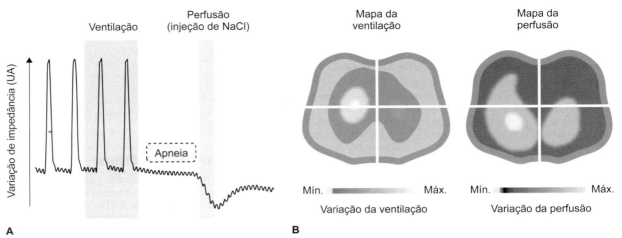

Figura 49.12 ▪ **A.** Pletismograma ilustrando a variação da impedância elétrica decorrente da ventilação e da perfusão pulmonar. **B.** Mapa da ventilação e da perfusão obtidas com a TIE em paciente com pneumonia no pulmão esquerdo em ventilação mecânica com PEEP de 5 cmH$_2$O. Note a limitada perfusão e ventilação do pulmão doente. (**B**, adaptada de imagens [B] geradas pelo tomógrafo por impedância elétrica Enlight 1800 [Timpel, São Paulo].)

a limitada perfusão e ventilação do pulmão esquerdo. Combinada a outros exames do paciente, essa informação à beira do leito pode facilitar o entendimento do quadro clínico e guiar a intervenção médica.

▶ Considerações finais

Por ser um método capaz de avaliar o funcionamento pulmonar de modo não invasivo e à beira do leito, a TIE teve papel cada vez maior na medicina intensiva, auxiliando nas tomadas de decisões clínicas. As ferramentas clínicas disponíveis podem ajudar a otimizar os ajudes da ventilação mecânica, detectar complicações, como dissincronias ventilatórias, colapso pulmonar e pneumotórax, além de fornecer mapas da ventilação e perfusão pulmonar.

▶ Referências bibliográficas

1. Adler A, Amato MB, Arnold JH et al. Whither lung EIT: Where are we, where do we want to go and what do we need to get there? Physiol Meas. 2012;33(5):679-94.
2. Harris ND, Suggett AJ, Barber DC, Brown BH. Applications of applied potential tomography (APT) in respiratory medicine. Clin Phys Physiol Meas. 1987;8(4A):155-65.
3. Victorino JA, Borges JB, Okamoto VN et al. Imbalances in regional lung ventilation: A validation study on electrical impedance tomography. Am J Respir Crit Care Med. 2004;169(7):791-800.
4. Yoshida T, Nakamura MAM, Morais CCA, Amato MBP, Kavanagh BP. Reverse triggering causes an injurious inflation pattern during mechanical ventilation. Am J Respir Crit Care Med. 2018;198(8):1096-9.
5. Hinz J, Hahn G, Neumann P et al. End-expiratory lung impedance change enables bedside monitoring of end-expiratory lung volume change. Intensive Care Med. 2003;29(1):37-43.
6. Caramez MP, Borges JB, Tucci MR et al. Paradoxical responses to positive end-expiratory pressure in patients with airway obstruction during controlled ventilation. Crit Care Med. 2005;33(7):1519-28.
7. Costa EL V, Borges JB, Melo A et al. Bedside estimation of recruitable alveolar collapse and hyperdistension by electrical impedance tomography. Intensive Care Med. 2009;35(6):1132-7.
8. Pereira SM, Tucci MR, Morais CCA et al. Individual positive end-expiratory pressure settings optimize intraoperative mechanical ventilation and reduce postoperative atelectasis. Anesthesiol. 2018;129(6):1070-81.
9. Blanch L, Villagra A, Sales B et al. Asynchronies during mechanical ventilation are associated with mortality. Intensive Care Med. 2015;41(4):633-41.
10. Colombo D, Cammarota G, Alemani M et al. Efficacy of ventilator waveforms observation in detecting patient-ventilator asynchrony. Crit Care Med. 2011;39(11):2452-7.
11. Yoshida T, Torsani V, Gomes S et al. Spontaneous effort causes occult Pendelluft during mechanical ventilation. Am J Respir Crit Care Med. 2013;188(12):1420-7.
12. Morais CCA, Koyama Y, Yoshida T et al. High positive end-expiratory pressure renders spontaneous effort non-injurious. Am J Respir Crit Care Med. 2018;(352):1-58.
13. Pohlman MC, McCallister KE, Schweickert WD et al. Excessive tidal volume from breath stacking during lung-protective ventilation for acute lung injury. Crit Care Med. 2008;36(11):3019-23.
14. Kao J-H, Kao H-K, Chen Y-W et al. Impact and predictors of prolonged chest tube duration in mechanically ventilated patients with Acquired Pneumothorax. Respir Care. 2013;58(12):2093-100.
15. Costa EL, Chaves CN, Gomes S et al. Real-time detection of pneumothorax using electrical impedance tomography. Crit Care Med. 2008;36(4):1230-8.
16. Morais CCA, De Santis Santiago RR, Filho JR et al. Monitoring of pneumothorax appearance with electrical impedance tomography during recruitment maneuvers. Am J Respir Crit Care Med. 2017;195(8):1070-3.
17. Frerichs I, Hinz J, Herrmann P et al. Regional lung perfusion as determined by electrical impedance tomography in comparison with electron beam CT imaging. IEEE Trans Med Imaging. 2002;21(6):646-52.
18. Borges JB, Suarez-Sipmann F, Bohm SH et al. Regional lung perfusion estimated by electrical impedance tomography in a piglet model of lung collapse. J Appl Physiol. 2012;112(1):225-36.

Monitoramento com Tomografia de Impedância Elétrica no Paciente Cirúrgico

CAPÍTULO 50

Luiz Fernando dos Reis Falcão ▪ Thaize Melo Moreira

▶ Introdução

A ventilação mecânica é parte essencial no suporte à vida dos pacientes submetidos a anestesia geral e, entretanto, por si só, pode resultar em danos ao pulmão, sendo a origem potencial de lesão pulmonar adicional[1,2] e complicações pulmonares pós-operatórias (CPPs). As CPPs são a maior causa de morbidade e mortalidade em pacientes submetidos aos mais de 234,2 milhões de cirurgias de grande porte, por ano, no mundo.[3] A estimativa mundial é de 2,3 a 46,8 milhões de CPPs anuais.[4] A estratégia ventilatória protetora com baixo volume corrente no intraoperatório apresenta benefício na redução da incidência das CPPs. Tal proposição é consistente com o uso da ventilação com estratégia protetora para a redução da mortalidade na síndrome do desconforto respiratório agudo (SDRA) e para a prevenção da SDRA em pacientes de risco.[5-7]

A ventilação pulmonar protetora no intraoperatório tem sido recomendada para reduzir as complicações pulmonares no pós-operatório. Embora o papel protetor de um volume corrente mais fisiológico tenha sido estabelecido, a proteção adicional proporcionada pela pressão expiratória final positiva (PEEP) permanece incerta.[8] Apesar de estudos mostrarem que a aplicação da PEEP ótima individualizada no intraoperatório melhora a complacência respiratória e a oxigenação, reduzindo a incidência e a gravidade das atelectasias no pós-operatório,[8] até o presente momento grandes estudos prospectivos não foram capazes de demonstrar a eficácia da PEEP na redução de CPP em cirurgia abdominal (PROVHILO trial[9]) e em obesos (PROBESE trial[10]). Talvez o benefício da PEEP não tenha sido demonstrado por ser tratado como valores fixos (baixo versus alto), não sendo individualizada sua aplicação para cada paciente. Desse modo, a ventilação mecânica no intraoperatório deve ser individualizada e, preferencialmente, guiada por metas de monitoramento. O cuidado e o monitoramento desses pacientes não se limita apenas ao intraoperatório, mas se estende da avaliação pré-operatória até o pós-operatório. A avaliação pré-operatória permite a identificação de fatores que podem ser corrigidos ou otimizados para melhorar o desfecho cirúrgico. O monitoramento no intraoperatório permite personalizar a ventilação mecânica a partir das características individuais de cada paciente e tipo de intervenção cirúrgica com o objetivo de se reduzir a CPP. O monitoramento no pós-operatório se estende até a recuperação na UTI ou na sala de recuperação pós-anestésica. Neste capítulo, iremos discutir o papel da tomografia de impedância elétrica no perioperatório do paciente cirúrgico e suas implicações clínicas (Quadro 50.1).

▶ Tomografia de impedância elétrica | Considerações gerais

A tomografia de impedância elétrica (TIE) é uma modalidade de imagem funcional livre de radiação, inventada há mais de 30 anos.[12] O

Quadro 50.1 ▪ Ferramentas de monitoramento a partir da tomografia de impedância elétrica e suas respectivas implicações clínicas.[11]

Ferramenta de monitoramento	Implicação clínica
Pré-operatório	
Resposta ao broncodilatador em pacientes com asma	Gerenciamento farmacológico da doença
Identificação de pacientes de alto risco para limitação do fluxo de ar expiratório	Estratificação de risco, gerenciamento da ventilação mecânica
Redução da CRF durante a indução	Escolha da estratégia de pré-oxigenação
Intraoperatório	
Propriedades mecânicas das regiões pulmonares dependentes e não dependentes	Escolha da PEEP, prevenção de atelectasia
Espaços não ventilados	Escolha da PEEP
Índice de atraso da ventilação regional	Escolha da PEEP, resposta às manobras de recrutamento
Impedância pulmonar no final da expiração	Estimar a CRF, escolha da PEEP
Distribuição da ventilação para pulmão direito e esquerdo	Confirmação da posição do tubo de duplo lúmen
Durante a extubação e pós-operatório	
Atelectasia pós-operatória	Indicação de ventilação não invasiva no pós-operatório
Distribuição da ventilação após aspiração do tubo traqueal	Eficácia da aspiração endotraqueal
Alteração da constante de tempo expiratória regional	Identificação precoce de broncospasmo, gerenciamento farmacológico

CRF: capacidade residual funcional; PEEP: pressão expiratória final positiva.

interesse científico e clínico nesse método é impulsionado pela necessidade clínica de monitoramento da ventilação pulmonar e perfusão, também pela avaliação da função pulmonar regional à beira do leito. A TIE tem sido utilizada com sucesso para:

- Melhorar a qualidade dos testes de função pulmonar no pré-operatório
- Avaliar as mudanças do volume pulmonar durante a anestesia
- Obter monitoramento hemodinâmico não invasivo
- Reconhecer precocemente as complicações pós-operatórias.

Está sendo testemunhado pelo número crescente de publicações e pela disponibilidade comercial de dispositivos de várias empresas.[13]

Para a realização das medições de forma fidedigna com a TIE, é preciso o cuidado na colocação dos eletrodos autoadesivos no tórax, na altura dos mamilos nos homens e próximo das axilas nas mulheres.

Devem ter espaçamento equidistantes. Os eletrodos são tipicamente colocados em um plano transversal. A quantidade de eletrodos varia entre os equipamentos, são de 16 a 32 eletrodos ao redor do tórax, para obter imagens de uma seção transversal dos pulmões[12,14] (Figura 50.1). Alguns equipamentos apresentam faixas de diferentes tamanhos contendo os eletrodos (Figura 50.2). Esta deve ser colocada no nível do sexto espaço intercostal. A utilização em níveis mais baixos pode ter suas medidas falseadas por interferência do diafragma. Grandes feridas ou incisões torácicas, múltiplos drenos, estrutura metálica no tórax, entre outros faz com que as medidas possam ser afetadas.[13] Durante o intraoperatório, há um maior desafio para o posicionamento da faixa dos eletrodos. Foi demonstrado que é factível sua utilização durante cirurgia abdominal de grande porte, sendo posicionada entre o 2º e o 4º espaço intercostal.[15] O maior obstáculo para a utilização no intraoperatório é o correto contato dos eletrodos na pele.

As imagens da TIE são geradas a partir dos pares de eletrodos, sendo aplicada uma corrente elétrica alternada de 5 a 10 mA e uma rotação sequencial dos pares de eletrodos ao redor do tórax de 50 a 125 kHz. Essa corrente entre os pares de eletrodos percorre ao redor do tórax de forma dinâmica e contínua (Figura 50.3). As correntes entre os eletrodos passam pelo tórax, seguindo caminhos que variam de acordo com a parede torácica e a distribuição torácica. Os potenciais elétricos resultantes da superfície da parede torácica são utilizados para obter a distribuição da impedância elétrica dentro do tórax.[16] A TIE é sensível às mudanças periódicas da condutividade elétrica dos tecidos em uma fatia em que a espessura vertical é aproximadamente a metade da largura do tórax (Figura 50.4). O aumento do volume de gás intrapulmonar reduz a condutividade, enquanto o aumento do volume de sangue/fluido ou lesão da barreira celular ocasiona o aumento da condutividade. A reconstrução da imagem da TIE ocorre em duas dimensões ao longo do tempo (Figura 50.5). As imagens construídas em diferentes tempos levam em conta as diferenças das propriedades dos tecidos entre o tempo considerado basal (tido como referência) e o tempo da medida atual. Dessa maneira, a TIE não considera um valor absoluto, mas, sim, a diferença que ocorreu entre dois períodos.

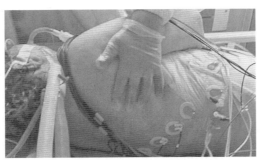

Figura 50.1 ▪ Aplicação dos eletrodos ao redor do tórax, para obtenção das medidas da TIE.

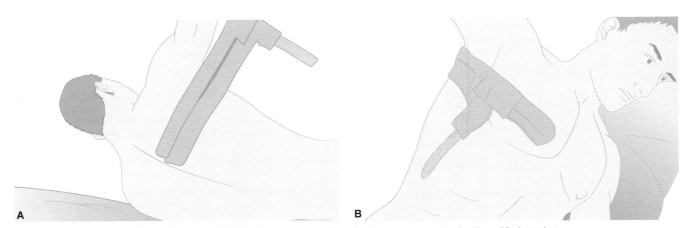

Figura 50.2 ▪ **A** e **B**. Faixas torácicas de diferentes tamanhos, contendo 16 ou 32 eletrodos.

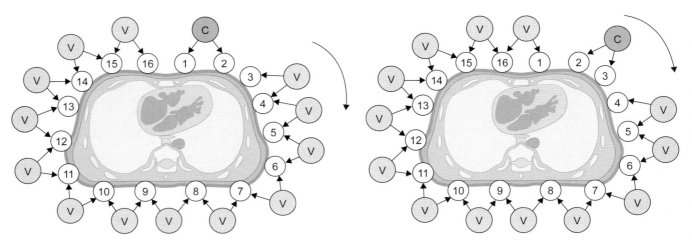

Figura 50.3 ▪ Dezesseis eletrodos aplicados de forma adjacentes. Em alguns milissegundos, a corrente entre os pares de eletrodos percorre ao redor do tórax de forma dinâmica e contínua. V: voltagem; I: corrente alternada.

▶ Tomografia de impedância elétrica no pré-operatório

O uso da TIE no pré-operatório tem o potencial de fornecer importantes informações ao anestesiologista, podendo influenciar sua estratégia durante o perioperatório. A TIE está se tornando uma ferramenta adicional aos testes pulmonares pré-operatórios convencionais em pacientes com doença pulmonar obstrutiva crônica (DPOC) e asma.[13] Especificamente, a TIE é capaz de mostrar a resposta ao teste de resposta ao broncodilatador, desse modo potencializa o gerenciamento farmacológico nos pacientes com asma[17] e DPOC,[18] reconhecendo os pacientes com obstrução menos grave. Uma vez que a TIE pode determinar a heterogeneidade temporal e espacial da ventilação no paciente com DPOC,[19] ela poderá ajudar a ajustar a ventilação mecânica no perioperatório por meio da identificação dos pacientes de alto risco, para limitação do fluxo expiratório e hiperinsuflação pulmonar, que irão necessitar de maior tempo expiratório e terapia medicamentosa mais agressiva. A limitação do fluxo expiratório e a hiperinsuflação pulmonar estão associadas ao maior risco de CPP[20] e, portanto, o reconhecimento precoce desses pacientes poderá reduzir as morbidades perioperatórias.

▶ Tomografia de impedância elétrica na indução anestésica

A capacidade residual funcional (CRF) é definida como volume de gás que permanece nos pulmões no final da expiração, em condição de repouso (PEEP de zero). É sabido que a CRF reduz durante a indução da anestesia,[21] e o grau da variabilidade dessa redução é pouco estudado, provavelmente pela dificuldade de estimá-la.[22] Um dos objetivos da ventilação mecânica é a manutenção da CRF o mais próximo possível dos valores pré-operatórios. A redução da CRF a valores menores que o volume de fechamento poderá resultar em alteração dos gases sanguíneos, devido à alteração ventilação/perfusão.[23-25] Essas considerações levam à necessidade de ferramentas para a avaliação da perda da aeração pulmonar durante a indução da anestesia e perda da CRF no intraoperatório, no qual poderá guiar a individualização dos parâmetros de ventilação mecânica. De acordo com as literaturas mais recentes, a imagem da TIE pode desempenhar importante papel nesse contexto. No grupo de estudo de função pulmonar da Escola Paulista de Medicina da Universidade Federal de São Paulo, demonstramos que, durante o intraoperatório de cirurgia estética de face com 9 h de duração, a manutenção da ventilação mecânica controlada a volume, com a PEEP constante de 5 cmH_2O, não foi capaz de evitar a perda da aeração pulmonar, ocorrendo importante redução da CRF.[26] No Capítulo 20, a Figura 20.4 mostra a redução da aeração pulmonar (queda da CRF) em regiões pulmonares dependentes (mais proeminentes) e não dependentes. Na referida figura, é possível observar que, após a reversão do bloqueador neuromuscular e da ventilação espontânea, houve recuperação de grande parte do volume pulmonar.[26]

Em crianças submetidas a cirurgia cardíaca,[27] a TIE demonstrou redução da CRF após indução da anestesia, que pode ser revertida com a aplicação de PEEP. Da mesma maneira, a TIE demonstrou o mesmo fenômeno em pacientes obesos mórbidos submetidos a gastroplastia videolaparoscópica.[28] Nesses pacientes, a pré-oxigenação com máscara facial bem acoplada e 10 cmH_2O de pressão positiva contínua nas vias aéreas (CPAP) foi efetiva no aumento transitório da CRF, sendo uma manobra útil para evitar a hipoxemia durante a indução da anestesia.

▶ Tomografia de impedância elétrica no intraoperatório

A TIE pode avaliar a função pulmonar durante a anestesia geral por meio da criação de imagens das mudanças da distribuição da ventilação

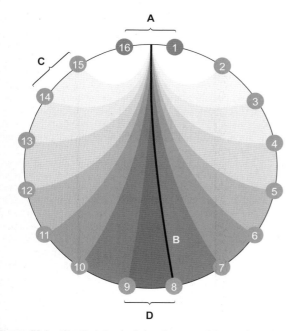

Figura 50.4 ▪ Distribuição de linhas isopotenciais no tórax do paciente. As voltagens (C) próximas à aplicação atual da corrente são as mais altas, conforme indicado pela *cor branca*. As voltagens (D), no lado oposto à aplicação atual, são as mais baixas, como indicado pela *cor mais escura*.

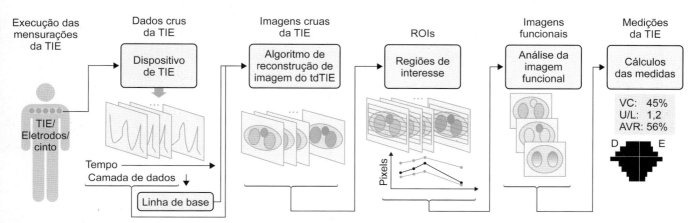

Figura 50.5 ▪ Sequência de processos envolvidos na criação da imagem bidimensional e valores da TIE. TIE: tomografia de impedância elétrica; tdTIE: diferença de tempo da tomografia de impedância elétrica; ROI: regiões de interesse; VC: volume corrente; U/L: relação anterior/posterior; AVR: atraso da ventilação regional.

a cada ciclo respiratório, ajudando o anestesiologista no ajuste da ventilação mecânica.[15] Nos últimos anos, diferentes abordagens da ventilação mecânica têm sido testadas para individualizar a ventilação no intraoperatório, de acordo com a TIE, particularmente com foco na PEEP.

Recentemente, um método consistente em localizar a melhor correlação das regiões pulmonares não dependentes e dependentes tem demonstrado melhorar a oxigenação no intraoperatório e limitar o *driving pressure*, minimizando hiperdistensão e colapso alveolares.[8] A configuração da PEEP guiada pela TIE pode beneficiar a função respiratória no pós-operatório por meio da prevenção do desenvolvimento de atelectasias. Esses efeitos benéficos são mais pronunciados nos pacientes submetidos a laparoscopia, em comparação aos procedimentos com laparotomias.

Em pacientes obesos submetidos a anestesia geral, o índice de atraso da ventilação regional, que reflete a ocorrência de recrutamento cíclico induzido pelo volume corrente e colapso alveolar, pode ser utilizado para a configuração da PEEP. Após a manobra de recrutamento, o ajuste da PEEP com o objetivo de reduzir o índice de atraso da ventilação regional resultou em significativa melhora da troca gasosa e homogeneidade regional quando comparado à PEEP constante (5 cmH$_2$O), entretanto sem impacto nos parâmetros pós-operatórios.

A variação da PEEP no recrutamento pulmonar e na hiperinsuflação pode ser monitorada com a avaliação da impedância pulmonar ao final da expiração (EELI). O valor final representa a impedância ao final da expiração e a mudança na EELI deve refletir a variação do volume pulmonar devido à PEEP. Um importante contratempo que ainda precisa ser solucionado em relação à utilização da EELI no intraoperatório é o elevado número de interferências elétricas no sistema de monitoramento.

O ajuste da PEEP correto pode ser relevante no cuidado intra e pós-operatório. Durante a anestesia geral, mais de 90% dos pacientes desenvolvem atelectasia, primariamente devido à redução da CRF.[21,23] O volume de redução da CRF durante o intraoperatório é imprevisível, sendo influenciado pelas características dos pacientes (índice de massa corporal [IMC], função pulmonar, idade) e por técnica de indução anestésica, além de variáveis do intraoperatório, como posicionamento (posição de Trendelenburg) e procedimento cirúrgico (pneumoperitônio). Uma vez que é possível avaliar, em tempo real, a perda da CRF utilizando a TIE, o monitor pode auxiliar no ajuste individual do nível da PEEP de forma dinâmica, adaptando seus valores durante todo o procedimento cirúrgico. Áreas hipoventiladas sugestivas de atelectasia foram identificadas utilizando a TIE em pacientes acordados e anestesiados em diferentes posicionamentos. Uma vez que a atelectasia pode deteriorar a troca gasosa, aumentando a fração de *shunt* e aumentando o risco de CPP, pode-se esperar que o monitoramento do volume de atelectasia seria capaz de auxiliar no ajuste da PEEP ideal, com consequente redução da sua intensidade.

A TIE tem sido utilizada para a confirmação do tubo de duplo lúmen (TDL) e para o ajuste da combinação do volume corrente e da PEEP em pacientes em ventilação monopulmonar. Além disso, embora o padrão-ouro para checar o correto posicionamento do TDL seja a broncofibroscopia, a TIE pode reconhecer de forma não invasiva o mau posicionamento entre o brônquio fonte direito e esquerdo de forma precoce, ao identificar alteração da ventilação entre os pulmões.[29]

Outro aspecto interessante que deve ser avaliado durante a anestesia geral é a relação entre ventilação e perfusão. O monitoramento de perfusão pulmonar guiado pela TIE, utilizando injeção de salina hipertônica, possibilitará novas fronteiras de monitoramento para ajustar a ventilação mecânica, com o objetivo de adequada ventilação/perfusão. Entretanto, até o presente momento, o monitoramento da distribuição da relação ventilação/perfusão tem sido realizado apenas em modelos experimentais.[30] Apesar da utilidade da TIE no monitoramento da ventilação e aeração pulmonares no intraoperatório, ainda não há um estudo clínico randomizado e controlado que comprove seu benefício na redução da CPP.

Por fim, a TIE pode identificar alterações da função pulmonar com redução da ventilação do lado ipsilateral ao bloqueio do plexo braquial interescalênico e supraclavicular. No grupo de estudo de função pulmonar da Escola Paulista de Medicina, foi possível demonstrar o impacto na função pulmonar a partir da utilização de dois volumes de anestésico local (4 *versus* 15 mℓ) para o bloqueio interescalênico com ultrassonografia (Figura 50.6). Foi possível observar que, com menor volume, os pacientes recuperam a função pulmonar em até 5 h após o bloqueio, devido ao menor bloqueio do nervo frênico. Sendo assim, a TIE pode ser utilizada como uma ferramenta útil para a segurança no momento de alta dos pacientes após cirurgia ambulatorial submetidos ao bloqueio interescalênico e supraclavicular. Ver também a Figura 20.5, que apresenta os valores médios dos pacientes para bloqueio interescalênico com 4 e 15 mℓ de bupivacaína 0,5%. Nessa mesma figura do Capítulo 20, é possível observar que em ambos os grupos houve anestesia do nervo frênico e consequente redução da ventilação após 30 min do bloqueio, e no grupo de 4 mℓ teve retorno da função pulmonar após 5 h de bloqueio.

▶ Tomografia de impedância elétrica no pós-operatório

Embora a atelectasia possa aumentar durante a indução da anestesia e durante a cirurgia devido a posicionamento cirúrgico, fluidoterapia e pneumoperitônio, deve-se considerar que o risco de atelectasia ainda é elevado no pós-operatório imediato e/ou após extubação. A principal razão é o efeito residual da anestesia com redução da força inspiratória e pressão transpulmonar, prejudicando o reflexo da tosse e reduzindo a habilidade de drenar secreções em virtude de paralisia neuromuscular residual e/ou dor não controlada. Isso pode ser responsável pelas CPPs. Desse modo, alterações na distribuição da ventilação e redução da EELI podem ser sinais precoces e sensíveis para atelectasia no pós-operatório.

Com a TIE, é viável o monitoramento da distribuição regional do volume corrente antes da indução, no intraoperatório, após a extubação e no cuidado pós-operatório.[15] Foi demonstrado o deslocamento da ventilação para regiões não dependentes durante a anestesia com bloqueadores neuromusculares. Quando a ventilação espontânea é recuperada após a extubação, a ventilação e aeração das regiões pulmonares dependentes são reestabelecidas (ver Figura 20.4, no Capítulo 20), com ventilação homogênea indicando pulmões saudáveis e sem atelectasias. Mesmo utilizando no intraoperatório a PEEP individualizada e manobras de recrutamento antes da extubação, o EELV no pós-operatório imediato é menor do que antes da indução da anestesia.[31] Uma vez que a redução do EELV poder aumentar o risco de atelectasia no pós-operatório, o monitoramento com a TIE poderia contribuir para a identificação de pacientes obesos com reduzido

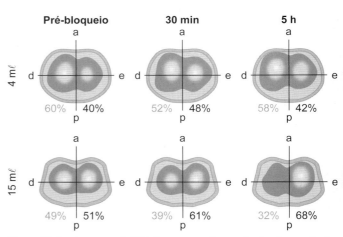

Figura 50.6 ■ Imagens da TIE demonstrando a redução da ventilação pulmonar ipsilateral ao bloqueio interescalênico com 15 mℓ de bupivacaína 0,5%. O paciente submetido ao bloqueio com 4 mℓ de anestésico local não comprometeu o nervo frênico com a manutenção da ventilação bilateral. a: anterior; p: posterior; d: direito; e: esquerdo.

EELV, que poderiam se beneficiar com ventilação não invasiva e mobilização precoce.

Uma manobra amplamente utilizada antes da extubação é a aspiração pelo tubo traqueal. A TIE pode ser útil na avaliação dos efeitos dessa aspiração. Heinze et al.[32] descreveram o deslocamento da ventilação para a região ventral após aspiração, provavelmente indicando derrecrutamento da região dorsal. O deslocamento da ventilação foi relacionado com a redução do EELV após a aspiração. Nesses pacientes, a manobra de recrutamento pode ser indicada após a manobra de aspiração pelo tubo traqueal.

▶ Considerações finais

Apesar de a TIE estar disponível para a prática clínica, essa é uma nova tecnologia que ainda não é utilizada no intraoperatório, mas apenas para pesquisas. Ela tem sido aplicada a diversos cenários, principalmente de terapia intensiva, mas ainda é considerada uma técnica promissora para a anestesia.

▶ Referências bibliográficas

1. Acute Respiratory Distress Syndrome N, Brower RG, Matthay MA et al. Ventilation with lower tidal volumes as compared with traditional tidal volumes for acute lung injury and the acute respiratory distress syndrome. N Engl J Med. 2000;342:1301-8. 2000/05/04. DOI: 10.1056/NEJM200005043421801.
2. Amato MB, Barbas CS, Medeiros DM et al. Effect of a protective-ventilation strategy on mortality in the acute respiratory distress syndrome. N Engl J Med. 1998;338:347-54. 1998/02/05. DOI: 10.1056/NEJM199802053380602.
3. Weiser TG, Regenbogen SE, Thompson KD et al. An estimation of the global volume of surgery: A modelling strategy based on available data. Lancet. 2008;372:139-44. 2008/06/28. DOI: 10.1016/S0140-6736(08)60878-8.
4. Licker M, Diaper J, Villiger Y et al. Impact of intraoperative lung-protective interventions in patients undergoing lung cancer surgery. Crit Care. 2009;13:R41. 2009/03/26. DOI: 10.1186/cc7762.
5. Gajic O, Dara SI, Mendez JL et al. Ventilator-associated lung injury in patients without acute lung injury at the onset of mechanical ventilation. Crit Care Med. 2004;32:1817-24. 2004/09/03.
6. Futier E, Constantin JM, Paugam-Burtz C et al. A trial of intraoperative low-tidal-volume ventilation in abdominal surgery. N Engl J Med. 2013;369:428-37. 2013/08/02. DOI: 10.1056/NEJMoa1301082.
7. Determann RM, Royakkers A, Wolthuis EK et al. Ventilation with lower tidal volumes as compared with conventional tidal volumes for patients without acute lung injury: A preventive randomized controlled trial. Critical care (London, England). 2010;14:R1. 2010/01/09. DOI: 10.1186/cc8230.
8. Pereira SM, Tucci MR, Morais CCA et al. Individual positive end-expiratory pressure settings optimize intraoperative mechanical ventilation and reduce postoperative atelectasis. Anesthesiology. 2018;129:1070-81. 2018/09/28. DOI: 10.1097/ALN.0000000000002435.
9. Anaesthesiology PNIftCTNotESo, Hemmes SN, Gama de Abreu M et al. High versus low positive end-expiratory pressure during general anaesthesia for open abdominal surgery (PROVHILO trial): A multicentre randomised controlled trial. Lancet. 2014;384:495-503. 2014/06/05. DOI: 10.1016/S0140-6736(14)60416-5.
10. Writing Committee for the PCGotPVNftCTNotESoA, Bluth T, Serpa Neto A et al. Effect of intraoperative high positive end-expiratory pressure (PEEP) with recruitment maneuvers vs low PEEP on postoperative pulmonary complications in obese patients: A randomized clinical trial. JAMA. 2019;321:2292-305. 2019/06/04. DOI: 10.1001/jama.2019.7505.
11. Spinelli E, Mauri T, Fogagnolo A et al. Electrical impedance tomography in perioperative medicine: Careful respiratory monitoring for tailored interventions. BMC Anesthesiol. 2019;19:140. 2019/08/09. DOI: 10.1186/s12871-019-0814-7.
12. Barber DC, Brown BH. Applied potential tomography. J Br Interplanet Soc. 1989;42:391-3. 1989/08/01.
13. Frerichs I, Amato MB, van Kaam AH et al. Chest electrical impedance tomography examination, data analysis, terminology, clinical use and recommendations: Consensus statement of the TRanslational EIT developmeNt stuDy group. Thorax. 2017;72:83-93. 2016/09/07. DOI: 10.1136/thoraxjnl-2016-208357.
14. Costa EL, Chaves CN, Gomes S et al. Real-time detection of pneumothorax using electrical impedance tomography. Crit Care Med. 2008;36:1230-8. 2008/04/02. DOI: 10.1097/CCM.0b013e31816a0380.
15. Schaefer MS, Wania V, Bastin B et al. Electrical impedance tomography during major open upper abdominal surgery: A pilot-study. BMC Anesthesiol. 2014;14:51. 2014/07/16. DOI: 10.1186/1471-2253-14-51.
16. Costa EL, Lima RG, Amato MB. Electrical impedance tomography. Curr Opin Crit Care. 2009;15:18-24. 2009/02/04.
17. Frerichs I, Zhao Z, Becher T et al. Regional lung function determined by electrical impedance tomography during bronchodilator reversibility testing in patients with asthma. Physiol Meas. 2016;37:698-712. 2016/05/21. DOI: 10.1088/0967-3334/37/6/698.
18. Vogt B, Pulletz S, Elke G et al. Spatial and temporal heterogeneity of regional lung ventilation determined by electrical impedance tomography during pulmonary function testing. J Appl Physiol (1985). 2012;113:1154-61. 2012/08/18. DOI: 10.1152/japplphysiol.01630.2011.
19. Vogt B, Zhao Z, Zabel P et al. Regional lung response to bronchodilator reversibility testing determined by electrical impedance tomography in chronic obstructive pulmonary disease. Am J Physiol Lung Cell Mol Physiol. 2016;311:L8-L19. 2016/05/18. DOI: 10.1152/ajplung.00463.2015.
20. Spadaro S, Caramori G, Rizzuto C et al. Expiratory flow limitation as a risk factor for pulmonary complications after major abdominal surgery. Anesth Analg. 2017;124:524-30. 2016/08/19. DOI: 10.1213/ANE.0000000000001424.
21. Hedenstierna G, Rothen HU. Respiratory function during anesthesia: Effects on gas exchange. Compr Physiol. 2012;2:69-96. 2012/01/01. DOI: 10.1002/cphy.c080111.
22. Grieco DL, Russo A, Romano B et al. Lung volumes, respiratory mechanics and dynamic strain during general anaesthesia. Br J Anaesth. 2018;121:1156-65. 2018/10/20. DOI: 10.1016/j.bja.2018.03.022.
23. Hedenstierna G, Tokics L, Scaramuzzo G et al. Oxygenation impairment during anesthesia: Influence of age and body weight. Anesthesiology. 2019;131:46-57. 2019/05/03. DOI: 10.1097/ALN.0000000000002693.
24. Spadaro S, Grasso S, Karbing DS et al. Physiologic evaluation of ventilation perfusion mismatch and respiratory mechanics at different positive end-expiratory pressure in patients undergoing protective one-lung ventilation. Anesthesiology. 2018;128:531-8. 2017/12/08. DOI: 10.1097/ALN.0000000000002011.
25. Spadaro S, Karbing DS, Mauri T et al. Effect of positive end-expiratory pressure on pulmonary shunt and dynamic compliance during abdominal surgery. Br J Anaesth. 2016;116:855-61. 2016/05/21. DOI: 10.1093/bja/aew123.
26. Ribeiro RAGAS, Macruz TDA, Torsani V, Degani-Costa LH, Falcão LFR. Lung derecruitment during general anaesthesia with constant positive end-expiratory pressure. European Journal of Anaesthesiology. 2016;33.
27. Humphreys S, Pham TM, Stocker C et al. The effect of induction of anesthesia and intubation on end-expiratory lung level and regional ventilation distribution in cardiac children. Paediatr Anaesth. 2011;21:887-893. 2011/03/15. DOI: 10.1111/j.1460-9592.2011.03547.x.
28. Erlandsson K, Odenstedt H, Lundin S et al. Positive end-expiratory pressure optimization using electric impedance tomography in morbidly obese patients during laparoscopic gastric bypass surgery. Acta Anaesthesiol Scand. 2006;50:833-9. 2006/08/02. DOI: 10.1111/j.1399-6576.2006.01079.x.
29. Steinmann D, Stahl CA, Minner J et al. Electrical impedance tomography to confirm correct placement of double-lumen tube: A feasibility study. Br J Anaesth. 2008;101:411-8. 2008/06/19. DOI: 10.1093/bja/aen166.
30. Reinius H, Borges JB, Freden F et al. Real-time ventilation and perfusion distributions by electrical impedance tomography during one-lung ventilation with capnothorax. Acta Anaesthesiol Scand. 2015;59:354-68. 2015/01/06. DOI: 10.1111/aas.12455.
31. Nestler C, Simon P, Petroff D et al. Individualized positive end-expiratory pressure in obese patients during general anaesthesia: a randomized controlled clinical trial using electrical impedance tomography. Br J Anaesth. 2017;119:1194-205. 2017/10/19. DOI: 10.1093/bja/aex192.
32. Heinze H, Eichler W, Karsten J et al. Functional residual capacity-guided alveolar recruitment strategy after endotracheal suctioning in cardiac surgery patients. Crit Care Med. 2011;39:1042-9. 2011/02/22. DOI: 10.1097/CCM.0b013e31820eb736.

$$Qs/DC = (CcO_2 - CaO_2)/(CcO_2 - CvO_2)$$

Em que:

- Qs = *shunt*
- QT = débito cardíaco
- CcO_2 = conteúdo de oxigênio no sangue capilar pulmonar
- CaO_2 = conteúdo arterial de oxigênio
- CvO_2 = conteúdo venoso misto de oxigênio.

O valor de CcO_2 não pode ser obtido diretamente, ou seja, o cálculo deve ser realizado com $FIO_2 = 1$ (hemoglobina 100% saturada), o que pode ocasionar atelectasias de absorção em áreas com baixa relação de perfusão.[14]

Ao assumir que o conteúdo venoso misto contém a diferença arteriovenosa de oxigênio (C (a – v) O_2) de 3,5 mℓ/dℓ, tem-se o cálculo do *shunt* estimado:

$$Shunt\ estimado = (CcO_2 - CaO_2)/(CcO_2 - CaO_2 + C(a-v)O_2)$$

- CcO_2 = conteúdo de oxigênio no sangue capilar pulmonar
- CaO_2 = conteúdo arterial de oxigênio.

A correlação entre Qs/QT e o *shunt* estimado (0,94) é superior ao observado entre Qs/QT com gradiente alvéolo-arterial de oxigênio (0,62), PaO_2/PAO_2 (– 0,72) e PaO_2/FIO_2 (– 0,71).[16]

Oximetria de pulso

A saturação arterial de oxigênio pode ser monitorada continuamente e de maneira não invasiva por meio da oximetria de pulso (SpO_2), motivo pelo qual seu uso, que inclui a simplicidade, difundiu-se em larga escala nas unidades de terapia intensiva, unidades de emergência e centros cirúrgicos.[17]

A oximetria de pulso baseia-se no fato de que a oxi-hemoglobina (HbO_2) e a Hb apresentam diferentes características de absorção de luz em razão do seu comprimento de onda. Os oxímetros emitem, em uma extremidade do *probe*, luz com dois comprimentos de onda diferentes (660 nm – vermelha – 940 nm – infravermelha), que atravessam os tecidos (geralmente na extremidade do dedo ou no lobo da orelha) e são transmitidos para a outra extremidade do *probe*, na qual serão lidas. No trajeto pelos tecidos, os dois comprimentos de onda são absorvidos pela oxi-hemoglobina e pela hemoglobina. Em razão da proporcionalidade de absorção de cada um dos comprimentos de onda emitidos, o aparelho calcula a porcentagem da hemoglobina do sangue arterial que se encontra saturada pelo oxigênio.[18-20]

A oximetria de pulso apresenta precisão variável em razão da faixa de SaO_2 no momento de sua mensuração – para valores de 90 a 95% (PaO_2 entre 60 e 160 mmHg), têm-se valores próximos de ± 4%,[21] sendo reduzida a valores de ± 12% para aqueles abaixo de 80%.[22]

A oximetria de pulso é, portanto, insensível para detectar alterações na oxigenação em pacientes com níveis elevados de PaO_2. Nessas condições, ela pode dar uma falsa segurança à equipe e grandes alterações na oxigenação podem passar despercebidas.[23]

Diversas situações podem impedir a leitura da SaO_2, entre as quais: baixa perfusão periférica (baixo DC ou alterações locais);[22] hipotermia;[24] movimentação intensa;[25] luminosidade excessiva; e presença de esmaltes nas unhas (azul, verde ou preto).[26]

A movimentação excessiva é uma das principais fontes de erro e alarmes inadequados durante o monitoramento na terapia intensiva.[26] Novos algoritmos têm sido eficazes para melhorar a qualidade dos sinais e excluir artefatos.[27]

A precisão da oximetria de pulso está comprometida em níveis elevados de carboxi-hemoglobina ou meta-hemoglobina (a SaO_2 é superestimada); quando da administração de azul de metileno, a SaO_2 é subestimada. Policitemias, anemias[28] ou icterícias não comprometem significativamente a precisão.[19]

A pigmentação da pele deve ser considerada, pois influencia nos resultados: valores de saturação > 92% em pacientes brancos estão associados a oxigenação aceitável; em negros, podem representar hipoxemia. Em pacientes negros, deve-se considerar valores > 95%.[29]

Concluindo, a oximetria certamente representou um grande avanço no monitoramento de pacientes críticos, auxiliando na detecção da hipoxemia, além de possibilitar a utilização racional do oxigênio, ao reduzir a coleta de gasometria. Entretanto, não pode ser utilizada como parâmetro isolado na análise da oxigenação adequada, em virtude das atuais limitações do método.

▶ Monitoramento da ventilação

Pressão parcial de gás carbônico

O gás carbônico (CO_2) é transportado no sangue sob a forma dissolvida (10%) e combinado à hemoglobina (90%). A PCO_2 é uma medida de ventilação, sendo a $PaCO_2$ no sangue arterial considerada normal entre 35 e 45 mmHg.[5,12]

A hipercapnia ($PaCO_2$ > 45 mmHg) reflete sempre uma ventilação inadequada, enquanto a hipocapnia ($PaCO_2$ < 35 mmHg), demonstra hiperventilação (resposta a hipoxemia, acidose metabólica ou alterações neurológicas).[13]

A variação da $PaCO_2$ (componente respiratório do equilíbrio ácido-base) afeta o pH, e é o mesmo resultado da relação entre o bicarbonato e o ácido carbônico (normalmente 20:1). Assim, para cada aumento de 20 mmHg na $PaCO_2$, tem-se diminuição de 0,1 no pH e, para cada redução de 20 mmHg na $PaCO_2$, aumento de 0,1 no pH.

O valor da $PaCO_2$ apresenta-se inicialmente elevado na acidose respiratória e reduzido na alcalose respiratória.

Como os pulmões compensam alterações metabólicas primárias do estado ácido-base, os valores de $PaCO_2$ também são afetados nos distúrbios metabólicos. Na acidose metabólica, a hiperventilação determina a redução nos níveis de $PaCO_2$, com elevação do pH; já na alcalose metabólica, ocorrem hipoventilação e aumento da $PaCO_2$, com redução do pH.[12]

Capnografia e capnometria

Capnometria é a medida da $PaCO_2$ no ar exalado. A observação contínua da curva de exalação durante o ciclo respiratório é denominado capnografia, a qual pode ser expressa em razão do tempo ou do volume exalado.[30]

Em pacientes intubados, a medida do CO_2 é obtida com mais frequência por meio da interposição de dispositivo de espectrometria infravermelha no circuito do ventilador (sistema *mainstream*); naqueles sob ventilação espontânea, é realizada por amostra aspirada das vias aéreas superiores (sistema *sidestream*). Obstrução do cateter de aspiração, artefatos e tempo de resposta lento são as principais desvantagens do sistema aspirativo.[30]

O CO_2 está praticamente ausente no gás ofertado ao paciente, contudo é muito difusível pela membrana alvéolo-capilar pulmonar. Assim, ao final da inspiração, o ar que se encontra no espaço morto (áreas que não sofrem trocas gasosas – traqueia, brônquios e bronquíolos) não apresenta CO_2, enquanto o ar nos alvéolos o apresenta em níveis iguais aos do sangue arterial. Em razão disso, a capnografia apresenta três fases (Figura 51.3): uma inicial, em que o CO_2 é zero, referente à exalação do ar do espaço morto (fase 1); uma segunda, com elevação abrupta do CO_2, referente à exalação progressiva do ar alveolar em conjunto com quantidades cada vez menores de ar do espaço morto (fase 2); e uma terceira caracterizada por um platô, referente à exalação apenas de gás alveolar (fase 3). O valor do CO_2 ao final da expiração é denominado PetCO2 (do inglês *pressure of end-tidal carbon dioxide*) sendo muito próximo do CO_2 arterial.[30-32]

A interpretação da capnometria e de seus desvios deve levar em consideração as fases de produção, transporte e excreção de CO_2, como demonstrado na Figura 51.4.

Aplicações clínicas

Em pacientes sem alterações pulmonares durante a anestesia geral, a medida da $PetCO_2$ fornece uma estimativa adequada da $PaCO_2$, e o

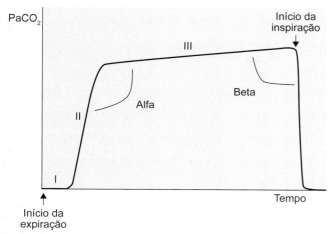

Figura 51.3 ■ Capnograma normal em razão do tempo. PaCO$_2$: pressão parcial de gás carbônico arterial.

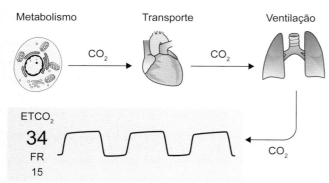

Figura 51.4 ■ Fases de produção, transporte e excreção de CO$_2$ e capnograma normal. CO$_2$: gás carbônico; ETCO$_2$: concentração de gás carbônico ao final da expiração; FR: frequência respiratória.

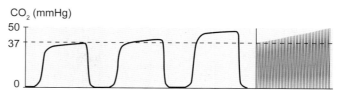

Figura 51.5 ■ Na curva capnográfica, é possível observar o aumento progressivo da PetCO$_2$. CO$_2$: gás carbônico.

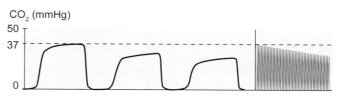

Figura 51.6 ■ Na curva capnográfica, é possível observar a diminuição progressiva da PetCO$_2$. CO$_2$: gás carbônico.

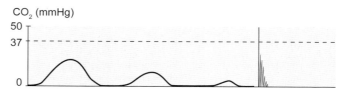

Figura 51.7 ■ Capnograma com curva anormal demonstrando redução progressiva até a ausência de detecção do gás carbônico (CO$_2$) exalado.

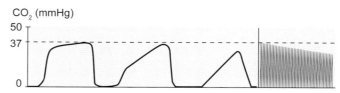

Figura 51.8 ■ Capnograma com desaparecimento do platô expiratório, associado a esvaziamento alveolar irregular em decorrência de aumento de resistência expiratória. CO$_2$: gás carbônico.

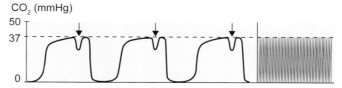

Figura 51.9 ■ Deformidades do platô inspiratório, associado a movimentos respiratórios espontâneos. CO$_2$: gás carbônico.

gradiente é < 5 mmHg.[32] Contudo, na presença de insuficiência respiratória, essa relação apresenta importantes limitações decorrentes do aumento do espaço morto e/ou *shunt*.[33,34] A capnometria pode auxiliar no tratamento de pacientes com trauma cranioencefálico grave sem lesão pulmonar associada, de modo a evitar hiperventilação iatrogênica.[4,35]

Sugere-se a utilização da capnometria durante a reanimação cardiopulmonar, e o incremento da PetCO$_2$ em tempo real pode ser um indicador positivo de efetividade das manobras de reanimação.[36]

O monitoramento contínuo da PetCO$_2$ pode trazer informações relevantes em decorrência de sua alteração ao longo do tempo em diversas situações clínicas.[37]

Elevações progressivas na PetCO$_2$ (Figura 51.5) ocorrem na hipoventilação, enquanto elevações bruscas seguem a administração de bicarbonato, liberação de torniquetes, aumento do DC, defeitos na válvula de exalação do ventilador e aumento do metabolismo, hipertermia e convulsões.[38,39]

Já, reduções progressivas (Figura 51.6) acontecem com hiperventilação, hipotermia e hipoperfusão pulmonar, enquanto reduções bruscas, com parada cardiopulmonar, embolia pulmonar maciça, desconexão do ventilador, vazamentos ou obstruções ao longo do circuito do respirador.[37,38]

A capnometria é de fundamental importância durante o processo de intubação, e a ausência de CO$_2$ no ar exalado após algumas insuflações manuais indica posicionamento esofágico da cânula traqueal (Figura 51.7).[39,40]

O desaparecimento do platô expiratório ou incremento na fase 3 está associado a esvaziamento irregular de unidades alveolares, em virtude do aumento da resistência expiratória (Figura 51.8), com ou sem retenção de CO$_2$, frequentemente observado no broncospasmo. Nessa situação, a aplicação de broncodilatadores pode ser aferida com a normalização do capnograma.[41]

Deformidades ou sulcos estão associados à recuperação de ventilação espontânea em decorrência da recuperação de bloqueio neuromuscular, ou à falta de sincronia entre o paciente e o ventilador (Figura 51.9).[31]

▶ Referências bibliográficas

1. Fulmer JD, Snider GL. ACCP-NHLBI national conference on oxygen therapy. Chest. 1984;86(2):234-47.
2. Mahutte CK. On line blood gas monitoring. In: Tobin MJ (editor). Contemporary management in critical care: respiratory monitoring. New York: Churchill Livingstone; 1991. pp. 27-49.

3. Lumb AB. Oxygen. In: Lumb AB (editor). Nunn's applied respiratory physiology. 5th ed. Oxford; 2000. p. 296.
4. Valente BCS, Mari IA, Carvalho FAM de, Biasi CA, Casati GAM, Duarte AMC et al. Recomendações brasileiras de ventilação mecânica 2013. Parte I. Rev Bras Ter Intensiva [serial on the Internet]. 2014;26(2):89-121. Disponível em: http://www.scielo.br/scielo.php?script=sci_arttext&pid=S0103-507X2014000200089&lng=en.http://dx.doi.org/10.5935/0103-507X.20140017. Acesso em: 15 jul. 2014.
5. Dev SP, Hillmer MD, Ferri M. Arterial puncture for blood gas analysis. N Engl J Med. 2011;364:e7.
6. Jubran A, Tobin MJ. Reliability of pulse oximetry in titrating supplemental oxygen therapy in ventilator-dependent patients. Chest. 1990;97(6):1420-5.
7. Solis R, Anselmi C, Lavietes M. Rate of day or increment of PO_2 following a change in supplemental oxygen in mechanically ventilated patients with diffuse pneumonia. Chest. 1993;103:554-6.
8. Sase SA, Jaffe MB, Chen PA. Arterial Pa_{O_2} equilibration time after an increase in the inspired oxygen (abst). Am Rev Respir Dis. 1993;147:A625.
9. Sherter CB, Jabbour SM, Kovnat DM. Prolonged rate of decay of arterial PO_2 following oxygen breathing in chronic airway obstruction. Chest. 1975;67(3):256-8.
10. Hansen JE, Simmons DH. A systematic error in the determination of blood P_{CO_2}. Am Rev Respir Dis. 1977;115(6):1061-3.
11. Liss HP, Payne CP. Stability of blood gases in iced and at room temperature. Chest. 1993;103(4):1120-2.
12. Pierce LNB. Practical physiology of the pulmonary system. In: Pierce LNB (editor). Guide to mechanical ventilation and intensive respiratory care. Philadelphia: Saunders; 1995. pp. 24-58.
13. Pinheiro TDC. Insuficiência respiratória: fisiopatologia e diagnóstico. Programa de atualização médica continuada (PROAMI)/Associação de Medicina Intensiva Brasileira. Artmed/Panamericana; 2004. p. 37-56.
14. Jubran A, Tobin MI. Monitoring gas exchange during mechanical ventilation. In: Tobin MJ (editor). Principles and practice of mechanical ventilation. New York: McGraw-Hil; 1994. pp. 918-43.
15. Gilbert R, Kreighley JF. The arterial/alveolar oxygen tension ration. An index of gas exchange applicable to varying inspired oxygen concentration. Am Rev Resp Dis. 1974;109(1):142-5.
16. Cane RD, Shapiro BA, Templin R, Walther K. Unreliability of oxygen tension-based indices in reflecting intrapulmonary shunting in critically ill patients. Crit Care Med. 1988;16(12):1243-5.
17. Wouters PF, Gehring H, Meyfroidt G, Ponz L, Gil-Rodriguez J, Hornberger C et al. Accuracy of pulse oximeters: the European multi-center trial. Anesth Analg. 2002;94(Suppl 1):13-6.
18. Wukitsch MW, Petterson MT, Tobler DR, Pologe JA. Pulse oximetry: analysis of theory, technology, and practice. J Clin Monit. 1988; 4(4):290-301.
19. Jubran A, Tobin MJ. Monitoring during mechanical ventilation. Clin Chest Med. 1996;17:453-74.
20. Ault ML, Stock MC. Respiratory monitoring. Int Anesthesiol Clin. 2004; 42:97-112.
21. Nickerson BG, Sarkisian C, Tremper K. Bias and precision of pulse oximeters and arterial oximeters. Chest. 1988;93:515-7.
22. Webb RK, Ralston AC, Runciman WB. Potential errors in pulse oximetry. II. Effects of changes in saturation and signal quality. Anesthesia. 1991;46:207-12.
23. Attin M, Cardin S, Dee V, Doering L, Dunn D, Ellstrom K et al. An educational project to improve knowledge related to pulse oximetry. Am J Crit Care. 2002;11:529-34.
24. Kober A, Scheck T, Lieba F, Barker R, Vlach W, Schramm W et al. The influence of active warming on signal quality of pulse oximetry in prehospital trauma care. Anesth Analg. 2002;95:961-6.
25. Barker SJ, Shah NK. The effects of motion on the performance of pulse oximeters in volunteers (revised publication). Anesthesiology. 1997;86:101-8.
26. Tsien CL, Fackler JC. Poor prognosis for existing monitors in the intensive care unit. Crit Care Med. 1997;25:614-9.
27. Dumas C, Wahr JA, Tremper KK. Clinical evaluation of a prototype motion artifact resistant pulse oximeter in the recovery room. Anesth Analg. 1996;83:269-72.
28. Jay GD, Hughes L, Renzi FP. Pulse oximetry is accurate in acute anemia from hemorrhage. Ann Emerg Med. 1994;24:32-5.
29. Jubran A, Tobin MJ. Reliability of pulse oximetry in titrating supplemental oxygen therapy in ventilator-dependent patients. Chest. 1990;97:1420-5.
30. Jubran A, Tobin MJ. Monitoring during mechanical ventilation. Clin Chest Med. 1996;17:453-73.
31. Stock MC. Capnography for adults. Critical Care Clin. 1995;11:219-32.
32. Whitesell R, Asiddao C, Gollman D, Jablonsky J. Relationship between arterial and peak expired carbon dioxid pressure during anesthesia and factors influencing the diference. Anesth Anal. 1981;60:508-12.
33. Graybeal JM, Russel GB. Capnometry in the surgical ICU: an analysis of the arterial-to-end-tidal carbon dioxide difference. Respir Care Med. 1993;38:923-8.
34. Russel GB, Graybeal JM. Reliability of the arterial to end-tidal dioxide gradient in mechanically ventilated patients with multisystem traum. J Traum. 1994;36:317-22.
35. MacKersie RC, Karagianes TG. Use of end-tidal carbon dioxide tension for monitoring induced hypocapnia in head-injury patients. Crit Care Med. 1990;18:764-5.
36. Cantineau JP, Lambert Y, Merckx P, Reynaud P, Porte F, Bertrand C et al. End-tidal carbon dioxide during cardiopulmonary resuscitation in humans presenting mostly with asystole: a predictor of outcome. Crit Care Med. 1996;24:791-6.
37. Carlon GC, Ray C, Miodownik S, Kopec I, Groeger JS. Capnography in mechanically ventilated patients. Crit Care Med. 1988;16:550-6.
38. Stockweel MA, Bruce W, Soni N. The influence of CO_2 production and physiological dead space on end-tidal CO_2 during controlled ventilation: a study using a mechanical model. Anaesth Intens Care. 1989;17:482-6.
39. Birmingham PK, Cheney FW, Ward RJ. Esophageal intubation: a review of detection of techniques. Anesth Analg. 1986;65:886-1.
40. Szekely SM, Weeb RK, Williamson JA, Russel WJ. Problems related to the endotracheal tube: An analysis of 2000 incident reports. Anaesth Intens Care. 1993;21:611-6.
41. You B, Peslin R, Duvivier C, Vu VD, Grilliat JP. Expiratory capnography in asthma: evaluation of various shape indices. Eur Respir J. 1994;7:318-23.

Capnografia Volumétrica

CAPÍTULO 52

Paulo César Gottardo ▪ Jorge Luis dos Santos Valiatti ▪ Ciro Leite Mendes

▶ Introdução

A capnografia volumétrica é uma importante ferramenta de monitoramento ventilatório que utiliza a mensuração da cinética da eliminação do gás carbônico (CO_2) em tempo real a cada ciclo ventilatório, fornecendo dados acerca da produção, do transporte e da eliminação do gás carbônico, o que permite avaliar a relação ventilação-perfusão e os volumes de espaço morto.[1,2] Essa capacidade disponibiliza informações importantes para o cuidado com o paciente crítico e envolve aspectos relacionados com sua ventilação, metabolismo e condição hemodinâmica. Esses parâmetros podem ser usados tanto como subsídio para o diagnóstico, como em casos de embolia pulmonar (EP), por exemplo, quanto para monitorar pacientes com patologias específicas, como na síndrome do desconforto respiratório agudo (SDRA). Além disso, é atrativa por não ser invasiva, ser isenta de riscos e permitir a confirmação da intubação endotraqueal, a integridade das vias aéreas, a análise do espaço morto e da relação ventilação-perfusão, além de secundariamente poder fornecer dados referentes a estimativas de débito cardíaco (DC) e de fluidorresponsividade.

Os conceitos básicos da capnografia volumétrica são conhecidos desde a década de 1920, quando pesquisadores, como Fowler e Enghoff, descreveram os aspectos fisiológicos envolvidos. Esses conceitos foram ainda mais bem detalhados na década de 1980, com os trabalhos do pesquisador sueco Roger Fletcher. Apesar disso, a utilização corriqueira dessa ferramenta experimentou relativamente pouco progresso desde então, mesmo com todas as evidências consequentes que corroboravam sua aplicabilidade, inclusive no ambiente extra-hospitalar e em pacientes sob ventilação espontânea, adultos ou pediátricos.[1,3] Diante do corpo de dados atualmente disponíveis, diversas associações científicas de diferentes especialidades médicas têm recomendado fortemente sua utilização em vários contextos, como em pediatria, anestesiologia, cardiologia, e medicina de emergência e intensiva. As indicações envolvem monitoramento da sedação (inclusive sedação consciente), reanimação, desmame ventilatório e transporte.[4-11] Alguns dos argumentos que sustentam tais recomendações são relacionados com melhores desfechos atingíveis com a utilização dessa técnica, como redução do tempo de internação em unidade de terapia intensiva (UTI), menores taxas de pneumonia associada à ventilação mecânica (PAV) e redução de tempo de ventilação pulmonar artificial em até 25%. Além disso, pode evitar a realização de um grande número de exames complementares (sobretudo gasometrias e radiografias de tórax), o que pode contribuir para a redução dos custos associados ao cuidado desses pacientes. Soma-se a isso o fato de ser um método não invasivo, de fácil utilização, com disponibilização de dados em tempo real, à beira do leito e com grande segurança.[12-16]

Diante disso, a capnografia pode ser considerada um excelente método de monitoramento, mas que exige uma compreensão aprofundada de aspectos fisiológicos para que se analisem os dados fornecidos de modo consistente e efetivamente útil para a tomada de decisões. No decorrer deste capítulo, serão abordados aspectos básicos da metodologia e descritas as variáveis disponibilizadas pelo método. Ademais, será explicada sua utilização no monitoramento hemodinâmico, metabólico e ventilatório, bem como em algumas situações clínicas para as quais pode ser de grande auxílio, como na SDRA, no tromboembolismo pulmonar (TEP) e na doença pulmonar obstrutiva crônica (DPOC).

É importante ressaltar que os diferentes equipamentos disponíveis no mercado podem ter especificidades na utilização e se recomenda avaliar as configurações específicas de cada um, por exemplo, a realização das normas de calibração e as diretrizes de manutenção de cada aparelho (Figura 52.1). Além do mais, a colocação do sensor o mais próximo possível da interface entre o paciente e o ventilador é fundamental para obter melhor precisão técnica e confiabilidade das medições.[17]

▶ Capnografia volumétrica | Vantagens frente à capnografia convencional

A capnografia volumétrica é basicamente a junção da análise de um capnograma convencional (baseado no tempo) com a avaliação do fluxo de cada ciclo ventilatório. Apesar de ambas expressarem a fração ou a pressão de CO_2, a junção de dados provenientes da análise do fluxo proporciona à capnografia volumétrica um maior número de informações processadas e aumenta sua utilidade em um maior número de cenários clínicos. A Figura 52.2 ilustra um gráfico baseado em tempo que apresenta a capnometria ao longo do ciclo respiratório, o que permite avaliar as suas mudanças cíclicas. Nessa figura, o segmento expiratório é constituído por uma curva ascendente variável que se eleva até um pico (que pode ser mais breve ou se manter constante), enquanto o segmento inspiratório apresenta um declive acentuado que atinge um platô, referente ao CO_2 inspirado (desprezível). Assim, essa análise não faz a integração com o fluxo ou com o volume, limitando informações às medidas do CO_2 ao longo do ciclo ventilatório, delineando os segmentos expiratório e inspiratório, o que possibilita o cálculo da frequência respiratória, além da sua análise gráfica e distinção de padrões capnográficos que podem ser úteis em diversas situações clínicas. Entretanto, não fornece medidas de espaço morto fisiológico ou de eliminação de CO_2.[14,15,19-21] Além disso, algumas situações de inspiração difícil podem ainda levar a limitações adicionais na análise, resultando em uma avaliação não confiável da reinalação, que tende a ser subestimada. A informação de direção de fluxo na capnografia pode permitir uma interpretação mais fisiológica da capnografia convencional. Os sistemas de fluxo lateral apresentam ainda uma limitação adicional, por proporcionar atraso de vários segundos associado ao tubo de amostragem.

A capnografia volumétrica é baseada nos princípios descritos por Fowler et al. que detalharam uma curva de teste de respiração com nitrogênio, desenvolvida para estudar padrões de ventilação

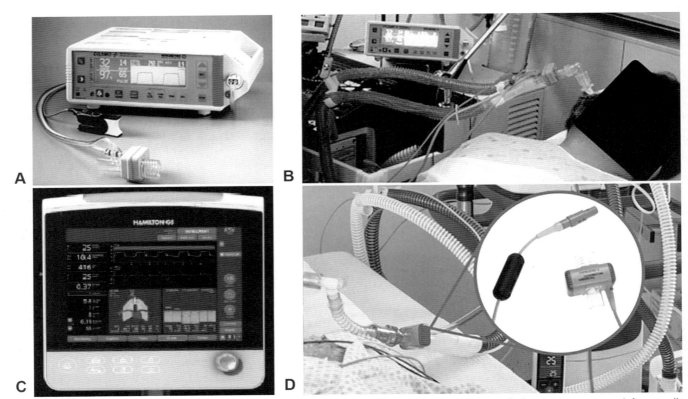

Figura 52.1 ■ Capnógrafos de fluxo. **A** e **B**. O Novametrix Capnógrafo CO_2SMO-Plus® combina um sensor de fluxo com um sensor infravermelho que realiza a aferição de CO_2, sem necessidade de calibração. **C** e **D**. Ventilador Hamilton-G5 e sensor de fluxo acoplado ao circuito do paciente que disponibiliza um capnógrafo de fluxo com visualização dinâmica, bem como outros dados na tela do ventilador. (Medical Hamilton, 2019.)[18]

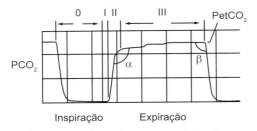

Figura 52.2 ■ Capnograma baseado no tempo. A fase 0 corresponde ao período inspiratório, enquanto as fases I, II e III, ao expiratório. O ângulo alfa é relacionado com a transição entre as fases I e II da expiração, enquanto o beta representa a mudança da fase III para a inspiração (fase 0). PCO_2: pressão parcial de gás carbônico; $PetCO_2$: pressão parcial de gás carbônico no final da expiração. (Adaptada de Bhavani-Shankar, 2000.)[19]

irregular.[22] Ela é constituída de três fases, com base na integração dos sinais de fluxo ou volume com o de CO_2, o que configura um gráfico CO_2 × volume. Nesse gráfico, a primeira fase apresenta o CO_2 relacionado com o espaço morto e a segunda fase representa o esvaziamento progressivo dos alvéolos, com um aumento rápido das concentrações de CO_2. Já a terceira fase é representada por uma inclinação positiva (elevação da pressão de CO_2). Com base na avaliação desses dados, inúmeras informações baseadas na fisiologia pulmonar podem ser obtidas, como os volumes de cada fase, as inclinações das fases II e III e a eliminação de CO_2, além da estimativa do volume corrente e dos espaços mortos (anatômico e fisiológico). Além disso, por meio das derivadas de fluxo, CO_2 e pressões de vias aéreas, obtém-se uma avaliação clínica e fisiológica cardiorrespiratória ampla do paciente.[2,3,13-16,21,23]

As comparações entre as aferições feitas por meio da capnografia convencional e da volumétrica são apresentadas no Quadro 52.1 e na Figura 52.3.

▶ Principais variáveis aferidas na capnografia volumétrica

Algumas das principais medidas da capnografia são a quantificação da eliminação de gás carbônico ($V'CO_2$), a pressão parcial de gás carbônico no final da expiração ($PetCO_2$), a fração da concentração de gás carbônico no final da expiração ($FetCO_2$), o espaço morto das vias aéreas (VDaw), a ventilação alveolar por minuto ($V'alv$), além da análise direta do formato das curvas da capnografia (rampaCO_2). Como o pulmão é um órgão dinâmico, cujo volume varia constantemente, a capnografia volumétrica proporciona medidas muito mais fidedignas do que aquelas obtidas por aferições únicas, como simples medidas de $PetCO_2$.[2,12] Esses valores são avaliados a partir das variáveis deduzidas da curva da capnografia, que é composta de três fases e duas inclinações, formando angulações entre cada período esboçado no capnograma (Quadro 52.2 e Figura 52.4).[21,24]

A fase I corresponde ao espaço morto das vias aéreas, que é interpretado entre os pulmões e o local onde é aferido o CO_2 (gás puro das vias aéreas) e corresponde a aproximadamente 10 a 12% do volume corrente (VC). Nessa fase, o gráfico mostra o movimento ao longo do eixo C (volume exalado) sem aumento do CO_2 (eixo Y). Um prolongamento da fase I indica, portanto, um aumento do espaço morto anatômico (VDaw). O aumento do CO_2 durante essa fase indica que houve reinalação ou que o sensor precisa ser calibrado.[2,13,21,23,31-34]

A fase II é relacionada com a média ponderada da concentração do gás alveolar oriunda de diferentes locais do pulmão (em parte, composta pelo volume de condução das vias aéreas e, em parte, pelo volume de ar alveolar) aferida no sensor do capnógrafo, sendo considerada gás de transição (das vias aéreas para os alvéolos), que corresponde a aproximadamente 15 a 18% do VC. Nessa fase, encontra-se uma primeira inclinação, denominada "SII" (valor normal de aproximadamente 0,36 a 0,40 mmHg/mℓ), que representa unidades pulmonares com diferentes taxas de eliminação de CO_2 nas vias aéreas principais. Apresentar uma fase II prolongada deve atentar para a possibilidade de aumento da resistência das vias aéreas (Raw) ou de alterações da relação ventilação-perfusão.[2,13,21,23,31-34]

A fase III representa a eliminação do gás alveolar, tendo, portanto, relação com as trocas gasosas. Durante essa fase, o gás alveolar atinge um platô de eliminação e o valor final de CO_2 alcançado corresponde à $PetCO_2$. Essa fase contempla aproximadamente 70 a 75% de todo o VC. Nela há uma segunda inclinação, denominada "SIII" (valor de normalidade de aproximadamente 0,007 a 0,017 mmHg/mℓ, o qual é aferido no centro geométrico da curva), cuja forma é determinada pelas relações ventilação-perfusão. Essa fase apresenta um declive ligeiramente positivo, que representa o tempo de esvaziamento das diversas regiões pulmonares, com áreas de esvaziamento mais rápido e outras que se esvaziam mais lentamente, conforme as alterações de ventilação-perfusão (V/Q) ou da Raw. Nos casos de obstrução de vias aéreas, por exemplo, parte dos alvéolos são ventilados de modo insuficiente, o que determina elevação da CO_2 e aumento da constante de tempo nessa fase. A alteração de SIII pode indicar inúmeros distúrbios, sendo mais acentuada, por exemplo, em pacientes com DPOC e SDRA.[2,13,21,23,31-34]

A representação das três fases está ilustrada na Figura 52.5 e a comparação entre estas está representada no Quadro 52.3.

Volume exalado por minuto de gás carbônico

A intensidade do metabolismo é relacionada diretamente com a produção de CO_2 e, por conseguinte, com o seu volume exalado por minuto (V'CO_2, que é dado em mℓ/min e tem um valor de normalidade entre 2,6 e 2,9 mℓ/min/kg). A produção de CO_2 é determinada basicamente por três processos: o metabolismo celular; o transporte de CO_2 até os capilares pulmonares para, então, se difundir aos alvéolos; e a ventilação (processo de eliminação de CO_2), a qual é avaliada pela capnografia volumétrica (Figura 52.6).[34]

Situações associadas com elevado metabolismo, como sepse, crises convulsivas e febre, ou mesmo o uso de insulina, tendem a se associar com elevação do V'CO_2 (Quadro 52.4). Por conseguinte, o tratamento

Quadro 52.1 ■ Comparações entre as aferições realizadas pela capnografia convencional e pela volumétrica.

	Capnografia convencional	Capnografia volumétrica
Medidas de CO_2	Pressão parcial de CO_2 (Torr)	Fração de CO_2 (mmHg/%/kPa)
Medidas de fluxo (volume)	–	ℓ/min (mℓ)
Medida de pressão de via aérea*	–	cmH$_2$O
Volume corrente final de CO_2	Aferição baseada no tempo	Aferição baseada no tempo
CO_2 inspirado	Valor mínimo durante a fase inspiratória (geralmente calculado). Indicador de reinalação	Várias medidas podem ser computadas (incluindo volume inspiratório de CO_2)
Frequência respiratória	Transição entre o segmento inspiratório e o expiratório de ciclos sucessivos	Pode ser computado com a curva de fluxo ou pelo capnograma
Tempo inspiratório/ expiratório	Valor aproximado: pode ser calculado se o espaço morto ou a reinalação não forem significativos	Tempos do início da inspiração e da expiração determinados pela curva de fluxo
CO_2 expiratório misto (PeCO$_2$ ou FeCO$_2$)	–	Média ponderada do volume de CO_2
Volume corrente expiratório	–	Volume total expirado pelo paciente
Eliminação de CO_2 (VCO$_2$)	–	Volume líquido de CO_2 mensurado (diferença entre o CO_2 expirado e inspirado)
Eficiência	–	Relação entre o volume de CO_2 aferido e o estimado para um pulmão ideal (com mesmo volume efetivo e CO_2 fracionado ao final da expiração)

*As medidas de fluxo e de pressão de vias aéreas possibilitam a avaliação da mecânica ventilatória.

Quadro 52.2 ■ Valores esperados em pacientes sob ventilação mecânica.

Descrição	Unidade	Normal	Fórmula
VDaw	mℓ BTPS	2,2 mℓ/kg de IMC	–
rampaCO$_2$	%CO$_2$/ℓ	31.324 × Vcore − 1,535	–
V'CO$_2$	mℓ/min STPD	2,6 a 2,9 mℓ/min/kg	VeCO$_2$ − ViCO$_2$
FetCO$_2$	%	5,1 a 6,1%	V'CO$_2$/Volmin
PetCO$_2$	mmHg	32 a 42 mmHg	FeCO$_2$ × (Pb − PH$_2$O)
V'alv	mmHg	36 mmHg	f × VCalv

VDaw: espaço morto de vias aéreas; IMC: índice de massa corporal; rampaCO$_2$: formato da curva da capnografia; V'alv: ventilação alveolar por minuto; VCCO$_2$br: volume de CO_2 eliminado a cada respiração; V'CO$_2$: volume exalado por minuto de gás carbônico; VeCO$_2$: volume de gás carbônico expirado; ViCO$_2$: volume de gás carbônico inspirado; VCalv: ventilação alveolar corrente (VCalv = Vcorr − VDaw); FetCO$_2$: fração da concentração de CO_2 no final da expiração; PetCO$_2$: pressão parcial de gás carbônico no final da expiração. Adaptado de Verscheure et al., 2016; Suarez-Sipmann et al., 2014; Kreit, 2019, 2019; Tusmann et al., 2013; Weissman et al., 1986; Wolff, 1986, 1989; Aström et al., 2000; Severinghaus e Stupfel, 1957; Kiiski et al., 1991.[13,14,16,21,23,25,26-30]

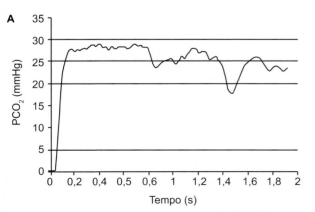
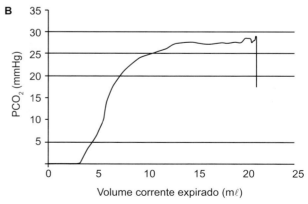

Figura 52.3 ■ Neonato com uma longa pausa expiratória. **A.** Monitoramento com capnografia convencional, na qual pequenos esforços inspiratórios durante a pausa expiratória dificultam a interpretação. **B.** Monitoramento com capnografia volumétrica. O gráfico do volume expirado versus PCO$_2$ evidencia a maior nitidez da inclinação da fase III. PCO$_2$: pressão parcial de gás carbônico.

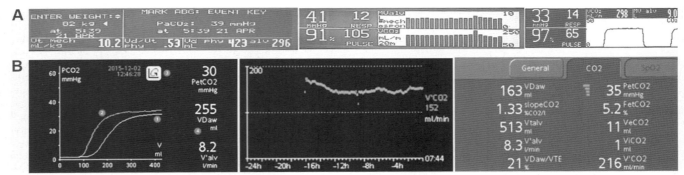

Figura 52.4 ■ Telas de apresentação das variáveis em dois dispositivos de capnografia de fluxo. **A.** Novametrix Capnógrafo CO$_2$SMO Plus®. **B.** Dispositivo contido no ventilador mecânico Hamilton-G5, o qual disponibiliza um capnógrafo de fluxo com visualização dinâmica entre outros dados na tela do ventilador. (Medical Hamilton, 2019.)[18]

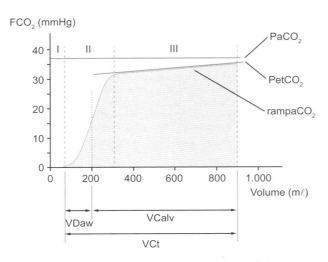

Figura 52.5 ■ Interpretação de um capnograma volumétrico representando as fases I, II e III, além das medições que são compostas pela rampaCO$_2$, e o CO$_2$ obtido no final da expiração (PetCO$_2$ ou FetCO$_2$). O espaço morto das vias aéreas é indicado (VDaw), sendo representado pelo intervalo desde o início da expiração até o ponto médio da fase II; o restante do volume corrente exalado é o volume corrente alveolar (VCalv) e a soma desses dois reflete o volume corrente total (VCt). PaCO$_2$: pressão parcial de gás carbônico arterial; rampaCO$_2$: formato da curva da capnografia.

de cada uma dessas condições, quando efetivo, leva a subsequente redução da V'CO$_2$, que pode ser monitorado de modo contínuo pela capnografia. Entretanto, vale ressaltar que o V'CO$_2$ representa a eliminação de CO$_2$ e não necessariamente a sua produção. Dessa maneira, pode sofrer influência da ventilação e consistir, portanto, em um marcador precoce de alterações da ventilação, da perfusão ou de ambas, as quais podem ser detectadas precocemente e auxiliar nas tomadas de decisão e condutas de modo direcionado e precoce.

O cálculo da V'CO$_2$ é baseado na razão entre a soma das áreas sob a curva de capnografia de vários ciclos respiratórios e o tempo total em minutos, o que exige situações de equilíbrio para sua interpretação. Com base na combinação das medidas do nível de CO$_2$ e do fluxo, é possível converter um capnograma temporal em um volumétrico. Assim, com a combinação do gráfico de FetCO$_2$/tempo com o de fluxo/tempo, pode ser obtido o volume de CO$_2$ exalado em um ciclo ventilatório.[25,26,37,38] Dessa maneira, o volume líquido de CO$_2$ eliminado pode ser estimado com a obtenção da área entre as curvas expiratória e inspiratória e, na ausência de reinalação, o volume de CO$_2$ eliminado durante a respiração é representado pela área sob a capnografia.[39] Em situações normais, a taxa de eliminação de CO$_2$ mantém a mesma proporção da sua taxa de produção no corpo e, nesses casos, a V'CO$_2$ representa, portanto, a sua produção

Quadro 52.3 ■ Comparação entres as fases da capnografia convencional e da volumétrica.

		Capnografia convencional	Capnografia volumétrica
Fase I*	Duração	Não avaliada	Tempo do início da expiração até o aumento da PCO$_2$
	Volume	Não avaliado	Volume do início da expiração até o aumento da PCO$_2$
Fase II**	Duração	Medida aproximada	Tempo entre o final da fase I e a alteração de inclinação da curva (início da fase III)
	Volume	Não avaliado	Volume durante a fase II
	Inclinação	Ajuste da parte central da curva baseado no tempo	Ajuste da parte central da curva baseado no volume
Fase III**	Duração	Medida aproximada	Tempo do final da fase II até o final da expiração
	Volume	Não avaliado	Volume durante a fase III
	Inclinação	Ajuste da parte central da curva baseado no tempo	Ajuste da parte central da curva baseado no volume
	Ângulo alfa	Ângulo ente a fase II e III (varia entre 100 e 110 graus)	Ângulo entre as fases II e III

*Fase I: CO$_2$ livre nas vias aéreas. **Fase II: a mistura de gás do espaço morto com o alveolar proporciona uma ascensão rápida da curva em forma de S. ***Fase III: platô alveolar representando o gás alveolar rico em CO$_2$. PCO$_2$: pressão parcial de gás carbônico. Adaptado de Suarez-Spimann *et al.*, 2014; Nassat e Schmidt, 2015; Kreit, 2019, 2019; Tusman *et al.*, 2013.[14-16,21,23]

total. Por outro lado, alterações do V'CO$_2$ podem indicar mudanças da ventilação alveolar. Vale ressaltar que, em algumas situações, o V'CO$_2$ pode apresentar vieses de aferição e, como consequência, não refletir a condição fisiológica/fisiopatológica do paciente. Exemplos de tais situações são os vazamentos pelo sistema coletor, a presença de pneumotórax ou a fuga aérea pelo tubo orotraqueal.

Pressão parcial de CO$_2$ e fração de concentração de CO$_2$

A mensuração do CO$_2$ exalado no final da expiração é um bom marcador da pressão arterial de CO$_2$, pois corresponde à última alíquota de ar que participou das trocas gasosas e pode ser medida pela avaliação

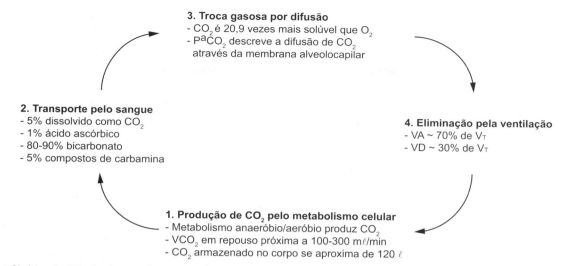

Figura 52.6 ▪ Cinética do CO_2, desde a sua formação até a sua eliminação e a formação da curva de capnografia volumétrica. CO_2: gás carbônico; O_2: oxigênio; $PaCO_2$: pressão parcial de gás carbônico arterial; VCO_2: eliminação de gás carbônico; VA: volume alveolar; VD: espaço morto; VC: volume corrente. (Adaptada de Kremeler et al., 2019.)[34]

de sua pressão parcial ($PetCO_2$, obtida pela multiplicação da $FeCO_2$ por $pB-pH_2O$, cuja faixa de normalidade se encontra geralmente entre 32 e 42 mmHg) ou da fração de concentração de CO_2 no gás seco ($FetCO_2$, obtida pela fórmula: $V'CO_2$/Volmin, e com uma faixa de normalidade se estabelece entre 5,1 e 6,1%).[26] Apresenta boa correlação entre a

Quadro 52.4 ▪ Fatores associados a aumento e redução da $PetCO_2$.

Aumento da $PetCO_2$		Redução da $PetCO_2$	
Febre	DPOC	PCR	Extubação
Sepse	Restauração de pulso pós-RCP	TEP	Desconexão da ventilação
Hipertermia maligna	Hipoventilação	Hipotermia	Intubação esofágica
Reinalação	Vazamento do ventilador	Expiração incompleta	Hiperventilação
Bolus de bicarbonato	Tempestade tireoidiana	Estado hipometabólico	Hipotensão
Aumento do DC	Paralisia muscular	Redução do DC	Obstrução completa de via aérea

DPOC: doença pulmonar obstrutiva crônica; RCP: reanimação cardiopulmonar; DC: débito cardíaco; TEP: tromboembolismo pulmonar; PCR: parada cardiorrespiratória. Adaptado de Foley e Truwit, 1998; Rhodes e Thomas, 2002.[35,36]

$PetCO_2$ e a $PaCO_2$, como demonstrado em um estudo de Delerme et al., que encontraram correlação boa entre as variáveis (r = 0,82), em situações de estabilidade hemodinâmica e ventilatória.[40] Isso, contudo, pode ter influência de muitas variáveis, sobretudo nas situações que levam ao efeito espaço morto e aumento do *shunt*, o que pode ocasionar estabilidade. É possível utilizar a $PetCO_2$ para estimar a $PaCO_2$, o que não pode ser visto com a mesma precisão em situações em que os parâmetros ventilatórios ou hemodinâmicos estejam alterados significativamente.[41]

Em um estudo com modelos animais, em que a correlação entre $PetCO_2$ e $PaCO_2$ foi avaliada antes de induzir um trauma torácico fechado, com hemorragia e reanimação e 2 dias após a lesão, Isbell et al. encontraram boa correlação entre as variáveis na primeira fase do experimento ($r^2 = 0,97$, $p < 0,01$) e após a reanimação hemodinâmica com estabilização ventilatória ($r^2 = 0,92$, $p < 0,01$), contudo, durante o período agudo da lesão, a relação foi drasticamente alterada ($r^2 = 0,25$, $p < 0,0001$). Isso corrobora que a análise da $PetCO_2$ pode predizer com segurança a $PaCO_2$ somente em períodos de estabilidade, tanto ventilatória como hemodinâmica e que, quando presente uma diferença significativa entre as variáveis, esta se torna um marcador de tal desequilíbrio, o qual pode ser identificado, mensurado, tratado e monitorado com base nos dados da capnografia, acarretando benefícios importantes para os pacientes (Figura 52.9).[42-44] Por conseguinte, em condições de estabilidade ventilatória, sem oscilações de resistência

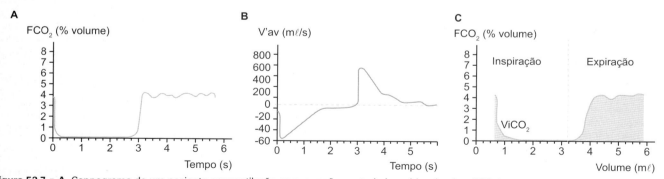

Figura 52.7 ▪ **A.** Capnograma de um paciente em ventilação com pressão controlada, evidenciando a FCO_2/tempo, em que a inspiração começa no tempo 0 e a expiração após 2,75 segundos. Note que, no início da inspiração, o gás contém CO_2, o que demonstra a reinação desse gás proveniente do espaço morto artificial. **B.** Espirograma de um paciente em pressão controlada. A inspiração é negativa, e a expiração positiva com um decaimento exponencial – em pacientes com ventilação espontânea, as ondas de fluxo podem ter morfologias diferentes. **C.** Combinação de capnograma e espirograma. Concentração fracionária de CO_2 ao final da expiração *versus* volume, em que $ViCO_2$ é o volume de CO_2 inspirado e $VeCO_2$, o volume expirado. A eliminação média de CO_2 pode ser obtida pela subtração de $VeCO_2$ por $ViCO_2$, sendo este último um volume negativo, o que aponta para o fato de que o CO_2 reinalado geralmente é descartado. Portanto, $V'CO_2 = VeCO_2 - ViCO_2$. V'alv: ventilação alveolar por minuto.

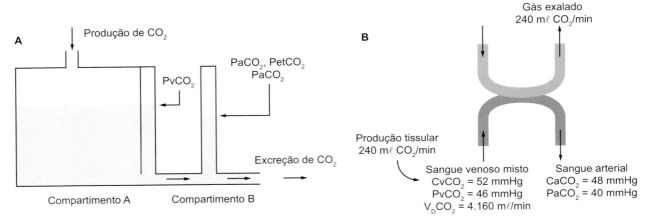

Figura 52.8 ■ **A.** Modelo hidráulico, com as reservas, produção, transporte e excreção de CO_2. O *compartimento A* representa a pressão venosa mista de CO_2 ($PvCO_2$). A altura do *compartimento B* representa a pressão parcial de gás carbônico arterial ($PaCO_2$) e alveolar média ($PACO_2$), a qual é mensurada pela capnografia. **B.** Valores de produção tissular de CO_2, exemplificando o comportamento do conteúdo de gás carbônico no sangue venoso misto ($CvCO_2$), a pressão venosa mista de gás carbônico ($PvCO_2$), assim como a $PaCO_2$ e a $CaCO_2$, os quais são determinados pela diferença entre a taxa de produção de CO_2. Nesse caso, a taxa de entrega de gás carbônico (V_DCO_2) foi calculada para um débito cardíaco (DC) de 8,0 ℓ/min. (Adaptada de Kreit, 2019.)[16]

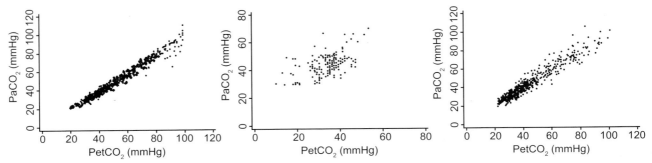

Figura 52.9 ■ Relação entre $PetCO_2$ e $PaCO_2$ em três momentos: antes de trauma torácico fechado com hemorragia (**A**), durante fase aguda do trauma com hemorragia (**B**) e após a estabilização hemodinâmica e ventilatória (**C**). $PetCO_2$: pressão parcial de gás carbônico no final da expiração; $PaCO_2$: pressão parcial de gás carbônico arterial. (Adaptada de Isbel *et al.*, 2012.)[43]

de vias aéreas ou aeração pulmonar, alterações da $PetCO_2$ podem estar associadas a alterações metabólicas ou da perfusão tissular pulmonar.

Pacientes com diferença significativa entre a $PetCO_2$ e a $PaCO_2$ tendem a apresentar escores de gravidade maiores, menor pressão arterial sistólica, menor pH arterial, maior consumo de bases e maiores níveis séricos de lactato em relação aos que têm maior aproximação entre os valores dessas variáveis. Nesse contexto, portanto, pacientes com trauma torácico grave, com hipotensão e acidose metabólica apresentam maior probabilidade de ter uma discordância mais relevante entre os valores de $PetCO_2$ e $PaCO_2$ e pior prognóstico associado (Figura 52.10).[44]

A $PetCO_2$ pode ser utilizada em diferentes situações clínicas, tendo destaque em reanimação cardiopulmonar (avaliação da qualidade das compressões torácicas e do retorno da circulação espontânea), avaliação da intubação endotraqueal, manejo da ventilação mecânica, sendo ainda útil em algumas situações específicas, como no tratamento da asma, no diagnóstico da embolia pulmonar e na avaliação hemodinâmica, conforme o que se espera do comportamento da PCO_2 nessas diversas circunstâncias.[36,45]

Durante o monitoramento de procedimentos anestésicos, por exemplo, inclusive em pacientes sem via aérea definitiva, em ventilação espontânea, a combinação de oximetria de pulso e capnografia confere maior segurança para o paciente, por possibilitar indicadores de hematose (saturação de oxigênio [SaO_2]) e da ventilação propriamente dita ($PetCO_2$), sendo fortemente indicada pela Sociedade Americana de Anestesiologia.[46]

Espaço morto das vias aéreas, alveolar, fisiológico e fração de espaço morto

O espaço morto é considerado o volume de cada respiração que é inalado, mas que não participa das trocas gasosas, por não entrar em contato com o fluxo de sangue através dos capilares pulmonares, sendo um componente importante da avaliação de alterações da relação ventilação-perfusão pulmonar, pois representa a porção ineficiente da ventilação. Contudo o seu cálculo por meio de métodos clássicos, como o da bolsa de Douglas, pode ser dispendioso e de difícil realização na UTI. A capnografia volumétrica, no entanto, é prática, de fácil execução e pode propiciar uma estimativa do espaço morto fisiológico e das vias aéreas (VDaw), o qual é aproximadamente igual ao anatômico, aferido *in vivo*. O seu aumento é relacionado com insuficiência respiratória e pode ser, portanto, utilizado como indicador da condição clínica do paciente, sendo usado no monitoramento de pacientes com TEP ou com SDRA, por exemplo, em que há relação direta com a mortalidade (Figura 52.11).[47]

O espaço morto possui dois componentes básicos, que podem ser avaliados em conjunto ou de modo independente: o espaço morto das vias áreas (VDaw) e o espaço alveolar (Valv), que, em conjunto, configuram o espaço morto fisiológico (VDphys). O cálculo do VDaw pode ser obtido de modo não invasivo, com base na $PACO_2$, conforme classicamente demonstrado por Bohr. Para isso, é necessário avaliar as fases I e III da capnografia volumétrica, sendo estas estimadas pelo volume exalado na fase I, por meio da análise de várias etapas que

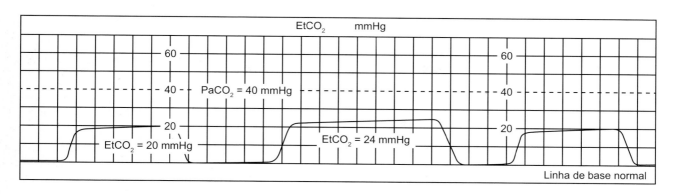

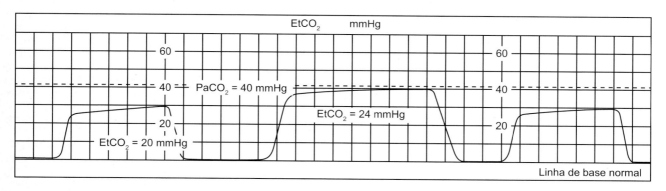

Figura 52.10 ■ Capnogramas ilustrando duas situações distintas na relação entre PetCO$_2$ e PaCO$_2$. **A.** Mesmo em uma expiração forçada (curva do meio), a PetCO$_2$ não se aproxima da PaCO$_2$ (como o que pode ser encontrado no TEP – aumento do espaço morto [VD/VC = 0,4]). **B.** Durante uma expiração forçada, houve aproximação da PetCO$_2$ com a PaCO$_2$ (distúrbio reversível). PetCO$_2$: pressão parcial de gás carbônico no final da expiração; PaCO$_2$: pressão parcial de gás carbônico arterial. (Adaptada de Ward e Yely, 1998.)[45]

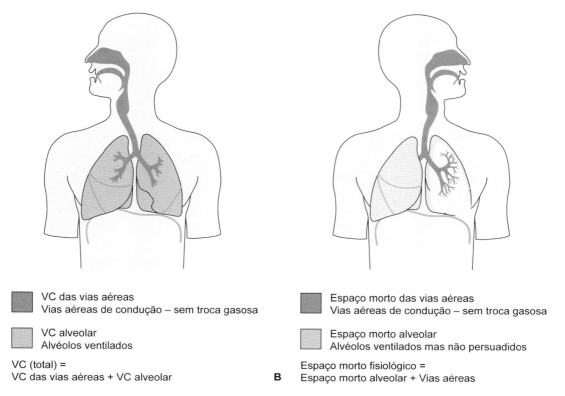

Figura 52.11 ■ **A.** Volume corrente (VC) das vias aéreas e alveolar (em conjunto, formando o VC total). **B.** Espaço morto fisiológico (vias aéreas + alveolar). A relação entre espaço morto total e VC é definida como eficiência ventilatória (define a gravidade do insulto, com valor normal entre 0,25 e 0,3).

consideram a inclinação do platô alveolar (estimativa da inclinação da fase III). O valor considerado normal de VDaw é de 2,2 mℓ/kg de índice de massa corporal (IMC).[27,28,48] Enghoff realizou uma modificação da fórmula de Bohr, utilizando a PaCO$_2$ em vez da PACO$_2$, para assim avaliar a eficiência ventilatória, em vez de o "verdadeiro espaço morto", tendo, com isso, uma melhor avaliação da relação ventilação-perfusão, espaço morto e subsequente *shunt* pulmonar, configurando o que seria um "espaço morto fisiológico", o qual é composto por duas porções: o espaço morto das vias aéreas condutoras e o inferior do compartimento alveolar. Portanto são duas medidas distintas com significados diferentes e que possuem valias diferentes na avaliação do paciente sob monitoramento (Figura 52.12).[49]

O cálculo do espaço morto elaborado por Bohr e o modificado por Enghoff apresentam diferenças, demonstradas no Quadro 52.5.

O espaço morto fisiológico (VDphys) é a soma do relacionado com o espaço das vias aéreas (VDaw) e o espaço alveolar (Valv). Para o seu cálculo, é necessária a obtenção da PCO$_2$ alveolar (PACO$_2$), a qual, apesar de se encontrar no espaço alveolar, não faz parte das trocas gasosas, ou seja, é o volume que é inspirado, mas que não consegue atingir unidades terminais funcionais, representando, portanto, um desequilíbrio de ventilação e perfusão (Quadro 52.6). Nessas áreas, apesar de haver ventilação adequada, a perfusão é inexistente ou mínima. Como a PACO$_2$ possui uma relação de grande proximidade com a PaCO$_2$ e esta pode ser mensurada com a análise de gases de uma amostra arterial, podemos aferir que a PaCO$_2$ pode ser utilizada como equivalente à PACO$_2$. A ventilação alveolar por minuto (V'alv, obtida pela fórmula f × VCalv, com valor de normalidade de 36 mmHg) é, portanto, uma estimativa da ventilação alveolar real, definida pela diferença entre a ventilação por minuto e o VDaw.

As manobras de recrutamento, quando bem-sucedidas, induzem ao aumento temporário, com elevação do V'CO$_2$. Uma redução em V'alv pode indicar que menos unidades alveolares estão participando das trocas gasosas, o que ocorre em paciente com edema pulmonar, por exemplo. O espaço morto alveolar pode estar aumentado em situações como enfisema pulmonar, hiperinsuflação pulmonar, TEP, hipertensão pulmonar e situações que cursem com baixo débito cardíaco e má perfusão pulmonar. Quando essas situações apresentam melhora com sucesso terapêutico, a redução do VDalv também pode ser aferida.[29,50] Essas avaliações de ventilação-perfusão são mais bem detalhadas na capnografia volumétrica do que na convencional, devido ao melhor detalhamento da inclinação da fase III (conforme ilustrado na Figura 52.12), sobretudo porque uma pequena parte final do volume corrente expiratório – aproximadamente 15% – ocupa praticamente metade do tempo disponível para a expiração).

Tusman *et al.* compararam as medidas de espaço morto pela capnografia volumétrica com a aferida por meio da técnica de eliminação de múltiplos gases inertes (MIGET), em 7 suínos com diferentes condições pulmonares. As duas técnicas tiveram uma boa correlação para a medida tanto da PACO$_2$ (r = 0,99) como do VD$_{Bohr}$ (r = 0,96), ambos com p < 0,0001, sendo a média estimada pela capnografia muito próxima à aferida pela MIGET, tanto da PACO$_2$ (viés médio de –0,10 mmHg e limites de concordância entre –2,18 e 1,98 mmHg) como do VD médio (viés médio de 0,010 mℓ e limites de concordância entre –0,044 e 0,064 mℓ).[51] Em um estudo com 48 pacientes internados em UTI sob ventilação mecânica, o espaço morto calculado pela capnografia teve relação com a equação de Bohr-Enghoff (r^2 = 0,9 em relação, p < 0,001), demonstrando uma boa correlação ao medir a relação espaço morto alveolar por volume corrente pela capnografia quanto à bolsa de Douglas.[47] A aferição do espaço morto por capnografia também foi comparada à do monitor metabólico Delta-Trac (tanto com a estimativa corrigida ao se aplicar um fator de correção como nas medidas não corrigidas por esse fato). Isso foi demonstrado por Kallet *et al.*, ao realizar 90 aferições do espaço morto em 23 pacientes com SDRA, obtendo uma correlação entre as medidas obtidas na capnografia (sistema NICO) e a não corrigida obtida com o monitor metabólico de r^2 = 0,93 (p < 0,0001) e com a medida corrigida de r^2 = 0,89 (p < 0,0001) (Figura 52.13).[52]

Conforme avaliado, portanto, hoje podemos ter estimativas diretas, a cada ciclo ventilatório, da PaCO$_2$, com cálculo da ventilação desperdiçada (verdadeiro espaço morto junto a áreas de relação V/Q elevada), usando a equação de Bohr. Além disso, com a abordagem de Enghoff, podemos ter o índice de correspondência global da relação V/Q, considerando tanto a ventilação desperdiçada como a perfusão perdida (áreas de *shunt*). Outras estimativas de CO$_2$ alveolar podem ser avaliadas com base na combinação entre CO$_2$ e volume, assim como medidas de estimativa de eficiência ventilatória (valor estimado que resume o esvaziamento do pulmão em relação a um pulmão ideal), de esvaziamento alveolar não sincrônico com alteração de V/Q e medidas adicionais de eliminação de CO$_2$ (utilizando o conceito de tempo médio de distribuição).[53,54] O espaço morto fisiológico é composto pelo espaço morto das vias aéreas (região que geralmente não participa das trocas

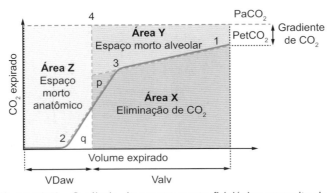

Figura 52.12 ■ O cálculo do espaço morto fisiológico necessita da realização de uma gasometria arterial e da inclusão da PaCO$_2$ no sangue arterial no sistema do capnógrafo (cujo valor pode ser visualizado pela indicação da *linha pontilhada* no topo do gráfico), a que em geral é maior que a EtCO$_2$, com a qual se cria a área Y, que representa o espaço morto alveolar. A relação espaço morto fisiológico/volume corrente pode ser calculada pela fórmula: (PaCO$_2$ – PetCO$_2$)/PaPCO$_2$, a qual, com base nos dados do gráfico, pode ser calculada da seguinte forma: (Y + Z)/(X + Y + Z). Inclinação da fase II. No gráfico, ainda se destacam a inclinação da fase III (1), da fase II (2), o limite entre as fases II e III, que corresponde à intersecção entre as linhas 1 e 2 (3), uma linha perpendicular projetada sobre o eixo X que ajusta as áreas q e p.

Quadro 52.5 ■ Diferenças entre o espaço morto calculado por Bohr e Enghoff.

	Fórmula de Bohr	Fórmula modificada por Enghoff
Fórmula originada da PACO$_2$	VD$_{Bohr}$ = (PACO$_2$ – PECO$_2$)/PACO$_2$	VDE-B = (PaCO$_2$ – PECO$_2$)/PaCO$_2$
Origem da PACO$_2$	PACO$_2$ média: PCO$_2$ média proveniente de todas as unidades pulmonares	PaCO$_2$ substitui a PACO$_2$, seguindo o conceito de Riley de um pulmão ideal
Tipo de V/Q	V/Q = ∞ (unidades C) V/Q elevada > 1, mas < ∞	V/Q = ∞ V/Q elevada > 1, mas < ∞ V/Q = 0 (unidade A) V/Q reduzida < 1, mas > 0
Tipo de medida	Não invasiva, contínua, a cada ciclo ventilatório	Minimamente invasiva (necessita de gasometria arterial), com análises intermitentes (cada coleta)
Fator fisiológico que pode influenciar os parâmetros	Hiperinsuflação alveolar por PEEP excessiva e/ou VC pulmonar, TEP, hipovolemia e hipotensão pulmonar	Mesmas causas da fórmula de Bohr, acrescidas de causas de *shunt* e baixa V/Q (atelectasia, pneumonia, asma etc.)

PACO$_2$: pressão parcial de gás carbônico alveolar média; VD$_{Bohr}$: espaço morto calculado por Bohr; PaCO$_2$: pressão parcial de gás carbônico arterial; PCO$_2$: pressão parcial de gás carbônico; V/Q: ventilação-perfusão; PEEP: pressão positiva expiratória final; VC: volume corrente; TEP: tromboembolismo pulmonar. Adaptado de Tusman *et al.*, 2012.[49]

gasosas, como grandes vias aéreas e tubo endotraqueal, por exemplo) e o alveolar (alvéolos que recebem ventilação, mas não perfusão, sem gerar trocas gasosas) e a sua relação com o volume corrente. A relação de espaço morto fisiológico com o volume corrente (VD/VC) pode ser utilizada para o monitoramento ventilatório, com análise da relação V/Q, sofrendo influência, por exemplo, de situações que levem à superdistensão alveolar, redução de débito cardíaco ou de perfusão segmentar pulmonar, as quais acarretam alterações do espaço morto alveolar (VDalv) e sobretudo da relação espaço morto alveolar/volume corrente final (fração de espaço morto alveolar ao final da expiração [AVDSf]), o qual pode ser calculado pela seguinte fórmula:

$$[PaCO_2 - PetCO_2]/PaCO_2$$

O espaço morto alveolar e a AVDSf, portanto, podem ser utilizados para avaliar a gravidade de patologias pulmonares e de alterações de V/Q (global ou regional). Por conseguinte, situações que alterem significativamente a relação V/Q, com hipoxemia ou com alterações hemodinâmicas relevantes, como em pacientes com SDRA, tendem a evoluir com redução da relação entre o espaço morto fisiológico e o alveolar e a AVDSf (Figura 52.14).[55] Em paciente sem patologias pulmonares e com estabilidade hemodinâmica, a relação VDaw/VC geralmente se encontra entre 25 e 50%, o que difere, de modo significativo, de situação em que a relação V/Q apresenta-se desacoplada, como na SDRA, na qual essa relação se encontra elevada, chegando a valores de 58 a 83%.

▶ Análise de curva de capnografia

Outro dado importante para a análise da capnografia é o formato de sua curva, com a avaliação da inclinação do platô alveolar (rampaCO$_2$, o qual tem como valor de referência 31 324 × Vcorr − 1,535), que pode indicar o estado da relação entre volume e fluxo pulmonar, permitindo detectar, entre outros distúrbios, hipercapnia crônica, asma e ventilação ineficiente. Os padrões em forma de onda podem diferenciar padrões de normalidade típicos, assim como padrões condizentes com patologias, como em pacientes com DPOC, por exemplo, em que a sua inclinação é íngreme (relacionada com o aumento da resistência de vias aéreas), além de fornecer dados de avaliação qualitativa da adequação da ventilação, da anestesia e de possíveis falhas no circuito ventilatório (Figura 52.15).[57-59] Mudanças posturais e estruturais também podem alterar o fluxo de CO$_2$ e o capnograma.[60]

Em um paciente sem alterações pulmonares ou de vias aéreas, o traçado da capnografia geralmente é apresentado em formato de "onda quadrada". Uma fase ascendente lenificada, todavia, geralmente está associada ao aumento da Raw, como em casos de broncospasmo (Figura 52.16) ou de obstrução parcial do tubo endotraqueal; podendo ainda ser associada à migração do tubo endotraqueal para além da carina, em direção a um brônquio principal. Em casos de vazamento significativo do tubo orotraqueal ou do traqueóstomo, a curva passa a apresentar um formato triangular (Figura 52.17).[62]

Um traçado com baixa amplitude, mais raso, pode sugerir intubação esofágica, deslocamento do tubo traqueal ou desconexão do circuito. Outras situações associadas a esse achado são: obstrução de vias aéreas (como em casos de corpo estranho ou mesmo secreção) e bloqueio do ramo expiratório do circuito do ventilador. Uma falha de monitoramento também pode estar associada a esse achado, como em casos de acúmulo de líquidos na tubulação do capnógrafo.[62] A queda repentina da perfusão pulmonar pode ser visualizada no capnograma como queda repentina da PetCO$_2$, com manutenção de uma onda quadrada, o que pode ser encontrado em casos de TEP ou queda aguda do débito cardíaco (como em casos de hemorragia), por exemplo, em que a PaCO$_2$ tende a se elevar (inviabilidade de eliminar CO$_2$).

Quadro 52.6 ■ Descrição dos espaços mortos e de como obter seus volumes com a capnografia volumétrica.

	Limite	Medida	Fatores que influenciam o VD
VDphys	Do tubo orotraqueal até a membrana alveolocapilar das unidades C	Valor absoluto de VD/VC	É afetado pelos fatores que alteram o VDalv e o VDaw
VDalv	Da interface entre as vias aéreas e a membrana alveolocapilar das unidades C	Valor absoluto de VDalv/VC ou VDalv/VCalv	Aumenta com PEEP elevada e/ou VC, hipovolemia, hipoperfusão pulmonar, hipotensão pulmonar, diminuição com o tratamento das respectivas comorbidades
VDaw	Do tubo endotraqueal até a interface entre as vias aéreas e o alvéolo	Valor absoluto de VDaw/VC	Aumenta com o aumento da superfície corporal, VC, PEEP e CRF. Reduz com pausa inspiratória
VDinst	Qualquer dispositivo entre o tubo endotraqueal e a peça em Y (umidificadores, conectores, sensores etc.)	Incluído no cálculo de VDaw	Seu efeito clínico depende do tamanho do dispositivo, do seu raio e da sua influência no VC

VD: espaço morto; VDphys: espaço morto fisiológico; VC: volume corrente; VDalv: espaço morto alveolar; VDaw: espaço morto das vias aéreas ou anatômico; PEEP: pressão positiva expiratória final; CRF: capacidade residual funcional; VDinst: espaço morto instrumental. Adaptado de Tusman et al., 2012.[49]

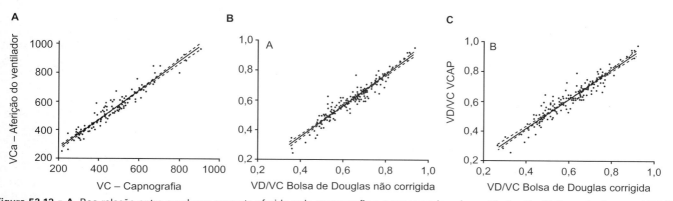

Figura 52.13 ■ **A.** Boa relação entre o volume corrente aferido pela capnografia e o mensurado pelo ventilador. **B** e **C.** Boa relação entre VD/VC aferido pela capnografia e mensurado pela bolsa de Douglas (BD), com VD/VC$_{BD}$ (r = 0,96, r^2 = 0,91 para a bolsa de Douglas corrigida e r = 0,95, r^2 = 0,9, para a não corrigida (todos com p < 0,001). VCe: volume corrente expiratório; VC: volume corrente; VD: espaço morto; VCAP: volume corrente aferido pela capnografia. (Adaptada de Noe, 1963.)[37]

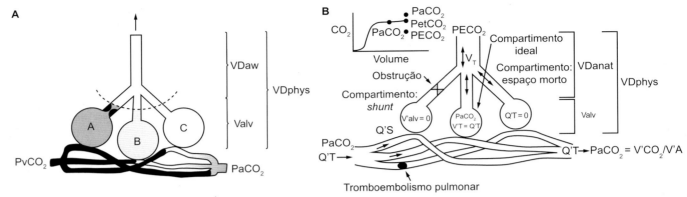

Figura 52.14 ■ **A.** Espaços morto fisiológico e do referente a via aérea e alveolar. (Adaptada de Tusman et al., 2012.)[49] **B.** Fatores associados a alterações da relação V/Q e do espaço morto, respectivamente, no primeiro compartimento temos uma boa perfusão, mas não há ventilação (hipoteticamente, encontraríamos uma pressão parcial de oxigênio (PO_2) de 40 mmHg e uma PCO_2 de 46 mmHg), no segundo há uma boa relação V/Q (nesse alvéolo, encontraríamos PO_2 de 100 mmHg e PCO_2 de 40 mmHg) e no terceiro compartimento, um efeito espaço morto, onde não há perfusão, apesar da boa ventilação alveolar (nesse, teríamos PO_2 de 150 mmHg e PCO_2 de 0 mmHg). $PvCO_2$: pressão parcial de gás carbônico venoso misto; VDaw: espaço morto das vias aéreas; VDalv: espaço morto alveolar; $PaCO_2$: pressão parcial de gás carbônico arterial; VDphys: espaço morto fisiológico; CO_2: gás carbônico; $PACO_2$: pressão parcial de gás carbônico alveolar média; $PetCO_2$: pressão parcial de gás carbônico no final da expiração; $PECO_2$: pressão parcial de gás carbônico exalado; $V'CO_2$: volume exalado por minuto de gás carbônico; VDanat: espaço morto anatômico. (Adaptada de Kreit, 2019; e Siobal et al., 2013.)[16,56]

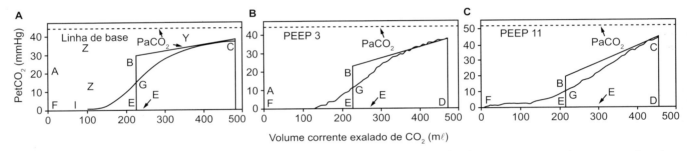

Figura 52.15 ■ **A a C.** Análise da curva de capnografia conforme o aumento da PEEP proporcionalmente ao aumento do espaço morto e da redução de $V'CO_2$, sendo visualizada pela alteração da inclinação curva na fase III. $PetCO_2$: pressão parcial de gás carbônico no final da expiração; $PaCO_2$: pressão parcial de gás carbônico arterial; PEEP: pressão positiva expiratória final. (Adaptada de Breen e Mazumdar, 1996.)[61]

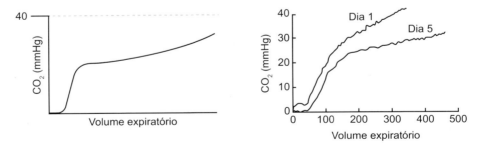

Figura 52.16 ■ Capnograma evidenciando aumento da resistência de vias aéreas, com um formato côncavo. As mudanças apresentadas em um paciente com broncospasmo no dia 1 e após a resolução do quadro, no dia 5. (Adaptada de Thompson e Jaffe, 2005.)[60]

Quando o paciente está apresentando hipoventilação, o capnograma representa um aumento constante da $PetCO_2$, com manutenção de onda quadrada. Isso também pode ser visto em casos de hiperexia. Em contrapartida, a diminuição constante da $PetCO_2$ pode representar intubação esofágica, com no máximo 6 formas de onda vistas após a intubação. Nesses casos, o capnograma também pode demonstrar um traçado em linha plana.[62]

A avaliação da curva de capnografia também pode demonstrar algumas assincronias ventilatórias, com a análise das alterações dinâmicas das ondas da capnografia conforme o esforço ventilatório do paciente. Tais análises podem possibilitar melhor ajuste ventilatório com ajustes seriados, conforme melhor acoplamento entre paciente e ventilador.[31] A reinalação, assim como a utilização de TGI (do inglês *tracheal gas insufflation*), proporciona uma alteração do capnograma, mesmo que não ocorram alterações da $PaCO_2$ ou da $PetCO_2$.[64] A interpretação da curva pode ainda, com base nesses achados, propiciar dados que auxiliem no manejo da sedação de um paciente. Nesses casos, quando há o objetivo de manter o paciente sem qualquer esforço ventilatório, com uso de bloqueio neuromuscular, o capnograma esperado tende a se apresentar

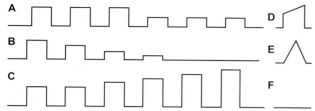

Figura 52.17 ■ As ondas de capnografia encontradas nos exemplos de **A** até **C** apresentam uma morfologia de onda quadrada. **A.** Queda aguda da perfusão pulmonar com redução abrupta da amplitude da onda de capnografia. **B.** Intubação esofágica, com redução gradual da amplitude de onda até formar uma linha reta. **C.** Traçado de capnografia encontrado em um paciente com hipoventilação. **D.** Curva com inclinação ascendente, indicando broncoespasmo ou via aérea parcialmente obstruída. **E.** Curva triangular, indicando vazamento significativo. **F.** Ausência de curva, indicando ausência de ventilação, deslocamento ou mau posicionamento do tubo orotraqueal, como em caso de intubação esofágica.[62]

como uma fase de platô completamente linear (onda quadrada).[65] A reinalação faz com que o traçado do capnograma não retorne para a linha de base, indicando que o paciente tende a estar retendo mais CO_2 e com maior probabilidade de desenvolver e de manter-se em hipercapnia (Figura 52.18).[66] A ausência de um esvaziamento alveolar completo é representada no capnograma por uma redução da $PetCO_2$, acompanhada pela ausência de um platô alveolar, o que pode ser evidenciado quando há torção ou obstrução parcial do tubo endotraqueal, broncoespasmo, *plugging* mucoso ou ainda em razão de tempo expiratório inadequado.[36]

▶ Indicações da capnografia volumétrica

A avaliação da capnografia propicia dados relevantes que podem ser de extrema utilidade no atendimento de pacientes agudos graves, sobretudo quanto a avaliação e monitoramento ventilatório, destacando-se sua atuação em diversos distúrbios ventilatórios, como TEP e SDRA, além de fornecer dados referentes à avaliação hemodinâmica e metabólica.[36,59,66-68] A capnografia convencional (tempo), além de suas avaliações morfológicas e da $PetCO_2$, em geral fornece menos dados em relação à volumétrica e, por conseguinte, tem um cenário mais restrito de aplicação na prática clínica. Aplicações mais simples do método, como a avaliação da intubação endotraqueal ou a passagem de uma sonda enteral, podem ter seu posicionamento facilmente identificado com ambos os métodos, por meio da detecção do CO_2 exalado, quando colocado na posição endotraqueal. Isso também se enquadra no manejo e monitoramento da PCR, com o monitoramento das compressões torácicas, o prognóstico da PCR e o diagnóstico de retorno de circulação espontânea. Contudo, avaliações metabólicas, hemodinâmicas e ventilatórias, em geral, tendem a ser muito mais bem feitas com o método volumétrico, o que se enquadra na avaliação de DC, SDRA, TEP e outras situações, como a avaliação de obstrução de vias aéreas, o manejo da PEEP, a avaliação da resistência expiratória, e o monitoramento do desmame ventilatório e da perfusão pulmonar, entre outras aplicações nas quais o método pode contribuir para um suporte mais individualizado e embasado para cada paciente (Quadros 52.7 e 52.8).[69-74]

Quadro 52.7 ■ Parâmetros obtidos na capnografia associados a diferentes situações clínicas.

	$PaCO_2$	$PetCO_2$	$PACO_2$	$V'CO_2$	VDphys/VC
↓ ventilação alveolar	↑	↑	↑	↓*	↔+ ↑#
↑ ventilação alveolar	↓	↓	↓	↑*	↔+ ↓#
↓ DC	↓*&	↓*&	↓*&	↓*&	↑
↑ DC	↑*&	↑*&	↑*&	↑*&	↓
↑ desregulação V/Q	↑&	↓	↓	↓&	↑
DPOC	↓ ou ↑&	↓ ou ↑&	↓ ou ↑&	↓ ou ↑&	↑

*Retorno ao basal após reiniciar; +: se o VC não se altera; #: se o VC reduz; &: se a ventilação-minuto é inalterada; ↑: aumentado; ↓: reduzida; ↔: inalterada. $PaCO_2$: pressão parcial de gás carbônico arterial; $PetCO_2$: pressão parcial de gás carbônico no final da expiração; $PACO_2$: pressão parcial de gás carbônico alveolar média; $V'CO_2$: volume exalado por minuto de gás carbônico; VDphys: espaço morto fisiológico; VC: volume corrente; DC: débito cardíaco; V/Q: ventilação-perfusão; DPOC: doença pulmonar obstrutiva crônica. Adaptado de Kreit, 2019.[16]

Quadro 52.8 ■ Indicações da capnografia em situações clínicas agudas.

	Avaliação de capnografia	Impacto clínico
SDRA	VDphys/VC$_{Enghoff}$, com $PetCO_2$	Preditor de mortalidade, indica recrutamento e PEEP ideal
	VDalv, VDalv/VCalv, VAE/VC, Pa-etCO$_2$	Avaliação de PEEP
	VDalv/VC	Indica valor para resposta da posição prona
	VDphys/VC$_{Enghoff}$, $PetCO_2$	Monitoramento do paciente em pronação
TEP	AVDSf, EtCO$_2$/O$_2$, VDalv/VC$_{Enghoff}$, Fdlate, índice PE, SIII, gradiente Pa-etCO$_2$	Diagnóstico de TEP
Paciente saudável sob anestesia geral (cirurgia eletiva)	VDalv/VCalv$_{Enghoff}$	Indicam valores para recrutamento e estimativa de PEEP ideal
	VDphys/VC$_{Enghoff}$	Pode ser utilizado em prona
Paciente obeso durante cirurgia bariátrica	SIII, V'CO$_2$, VDphys/VC$_{Bohr}$	Indicam valores para recrutamento e estimativa de PEEP ideal
Ventilação de pulmão único durante cirurgia torácica	VDalv/VCalv$_{Enghoff}$	Avaliação de PEEP ideal e recrutamento
	VDalv/VCalv, VDphys/VC$_{Enghoff}$	O VDphys não se altera, mas o índice alveolar melhorou durante o recrutamento
PCR	$PetCO_2$	Diagnóstico de PCR e de RCE. Avaliação de prognóstico
Desmame ventilatório	VDphys/VC^{Enghoff}	Valore preditivo de sucesso de extubação

SDRA: síndrome do desconforto respiratório agudo; VDphys: espaço morto fisiológico; VC$_{Enghoff}$: volume corrente calculado por Enghoff. $PetCO_2$: pressão parcial de gás carbônico no final da expiração; VDalv: espaço morto alveolar; VCalv: volume corrente alveolar; PEEP: pressão positiva expiratória final; TEP: tromboembolismo pulmonar; AVDSf: fração de espaço morto alveolar ao final da expiração; Pa-etCO$_2$: pressão parcial-concentração final de gás carbônico expiratória; O$_2$: oxigênio; PCR: parada cardiorrespiratória; RCE: retorno de circulação espontânea. VC: volume corrente; VAE: volume alveolar exalado. Adaptado de Verscheure et al., 2016; e Jaffe, 1999.[13,74]

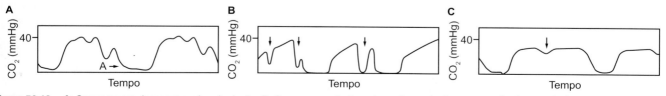

Figura 52.18 ■ **A.** Capnograma demonstrando reinalação. **B.** Capnograma indicando assincronia durante ventilação mandatária intermitente, apontando ventilação espontânea. **C.** Capnograma que mostra esforço ventilatório inefetivo, que não chega a disparar um ciclo ventilatório.[31]

Monitoramento ventilatório

Os riscos associados à ventilação mecânica são extremamente frequentes e potencialmente danosos aos pacientes, sendo relacionados com piores desfechos clínicos nos pacientes expostos. Com isso, todas as ferramentas que possibilitem uma melhor avaliação da mecânica e da funcionalidade pulmonar, associadas à análise da interação entre paciente e ventilador mecânico artificial, devem ser avaliadas, e quando possível, utilizadas para tentar evitar possíveis danos. A capnografia proporciona inúmeros dados relevantes para o monitoramento ventilatório, sobretudo em pacientes sob ventilação mecânica invasiva. Desde o processo de intubação, com a confirmação do posicionamento correto do tubo orotraqueal até o processo de desmame. Assim como a avaliação altas demandas ventilatórias (elevação da V'CO$_2$), entre tantas outras situações.[63]

A intubação traqueal, ao contrário da esofágica, tende a propiciar uma elevação importante da capnometria, com formação de ondas no capnograma, as quais podem ter diferentes morfologias, conforme o padrão de apresentação pulmonar e das vias aéreas. Nos casos de intubação esofágica, há redução gradual da amplitude do capnograma, com formação de uma linha reta, a qual pode se estabelecer de imediato ou após poucas curvas (conforme ilustrado na Figura 52.17).[62,75] Esse mesmo princípio pode ser utilizado durante a realização de traqueostomia percutânea, confirmando o posicionamento adequado da punção traqueal para então dar seguimento ao procedimento, garantindo maior segurança, ao procedimento, com menores riscos ao paciente.[62] Mesmo com o posicionamento correto do tubo endotraqueal, se o paciente estiver em choque circulatório com uma redução substancial do DC que ocasione um extremo baixo fluxo sanguíneo pulmonar, a PetCO$_2$ pode estar muito reduzida, dificultando um pouco essa análise. Durante a ventilação mecânica, a integridade do circuito do ventilador também pode ser avaliada, sendo que, quando há vazamento ou deslocamento do tubo, a curva do capnograma tende a ser alterada (como discutido na análise de curva – Figura 52.17).[62] Além disso, a avaliação do capnograma pode proporcionar a avaliação gráfica da interface entre ventilador e paciente.

A avaliação da relação entre o espaço morto e o volume corrente (VD/VC), em conjunto com outros dados que estejam relacionados com a análise da relação ventilação-perfusão (V/Q), podem fornecer dados importantes para o monitoramento da gravidade de doenças pulmonares, como em casos de atelectasia, pneumonia, SDRA ou colapso pulmonar desencadeado por pneumotórax, por exemplo. Também pode oferecer dados importantes para a avaliação da terapêutica adotada. A relação VD/VC é conhecida como eficiência ventilatória e tem como valor de normalidade o intervalo entre 0,25 e 0,3. Quando essa relação se encontra elevada, indica que o paciente não está com boa eficiência, decorrente do aumento do espaço morto e da respectiva redução do volume corrente total. Portanto, monitoramentos dinâmicos do CO$_2$ e do espaço morto são importantes para fornecer um suporte ventilatório adequado e individualizado para cada paciente.[49]

A avaliação da mecânica ventilatória pode ser muito útil nos ajustes dos parâmetros ventilatórios, assim como na obtenção de dados como a mensuração da pressão positiva expiratória final intrínseca (PEEPi), que também pode ser estimada pela capnografia, por meio das análises das curvas de pressão e de fluxo no final da expiração. Quando a pressão alveolar permanece maior que a PEEP externa aplicada, há uma tendência de manutenção de fluxo de ar no final da expiração e com manutenção da pressão aferida superior à PEEP. Tradicionalmente, essa aferição é realizada pelo método de oclusão com a manobra de pausa expiratória, o que limita essa aferição aos pacientes sob ventilação controlada, sem esforço ventilatório, excluindo os que estejam em ventilação espontânea. A análise da diluição do volume expiratório final da curva de capnografia (EtCO$_2$D), enquanto uma pressão constante é aplicada na via aérea durante a expiração, possibilita a verificação da PEEPi a cada ciclo ventilatório. Conforme ilustrado na Figura 52.20, a colocação de um sensor de CO$_2$ acoplado a um adaptador com vazamento de ar no circuito ventilatório possibilita que o ar

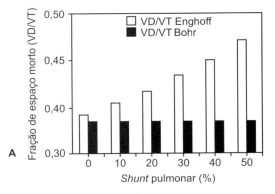

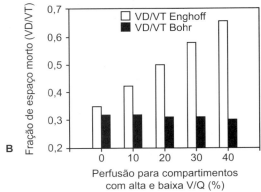

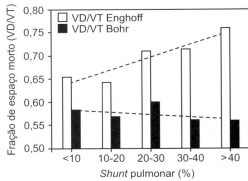

Figura 52.19 ■ Efeito do *shunt* pulmonar, no espaço morto, tendo maior relação com o espaço morto de Enghoff em comparação ao de Bohr. (**A** e **C**). Da mesma forma, isso também é visto na influência do espaço morto na relação V/Q (**B**). (Adaptada de Tang *et al*., 2005; e Suarez-Sipmann *et al*., 2013.)[76,77]

exalado esteja sempre confrontando uma pressão ou um fluxo vindo do ventilador. Sempre que a pressão expiratória final do pulmão for maior que a pressão expiratória final proveniente do ventilador, a respiração exalada produzirá um capnograma normal e completo, porém quando a pressão do ventilador for superior, haverá um capnograma diluído pelo gás proveniente do ventilador, detectando-se assim um equilíbrio das pressões expiratórias do ventilador e do paciente. Em caso de PEEPi, o aumento gradual da PEEPe (PEEP proveniente do ventilador), o primeiro ponto em que a porção final do capnograma é diluída, corresponderá a esse equilíbrio e fornecerá uma estimativa do nível de PEEPi, conforme ilustrado na Figura 52.21. Esse modelo foi proposto por Heili-Frades *et al*., realizando medidas de PEEPi, em modelo animal, obtendo boa correlação em comparação ao método de oclusão ($r^2 = 0,80$, $p < 0,0001$), com boa concordância, viés –0,26 e limites de concordância ± 1,96 SD (2,23 – 2,74; $p < 0,0001$).[78]

A análise de SII, SIII e a transição da fase II para a fase III (D2 min) podem proporcionar outros dados relevantes para a avaliação da mecânica pulmonar e das vias aéreas. Como foi

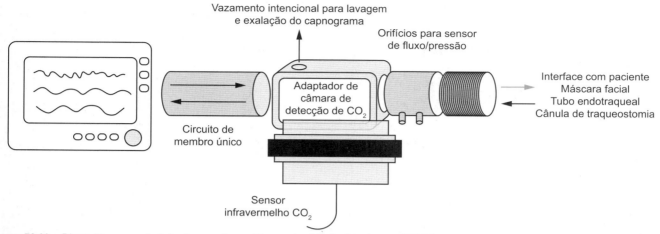

Figura 52.20 ■ Dispositivo para aferição da pressão positiva expiratória final intrínseca (PEEPi) com utilização de diluição do CO_2 exalado. Nesse experimento, há um sensor infravermelho de CO_2 conectado a uma câmara (adaptador), a qual deve ser colocada o mais próximo possível da abertura da via aérea (entre a máscara facial ou o tubo endotraqueal e a extremidade distal do circuito com um membro único ou com peça em Y, em caso de circuitos com dois membros). Um pequeno vazamento intencional é mantido no adaptador para permitir a diluição do capnograma. O ar exalado (*seta preta*) é confrontado com o fluxo/pressão contínua proveniente do ventilador (*seta cinza*). A PEEPi é obtida pela avaliação do comportamento da curva de capnografia perante a diferença das pressões expiratória final do animal e a proveniente do ventilador. Assim, quando a pressão expiratória final do paciente for superior àquela proveniente do ventilador, há a formação de um capnograma normal. No entanto, quando a pressão expiratória final do ventilador for superior à do paciente, o capnograma será diluído. (Adaptada de Heili-Frades *et al.*, 2019.)[78]

demonstrado por Casorba *et al.*, que além das medidas de capnografia, avaliaram a resistência de vias aéreas (Raw), a complacência e a elastância tecidual antes e após a realização de uma cirurgia de revascularização miocárdica em 101 pacientes. Antes da realização do procedimento, a elastância teve uma relação mais próxima a SII e D2 min (respectivamente 0,65 e –0,57, p < 0,0001) e SIII com Raw (r = 0,63, p < 0,0001). A realização do procedimento induziu um aumento da Raw e da elastância e uma redução da complacência pulmonar, com aumento do *shunt* pulmonar (aumento do espaço morto). Com isso, foi concluído que os parâmetros iniciais da expiração (SII e D2 min) estão mais ligados ao recolhimento elástico pulmonar, enquanto a potência de vias aéreas e a rigidez do tecido pulmonar têm maior relação com SIII. Contudo, deteriorações mais importantes da resistência pulmonar ou da elastância influenciam ambas as inclinações da capnografia.[79]

A manutenção de PEEP adequada é essencial para uma ventilação segura. Quando ela alcança valores muito altos, o aumento da pressão intratorácica reduz o retorno venoso e aumenta a resistência vascular pulmonar. Essas alterações da relação coração-pulmão ocasionam modificações na curva da capnografia. O aumento do espaço morto anatômico aumenta a fase I, e a diminuição da perfusão pulmonar reduz a inclinação de SII. As alterações da relação V/Q ocasionam aumento da inclinação de SIII, o que também pode ser causado por ajustes inadequados da PEEP. Além disso, ajustes inadequados da PEEP podem alterar o V'CO_2. A junção desses dados pode propiciar maior segurança ao paciente, diminuindo o risco de lesão induzida pela ventilação.

Essas alterações também demonstraram boa correlação com os achados da tomografia com impedância elétrica (TIE) em pacientes sob ventilação mecânica. Blankman *et al.* avaliaram as alterações da capnografia e da TIE em pacientes em pós-operatório de cirurgia cardíaca, com VC entre 6 e 8 mℓ/kg de peso predito nos quais foram aplicados diferentes níveis de PEEP (entre 0 e 14 cmH_2O, com variações a cada ajuste de 2 cmH_2O). Na TIE, a variação da impedância em regiões não dependentes foi maior com PEEP de 6 cmH_2O e decaiu significativamente com PEEP de 14 cmH_2O (redução na fração de VC nessa região), obtendo-se uma ventilação mais homogênea com PEEP de 12 cmH_2O. Na capnografia, os resultados foram muito semelhantes quando avaliado o espaço morto (VD), perante a aplicação dos cálculos de Bohr e de Enghoff. Houve redução do VD a partir de PEEP de 10 cmH_2O. A relação VD/VC diminuiu em níveis de PEEP $\leq$ 6 cmH_2O, enquanto a inclinação da curva na fase III mudou significativamente em níveis de PEEP $\leq$ 4 cmH_2O. O espaço morto das vias aéreas foi maior em níveis de PEEP mais elevados e reduziu em níveis mais baixos. Com isso, observou-se que a avaliação do espaço morto foi um bom indicativo para estimar a PEEP ideal, com distribuição homogênea de gás entre áreas dependentes e não dependentes, apresentando redução do espaço morto das vias aéreas com a diminuição da PEEP.[80]

Breen e Maxumdar avaliaram a influência da PEEP em animais com medidas de V'CO_2, VDalv, $PACO_2$, além de mensuração da capacidade residual funcional (CRF) e do VC. Em seus achados, os pesquisadores evidenciaram que o aumento da PEEP de 3,3 cmH_2O para 10,7 cmH_2O (em 25 min) diminuiu a V'CO_2 de 8,4 + 2,0 para 4,5 + 1,6 mℓ (p < 0,05), com redução significativa da ventilação alveolar (aumento 29% do espaço morto), redução da pressão alveolar de CO_2 de 42,5 ± 3,5 para 35,9 + 3,5 Torr, aumento da CRF e redução subsequente do volume expiratório, com acúmulo de CO_2, além de poder interferir de modo negativo no débito cardíaco.[61]

O recrutamento alveolar pode ser monitorado com a utilização da capnografia, podendo ser utilizado em conjunto com a oximetria de pulso, com a determinação das pressões de abertura (com utilização de PEEP incremental, obtendo-se a melhor relação saturação de oxigênio [SaO_2]/fração inspirada de oxigênio [FIO_2]) e de fechamento dos pulmões (PEEP em que a complacência respiratória diminuiu em relação ao seu máximo durante o processo de redução PEEP). Isso, em geral, tende a reduzir o espaço morto das vias áreas, com aumento do V'CO_2 e ocasionando alterações de SII e SIII (como demonstrado na Figura 52.24).

Tusman *et al.* realizaram o monitoramento da SaO_2 e da capnografia volumétrica durante o recrutamento alveolar em pacientes obesos submetidos a cirurgia bariátrica, em que, com base na análise de complacência, a PEEP que manteve o pulmão sem colapso foi de 16 cmH_2O, com pressão de abertura de 44 cmH_2O e de fechamento de 14 cmH_2O. Nestes, a análise da SaO_2 teve uma área sob curva ROC de 0,8 (sensibilidade de 65% e especificidade de 94%), a eliminação de CO_2 uma área sob curva ROC de 0,91 (sensibilidade de 85% e especificidade de 98%) e o VD_{Bohr} uma área de 0,83 (sensibilidade de 70% e especificidade de 95%), para a detecção do colapso pulmonar. Isso demonstra que, durante o processo de redução da PEEP, quando há colapso pulmonar, podemos encontrar redução da SaO_2, diminuição da eliminação de CO_2 e aumento do espaço morto (Figura 52.25).[81] Bohm *et al.* também demonstraram que a titulação da inclinação

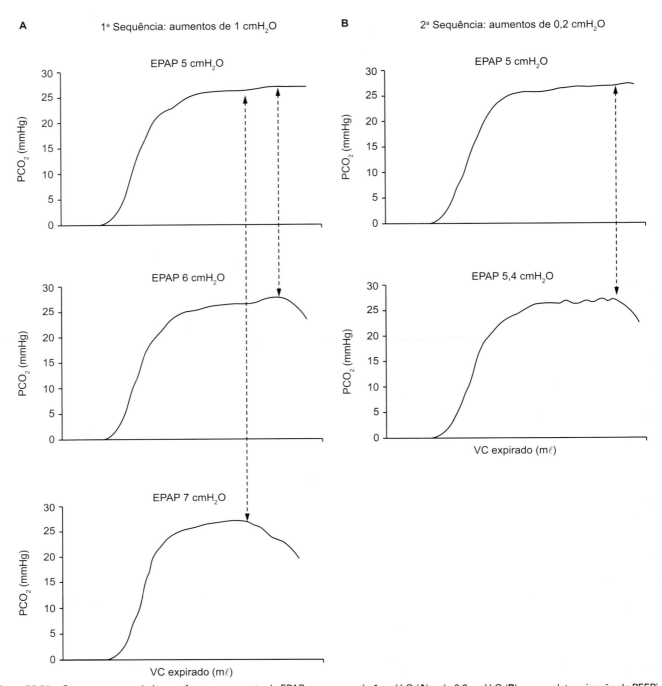

Figura 52.21 ■ Capnogramas seriados conforme o aumento da EPAP em passos de 1 cmH$_2$O (**A**) e de 0,2 cmH$_2$O (**B**), para a determinação da PEEPi de acordo com a diluição da pressão parcial de gás carbônico no final da expiração (PetCO$_2$D). Quando há aumento da EPAP de 5 para 6 cmH$_2$O, a diluição do CO$_2$ exalado torna-se evidente. Com o aumento da EPAP para 7 cmH$_2$O, o capnograma fica diluído em um ponto anterior durante a expiração. Após essa primeira análise, a EPAP foi novamente reduzida até a resolução da PEEPi. Então uma nova sequência de aumento da EPAP foi realizada, com incrementos sequenciais de 0,2 cmH$_2$O, conseguindo assim aferidos valores ainda mais baixos de PCO$_2$: pressão parcial de gás carbônico; VC: volume corrente; EPAP: pressão positiva expiratória em vias aéreas; PEEPi: pressão positiva expiratória final intrínseca. (Adaptada de Heili-Frades et al., 2019.)[78]

da fase III (SIII) pode ser utilizada para o monitoramento do recrutamento alveolar, pois tem relação direta com os mecanismos que afetam o transporte de CO$_2$ durante a expiração, o qual depende das propriedades mecânicas do sistema respiratório e, por conseguinte, alterações na mecânica induzidas pelo recrutamento podem afetar a inclinação de SIII. Com o recrutamento alveolar, com níveis adequados de PEEP, há diminuição da resistência à eliminação do CO$_2$, reduzindo a inclinação de SIII, que fornece informações sobre trocas gasosas alveolocapilares, transporte de gás dentro das vias área e mecânica ventilatória. No estudo de Bohm et al., com o recrutamento alveolar houve redução de SIII de 0,014 ± 0,006 para 0,005 ± 0,005 mmHg/mℓ ($p < 0,05$), o que foi acompanhado por um aumento na PaO$_2$ (27%, $p < 0,002$) e na complacência (32%, $p < 0,001$), com redução de 8% da PCO$_2$ ($p < 0,038$). Além disso, a SIII possibilitou a predição do efeito do recrutamento com área sob curva ROC de 0,81 (sensibilidade de 75% e especificidade de 74%, $p = 0,001$). É, portanto, útil para guiar o recrutamento e identificar níveis adequados de PEEP.[82]

Além disso, a eficiência do suporte ventilatório pode ser estimada com a obtenção da diferença entre a PaCO$_2$ e a PetCO$_2$, o que reflete mudanças na área de superfície de trocas gasosas, com aumento da

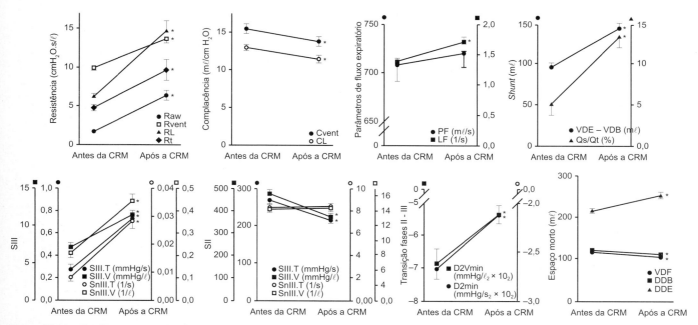

Figura 52.22 ■ Avaliação da mecânica pulmonar e de parâmetros da capnografia antes e após a realização de cirurgia de revascularização miocárdica (CRM), demonstrando aumento da resistência de vias aéreas, redução da complacência pulmonar, com aumento do *shunt* pulmonar e alteração de fluxo (PF: pico de fluxo e LF: fluxo tardio), acompanhados de aumento de SIII e da transição entre fase II e fase III, redução de SII e aumento do espaço morto alveolar. Raw: resistência de vias aéreas. (Adaptada de Ribeiro *et al.*, 2012.)[132]

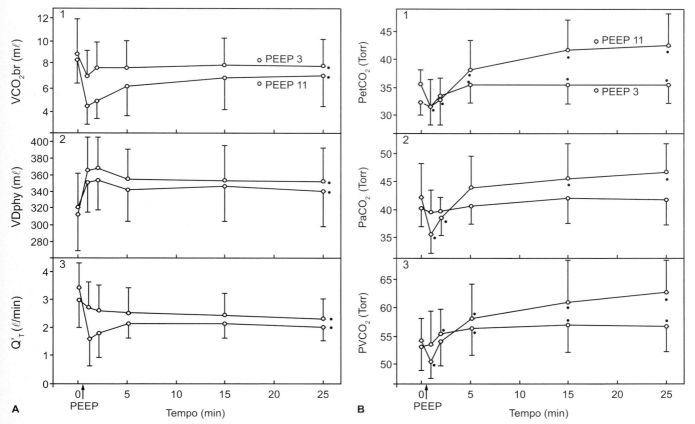

Figura 52.23 ■ **A.** Influência da PEEP no débito cardíaco (3), na eliminação de gás carbônico (1) e no espaço morto fisiológico (2), reduzindo os dois primeiros e aumentando o último, de modo sustentado nos 25 minutos de avaliação. **B.** Relação da PEEP com o aumento do CO_2 exalado, arterial e misto. PEEP: pressão positiva expiratória final; $PetCO_2$: pressão parcial de gás carbônico no final da expiração; $PaCO_2$: pressão parcial de gás carbônico arterial; $PvCO_2$: pressão venosa mista de gás carbônico. (Adaptada de Breen e Mazumdar, 1966.)[61]

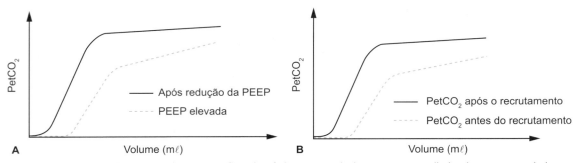

Figura 52.24 ■ **A.** Influência da PEEP na curva da capnografia volumétrica, com o deslocamento para direita da curva associado ao aumento da PEEP, o que configura aumento do espaço morto das vias aéreas. (Adaptada de Blankman et al., 2016.)[80] **B.** Alterações na curva de capnografia após a realização do recrutamento alveolar bem-sucedida, evidenciando aumento transitório da V'CO$_2$, com possível redução da fase I, aumento de SII (relacionado com a melhora da perfusão pulmonar) e melhora de SIII, como resultado de um esvaziamento pulmonar mais homogêneo. PEEP: pressão positiva expiratória final; PetCO$_2$: pressão parcial de gás carbônico no final da expiração.

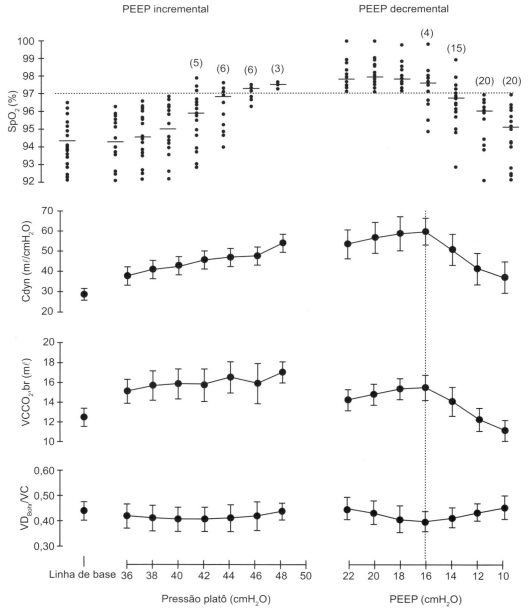

Figura 52.25 ■ Demonstração do aumento da SaO$_2$, do V'CO$_2$ e da complacência pulmonar relacionado com a pressão de abertura pulmonar e a redução da PEEP, visualizando o ponto associado à pressão de fechamento, com evidente colapso pulmonar, relativo ao aumento do espaço morto e à redução das demais variáveis. PEEP: pressão positiva expiratória final; SpO$_2$: saturação de oxigênio aferida por oxímetro; Cdyn: xxxx; VCCO$_2$br: volume de CO$_2$ eliminado a cada respiração;; VD$_{Bohr}$: espaço morto calculado por Bohr. (Adaptada de Tusman et al., 2014.)[81]

resistência à difusão de CO_2 pela membrana alveolocapilar. Geralmente essa diferença se aproxima a 5 mmHg (3 a 5 mmHg), porém em situações de alterações de V/Q, essa diferença pode aumentar, como em casos de TEP.[14,75] Com a obtenção da $PACO_2$ (pressão alveolar de CO_2 = $V'CO_2 \times K/V_A$) com base no cálculo de Bohr, acrescido do valor da PaO_2 de uma amostra arterial, também é possível calcular o gradiente arterioalveolar de CO_2 ($Pa-ACO_2$), que é um melhor índice para a avaliação de trocas gasosas em relação ao $Pa-etCO_2$, pois utiliza um valor médio de CO_2 alveolar, também avaliando superfície de trocas gasosas com análise, de V/Q, semelhante ao gradiente alveoloarterial de oxigênio (Figura 52.26).[14]

A avaliação do broncospasmo e da terapia com broncodilatadores pode ser realizada com a capnografia volumétrica de modo não invasivo. O broncospasmo está associado ao aumento do tempo expiratório, com prolongamento da fase II do capnograma, induzindo uma curva com inclinação ascendente alentecida, atingindo um platô de modo tardio, o qual tende a ser revertido com a resolução do quadro, com retorno da curva para uma configuração mais próxima da normalidade (onda quadrada).[62] Além disso, conforme demonstrado no experimento de Scheffzek et al., que ao induzirem broncospasmo em modelo animal, com limitação significativa do fluxo de ar, observaram redução do VDaw, da relação VDaw/VC, respectivamente em 10 e 13%, com aumento do Dwalc de 200%.[83] Portanto, a obstrução aguda das vias aéreas pode ser acompanhada de piora da relação V/Q. Isso também pode ser piorado durante a reversão aguda do quadro com o uso de agonistas beta inalatórios, ao reduzirem de modo agudo a obstrução brônquica, com visualização de maior inclinação ascendente da fase alveolar (fase III), relacionada com heterogeneidade e aumento da dispersão da relação V/Q e consequentemente da concentração alveolar de CO_2, o que ainda é associada às alterações de convecção e à difusão pela assimetria das vias aéreas periféricas e intra-acenares. Tudo isso contribui para o aumento da inclinação da fase III. Classicamente a resposta com a terapêutica com broncodilatador pode ser visualizada pelo aumento da VEF1. Baseados nisso, Gracco et al. analisaram o comportamento da espirometria e da capnografia, com análise da inclinação da fase III (ΔSIII) em 72 crianças com idades entre 6 e 18 anos, antes e após o uso de broncodilatador para o tratamento de broncospasmo relacionado com asma (Figuras 52.27 e 52.28).[84] Nesse estudo, as crianças que tiveram reversão do quadro agudo (ΔVEF1 > 12%) apresentaram ΔSIII maior (m ± SE 87,4 ± 41,4) em relação aos que não responderam à terapêutica (m ± SE 31,3 ± 14,0%, p = 0,001).

Além disso, nos casos que tiveram controle, houve maior ΔSIII (103,4) em relação aos que tiveram reversão parcial do quadro[83] e aos que tiveram o quadro completamente resolvido,[29,69] respectivamente com p = 0,009 e p = 0,003.[84] Nos casos de broncospasmo que respondem à terapêutica, as inclinações da capnografia tendem a retornar ao seu basal.[85,86]

A capnografia volumétrica oferece dados que podem ser utilizados para a avaliação da possibilidade de sucesso do desmame ventilatório, como as avaliações do VC, e do índice de respiração espontânea (índice de Tobin: frequência respiratória/volume corrente), entre outros parâmetros. A utilização do $V'CO_2$ pode auxiliar de modo significativo esse processo. Caso o paciente apresente estabilidade clínica e um espaço morto fisiológico < 0,6, a princípio pode-se avaliar o início do processo de desmame ventilatório com segurança e maior probabilidade de sucesso. Em seguida, a capnografia ainda possibilita a visualização de três parâmetros importantes para avaliar se o paciente mantém esforço ventilatório (ventilação alveolar total por minuto e ventilação alveolar espontânea, a qual corresponde à contribuição do paciente ao total e ao $V'CO_2$), e ainda se mantém boa perfusão pulmonar para prosseguir com o processo de desmame de modo seguro e com maiores taxas de sucesso. As Figuras 52.29 e 52.30 demonstram as variáveis utilizadas para avaliar situações de maior probabilidade de sucesso e de falha do desmame perante a análise da capnografia de fluxo, com exemplos. Em suma, o que se espera durante um processo de desmame bem-sucedido na avaliação da capnografia é que a ventilação alveolar total não apresente queda, a ventilação alveolar espontânea aumente para compensar a redução do suporte ventilatório (se aproximando da total) e o $V'CO_2$ não decaia durante o processo (o que significaria redução da ventilação ou da perfusão pulmonar). Quando o processo apresenta iminência de falha, esperamos encontrar redução da ventilação alveolar espontânea com subsequente queda da VCO_2. Nesses casos, deve-se aventar um retardo do processo para que o paciente se recupere antes que ocorra o insucesso do desmame. A avaliação do espaço morto fisiológico (VD/VC) pode, por si só, também ser um marcador de sucesso ou falha de desmame ventilatório. Valores de VD/VC ≤ 0,5 são relacionados com maior sucesso de desmame, enquanto valores de VD/VC > 0,65 apresentam maior tendência de necessidade de suporte ventilatório adicional após a extubação.[87] A $PetCO_2$, em conjunto com a $PaCO_2$, pode auxiliar no monitoramento desse processo. O aumento dos valores de $PetCO_2$ é relacionado com maior probabilidade de falha do processo de extubação, sobretudo quando acompanhado de aumento do tempo expiratório (Quadro 52.10). A inclinação da fase III, a razão entre a inclinação inicial da fase III e o ângulo ascendente da curva (ver Figura 52.29) também foram associados com a predição do sucesso do desmame ventilatório.[88]

Assincronias podem ser avaliadas conforme o traçado do capnograma, com a análise de possíveis assincronias de disparo e de fluxo, por exemplo. Apenas com a análise do capnograma, tais

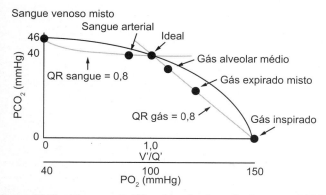

Figura 52.26 ▪ Diagrama O_2-CO_2 evidenciando a relação entre a $PACO_2$ ideal, a $PACO_2$ real média, a PCO_2 do gás expirado misto, a PCO_2 do gás inspirado e a $PaCO_2$ arterial ideal e real. As linhas cinzas ilustram as pressões parciais possíveis de sangue arterial e do gás alveolar (com QR = 0,8). A linha preta mostra todas as relações V/Q entre zero e infinito, em que o aumento do shunt reduz a eliminação de CO_2 pelos alvéolos e o transporte do O_2 para a direção dos capilares; como oposto, quando há redução do shunt, visualizamos o aumento da extração de O_2 do alvéolo em direção aos capilares e um maior transporte de CO_2, que apresenta assim maior $V'CO_2$. PCO_2: pressão parcial de gás carbônico; QR: quociente respiratório; PO_2: pressão parcial de oxigênio; V'/Q': ventilação-perfusão. (Adaptada de Kreit, 2019.)[16]

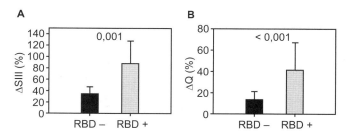

Figura 52.27 ▪ Resposta ao broncodilatador em crianças com crise de asma. A razão Q foi definida como a razão entre as inclinações da fase II e da fase III e as variações de ambas as variáveis foram mensuradas com a subtração dos valores obtidos após e antes da administração de broncodilatador (BD), dividido pelo valor prévio à sua aplicação. **A.** ΔSIII% em pacientes que tiveram e os que não tiveram resposta ao BD. **B.** ΔQ(%) nessas duas populações. RBD –: ausência de resposta; RBD +: resposta positiva ao broncodilatador.[84]

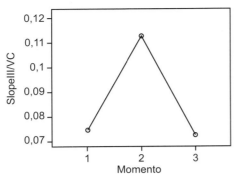
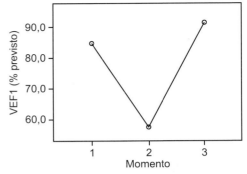

Figura 52.28 ■ Três momentos diferentes: antes de induzir broncospasmo (1), durante evento de broncoconstrição (2) e após uso de broncodilatador (3), demonstrando o aumento transitório da inclinação da fase III e a redução temporária de VEF1. (Adaptada de Almeida et al., 2011.)[86]

Quadro 52.9 ■ Indicadores de sucesso e falha no desmame ventilatório baseados na capnografia.

Avaliação da capnografia	Sucesso	Falha	Justificativa
VDalv estável e VC estável	X		Ao assumir o *drive* ventilatório, o paciente consegue manter VDalv estável e VC espontâneo constante
V'CO$_2$ permanece estável e aumenta ligeiramente	X		A utilização da musculatura ventilatória denota aumento do V'CO$_2$ quando o paciente assume o comando da ventilação; um aumento leve apenas indica que o paciente não teve um esforço ventilatório significativo
Aumento dramático no V'CO$_2$		X	Sugestivo de trabalho ventilatório excessivo, o que indica uma falha iminente. Quando o paciente chega à exaustão (fadiga muscular), o V'CO$_2$ tende a cair
Redução no V'CO$_2$		X	O paciente não conseguiu manter ventilação espontânea adequada após a redução de parâmetros ventilatórios, reduzindo a ventilação minuto total e, por conseguinte, o V'CO$_2$
Aumento da relação VDaw/VC		X	Relacionado com a redução do VC, associada à diminuição do suporte ventilatório, evidenciando redução da eficiência ventilatória e da capacidade do paciente de eliminar o CO$_2$

VDalv: espaço morto alveolar; VC: volume corrente; V'CO$_2$: volume exalado por minuto de gás carbônico; VDaw: espaço morto das vias aéreas.

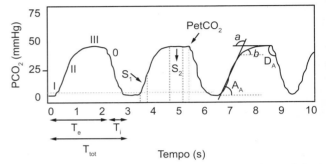

Figura 52.29 ■ Parâmetros utilizados para a avaliação de predição de sucesso de desmame ventilatório (ver Quadro 52.10). PCO$_2$: pressão parcial de gás carbônico; PetCO$_2$: pressão parcial de gás carbônico no final da expiração. (Adaptada de Rasera et al., 2015.)[88]

alterações podem ser verificadas de modo rápido e proporcionando assim condições para ajuste imediato e visualização subsequente do retorno de um traçado adequado.[67]

▶ Monitoramento hemodinâmico

O tráfego convectivo de CO$_2$ na circulação depende da sua quantidade encontrada no sangue e do DC, da mesma forma que ocorre o transporte de O$_2$ (Figura 52.33). Portanto, alterações da perfusão pulmonar e do DC podem levar a alterações do CO$_2$, que atinge os alvéolos e subsequentemente é eliminado pelas vias aéreas e mensurado no sensor do capnógrafo. Por isso, a capnografia volumétrica pode proporcionar dados relevantes para o monitoramento hemodinâmico de pacientes gravemente enfermos. Um exemplo importante desse processo é o monitoramento da adequação do fluxo sanguíneo coronariano e pulmonar, além da avaliação das variações significativas do DC, como o que ocorre em pacientes com choque circulatório e mesmo em parada cardiorrespiratória (PCR), em que pode proporcionar dados importantes acerca da qualidade das compressões torácicas.[34]

A capnografia pode disponibilizar dados que possibilitem uma estimativa do DC com base no fluxo sanguíneo pulmonar, que pode ser estimado pela PetCO$_2$, quando a ventilação permanece em modo constante, com a utilização do princípio de Fick, em que o DC é diretamente proporcional à produção de CO$_2$ e inversamente proporcional à subtração do conteúdo venoso misto (CvCO$_2$) e arterial de CO$_2$ (CaCO$_2$), conforme a seguinte fórmula:

$$DC = VCO_2/(CvCO_2 - CaCO_2)$$

Essa medida estima o fluxo sanguíneo pulmonar efetivo (DC$_{EPBF}$), o que pode ser entendido como a porção do DC global que atravessa a circulação pulmonar e participa das trocas gasosas.[34] Nesses casos, a oscilação da PetCO$_2$ não sendo associada a alterações ventilatórias fica unicamente relacionada com alterações do fluxo sanguíneo pulmonar e, por conseguinte, do DC.[62] Desse modo, alterações no fluxo sanguíneo e na pressão arterial pulmonar modificam a curva de capnografia, sem apresentar alterações nas variáveis do espaço morto.[89] Contudo, não leva em consideração a porção do DC que passa por áreas não ventiladas (DC$_{shunt}$).[34]

$$DC = VCO_2/(CvCO_2 - CaCO_2)$$

$$DC_{EPBF} = (VCO_2 - VCO_{2r})/[(CvCO_2 - CvCO_{2r})/(CaCO_2 - CaCO_{2r})]$$

$$DC_{EPBF} = \Delta VCO_2/\Delta CaCO_2 = \Delta VCO_2/SCO_2 \times \Delta PCO_2$$

Essas fórmulas indicam a estimativa do DC$_{EPBF}$ pelo sistema NICO, no qual "r" se refere às variáveis aferidas durante a reinalação de CO$_2$. A SCO$_2$ substitui a ΔCaCO$_2$ (produto da constante de solubilidade de CO$_2$ pela PaCO$_2$).[34]

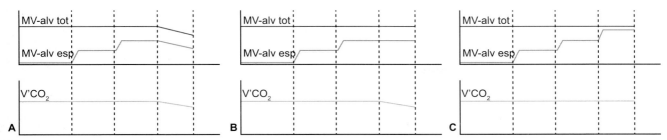

Figura 52.30 ■ Representações de três situações clínicas de desmame ventilatório monitorados com capnografia volumétrica. A primeira *linha pontilhada* representa a redução do suporte ventilatório. No segundo momento (entre a primeira e a segunda *linhas pontilhadas*), foram observados, em todos os gráficos, que o paciente assumiu o *drive* ventilatório, pois a ventilação alveolar total não caiu (MV-alv tot, *linha horizontal superior*), a ventilação alveolar espontânea aumentou para compensar a redução do suporte ventilatório e a VCO$_2$ permaneceu estável. O terceiro período avaliado nas curvas (entre a segunda e a terceira *linhas pontilhadas*) representa uma segunda redução do suporte ventilatório. Nesse momento, o paciente seguiu compensado e com boa evolução, pois a ventilação alveolar total não caiu, assim como o V'CO$_2$ permaneceu estável perante a nova redução de suporte, e novamente houve incremento da ventilação alveolar espontânea para compensar tal fato. A partir de então, cada gráfico demonstra uma diferente evolução. **A.** O paciente começou a apresentar falência do processo de desmame, o que é observado por meio da redução do esforço ventilatório (queda da ventilação alveolar, com subsequente queda da VCO$_2$). Essa alteração tende a ser mais precoce que a falência mecânica relacionada com o cansaço do paciente (indicativo de falha iminente do desmame). **B.** Note uma queda do V'CO$_2$, sem apresentar alterações da ventilação alveolar, indicando redução da perfusão pulmonar, o que deve suscitar uma reavaliação mais detalhada do paciente. Em contrapartida, em (**C**), note que a linha referente à ventilação espontânea atingiu a linha da ventilação total, ou seja, o paciente tornou-se responsável por todos os esforços ventilatórios, sem que isso tenha levado a alterações do V'CO$_2$, indicando assim sucesso do processo de desmame ventilatório. VCO$_2$: eliminação de gás carbônico; V'CO$_2$: volume exalado por minuto de gás carbônico.

Quadro 52.10 ■ Fatores associados ao sucesso ou à falha da extubação, conforme interpretação da capnografia.

Parâmetro	Extubação com sucesso	Falha da extubação	AUC	Sensibilidade	Especificidade	p
Texp (s)	1,81 ± 0,39	1,52 ± 0,43	0,873	87,3%	91,6%	< 0,001
Tinsp (s)	0,73 ± 0,22	0,69 ± 0,25	0,633	60,67%	50,23%	0,1789
Ttotal (s)	2,55' + 0,41	2,2 + 0,44	0,744	85,7%	53,7%	0,0213
S$_1$	15 ± 2,2	13,4 ± 2,2	0,654	40,66%	73,3%	0,1259
S$_2$	0,25 ± 0,6	0,57 ± 0,6	0,866	82,21%	90,55%	< 0,001
SR	1,66 ± 1,1	4,2 ± 1,14	0,923	94,62%	97,56%	< 0,001
A$_A$ (graus)	42,6 ± 3,6	58,3 ± 4,2	0,897	89,33%	94,5%	< 0,001
Ângulo alfa (graus)	100,5 ± 6,9	117 ± 7,3	0,919	64,8%	90%	0,0155
Ângulo beta (graus)	2,8 ± 0,6	3,3 ± 1,1	0,723	70,7%	60,5%	0,115
D$_A$ (graus)	90,7 ± 4,1	96,4 ± 4,5	0,705	61,4%	57,5%	0,149
PetCO$_2$ (mmHg)	39,04 ± 5,27	49,27 ± 5,05	0,895	93,5%	90,7%	< 0,001
PaCO$_2$ (mmHg)	39,87 ± 4,81	49,73 ± 4,99	0,924	94,74%	96,77%	< 0,001
P(a-ET)CO$_2$	0,82 ± 1,66	3,46 ± 1,80	0,818	72,4%	85,7%	< 0,001

Texp: tempo expiratório; Tinsp: tempo inspiratório; Ttotal: tempo do ciclo ventilatório; S$_1$: inclinação inicial da curva; S$_2$: inclinação da fase III; SR: taxa de inclinação (S$_2$/S$_1$ × 100); A$_A$: ângulo ascendente; D$_A$: ângulo descendente; PetCO$_2$: pressão parcial de gás carbônico no final da expiração; PaCO$_2$: pressão parcial de gás carbônico arterial. Adaptado de Rasera *et al.*, 2015.[88]

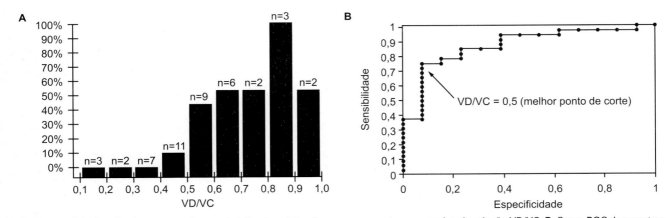

Figura 52.31 ■ **A.** Indicação de aumento da taxa de falha de extubação com o aumento progressivo da relação VD/VC. **B.** Curva ROC demonstrando a acurácia da relação VD/VC, com sensibilidade de 75% e especificidade de 92%, para predição de sucesso da extubação, a partir do ponto de corte de 0,5. Nesse mesmo estudo, os pacientes que tiveram sucesso no desmame apresentaram uma média da relação inferior a dos que evoluíram com falha do desmame (0,44 ± 0,17 vs. 0,68 + 0,16; p = 0,0001). (Adaptada de Hubble *et al.*, 2000.)[87]

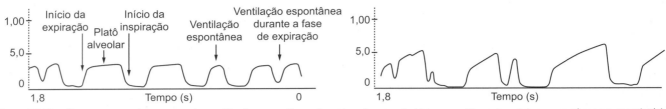

Figura 52.32 ■ Capnogramas demonstrando ventilação espontânea durante a fase expiratória e conflito entre ciclos espontâneos e mandatários em um paciente sob ventilação em modo controlado. (Adaptada de Carlos et al., 1988.)[67]

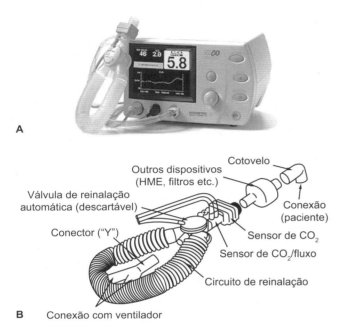

Figura 52.33 ■ Monitor de capnografia Novametrix, NICO$_2$, com sistema de reinalação, proporcionando medida contínua de débito cardíaco.

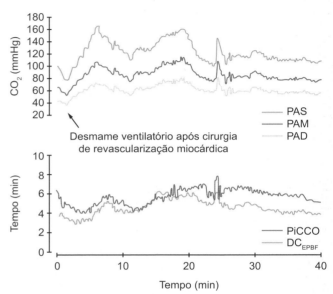

Figura 52.34 ■ Perfusão pulmonar efetiva avaliada pelo CO$_2$, em um paciente em desmame ventilatório, logo após uma cirurgia de revascularização miocárdica, com avaliação de medidas hemodinâmicas com método de contorno de curva de pulso pelo sistema PiCCO e a aferição do DC$_{EPBF}$ por método capnodinâmico, os quais demonstram variar conjuntamente às demais variáveis hemodinâmicas durante o processo de desmame ventilatório. PAS: pressão arterial sistólica; PAM: pressão arterial média; PAD: pressão arterial diastólica; DC$_{EPBF}$: fluxo sanguíneo pulmonar efetivo. (Adaptada de Kremeler et al., 2019.)[34]

A reinalação parcial de CO$_2$ pode ser utilizada para medir o DC$_{EPBF}$ sem a necessidade de amostras venosas e arteriais, o que pode ser aferido pelo sistema NICO (Philips, Respironics, Wallingford, EUA). Esse sistema utiliza um dispositivo com válvula, por onde o paciente reinala seu próprio CO$_2$ por 45 segundos, ultrapassando assim o espaço morto adicional e atingindo a válvula do dispositivo. Após esse período, o paciente volta a ventilar normalmente por 2 min, até que o CO$_2$ expirado retorne aos valores de linha de base. Na reinalação, o aumento do CO$_2$ alveolar (CaCO$_2$) se associa a um maior conteúdo de CO$_2$ no leito venoso capilar pulmonar e, portanto, durante esse período, o CaCO$_2$ seria equivalente ao C$_v$CO$_2$ e a alteração da PetCO$_2$ nesse processo tende a ser equivalente à diferença entre C$_v$CO$_2$ e CaCO$_2$. O mesmo princípio diferencial de Fick pode ser realizado sem a necessidade de reinalação, com o método capnodinâmico, o qual é baseado em mudanças breves, cíclicas e controladas na ventilação. Pode também ser realizada com mudanças no volume corrente ou com pausas expiratórias ou inspiratórias, necessitando, contudo, de manutenção de ventilação completamente controlada e subsequentemente de um paciente sedado de maneira adequada, limitando o seu uso na prática clínica para situações específicas que cursem com tais condições.[34,90]

Esse princípio pode inclusive ser utilizado para a avaliação de fluidorresponsividade, utilizando sua variação com testes como a elevação passiva de pernas ou desafios volumétricos.[62] Young et al. demonstraram que, após um desafio volumétrico com cristaloides ou da realização de prova passiva de elevação de pernas, os pacientes que apresentaram um aumento do índice de volume sistólico (VS) > 10%, tiveram maior elevação da PetCO$_2$ em relação aos que não apresentaram aumento do VS (5,9% ± 7,6% × 1,4% ± 4,4%, p = 0,02), além de maior aumento do V'CO$_2$ (11% ± 8,6 × 0,8% ± 5,6%, p < 0,001).[91] Assim, aumentos superiores a 5% da PetCO$_2$ após a realização de uma prova passiva de elevação de pernas indicam que o paciente se beneficiou da infusão de fluidos para incremento do DC.[15,21] Com base no mesmo princípio, porém com uma resposta oposta esperada, em pacientes sedados que estejam ainda na porção ascendente da cura de Frank-Starling e ainda se beneficiariam do incremento de pré-carga para o aumento do DC, a implementação de PEEP reduz o para V'CO$_2$ ≥ 10%.[21]

Em situações de ventilação e metabolismo constante, quando há aumento das pressões arteriais pulmonares e do DC, pode ocorrer aumento da inclinação da fase III. Em contraste, quando há redução do DC, há tendência de redução da eliminação de CO$_2$ a cada ciclo, o que é claramente identificado na capnografia. Essas variações foram analisadas em modelo animal, por Mosing et al., induzindo tanto aumento da pressão arterial pulmonar média em dois patamares – 25 mmHg (PHT25) e 40 mmHg (PHT40) – quanto oscilações do DC, com incremento de 50% com uso de dobutamina e redução de 40% (COdown) com uso de nitroglicerina e esmolol. Além disso, eles analisaram um cenário de hipertensão arterial pulmonar (PHT) e de baixo DC induzidos por hipoxemia grave (FIO$_2$ de 0,07). Na análise dessas intervenções, os pesquisadores demonstraram que a inclinação da fase III (SnIII) aumentou em 32% no PHT25 e em 22% no PHT40, tendo redução de 4% quando havia diminuição do DC (sem significância). Contudo, a combinação de baixo DC e hipertensão pulmonar induzida por hipoxemia grave aumentou a inclinação de SIII em 28% em relação ao estado basal dos animais. Além disso, a eliminação de CO_2 a cada ciclo ventilatório reduziu em 7% no PHT40 e em 12%, com redução de 40% do DC, tendo aumento insignificativo quando foi induzida a elevação do DC em 50% (Figura 52.35).[89]

Como mencionado anteriormente, situações que cursam com redução de DC levam à redução do fluxo pulmonar e, por conseguinte, da $PetCO_2$ e do $V'CO_2$, sem alterar as inclinações das fases II e III, proporcionando assim aumento do espaço morto alveolar. Em pacientes com choque circulatório, encontraremos essas alterações, como apresentado na Figura 52.36.

A análise da capnografia em pacientes neurocríticos também tem um aspecto importante no que tange à sua hemodinâmica, pois o aumento da $PaCO_2$ tende a ser associado ao aumento do fluxo sanguíneo cerebral, o que pode ter relação com o aumento da pressão intracraniana. Portanto, em pacientes com hipertensão intracraniana, a $PetCO_2$ pode ser utilizada para tentar evitar eventos de hipercapnia, que são potencialmente danosos nessa população.[62]

▶ Monitoramento metabólico

A taxa metabólica de um paciente tende a ser proporcional ao seu consumo de oxigênio tecidual e, por conseguinte, da produção de CO_2, que em repouso tende a ser de 100 a 300 mℓ/min. Portanto, alterações no metabolismo basal do paciente influenciam o $V'CO_2$. Em pacientes sob sedação profunda ou em anestesia geral, por exemplo, o $V'CO_2$ pode ser reduzido em torno de 15 a 20%. Em contrapartida, um aumento

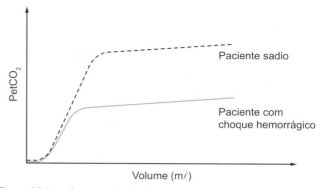

Figura 52.36 ■ Capnografia de fluxo em um paciente com choque hemorrágico em relação a um sadio, mostrando redução da $PetCO_2$ e do $V'CO_2$, relacionados com a redução do DC e da perfusão pulmonar. $PetCO_2$: pressão parcial de gás carbônico no final da expiração; $V'CO_2$: volume exalado por minuto de gás carbônico.

do $V'CO_2$ pode ser relacionado com aumento da taxa metabólica de um paciente, como naqueles com sepse/choque séptico ou mesmo com febre. É possível inferir, assim, dados para a avaliação e o monitoramento nutricional baseados nas medidas de $V'CO_2$, que podem estimar, de modo razoável, os gastos energéticos do paciente (Figura 52.37).[34,92,93] Contudo, situações que alterem a perfusão pulmonar ou a ventilação podem gerar modificações na cinética do CO_2, levando a possíveis falhas da interpretação do $V'CO_2$ como marcador do metabolismo do paciente. Por conseguinte, um cenário de estabilidade é necessário para realizar tais aferições. Alguns autores descrevem que, no mínimo, 5 a 10 min de estabilidade hemodinâmica e ventilatória são necessários, enquanto outros argumentam que é preciso um tempo mais prolongado (> 20 min) para realizar essas aferições.[34]

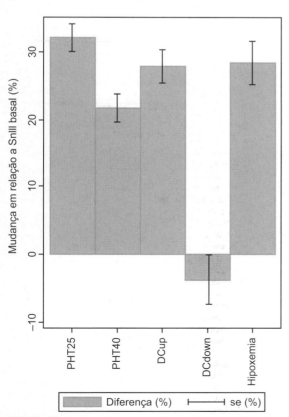

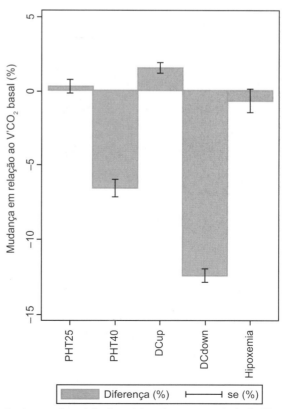

Figura 52.35 ■ Mudanças da capnografia em relação ao basal induzida por elevação da pressão média da artéria pulmonar em níveis de 25 mmHg (PHT25) e 40 mmHg (PHT40), com o aumento do DC em 50% (DCup), redução do DC em 40% (DCdown) e por hipoxemia grave, induzindo redução do DC e aumento da pressão arterial pulmonar. **A.** Mudança da inclinação da fase III (SnIII). **B.** Mudanças em relação ao $V'CO_2$. (Adaptada de Mosing et al., 2014.)[89]

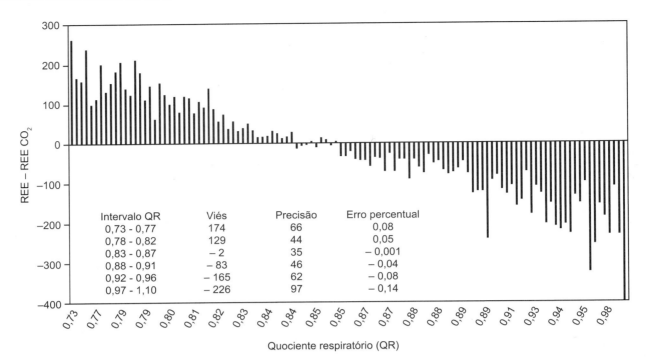

Figura 52.37 ▪ Comparação entre o gasto energético de repouso (REE) e o gasto energético de repouso baseado no V'CO$_2$ (REE-CO$_2$) perante o quociente respiratório (QR) medido. (Adaptada de Siobal *et al*., 2012.)[94]

O gasto energético de repouso (REE) pode ser calculado com base na equação de Weir:

(REE = (3,9 × VO$_2$) + (1,1 × V'CO$_2$) × 1,44)

Essa fórmula se baseia em:

V'CO$_2$ (REE-CO$_2$ = (3,9 × V'CO$_2$/0,85) + (1,1 × V'CO$_2$) × 1,44)

Essa fórmula funciona como um equivalente do consumo tissular de oxigênio ajustado para um quociente respiratório (QR = 0,85).

Em um trabalho realizado por Siobal *et al.* com 67 pacientes internados em UTI, a correlação entre os métodos foi de r = 0,99, com coeficiente de determinação de r² = 0,98, com viés e precisão de mensurações de 15 ± 126 cal/d.[94] Com isso, quando o V'CO$_2$ for monitorado de modo contínuo, podemos ter, em conjunto, uma aferição dinâmica das necessidades nutricionais e metabólicas do paciente crítico e, por conseguinte, orientar as condutas de modo individualizado e baseado em evidências concretas de necessidades diárias (Quadro 52.11).[93,95]

▶ Paciente obeso

Pacientes grandes obesos tendem a desenvolver alterações funcionais respiratórias, que podem ocorrer durante qualquer etapa do ciclo sono-vigília ou durante o esforço físico, por exemplo, hipoventilação com subsequente hipoxemia e hipercapnia. Alguns fatores associados a isso incluem apneia obstrutiva do sono e padrão restritivo desempenhado pelo aumento da gordura torácica e abdominal. Tais alterações podem ser avaliadas por inúmeras metodologias, inclusive pela capnografia. Como foi demonstrado por Modena *et al.*, em relação aos demais pacientes, os obesos apresentaram maior volume-minuto alveolar (8,92 ± 4,94 × 6,09 ± 2,2; p = < 0,0001), com maior VC expiratório (807 ± 365 vs. 624 ± 202; p = 0,005), maior V'CO$_2$ (278 ± 91,0 × 209 ± 60,23; p < 0,0001), V'CO$_2$ eliminado a cada respiração (21,1 ± 9,7 × 16,7 ± 6,16; p = 0,010), além de maior pico de fluxo expiratório (30,9 ± 11,9 × 25,5 ± 9,13; 0,004). Além disso, houve boa relação entre a circunferência do pescoço dos pacientes com o volume-minuto alveolar, com o volume expiratório, com o espaço morto anatômico,

Quadro 52.11 ▪ Indicações da capnografia como ferramenta de monitoramento.

	Capnografia convencional	Capnografia volumétrica
Avaliação pré-operatória (doenças respiratórias)	Útil como uma ferramenta de rastreio rápida	Permite avaliação com mais dados e compreensível
Monitoramento de rotina ventilatória	• Útil para avaliar fuga aérea e reinalação (porém pode ser falho) • Detecta desconexão (EtCO$_2$) • Uso limitado no desmame ventilatório	• Permite acesso de fuga aérea e reinalação (quantifica ambas) • Monitoramento da capnografia e do fluxo alerta desconexão • Permite obtenção de vários dados úteis (V'CO$_2$, RSBI)
Monitoramento durante o transporte	Variável	Avaliação contínua da ventilação com monitoramento cardiorrespiratório
PetCO$_2$ como preditor da PaCO$_2$	Quando gradiente alveolar constante e normal	EtCO$_2$ pode predizer PaCO$_2$ se o espaço morto fisiológico não for muito grande
Avaliação intraoperatória e monitoramento da ventilação mecânica	Boa (perdas do circuito respiratório e detecção de desconexão)	CO$_2$ proximal, fluxo e pressão de vias aéreas permitem monitoramento contínuo cardiorrespiratório
Avaliação da sedação (paralisia)	Boa (na ausência de paralisia completa diafragmática há oscilação do platô expiratório)	Boa
Avaliação da perfusão pulmonar	Uso limitado	V'CO$_2$ pode predizer perfusão CO$_2$ pode predizer DC (método de Fick)

EtCO$_2$: concentração final de gás carbônico expiratória; V'CO$_2$: volume exalado por minuto de gás carbônico; RSBI: índice de respiração rápida e superficial; PetCO$_2$: pressão parcial de gás carbônico no final da expiração; PaCO$_2$: pressão parcial de gás carbônico arterial; DC: débito cardíaco. Adaptado de Jaffe, 2017; Wright, 1992; Miner *et al*., 2001; McQuillen e Steele, 2000; Gedeon *et al*., 1980; Capek e Roy, 1988; Jaffe, 1999.[63,69-74]

com a produção de CO_2 por minuto e a cada respiração, além de ter uma tendência a apresentar redução da inclinação da fase III.[96] Ferreira *et al.* avaliaram as diferenças entre crianças obesas e saudáveis (todas sem asma). Em sua avaliação, as crianças obesas tiveram maior alteração nos fluxos, sem comprometimento do volume pulmonar, com redução em VEF1/CVF e nos fluxos expiratórios a 75% e entre 25 e 75% da CVF (p < 0,05), evidenciados na espirometria, e maior V'CO_2 e VCalv (p < 0,05) na capnografia (Quadro 52.12).[97]

▶ Síndrome do desconforto respiratório agudo

A incidência de síndrome do desconforto respiratório agudo (SDRA) em pacientes internados em UTIs segue elevada, assim como sua mortalidade, que apesar de ter sofrido constantes e progressivas melhoras, ainda é extremamente preocupante. A ventilação protetora com volume corrente reduzido (4 a 6 mℓ/kg) tem sido amplamente validada e indicada para os pacientes com SDRA. Contudo, muitas vezes o monitoramento do CO_2 tem sido negligenciado, o que se tornou ainda mais danoso em situações em que há aumento do espaço morto, o que foi associado ao aumento da mortalidade desses pacientes. A aferição do espaço morto pela capnografia em pacientes com SDRA tem se mostrado fidedigna em comparação ao método de aferição metabólica, por calorimetria indireta, com a vantagem de ser realizado à beira do leito, de modo não invasivo, podendo inclusive predizer a sobrevida desses pacientes.[98] O espaço morto fisiológico, definido por Enghoff, como a soma do espaço morto anatômico acrescido do das unidades alveolares, tendo, então, relação com o desequilíbrio V/Q, que é uma medida de efetividade da ventilação; sobretudo no que se relaciona com a fração fisiológica (alveolar), que tem relação com a mortalidade desses pacientes, pois se associa a um pior grau de lesão pulmonar, com menor complacência estática, podendo ainda se relacionar com maior grau de disfunção do ventrículo direito e com menor depuração do líquido alveolar máximo.[98-104] A fração de espaço morto tende a ser então mais elevada em pacientes com SDRA que evoluem para óbito em relação aos sobreviventes, o que foi tanto relacionado com o aumento do seu valor aferido conforme a fórmula de Enghoff (PaCO_2 – PetCO_2/PaCO_2), como a sua estimativa obtida pela fórmula descrita por Frankenfield *et al.* [VD/VC = 0,32 + 0,0106 (P(a-et)CO_2) + 0,003 (FR) + 0,0015 (idade)],[105] as quais tiveram uma boa correlação (r^2 = 9,67).[106] Zhang *et al.* demonstraram que a fração de espaço morto tanto aferida como estimada pela fórmula de Frankenfield *et al.*, teve valores mais elevados nos pacientes que evoluíram para óbito, sendo que a estimada teve aumento mais precoce em relação à aferida direto do ventilador (Figura 52.39). A fração estimada pela fórmula foi maior desde o dia 4 nos pacientes que faleceram (0,70 ± 0,01 *vs.* 0,57 ± 0,01), no dia 5 (0,73 ± 0,01 *vs.* 0,54 ± 0,01) e no dia 6 (0,73 ± 0,02 *vs.* 0,54 ± 0,01), todos com p < 0,0001. A VD/VC aferida no ventilador, em contrapartida, mostrou-se diferente a partir do dia 5 (0,45 ± 0,04 *vs.* 0,41 ± 0,06), mantendo a diferença no dia 6 (0,47 ± 0,05 *vs.* 0,40 ± 0,03), ambos com p = 0,008. A VD/VC estimada do dia 4 também foi mais precisa para predizer sobrevida em relação a VD/VC aferida, com maior área sob curva ROC (0,974 ± 0,093 – IC 95%: 0,857 a 0,999 *vs.* 0,701 ± 0,023 a IC 95%: 0,525 a 0,841; p = 0,0024).[105]

O aumento do *shunt* pulmonar em pacientes com SDRA leva a alterações da relação V/Q, o que proporciona uma heterogeneidade no espaço morto e no tempo de esvaziamento dos alvéolos e, com isso, em alterações na inclinação da fase III (SIIII). Alterações do percentual de

Quadro 52.12 ■ Alterações ventilatórias encontradas em pacientes obesos.

	Grupo-obesidade (n = 60)			Grupo-controle (n = 60)			
	Média	DP	Mediana	Média	DP	Mediana	p
Peso	141	27	–	67,3	11	–	< 0,0001
IMC (kg/m²)	50,9	7	–	20,8	3	–	< 0,0001
FR (irpm)	14	4,94	14,1	13	3,76	13,4	0,365
FC (bpm)	74	13,7	74,7	77	11,3	76,5	0,198
SaO_2 (%)	97	1,02	97,4	97	0,64	97,8	0,155
VDaw (mmHg)	134	35,5	134	137	28,4	131	0,639
PetCO_2 (mmHg)	24,2	3,56	24,3	24	3,49	24,1	0,661
Vi (mℓ)	760	349	717	622	203	590	0,053
Tinsp (s)	1,91	0,66	1,66	1,87	0,56	1,72	0,950
Texp (s)	2,66	0,98	2,46	2,87	0,97	2,81	0,129
PIF (L/min)	35,1	13,3	32,8	31,8	8,7	31,3	0,307
Índice de Tobin (VC/FR)	26,4	21,9	21,2	25,7	14,2	23,4	0,430
P2Slp (mmHg/ℓ)	333	156	297	337	82,5	331	0,224
P3Slp (mmHg/ℓ)	10,2	9,19	7,32	10,9	15	8,16	0,286
P3Slp/PetCO_2 (mmHg)	0,3	0,24	0,24	0,31	0,48	0,23	0,803
PIN (cmH_2O)	–0,36	0,65	–0,05	–0,7	4,27	–0,02	0,243
VMalv (mℓ)	8,92	4,15	8	6,09	2,2	5,3	< 0,0001
V'CO_2 (mℓ/min)	278	91	268	209	60,2	199	< 0,0001
PetCO_2 (mmHg)	33,5	4,88	33,9	35,9	3,79	35,8	0,013
Ve (mℓ)	807	365	763	624	202	587	0,005
PFE (L/min)	30,9	11,9	28,6	25,5	9,13	23,3	0,004
V'CO_2/FR (mℓ/resp)	21,1	9,7	19,3	16,7	6,16	15,7	0,010
P3Slp/Ve	0,02	0,05	0,01	0,03	0,09	0,01	0,049

Nota: a idade média de ambos os grupos não diferiu com média de 36 anos. IMC: índice de massa corporal; FR: frequência respiratória; FC: frequência cardíaca; SaO_2: saturação de oxigênio; VDaw: espaço morto das vias aéreas; PetCO_2: pressão parcial de gás carbônico no final da expiração Vi: volume corrente inspiratório; Tinsp: tempo inspiratório; Texp: tempo expiratório; PIF: pico de fluxo inspiratório; VC: volume corrente; P2Slp: inclinação de fase II; P3Slp: inclinação de fase III; P3Slp/PetCO_2: inclinação de fase III normalizada de acordo com a PetCO_2; PIN: pressão inspiratória negativa; VMalv: volume-minuto alveolar; V'CO_2: volume exalado por minuto de gás carbônico; Ve: volume corrente expiratório; PFE: pico de fluxo expiratório; V'CO_2/FR: produção de CO_2 por respiração; P3Slp/Ve: inclinação de fase III normalizada de acordo com o volume corrente expiratório. Adaptado de Modena *et al.*, 2019.[96]

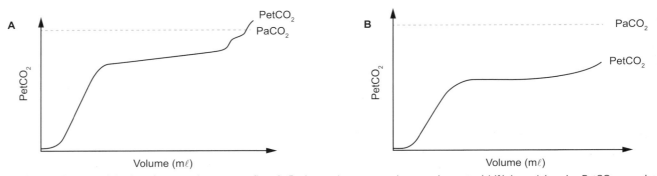

Figura 52.38 ■ Duas morfologias côncavas de capnografias. **A.** Paciente obeso no qual o esvaziamento é bifásico e há maior PetCO$_2$ em relação à PaCO$_2$. **B.** Paciente com aumento da Raw, apresentando fase expiratória lenta, com lento acúmulo de CO$_2$ alveolar; nesse caso, os alvéolos vazios podem ter mais tempo para a difusão de CO$_2$. PetCO$_2$: pressão parcial de gás carbônico no final da expiração; PaCO$_2$: pressão parcial de gás carbônico arterial.

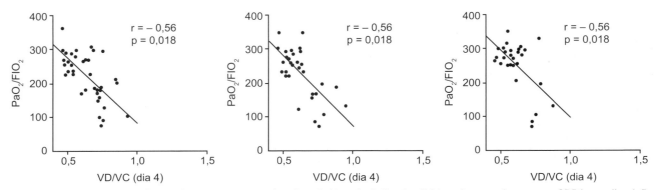

Figura 52.39 ■ Correlação entre a fração de espaço morto estimado pela fórmula de Frankenfield *et al.* em pacientes com SDRA nos dias 4, 5 e 6. PaO$_2$: pressão parcial de oxigênio; FIO$_2$: fração inspirada de oxigênio; VD: espaço morto; VC: volume corrente. (Adaptada de Zhang *et al.*, 2016.)[105]

shunt pulmonar, por conseguinte, também influenciam na inclinação de SIII. Tusman *et al.* demonstraram essas alterações ao avaliarem, em modelo animal, a relação de SIII e a dispersão entre ventilação e perfusão. Para isso, mantendo um VC de 6 mℓ/kg, conduziram manobras de recrutamento alveolar em 7 suínos e, ao realizarem o processo de decaimento de PEEP, definiram como PEEP ideal aquela cujos valores se mantiveram 2 cmH$_2$O acima da melhor complacência pulmonar obtida. A partir desses dados, foram avaliadas a relação de SIII e a relação V/Q durante a ventilação com a PEEP ideal estimada: 4 cmH$_2$O acima e 4 cmH$_2$O abaixo dela. Durante a ventilação com a PEEP ideal, a SIII teve seus menores valores, com menor dispersão entre ventilação e perfusão (Disp$_{R-E}$), assim como menor espaço morto fisiológico e menor gradiente P(a-et)CO$_2$, com correlação de pontos de Speraman entre SIII e Disp$_{R-E}$ de p = 0,85 (IC 95%: 0,74 a 0,91, p < 0,0001).[107] O mesmo foi demonstrado por Tolnai *et al.*, também em modelo animal, com a indução de SDRA e avaliação da inclinação da fase II (SII) e da fase III (SIII) em dois níveis de PEEP (6 e 9 cmH$_2$O), com análise da relação V/Q (avaliação do *shunt* pulmonar) e da relação PaO$_2$/FIO$_2$, além da avaliação do espaço morto com a capnografia (Figuras 52.40 e 52.41). Todas as variáveis da capnografia demonstraram boa acurácia para predição de deterioração da PaO$_2$/FIO$_2$ (área sob curva ROC do espaço morto fisiológico de 1,0, de SIII de 0,87 e 0,86 para a relação SIII/SII).[108] Blanc *et al.* demonstraram as mudanças de espaço morto e de SIII em pacientes com SDRA internados em UTI em comparação ao grupo-controle de pacientes sem SDRA e que tendem a ter alterações mais significativas conforme a maior gravidade desses pacientes.[109]

A relação entre o espaço morto alveolar e o volume corrente alveolar (VDalv/VCalv) e a análise de SIII também podem ser utilizadas para a titulação da PEEP em pacientes com SDRA, para se obter um equilíbrio, tentando-se evitar tanto a hiperinsuflação como o colapso pulmonar, conforme ilustrado na Figura 52.42.[110] Além disso, a avaliação da fração do espaço morto fisiológico (VDphys/VC) pode ainda ser relacionada com a gravidade e a mortalidade da SDRA, e assim, o aumento da VDphys/VC deve levar a uma avaliação mais criteriosa sobre a possibilidade de intervenções que possam suscitar a melhora do quadro do paciente, sendo portanto uma boa variável de monitoramento para esses pacientes.[111] Apresenta redução ao ser encontrada uma PEEP ideal, na qual se tem a melhor complacência no mesmo momento em que se obtém a menor relação VDphys/VC.[21] Além disso, a relação VDphys/VC está associada ao prognóstico desses pacientes, tendendo a apresentar mortalidade mais elevada conforme o aumento mais significativo dessa relação.[21]

Além das variáveis referidas citadas, como a avaliação de SIII, a análise do índice de eficiência ventilatória, a avaliação do espaço morto e da razão do espaço morto, a razão entre o volume alveolar exalado e o volume corrente (VAE/VC) também demonstrou ser um bom marcador para o monitoramento de pacientes com SDRA, com uma correlação direta com a complacência estática e inversa com a resistência das vias aéreas e do tubo endotraqueal.[24] Como a SDRA apresenta alteração difusa da aeração pulmonar, o índice de heterogeneidade alveolar (IAH = 1 − [(VC − VD$_{Bohr}$)/(VC − VDaw)) e o índice de eficiência ventilatória (IVE) também podem estar alterados. O IVE é diretamente proporcional ao volume alveolar exalado (VAE), o qual, para ser estimado, é necessária uma redução de 6% da inclinação da curva de capnografia no ponto final da expiração. Essa nova reta cruza a curva de V'CO$_2$ em um único ponto. Assim, o VAE é caracterizado como o volume entre essa intersecção e o ponto final expiratório. Com o aumento da heterogeneidade pulmonar, o VAE tende a reduzir, com subsequente redução da IVE, conforme obtido com a seguinte fórmula:

$$IVE = VAE/(VC - VDaw)$$

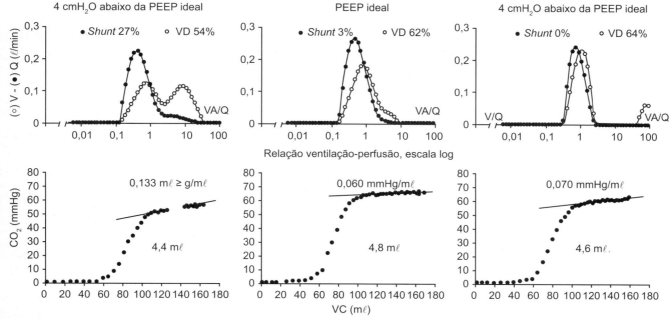

Figura 52.40 ▪ Modelo animal com a demonstração da capnografia volumétrica em três situações: na PEEP ideal (estimada como aquela com 2 cmH$_2$O acima daquela na qual foi obtida a melhor complacência pulmonar), 4 cmH$_2$O acima e abaixo desse valor, demonstrando a tendência das variações da eliminação de CO$_2$ e de SIII, conforme a variação da PEEP e do *shunt* pulmonar. PEEP: pressão positiva expiratória final; VC: volume corrente. (Adaptada de Tusman *et al.*, 2011.)[107]

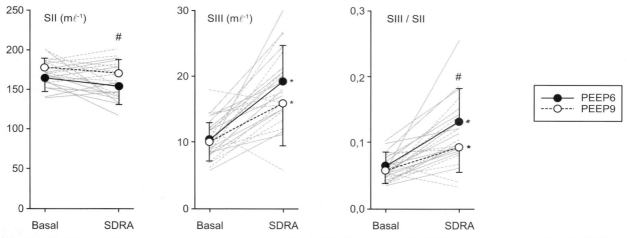

Figura 52.41 ▪ Modelo animal de coelhos demonstrando a evolução de SII, SIII e da relação SIII/SII antes e após induções de SDRA em dois diferentes níveis de PEEP. SDRA: síndrome do desconforto respiratório agudo; PEEP: pressão positiva expiratória final. (Adaptada de Tolnai *et al.*, 2018.)[108]

A Figura 52.43 apresenta o cálculo da inclinação de fase III e a Figura 52.44 mostra a capnografia em um paciente sadio e em outro com SDRA.[112]

▸ Tromboembolismo pulmonar

Apesar de ser uma patologia frequente, sobretudo entre os pacientes internados em UTI, em algumas situações pode ser complicado realizar a confirmação do seu diagnóstico. Nesse contexto, a capnografia pode desempenhar um papel relevante.

A arteriografia pulmonar é um exame invasivo, nem sempre disponível e que necessita do deslocamento do paciente para o serviço de hemodinâmica, mantendo-o em um decúbito de zero grau durante a realização do exame. Isso restringe sua indicação em inúmeras circunstâncias, o que se assemelha ao que limita também, em menor grau, a realização das tomografias contrastadas com protelo para TEP. A cintilografia pulmonar também nem sempre é viável de ser realizada, sobretudo em pacientes graves, nos quais a dosagem de D-dímero tende a causar mais confusão do que certezas. A ultrassonografia cardíaca associada à pulmonar e à vascular pode trazer informações interessantes sobre esses pacientes. Contudo, além da disponibilidade de um aparelho adequado, é necessário um profissional com experiência e capacidade para realizar o exame. A capnografia, assim como a ultrassonografia, é um método não invasivo e que não confere riscos aos pacientes, devendo fazer parte da avaliação inicial e do monitoramento de pacientes com TEP sempre que estiver disponível.[14,15,23]

A alteração da relação V/Q leva a alterações no espaço morto funcional, o qual é avaliado pela capnografia volumétrica, com a introdução de dados da gasometria, como discutido previamente neste

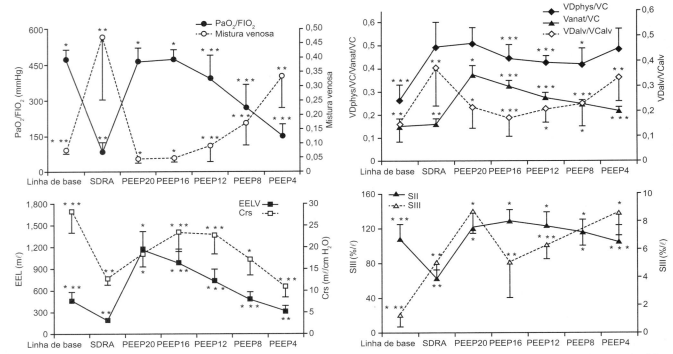

Figura 52.42 ■ Modelo animal avaliado antes de indução de SDRA após recrutamento, tendências de mudança de PaO_2/FIO_2, do volume expiratório pulmonar final (EEL), da complacência estática (Crs), da relação espaço morto fisiológico sobre volume corrente (VDphys/VC), do espaço morto anatômico sobre o volume corrente (Vanat/VC), do espaço morto alveolar sobre o volume corrente (VDalv/VC), de SII e de SIII, para a obtenção de uma PEEP na qual seja otimizada ao máximo a aeração pulmonar (redução de hiperinsuflação e melhora do *shunt*). PaO_2: pressão parcial de oxigênio; FIO_2: fração inspirada de oxigênio. PEEP: pressão positiva expiratória final; SDRA: síndrome do desconforto respiratório agudo. (Adaptada de Yang *et al.*, 2014.)[110]

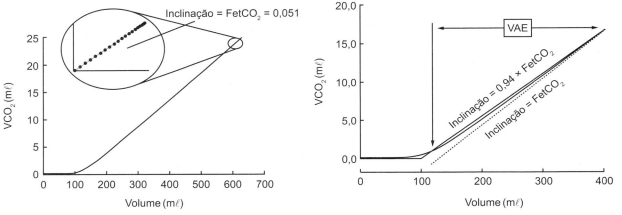

Figura 52.43 ■ Cálculo da inclinação de fase III (SIII), com a demonstração do volume alveolar exalado (VAE). $FetCO_2$: fração da concentração de gás carbônico no final da expiração; VCO_2: eliminação de gás carbônico. (Adaptada de Mieloszyk *et al.*, 2014.)[112]

capítulo. Algumas variáveis que podem ser utilizadas são a AVDSf e a fração tardia do espaço morto alveolar (Fdlate). A AVDSf pode ser calculada pela fórmula:

$$PaCO_2 - PetCO_2/PaCO_2$$

E a Fdlate, pela fórmula:

$$PaCO_2 - Pet(15\% \ CPT)CO_2/PaCO_2$$

Em que $Pet(15\%CPT)CO_2$ é a pressão de CO_2 obtida quando alcançado 15% da capacidade pulmonar total. O cálculo da Fdlate tem como objetivo contornar as possíveis diferenças introduzidas no valor do espaço morto funcional pelas variações relacionadas com altura, idade e sexo. Os valores de referência da AVDSf e da Fdlate são respectivamente 9,15 e 0,12, sendo que, quanto maior o valor obtido no cálculo dessas variáveis, maior o grau de obstrução vascular, o que evidencia o aumento do espaço morto alveolar, tendo relação com a extensão da área sem perfusão.[98,113] Com tendência à redução da $PetCO_2$ e ao aumento da $PaCO_2$ com subsequente aumento do gradiente entre essas variáveis,[114] esses valores tendem a ser dinâmicos, com piora nos casos de agravamento da obstrução vascular e com melhora nos casos em que há reperfusão vascular.[115] Assim, caso seja indicada a trombólise e ela tenha um efeito satisfatório, há uma tendência da redução da Fdlate e do gradiente $P(a-et)CO_2$.[116] Além disso, a relação entre a $PetCO_2$ e a pressão alveolar de oxigênio (PAO_2) tende a estar reduzida nesses pacientes.[117] A avaliação do espaço morto alveolar em conjunto com a utilização da dosagem de D-dímero em pacientes com suspeita de TEP tem elevado potencial para excluí-la ou diagnosticá-la (Figura 52.45).[113]

Em pacientes com TEP, há tendência a uma redução da inclinação da fase III e da VCO_2, além do aumento da frequência respiratória,

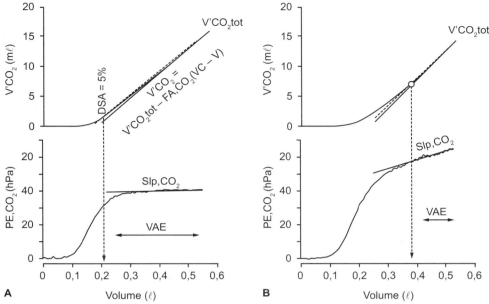

Figura 52.44 ■ Capnografia em dois pacientes: um paciente sadio (**A**) e um com SDRA (**B**), com medição do VAE e de sua razão com o volume corrente (VAE/VC). As curvas de cima ilustram a relação do CO_2 eliminado em relação ao volume [V'CO_2(V)], como uma função do volume expirado: um polinômio de primeira ordem é ajustado aos últimos 50 pontos da curva e a equação dessa linha é representada. Uma segunda linha é calculada multiplicando a inclinação por 0,95 (espaço morto permitido [DSA] de 5%). O VAE é definido como o ponto de cruzamento entre esta segunda linha e a curva V'CO_2 (V) experimental. As curvas inferiores representam a pressão parcial expiratória da curva CO_2 versus o volume [PE,CO_2 (V)]. A identificação tradicional da inclinação da fase III (Slp,CO_2) pelo olho é representada. V'CO_2, tot: quantidade total de CO_2 eliminada em uma única expiração. FA, CO_2: concentração alveolar de CO_2. Note, na apresentação desses gráficos, que os pacientes com SDRA tendem a aumentar a fase I (aumento do VDaw) causado pela PEEP, além de também aumentar as inclinações da fase II (anormalidades de perfusão) e da fase III (referente à heterogeneidade pulmonar). (Adaptada de Romero et al., 1997.)[24]

para compensar o aumento do espaço morto, e da piora da relação V/Q. Assim, podemos utilizar esses dados para realizar o rastreamento de TEP, com a multiplicação do V'CO_2 pela inclinação da fase III dividida pela frequência respiratória (VCO_2 × slopeIII/FR), obtendo-se outra variável, intitulada CapNoPE, que pode ser utilizada para o diagnóstico de TEP, a qual tem como vantagem o fato de não ser dependente da altura do paciente. Fabius et al. avaliaram sua utilização em 30 pacientes com suspeita de TEP em um pronto-socorro, comparando o cálculo exposto com a tomografia computadorizada de tórax com protocolo para TEP. No grupo com TEP, houve menor PetCO$_2$ (4,07 kPa – IQR 3,37 a 4,39 – vs. 4,36 kPa – IQR 3,92 a 4,88, com p = 0,086), além de menor valor obtido no cálculo V'CO_2 × slopeIII/FR (1,18 min.kPa dℓ^{-1} – IQR 0,61 a 1,38 – vs. 1,85 min.kPa dℓ^{-1} – IQR 1,21 a 3,00, p = 0,006). Nesse estudo, o ponto de corte foi > 1,90 min.kPA dℓ^{-1} para esse cálculo, para excluir TEP, tendo um valor preditivo negativo de 100% (IC 95%: 77 a 100%), com uma área sob curva ROC de 0,79 (IC 95%: 0,64 a 0,95; p = 0,006), excluindo TEP em 47% dos pacientes que realmente não tinham esse diagnóstico.[118] Outro estudo de Fabius et al., com 205 indivíduos com suspeita de TEP, no pronto-socorro, a CapNoPE dos pacientes sem TEP continuou sendo menor em relação aos que tiveram diagnóstico negativo para essa patologia (1,56 ± 0,97 min.kPA dℓ^{-1} vs. 2,51 ± 1,67 min.kPA dℓ^{-1}; p < 0,001), mantendo como ponto de corte 1,9 min.kPA dℓ^{-1} e seguiu com uma área sob curva ROC de 0,714 (IC 95%: 0,64 a 0,79), com sensibilidade de 64,7%, especificidade de 59,9%, e valor preditivo negativo de 77,4% e positivo de 44,4%. Nesse mesmo estudo, ele também evidenciou um aumento de ADVSf, Fdlate e índice-EP mℓ (PaCO$_2$ – PetCO$_2$)/slope 3.[119] Isso demonstra que, apesar de um único valor poder ser deficitário para um diagnóstico mais conclusivo, a junção de variáveis, sobretudo quando avaliada em pacientes com D-dímero positivo, em conjunto com um cenário clínico condizente, pode aumentar a precisão diagnóstica, mesmo sem testes invasivos e com baixo risco associado ao paciente,[119,120] mantendo as alterações referentes ao espaço morto (AVDSf, FDlate

e gradiente P(a-et)CO$_2$), mesmo após meses, em pacientes com TEP crônico (Quadro 52.14).[121] A junção dos dados pode inclusive ser realizada por sistemas automatizados, ao integrar essas diferentes variáveis.[122]

Rodger et al. desenvolveram um escore para rastrear TEP de modo não invasivo, utilizando a junção de três métodos: o método clínico de 7 variáveis (negativo quando ≤ 4 pontos), a dosagem de D-dímero (classificado como positivo e negativo) e o AVDSf (negativo quando ≤ 0,15), sendo negativo para TEP quando dois dos três métodos estejam negativos. Obtém-se sensibilidade de 90,1%, especificidade de 28,4% e valor preditivo negativo de 94,7. Nos pacientes que tiveram escore clínico positivo associado à alteração do AVDSf, a sensibilidade foi de 91,2%, a especificidade, de 19,9% e o valor preditivo negativo, de 91,7%, enquanto na junção de D-dímero elevado e AVDSf alterado a sensibilidade foi de 92,6%, a sensibilidade, de 29% e o valor preditivo negativo, de 95,1%.[124] Verschuren et al. avaliaram 45 pacientes com suspeita de TEP e com D-dímero positivo (> 500 ng/dℓ) e que tiveram o diagnóstico confirmado por tomografia com protocolo para TEP. Nessa amostra, foram obtidos dados de VDalv, VDaw, VDphys, a inclinação de fase III e a fração tardia do espaço morto (Fdlate), além da PetCO$_2$. Os pacientes com TEP tiveram maior diferença entre PetCO$_2$ – PaCO$_2$ (5,3 ± 0,7 mmHg vs. 2,8 ± 0,7 mmHg, p = 0,019), sendo considerado um gradiente patológico quando este se encontrava superior a 3 mmHg. A sensibilidade e a especificidade desse ponto de corte para o diagnóstico de TEP foram respectivamente de 77 e 70%. Além disso, o gradiente Pa-etCO$_2$ teve correlação significativa com a relação entre VDalv/VDaw (r = 0,537, p = 0,0002), VDalv/VDphys (r = 0,531, p = 0,0002), VDalv/VCalv (r = 0,853, p = 0,000001), com a inclinação da fase III (r = 0,331, p = 0,03) e com a Fdlate (r = 0,753, p = 0,000001). Contudo, apesar dos bons resultados de desempenho do gradiente, a Fdlate foi a variável que teve maior acurácia nessa análise para o rastreamento de TEP, sendo que os paciente com TEP tiveram Fdlate média de 8,2 ± 3,3% (–3,2 a 40,6%), enquanto os que tiveram algum diagnóstico apresentaram média de –7,7 ± 2,8% (–20,4 a 9,4%),

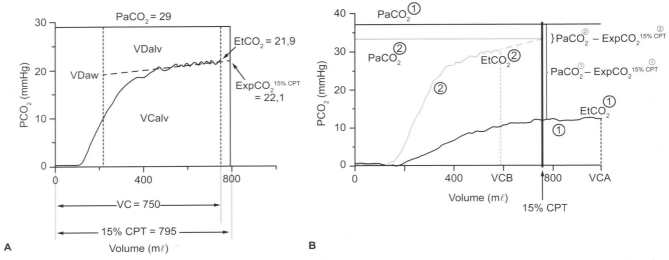

Figura 52.45 ■ Alterações da capnografia em um paciente com TEP e sua evolução com o uso eficaz de trombolítico. **A.** Capnografia volumétrica de um paciente com TEP com demonstração dos espaços mortos alveolares (VDalv), das vias aéreas (VDaw) e a fração final de espaço morto (Fdlate), em um paciente com PetCO$_2$ de 21,9, com 15% da CPT mensurada em 759 mℓ e com pressão parcial de CO$_2$ expirado em 15% da CPT (ExpCO$_2$ $^{15\%CPT}$) de 22,1 mmHg, com Fdlate calculada de 23,8% (cálculo = 29 − 22,1)/29), com VC de 750 mℓ. **B.** Evolução de um paciente após o uso de trombolítico, com monitoramento de capnografia (*curva 1* antes da terapêutica e *curva 2* 24 horas após o uso do trombolítico), sendo evidente a redução da Fdlate de 64,4% para 1,1%, além de relevante redução do gradiente P(a-et)CO$_2$. VC: volume corrente; CPT: capacidade pulmonar total. (Adaptada de Verschuren *et al.*, 2004.)[116]

Quadro 52.13 ■ Alterações agudas da PetCO$_2$ em tromboembolismo pulmonar induzido por trauma.

Tempo*	1025	1026	1027	2018	1037	1040	1045	1050
PetCO$_2$	30	17	10	8	14	20	30	37
FR	16	16	16	16	16	16	16	16
SaO$_2$	93	80	59	49	52	60	88	90

*Tempo em segundos. PetCO$_2$: pressão parcial de gás carbônico no final da expiração; FR: frequência respiratória; SaO$_2$: saturação de oxigênio. Adaptado de Schallom e Ahrens, 2001.[65]

com um ponto de corte de ≥ 12% para o diagnóstico de TEP. Todos os pacientes que superaram esse valor tiveram diagnóstico confirmado por TC. Além disso, todos pacientes que tiveram gradiente elevado, mas não confirmaram TEP, apresentaram Fdlate < 12%. Com isso, a acurácia da Fdlate foi superior, nesse estudo, em relação ao gradiente PetCO$_2$-PaCO$_2$, com maior área sob curva ROC: 87,6 ± 4,9% *vs.* 75,9 ± 7,4% (p = 0,02).[123]

▶ Doença pulmonar obstrutiva crônica

A fisiopatologia da DPOC leva a uma heterogeneidade pulmonar em conjunto com a obstrução das vias aéreas, as quais podem ser avaliadas pela capnografia, que indica as alterações de fluxo e de volume pulmonar a cada ciclo ventilatório.[112] A avaliação gráfica de capnografia de pacientes com DPOC e asma apresenta morfologia típica, que se assemelha a uma "barbatana de tubarão", com curvatura muito significativa (o que altera a SIII), relacionada com a liberação escalonada de gás alveolar que atinge gradativamente o sensor do dispositivo.[63,112] Apresenta, em relação ao processo fisiopatológico da DPOC, maiores PetCO$_2$ e V'CO$_2$ (Figura 52.47).[125]

Além disso, os pacientes com DPOC tendem a apresentar alterações na espirometria, com redução da VEF1 e da sua relação com a capacidade vital forçada (VEF1/CVF), as quais tendem a piorar conforme a gradação da gravidade do DPOC, o que também vem acompanhado da redução da capacidade de difusão pulmonar de gás carbônico (DL$_{CO}$) e da avaliação da heterogeneidade da ventilação nas vias aéreas acinares (S$_{acin}$). Essas variáveis, contudo,

Quadro 52.14 ■ Parâmetros de capnografia em pacientes com TEP.

	Pacientes com TEP (n = 68)	Pacientes sem TEP (n = 137)	p
PaO$_2$ (kPa)	9,6 ± 2,4	10,4 ± 2,5	0,03
PaCO$_2$ (kPa)	4,4 ± 0,7	4,6 ± 0,7	0,01
VC (mℓ)	694 ± 303	636 ± 305	0,20
VC (mℓ)	694 ± 303	636 ± 305	0,20
FR (irpm)	18,9 ± 5,9	17,9 ± 5,9	0,23
PetCO$_2$ (KPa)	3,41 ± 0,89	4,09 ± 0,71	< 0,001
VDaw/VC	38,87 ± 8,7	39 ± 8,9	0,96
V'CO$_2$ (mℓ/ciclo ventilatório)	13,4 ± 7,0	14,9 ± 9,1	0,24
Inclinação da fase III (kPa.L^{-1})	1,94 (1,06 a 3,39)	2,70 (1,54 a 5,24)	0,001
Índice-EP (mℓ)	422 (144 a 1048)	146 (67 a 286)	< 0,001
Fdlate (%)	0,73 ± 45,7	−15,2 ± 34,1	< 0,001
AVDSf (%)	22,1 ± 14,1	11,3 ± 9,9	0,01
CapNoPE (Pa.min)	1,56 ± 0,97	2,51 ± 1,67	< 0,001

PaO$_2$: pressão parcial de oxigênio; PaCO$_2$: pressão parcial de gás carbônico arterial; VC: volume corrente; FR: frequência respiratória; PetCO$_2$: pressão parcial de gás carbônico no final da expiração; VDaw: espaço morto das vias aéreas; V'CO$_2$: volume exalado por minuto de gás carbônico. Adaptado de Fabius *et al.*, 2018.[119]

Quadro 52.15 ■ Critérios clínicos envolvidos no cálculo do escore Bioped para o rastreamento de TEP, em conjunto com o AVDSf, e da dosagem e D-dímero.

Variáveis de modelo clínico de 7 variáveis	Pontos
Sinais clínicos ou sintomas de TVP	3
Outro diagnóstico diferente de TEP pouco provável	3
FC > 100 bpm	1,5
História pregressa de diagnósticos de TEP ou TEV	1,5
Grande cirurgia ou imobilização por 4 semanas	1,5
Neoplasia maligna em atividade	1
Hemoptise	1

TVP: trombose venosa profunda; TEP: tromboembolismo pulmonar; FC: frequência cardíaca; TEV: tromboembolismo venoso. Adaptado de Rodger *et al.*, 2006.[124]

Capítulo 52 ■ Capnografia Volumétrica

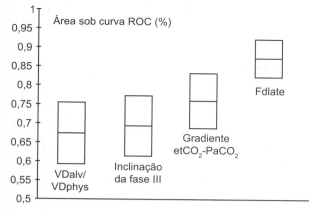

Figura 52.46 ■ Área sob curva ROC para predição de TEP, da relação VDalv/VDphys, da inclinação da fase III, do gradiente PetCO$_2$-PaCO$_2$ e do Fdlate. PetCO$_2$: pressão parcial de gás carbônico no final da expiração; PaCO$_2$: pressão parcial de gás carbônico arterial; VDalv: espaço morto alveolar; VDphys: espaço morto fisiológico; Fdlate: fração tardia do espaço morto alveolar. (Adaptada de Verschuren et al., 2004.)[123]

Quadro 52.16 ■ Acurácia de variáveis obtidas em capnografia para o diagnóstico de DPOC.

	Ponto de corte	Área sob curva ROC (IC 95%)	Sensibilidade	Especificidade	p
Vm25-50	1,2509	0,825 (0,744 a 0,906)	71,7%	89,7%	< 0,0001
SII	0,6872	0,814 (0,105 a 0,268)	94,9%	58,3%	< 0,0001
SIII	1,0089	0,817 (0,730 a 0,904)	85,0%	69,2%	< 0,0001
SII/SIII	2,3414	0,752 (0,654 a 0,850)	58,3%	92,3%	< 0,0001
VD$_{Bohr}$	1,616	0,776 (0,687 a 0,865)	63,3%	84,6%	< 0,0001

nem sempre estão disponíveis para serem realizadas à beira do leito. Entretanto, o índice de eficiência (EEI), que avalia a eficiência da eliminação de gás carbônico (EFFi), apresenta boa relação com essas variáveis (EEFi-VEF1: r = 0,70, p < 0,001; EEFi-VEF1/CVF: r = 0,58, p < 0,001; EEFi-DL$_{CO}$: r = 0,69, p < 0,001; EEFi-Scin: r = –0,73, p < 0,001) (Figura 52.48). Além de rastrear alterações das vias aéreas, o EEI pode também ser utilizado para estimar sua gravidade, com uma avaliação de tendência perante sua graduação conforme o escore GOLD.[126] Tal diferenciação de gravidade tem relação com a heterogeneidade pulmonar dependente de um envolvimento periférico e que, por conseguinte, interferem nas variáveis obtidas na capnografia, por meio da avaliação da distribuição regional de volume e de fluxo.[112]

A avaliação do espaço morto, de SII e de SIII também pode ser utilizada para a caracterização de um padrão de DPOC, assim como o volume expirado entre 25 e 50% da FetCO$_2$ (Vm25-50). Pacientes com padrão obstrutivo tendem a apresentar maior espaço morto, assim como maior SIII e Vm25-50, os quais podem ser ainda mais elevados conforme maior a gravidade do DPOC. Em contrapartida, SII tende a ser menor em pacientes com DPOC em relação a pacientes sadios (Quadro 52.16).[127]

O IAH e o IVE também podem ser utilizados para avaliar o grau de envolvimento funcional do paciente com DPOC, conseguindo verificar a sua gravidade e até mesmo estimar a VEF1. Com o valor de IAH, por meio de um modelo multivariado linear, em conjunto com o VD$_{Bohr}$, pode ser obtido o valor de VEF1, com a fórmula:

$$VEF1\ (\%\ pred) = 112{,}08 - 5{,}6 \times IAH + 1{,}1 \times \Delta(VD_{Bohr}/VC)$$

Foi evidenciado na avaliação de pacientes com DPOC, no estudo de Romero et al., que a análise ANACOVA demonstrou grande associação entre o IAH e o estágio do DPOC, conforme o estancamento GOLD (F > 40), sem ter dependência de covariância de VC. Além disso, foi demonstrada acurácia acima de 90% tanto para o IAH como para o IVE em todos os estágios da doença, com sensibilidade e especificidade superiores a 80% (Quadro 52.17).[112]

▶ Fibrose pulmonar

A fibrose pulmonar idiopática (FPI) é a doença intersticial pulmonar (DIP) mais frequente e geralmente se apresenta com alterações intersticiais com padrão de evolução progressiva com grande grau de heterogeneidade, intercalando regiões com parênquima aparentemente preservado e outras com acometimento fibrótico, focos fibroblásticos subepiteliais e lesões epiteliais, assim como hiperplasia de pneumócitos e alterações da membrana basal. Além dessas alterações, geralmente

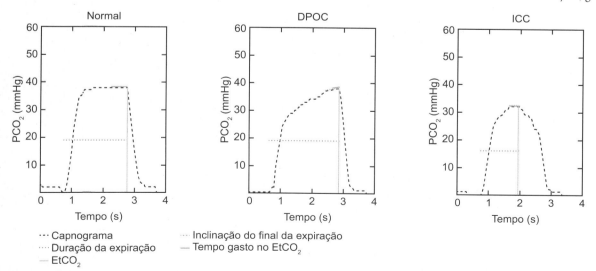

Figura 52.47 ■ Morfologia típica do capnograma de três situações: paciente normal, paciente com DPOC e paciente com insuficiência cardíaca congestiva (ICC), evidenciando maior inclinação no final da expiração, com maior EtCO$_2$, mantendo o tempo gasto até atingir a EtCO$_2$, diferentemente de pacientes com ICC, que reduz a EtCO$_2$, o tempo e a inclinação para alcançar a EtCO$_2$. PCO$_2$: pressão parcial de gás carbônico; DPOC: doença pulmonar obstrutiva crônica; EtCO$_2$: concentração final de gás carbônico expiratória. (Adaptada de Mieloszyk et al., 2014.)[112]

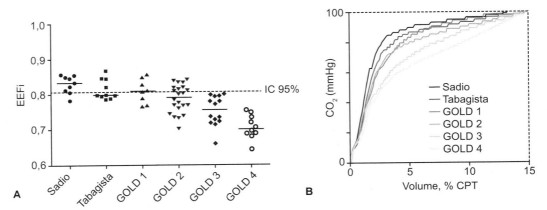

Figura 52.48 ■ **A.** Índice de eficiência (EEFi) e sua distribuição conforme a estratificação de gravidade do DPOC. **B.** Curvas de capnografia referentes a diferentes graus de gravidade de DPOC (ambas as curvas relacionadas com pacientes tabagistas e com pacientes sadios). DPOC: doença pulmonar obstrutiva crônica; CPT: capacidade pulmonar total. (Adaptada de Jarenback et al., 2018.)[126]

também há evidência de bronquiectasias, bronquiolectasias e cistos em formato de favos de mel, os quais são revestidos por epitélio bronquial hiperplásico e podem se comunicar com os bronquíolos, podendo assim afetar a condução das vias aéreas, aumentando o volume das vias aéreas condutoras. Nesses pacientes, há maior associação entre VDaw/CPT em relação aos pacientes sadios (Figura 52.49).[128]

A fibrose cística tende a acometer primariamente as pequenas vias aéreas (bronquíolos de até 2 mm de diâmetro), nos quais há estase mucoide, com persistente proliferação bacteriana, processo inflamatório crônico e deterioração progressiva da função pulmonar. Além disso, há dilatação das vias aéreas proximais, com inflamação e lesão das paredes dos brônquios proximais e formação de bronquiectasias difusas, culminando, com tais alterações, em redução da capacidade vital pulmonar com diferentes graus de obstrução, o que leva a um padrão de distribuição ventilatória desigual. Com isso, esses pacientes tendem a apresentar maior declive na inclinação de SIII e maior relação SIII/VC expiratório em comparação com pacientes sadios.[129] E podem ainda apresentar maior SII e maior relação SIII/SII, assim como todos esses parâmetros tendem a ser ainda mais alterados no esforço.[130-132] Tais achados de alteração de SIII se justificam pela maior produção de CO_2, associada ao aumento da resistência das vias aéreas, à redução da capacidade residual funcional, com maior heterogeneidade da ventilação, o que também se evidencia na avaliação de SIII padronizada para o volume corrente expiratório (VC_E) (relação $SIII/VC_E$). Além disso, as alterações de DC que ocorrem em períodos de esforço podem influenciar ainda mais alterações de SIII.[130] Quando comparada a dados de espirometria, em pacientes com fibrose cística, SIII demonstrou relação inversa com a VEF1, com a CVF e com a relação VEF1/CVF (Figuras 52.50 e 51.51).[133]

Quadro 52.17 ■ Avaliação do IAH e do IVE como preditores do estancamento (GOLD) de DPOC.

	GOLD	Ponto de corte	Área sob curva ROC (IC 95%)	VPP	VPN
IAH	II	9,76 (9,43 a 10,1)	0,908 (0,884 a 0,982)	91,1 (89,5 a 92,6)	82,9 (82,1 a 83,3)
	III	11,9 (11,1 a 12,7)	0,908 (0,833 a 0,957)	70,7 (69,6 a 75,8)	86,2 (81,5 a 92,3)
	IV	14,2 (13,6 a 14,9)	0,926 (0,855 a 0,969)	53,6 (53,3 a 59,0)	95,8 (94,7 a 97,1)
IVE	II	57,2 (55,6 a 58,7)	0,939 (0,873 a 0,977)	89,5 (88,2 a 92,3)	83,3 (80,0 a 85,6)
	III	50,6 (49,9 a 51,3)	0,879 (0,798 a 0,936)	68,2 (67,7 a 69,4)	84,5 (67,6 a 69,1)
	IV	45,5 (44,2 a 46,7)	0,902 (0,826 a 0,952)	51,7 (50,0 a 51,9)	95,7 (94,5 a 97,0)

VPP: valor preditivo positivo; VPN: valor preditivo negativo; IAH: índice de heterogeneidade alveolar; IVE: índice de eficiência ventilatória. Adaptado de Patel et al., 1999.[122]

▶ Parada cardiorrespiratória

A capnografia pode proporcionar inúmeras informações relevantes durante a realização de uma reanimação cardiopulmonar (RCP). Entre estas, destacam-se a confirmação da intubação e das ventilações, evitando inclusive a hiperventilação, que pode ser danosa na maioria desses pacientes. Contudo, seu principal papel nesse momento se encontra na avaliação da qualidade das compressões torácicas.[3,15,63] Isso também pode proporcionar dados acerca do prognóstico desses pacientes, considerando que a $PetCO_2$ durante a RCP reflete o DC gerado a cada compressão. Assim, quanto melhor for a compressão torácica, maior DC será gerado e maior elevação da $PetCO_2$ será encontrada. O retorno da circulação espontânea (RCE) também pode ser identificado na capnografia, tendendo a estar associado a um incremento súbito da $PetCO_2$, que reflete o aumento do DC e, por conseguinte, o retorno de pulso palpável (Figuras 52.52 e 52.53). Além disso, até mesmo o débito cardíaco configuraria o diagnóstico de uma pseudoatividade elétrica sem pulso, por exemplo.[36,62,66,134] Com base nesses dados, as diretrizes do European Resuscitation Council de 2015 indicam que a $PetCO_2$

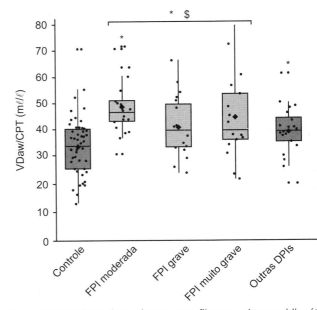

Figura 52.49 ■ VDaw de pacientes com fibrose pulmonar idiopática (FPI) em relação a pacientes sadios e com diferentes graus de acometimento (todos p < 0,05), além de outras doenças pulmonares intersticiais (DPIs) não FPI. VDaw: espaço morto das vias aéreas; CPT: capacidade pulmonar total. (Adaptada de Plantier et al., 2016.)[128]

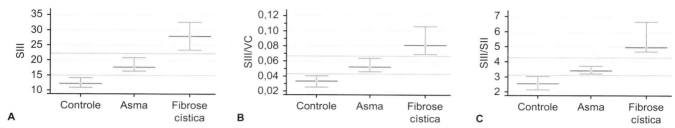

Figura 52.50 ■ Avaliação de SIII, SIII/VC e SIII/SII em três populações de pacientes: sadios (40), portadores de asma (103) e com fibrose cística (53), com as respectivas medianas e IC 95% de cada grupo. **A.** SIII: grupo-controle: 12,08; pacientes com asma: 17,55; e com fibrose cística: 27,86. **B.** Relação SIII/VC: grupo-controle: 0,03; portadores de asma: 0,05; e com fibrose cística: 0,08. **C.** Relação SIII/SII: grupo-controle: 2,53; portadores de asma: 3,41; pacientes com fibrose cística: 4,96. Todas as variáveis tiveram diferença significativa entre os grupos (p < 0,05). (Adaptada de Almeida-Junior et al., 2018.)[131]

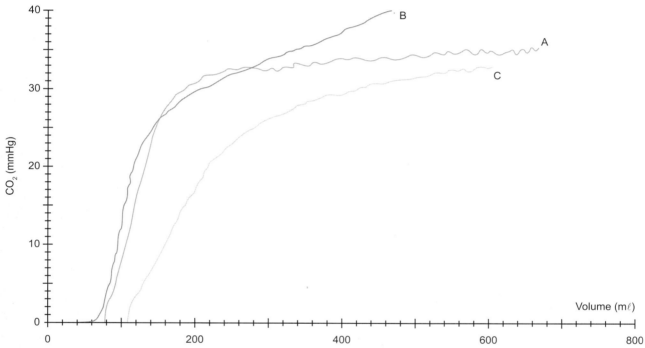

Figura 52.51 ■ Capnografia de três diferentes indivíduos. **A.** Paciente sadio (EtCO$_2$: 36 mmHg; SIII: 7,3 mmHg/ℓ; SIII/VC$_E$: 0,0108). **B.** Paciente com fibrose cística (EtCO$_2$: 39 mmHg; SIII: 34,1 mmHg/ℓ; SIII/VC$_E$: 0,0741). **C.** Paciente com bronquiectasia (EtCO$_2$: 30 mmHg; SIII: 23,9 mmHg/ℓ; SIII/VC$_E$: 0,0395). Observe que SIII é mais íngreme nos pacientes (**B**) e (**C**). VC$_E$: volume corrente expiratório. (Adaptada de Veronez et al., 2010.)[129]

pode ser considerada parte da abordagem multimodal para a tomada de decisão perante o prognóstico da RCP e descrevem que a capnografia pode proporcionar a detecção do RCE sem interrupção das compressões torácicas, o que determina a qualidade da RCP (Figura 52.54).[62] E também pode ser associada ao sucesso da desfibrilação em ambiente extra-hospitalar, a qual tende a ter maior elevação da PetCO$_2$ em relação aos que não tiveram êxito terapêutico.[135]

Em uma revisão sistemática com metanálise, com a inclusão de 27 estudos, a PetCO$_2$ média dos pacientes com RCE foi de 25,8 ± 9,8 mmHg. Em comparação, os que evoluíram para óbito tiveram média de 13,1 + 8,2 mmHg (p = 0,001), com diferença de 12,7 mmHg (IC 95%: 10,3 a 15,1, p < 0,001).[136] Em outra revisão sistemática, envolvendo 17 estudos, com 6.198 pacientes, observou-se que PetCO$_2$ ≥ 10 mmHg está relacionada com maior probabilidade de RCE, o que foi ainda mais evidente para valores superiores a 20 mmHg. Após 20 min, PetCO$_2$ < 10 mmHg está associada a uma probabilidade de 0,5% de RCE,[137] sendo que níveis médios > 25 mmHg podem ser ainda mais exitosos para RCE.[136] Com base nesses dados, as diretrizes da ACLS/ILCOR 2015 utilizaram como balizador para término da RCP valores < 10 mmHg após 20 min de RCP.[134,137] Além disso, a manutenção de um gradiente Pa-etCO$_2$ > 8 mmHg também demonstrou estar relacionada com o aumento da mortalidade desses pacientes.[3]

▶ Considerações finais

A capnografia volumétrica é um método não invasivo que, sem oferecer qualquer risco adicional ao paciente, proporciona dados relevantes para o monitoramento hemodinâmico, ventilatório e metabólico, com os quais é possível traçar um padrão de tendências que possibilitam melhor compreensão do quadro clínico do paciente. É de extrema valia no manejo ventilatório do paciente, pois além de disponibilizar dados que determinam a situação clínica em um momento, possibilita a avaliação contínua e as mudanças decorrentes de cada intervenção. Com isso, tem um papel ainda mais relevante em pacientes com DPOC, SDRA, TEP e choque circulatório.

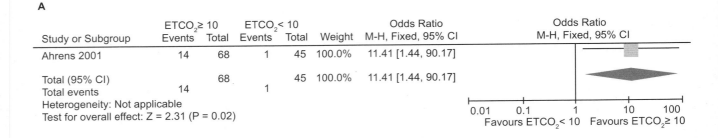

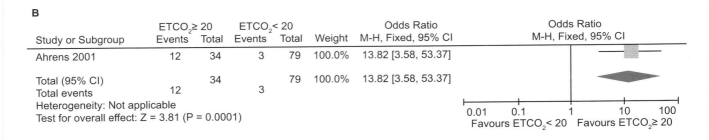

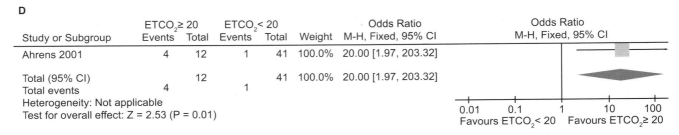

Figura 52.52 ▪ *Forest plot* da correlação entre a PetCO$_2$ e o RCE. **A.** PetCO$_2$ inicial ≥ 10 mmHg. **B.** PetCO$_2$ inicial ≥ 20 mmHg. **C.** PetCO$_2$ após 20 min ≥ 10 mmHg, **D.** PetCO$_2$ após 20 min ≥ 20 mmHg. Os grupos de comparação da análise com PetCO$_2$ > 20 mmHg foram os que tiveram PetCO$_2$ > 10 mmHg no início e com 20 min. (Adaptada de Paiva *et al.*, 2018.)[137]

A

Study or Subgroup	ETCO₂≥ 10 Events	Total	ETCO₂< 10 Events	Total	Weight	Odds Ratio M-H, Fixed, 95% CI
Ahrens 2001	44	76	8	47	66.0%	6.70 [2.76, 16.27]
Callaham 1990	10	15	4	40	11.5%	18.00 [4.06, 79.85]
Cantineau 1996	26	43	4	53	22.5%	18.74 [5.71, 61.49]
Total (95% CI)		134		140	100.0%	10.71 [5.65, 20.30]
Total events	80		16			

Heterogeneity: Ch² = 2.39, df = 2 (P = 0.30); I² = 16%
Test for overall effect: Z = 7.27 (P < 0.00001)

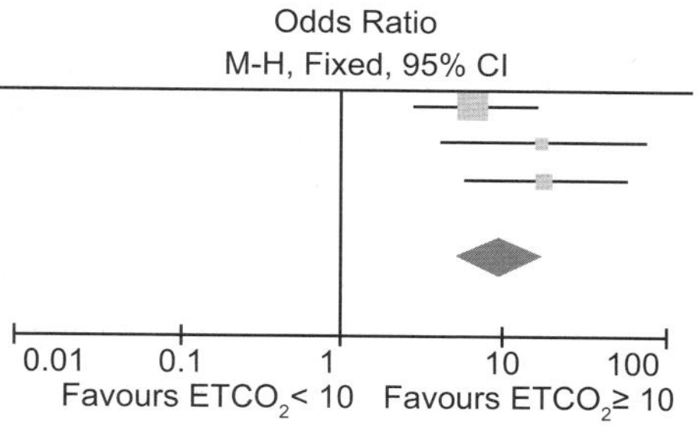

Favours ETCO₂< 10   Favours ETCO₂≥ 10

B

Study or Subgroup	ETCO₂≥ 20 Events	Total	ETCO₂< 20 Events	Total	Weight	Odds Ratio M-H, Fixed, 95% CI
Ahrens 2001	30	38	22	85	94.0%	10.74 [4.29, 26.91]
Callaham 1990	4	4	10	51	6.0%	35.57 [1.77, 713.88]
Total (95% CI)		42		136	100.0%	12.24 [5.13, 29.22]
Total events	34		32			

Heterogeneity: Ch² = 0.56, df = 1 (P = 0.45); I² = 0%
Test for overall effect: Z = 5.64 (P < 0.00001)

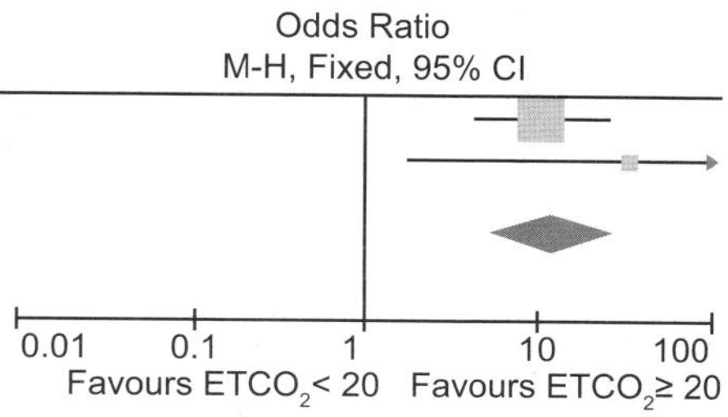

Favours ETCO₂< 20   Favours ETCO₂≥ 20

C

Study or Subgroup	ETCO₂≥ 10 Events	Total	ETCO₂< 10 Events	Total	Weight	Odds Ratio M-H, Fixed, 95% CI
Ahrens 2001	13	26	1	28	94.0%	27.00 [3.18, 229.22]
Levine 1997	35	35	0	115	0.6%	16401.00 [319.63, 841573.91]
Wayne 1995	16	18	0	72	5.3%	957.00 [43.85, 20856.75]
Total (95% CI)		79		215	100.0%	181.57 [40.08, 822.61]
Total events	64		1			

Heterogeneity: Ch² = 9.19, df = 2 (P = 0.01); I² = 78%
Test for overall effect: Z = 6.75 (P < 0.00001)

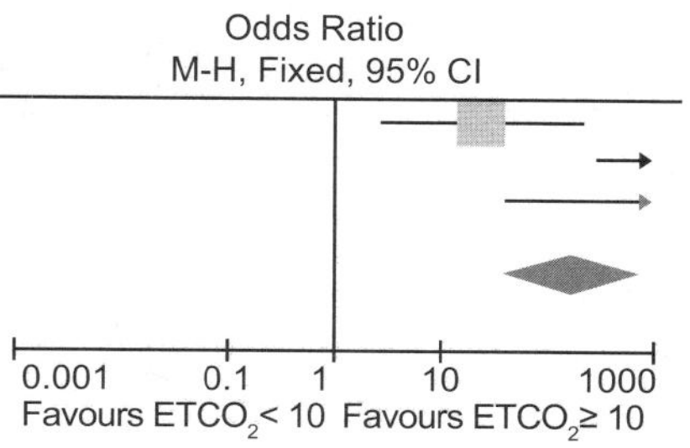

Favours ETCO₂< 10   Favours ETCO₂≥ 10

D

Study or Subgroup	ETCO₂≥ 20 Events	Total	ETCO₂< 20 Events	Total	Weight	Odds Ratio M-H, Fixed, 95% CI
Ahrens 2001	12	13	2	41	100.0%	234.00 [19.48, 2811.42]
Total (95% CI)		13		41	100.0%	234.00 [19.48, 2811.42]
Total events	12		2			

Heterogeneity: Not applicable
Test for overall effect: Z = 4.30 (P < 0.00001)

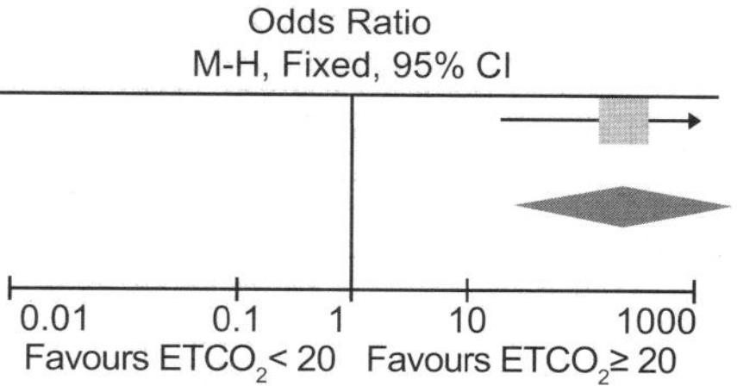

Favours ETCO₂< 20   Favours ETCO₂≥ 20

Figura 52.53 ▪ *Forest plot* da correlação entre a PetCO₂ e a alta hospitalar. **A.** PetCO₂ inicial ≥ 10 mmHg. **B.** PetCO₂ inicial ≥ 20 mmHg. **C.** PetCO₂ após 20 min ≥ 10 mmHg. **D.** PetCO₂ após 20 min ≥ 20 mmHg. Os grupos de comparação da análise com PetCO₂ > 20 mmHg foram os que tiveram PetCO₂ > 10 mmHg no início e com 20 min. (Adaptada de Paiva *et al.*, 2018.)[137]

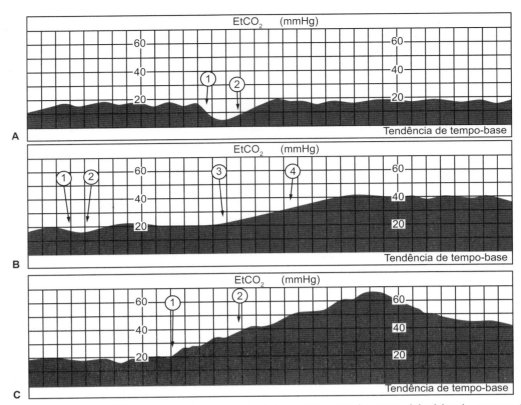

Figura 52.54 ■ **A.** Capnograma durante RCP, demonstrando o momento da troca entre socorristas para dois ciclos de compressões torácicas (evidenciando queda da PetCO$_2$ em 1 e nova elevação em 2. **B.** Capnograma em paciente com pseudoatividade elétrica sem pulso. Apesar de não ter pulso palpável, apresentava PetCO$_2$ persistente de 20 mmHg sem RCP (ponto 1), sendo iniciadas compressões torácicas em 2 e administrada substância vasoativa em 3. No ponto 4, há interrupção das compressões, já com pulso presente. **C.** Capnograma realizado durante RCP (boa qualidade, mantendo PetCO$_2$ > 20 mmHg). Em 1, há aumento da PetCO$_2$, indicando retorno da circulação espontânea, com pulso checado como presente em 2. EtCO$_2$: concentração final de gás carbônico expiratória; RCP: reanimação cardiopulmonar; PetCO$_2$: pressão parcial de gás carbônico no final da expiração. (Adaptada de Ward e Yely, 1998.)[45]

▶ Referências bibliográficas

1. Verschuren F, Heinonen E, Claude D, Zech F, Reynaert MS, Liistro G. Volumetric capnography: Reliability and reproducibility in spontaneously breathing patients. Clin Physiol Funct Imaging. 2005;25:275-80.
2. Arnold JH, Thompson JE, Arnold LW. Single breath CO$_2$ analysis: Description and validation of a method. Cir Care Med. 1996;24:96-102.
3. Anderson CT, Breen PH. Carbon dioxide kinetics and capnography during critical care. Crit Care. 2000;4:207-15.
4. Jaffe MB. Volumetric capnography: The next advance in CO$_2$ monitoring. American Society of Anesthesiologists (ASA). Basic Standards for Intraoperative Monitoring. 1999.
5. Wenzel V, Voelckel WG, Krismer AC et al. The new international guidelines for cardiopulmonary resuscitation: An analysis and comments on the most important changes. Anaesthesist. 2001;50(5):342-57.
6. Guidelines 2000 for Cardiopulmonary Resuscitation and Emergency Cardiovascular Care. Part 6: Advanced cardiovascular life support: Section 3: Adjuncts for oxygenation, ventilation and airway control. The American Heart Association in collaboration with the International Liaison Committee on Resuscitation. Circulation. 2000;102(8 Suppl):I95-104.
7. Society of Critical Care Medicine: Task force on guidelines. Recommendations for services and personnel for delivery of care in a critical care setting. Crit Care Med. 1988;16(8):809-11.
8. American Academy of Pediatrics, Committee on Drugs. Guidelines for monitoring and management of pediatric patients during and after sedation for diagnostic and therapeutic procedures. Pediatrics. 1992;89(6 Pt 1):1110-5.
9. American Association for Respiratory Care Clinical Practice Guideline. Capnography/Capnometry during Mechanical Ventilation – 2003 Revision and Update. Respir Care. 2003;48(5):534-9.
10. American College of Emergency Physicians. Expired carbon dioxide monitoring. Ann Emerg Med. 1995;25(3):441.
11. Ginsburg Jr WH. When does a guideline become a standard? The new American Society of Anesthesiologists guidelines give us a clue. Ann Emerg Med. 1993;22(12):1891-6.
12. Ahrens T, Wijeweera H, Ray S. Capnography: A key underutilized technology. Crit Care Nurs Clin North Am. 1999;11(1):49-62.
13. Verscheure S, Massion PB, Verscheure F, Damas P, Magier S. Volumetric capnography: Lessons from the past and current clinical applications. Critical Care. 2016;(20):184.
14. Suarez-Sipmann F, Bohm SH, Tusman G. Volumetric capnography: The time has come. Curr Opin Crit Care. 2014;20:333-9.
15. Nassar BS, Schmidt GA. Capnography during critical illness. Chest. 2015. doi: 10.1378/chest.15-1369.
16. Kreit JW. Volume capnography in the intensive care unit: Physiological principles, measurements, and calculations. Annals ATS. 2019 Jan. doi: 10.1513/AnnalsATS.201807-501CME.
17. John RST. End-tidal carbon dioxide monitoring. Crit Care Nurse. 2003;23:83-8.
18. Medical Hamilton. HAMILTON-G5: The modular high-end ventilation solution. Acesso em: 20/11/2019. Disponível em: https://www.hamilton-medical.com/pt_BR/Products/Mechanical-ventilators/HAMILTON-G5.html.
19. Bhavani-Shankar K, Philip JH. Defining segments and phases of a time capnogram. Anesth Analg. 2000 Oct;91(4):973-7.
20. Bhavani-Shankar K, Kumar AY, Moseley HSL, Ahyee-Hallswoth R. Terminology and the current limitations of time capnography: A brief review. J Clin Monit. 1995;11:175-82.
21. Kreit JW. Volume capnography in the intensive Care Unit: Potential clinical applications. Annals ATS. 2019 Feb. doi: 10.1513/Annals ATS.201807-502CME.
22. Fowler WS. Lung function studies. II. The respiratory dead space. Am J Physiol. 1948;154:405-16.

23. Tusman G, Gogniat E, Bohm SH et al. Reference values for volumetric capnography-derived non-invasive parameters in healthy individuals. J Clin Monit Comput. 2013;27:281-8.
24. Romero PV, Lucangelo U, Aguilar JL, Fernandez R, Blanch L. Physiologically based indices of volumetric capnography in patients receiving mechanical ventilation. Eur Respir J. 1997;10:1309-15.
25. Weissman C, Kemper M, Elwyn DH, Askanazi J, Hyman AI, Kinney JM. The energy expenditure of the mechanically ventilated critically ill patient. An analysis. Chest. 1986 Feb;89(2):254-9.
26. Wolff G, Brunner JX, Grädel E. Gas exchange during mechanical ventilation and spontaneous breathing. Intermittent mandatory ventilation after open heart surgery. Chest. 1986 Jul;90(1):11-7.
27. Wolff G, Brunner JX, Weibel W et al. Anatomical and series dead space volume: concept and measurement in clinical practice. Appl Cardiopul Pathophysiol. 1989;2:299-307.
28. Aström E, Niklason L, Drefeldt B, Bajc M, Jonson B. Partitioning of dead space: A method and reference values in the awake human. Eur Respir J. 2000 Oct;16(4):659-64.
29. Severinghaus JW, Stupfel M. Alveolar dead space as an index of distribution of blood flow in pulmonary capillaries. J Appl Physiol. 1957;10:335-48.
30. Kiiski R, Takala J, Eissa NT. Measurement of alveolar ventilation and changes in dead space by indirect calorimetry during mechanical ventilation: A laboratory and clinical validation. Crit Care Med. 1991 Oct;19(10):1303-9.
31. Bhavani-Shankar K, Philip JH. Defining segments and phases of a time capnogram. Anesth Analg. 2000;91:973-7.
32. Schmalisch G. Current methodological and technical limitations of time and volumetric capnography in newborns. BioMed Eng OnLine. 2016;15:104.
33. Ream RS et al. Volumetric capnography in children. Anesthesiology. 1995;82:64-73.
34. Kremeler P, Bohm SH, Tusman G. Clinical use of volumetric capnography in mechanically ventilated patients. Journal of Clinical Monitoring and Computing. 2019. doi: 10.1007/s10877-019-00325-9.
35. Foley MP, Truwit. Capnography: Its design and application. J Resp Care Pract. 1998;11(1):55-62.
36. Rhodes C, Thomas F. Capnography: Beyond the numbers. Air Medical Journal. 2002;21(2):43-8.
37. Noe FE. Computer analysis of curves from an infrared CO_2 analyzer and screen-type airflow meter. J Appl PhysioI. 1963;18:149-57.
38. Brandi LS, Bertolini R, Santini L, Cavani S. Effects of ventilator resetting on indirect calorimetry measurement in the critically ill surgical patient. Crit Care Med.1999 Mar;27(3):531-9.
39. Taskar V, John J, Larsson A, Wetterberg T, Jonson B. Dynamics of carbon dioxide elimination following ventilator resetting. Chest. 1995;108(1):196-202.
40. Delerme S, Freund Y, Rebault R et al. Concordance between capnography and capnia in adults admitted for acute dyspnea in an ED. American Journal of Emergency Medicine. 2010;28:711-4.
41. Belenkly SM, Baker WL, Batchinsky AI et al. Multivariate analysis of the volumetric capnograph for $PaCO_2$ estimation. Int J Burn Trauma. 2015;5(3):6674.
42. Cereda-Sánchez FJ, Molina-Mula J. Capnography as a tool to detect metabolic changes in patients cared for in the emergency setting. Rev. Latino-Am. Enfermagem. 2017;25:e2885.
43. Isbell CL, Batchinsky AI, Hetz KM, Baker WL, Cancio LC. Correlation between capnography and arterial carbon dioxide before, during, and after severe chest injury in swine. Shock. 2012;37(1):103-9.
44. Lee S-W, Hong Y-S, Han C et al. Concordance of end-tidal carbon dioxide and arterial carbon dioxide in severe traumatic brain injury. J Trauma. 2009;67:526-30.
45. Ward KR, Yely DM. End-tidal carbon dioxide monitoring in emergency medicine, Part 2: Clinical applications. Academic Emergency Medicine. 1998;5:637-46.
46. Restrepo RD, Nuccio P, Spratt G, Waugh J. Current applications of capnography in non-intubated patients. Expert Rev Respir Med. 2014;8(5):629-39.
47. Sinha R, Soni N. Comparison of volumetric capnography and mixed expired gas methods to calculate physiological dead space in mechanically ventilated ICU patients. Intensive Care Med. 2012;38:1712-7.
48. Radford EP. Ventilation standards for use in artificial respiration. N Engl J Med. 1954;251:877-83.
49. Tusman G, Sipmann FS, Bohm SH. Rationale of dead space measurement by volumetric capnography. Anesth Analg. 2012;114:866-74.
50. Enghoff H. Volumen inefficax. Bemerkungen zur Frage des schädlichen Raumes. Uppsala LäkFör Förh. 1938;44:191-218.

51. Tusman G, Sipmann FS, Borges JB, Hedenstierna G, Bohm SH. Validation of Bohr dead space measured by volumetric capnography. Intensive Care Med. 2011;37:870-4.
52. Kallet RH, Daniel BM, Garcia O, Matthay MA. Accuracy of physiologic dead space measurements in patients with acute respiratory distress syndrome using volumetric capnography: Comparison with the metabolic monitor method. Respir Care. 2005;50(4):462-7.
53. Romero PV, Lucangelo U, Lopez Aguilar J, Fernandez R, Blanch L. Physiologically based indices of volumetric capnography in patients receiving mechanical ventilation. Eur Respir J. 1997;10(6):1309-15.
54. Uttman L, Jonson B. A new determinant of CO_2 elimination reflecting flow wave pattern, inspiratory time and post-inspiratory pause. Am J Respir Crit Care Med. 2001;163(5):A129.
55. Bhalla AK, Rubin S, Newth CJL et al. Monitoring dead space in mechanically ventilated children: Volumetric capnography *versus* time-based capnography. Respir Care. 2015;60(11):1548-55.
56. Siobal MS, Ong H, Valdes J, Tang J. Calculation of physiologic dead space: Comparison of ventilator volumetric capnography to measurements by metabolic analyzer and volumetric CO_2 monitor. Respir Care. 2013;58(7):1143-51.
57. Gravenstein JS, Paulus DA, Hayes TJ. Gas monitoring in clinical practice 2nd ed. New York: Butterworth-Heinemann, 1995.
58. Smalhout B, Kalenda Z. An atlas of capnography. 2nd ed. Kerckebosch Zeist: The Netherlands, 1981, p. 163.
59. Nagler J, Krauss B. Capnography: A valuable tool for airway management. Emerg Med Clin N Am. 2008;26:881-97.
60. Thompson JE, Jaffe MB. Capnographic waveforms in the mechanically ventilated patient. Respir Care. 2005;50(1):100 -8.
61. Breen PH, Mazumdar B. How does positive end-expiratory pressure decrease CO_2 elimination from the lung? Respiration Physiology. 1996;103:233-42.
62. Kerslake I, Kelly F. Uses of capnography in the critical care unit. BJA Education. 2017;17(5):178-83.
63. Jaffe MB. Using the features of the time and volumetric capnogram for classification and prediction. J Clin Monit Comput. 2017(31):19-41.
64. Ortiz AC, Muneshika M, da Cruz Martins FAN. Influence of tracheal gas insufflation during capnography in anesthetized patients. Rev Bras Anestesiol. 2008;58(5):440-6.
65. Schallom L, Ahrens T. Hemodyamic applications of capnography. J Cardiovasc Nurs. 2001;15(2):56-70.
66. Riley CM. Continuous capnography in pediatric intensive care. Crit Care Nurs Clin N Am. 2017. doi: http://dx.doi.org/10.1016/j.cnc.2017.01.010.
67. Carlos GC, Roy C, Miodownik S, Kopec I, Groeger JS. Capnography in mechanically ventilated patients. Crit Care Med. 1988;16:550.
68. Eipe N, Doherty DR. A review of paediatric Capnography. Journal of Clinical Monitoring and Computinf. 2010;24:261-8.
69. Wright SW. Conscious sedation in the emergency department: The value of capnography and pulse oximetry. Ann Emerg Med. 1992;21(5):551-5.
70. Miner JR, Tibbles C, Rhead C, Heegaard W, Plummer D. End-tidal carbon dioxide monitoring of procedural sedation. Acad Emerg Med. 2001;8(5):423-4.
71. McQuillen KK, Steele DW. Capnography during sedation/analgesiain the pediatric emergency department. Pediatr Emerg Care. 2000;16(6):401-4.
72. Gedeon A, Forslund L, Hedenstierna G, Romano E. A new method for noninvasive bedside determination of pulmonary blood flow. Med Biol Eng Comput. 1980;18(4):411-8.
73. Capek JM, Roy RJ. Noninvasive measurement of cardiac output using partial CO_2 rebreathing. IEEE Trans Biomed Eng. 1988;35(9):653-61.
74. Jaffe MB. Partial CO_2 rebreathing cardiac output: Operating principles of the NICO® system. J Clin Monit. 1999;15(6):387-401.
75. Ahrens T, Sona C. Capnography application in acute and critical care. AACN Clinical Issues. 2003;14(2):123-32.
76. Tang Y, Turner MJ, Baker AB. Effects of alveolar dead-space, shunt and V'/Q' distribution on respiratory dead-space measurements. Br J Anaesth. 2005;95(4):538-48.
77. Suarez-Sipmann F, Santos A, Bohm SH, Borges JB, Hedenstierna G, Tusman G. Corrections of Enghoff's dead space formula for shunt effects still overestimate Bohr's dead space. Respir Physiol Neurobiol. 2013;189(1):99-105.
78. Heili-Frades S, Suarez-Sipmann F, Santos A et al. Continuous monitoring of intrinsic PEEP based on expired CO_2 kinetics: An experimental validation study. Critical Care. 2019;23:192. doi: https://doi.org/10.1186/s13054-019-2430-9.
79. Csorba Z, Petak F, Nevery K et al. Capnographic parameters in ventilated patients: Correspondence with airway and lung tissue mechanics. Anesth Analg. 2016;122:1412-20.

80. Blankman P, Shono A, Hermans BJM, Wesselius T, Hasan D, Gommers D. Detection of optimal PEEP for equal distribution of tidal volume by volumetric capnography and electrical impedance tomography during decreasing levels of PEEP in post cardiac-surgery patients. British Journal of Anaesthesia. 2016;116(6):862-9.
81. Tusman G, Groisman I, Fiolo FE et al. Noninvasive monitoring of lung recruitment maneuvers in morbidly obese patients: The role of pulse oximetry and volumetric capnography. Anesth Analg. 2014;118:137-44.
82. Bohm SH, Maisch S, von Sandersleben A et al. The effects of lung recruitment on the phase III slope of volumetric capnography in morbidly obese patients. Anesth Analg. 2009;109:151-9.
83. Scheffzek S, Mosing M, Hirt R, Moens Y. Volumetric capnography curves as lung function test to confirm bronchoconstriction after carbachol challenge in sedated dogs. Research in Veterinary Science. 2012; 93:1418-25.
84. Gracco O, Degrugilliers L, Rames C, Bécourt A, Bayat S. Change in capnogram waveform is associated with bronchodilator response and asthma control in children. Pediatric Pulmonology. 2019;1-8.
85. Mosing M, If I, Hirt R, Moens Y, Tusman G. Evaluation of variables to describe the shape of volumetric capnography curves during bronchoconstriction in dogs. Research in Veterinary Science. 2012;(93):386-92.
86. Almeida CCB, Almeida-Junior A, Ribeiro MAGO, Nolasco-Silva MT, Ribeiro JD. Volumetric capnography to detect ventilation inhomogeneity in children and adolescents with controlled persistent asthma. Jornal de Pediatria. 2011;87(2):163-8.
87. Hubble CL, Gentile MA, Tripp DS, Craig DM, Melons JN, Cheifetz IM. Deadspace to tidal volume ratio predicts successful extubation in infants and children. Critical Care Medicine. 2000;6:2034-40.
88. Rasera CC, Gewehr PM, Domingues MT. $PETCO_2$ measurement and feature extraction of capnogram signals for extubation outcomes from mechanical ventilation. Physiol Meas. 2015;36:231.
89. Mosing M, Kutter APN, Iff S et al. The effects of cardiac output and pulmonary arterial hypertension on volumetric capnography derived-variables during normoxia and hypoxia. J Clin Monit Comput. 2014. doi: 10.1007/s10877-014-9588-0.
90. Albu G, Wallin M, Hallbäck M et al. Comparison of static end-expiratory and effective lung volumes for gas exchange in healthy and surfactant-depleted lungs. Anesthesiology. 2013;119:101-10.
91. Young A, Maria PE, Sibole S, Grooms D, Levitov A. Changes in end-tidal carbon dioxide and volumetric carbon dioxide as predictors of volume responsiveness in hemodynamically unstable patients. J Cardiothorac Vasc Anesth. 2013;27(4):681-4. doi: http://dx.doi.org/10.1053/j.jvca.2012.09.025.
92. Smallwood CL, Martinez EE, Mehta NM. A comparison of carbon dioxide elimination measurements between a portable indirect calorimeter and volumetric capnography monitor: An in vitro simulation. Respir Care. 2016;61(3):354-8.
93. Siobal MS. Monitoring exhaled carbon dioxide. Respir Care. 2016;61(10):1397-416.
94. Siobal MS, Hammoudeh H, Snow M. Accuracy of resting energy expenditure calculated by a modification of the abbreviated Weir equation in mechanically ventilated adult ICU patients (Abstract). Respir Care. 2012;57(10):1721.
95. Hess D, Daugherty A, Large E, Agarwal NN. A comparison of four methods of determining caloric requirements of mechanically ventilated trauma patients. Respir Care. 1986;31(12):1197-203.
96. Modena DAPO, Moreira MM, Paschoal IA et al. Respiratory evaluation through volumetric capnography among grade III obese and eutrophic individuals: A comparative study. São Paulo Med J. 2019;137(2). doi: 10.1590/1516-3180.2017.0085011017.
97. Ferreira MS, Mendes RT, Marson FAL et al. Spirometry and volumetric capnography in lung function assessment of obese and normal-weight individuals without asthma. J Pediatr (Rio J). 2017;93(4):398-405.
98. Eriksson L, Wollmer P, Olsson CG et al. Diagnosis of pulmonary embolism based upon alveolar dead space analysis. Chest. 1989;96:357-62.
99. Nuckton TJ, Alonso JA, Kallet RH et al. Pulmonary dead-space fraction as a risk factor for death in the acute respiratory distress syndrome. N Engl J Med. 2002;346(17):1281-6.
100. Fletcher R, Johnson G, and Brew J. The concept of deadspace with special reference to the single breath test for carbon dioxide. Br J Anesth. 1981;53:77-88.
101. Ware LB, Eisner MD, Thompson BT, Parsons PE, Matthay MA. Significance of von Willebrand factor in septic and nonseptic patients with acute lung injury. Am J Respir Crit Care Med. 2004;170(7):766-72.
102. Robertson HT, Swenson ER. What do dead-space measurements tell us about the lung with acute respiratory distress syndrome? Respir Care. 2004;49(9):1006-7.
103. Ware LB, Matthay MA. Alveolar fluid clearance is impaired in the majority of patients with acute lung injury and the acute respiratory distress syndrome. Am J Respir Crit Care Med. 2001;163(6):1376-83.
104. Doorduin J, Nollet JL, Vugts MPAJ et al. Assessment of dead-space ventilation in patients with acute respiratory distress syndrome: A prospective observational study. Critical Care. 2016;20:121.
105. Zhang Y-J, Gao X-J, Li Z-B et al. Comparison of the pulmonary dead-space fraction derived from ventilator volumetric capnography and a validated equation in the survival prediction of patients with acute respiratory distress syndrome. Chinese Journal of Traumatology. 2016;19:141-5.
106. Frankenfield DC, Alam S, Bekteshi E et al. Predicting dead space ventilation in critically ill patients using clinically available data. Crit Care Med. 2010;38:288-91. doi: http://dx.doi.org/10.1097/CCM.0b013e3181b42e13.
107. Tusman G, Suarez-Sipmann E, Bohm SH, Borges B, Hedenstierna G. Capnography reflects ventilation/perfusion distribution in a model of acute lung injury. Acta Anaesthesiol Scand. 2011;55:597-606.
108. Tolnai J, Fodor GH, Babik B et al. Volumetric but not time capnography detects ventilation/perfusion mismatch in injured rabbit lung. Front Physiol. 2018;9:1805. doi:10.3389/fphys.2018.01805.
109. Blanch L, Lucangelo U, Lopez-Aguilar J, Romero PV. Volumetric capnography in patients with acute lung injury: Effects of positive end-expiratory pressure. Eur Respir J. 1999;13:1048-54.
110. Yang Y, Huang Y, Tang R et al. Optimization of positive end-expiratory pressure by volumetric capnography variables in lavage-induced acute lung injury. Respiration. 2014;87:75-83.
111. Jonson B. Volumetric capnography for non-invasive monitoring of ARDS. AJRCCM. 2018. doi: 10.1164/rccm.201801-0093 LE.
112. Mieloszyk RJ, Member S, Verghese GC et al. Automated quantitative analysis of capnogram shape for COPD–Normal and COPD–CHF classification. IEEE Transactions on Biomedical Engineering. 2014;12(61):2882-90.
113. Johanning JM, Veverka TJ, Bays RA, Tong GK, Shmiege SK. Evaluation of suspected pulmonary embolism utilizing end-tidal CO_2 and D-dimer. Surg. 1999;178:98-102.
114. Marcke C, Daoudia A, Penaliza A, Verschuren F. CO_2 measurement for the early differential diagnosis of pulmonary embolism-related shock at the emergency department: A case series. Respiratory Medicine Case Reports. 2015;(16):106-8.
115. Moreira MM, Terzi RGG, Pereira MC, Grangeia TAG, Paschoal IA. Volumetric capnography as a noninvasive diagnostic procedure in acute pulmonary thromboembolism. J Bras Pneumol. 2008;34(5):328-32.
116. Verschuren F, Heinonen E, Claude D et al. Volumetric capnography as a bedside monitoring of thrombolysis in major pulmonary embolism. Intensive Care Med. 2004;30:2129-32. doi: 10.1007/s00134-004-2444-9.
117. Kline JA, Hogg M. Measurement of expired carbon dioxide, oxygen and volume in conjunction with pretest probability estimation as a method to diagnose and exclude pulmonary venous thromboembolism. Clin Physiol Funct Imaging. 2006;26:212-9.
118. Fabius TM et al. Volumetric capnography in the exclusion of pulmonary embolism at the emergency department: A pilot study. J. Breath Res. 2016;10:046016.
119. Fabius TM, Eijsvogel MMM, Brusse-Keizer MGJ, Sanchez OM, Verschuren F, de Jongh FHC. Retrospective validation of a new volumetric capnography parameter for the exclusion of pulmonary embolism at the emergency department. ERJ Open Res. 2018;4:00099-2018. doi: https://doi.org/10.1183/23120541.00099-2018.
120. Verschuren F, Sanchez O, Righini M et al. Volumetric or time-based capnography for excluding pulmonary embolism in outpatients? J Thromb Haemost. 2010;8:60-7.
121. Moreira MM, Terzi RGG, Cortellazzi L et al. Volumetric capnography: In the diagnostic work-up of chronic thromboembolic disease. Vascular Health and Risk Management. 2010;6:317-9.
122. Patel MM, Rayburn DB, Browing JA, Kline JA. Neural network analysis of the volumetric capnogram to detect pulmonary embolism. Chest. 1999;116:1325-32.
123. Verschuren F, Liistro G, Coffeng R et al. Volumetric capnography as a screening test for pulmonary embolism in the emergency department. Chest. 2004;125:841-50.
124. Rodger MA, Bredeson CN, Jones Gos et al. The bedside investigation of pulmonary embolism diagnosis study: A double-blind randomized controlled trial comparing combinations of 3 bedside tests vs ventilation-perfusion scan for the initial investigation of suspected pulmonary embolism. Arch Intern Med. 2006;166:181-7.
125. Veronez L, Pereira MC, da Silva SMD et al. Volumetric capnography for the evaluation of chronic airways diseases. International Journal of COPD. 2014;9:983-9.

126. Jarenback L, Tufvesson E, Ankerst J, Bjermer L, Jonson B. The efficiency index (EFFi), based on volumetric capnography, may allow for simple diagnosis and grading of COPD. International Journal of COPD. 2018;13:2033-9.
127. Qi G-S, Gu W-C, Yang W-L, Xi F, Liu J-M. The ability of volumetric capnography to distinguish between chronic obstructive pulmonary disease patients and normal subjects. Lung. 2014;192:661-8. doi: 10.1007/s00408-014-9615-4.
128. Plantier L, Debray M-P, Estellat C et al. Increased volume of conducting airways in idiopathic pulmonary fibrosis is independent of disease severity: A volumetric capnography study. J. Breath Res. 2016;(10):016005.
129. Veronez L, Moreira MM, Soares STP et al. Volumetric capnography for the evaluation of pulmonary disease in adult patients with cystic fibrosis and noncystic fibrosis bronchiectasis. Lung. 2010;188:263-8. doi: 10.1007/s00408-009-9213-z.
130. Perazzi PLF, Marson FAL, Ribeiro MAGO, Schivinski CIS, Ribeiro JD. Evaluation of respiratory dynamics by volumetric capnography during submaximal exercise protocol of six minutes on treadmill in cystic fibrosis patients. J Pediatr (Rio J). 2019;95(1):76-86.
131. Almeida-Junior A, Marson FAL, Almeida CCB et al. Volumetric capnography *versus* spirometry for the evaluation of pulmonary function in cystic fibrosis and allergic asthma. J Pediatr (Rio J). 2018. doi: https://doi.org/10.1016/j.jped.2018.10.008.
132. Ribeiro MA, Silva MT, Ribeiro JD et al. Volumetric capnography as a tool to detect early peripheric lung obstruction in cystic fibrosis patients. J Pediatr (Rio J). 2012;88(6):509-17.
133. Perazzi PLF, Marson FAL, Ribeiro MAGO, Schivinski CIS, Ribeiro JD. Correlation between parameters of volumetric capnography and spirometry during a submaximal exercise protocol on a treadmill in patients with cystic fibrosis and healthy controls. Pulmonol. 2019;25(1):21-31.
134. Soar J, Callaway CW, Aibiki M et al. Part 4: Advanced life support: 2015 international consensus on cardiopulmonary resuscitation and emergency cardiovascular care science with treatment recommendations. Resuscitation. 2015;95:e71-120.
135. Chicote B, Aramendi E, Irusta U, Owens P, Daya M, Idris A. Value of capnography to predict defibrillation success in out-of-hospital cardiac arrest. Ressuscitation. 2019;(138):74-81.
136. Hartmann SM, Farris RW, Di Genaro J, Roberts JS. Systematic review and meta-analysis of end-tidal carbon dioxide values associated with return of spontaneous circulation during cardiopulmonary resuscitation. Journal of Intensive Care Medicine. 2014;1-10. doi: 10.1177/0885066614530839.
137. Paiva EF, Paxton JH, O'Neil BJ. The use of end-tidal carbon dioxide ($ETCO_2$) measurement to guide management of cardiac arrest: A systematic review. Resuscitation. 2018;123:1-7.
138. Chan KL, Chan MT, Gin T. Mainstream *vs.* sidestream capnometry for prediction of arterial carbon dioxide tension during supine craniotomy. Anaesthesia. 2003;58(2):149-55.
139. Breen PH, Mazumdaar B, Skinner SC. Comparison of end-tidal Pco, and average alveolar expired Pco, during positive end-expiratory pressure. Anesth Analg. 1996;82:368-73.

Monitoramento da Mecânica Respiratória

CAPÍTULO 53

Felipe Saddy

▶ Introdução

Os monitores utilizados nas unidades de terapia intensiva (UTIs) nos últimos 30 anos evoluíram o suficiente para promover velocidade, acurácia e conveniência na aquisição dos dados e, mais recentemente, também na sua interpretação.

No passado, o monitoramento da mecânica respiratória se fundamentava na calibração muitas vezes demorada e difícil de pneumotacógrafos, amplificadores de sinais e gravadores de papel. Atualmente, quando se conecta um paciente ao respirador, esse ato significa que o mesmo será acoplado a um sistema pré-calibrado de sensor de fluxo e a uma tela controlada por microprocessador, que mostrará todos os dados conforme sua configuração.

Essa facilidade em relação à aquisição dos dados pode funcionar como uma barreira para uma interpretação real e fidedigna, induzindo o tangenciamento da crítica, não apenas na aquisição dos dados, mas principalmente em sua interpretação, o que infelizmente resulta em decisões equivocadas e terapias não adequadas para o paciente em questão.

A proposta deste capítulo é discutir os fundamentos da teoria da mensuração, descrever os princípios fisiológicos da mecânica respiratória, a mensuração da mecânica respiratória e seu monitoramento, assim como suas aplicações clínicas com suas evidências mais relevantes.

▶ Fundamentos da teoria da mensuração

Mensurações são realizadas ou por comparação direta com um padrão, ou por comparação indireta, por meio do uso de um sistema calibrado.[1] Medidas de peso e altura são exemplos de comparação direta de um objeto com um padrão aceito. Os monitores de uma UTI utilizam a comparação indireta, pois convertem uma quantidade física, como pressão, para uma variável intermediária, como voltagem, por meio de relação previamente estabelecida pela comparação de um padrão. Idealmente, o padrão deve ser rastreável.[2]

Assume-se que toda mensuração apresenta erros. Mesmo padrões são simplesmente a melhor estimativa de um valor real resultante de muitas medidas cuidadosamente controladas.

Os erros sistemáticos ocorrem de maneira previsível e podem ser causa de sub ou superestimações de um valor real. Eles podem ser constantes através de uma extensão de valores inseridos, proporcionais aos valores inseridos, ou ambos. Não são afetados por mensurações repetidas, mas podem ser reduzidos utilizando-se calibração apropriada.

Erros randômicos (ou aleatórios) ocorrem de modo imprevisível devido a fatores incontroláveis e resulta em mensurações sub ou superestimadas de um valor real. Conforme aumenta-se o número de medidas repetidas de uma mesma quantidade, os erros randômicos tendem à soma de zero. Esses erros eventualmente exibem uma distribuição normal ou gaussiana.[1] Essa suposição, associada ao teorema do limite central da estatística,[3] determina a base para estabelecer a probabilidade de um dado valor de mensuração e, dessa maneira, nossa confiança na confiabilidade das observações.

Os efeitos dos erros de mensuração podem ser expressos da seguinte forma:

Valor medido = valor real + (erro sistemático + erro randômico)

A mensuração observada é vista como a soma dos valores reais e dos erros.[4] O objetivo deve ser identificar e minimizar os erros de mensuração.

Acurácia

Acurácia é definida como a diferença máxima entre um valor medido e o valor real,[1,5] e é expressa como uma porcentagem do valor real:

$$\text{Acurácia (\%)} = \frac{\text{valor medido} - \text{valor real}}{\text{valor real}} \times 100$$

Isso implica que acurácia é a soma dos erros sistemáticos e randômicos independentemente de tipo, origem ou direção.[5-7] Entretanto, alguns autores[1,8,9] definem acurácia como um reflexo do erro sistemático apenas ou a diferença entre o valor médio de um grande número de mensurações repetidas e o valor real, que é a definição do termo estatístico "viés" ou "*bias*".

Precisão

Mensurações repetidas da mesma quantidade exibem pequenas diferenças entre os valores observados por causa do erro randômico. Precisão é definida como o grau de consistência entre resultados repetidos.[1,5,8,10] É quantificado com índices estatísticos como variância, desvio padrão e intervalo de confiança. Uma mensuração considerada altamente precisa apresenta um pequeno desvio do valor real, e vice-versa.

Precisão não pode ser confundida com resolução, que é definida como a menor quantidade incremental que pode ser medida.[6] A resolução é uma limitação inerente dos monitores digitais. Tais monitores mostram apenas variações a partir de uma quantidade mínima preestabelecida. Qualquer variação menor que essa deve ser ignorada.

Na prática, é isso que ocorre em curvas pressão × tempo nos respiradores, em que estes estão programados para medir incrementos de 1 cmH$_2$O, e quando usados para realizar mensurações repetidas da linha de base da pressão das vias aéreas, podem gerar leituras bastante precisas (sem variação), mas não apresentam a resolução para detectar mudanças na pressão menor que 1 cmH$_2$O, que podem ser causadas por pequenas variações na pressão geradas por pequenos esforços inspiratórios ou condensação vibrando no circuito do respirador.

Inacurácia, viés e imprecisão

Pode-se definir inacurácia como sendo o erro total de uma mensuração; viés, como erro sistêmico; e imprecisão, como erro randômico. Sendo assim, uma mensuração altamente inacurada é definida como aquela que demonstra um grande viés e/ou é altamente imprecisa.[7,11] Assim:

Erro total = valor mensurado − valor real = viés ± imprecisão

Os efeitos de viés e imprecisão nas mensurações estão ilustrados na Figura 53.1.

Linearidade

Um aparelho ou instrumento é dito linear quando uma sobreposição de dados representando seu produto, ou seja, suas mensurações *versus* seus dados padrões, pode ser formatada em uma linha reta. A linearidade é desejável porque uma vez o sistema calibrado com pelo menos um dado padrão, dados padrões desconhecidos serão acuradamente mensurados sobre uma extensão linear.

A especificação de linearidade é relativa à melhor linha reta através do dado, enquanto inacurácia é relativa à linha da identidade.[7,8] Para um aparelho ou instrumento com viés insignificante, a especificação de não linearidade é equivalente à especificação de acurácia global, porque a linha reta que se ajusta melhor aos dados é a linha da identidade.[2]

Calibração

Calibração é o processo de ajustar o dado resultante ou produto de um aparelho com um dado padrão conhecido, de modo que o erro sistemático seja minimizado.

A verificação de calibração também pode ser definida como processo de mensurar um valor conhecido com um aparelho calibrado e fazer a determinação se um erro observado é aceitável ou não para mensurações futuras.

Para um sistema de mensuração linear, a calibração pode ser um processo de duas etapas. Na primeira, a leitura é instituída no zero, enquanto nenhum sinal de dado padrão é aplicado ao instrumento. Em seguida, a sensibilidade (ganho ou declive) é posicionada, aplicando-se um sinal do dado padrão de valor conhecido, preferencialmente no final superior da variação do dado resultante e ajustando o leitor para esse valor. Caso o instrumento apresente boa linearidade, o leitor para todos os valores dos dados padrões entre esses dois pontos de calibração será acurado. Os valores medidos durante um experimento serão muito próximos dos valores reais, e a curva de resposta seguirá proximamente à linha de identidade.[2]

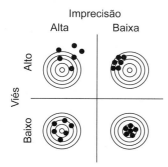

Figura 53.1 ▪ Efeitos de viés e imprecisão. Quando o viés é baixo, as mensurações se agrupam ao redor do valor real (representado aqui como buracos de bala ao redor do olho do búfalo). Quando a imprecisão é baixa, o agrupamento é justo, mostrando que os erros randômicos de mensurações repetidas (ou tiros de rifle) são pequenos. A situação ideal ocorre quando tanto viés quanto imprecisão são baixos, o que resulta em baixo erro total para mensurações repetidas.[2]

Origens de erro de mensuração

▪ Viés | Erro sistemático

Erro constante

Caso o ponto zero não esteja posicionado adequadamente durante a calibração, mas o ganho esteja correto, o instrumento apresentará um viés. Esse, consistentemente lerá abaixo ou acima de toda a escala; isso é denominado *erro constante*.[4,12]

Erro proporcional

Caso o ponto zero esteja posicionado corretamente, mas o ganho esteja errado, o viés será dependente do nível de entrada. Quanto maior o valor de entrada real, maior será o erro no dado medido. Isso é conhecido como *erro proporcional*.[4,12]

Erro de alcance

Ocorre quando o valor real do sinal de entrada encontra-se fora do alcance operado pelo instrumento. Sinais que estão ou abaixo ou acima dos valores calibrados da escala podem estar "podados".[2]

Histerese

Caso um instrumento resulte em uma leitura diferente para um determinado dado inserido, dependendo se o dado inserido está decrescendo ou em crescente, caracteriza-se como *histerese*, isto é, se um dado inserido alternadamente aumenta e diminui, podendo o resultado formar uma alça.[8] Na mecânica respiratória, o maior exemplo é a alça pressão × volume do sistema respiratório.

Tempo resposta

É a medida de quanto tempo leva para o instrumento responder a uma mudança, como uma mudança instantânea de um valor de uma constante para outra.[6] Alternativamente, a resposta pode ser expressa como tempo necessário para alcançar 90% da mudança de intervalo.[6]

Frequência resposta

Trata-se da medida da habilidade de um instrumento mensurar, de modo acurado, um sinal oscilatório.[6,8] Os sistemas de mensuração geralmente subestimarão (atenuação) ou superestimarão (amplificação) a amplitude de um sinal real conforme o aumento da frequência. Um sistema geralmente seguirá fielmente um sinal oscilatório com baixas frequências, mas excederá a amplitude conforme a frequência aumenta, devido à ressonância, que é uma propriedade de qualquer sistema mecânico que apresenta tanto inércia quanto elastância. Essa ocorre quando a energia potencial e cinética dos componentes é armazenada e liberada em sincronia (*i. e., pendulum*). A frequência na qual ocorre é chamada de ressonante ou natural. Em altas frequências, o sistema atenuará o sinal.[2]

Um sistema está *dampeado* quando algumas das frequências dos componentes dos sinais encontram-se atenuadas. Um sistema que exibe ótimo *damping* demonstrará mensurações de todas as frequências de sinais dentro do limite pré-imposto (alcance), mantendo igual amplitude.[13]

Problemas referentes à frequência resposta podem estar evidentes em mensurações de pressão e fluxo.[13]

Erro de sobrecarga

Um axioma básico da teoria da mensuração é que o processo de mensurar inevitavelmente altera as características da fonte da medida. Destarte, sempre haverá algum erro referente à mensuração.[1] Um exemplo é um pneumotacógrafo ser instalado na linha de fluxo e alterar a taxa de fluxo pela resistência imposta.

Condições ambientais

Caso um sistema seja usado sob diferentes condições (pressão ou temperatura) em relação àquelas na qual foi calibrado, e se não há correlação, pode resultar em erros sistemáticos.[10]

Erros do operador

Variações interobservadoras na técnica de mensuração e hábitos intraoperadores podem resultar em viés.[11] Observadores humanos podem exibir a chamada *preferência digital*, e a maneira como arredondam números e os selecionam também podem introduzir erro.

Imprecisão | Erro randômico

Ruído

Todas as mensurações são sujeitas a algum grau menor e rapidamente perturbador, que pode ser causado por uma variedade de fatores ambientais, o qual é chamado de *ruído*. Pode ser difícil de reconhecer e rastrear e não é reduzido pelos procedimentos de calibração. O ruído pode ser problemático principalmente quando há sinais fracos e altamente amplificados.

Não linearidade

Pode resultar em imprecisão porque pode introduzir um erro imprevisível que varia conforme o alcance da operação, dependendo do nível do sinal implementado (ao contrário de um erro proporcional, que é previsível). Erros relacionados a não linearidade podem ser minimizados pela calibração em dois pontos, dentro do alcance no qual a maior parte das mensurações é realizada.[2]

Erros de operador também podem ser randômicos. Variações interobservadores podem acontecer na leitura de medidas gráficas, dependendo de angulações, ou em discretas variações no preparo de transdutores ou amostras.[11]

▶ Princípios fisiológicos da mecânica respiratória e seu monitoramento

Mecânica é a parte da física que analisa o movimento, as variações de energia e as forças que atuam sobre um corpo, objeto ou sistema. Dessa maneira, pode-se imaginar a importância de sua mensuração e seu monitoramento quando inserida no contexto do sistema respiratório, principalmente quando ocorre a falência ou o desequilíbrio desse sistema e existe a necessidade do suporte ventilatório, responsável pela manutenção da vida pela sustentação da troca gasosa e adequada oferta tecidual de oxigênio.

O monitoramento da mecânica é fundamental na manutenção dos pacientes graves que dependem da ventilação mecânica pelos seguintes motivos:[14-18]

- Auxilia na caracterização da fisiopatologia da doença subjacente à insuficiência respiratória, assim como no diagnóstico diferencial
- Ajuda no entendimento do estado e na progressão da doença
- Prové um guia para medidas terapêuticas, como aplicação de pressão positiva no final da expiração (PEEP), mudança postural, administração de volume, broncodilatadores etc.
- Auxilia no ajuste dos parâmetros do respirador conforme o paciente apresenta mudanças e assim promove melhor sincronia paciente-respirador
- Previne complicações relacionadas ao respirador e indução de lesão pulmonar
- Ajuda no planejamento da descontinuação da ventilação mecânica.

Na história menos remota da ventilação mecânica, iniciada nos anos 1950 com a epidemia de poliomielite, foi implementado o monitoramento externo dos pacientes sob suporte ventilatório.[19] O conceito do monitoramento da mecânica respiratória durante a ventilação controlada e assistida é mais recente e foi baseado no entendimento da fisiopatologia das doenças que resultam em insuficiência respiratória, assim como no desenvolvimento tecnológico, que inclui a incorporação de instrumentos de mensuração e microprocessadores nos respiradores modernos,[20-23] conforme visto na Figura 53.2.

Os respiradores de última geração auxiliam na mensuração e na análise dessa complexa matéria dentro do universo da ventilação mecânica, que é a mecânica do sistema respiratório, e esta resulta de

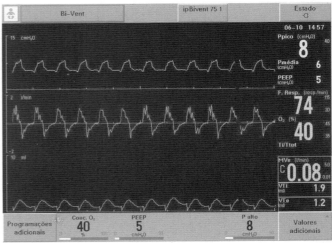

Figura 53.2 ■ Tela gráfica de um respirador de última geração, em que se observa a curva pressão × tempo, fluxo × tempo e volume × tempo. Acima das curvas, encontra-se a denominação do modo ventilatório: Bivent, na qual há também a identificação, neste caso, de um animal sob experimento (ipBivent 75 1). Ao lado das curvas, encontra-se o monitoramento numérico do que é encontrado nelas: pressão em vias aéreas (pico, média, PEEP); frequência respiratória, fração inspirada de oxigênio medida. Abaixo, encontram-se os parâmetros ventilatórios utilizados: PEEP, pressão alta e fração inspirada de oxigênio.

forças implementadas pelo respirador (conforme parâmetros ajustados) sob o sistema respiratório (de acordo com a doença que resultou em insuficiência respiratória) e a equação física regente dessas ações, que é a equação do movimento, descrita na seção seguinte.

Equação do movimento

A pressão aplicada ao sistema respiratório de um paciente sob ventilação mecânica é a soma da pressão gerada pelo respirador (medida na abertura da via aérea [*i. e.*, boca] – Pao) e da pressão gerada pela musculatura respiratória, que pode ser descrita pela equação do movimento:

$$Psr = Pao + Pmus = V' \times R + \frac{V}{C} + k$$

Em que *Psr* é a pressão do sistema respiratório, *Pao* representa a pressão na abertura da via aérea, *Pmus* se refere à pressão gerada pela musculatura respiratória, V' é o fluxo, V é o volume e R equivale à resistência das vias aéreas, C corresponde à complacência do sistema respiratório e k se refere à constante que representa a pressão alveolar no final da expiração (PEEP ou autoPEEP).

Quando a atividade respiratória do paciente é inteiramente passiva, ou seja, a ventilação é controlada, a pressão desenvolvida pela musculatura respiratória é insignificante e a pressão necessária para mover o ar para o interior e para o exterior do sistema respiratório pode ser descrita pela equação do movimento simplificada:

$$Psr = Pao = V' \times R + \frac{V}{C} + k$$

A equação do movimento pode ser desmembrada em dois componentes, conforme a característica de forças necessárias para superá-los, quais sejam: componente elástico e resistivo. Em que $V' \times R$ corresponde à pressão dissipada através da via aérea e do tubo endotraqueal para superar forças de fricção geradas pelo fluxo de gás, o qual, associado ao V', determina a resistência do sistema respiratório (Rsr); e V/C corresponde à pressão que deve ser aplicada no sistema para superar as forças elásticas. V/C depende tanto do volume insuflado em excesso ao volume residual quanto da complacência do sistema respiratório (Csr).

Componente resistivo

Fluxo (V') é o movimento do ar que depende de um gradiente de pressão (ΔP) e é inversamente relacionado com a resistência ao fluxo (R). Essa relação pode ser descrita assim:

$$V' = \frac{\Delta P}{R}$$

A mensuração da resistência pode, portanto, ser realizada conforme a seguinte fórmula:

$$V' = \frac{\Delta P}{V'}$$

O ΔP que gera o fluxo pode ser determinado ao final da inspiração, subtraindo-se a pressão de pico (ou dinâmica) da pressão de platô (ou estática) da via aérea, sendo essa última mensurada aplicando-se uma pausa ao final da fase inspiratória, o que resultará em fluxo zero no sistema respiratório, conforme demonstrado na Figura 53.3. Em indivíduos saudáveis, a resistência inspiratória raramente excede 15 cmH$_2$O/ℓ por segundo.[24]

A resistência total do sistema respiratório (R máx,sr) pode ser dividida em seus dois componentes: "ôhmico" (R mín,sr – representa a resistência da via aérea) e adicional (ΔR,sr – representa o fenômeno viscoelástico ou diferentes constantes de tempo – *Pendelluft*).[25] Ambos os componentes estão elevados na SDRA, possivelmente consequência dos seguintes fatores: via aérea preenchida ou "inundada", hiperatividade da via aérea, reflexos vagais e redução do volume pulmonar.

Pelosi *et al.* relacionaram a resistência da via aérea com o volume pulmonar absoluto e assim obtiveram a "resistência específica da via aérea", que não foi diferente do normal, o que indica que o aumento da resistência na SDRA provavelmente não está associado ao estreitamento anatômico, mas sim ao volume pulmonar reduzido e possivelmente à redução da área pulmonar ventilada (referente ao pulmão infantil ou *baby lung*).[26-28]

Alguns estudos investigaram os efeitos da PEEP na resistência respiratória, e em dois deles[29,30] observou-se elevação significativa e inesperada dela. Entretanto, geralmente a PEEP se relaciona com redução da resistência das vias aéreas por induzir broncodilatação tanto diretamente quanto como resultado do aumento do volume pulmonar. Níveis de PEEP acima de 10 cmH$_2$O reduzem a resistência da via aérea de acordo com o volume pulmonar,[29,31] mas também pode aumentar de forma significativa a resistência adicional,[29,32] o que sugere que alterações nas propriedades viscoelásticas do tecido pulmonar ou heterogeneidade de abertura e/ou colapso alveolar possam ocorrer quando um nível elevado de PEEP é aplicada na SDRA. Deve-se considerar também que a etiologia da SDRA pode influenciar no comportamento da resistência conforme a PEEP aplicada.[33]

PEEP intrínseca

Em pacientes dependentes de ventilação mecânica, a pressão alveolar pode permanecer positiva ao final da expiração se o tempo expiratório for menor que o tempo necessário para o volume pulmonar retornar ao volume residual (Vr), e pode ser consequência de:

- Redução do recolhimento elástico pulmonar
- Elevada resistência ao fluxo
- Limitação ao fluxo expiratório
- Volume corrente excessivo
- Reduzido tempo expiratório (Texp) secundário, por exemplo, à frequência respiratória elevada.

Diante das circunstâncias descritas, a expiração não se completa antes do início do próximo ciclo mandatório proveniente do respirador, e por isso, o volume pulmonar no final da expiração se estabilizará acima da capacidade residual funcional (CRF) ou Vr.[34,35] O recolhimento elástico ao final da expiração devido à expiração incompleta chama-se *PEEP intrínseca* (PEEPi) ou *autoPEEP*.[36-38] Os fatores causais para a presença de PEEPi e que também determinam sua magnitude são:

- Mecânica respiratória alterada: alta resistência e complacência e limitação ao fluxo expiratório
- Resistência externa ao sistema respiratório: tubo endotraqueal, circuito
- Parâmetros ventilatórios utilizando-se altos volumes correntes, alta frequência respiratória, curto Texp e pausa inspiratória.

A PEEPi, quando presente, repercute de forma significativa em todos os pacientes dependentes de ventilação mecânica, e, entre outros efeitos colaterais, pode reduzir o débito cardíaco, implementar sobrecarga para ativar o gatilho do respirador durante a inspiração assistida (*trigger* ineficaz) e aumentar o trabalho respiratório.[37]

O seu reconhecimento durante o monitoramento respiratório acontece quando, na curva fluxo × tempo ou fluxo × volume, o fluxo não alcança a linha de base (ou zero) ao término da expiração, o que implica que o próximo ciclo respiratório iniciará abruptamente a partir da expiração (Figura 53.4), a não ser que haja atividade muscular abrupta. A hiperinsuflação dinâmica está quase sistematicamente associada à PEEPi.[39]

A estimativa quantitativa da PEEPi deve ser realizada preferencialmente com o paciente sedado e relaxado, em modo ventilatório

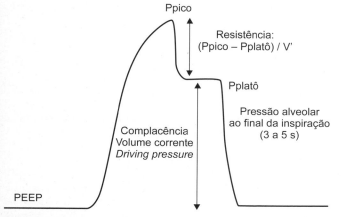

Figura 53.3 ■ Curva pressão × tempo em um ciclo respiratório, demonstrando os determinantes de: *resistência de vias aéreas* – pressão de pico (Ppico), pressão de platô (Pplatô) e fluxo inspiratório; *complacência dinâmica* – volume corrente (VC) expirado, Ppico e pressão positiva no final da expiração (PEEP); *complacência estática* – VC expirado, Pplatô e PEEP. A pressão de distensão (*driving pressure*) é definida pela diferença entre a Pplatô e PEEP, e a variação do VC nesse vetor relaciona-se com a complacência e a proteção ventilatória.

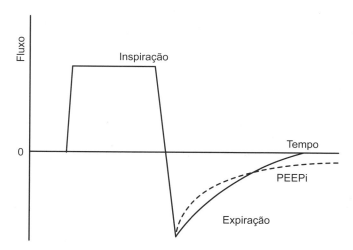

Figura 53.4 ■ Curva fluxo × tempo, em que a fase expiratória tracejada não alcança a linha de base ou zero, o que determina a PEEPi.

controlado, por meio da manobra de oclusão da válvula expiratória,[37] e caso a PEEPi esteja presente, o traçado da curva pressão × tempo será semelhante àquele descrito na Figura 53.5. A PEEPi resultante reflete o recolhimento elástico ao final da expiração do sistema respiratório sob condições estáticas (ausência de fluxo), desde que mensurado ao longo de 3 a 5 s para alcançar um platô.[40] Esse tempo é necessário para que haja um equilíbrio na pressão alveolar pela transferência de pequenos volumes de gás dos alvéolos com alta pressão para unidades com baixa pressão (*Pendelluft*).[41]

Deve-se chamar a atenção de que a PEEPi estática (PEEPi,st) pode estar subestimada quando, durante a sua mensuração, não há compensação referente à complacência do circuito do respirador; entretanto, removendo-se o umidificador (quando em uso) e reduzindo-se o circuito, esse erro pode ser significativamente reduzido.[42]

Outra maneira de se mensurar a PEEPi também de modo passivo é aquela descrita como dinâmica (PEEPi,dyn), na qual se grava continuamente o fluxo e a pressão da via aérea ao longo do tempo e assume-se que a elevação da pressão da via aérea imediatamente antes do fluxo inspiratório reflete o valor da pressão necessária para contrabalançar a PEEPi.[36] A PEEPi,dyn pode ser menor que a PEEPi,st. O motivo dessa diferença baseia-se na constante de tempo *t*, que é definida como sendo o fator determinante para o esvaziamento de gás pulmonar e é computada por:[43]

$$t = C \times R$$

Em que *C* é complacência, e *R* é resistência.

Dentro desse racional, cada unidade alveolar apresenta sua *t*. Sendo assim, existem unidades com *t* curta (taxa de esvaziamento rápido) ou longa (taxa de esvaziamento lento), o que determina a diferença entre a PEEPi,st e PEEPi,dyn.[37]

Durante a ventilação assistida ou espontânea, também é possível mensurar a PEEPi. A PEEPi,st pode ser mensurada pelo método de oclusão ao final da expiração de um ciclo ou vários de maneira aleatória, e o método é idêntico ao de oclusão descrito anteriormente em pacientes ventilados de forma controlada.[44,45] Entretanto, utilizar o tempo correto para ocluir a válvula na expiração e sincronizar com a inspiração do paciente pode ser complicado e principalmente inacurado, e os motivos para tanto estão relacionados com:

- A contração da musculatura expiratória pode elevar a pressão alveolar e das vias aéreas independentemente da hiperinsuflação pulmonar subjacente[46]
- Os pacientes reagem, e a oclusão expiratória ocorre de forma imprevisível[47]
- A variabilidade do Texp neural, que é frequente durante a ventilação espontânea,[48] apresenta efeitos imprevisíveis no tempo disponível para a expiração e, portanto, na PEEPi que o paciente experimenta quando a via aérea não está ocluída
- A abordagem aritmética de subtrair a PEEP total da PEEP externa para obter a PEEPi,st só deve ser utilizada na ausência de limitação ao fluxo expiratório.[46]

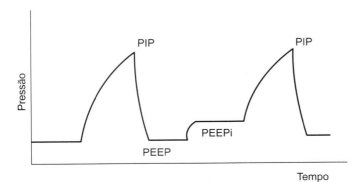

Figura 53.5 ▪ Mensuração da PEEPi estática.

A PEEPi,dyn também pode ser mensurada durante a ventilação assistida, por meio da alteração na pressão esofágica (Peso) precedendo o fluxo inspiratório (método de contrabalanço): essa técnica requer a instalação de cateter esofágico para estimar a pressão pleural. A PEEPi,dyn é medida como a deflecção na Peso do início do esforço inspiratório até o início do fluxo inspiratório,[48,49] e tem como base algumas premissas:[47]

- A pressão alveolar no final da expiração representa a pressão de recolhimento elástico do sistema respiratório relaxado
- A alteração na Peso no início do esforço inspiratório até o início do fluxo inspiratório reflete a pressão inspiratória muscular para contrabalançar o recolhimento elástico no final da expiração do sistema respiratório
- Supõe-se a ausência de contração muscular expiratória.

▪ Componente elástico

Os pulmões e a parede torácica podem ser considerados estruturas elásticas, e apresentam uma característica, que é a elastância (E).

Elastância é definida como variação de pressão (cmH$_2$O, mmHg ou kPa) por unidade de variação de volume (ℓ ou mℓ) e é comumente usada para descrever as propriedades elásticas do sistema respiratório (Esr), sendo expressa em cmH$_2$O/ℓ, conforme a seguinte fórmula:

$$Esr = \frac{\Delta Pel, sr}{\Delta V}$$

Em que $\Delta Pel,sr$ e ΔV são variações na pressão e no volume elástico transrespiratório, respectivamente. Assume-se que, no ser humano adulto ereto, a elastância estática respiratória (Est,sr) encontra-se em 10 cmH$_2$O/ℓ. Est,sr é a soma da elastância estática pulmonar (Est,L) e da elastância da parede torácica (Est,w), e cada uma encontra-se aproximadamente em 5 cmH$_2$O/ℓ, conforme as seguintes fórmulas:

$$EsT,L = \frac{\Delta PL}{\Delta V}$$

$$Est,w = Est,sr - Est,L$$

$$Est,sr = Est,L + Est,w$$

Em que *PL* é a pressão transpulmonar, isto é, a diferença de entre a pressão na abertura da via aérea (*Pao*) e a pressão no espaço pleural (*Ppl*), sendo a Peso a pressão esofágica que provê uma estimativa da pressão pleural.

Elastância é um termo popular entre os fisiologistas, e complacência (C), que é o inverso da elastância (C = 1/E), é mais popular entre clínicos e intensivistas,, conforme as seguintes fórmulas (ver também as Figuras 53.3 e 53.6):

$$Cst,sr = \frac{\Delta V}{\Delta Pel,sr}$$

$$\frac{1}{Cst,sr} = \frac{1}{Cst,L} + \frac{1}{Cst,w}$$

Em que Cst,sr encontra-se em 0,100 ℓ/cmH$_2$O, enquanto Cst,L e Cst,w estão com valor aproximado de 0,200 ℓ/cmH$_2$O, cada um.

Curva ou alça de pressão *versus* volume

A definição das propriedades elásticas do sistema respiratório (Esr), pulmonar (L) e da parede torácica (w) com um único número faz sentido quando a relação P × V (pressão *vs.* volume) é linear durante a variação do volume. Entretanto, as propriedades elásticas completas do sistema respiratório, do pulmão e da parede torácica não podem ser descritas por um único valor.

A relação P × V do sistema respiratório é linear apenas na porção central e torna-se achatada (complacência reduzida) quando ainda acomoda volumes pequenos (p. ex., predomínio de áreas colapsadas em paciente com síndrome do desconforto respiratório agudo [SDRA]) ou quando alcança volumes pulmonares elevados (próximo da capacidade

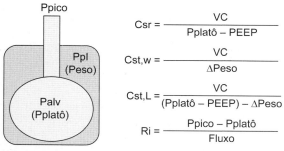

Figura 53.6 ■ O tórax e as respectivas equações para a avaliação da mecânica à beira do leito. Ppico: pressão de pico inspiratória; Ppl: pressão no espaço pleural; Peso: pressão esofágica; Palv: pressão alveolar; Pplatô: pressão de platô; Cst,sr: complacência estática do sistema respiratório; C,w: complacência da parede torácica; ΔPeso: variação da Peso; C,L: complacência pulmonar; Ri: resistência inspiratória.[50]

pulmonar total), como resultado da não linearidade da curva V × P pulmonar em volumes elevados.[51] Na SDRA, a curva V × P do sistema respiratório apresenta formato sigmoide pela heterogeneidade da distribuição da lesão pulmonar.[52]

Ressalta-se a importância do reconhecimento dos pontos de inflexão (Pflex) da curva, ou seja, aqueles nos quais a curva muda de direção, e esses são: Pflex inferior e superior. Entre esses pontos, na porção central, observa-se um padrão linear (descrito anteriormente), no qual, para um determinado volume, há menor variação de pressão (área de maior complacência). Por outro lado, antes do Pflex inferior, e após o superior, há maior variação de pressão para um determinado volume (área de menor complacência) (Figura 53.7). A partir do Pflex inferior, ocorre o início da abertura de áreas alveolares previamente colapsadas, e no Pflex superior, ocorre o término do recrutamento alveolar e pode iniciar a hiperinsuflação alveolar,[53] ou seja, são dois pontos relacionados ao *stress* e *strain* pulmonares respectivamente.

A aplicação de PEEP levemente acima do Pflex inferior (2 cmH$_2$O) pode prevenir o colapso ao final da expiração, melhorar o *shunt* intrapulmonar e troca gasosa, provavelmente como resultado de recrutamento alveolar sustentado alcançado após realização completa da alça P × V, conforme descrito na Figura 53.8.

As técnicas para a construção ou formatação da curva P × V são apresentadas a seguir.

Superseringa

A superseringa serve para mensurar a curva P × V a partir do volume residual (Vr) pulmonar até a capacidade pulmonar total. Utiliza-se uma seringa calibrada com volume conhecido de 1,5 a 2,0 ℓ, definida como superseringa.[55,56] O volume de gás insuflado pela seringa é mensurado eletronicamente a partir do desposicionamento do êmbolo, enquanto a pressão da via aérea (Pva) com um transdutor calibrado com a pressão atmosférica. Para tanto, os pacientes devem estar sedados e paralisados. As mensurações são realizadas após ventilação sem PEEP e com FiO$_2$ = 100%.

É necessária, imediatamente antes do acoplamento da seringa ao tubo endotraqueal, a desconexão do respirador, para que haja uma completa exalação de gás dos pulmões, alcançando-se assim o Vr. A seringa é repleta com O$_2$ umidificado e conectada ao tubo, sendo a pressão nesse momento igual a zero.[57] A primeira curva deve ser descartada para se ajustar à histerese pulmonar, usando-se suspiro ou uma ventilação manual, pois esse cuidado pode mudar o formato da curva.[56,58] Para se construir a curva, insufla-se ar de forma paulatina do Vr ou pressão zero até uma pressão máxima de 40 a 50 cmH$_2$O ou quando se alcançar 25 mℓ/kg de peso.[56,59] A cada insuflação, instilam-se 50 a 200 mℓ e, em seguida, faz-se uma pausa de 1 a 5 s para se alcançar uma condição estática.[56,58,60] Essa manobra tem duração entre 60 e 70 s, não ultrapassando 90 s. A curva estática é construída ligando-se os pontos estáticos de pressão e volume. A reprodução das curvas é descrita como excelente,[56,59] entretanto, a precisa análise de seus pontos de flexão pode apresentar diferenças entre examinadores. Suas limitações são: não separa componente pulmonar e da caixa torácica; há variação de perda de volume na seringa, que pode chegar até 50% do volume injetado, e como o volume torácico real não é mensurado, mas o desposicionamento do êmbolo, a área de histerese pode ser superestimada,[61] e isso pode estar relacionado com a temperatura do gás insuflado, o gás consumido no pulmão e o tempo de insuflação (de preferência menor que 40 s).[62]

Pletismografia torácica indutiva

A pletismografia torácica indutiva (PTI) é similar à superseringa, mas com manobra única, e o volume torácico é mensurado externamente após calibração apropriada, utilizando-se uma faixa torácica com pacientes sedados e paralisados e considerando-se que há uma configuração constante entre tórax e abdome. Divide-se e calcula-se a taxa de deflexões de PTI do tórax-abdome após insuflação com a seringa (volumes de 200 a 1.200 mℓ). Essa técnica foi utilizada para ajustar VC máximo em pacientes com SDRA.[63,64]

Técnica de fluxo lento

Mankikian *et al.* desenharam um aparelho que consistia em um gerador de fluxo constante que gerava fluxo lento de oxigênio (1,7 ℓ/min) nos

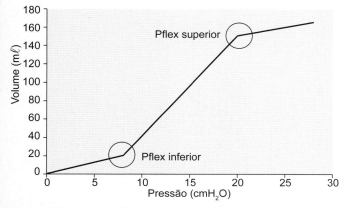

Figura 53.7 ■ Curva estática pressão *vs.* volume na fase inspiratória do sistema respiratório em pulmão com SDRA.[50]

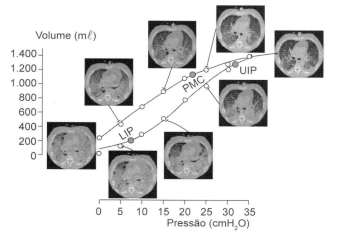

Figura 53.8 ■ Tomografia computadorizada do tórax de um paciente com SDRA enquanto foi realizada uma alça P × V em condições estáticas. O recrutamento alveolar inicia-se após o ponto de flexão inferior (LIP) na alça inspiratória e continua até o ponto máximo de pressão alcançada, mesmo após o ponto de flexão superior (UIP). Não há derrecrutamento quando a pressão na via aérea está inferior a esse ponto até o ponto expiratório de curvatura máxima (PMC). O derrecrutamento ocorre com pressões abaixo desse ponto e continua até o final da alça expiratória.[54]

pulmões e permitia que a deflação acontecesse de modo passivo. Os resultados são reproduzíveis e comparáveis com os da superseringa.[65] Esse método se baseia no fato de que, quando os pulmões estão insuflados por um fluxo inspiratório constante, a mudança na pressão em via aérea é inversamente proporcional à complacência do sistema respiratório.[66,67] Fluxos constantes < 10 ℓ/min possibilitam a obtenção de curvas P × V quase superponíveis àquelas obtidas por outros métodos estáticos.[65,68-70] Esses níveis de fluxo podem ser gerados pela maioria dos respiradores utilizados na terapia intensiva, sem qualquer equipamento especial. Para tanto, ajusta-se o respirador em modo volume controlado com curva de fluxo inspiratório constante (ou quadrado), VC entre 500 e 1.500 mℓ, relação inspiração:expiração de 80% e frequência respiratória de 5 incursões por minuto. Dessa maneira, aparece na tela, em tempo real, a curva P × V, e, utilizando-se o cursor, determina-se o Pflex inferior e superior. Não se deve utilizar fluxo superior a 10 ℓ/min, pois os Pflex tanto inferior enquanto superior irão se encontrar superestimados pela pressão resistiva gerada pelo fluxo elevado.[68]

Técnica de interrupção

Inicialmente proposta para mensurar a resistência da via aérea, também foi usada para traçar a curva estática P × V do sistema respiratório por uma determinada extensão de VC.[71] A via aérea é ocluída ao final da inspiração e o paciente, desconectado do respirador. Uma válvula operada pneumaticamente é usada para alcançar uma série de interrupções rápidas (0,1 a 0,2 s) após a oclusão ser liberada. A manobra é realizada de forma randômica a cada 8 a 10 incursões respiratórias. A curva P × V estática pode ser determinada sobrepondo a Pplatô na pressão pós-interrupção contra o volume correspondente acima da posição no final da expiração durante a ventilação mecânica. Apesar de promissora, essa técnica não é utilizada na prática clínica porque necessita de equipamento adicional.[57]

Técnica de múltipla oclusão ou de interrupção de fluxo

Baseia-se na capacidade de o respirador gerar volume e pressão estática durante oclusões realizadas em diferentes volumes de insuflação, com um mesmo fluxo inspiratório, de forma constante.[72-75] Assim, analisa-se o comportamento do sistema respiratório após oclusão do fluxo inspiratório.[76] A partir do uso dessa técnica, Ranieri et al. publicaram uma série de estudos sobre a influência dos efeitos da PEEP no recrutamento alveolar em pacientes com SDRA.[73,77] Até então, não havia sido descrito com precisão a quantificação do recrutamento, o qual foi mensurado pelo volume pulmonar ao final da expiração acima do Vr durante zero pressão final na expiração (ZEEP) e PEEP.

O recrutamento pulmonar foi calculado como a diferença entre o volume pulmonar em ZEEP e PEEP com a mesma Pva, sendo essa escolhida em 20 cmH$_2$O, por estar disponível em todos os níveis de PEEP. A curva era construída traçando uma linha através dos pontos de volume e pressão.[73]

Índice de estresse (stress index)

É determinado a cada ciclo respiratório, durante a ventilação com fluxo constante, e se analisa a morfologia da curva de pressão de abertura da via aérea na inspiração.[77-79] Destarte, assume-se que durante a insuflação com fluxo constante, a mudança na pressão de abertura da via aérea sobre o tempo reflete a mudança da elastância do sistema respiratório.[66]

Um estudo experimental com tomografia computadorizada sugeriu que o índice de estresse apresentou acurácia para quantificar o grau de hiperinsuflação alveolar,[80] e subsequentemente um ensaio clínico em pacientes com SDRA com lesões focais na tomografia computadorizada do tórax demonstrou que esse índice pode ser utilizado para titular a PEEP, evitando a hiperinsuflação alveolar.[81]

O índice de estresse é descrito em:

$$Pva = a \times tempo\ inspiratório^b + c$$

Em que o coeficiente b (índice de estresse) descreve a morfologia da curva no segmento da pressão na abertura da via aérea (Pao), o que corresponde ao período de insuflação de fluxo constante durante ventilação volume controlada com fluxo constante, conforme mostra a Figura 53.9.

■ Pressão pleural

A pressão no espaço pleural, conforme discutido anteriormente, tem sua importância quanto à mensuração da pressão de distensão do sistema respiratório, e, sob condições estáticas, pode ser utilizada da seguinte maneira:

$$PL = Palv - Ppl$$

Em que Palv representa a pressão alveolar que é igual à pressão da via aérea (Pva), pressão na abertura da via aérea (Pao) ou pressão de platô (Pplatô) mensurada de forma estática, ou seja, com fluxo de ar zero através de pausa inspiratória de 3 a 4 s no respirador, ao final da inspiração. Ppl é a pressão no espaço pleural, e PL indica a pressão transpulmonar. Assim:

$$Pw = Ppl - Pbs$$

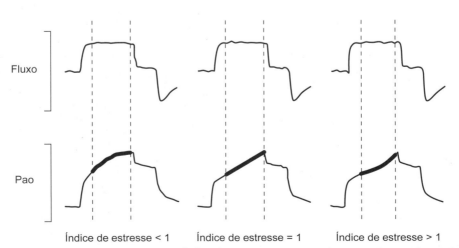

Figura 53.9 ■ Conceito do índice de estresse. Para valores de índice de estresse menor que 1, a curva da pressão na abertura da via aérea (Pao) apresenta uma concavidade para baixo, sugerindo redução contínua da elastância. Para índice de estresse maior que 1, a curva da Pao apresenta concavidade para cima, sugerindo aumento contínuo da elastância. Para índice de estresse igual a 1, a curva da Pao é retilínea, sugerindo a ausência de variações na elastância.[81]

Em que *Pw* representa a pressão transtorácica ou da parede torácica, e *Pbs* corresponde à pressão da superfície corpórea (pressão barométrica).

$$Psr = Ppl + Pw$$

ou

$$Psr = Palv - Ppl + Ppl - Pbs = Palv - Pbs$$

A mensuração da Ppl torna-se, portanto, necessária para mensuração da pressão transpulmonar, que está diretamente relacionada com o nível de *stress* pulmonar, além de dividir a mecânica do sistema respiratório em componente pulmonar e da parede torácica.

Na prática clínica, não se executa a mensuração direta da pressão pleural pelos riscos envolvidos, e, por isso, dá-se preferência à mensuração da variação da Peso, já que esta reflete as mudanças na pressão pleural. Para tanto, instala-se um cateter de látex com balão, ou preenchido com líquido no terço distal do esôfago, no qual este entra em contato com as pleuras bilateralmente e há menor interferência da pressão do mediastino (coração e grandes vasos). Seu posicionamento deve ser confirmado para que haja correta leitura das variações das pressões intratorácicas.[82] Quando as vias aéreas encontram-se fechadas ao término da expiração e uma inspiração acontece, também ocorre queda na Peso e, nesse cenário, não há alterações no volume pulmonar e a redução na Peso equaliza com a Pva, pois, na ausência de deslocamento do volume, a PL será nula.[82] O posicionamento do cateter-balão deve ser implementado para se obter uma relação entre Pva e Peso tão próxima de 1 quanto possível.

As limitações para o cálculo do trabalho respiratório são as seguintes:

- Necessidade de instalação de um cateter gastresofágico duplo-lúmen
- Validade do valor da Peso, pois a Ppl é influenciada pela gravidade e pode ser modificada pelo peso do conteúdo torácico e pela postura, entretanto, a amplitude das variações da Peso não são afetadas
- Utilização do valor teórico da complacência da parede torácica, em vez do valor mensurado
- Dificuldade em determinar o nível de trabalho respiratório ótimo para cada paciente em situações clínicas.[83]

Além da pressão transpulmonar, a pressão pleural inferida pela Peso também é utilizada para se calcular o trabalho respiratório, que é uma forma útil de se calcular o gasto energético desenvolvido pela musculatura respiratória.[84] Em geral, o trabalho realizado durante cada ciclo respiratório é matematicamente expresso em:

$$\text{Trabalho respiratório} = \int \text{pressão} \times \text{volume}$$

Isso significa que se trata da área no diagrama pressão-volume. Nesse caso, a pressão é a esofágica (Peso).

A relação dinâmica entre Ppl e volume pulmonar durante a respiração se referencia como diagrama de Campbell ou de interferência.[83] As oscilações da Peso durante a inspiração devem superar duas forças: as forças elásticas do parênquima pulmonar e da parede torácica e as forças resistivas geradas pelo movimento de gás pelas vias aéreas. Esses dois componentes podem ser calculados como descrito anteriormente neste capítulo.

Para iniciar a mensuração do trabalho respiratório, deve-se inicialmente instalar o cateter esofágico e analisar o diagrama de modo passivo, ou seja, sob ventilação controlada sem contração muscular. Essa relação pressão × volume passiva é um componente crucial do diagrama de Campbell e é calculado a partir de valores da Peso obtidos pelo volume pulmonar quando as vias aéreas estão ocluídas e a musculatura completamente relaxadas, assim, o valor real da relação volume-pressão da parede torácica durante a respiração passiva pode ser obtida e usada como referência para subsequentes mensurações quando o paciente desenvolver esforço inspiratório espontâneo.[84,85]

O trabalho respiratório é expresso em joules, sendo 1 joule a energia necessária para mover 1 ℓ de gás através de 10 cmH_2O de gradiente de pressão. O trabalho por litro de ventilação (J/ℓ) é o trabalho por ciclo dividido pelo volume corrente (expresso em litros). Em um indivíduo saudável, o valor normal é 0,35 J/ℓ.[86] O trabalho respiratório pode ser expresso em trabalho por unidade de tempo, e multiplicando joules por ciclo pela frequência respiratória (expresso em respiração por minuto) obtém-se a energia da respiração (joules/minuto). Em um indivíduo saudável, o valor normal é 2,4 J/min.[86] O trabalho respiratório também pode sofrer influência da PEEPi e da expiração ativa.[83] No caso de esforço respiratório ineficaz, ou seja, contração muscular sem deslocamento de volume, não é possível mensurar o trabalho respiratório pelo diagrama de Campbell, pois esse depende do deslocamento do volume. Nessa situação, a mensuração do produto pressão × tempo (PPT) pode refletir o gasto energético da musculatura de modo mais acurado.

O PPT é o produto da pressão desenvolvida pelos músculos respiratórios pelo tempo da contração muscular, expresso em cmH_2O por segundo, conforme descrito na Figura 53.10.

A pressão relevante é a diferença entre a Peso mensurada e a curva de relaxamento estática da parede torácica.[83] O PPT é tradicionalmente mensurado como a integral do tempo da diferença entre o traçado da Peso e a pressão de recolhimento da parede torácica. Entretanto, esse método pode não contar com o gasto energético necessário para superar a carga dos músculos inspiratórios no início da inspiração de pacientes com hiperinsuflação dinâmica. E pode também falhar em não contar com a energia necessária para cessar a expiração ativa. A determinação do ressalto superior e inferior na curva do PPT habilita o seu cálculo durante todo o ciclo respiratório, por isso, possibilita a aproximação do gasto energético total.[87]

▶ Evidências e implicações clínicas da análise da mecânica respiratória na SDRA

Diagnóstico

Ashbaugh *et al.* primeiramente descreveram a SDRA em adultos, em 1967, quando apresentaram 12 pacientes com início agudo de taquipneia, hipoxemia e redução da complacência do sistema respiratório.[88]

O critério diagnóstico para a lesão pulmonar aguda (LPA) e SDRA mais frequentemente utilizado foi aquele descrito pelo Consenso Americano e Europeu.[89] No entanto, um dos critérios que ainda é utilizado não apenas na prática clínica, mas também em estudos da SDRA, é aquele descrito por Murray *et al.*,[90] que propuseram uma forma de diagnóstico baseada em uma pontuação, que leva em consideração quatro componentes: radiografia do tórax, hipoxemia, nível de PEEP em uso e a complacência estática do sistema respiratório. Quando a pontuação encontra-se entre 0,1 e 2,5, constitui-se lesão pulmonar leve ou moderada, e quando maior que 2,5, constitui-se a SDRA.

Para a definição diagnóstica, é preciso obrigatoriamente a presença de infiltrado alveolar bilateral na radiografia do tórax e hipoxemia, para melhor caracterização e acompanhamento da gravidade, o que auxilia na diferenciação entre SDRA leve e moderada. A baixa complacência estática evidenciada diretamente pela sua mensuração (menor que 40 mℓ/cmH_2O) e indiretamente pela necessidade de PEEP maior que 11 cmH_2O deixa clara a importância da análise da mecânica no diagnóstico dessa síndrome no ambiente da terapia intensiva.[90,91]

Manejo do suporte ventilatório

Suter *et al.*, em 1975, estudaram a fisiologia cardiopulmonar de 15 pacientes normovolêmicos com insuficiência respiratória aguda secundária a cirurgia, trauma, infecção e distúrbios metabólicos. Utilizando-se VC de 13 a 15 mℓ/kg, a PEEP foi titulada de zero até o nível em que havia significativa queda do débito cardíaco. Houve aumento do conteúdo arterial de oxigênio e redução do *shunt* pulmonar associados à elevação dos níveis de PEEP. Contudo, houve queda do débito cardíaco quando alcançou nível elevado de PEEP. O termo "melhor" PEEP (*best* PEEP) foi utilizado para descrever o nível ao qual se relacionava com o máximo transporte de oxigênio, e esse valor também encontrou correspondência na melhor complacência pulmonar.[92]

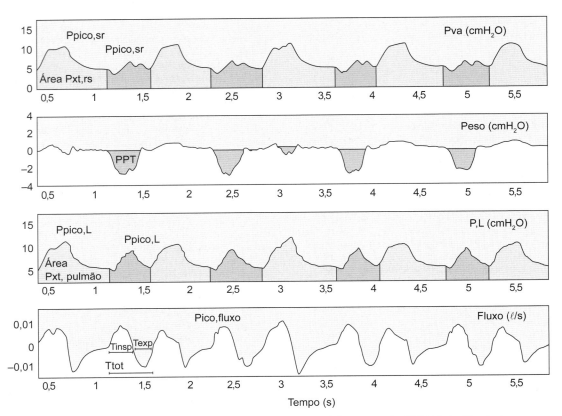

Figura 53.10 ■ Traçado contínuo e concomitante de um animal sob ventilação mecânica em modo APRV (do inglês *airway pressure release ventilation*), no qual se permite ventilação espontânea em dois níveis de pressão. Os traçados demonstram a pressão de via aérea (Pva), pressão esofágica (Peso), pressão transpulmonar (P,L) e fluxo ao longo do tempo. Calcula-se o trabalho respiratório por meio do produto pressão-tempo (PTP).

Amato *et al.*[93] estudaram 53 pacientes com SDRA, que foram divididos em dois grupos: um grupo ventilado de maneira convencional (VC = 12 mℓ/kg, PEEP mínimo para a manutenção de oxigenação aceitável e CO_2 entre 35 e 38 mmHg) e o outro grupo, ventilado de forma protetora, em que a PEEP foi titulada utilizando-se a avaliação da curva V × P e mantida em 2 cmH_2O acima da Pflex inferior; o VC utilizado foi menor que 6 mℓ/kg; o ΔP acima da PEEP, mantido menor que 20 cmH_2O; e manobras de recrutamento com pressão positiva contínua nas vias aéreas (CPAP) de 35 a 40 cmH_2O por 40 s eram frequentemente utilizadas. Esse foi o primeiro estudo controlado e randomizado que mostrou redução da mortalidade dos pacientes ventilados de forma protetora (38% *vs.* 71%, p < 0,001).

Subsequentemente, Villar *et al.*,[94] por meio de um estudo multicêntrico, controlado e randomizado, incluíram 95 pacientes e utilizaram um protocolo muito semelhante ao de Amato *et al.*[20] Compararam a estratégia ventilatória convencional com a protetora, na qual o VC e os valores de Pva eram limitados, além de utilizarem a curva V × P do sistema respiratório alcançando pressões inspiratórias entre 35 e 40 cmH_2O (recrutamento), e mantinham a PEEP em 2 cmH_2O acima da Pflex inferior. A estratégia baseada na análise da mecânica ventilatória (protetora) apresentou redução da mortalidade na UTI (32% *vs.* 53,3%, p = 0,04) e hospitalar (34% *vs.* 55,5%, p = 0,041), além de diminuição no tempo de ventilação mecânica (6,02 ± 7,95 dias *vs.* 10,90 ± 9,45 dias, p = 0,008) e menor incidência de falência orgânica extrapulmonar (0,3 *vs.* 1,2, p < 0,001).

Talmor *et al.*, autores do estudo EPVent,[95] de caráter unicêntrico, pesquisaram, em pacientes com SDRA, o impacto do ajuste do nível de PEEP baseado na mensuração da Peso, contemplando os seguintes parâmetros: VC = 6 mℓ/kg, com PEEP titulada para manter a PL entre 0 (zero) e 10 cmH_2O no final da expiração, sendo ajustada conforme tabela para PL × FIO_2. Caso a PL no final da inspiração fosse maior que 25 cmH_2O, o VC seria reduzido (nunca necessário); em comparação com a estratégia ventilatória preconizada pelo ARDS Network,[96] ou seja, limitando-se VC menor ou igual a 6 mℓ/kg e com a PEEP ajustada conforme uma tabela PEEP × FIO_2. Todos os pacientes eram submetidos a manobra de recrutamento com CPAP = 40 cmH_2O por 30 s, para homogeneização pulmonar antes da randomização.

O estudo em questão apresentava como objetivo primário a avaliação da oxigenação (PaO_2/FIO_2) entre os grupos e, secundariamente, avaliava a Cst,sr e o prognóstico. O estudo foi interrompido após a inclusão de 61 pacientes, porque havia alcançado seu objetivo primário: a relação PaO_2/FIO_2 após 72 h de inclusão era 131 mmHg maior no grupo tratado guiado com a Peso (p = 0,002). A Cst,sr melhorou significativamente desde as primeiras 24 h do estudo, e com 72 h, manteve-se melhor no grupo com a Peso (45 ± 14 mℓ/cmH_2O *vs.* 35 ± 9 mℓ/cmH_2O, p = 0,005). Além disso, a taxa de mortalidade foi menor nos pacientes tratados com a Peso (17% *vs.* 39%, p = 0,055). Quando ajustada pela gravidade dos pacientes, a mortalidade foi estatisticamente menor no grupo intervenção (utilizando-se a Peso).

Por sua vez, o estudo EPVent 2 (ventilação guiada por pressão esofágica 2)[97,98] é um estudo clínico multicêntrico, prospectivo, randomizado, fase II, que testou a hipótese de que o uso da pressão transpulmonar para orientar a estratégia ventilatória pode reduzir a mortalidade e o tempo de permanência em ventilação mecânica em 28 dias, em comparação com a estratégia controle com PEEP × FIO2 elevada (conforme o estudo OSCILLATE).[99]

Foram incluídos 200 pacientes com SDRA moderada a grave. A estratégia de titulação da PEEP guiada pela mensuração da Peso, comparada com a PEEP titulada conforme tabela PEEP × FIO2 elevada, concluiu que não houve diferença no desfecho composto que incorporou morte e dias livres de ventilação mecânica até o dia 28 (probabilidade de desfecho mais favorável com PEPP titulada com a Peso, 49,6%).[98]

Amato *et al.* avaliaram o impacto na mortalidade da pressão de distensão, ou *driving pressure*, descrita previamente na Figura 53.3, e pôde-se caracterizá-la como:

$$\Delta P = \frac{VC}{Csr}$$

Nesse estudo, utilizando-se análise de mediação multinível para avaliar 3.563 pacientes com SDRA incluídos em nove estudos prospectivos randomizados e previamente publicados. O ΔP foi considerado a variável independente mais fortemente associada à sobrevida. A utilização de ΔP maior que 13 cmH$_2$O se relacionou com maior mortalidade e, por isso, foi a variável que melhor estratificou risco de morte desses pacientes.[100]

▶ Considerações finais

O monitoramento e a análise da mecânica respiratória baseada no conhecimento de suas limitações, pelo reconhecimento de suas possíveis falhas, podem estar associadas a teoria e fundamentos da mensuração. Entretanto, quando analisados e interpretados corretamente por seus princípios biofísicos e atuando em conjunto na aplicação da equação do movimento, dentro do contexto biológico, interferindo e se moldando na anatomia e na fisiopatologia de doenças que resultam em falência respiratória, é possível alcançar informações preciosas que auxiliam no diagnóstico e tratamento de pacientes graves dependentes de ventilação mecânica e resultam diretamente na interferência positiva em seu prognóstico.

▶ Referências bibliográficas

1. Beckwith TG, Buck NL, Marangoni RD. Mechanical measurements. 3. ed. Reading. Boston, Massachusetts: Addison-Wesley, 1982.
2. Chatburn RL. Principles of measurement. In: Principles and practice of intensive care monitoring. Ed. Martin J. Tobin. New York: McGraw-Hill, 1998.
3. Devore JL. Probability and statistics for engineering and the sciences. Monterey, CA: Brooks/Cole, 1982, p. 199.
4. Rubin SA. The principles of biomedical instrumentation: A beginner's guide. Chicago: Year Book, 1987.
5. Weiss MD. Biomedical instrumentation. Philadelphia: Chilton, 1973.
6. Webster JC (Ed.). Medical instrumentation: application and design. Boston: Houghton Mifflin, 1978.
7. Doebelin EO. Measurement systems: Application and design. New York: McGraw-Hill, 1966, p. 38-209.
8. Miller WF, Scacci R, Gast LR. Laboratory evaluation of pulmonary function. Philadelphia: Lippincott, 1987.
9. Cromwell L, Weibell FJ, Pfeiffer EA, Usselman LB. Biomedical instrumentation and measurment. Englewood Cliffs, NJ: Prentice-Hall, 1973.
10. Beers Y. Introduction to the theory of error. Reading. PA: Addisson-Wesley, 1957.
11. Bourke GJ, Daly LE, McGilvray J. Interpretation and uses of medical statistics. Boston: Blackwell, 1985, p. 241-62.
12. Westgard JO, Hunt MR. Use and interpretation of common statistical tests in method comparison studies. Clin Chem. 1973;19:49-57.
13. Sikes MK, Vickers MD, Hull CJ. Principles of measurment and monitoring in anaesthesia and intensive care. 3. ed. Oxford, England: Blackwell, 1991.
14. Slutsky AS. Mechanical ventilation. Chest. 1993;104:1833-59.
15. Tobin MJ. State of the art: Respiratory monitoring in the intensive care unit. Am Rev Respir Dis. 1988;138:1625-42.
16. Tobin MJ, Graaf van de WB. Monitoring of lung mechanics and work of breathing. In: Tobin MJ (Ed.). Principles and practice of mechanical ventilation. New York: MacGraw Hill, 1994, p. 967-1003.
17. Schmidt GA, Hall JB, Wood LDH. Management of the ventilated patient. In: Murray JF, Nadel JA (Eds.). Textbook of respiratory medicine. Philadelphia: Saunders, 1994, p. 2636-57.
18. Eissa NT, Milic-Emili J. Modern concepts in monitoring and management of respiratory failure. Anesthesiol Clin North Am. 1991;9:199-218.
19. Colice GL. Historical perspective on the development of mechanical ventilation. In: Tobin MJ (Ed.). Prnciples and practice of mechanical ventilation. New York: McGraw Hill, 1994, p. 1-35.
20. Hubmayr RD, Abel MD, Rehder K. Physiologic approach to mechanical ventilation. Crit Care Med. 1990;18:103-13.
21. Bone RC. Monitoring ventilatory mechanics in acute respiratory failure. Respir Care. 1983;28:597-603.
22. Marini JJ. Newer concepts in mechanical ventilation. Pulmon Perspect. 1988;5:3-8.
23. Lorino AM, Harf A. Measurement of respiratory elastance and resistance in mechanically ventilated patients. In: Zapol WM, Lemaire F (Eds.). Adult Respiratory distress syndrome. New York: Marcel Dekker, 1991, p. 105-37.
24. MacIntyre NR. Evidence-based guidelines for weaning and discontinuing ventilatory support. Chest. 2001;120:375S-396S.
25. Bates JHT, Rossi A, Milic-Emili J. Analysis of the behavior of the respiratory system with constant inspiratory flow. J Appl Physiol. 1985;58:1840-8.
26. Gattinoni L, Bombino M, Pelosi P et al. Lung structure and function in different stages of severe adult respiratory distress syndrome. JAMA. 1994;271:1772-9.
27. Gattinoni L, D'Andrea L, Pelosi P, Vitale G, Pesenti A, Fumagalli R. Regional effects and mechanism of positive end expiratory pressure in early adult respiratory distress syndrome. JAMA. 1993;269:2122-7.
28. Gattinoni L, Pesenti A. The concept of "baby lung". Intensive Care Med. 2005;31:776-84.
29. Pelosi P, Cereda M, Foti G, Giacomini M, Pesenti A. Alterations of lung and chest wall mechanics in patients with acute lung injury: Effects of positive end expiratory pressure. Am J Respir Crit Care Med; 1995;152:531-7.
30. Pesenti A, Pelosi P, Rossi N, Virtuani A, Brazzi L, Rossi A. The effects of positive end-expiratory pressure on respiratory resistance in patients with adult respiratory distress syndrome and in normal anesthetized subjects. Am Rev Respir Dis. 1991;144:101-7.
31. Eissa NT, Ranieri VM, Corbeil C, Chassé M, Braidy J, Milic-Emily J. Effects of positive end expiratory pressure, lung volume and inspiratory flow on interrupter resistance in patients with adult respiratory distress syndrome. Am Rev Respir Dis. 1991;144:538-43.
32. Katz JA, Zinn SE, Ozanne GM, Fairley HB. Pulmonary, chest wall, and lung-thorax elastances in acute respiratory failure. Chest. 1981;80:304-11.
33. Gattinoni L, Pelosi P, Suter PM, Pedoto A, Vercesi P, Lissoni A Acute respiratory distress syndrome caused by pulmonary and extrapulmonary disease. Different syndromes? Am J Respir Crit Care Med. 1998;158:3-11.
34. Kimball WR, Leith DE, Robins AG. Dynamic hyperinflation and ventilator dependence in chronic obstructive pulmonary disease. Am Rev Respir Dis. 1982;126:991-5.
35. Tuxen DV, Lane S. The effects of ventilator pattern on hyperinflation airway pressures, and circulation in mechanical ventilation of patients with severe airflow obstruction. Am Rev Respir Dis. 1987;136:872-9.
36. Rossi A, Gottfried SB, Zocchi L et al. Measurement of static compliance of the total respiratory system in patients with acute respiratory failure during mechanical ventilation: The effect of intrinsic PEEP. Am Rev Respir Dis. 1985;131:672-767.
37. Rossi A, Polese G, Brandi G, Conti G. The intrinsic positive end expiratory pressure (PEEPi): physiology, implications, measurement, and treatment. Intens Care Med. 1995;21:522-36.
38. Pepe PE, Marini JJ. Occult positive end expiratory pressure in mechanically ventilated patients with airflow obstruction. Am Rev Respir Dis. 1982;126:166-70.
39. Marini JJ. Ventilatory support of acute respiratory failure. In: Roussos C (Ed.). The Thorax. New York: Marcel Dekker, 1995;85:2424-70.
40. Kallet R. The effects of flow patterns on pulmonar gas exchange, lung-thorax mechanics, and circulation. Respir Care. 1996;41:611-24.
41. D'Angelo E, Calderini E, Torri G et al. Respiratory mechanics in anesthetized paralyzed humans: Effects of flow, volume, and time. J Appl Physiol. 1989;67:2556-64.
42. Ranieri VM, Dambrosio M, Brienza N. Intrinsic PEEP and cardiopulmonary interaction in patients with COPD and acute ventilatory failure. Eur Respir J. 1996;9:1283-92.
43. Rodarte JR, Rehder K. Dynamics of respiration. In: Macklem PT, Mead J (Eds.). Handbook of physiology. Sec 3. Respiration. Bethesda, MD: American Physiological Society, 1986, p. 131-44.
44. Smith TC, Marini JJ. Impact of PEEP on lung mechanics and work of breathing in severe airflow obstruction. J Appl Physiol. 1988;65:1488-99.
45. Petrof BJ, Legare M, Golberg P, Milic-Emili J, Gottfried SB. Continuous positive airway pressure reduces work of breathing and dyspnea during weaning from mechanical ventilation in severe chronic obstructive pulmonary disease. Am Rev Respir Dis. 1990;141:281-9.
46. Laghi F, Goyal A. Auto-PEEP in respiratory failure. Minerva Anestesiol. 2011;77:1-21.
47. Tobin MJ. Monitoring respiratory mechanics in spontaneously breathing patients. In: Tobin MJ (Ed.). Principles and practice of intensive care monitoring. New York: McGraw-Hill, Inc., 1998. p. 617-54.
48. Lessard MR, Lofaso F, Brochard L. Expiratory muscle activity increases intrinsic positive end-expiratory pressure independently of dynamics hyperinflation in mechanically ventilated patients. Am J Respir Crit Care Med. 1995;151:562-9.
49. Laghi F, Jubran A, Topeli A et al. Effect of lung volume reduction surgery on diaphragmatic neuromechanical coupling at 2 years. Chest. 2004;125:2188-95.

50. Saddy F. Avaliação da mecânica respiratória na síndrome do desconforto respiratório agudo. Pulmão RJ. 2011;20:31-6.
51. Rhan H, Otis AB, Chadwick LE, Fenn WO. The pressure-volume diagram of the thórax and lung. Am J Physiol. 1946;146:161-78.
52. Gattinoni L, Pesenti A, Avalli L, Rossi F, Bombino M. Pressure-volume curve of total respiratory system in acute respiratory system in acute respiratory failure: Computed tomographic scan study. Am Rev Respir Dis. 1987;136:730-6.
53. Maggiore S, Richard JC, Brochard L. What has been learnt from P/V curves inpatients with acute lung injury/acute respiratory distress syndrome? Eur Respir J. 2003;42:22s-26s.
54. Albaiceta GM, Blanch L, Lucangelo U. Static pressure-volume curves of the respiratory system: Were they just a passing fad? Curr Opin Crit Care. 2008;14:80-6.
55. Harf A, Lemaire F, Lorino H, Atlan G. Etude de mécanique ventilatoire: Application à la ventilation artificiale. Bull Physiol Pathol Respir. 1975;11:709-29.
56. Matamis D, Lemaire F, Harf A et al. Total respiratory pressure-volume curves in the adult respiratory distress syndrome. Chest. 1984;86:58-66.
57. Brochard L. Respiratory pressure-volume curves. In: Tobin MJ (Ed.). Principles and practice of intensive care monitoring. New York: McGraw-Hill, Inc., 1998, p. 597-616.
58. Gattinoni L, Pesenti A, Avalli L et al. Pressure-volume curve of total respiratory system in acute respiratory failure: A computed tomographic scan study. Am Rev Respir Dis. 1987;136:730-6.
59. Benito S, Lemaire F. Pulmonary pressure-volume relationship in acute respiratory distress syndrome in adults: Role of positive end-expiratory pressure. J Crit Care. 1990;5:27-34.
60. Mancebo J, Calaf N, Benito S. Pulmonary compliance measurement in acute respiratory failure. Crit Care Med. 1985;13:589-91.
61. Gattinoni L, Mascheroni D, Basilico E et al. Volume/pressure curve of total respiratory system in paralyzed patients: Artefacts and correction fcators. Intensive Care Med. 1987;13:19-25.
62. Dall'Ava-Santucci J, Armaganidis A, Brunet F et al. Causes of error in respiratory pressure-volume curves in paralyzed subjects. J Appl Physiol. 1988;64:42-9.
63. Brunet F, Mira JP, Belghith M et al. Extracorporeal carbon dioxide removal technique improves oxygenation without causing overinflation. Am J Respir Crit Care Med. 1994;149:1557-62.
64. Brunet F, Jeanbourquin D, Monchi M et al. Should mechanical ventilation be optimized to blood gases, lung mechanics, or thoracic CT scan? Am J Respir Crit Care Med. 1995;152:524-30.
65. Mankinian B, Lemaire F, Benito S et al. A new device for measurement of pulmonar pressure-volume curves in patients on mechanical ventilation. Crit Care Med. 1983;11:897-901.
66. Surrat PM, Owens DH, Kilgore WT, Harry RR, Hsiao HS. A pulse method of measuring respiratory system compliance. J Appl Physiol. 1980;49:1116-21.
67. Surrat PM, Owens DH. A pulse method of measuring respiratory system compliance in ventilated patients. Chest. 1981;80:34-8.
68. Lu Q, Vieira S, Richecoueur J. A simple automated method for measuring pressure-volume curve during mechanical ventilation. Am J Respir Crit Care Med. 1999;159:275-82.
69. Rodriguez L, Marquer B, mardrus P. A new simple method to perform pressure-volume curves obtained under quasi-static conditions during mechanical ventilation. Intens Care Med. 1999;25:173-9.
70. Gama AM, Meyer EC, Gaudencio AM et al. Different low constant flows can equally determine the lower inflection point in acute respiratory distress syndrome patients. Artif Organs. 2001;25:882-9.
71. Gottftried SB, Rossi A, Higgis BD et al. Noninvasive determination of respiratory system mechanics during mechanical ventilation for acute respiratory failure. Am Rev Respir Dis. 1985;131:414-20.
72. Levy P, Similowski T, Corbeil C et al. A method for studying the static volume-pressure curves of the respiratory system during mechanical ventilation. J Crit Care. 1989;4:83-9.
73. Ranieri VM, Eissa NT, Corbell C et al. Effects of positive end expiratory pressure on alveolar recruitment and gas exchange in patients with the adult respiratory distress syndrome. Am Rev Respir Dis. 1991;144:544-51.
74. Jonson B, Beydon L, Brauer K et al. Mechanics of respiratory system in healthy anesthetized humans with emphasis on viscoelastic properties. J Appl Physiol 1993;75:132-40.
75. Fernandez R, BLanch L, Artigas A. Inflation static pressure-volume curves of the total respiratory system determined without any instrumentation other than the mechanical ventilator. Intens Care Med. 1993;19:33-8.
76. Bates JHT, Milic-Emili J. The flow interruption technique for measuring respiratory resistence. J Crit Care. 1991;6:227-38.
77. Ranieri VM, Giuliani R, Fiore T et al. Volume-pressure curve of the respiratory system predicts effects of PEEP in ARDS: Occlusion versus constant flow technique. Am J Respir Crit Care Med. 1994;149:19-27.
78. De Perrot M, Imai Y, Volgyesi GA et al. Effect of ventilator-induced lung injury on the development of reperfusion injury in a rat lung transplant model. J Thoracic Cardiovasc Surg. 2002;124:1137-44.
79. Ranieri VM, Zhang H, Mascia L et al. Pessure-time curve predicts minimally injurious ventilatory strategy in an isolated rat lung model. Anesthesiology. 2000;93:1320-8.
80. Grasso S, Terragni P, Mascia L et al. Airway pressure-time curve profile (stress index) detects tidal recruitment/hyperinflation in experimental acute lung injury. Crit Care Med.2004;32:1018-27.
81. Grasso S, Stripoli T, De Michele M et al. ARDSnet ventilatory protocol and alveolar hyperinflation: Role of positive end expiratory pressure. Am J respir Crit Care Med. 2007;176:761-7.
82. Baydur A, Behrakis PK, Zin WA, Jaeger MJ, Milic-Emili J. Simple method for assessing the validity of the esophageal balloon technique. Am Rev Respir Dis. 1982;126:788-91.
83. Cabello B, Mancebo J. Work of breathing. Intensive Care Med. 2006;32:1311-14.
84. Roussos C. Structure and function of the thorax: Energetics. In: Roussos C, Macklem PT (Eds.). The thorax. New York: Dekker, 1985, p. 437-92.
85. Mead J, Loring SJ. Volume displacements of the chest wall and their mechanical significance. In: Roussos C, Macklem PT (Eds.). The thorax. New York: Dekker, 1985, p. 369-92.
86. Mancebo J, Isabey D, Lorino H, Lofaso F, Lemaire F, Brochard L. Comparative effects of pressure support ventilation and intermittent positive pressure breathing (IPPB) in non intubated healthy subjects. Eur Respir J. 1995;8:1901-9.
87. Jubran A, Tobin M. Monitoring during mechanical ventilation. Clinics in Chest Medicine. 1996;17:453-73.
88. Ashbaugh DG, Bigelow DB, Petty TL, Levine BE. Acute respiratory distress in adults. Lancet. 1967;2:319-23.
89. Bernard GR, Artigas A, Brigham KL et al. The American-European Consensus Conference on ARDS. Definitions, mechanisms, relevant outcomes, and clinical trial coordination. Am J Respir Crit Care Med. 1994;149:818-824.
90. Murray JF, Matthay MA, Luce JM et al. An expanded definition pf the adult respiratory distress syndrome. Am Rev Respir Dis. 1988;138:720-3.
91. Ranieri VM, Rubenfeld GD, Thompson BT et al. Acute respiratory distress syndrome: The Berlin Definition. JAMA. 2012;307:2526-33.
92. Suter PM, Fairley B, Isenberg MD. Optimum end-expiratory airway pressure in patients with acute pulmonary failure. N Engl J Med. 1975;292:284-9.
93. Amato MBP, Barbas CSV, Medeiros DM et al. Effect of a protective-ventilation strategy on mortality in the acute respiratory distress syndrome. N Engl J Med. 1998;338:347-54.
94. Villar J, Kacmarek RM, Méndez-Perez L, Aguirre-Jaime A; ARIES Network. A high positive end-expiratory pressure, low tidal volume ventilatory strategy improves outcome in persistent acute respiratory distress syndrome: A radomized, controlled trial. Crit Care Med. 2006;34:1311-8.
95. Talmor D, Sarge T, Malhotra A et al. Mechanical ventilation guided by esophageal pressure in acute lung injury. N Engl J Med. 2008;359:2095-104.
96. The Acute Respiratory Distress Syndrome Network. Ventilation with lower tidal volumes as compared with traditional tidal volumes for acute lung injury and the acute respiratory distress syndrome. N Engl J Med. 2000;342:1301-8.
97. Fish E, Novack V, Banner-Goodspeed VM, Sarge T, Loring S, Talmor D. The esophageal pressure-guided ventilation 2 (EPVent 2) trial protocol: A multicenter, rondomised clinical trial of mechanical ventilation guided by transpulmonary pressure. BMJ Open 2014; 4:e006356.
98. Beitler JR, Sarge T, Banner-Goodspeed VM et al. Effect of titrating positive end-expiratory pressure (PEEP) with esophageal pressure-guided strategy vs an empirical high PEEP-FiO2 strategy on death and days free from mechanical ventilation among patients with acute respiratory distress syndrome: a randomized clinical trial. JAMA 2019;321:846-857.
99. Ferguson ND, Cook DJ, Guyatt GH et al; OSCILLATE Trial Investigators; Canadian Critical Care Trials Group. High-frequency oscillation in early acute respiratory distress syndrome. N Engl J Med. 2013;368(9):795-805.
100. Amato MBP, Meade MO, Slutsky A et al. Driving pressure and survival in the acute respiratory distress syndrome. N Engl J Med. 2015;372:747-55.

Monitoramento da Pressão Esofágica e da Pressão Transpulmonar

CAPÍTULO 54

Fernanda Ferreira Cruz ▪ Patricia Rieken Macêdo Rocco

▶ Introdução

A mecânica do sistema respiratório é dividida em dois componentes: pulmão e parede torácica. Para mensurar a mecânica da parede torácica, é necessária a medida da pressão intrapleural (Ppl). Entretanto, o acesso à cavidade pleural para a sua medida direta apresenta desvantagens, por ser invasivo e pelo risco de pneumotórax. Nesse contexto, buscaram-se alternativas, como a medida da pressão esofágica (Pes). Sabe-se, há mais de 1 século, que a variação da pressão intraesofágica reflete a variação da pressão intrapleural,[1] podendo ser usada para acessar a mecânica da parede torácica em pacientes ventilados espontânea ou mecanicamente.

A medida da pressão esofágica, por meio de um delicado balão posicionado no terço inferior do esôfago, foi descrita pela primeira vez há mais de 50 anos.[1] A partir de então, vários estudos em seres humanos e diversos animais foram feitos, confrontando-se as duas pressões, esofágica e pleural, tentando validar o método. Outros estudos foram realizados, validando a técnica do balão esofágico.[1]

A manometria esofágica mostrou-se útil por mais de 50 anos de pesquisa. As aplicações clínicas da medida da pressão esofágica são várias, dentre elas:

- Estimar a pressão intrapleural e, portanto, a pressão transpulmonar (PL), que é a pressão de distensão dos pulmões
- Avaliar o esforço do paciente quando os músculos respiratórios estão ativos
- Monitorar a interação paciente-ventilador
- Facilitar o processo de desmame da ventilação mecânica.[2]

No entanto, o estudo internacional LUNG SAFE revelou que a manometria esofágica foi raramente empregada em pacientes com síndrome do desconforto respiratório agudo (SDRA).[3] Em outras palavras, existe um grande potencial para a medida da pressão esofágica na prática clínica. Neste capítulo, foram descritos os conceitos fisiológicos respiratórios envolvidos na medida da pressão esofágica, atualizadas as aplicações clínicas mais importantes da manometria esofágica e, em seguida, fornecidas instruções técnicas a serem empregadas para medir adequadamente a pressão esofágica à beira do leito.

▶ Conceitos fisiológicos

Forças

Um trabalho mecânico é realizado quando uma força move seu ponto de aplicação por uma distância. Na fisiologia pulmonar, o trabalho mecânico é efetuado quando a pressão (expressa em cmH$_2$O) altera o volume (expresso em litros) do sistema. A pressão motriz do sistema respiratório é a pressão gerada pela contração dos músculos respiratórios (em condições ativas), pelo ventilador, substituindo os músculos

respiratórios (condições passivas), ou pelo ventilador em conjunto com os músculos respiratórios (ventilação assistida).

As diversas pressões envolvidas para vencer as cargas elásticas, resistivas, viscoelásticas e/ou inomogêneas impostas pelas diferentes estruturas respiratórias (pulmões, parede torácica e sistema respiratório) estão listadas no Quadro 54.1 e apresentadas graficamente na Figura 54.1. Durante a ventilação mecânica, a pressão total aplicada ao sistema respiratório (Ptotal) é a soma da pressão fornecida pelo ventilador (pressão das vias aéreas [Pva]) e a pressão desenvolvida pelos músculos inspiratórios do paciente (Pmus):

Ptotal = Pva + Pmus

Quadro 54.1 ▪ Pressões relacionadas à ventilação.

Prs	Diferença de pressão pelo sistema respiratório	Prs = Pva – Pbs
PL	Diferença de pressão pelo pulmão (transpulmonar)	PL = Pva – Ppl
Pcw	Diferença de pressão pela parede torácica	Pcw = Ppl – Pbs
Prs	Prs = PL + Pcw Prs = Pva – Ppl + Ppl – Pbs Prs = Pva – Pbs	

Pbs: pressão na superfície corporal; Ppl: pressão intrapleural; Pva: pressão das vias aéreas, medida pelo ventilador na terminação proximal das vias aéreas.

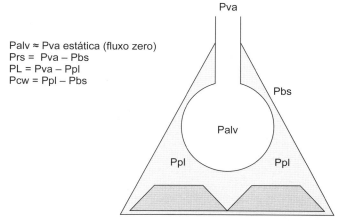

Figura 54.1 ▪ Pressões do sistema respiratório. Palv: pressão alveolar; Pbs: pressão ao nível da superfície corporal; Pcw: diferença de pressão pela parede torácica; PL: pressão transpulmonar; Ppl: pressão intrapleural; Prs: diferença de pressão pelo sistema respiratório; Pva: pressão das vias aéreas.

A pressão total aplicada ao sistema respiratório deve superar forças de oposição impostas pelas propriedades elásticas e resistivas do sistema respiratório. Essa relação é descrita pela equação do movimento:

$$Ptotal = Pva + Pmus = P_0 + Ers \times V + Rrs \times V'$$

Em que P_0 é o valor de Pva no início da respiração (zero ou um valor positivo da pressão expiratória final), Ers indica a elastância do sistema respiratório, Rrs corresponde à resistência do sistema respiratório, V representa a diferença de volume entre o volume instantâneo e o volume de relaxamento do sistema respiratório, e V' é o fluxo aéreo.[4]

Pressão esofágica como indicativa da pressão intrapleural

Em indivíduos eretos, a pressão intrapleural (Ppl) foi estimada medindo-se a Pes e usando um sistema de cateter balão-esôfago. As alterações respiratórias na Pes são representativas de alterações na Ppl aplicadas à superfície do pulmão.[5] A diferença entre a variação de Pva e Pes é uma estimativa válida da variação da PL na região que circunda o cateter-balão.[5] Os valores absolutos da Pes podem ser influenciados por mecânica respiratória, volume pulmonar, peso do mediastino, abdome, postura, reatividade da parede muscular esofágica e propriedades mecânicas do balão. Nosso conhecimento sobre impacto da posição, assimetria de doenças pulmonares, distorção do pulmão e da parede torácica, aumento da pressão abdominal e derrame pleural grande na Pes e se sua variação pela respiração é limitado. Alguns estudos sugerem, no entanto, que mesmo nessas condições o valor absoluto da Pes permanece uma medida efetiva aceitável da Ppl.[6] Entretanto, há controvérsias acerca do fato de que valores absolutos da Pes devem ser interpretados como valores absolutos confiáveis de Ppl. Os dados sugerem que o uso de valores absolutos de Pes é possível no ambiente clínico, mas essa abordagem precisa de validação adicional. A pressão intrapleural varia dentro do espaço pleural devido aos gradientes gravitacionais e às heterogeneidades regionais. Além disso, doenças que obstruem o fluxo, aumentam a densidade do tecido pulmonar ou endurecem os pulmões podem aumentar as diferenças inter-regionais em Ppl. Por uma questão de simplicidade, neste capítulo estamos assumindo que a Ppl é uniforme em todo o espaço pleural.[2]

Insuflação passiva do tórax

Sob condições passivas, a pressão aplicada para mover o gás para o pulmão é fornecida pelo ventilador e igual à Pva. Como a Pmus é zero, a equação do movimento pode ser reescrita da seguinte maneira:

$$Pva = P_0 + (Ers \times V) + (Rrs \times V')$$

Como Ers é a soma de Ecw e EL:

$$Pva = P_0 + (Ecw \times V) + (EL \times V) + (Rrs \times V')$$

A Pva, o V e o V' são continuamente medidos pelo ventilador. Sob condições de ausência de fluxo, como durante as manobras de oclusão ao final da inspiração ou da expiração, o componente de pressão resistiva (Rrs × V') desaparece, e as únicas variáveis desconhecidas são Ecw e EL (variações de Pcw e PL por unidade de volume). A medição da Pes é a única maneira de distinguir qual fração de Pva é aplicada para superar a elastância do pulmão e qual é aplicada para superar a da parede torácica. Deve-se esclarecer que PL incorpora a diferença de pressão entre as vias aéreas e os alvéolos. A diferença entre pressão alveolar e pressão intrapleural é a pressão transalveolar. Na ausência de fluxo (p. ex., durante uma manobra de oclusão ao final da inspiração, para obter a pressão de platô, ou de oclusão ao final da expiração, para medir a pressão expiratória final positiva total e intrínseca) e desde que não haja fechamento significativo das vias aéreas, a Pva medida pelo ventilador é igual à pressão dentro dos alvéolos.[2]

Insuflação ativa do tórax

Referimo-nos às condições "ativas" quando os músculos respiratórios estão ativos, independentemente do trabalho realizado pelo ventilador. Em pacientes com esforços respiratórios espontâneos, a Pmus se torna um componente significativo da equação do movimento apresentada anteriormente. Nessa condição, a Pva exibida pelo ventilador reflete mal a pressão de distensão dos pulmões, e a medida da pressão intrapleural ou Pes passa a ser necessária para computar a pressão transpulmonar.[2]

Em caso de esforços respiratórios espontâneos durante a ventilação mecânica, a medição direta do nível de esforço pode ajudar o clínico a ajustar melhor as configurações do ventilador e/ou o nível de sedação. O esforço muscular respiratório pode ser avaliado calculando-se o trabalho respiratório (WOB) e o produto pressão-tempo (PTP) da pressão esofágica (PTPes), refletindo o esforço feito por todos os músculos respiratórios, ou o produto pressão-tempo da pressão transdiafragmática (PTPdi), refletindo principalmente o esforço realizado pelo diafragma.

A pressão transdiafragmática (Pdi) é calculada como a diferença entre a pressão gástrica e a Pes. Medir WOB ou PTP é uma abordagem útil para estimar a energia dissipada ou consumida pelos músculos respiratórios.[2] O trabalho é expresso como força × deslocamento. Na fisiologia, o trabalho realizado durante cada ciclo respiratório (do início do fluxo inspiratório [T_0] até o final da inspiração [Tinsp], é expresso como a área delimitada por um diagrama de pressão (P) – volume (V):

$$WOB = \int_{T0 - Ti} P \times V \Delta t$$

Em um indivíduo respirando espontaneamente, a medição do trabalho requer uma estimativa de Ppl, e a Pes fornece uma estimativa precisa. A Pes pode ser vista como a pressão de retração elástica da parede torácica relaxada (Pcw,rel) menos a pressão inspiratória desenvolvida pelos músculos inspiratórios (Pmus) na expansão da parede torácica. À medida que o volume pulmonar aumenta, a Pcw,rel e os músculos respiratórios geram uma pressão negativa em relação a esse valor. A Pmus pode ser expressa como:

$$Pmus = Pcw,rel - Pes$$

O trabalho realizado pelos músculos respiratórios (Wmus) é igual à integral do produto da Pmus e a variação de volume:

$$Wmus = \int Pmus \times \Delta V$$

Combinando essas duas equações anteriores, obtém-se o seguinte:

$$Wmus = \int (Pcw,rel - Pes) \times \Delta V$$

A relação dinâmica entre a Pmus e o volume pulmonar durante a respiração pode ser expressa graficamente usando o diagrama de Campbell.[2]

A atividade muscular respiratória também pode ser quantificada utilizando-se o PTPes. O WOB é baseado na estimativa da Pmus, mas se refere à integral da pressão ao longo do volume enquanto o PTPes é ao longo do tempo. O PTP é, portanto, o produto da pressão desenvolvida pelos músculos respiratórios multiplicada pelo tempo de contração muscular, expresso em unidades de $cmH_2O \times s$. Pode ser usada se o volume for gerado ou não. Quando o volume é gerado, o WOB e o PTP são, em geral, fortemente correlacionados.

O WOB por ciclo de respiração é normalmente expresso em joules. O trabalho por minuto é calculado multiplicando-se o WOB a cada ciclo respiratório pela frequência respiratória correspondente. O trabalho por litro é calculado dividindo-se o trabalho por minuto pelo volume-minuto (ventilação). Um joule é o trabalho necessário para mover 1 ℓ de ar por uma diferença de pressão de 10 cmH_2O (i. e., a superfície encerrada em um retângulo, com base de 10 cmH_2O e altura de 1 ℓ).[2]

Excelentes correlações entre o WOB e o oxigênio consumido ou o fluxo sanguíneo para os músculos respiratórios têm sido demonstradas sob condições experimentais e clínicas.[7] Medições de WOB, entretanto, podem às vezes subestimar o consumo de oxigênio pelos músculos respiratórios. Em particular, a medição do trabalho mecânico é totalmente insensível ao gasto de energia durante a contração isométrica.[2,7] Além disso, o trabalho mecânico não é responsável pela duração da contração muscular. Os PTPs podem contornar esses problemas. Tem sido demonstrado que a PTPdi, sob condições experimentais específicas, está mais relacionada com o consumo de oxigênio muscular respiratório do que o WOB.[2]

Poucos estudos foram realizados em indivíduos saudáveis para determinar o intervalo normal de WOB e esforço muscular. Durante a respiração espontânea, o WOB variou de 2,4 a 7,5 J/min e de 0,20 a 0,9 J/ℓ.[2,8] Os valores normais de PTPs variam de 50 a 150 cmH$_2$O × s/min (média 86 ± 21 cm H$_2$O × s/min).[2,8]

O trabalho respiratório realizado por pacientes que recebem assistência parcial do ventilador pode se tornar consideravelmente maior do que o normal. Por exemplo, quando os pacientes recebem uma taxa de ventilação mandatória intermitente de 10 irpm ou pressão de suporte de 7 cmH$_2$O, configurações frequentes na prática clínica, os PTPes inspiratórias podem exceder 200 cmH$_2$O × s/min, o dobro do valor registrado em indivíduos saudáveis.[2,9]

No cenário clínico, a mensuração do esforço inspiratório pode ser monitorada avaliando-se as alterações da Pes durante a inspiração, ou seja, não levando em consideração a pressão de recolhimento estático da parede torácica relaxada. É muito menos preciso do que as medições de Pmus ou Pdi, mas pode ser usado como ferramenta de monitoramento à beira do leito, como feito em alguns estudos de sono ou durante um ensaio de desmame.[2]

▶ Aplicações clínicas da pressão esofágica | Condições passivas

Durante a ventilação controlada, a mensuração da Pes:

- Permite separar a mecânica do sistema respiratório em seus componentes: pulmão e parede torácica
- Possibilita manejar os parâmetros ventilatórios, reduzindo o risco de lesão pulmonar induzida pela ventilação mecânica (VILI)
- Auxilia na detecção de atividade muscular inesperada
- Pode ser utilizada no centro cirúrgico e para detectar as pressões de enchimento cardíaco, como veremos a seguir.

Estimativa da pressão transpulmonar

Em indivíduos sedados, paralisados e ventilados mecanicamente com pressão positiva, a pressão aplicada ao sistema respiratório deve vencer o componente pulmonar e a parede torácica. A pressão transpulmonar (PL) é calculada da seguinte maneira:

$$PL = Pva - Ppl$$

Dois diferentes métodos têm sido propostos para estimar Ppl e, portanto, a PL:

- Utilizando-se a medida direta da Pes[2,4] ou
- Usando-se a pressão de platô das vias aéreas e a razão entre a elastância da parede torácica e a elastância do sistema respiratório.[2,4,5]

Ambos os métodos são derivados da manometria esofágica, e é interessante notar que eles produzem estimativas diferentes de PL. A razão dessas diferenças em PL é que não há um único valor de Ppl.

Pressão esofágica absoluta

O primeiro método é baseado na medida do valor "absoluto" de Pes.[2,6] Esse método baseia-se na suposição de que a Pes absoluta pode ser usada como substituta de Ppl.

Interpretação das pressões apresentadas pelo ventilador

Em indivíduos sedados e paralisados, a ventilação com pressão positiva é titulada com base em Pva, com a expectativa de que se aproximasse de PL. Em pacientes com Ecw normal, a Pva é uma substituta razoável para a PL.[1] Quando a Ecw é alta, no entanto, a Pva pode ser significativamente maior que a PL. De fato, uma porção da Pva é dissipada ao distender a parede torácica. À medida que a parede torácica se torna mais rígida, a proporção de Pva que distende o pulmão (PL) diminui progressivamente (Figura 54.2).[2]

A Ecw pode ser elevada em pacientes com insuficiência respiratória aguda por várias razões. Aumentos na Ecw e/ou na Ppl podem ocorrer como resultado de hipertensão intra-abdominal, derrame pleural, ascite maciça, trauma torácico e edema dos tecidos intratorácico e intra-abdominal, e também como resultado da reanimação fluídica. Tais aumentos na Ecw e na Ppl provocaram diminuição do volume pulmonar e aumentaram acentuadamente o edema dos tecidos intratorácicos, especialmente no contexto da SDRA. Além disso, vários pesquisadores relataram a influência do aumento do Ecw na curva pressão-volume do sistema respiratório, tanto em termos de valor de elastância como da forma da curva.[2]

Como o Ecw pode variar muito entre os indivíduos, ajustar as configurações do ventilador apenas com base na Pva pode não ser

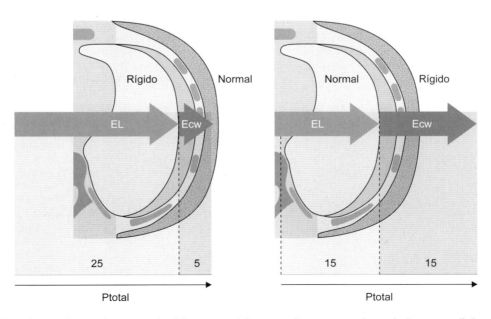

Figura 54.2 ▪ Distribuição de pressões no sistema respiratório em seus dois compartimentos: parede e pulmão, em condições com pulmão rígido, com maior elastância (à *esquerda*) e em condições com caixa torácica rígida (à *direita*).

uma estratégia satisfatória ao ventilar indivíduos com SDRA. De fato, uma respiração com pressão positiva pode lesar o pulmão se resultar em hiperinsuflação alveolar no final da inspiração e/ou abertura e colapso cíclico alveolar. Desde que a PL seja a verdadeira pressão de "distensão pulmonar", ou seja, a principal força que promove o recrutamento alveolar e a insuflação pulmonar, uma estratégia de ventilação pulmonar protetora deve levar em consideração esse conceito (PL). A medida da pressão esofágica torna isso possível na prática clínica.[1,2]

Pressão esofágica para guiar a terapia na SDRA

A utilidade da Pes na orientação terapêutica na SDRA foi demonstrada no estudo sobre ventilação com ventilação por pressão esofágica (EPVent). Por causa da redução da complacência da parede torácica, do edema ou da distensão abdominal, a Pes é frequentemente elevada em pacientes com SDRA, e a PL calculada pode ser negativa no final da expiração. Isso pode indicar vias aéreas fechadas ou pulmão atelectásico ou edemaciado. A pressão expiratória final positiva (PEEP) poderia, assim, ser aumentada até que a PL se torne positiva no final da expiração para manter as vias aéreas abertas (com a ressalva de que valores positivos não garantem alvéolos abertos nas zonas distais ao cateter de amostragem).

Em um estudo controlado randomizado, de centro único, os pesquisadores da EPVent compararam a ventilação mecânica guiada por medidas de Pes (grupo experimental) com ventilação com base no protocolo da ARDSNetwork (grupo-controle). Os pacientes no grupo-controle foram tratados com volume corrente ajustado em 6 mℓ/kg de peso corporal previsto e PEEP com base na razão pressão parcial de oxigênio arterial (PaO_2) do paciente e fração inspirada de oxigênio (FIO_2). No grupo experimental, os níveis de PEEP foram ajustados para chegar a uma PL entre 0 e 10 cm H_2O no final da expiração, de acordo com uma escala móvel baseada na relação PaO_2/FIO_2. Eles também limitaram o volume corrente para manter a PL a menos de 25 cmH_2O ao final da inspiração. Ao alcançar 72 h, a PEEP estava em média 18 ± 5 cmH_2O no grupo experimental e 12 ± 5 cmH_2O no grupo-controle. O estudo foi encerrado precocemente, após o recrutamento de 61 pacientes, devido a um efeito esmagador da estratégia com controle da Pes na oxigenação do sangue. Após 72 h, a relação PaO_2/FIO_2 foi 280 ± 126 mmHg no grupo Pes e 191 ± 71 no grupo-controle (p = 0,001). A complacência do sistema respiratório também foi significativamente melhor no grupo Pes (p = 0,005), provavelmente como consequência de melhor recrutamento.

Embora esse estudo tenha mostrado uma tendência de redução da mortalidade em 28 dias (17 vs. 35%; p = 0,055), não apresentou potência suficiente para mostrar mudança significativa em qualquer variável de desfecho, como dias livres de ventilador, tempo de permanência, ventilação ou estado clínico a longo prazo. No entanto, essa pesquisa pode ser considerada uma prova de conceito para a utilidade das medidas da Pes na SDRA.[2]

Outros pesquisadores usaram um método derivado de elastância para estimar a Ppl, que desconsidera os valores absolutos e confia nas variações da curva de Pes (ΔPes) para calcular Ecw, isto é, Ecw = ΔPcw/VC (volume corrente). Esse método leva em consideração a pressão de distensão pulmonar aplicada pela pressão positiva durante a ventilação mecânica. Como qualquer pressão positiva aplicada na abertura da via aérea atua sobre duas estruturas elásticas conectadas em série (o pulmão e a parede torácica), a Pva é distribuída entre a parede torácica e a elastância pulmonar. A relação entre a elastância do pulmão e do sistema respiratório pode ser usada para interpretar melhor o efeito da Pva. Adequadamente:

$$PL = Pva (EL/Ers)$$

Em que EL = ΔPL/VC e Ers = ΔPva/VC sob condições estáticas (fluxo zero) entre o início e o fim de um ciclo respiratório.

Embora mais estudos sejam necessários para testar métodos alternativos de cálculo de PL, os resultados desses estudos apoiam o uso da medida de Pes em indivíduos sedados e paralisados na titulação de ajustes de ventilador na SDRA.[2]

Cateter esofágico na sala de cirurgia

Os dados sugerem que os ajustes ventilatórios durante os procedimentos cirúrgicos podem ter importantes consequências clínicas nas complicações pós-operatórias.[2,8] Anestesia geral ou procedimentos cirúrgicos selecionados, como insuflação peritoneal de gás ou posicionamento, podem afetar a mecânica da parede torácica. Pacientes obesos ou com pressão abdominal aumentada, escoliose, espondilite, fibrotórax ou derrame pleural também apresentam alteração na mecânica da parede torácica. Em todas essas circunstâncias, o monitoramento da Pva durante ou após a cirurgia pode não ser representativo da pressão de distensão aplicada no tecido pulmonar (stress) e a deformação resultante (strain). Embora não comprovado, o monitoramento da Pes pode ser útil para personalizar melhor as configurações do ventilador em todas essas circunstâncias (Quadro 54.2).[2,10]

Pressões de enchimento do coração

A interpretação correta das pressões intracardíacas, como as pressões de enchimento ventricular precisa levar em consideração os valores das pressões intravasculares absolutas e as variações na pressão extracardíaca ou pericárdica. Isso é particularmente relevante durante alterações no volume pulmonar sob pressão positiva nas vias aéreas. A média da Pes é a técnica mais conveniente para estimar a pressão extramural, ou seja, a pressão intravascular menos a pressão extravascular circundante.[2] Consequentemente, para pressões intravasculares semelhantes, as pressões de enchimento transmural são geralmente mais baixas quando os pacientes são ventilados com ventilação com pressão positiva em comparação à respiração espontânea não assistida.

Quadro 54.2 ▪ Situações em que o monitoramento da pressão esofágica pode ser útil.

Situação clínica	Tipo de medida	Uso clínico	Técnica
SDRA	Pressão esofágica ao final da expiração	Titulação da PEEP	Pressões esofágica e transpulmonar
SDRA	Distribuição de pressões	Diagnóstico, pressão de platô, driving pressure; titulação	Pressões esofágica e transpulmonar; elastância de parede torácica, pulmões e sistema respiratório
Ventilação mecânica controlada	Detecção do trigger reverso	Diagnóstico; sedação; titulação	Pressão esofágica
Ventilação mecânica assistida	Detecção e tratamento de assincronias	Titulação de suporte	Sinal de pressão esofágica e das vias aéreas
Ventilação mecânica assistida	Trabalho respiratório	Titulação de suporte	Pressão esofágica, trabalho respiratório, produto pressão × tempo; pressão transdiafragmática
Desmame da ventilação mecânica	Trabalho respiratório	Diagnóstico; detecção precoce de insuficiência	Pressão esofágica, trabalho respiratório, produto pressão × tempo; pressão transdiafragmática

SDRA: síndrome do desconforto respiratório agudo; PEEP: pressão expiratória final positiva.

Aplicações clínicas da pressão esofágica | Condições ativas

O principal objetivo da ventilação mecânica assistida é diminuir o esforço respiratório do paciente, mantendo um nível normal de atividade muscular respiratória. Essa abordagem não só reduz a dispneia e os sinais de desconforto respiratório, mas também pode impedir a rápida atrofia muscular respiratória observada durante ventilação mecânica totalmente controlada e a resultante disfunção diafragmática induzida pelo ventilador, bem como ajuda a reduzir os efeitos deletérios da sedação prolongada.[11]

Para alcançar tais metas, no entanto, a quantidade de assistência deveria teoricamente ser ajustada para atingir níveis normais e aceitáveis de esforço respiratório. Por exemplo, permitir que pacientes com SDRA ventilados mecanicamente respirem espontaneamente pode ter benefícios fisiológicos, principalmente para a prevenção da disfunção diafragmática induzida pelo ventilador, que pode ser favorecida pela ventilação mecânica totalmente controlada e pelo bloqueio neuromuscular. A respiração espontânea reduz o padrão de ventilação monótona e pode favorecer o recrutamento pulmonar das regiões pulmonares justa-diafragmáticas, permitir a redução da dose de sedação, acelerar o desmame da mecânica de ventilação e melhorar a hemodinâmica.[10] No entanto, esforços inspiratórios espontâneos podem levar a volumes correntes elevados, altas pressões transpulmonares e excesso de WOB. Nesse contexto, durante a respiração espontânea, Pes pode ser usada para avaliar o esforço muscular respiratório e o WOB gerado pelo paciente.

Embora a redução do trabalho muscular respiratório excessivo constitua objetivo importante da ventilação mecânica, surpreendentemente ele não vem sendo monitorado de maneira frequente.[2] Há uma interação complexa entre a assistência fornecida pelo ventilador e a atividade motora do sistema respiratório. Para monitorar as interações paciente-ventilador, os médicos confiam principalmente na oximetria de pulso, nos valores da gasometria do sangue arterial e nas formas de ondas de fluxo disponíveis na maioria dos ventiladores. Diversas pesquisas clínicas demonstraram o quão difícil é determinar a quantidade de esforço nos modos ventilatórios padrão e a assincronia.[12] A utilização apenas de medidas de Pva e fluxo pode mascarar uma assincronia profunda entre o paciente e o ventilador. A análise da Pes possibilita o monitoramento da interação paciente-ventilador.[12]

Detecção precoce de esforço espontâneo lesivo

A respiração espontânea é frequentemente permitida em pacientes com SDRA leve, acarretando diversos benefícios. No entanto, diversos estudos relatam que a respiração espontânea pode causar – ou piorar – a lesão pulmonar, especialmente em pacientes com SDRA grave ou se o esforço espontâneo for vigoroso e assíncrono com o ventilador. Tal lesão pulmonar dependente do esforço do paciente e passou a ser definida como lesão pulmonar autoinfligida pelo paciente.[13] Aqui descrevemos três mecanismos principais de lesão pulmonar por esforço espontâneo:

- Aumento do estresse pulmonar
- Aumento da perfusão pulmonar
- Assincronia paciente-ventilador.

Aumento do estresse pulmonar local

No pulmão normal, a deflexão inspiratória (oscilação) em Ppl resultante da contração diafragmática é rapidamente dissipada por toda a superfície pleural. Em contraste, em um pulmão lesionado, rígido ou com atelectasias e/ou consolidações, a deflexão de Ppl não é dissipada, mas é predominantemente localizada nas regiões dependentes onde é gerada. Assim, um esforço mais forte resulta em oscilações locais da Ppl mais negativas no pulmão dependente, podendo resultar em volutrauma local, ocasionado por um enorme recrutamento no pulmão dependente, atraindo gás de outras regiões do pulmão (p. ex., do pulmão não dependente). Esse fenômeno é denominado *Pendelluft* (movimento de ar de uma região para outra do pulmão). Dados recentes confirmaram que a maior parte da lesão pulmonar dependente do esforço ocorria no pulmão dependente, a mesma região em que o esforço vigoroso aumentava o estresse inspiratório e o estiramento.[13,14]

É digno de nota que a intensidade do esforço espontâneo, representado como oscilação negativa na Pes, está linearmente relacionada com a magnitude do estresse e estiramento pulmonar dependente local. O esforço espontâneo deve ser mantido para ser um nível modesto para prevenir a autolesão pulmonar provocada pelo paciente (P-SILI, do inglês *patient self-inflicted lung injury*) e, portanto, o monitoramento de Pes em pacientes com SDRA submetidos à ventilação espontânea é altamente recomendado. Recente estudo sugere limitar o PL inspiratório em valores menores que 20 a 25 cmH$_2$O e/ou a pressão muscular menor que 5 a 10 cmH$_2$O em pacientes com SDRA com esforço espontâneo.[15]

Relatos mostraram que a remoção extracorpórea de CO$_2$, diminuindo o estímulo ao *drive* respiratório, pode ser uma estratégia para controlar a intensidade do esforço avaliado pela manometria de pressão esofágica.[13]

Perfusão pulmonar aumentada

O esforço espontâneo gera pressão intratorácica mais negativa, que, além de aumentar o retorno venoso, pode aumentar diretamente a pressão vascular transmural, isto é, a diferença entre a pressão intravascular e a pressão fora dos vasos. A pressão vascular transmural é considerada a pressão líquida que distende os vasos intratorácicos. Por isso, o esforço espontâneo vigoroso aumenta a perfusão pulmonar, a propensão ao edema e leva à piora do desfecho clínico em crianças com exacerbação aguda da asma. A pressão vascular transmural pode ser calculada como a pressão intravascular menos a pressão esofágica. Assim, a mensuração da Pes pode ajudar a detectar o risco de edema pulmonar em pacientes que apresentam esforço espontâneo elevado.[13,16]

Assincronia paciente-ventilador

A assincronia pode potencialmente piorar a lesão pulmonar. Quando o ventilador não detecta nenhum disparo e o paciente está sedado, contrações musculares respiratórias desencadeadas pelo ventilador têm sido descritas em pacientes criticamente enfermos. Esse fenômeno é chamado de "*reverse trigger*" ou *disparo reverso*, pois a insuflação gerada pelo ventilador desencadeia a contração do músculo respiratório. Esses esforços tornam-se evidentes se a atividade muscular respiratória for monitorada pela medição da Pes. Isso pode ter consequências clínicas importantes, como o "*double triggering*" ou *inspiração dupla*, que é a ocorrência de duas inspirações consecutivas após um único esforço respiratório, com consequente aumento do volume corrente ou medições erróneas da pressão de platô. O duplo disparo é mais frequente em pacientes com maior *drive* respiratório. O impacto adverso da assincronia paciente-ventilador é cada vez mais reconhecido e maior incidência de assincronia está associada à maior mortalidade. Assim, o monitoramento cuidadoso da interação paciente-ventilador ajuda os médicos a ajustarem os parâmetros ventilatórios e o uso de sedativos.[17]

Quando a ventilação protetora do pulmão é necessária, os médicos devem estar cientes de que a sincronização inspiratória pode ampliar o esforço do paciente. Tal sincronização pode ser potencialmente prejudicial, aumentando a pressão transpulmonar e o volume corrente. Quando a proteção pulmonar é considerada prioridade, mas certo grau de atividade respiratória espontânea é mantido, o monitoramento da Pes pode detectar a assincronia e ser a melhor maneira de garantir a entrega adequada da assistência inspiratória, pois o monitoramento convencional de Pva e fluxo pode mascarar a assincronia paciente-ventilador.[18]

Durante a ventilação assistida, a combinação de pressões e volumes levemente excessivos para auxiliar o paciente, bem como o tempo inspiratório excessivo do ventilador em relação ao tempo inspiratório neural do paciente e algum grau de obstrução das vias aéreas, pode levar à ocorrência de esforços ineficazes ou perdidos. Durante esses esforços desperdiçados, a frequência respiratória real do paciente pode ser duas vezes a frequência exibida no ventilador. Monitorar a Pes ou a atividade elétrica do diafragma é importante para reconhecer e tratar a causa de esforços ineficazes. Como essa assincronia está associada à duração prolongada da ventilação mecânica, isso pode ter impacto no prognóstico do paciente. Nos pulmões lesados, intensa pressão intrapleural negativa gerada pela contração do diafragma pode acarretar lesão regional.[17,18]

Ciclos respiratórios curtos resultam de um tempo inspiratório mecânico mais curto do que o tempo inspiratório neural do paciente. A combinação entre elevados *drive* respiratório e fluxo aéreo e baixos volumes correntes é um problema frequente. Um monitoramento *on-line*, em tempo real, da atividade muscular respiratória, por meio da curva de Pes e da atividade eletromiográfica diafragmática, é importante para detectar o grau de sincronização entre os esforços inspiratórios do paciente e o tempo de insuflação do ventilador.[14]

Medida de autoPEEP ou PEEP intrínseca

Para que o volume pulmonar aumente em um paciente com PEEP intrínseca (PEEPi), os músculos inspiratórios devem contrair e gerar uma quantidade de pressão igual à do componente dinâmico da PEEP total, também referida como PEEPi, antes que qualquer volume seja deslocado. O método mais preciso para quantificar a PEEPi é medir a queda da pressão esofágica ao final da expiração no ponto de contração dos músculos inspiratórios, até o início do fluxo inspiratório. Embora a expiração normalmente ocorra de forma passiva, a coexistência de PEEPi e expiração ativa é comum, especialmente em pacientes com doença pulmonar obstrutiva crônica.

Balanços expiratórios positivos na pressão gástrica são observados durante a expiração ativa como consequência do recrutamento de músculos abdominais. Nesse cenário, quando o paciente começa a contrair os músculos inspiratórios, os músculos expiratórios também passam a relaxar. A queda na pressão esofágica usada para estimar a PEEPi é, portanto, devido ao relaxamento dos músculos expiratórios. Para evitar superestimar o valor da PEEPi, a oscilação da pressão abdominal resultante da expiração ativa deve ser subtraída da queda inicial na pressão esofágica..[19]

Desmame da ventilação mecânica

A medição do WOB pode ser uma ferramenta útil para o desmame. Pesquisas sobre a fisiopatologia do desmame revelaram que o esforço respiratório muda progressivamente à medida que os pacientes falham em um teste de desmame. Durante um teste de respiração espontânea, os PTPs permaneceram inalterados nos pacientes que tiveram sucesso no desmame. Contrariamente, os pacientes com falha no desmame desenvolveram aumento acentuado e progressivo dos PTPs como resultado do aumento na carga mecânica nos músculos respiratórios. Ao final do estudo, os pacientes com falha de desmame aumentaram seus valores de PTPs quatro vezes acima do valor normal.

No decorrer de um teste de desmame fracassado, as oscilações na Pes apresentaram maiores alterações do que o índice de respiração rápida e superficial. Assim, as medidas de Pes podem fornecer um método simples para monitorar mudanças no esforço do paciente. Tobin e Jubran mostraram que avaliar a Pes durante o desmame é mais útil do que medir pontualmente índices de predição de desmame. Além disso, aumentos nas oscilações da Pes durante o estudo podem alertar um médico para procurar possíveis causas e instituir terapia, como broncodilatadores, inotrópicos, vasodilatadores ou diuréticos. Além de sua função de monitoramento, a mensuração da Pes durante a respiração espontânea ajuda na compreensão das alterações hemodinâmicas que ocorrem durante o desmame difícil. Especificamente, as grandes variações negativas na Pes que ocorrem durante o desmame difícil são responsáveis pelo aumento do retorno venoso na circulação pulmonar e na pós-carga ventricular esquerda causada pelo aumento das pressões intratorácicas transmurais.[20]

▶ Dicas práticas | Como começar a mensuração da pressão esofágica

O método mais difundido para a medida da pressão esofágica consiste na utilização do sistema balão-cateter de látex preenchido com ar ou líquido e conectado a um transdutor de pressão.[2]

O esôfago é um tubo muscular membranoso, localizado na cavidade torácica, que mede em torno de 4 cm de diâmetro e cerca de 25 cm de comprimento. Mantém-se em estado colapsado e está conectado a outras estruturas do mediastino por tecido conjuntivo e pequenos músculos. Em suas extremidades, há esfíncteres funcionais. As variações de pressão no esôfago são de origem intrínseca e extrínseca. As pressões extrínsecas são aquelas que se originam na cavidade torácica, enquanto as intrínsecas são essencialmente de dois tipos: espasmos localizados ou mudanças de tônus do órgão que podem se tornar generalizados e as ondas peristálticas.[1]

Introdução do balão esofágico

Vários balões esofágicos estão disponíveis comercialmente. A Pes pode ser medida usando-se cateteres preenchidos com ar ou líquido (principalmente em neonatos). Quanto às dimensões ideais do balão esofágico usado em adultos, atualmente sabe-se que seu perímetro deve corresponder ao do esôfago, entre 4 e 4,8 cm. Na prática clínica, os delgados balões de látex, apresentando 0,1 mm de espessura, 5 a 10 cm de comprimento, com perímetro variando de 3,2 a 4,8 cm são adequados. Os cateteres convencionalmente usados são de polietileno, com diâmetro interno de 1,4 mm e comprimento de 100 cm. Em recém-nascidos, têm sido encontradas medidas satisfatórias com balões de 30 a 50 mm de comprimento, diâmetro de 7,6 mm e espessura de 0,045 a 0,075 mm. Balões com maior diâmetro e comprimento oferecem mensuração de pressão esofágica mais fidedigna, com menor interferência de ondas peristálticas esofágicas e menor variação nos registros de pressão decorrentes de alteração postural. Deve ser posicionado no terço inferior do esôfago, onde a complacência do órgão é maior e, por conseguinte, mais sensível às variações de pressão intratorácica.[1]

Enchimento do balão esofágico

É importante enfatizar que o volume de insuflação varia dependendo dos balões e da pressão ao seu redor.[21] O volume adequado de enchimento do balão não deve subestimar a Pes, devido ao baixo volume de preenchimento, nem superestimar a Pes em virtude da elastância do próprio esôfago. Além disso, para minimizar o efeito da elastância da parede esofágica, o volume mínimo deve ser usado para medir a Pes com precisão. Nesse contexto, autores avaliaram a Pes em oito pacientes em posição ereta, em crescentes volumes pulmonares, com o balão preenchido com diferentes volumes de ar. Os resultados indicaram que o efeito do volume do balão na Pes é maior em ambos os extremos de capacidade vital (CV), sobretudo em altos volumes pulmonares, 20% acima da CV. Concluíram que o preenchimento do balão com baixo volume, em torno de 0,2 mℓ de ar, reflete com maior precisão a pressão intrapleural.

Por outro lado, um grupo demonstrou que a medição de pressões esofágicas positivas necessita de volumes injetados mais elevados do que os normalmente recomendados. A faixa de volumes de preenchimento é cateter-específica.[2] O volume de ar deve obedecer à curva de complacência do balão; na maioria, volume de 0,5 mℓ de ar é adequado para a realização das medidas.[22] Assim, sugerimos verificar qual é o volume mínimo para cada balão esofágico antes de começar a usá-lo à beira do leito, pois os valores absolutos e as alterações respiratórias da pressão esofágica podem ser subestimados por um balão insuficientemente inflado.[2]

Posicionamento do cateter esofágico

Depois de colocar o paciente em posição e anestesiar o nariz e a orofaringe, o cateter é inserido através da narina. O balão esofágico pode ser introduzido por via nasal (≈ cm) ou por via oral (≈ 40 cm) até o estômago e inflado com volume adequado. O cateter-balão vazio é avançado para o estômago, momento em que o balão é insuflado. A parte distal do cateter é conectada a um transdutor de pressão, que, por sua vez, pode ser conectado a um sistema de aquisição dedicado a um sistema de monitoramento do paciente ou a uma porta de pressão auxiliar do ventilador. A existência de pressão positiva durante uma inspiração espontânea geralmente indica que o balão está no estômago, desde que não haja paralisia diafragmática. Posteriormente, o cateter é retirado lentamente até aparecerem artefatos cardíacos nos traçados de pressão e até que a deflexão de pressão negativa seja substituída por uma deflexão positiva, indicando que o balão está no terço inferior do esôfago (Figura 54.3).

O teste oclusivo dinâmico é então realizado, e surgem elevações da pressão (Pva e Pes) em resposta à compressão manual externa suave do abdome (Figura 54.3).[2] A sonda nasogástrica não parece afetar significativamente a mensuração de Pes, e é possível a utilização de um cateter esofágico quando uma sonda de alimentação enteral já estiver sido instalada.[2] A reavaliação do volume correto de ar no balão e o controle de seu posicionamento adequado são particularmente importantes para garantir medições confiáveis da Pes durante um período prolongado.

Confirmação do posicionamento apropriado

A posição do balão esofágico é validada por meio de um teste de oclusão ao final da expiração, utilizando-se compressão torácica (Figura 54.3) quando o paciente se encontra paralisado ou por uma manobra de esforço inspiratório (paciente com respiração espontânea) contra uma oclusão expiratória final. Assume-se que, ocluindo-se a via aérea ao final da expiração (em condição de fluxo zero), mudanças na Pva devem espelhar as mudanças na Pes. Assim, a relação entre ΔPes e ΔPva deve apresentar declive de 1,0 ± 0,2 durante um teste de oclusão. Quando ΔPes/ΔPva estiver fora da faixa, ou seja, menor que 0,8 ou maior que 1,2, durante um teste de oclusão, a posição do balão esofágico deve ser modificada, pois o ΔPes não reflete ΔPpl corretamente.

Particularidades da mensuração da pressão esofágica

A hipótese de que a postura corporal pudesse afetar a medida da pressão esofágica, e consequentemente não espelhar a medida da pressão intrapleural, levou alguns autores a realizarem diversas investigações, que demonstraram que o valor da Pes nas posições prona e lateral se assemelharam ao valor da Pes na posição ereta, enquanto na posição supina a Pes se mostrou bem mais elevada, supondo que esse aumento estaria relacionado com a compressão esofágica exercida pelo coração, pelos grandes vasos e pelas demais estruturas mediastinais por influência da gravidade.[23]

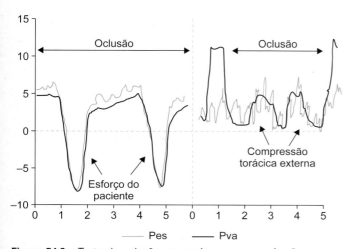

Figura 54.3 ▪ Teste de oclusão em paciente com respiração espontânea (à esquerda) e em paciente paralisado (à direita). No primeiro caso, a via aérea foi ocluída durante o esforço do paciente. No último caso, a via aérea foi ocluída ao aplicar uma compressão torácica externa. O eixo da Pva foi deslocado para alcançar sobreposição dos dois sinais. Pva: pressão das vias aéreas; Pes: pressão esofágica.

O comportamento da Pes em diferentes volumes pulmonares também foi avaliado e demonstrou-se que, em baixos volumes pulmonares e cerca de 20% da CV na posição supina, o registro da pressão esofágica absoluta se mostrou mais positivo. Atribui-se esse fato à compressão do esôfago pelo conteúdo mediastinal que é movido para as proximidades do balão pelo deslocamento cefálico do diafragma.[24]

Estudo realizado utilizando-se sistema cateter-balão de 1,5 cm, posicionado no esôfago, em intervalos de 2 cm, analisou a pressão esofágica ao longo dos segmentos intratorácicos e cervical em seres humanos saudáveis. Observou-se que a pressão esofágica se tornara progressivamente mais negativa da região intratorácica para a cervical, ou seja, existe um gradiente pressórico no interior do esôfago.

Clarysse et al.[25] usaram, para medir a pressão esofágica, dois balões em um só cateter, separados 10 cm um do outro; o balão mais inferior ficou posicionado 5 cm acima da cárdia. Investigaram alterações na pressão transpulmonar antes e depois de girar o corpo em 180°. Observaram que a pressão transpulmonar é mais positiva no balão mais superior, em ambas as posturas, isto é, no esôfago médio na postura ereta e no esôfago distal na postura de cabeça para baixo. Constataram ainda que houve aumento no gradiente de PL com o decréscimo de volume pulmonar entre 80 e 20% da CV, implicando que mudanças de pressão acompanham mudanças globais de volume. Encontraram também um gradiente inverso de Pes na postura de cabeça para baixo.[25]

▶ Baixa adesão clínica do monitoramento da pressão esofágica em UTIs

Embora a manometria esofágica tenha sido estabelecida como uma ferramenta essencial na pesquisa por um longo tempo, um grande estudo epidemiológico, cobrindo 50 países, relatou que a manometria esofágica foi usada em menos de 1% dos pacientes ventilados mecanicamente.[3]

As diversas razões para a baixa adesão foram discutidas:

- A metodologia para introduzir Pes é aparentemente complicada. Por exemplo, sabe-se que volumes incorretos de ar no balão esofágico resultam em superestimação ou subestimação da Ppl circundante
- Na posição supina, existe um gradiente de Ppl (mais alto no dorsal, menor no ventral); não sendo claramente conhecido em quais regiões do pulmão a Pes representa Ppl. A massa do mediastino também poderia elevar falsamente os pontos por compressão direta. Além disso, duas diferentes estimativas de Ppl (e, portanto, PL) – ambas derivadas da manometria esofágica – são propostas. Uma estimativa de PL é baseada em Pes absolutas medidas e a outra é baseada na razão de elastância da parede torácica pela do sistema respiratório. Essas duas estimativas de PL mostraram resultados bastante diferentes, e essa discrepância também levantou preocupações sobre a validade da manometria esofágica.[2]

▶ Considerações finais

A medida da pressão esofágica não é uma técnica complicada e tem enorme potencial para melhorar o prognóstico do paciente com SDRA. Em pacientes em ventilação controlada, a medida de Pes permite analisar a mecânica do sistema respiratório e seus componentes (pulmão e parede torácica), reduzir o risco de lesão pulmonar induzida pela ventilação mecânica e otimizar os parâmetros do ventilador.[26] Em pacientes em ventilação espontânea, a medida de Pes possibilita quantificar WOB/PTPs, análise do esforço inspiratório e assincronia.[27]

▶ Referências bibliográficas

1. Fernandes CR. A importância da pressão pleural na avaliação da mecânica respiratória. Rev Bras Anestesiol. 2006;56(3):287-303.
2. Akoumianaki E, Salvatore MM, Valenza F et al. The application of esophageal pressure measurement in patients with respiratory failure. Am J Respir Crit Care Med. 2014;189(5):520-31.

3. Bellani G, Laffey JG, Pham T *et al.* Epidemiology, patterns of care, and mortality for patients with acute respiratory distress syndrome in intensive care units in 50 countries. JAMA. 2016;315(8):788-800.
4. Tobin MJ. Monitoring respiratory mechanics in spontaneously breathing patients. In: Tobin MJ (Ed.). Principles and practice of intensive care monitoring. New York: McGraw-Hill, 1998, pp. 617-53.
5. Agostoni E, Hyatt R. Static behavior of the respiratory system. In: Fishman AP, Macklem PT, Mead J (Eds.). Handbook of physiology, Section 3: The respiratory system. Bethesda, MD: American Physiological Society, 1986, pp. 113-30.
6. Pecchiari M, Loring SH, D'Angelo E. Esophageal pressure as an estimate of average pleural pressure with lung or chest distortion in rats. Respir Physiol Neurobiol. 2013;186:229-35.
7. Brochard L, Harf A, Lorino H, Lemaire F. Inspiratory pressure support prevents diaphragmatic fatigue during weaning from mechanical ventilation. Am Rev Respir Dis. 1989;139:513-21.
8. Mancebo J, Isabey D, Lorino H, Lofaso F, Lemaire F, Brochard L. Comparative effects of pressure support ventilation and intermittent positive pressure breathing (IPPB) in non-intubated healthy subjects. Eur Respir J. 1995;8:1901-9.
9. Leung P, Jubran A, Tobin MJ. Comparison of assisted ventilator modes on triggering, patient effort, and dyspnea. Am J Respir Crit Care Med. 1997;155:1940-8.
10. Leme Silva P, Pelosi P, Rocco PR. Mechanical ventilation in obese patients. Minerva Anestesiol. 2012;78:1136-45.
11. De Prost N, Dreyfuss D. How to prevent ventilator-induced lung injury? Minerva Anestesiol. 2012;78:1054-66.
12. Colombo D, Cammarota G, Alemani M *et al.* Efficacy of ventilator waveforms observation in detecting patient-ventilator asynchrony. Crit Care Med. 2011;39:2452-7.
13. Yoshida T, brochard L. Esophageal pressure monitoring: Why, when and how? Curr Opin Crit Care. 2018 Jun;24(3):216-22.
14. Yoshida T, Roldan R, Beraldo MA *et al.* Spontaneous effort during mechanical ventilation: Maximal injury with less positive end-expiratory pressure. Crit Care Med. 2016;44:e678-e688.
15. Mauri T, Yoshida T, Bellani G *et al.* Esophageal and transpulmonary pressure in the clinical setting: Meaning, usefulness and perspectives. Intensive Care Med. 2016;42:1360-73.
16. Kantor DB, Hirshberg EL, McDonald MC *et al.* Fluid balance is associated with clinical outcomes and extravascular lung water in children with acute asthma exacerbation. Am J Respir Crit Care Med. 2018 May 1;197(9):1128-35.
17. Blanch L, Villagra A, Sales B *et al.* Asynchronies during mechanical ventilation are associated with mortality. Intensive Care Med. 2015;41:633-41.
18. Thille AW, Rodriguez P, Cabello B, Lellouche F, Brochard L. Patient-ventilator asynchrony during assisted mechanical ventilation. Intensive Care Med. 2006;32:1515-22.
19. Brochard L. Intrinsic (or auto-) positive end-expiratory pressure during spontaneous or assisted ventilation. Intensive Care Med. 2002;28:1552-4.
20. Tobin MJ, Jubran A. Weaning from mechanical ventilation. In: Tobin MJ (Ed.). Principles and practice of mechanical ventilation. 3. ed. New York: McGraw-Hill, 2012, pp. 1307-51.
21. Mojoli F, Iotti GA, Torriglia F *et al. In vivo* calibration of esophageal pressure in the mechanically ventilated patient makes measurements reliable. Crit Care. 2016;20:98.
22. Zin WA, Milic-Emili J. Esophageal Pressure Measurement. In: Tobin MJ. Principles and practice of intensive care monitoring. USA: McGraw-Hill, 1998;545-52.
23. Ferris BG, Mead J, Frank RN. Effect of body position on esophageal pressure and measurement of pulmonary compliance. J Appl Physiol. 1959;14:521-4.
24. Knowles JH, Hong SK, Rahn H. Possible errors using esophageal balloon in determination of pressure-volume characteristics of the lung and thoracic cage. J Appl Physiol. 1959;14:525-30.
25. Clarysse I, Demedts M – Human esophageal pressures and chest wall configuration in upright and head-down posture. J Appl Physiol. 1985;59:401-7.
26. Stenqvist O, Persson P, Stahl CA, Lundin S. Monitoring transpulmonary pressure during anaesthesia using the PEEP-step method. Br J Anaesth. 2018;121(6):1373-5.
27. Theerawit P, Sutherasan Y, Ball L, Pelosi P. Respiratory monitoring in adult intensive care unit. Expert Rev Respir Med. 2017;11(6):453-68.

CAPÍTULO 55

Interpretação de Curvas e *Loops* Durante a Ventilação Mecânica

Jorge Luis dos Santos Valiatti ▪ Eric Grieger Banholzer ▪ Ricardo Goulart Rodrigues ▪ Fernando Miranda

▶ Introdução

O monitoramento da mecânica ventilatória é uma tarefa tão importante e necessária que se mistura, histórica e conceitualmente, com a função da unidade de terapia intensiva (UTI). Um paciente criticamente enfermo deve ter todos seus sinais vitais, marcadores hemodinâmicos, diurese, traçado eletrocardiográfico, entre tantos outros pontos, constantemente vigiados. Essa é uma das funções mais importantes da UTI, principalmente porque as pessoas em cuidados intensivos mudam o seu *status* rapidamente. Ventilar artificialmente um paciente exige o mesmo controle e atenção, uma vez que a mecânica ventilatória também é altamente dinâmica.

Até a década de 1990, na maior parte das unidades, esse monitoramento em pacientes intubados em regime de ventilação mecânica era feito com a determinação intermitente das pressões, dos volumes e dos fluxos durante duas situações distintas: insuflação dinâmica e insuflação passiva do sistema respiratório. Mais recentemente, o desenvolvimento de ventiladores microprocessados com módulos gráficos incorporados possibilitou a análise contínua dos parâmetros de ventilação.

A visualização contínua das curvas de fluxo, volume e pressão em relação ao tempo, assim como os *loops* de fluxo-volume e pressão-volume permitem avaliar a interação paciente-ventilador de maneira mais ágil. Desse modo, é possível diagnosticar precocemente falhas no sistema, mudanças da mecânica e, fundamentalmente, auxiliar nos ajustes dos parâmetros ventilatórios, tornando, assim, o processo de ventilação mais seguro. É importante frisar este último conceito: o maior benefício que o monitoramento traz é a possibilidade de intervir a partir da interpretação. De nada adianta um monitoramento eficaz, claro e constante se não soubermos o que fazer com os dados.

▶ Conceitos e propriedades fundamentais em ventilação mecânica

Antes de falarmos em curvas, *loops* e monitoramento contínuo, devemos ter alguns conceitos básicos bem sedimentados, como fluxo, volume, pressão e tempo.

Fluxo é a velocidade de deslocamento de uma mistura gasosa. Ele é representado em litros por minuto (ℓ/min). O fluxo tem um componente positivo quando se desloca no sentido ventilador-paciente e um negativo para representar o sentido paciente-ventilador. A depender da modalidade em que se ventila o paciente, é possível ter:

- Fluxo inspiratório constante (onda quadrada), quando, durante todo o ciclo inspiratório, ele tem o mesmo valor, por exemplo, em ventilação controlada a volume (VCV) ou
- Fluxo decrescente, em ventilação com suporte de pressão (PSV) e ventilação com pressão controlada (PCV), quando o valor mais alto é no início da fase inspiratória e regride progressivamente, podendo zerar ou não, antes da fase expiratória.

Há outros formatos de fluxo inspiratório, como o crescente e o sinusoidal, mas são menos utilizados. Em algumas modalidades, controlamos o valor do fluxo; em outras, ele é determinado pelo paciente e por suas características pulmonares mecânicas (Figura 55.1).

O volume é a quantidade da mistura gasosa e é representado em mililitros (mℓ). O volume corrente (VC) é um dos volumes mais importantes para ser monitorado e é representado pelo volume envolvido em cada ciclo ventilatório. Em geral, o VC inspiratório tem o mesmo valor que o expiratório, com algumas exceções, como diante de vazamentos ou insuflação dinâmica. Em modalidade VCV, temos VCs constantes, sem variações entre um ciclo e outro. Em ventilações controladas a pressão (PCV e PSV), temos valores variáveis de VC, a depender das características de complacência, resistência e esforço muscular de cada um.

A pressão (P) é a força que determinada quantidade de mistura gasosa exerce em um continente. Ela é representada em centímetros de água (cmH$_2$O). Essa medida de pressão é definida como a pressão exercida por uma coluna de água de 1 cm de altura, a 4°C, no valor normal da gravidade. Durante a fase inspiratória, a pressão pode ser constante ou variar. Se estivermos ventilando em PCV ou PSV, todo o ciclo inspiratório terá o mesmo valor de pressão na via aérea. Já em VCV, essa pressão vai variar, e com algumas manobras, nesse modo, é possível extrair o valor de algumas pressões fundamentais para o monitoramento da mecânica ventilatória, como pressão de pico, pressão de platô, pressão resistiva e pressão de distensão. A fase expiratória, habitualmente, tem um valor constante e positivo de pressão, que chamamos de pressão expiratória final positiva (PEEP, do inglês *positive end expiratory pressure*).

E, por fim, o tempo, que é definido como a duração de determinado evento, pode ser aferido em minutos (min) ou segundos (s).

▶ Monitoramento contínuo da mecânica respiratória

Curva fluxo-tempo

A análise do gráfico fluxo-tempo nos permite identificar uma fase positiva inspiratória (fluxo no sentido aparelho-paciente) e uma fase negativa expiratória (fluxo no sentido paciente-aparelho), como dito previamente. Essa representação gráfica pode fornecer rapidamente informações valiosas do fluxo, como: tipo, valor, tempo de inscrição, existência de pausa inspiratória e pausa expiratória, relação inspiração:expiração (I:E), características de resistência inspiratória e expiratória, adaptação à ventilação mecânica e autoPEEP (Figuras 55.2 a 55.4).[1]

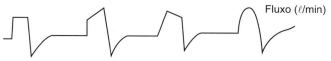

Figura 55.1 ▪ Tipos diferentes de fluxo.

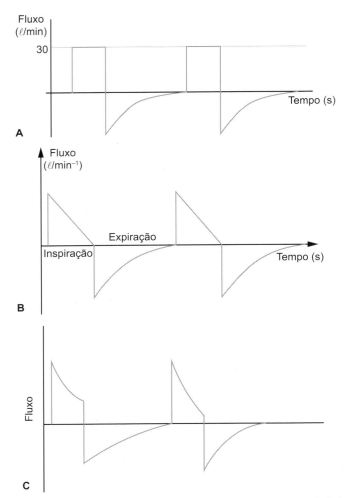

Figura 55.2 ■ **A.** Curva fluxo-tempo constante (quadrada) associada à ventilação controlada a volume (VCV). **B** e **C.** Curva fluxo-tempo em desaceleração associada à ventilação com pressão controlada (PCV) e ventilação com suporte de pressão (PSV).

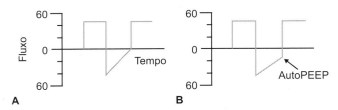

Figura 55.3 ■ Curva fluxo-tempo em ventilação controlada a volume. Em (**A**), o tempo expiratório é suficiente para permitir a exalação completa, enquanto em (**B**), esse tempo não é suficiente para a alça de fluxo expiratório zerar, levando à hiperinsuflação dinâmica (autoPEEP).

Curva pressão-tempo

A análise da curva de pressão em relação ao tempo permite evidenciar as pressões geradas durante todo o ciclo respiratório, além de caracterizar como os ciclos ventilatórios se iniciam, se mantêm e são encerrados (Figuras 55.5 e 55.6).

As pressões de pico e PEEP são visualizadas continuamente. Além disso, é possível aferir adaptação do paciente ao ventilador. Por exemplo, uma deformidade na inscrição da fase inspiratória comumente está associada a fluxo insuficiente quando estamos em ventilação controlada a volume, em que o fluxo é fixo (Figura 55.7).[2]

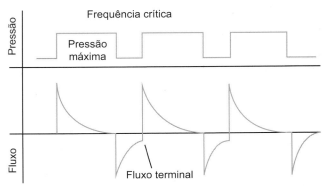

Figura 55.4 ■ Curva fluxo-tempo em desaceleração associada à ventilação com pressão controlada e inversão da relação I:E. É possível observar que o tempo expiratório foi curto para que a exalação se completasse e um novo ciclo se iniciou, configurando a autoPEEP.

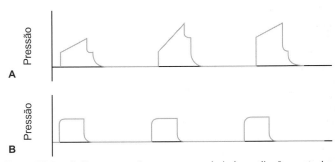

Figura 55.5 ■ **A.** Curva pressão-tempo associada à ventilação controlada a volume, com variações de pressão. **B.** Curva pressão-tempo com ventilação controlada à pressão. Pressão e tempo inspiratório constantes.

Na fase expiratória do ciclo ventilatório, a curva pressão-tempo possibilita avaliar a sensibilidade (pressão negativa de esforço inspiratório ou *triggering effort*) e a resistência expiratória, e a determinar a PEEP (Figura 55.8).

Ajustes inadequados da sensibilidade ou autoPEEP em pacientes com resistência expiratória elevada podem dificultar o disparo do ventilador e aumentar o trabalho respiratório.[3]

Curva volume-tempo

Os ramos ascendente e descendente da curva volume-tempo representam os volumes inalado e exalado, respectivamente (Figuras 55.9 e 55.10).

A falta de retorno à linha de base indica perda (volume exalado menor que o inalado), que pode situar-se no circuito, no tubo traqueal ou no paciente (p. ex., fístula) (Figura 55.11).

O ramo descendente pode ultrapassar a linha de base. Nesse caso, o volume exalado é maior que o inalado. Isso pode indicar desadaptação, mas aparece durante a tosse também (Figura 55.12).

A observação de que o ramo descendente encontra-se alentecido está relacionado com o aumento da resistência expiratória (Figura 55.13).

Embora tenhamos analisado separadamente as curvas ventilatórias, é necessário enfatizar que a análise conjunta dessas curvas, identificando os diversos componentes, é fundamental, como demonstrado na Figura 55.14.

Loop *fluxo-volume*

Representa graficamente a relação entre os fluxos inspiratório e expiratório, com o volume corrente inalado e exalado. Na curva fluxo-volume, distingue-se o fluxo positivo ou inspiratório e o negativo ou expiratório. Inscrevem-se correspondentemente o volume inspirado e o expirado (Figuras 55.15 e 55.16).

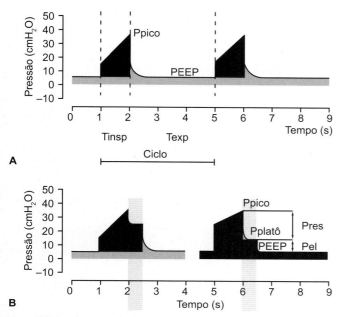

Figura 55.6 ■ Curvas pressão-tempo em ventilação controlada a volume. No traçado superior (**A**), é possível observar a pressão de pico e a PEEP aplicada sem pausa inspiratória. No traçado inferior (**B**), é visível a pausa inspiratória, com pressões de pico, platô e PEEP.

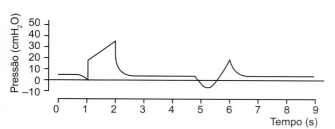

Figura 55.7 ■ Curva pressão-tempo em ventilação controlada a volume, na qual é possível observar deformidade na curva pressórica, indicando fluxo insuficiente.

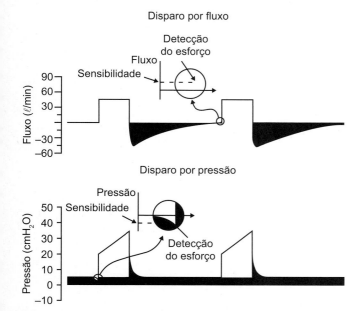

Figura 55.8 ■ Curvas de fluxo e pressão em relação ao tempo. Ajustes de sensibilidade no disparo por pressão e por fluxo.

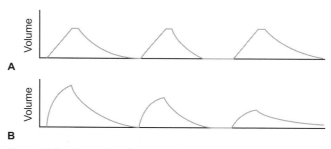

Figura 55.9 ■ Curva de volume em relação ao tempo, na qual é possível visualizar o volume inalado e exalado, bem como o tempo destinado a cada fase. **A.** Volume constante (VCV). **B.** Volume variável (PCV).

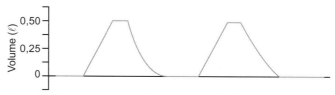

Figura 55.10 ■ Curva volume-tempo em ventilação controlada a volume com pausa inspiratória.

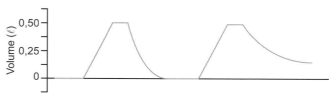

Figura 55.11 ■ Curva volume-tempo, na qual se pode observar que o volume corrente exalado é menor que o inalado, configurando vazamento.

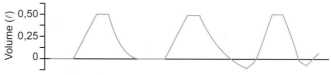

Figura 55.12 ■ Curva volume-tempo, na qual se pode observar, no segundo e terceiro ciclos ventilatórios, que o volume corrente exalado é maior que o inalado, associado à tosse ou desinsuflação de autoPEEP.

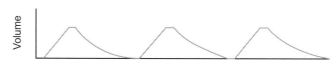

Figura 55.13 ■ Curva volume-tempo, na qual se pode observar o alentecimento do ramo expiratório, traduzindo aumento da resistência expiratória.

O comportamento do fluxo inspirado depende do padrão de fluxo ajustado no ventilador, enquanto o expirado depende das características dos pulmões e das vias aéreas.

A análise da referida curva possibilita identificar situações relevantes durante a ventilação mecânica. As principais são:

- Alterações da resistência: promovem redução no pico de fluxo com retificação e alentecimento do fluxo expiratório (Figura 55.17). Curva expiratória serrilhada indica acúmulo de secreções no circuito do ventilador
- Em caso de vazamento, o volume expiratório não retorna ao zero (Figura 55.18).

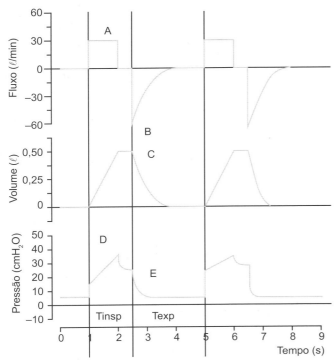

Figura 55.14 ■ Curvas de fluxo, volume e pressão em relação ao tempo de ventilação controlada a volume, com fluxo constante e pausa inspiratória. Sucessivamente é possível identificar: A: pico de fluxo inspiratório; B: pico de fluxo expiratório; C: volume corrente; D: pressão de pico; E: pressão de pausa; F: pressão expiratória ao final da expiração; Tinsp: tempo inspiratório; Texp: tempo expiratório.

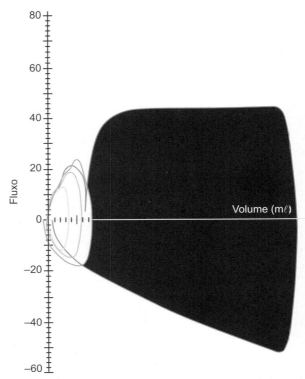

Figura 55.16 ■ Curva fluxo-volume em ventilação controlada a volume com fluxo constante, e curva fluxo-volume em ventilação mandatória intermitente sincronizada (SIMV), na qual a área menor representa os deslocamentos de fluxo e volume nos ciclos espontâneos, e a área enegrecida, os ciclos mecânicos.

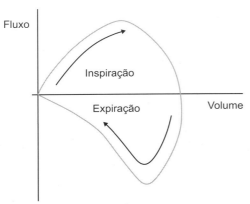

Figura 55.15 ■ Curvas fluxo-volume em ventilação controlada.

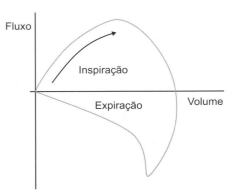

Figura 55.17 ■ Curva fluxo-volume com retificação do fluxo exalatório, configurando aumento de resistência expiratória.

Curva volume-pressão

A curva volume-pressão traduz graficamente a pressão de insuflação em relação à variação de volume corrente durante a inspiração, e de modo passivo na expiração.

Na ventilação espontânea, a curva volume-pressão inscreve-se no sentido horário, enquanto na ventilação controlada sob pressão positiva inscreve-se no sentido anti-horário. Isso ocorre porque o ciclo inspiratório espontâneo se dá por meio de pressões negativas, enquanto o ciclo inspiratório mecânico se dá com pressões positivas (antifisiológico). Na ventilação assistida, vê-se, na curva volume-pressão, uma "alça" orientada no sentido horário (pressão com sentido negativo ou decrescente em relação à pressão expiratória final). A partir desse

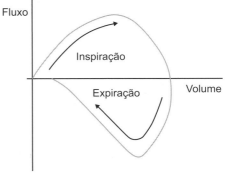

Figura 55.18 ■ Curva fluxo-volume, na qual se observa que o volume expiratório não retorna ao zero e a alça não se fecha, indicando provável vazamento.

momento, a "alça" passa a se inscrever em sentido anti-horário, visto corresponder ao volume gerado em regime de pressão positiva (Figuras 55.19 e 55.20).

Eventualmente a inscrição da função volume-pressão permite evidenciar três curvas com inclinações distintas (Figura 55.21):

- *Curva inicial*: horizontalizada em relação à segunda, correspondente ao recrutamento progressivo de unidades parcialmente colapsadas
- *Curva intermediária*: mais verticalizada, correspondendo à ventilação de unidades pulmonares previamente abertas
- *Curva final*: novamente horizontalizada, correspondente à hiperdistensão pulmonar.

Ventilar o paciente passando pelo ponto de inflexão inferior fará com que ele fique ciclicamente abrindo e colapsando unidades alveolares em cada ciclo, o que pode levar ao atelectrauma (atelectasia cíclica). Por outro lado, ao ultrapassarmos o ponto de inflexão superior, estaremos expondo-o ao risco de hiperdistensão, com volutrauma e barotrauma.

Nas alterações da complacência pulmonar, ocorre o desvio da curva para a direita e para baixo, enquanto as alterações da resistência produzem abaulamento da curva na fase afetada, com afastamento das alças inspiratória e expiratória (Figuras 55.22 e 55.23).

Nos vazamentos do sistema de ventilação, independentemente do local onde ocorra (fístula, cânula traqueal ou circuito), o volume corrente inspiratório é maior que o expiratório (Figura 55.24).

▶ Avaliação das propriedades mecânicas

A pressão gerada na via aérea (Pva), em vigência de ventilação mecânica controlada (sem esforço muscular), decorre da insuflação do gás dentro desse sistema fechado (paciente e circuito). Para facilitar o entendimento, é possível dividir essa pressão em duas partes: pressão resistiva e pressão elástica.

A pressão resistiva é aquela gerada pela passagem do gás pelas vias aéreas até os alvéolos. Ela é diretamente proporcional ao fluxo do gás e à resistência das vias de transmissão. Isso significa que, quanto mais rápido o gás passa pelas vias aéreas, maior é a pressão resistiva (Presistiva); ou quanto mais estreitas as vias aéreas, maior a pressão resistiva. Assim, temos:

Presistiva = fluxo (V') × resistência na via aérea (Raw)

Por outro lado, a pressão elástica, ou de distensão, é a aquela decorrente puramente da acomodação do ar dentro dos alvéolos, o que exerce uma força de estiramento no parênquima pulmonar e na caixa

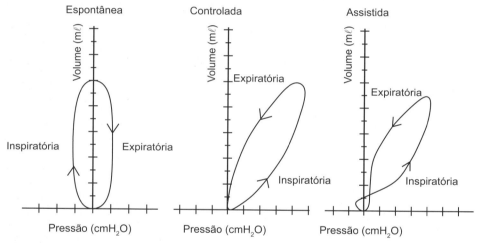

Figura 55.19 ■ Curvas pressão-volume em ventilação espontânea, ventilação controlada e ventilação assistida.

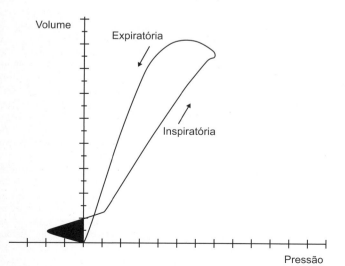

Figura 55.20 ■ Curva pressão-volume. Paciente em um ciclo assistido. A área inferior (preenchida) representa o trabalho ventilatório espontâneo, enquanto a superior representa o trabalho do ventilador.

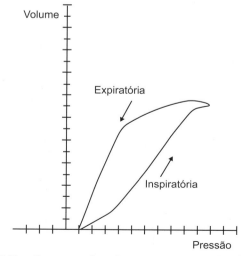

Figura 55.21 ■ Curva pressão-volume com os pontos de inflexão inferior e superior com as três fases distintas. A partir do ponto superior, é nítida a zona de hiperdistensibilidade pulmonar, em que aumentos progressivos de pressão não levarão a ganhos adicionais de volume.

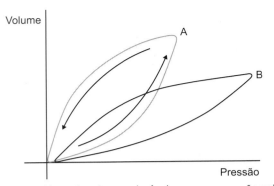

Figura 55.22 ■ Alterações da complacência na curva pressão-volume. A complacência piora de A para B.

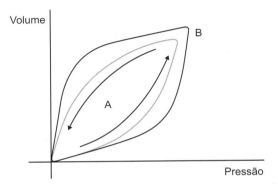

Figura 55.23 ■ Alterações da resistência na curva pressão-volume. Ocorre o afastamento das alças inspiratória e expiratória, indicando que a resistência em B é maior que em A.

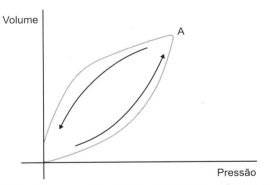

Figura 55.24 ■ Curva pressão-volume com vazamento. O ramo expiratório não retorna à linha de base.

torácica. Essa pressão tem relação direta com a quantidade de gás (volume corrente) que foi colocado dentro dos alvéolos e relação indireta com a capacidade de acomodação do gás ali dentro, que chamamos *complacência estática*. Assim, temos:

Pelástica = volume corrente (VC)/complacência estática (Cst)

Se fizermos uma analogia com uma bexiga de aniversário sendo inflada, é possível dizer que a pressão resistiva é dependente do calibre do bocal da bexiga (resistência) e da velocidade com que sopraremos o ar (fluxo) para dentro dela. Quando paramos de encher e damos um nó no bocal, a pressão elástica é a força exercida por aquela quantidade de ar (volume corrente) dentro da bexiga e a capacidade de a bexiga acomodar esse ar (complacência), que depende do seu tamanho e das suas características elásticas.

A soma da pressão elástica, da pressão resistiva e da PEEP é o que chamamos de *pressão máxima ao final da inspiração* ou *pressão de pico*. A equação a seguir ilustra os componentes matemáticos que compõem a pressão na via aérea (Pva).[4-6]

Pva = Presistiva + Pelástica + PEEP

Lembrando que:

Presistiva = fluxo (V') × resistência na via aérea (Raw)

Pelástica = volume corrente (VC)/complacência estática (Cst)

Poderíamos então substituir na equação e teríamos:

Pva = V × Raw + VC/Cst + PEEP

Esta é a denominada *equação do movimento*. Por meio dela, fica clara a relação de cada componente com a pressão final na via aérea:

- Se aumentarmos o fluxo no ventilador, a Pva aumenta
- Se a resistência das vias aéreas (p. ex., broncoespasmo) aumentar, a Pva aumenta
- Se aumentarmos o volume corrente, a Pva aumenta
- Se diminuirmos a complacência (p. ex., síndrome do desconforto respiratório agudo), a Pva aumenta
- Se aumentarmos a PEEP, a Pva aumenta.

É possível medir a contribuição de cada um desses componentes através de uma pausa inspiratória, em um paciente ventilado em modo VCV, com fluxo constante (onda quadrada) sem esforço muscular.[4] Na ausência de fluxo, os momentos finais da pausa inspiratória refletem a pressão gerada pela retração elástica do sistema respiratório (pressão de platô), sendo a pressão resistiva desprezível (atrito "zero").[1,7] A diferença entre a pressão de pico (pressão total no sistema) e a pressão de platô deve-se ao atrito e é denominada *pressão resistiva*. E a pressão de platô menos a PEEP indica a pressão elástica (ou pressão de distensão). Ela representa quanto variamos de pressão dentro do alvéolo. Assim, temos:

Presistiva = PPI − Pplatô

Em que PPI representa a pressão de pico inspiratório, e Pplatô, a pressão de platô.

Pelástica = Pplatô − PEEP

Mais uma analogia, bastante didática, é a seguinte: imagine que você precisa ir de carro até o estacionamento de um estádio, para assistir a um show. A "tensão de locomoção" gerada pelo deslocamento da sua casa até o estacionamento representa a pressão resistiva. Quanto mais rápido você for pelas avenidas (fluxo), maior sua preocupação e maior será a tensão. Quanto mais estreitas as avenidas (resistência), menos faixas para deslocamento dos carros, maior o risco de bater o carro e maior a tensão de locomoção. Por outro lado, a "tensão de acomodação" seria representada pela dificuldade de estacionar o carro depois que você já chegou ao local. Quanto mais carros (volume corrente), maior a tensão para estacionar e, quanto menos vagas (complacência estática), maior a tensão de acomodação entre os motoristas. E, por fim, a soma da tensão de locomoção (pressão resistiva) com a tensão de acomodação (pressão elástica) e a quantidade de carros que normalmente o estacionamento já tem, fora de dias de *show* (PEEP), seria a tensão total para estacionar, ou pressão de pico.

A técnica da oclusão da via aérea ao final de uma insuflação com fluxo constante é a que tem sido utilizada com maior frequência para os estudos de mecânica ventilatória em pacientes intubados, sedados e sem esforço muscular. Consiste na insuflação do sistema respiratório com um fluxo constante (onda quadrada), seguindo-se uma oclusão (de, pelo menos, 2 s) das vias aéreas. Após a oclusão, há uma primeira queda da pressão, quase que instantânea (cessação do fluxo), até que seja alcançado um ponto de inflexão. A partir daí, a queda pressórica passa a ser bem mais suave, até chegar a um patamar (pressão de platô) que corresponde às pressões elásticas (Figura 55.25).[2]

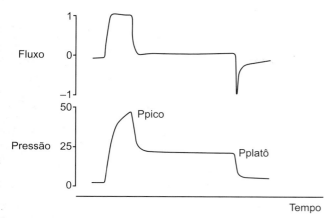

Figura 55.25 ▪ Ventilação controlada a volume, com fluxo constante. A pausa inspiratória é seguida de redução progressiva da pressão até a estabilização em platô.

▶ Cálculo da complacência

A complacência é a capacidade de um continente (pulmão e caixa torácica) acomodar determinada quantidade de gás (VC). Tecnicamente seria volume/pressão. Em virtude de as características do sistema respiratório abrangerem um componente estático (sem alterações de fluxo) e um componente dinâmico, a complacência se divide também em seus componentes estático (Cst) e dinâmico (Cdyn). Mas, em ventilação mecânica, o que vai ser de mais utilidade clínica é a Cst, por refletir a complacência dos alvéolos e da caixa torácica.[2]

A Cst é diretamente proporcional ao VC e inversamente proporcional à pressão elástica, que, como já visto, é a diferença entre pressão de platô e PEEP. Assim, temos:

$$Cst = VC/Pplatô - PEEP$$

▶ Cálculo da resistência

Embora o cálculo da resistência do sistema respiratório (Raw) dependa de características do sistema de fluxo e do número de Reynolds, o mesmo pode ser obtido à beira de leito pela fórmula:

$$Raw = PPI - Pplatô/V'$$

Em que Raw é a resistência das vias aéreas, PPI representa a pressão de pico inspiratório e V' indica o fluxo inspiratório.

▶ Detecção e medida da autoPEEP

Quando a pressão medida ao final da expiração, com a aplicação de pausa expiratória, é superior à PEEP aplicada, estamos diante de autoPEEP ou PEEP intrínseca. A hiperinsuflação dinâmica que gera a autoPEEP é decorrente de um tempo expiratório insuficiente, que não possibilita que seja alcançada a posição de equilíbrio do sistema respiratório entre ciclos ventilatórios consecutivos.[3,8,9]

Isso pode ocorrer por diversas razões. Um aumento da resistência ao fluxo (p. ex., asma) faz com que o volume corrente da fase inspiratória tenha dificuldade de ser exalado pelas vias aéreas estreitadas (Figura 55.26). Já um aumento de complacência, quando as fibras elásticas do pulmão estão danificadas (enfisema pulmonar), leva à diminuição da força de recolhimento elástico do pulmão e à necessidade de maior tempo expiratório. E por último, os ajustes de fluxo e/ou de frequência respiratória malfeitos acarretam tempo expiratório curto.

Sabemos que isso ocorre quando a alça de fluxo expiratório não alcança a linha de base (zero) antes de um novo ciclo inspiratório. Isso significa que o fluxo ainda não terminou, mas o tempo expiratório sim.

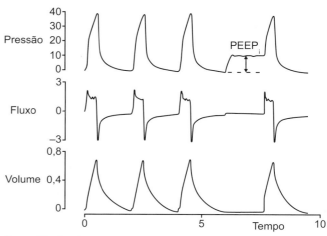

Figura 55.26 ▪ Curvas de pressão, fluxo e volume em paciente com asma grave, na qual o prolongamento da pausa expiratória leva ao aparecimento de pressão positiva (autoPEEP).

Só se pode saber o valor da autoPEEP, através de uma pausa expiratória, quando as pressões expiratórias no sistema se equalizam e a "PEEP oculta" aparece.

Quando a pressão medida ao final da expiração, com a aplicação de pausa expiratória, é superior à PEEP aplicada, estamos então diante de autoPEEP ou PEEP intrínseca.[3,8,9]

▶ Considerações finais

A análise das curvas e dos *loops*, em tempo real, nos auxilia rapidamente na medida em que transforma dados numéricos extensos em gráficos de fácil compreensão. Vigiar constantemente os padrões de mecânica ventilatória pela representação contínua desses valores, na tela do monitor, torna o trabalho do profissional na beira do leito mais seguro e rápido. Informações complementares por meio das manobras de pausa inspiratória e pausa expiratória nos dão o panorama completo do monitoramento da mecânica ventilatória. Apesar de essas manobras não serem contínuas, são de fácil execução e devem ser realizadas em intervalos regulares, para nos guiar e fazer com que possamos prover a ventilação mecânica mais adequada para cada paciente, em cada momento de sua passagem pela assistência ventilatória.

▶ Referências bibliográficas

1. Jubran A, Tobin MJ. Monitoring during mechanical ventilation. Clin Chest Med. 1996;17:453-73.
2. Tobin MJ. Respiratory monitoring in the intensive care unit. Am Rev Respir Dis. 1988;138:1625-42.
3. Pepe PE, Marini JJ. Occult positive end-expiratory pressure in mechanically ventilated patients with airflow obstruction: The auto-PEEP effect. Am Rev Respir Dis. 1982;126:166-70.
4. Iotti GA, Braschi A. Monitorização da mecânica respiratória. São Paulo: Atheneu, 2004.
5. Shapiro R, Kacmarek RM. Monitoring of the mechanically ventilated patient. In: Marini JJ, Slutsky AS. Phisiological basis of ventilatory support. Nova York, EUA: Marcel Dekker, Inc., 1998, pp. 709-71.
6. Vieira SRS, Plotnik R, Fialkow L. Monitorização da mecânica respiratória durante a ventilação mecânica. In Carvalho CRR. Ventilação mecânica volume I – Básico. CBMI 2000;9:215-52.
7. Jubran A, Tobin MJ. Passive mechanics of lung and chest wall in patients who failed or succeeded in trials of weaning. Am J Respir Crit Care Med. 1997;155:916-21.
8. Rossi A, Gottfried SB, Zocchi L et al. Measurement of static compliance of the total respiratory system in patients with acute respiratory failure during mechanical ventilation. The effect of intrinsic positive end-expiratory pressure. Am Rev Respir Dis. 1985;131:672-7.
9. Bates JHT, Milic-Emili J. The flow interruption technique for measuring respiratory resistance. J Crit Care. 1991;6:227-38.

Avaliação da Assincronia Paciente-Ventilador

CAPÍTULO 56

Juliana Carvalho Ferreira ▪ Mayson Laércio de Araújo Sousa

▶ Introdução

Os ventiladores mecânicos evoluíram de maneira significativa nos últimos 20 anos. Os novos dispositivos podem responder com maior eficiência à demanda do paciente, oferecer novos modos ventilatórios, ser usados para aplicação de ventilação não invasiva e alguns já começam a implementar sistemas de controle automático.[1,2] Além disso, telas para a visualização em tempo real dos gráficos de pressão, volume e fluxo em razão do tempo estão disponíveis em quase todos os ventiladores mecânicos comercializados atualmente, o que possibilita melhor avaliação da interação paciente-ventilador.

No entanto, o uso de ventiladores sofisticados não evita que a sincronia paciente-ventilador seja ruim. A maneira como se ajusta o ventilador é muito mais importante do que o ventilador utilizado. Alguns estudos mostram que a interpretação de gráficos à beira do leito é subutilizada e que orientações para essa atividade são pouco difundidas entre os profissionais, apesar de haver farta literatura a respeito do tema, o que inclui ferramentas educativas interativas disponíveis na internet.[3] A interpretação das curvas do ventilador é uma importante ferramenta na avaliação do paciente sob ventilação mecânica (VM), mas requer associação a dados clínicos e treinamento adequado para procurar sinais, às vezes sutis, de assincronia entre paciente e ventilador.

Nos modos assistidos, o ideal seria o ventilador mecânico, comandado por um microcomputador, identificar o início e a intensidade do esforço inspiratório do paciente e responder prontamente e com a intensidade desejada por este. Do mesmo modo, deveria perceber quando o paciente cessa o esforço inspiratório e finalizar, de maneira simultânea, a assistência inspiratória. Entretanto, essa simultaneidade e proporcionalidade quase nunca são perfeitas, e muitos são os fatores que determinam não apenas a maneira como o ventilador responde aos estímulos do paciente, mas também como este responde ao ciclo respiratório provocado pelo ventilador. Quando a demanda do paciente não é atendida pelo ventilador – em intensidade ou em simultaneidade –, há assincronia paciente-ventilador.[2]

Cabe ao operador, médico ou fisioterapeuta, identificar situações nas quais essa assincronia está presente, prejudicando a VM, e ajustar o ventilador para minimizar o desacoplamento entre paciente e ventilador.[4,5]

É importante minimizar a assincronia paciente-ventilador porque ela causa uma série de efeitos prejudiciais ao paciente, o que inclui aumento do trabalho respiratório, fadiga muscular, atraso no desmame, permanência mais prolongada na unidade de terapia intensiva (UTI) e, provavelmente, aumento da morbimortalidade.[6,7]

▶ Importância da assincronia paciente-ventilador

A sincronia paciente-ventilador não é apenas uma questão de conforto para o paciente e pode ter grande importância nos desfechos clínicos em UTI.[7] Vários estudos demonstraram que assincronia paciente-ventilador pode resultar em uma série de efeitos indesejados, cujas consequências podem ser graves (Quadro 56.1).

Vários estudos têm avaliado a ocorrência de assincronia paciente-ventilador em terapia intensiva. A prevalência de assincronia clinicamente relevante observada nesses estudos varia de cerca de 10% a mais de 50%, de acordo com a população estudada e os métodos de avaliação.[8-11] Um dos estudos, que avaliou a presença de assincronia em uma amostra de 50 pacientes, por meio da análise contínua das curvas de VM, observou que todos os pacientes apresentaram assincronia, mas que sua incidência varia ao longo do tempo. Por esse motivo, mais recentemente, tem sido estudado o efeito da ocorrência de períodos da VM com alta incidência de assincronia (≥ 50% dos ciclos respiratórios), definidos como "*clusters* de assincronia", sobre o desfecho clínico dos pacientes. Parece haver uma associação entre a ocorrência *clusters* de assincronia com aumento do tempo de VM e mortalidade hospitalar.[12,13]

▶ Causas de assincronia paciente-ventilador

Geralmente multifatorial, a assincronia paciente-ventilador pode ser classificada como relacionada com o paciente – por exemplo, alterações da mecânica do sistema respiratório (resistência elevada, complacência anormal, hiperinsuflação dinâmica), alterações do *drive* respiratório, dor ou agitação psicomotora e fraqueza muscular – ou com o ventilador (e com o operador) – o que inclui características técnicas das válvulas inspiratórias e expiratórias, sensores de fluxo e pressão, assim como do circuito ventilatório inadequado, método de umidificação e, principalmente, ajustes inadequados da sensibilidade de disparo, nível de assistência inspiratória, modo ventilatório e tempo inspiratório (Tinsp).[7]

Ao contrário do que se poderia pensar, sedação insuficiente não é causa de assincronia. Uma resposta frequente do clínico diante de um paciente que apresenta assincronia com o ventilador é o aumento da sedação, uma estratégia, entretanto, pouco efetiva. Ao sedar o paciente, não se está otimizando a sincronia, mas apenas reduzindo

Quadro 56.1 ▪ Efeitos prejudiciais da assincronia paciente-ventilador.

Aumento do trabalho respiratório
Fadiga muscular
Piora das trocas gasosas
Necessidade de sedação prolongada
Hiperinsuflação dinâmica (autoPEEP)
Alterações hemodinâmicas
Atraso no desmame
Maior tempo de permanência sob ventilação mecânica e na unidade de terapia intensiva

PEEP: pressão expiratória final positiva.

a participação do paciente na ventilação e adiando o problema, com prolongamento do tempo de VM, o que, por si só, está associado a uma série de complicações e maior mortalidade.[2] Mais do que isso, níveis de sedação moderados podem piorar a assincronia paciente-ventilador, o que aumenta o número de esforços inefetivos.[10] Portanto, a sedação deve ser aumentada em pacientes com assincronia de maneira cuidadosa, apenas para reduzir dor e ansiedade e possibilitar que os ajustes da VM sejam otimizados para a situação clínica do paciente, evitando-se sedação profunda e ventilação controlada prolongada.

Outro conceito errôneo é supor que assincronia resulta de suporte ventilatório insuficiente. Em geral, aumentar o nível de suporte ventilatório para tratar a assincronia com o ventilador, isto é, elevar o nível de pressão de suporte no modo ventilação com pressão de suporte (PSV, do inglês *pressure support ventilation*) ou no fluxo e volume corrente (VC) na ventilação ciclada a volume (VCV), pode levar a mais, e não a menos, assincronia.[14,15] A equipe assistente pode ter a falsa impressão de que o paciente que está desconfortável e assincrônico com o ventilador precisa de suporte ventilatório alto e não está pronto para um teste de respiração espontânea, quando, na verdade, está em assincronia por estar recebendo assistência excessiva. Se o paciente estiver desconfortável e assincrônico com o ventilador, a redução do suporte ventilatório, e não o seu aumento, pode ser mais efetiva.

▶ Tipos de assincronia

É possível classificar os tipos de assincronia paciente-ventilador de acordo com a fase do ciclo respiratório em que ocorrem: na transição da expiração para a inspiração, ou fase de disparo; na fase inspiratória propriamente dita; e na transição da inspiração para a expiração, ou fase de ciclagem (Figura 56.1). Como o ventilador tem comportamento passivo durante a expiração, não se utiliza o termo *assincronia* para descrever fenômenos que ocorrem durante essa fase.

Fase de disparo

Autodisparo é a ocorrência de um ciclo respiratório sem que o paciente tenha realizado esforço inspiratório. Geralmente, o ventilador identifica esse tipo de ciclo como assistido, pois algum artefato deu início a oscilações no sistema que levaram ao disparo de um ciclo assistido. Suspeita-se de autodisparo quando o ventilador em ciclo assistido não é precedido por queda de pressão na curva de pressão × tempo do ventilador. As causas mais comuns de autodisparo são ajuste de sensibilidade inadequado (muito sensível), vazamentos no circuito, acúmulo de água no circuito e interferência por oscilações cardíacas.[16]

Atraso de disparo é definido como o tempo entre o início do esforço do paciente e o início do ciclo provocado pelo ventilador. Algum grau de atraso de disparo é inevitável, pois o paciente precisa fazer esforço suficiente para alcançar a sensibilidade de disparo ajustada e o ventilador detectá-lo, iniciando a pressurização. Entretanto, características clínicas do paciente e estruturais do ventilador podem fazer com que o atraso de disparo seja maior e clinicamente relevante. Ventiladores mais modernos são cada vez mais sensíveis e rápidos, apesar de haver bastante variação entre os modelos. Atraso de disparo mais longo do que 100 milissegundos (ms), considerados o limite para percepção do paciente, raramente ocorre em ventiladores mais modernos, exceto em situações extremas de mecânica respiratória.[1,16]

Disparo à pressão ou a fluxo parece ter pouca relevância, exceto em neonatologia. Apesar do entusiasmo inicial com o desenvolvimento do disparo a fluxo, a maioria dos estudos mostrou que ciclagem a fluxo não reduz significativamente o trabalho exercido pelo paciente durante o disparo.[16]

Esforço inefetivo é a ocorrência de esforço inspiratório do paciente que não é capaz de disparar o ventilador e dar início a um ciclo respiratório. É possível identificar esse tipo de assincronia paciente-ventilador, um dos mais frequentes e estudados,[17] a partir da análise das curvas de pressão e do fluxo do ventilador mecânico, ao se notar uma discreta queda na pressão, concomitante à redução do fluxo expiratório, mas não suficiente para disparar o ventilador (Figura 56.2).

De maneira intuitiva, é possível pensar que o esforço foi inefetivo porque o paciente fez pouca força, insuficiente para alcançar a sensibilidade de disparo, mas, na verdade, vários estudos mostraram que a principal causa desse tipo de assincronia é hiperinsuflação dinâmica associada à assistência excessiva, isto é, uso de pressão de suporte e/ou VCs muito altos.[4,15] Quando a pressão de suporte ajustada está alta e provoca grandes VCs, o tempo expiratório precisa ser longo para exalar esse VC. Se o paciente tiver resistência expiratória alta, como ocorre com portadores de doença pulmonar obstrutiva crônica (DPOC), parte do VC fica retida por não ter havido tempo suficiente para a exalação completa, o que leva à hiperinsuflação dinâmica ou autoPEEP (pressão expiratória final positiva, do inglês *positive end-expiratory pressure*). Se o paciente com hiperinsuflação dinâmica fizer um esforço inspiratório antes do término da expiração anterior, o novo fluxo inspiratório provocado por ele fica obscurecido pelo fluxo expiratório do ciclo anterior e não é detectado pelo ventilador, com ocorrência do esforço perdido. Outros fatores que podem contribuir para a ocorrência de esforços inefetivos são fraqueza muscular, sensibilidade de disparo baixa (ventilador pouco sensível), alcalose respiratória e sedação excessiva, mas a hiperinsuflação dinâmica é a principal responsável pelo fato de o esforço não ser detectado.[4]

Duplo disparo é definido como a ocorrência de dois ciclos inspiratórios consecutivos com um intervalo menor do que a metade

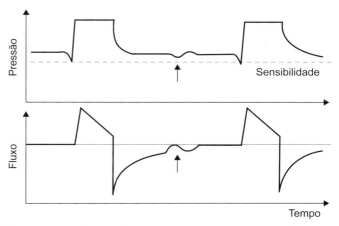

Figura 56.2 ■ Esforço inefetivo: paciente sob ventilação mecânica em pressão de suporte, a qual está elevada e leva a volumes correntes altos. O paciente ainda expira quando tenta fazer novo esforço inspiratório, não reconhecido pelo ventilador. Nota-se, na curva de fluxo, que o paciente consegue reduzir e quase zerar o fluxo expiratório; simultaneamente, observa-se uma queda de pressão de vias aéreas na curva de pressão × tempo (*setas*), não suficiente para alcançar a sensibilidade de disparo do ventilador.

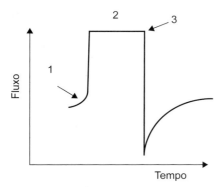

Figura 56.1 ■ As fases do ciclo respiratório visualizadas na curva de fluxo em razão do tempo. 1: fase de disparo; 2: fase inspiratória; 3: fase de ciclagem.

da média do Tinsp. Pode se dar quando o *drive* respiratório está muito alto, como na acidose metabólica, quando o suporte ventilatório é insuficiente e o paciente tenta obter mais fluxo inspiratório depois que o ventilador ciclou para a fase expiratória, ou quando o Tinsp do ventilador é mais curto que o Tinsp neural do paciente (conforme discutido a seguir nas assincronias da fase de ciclagem).

Recentemente foi descrito um novo tipo de assincronia, o disparo reverso, que corresponde ao esforço do paciente decorrente de mecanismos reflexos deflagrados pela insuflação mecânica de um ciclo respiratório controlado pelo ventilador. O disparo reverso também pode gerar duplo disparo e empilhamento do VC, assim como no duplo disparo associado à ciclagem precoce. A diferença entre os dois tipos de assincronia é que, no disparo reverso, o primeiro ciclo respiratório é disparado pelo ventilador e o segundo pelo paciente, enquanto no duplo disparo os dois ciclos são disparados pelo paciente[18] (Figura 56.3).

Fase inspiratória

A assincronia de fluxo ocorre quando o fluxo inspiratório oferecido pelo ventilador durante a fase inspiratória é inferior ou superior à demanda ventilatória do paciente. Esse tipo de assincronia foi inicialmente descrito no modo VCV, pois, neste, o fluxo inspiratório é fixo e determinado pelo operador, e era sinônimo de assincronia quando o modo VCV era o mais empregado na fase de desmame, antes da popularização do modo PSV. Se o fluxo ajustado está abaixo da demanda do paciente no modo VCV, e o paciente faz um esforço na fase inspiratória para obter mais fluxo, nota-se uma deformação na curva de pressão × tempo do ventilador, que assume um aspecto côncavo[19] (Figura 56.4). Esse tipo de assincronia pode ser minimizado ajustando-se o valor do fluxo inspiratório no modo VCV ou, de preferência, com utilização de modos ventilatórios com fluxo inspiratório variável de acordo com o esforço do paciente, como a pressão de suporte.

A assincronia de fluxo não ocorre apenas no modo VCV, mas também em modos com fluxo inspiratório variável, como a pressão de suporte. É preciso lembrar que o fluxo nos modos à pressão (pressões de suporte e controlada) depende do esforço do paciente, da impedância (resistência e complacência) do sistema respiratório e do nível de pressão inspiratória oferecido pelo ventilador. Desse modo, o paciente consegue interferir no fluxo inspiratório até certo ponto; mas, se a mecânica respiratória estiver muito alterada, será necessário esforço muito intenso para aumentar o fluxo.

O ajuste da aceleração inicial do fluxo nos modos à pressão, chamada de *inspiratory rise time* ou *slope* (tempo de subida ou tempo de rampa), determina o quão rápido a pressão limite é alcançada no início da inspiração. A maioria dos ventiladores mais modernos possibilita o ajuste dessa aceleração, o que pode ajudar a reduzir a assincronia de fluxo nos modos PSV e ventilação pressão controlada (PCV). Acelerações de fluxo lentas podem causar assincronia por aumentarem o trabalho inspiratório do paciente, mas acelerações demasiadamente rápidas, apesar de reduzirem o trabalho respiratório, foram consideradas menos confortáveis do que valores intermediários (Figura 56.5).[20,21]

Fase de ciclagem

Nessa fase, a assincronia ocorre quando o término da inspiração mecânica não coincide com o final da inspiração neural do paciente. Esse tipo de assincronia acontece facilmente em modos ventilatórios assistido-controlados, nos quais o Tinsp é determinado pelo operador, seja de maneira direta, pelo ajuste do Tinsp ou relação inspiração:expiração (I:E) no modo PCV, ou indireta, pela combinação do ajuste de VC e fluxo inspiratório no modo VCV.[22]

Atraso de ciclagem é o prolongamento do Tinsp mecânico durante a expiração do paciente, isto é, o paciente termina a inspiração, mas o ventilador continua a oferecer fluxo inspiratório. Como resultado, o paciente, com frequência, ativa sua musculatura expiratória durante

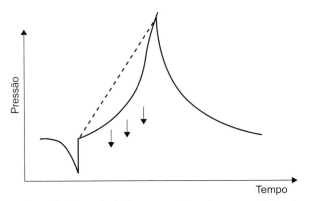

Figura 56.4 ■ Assincronia de fluxo no modo volume controlado. A curva de pressão de vias aéreas × tempo está distorcida, com aspecto côncavo em relação ao que seria esperado sem esforço do paciente (*linha tracejada*). Esse aspecto côncavo revela esforço inspiratório ativo do paciente durante a inspiração, o que reduz a pressão das vias aéreas (*setas*).

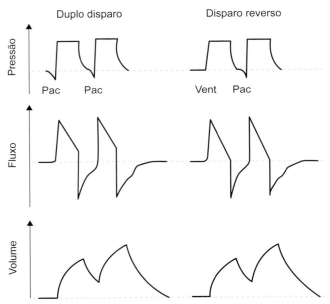

Figura 56.3 ■ Duplo disparo *versus* disparo reverso: nos dois tipos de assincronia pode haver o empilhamento do volume corrente, no entanto, no duplo disparo observa-se que os dois ciclos respiratórios são disparados pelo esforço do paciente (Pac) ao passo que no disparo reverso o primeiro ciclo é disparo pelo ventilador (Vent) e o segundo ciclo é disparo pelo esforço do paciente.

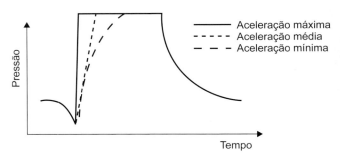

Figura 56.5 ■ Efeitos de diferentes ajustes da aceleração de fluxo durante a fase inspiratória no modo pressão de suporte. A *linha cheia* mostra aceleração máxima, o que produz uma curva de pressão quase quadrada, em contraste com aceleração intermediária (*linha pontilhada*) e aceleração mínima (*linha tracejada*), que dá início a uma curva convexa, na qual a pressão-limite é alcançada mais tardiamente.

a insuflação mecânica, o que aumenta o trabalho respiratório. Alguns autores consideram o atraso clinicamente significativo quando o Tinsp mecânico é maior ou igual ao dobro do Tinsp neural, porém, em dependência do *drive* respiratório, atrasos mais curtos podem levar a desconforto e aumento do trabalho respiratório. O atraso de ciclagem reduz o tempo expiratório mecânico e prejudica o esvaziamento pulmonar, com possibilidade de causar hiperinsuflação dinâmica (autoPEEP). Se levar à hiperinsuflação dinâmica, esse atraso de ciclagem pode aumentar o risco de atraso de disparo e da incidência de esforços inefetivos.[22]

Ciclagem precoce ocorre quando o início do tempo expiratório (Texp) mecânico precede o fim da inspiração do paciente, isto é, o ventilador termina a inspiração antes do paciente. Como o esforço inspiratório do paciente ainda está presente quando a válvula expiratória se abre, se esse esforço no fim da inspiração for intenso o suficiente para reduzir a pressão de vias aéreas, ele pode disparar um novo ciclo respiratório e dar início a duplo disparo, conforme discutido anteriormente.

Apesar de algum grau de assincronia de ciclagem ser esperado nos modos assistido-controlados, visto que é difícil estimar o Tinsp neural para ajustar o Tinsp do ventilador, esse tipo de assincronia também pode ocorrer no modo PSV, com possível relevância clínica. A ciclagem na PSV se dá quando o fluxo inspiratório cai para uma porcentagem do pico de fluxo inicial, tradicionalmente 25% do pico de fluxo. Esse método de ciclagem possibilita certa modulação do Tinsp do ventilador pelo Tinsp neural do paciente, pois, à medida que o paciente relaxa a musculatura inspiratória, no início da expiração neural, o fluxo inspiratório cai rapidamente e alcança os 25% do pico de fluxo inicial, o que acarreta a ciclagem do ventilador. Em pacientes com mecânica respiratória relativamente normal, essa modulação é bastante eficiente.

Entretanto, em pacientes com mecânica respiratória alterada, como aqueles com DPOC, que tenham resistência expiratória alta, a queda do fluxo inspiratório após o término do esforço inspiratório é lenta e leva mais tempo para que o fluxo caia a 25% de seu pico, o que causa um prolongamento do Tinsp mecânico (Figura 56.6).

O atraso de ciclagem pode ser identificado pela observação de queda lenta do fluxo inspiratório na curva de fluxo, às vezes acompanhada de um pico de pressão na curva pressão × tempo do ventilador, no final da inspiração. Esse pico ocorre se o paciente ativar sua musculatura expiratória no fim do tempo inspiratório mecânico (Tinsp vent). A ativação da musculatura expiratória durante a fase inspiratória mecânica pode facilitar a ciclagem por forçar a queda do fluxo inspiratório até que o critério de ciclagem seja alcançado. O ajuste do critério de ciclagem para valores mais altos, de até 70% do pico de fluxo, reduziu o trabalho respiratório, o atraso de ciclagem e a incidência de esforços perdidos em um estudo de pacientes com DPOC sob ventilação mecânica.[23]

Em contrapartida, em pacientes com complacência do sistema respiratório baixa, como aqueles com síndrome do desconforto respiratório agudo ou fibrose pulmonar, ciclagem a 25% do pico de fluxo pode resultar em ciclagem precoce, pois o fluxo inspiratório cai rapidamente assim que o paciente cessa seu esforço inspiratório. Nesse contexto, o Tinsp vent pode ficar demasiadamente curto em relação ao tempo inspiratório neural (Tinsp neu) e provocar duplo disparo (Figura 56.7).[24]

Diagnóstico

Como dito anteriormente, a assincronia paciente-ventilador é comum e deve ser avaliada em todos os pacientes sob VM, sobretudo naqueles de alto risco: pacientes com alterações do *drive* respiratório, alterações da mecânica respiratória (em especial DPOC), fraqueza muscular crônica ou adquirida na UTI, entre outros.[7]

O diagnóstico de assincronia paciente-ventilador não é difícil, mas, como é pouco difundido, frequentemente a assincronia só é identificada em casos mais graves, em que o paciente "briga com o ventilador". Nesses casos, observa-se esforço respiratório intenso e descoordenado com a ventilação mecânica, além de sudorese, taquicardia e agitação. No entanto, em casos de menor gravidade, uma avaliação mais minuciosa deve ser feita, pois assincronia pode estar presente sem esses

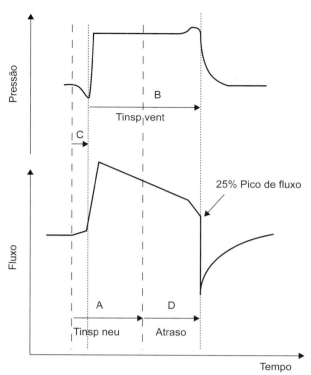

Figura 56.6 ■ Atraso de ciclagem: modo pressão de suporte com ciclagem a 25% do pico de fluxo em paciente com resistência alta. Durante a inspiração, o fluxo cai lentamente após alcançar seu pico, e, quando o paciente termina seu esforço inspiratório, o fluxo ainda não alcançou o critério de ciclagem. A inspiração mecânica se prolonga durante a expiração do paciente, que faz um esforço expiratório, notado pela elevação de pressão acima do limite no final da inspiração, acompanhado de mudança na inclinação da curva de fluxo inspiratório. Esse esforço contribui para que o fluxo finalmente alcance 25% do pico de fluxo, quando ocorre a ciclagem. A: tempo inspiratório neural (Tinsp neu); B: tempo inspiratório mecânico (Tinsp vent); C: atraso de disparo; D: atraso de ciclagem.

sinais clínicos. O monitoramento da sincronia paciente-ventilador se baseia na observação do paciente, mas, sobretudo, na inspeção das curvas do ventilador.[3] A avaliação das curvas de fluxo, pressão e volume do ventilador possibilita a detecção dos tipos mais comuns de assincronia e tem boa relação com o uso de métodos invasivos de avaliação do esforço do paciente.[9,10,25]

O Quadro 56.2 descreve o padrão encontrado nas curvas de fluxo e pressão de vias aéreas do ventilador para cada tipo de assincronia.

Tratamento

Deve-se evitar tratar a assincronia paciente-ventilador com sedação profunda do paciente. O ideal é usar o mínimo possível de sedativos e analgésicos que mantenham o paciente calmo e sem dor, mas acordado e interagindo com o ventilador. O tratamento depende do tipo de assincronia encontrada, das características clínicas do paciente e do modo ventilatório utilizado, e deve ser individualizado para cada paciente.[2] Para aqueles hemodinamicamente estáveis e em fase de resolução da insuficiência respiratória, é melhor aplicar modos ventilatórios mais espontâneos, como a pressão de suporte.

Para evitar autodisparo, deve-se garantir que não haja vazamentos no circuito ou acúmulo de água condensada no circuito do ventilador e ajustar a sensibilidade para o valor mínimo (mais sensível) que não cause autodisparo. Para evitar a ocorrência de esforços inefetivos, é preciso reduzir o suporte ventilatório e, consequentemente, o VC, sobretudo em pacientes com obstrução ao fluxo expiratório, e evitar uso de sensibilidade muito baixa (pouco sensível).[7,19] A aplicação de PEEP

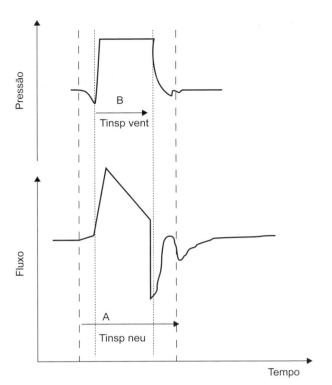

Figura 56.7 ■ Ciclagem precoce: paciente com fibrose pulmonar, modo pressão de suporte, com critério de ciclagem ajustado para 25% do pico de fluxo. O Tinsp vent termina antes do Tinsp neu, e o ventilador cicla enquanto o paciente ainda realiza esforço inspiratório. Nota-se que, logo após a ciclagem, o fluxo expiratório alcança seu pico, mas se reduz rapidamente, pois o paciente ainda está tentando inspirar. Em seguida, o Tinsp neu termina e o fluxo expiratório volta a ser mais alto, com redução mais lenta. Se o esforço inspiratório que o paciente realiza após a ciclagem for intenso, o fluxo pode ficar levemente positivo e a sensibilidade de disparo ser alcançada. Nesse caso, há um novo ciclo respiratório quase sem intervalo para a expiração (dupla ciclagem). A: tempo inspiratório neural (Tinsp neu); B: tempo inspiratório mecânico (Tinsp vent).

Quadro 56.2 ■ Métodos para identificação de assincronia paciente-ventilador com o uso dos gráficos do ventilador.

Fase de disparo	Autodisparo	Ciclos respiratórios não precedidos por queda de pressão (esforço para disparar o ventilador), com FR acima da programada nos modos assistido-controlados
	Esforço inefetivo	Deflexão negativa na curva de pressão de vias aéreas, associada à deflexão positiva na curva de fluxo (representando esforço do paciente), que não leva a disparo do ventilador (ver Figura 56.2)
	Duplo disparo	Dois ciclos respiratórios quase sem intervalo para expiração, seguidos por uma pausa expiratória mais longa, sendo os dois ciclos disparados pelo paciente (ver Figura 56.3)
	Disparo reverso	Duplo disparo, com o padrão de dois ciclos respiratórios quase sem intervalo para expiração, no qual o primeiro ciclo é disparado pelo ventilador e o segundo pelo paciente (ver Figura 56.3)
Fase inspiratória	Fluxo inspiratório insuficiente	No modo VCV: curva de pressão distorcida, côncava (ver Figura 56.4) Nos modos PCV e PSV: a pressão sobe lentamente e o limite de pressão demora a ser alcançado (ver Figura 56.5)
	Fluxo inspiratório excessivo	No modo VCV: pico de pressão mais elevado nos ciclos controlados do que nos ciclos assistidos No modo PSV: pico de pressão acima do limite de pressão na fase inicial do ciclo (ver Figura 56.5)
Fase de ciclagem	Atraso de ciclagem	Na PCV: presença de pausa inspiratória (fluxo zero) na curva de fluxo Na PSV: pico de pressão no final da inspiração, associado à mudança no padrão da curva de fluxo inspiratório (ver Figura 56.6)
	Ciclagem precoce	A porção expiratória inicial da curva de fluxo tende a voltar para a linha de base (esforço inspiratório do paciente ainda presente)

FR: frequência respiratória; PCV: ventilação controlada à pressão; PSV: ventilação com pressão de suporte; VCV: ventilação ciclada a volume.

extrínseca em valores próximos, mas abaixo do autoPEEP medido, não aumenta a hiperinsuflação e pode ajudar a disparar o ventilador para pacientes com hiperinsuflação dinâmica.[26,27]

O ajuste do fluxo inspiratório no modo VCV pode diminuir a assincronia paciente-ventilador, mas, sempre que possível, é preferível o uso de modos espontâneos como a PSV. Quando se suspeita que o fluxo inspiratório seja insuficiente para o *drive* respiratório do paciente no modo PSV, é possível ajustar a aceleração de fluxo para um valor mais rápido ou aumentar o nível de pressão de suporte, com atenção para o risco de aparecimento de hiperinsuflação dinâmica e esforços inefetivos.[14]

O tratamento da ciclagem precoce, associada ou não a duplo disparo nos modos VCV e PSV, deve ser corrigido com o aumento do Tinsp no ventilador. Se o paciente estiver no modo PSV, pode-se reduzir o critério de ciclagem. De maneira análoga, o atraso de ciclagem pode ser minimizado nos modos VCV e PSV, com a redução do Tinsp ajustado no ventilador e, também no segundo, com aumento do critério de ciclagem.[19,22,23] Entretanto, é preciso lembrar que o Tinsp neural do paciente não é estático e pode mudar ao longo dos dias ou das horas, e reavaliações frequentes serão necessárias.

Em resumo, o ajuste fino das variáveis controladas pelo operador em cada modo ventilatório é a ferramenta mais importante no tratamento da assincronia ventilador-paciente. Aliado a monitoramento constante, detecção precoce e reavaliações periódicas, pode reduzir drasticamente a ocorrência de assincronia ventilador-paciente e suas consequências deletérias.

Nos últimos anos, alguns avanços tecnológicos na área de VM foram incorporados a ventiladores comerci, os quais podem ajudar a melhorar a sincronia paciente-ventilador. Entre eles, estão algoritmos automatizados, novos modos ventilatórios e novos modos de detecção do esforço do paciente.

Du *et al.* desenvolveram um algoritmo automatizado elaborado especificamente para melhorar a sincronia paciente-ventilador durante a ciclagem: trata-se de um ajuste automático do critério de ciclagem da pressão de suporte, incorporado no ventilador Newport™ E500. O algoritmo usa uma equação matemática baseada na constante de tempo do sistema respiratório e captura parâmetros detectados pelo ventilador para ajustar o critério de ciclagem automaticamente.[28] Os ventiladores da Respironics/Philips™ utilizam o método do *shape signal*, um método de disparo e ciclagem que usa o formato da curva de fluxo inspiratório que o paciente está recebendo para determinar o momento de disparo e ciclagem do ventilador.[29]

Entre os novos modos ventilatórios clinicamente disponíveis, destacam-se a ventilação proporcional assistida (PAV, do inglês *proporcional assist ventilation*) e a assistência ventilatória neuralmente ajustada (NAVA, do inglês *neurally adjusted ventilatory assist*) como opções para melhorar a sincronia paciente-ventilador.

O modo PAV usa equação do movimento e estimativas da resistência e complacência do sistema respiratório do paciente para oferecer suporte inspiratório proporcional ao esforço feito pelo paciente, ciclo a ciclo. Por precisar dos valores de resistência e complacência do sistema respiratório, a implementação clínica de PAV foi difícil e lenta.

Muitos estudos clínicos mostraram que a PAV alivia a musculatura respiratória e aumenta o conforto e a sincronia se comparada à PSV,[30] mas os estudos foram de curta duração e com poucos pacientes. Mais recentemente, uma versão otimizada desse modo, mais automatizada e que não exige medidas de resistência e complacência estáticas, chamada de *PAV+*, foi aprovada pelo órgão regulatório americano Food and Drug Administration (FDA) e pela Agência de Vigilância Sanitária (Anvisa), no Brasil, e incorporada aos ventiladores disponíveis no mercado. Um estudo clínico que comparou PAV+ com PSV mostrou que o PAV+ reduziu a falência de desmame e o índice de assincronia de 29 para 6%.[31]

O modo NAVA também oferece suporte ventilatório proporcional ao esforço do paciente, mas, em vez de usar características mecânicas do sistema respiratório para ajustar o suporte oferecido, utiliza o sinal elétrico da contração do diafragma capturado por um cateter esôfago-gástrico. Além de possibilitar suporte proporcional, o sinal elétrico é utilizado para disparar e ciclar o ventilador.[32] O modo NAVA também é aprovado pela FDA e pela Anvisa e está disponível em ventiladores disponíveis no Brasil, mas sua aplicação clínica ainda é restrita por ser mais recente e depender da colocação do cateter esôfago-gástrico. Contudo, como o sinal elétrico do diafragma não é afetado por alterações da mecânica respiratória, em especial hiperinsuflação, esse modo tem maior potencial de melhorar a sincronia de disparo e de ciclagem em relação à PAV+, que se concentra na redução da assincronia de fluxo. Estudos fisiológicos com o modo NAVA mostraram que ele reduz a incidência de esforços inefetivos, reduz o atraso de ciclagem e dificilmente causa hiperassistência em comparação à pressão de suporte.[33-35]

É importante lembrar que nenhum ventilador ou modo ventilatório disponível no momento está livre de provocar assincronia paciente-ventilador e os ajustes feitos pelo operador, de maneira consciente e com reavaliações frequentes, são a principal ferramenta para minimizar essa situação.

Considerações finais

A assincronia paciente-ventilador é comum, está associada a complicações clínicas graves e deve ser sempre pesquisada em pacientes sob VM, por meio da avaliação do padrão respiratório do paciente e da inspeção das curvas do ventilador mecânico.

O tratamento da assincronia paciente-ventilador baseia-se fundamentalmente no ajuste fino das variáveis específicas a cada modo ventilatório, com necessidade de reavaliações frequentes.

Alguns avanços tecnológicos, que incluem ajustes automatizados e novos modos ventilatórios, como PAV+ e NAVA, podem contribuir para a melhoria da interação paciente-ventilador, mas ainda são recentes e precisam ser mais bem estudados.

Referências bibliográficas

1. Thille AW, Lyazidi A, Richard JC, Galia F, Brochard L. A bench study of intensive-care-unit ventilators: New *versus* old and turbine-based *versus* compressed gas-based ventilators. Intensive Care Med. 2009;35(8):1368-76.
2. Pierson D. Patient ventilator Interaction. Respir Care. 2011;56:214-28.
3. de Wit M. Monitoring of patient-ventilator interaction at the bedside. Respir Care. 2011;56:61-72.
4. Gilstrap D, MacIntyre N. Patient-ventilator interactions. Implications for clinical management. Am J Respir Crit Care Med. 2013;188(9):1058-68.
5. Epstein SK. Optimizing patient-ventilator synchrony. Semin Respir Crit Care Med. 2001;22(2):137-52.
6. Kondili E, Prinianakis G, Georgopoulos D. Patient-ventilator interaction. Br J Anaesth. 2003;91(1):106-19.
7. Epstein SK. How often does patient-ventilator asynchrony occur and what are the consequences? Respir Care. 2011;56:25-38.
8. Chao DC, Scheinhorn DJ, Stearn-Hassenpflug M. Patient-ventilator trigger asynchrony in prolonged mechanical ventilation. Chest. 1997;112(6):1592-9.
9. Thille AW, Rodriguez P, Cabello B, Lellouche F, Brochard L. Patient-ventilator asynchrony during assisted mechanical ventilation. Intensive Care Med. 2006;32(10):1515-22.
10. de Wit M, Pedram S, Best AM, Epstein SK. Observational study of patient-ventilator asynchrony and relationship to sedation level. J Crit Care. 2009;24(1):74-80.
11. Sousa MLDA, Nicieza RM, Isensee LP et al. Predictors of significant patient-ventilator asynchrony during invasive mechanical ventilation. In: D105 Critical care: Ventilator induced lung injury and ARDS: From mice to biomarkers in ARDS. American Thoracic Society, 2018, p. A7522. (American Thoracic Society International Conference Abstracts).
12. Blanch L, Villagra A, Sales B et al. Asynchronies during mechanical ventilation are associated with mortality. Intensive Care Med [Internet]. 2015 Apr 19;41(4):633-41.
13. Vaporidi K, Babalis D, Chytas A et al. Clusters of ineffective efforts during mechanical ventilation: Impact on outcome. Intensive Care Med. Springer Berlin Heidelberg. 2017;43(2):184-91.
14. MacIntyre NR. Patient-ventilator interactions: Optimizing conventional ventilation modes. Respir Care. 2011;56:73-84.
15. Thille AW, Cabello B, Galia F, Lyazidi A, Brochard L. Reduction of patient-ventilator asynchrony by reducing tidal volume during pressure-support ventilation. Intensive Care Med. 2008;34:1477-86.
16. Sassoon CSh. Triggering of the ventilator in patient-ventilator interactions. Respir Care. 2011;56:39-51.
17. de Wit M, Miller KB, Green DA, Ostman HE, Gennings C, Epstein SK. Ineffective triggering predicts increased duration of mechanical ventilation. Crit Care Med. 2009;37(10):2740-5.
18. Holanda MA, Vasconcelos R dos S, Ferreira JC, Pinheiro BV. Patient-ventilator asynchrony. J Bras Pneumol [Internet]. 2018 Jul 6;44(4):321-33.
19. Kondili E, Xirouchaki N, Georgopoulos D. Modulation and treatment of patient-ventilator dyssynchrony. Curr Opin Crit Care. 2007;13:84-9.
20. Chiumello D, Pelosi P, Croci M, Bigatello LM, Gattinoni L. The effects of pressurization rate on breathing pattern, work of breathing, gas exchange and patient comfort in pressure support ventilation. Eur Respir J. 2001;18:107-14.
21. Chiumello D, Pelosi P, Taccone P, Slutsky A, Gattinoni L. Effect of different inspiratory rise time and cycling off criteria during pressure support ventilation in patients recovering from acute lung injury. Crit Care Med. 2003;31(11):2604-10.
22. Gentile MA. Cycling of the mechanical ventilator breath. Respir Care. 2011;56:52-60.
23. Tassaux D, Gainnier M, Battisti A, Jolliet P. Impact of expiratory trigger setting on delayed cycling and inspiratory muscle workload. Am J Respir Crit Care Med. 2005;172:1283-9.
24. Tokioka H, Tanaka T, Ishizu T et al. The effect of breath termination criterion on breathing patterns and the work of breathing during pressure support ventilation. Anesth Analg. 2001;92(1):161-5.
25. Georgopoulos D, Prinianakis G, Kondili E. Bedside waveforms interpretation as a tool to identify patient-ventilator asynchronies. Intensive Care Med. 2006;32:34-47.
26. MacIntyre NR, McConnell R, Cheng KC. Applied PEEP reduces the inspiratory load of intrinsic PEEP during pressure support. Chest. 1997;111:188-93.
27. Nava S, Bruschi C, Rubini F, Palo A, Iotti G, Braschi A. Respiratory response and inspiratory effort during pressure support ventilation in COPD patients. Intensive Care Med. 1995;21:871-9.
28. Du HL, Amato MB, Yamada Y. Automation of expiratory trigger sensitivity in pressure support ventilation. Respir Care Clin N Am. 2001;7:503-17.
29. Prinianakis G, Kondili E, Georgopoulos D. Effects of the flow waveform method of triggering and cycling on patient-ventilator interaction during pressure support. Intensive Care Med. 2003;29:1950-9.
30. Passam F, Hoing S, Prinianakis G, Siafakas N, Milic-Emili J, Georgopoulos D. Effect of different levels of pressure support and proportional assist ventilation on breathing pattern, work of breathing and gas exchange in mechanically ventilated hypercapnic COPD patients with acute respiratory failure. Respiration. 2003;70:355-61.
31. Xirouchaki N, Kondili E, Vaporidi K et al. Proportional assist ventilation with load-adjustable gain factors in critically ill patients: Comparison with pressure support. Intensive Care Med. 2008;34:2026-34.
32. Sinderby C, Navalesi P, Beck J et al. Neural control of mechanical ventilation in respiratory failure. Nat Med. 1999;5:1433-6.
33. Colombo D, Cammarota G, Bergamaschi V De Lucia M, Corte FD, Navalesi P. Physiologic response to varying levels of pressure support and neutrally adjusted ventilatory assist in patients with acute respiratory failure. Intensive Care Med. 2008;34:2010-8.
34. Spahija J, de Marchie M, Albert M, Bellemare P, Delisle S, Beck J, Sinderby C. Patient-ventilator interaction during pressure support ventilation and neurally adjusted ventilatory assist. Crit Care Med. 2010;38:518-26.
35. Piquilloud L, Vignaux L, Bialais E et al. Neurally adjusted ventilatory assist improves patient-ventilator interaction. Intensive Care Med. 2011;37:263-71.

Monitoramento Hemodinâmico Minimamente Invasivo e da Perfusão Tecidual

CAPÍTULO 57

Neymar Elias • Suzana Margareth Ajeje Lobo

▶ Introdução

Em pacientes graves, internados em unidade de terapia intensiva (UTI), é fundamental corrigir os distúrbios de perfusão tecidual, assim como manter a adequação entre a oferta de oxigênio (DO_2) e o consumo de oxigênio (VO_2) teciduais. Para reconhecer tais distúrbios, parâmetros hemodinâmicos e de perfusão tecidual, bem como as respostas às estratégias terapêuticas empregadas, devem ser medidos não só em seus valores pontuais, mas, sobretudo, na dinâmica de suas variações; esse é o papel do monitoramento hemodinâmico.[1]

Um monitor hemodinâmico ideal deveria apresentar as seguintes características:[2]

- Ser minimamente invasivo e amplamente aplicável
- Possibilitar a obtenção de medidas contínuas e em tempo real de débito cardíaco (DC), DO_2, pré e pós-carga
- Ser de fácil uso e operação à beira do leito
- Mostrar clareza na demonstração e facilidade na interpretação dos dados
- Ser custo-efetivo
- Ser de uso possível desde neonatos até adultos.

Nenhum monitor atualmente disponível apresenta todas essas características. A técnica padrão-ouro para monitoramento hemodinâmico ainda é o cateter de artéria pulmonar (CAP). Além dos inúmeros trabalhos que questionaram sua real eficácia, suas características marcantes são a invasividade e a dificuldade de rápida instalação, principalmente em sala de emergência e centro cirúrgico. Nos últimos anos, foram desenvolvidas novas tecnologias para o monitoramento hemodinâmico denominado *minimamente invasivo*, de fácil e rápida instalação nos diversos cenários de abordagem de pacientes críticos.

Esses monitores minimamente invasivos utilizam um dos quatro principais métodos de medida do DC:

- Análise do contorno da onda de pressão de pulso arterial, calibrado ou não
- Tecnologia de *Doppler*
- Princípio de Fick
- Tecnologia de bioimpedância/biorreactância.

Em particular nos pacientes sob ventilação mecânica invasiva com pressão positiva (VMPP), o monitoramento hemodinâmico tem papel importante para observar e entender a influência das pressões alveolar e pleural sobre os ventrículos e os vasos sanguíneos intratorácicos e a consequência dessa interação na pré e pós-carga (interação coração-pulmão). Nesses pacientes, o monitoramento hemodinâmico pode auxiliar na detecção dos efeitos deletérios da VMPP na redução do retorno venoso, na função do ventrículo direito (VD) e sobre o DC,[3] além de utilizar as oscilações cíclicas do volume sistólico induzidas por essas alterações de pressão durante a inspiração e a expiração para "posicionar" o paciente na curva de Frank-Starling, o que sugere a capacidade de responder, ou não, com aumento do DC após um desafio de volume (fluidorresponsividade).[4]

A avaliação da acurácia das diversas tecnologias minimamente invasivas baseia-se na técnica padrão-ouro CAP, na qual dois fatores são considerados:

- A acurácia de uma medida única em comparação ao padrão
- A capacidade de acompanhar as mudanças do volume sistólico (VS) e do DC de maneira acurada e reprodutível.

O método de análise estatística mais utilizado é o de Bland-Altman, que avalia, primordialmente, o grau de concordância do novo método em relação ao padrão-ouro (clinicamente aceitável se diferença < 30%).[5,6]

O objetivo deste capítulo é apresentar, de maneira resumida, as possíveis ferramentas de monitoramento hemodinâmico minimamente invasivo mais conhecidas, estudadas e disponíveis atualmente e quais são suas vantagens e limitações, assim como descrever ferramentas de avaliação dos índices de perfusão tecidual.

▶ Análise do contorno da pressão de pulso arterial

O conceito desse método baseia-se no princípio de que o VS pode ser continuamente estimado pela análise do formato da onda da pressão arterial obtido de uma linha arterial (Figura 57.1). As características do formato da onda de pressão arterial dependem da interação entre os seguintes fatores:

- VS
- Complacência vascular (impedância e resistência arteriais).

Wesseling *et al.* publicaram, em 1983, um algoritmo matemático para determinar o VS batimento a batimento, por meio da divisão da área sob a curva da pressão aórtica pela impedância aórtica[7] (que pode variar de paciente para paciente ou no mesmo paciente em momentos diferentes). Os dispositivos comercialmente disponíveis para analisar o contorno da curva de pressão arterial dividem-se em três categorias:

- Com calibração da medida do DC por diluição de indicador (PiCCO™ System – Pulsion, Munique, Alemanha; LiDCO™plus system – LiDCO, Cambridge, Reino Unido; Volume View™ – Edwards Lifesciences, Irvine, CE, EUA)
- Aqueles que requerem dados demográficos e características físicas para estimar a impedância arterial (FloTrac™ System – Edwards Lifesciences, Irvine, CA, EUA)
- Aqueles que não requerem calibração ou dados pré-inseridos (MostCare™ System – Vyetech Health, Pádua, Itália) – não disponível no Brasil.

Para obter valores confiáveis de VS e DC pela técnica do contorno de pulso, independentemente do dispositivo utilizado, é fundamental a presença de traçado de pressão arterial ótimo, sem sub ou

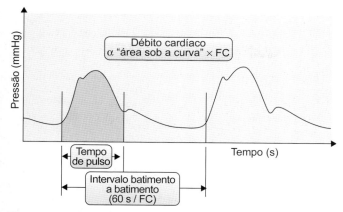

Figura 57.1 ■ Cálculo do débito cardíaco pelos métodos de análise do contorno da curva de pulso da pressão arterial (*parte superior*) e da termodiluição pelo cateter de artéria pulmonar (*parte inferior*). α: integral; α da área sob a curva: volume sistólico. FC: frequência cardíaca. (Adaptada de Drummond e Murphy, 2012.)[8]

superamortecimento (detectados pelo teste do *fast-flush*). Além disso, arritmias ou conter balão intra-aórtico também são fatores que alteram a leitura da curva de pressão. Outra situação que vale ser ressaltada é a redução da acurácia das medidas em caso de instabilidade hemodinâmica (rápidas mudanças na resistência vascular) ou de choque refratário, fase de reperfusão pós-transplante hepático ou uso de altas doses de vasopressores. Isso pode ser corrigido por recalibrações frequentes e uso de punção arterial central (artéria femoral ou axilar) em vez de periférica (artéria radial).[9]

PiCCO™ System e Volume View

O PiCCO™ System (Pulsion Medical Systems, Munique, Alemanha) e o Volume View (Edwards Lifesciences, Califórnia, EUA) utilizam um cateter arterial com termistor inserido, de preferência, em artéria femoral ou axilar, que possibilita a avaliação do VS e DC batimento a batimento. O sistema utiliza a termodiluição transpulmonar (solução salina gelada) para a calibração do DC, para o qual é necessário também a instalação de um cateter venoso central. A calibração tem como objetivo ajustar a medida por variações individuais da impedância aórtica (Figura 57.2). Recomenda-se recalibração do sistema, no mínimo, a cada 8 horas. Em situações de instabilidade hemodinâmica, deve-se repetir o processo de calibração com mais frequência.[10] Além do DC, a curva de termodiluição transpulmonar, com a análise do contorno da onda de pulso arterial, possibilita estimar (Figura 57.3):[11,12]

- Volume diastólico final global (VDFG), volume sanguíneo intratorácico (VSI; do inglês ITBV: *intrathoracic blood volume*), água pulmonar extravascular (APEV) e índice de permeabilidade vascular pulmonar (IPVP)
- Fração de ejeção global (FEG) e resistência vascular sistêmica (RVS)
- Variação da pressão de pulso (ΔPP) e variação do volume sistólico (VVS).

Um estudo em paciente com a síndrome do desconforto respiratório agudo (SDRA) demonstrou que valores elevados da APEV e IPVP são preditores independentes de mortalidade em 28 dias.[13]

LiDCO™ plus system

O LiDCO™plus system (LiDCO Ltd., Londres, Reino Unido) utiliza algoritmo de análise da onda de pulso (PulseCO) para determinar o VS por meio do princípio da conservação de massa (diferença entre a quantidade de sangue que entra na rede vascular, o VS, e a que flui para a periferia), por uma linha arterial. O LiDCOplus requer calibração e utiliza técnica de diluição transpulmonar de indicador, o lítio, que pode ser infundido por acesso venoso central ou periférico[14] e é registrado por sensor específico lítio-sensível adaptado à linha arterial. Depois da determinação do DC pela diluição transpulmonar de 0,3 mmol de lítio (DC "real"), compara-se o valor do DC calculado pela análise da curva de pressa arterial (DC "nominal") e, assim, determina um "fator de correção" a ser utilizado no cálculo do DC nominal corrigido (DC nominal × fator de correção) batimento a batimento. Deve-se evitar calibração até 30 minutos após infusão de bloqueadores neuromusculares adespolarizantes (curares) em virtude da interferência no funcionamento do sensor lítio-sensível induzida por esses agentes. Além do DC e do VS, esse monitor fornece (Figura 57.4):[15]

- VSI
- DO_2, VO_2 e RVS
- VPP, VVS.

Estudos em pacientes cirúrgicos de alto risco mostraram que o uso dessa tecnologia aliado a protocolos terapêuticos com o objetivo de otimizar a DO_2 (> 600 mℓ/min/m^2) associou-se à redução da taxa de complicações no pós-operatório e do tempo de internação.[16] Também foi demonstrado ser ferramenta de útil orientação na reanimação volêmica em pacientes cirúrgicos de alto risco com estratégias mais restritivas de infusão volêmica com redução significativa nas complicações e tendência à diminuição da mortalidade.[17] Foi desenvolvido também pela LiDCO Ltd. o LiDCOrapid, que não necessita de calibração e no qual os dados necessários para a determinação do DC são extraídos de um nomograma, baseado em variáveis antropométricas, inserido no *software*. Esse sistema ainda necessita de mais validações, porém mostrou-se útil para avaliar tendências em otimização peroperatória.

FloTrac™/Vigileo System

O FloTrac™/Vigileo System (Edwars LifeSciences, Irvine, EUA) requer um transdutor próprio (FloTrac™), adaptado em uma linha arterial, conectado ao monitor Vigileo e não requer calibração. Para a estimativa do DC, correlaciona-se o desvio padrão da pressão de pulso durante intervalo de 20 segundos a um "VS normal esperado", com base em um banco de dados com variáveis antropométricas (idade, sexo, altura e peso) inserido na memória do monitor e do qual também se extraem informações sobre a impedância aórtica. Nos últimos 5 anos, seu *software* passou por várias adaptações para aperfeiçoamento da acurácia em cenários hiperdinâmicos, com melhora significativa.[18] Ainda há, porém, limitações em cenários de grande instabilidade hemodinâmica.[19]

Vários estudos foram realizados para comparar a acurácia dos três dispositivos de análise de contorno da curva de pulso de pressão arterial utilizados comercialmente (PiCCO, LiDCO e FloTrac), entre si e em comparação ao CAP.[20,21] Os resultados foram semelhantes e demonstraram superioridade do PiCCO e LiDCO em relação ao FloTrac.

Há ainda no mercado dispositivos que analisam o contorno da onda de pulso registrada por oxímetro (pletismografia). Estudos que compararam as oscilações na amplitude da onda do pulso-oxímetro (não invasivo) com a técnica padrão de cateterização arterial demonstraram boa acurácia e forte correlação entre ambas as técnicas em pacientes sob VM controlada tanto em pacientes anestesiados quanto na UTI.[22-25] A variação na amplitude da onda de pulso pletismográfica maior que 15% (ΔPOP > 15%) apresenta elevada acurácia na predição de uma ΔPP > 13% e, assim, discrimina pacientes fluidorresponsivos com sensibilidade de 80% e especificidade de 90%. O *software* para o cálculo contínuo do índice de variabilidade pletismográfica (IVP) – Masimo Corporation, Irvine, CA, EUA – já está disponível no mercado e é limitado por fatores semelhantes a qualquer dispositivo de análise da curva de pressão arterial, em particular, a baixa perfusão periférica e hipotermia.

A análise do contorno da onda da pressão de pulso arterial, em pacientes sob VM controlada e sem arritmia, tem como vantagem fornecer variáveis dinâmicas de avaliação de fluidorresponsividade (VPP, VPS e VVS), mais sensíveis e específicas em prever a capacidade de aumento do DC diante de um desafio com fluidos do que as variáveis estáticas de avaliação de pré-carga tradicionalmente utilizadas. O Quadro 57.1 demonstra, em resumo, as vantagens e desvantagem da técnica de análise de contorno da onda de pulso da pressão arterial.

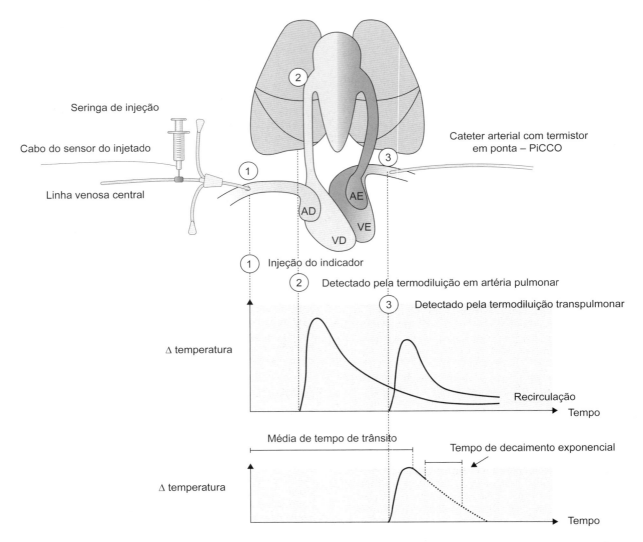

Figura 57.2 ■ Calibração do débito cardíaco pela técnica de termodiluição transpulmonar. AD: átrio direito; AE: átrio esquerdo; VD: ventrículo direito; VE: ventrículo esquerdo.

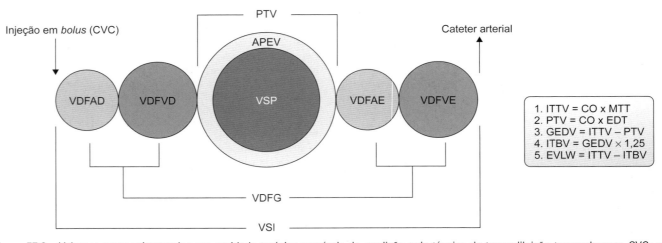

Figura 57.3 ■ Volumes compartimentados em cavidade torácica passíveis de medição pela técnica de termodiluição transpulmonar. CVC: cateter venoso central; PTV: *pulmonary thermal volume* (volume pulmonar total); APEV: água vascular extrapulmonar (sigla em inglês EVLW); VDFAD: volume diastólico final do átrio direito; VDFVD: volume diastólico final do ventrículo direito; VSP: volume sanguíneo pulmonar; VDFAE: volume diastólico final do átrio esquerdo; VDFVE: volume diastólico final do ventrículo esquerdo; VDFG: volume diastólico final global (sigla em inglês GEDV); VSI: volume sanguíneo intratorácico (sigla em inglês ITBV [*intrathoracic blood volume*]); ITTV: *intrathoracic thermal volume* (volume térmico intratorácico); CO: *cardiac output* (débito cardíaco); MMT: tempo de trânsito médio; EDT: tempo de decaimento exponencial.

Capítulo 57 ■ Monitoramento Hemodinâmico Minimamente Invasivo e da Perfusão Tecidual

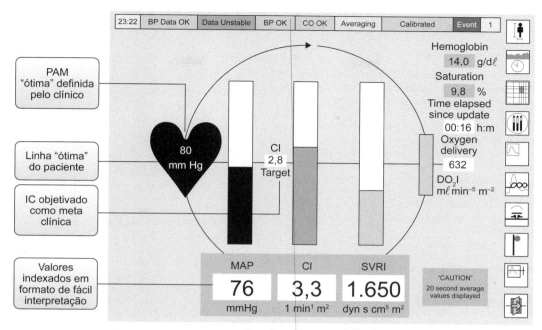

Figura 57.4 ■ Imagem de uma das telas do LiDCOplus com demonstração de dados hemodinâmicos. PAM: pressão arterial média; IC: índice cardíaco.

Quadro 57.1 ■ Vantagens e desvantagens na utilização da técnica de análise do contorno da curva de pulso da pressão arterial.

Vantagens	Desvantagens
• Fácil uso • Débito cardíaco contínuo • Uso em estudos de GDT • Variáveis de fluidorresponsividade • Avaliação de pré-carga e edema pulmonar (PiCCO)	• Necessidade de acesso vascular • Traçado de pressão arterial adequado • Necessidade de calibração/recalibração • Erros em arrítmicos • Interferência de calibração por medicamentos (LiDCO)

GDT: grupo de discussão e trabalho.

▶ Monitoramento de débito cardíaco por técnica de *Doppler*

O DC pode ser estimado de maneira não invasiva por meio de técnica de *Doppler* com *probes* colocados na luz esofágica (transesofágicos), como demonstrado na Figura 57.5.

ODM II e CardioQ

No ODM II (Abbott Maid-enhead, Reino Unido) e no CardioQ (Deltex Medical Ltd., Chichester, Sussex, Reino Unido), o *Doppler* esofágico mede a velocidade do fluxo sanguíneo na aorta descendente, o qual é multiplicado pelo tempo de ejeção e pela área do corte seccional da aorta, com estimativa, assim, do VS, que é multiplicado pela frequência cardíaca (FC) para determinar o DC. Estudos demonstraram uma boa correlação entre variáveis derivadas desse método de mensuração com condições de pré-carga e contratilidade miocárdica. O fluxo de tempo corrigido (FTc) foi diretamente relacionado com a pré-carga,[26] e a velocidade de pico de fluxo (PF), com a contratilidade miocárdica.[27] Há várias limitações para o uso dessa técnica:

- Supor que há uma divisão constante do fluxo sanguíneo para vasos encefálicos e aorta descendente sem considerar, de maneira real, a porção do volume sistólico dirigida para coronárias, carótidas e subclávias; esse cálculo é estimado por fatores de correção fixos
- *Probes* pequenos que migram de posição não intencionalmente

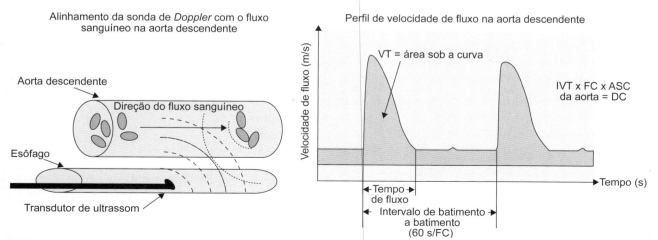

Figura 57.5 ■ Cálculo do débito cardíaco por técnica de *Doppler* transesofágico. VT: velocidade-tempo; DC débito cardíaco; FC: frequência cardíaca; ASC: área da superfície corporal; IVT: integral da velocidade-tempo. (Adaptada de Drummond e Murphy, 2012.)[8]

- Área de corte seccional da aorta constante, independentemente da condição clínica; os dados são extraídos de nomogramas baseados em variáveis antropométricas e não preveem as constantes alterações relacionadas com os cenários clínicos.

Apesar dessas limitações, uma série de estudos demonstrou que a otimização hemodinâmica perioperatória dirigida por parâmetros obtidos com o uso dessa tecnologia é útil em reduzir as complicações e o tempo de internação.[28]

O Quadro 57.2 mostra as principais vantagens e desvantagens desse método, contudo vale a pena ressaltar que, por fornecer medida contínua de VS e DC, torna possível o reconhecimento precoce da piora hemodinâmica ou da resposta positiva à terapêutica imposta. Além disso, sua instalação é rápida e segura.[29] Um estudo demonstrou experiência com o método após utilização em, pelo menos, 12 pacientes.[30] O *probe* tem baixo potencial de lesão, com possibilidade de permanecer no esôfago por até 10 dias, com mínimo risco de infecção pelo próprio ambiente de instalação (luz esofágica).

Portanto, em pacientes cirúrgicos, sob VM controlada, é uma técnica útil na detecção de instabilidade hemodinâmica, na estimativa de pré-carga e no monitoramento de resposta ao tratamento.

Aplicação do princípio de Fick

Vários estudos foram realizados por meio da utilização desse princípio, com o emprego do gás carbônico (CO_2) como indicador de diluição: reinalação parcial de CO_2.

NICO™ System

O NICO™ System (Novametrix Medical Systems, Wallingford, EUA) realiza medidas do DC em pacientes intubados, sedados e sob VM, com utilização de um dispositivo descartável, em alça, conectado ao circuito do ventilador. Esse sistema consiste em um sensor infravermelho que afere CO_2, um sensor de fluxo descartável e um oxímetro de pulso. A produção de CO_2 é o produto da concentração de CO_2 e do fluxo aéreo em cada ciclo respiratório, ao passo que o conteúdo arterial de CO_2 é derivado da $ETCO_2$ (do inglês *end-tidal* CO_2) e sua correspondente curva de dissociação. A cada 3 minutos, um estado de reinalação é produzido por meio da alça conectada ao circuito ventilatório, o que resulta em aumento da $ETCO_2$ e reduzida eliminação de CO_2. Ao se considerar que o DC não muda significativamente entre o estado normal e o de reinalação, a diferença entre os índices normais e de reinalação é utilizada para calcular o DC. Há várias limitações nessa técnica, o que inclui a necessidade de intubação e VM controlada, além de mínimas anormalidades nas trocas gasosas.[31] Mudanças nos parâmetros do ventilador, ciclos ventilatórios assistidos ou espontâneos, aumento da fração de *shunt* e instabilidade hemodinâmica foram associados à diminuição da acurácia desse sistema; portanto, é uma técnica aplicável em um cenário bem definido. Suas vantagens e desvantagens podem ser vistas no Quadro 57.3.

Bioimpedância e biorreactância

Sistemas padrão de bioimpedância aplicam uma corrente elétrica de alta frequência e de conhecida amplitude pelo tórax e afere mudanças nessa voltagem (amplitude do sinal de retorno comparado ao sinal de entrada). A razão entre voltagem e amplitude de corrente é uma medida direta da resistência à corrente transtorácica (também chamada de *impedância* [Zo]) e varia proporcionalmente à quantidade de fluido no tórax. O valor imediato da mudança de Zo está relacionado com o fluxo sanguíneo aórtico. O VS é, porém, proporcional ao produto da máxima variação de Zo (dZo/dt máx) e o tempo de ejeção ventricular (TEV). Para realizar essas medidas, são colocados dois eletrodos "de entrada" e dois "de saída", e há estimulação de corrente elétrica para identificar as variações de impedância corporal ou torácica induzidas pelas mudanças cíclicas no fluxo sanguíneo causadas pelos batimentos cardíacos. Vários estudos concluíram pobre correlação entre essa técnica e a termodiluição (CAP).[32] Há vários monitores que a utilizam para determinação contínua do DC, e suas vantagens e desvantagens são demonstradas no Quadro 57.4.

Quadro 57.2 ■ Vantagens e desvantagens na utilização do *Doppler* transesofágico.

Vantagens	Desvantagens
• Utilização simples; prolongado, sem riscos	• Suposição matemática de diâmetro da aorta (erro)
• Sem necessidade de acesso venoso	• Fluxo somente da aorta descendente
• Vários estudos clínicos provam sua utilidade	• Dificuldade ocasional de posição de *probe*
• Confiável	• Curva de aprendizado
• Fluidorresponsividade	

Quadro 57.3 ■ Vantagens e desvantagens na utilização da reinalação parcial de CO_2.

Vantagens	Desvantagens
• Fácil instalação	• Sem relatos significativos em GDT
• Sem necessidade de acesso venoso	• Mudanças no espaço morto e distúrbio V/Q alteram medidas de débito cardíaco
• Fornecimento de medidas contínuas de débito cardíaco	

GDT: grupo de discussão e trabalho; V/Q: ventilação/perfusão

BioZ™ e ECOM™

BioZ™ (CadioDynamics, San Diego, EUA) e ECOM™ (Conmed Corp, Utica, EUA): princípios de bioimpedância elétrica. O primeiro utiliza eletrodos sobre a pele, e o segundo, eletrodos instalados dentro do tubo endotraqueal. Analisam as variações no sinal elétrico com diferentes modelos matemáticos para a determinação do DC. Mesmo após vários ajustes nos modelos matemáticos, estudos clínicos para sua validação ainda mostram resultados conflitantes.

NICOM™

O NICOM™ (Cheetah Medical Ltd., Maiden-head, Berkshire, Reino Unido): princípio da biorreactância, uma modificação da bioimpedância torácica. Analisa a variação espectral de uma corrente elétrica oscilatória. Estudos iniciais mostraram resultados mais promissores que os da bioimpedância.[33]

Com o advento de várias técnicas de medidas hemodinâmicas com múltiplas opções de ferramentas, surgem as questões sobre qual é a melhor entre elas e qual apresenta maior precisão e concordância com os valores obtidos pelo CAP. Uma metanálise foi realizada com o intuito de avaliar a acurácia e a precisão dessas novas técnicas de medida do DC (análise de contorno de pulso, *Doppler* esofágico, reinalação parcial de gás carbônico e bioimpedância transtorácica), tendo como limites aceitáveis para a concordância um erro ≤ 30% (95% de limite de concordância/média do DC) em relação ao método padrão-ouro (termodiluição).

Nenhuma das quatro técnicas apresentada até o momento alcançou o limite de concordância objetivado, como demonstrado nos Quadros 57.5 e 57.6.[34]

Quadro 57.4 ■ Vantagem e desvantagens na utilização da bioimpedância elétrica.

Vantagem	Desvantagens
• Completamente não invasiva	• Difícil instalação
	• Numerosas suposições matemáticas
	• Não utilizável em arrítmicos
	• Não utilizável em centro cirúrgico
	• Necessidade de estabilidade hemodinâmica
	• Poucos estudos de avaliação

Quadro 57.5 ■ Concordância entre os métodos análise de contorno de pulso, *Doppler* esofágico, reinalação parcial de CO_2 e bioimpedância transtorácica e termodiluição. A análise estatística foi baseada em uma medida única de cada paciente.

Método (n = estudo)	n	Variação média ℓ/min (± 95% IC)	Precisão ℓ/min	Porcentagem média de erro (± 95% IC)
Análise do contorno de pulso (n = 24)	714	– 0,00 (± 0,09)	1,22	41,3 (± 2,7)%
Doppler esofágico (n = 2)	57	– 0,77 (± 0,29)	1,07	42,1 (± 9,9)%
Reinalação parcial de CO_2 (n = 8)	167	– 0,05 (± 0,17)	1,12	44,5 (± 6,0)%
Bioimpedância transtorácica (n = 13)	435	– 0,10 (± 0,11)	1,14	42,9 (± 3,6)%

IC: intervalo de confiança; n: número total de medidas avaliadas.

Quadro 57.6 ■ Correlação entre os métodos análise de contorno de pulso, *Doppler* esofágico, reinalação parcial de CO_2 e bioimpedância transtorácica e a termodiluição, com análise estatística baseada em medida única de cada paciente.

Métodos (n = estudos)	n	r
Análise do contorno de pulso (n = 12)	359	0,75
Doppler esofágico (n = 2)	57	0,69
Reinalação parcial de CO_2 (n = 5)	104	0,57
Bioimpedância transtorácica (n = 8)	288	0,79

n: número total de medidas avaliadas; r: coeficiente de correlação.

▶ Parâmetros de perfusão tecidual

A adequação da DO_2 aos órgãos e tecidos é fundamental para guiar e avaliar as condutas adotadas no processo de reanimação de pacientes críticos. Em algumas situações, a disoxia tecidual regional pode persistir apesar de uma aparente normalidade do fluxo sanguíneo tecidual, da pressão arterial e do conteúdo arterial de oxigênio (O_2). Isso demonstra a necessidade de índices mais específicos de oxigenação tecidual.[35] Em geral, as variáveis de perfusão mais comumente monitoradas nas UTIs são aquelas referentes à perfusão global (lactato e saturação venosa de oxigênio), porém não refletem de maneira fidedigna a perfusão regional, que pode ser avaliada por várias outras estratégias. As diversas técnicas de monitoramento da oxigenação tecidual e fluxo microcirculatório estão demonstradas no Quadro 57.7.

Saturação venosa mista e central de O_2

A saturação venosa mista de O_2 (SvO_2) e a saturação venosa central de O_2 ($SvcO_2$) podem ser aferidas tanto por avaliação gasométrica intermitente quanto por medida contínua por meio de fibra óptica contida em CAP ou cateter venoso central. A artéria pulmonar carreia todo o montante de sangue proveniente dos leitos venosos do organismo, por isso é denominado *sangue venoso misto*. O oxigênio contido nele representa a quantidade que restou na circulação sistêmica após sua passagem pelos tecidos, ou seja, reflete de maneira indireta a relação entre DO_2 e VO_2 e depende da taxa de extração de oxigênio dos diferentes tecidos e de uma série de variáveis demonstradas na fórmula:[36]

$$TEO_2 \text{ (taxa de extração de oxigênio)} = VO_2/DO_2$$

Em que, após simplificação matemática, dá-se:

$$TEO_2 = SatO_2 - SvO_2/SatO_2 \text{ (saturação de oxigênio)}$$

Ou mais simplificado ainda:

$$TEO_2 = 1 - SvO_2$$

Por conseguinte:

SvO_2 elevada (= TEO_2 baixa) – determinada por VO_2 reduzido, DC elevado, hemoglobina (Hb) elevada ou $SatO_2$ elevada

SvO_2 baixa (= TEO_2 elevada) – determinada por VO_2 elevado, DC reduzido, Hb reduzida ou $SatO_2$ reduzida

Podemos resumir isso na Figura 57.6.

A interpretação da SvO_2 pode ser dificultada em cenários como alterações na relação DO_2/VO_2 (síndrome da resposta inflamatória sistêmica, sepse e *shunt* arteriovenoso).[37]

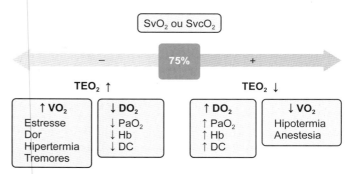

Figura 57.6 ■ Variáveis que afetam a saturação venosa mista ou central de oxigênio (SvO_2 ou $SvcO_2$). (Adaptada de Rivers *et al.*, 2001.)[36]

Quadro 57.7 ■ Técnicas para avaliação de perfusão tecidual e microcirculação.

Ferramenta	Método	Variável	Global/regional	Invasivo/não invasivo
Saturação venosa mista de O_2 e saturação venosa central de O_2	Avaliação de oxigenação por cateter de artéria pulmonar ou cateter venoso central	SvO_2	Global	Invasivo
Lactato	Teste enzimático laboratorial	Lactato	Global	Invasivo
Tonometria gástrica	Medida da $PaCO_2$ em um balonete com ar ou soro fisiológico a 0,9%	$PrCO_2/PaCO_2$ gap pHi	Regional	Minimamente invasivo
Espectroscopia quase infravermelha	Análise de absorvância de luz quase infravermelha	Hb/HbO_2 Citocromo aa3	Regional	Não invasivo
Eletrodos de O_2	*Probes* polarográficos	PaO_2	Regional	Minimamente invasivo
Microvideoscopia	Dispersão da luz polarizada	Diâmetro vascular Velocidade de hemácias Densidade capilar funcional	Regional	Não invasivo

Hb: hemoglobina; HbO_2: oxi-hemoglobina; $PaCO_2$: pressão parcial de gás carbônico; PaO_2: pressão parcial de oxigênio; pHi: pH intramucoso; O_2: oxigênio; $PrCO_2$: pressão regional de gás carbônico; SvO_2: saturação venosa mista de oxigênio.

Para a obtenção de medidas da SvO_2, é necessário um CAP, o que dificulta sua avaliação em ambientes como sala de emergência e centro cirúrgico. Já para a obtenção da $SvcO_2$, é preciso somente um cateter venoso central. A saturação venosa do sangue arterial pulmonar e da veia cava superior não são exatamente iguais, mas guardam boa correlação e variam em paralelo.[38,39] Estudos em pacientes com sepse grave ou choque séptico demonstraram que uma estratégia de reanimação precoce com o objetivo de manter a $SvcO_2$ acima de 70% associou-se à redução da mortalidade.[40] Em pacientes de alto risco submetidos a cirurgias de grande porte, a redução da $SvcO_2$ abaixo de 64% associou-se à maior incidência de complicações.[41] É importante salientar que $SvO_2/SvcO_2$ baixa pode ser um indicador importante de inadequação da DO_2, porém valores normais ou elevados não garantem que esteja adequada.[42]

Lactato

A razão pela qual a medida do lactato pode ser utilizada como indicador de gravidade do choque circulatório deve-se ao fato de que a hipoperfusão tecidual e a inadequada DO_2 determinam disfunção mitocondrial, glicólise anaeróbica e produção de lactato. O lactato é produzido a partir do piruvato por uma enzima presente no citosol, a lactato-desidrogenase (ou DHL). O lactato aferido no soro é o resultado do equilíbrio entre produção orgânica (principais: cérebro, pulmão, fígado e músculos) e clareamento (hepático 50%, muscular 30%, renal 20%). A acidose láctica pode, portanto, resultar tanto da produção excessiva quanto da eliminação reduzida.

Concentração de lactato > 2,0 mmol/ℓ é geralmente considerada um marcador bioquímico de oxigenação tecidual inadequada e está associada à má evolução de pacientes internados em UTI.[43] Porém sua tendência no decorrer do tempo tem maior valor como preditor de mortalidade que seu valor inicial.[44] Um estudo multicêntrico, randomizado e controlado que comparou duas estratégias de reanimação precoce em pacientes sépticos (*clearance* de lactato ≥ 10% *versus* $SvcO_2$ ≥ 70% nas primeiras 6 horas) observou mortalidade intra-hospitalar 6% menor no primeiro grupo.[45] Além da falência circulatória e hipoperfusão tecidual, outras causas de acidose láctica são ativação da glicólise, redução da atividade da enzima piruvato-desidrogenase, falência hepática e fármacos (biguanidas, inibidores da transcriptase reversa).[46]

Um estudo prospectivo em pacientes sépticos demonstrou boa correlação entre lactato dosado em sangue arterial, venoso central e capilar.[47] Com DO_2, VO_2, TEO_2%, SvO_2 e $SvcO_2$, o lactato sérico fornece dados sobre a perfusão tecidual global do organismo, mas não reflete a perfusão regional de órgãos e sistemas isoladamente.

Gradiente venoarterial do CO_2

O gradiente venoarterial do gás carbônico [$P(v-a)CO_2$ ou "CO_2 *gap*"] é a diferença entre a pressão parcial de gás carbônico no sangue venoso misto ($PvCO_2$) e a pressão parcial de gás carbônico no sangue arterial ($PaCO_2$). É um indicador qualitativo e semiquantitativo da gravidade do hipofluxo e baseia-se no fato de que, em situações de baixo fluxo sanguíneo, há aumento da relação VA/Q, fazendo com que o CO_2 seja "lavado" do capilar pulmonar, com diminuição relativamente acentuada da $PaCO_2$ em relação à $PvCO_2$.[48,49]

A produção de CO_2 pode ser aeróbica e anaeróbica. Se há geração anaeróbica de CO_2 em tecidos isquêmicos, o sangue venoso efluente pode ser suficiente para "lavar" o CO_2 gerado. Se o débito cardíaco estiver adequado, o fluxo sanguíneo será suficiente para manter um valor de $P(v-a)CO_2$ dentro dos limites da normalidade, o que indica que pode haver hipoxia oculta mesmo obtendo resultados normais de $P(v-a)CO_2$.[50]

Esse achado corrobora a afirmação de que o $P(v-a)CO_2$ é um marcador de hipoxia estagnante e não de hipoxia hipóxica. Em situações de baixo fluxo associadas à hipoxia, o efeito Haldane aumentará ainda mais a concentração de CO_2 no fluxo venoso eferente, sendo assim, o $P(v-a)CO_2$ estará ainda mais elevado.

A $P(v-a)CO_2$ deve ser vista como indicador de adequação do fluxo sanguíneo venoso para "lavar" o CO_2 gerado pelos tecidos periféricos. Dessa maneira, seu monitoramento deve ser uma ferramenta auxiliar para guiar a reanimação nas fases precoces de choque tecidual. A combinação com parâmetros de oxigenação de forma a calcular $P(v-a)CO_2/C(a-v)O_2$ pode ser utilizada para a detecção de metabolismo anaeróbico.

Capnometria regional

A razão para o uso de medidas regionais de CO_2 na avaliação do choque se deve à elevação rápida de seus níveis teciduais em caso de hipoperfusão. A descoberta de que o leito vascular esplâncnico é afetado muito precocemente na vigência de choque e é um dos últimos a se recuperar depois da reanimação provoca grande interesse em técnicas como a tonometria gástrica, tanto para detecção precoce de hipoperfusão tecidual quanto para seguimento de tratamento.[51,52]

Por meio da introdução de tonômetro gástrico (sonda especial com balonete permeável ao CO_2 preenchido com solução salina) para medida da tensão de CO_2 da mucosa gástrica ($PaCO_2$), pode-se avaliar a perfusão tecidual dessa região. Essa sonda especial mede a tensão mucosa de CO_2 ($PaCO_2$) e, assim, com a medida em sangue arterial da $PaCO_2$ e bicarbonato, possibilita o cálculo da diferença arteriomucosa de CO_2 ($PaCO_2$ *gap*) e pH intramucoso (pHi) gástrico, informações relacionadas com a perfusão esplâncnica.[53] Tanto $PaCO_2$ *gap* quanto pHi demonstraram ser marcadores de disoxia da mucosa gástrica e preditores de morbidade e mortalidade em pacientes graves.[54]

Outra recente estratégia proposta para a avaliação regional de CO_2 é a capnometria sublingual, tecnicamente de mais fácil uso do que a tonometria gástrica. Esse sistema mede a $PaCO_2$ sublingual ($PslCO_2$) por meio de um sensor de CO_2 descartável conectado a um leitor portátil (CapnoProbe N80, Nellcor, CA, EUA). Foi demonstrado que o fluxo sanguíneo para a língua e o território esplâncnico reduzem de maneira paralela à vigência a redução da pressão de perfusão tecidual, bem como a correlação entre $PaCO_2$ da mucosa gástrica e $PslCO_2$ em pacientes graves.[55,56] Com a $PaCO_2$ arterial, é possível calcular $PslCO_2$ *gap* ($PaCO_2 - PslCO_2$), e estudos mostraram que $PslCO_2$ *gap* > 25 mmHg na admissão ou que permanece elevado após reanimação, a despeito da normalização de parâmetros convencionais, relaciona-se com maiores taxas de mortalidade.[57]

Método NIRS

O NIRS (do inglês *near-infrared spectroscopy*) é um método não invasivo e contínuo que utiliza princípios de transmissão e absorção da luz para determinar a saturação tecidual de oxigênio (StO_2) por meio da saturação da hemoglobina, da mioglobina e do citocromo aa3 (cromóforos) no músculo esquelético, com obtenção, assim, de um índice de perfusão.[58]

Essa medida é realizada por dispositivo colocado na eminência tênar. Obtêm-se medidas da Hb oxigenada e desoxigenada, assim como o estado "redox" do citocromo aa3 (cyt aa3), com uma média dos valores sanguíneos arterial, venoso e capilar, conforme a lei de Lambert-Beer.

O cyt aa3 é um citocromo terminal da cadeia respiratória responsável por, aproximadamente, 90% do consumo celular de oxigênio por meio do processo de fosforilação oxidativa. Diminuição da DO_2 celular resulta em redução da fosforilação oxidativa e redução dos níveis oxidativos do cyt aa3 – indicador de disoxia tecidual.[59] É uma técnica não invasiva de avaliação da perfusão regional de oxigênio promissora, porém há necessidade ainda de novos estudos para determinar valores de referência concretos para o diagnóstico e o seguimento terapêutico.

Tensão de oxigênio tecidual

O monitoramento da tensão de oxigênio tecidual para uso em cenário clínico real já é possível por intermédio de miniaturas implantáveis de eletrodos de Clark – sensores polarográficos de O_2 que possibilitam aferir direta e continuamente a pressão parcial de oxigênio nos tecidos ($PtiO_2$), órgãos e líquidos orgânicos. O valor da $PtiO_2$ corresponde ao oxigênio disponível em nível celular e fornece informações sobre suprimento e utilização do oxigênio em leitos teciduais específicos.[34] Essa medida pode ser utilizada tanto em ambiente cirúrgico quanto em terapia intensiva.

Estudos confirmam a possibilidade de introdução e leitura em tecido muscular e com boa relação com alterações da perfusão esplâncnica e indicam que a correção de níveis críticos de $PtiO_2$ tem impacto no resultados.[60,61] As limitações ao uso desse dispositivo decorrem de fatores associados ao tecido, como temperatura e edema, ou ao próprio eletrodo, como fratura e perda em espaço intravascular.

Microvideoscopia | orthogonal polarization spectral

A relação entre hemodinâmica sistêmica e microcirculação e suas alterações durante o processo de reanimação são complexas, como evidenciado pela persistência de hipoperfusão tecidual mesmo após a restauração da macro-hemodinâmica. Isso se deve a diferentes mecanismos de regulação da macro e da microcirculação. A microvideoscopia é uma técnica nova e não invasiva que torna possível a observação direta e dinâmica de imagens da microcirculação pela iluminação da área desejada por um feixe de luz polarizada (videomicroscopia de campo escuro com feixe lateral),[62] e que consiste em um videomicroscópio portátil com anel diodo emissor de luz estroboscópica. A luz verde que penetra até 3 mm nos tecidos é aplicada nos leitos vasculares superficiais e absorvida pela hemoglobina; assim, as hemácias parecem escuras. Produz-se, então, um vídeo de alto contraste do fluxo sanguíneo na microvasculatura submucosa.[63] Por essa característica, os tecidos iluminados são preferencialmente mucosas de fácil abordagem, como a sublingual.

Imagens fornecidas pelo OPS (do inglês *orthogonal polarization spectral*) foram utilizadas para observar as alterações provocadas pelo estado de choque na microcirculação da mucosa sublingual tanto na densidade de capilares como na proporção de capilares perfundidos.[64,65] Para evitar a subjetividade na análise das imagens, deve-se utilizar índices já estabelecidos, como o escore de De Backer[66] e o índice de fluxo microcorculatório.[67] Suas limitações referem-se a movimentação, presença de secreções, como saliva e sangue, e necessidade de volume mínimo de hemácias nesses vasos para a formação das imagens. Ainda não há como determinar com precisão valores considerados clinicamente anormais.

▶ Considerações finais

O objetivo fundamental no tratamento do paciente grave é manter a oferta de oxigênio adequada aos tecidos. Para o diagnóstico e a orientação terapêutica desses pacientes, faz-se necessário o monitoramento constante de parâmetros hemodinâmicos e de perfusão tecidual. O advento de novas técnicas minimamente invasivas de avaliação contínua do DC e fluidorresponsividade, em associação às técnicas de avaliação da perfusão, tanto global quanto regional, contribuiu para maior rapidez no reconhecimento da hipoperfusão tecidual, melhor determinação de objetivos terapêuticos e também para o uso dessa tecnologia fora do ambiente da terapia intensiva. Porém é importante conhecer as técnicas utilizadas e suas limitações para a correta interpretação dos dados fornecidos.

▶ Referências bibliográficas

1. Pinsky MR. Functional hemodynamic monitoring: A personal perspective. Yearbook of Intensive Care and Emergency Medicine. Springer, 2008, pp. 306-10.
2. Maynar J, Jonas M, Labaien F. Yearbook of intensive care and emergency medicine. Springer, 2005, pp. 575-83.
3. Jardin F, Vieillard-Baron A. Right ventricular function and positive pressure ventilation in clinical practice: from hemodynamic subsets to respirator settings. Springer, 2006, pp. 207-15.
4. Bendjelid K, Romand JA. Fluid responsiveness in mechanically ventilated patients: A review of índices used in intensive care. Intensive Care Medicine. 2003;29(3):352-60.
5. Critchley LA, Lee A, Ho AM. A critical review of the ability of continuous cardiac output monitors to measure trends in cardiac output. Anesth Analg. 2010;111:1180-92.
6. Bland JM, Altman DG. Statistical methods for assessing agreement between two methods of clinical measurement. Lancet. 1986:307-10.
7. Wesseling KH, de Wit B, Weber JAP, Smith NT. A simple device for the continous measurements of cardiac output. Adv Cardiovasc Phys. 1983;5:16-52.
8. Drummond KE, Murphy E. Continuing education in anaesthesia. Critical Care & Pain. 2012;12(1).
9. Camporota L, Beale R. Pitfalls in haemodynamic monitoring based on the arterial pressure waveform. Crit Care. 2010;14:124.
10. Hamzaoui O, Monnet X, Richard C, Osman D, Chemla D, Teboul JL. Effects of changes in vascular tone on the agreement between pulse contour and transpulmonary thermodilution cardiac output measurements within an up to 6-hours calibration-free period. Crit Care Med. 2008;36:434-40.
11. Oren-Grinberg A. The PiCCO monitor. Int Anesthesiol Clin. 2010;48:57-85.
12. Marik PE, Cavallazzi R, Vasu T, Hirani A. Dynamic changes in arterial waveform derived variables and fluid responsiveness in mechanically ventilated patients. A systematic review of the literature. Crit Care Med. 2009;37:2642-7.
13. Joswiak M, Silva S, Persichini R et al. Extravascular lung water is an independent prognostic factor in patients with acute respiratory distress syndrome. Crit Care Med. 2013;41(2):472-80.
14. Cecconi M, Fawcett J, Grounds RM, Rhodes A. A prospective study to evaluatethe accuracy of pulse power analysis to monitor cardiac output in critically ill patients. BMC Anesthesiol. 2008;8:3.
15. Sundar S, Panzica P. LiDCO system. Int Anesthesiol Clin. 2010;48(1):87-100.
16. Pearse R, Dawson D, Fawcett J, Rhodes A, Grounds RM, Bennett D. Early goal-directed therapy after major surgery reduces complications and duration of hospital stay. A randomised, controlled trial. Crit Care. 2005;9:R687-693.
17. Lobo SM, Ronchi LS, Oliveira NE et al. Restrictive strategy of intraoperative fluid maintenance during optimization of oxygen delivery decreases major complications after high-risk surgery. Critical Care. 2011;15:R226.
18. Mayer J, Boldt J, Poland R, Peterson A, Manecke GR Jr. Continuous arterial pressure waveform-based cardiac output using the FloTrac/Vigileo: A review and meta-analysis. J Cardiothorac Vasc Anesth. 2009;23:401-6.
19. Takala J, Ruokonen E, Tenhunen JJ, Parviainen I, Jakob SM. Early noninvasive cardiac output monitoring in hemodynamically unstable intensive care patients: A multicenter randomized controlled trial. Crit Care. 15:R148,2011.
20. Hadian M, Kim HK, Severyn DA, Pinsky MR. Cross-comparison of cardiac output trending accuracy of LiDCO, PiCCO, FloTrac and pulmonary artery catheters. Crit Care. 2010;14:R212.
21. Monnet X, Anguel N, Naudin B, Jabot J, Richard C, Teboul J-L. Arterial pressure-based cardiac output in septic patients: Different accuracy of pulse contour and uncalibrated pressure waveform devices. Crit Care. 2010;14:R109.
22. Desebbe O, Cannesson M. Using ventilation-induced plethysmographic variations to optimize patients fluid status. Curr Opin Anaesthesiol. 2008;21(6):772-7.
23. Feissel M, Teboul JL, Merlani P, Badie J, Faller JP, Bendjelid K. Plethysmographic dynamic indices predict fluid responsiveness in septic ventilated patients. Int Care Med. 2007;33(6):993-9.
24. Cannesson M, Besnard C, Durand PG, Bohé J, Jacques D. Relation between respiratory variations in pulse oximetry plethysmographic waveform amplitude and arterial pulse pressure in ventilated patients. Crit Care. 2005;9(5):R562-R568.
25. Cannesson M, Attof Y, Rosamel P et al. Respiratory variations in pulse oximetryplethysmographic waveform aplitude to predict fluid responsiveness in operating room. Anesthesiology. 2007;106(6):1105-11.
26. Singer M, Bennett ED. Noninvasive optimization of left ventricular filling using esophageal Doppler. Crit Care Med. 1991;19(9):1132-7.
27. Singer M, Allen MJ, Webb AR, Bennett ED. Effects of alterations in left ventricular filling, contractility, and systemic vascular resistance on the ascending aortic blood velocity waveform of normal subjects. Crit Care Med. 1991;19(9):1138-45.
28. Abbas SM, Hill AG. Systematic review of the literature for the use of oesophageal Doppler monitor for fluid replacement in major abdominal surgery. Anaesthesia. 2008;63:44-51.
29. Valtier B, Cholley BP, Belot JP, de la Coussaye JE, Mateo J, Payen DM. Noninvasive monitoring of cardiac output in critically ill patients using transesophageal Doppler. Am J Respir Crit Care Med. 1998;158(1):77-83.

30. Lefrant JY, Bruelle P, Aya AG, Saïssi G, Dauzat M, de la Coussaye JE, Eledjam JJ. Training is required to improve the reliability of esophageal Doppler to measure cardiac output in critically ill patients. Intensive Care Med. 1998;24(4):347-52.
31. Gueret G, Kiss G, Rossignol B et al. Cardiac output measurement in off-pump coronary surgery: Comparison between NICO and Swan-Ganz catheter. Eur J Anaesthesiol. 2006;23:848-54.
32. Raaijmakers E, Faes TJ, Scholten RJ, Goovaerts HG, Heethaar RM. A meta-analysis of three decades of validating thoracic impedance cardiography. Crit Care Med. 1999;27:1203-13.
33. Squara P, Denjean D, Estagnasie P, Brusset A, Dib JC, Dubois C. Noninvasive cardiac output monitoring (NICOM): A clinical validation. Intensive Care Med. 2007;33:1191-4.
34. Peyton PJ, Chong SW. Minimally invasive measurement of cardiac output during surgery and critical care. Anesthesiology. 2010;113:1220-35.
35. Siegemund M, van Bommel J, Ince C. Assessment of regional tissue oxygenation. Intensive Care Med. 1999;25:1044-66.
36. Rivers EP, Ander DS, Powell D. Central venous oxygen saturation monitoring in the critically ill patient. Curr Opin Crit Care. 2001;7:204-11.
37. Ince C, Sinaasappel M. Microcirculatory oxygenation and shunting in sepsis and shock. Crit Care Med. 1999;27:1369-77.
38. Bauer P, Reinhart K, Bauer M. Significance of venous oximetry in the critically ill. Med Intensiva. 2008;32:134-42.
39. Reinhart K, Kuhn HJ, Hartog C, Bredle DL. Continuous central venous and pulmonary artery oxygen saturation monitoring in the critically ill. Intensive Care Med. 2004;30:1572-8.
40. Rivers E, Nguyen B, Havstad S et al. Early Goal-Directed Therapy Collaborative Group. Early goal-directed therapy in the treatment of severe sepsis and septic shock. N Engl J Med. 2001;345:1368-77.
41. Pearse R, Dawson D, Fawcett J, Rhodes A, Grounds RM, Bennett ED. Changes in central venous saturation after major surgery, and association with outcome. Crit Care. 2005;9:r694-699.
42. Perel A. Bench-to-bedside review: The initial hemodynamic resuscitation of the septic patient according to Surviving Sepsis Campaign guidelines – does one size fit all? Crit Care. 2008;12:223.
43. Bakker J, Coffernils M, Leon M, Gris O, Vincent JL. Blood lactate levels are superior to oxygen-derived variables in predicting outcome in human septic shock. Chest. 1994;99:956-62.
44. Englehart MS, Schreiber MA. Measurement of acid-base resuscitation endpoints: Lactate, base deficit, bicarbonate or what? Curr Opin Crit Care. 2006;12:569-74.
45. Jones AE, Shapiro NI, Trzeciak S, Arnold RC, Claremont HÁ, Kline JA. Lactate clearance VS central venous oxygen saturation as goals of early sepsis therapy: A randomized clinical Trial. JAMA. 2010;303:739-46.
46. De Backer D, Creteur J, Silva E, Vincent JL. The hepatosplanchnic area is not a common source of lactate in patients with severe sepsis. Crit Care Med. 2001;29:256-61.
47. Pattharanitima P, Tongyoo S, Ratanarat R, Wilachone W, Poompichet A, Permpikul C. Correlation of arterial, central venous and capillary lactate levels in septic shock patients. J Med Assoc Thai. 2011;94(Suppl 1):S175-80.
48. Monnet X, Bataille A, Magalhaes E et al. End-tidal carbon dioxide is better than arterial pressure for predicting volume responsiveness by the passive leg raising test. Intensive Care Med. 2013 Jan;39(1):93-100. doi: 10.1007/s00134-012-2693-y. Epub 2012 Sep PubMed PMID: 22990869.
49. Lamia B, Monnet X, Teboul JL. Meaning of arterio-venous. Minerva Anestesiol. 2006 Jun;72(6):597-604. Review. PubMed PMID: 16682934.
50. Robin E et al. Central venous-to-arterial carbon dioxide difference as a prognostic tool in high-risk surgical patients. Crit Care. 2015;19(1):227.
51. Creteur J. Gastric and sublingual capnometry. Curr Opin Crit Care. 2006;12:272-7.
52. Kolkman JJ, Otte JA, Groeneveld ABJ. Gastrintestinal luminal PCO_2 tonometry: An update on physiology, methodology and clinical applications. Br J Anaesth. 2000;84:74-86.
53. Russell JA. Gastric tonometry: Does it work? Intensive Care Med. 1997;23:3-6.
54. Gutierrez G, Brown SD. Gastrointestinal tonometry: A monitor of regional dysoxia. New Horiz. 1996;4:413-9.
55. Jin X, Weil MH, Sun S, Tang W, Bisera J, Mason EJ. Decreases in organ blood flows associated with increases in sublingual PCO_2 during hemorrhagic shock. J Appl Physiol. 1998;85:2360-4.
56. Marik PE. Sublingual capnography: A clinical validation study. Chest. 2001;120:923-7.
57. Marik PE, Bankov A. Subllingual capnometry versus traditional markers of tissue oxygenation in critically ill patients. Crit Care Med. 2003;31:818-22.
58. Santora RJ, Moore FA. Monitoring trauma and intensive care unit resuscitation with tissue hemoglobin-oxygen saturation. Crit Care. 2009;13(Suppl 5):S10.
59. Guery BPH, Mangalaboyi J, Menager P, Mordon S, Vallet B, Chopin C. Redox status of cytochrome a,a3. A non-invasive indicator of dysoxia in regional hypoxic or ischemic hypoxia. Crit Care Med. 1999;27:576-82.
60. Leal-Noval SR, Rincón-Ferrari MD, Marin-Niebla A et al. Transfusion of erythrocyte concentrates produces a variable increment on cerebral oxygenation in patients with severe traumatic brain injury: A preliminary study. Intensive Care Med. 2006;32:1733-40.
61. McKinley BA, Butler BD. Comparison of skeletal muscle PO_2, PCO_2, and pH with gastric tonometric PCO_2 and pH in hemorrhagic shock. Crit Care Med. 1999;27:1869-77.
62. Groner W, Winkelman JW, Harris AG et al. Orthogonal polarization spectral imaging: A new method for study of the microcirculation. Nat Med. 2000;5:1209-13.
63. Holley A, Udy A, Lipman J, Paratz J. The microcirculation, regional blood flow and tissue oxygenation: Will new Technologies drive new resuscitation goals? Anaesth Intensive Care. 2009;37:700-2.
64. De Backer D, Creteur J, Preiser JC, Dubois MJ, Vincent JL. Microvascular blood flow is altered in patients with sepsis. Am J Respir Crit Care Med. 2002;166:98-104.
65. Sakr Y, Dubois MJ, De Backer D, Creteur J, Vincent JL. Persistent microcirculatory alterations are associated with organ failure and death in patients with septic shock. Crit Care Med. 2004;32:1825-31.
66. De Backer D, Creteur J, Preiser JC, Dubois MJ, Vincent JL. Microvascular blood flow is altered in patients with sepsis. Am J Respir Crit Care Med. 2002;166:98-104.
67. Trzeciak S, Dellinger RP, Parillo JE et al.; Microcirculatory Alterations in Resuscitation and Shock Investigators. Early microcirculatory perfusion derangements in patients with severe sepsis and septic shock: relationship to hemodynamics, oxygen transport, and survival. Ann Emerg Med. 2007;49:88-98, e1-2.

CAPÍTULO 58

Monitoramento Hemodinâmico Invasivo

Niklas Söderberg Campos • Bruno Bravim • Murillo Santucci Cesar de Assunção

▶ Introdução

A principal função do sistema cardiopulmonar é manter a oferta adequada de oxigênio para satisfazer a demanda metabólica do organismo, por meio da oxigenação adequada do sangue e do fluxo sanguíneo que leva esse oxigênio às células. Nos casos em que é exigido suporte ventilatório, além de auxiliar na oxigenação e melhorar a troca gasosa sanguínea, esse suporte influencia diretamente na diminuição da demanda metabólica exigida pela musculatura respiratória.

O suporte ventilatório com pressão positiva pode levar a alterações hemodinâmicas, decorrentes da interação coração-pulmão, capazes de proporcionar tanto aumento quanto diminuição do débito cardíaco (DC), a depender da situação clínica do paciente e dos valores pressóricos utilizados para o suporte ventilatório.

O coração e os pulmões estão acoplados tanto anatômica quanto fisiologicamente. Os sistemas cardiovascular e respiratório atuam em conjunto na cadeia respiratória (trocas gasosas), para manter a oxigenação celular adequada e eliminar gás carbônico (CO_2). A oferta de oxigênio (DO_2) depende do fluxo (índice cardíaco) e do conteúdo arterial de oxigênio, o qual é composto por hemoglobina, saturação arterial de hemoglobina e, em menor participação, quantidade de oxigênio diluída no plasma. As alterações nas funções respiratórias e cardiovascular podem comprometer a DO_2. Além de levar o oxigênio aos tecidos, o sistema cardiorrespiratório remove o CO_2 produzido pelas células, com a passagem do fluxo sanguíneo dos tecidos que o carreia até os pulmões, onde o qual é eliminado.

A interação mecânica entre esses dois sistemas é atribuída em grande parte ao local em que se encontram (caixa torácica) e ao fato de os pulmões se interligarem às câmaras cardíacas direita e esquerda por um sistema de vasos comunicantes.[1]

Pacientes graves rotineiramente apresentam disfunção cardiovascular e/ou respiratória que acarretam diminuição na DO_2, pela redução do fluxo ou da oxigenação. O restabelecimento da DO_2 adequada é necessário para evitar lesão celular decorrente da hipoperfusão e disoxia tecidual. Algumas das intervenções terapêuticas dirigidas para corrigir a disfunção do sistema cardiovascular podem levar à piora da função pulmonar (p. ex., reanimação agressiva com fluidos), principalmente quando não realizadas com monitoramento adequado e objetivos bem estabelecidos. O suporte ventilatório com pressão positiva nas vias aéreas pode reduzir a pressão arterial ao aumentar a pressão intratorácica e dificultar o retorno venoso, com consequente diminuição do DC e da DO_2, ou comprometer a função ventricular direita pela utilização de pressão expiratória final positiva (PEEP, do inglês *positive end-expiratory pressure*) em níveis elevados, o que leva ao aumento da pós-carga de ventrículo direito (VD).[2] Nessas situações, o monitoramento hemodinâmico auxilia na adequação do fluxo em relação à infusão de fluidos, bem como na identificação da disfunção de VD com o uso de altos valores de PEEP.

A medida do DC deve ser compreendida inicialmente pelo princípio de Fick, descrito por Adolf Fick, em 1870, no qual o DC é o quociente do consumo de oxigênio (VO_2) pela diferença entre o conteúdo arterial de oxigênio (CaO_2) e o conteúdo venoso de oxigênio (CVO_2), como representado a seguir pela fórmula da medida do débito cardíaco.

$$DC = \frac{VO_2}{CaO_2 - CVO_2}$$

As indicações do monitoramento hemodinâmico em pacientes sob ventilação mecânica (VM) são baseadas no quadro clínico de forma individualizada. Pode ser considerada de grande ajuda ao possibilitar a vigilância hemodinâmica do paciente grave, ao auxiliar no diagnóstico e, principalmente, como guia terapêutico, na tomada de decisão à beira do leito. Como em toda ferramenta de monitoramento, seja ela qual for, é imprescindível que o paciente seja sempre reavaliado após qualquer intervenção.

▶ Tipos de monitoramento hemodinâmico

O monitoramento hemodinâmico pode ser classificado como *invasivo* (que compreende acesso venoso central, pressão arterial invasiva e cateter de artéria pulmonar [CAP]) ou *não invasivo*.

Ao considerar as técnicas para monitoramento do DC, isto é, termodiluição pulmonar, termodiluição transpulmonar, análise do contorno de pulso calibrado por diluição de indicador ou não, *Doppler* esofágico, tempo de trânsito da onda de pulso, análise de contorno de pulso não invasivo e ecocardiograma. O monitoramento hemodinâmico pode ser dividido em:

- *Invasivo*: abrange o uso do CAP, que utiliza a termodiluição pulmonar; minimamente invasivo. Implica o uso de ferramentas que utilizam a análise de contorno de pulso por curva de pressão arterial invasiva, termodiluição transpulmonar ou diluição do indicador
- *Não invasivo*: análise de contorno de pulso por curva de pletismografia, tempo de trânsito médio da onda de pulso e ecocardiografia.

Considerando as possibilidades de monitoramento invasivo disponíveis para os pacientes em VM e os parâmetros que podem ser derivados dela, o objetivo deste capítulo é uma revisão objetiva sobre pressão venosa central (PVC), CAP e monitoramento contínuo do DC.

Monitoramento hemodinâmico invasivo e minimamente invasivo

O monitoramento hemodinâmico, com base na estimativa do DC, pode ser dividido em *invasivo* e *minimamente invasivo* (Quadro 58.1). Os pacientes elegíveis para o monitoramento invasivo são aqueles que não responderam à reanimação inicial e necessitam de vigilância de parâmetros avançados de monitoramento para o manejo subsequente. Aos monitores de técnicas minimamente invasivas, pode ser acoplada a

Quadro 58.3 ■ Valores normais das variáveis obtidas pela termodiluição transpulmonar.

Índice cardíaco (IC)	3,0 a 5,0 ℓ/min/m²
Volume sistólico indexado (VSI)	40 a 60 mℓ/m²
Volume diastólico final global (VDFG)	680 a 800 mℓ/m²
Volume de sangue intratorácico indexado (ITBI)	800 a 1.000 mℓ/m²
Água pulmonar extravascular (APEV)	3,0 a 7,0 mℓ/kg
Índice de permeabilidade pulmonar (IPP)	1,0 a 3,0
Fração de ejeção global (FEG)	25 a 35%
Índice de função cardíaca	4,5 a 6,5 ℓ/min

A APEV é derivada da subtração entre o volume intratorácico térmico (VTIT) e o VSIT. Ao comparar a APEV medida pela termodiluição transpulmonar com dois indicadores (térmico e corante) e apenas com o indicador térmico, encontrou-se correlação confiável entre os dois métodos.[13-15]

Ainda é possível avaliar o IPP, o qual se define pela razão entre a APEV e o volume sanguíneo pulmonar (VSP), isto é, a relação entre o volume de fluido que extravasou dos vasos em direção aos espaços extravasculares e o volume de líquido que permaneceu no compartimento intravascular.[16-18] Determinado pela diferença entre o volume térmico pulmonar (VTP = VTIT − VDFG) e a APEV, o VSP pode auxiliar na discriminação entre edema hidrostático e inflamatório (Figura 58.2). Espera-se que, nos casos de edema hidrostático, como naqueles de insuficiência cardíaca descompensada, o edema ocorra em associação ao aumento do volume sanguíneo pulmonar.

Nos casos de edema inflamatório, como naqueles de SDRA, o edema surgirá sem esse aumento do VSP. Portanto, a relação depende do equilíbrio entre o VSP e a APEV, com as alterações de permeabilidade, que poderiam ser um fator independente de esclarecimento da existente confusão nas situações de insuficiência cardíaca descompensada com excesso de infusão de fluidos. Um aumento na relação entre a APEV e o volume sanguíneo pode ser causado por baixas pressões coloides osmóticas, que aumentam a tendência à formação de edema pulmonar, mesmo na ausência de permeabilidade aumentada.[19]

Existem estudos que apoiam o uso de APEV e IPP como parâmetros para a manipulação de fluidos, demonstrando redução de mortalidade em pacientes com SDRA, até mesmo considerando-os marcadores prognósticos dessa população e fazendo com que tenham um potencial de futuramente participar das definições da SDRA.[16-18,20-22]

O benefício do uso do cálculo da APEV também pode ser visto em outras condições de grande estresse metabólico, como queimados, com pancreatite e com transplante de pulmão. Também é sugerido usar marcador precoce de desenvolver edema pulmonar pós-operatório, o índice perioperatório de APEV em pacientes cirúrgicos com risco de tal complicação.[20-22] Entretanto, outros estudos questionam a real utilidade desses índices ao interrogar a diferença entre os edemas de ordem inflamatória e hidrostática.[23-25] Isso ocorre porque muitas variáveis podem interferir no desenvolvimento de edema alveolar, como a força coloide osmótica e hidrostática, a permeabilidade capilar, o fluxo linfático e os receptores que mediam a reabsorção de água alveolar.

Existem limitações à medida da APEV relacionadas com o método de indicador único, com base em duas hipóteses. A primeira é de que o VDFG teria que apresentar uma relação constante e previsível com o VSIT, pois, ao utilizar o método de indicador único (térmico), o VSIT é estimado (calculado), enquanto ao utilizar a técnica com dois indicadores (térmico e corante), esta variável é medida.[26] Portanto, ao se empregar a técnica de indicador único, assume-se que a relação entre os volumes sanguíneo dentro do coração e da circulação pulmonar mantém-se constante na razão de 4:1.[27] Isso pode não ser constante, visto que qualquer fator que possa alterar o VSP ou as dimensões cardíacas também inferiríam na relação entre o volume cardíaco e o VSP. Essa condição pode levar à estimativa errônea da APEV ao utilizar o método de indicador único.

A segunda hipótese é de que o produto entre o DC e o tempo exponencial descendente (Dst) do indicador térmico mede com acurácia o VTP, o que tornaria possível a estimativa do VDFG. Essas hipóteses podem sofrer alterações secundárias a parâmetros antropométricos, fisiológicos, ao utilizar agentes vasoativos e também pelo modo da VM empregado, que podem subestimar a APEV. Entretanto, ao levar em consideração essas hipóteses e comparar a medida da APEV entre as duas técnicas, encontrou-se uma diferença até 10% menor com a técnica de indicador único, o que foi considerado clinicamente aceitável.[27]

Para mensurar adequadamente a APEV, o pulmão deve estar todo perfundido; caso não o esteja, nas áreas em que houver diminuição da perfusão pulmonar, a APEV será subestimada porque o indicador não poderá detectar a água pulmonar nessas regiões. O método de termodiluição para a medida da APEV é baseado na perda de calor entre o epitélio alveolar e a barreira endotelial durante o trajeto que o sangue percorre na rede vascular pulmonar. O indicador térmico deve percorrer todo o território pulmonar, pois o VTIT é determinado pela quantidade de calor transferida entre o sangue resfriado e os tecidos ao redor durante a perfusão dos vasos intratorácicos.[26] Assim, as obstruções de vasos pulmonares grandes (embolia pulmonar) ou pequenos (microtromboses presentes na lesão pulmonar aguda) ou por vasoconstrição decorrente de hipoxemia podem acarretar redução da perfusão pulmonar. Porém os estudos sugerem que a oclusão de vasos iguais ou maiores que 500 mm, como ocorre na embolia pulmonar, poderia levar a uma APEV subestimada com relevância clínica e que, nos casos em que a oclusão ocorresse em vasos inferiores a 175 mm, como na lesão pulmonar aguda, a variação da medida da APEV não seria relevante.[28-31]

Em geral, no tratamento de pacientes graves, a integração de um grande número de parâmetros proporcionará maior chance de acerto na tomada de decisão. Assim, a APEV pode ser integrada a outras informações sobre o sistema cardiorrespiratório para avaliar o edema pulmonar. Informações complementares de outros parâmetros calculados e medidos pela técnica de termodiluição transpulmonar, como os volumes de preenchimento cardíaco, podem corroborar na diferenciação entre edema pulmonar hidrostático e edema pulmonar inflamatório.[10,32]

■ Cateter de artéria pulmonar

O CAP está indicado quando: há necessidade de monitoramento das pressões de artéria pulmonar, há disfunção do VD ou o quadro

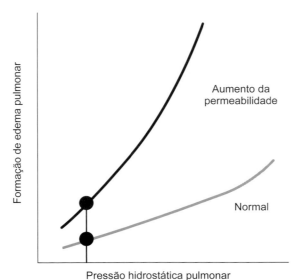

Figura 58.2 ■ Relação entre a pressão hidrostática pulmonar e a formação do edema pulmonar sob condições normais e o aumento da permeabilidade vascular. Em condições normais, o aumento da pressão hidrostática leva à formação do edema pulmonar. Entretanto, em caso de aumento da permeabilidade vascular, o aumento da pressão hidrostática amplifica a formação do edema pulmonar.

hemodinâmico não apresenta resposta adequada à terapia instituída. Atualmente, a utilização do CAP tem se restringido a pacientes de alta complexidade ou a situações em que haja necessidade de monitoramento de fluxo (e a única ferramenta disponível é o monitoramento invasivo).[33]

O CAP ou cateter de Swan-Ganz fornece os dados pressóricos do sistema cardíaco direito, possibilita a aferição do DC e pode fornecer parâmetros volumétricos de pré-carga e sobre fração de ejeção, ambos do VD. Também faculta a determinação da saturação venosa mista.

O monitoramento do DC e a determinação da saturação venosa mista podem ser feitos de modo intermitente ou contínuo. A saturação venosa mista é um parâmetro que torna possível a avaliação da taxa de extração tecidual de oxigênio e, consequentemente, fornece dados sobre a relação entre oferta e consumo de oxigênio.[34]

As pressões aferidas pelo CAP são as de átrio direito (PAD), da artéria pulmonar (sistólica, diastólica e média) e de oclusão da artéria pulmonar. A PAD é um indicativo da pré-carga do VD, e a pressão de oclusão da artéria pulmonar (POAP) é um da pré-carga do ventrículo esquerdo (VE). Quando se utiliza o CAP chamado de *volumétrico*, obtém-se parâmetros volumétricos do coração.

O volume diastólico final do VD e a fração de ejeção do VD, parâmetros volumétricos de pré-carga, são melhores indicadores de pré-carga ventricular direita que os parâmetros pressóricos (PVC e POAP). Os volumes ventriculares, apesar de serem melhores preditores de pré-carga ventricular, não são sempre fáceis de obter, têm custos associados, dependem do operador e não são fornecidos em tempo real.

O CAP pode ser inserido pelas veias jugular interna, subclávia, femoral e veias mais calibrosas do membro superior, na fossa antecubital. Há preferência pelos acessos jugular e subclávio, devido à facilidade da técnica.

Na inserção do CAP, nota-se a alteração progressiva do padrão da curva pressórica para determinar o posicionamento da extremidade do cateter. O balonete distal só deve ser insuflado após introdução de 15 cm do cateter para que haja certeza de que aquele não se encontra dentro do introdutor.

Ao longo dos seus vários anos de existência, apesar de haver indicações precisas para seu emprego, o CAP causou polêmica em virtude dos relatos de aumento de mortalidade com o seu uso. Em 2002, Rhodes *et al.* demonstraram, em um estudo randomizado e controlado, que a utilização do CAP não aumenta mortalidade *per se* em pacientes graves.[35] Por se tratar de um instrumento de monitoramento, os efeitos adversos associados ao seu uso estão, provavelmente, relacionados com as alterações do tratamento causadas pela interpretação dos dados obtidos desse monitor.

As situações clínicas em que há necessidade de valores reais de pressão de artéria pulmonar, POAP e parâmetros de oxigenação são as principais indicações do uso do CAP. Assim, este é indicado na avaliação e no tratamento do choque não responsivo – medidas terapêuticas iniciais – e como ferramenta auxiliar no monitoramento e tratamento dos pacientes portadores de insuficiência cardíaca congestiva grave. Também é uma ferramenta útil no diagnóstico e tratamento da falência do VD (cujas principais etiologias são isquemia miocárdica direita, tromboembolismo pulmonar agudo, hipertensão pulmonar, sepse, SDRA e estados pós-cirurgia cardiotorácica e da hipertensão pulmonar), pode auxiliar no diagnóstico e tratamento da falência de desmame ventilatório de origem cardíaca, auxilia no monitoramento dos pacientes submetidos à terapia guiada por metas e é o método padrão para validar novos dispositivos de aferição do DC.

Alguns estudos demonstraram a utilidade do CAP no monitoramento em situações de SDRA e falência de VD. Em uma análise de subgrupo de um estudo francês sobre o uso do CAP na SDRA, Osman *et al.* demonstraram incidência de 10% de *cor pulmonale* agudo (falência ventricular direita) por meio da estratégia de ventilação protetora. Nesse estudo, não houve aumento de mortalidade e, pela análise dos autores, a detecção precoce da falência ventricular por meio do monitoramento invasivo alterou a conduta clínica.[36]

Fougères *et al.* demonstraram que, durante a titulação da PEEP na SDRA, houve diminuição do DC associado ao aumento da PEEP em virtude do aumento da resistência vascular pulmonar e da diferença de pressão transpulmonar (POAP). O DC foi restaurado pelo recrutamento volêmico endógeno, com a manobra de levantamento passivo das pernas (*passive leg raising*), e houve diminuição da resistência vascular pulmonar e da diferença de pressão transpulmonar, o que sugeriu recrutamento da microvasculatura pulmonar secundária ao aumento do volume sanguíneo no compartimento central.[37]

Nos pacientes portadores de hipertensão pulmonar, estudos desenvolvidos por Fisher *et al.* e Rich *et al.* demonstraram que o CAP é o método de escolha na aferição das pressões da artéria pulmonar e que, apesar de o *Doppler* ser capaz de estimá-la de maneira não invasiva, há uma margem de erro significativa, nesse método, tanto para mais como para menos.[38-39] Rich *et al.* sugerem que a estimativa da pressão arterial pulmonar sistólica pelo *Doppler* não deve ser utilizada para diagnóstico ou segmento do tratamento da hipertensão pulmonar.[39] Em pacientes em fila para transplante cardíaco, Kuppahally *et al.* compararam a avaliação das pressões pulmonares pelo *Doppler* por meio de ecocardiografia transtorácica e CAP; o CAP obteve desempenho melhor em pacientes com aumento limítrofe da resistência vascular pulmonar identificados pelo *Doppler* e que precisariam ser avaliados para transplante cardíaco.[40]

Em situações de falência ventricular no pós-operatório de cirurgia cardíaca, Mebazaa *et al.*[41] sugeriram a utilização do CAP no tratamento dos pacientes cirúrgicos de alto risco. Nessa situação, o cateter auxilia no monitoramento dos quatro fatores primordiais na tomada de decisão da terapia: frequência cardíaca, volemia, tônus vascular e função miocárdica. Os autores também sugerem que a associação de CAP com ecocardiografia possa diferenciar hipertensão pulmonar de isquemia ventricular direita. Uma vez que o VD é uma câmara que não tolera aumento significativo da pós-carga, principalmente de etiologia isquêmica, o diagnóstico precoce e o monitoramento da resposta à terapia, com o objetivo de reduzir a pós-carga e melhorar a função ventricular direita, são fundamentais.[41]

O monitoramento com CAP, quando instituído precocemente, pode auxiliar no diagnóstico do desmame difícil da VM de origem cardíaca. Quando há intolerância cardíaca ao protocolo de desmame, há aumento anormal da POAP associado ou não à redução da saturação venosa mista, a qual tende a diminuir quando as alterações do consumo de oxigênio não podem ser compensadas por aumento do DC por um coração insuficiente. Por se tratar de monitoramento invasivo, o CAP não está indicado na investigação de falha de desmame da VM.

Lamia *et al.* encontraram boa correlação entre parâmetros ecocardiográficos e falência de desmame de origem cardíaca – relação E/A > 0,95 associado a E/Ea > 8,5 prediz aumento da POAP com sensibilidade de 82% e especificidade de 91%.[42]

Estudos demonstraram que a utilização do CAP como parte de uma estratégia de tratamento guiada por metas reduziu a mortalidade perioperatória de pacientes cirúrgicos de alto risco.[43] O mesmo resultado não foi obtido em uma população mista de paciente críticos. Essa ambivalência de resultados relacionada com a utilização do CAP não pode ser explicada unicamente pela utilização do cateter. Pode-se tentar inferir que a influência dos dados obtidos pelo cateter causou mudança no tratamento, interpretação possivelmente responsável por esses resultados clínicos tão diferentes.

Pode-se notar que as indicações de utilização do CAP são poucas e bem determinadas. A aferição contínua da pressão arterial pulmonar, da pré-carga ventricular direita e esquerda, do DC e, quando possível, dos volumes ventriculares pode ajudar em uma população de pacientes críticos, em geral, muito graves. Seu uso isolado, isto é, não associado a algoritmo de tratamento, pode não produzir os bons resultados demonstrados em vários estudos clínicos. Uma vez que esse cateter é um tipo de monitoramento, associar informações clínicas, de monitoramento e de exames laboratoriais é fundamental na tomada de decisão e na busca de um desfecho clínico favorável. Todos os métodos de monitoramento podem induzir ao erro quando avaliados de maneira isolada.

▶ Considerações finais

Sabemos que o monitoramento hemodinâmico invasivo durante a VM deve ser multimodal e agregar vários parâmetros para a correta tomada de decisão à beira do leito. Não será o método de monitoramento *per se* que garantirá bons resultados e desfechos clínicos favoráveis. Independentemente do método escolhido, as limitações inerentes a cada método e suas particularidades para o cenário clínico em questão devem ser conhecidas. O conjunto que inclui escolha do método apropriado – equipe treinada no método utilizado, protocolos de conduta associados às variáveis obtidas por meio desse método e agregação de múltiplas variáveis para a tomada de decisão – é o que garante bons resultados à beira do leito. Durante a VM, ajustes do ventilador e presença de ciclos de ventilação espontânea são fatores que influenciam a obtenção dos dados hemodinâmicos e sua interpretação. Mais importante que monitorar durante um cenário de instabilidade hemodinâmica é reavaliar o resultado de cada intervenção hemodinâmica em tempo e frequência adequados.

▶ Referências bibliográficas

1. Pinsky MR. Hemodynamic effects of ventilation and ventilator maneuvers. In: Scharf SM, Pinsky MR, Magder S (Eds.) Respiratory-circulatory interactions in health and disease. New York: Marcel Dekker, Inc., 2001.
2. Magder S, Scharf SM. Venous return. In: Scharf SM, Pinsky MR, Magder S (Eds.) Respiratory-circulatory interactions in health and disease. New York: Marcel Dekker, Inc., 2001, pp. 93-112.
3. Huygh J, Peeters Y, Bernards J, Malbrain ML. Hemodynamic monitoring in the critically ill: An overview of current cardiac output monitoring methods. F1000Res. 2016;5:F1000 Faculty Rev-2855. Published 2016 Dec 16. doi:10.12688/f1000research.8991.1.
4. Vincent JL, Rhodes A, Perel A et al. Clinical review: Update on hemodynamic monitoring – a consensus of 16. Crit Care. 2011;15(4):229.
5. Pinsky MR. Hemodynamic monitoring over the past 10 years. Crit Care. 2006;10(1):117.
6. Marik PE, Baram M, Vahid B. Does central venous pressure predict fluid responsiveness? A systematic review of the literature and the tale of seven mares. Chest. 2008;134(1):172-8.
7. De Backer D, Vincent JL. Should we measure the central venous pressure to guide fluid management? Ten answers to 10 questions. Crit Care. 2018;22:43. Doi: 10.1186/s13054-018-1959-3.
8. Magder S. Fluid status and fluid responsiveness. Current Opinion in Critical Care. 2010;16(4):289-96.
9. Von Spiegel T, Wietasch G, Bürsch J, Hoeft A. Cardiac output determination with transpulmonary thermodilution. An alternative to pulmonary catheterization? Anaesthesist. 1996;45(11):1045-50. [Article in Germany]
10. Monnet X, Teboul JL. Transpulmonary thermodilution: Advantages and limits. Crit care. 2017;21:147. doi:10.1186/s13054-017-1739-5.
11. Jean-Louis Vincent (Eds.). Annual update in intensive care and emergency medicine. 2014;269-81. .
12. Jozwiak M, Teboul JL, Monnet X. Extravascular lung water in critical care: Recent advances and clinical applications. Ann Intens Care. 2015;5:38. doi:10.1186/s13613-015-0081-9.
13. Sakka SG, Rühl CC, Pfeiffer UJ et al. Assessment of cardiac preload and extravascular lung water by single transpulmonary thermodilution. Intensive Care Med. 2000;26(2):180-7.
14. Neumann P. Extravascular lung water and intrathoracic blood volume: Double *versus* single indicator dilution technique. Intensive Care Med. 1999;25(2):216-9.
15. Roch A, Michelet P, Lambert D et al. Accuracy of the double indicator method for measurement of extravascular lung water depends on the type of acute lung injury. Crit Care Med. 2004;32(3):811-7.
16. Kushimoto S, Taira Y, Kitazawa Y et al. The clinical usefulness of extravascular lung water and pumonary vascular permeability index to diagnose and characterize pulmonary edema: A prospective multicenter study on the quantitative differential diagnostic definition for acute lung injury/acute respiratory distress syndrome. Crit Care. 2012;16:R232.
17. Monnet X, Anguel N, Osman D, Hamzaoui O, Richard C, Teboul JL. Assessing pulmonary permeability by transpulmonary thermodilution allows differentiation of hydrostatic pulmonary edema from ALI/ARDS. Intensive Care Med. 2007;33:448-53.
18. Chew MS, Ihrman L, During J et al. Extravascular lung water index improves the diagnostic accuracy of lung injury in patients with shock. Crit Care. 2012;16:R1.
19. Verheij J, van Lingen A, Raijmakers PG et al. Pulmonary abnorma-lities after cardiac surgery are better explained by atelectasis than by increased permeability edema. Acta Anaesthesiologica Scandinavica. 2005;49(9):1302-10.
20. Tagami T, Ong MHE. Extravascular lung water measurements in acute respiratory distress syndrome: Why, how, and when? 2018;24(3):209-15. doi: 10.1097/MCC.0000000000000503.
21. Chung FT, Lee CS, Lin SM et al. Alveolar recruitment maneuver atenuates extravascular lung water in acute respiratory distress syndrome. Medicine (Baltimore). 2017;96(30):e7627. doi:10.1097/MD.0000000000007627.
22. Kor DJ, Warner DO, Carter RE et al. Extravascular lung water and pulmonary vascular permeability index as markers predictive of postoperative acute respiratory distress syndrome: A prospective cohort investigation. 2015;43(3):665-73. doi:10.1097/CCM.0000000000000765.
23. Groeneveld ABJ, Verheij J. Extravascular lung water to blood volume ratios as measures of permeability in sepse-induced ALI/ARDS. Intensive Care Med. 2006;32(9):1315-21.
24. Groeneveld AB, Polderman KH. Acute lung injury, overhydration or both? Crit Care. 2005;9(2):136-7.
25. Mallat J. Is extravascular lung water index useful for the diagnostic accuracy of lung injury in patients with shock? We need more evidence. Crit Care. 2012;16(3):420.
26. Schreiber T, Hüter L, Schwarzkopf K et al. Lung perfusion affects preload assessment and lung water calculation with the transpulmonary double indicator method. Intensive Care Med. 2001;27(11):1814-8.
27. Michard F, Schachtrupp A, Toens C. Factors influencing the estimation of extravascular lung water by transpulmonary thermodilution in critically ill patients. Crit Care Med. 2005;33(6):1243-7.
28. Berkowitz DM, Danai PA, Eaton S, Moss M, Martin GS. Accurate characterization of extravascular lung water in acute respiratory distress syndrome. Crit Care Med, 2008;36(6):1803-9.
29. Oppenheimer L, Elings VB, Lewis FR. Thermal-dye lung water measurements: Effects of edema and embolization. J Surg Res. 1979; 26(5):504-12.
30. Effros RM. Lung water measurements with the mean transit time approach. J Appl Physiol. 1985;59(3):673-83.
31. Brown LM, Liu KD, Matthay MA. Measurement of extravascular lung water using the single indicator method in patients: research and potential clinical value. Am J Physiol Lung Cell Mol Physiol. 2009; 297(4):L547-58.
32. Monnet X, Anguel N, Osman D, Hamzaoui O, Richard C, Teboul JL. Assessing pulmonary permeability by transpulmonary thermodilution allows differentiation of hydrostatic pulmonary edema from ALI/ARDS. Intens Care Med. 2007;33(3):448-53.
33. Swan HJ, Ganz W, Forrester J, Marcus H, Diamond G, Chonette D. Catheterization of the heart in man with use of a flow-directed balloontip ped catheter. N Engl J Med. 1970;283:447-51.
34. Pinsky MR, Vincent J-L. Let us use the pulmonary artery catheter correctly and only when we need it. Crit Care Med. 2005;33(5):1119-22.
35. Rhodes A, Cusack RJ, Newman PJ, Grounds RM, Bennett ED. A randomised, controlled trial of the pulmonary artery catheter in critically ill patients. Intensive Care Med. 2002;28(3):256-64.
36. Osman D, Monnet X, Castelain V et al. Incidence and prognostic value of right ventricular failure in acute respiratory distress syndrome. Intensive Care Med. 2009;35(1):69-76.
37. Fougères E, Teboul JL, Richard C, Osman D, Chemla D, Monnet X. Hemodynamic impact of a positive end-expiratory pressure setting in acute respiratory distress syndrome: Importance of the volume status. Crit Care Med. 2010;38(3):802-7.
38. Fisher MR, Criner GJ, Fishman AP et al. Estimating pulmonary artery pressures by echocardiography in patients with emphysema. The European respiratory journal: Off J Europ Soc Clin Resp Physiol. 2007;30(5):914-21.
39. Rich JD, Shah SJ, Swamy RS, Kamp A, Rich S. Inaccuracy of Doppler echocardiographic estimates of pulmonary artery pressures in patients with pulmonary hypertension: Implications for clinical practice. Chest. 2011;139(5):988-93.
40. Kuppahally SS, Michaels AD, Tandar A, Gilbert EM, Litwin SE, Bader FM. Can echocardiographic evaluation of cardiopulmonary hemodynamics decrease right heart catheterizations in end-stage heart failure patients awaiting transplantation? Am J Cardiol. 2010;106(11):1657-62.
41. Mebazaa A, Pitsis AA, Rudiger A et al. Clinical review: Practical recommendations on the management of perioperative heart failure in cardiac surgery. Crit Care. 2010;14(2):201.
42. Lamia B, Maizel J, Ochagavia A et al. Echocardiographic diagnosis of pulmonary artery occlusion pressure elevation during weaning from mechanical ventilation. Crit Care Med. 2009;37(5):1696-701.
43. Lee M, Curley GF, Mustard M, Mazer CD. The Swan-Ganz catheter remains a critically important component ok monitoring in cardiovascular. Can J Cardiol. 2017;33(1):142-7. doi:10.1016/j.jca.2016.10.026.

Avaliação da Resposta Cardiovascular a Infusão de Fluidos

CAPÍTULO 59

Flávio Geraldo Rezende de Freitas • Antonio Tonete Bafi

▶ Introdução

A avaliação do volume intravascular em pacientes graves é tarefa desafiadora, pois nenhuma medida direta é possível à beira do leito. Na prática, a suspeita de hipovolemia é levantada diante de sinais clínicos, tais como enchimento capilar alentecido, diminuição da temperatura nas extremidades, pele mosqueada, hipotensão, taquicardia, oligúria, entre outros. No entanto, a avaliação clínica é muitas vezes inespecífica e não necessariamente confiável.[1]

Acima da reversão da hipovolemia absoluta ou relativa, o alvo terapêutico da expansão volêmica em pacientes graves é a correção da hipoxia tecidual. Isso é possível porque a infusão de fluidos aumenta o retorno venoso e pode consequentemente aumentar o débito cardíaco (DC) e a oferta sistêmica de oxigênio.[2] No entanto, estima-se que só metade dos pacientes graves responda com aumento de DC após expansão volêmica.[3]

Uma vez que a principal razão para administrar fluidos é aumentar o DC, o ideal seria identificar os pacientes que respondessem dessa maneira.[4] Isso é relevante porque o uso desnecessário de fluidos está associado a riscos de agravamento de edema pulmonar, especialmente em pacientes com aumento da permeabilidade capilar, o que pode ter implicações prognósticas importantes.[5] Além disso, o balanço hídrico positivo está associado a piores desfechos em pacientes com sepse, lesão renal aguda e cirurgias abdominais.[6-9]

Já que a administração de fluidos é geralmente considerada a primeira etapa no processo de tratamento naqueles com sinais de hipoxemia tecidual, uma abordagem criteriosa para conduzir a expansão volêmica é apropriada.[4,10] Nesse sentido, diferentes estratégias podem ser adotadas. Neste capítulo será descrito o racional que embasa algumas dessas estratégias.

▶ Mecanismo de Frank-Starling

De acordo com o princípio de Frank-Starling, a relação entre pré-carga e volume sistólico é curvilínea, ou seja, o aumento na pré-carga dos ventrículos é acompanhado de aumento do volume sistólico até determinado ponto, a partir do qual incrementos adicionais de pré-carga não trazem aumento do volume sistólico (Figura 59.1). Esse nível ótimo de pré-carga está relacionado com a sobreposição máxima das miofibrilas de actina-miosina. Por conseguinte, quando os ventrículos estão funcionado na parte de platô da curva de Frank-Starling, a expansão volêmica não aumenta efetivamente o volume sistólico.[10]

Variáveis estáticas de pré-carga, como a pressão venosa central (PVC) e a pressão ocluída de artéria pulmonar (POAP), têm pouco valor para predizer resposta à infusão de fluidos e não devem ser usadas para esse fim.[3] Já as variáveis dinâmicas conseguem exercer esse papel de modo mais preciso. De certa forma, elas identificam em que fase da curva de Frank-Starling os ventrículos estão funcionando.

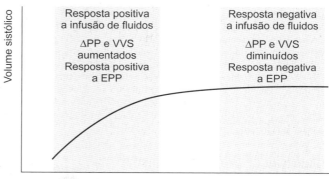

Figura 59.1 ▪ Relação de Frank-Starling. Na fase de rampa da curva de Frank-Starling, há reserva de pré-carga. A expansão volêmica induz a um aumento significativo do volume sistólico. Nesse momento, a variação da pressão de pulso (ΔPP) e a variação de volume sistólico (VVS) estão aumentadas, e a elevação passiva das pernas (EPP) sugere resultado positivo. Na fase de platô da curva, as respostas são diferentes. (Adaptada de Marik et al., 2011.)[10]

As variáveis dinâmicas se baseiam na resposta do sistema circulatório a variações controladas e reversíveis de pré-carga. Trata-se de manobras que mimetizam o aumento do retorno venoso, como acontece na fase expiratória da ventilação mecânica e na elevação passiva dos membros inferiores.[11] Podem ser divididas em três grupos, de acordo com o método usado para variação da pré-carga:

- Índices que se baseiam nas variações cíclicas do volume sistólico (ou de parâmetros relacionados, como pressão de pulso e fluxo aórtico), induzidas pela ventilação mecânica
- Índices que se baseiam nas variações cíclicas de parâmetros não relacionados ao volume sistólico (como diâmetro da veia cava e período de pré-ejeção ventricular), induzidas pela ventilação mecânica
- Índices que se baseiam em manobras que modificam a pré-carga, não relacionadas à ventilação mecânica, como elevação passiva dos membros inferiores. As variáveis dos primeiros dois grupos se baseiam na interação coração-pulmão do paciente em ventilação mecânica.

▶ Interação coração-pulmão

Durante a ventilação mecânica, o volume sistólico do ventrículo direito (VD) diminui na inspiração e o volume sistólico do ventrículo esquerdo (VE) aumenta. Essas variações cíclicas são fisiologicamente observadas em todos pacientes, e sua intensidade é proporcional à resposta a infusão de fluidos.[12]

A redução inspiratória do volume sistólico do VD é determinada pela redução na pré-carga e pelo aumento na pós-carga do VD. A diminuição na pré-carga tem sido atribuída tanto a um aumento da pressão atrial direita quanto à compressão da veia cava, que levam à queda no retorno venoso. O outro fator responsável pela redução inspiratória no volume sistólico do VD é a elevação na pós-carga. A insuflação pulmonar comprime os pequenos vasos perialveolares, aumentando a resistência vascular pulmonar. A causa determinante da redução do volume sistólico do VD ainda é motivo de debate e ambos os fatores podem ter contribuição variável em diferentes pacientes.[11,12]

Outros fatores interferem no VE durante a fase inspiratória da ventilação mecânica e levam ao aumento do volume sistólico. A elevação da pressão transpulmonar exerce o efeito de compressão no leito vascular pulmonar e, consequentemente, aumento de pré-carga. Outro mecanismo possível é a redução de pós-carga do VE, que parece ser de particular importância em casos de disfunção ventricular esquerda. A interdependência ventricular também pode contribuir, uma vez que a redução no volume diastólico final do VD também favorece o enchimento do VE e, consequentemente, o volume sistólico.

Efeitos opostos são observados durante a fase expiratória da ventilação mecânica. O volume sistólico do VD aumenta devido ao aumento do retorno venoso e à redução na resistência vascular pulmonar. Já a diminuição no volume sistólico do VE é secundária principalmente à redução no volume sistólico do VD na fase inspiratória precedente, devido ao tempo de trânsito pela circulação pulmonar (Figura 59.2).

Uma vez que é proporcional ao volume sistólico e à complacência arterial, a variação de pressão de pulso arterial pode ser usada para estimar a variação do volume sistólico durante os ciclos respiratórios, em condições estáveis de complacência arterial. Quanto maior a variação, maior a probabilidade de os dois ventrículos se encontrarem na fase de rampa da curva de Frank-Starling.[13]

▶ Variação de pressão de pulso e de volume sistólico

A variação de pressão de pulso (ΔPP) induzida pela ventilação mecânica foi a primeira estimativa capaz de predizer a resposta a infusão de fluidos demonstrada de forma consistentemente. A ΔPP é calculada como a diferença entre a pressão de pulso máxima e a mínima durante um ciclo respiratório dividido pela média dos dois valores:

$$\Delta PP = (\Delta PP\ máx - \Delta PP\ mín)/\Delta PP\ média$$

A medição hoje é realizada automaticamente pela maioria dos monitores à beira do leito. A própria variação de volume sistólico (VVS) também pode ser determinada atualmente à beira do leito por meio de monitores comercialmente disponíveis, que estimam o volume sistólico pela análise do contorno de pulso arterial. O cálculo é feito de modo semelhante à ΔPP.

Os estudos que testaram a capacidade preditiva das duas variáveis não são uniformes quanto à população estudada, dispositivos usados para calculá-las, volume administrado, definição de resposta cardíaca, entre outros. Medindo a variável dinâmica antes da prova de volume e a variação do volume sistólico após a administração de fluidos, é possível estatisticamente, por meio da análise de curva ROC (do inglês, *receiver operating characteristics*), chegar a um ponto de corte que permita discriminar respondedores de não respondedores. Esse ponto é considerado o melhor balanço entre sensibilidade e especificidade, e é geralmente próximo a 12 a 14%.[14] Isso não significa que, com um valor acima do ponto de corte, o indivíduo sempre será respondedor e abaixo, não respondedor. A despeito da excelente capacidade preditiva nos estudos, valores próximos ao ponto de corte são inconclusivos, enquanto valores muito acima ou abaixo aumentam a certeza do resultado (Figura 59.3).[15]

Uma série de limitações restringe o uso desses índices na prática diária, principalmente com as práticas atuais de sedação e ventilação no ambiente de terapia intensiva.[16] Em contraste, no centro cirúrgico, a ΔPP e a VVS (obtidos de maneira invasiva ou não invasiva) mantêm seu valor preditivo, uma vez que as condições de aplicabilidade são geralmente atendidas.

Para que possam ser valorizados, é necessário que o paciente atenda às seguintes condições:[4,17]

- Ventilação mecânica controlada, sem respiração espontânea e sem expiração ativa
- Volume corrente acima de 8 mℓ/kg
- Ritmo sinusal sem ectopias ventriculares ou supraventriculares frequentes
- Ausência de *cor pulmonale*
- Relação entre frequência cardíaca e frequência respiratória > 3,6
- Ausência de atividade do sistema nervoso autônomo durante as medições (p. ex., estímulos como dor, barulho e ansiedade).

Outras situações têm potencial de interferir na acurácia das medidas, como hipertensão intra-abdominal e condições de tórax aberto.

Pacientes com SDRA apresentam algumas dessas limitações, que geralmente levam a valores falso-negativos. O volume corrente baixo usado na ventilação reduz a magnitude da alteração na pressão intratorácica. E a baixa complacência do sistema respiratório acarreta redução na transmissão das pressões alveolares às pressões intravascular e cardíaca, diminuindo a confiabilidade da ΔPP e da VVS. Mas um estudo recente sugeriu que, em pacientes com SDRA ventilados com volume corrente de 6 mℓ/kg, essa limitação poderia ser contornada

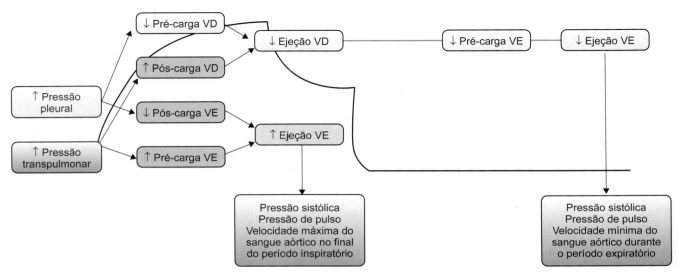

Figura 59.2 ■ Representação esquemática das possíveis alterações da interação cardiopulmonar com alterações da pressão intratorácica e volume pulmonar total. VD: ventrículo direito; VE: ventrículo esquerdo.

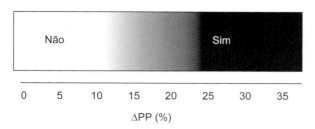

Figura 59.3 ■ Probabilidade de resposta à infusão de fluidos de acordo com a variação da pressão de pulso (ΔPP). Há uma zona cinza em torno do ponto de corte (aproximadamente 13% para a ΔPP). A capacidade de diferenciar respondedores de não respondedores aumenta quando o valor da ΔPP se distancia dessa zona. A maior parte dos estudos classifica como respondedores indivíduos que aumentam o DC em 10 a 15% após a infusão de fluidos.

por um "desafio de volume corrente". Consiste em aumentar transitoriamente o volume corrente para 8 mℓ/kg. Se houver aumento no valor absoluto de ΔPP ≥ 3,5% ou VVS ≥ 2,5%, a resposta à infusão de fluidos é muito provável.[18]

Também é possível estimar a variação do volume sistólico induzido pela ventilação mecânica por meio de outras técnicas:

- A pressão de pulso arterial estimada de maneira não invasiva pela técnica de volume-*clamp*
- A velocidade máxima do fluxo no trato de saída do VE, medida pela ecocardiografia
- O fluxo aórtico descendente medido pelo *Doppler* esofágico
- A amplitude do fluxo femoral carotídeo ou arterial medido com o *Doppler* vascular.

A amplitude do sinal pletismográfico também foi estudada com o mesmo propósito. Embora os estudos tenham inicialmente mostrado resultados promissores, outros foram menos positivos, especialmente em pacientes que recebiam vasopressores, o que poderia alterar a relação entre o volume sistólico e o sinal pletismográfico.[17,19-22]

▶ Variabilidade respiratória do diâmetro das veias cavas

O uso da variação respiratória do diâmetro das veias cavas para predizer a resposta à infusão de fluidos também é baseado no princípio da interação coração-pulmão. As mudanças cíclicas na pressão intratorácica levam a compressão das veias intratorácicas e aumento da PVC na fase inspiratória, fatores que explicam a variabilidade no diâmetro da cava no paciente sob ventilação mecânica.[23]

A variação respiratória do diâmetro da veia cava inferior é facilmente mensurada com o ecocardiograma transtorácico, enquanto a medida da alteração respiratória no diâmetro da veia cava superior é realizada apenas com ecocardiograma transesofágico (Figura 59.4 A e B).

No caso da avaliação da veia cava inferior, que distende na inspiração, duas formas de descrever o índice de distensibilidade dessa veia foram propostas:

([diâmetro máximo – diâmetro mínimo]/média dos dois valores)

([diâmetro máximo – diâmetro mínimo]/diâmetro mínimo)

Pontos de corte de 12 e 18% foram respectivamente descritos para identificar fluidorresponsividade.[24,25]

Comparada a ΔPP e a VVS, a avaliação dos diâmetros das veias cavas tem sido menos estudada. Além disso, os resultados dos estudos de validação são geralmente menos convincentes.[26,27] É importante ressaltar que a variabilidade respiratória das veias cavas compartilha algumas limitações com a ΔPP e a VVS. Em caso de ventilação espontânea, a irregularidade dos esforços inspiratórios impede a determinação de um limiar de diagnóstico.[28] Embora não tenha sido formalmente investigado, é razoável considerar que o uso de baixos volumes correntes leva a falso-negativos. Já arritmias cardíacas não influenciam o desempenho diagnóstico do método, pois a variação das veias cavas não depende do ritmo cardíaco.[17]

▶ Outros testes usando interações coração-pulmão

Durante a ventilação mecânica, em sua fase expiratória, há redução na pressão intratorácica e aumento do retorno venoso. Quando a ventilação mecânica é interrompida ao final da expiração por alguns segundos, a esperada redução cíclica na pré-carga na inspiração seguinte é temporariamente interrompida. Se os ventrículos estiverem operando na fase de rampa da curva de Frank-Starling, essa manobra acarreta aumento no DC. Alguns estudos demonstram que o aumento do DC medido pela análise de contorno de pulso em mais de 5%, com uma manobra de oclusão ao final da expiração por 15 s, é capaz de identificar pacientes que vão responder à infusão de fluidos.[29]

Na prática, a execução desse teste é difícil, uma vez que há necessidade de interrupção de 15 s no ciclo respiratório, pois um tempo inferior não permite que o aumento da pré-carga cardíaca atravesse a circulação pulmonar e passe para o lado esquerdo do coração.

Usando o racional da interação coração-pulmão, outras formas de se avaliar a fluidorresponsividade foram propostas e testadas, como manobra de oclusão ao final da inspiração, elevação transitória da pressão expiratória positiva, manobras de recrutamento e variação sistólica com o ciclo respiratório.[30-32]

▶ Elevação passiva das pernas

Um modo de avaliar a resposta à infusão de fluidos que não usa diretamente a interação coração-pulmão é a elevação passiva das pernas (EPP). Durante a EPP, uma quantidade de sangue é transferida dos membros inferiores e do compartimento abdominal para a circulação central, determinando aumento na pré-carga. Se o paciente for "responsivo", haverá aumento no DC.

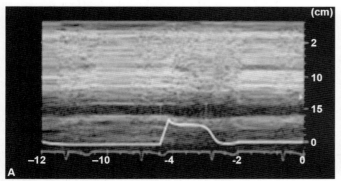 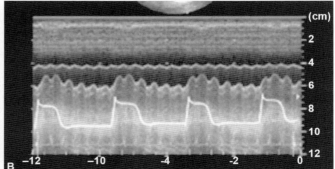

Figura 59.4 ■ Avaliação do IDVCS e do ICVCS. **A.** Nota-se a influência da ventilação mecânica na veia cava inferior, por meio da ECO TT no modo M e na janela subcostal. **B.** Observa-se o colapso da veia cava superior na fase inspiratória da ventilação mecânica, pela ECO TE.

Um aspecto importante é que o aumento na pré-carga induzido pela EPP desaparece completamente quando o paciente retorna à posição horizontal. Portanto, a manobra pode ser considerada uma breve e reversível prova de volume. Deve-se salientar também que o efeito da EPP no DC, quando ocorre, não é sustentado quando a elevação das pernas é prolongada. Uma vantagem desse índice é que as alterações hemodinâmicas induzidas pela EPP não são afetadas por arritmias ou modo de ventilação.[33,34]

A manobra exerce efeito hemodinâmico máximo cerca de 1 min após o início. Isso justifica o uso de ferramentas de monitoramento contínuo capazes de refletir, em tempo real, mudanças no DC, como *Doppler* esofágico, ecocardiografia transtorácica e monitores que analisam o DC por análise de onda de pulso.

Alguns cuidados são importantes para a interpretação adequada dos resultados.[35] Uso de dispositivos compressivos nas pernas e hipovolemia importante podem levar a resultados falso-negativos. Além disso, o ideal é partir da posição de 45º para a posição de EPP, e não do decúbito horizontal, uma vez que nesse caso a mobilização de sangue é menor.

Outro aspecto fundamental é que o teste deve ser idealmente realizado usando os movimentos automáticos da cama. A manipulação do paciente, como segurar os calcanhares, pode causar desconforto ou mesmo dor, condições que poderiam alterar o DC independentemente da manobra. Respeitando-se a técnica adequada para a execução da manobra, muitos estudos mostraram que a EPP tem excelente capacidade preditiva.[36] Aumento de 10% no DC após a EPP é o ponto de corte normalmente descrito para identificar fluidorresponsividade.

Por fim, é também imprescindível medir o DC após a realização do teste, quando o paciente retorna à posição, a fim de verificar se o DC retornou ao valor basal e se as alterações observadas durante a EPP foram atribuídas exclusivamente ao teste.[35]

▶ Provas de volume

A "prova de volume" pode ser concebida como um teste para avaliar se o paciente com comprometimento hemodinâmico se beneficia do uso de fluidos. O princípio é administrar um pequeno volume de solução em um curto espaço de tempo e verificar mudanças nos parâmetros cardiovasculares.[37] Entretanto, a técnica apresenta duas grandes desvantagens. A primeira é que para avaliar adequadamente seus efeitos, há necessidade de se medir diretamente o DC. Como na EPP, alterações na pressão arterial ou sinais clínicos não são capazes de refletir de adequadamente variações no DC.[38] Segundo, a "prova de volume" é mais um tratamento do que um teste diagnóstico em si. O uso repetido da técnica está inerentemente associado à sobrecarga de fluidos, especialmente quando não resultam em nenhuma melhora hemodinâmica.

Uma tentativa de minimizar o risco de sobrecarga de fluidos foi a ideia de utilizar volumes menores que os convencionais 300 ou 500 mℓ, algo como 50 ou 100 mℓ.[39,40] Entretanto, o uso de volumes menores pode não ser suficiente para alterar a pré-carga cardíaca. Sugere-se que um *bolus* de 4 mℓ/kg, administrado por 5 min, seja o volume mínimo que aumenta a pressão sistêmica média e pode tornar a "prova de volume" interpretável.[41] Além disso, é necessária uma medição precisa do débito, como por análise de contorno de pulso.[42]

▶ Considerações finais

É importante ressaltar que os índices mencionados devem ser usados quando há sinais de hipoperfusão tecidual e intenção de se infundir fluidos. Além disso, em situações como choque hemorrágico e sepse na fase inicial, onde certamente haverá aumento do DC com a infusão de fluidos, não se justifica despender tempo testando fluidorresponsividade. O emprego de tais testes deve ser reservado para as circunstâncias nas quais não há hipovolemia óbvia. Mesmo nesses casos, um teste positivo não deve levar automaticamente à administração de fluidos. Em muitos casos, o risco pode exceder o benefício esperado e, em cada caso, a relação benefício-risco deve ser avaliada. Uma sugestão de como aplicar esses diversos índices na prática está na Figura 59.5.[17]

Outro aspecto que deve ser ressaltado é que, apesar de todo o racional embasando o uso desses testes, ainda não há evidências robustas sugerindo que guiar a infusão de fluidos por variáveis dinâmicas seja capaz de determinar melhores desfechos clínicos.

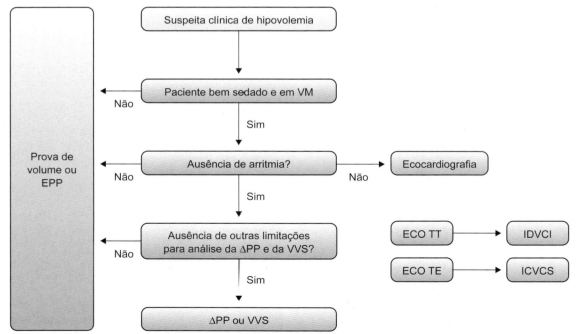

Figura 59.5 ■ Algoritmo de avaliação de fluidorresponsividade. Sugestão para aplicação das ferramentas destinadas a melhor acurácia na predição de fluidorresposta. ΔPP: variação da pressão de pulso; EPP: elevação passiva das pernas; ECO TE: ecocardiografia transesofágica; ECO TT: ecocardiografia transtorácica; IDVCI: índice de distensibilidade da veia cava inferior; ICVCS: índice de colabamento da veia cava superior; VM: ventilação mecânica; VVS: variação do volume sistólico.

Alguns pontos-chave devem ser considerados:

- A suspeita de hipovolemia é levantada diante de sinais clínicos, tais como enchimento capilar alentecido, diminuição da temperatura nas extremidades, pele mosqueada, hipotensão, taquicardia, oligúria e outros
- A infusão de fluidos aumenta o retorno venoso e pode consequentemente aumentar o DC e a oferta sistêmica de oxigênio
- Variáveis estáticas de pré-carga cardíaca, como a PVC, não são capazes de prever confiavelmente a resposta à infusão de fluidos
- A ΔPP e a VVS são confiáveis, mas há uma série de restrições que limitam o uso na prática diária
- As variações dos diâmetros das veias cavas superior e inferior não podem ser utilizadas em caso de atividade respiratória espontânea
- A elevação passiva das pernas é confiável para prever a responsividade do fluido, mas há necessidade de um dispositivo para a medida do DC em tempo real
- A "prova de volume" tradicional com 300 a 500 mℓ de fluido requer medição direta do DC para ser confiável. É mais um tratamento do que um teste e, inerentemente, contribui para a sobrecarga de fluidos
- Na Figura 59.5, apresenta-se uma sugestão de como aplicar esses diversos índices na prática.

▶ Referências bibliográficas

1. Hiemstra B, Eck RJ, Keus F, van der Horst ICC. Clinical examination for diagnosing circulatory shock. Curr Opin Crit Care. 2017 Ago;23(4):293.
2. Funk DJ, Jacobsohn E, Kumar A. The role of venous return in critical illness and shock-part I: physiology. Crit Care Med. 2013 Jan;41(1):255-62.
3. Michard F, Teboul J-L. Predicting fluid responsiveness in ICU patients: A critical analysis of the evidence. Chest. 2002 Jun;121(6):2000-8.
4. Marik PE, Lemson J. Fluid responsiveness: An evolution of our understanding. Br J Anaesth. 2014 Abr;112(4):617–20.
5. Wiedemann HP, Wheeler AP, Bernard GR; National Heart, Lung, and Blood Institute Acute Respiratory Distress Syndrome (ARDS) Clinical Trials Network et al. Comparison of two fluid-management strategies in acute lung injury. N Engl J Med. 2006 Jun 15;354(24):2564-75.
6. Teixeira C, Garzotto F, Piccinni P et al. Fluid balance and urine volume are independent predictors of mortality in acute kidney injury. Crit Care Lond Engl. 2013 Jan 24;17(1):R14.
7. Oliveira FSV, Freitas FGR, Ferreira EM et al. Positive fluid balance as a prognostic factor for mortality and acute kidney injury in severe sepsis and septic shock. J Crit Care. 2015 Fev;30(1):97-101.
8. McNelis J, Marini CP, Jurkiewicz A et al. Predictive factors associated with the development of abdominal compartment syndrome in the surgical intensive care unit. Arch Surg Chic Ill 1960. 2002 Fev;137(2):133-6.
9. Serpytis M, Ivaskevicius J. The influence of fluid balance on intra-abdominal pressure after major abdominal surgery. Med Kaunas Lith. 2008;44(6):421-7.
10. Marik PE, Monnet X, Teboul J-L. Hemodynamic parameters to guide fluid therapy. Ann Intensive Care. 2011 Mar 21;1(1):1.
11. Cavallaro F, Sandroni C, Antonelli M. Functional hemodynamic monitoring and dynamic indices of fluid responsiveness. Minerva Anestesiol. 2008 Abr;74(4):123-35.
12. Michard F. Changes in arterial pressure during mechanical ventilation. Anesthesiology. 2005 Ago;103(2):419-28; quiz 449-5.
13. Hofer CK, Cannesson M. Monitoring fluid responsiveness. Acta Anaesthesiol Taiwanica Off J Taiwan Soc Anesthesiol. 2011 Jun;49(2):59-65.
14. Marik PE, Cavallazzi R, Vasu T, Hirani A. Dynamic changes in arterial waveform derived variables and fluid responsiveness in mechanically ventilated patients: A systematic review of the literature. Crit Care Med. 2009 Set;37(9):2642-7.
15. Cannesson M, Le Manach Y, Hofer CK et al. Assessing the diagnostic accuracy of pulse pressure variations for the prediction of fluid responsiveness: A "gray zone" approach. Anesthesiol. 2011 Ago;115(2):231-41.
16. Mahjoub Y, Lejeune V, Muller L et al. Evaluation of pulse pressure variation validity criteria in critically ill patients: A prospective observational multicentre point-prevalence study. Br J Anaesth. 2014 Abr;112(4):681-5.
17. Monnet X, Marik PE, Teboul J-L. Prediction of fluid responsiveness: An update. Ann Intensive Care. 2016 Dez;6(1):111.
18. Myatra SN, Prabu NR, Divatia JV, Monnet X, Kulkarni AP, Teboul J-L. The changes in pulse pressure variation or stroke volume variation after a "tidal volume challenge" reliably predict fluid responsiveness during low tidal volume ventilation. Crit Care Med. 2017;45(3):415-21.
19. Monnet X, Dres M, Ferré A et al. Prediction of fluid responsiveness by a continuous non-invasive assessment of arterial pressure in critically ill patients: Comparison with four other dynamic indices. Br J Anaesth. 2012 Set;109(3):330-8.
20. Monnet X, Rienzo M, Osman D et al. Esophageal Doppler monitoring predicts fluid responsiveness in critically ill ventilated patients. Intensive Care Med. 2005 Set;31(9):1195-201.
21. Sandroni C, Cavallaro F, Marano C, Falcone C, De Santis P, Antonelli M. Accuracy of plethysmographic indices as predictors of fluid responsiveness in mechanically ventilated adults: A systematic review and meta-analysis. Intensive Care Med. 2012 Set;38(9):1429-37.
22. Biais M, Cottenceau V, Petit L, Masson F, Cochard J-F, Sztark F. Impact of norepinephrine on the relationship between pleth variability index and pulse pressure variations in ICU adult patients. Crit Care Lond Engl. 2011 Jul 12;15(4):R168.
23. Vieillard-Baron A, Chergui K, Rabiller A et al. Superior vena caval collapsibility as a gauge of volume status in ventilated septic patients. Intensive Care Med. 2004 Set;30(9):1734-9.
24. Barbier C, Loubières Y, Schmit C et al. Respiratory changes in inferior vena cava diameter are helpful in predicting fluid responsiveness in ventilated septic patients. Intensive Care Med. 2004 Set;30(9):1740-6.
25. Feissel M, Michard F, Faller J-P, Teboul J-L. The respiratory variation in inferior vena cava diameter as a guide to fluid therapy. Intensive Care Med. 2004 Set;30(9):1834-7.
26. Zhang Z, Xu X, Ye S, Xu L. Ultrasonographic measurement of the respiratory variation in the inferior vena cava diameter is predictive of fluid responsiveness in critically ill patients: Systematic review and meta-analysis. Ultrasound Med Biol. 2014 Maio;40(5):845-53.
27. Vignon P, Repessé X, Bégot E et al. Comparison of echocardiographic indices used to predict fluid responsiveness in ventilated patients. Am J Respir Crit Care Med. 2017 Abr 15;195(8):1022-32.
28. Corl K, Napoli AM, Gardiner F. Bedside sonographic measurement of the inferior vena cava caval index is a poor predictor of fluid responsiveness in emergency department patients. Emerg Med Australas EMA. 2012 Out;24(5):534-9.
29. Monnet X, Osman D, Ridel C, Lamia B, Richard C, Teboul J-L. Predicting volume responsiveness by using the end-expiratory occlusion in mechanically ventilated intensive care unit patients. Crit Care Med. 2009 Mar;37(3):951-6.
30. Jozwiak M, Depret F, Teboul J-L et al. Predicting fluid responsiveness in critically ill patients by using combined end-expiratory and end-inspiratory occlusions with echocardiography. Crit Care Med. 2017 Nov;45(11):e1131-8.
31. Tusman G, Groisman I, Maidana GA et al. The sensitivity and specificity of pulmonary carbon dioxide elimination for noninvasive assessment of fluid responsiveness. Anesth Analg. 2016 Maio;122(5):1404-11.
32. Preisman S, Kogan S, Berkenstadt H, Perel A. Predicting fluid responsiveness in patients undergoing cardiac surgery: Functional haemodynamic parameters including the Respiratory Systolic Variation Test and static preload indicators. Br J Anaesth. 2005 Dez;95(6):746-55.
33. Guérin L, Teboul J-L, Persichini R, Dres M, Richard C, Monnet X. Effects of passive leg raising and volume expansion on mean systemic pressure and venous return in shock in humans. Crit Care. [Internet.] 2015 [citado 10 de março de 2019];19. Disponível em: https://www.ncbi.nlm.nih.gov/pmc/articles/PMC4657233/.
34. Jabot J, Teboul J-L, Richard C, Monnet X. Passive leg raising for predicting fluid responsiveness: importance of the postural change. Intensive Care Med. 2009 Jan;35(1):85-90.
35. Monnet X, Teboul J-L. Passive leg raising: Five rules, not a drop of fluid! Crit Care Lond Engl. 2015 Jan 14;19:18.
36. Monnet X, Marik P, Teboul J-L. Passive leg raising for predicting fluid responsiveness: A systematic review and meta-analysis. Intensive Care Med. 2016 Dez;42(12):1935-47.
37. Vincent J-L, Weil MH. Fluid challenge revisited. Crit Care Med. 2006 Maio;34(5):1333-7.
38. Pierrakos C, Velissaris D, Scolletta S, Heenen S, De Backer D, Vincent J-L. Can changes in arterial pressure be used to detect changes in cardiac index during fluid challenge in patients with septic shock? Intensive Care Med. 2012 Mar;38(3):422-8.
39. Muller L, Toumi M, Bousquet-J et al. An increase in aortic blood flow after an infusion of 100 mℓ colloid over 1 minute can predict fluid responsiveness: The mini-fluid challenge study. Anesthesiol. 2011 Set;115(3):541-7.
40. Wu Y, Zhou S, Zhou Z, Liu B. A 10-second fluid challenge guided by transthoracic echocardiography can predict fluid responsiveness. Crit Care. 2014;18(3):R108.
41. Aya HD, Rhodes A, Chis Ster I, Fletcher N, Grounds RM, Cecconi M. Hemodynamic effect of different doses of fluids for a fluid challenge: a quasi-randomized controlled study. Crit Care Med. 2017 Fev;45(2):e161-8.
42. Jozwiak M, Monnet X, Teboul J-L. Pressure waveform analysis. Anesth Analg. 2018 Jun;126(6):1930-3.

Monitoramento da Pressão Intra-Abdominal Durante a Ventilação Mecânica

CAPÍTULO 60

Luciano César Pontes de Azevedo

Introdução

A hipertensão intra-abdominal (HIA) e a síndrome do compartimento abdominal (SCA) são condições recorrentes em unidades de terapia intensiva (UTIs) e fatores independentes preditivos de mortalidade no paciente crítico. A incidência de HIA é variável entre 30 e 80%, em dependência da população estudada, da doença de base e de sua gravidade.[1-6] Em virtude dessa alta incidência, a HIA tem sido objeto de estudo nas últimas décadas, com o intuito de aprimorar as técnicas de monitoramento e o tratamento de seus portadores e aumentar sua sobrevida.

Definições

O compartimento abdominal pode ser considerado uma caixa fechada, com paredes rígidas (arcos costais, coluna e pelve) e elásticas (parede abdominal e diafragma). A elasticidade de suas paredes e as características do seu interior determinam a pressão dentro do abdome, que aumenta com a inspiração (contração diafragmática) e diminui com a expiração (relaxamento diafragmático). Esse valor é ainda diretamente afetado pelo volume dos órgãos e das vísceras, que podem permanecer vazios ou repletos de ar, líquido ou material fecal, em virtude de ascite, sangue ou lesões que podem preencher a cavidade, como tumores, e mesmo devido a condições que limitam a expansão da parede abdominal (p. ex., queimaduras ou edema).[5,6]

O valor normal da pressão intra-abdominal (PIA), em torno de 0 a 5 mmHg, é influenciado por peso corporal, posição do corpo, respiração e atividade da musculatura abdominal. Certas situações fisiológicas, no entanto, podem estar associadas à elevação crônica da PIA para valores que alcançam 10 a 15 mmHg, em que o paciente está totalmente adaptado a essas pressões sem causar processos fisiopatológicos. É o caso dos indivíduos obesos mórbidos e das gestantes.[7]

A PIA deve ser expressa em mmHg (1 mmHg = 1,36 cmH$_2$O) e medida no fim da expiração, com o paciente em posição supina, sem ação dos músculos abdominais. O transdutor deve ser zerado no nível da linha axilar média. A elevação da cabeceira do paciente leva ao aumento da PIA.[7]

Em pacientes críticos, é frequente encontrar elevação da PIA, visto que condições comuns nesses casos, como cirurgias abdominais recentes, sepse, disfunção orgânica, necessidade de ventilação mecânica (VM) e mudanças de posicionamento, estão associadas a esse aumento. Ao mesmo tempo que algumas elevações são transitórias, mudanças mais prolongadas podem resultar em disfunções orgânicas.[8]

Dessa maneira, um valor de PIA considerado patológico, mas que não cause significativos efeitos adversos e graves consequências aos sistemas orgânicos é denominado *hipertensão intra-abdominal* (HIA), cuja definição é uma elevação sustentada e repetida da PIA maior ou igual a 12 mmHg.[9,10]

Quanto mais grave for o grau de HIA, mais urgente é a necessidade de descompressão do abdome, com resolução da causa da elevação da pressão. A HIA pode ser classificada, de acordo com o seu valor, em quatro grupos (o que tem importância prognóstica):

- *Grau 1*: entre 12 e 15 mmHg
- *Grau 2*: de 16 a 20 mmHg
- *Grau 3*: de 21 a 25 mmHg
- *Grau 4*: acima de 25 mmHg.

Já a SCA é definida como um estado patológico causado por aumento agudo e sustentado na PIA, alcançando valor acima de 20 mmHg, associado a novas disfunções orgânicas.[5] Qualquer insulto que cause elevação da pressão abdominal pode levar à SCA, como trauma abdominal, pancreatite, hemorragia, ruptura de aneurisma de aorta abdominal, reanimação maciça e queimaduras. Em muitos casos, a distensão abdominal excede o limite de distensão do compartimento, o que resulta em hipertensão abdominal. Nesse estágio, ocorrem efeitos adversos no funcionamento do organismo, como redução do fluxo sanguíneo na microcirculação, os quais podem causar sérias complicações. É comum encontrar, nesses pacientes, acidose, instabilidade hemodinâmica, diminuição do débito cardíaco (DC) e taquicardia com ou sem hipotensão e oligúria. Mesmo com correção precoce da HIA, por meio de intervenção cirúrgica por descompressão, a SCA tem alta taxa de mortalidade, em particular nos pacientes com trauma direto.[5,7,9]

O Quadro 60.1 mostra as principais definições relacionadas com a HIA. A duração da HIA, em conjunto com a gravidade do quadro, costuma estar associada a pior prognóstico do que o valor da PIA isolado. Pacientes com elevação prolongada da PIA não tratada, em geral, manifestam perfusão inadequada e subsequente disfunção orgânica.[11] Comorbidades preexistentes, como insuficiência renal crônica, doença pulmonar ou cardiomiopatia, desempenham importante papel no agravamento dos efeitos da HIA.[5,11]

A *SCA primária* é caracterizada por HIA aguda ou subaguda de duração relativamente curta e como resultado de agressões ao abdome de origem traumática ou cirúrgica, como trauma abdominal, ruptura

Quadro 60.1 ■ Definições da HIA.

Variáveis	Definições
Pressão intra-abdominal	Pressão localizada no interior da cavidade abdominal
Pressão de perfusão abdominal	Diferença entre a pressão arterial média e a pressão intra-abdominal
Pressão intra-abdominal normal	O valor normal da pressão intra-abdominal é de 5 a 7 mmHg em pacientes críticos adultos
Hipertensão intra-abdominal	Valores sustentados de pressão intra-abdominal acima de 12 mmHg
Síndrome compartimental abdominal	Pressão intra-abdominal sustentada acima de 20 mmHg associada ao surgimento de nova disfunção orgânica

de aneurisma de aorta abdominal, hemoperitônio, pancreatite aguda, peritonite secundária ou transplante hepático.

A *SCA secundária* é definida por HIA subaguda ou crônica desenvolvida a partir de causas extra-abdominais, vista em casos de sepse, extravasamento capilar, grandes queimaduras e outras causas que necessitem de reanimação volêmica maciça.

E, finalmente, a *SCA terciária*, ou recorrente, apresenta-se naqueles pacientes que já desenvolveram sintomas pregressos de HIA primária ou secundária com resolução da causa. É comumente associada ao desenvolvimento de HIA em pacientes ainda em recuperação de um evento prévio e pode ocorrer após a descompressão abdominal, quando o abdome ainda está aberto, ou mesmo após o fechamento recente da cavidade.[5,11]

Um preditor com boa acurácia na avaliação da gravidade da HIA é a pressão de perfusão abdominal (PPA). Análoga ao conceito de pressão de perfusão cerebral, a PPA é calculada como a pressão arterial média (PAM) menos a PIA. É considerada um importante dado na avaliação da perfusão visceral e um objetivo para a reanimação volêmica. Foi demonstrado que a PPA é estatisticamente superior a outros parâmetros isolados como preditor de sobrevida de pacientes com HIA ou SCA. Uma PPA em torno de 60 mmHg parece estar relacionada com melhor desfecho nesses pacientes.[12]

Os fatores de risco para o desenvolvimento da HIA podem ser divididos em diferentes categorias:

- Cirúrgicos (como hemorragia pós-operatória, redução de hérnia diafragmática, fechamento abdominal sob tensão excessiva)
- Pós-traumáticos (como queimaduras e múltiplos traumas)
- Aqueles mais bem estabelecidos, como diálise peritoneal, infecção abdominal e edema ou ascite secundária à reanimação volêmica.

Outras condições predisponentes são hipotermia, acidose, politransfusão, distúrbios de coagulação, sepse com extravasamento capilar, reanimação volêmica com grandes quantidades de fluidos e disfunção hepática.[1,13,14]

▶ Fisiopatologia

Em situações de baixo volume e pressão abdominal, a parede abdominal é muito complacente, e grandes aumentos de volume causam pequenas mudanças na PIA. Já em altos volumes, a parede abdominal alcança seu limite compensatório e pequenas mudanças de volume podem levar a aumentos significativos da PIA, isto é, pequenos aumentos do volume abdominal podem acarretar HIA. A curva pressão-volume abdominal é deslocada para a esquerda em situações em que a complacência da parede abdominal é reduzida em decorrência da formação de hematoma, atividade muscular voluntária ou edema. Por isso, a HIA é geralmente associada a uma situação que acarreta aumento do volume abdominal, diminuição da complacência abdominal ou uma combinação de ambos.

Diversos estudos mostraram que incrementos de PIA acima de 20 mmHg afetam de maneira negativa os sistemas respiratório, cardiovascular, esplâncnico, neurológico e renal.[15,16] Em pacientes com trauma abdominal, 40% dos casos que apresentavam PIA entre 15 e 25 mmHg tiveram disfunção pulmonar e 20% exibiram disfunção cardiovascular, enquanto todos os pacientes com PIA maior que 35 mmHg apresentavam, simultaneamente, disfunções pulmonar, cardiovascular e renal.[17]

O mecanismo que associa HIA e disfunção orgânica ainda não está totalmente claro. Há um efeito mecânico direto do aumento da PIA na oferta sanguínea aos órgãos abdominais, principalmente aos rins. Alguns dos efeitos deletérios podem estar associados à compressão direta dos órgãos envolvidos, bem como a mudanças hormonais. Contudo, a HIA também exerce impacto na função de órgãos mais distantes.

Em termos cardiovasculares, a HIA está relacionada com efeitos deletérios pelo mecanismo da transmissão toracoabdominal – a pressão intratorácica aumenta durante a HIA em virtude do movimento cefálico do diafragma, o que leva a insuficiência respiratória e redução do DC causadas pela compressão torácica. Isso acarreta múltiplos desarranjos fisiológicos, o que inclui comprometimento hemodinâmico e diminuição do DC, alteração da função renal e disfunção respiratória.

Experimentos com animais mostraram que 20 a 80% da PIA é transmitida ao tórax. Esse fenômeno é responsável pela maior parte das consequências cardiovasculares, pulmonares e neurológicas.[10,18]

Em virtude da transmissão da pressão abdominal para o tórax, as pressões de enchimento tradicionais, como a pressão venosa central (PVC) e a pressão de oclusão da artéria pulmonar (POAP), são falsamente elevadas em caso de HIA e não refletem verdadeiramente o enchimento cardíaco.[10,19] Além disso, a redução do DC é influenciada pela diminuição do retorno venoso, provocada pela compressão das veias cava inferior e porta. Em pacientes ventilados mecanicamente com HIA, a pressão transabdominal (estimada por meio da pressão no final da expiração menos a PIA) pode ser usada para se obter uma ideia da pressão de enchimento transmural e talvez da pré-carga, já que a PIA tem influência de 60 a 70% na pressão transmural.[3,20]

Já no sistema nervoso, os efeitos da HIA associam-se ao aumento da pressão intracraniana (PIC) por elevação da pressão intratorácica, o que leva ao aumento da PVC e à diminuição do retorno venoso, com consequentes congestão venosa e edema cerebral. A redução da pressão sanguínea sistêmica com diminuição da pré-carga e aumento da PIC também leva à diminuição da pressão de perfusão cerebral (PPC).[21]

A disfunção renal, por sua vez, é a disfunção orgânica mais consistentemente descrita associada à HIA, sendo de etiologia multifatorial. O efeito mais importante da elevação da PIA nos rins está relacionado com o fluxo sanguíneo renal. A HIA ocasiona compressão do sistema venoso renal, o que aumenta sua pressão e a resistência vascular renal. Além disso, o fluxo sanguíneo arterial renal e a microcirculação no córtex renal estão diminuídos, para o qual a compressão direta no córtex renal pode ser um fator contribuinte. As mudanças no fluxo sanguíneo renal promovem a ativação do sistema renina-angiotensina-aldosterona e ainda o aumento da secreção de hormônio antidiurético na HIA.[10]

Do ponto de vista respiratório, pressões intra-abdominais elevadas podem causar alterações substanciais na mecânica respiratória. Como descrito anteriormente, o diafragma comporta-se como uma estrutura passiva na caixa torácica e transmite a pressão existente na cavidade abdominal ao sistema respiratório. Grande parte da complacência torácica deriva do diafragma; o aumento da PIA diminuirá a complacência da parede torácica em virtude da compressão do diafragma pelo abdome. Em consequência, a complacência do sistema respiratório é reduzida.[10,17]

Em pacientes com SCA e que evoluem com lesão pulmonar aguda concomitantemente, o aumento da pressão abdominal pode agravar o quadro pulmonar, visto que a HIA tende a comprimir os lobos inferiores – em decorrência dessa elevação do diafragma –, o que provoca atelectasias de compressão principalmente nas porções mais caudais e posteriores dos pulmões.[3,17] Tais regiões (gravidade-dependentes) são também as mais acometidas na lesão pulmonar, contribuindo, assim, para a piora da hipoxemia. A compressão abdominal resulta na redução da complacência estática total do sistema e no achatamento e deslocamento para a direita da curva pressão-volume do sistema respiratório, em virtude da diminuição da complacência da parede torácica, enquanto a complacência pulmonar permanece inalterada.[22-24] Além disso, a HIA leva à elevação da pressão pleural e intratorácica, o que resulta na formação de edema e atelectasias, causando diminuição da capacidade residual funcional e de todos os outros volumes pulmonares, como em doenças pulmonares restritivas.

Em pacientes sob VM, há aumento de autoPEEP (pressão expiratória final positiva, do inglês *positive end-expiratory pressure*) e dos valores de pico, platô e pressões médias, o que pode resultar em barotrauma e diminuição da complacência estática e dinâmica do sistema respiratório total, em virtude da redução da complacência da parede torácica. A HIA pode resultar em hipercapnia, hipoxia com redução da relação pressão parcial de oxigênio/fração inspirada de oxigênio (PaO_2/FIO_2), aumento do espaço morto e do *shunt* intrapulmonar.[3,17]

Além do efeito mecânico *per se*, dados demonstram que a lesão pulmonar secundária à HIA causa aumento do número de neutrófilos nos pulmões, denso infiltrado inflamatório e formação de edema alveolar.[3,17,25] Ainda, há aumento do risco para infecção pulmonar somado às atelectasias de compressão, como citado anteriormente, o que ocasiona prolongamento dos dias de VM e dificuldade de desmame.[3,17] Assim, aos mecanismos de lesão pulmonar próprios da lesão pulmonar aguda (LPA) somam-se os efeitos deletérios mecânicos e inflamatórios da SCA, o que possivelmente contribui para uma morbimortalidade ainda mais acentuada nesses pacientes.

▶ Diagnóstico e monitoramento

Inicialmente reconhecidas como doenças de pacientes com politraumatismo, a HIA e a SCA são atualmente identificadas em uma população muito mais abrangente de pacientes críticos. Os fatores de risco independentes para HIA estão descritos no Quadro 60.2. Em virtude da elevada morbimortalidade da condição e de inúmeros fatores de risco identificáveis, recomenda-se que todos os pacientes internados na UTI e com dois ou mais dos fatores de risco citados anteriormente devam ter sua PIA medida logo após a admissão.[12]

Como esperado, o diagnóstico de HIA depende da mensuração acurada e frequente da PIA. Recomenda-se a mensuração seriada a intervalos de tempo regulares da PIA em pacientes com doença crítica, notadamente naqueles com fatores de risco. A despeito de uma considerável variabilidade quanto à técnica e ao volume instilado na bexiga durante o procedimento de medida, recomenda-se a estratégia descrita no Quadro 60.3 para a mensuração da PIA.[12]

O sistema sugerido para o monitoramento da PIA vesical encontra-se na Figura 60.1. Quanto à frequência de mensuração, os

Quadro 60.2 ▪ Fatores de risco associados à HIA.

Fatores relacionados com a diminuição da complacência da parede abdominal
Ventilação mecânica, principalmente assincronia e uso de musculatura acessória
Uso de pressão expiratória final positiva (PEEP) ou presença de autoPEEP
Pneumoperitônio
Cirurgia (vascular) abdominal, especialmente com fechamento de parede apertado
Posição prona
Sangramento da parede abdominal ou hematomas da bainha do reto abdominal
Correção das hérnias grandes
Queimaduras com escaras abdominais
Fatores relacionados com o aumento de conteúdo intra-abdominal
Gastroparesia, distensão gástrica, íleo, pseudo-obstrução colônica
Tumor abdominal
Hematoma de parede abdominal ou retroperitoneal
Coleções abdominais volumosas de ar, líquido ou sangue
Disfunção hepática com ascite
Infecção abdominal (pancreatite, peritonite, abscesso)
Fatores relacionados com extravasamento capilar e reanimação volêmica
Acidose (pH abaixo de 7,2)
Hipotermia (temperatura central abaixo de 33°C)
Coagulopatia (contagem de plaquetas abaixo 50.000/mm³), tempo de tromboplastina parcial ativada (TTPA) mais de 2 vezes o normal, tempo de protrombina (PTT) abaixo de 50% ou relação internacional padronizada (INR) maior do que 1,5
Politransfusão/trauma (> 10 unidades de concentrado de hemácias/24 h)
Sepse grave ou choque séptico
Reposição volêmica maciça (> 5 ℓ de coloide ou mais de 10 ℓ de cristaloide/24 h com balanço hídrico positivo)
Queimaduras graves

Quadro 60.3 ▪ Técnica de mensuração da PIA.

Medida expressa em mmHg (1 mmHg = 1,36 cmH₂O)
Medida realizada no final da expiração
Medida realizada em posição supina
"Zero" do sistema no nível da linha axilar média
Medida realizada com instilação intravesical de, no máximo, 25 mℓ de salina
Mensuração realizada após 1 min da instilação para possibilitar relaxamento do músculo detrusor da bexiga

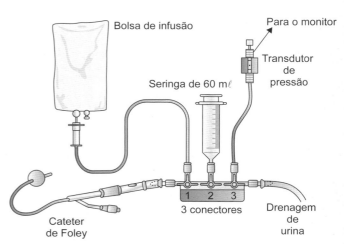

Figura 60.1 ▪ Sistema para monitoramento da PIA.

relatos na literatura médica sugerem que um intervalo de cerca de 4 h seria adequado na maior parte dos pacientes com HIA ou com risco de desenvolvê-la. Contudo, naqueles com disfunção orgânica em evolução, esse intervalo pode e deve ser encurtado, com realização de medidas da PIA até mesmo a cada hora.[9]

Mais recentemente, novas técnicas de mensuração da PIA, inclusive com mensuração contínua, têm sido descritas. Contudo, mesmo que pareçam promissoras, ainda necessitam de validação em estudos prospectivos.[9]

▶ Tratamento

O tratamento apropriado da HIA e da SCA é baseado em quatro princípios gerais:

- Monitoramento da PIA
- Otimização da perfusão sistêmica e da função orgânica em pacientes com HIA
- Instituição de procedimentos clínicos específicos para reduzir a hipertensão no abdome e suas consequências
- Descompressão cirúrgica em casos refratários a tratamento conservador.[12]

Dor, agitação, assincronia com o ventilador e uso da musculatura acessória durante o trabalho da ventilação podem contribuir para o aumento do tônus da musculatura toracoabdominal, levando ao aumento da PIA. Sedação e analgesia são capazes de reduzir o tônus muscular e diminuir os níveis de pressão dentro do abdome. A complacência da parede abdominal também pode estar reduzida em virtude da dor e da compressão do abdome pelo fechamento da cavidade. Nesses casos, pode-se usar o bloqueio neuromuscular para minimizar a atividade muscular e, consequentemente, a PIA.[12]

Íleo gastrintestinal é comum em pacientes submetidos à cirurgia abdominal, com peritonite, traumas extensos, reanimação volêmica maciça ou distúrbios eletrolíticos, muitos dos quais fatores de risco independentes para o desenvolvimento da HIA ou SCA, assim como órgãos repletos de ar ou fluidos. Drenagem nasogástrica e/ou retal, enemas e mesmo descompressão endoscópica podem representar métodos simples e pouco invasivos para o tratamento da HIA.[12]

A reanimação volêmica para corrigir hipovolemia e evitar a disfunção orgânica é uma prática muito difundida no cuidado ao paciente crítico. O conceito de reposição volêmica precoce, originalmente descrito no tratamento da sepse, também se aplica a pacientes com HIA/SCA. A reposição volêmica excessiva, um preditor independente tanto de HIA como de SCA, deve ser evitada, no entanto representa o maior fator etiológico para SCA secundária, em que a reanimação volêmica atualmente parece diminuir a sobrevida. Estudos recomendam que a reposição volêmica deva ser monitorada com cuidado em pacientes com risco de desenvolver HIA/SCA.[12]

Pacientes que desenvolvem oligúria ou anúria a despeito de uma terapia para restabelecimento da função renal mostraram melhores resultados com a remoção de volumes por meio da diálise intermitente ou da hemofiltração/ultrafiltração contínua. Esta pode ser uma intervenção apropriada para reduzir os riscos da SCA secundária. Além disso, terapias com diuréticos podem ser consideradas uma alternativa para reduzir o excedente de volume, uma vez que o paciente continuará hemodinamicamente estável.[12]

Outro ponto a ser considerado no tratamento da HIA/SCA é a morbidade em casos de descompressão abdominal aberta. Dessa maneira, métodos menos invasivos para a redução da PIA têm sido estudados, entre eles a descompressão abdominal por cateter percutâneo, que parece ser eficaz na redução da pressão abdominal e no tratamento da SCA secundária. Por meio desse método, há drenagem de líquido livre na cavidade abdominal, ar, abscessos ou sangue. É uma técnica geralmente guiada por tomografia computadorizada ou ultrassonografia e pode corrigir a disfunção orgânica causada pela SCA.[12]

Por fim, a descompressão cirúrgica do abdome é o tratamento de escolha para pacientes com SCA, em especial naqueles em que a HIA torna-se refratária aos tratamentos conservadores e a disfunção orgânica é evidente. O método mostrou ser bastante efetivo em pacientes submetidos à laparotomia com alto risco de desenvolver HIA/SCA, com aumento da sobrevida.[12] Contudo, a laparotomia descompressiva (LD) deixa o paciente com o abdome aberto, o que leva a perda de fluidos, infecções, fístulas enterocutâneas, hérnia ventral e outras disfunções. Além disso, a LD é usada em pacientes com HIA que não respondem a tratamentos conservadores. A laparotomia descompressiva resulta na abertura do abdome, que deve ser coberto com uma camada protetora ou com técnicas de fechamento abdominal temporário, como tela, possibilitam melhor cicatrização, seguida da reconstrução da parede abdominal, que, em geral, é realizada após a normalização da PIA.[10,12] É importante reconhecer a SCA recorrente com o uso dessas técnicas, sobretudo se são aplicadas de modo que não impossibilitem a expansão do abdome durante a prática de reanimação volêmica. Caso isso ocorra, o abdome deverá ser imediatamente aberto e fechado apenas quando os níveis de PIA aproximarem-se daqueles aceitáveis.[12]

Assim, com base na literatura médica e ao levar em consideração a significativa morbimortalidade da SCA não tratada, recomenda-se que a descompressão cirúrgica seja realizada em casos de SCA refratária a tratamento conservador e considerada naqueles pacientes submetidos à laparotomia que apresentam múltiplos fatores de risco para HIA/SCA.[12] Após a descompressão cirúrgica e a resolução da HIA, o abdome do paciente deve ser fechado.

Considerações finais

A HIA e a SCA são condições recorrentes em UTI e fatores independentes preditivos de mortalidade. Seu diagnóstico precoce é muito importante e evita uma série de complicações, visto que o aumento da PIA interfere de maneira sistêmica no organismo. O grande objetivo de seu tratamento não é apenas reduzir a pressão no interior do abdome, mas também otimizar o funcionamento dos diversos órgãos afetados pela HIA.

Referências bibliográficas

1. Malbrain ML, Chiumello D, Pelosi P et al. Incidence and prognosis of intrabdominal hipertension in a mixed population of critical ill patients: A multiple-center epidemiological study. Crit Care Med. 2005;33:315-22.
2. Malbrain ML. Abdominal pressure in the critically ill: Measurement and clinical relevance. Intensive Care Med. 1999;25:1453-8.
3. Malbrain ML. Is it wise not to think about intra-abdominal hypertension in the ICU? Curr Opin Crit Care. 2004;10:132-45.
4. Sugrue M, Jones F, Janjua KJ, Deane SA, Bristow P, Hillman K. Temporary abdominal closure: A prospective evaluation of its effects on renal and respiratory physiology. J Trauma. 1998;45:914-21.
5. Malbrain ML, Cheatham ML, Kirkpatrick A et al. Results from the International Conference of Experts on Intra-abdominal Hypertension and Abdominal Compartment Syndrome. I. Definitions. Intensive Care Med. 2006;32:1722-32.
6. Malbrain ML. Intra-abdominal pressure in the intensive care unit: Clinical tool or toy? In: Vincent JL (Ed.). Yearbook of intensive care and emergency medicine. Berlin: Springer-Verlag, 2001, pp. 547-85.
7. Sugrue M. Abdominal compartment syndrome. Curr Opin Crit Care. 2005;11:333-8.
8. Ivantury RR, Sugerman HJ, Peitzman AB. Abdominal compartment syndrome: Recognition and management. Adv Surg. 2001;35:251-69.
9. Malbrain ML, De Laet IE. Intra-abdominal hypertension. Evolving concepts. Clin Chest Med. 2009;30:45-70.
10. De Laet IE, Malbrain M. Current insights in intra-abdominal hypertension and abdominal compartment syndrome. Med Intensiva. 2007;31:88-99.
11. Cheatham ML. Abdominal compartment syndrome: Pathophysiology and definitions. Scand J Trauma Resusc Emerg Med. 2009;17:10.
12. Cheatham ML, Malbrain ML, Kirkpatrick A et al. Results from the International Conference of Experts on Intra-abdominal Hypertension and Abdominal Compartment Syndrome. II. Recommendations. Intensive Care Med. 2007;33:951-62.
13. Malbrain ML, De laet I, Cheatham M. Consensus conference definitions and recommendations on intra-abdominal hypertension (IAH) and the abdominal compartment syndrome (ACS): The long road to the final publications, how did we get there? Acta Clin Belg Suppl. 2007;62:44-59.
14. Malbrain ML. Abdominal pressure in the critically ill. Curr Opin Crit Care. 2000;6:17-29.
15. Balogh Z, McKinley BA, Holcomb JB et al. Both primary and secondary abdominal compartment syndrome can be predicted early and are harbingers of multiple organ failure. J Trauma. 2003;54:848-59.
16. McNelis J, Soffer S, Marini CP et al. Abdominal compartment syndrome in the surgical intensive care unit. Am J Surg. 2002;68:18-23.
17. Malbrain ML, Deeren D, Potter TJ. Intra-abdominal hypertension in the critically ill: it is time to pay attention. Curr Opin Crit Care. 2005;11:156-71.
18. Cheatham ML, Malbrain M. Cardiovascular implications of elevated intra-abdominal pressure. In: Ivantury R, Cheatham M, Malbrain M, Sugrue M (Eds.). Abdominal compartment syndrome. Georgetown: Landes Bioscience, 2006, pp. 89-104.
19. Malbrain ML, Cheatham ML. Cardiovascular effects and optimal preload markers in intra-abdominal hypertension. In: Vincent J-L (Ed.). Yearbook of intensive care and emergency medicine. Berlin: Springer-Verlag, 2004, pp. 519-43.
20. Malbrain ML, Nieuwendijk R, Verbrugghe W. Effect of intra-abdominal pressure on pleural and filling pressures. Intensive Care Med. 2003; 29:S73.
21. Deeren D, Dits H, Malbrain ML. Correlation between intra-abdominal and intracranial pressure in nontraumatic brain injury. Intensive Care Med. 2005;31:1577-81.
22. Gattinoni L, Pelosi P, Suter PM, Pedoto A, Vercesi P, Lissoni A. Acute respiratory distress syndrome caused by pulmonary and extrapulmonary disease. Different syndromes? Am J Respir Crit Care Med. 1998;158:3-11.
23. Ranieri VM, Brienza N, Santostasi S et al. Impairment of lung and chest wall mechanics in patients with acute respiratory distress syndrome: Role of abdominal distension. Am J Respir Crit Care Med. 1997;156:1082-91.
24. Malbrain Ml, Deeren D, Nieuwendijk R. Partitioning of respiratory mechanics in intra-abdominal hypertension. Intensive Care Med. 2003;29:S85.
25. Toens C, Schachtrupp A, Hoer J, Junge K, Klosterhalfen B, Schumpelick V. A porcine model of the abdominal compartment syndrome. Shock. 2002;18:316-21.

CAPÍTULO 61

Ultrassonografia no Manuseio de Via Aérea

Talison Silas Pereira

▶ Introdução

Dentre as situações de manejo de via aérea, a mais desafiadora e com taxas altíssimas de complicações seria aquela em pacientes com ventilação com máscara facial impossível (VMFi) e intubação orotraqueal difícil (IOTD).

Em um estudo observacional publicado por Kheterpal et al., que envolvia cerca de 53.041 tentativas de ventilação sobre máscara facial, foram encontradas aproximadamente 77 tentativas de ventilação com máscara facial impossível, definidas com a impossibilidade de garantir as trocas gasosas mesmo com a ajuda de vários profissionais, dispositivos auxiliares e bloqueio neuromuscular adequado, que correspondia a cerca de 0,15% dos pacientes.[1] Isso nos coloca em alerta, pois estou diante de uma emergência, onde devo acessar rapidamente a via aérea de forma definitiva, via membrana cricotireóidea. Esse seria o último recurso recomendado pelas principais diretrizes de manejo de via aérea difícil e a incapacidade de sua identificação trará resultados negativos.[2-4]

Infelizmente apenas 36% de nossas vias aéreas são acessadas cirurgicamente de forma bem-sucedida, sendo a incapacidade de identificar a membrana cricotireóidea um importante contribuinte para essa alta taxa de falha.[2] Como podemos então ter a identificação da membrana cricotireóidea de forma mais acurada e reduzir essas complicações? A resposta está no avanço, e a ultrassonografia é capaz de nos responder (Figura 61.1).

▶ Formas de identificação da membrana cricotireóidea | Conceitos anatômicos

Para o bom entendimento da localização da membrana cricotireóidea (MCT), é fundamental revisarmos os conceitos anatômicos do esqueleto cartilaginoso da laringe, incluindo o osso hioide. Sabemos que a laringe tem como componentes do seu esqueleto 9 cartilagens, sendo: 3 ímpares – epiglote, tireoide, cricoide –; 3 pares – aritenoide, cuneiforme e corniculada –; e de cranial a caudal, temos, em ordem, osso hioide, cartilagens tireoide e cricoide, e traqueia (Figura 61.2).

Osso hioide

O osso hioide não se articula com nenhuma outra estrutura óssea do pescoço. Situa-se ao nível da vértebra C3, entre a mandíbula e a cartilagem tireoide, e apresenta-se suspenso ao processo estilóideo de onde partem os ligamentos estilóideos e a cartilagem tireoide, na qual existe a membrana tireo-hióidea (MTH) (Figura 61.2).

Cartilagem tireoide

Localizada entre o osso hioide e a cartilagem cricoide, no nível da vértebra C4, a cartilagem tireoide (CT) destaca-se pela presença de um ápice em região mediana, denominado *proeminência laríngea*, ponto de referência para identificação da CT na palpação cervical. Entre a CT, existem duas membranas – membrana tireoide e membrana cricotireóidea –, sendo a última de fundamental importância em manejo de via aérea, tanto cirúrgica como para aplicação de anestésicos locais para intubação orotraqueal (IOT) no paciente acordado (Figura 61.3).

Cartilagem cricoide

Tem um formato em sinete, com espessura superior à CT, e topograficamente situa-se inferior à CT e superior ao primeiro anel traqueal. Entre a CT e o primeiro anel traqueal, temos a MCT, importante arsenal no acesso cirúrgico à via aérea, intubação retrógrada e aplicação de anestésicos locais. Destaque é dado sobre sua rigidez e espessura, sendo superior à CT. Localiza-se no nível da vértebra C6, anterior ao esfíncter esofágico superior (Figuras 61.4 e 61.5).[6]

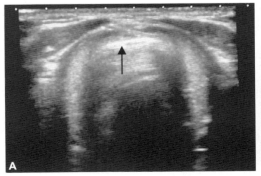 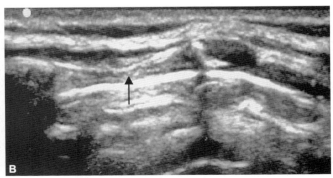

Figura 61.1 ▪ Identificação da membrana cricotireóidea por via ultrassonográfica. **A.** Técnica transversal (cartilagem tireoide-*airline*-cricoide-*airline* [TACA]). **B.** Método longitudinal. As *setas* indicam o ponto exato da membrana cricotireóidea.

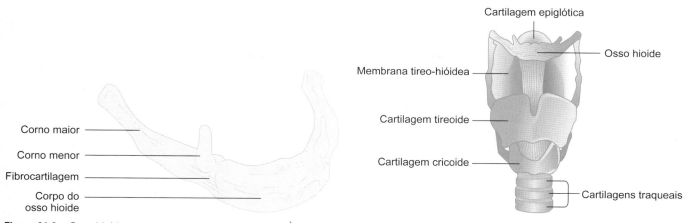

Figura 61.2 ▪ Osso hioide e seus componentes anatômicos. À direita, é possível ver a MHT e o esqueleto laríngeo. (Adaptada de Sobotta, 2013.)[5]

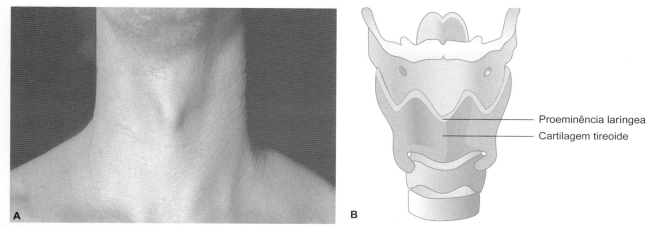

Figura 61.3 ▪ **A.** Proeminência laríngea (pomo de Adão). **B.** Em destaque, a CT e a epiglote acima do osso hioide. (Adaptada de Sobotta, 2013.)[5]

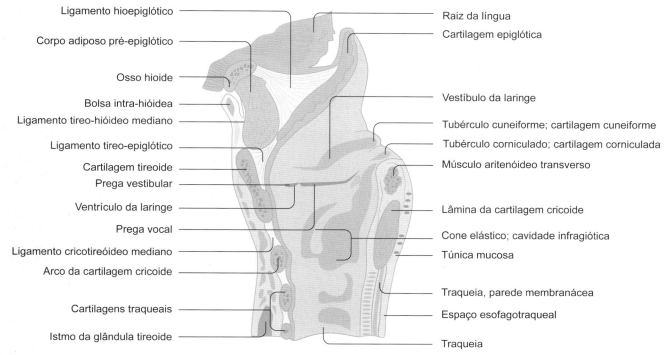

Figura 61.4 ▪ Visão transversal da laringe. Observe como a cartilagem cricoide tem o componente posterior mais destacado. (Adaptada de Moore, 2013.)[6]

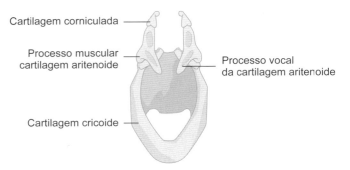

Figura 61.5 ▪ Cartilagem cricoide isolada. (Adaptada de Sobotta, 2013.)[5]

▸ Identificação da membrana cricotireóidea | Comparação dos métodos clínicos

Há três diferentes técnicas de identificação da MCT de forma clínica: palpação, inspeção visual e técnica dos quatro dedos (Figura 61.6).

O questionamento realizado é se esses métodos são eficazes na identificação da MCT. Infelizmente a taxa de sucesso na identificação varia de acordo com sexo, índice de massa corporal (IMC) e técnica utilizada. De modo geral, o método de inspeção visual consegue identificar apenas 50% das vezes, ao passo que o método de inspeção e palpação em população obesa é notoriamente baixo, com taxas de sucesso de 39%. O Quadro 61.1 apresenta as principais taxas de sucesso nos métodos empregados: os valores circulados indicam taxas maiores de IOTD e VMFi significativas, as quais são predominantes na população obesa.[7-9]

▸ Identificação da membrana cricotireóidea com ultrassonografia

Se diante de um método palpatório há altas taxas de insucesso na sua localização, principalmente em grupo de riscos, devemos lançar mão de um método mais acurado e que coloque mais precisão na identificação da MCT. A ultrassonografia é capaz de nos solucionar essa dúvida, aliando dois tipos de técnicas de mapeamento com tempo inferior à localização palpatória e de rápido acesso "*point of care*".

Estudos recentes comparando basicamente os métodos palpatórios *versus* ultrassonografia demonstraram superioridade na técnica "*point of care*" principalmente em pacientes portadores de anatomia cervical mal definida.[10] Mallin *et al.* relataram 100% de sucesso com ultrassonografia quando realizada por 23 médicos, atuando como modelos e pesquisadores. Kristensen *et al.*, em um estudo randomizado, compararam a palpação *versus* método ultrassonográfico, para a identificação da MCT em pacientes obesos. A ultrassonografia mostrou-se eficaz em 83% dos casos, enquanto o tradicional método palpatório de identificação foi eficaz em 37% dos casos.[11] O Quadro 61.2 deixa clara a comparação dos métodos, realizada por Kristensen *et al.*[11]

A ultrassonografia de via aérea pode ser realizada com aparelho de ultrassonografia padrão *laptop*, com sonda do tipo linear de alta frequência, a mesma utilizada em anestesia regional e acessos vasculares.[12] Duas técnicas são consagradas na identificação da MCT: a técnica longitudinal ou também chamada de "*colar de pérolas*" e a técnica transversal ou TACA (cartilagem tireoide-*airline*-cricoide-*airline*).

Técnica longitudinal

■ Posição do paciente

O paciente deve estar em posição supina, com coxim occipital e extensão cervical, com operador localizado à direita do paciente. O transdutor do tipo linear deve estar disposto na linha média do pescoço (Figura 61.7), com seu mapeamento sendo iniciado de caudal a cranial.

■ Realizando o escaneamento

Após a disposição do transdutor linear na linha média do pescoço, acima do manúbrio esternal, é dado início ao escaneamento em sentido cefálico:

- Ao realizar o deslizar do transdutor, obtendo a melhor imagem, identificamos uma sequência de anéis traqueais de cor escura

Quadro 61.1 ▪ Identificação da membrana cricotireóidea, taxa de sucesso em porcentagem (%).

	População em geral	Feminina Magra	Feminina Obesa	Masculina Magra	Masculina Obesa
Inspeção visual	50				
Palpação	19 a 70	24 a 71	(6 a 39)	72	(39)

Adaptado de Kristensen, 2016.[7]

Quadro 61.2 ▪ Comparação dos métodos palpatório *versus* ultrassonográfico.

	Palpação	Ultrassonografia	p
Sucesso	13/= 37% (95% IC 21 a 55%)	29/35 = 83% (95% IC 66 a 93%)	0,0008
Tempo (s)	18 (5 a 45)	48 (26 a 112)	–

Adaptado de Kristensen, 2015.[11]

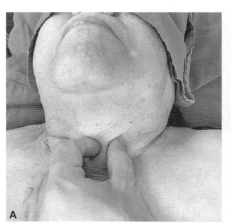
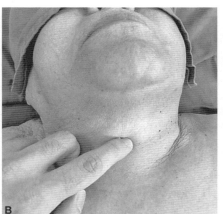
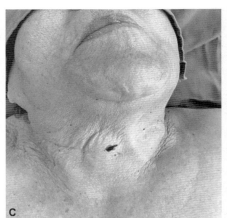

Figura 61.6 ▪ Realização dos métodos de identificação da membrana cricotireóidea. Técnica de quatro dedos, técnica de palpação e demarcação da membrana após sua identificação.

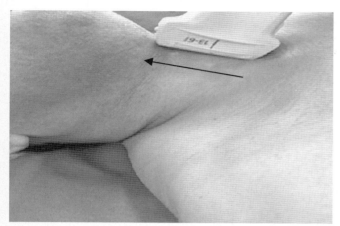

Figura 61.7 ■ Disposição do transdutor linear em região média do pescoço. Repare que o escaneamento inicia de caudal a cranial, desde a palpação do manúbrio esternal.

(hipoecoicos), repousado sobre uma linha branca (hiperecoica), que corresponde à borda ar-tecido, semelhante a uma sequência "colar de pérolas" (Figura 61.8)
- Mantendo o transdutor do ultrassom com a mão direita, a mão esquerda é usada para deslizar uma agulha (como marcador, por sua capacidade de lançar uma sombra na imagem de ultrassom) entre o transdutor e a pele do paciente, até que a sombra da agulha seja vista a meio caminho entre a borda caudal da cartilagem tireoide e a borda cefálica da cartilagem cricoide (Figura 61.9)
- Na sequência, retira-se o transdutor; a agulha encontra-se repousada no centro da MCT, no plano transversal; com isso realiza-se a marcação na pele com uma caneta.

Técnica transversal | TACA

■ Realizando o escaneamento

Utilizando o mesmo posicionamento diante ao paciente, seguimos na descrição da então técnica transversal, a qual chamaremos de *técnica TACA*, como método mnemônico de fácil utilidade prática (Figura 61.10):

- Após a disposição do transdutor de forma transversal na região anterior do pescoço, no nível da cartilagem tireoide, o transdutor então é movido de crânio → caudal em direção ao manúbrio esternal, até que a cartilagem tireoide seja identificada como uma estrutura triangular hiperecogênica (Figura 61.11)
- Ao deslizar do transdutor em direção caudal, identificaremos a MCT, que é reconhecida como uma linha branca hiperecogênica resultante do eco da borda do tecido de ar do revestimento da mucosa no interior da MCT, frequentemente com linhas brancas paralelas (artefatos de reverberação) (Figura 61.12)
- O transdutor é, então, movido ainda mais caudalmente até que a cartilagem cricoide seja identificada (um "C preto" com formato de ferradura) (Figura 61.13). Movemos agora o transdutor para trás, em sentido cefálico, até que o centro da MCT seja identificado; após isso, a localização da MCT pode ser marcada transversalmente e sagitalmente na pele com uma caneta.

Comparando as técnicas

Vale lembrar que cada uma dessas duas técnicas funciona bem individualmente e tem suas próprias vantagens.[13] Um exemplo a ser dado é que nem todos os pacientes têm espaço suficiente no pescoço, ou seja, a distância tireomento curta impossibilita o repousar do transdutor do ultrassom em uma posição longitudinal sagital média, como: pescoço curto, massa cervical ou deformidade grave da flexão do pescoço. Nesse caso, a técnica transversal TACA terá o seu destaque e é a mais rápida das duas técnicas.[14]

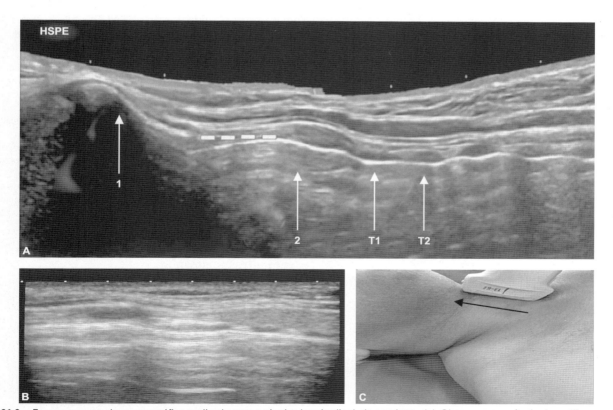

Figura 61.8 ■ Escaneamento ultrassonográfico realizado com a técnica longitudinal, de craniocaudal. Observe a sequência de cartilagens e membranas: cartilagem tireoide (*seta 1*), cricoide (*seta 2*), membrana cricotireóidea (*linha pontilhada*), sequência de anéis traqueais (T1,T2...), semelhante ao "colar de pérolas".

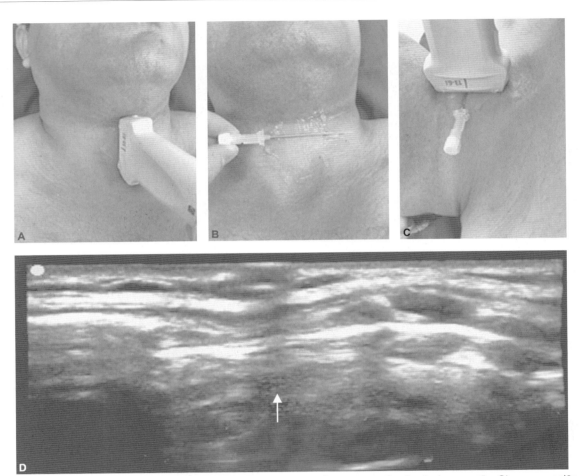

Figura 61.9 ▪ Sequência do escaneamento cervical, com utilização de uma agulha para a realização da demarcação. Observe a região correspondente à sombra da agulha na MCT (*seta branca*).

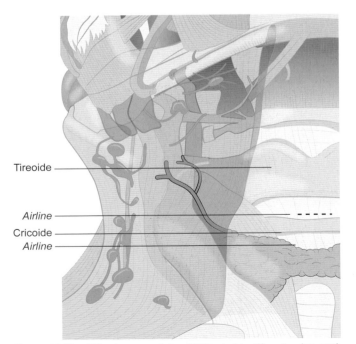

Figura 61.10 ▪ Método mnemônico TACA de identificação das cartilagens tireoide e cricoide, interrompidas por uma linha de ar, *airline*, correspondente às membranas cricotireóidea e à transição para anéis traqueais.

A técnica longitudinal, ao contrário, pode revelar informações adicionais em comparação à técnica transversal, isto é, a localização do interespaço cricotraqueal e dos interespaços traqueais. Outro mérito dessa técnica seria o de identificar vasos sanguíneos superiores e direcionar o clínico a escolher outro interespaço traqueal para a traqueostomia eletiva.[15]

Enfim, recomendamos que ambas as técnicas sejam desenvolvidas e que os clínicos aprendam e sejam proficientes nas técnicas transversais e longitudinais. Devemos lembrar que tanto o método TACA quanto o longitudinal acabam por se complementar, criando um arsenal ímpar, quando usados em conjunto, principalmente em situações em que a MCT se torna o único método de acesso à via área do paciente.

▸ Confirmação da intubação orotraqueal com ultrassonografia

A confirmação da colocação correta do tubo orotraqueal (TOT) é essencial imediatamente após a intubação. A falha em diagnosticar a intubação esofágica pode ser desastrosa e fatal. A capnografia tem 100% de sensibilidade e 100% de especificidade na verificação da localização correta do TOT, o que mostra que a capnografia em forma de onda pode ser considerada o método padrão para a verificação primária da localização do TOT.[16]

Embora a capnografia seja considerada o padrão-ouro para confirmar a intubação orotraqueal, ela apresenta algumas limitações importantes. Primeiro, a capnografia depende de fluxo sanguíneo pulmonar adequado; assim, sua precisão pode ser comprometida em pacientes com embolia pulmonar maciça e naqueles que sofrem

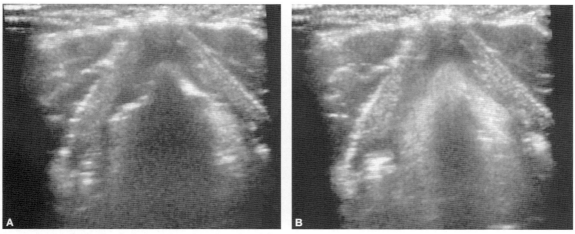

Figura 61.11 ■ Ultrassonografia da cartilagem tireoide pelo método TACA. Repare na semelhança a um triângulo, para a facilidade na sua identificação.

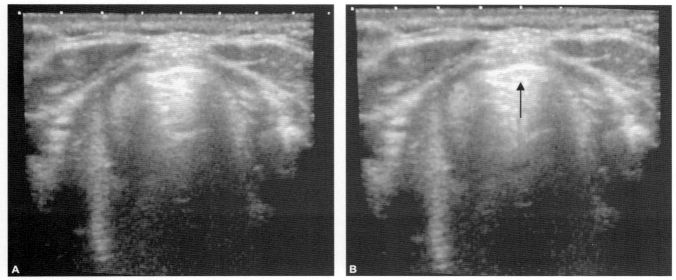

Figura 61.12 ■ Após deslizar o transdutor, nos deparamos com uma linha hiperecogênica correspondente à MCT *airline* do método TACA. A *seta branca* reforça sua identificação.

de parada cardiorrespiratória (especialmente quando a reanimação cardiopulmonar ainda não foi iniciada ou o paciente está em estado de parada cardíaca por um período prolongado). Em segundo lugar, a realização da ventilação de forma inadvertida em um paciente com estômago cheio com o TOT fora do lugar pode causar distensão gástrica, regurgitação, aspiração e complicações pulmonares graves.[17,18] Em pacientes com capacidade residual funcional baixa e portadores de via área difícil, necessitamos da confirmação rápida do local do TOT, a fim de garantir melhor oxigenação e adequação da ventilação. Nessa circunstância, a ultrassonografia vem adquirindo franco espaço, em decorrência da rapidez na identificação e confirmação do TOT. Vários estudos demonstraram que a ultrassonografia é um método potencial para confirmar a colocação correta do TOT, com o intuito de evitar danos em um momento extremamente crítico.[19-21]

Realizando o escaneamento

Inicia-se com a disposição do transdutor do ultrassom em posição transversal, a mesma disposição do método TACA. Realiza-se o escaneamento em sentido crânio-caudal. No nível dos anéis traqueais, identifica-se a traqueia ao centro da imagem, com uma linha branca hiperecogênica; o esôfago em uma situação posterolateral à traqueia, que formará uma imagem em "alvo"; e a artéria carótida em situação lateral (Figura 61.14).

A posição e confirmação do TOT é definida com a presença de duas linhas hiperecoicas, o chamado de *sinal do "duplo lúmen"* (Figura 61.15). A distinção e confirmação são feitas pela presença TOT em região traqueal com esôfago livre. A colocação de solução salina no balonete traqueal facilita alocação adequada do TOT; a imagem formada corresponde a reverberações do conteúdo líquido ali presente, com algumas raias, semelhantes às linhas B pulmonares.

Evidências recentes têm apoiado o uso de ultrassonografia para a detecção de intubações esofágicas *versus* traqueais com sensibilidade/especificidade de 100% para pacientes adultos na sala de cirurgia[22] e 100%/86%, respectivamente, em pacientes submetidos à reanimação cardiopulmonar.[23] Na verdade, a Atualização das Diretrizes da American Heart Association de 2015 para Reanimação Cardiorrespiratória e Cuidados Cardiovasculares de Emergência recomenda o uso da ultrassonografia como uma ferramenta auxiliar para confirmar a posição correta do tubo quando o monitoramento de gás carbônico não estiver disponível.[24]

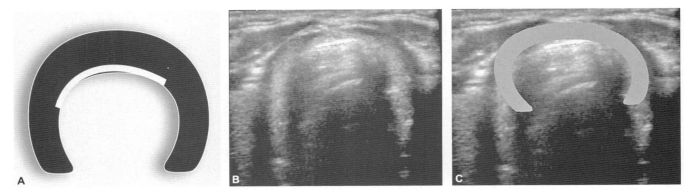

Figura 61.13 ■ Cartilagem cricoide. Repare como a cartilagem cricoide tem semelhança ultrassonográfica com uma ferradura/letra C. Sua identificação é privilegiada após identificação da MCT.

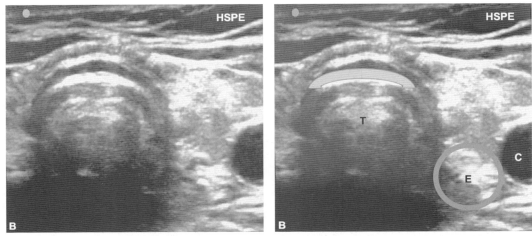

Figura 61.14 ■ Ultrassonografia transversal da região cervical, traqueia (T), esôfago (E) e artéria carótida (C), identificadas com suas iniciais.

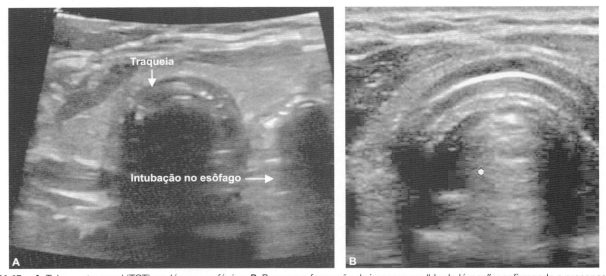

Figura 61.15 ■ **A.** Tubo orotraqueal (TOT) em lúmen esofágico. **B.** Repare na formação da imagem em "duplo lúmen", confirmando a presença do TOT.

▶ Considerações finais

Pacientes com preditores de IOT difícil e ventilação com máscara facial difícil, como obesos mórbidos, com circunferência cervical > 40 cm, portadores de síndrome de apneia do sono, sem dentes, com barba, com Mallampati grau 3 ou 4 etc., devem ter seu arsenal aumentado, a fim de evitar complicações durante o manejo de via aérea. A evolução para a situação tão temerária, que é não ventilar e intubar, deve ser sempre lembrada, pois o acesso rápido, via MCT, deverá ser realizado.

A ultrassonografia, um método "*point of care*", entra como método rápido, à beira do leito, com alta acurácia para a identificação da MCT em situações em que o método palpatório se torna falho na identificação dessa membrana. Esses grupos de riscos deverão ter a demarcação prévia, com a técnica TACA ou longitudinal, a fim de garantir sucesso no manejo de via área.

A ultrassonografia avançou e adquiriu seu espaço também como método para a confirmação da IOT, com sensibilidade/especificidade de 100%/86% respectivamente, evitando catástrofes em situações críticas que demandam tomada de decisão imediata e confirmação exata do TOT.

Isso significa que devemos nos preparar, não postergar e ter a ultrassonografia como nossa aliada. Amplie seu arsenal, não espere o pior.

Referências bibliográficas

1. Kheterpal S, Martin L, Shanks AM, Tremper KK. Prediction and outcomes of impossible mask ventilation: A review of 50,000 anesthetics. Anesthesiology. 2009;110(4):891-7.
2. Cook TM, Woodall N, Frerk C; Fourth National Audit Project. Major complications of airway management in the UK: Results of the fourth national audit project of the royal college of anaesthetists and the difficult airway society. Part 1: Anaesthesia. Br J Anaesth. 2011;106(5):617-31.
3. Crewdson K, Lockey DJ. Needle, knife, or device: Which choice in an airway crisis? Scand J Trauma Resusc Emerg Med. 2013;21:49.
4. Bradley P. Continued provision of cannula cricothyroidotomy equipment. Anaesthesia. 2016;71(7):854-5.
5. Sobotta Atlas of Human Anatomy, vol. 3, 15th ed. Munich: Elsevier; 2013.
6. Moore KL. Clinically oriented anatomy. 7th ed. Philadelphia, PA: Lippincott Williams & Wilkins; 2013. pp. 888-926.
7. Kristensen MS, Teoh WH, Rudolph SS. Ultrasonographic identification of the cricothyroid membrane: Best evidence, techniques, and clinical impact. Br J Anaesth.. 2016;117(S1):i39-i48.
8. Lamb A, Zhang J, Hung O et al. Accuracy of identifying the cricothyroid membrane by anesthesia trainees and staff in a Canadian institution. Can J Anaesth. 2015;62:495-503.
9. You-Ten KE, Desai D, Postonogova T, Siddiqui N. Accuracy of conventional digital palpation and ultrasound of the cricothyroid membrane in obese women in labour. Anaesthesia. 2015;70(11):1230-4.
10. Siddiqui N, Yu E, Boulis S, You-Ten KE. Ultrasound is superior to palpation in identifying the cricothyroid membrane in subjects with poorly defined neck landmarks. Anesthesiology. 2018;129(6):1132-9.
11. Kristensen MS, Teoh WH, Rudolph SS et al. Structured approach to ultrasound-guided identification of the cricothyroid membrane: A randomized comparison with the palpation method in the morbidly obese. Br J Anaesth. 2015;114(6):1003-4.
12. Kristensen MS, Teoh WH, Graumann O, Laursen CB. Ultrasonography for clinical decision-making and intervention in airway management: From the mouth to the lungs and pleurae. Insights Imaging. 2014;5(2):253-79.
13. Mallin M, Curtis K, Dawson M, Ockerse P, Ahern M. Accuracy of ultrasound-guided marking of the cricothyroid membrane before simulated failed intubation. Am J Emerg Med. 2014;32(1):61-3.
14. Kristensen MS, Teoh WH, Rudolph SS, Hesselfeldt R, Børglum J, Tvede MF. A randomised cross-over comparison of the transverse and longitudinal techniques for ultrasound-guided identification of the cricothyroid membrane in morbidly obese subjects. Anaesthesia. 2016;71(6):675-83.
15. Vieira D, Lages N, Dias J, Maria L, Correia C. Ultrasoundguided retrograde intubation. Anaesthesia. 2013;68(10):1075-6.
16. Grmec S. Comparison of three different methods to confirm tracheal tube placement in emergency intubation. Intensive Care Med. 2002;28(6):701-4.
17. Falk JL, Sayre MR. Confirmation of airway placement. Prehosp Emerg Care. 1999;3(4):273-8.
18. O'Connor ER, Swor RA. Verification of endotracheal tube placement following intubation. Prehosp Emerg Care. 1999;3(3):248-50.
19. Chou HC, Chong KM, Sim SS et al. Real-time tracheal ultrasonography for confirmation of endotracheal tube placement during cardiopulmonary resuscitation. Resuscitation. 2013;84(12):1708-12.
20. Chou HC, Tseng WP, Wang CH et al. Tracheal rapid ultrasound exam (T.R.U.E.) for confirming endotracheal tube placement during emergency intubation. Resuscitation. 2011;82(10):1279-84.
21. Hsieh KS, Lee CL, Lin CC, Huang TC, Weng KP, Lu WH. Secondary confirmation of endotracheal tube position by ultrasound image. Crit Care Med. 2004;32(9 Suppl):S374-7.
22. Moore CCJ. Point-of-care ultrasonography. N Eng J Med. 2011;364(8):749-57.
23. Chou HC, Chong KM, Sim SS et al. Realtime tracheal ultrasonography for confirmation of endotracheal tube placement during cardiopulmonary resuscitation. Resuscitation. 2013;84(12):1708-12.
24. Ramsingh D, Frank E, Haughton R et al. Auscultation versus point-of-care ultrasound to determine endotracheal versus bronchial intubation a diagnostic accuracy study. Anesthesiology. 2016;124(5):1012-20.
25. Hosseini JS, Talebian MT, Ghafari MH, Eslami V. Secondary confirmation of endotracheal tube position by diaphragm motion in right subcostal ultrasound view. Int J Crit Illn Inj Sci. 2013;3(2):113-7.

Ultrassonografia Pulmonar na Unidade de Terapia Intensiva

CAPÍTULO 62

Ciro Leite Mendes ▪ Paulo César Gottardo

▶ Introdução

A ultrassonografia pulmonar (USP), apesar de ser um exame relativamente novo, com cerca de duas décadas desde a sua primeira descrição como hoje a entendemos, já tem validação suficiente para começar a ser considerada uma ferramenta fundamentalmente necessária ao conhecimento do intensivista. Durante muito tempo acreditou-se que, em decorrência de suas propriedades físicas, esse não seria um bom método para avaliar as alterações pleurais e pulmonares, já que a onda de ultrassom não se propaga adequadamente no ar, e, como consequência, não poderia detectar alterações no parênquima pulmonar, normalmente aerado. Com isso, seu papel se restringia, basicamente, à avaliação de derrames pleurais e para guiar a toracocentese.[1] Daniel Lichtenstein, ao avaliar pacientes graves e agudamente enfermos com a USP, percebeu a correlação entre os padrões de imagens ultrassonográficas (geralmente artefatos), o pulmão aerado normal e as doenças pleuropulmonares que mais se apresentavam como insuficiência respiratória aguda e que se repetiam de modo sistemático em cada uma dessas patologias. Ainda, ao comparar com o método padrão-ouro de imagem nesses pacientes, a tomografia computadorizada (TC) de tórax, observou que esses artefatos também correspondiam a alterações específicas de cada patologia nesse exame. Com base nesses achados, criou uma nomenclatura específica para designar esses artefatos e validou fluxogramas diagnósticos baseados na análise de tais alterações em diferentes cenários.[2,3]

A partir desses estudos, muitos outros foram desenvolvidos, ampliando a utilização do método para além de uma ferramenta diagnóstica. Ao lado dessa utilidade, também encontra espaço como um excelente método não invasivo de monitoramento hemodinâmico e ventilatório, e como auxiliar e guia em procedimentos invasivos.

▶ Técnica do exame

Desde a primeira descrição de padronização da técnica do exame, inúmeros protocolos foram publicados. Apesar disso, a técnica básica do exame e a interpretação dos artefatos são comuns entre todos eles. Não há um equipamento padrão específico, nem mesmo uma sonda em especial destinada ao exame. Lichtenstein sustenta que o equipamento mais adequado seria o mais prático, rápido e portátil possível e que a sonda mais adequada seria a microconvexa universal de 6 mHz (a que utilizou para realizar todos os seus estudos, mas que tem uso limitado pela sua pouca disponibilidade na maioria dos serviços). Em princípio, qualquer transdutor pode ser usado. Em nossa prática, preferimos os de menor comprimento de onda, pois permitem melhor avaliação de fenômenos delicados, como o deslizamento pleural (em nosso serviço utilizamos geralmente o transdutor macroconvexo com 3 mHz e trocamos de sonda conforme a necessidade).

A divisão dos campos pulmonares para avaliação varia conforme cada protocolo. Porém, em geral, todos analisam as regiões anteriores do tórax (em sua parte superior e inferior, limitados pela borda lateral do esterno, inferior da clavícula e pela linha axilar anterior), laterais (entre as linhas axilares anterior e posterior) e posteriores (posteriormente à linha axilar), o que pode ser visualizado nas Figuras 62.1 e 62.2. O transdutor é colocado em posição transversal ao gradil costal, formando uma imagem na qual se pode visualizar a linha pleural e os demais artefatos pleuropulmonares entre as bordas das costelas superior e inferior, conforme ilustrado na Figura 62.3.[2-4]

Um protocolo pioneiro foi utilizado por Lichtenstein (o Protocolo BLUE, descrito na Figura 62.1), porém, desde a sua validação, inúmeras outras convenções de avaliação pulmonar foram desenvolvidas. A mais simples delas divide cada hemitórax em 3 zonas: anterior (zona 1), lateral (zona 2) e posterior (zona 3), todas elas limitadas inferiormente pelo diafragma. A zona 1 tem como limite superior a clavícula medial, o rebordo lateral do esterno e lateral, e a linha axilar anterior. A zona 2 é limitada pelas linhas axilares anterior e posterior. A zona 3 começa a partir da linha axilar posterior.

Há metodologias mais elaboradas e mais bem validadas. A que merece maior destaque é a desenvolvida por Rouby et al. (ver Figura 62.2), que proporcionou a obtenção de dados utilizáveis no monitoramento hemodinâmico e ventilatório, assim como na análise prognóstica (ver adiante). Apesar do maior tempo necessário (esse exame mais minucioso pode demorar até 15 min), com o aprimoramento da perícia do examinador pode ser reduzido para poucos minutos. Por exemplo, Tierney et al. consumiram uma média de 135 s na obtenção do escore de aeração pulmonar, em seu estudo. Há também estudos nos quais o exame pode ser feito em poucos segundos (como demonstrado por Lichtenstein et al.).[2,4,5,9]

Devido à dificuldade de avaliação da região retrocardíaca em alguns pacientes (sobretudo naqueles nos quais há miocardiopatia dilatada ou em pacientes com derrame pericárdico volumoso), alguns autores sugerem excluir esse ponto da análise.[10] Em contrapartida, outros autores chegaram a ampliar as áreas de avaliação para até 24 zonas (12 em cada hemitórax). Nesse tipo de análise mais extensa, pode ocorrer a necessidade de um segundo examinador para manter o posicionamento do paciente durante a avaliação da região posterior do tórax, que deveria ser realizada com o indivíduo deitado e com as escápulas afastadas, para melhor visualização.[11]

Os protocolos de avaliação pulmonar descritos têm em comum a abordagem ao paciente em posição supina. Contudo, em pacientes submetidos à pronação, podem-se utilizar os mesmos princípios. Para essa situação, no entanto, existe um protocolo mais específico, no qual pontos de avaliação foram demarcados tendo como referência as linhas paravertebral, escapular e axilar posterior, o que configura, dessa maneira, 3 áreas, subdivididas em mais 3 (exclui-se a região abaixo da escápula), configurando enfim 8 áreas no total, conforme demonstrado na Figura 62.4.[12]

Com a obtenção da janela adequada, a interpretação dos achados pulmonares deve partir da identificação da linha pleural, com a avaliação de seu deslizamento, e prosseguir com a procura dos demais artefatos (descritos no Quadro 62.1) e com os quais se procede à interpretação diagnóstica e se pode realizar também o monitoramento hemodinâmico e ventilatório do paciente.

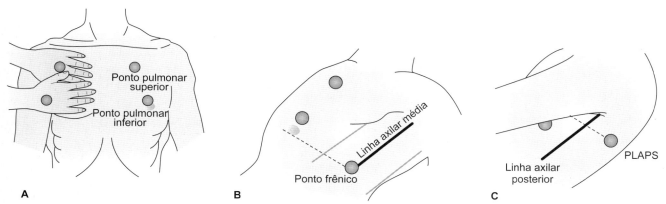

Figura 62.1 ■ Pontos pulmonares propostos por Lichtenstein, conforme o Protocolo BLUE, que se baseou na avaliação de 3 pontos específicos e na análise da região posterior do tórax. **A.** Pontos B anteriores (superior e inferior): para encontrar tais pontos, o examinador deve estender a mão sobre o tórax do paciente, uma ao lado da outra, em paralelo à clavícula. Entre o terceiro e quarto dedo da mão acima se encontra o ponto B superior, e no meio do dorso da mão abaixo, o ponto B inferior. **B.** O ponto frênico é identificado por uma linha sagital imaginária traçada a partir da linha frênica, a qual corresponde à borda de baixo da mão inferior do examinador, entre as linhas axilares anterior e posterior, logo abaixo do mamilo do paciente. **C.** O último ponto a ser explorado é dinâmico: a partir da linha axilar posterior, o examinador desliza a sonda em direção à região torácica posterior e, então, procuram-se artefatos compatíveis com consolidações e derrame pleural, o que determina o achado denominado por Lichtenstein como PLAPS (do inglês *postero lateral alveolo-pleural syndrome* [síndrome alveolopleural posterolateral]).(Adaptada de Lichtenstein e Meziere, 2008; Lichtenstein, 2010; e Bouhemad *et al.*, 2007.)[2,4,5]

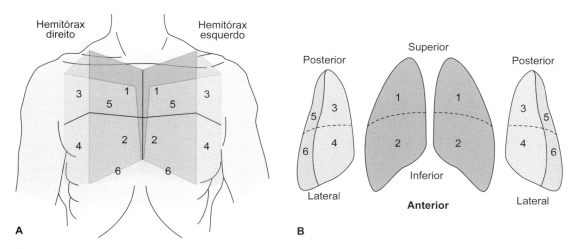

Figura 62.2 ■ Pontos para avaliação pulmonar, conforme descrito por Jean-Jaques Rouby *et al*. Nessa metodologia, cada hemitórax é dividido em 6 zonas de avaliação: anterior inferior e superior; lateral superior e inferior; e posterior superior e inferior, o que totaliza 12 zonas de avaliação. O examinador deve realizar a análise de todos os espaços intercostais (EICs), movendo a sonda transversalmente em cada um deles e selecionando o achado mais significativo em cada uma das 12 regiões. A partir dos achados nessas zonas, foi desenvolvido um escore para monitoramento pulmonar e ventilatório, que será descrito mais adiante neste capítulo (ver em avaliação de aeração pulmonar, predição de extubação e progressão de recrutamento alveolar).(Adaptada de Lichtenstein *et al.*, 1999; Bouhemad *et al*,. 2011; e Bouhemad *et al*,. 2010.)[6-8]

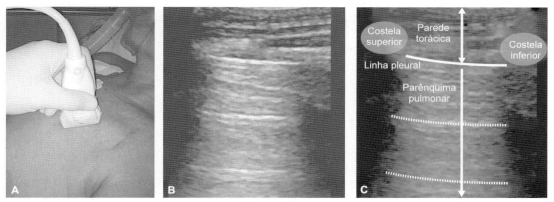

Figura 62.3 ■ Colocação do transdutor de modo transversal ao gradil costal (**A**), com a obtenção da imagem identificada como sinal do morcego (assim designado por Lichtenstein, pela semelhança que a imagem teria com um morcego com as asas abertas), que configura o chamado "espaço de Maryland" (**B**), no qual se visualiza a linha pleural, que se encontra invariavelmente a 0,5 cm da borda externa do contorno das costelas (**C**). (Adaptada de Lichtenstein, 2010.)[4]

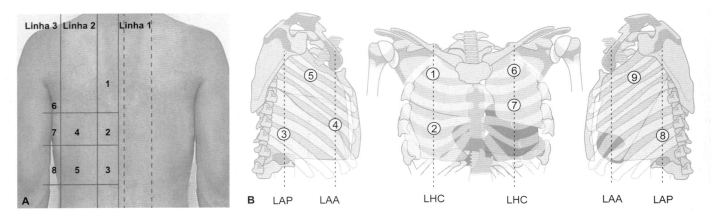

Figura 62.4 ■ Pontos de avaliação da ultrassonografia pulmonar (USP) em pacientes pronados. Essa metodologia avalia 9 pontos, conforme ilustrado em **B**, e confere pontuação de acordo com os achados em cada um deles. Em seguida, somam-se os pontos para calcular o escore total. Nele, o pulmão saudável é designado como "A" e não soma nenhum ponto, a presença de 1 a 3 linhas B confere 1 ponto e recebe a designação de "B1"; quando há mais linhas B que ainda possam ser diferenciadas ou que ocupem menos de 50% do EIC, define-se como "B2" e creditam-se 2 pontos; a presença de linhas B confluentes ocupando mais de 50% do EIC define "B3", que é associado a 3 pontos; a mesma pontuação é empregada na presença de consolidação (pneumonia); a presença de atelectasia ganha 1 ponto e sempre que houver derrame pleural associado, o achado ganha 1 ponto adicional. LAP: linha axilar posterior; LAA: linha axilar anterior; LHC: linha hemiclavicular. (Adaptada de Xang et al., 2016;[12] e Tierney et al., 2018.[9])

Quadro 62.1 ■ Ultrassonografia do intensivista (USI) pulmonar. Apresentação normal e principais artefatos encontrados na análise ultrassonográfica pulmonar no paciente gravemente enfermo.

Artefato	USI pulmonar – exemplo	Descrição do artefato
Linha pleural (deslizamento pleural)		A linha pleural é encontrada a 0,5 cm da borda externa da costela (linha paralela hiperecoica). Pode apresentar deslizamento pleural (movimento da pleura visceral sob a pleura parietal durante o ciclo ventilatório), o que exclui o diagnóstico de pneumotórax (pelo menos no ponto estudado). Caso esteja ausente, pode ser relacionado com pneumotórax ou causas que impossibilitem o deslizamento (fibrose pulmonar e intubação seletiva, entre outras causas)
Linha A		Linha hiperecoica, paralela à linha pleural, representação da reverberação do ultrassom entre a linha pleural, altamente ecorrefringente, e o transdutor, que funciona ele mesmo como uma superfície refletora (caso a superfície pulmonar abaixo da pleura esteja aerada, o feixe de ultrassom não consegue progredir e a onda é refletida repetidas vezes). A principal característica desse artefato é a distância constante entre a superfície torácica, a linha pleural e cada uma das linhas A, que se apresentam como imagens em espelho da linha pleural

(continua)

Capítulo 62 ■ Ultrassonografia Pulmonar na Unidade de Terapia Intensiva 581

Quadro 62.1 ■ Ultrassonografia do intensivista (USI) pulmonar. Apresentação normal e principais artefatos encontrados na análise ultrassonográfica pulmonar no paciente gravemente enfermo. (*continuação*)

Artefato	USI pulmonar – exemplo	Descrição do artefato
Sinal da praia		Representa o aspecto pulmonar saudável e a ausência de pneumotórax. Esse sinal é obtido por meio do modo-M. Nele, a parede torácica imóvel corresponde às ondas do mar, e o deslizamento pleural, juntamente à dispersão do ultrassom gerada pelo ar abaixo das pleuras, à areia da praia
Ponto P		Ilustra o limite entre a área de pulmão com pneumotórax e a sadia. Nesse ponto, a imagem do deslizamento pulmonar ou de linhas B é substituída intermitentemente por ausência de deslizamento ou aparecimento exclusivo de linhas A
Sinal da estratosfera		Representa a existência de ar entre as pleuras (pneumotórax). No modo-M, a reverberação da última estrutura (pleura parietal) gera uma imagem semelhante à estratosfera (como se abolisse a areia do sinal da praia, mantendo apenas o "mar")
Linha B		Linhas hiperecogênicas bem definidas, que surgem a partir da pleura visceral, se movimentam com ela, chegam ao fim da tela e apagam as linhas A por onde passam. Correspondem ao espessamento do espaço interlobular ou preenchimento de alvéolos (como nos casos de edema pulmonar cardiogênico com aumento da água pulmonar extravascular; ou fibrose pulmonar: conteúdo inflamatório)
Consolidação e linha C		Pequenas áreas de consolidação que tangenciam a pleura formam a imagem da consolidação subpleural. A linha hiperecogênica que se propaga de uma consolidação subpleural (microconsolidação ou maior) corresponde à linha C (p. ex., relacionada com o preenchimento alveolar: pneumonia e hemorragia alveolar)
Sinal do retalho		Sinal relacionado com a consolidação que surge a partir da pleura, sem interposição de derrame, e que não é de grandes dimensões. As suas bordas irregulares lhe conferem um aspecto de "retalho", o que fez com que Lichtenstein chamasse esse achado de *shred sign* (sinal do retalho). Representação de síndromes alveolares: pulmão parece estar picotado, com áreas hiperecoicas de permeio a um pulmão hipoecoico, com aerobroncogramas ao redor

(*continua*)

Quadro 62.1 ■ Ultrassonografia do intensivista (USI) pulmonar. Apresentação normal e principais artefatos encontrados na análise ultrassonográfica pulmonar no paciente gravemente enfermo. *(continuação)*

Artefato	USI pulmonar – exemplo	Descrição do artefato
Aerobroncograma dinâmico		Opacidades hiperecogênicas puntiformes ou lineares, visualizadas no interior de uma consolidação (equivalente aos aerobroncogramas na radiografia), que variam conforme o ciclo ventilatório, o que caracteriza a influência do fluxo aéreo nas vias aéreas. Sugere uma consolidação não retrátil, que praticamente descarta atelectasia (apenas 6% delas têm esse achado). Muito sugestivo de origem infecciosa (presente em 60% desses casos)
Aerobroncograma estático		Opacidades hiperecogênicas puntiformes ou lineares no interior de uma consolidação e que não variam durante o ciclo ventilatório. É altamente sugestivo de atelectasia
Sinal pseudotissular (hepatização pulmonar)		Imagem compatível com perda total da aeração, com consolidação pulmonar, que pode estar associada a edema pulmonar maciço, broncopneumonia lobar, contusão pulmonar ou atelectasia. Apresenta aspecto hipoecogênico, de limites irregulares, semelhante ao padrão ultrassonográfico do fígado
Sinal do sustenido		Uma quantidade significativa de líquido (derrame pleural) no espaço interpleural fará com que ele seja aumentado e facilmente identificado. Ao traçar linhas que acompanhem as pleuras e outras a partir das bordas das costelas, forma-se uma imagem semelhante ao símbolo musical do "sustenido", que indica o local para a realização de toracocentese
Sinal do sinusoide		A análise com o modo-M da área que tangencia o derrame pleural demonstra um padrão sinusoidal formado pela pleura visceral e pelo parênquima pulmonar e que representa a expansão e retração pulmonar durante o ciclo ventilatório

Adaptado de Lichtenstein e Meziere, 2008; Lichtenstein, 2014; Lichtenstein, 2010; Bouhemad *et al.*, 2007; Tierney *et al.*, 2018; Lichtenstein e Meziere, 1998; Weinberg *et al.*, 1986; Cortellaro *et al.*, 2012; Colmenero *et al.*, 2010; e Lichtenstein *et al.*, 2002.[2-5,9,14-18]

Alguns aspectos são interessantes para iniciar a avaliação pulmonar, como a localização do diafragma e dos pulmões, para ter uma melhor noção espacial. Além disso, em geral, as principais patologias tendem a se mostrar de modo mais prevalente em alguns locais, por exemplo, consolidações e derrames pleurais, que, em geral, predominam nas áreas gravitacionais dependentes (região dorsal), enquanto evidencia-se a existência de pneumotórax mais frequentemente na região anterior do tórax.[5]

Além dos achados ultrassonográficos descritos no Quadro 62.1, inúmeros outros foram descritos por Lichtenstein. Entre estes, se destacam as linhas E (relacionadas ao enfisema subcutâneo), as linhas F (se assemelham às linhas B, mas não preenchem todos os seus critérios morfológicos e não têm significância clínica), as linhas F (*fantomes*) e as linhas Z (semelhantes às linhas B, porém, apesar de iniciarem na linha pleural, não são transmitidas até o final da tela). Esses demais achados, no entanto, não tendem a influenciar o diagnóstico ou o monitoramento do paciente grave e convém avaliá-los apenas após a elucidação dos achados descritos no Quadro 62.1. Cabe ressaltar que as linhas A, B e C são as mais importantes, pois com elas é realizada a maioria dos diagnósticos das patologias pleuropulmonares em pacientes gravemente enfermos.[3,4]

▶ Ultrassonografia pulmonar | Ferramenta diagnóstica

O primeiro protocolo utilizado em ultrassonografia para o diagnóstico de patologias pleuropulmonares foi o Protocolo BLUE. Nele, a avaliação do paciente previa primeiramente o rastreamento da parte anterior do tórax nos 4 pontos pulmonares descritos anteriormente na Figura 62.1. A presença de deslizamento pleural, associada às linhas A, sem outros artefatos, foi nomeada como *perfil A* (o *perfil O*, presente em aproximadamente 10% dos indivíduos saudáveis, difere do perfil A apenas pela ausência de linhas A). A existência de mais do que 2 linhas B em um mesmo EIC foi descrita como *perfil B*. A visualização de consolidação subpleural, definida pelo sinal do retalho, linhas C ou aerobroncogramas, define o *perfil C*. Sempre que a ausência de deslizamento pleural coexistir com algum desses perfis, a letra da denominação recebe uma apóstrofe, como, por exemplo, o *perfil A'* (Quadro 62.2).

Quando não for possível chegar a uma conclusão diagnóstica com os dados obtidos nos primeiros 3 pontos de análise, o examinador deve fazer uma varredura em toda superfície posterior do tórax do paciente, deslocando-o suavemente e mantendo-o em posição supina, ao mesmo tempo em que se procuram evidências de consolidação ou derrame pleural, ou seja, presença de PLAPS.[2-4]

O fluxograma (ver Figura 62.6) a seguir resume como a interpretação sistemática dos pontos pulmonares e a verificação do perfil correspondente a cada um deles pode conduzir ao diagnóstico das patologias pleuropulmonares mais prevalentes no paciente gravemente enfermo.[2,4] Essa metodologia pode obedecer às etapas propostas na Figura 62.5, com as quais se segue o raciocínio diagnóstico proposto na Figura 62.6.

Apesar de ser um fluxograma bem simplificado, o Protocolo BLUE apresenta uma boa acurácia diagnóstica para as principais patologias pulmonares encontradas em pacientes graves internados em unidades de terapia intensiva (UTIs) e em prontos-socorros. Além disso, a sua facilidade de aplicação à beira do leito pode proporcionar diagnósticos de modo mais rápido e, por conseguinte, agilizar o tratamento desses pacientes. Em uma análise que englobou pacientes admitidos em unidades de pronto-socorro com critérios de síndrome do desconforto respiratório agudo (SDRA), a utilização da USP proporcionou redução do tempo gasto para o diagnóstico desses pacientes de 38 min para 17 min (p = 0,0001).[19]

Apresentação pulmonar normal | Asma, doença pulmonar obstrutiva crônica e tromboembolismo pulmonar

A USP com perfil A ou O em todos os seus campos de análise configura um exame "normal" (Figura 62.7). Esse perfil, se encontrado em um paciente gravemente enfermo, restringe o diagnóstico diferencial nos casos de dispneia para poucas causas: doença pulmonar obstrutiva crônica (DPOC), asma e tromboembolismo pulmonar (TEP). Portanto, nesses casos, a USP necessita ser agregada a outros recursos para a formulação diagnóstica, como história clínica do paciente, ausculta pulmonar e análise ultrassonográfica das veias dos membros inferiores, por exemplo.

O diagnóstico de TEP pode ser confirmado, nesses casos, pela presença de trombose venosa profunda (TVP) em análise ultrassonográfica de membros inferiores, além do exame do coração, com o qual se procura por disfunção e aumento de câmara direita, dilatação de veia cava inferior e aumento da pressão sistólica da artéria pulmonar (PSAP).[2,4]

Quadro 62.2 ■ Resumo dos perfis pulmonares encontrados na USI pulmonar.

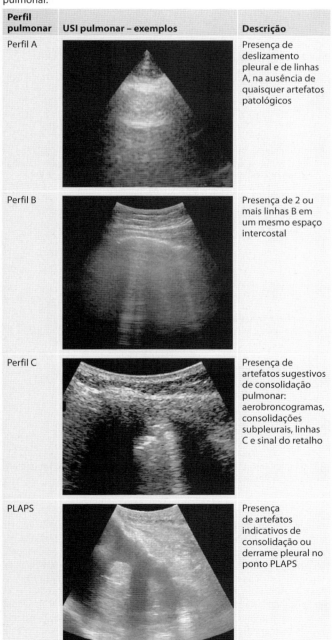

Perfil pulmonar	USI pulmonar – exemplos	Descrição
Perfil A		Presença de deslizamento pleural e de linhas A, na ausência de quaisquer artefatos patológicos
Perfil B		Presença de 2 ou mais linhas B em um mesmo espaço intercostal
Perfil C		Presença de artefatos sugestivos de consolidação pulmonar: aerobroncogramas, consolidações subpleurais, linhas C e sinal do retalho
PLAPS		Presença de artefatos indicativos de consolidação ou derrame pleural no ponto PLAPS

PLAPS (do inglês *postero lateral alveolo-pleural syndrome*): síndrome alveolopleural posterolateral. Adaptado de Lichtenstein e Meziere, 2008; e Lichtenstein, 2010.[2,4]

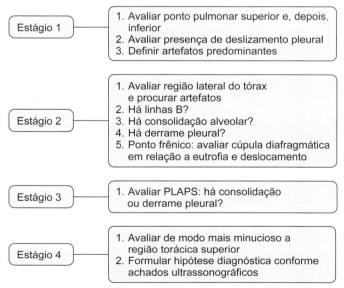

Figura 62.5 ■ Estágios propostos para a sequência do exame de USI pulmonar. PLAPS (do inglês *postero lateral alveolo-pleural syndrome*): síndrome alveolopleural posterolateral. (Adaptada de Lichtenstein, 2010.)[4]

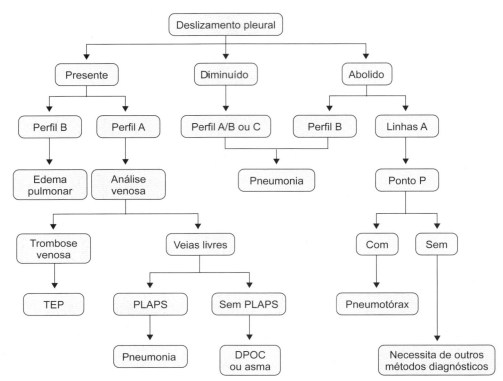

Figura 62.6 ■ Fluxograma diagnóstico do Protocolo BLUE. TEP: tromboembolismo pulmonar; PLAPS (do inglês *postero lateral alveolo-pleural syndrome*): síndrome alveolopleural posterolateral; DPOC: doença pulmonar obstrutiva crônica. (Adaptada de Lichtenstein e Meziere, 2008.)[2]

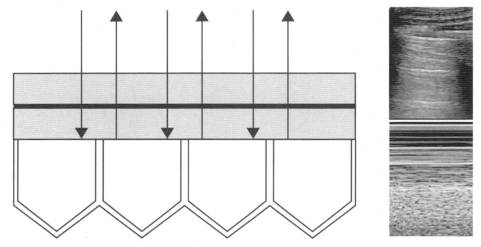

Figura 62.7 ■ Formação de imagem ultrassonográfica com perfil pulmonar A (perante o parênquima pulmonar aerado e sem edema ou fibrose em espaço intersticial, o feixe de ultrassom é refletido ao incidir no ar do parênquima pulmonar).

Lichtenstein *et al.* demonstraram que 95% dos pacientes com TEP apresentavam trombose femoral.[20] O mesmo autor, ao avaliar as veias profundas da panturrilha, encontrou sensibilidade de 81% e especificidade de 99% para o diagnóstico de TEP.[2] O método de compressão venosa para guiar o diagnóstico de TVP foi avaliado em uma metanálise que envolveu pacientes com suspeita clínica. Nessa análise, foram incluídos 15 estudos, com um total de 6.991 pacientes, dos quais 30% tiveram TEP. Apesar de uma heterogeneidade elevada entre os estudos (I^2: 79%), a metanálise demonstrou sensibilidade de 41% (índice de confiabilidade [IC] 95%: 36 a 46%) no exame de vasos proximais, porém com boa especificidade (96%, IC 95%: 94 a 98%). Ao analisar toda a perna (incluindo as veias da panturrilha), houve aumento da sensibilidade para 79% (IC 95%: 24 a 98%), com queda da especificidade para 84% (IC 95%: 76 a 90%).[21] Mesmo sendo realizado por médicos emergencistas, na suspeita de TVP houve excelentes resultados e a US reduziu de modo muito significativo o tempo para o diagnóstico em relação aos exames realizados por radiologistas (2 h e 45 min, com variação de 45 min a 4 h e 12 min *versus* 27 h e 23 min, com variação de 4 h e 30 min a 71 h e 3 min; p < 0,002).[22] Uma análise de pacientes com insuficiência respiratória no pronto-socorro demonstrou que a presença de perfil A associado a TVP teve 100% de sensibilidade e especificidade para o diagnóstico de TEP.[23]

Além da avaliação venosa, a visualização da interação coração-pulmão, com base na análise de coração direito com a ultrassonografia cardíaca, pode proporcionar dados importantes para o manejo do paciente, tanto do ponto de vista diagnóstico como guiando a terapêutica e ainda fornecendo dados relacionados com o prognóstico. Em geral, o rastreio de *cor pulmonale* agudo é baseado na avaliação do aumento da pressão do átrio direito (veia cava dilatada e sem variabilidade durante ciclo ventilatório) e da PSAP, associados ao aumento das câmaras cardíacas direitas (volume diastólico final de ventrículo direito maior que a metade do ventrículo esquerdo), com perda de sua função sistólica (TAPSE reduzido, entre outros achados) e podendo ainda apresentar o sinal de McConnell e a visualização de trombo intracavitário. Esses achados, se presentes, informam que há comprometimento hemodinâmico na TEP e podem indicar um tratamento mais agressivo. Quanto ao prognóstico, Bikdeli et al. demonstraram que há aumento do risco de evolução para óbito nos pacientes com dilatação atrial direita (OR 3,74; IC 95%: 2,10 a 6,66), hipocinesia de ventrículo direito (OR 3,11; IC 95%: 1,85 a 5,21) e trombos cardíacos direitos (risco relativo [RR]: 4,39, IC 95%: 1,99 a 9,71).[24]

Apesar de a maioria dos casos de TEP se apresentar com perfil A, quando ocorre infarto pulmonar, a área acometida pode se mostrar como uma consolidação pulmonar subpleural (semelhante às imagens relacionadas com as pneumonias). Mathis et al. evidenciaram que até 75% desses pacientes podem ter consolidações presentes na USP,[25] as quais em geral são relacionadas com a evolução do infarto pulmonar, em que áreas de consolidação podem ser visualizadas. Em sua maioria, destacam-se consolidações subpleurais inespecíficas, que podem inclusive simular uma atelectasia.[26] Em geral, essas lesões tendem a ser visualizadas nos lobos inferiores e apresentam-se como microconsolidações subpleurais múltiplas e com forma de cunha, nas quais pode ser visualizado inclusive fluxo no exame *Doppler color*.[27]

Um estudo buscou relacionar os aspectos dessas lesões com os achados tomográficos e teve bons resultados. Em média, foram detectadas 2,6 lesões por paciente, com aspecto triangular ou arredondado, com tamanho médio de 1,5 × 2,8 cm (0,5 a 8,5 cm).[28] Outro estudo demonstrou que as lesões podem ser desde únicas até múltiplas (no máximo, 9) e que frequentemente são associadas a pequenos volumes de efusão pleural. Entretanto, 20% dos casos de TEP nesse estudo não foram visualizados na USP (embolia central).[29] A acurácia do método para o diagnóstico de infarto pulmonar tem ampla variabilidade de resultados. Em uma série, apresentou sensibilidade aparentemente baixa (64%), com boa especificidade (95%), para o diagnóstico de infarto pulmonar.[16] Entretanto, em outro estudo, chegou a apresentar uma sensibilidade de 94% e especificidade de 87%, com valor preditivo positivo de 92%, negativo de 91% e acurácia de 91%.[28] Diante dessa variabilidade de resultados, Squizzato et al. realizaram uma revisão sistemática e detectaram sensibilidade de 87% e especificidade de 81,8% para o diagnóstico de TEP com a USP.[30]

Nesses pacientes, caso seja excluído o diagnóstico de TEP, resta provavelmente um diagnóstico de DPOC ou asma. Nesse contexto, isoladamente, a USP pode proporcionar sensibilidade diagnóstica de 85,17% e especificidade de 88,88%.[23] Nesses pacientes, sobretudo naqueles com DPOC, a existência crônica de inflamação pode determinar irregularidades pleurais possíveis de serem visualizadas ao USP (Figura 62.8). Como a coexistência de DPOC e insuficiência cardíaca é muito elevada em pacientes gravemente enfermos na UTI, a USP é um ótimo método para realizar tal distinção, pois a ausência de linhas B praticamente confirma a etiologia da dispneia nessa amostra.[2]

A avaliação diafragmática pela ultrassonografia (US) também pode auxiliar no diagnóstico de broncospasmo associado à descompensação do DPOC ou à asma, por exemplo. Para esse fim, pode-se utilizar o índice de obstrução que é obtido a partir da avaliação, em modo bidimensional, da amplitude de deslocamento diafragmática. Esse índice é calculado por meio da divisão da excursão diafragmática expiratória forçada ao final de um segundo (FEDE1) pela excursão diafragmática máxima no final da expiração (EDEmáx) (Figura 62.9). Quando o valor dessa divisão for inferior a 0,77, há uma elevada acurácia para o diagnóstico de quadro obstrutivo (área sob a curva ROC de 0,95). Além disso, foi demonstrada uma relação linear e direta entre esse índice e a taxa entre volume expiratório forçado em 1 s (FEV1) e capacidade vital (CV) desses pacientes (r^2 = 0,44, p < 0,001).[31]

Pneumotórax

A presença de ar entre as pleuras impossibilita a passagem dos feixes de ultrassom. Assim, a última estrutura visualizada será a pleura parietal e portanto ela é a estrutura cuja imagem poderá sofrer reverberação. A pleura visceral não será visualizada porque está abaixo da lâmina de ar do pneumotórax. Como o fenômeno do deslizamento pleural é definido essencialmente pela pleura visceral, já que a pleura parietal é fixa na superfície interna da parede torácica, em caso de pneumotórax, por menor que seja, o deslizamento desaparece. A sensibilidade no caso é total. Se há deslizamento, não existe possibilidade de haver pneumotórax no local examinado. No entanto, no pneumotórax, as linhas A ainda podem ser vistas, porque sua formação depende de reverberação do ultrassom a partir da pleura parietal e não necessitam da pleura visceral para serem formadas. Essa situação (linhas A sem deslizamento pleural) configura o que Lichtenstein denominou *perfil A'* (Figura 62.10).[32] Esse achado pode ter sensibilidade de 80% e especificidade de 100% para o diagnóstico de pneumotórax no pronto-socorro.[23] Sob avaliação por meio do modo-M, o sinal da estratosfera confirma o diagnóstico.[2]

Com base nos achados clássicos de US, Ding et al. realizaram uma metanálise na qual se comparou a USP com a radiografia de tórax e conseguiram demonstrar sensibilidade de 88% e especificidade de 99% para USP, enquanto a radiografia de tórax mostrou sensibilidade de 52% e especificidade de 100%.[33]

O uso de transdutores de alta frequência (em torno de 10 MHz) pode aumentar a nitidez de estruturas superficiais e auxiliar na

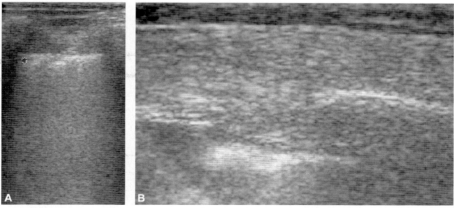

Figura 62.8 ▪ **A.** Paciente com DPOC, internado em UTI com insuficiência respiratória aguda, apresentando perfil O à USP, com irregularidade pleural. **B.** Destaque para a irregularidade pleural do mesmo paciente.

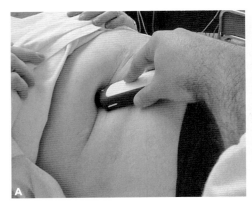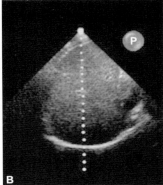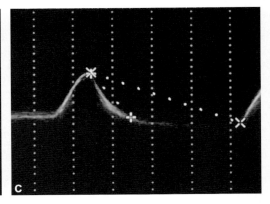

Figura 62.9 ■ Avaliação do índice de obstrução baseado na US diafragmática, com análise da excursão diafragmática máxima forçada no final de 1 segundo (FEDE1) e no final da expiração (EDEmáx). (Adaptada de Zanforlin, 2014.)[31]

identificação da possível ausência de deslizamento pleural.[5] Ketelaars *et al.* avaliaram diferentes transdutores e analisaram 990 vídeos de USP. No geral, detectaram sensibilidade de 98,2% e especificidade de 97,2% e não conseguiram demonstrar variabilidade de acurácia entre os diferentes transdutores. No entanto, os vídeos realizados com o transdutor linear proporcionaram um diagnóstico mais rápido (p = 0,031), além de melhor qualidade de imagem (p < 0,0001).[33]

A colocação do transdutor paralelamente às costelas (horizontal) pode também auxiliar nesse achado (aumentando a área de varredura por campo estudado).[34] Linhas B, na maioria das vezes, excluem o diagnóstico de pneumotórax no local estudado, pois significa que a onda de ultrassom atingiu a pleura visceral e o parênquima pulmonar (recente relato de caso descreveu a presença de linha B em paciente com hidropneumotórax).[35]

Os campos de análise pela USP para rastreamento de pneumotórax variam conforme o protocolo abordado. O E-FAST trabalha com apenas 2 campos de avaliação, priorizando volumes mais importantes e que sejam relacionados ao trauma e à possível instabilidade do paciente.[36] Os estudos de Lichtenstein demonstraram efetividade com a avaliação nos 3 pontos do Protocolo BLUE. Helland *et al.* expandiram o campo de análise para 4 pontos e demonstraram aumento de acurácia quando comparados com apenas 1 ponto de avaliação.[37] Raman *et al.* ampliaram ainda mais os campos de análise para 24 pontos (12 em cada hemitórax), seguindo os EICs nas linhas paraesternal, hemiclavicular e axilar anterior.[38] Izcue *et al.* também propuseram aumentar ainda mais a área de avaliação, sugerindo utilizar 6 zonas de análise (Figura 62.11), com o intuito de realizar maior varredura e aumentar a acurácia do exame.[39]

Quando a coleção de ar entre as pleuras tem um pequeno volume, pode ser mais difícil de ser identificada (mesmo sendo a USP um método mais sensível que a radiografia).[40] Nesses casos, um sinal com grande especificidade para o diagnóstico de pneumotórax pode ser encontrado: o "ponto pulmonar" (ver Quadro 62.1 e Figura 62.12).

Lichtenstein *et al.* encontraram sensibilidade de 66% para a detecção de pneumotórax por meio da identificação do ponto pulmonar. Nos casos de pneumotórax oculto, a sensibilidade foi ainda melhor (75%) e, em ambas as circunstâncias, o sinal teve uma especificidade de 100%.[4] Apesar de ter sido considerado durante muito tempo um sinal patognomônico de pneumotórax, o ponto pulmonar foi descrito em um paciente com asbestose que apresentou aderência pleural em um local específico do tórax, o que proporcionou a visualização da interseção, em um mesmo EIC, de presença e ausência de deslizamento pleural (ponto P – Figura 62.12).[41] Um equivalente do ponto pulmonar foi também descrito como "ponto cardíaco", e foi detectado na tentativa de obtenção de uma janela ecocardiográfica. Nesse relato, o ponto cardíaco se apresentava de modo transitório no final da diástole, quando o coração se sobrepunha à lâmina de ar existente entre ele e o gradil costal e, durante a sístole, com a redução do volume intracardíaco, quando a lâmina de ar voltava a encobrir a imagem.[42]

Em pacientes com trauma torácico, o pneumotórax é uma possível complicação que pode acarretar importante repercussão clínica. O USP tem demonstrado ser um bom método para realizar o seu rastreamento. Zhang *et al.* observaram sensibilidade de 86% e especificidade de 97% no rastreamento de pneumotórax em pacientes vítimas de trauma admitidos em um serviço de emergência. Nesse contexto, os examinadores necessitaram de apenas 2 a 4 min, em média, para realizar o diagnóstico. Nessa mesma série, a radiografia de tórax apresentou sensibilidade e especificidade de 28 e 100%, respectivamente, e necessitou de um tempo significativamente maior para ser realizada e interpretada (média de 20 a 30 min).[45]

Kirkpatrick *et al.* também demonstraram aumento na sensibilidade no rastreamento de pneumotórax em pacientes vítimas de trauma com a realização da USP (nesse caso, com a realização do E-FAST) comparativamente à radiografia de tórax.[46] Em uma metanálise realizada por Staub *et al.*, a US apresentou elevada acurácia para o diagnóstico de pneumotórax em pacientes vítimas de trauma, com área sob a curva ROC de 0,979. Os sinais ultrassonográficos mais relatados foram a ausência de deslizamento pleural e de linhas B, com sensibilidade de 0,81 (IC 95%: 0,71 a 0,88), especificidade de 0,98 (IC 95%: 0,97 a 0,99), *likelihood ratio* positivo (LR+) 67,9 (IC 95%: 26,3 a 148) e *likelihood ratio* negativo (LR–) 0,18 (IC 95%: 0,11 a 0,29).[47]

A superioridade da USP em relação à radiografia de tórax foi demonstrada também em neonatos. Cattarossi *et al.* avaliaram 49 neonatos com insuficiência respiratória, dos quais 23 tinham pneumotórax como causa. Todos foram avaliados com USP, radiografia de tórax e transiluminação torácica. O USP diagnosticou todos os casos, enquanto a radiografia não detectou 1 paciente e a transiluminação falhou em 3 deles.[48]

Além disso, estudos com animais também demonstraram benefício da ultrassonografia no diagnóstico de pneumotórax. Oveland *et al.* induziram pneumotórax de diferentes volumes em porcos e encontraram uma significativa diferença entre os métodos, sobretudo em pneumotórax de pequeno volume. O USP atingiu sensibilidade de 100% com volume de 50 mℓ, enquanto a radiografia, frente ao mesmo tamanho de pneumotórax, teve sensibilidade de apenas 22% (Quadro 62.3).[40]

Apesar de sua elevada sensibilidade para o diagnóstico de pneumotórax, em algumas situações a avaliação do deslizamento pleural pode ser dificultada, como, por exemplo, em caso de alterações anatômicas, em pacientes obesos ou mesmo naqueles com doença pulmonar crônica. Nessas circunstâncias, além do modo-M, outras ferramentas da US podem ser utilizadas, como o *Power Doppler* e o *Doppler* tissular (Figuras 62.13 e 62.14). O *Power Doppler* detecta movimentos com maior sensibilidade, independentemente da direção do fluxo. Para ser utilizado na avaliação do deslizamento pleural, o modo *Power Doppler* deve ser selecionado e a caixa de estudo deve ser centrada na linha pleural. O ganho inicialmente deve ser reduzido de maneira significativa e depois aumentado a ponto de detectar apenas movimento abaixo da linha pleural (se não houver pneumotórax) ou

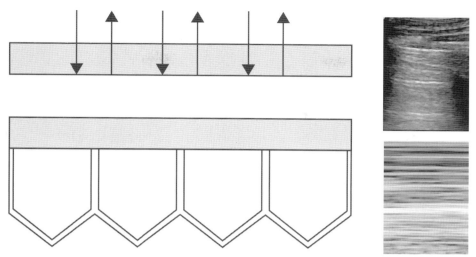

Figura 62.10 ■ Formação de imagem ultrassonográfica com perfil pulmonar A' do pneumotórax (o feixe de ultrassom é refletido ao incidir no ar encontrado entre as pleuras).

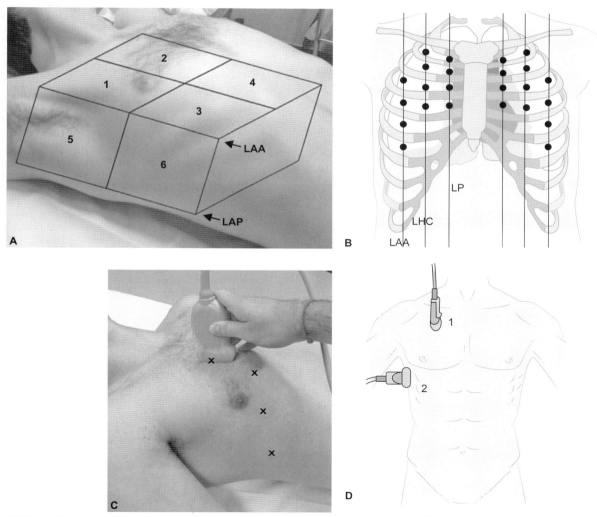

Figura 62.11 ■ **A.** Seis pontos de avaliação definidos por Izcue et al.[39] **B.** Avaliação proposta por Raman et al., envolvendo 12 pontos de cada hemitórax e abrangendo os 4 EICs sucessivos em direção craniocaudal em cada uma dessas linhas. (Adaptada de Raman et al., 2017.)[38] **C.** Pontos de análise conforme descrição de Helland et al.[37] **D.** Avaliação de pneumotórax pelo E-FAST. (Adaptada de Williams et al., 2014.)[36] LAA: linha axilar anterior; LAP: linha axilar posterior; LHC: linha hemiclavicular; LP: linha paraesternal.

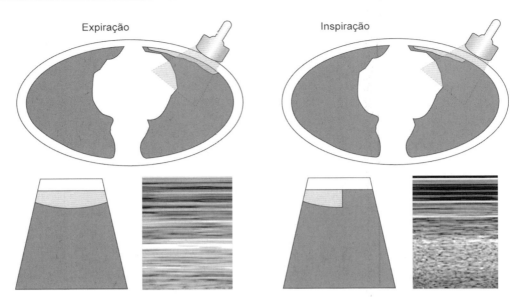

Figura 62.12 ▪ Formação do ponto P: limite entre o pulmão sadio e a lâmina de pneumotórax durante ciclo ventilatório. (Adaptada de Havelo et al., 2010; Zieleskiewicz et al., 2012; e Shyamsundar et al., 2013.)[34,43,44]

Quadro 62.3 ▪ Comparação da sensibilidade da USP e da radiografia de tórax em modelo animal para a detecção de pneumotórax induzido de diferentes volumes.

Volume do pneumotórax (mℓ)	US pulmonar – sensibilidade (%)	Radiografia de tórax – sensibilidade (%)
15	65	11
25	90	5
50	100	20
100	100	22
200	100	26
300	100	63

Adaptado de Corradi et al., 2014.[40]

constatar a sua ausência, o que definiria o diagnóstico. O *Doppler* tissular analisa o desvio de frequência ao incidir energia sobre determinada área, avaliando se há fluxo se aproximando ou se afastando do ponto de referência. Como a velocidade do fluxo sanguíneo é mais alta do que a do movimento pleural (aproximadamente 120 cm/s), utiliza-se o *Doppler* tissular por ter escala menor de velocidade (+/– 0 a 20 cm/s). Nesse caso, deve-se selecionar o local imediatamente abaixo da linha pleural como ponto de análise (importante realizar a correção angular e sempre evitar ângulos de varredura próximos a 90°). Se houver deslizamento pleural, observa-se uma onda de fluxo *Doppler* (que pode ser positiva ou negativa, dependendo do referencial). Em contrapartida, nos casos de pneumotórax, não se observa fluxo ao *Doppler*. Para evitar falsos resultados, qualquer movimento da sonda durante o exame deve ser evitado.[49]

A quantificação do pneumotórax pode ser realizada de diferentes formas, de acordo com diversos protocolos. Alguns dos mais tradicionalmente empregados são os da American College of Chest Physicians (ACCP), da British Thoracic Society (BTS) e da Belgian Society of Pulmonology (BSP). As diretrizes dessas sociedades definem um grande pneumotórax de maneira diferente:

- A ACCP considera a presença de distância maior que 3 cm entre as pleuras
- A BTS usa como parâmetro um espaço maior do que 2 cm entre o pulmão e a parede torácica
- A BSP preceitua pneumotórax envolvendo toda a parede torácica lateral.[39,50]

Volpicelli *et al.* compararam essas três classificações com a avaliação tomográfica e a localização do ponto pulmonar na linha axilar média. Por meio de uma avaliação semiquantitativa do colapso pulmonar, os autores dividiram-no em três classes:

- ≤ 10%: ponto pulmonar acima da linha axilar média
- entre 11 e 30%: ponto pulmonar na linha axilar média
- > 30%: ponto pulmonar posterior à linha axilar média.

A linha axilar média foi usada como limite para predizer colapso pulmonar > 15% com sensibilidade de 83,3% e especificidade de 82,4%. Em relação aos 3 critérios radiográficos anteriormente descritos, quando o ponto pulmonar ultrapassava a linha axilar média, a USP apresentou sensibilidade de 81,4 a 88,2% e especificidade de 64,7 a 72,6%. Ao avaliar a concordância dos critérios de ponto pulmonar e radiográficos da ACCP, BTS e BSP com a tomografia computadorizada de tórax (valor superior a 15%), os valores de Cohen K. foram, respectivamente: 0,64, 0,05, 0,11 e 0,33 (concordâncias são consideradas: baixas quando menores do que 0,2; moderadas quando entre 0,21 e 0,4; boas se entre 0,61 a 0,8; e muito boas se entre 0,81 a 1,0).[50]

Em um inquérito com 178 intensivistas de 27 países, todos concordaram que um pneumotórax volumoso necessita de intervenção e 93% dos participantes definiram como melhor conduta a drenagem pleural. Nessa circunstância, a USP torna-se uma alternativa muito atraente por estabelecer o diagnóstico com muita precisão, estimar o tamanho do pneumotórax e ainda indicar a terapêutica a ser adotada.[51] Além do diagnóstico do pneumotórax volumoso, a USP pode ajudar a avaliar a reexpansão pulmonar após a drenagem.[52]

Derrame pleural

O derrame pleural é extremamente frequente em pacientes internados em UTI e o exame físico habitual pode ser falho em sua detecção. Enquanto exames de imagem demonstram sua presença em mais de 60% desses pacientes, o exame físico o detecta aproximadamente em 8% dos casos apenas.[53,54] A radiografia de tórax, em contrapartida, geralmente detecta derrames com volumes acima de 50 mℓ, quando realizado corte lateral. Nos pacientes de UTI, entretanto, geralmente apenas o corte anteroposterior pode ser realizado, o que permite identificar apenas derrames com volumes superiores a 200 mℓ. A obliteração da cúpula diafragmática, por sua vez, só ocorre em efusões superiores a 500 mℓ.[55]

A fisiopatologia do derrame pleural envolve diversos mecanismos distintos, como desequilíbrio da pressão hidrostática e oncótica nos capilares pulmonares, aumento da permeabilidade capilar da

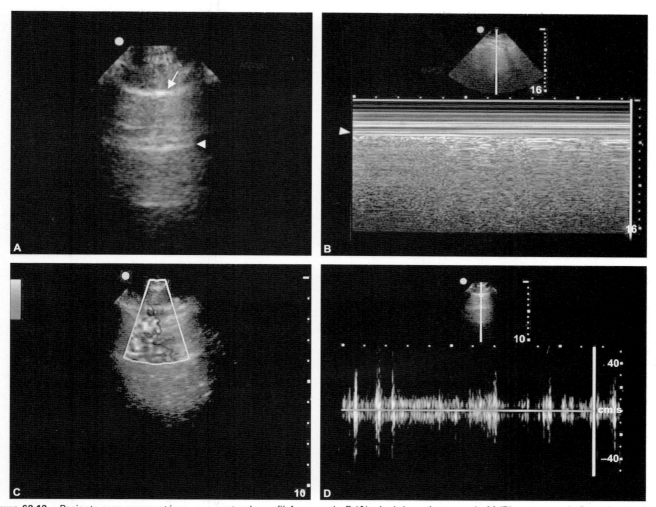

Figura 62.13 ▪ Paciente sem pneumotórax, apresentando perfil A no modo-B (**A**), sinal da praia no modo-M (**B**), presença de fluxo detectado ao *Power Doppler* abaixo da linha pleural (**C**), e presença de fluxo no *Doppler* tissular (**D**). (Reproduzida de Rose *et al.*, 2017.)[49]

membrana pleural e obstrução linfática (Figura 62.15). Esses fenômenos podem ser vinculados a diversas etiologias, como sobrecarga volêmica, insuficiência cardíaca e quadros inflamatórios em geral, como processos infecciosos e neoplásicos, por exemplo. Em muitas circunstâncias, esses mecanismos coexistem, como quando há sobrecarga hídrica associada a hipoalbuminemia, infecção pulmonar e depressão miocárdica.[56,57] A presença da efusão pleural pode piorar trocas gasosas, interferir na dinâmica respiratória, prejudicar a perfusão e afetar negativamente o prognóstico desses pacientes.[58]

Como o ultrassom tem uma boa propagação em meio líquido e forma imagens hipoecoicas ou anecoicas, quando há derrame pleural, o achado ultrassonográfico compatível com essa entidade será de uma imagem com tais características no espaço interpleural. Ao ser avaliado com a utilização do modo-M, o sinal indicativo de derrame pleural é o sinal do sinusoide (ver Quadro 62.1). Com tais achados, a ultrassonografia é capaz de visualizar derrames de até 3 a 5 mℓ, com alta acurácia.[59] Além de verificar a existência, é importante fazer a delimitação do derrame com o baço, o fígado e o diafragma, principalmente se for indicada a toracocentese guiada pela USP (por meio da visualização do sinal do sustenido – ver Quadro 62.1). O estudo com *Doppler* dos vasos esplênicos e hepáticos pode facilitar essa distinção.[6] Além disso, pode-se ainda estimar o volume e a natureza do derrame pleural.

A estimativa do volume do derrame pleural pode ser feita por meio de diversas metodologias, que em geral consideram a maior distância entre as pleuras para realizar a aferição. Esses métodos tendem a realizar estimativas semiquantitativas, dividindo os derrames em grandes e pequenos volumes (maiores do que 1.000 mℓ e menores do que 500 mℓ).[5]

Roch *et al.* validaram uma técnica de mensuração na qual os pacientes encontravam-se em posição supina, com o membro ipsilateral abduzido e em ventilação mecânica. O transdutor era, em seguida, posicionado na linha axilar posterior, entre o 9º e 11º EIC. O diafragma era então visualizado, bem como o fígado à direita e o baço à esquerda. Quando a distância entre as pleuras era superior a 50 mm, o volume do derrame pleural tendia a ser maior ou igual a 500 mℓ, com sensibilidade de 83%, especificidade de 90%, valor preditivo positivo de 91% e negativo de 82%.[60]

Outra forma de previsão foi descrita por Lichtenstein. Nessa técnica, coloca-se o transdutor no nível da linha axilar posterior e, ao final da expiração, mede-se a distância entre as pleuras:

- *Espessura de 3 mm*: derrame com volume entre 15 e 30 mℓ
- *Espessura de 10 mm*: derrame com volume entre 75 e 150 mℓ
- *Espessura de 20 mm*: derrame com volume entre 300 e 600 mℓ
- *Espessura de 35 mm*: derrame com volume entre 1.500 e 2.500 mℓ.[61]

Balik *et al.* desenvolveram um método ainda mais simples de estimar o volume do derrame pleural. Neste, com o paciente em decúbito dorsal, em ventilação mecânica e com elevação de cabeceira a 15°, o transdutor era colocado na linha axilar posterior e movimentado em direção cranial. Isso permitia a obtenção de cortes transversais perpendiculares ao eixo do corpo, podendo-se medir, dessa forma, a

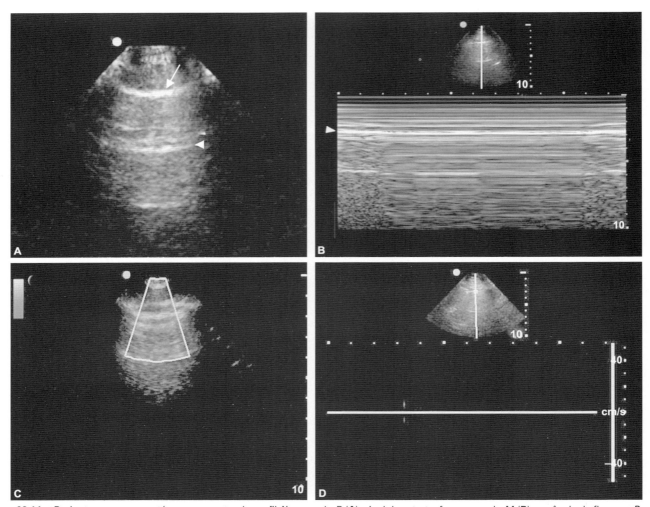

Figura 62.14 ■ Paciente com pneumotórax, apresentando perfil A' no modo-B (**A**), sinal da estratosfera no modo-M (**B**), ausência de fluxo no *Power Doppler* (**C**), e ausência de fluxo no *Doppler* tissular (**D**). (Reproduzida de Rose et al., 2017.)[49]

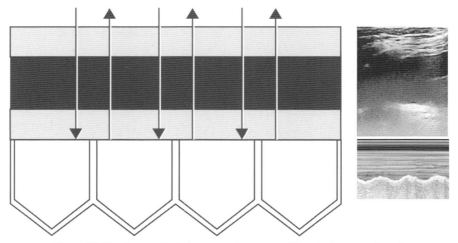

Figura 62.15 ■ Formação da imagem ultrassonográfica do derrame pleural.

distância máxima entre as pleuras (no final da expiração, em mm). Essa distância era multiplicada por 20 mℓ, o que resultava na estimativa do volume da efusão pleural, que teve uma relação linear com o volume drenado (r = 0,72; r^2 = 0,52, p < 0,001).

Usta et al. obtiveram achados semelhantes em pacientes sob ventilação espontânea, em pós-operatório de cirurgia cardíaca, que estavam sentados. Neles, o transdutor era posicionado na linha escapular média e movimentado cranialmente (varredura dorsal). Em seguida, fazia-se a avaliação do EIC no qual se detectava a maior distância entre as pleuras. Essa distância era multiplicada por 16 e assim obtinha-se a estimativa do volume de efusão pleural em mℓ (r = 0,89, r^2 = 0,79; p < 0,001).[62]

Peris et al. utilizaram essa equação e obtiveram uma boa relação com a quantidade de líquido drenado (r = 0,65; p < 0,0001).[63]

Remérand et al. propuseram um modo mais direto para estimar o volume de derrames pleurais. Para isso, o examinador necessitava primeiramente distinguir a extensão craniocaudal do derrame (L_{us}) e, no seu ponto médio, calcular a área do derrame (A_{us}) (Figura 62.16). Ao multiplicar essas duas medidas, obtinha-se o volume estimado (que apresentou boa correlação com o volume estimado pela radiografia – ver Figura 62.15).[64]

Essa estimativa mostrou-se semelhante ao que constataram Vignon et al., ao analisarem pacientes em decúbito supino, colocando o transdutor ao longo da região dorsolateral, o mais posteriormente possível, sem levantar o tórax do paciente. Em seguida, prosseguia-se a medida da maior distância entre as pleuras. Quando era > 4,5 cm no hemitórax direito e > 5 cm no hemitórax esquerdo, havia boa predição para estimar volumes superiores a 800 mℓ (sensibilidades, respectivamente, de 94% e 100% e especificidades de 76% e 67%), com correlação linear e direta ($r = 088$; $r^2 = 0,72$; $p < 0,0001$).[65]

Teichgräber e Hackbarth realizaram uma análise da relação com a distância máxima entre as pleuras aferida por rastreamento dos EICs (do 4º ao 9º), na linha axilar posterior, com o paciente em decúbito dorsal, a 30°. A extensão entre as pleuras era medida em mm e a porção mais caudal do derrame foi escolhida para cada medição. Era realizada, em seguida, a correlação com a estimativa de volume pela tomografia e obteve-se uma boa relação ($r^2 = 0,589$; $p < 0,0001$; e IC 95%: 0,5364 a 0,8705). A equação obtida por regressão linear foi:[66]

Volume (em mℓ – estimado pela tomografia) = 13.330 × (medida de secção em mm aferida pelo US) + 27.134

Schmidt et al., no entanto, propuseram uma técnica mais simplificada, na qual o paciente era colocado em decúbito a 30°. O volume era definido como a soma da extensão basal do líquido livre entre o diafragma, o lobo inferior do pulmão e o máximo de expansão craniocaudal do derrame multiplicado por um fator de 70.[67] Outro método de quantificação bem simplificado baseia-se na visão holística do examinador, segundo a qual, conforme a estimativa do volume, classifica-se o derrame pleural em:

- *Mínimo*: visualizado apenas no ângulo costofrênico e equivale a menos do que 100 mℓ
- *Pequeno*: cujo alcance equivale à dimensão de um transdutor de US, e corresponde a um volume entre 100 e 500 mℓ
- *Moderado*: alcance de duas sondas, entre 500 e 1.500 mℓ
- *Grande ou maciço*: alcance de 3 ou mais sondas, com volumes maiores ou iguais a 1.500 mℓ.[68]

Yang et al. organizaram, em seu estudo, um quadro com essa estimativa, também baseada na maior distância entre as pleuras (Quadro 62.4).[69]

Além de estimar o volume, pode-se ainda, com a USP, ter uma boa perspectiva do tipo de efusão pleural, caracterizando-a como possível transudato ou exsudato, por meio de alguns achados típicos (Figuras 62.17 e 62.18). Os transudatos são sempre anecoicos.[70] Os exsudados podem ou não ser anecoicos, porém com septações complexas e de conteúdos ecoicos heterogêneos (no caso de derrames hemorrágicos ou no empiema podem ser homogêneos), além de serem associados a alterações da linha pleural e a consolidações parenquimatosas, as quais muitas vezes podem tornar-se semelhante a plânctons, devido à sua heterogeneidade (sinal do plâncton), ou aos "cabelos da medusa", quando o conteúdo amorfo contido na efusão pleural geralmente relacionado com *debris* é associado à consolidação pulmonar (sinal da medusa).[71,72] Apresentar nódulo pleural, em contrapartida, é um forte indicativo de malignidade. Em uma coorte com 320 pacientes com efusão pleural, Yang et al. demonstraram tais aspectos característicos de cada uma dessas formas de derrame, como evidenciado no Quadro 62.5.[69]

A drenagem torácica pode melhorar a oxigenação, a mecânica ventilatória e a complacência, restabelecendo total ou parcialmente a aeração pulmonar e a relação ventilação-perfusão.[73,74] Contudo, a realização de drenagem torácica às cegas pode ser associada a complicações importantes em até 20 a 30% dos casos, como perfurações pulmonar, cardíaca, hepática e esplênica ou traumas vasculares.[75-77] Como a USP tem uma boa acurácia para definir a existência do derrame pleural, ela pode ser utilizada de modo seguro para guiar procedimentos como toracocentese e drenagem torácica, diminuindo a incidência de complicações associadas a tais procedimentos. Além disso, pode definir a necessidade de tais condutas, ao ajudar a elucidar a natureza da efusão pleural (ver Quadro 62.5).[5,6,70,78] Tais benefícios, frente à realização da toracocentese, foram mantidos mesmo em pacientes com ventilação pulmonar invasiva artificial com PEEP elevada.[6]

Tendo em vista as evidências atuais associadas à simplicidade do método, a BTS passou a considerar a toracocentese guiada uma competência curricular.[34] Esses benefícios vão desde a seleção do melhor local para a drenagem, aumentando sua segurança, até a possibilidade de acompanhamento da redução da efusão pleural e do aumento da aeração pulmonar subsequentes.[79] A técnica de realização pode ser estática (apenas encontrando e demarcando o melhor local para a

Quadro 62.4 ■ Estimativa de volume de efusão pleural.

Distância máxima perpendicular entre pleura parietal e visceral (mm)	Equivalente em volume da efusão (mℓ)	Variação (mℓ)
0	0	0 a 90
5	80	20 a 170
10	170	50 a 300
15	260	90 a 420
20	380	150 a 660
30	550	210 a 1.060
40	1.000	490 a 1.670
50	1.420	650 a 1.840

Adaptado de Yang et al., 1992.[69]

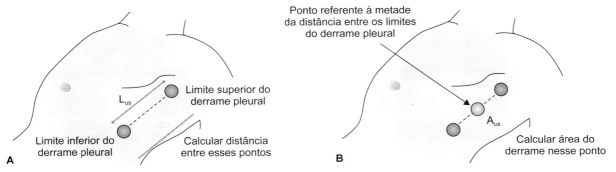

Figura 62.16 ■ Cálculo do volume de derrame pleural, obtido por meio da multiplicação da distância entre os pontos que delimitam o derrame pleural em seu limite superior e inferior (L_{us}) (**A**) e a área do derrame pleural aferida no ponto médio entre os limites superior e inferior do derrame pleural (A_{us}) (**B**). (Adaptada de Remérand et al., 2010.)[64]

Outro estudo também utilizando o Protocolo BLUE apresentou sensibilidade de 92,3% e especificidade de 100% para o diagnóstico de edema pulmonar em pacientes com insuficiência respiratória, com perfil B.[23] De acordo com Wooten *et al.*, houve sensibilidade superior à radiografia para detecção de edema pulmonar no pronto-socorro (96% *vs.* 65%, p < 0,001).[88] Cibinel *et al.*[89] avaliaram pacientes com dispneia no pronto-socorro e, nesse contexto, a USP apresentou sensibilidade de 93,6% e especificidade de 84%, com valor preditivo positivo de 87,9% e valor preditivo negativo de 91,3% para a identificação de causas cardiogênicas (pela presença de perfil B nas regiões anteriores). A presença de linhas B proporciona a distinção de muitos casos de dispneia no serviço de emergência, permitindo diferenciar pacientes com DPOC daqueles com edema pulmonar cardiogênico (3 ou mais linhas B em cada espaço de Maryland).[90] Uma metanálise recente demonstrou excelente acurácia da USP para detectar o edema pulmonar cardiogênico como fator desencadeante de dispneia no pronto-socorro.[86]

As linhas B de origem cardiogênica (água pulmonar extravascular) nem sempre são facilmente diferenciadas daquelas relacionadas com outras etiologias (p. ex., líquido inflamatório, ou alteração estrutural, com fibrose). Deve-se, para isso, associar aspectos clínicos e epidemiológicos do paciente. Porém alguns dados podem ajudar nessa diferenciação. As linhas B relacionadas com alterações cardiogênicas geralmente constam em maior número, podendo ser simétricas ou mais evidentes no hemitórax direito. Além disso, a redução do número de linhas B em resposta ao uso de diurético (geralmente em poucas horas) e durante a realização de hemodiálise sugere fortemente a etiologia hemodinâmica do edema.[91,92]

Outra forma de avaliar se as linhas B são de origem cardíaca ou se são decorrentes de alterações alveolointersticiais não cardiogênicas é por meio da utilização do modo-M. Segundo a análise em modo-M, podemos definir 3 tipos de apresentação da linha pleural: contínua, fragmentada e sinusoidal. Além disso, podem-se distinguir 2 perfis de apresentação do espaço subpleural: horizontal e vertical. A presença de uma linha pleural fragmentada com perfil subpleural vertical é associada a linhas B não cardiogênicas. As linhas B de etiologia cardíaca, na sua maioria, tendem a se apresentar como uma linha pleural contínua com perfil subpleural vertical (Figura 62.20). A linha sinusoidal é, como já mencionado no Quadro 62.1, sugestiva de derrame pleural.[93]

Diante de tais achados, Wang *et al.* demonstraram, em uma metanálise, que a sensibilidade e a especificidade da USP para diagnosticar eventos de edema pulmonar agudo foram, respectivamente, de 97% (IC 95%: 96 a 98%) e 98% (IC 95%: 97 a 99%).[94] Em outra metanálise, realizada por McGivery *et al.*, a detecção de linhas B para o diagnóstico precoce de insuficiência cardíaca descompensada teve resultados um

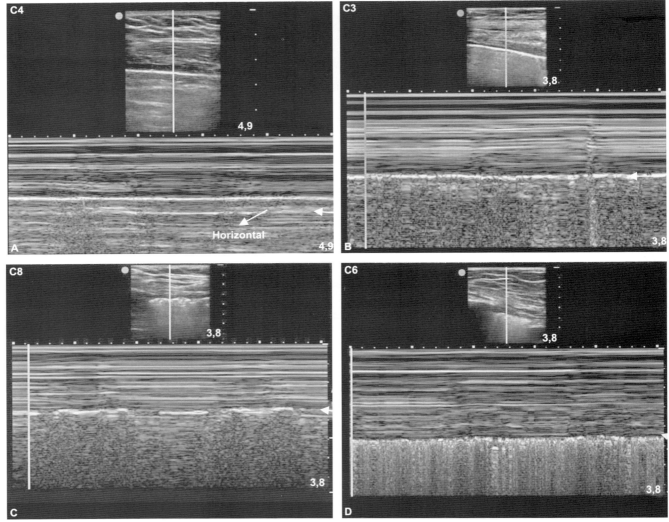

Figura 62.20 ▪ Padrões de apresentação da linha pleural e do espaço subpleural no modo-M. **A.** Linha pleural contínua com espaço subpleural horizontal: padrão de normalidade. **B.** Linha pleural contínua com espaço subpleural com padrão vertical, que confere o aspecto típico de linhas B de etiologia cardíaca. **C** e **D.** Linhas pleurais fragmentadas com padrão subpleural vertical, compatível com alterações alveolointersticiais não cardiogênicas. (Adaptada de Singh *et al.*, 2018.)[93]

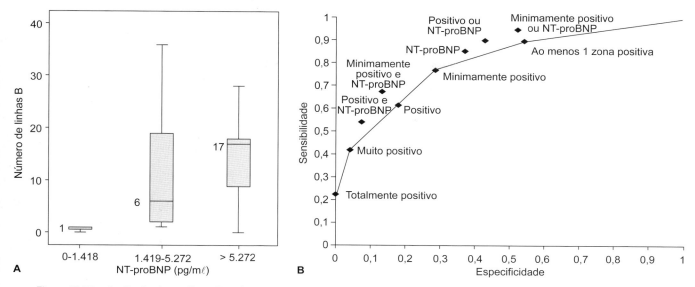

Figura 62.21 ■ Avaliação da predição diagnóstica da USP e de parâmetros ecocardiográficos. (Adaptada de Martindale et al., 2016.)[96]

pouco menos robustos, com uma sensibilidade de 82,5% (IC 95%: 66,4 a 91,8%) e especificidade de 83,6% (IC 95%: 72,4 a 90,8%).[95]

Nos casos de fibrose, alguns autores consideram que as áreas com linhas B patológicas apresentam-se intercaladas por áreas de pulmão sadio, não sendo obrigatoriamente relacionadas com posições gravitacionais dependentes, que são associadas à ausência ou redução do deslizamento pleural e à presença de áreas consolidadas.[17] Pacientes que recebem radioterapia em região torácica, como portadores de câncer de mama, podem evoluir com fibrose pulmonar, sendo neles geralmente encontrado um perfil de distribuição de linhas B preponderante no local irradiado (p < 0,05). Entre os pacientes com alteração intersticial, aqueles que receberam maior dose de radiação (> 2,7 Gy) tiveram um número consideravelmente maior de linhas B (p < 0,001).[97]

A doença intersticial pulmonar é uma das mais graves complicações das doenças do tecido conjuntivo, associada ao aumento de morbidade e mortalidade. Em decorrência, seu rastreio é de extrema importância e o uso de USP pode ser muito útil na análise desses pacientes que tendem a apresentar linhas B com aspectos diversos daquelas de etiologia cardiogênica (Figura 62.21).[98]

Hassan et al. utilizaram o protocolo de quantificação de linhas B modificado de Picano, que avalia os EICs ao longo das linhas axilar média, axilar anterior, hemiclavicular e paraesternal (do 2º ao 5º EIC no lado direito e do 2º ao 4º EIC no lado esquerdo), com um total de 28 pontos de análise. As linhas B são assim contabilizadas, e o total é então classificado em estratos:

- *Primeiro estrato*: menos de 5 linhas B
- *Segundo estrato*: entre 6 e 15 linhas B
- *Terceiro estrato*: entre 15 e 30 linhas B
- *Quarto estrato*: acima de 30 linhas B.[99]

Ao avaliar 29 pacientes com escore tomográfico compatível de doença intersticial pulmonar (escore de Warrick > 7), 2 tinham de 6 a 15 linhas B, e 27 tinham 16 ou mais. A área sob a curva ROC foi de 0,8 para o diagnóstico, com IC 95%: 0,69 a 0,9.[99]

Tardella et al. realizaram um estudo para avaliar se a quantificação de linhas B poderia apresentar melhor acurácia para o rastreamento de doença intersticial pulmonar significativa em pacientes com esclerose sistêmica. Foram avaliados 14 EICs, 7 em cada hemitórax: 2º EIC ao longo da linha paraesternal; 4º EIC ao longo da linha hemiclavicular; 4º EIC ao longo da linha axilar anterior; 4º EIC na linha axilar média; 8º EIC na linha axilar posterior; e EIC subescapular. Em seguida, foram contabilizadas as linhas B em cada um dos EICs avaliados. O escore de linhas B e o escore tomográfico de Warrick tiveram uma boa correlação (Spearman, rho: 0,958, p = 0,0001). O ponto de corte de 10 linhas B foi o que obteve a maior razão de verossimilhança positiva (12,52), com sensibilidade de 96,3% e especificidade de 92,3%.[100]

A contusão pulmonar pode ser encontrada em até um quinto dos pacientes com trauma contuso de tórax e costuma apresentar padrão inflamatório intersticial, o qual pode se apresentar com um perfil pulmonar tipo B. Essa alteração tem sensibilidade e especificidade de 94,6% e de 96%, respectivamente, enquanto a radiografia de tórax contém, respectivamente, 27% e 100%.[101] Além disso, pode se apresentar com lesões subpleurais hipoecogênicas, com margens imprecisas e sem variação com o ciclo ventilatório. Quando houver fratura de 1 ou mais costelas, deve-se fazer o rastreamento nas áreas pulmonares próximas.[102]

Abbasi et al. avaliaram a quantidade de linhas B e a presença de lesão parenquimatosa periférica (consolidação subpleural) em 147 pacientes vítimas de trauma, por meio de exames realizados na urgência por residentes com treinamento prévio de USP. Nessa amostra, uma quantidade de linhas B maior que 3, maior que 6 e consolidações subpleurais tiveram sensibilidades, respectivamente, de 94%, 90% e 34%, e especificidades de 57,7%, 93,8% e 100%. Quando se analisou a presença de mais de 6 linhas B em conjunto com microconsolidações, a sensibilidade foi de 92% e a especificidade, de 93,8%. Esse estudo sugere que a simples contagem de mais de 6 linhas B tem elevada acurácia para o diagnóstico de contusão pulmonar e, quando associadas a microconsolidações, a especificidade se torna ainda maior.[103]

Síndromes alveolares

A apresentação ultrassonográfica das síndromes alveolares é muito variada e elas podem ser detectadas por consolidações subpleurais, aerobroncogramas, sinal do retalho (*shred sign*), linhas C e perfil PLAPS. As consolidações subpleurais não são específicas de pneumonia e podem estar presentes também em casos de infarto pulmonar (como mencionado na abordagem do TEP) e em tumorações pulmonares. Sabe-se que 98,5% das consolidações pulmonares presentes nos pacientes gravemente enfermos tangenciam a pleura, o que justifica sua frequente visualização à USP (Figura 62.22).[4]

Como descrito no Quadro 62.1, as opacidades hiperecogênicas puntiformes ou lineares visualizadas no interior da consolidação são equivalentes aos aerobroncogramas, os quais podem ser dinâmicos (variam com o ciclo ventilatório) ou estáticos (não variam no ciclo ventilatório). Os aerobroncogramas dinâmicos ocorrem devido a fluxo de ar nas vias aéreas, o que sugere consolidação não retrátil,

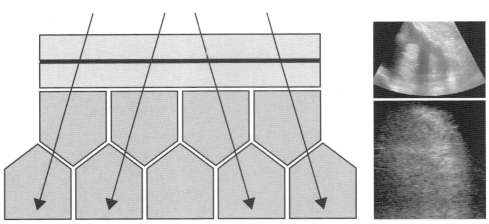

Figura 62.22 ■ Formação de uma consolidação pulmonar, com imagens do sinal pseudotissular/hepatização pulmonar (paciente com pneumonia). Nos casos de consolidação, os espaços aéreos estão repletos de líquido inflamatório e consequentemente demonstram melhor transmissão sônica.

praticamente descarta atelectasia (apenas cerca de 6% das atelectasias relacionam-se com esse achado) e aumenta a probabilidade de ser um processo de origem infecciosa (associados a 60% desses casos).[18]

O uso do *Doppler* evidencia um padrão vascular no aerobroncograma dinâmico, sugerindo o diagnóstico de pneumonia (uma opção em caso de dúvidas quanto a esse artefato).[17] Resumidamente, aerobroncogramas estáticos sugerem atelectasias, enquanto os dinâmicos, pneumonia. O Protocolo BLUE propõe que o diagnóstico de pneumonia possa ser dado com a visualização dos seguintes perfis pulmonares:

- Perfil B': presença de linhas B patológicas em pulmão sem deslizamento pleural
- Perfil A/B ou A/PLAPS: divergência de achados entre os dois pulmões; em um lado ocorrem linhas B patológicas ou presença de PLAPS, e no outro, há evidências de pulmão sadio
- Perfil C: pulmão com consolidação, com sinal pseudotissular, linhas C, consolidação subpleural ou aerobroncogramas dinâmicos.[2,3]

Em um estudo que avaliou a utilização do Protocolo BLUE para distinguir a causa da insuficiência respiratória em pacientes atendidos em pronto-socorro, um perfil A/B, C ou PLAPS obteve sensibilidade de 94,11% e 93,93% de especificidade para o diagnóstico de pneumonia.[23] A USP também foi testada em crianças com clínica de pneumonia e apresentou elevada acurácia (sensibilidade de 92,2%, especificidade de 95,2% e área sob a curva ROC de 0,94 – IC 95%: 0,91 a 0,96).[104] Uma metanálise evidenciou claramente a boa acurácia do método para o diagnóstico de pneumonia, chegando a apresentar uma área sob a curva ROC de 0,99 (IC 95%: 0,098 a 1,0), sensibilidade de 97% e especificidade de 94%.[105] Outra metanálise mais recente também evidenciou excelente acurácia para o diagnóstico de pneumonia (sensibilidade de 80 a 90% e especificidade de 70 a 90%, com área sob a curva ROC de 0,93).[106]

A USP também pode ser útil no diagnóstico de pneumonia associada à ventilação mecânica (PAV). Apesar de constantes alterações nos seus critérios diagnósticos, em geral, uma imagem pulmonar tende a ser um dos pré-requisitos para o diagnóstico dessa entidade. Essas imagens de comprometimento tissular pulmonar são mais frequentemente pesquisadas por meio da radiografia e da tomografia de tórax. Nesse contexto, já que a USP tem elevada acurácia para o diagnóstico de consolidações e mais especificamente de pneumonia, como discutido anteriormente, torna-se óbvio que pode ser uma ferramenta extremamente útil para esse fim. Além de propiciar achados diagnósticos acurados, a USP tem o benefício de ser um exame dinâmico e que pode ser reproduzido sempre que necessário, ofertando dados de monitoramento ventilatório, o que inclusive pode definir padrões associados à maior probabilidade de falha ou de sucesso terapêutico.[107]

Mongodi *et al.* realizaram um estudo multicêntrico, envolvendo 99 pacientes com suspeita de PAV, no qual associaram dados de microbiologia e de Gram do aspirado traqueal com achados ultrassonográficos sugestivos de pneumonia (p. ex., consolidação subpleural, consolidação lobar e aerobroncograma dinâmico). Com base nessas variáveis, elaboraram um escore, denominado VPLUS (do inglês *ventilator-associated pneumonia lung ultrasound score*). Esse escore era pontuado de acordo com os achados da USP da seguinte maneira: presença de mais de 2 áreas com consolidação subpleural recebia 1 ponto; mais de 1 área com aerobroncograma dinâmico, 2 pontos. Além disso, se o aspirado traqueal tivesse aspecto purulento, somava-se 1 ponto. Além desse escore, também definiram um segundo, denominado VPLUS-EAgram, que computava os mesmos dados do VPLUS, além de 2 pontos conferidos se o Gram do aspirado traqueal fosse positivo, e um terceiro, o VPLUS-EAquant (critérios do VPLUS acrescidos da presença de uma cultura de aspirado traqueal positiva, sendo considerado ponto de corte a presença de $\geq 10^5$ unidades formadoras de colônias/campo). Ao avaliar de modo isolado os achados, os autores verificaram que a presença concomitante de consolidações subpleurais e aerobroncogramas dinâmicos tiveram valor preditivo positivo de 86% e um LR+ de 2,8; 2 ou mais aerobroncogramas tiveram um valor preditivo positivo de 94% e um LR+ de 7,1. A consolidação isoladamente não foi suficiente para realizar o diagnóstico de PAV. No entanto, a combinação de aerobroncogramas e consolidações subpleurais com um Gram de aspirado traqueal positivo ou com a cultura com crescimento bacteriano > 10^6 unidades formadoras de colônias/campo teve sensibilidade e especificidade, respectivamente, de 69/50%, e 84/57%. Ao avaliar os escores, o VPLUS foi associado a uma área sob a curva ROC de 0,743 (IC 95%: 0,645 a 0,826 a 0,825); o VPLUS-EAgram, com uma área sob a curva ROC de 0,832 (IC 95%: 0,737 a 0,903); e o VPLUS-EAquant, com uma área sob a curva ROC de 0,874 (IC 95%: 0,782 a 0,938). Na mesma série, o CPIS (do inglês *clinical pulmonary infection score*, um escore tradicionalmente utilizado para o diagnóstico de PAV) teve uma área sob a curva ROC de 0,576 (IC 95%: 0,472 a 0,675). Outros escores elaborados para serem testados no estudo foram o CPIS-EAgram (escore CPIS associado a um aspirado traqueal com gram-positivo), associado a uma área sob a curva ROC de 0,693 (IC 95%: 0,585 a 0,787); e o CPIS-EAquant (CPIS associada à cultura de aspirado traqueal positivo), que teve uma área sob a curva ROC de 0,745 (IC 95%: 0,636 a 0,835). Além disso, os autores observaram que um escore VPLUS-EAgram ≥ 3 teve sensibilidade de 78% (65 a 88) e especificidade de 77% (58 a 90); e o VPLUS ≥ 2 apresentou sensibilidade de 71% (58 a 81) e especificidade de 69% (50 a 84%). Quando todos os critérios do VPLUS (escore = 4) estiveram presentes, a especificidade foi de 100%.[108]

Uma revisão sistemática realizada por Staub *et al.*, na qual foram associados os resultados desse estudo com outros dois, em um total de 377 pacientes, detectou que os achados mais fidedignos para o diagnóstico de PAV com o auxílio da USP foram as consolidações subpleurais (sensibilidade de 81% e especificidade de 41%) e aerobroncogramas dinâmicos (sensibilidade de 44% e especificidade de 81%). Ainda nessa revisão, o VPLUS-EAquant ≥ 3 apresentou sensibilidade de 78% e especificidade de 77%; enquanto o VPLUS-EAquant ≥ 4 foi relacionado com sensibilidade de 48% e especificidade de 97% (Quadro 62.6).[109]

Abscesso pulmonar também pode ser diagnosticado pela USP, desde que ele tangencie a pleura. Quando isso ocorre, aparece como uma imagem hipoecoica, bem definida, com uma margem externa. Caso haja, no interior do abscesso, alguma área de cavitação, artefatos hiperecogênicos serão gerados. Além de possibilitar o diagnóstico, a USP pode ser utilizada como ferramenta para guiar sua drenagem percutânea.[110-113] O Quadro 62.7 indica as diferentes causas de consolidação pulmonar.

Síndrome do desconforto respiratório agudo (SDRA)

A SDRA apresenta-se como uma síndrome intersticial à USP (perfil B). Exibe, no entanto, alterações pleurais e pulmonares que a diferenciam do edema pulmonar cardiogênico. Essas modificações na pleura são relacionadas com pequenas consolidações subpleurais, com áreas pulmonares poupadas (de aspecto ultrassonográfico normal), intercaladas com áreas contendo múltiplas linhas B e com consolidações de padrões diversificados. As alterações pulmonares podem ser referentes à perda de aeração focal (predominantemente dependente da região pulmonar) e difusa (perda de aeração homogênea entre as áreas pulmonares). Nas primeiras manobras de recrutamento, podem gerar lesão pulmonar associada à ventilação mecânica por hiperinsuflação. Em 70% dos pacientes com critérios para SDRA, ocorre perda focal, enquanto 25% deles têm perda difusa da aeração pulmonar.[115]

Copetti *et al.* demonstraram tais alterações que diferenciam a SDRA do edema cardiogênico pela USP (Quadro 62.8),[101,116] que também foram observadas em pacientes com SDRA relacionada com a pneumonia viral (influenza A – H7N9). Nesses pacientes, foram observadas: consolidações subpleurais, associadas ou não a derrame pleural, inúmeras linhas B (coalescentes ou confluentes), com pulmão "branco" (hepatização pulmonar/sinal pseudotissular) e alterações pleurais. Ainda, a extensão das lesões pulmonares evoluiu conjuntamente à progressão clínica (ou seja, quando houve recuperação clínica, as imagens ultrassonográficas melhoraram, e o oposto ocorreu nos casos de má evolução).[117]

Quadro 62.6 ■ Sensibilidade, especificidade, valor preditivo positivo (VPP), valor preditivo negativo (VPN), *likelihood ratio* positivo (LR+) e negativo (LR−), dos escores derivados do CPIS e do VPLUS.

	Sensibilidade	Especificidade	VPP	VPN	LR+	LR−
CPIS						
CPIS ≥ 5	84 (72 a 91)	16 (5 a 33)	67 (56 a 77)	31 (11 a 59)	1,0 (0,8 a 1,2)	1,1 (0,4 a 2,8)
CPIS ≥ 6	68 (55 a 78)	50 (32 a 68)	74 (62 a 84)	42 (26 a 59)	1,4 (0,9 a 2,0)	0,7 (0,4 a 1,1)
CPIS ≥ 7	37 (25 a 49)	78 (60 a 91)	78 (60 a 91)	37 (25 a 49)	1,7 (0,8 a 3,5)	0,8 (0,6 a 1,0)
CPIS EAgram ≥ 5	90 (79 a 96)	13 (4 a 31)	67 (55 a 77)	40 (12 a 74)	1,0 (0,9 a 1,2)	0,8 (0,2 a 2,5)
CPIS EAgram ≥ 6	84 (73 a 93)	47 (28 a 66)	75 (63 a 85)	61 (38 a 80)	1,6 (1,1 a 2,3)	0,3 (0,2 a 0,7)
CPIS EAgram ≥ 7	67 (54 a 79)	63 (44 a 80)	78 (64 a 88)	50 (33 a 67)	1,8 (1,1 a 3,0)	0,5 (0,3 a 0,8)
CPIS EAquant ≥ 6	94 (84 a 99)	43 (24 a 63)	76 (64 a 86)	80 (52 a 96)	1,6 (1,2 a 2,3)	0,1 (0,0 a 0,4)
CPIS EAquant ≥ 7	74 (60 a 85)	68 (48 a 84)	81 (67 a 91)	58 (39 a 74)	2,3 (1,3 a 4,0)	0,4 (0,2 a 0,7)
CPIS EAquant ≥ 8	55 (40 a 68)	75 (55 a 89)	81 (64 a 92)	47 (32 a 62)	2,2 (1,1 a 4,3)	0,6 (0,4 a 0,9)
VPLUS						
VPLUS ≥ 1	93 (84 a 98)	34 (19 a 53)	75 (64 a 84)	69 (41 a 89)	1,4 (1,1 a 1,8)	0,2 (0,1 a 0,6)
VPLUS ≥ 2	71 (58 a 81)	69 (50 a 84)	83 (71 a 91)	52 (36 a 68)	2,3 (1,1 a 3,9)	0,4 (0,3 a 0,7)
VPLUS ≥ 3	41 (29 a 54)	84 (67 a 95)	85 (68 a 95)	40 (29 a 53)	2,6 (1,1 a 6,2)	0,7 (0,5 a 0,9)
VPLUSEAgram ≥ 2	90 (79 a 96)	50 (31 a 69)	78 (66 a 87)	71 (48 a 89)	1,8 (1,2 a 2,6)	0,2 (0,1 a 0,5)
VPLUSEAgram ≥ 3	78 (65 a 88)	77 (58 a 90)	87 (74 a 94)	64 (46 a 79)	3,3 (1,7 a 6,5)	0,3 (0,2 a 0,5)
VPLUSEAgram ≥ 4	48 (35 a 62)	97 (83 a 100)	97 (82 a 100)	49 (36 a 63)	14,5 (2,1 a 101,3)	0,5 (0,4 a 0,7)
VPLUSEAquant ≥ 2	96 (87 a 100)	46 (28 a 66)	77 (65 a 87)	87 (60 a 98)	1,8 (1,3 a 2,5)	0,1 (0,0 a 0,3)
VPLUSEAquant ≥ 3	83 (70 a 92)	79 (59 a 92)	88 (76 a 96)	71 (52 a 86)	3,9 (1,9 a 8,0)	0,2 (0,1 a 0,4)
VPLUSEAquant ≥ 4	57 (42 a 70)	96 (82 a 100)	97 (83 a 100)	54 (39 a 68)	15,9 (2,3 a 110,2)	0,4 (0,3 a 0,6)

Quadro 62.7 ■ Apresentação de diferentes causas de consolidação pulmonar.

Apresentação	Pneumonia	TEP	Carcinoma	Atelectasia
Ecogenicidade	Hipoecoico	Hipoecoico	Hipoecoico	Moderadamente ecoico
Ecotextura	Heterogênea	Homogênea (início) Heterogênea (tardia)	Maioria homogênea	Maioria heterogênea
Forma	Poligonal	Triangular (maioria) Redonda	Redonda ou policíclica	Côncava
Bordas	Margens indefinidas	Bem definida	Pode ser infiltrada	Estreitas/finas
Aerobroncograma	Presente/dinâmico	Ausente	Ausente	Presente/estático
Particularidades	Sinal do retalho Linhas C	Pode ter somente área ecoica central	Pode ter necrose tissular	Redução com toracocentese (quando associada a derrame pleural)*
Vascularização ao *Doppler*	Visualização das áreas do sinal do retalho	Sem vascularização visível	Pode detectar fluxo	Pode detectar fluxo

*A realização de recrutamento alveolar também pode diminuir a área de atelectasia visível à USP. Adaptado de Reissig *et al.*, 2012.[114]

Quadro 62.8 ■ Diferenciação entre os achados ultrassonográficos encontrados na SDRA e no edema pulmonar cardiogênico.

Achados	SDRA (%)	Edema cardiogênico (%)	p
Linhas B patológicas	100	100	NS
Alteração de linha pleural	100	25	< 0,0001
Deslizamento pleural reduzido ou abolido	100	0	< 0,0001
Consolidação	83,3	0	< 0,0001
Derrame pleural	66,6	95	< 0,0001

SDRA: síndrome do desconforto respiratório agudo; NS: não significativo. Adaptado de Soldati et al., 2006.[101]

Huang et al. avaliaram a acurácia da USP no diagnóstico da SDRA em comparação à TC de tórax em pacientes idosos (> 65 anos). Para isso, utilizaram o protocolo desenvolvido por Rouby, no qual são analisadas 12 áreas, e consideraram para o diagnóstico de SDRA a presença bilateral da combinação de pelo menos 2 sinais de síndrome intersticial e consolidação, associados a pelo menos 1 dos segundos achados: padrão normal, derrame pleural e alterações da linha pleural. Dessa maneira, eram necessários no mínimo 3 dos sinais mencionados associados a uma fração de ejeção > 50%, entre 35 e 50% sem perfil B bilateral ou com sintomas sugestivos de origem cardiogênica para a síndrome intersticial. O exame de USP foi repetido 1 vez/dia nos primeiros 3 dias. Nessa série, a USP apresentou boa consistência diagnóstica em relação à TC, com aumento crescente da acurácia nos 3 dias subsequentes de evolução (kappa de 0,55, 0,74 e 0,82, nos dias 1, 2 e 3, respectivamente). Quanto à área sob a curva ROC, a sensibilidade e a especificidade foram, respectivamente:

- Dia 1: 78,8%, 77,8% e 78,3%
- Dia 2: 90,9%, 83,3% e 87,1%
- Dia 3, 97%, 83,3% e 90,2%.[118]

Esses resultados foram ainda mais significativos ao se associar os dados da ultrassonografia cardíaca. Com essas informações adicionais, a sensibilidade, a especificidade e a área sob a curva ROC foram, respectivamente:

- Dia 1: 87,9%, 88,9% e 92,4%
- Dia 2: 93,9%, 88,9% e 96,1%
- Dia 3: 97%, 83,3% e 95,6%.

Ao associar a essa análise à dosagem do NT-pro-BNP, a acurácia aumentou ainda mais. A sensibilidade, especificidade e área sob a curva ROC foram respectivamente, no segundo dia, de 93,9%, 88,9% e 96,5%. Nos outros 2 dias, a área sob a curva ROC foi sempre maior do que 0,92.[118]

See et al. compararam a ultrassonografia (alteração intersticial ou alveolointersticial bilateral) à radiografia de tórax para o diagnóstico de SDRA, utilizando a definição de Berlim. Em um período de 32 meses, foram avaliados 456 pacientes, dos quais 216 preencheram critérios para SDRA utilizando-se a radiografia e 229 quando utilizada a USP; 295 pacientes tiveram o diagnóstico por algum dos métodos (22,4% preenchiam apenas os critérios de radiografia e 26,8% apenas os ultrassonográficos). Entre os pacientes que preenchiam apenas os critérios radiográficos, 92,4% tinham opacidades não detectadas pela USP e 7,6% tinham consolidação aparentes à radiografia, que, na verdade, eram derrames pleurais. No grupo de pacientes que preencheram apenas os critérios ultrassonográficos, 86,1% tiveram consolidações não visualizadas na radiografia e 65,8% tinham um padrão intersticial (múltiplas linhas B) também não detectado na radiografia. Independentemente do método utilizado, os pacientes com SDRA tiveram piores desfechos, incluindo mortalidade, tempo de ventilação mecânica e tempo de internação em UTI. A mortalidade foi maior quando mais de 3 regiões pulmonares em cada hemitórax estavam alteradas na USP (ou presença de perfil B ou C). Esses achados sugerem que apesar de a USP ser um excelente método diagnóstico para SDRA e de poder ser utilizada como ferramenta de monitoramento, entre tantas outras aplicações nesse cenário, deve ser associada a outros dados. A avaliação com diversas ferramentas pode ser útil para um melhor rastreio, principalmente em situações nas quais há impressão clínica não comprovada pelos achados de US.[119]

Baseados no estudo de Rice et al., que evidenciaram a relação entre saturação de oxigênio (SaO_2)/fração inspirada de oxigênio (FIO_2) e pressão parcial de oxigênio (PaO_2)/FIO_2 para o diagnóstico de SDRA ($SaO_2/FIO_2 < 315$ seria equivalente a uma $PaO_2/FIO_2 \leq 300$ e $SaO_2/FIO_2 < 235$ seria compatível com uma $PaO_2/FIO_2 \leq 200$),[120] Bass et al. avaliaram $SaO_2/FIO_2 < 235$ associada a um perfil B pulmonar bilateral (nos pontos do Protocolo BLUE) com dados gasométricos e radiográficos clássicos para o diagnóstico de SDRA. A combinação de USP (perfil B) com $SaO_2/FIO_2 < 315$ teve sensibilidade de 83% (IC 95%: 52 a 98) e especificidade de 62% (IC 95%: 38 a 82) para o diagnóstico de SDRA. Nos casos de SDRA moderada a grave, utilizou-se a presença de perfil B bilateral com $SaO_2/FIO_2 < 235$ e assim obteve-se uma sensibilidade de 64% (IC 95% 31 a 89) e especificidade de 86% (IC 95% 65 a 97). A exclusão de avaliações repetidas e interpretação independentemente das imagens ultrassonográficas não alterou de maneira significativa as medidas de sensibilidade.[121] Esses dados sugerem que mesmo a avaliação sumária de apenas 3 pontos do tórax em busca de um único artefato que leva segundos para ser realizada, acrescida de um dado que também pode ser obtido em segundos à beira do leito e que exige apenas um oxímetro de pulso, pode ser uma ferramenta muito útil no diagnóstico de SDRA, acelerando assim a tomada de decisão.

A quantificação de linhas B é relacionada com a redução da aeração pulmonar e demonstra, portanto, uma relação inversa com a relação PaO_2/FIO_2 (ou seja, quanto mais linhas B, pior a aeração pulmonar e a troca respiratória).[40] Além disso, as linhas B são também associadas ao aumento da água pulmonar extravascular, e esse é um fator prognóstico independente no paciente com SDRA. Ainda, o total de linhas B tem correlação linear e direta com a quantificação de água pulmonar extravascular estimada por método de termodiluição transpulmonar (r = 0,488, p = 0,025).[122] Dessa maneira, a contagem de linhas B também pode ser utilizada como um fator preditor de desfechos nesses pacientes.[123] Vale ressaltar que as linhas B encontradas nesses pacientes não seguem um padrão de localização gravitacional dependente (diferentemente do padrão encontrado no edema pulmonar cardiogênico).[124]

Com base em todos esses potenciais benefícios, a USP pode ser considerada um método de imagem de muita utilidade no paciente com SDRA,[125,126] tendo em vista seu potencial de avaliar a aeração pulmonar, a sua rápida disponibilidade, o baixo custo envolvido com sua realização, além da simplicidade de sua análise e da ausência de riscos significativos ao paciente. Tais características têm sido motivo de um número crescente de publicações que tendem a ampliar ainda mais o seu potencial de utilização nesse cenário. Além disso, tem capacidade para avaliar complicações, como atelectrauma e pneumotórax e, quando associada à ultrassonografia do diafragma, o miotrauma (lesão diafragmática).[126] Uma limitação importante, no entanto, é a incapacidade (pelo menos até o momento) de diferenciar com maior exatidão um padrão de hiperinsuflação pulmonar de um pulmão normalmente aerado.[125]

O ecocardiograma pode colaborar no melhor entendimento ventilatório e hemodinâmico do paciente com SDRA. Essa síndrome cursa com alterações na circulação pulmonar e alveolar e frequentemente ocasiona aumentos importantes da resistência vascular pulmonar, com hipertensão pulmonar e aumento do trabalho do ventrículo direito. Essas alterações podem determinar o desenvolvimento de cor pulmonale (dilatação ventricular direita e discinesia septal), condição que pode ser detectada rapidamente por meio da US cardíaca.[40]

No Quadro 62.9, são indicadas algumas patologias pleuropulmonares e suas apresentações à USP.

Quadro 62.9 ■ Resumo das principais patologias pleuropulmonares e suas apresentações à USP.

Patologia	Artefato/achado	Extensão	Distribuição	Alterações pleurais
Pulmão sadio	Perfil A ou O (pode apresentar perfil B em dorso/zona 3)	Difuso	Bilateral Simétrico	Pleura fina Deslizamento pleural preservado
Pneumonia/broncopneumonia	Consolidação com sinal pseudotissular ou hiperecoico (fase inicial exsudativa), textura regular com margens mal definidas, aerobroncogramas dinâmicos	Focal ou multifocal Dorsal (mais frequente) Anterior ou lateral podem estar presentes	Unilateral (no início) Bilateral, assimétrica (conforme envolvimento pulmonar)	N/A
	Perfil B (síndrome intersticial) na pneumonia intersticial Linhas B irregularmente separadas	Focal Multifocal Anterior/lateral Dorsal	Unilateral (no início) Bilateral, assimétrica (conforme envolvimento pulmonar)	Alterações pleurais (espessada, irregular, consolidação subpleural), se perfil B Deslizamento pleural ausente ou diminuído Pode ter pulso pleural
Atelectasia	Consolidação com margem regular, sem aerobroncograma	Focal Anterior/lateral/dorsal	Unilateral	N/A
	Perfil A ou B (com atelectasia)	Focal anterior/lateral/dorsal	Unilateral	Pulso pleural
Edema pulmonar cardiogênico/hidrostático	Perfil B Linhas B regularmente separadas (edema septal) Linhas B múltiplas/coalescentes (edema alveolar)	Difusa, anterolateral (fase aguda, não tratada) Lateral (tratada, subaguda) Gravitacional dependente (não considerar em dorso)	Bilateral Simétrica Homogênea	Pleura fina com deslizamento pleural preservado
SDRA	Perfil B (síndrome intersticial) Linhas B irregularmente separadas Consolidação	Difusa Não gravitacional dependente	Bilateral, assimétrica, heterogênea (áreas poupadas de permeio)	Alterações pleurais (espessada, fragmentada, consolidação subpleural) Deslizamento pleural reduzido Pulso pleural
Alveolite	Perfil B (síndrome intersticial)	Difuso	Simétrica, bilateral	Alterações pleurais (espessada, fragmentada) Deslizamento pleural preservado
Fibrose pulmonar	Perfil B (síndrome intersticial)	Difuso (mais evidente em lobos inferiores)	Bilateral, simétrica	Alterações pleurais (espessada, cistos subpleurais) Deslizamento pleural ausente ou diminuído
Pneumotórax	Perfil A' com ponto pulmonar	Focal ou multifocal Dorsal (mais frequente) Anterior ou lateral podem estar presentes	Normalmente unilateral	Sem deslizamento pleural
Derrame pleural	Coleção intrapleural anecoica (transudato) Ecogênica e heterogênea nos derrames complexos (exsudato ou hemorrágico), pode ser septado	N/A	Unilateral ou bilateral	N/A
Infarto pulmonar	Consolidação pequena (1 a 3 cm) Hipoecogênica Bem delimitada	Focal Mais frequente em dorso e em lobo inferior direito	Unilateral (no início) Bilateral e assimétrica (se recorrente)	N/A
DPOC/asma	Perfil A ou O	Difuso	Bilateral e simétrico	Deslizamento pleural presente, pode estar diminuído ou ausente no DPOC

N/A: não se aplica; SDRA: síndrome do desconforto respiratório agudo; DPOC: doença pulmonar obstrutiva crônica. Adaptado de Via et al., 2012.[127]

▶ Ultrassonografia pulmonar | Ferramenta de monitoramento do paciente gravemente enfermo

Como destacado, a USP é uma excelente ferramenta para avaliar e quantificar a água pulmonar extravascular, além de poder fornecer ótima estimativa da aeração pulmonar. Frente às evidências, a USP pode ser utilizada como ótimo instrumento de monitoramento não invasivo pulmonar e hemodinâmico, além de, inclusive, predizer o risco de pacientes gravemente enfermos. Como todo bom método de monitoramento, a USP disponibiliza variáveis relevantes, dados interpretáveis, boa acurácia, reprodutibilidade e ausência de riscos ao paciente. Além disso, tem uma excelente relação custo-benefício e pode guiar mudanças na conduta médica.

Sua aplicabilidade no monitoramento hemodinâmico é baseada na quantificação de linhas B, as quais aparecem muito precocemente, antes mesmo de serem detectadas alterações nas trocas gasosas e do aparecimento de sintomas. Há evidências bastante robustas que demonstram a relação entre o número de linhas B e a quantidade de água pulmonar extravascular (APEV).[44] A avaliação das linhas B pela USP já foi inclusive comparada a métodos gravimétricos em modelos animais (método padrão-ouro para a quantificação de APEV), com os quais manteve boa correlação.[128]

Agricola et al. também avaliaram essa relação, utilizando como método padrão-ouro a medida por termodiluição transpulmonar, pelo sistema PiCCO (conforme ilustrado na Figura 62.23; r = 0,42 e p = 0,001).[129] Além disso, como a APEV é relacionada com a pressão de oclusão da artéria pulmonar (POAP), Agricola et al. também avaliaram a relação entre as linhas B e a POAP e demonstraram uma boa correlação (conforme ilustrado na Figura 62.23; r = 0,48, com p = 0,001).[129] Lichtenstein et al. demonstraram que perfil B nos pontos pulmonares anteriores é um forte indicador de que a pressão da artéria pulmonar ocluída (PAOP) se apresenta ≥ 18 mmHg (Figura 62.23).[130]

Enghard et al.[131] elaboraram um escore de quantificação de água pulmonar extravascular com apenas 4 pontos de avaliação no paciente em posição supina: EIC entre a terceira e a quarta costela e entre a sexta e a sétima costela, à direita e à esquerda da região paraesternal, entre a linha paraesternal e a linha hemiclavicular. Nesses pontos, foram contabilizadas as linhas B e atribuídas pontuações de acordo com o total de linhas encontradas:

- Ausência de linhas B: 0 ponto
- 1 linha B: 1 ponto
- 2 linhas B: 2 pontos
- 3 linhas B: 3 pontos
- 4 linhas B: 4 pontos
- 5 linhas B: 5 pontos
- Linhas B confluentes encobrindo mais de 50% do EIC: 6 pontos
- Mais de 75%: 7 pontos
- 100%: 8 pontos.

O escore variava, dessa maneira, entre 0 e 32 pontos. Esse escore total foi comparado à quantidade de água pulmonar extravascular aferida por termodiluição transpulmonar e os autores obtiveram uma excelente correlação (Spearman's, r = 0,91, p < 0,0001). Também foram avaliados diferentes escores para tentar predizer volumes mínimos de APEV. Um escore > 1,5 teve uma área sob a curva ROC para predizer APEV > 7 mℓ/kg de 0,94, com sensibilidade de 92,1% e especificidade de 91,7%. Um escore > 18,5 teve uma área sob a curva ROC para predizer APEV > 15 mℓ/kg de 0,9636, com sensibilidade de 92,3% e especificidade de 94,6%.[131]

Vale ressaltar que todos os estudos relacionados com a quantificação de linhas B utilizaram o método com o paciente em posição supina. Isso é relevante, já que as áreas de interesse para a avaliação da APEV são as anteriores e o edema pulmonar também está relacionado com a gravidade. Se o estudo for feito no paciente sentado ou mesmo com um ângulo maior de inclinação, a quantidade de linhas B encontradas na zona anterior do tórax pode aumentar.[132]

Nesses estudos, protocolos de análise também foram descritos e na sua maioria tinham 4, 8 ou 28 zonas de avaliação. Na tentativa de demonstrar quais deles tinham melhor acurácia, Pirompanich et al. compararam os 3 métodos à termodiluição transpulmonar, em pacientes com sepse, considerando aumento de APEV significativo um valor > 10 mℓ/kg. A sensibilidade e especificidade dos protocolos analisados para avaliar aumento significativo de APEV foram:

- Protocolo de 28 zonas com ponto de corte ≥ 39, S: 81,6% e E: 76,5%
- Protocolo de 8 zonas, S: 50% e E: 88,2%
- Protocolo de 4 zonas, S: 23,7% e E: 96,1%.[122]

Pacientes com insuficiência renal que apresentam diminuição da diurese e aqueles com má adesão à terapia de substituição renal tendem a evidenciar aumento de APEV e consequentemente de linhas B, as quais são, inclusive, relacionadas com perda de aeração pulmonar e menores taxas de PaO$_2$/FIO$_2$.[133-135] Esses artefatos diminuem com a terapia dialítica.[134] Trezi et al. avaliaram a variabilidade de veia cava inferior (VCI) e as linhas B em pacientes sob hemodiálise e verificaram que essas imagens podem ser um bom método de monitoramento nesse cenário (Quadro 62.10).[92] Essa abordagem pode ser uma alternativa atrativa no manejo individualizado do paciente com insuficiência cardíaca, hipervolêmico e com necessidade de hemodiálise (para inclusive determinar o volume efetivo retirado do paciente).[136] Mesmo após o transplante renal, situação na qual a oferta de fluidos tende a ser bastante generosa, as linhas B podem servir como medida de avaliação de congestão e possivelmente influenciar na conduta.[137]

Beaubien-Souligny et al. demonstraram que a presença de linhas B antes do início da hemodiálise foi associada à maior remoção de fluidos e que aqueles que mantinham linhas B em maior número após a segunda sessão de hemodiálise tinham maior probabilidade de serem hospitalizados por edema pulmonar ou por síndrome coronariana aguda (Figura 62.24). Esses dados corroboram a utilidade da USP em fornecer dados importantes para o manejo dessa população e que sua realização como rotina pode proporcionar benefícios significativos.[138] A USP pode inclusive ser usada como ferramenta prognóstica em pacientes sob hemodiálise (Quadro 62.11), como demonstrado por Saad et al., que evidenciaram aumento da mortalidade relacionado diretamente com o número de linhas B (p = 0,0049).[139]

Quadro 62.10 ■ Diagnóstico diferencial de pacientes com dispneia e dor torácica.

Deslizamento pleural ausente + linhas A	Lesão subpleural hipoecoica	Múltiplas linhas B	Superfície pulmonar normal	TVP
Pneumotórax	TEP Pneumonia Atelectasia compressiva Atelectasia obstrutiva Contusão pulmonar	Edema cardiogênico SDRA	DPOC Asmas Aspiração	TEP

TVP: trombose venosa profunda; TEP: tromboembolismo pulmonar; SDRA: síndrome do desconforto respiratório agudo; DPOC: doença pulmonar obstrutiva crônica. Adaptado de Reissig et al., 2011.[102]

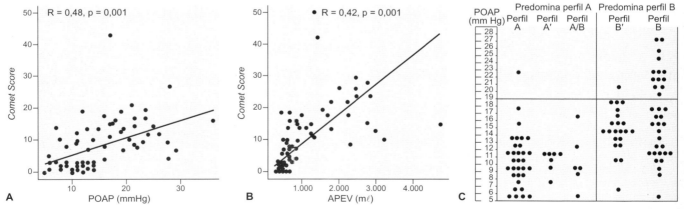

Figura 62.23 ■ **A.** Relação entre a quantificação de linhas B e a POAP. **B.** A relação entre a quantificação de linhas B e APEV aferida por termodiluição pelo sistema PiCCO®. **C.** Gráfico do estudo de Lichtenstein et al. demonstrando que, nos pacientes nos quais predominava o perfil B, quase que invariavelmente a POAP estava acima de 18 mmHg (o que não foi achado em pacientes sem perfil B). POAP: pressão de oclusão da artéria pulmonar; APEV: água pulmonar extravascular. (**A** e **B**, adaptadas de Agricola et al., 2004,[129] e **C**, de Lichtenstein et al., 2019[130].)

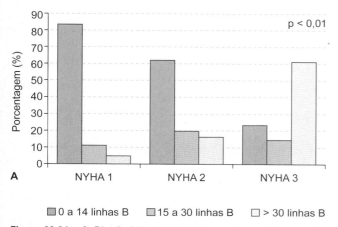
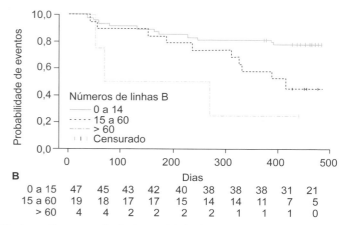

Figura 62.24 ▪ **A.** Distribuição de pacientes em hemodiálise com insuficiência cardíaca, em relação à quantidade de linhas B e a classificação da NYHA. **B.** Curva de sobrevida de pacientes em hemodiálise conforme a quantidade de linhas B. (Adaptada de Saad et al., 2018.)[139]

Quadro 62.11 ▪ Comparação da variação da quantidade de linhas B e o diâmetro da veia cava, antes e após a realização de hemodiálise.

	Pré-diálise	Pós-diálise	p
Peso (kg)	66,2 ± 13,1	65,8 ± 13,2	> 0,001
Pressão arterial média (mmHg)	94,4 ± 17,2	94,5 ± 15,6	NS
Total de linhas B (valor médio)	24,8 ± 25,3	8,6 ± 9,8	> 0,001
Diâmetro de veia cava inferior no final da inspiração (mm)	10,5 ± 5,7	7,6 ± 5,3	> 0,001
Diâmetro de veia cava inferior no final da expiração (mm)	116,6 ± 3,8	11,9 ± 4,6	> 0,001
Variação da colapsabilidade de veia cava inferior (%)	37,4 ± 23,4	43,1 ± 28,8	NS

NS: não significativo. Adaptado de Trezi et al., 2013.[92]

A quantidade de linhas B tem ainda correlação direta com a classe funcional da New York Heart Association em pacientes com insuficiência cardíaca, com as linhas B de Kerley e com o escore de água pulmonar à radiografia de tórax, com os níveis de BNP, além de se relacionar com o prognóstico de pacientes com insuficiência cardíaca e insuficiência coronariana.[129,139-145] A quantificação de linhas B em pacientes com insuficiência cardíaca aguda com edema pulmonar apresentou boa relação com escore radiográfico (r = 0,6, p < 0,0001), com NT-proBNP (r = 0,5, p < 0,0001), com NYHA (r = 0,44, p < 0,0001), com a relação E/e' (r = 0,6, p < 0,0001) e com a gravidade da insuficiência mitral (r = 0,47, p < 0,0001).[145]

Volpicelli et al. avaliaram 81 pacientes com insuficiência cardíaca descompensada. Neles, as linhas B foram contadas em 11 locais (6 no hemitórax direito e 5 no esquerdo), tiveram sua média aritmética calculada, que foi comparada à radiografia de tórax (como estimativa da APEV), com a clínica e o BNP. Todos os pacientes apresentavam linhas B na admissão, as quais desapareceram em relação direta com as alterações clínicas e radiológicas (todos com p < 0,05). Esses dados reforçam a utilidade da USP para avaliar a resposta terapêutica do paciente com insuficiência cardíaca descompensada.[146] As medidas terapêuticas bem-sucedidas tendem a evoluir com a rápida diminuição das linhas B nesses pacientes (ver Figura 62.25).[147]

Martindale et al. demonstraram que a avaliação seriada de linhas B por meio do escore simplificado e com 8 zonas de avaliação acompanhou a melhora dos sintomas e do padrão de congestão pulmonar em pacientes com edema pulmonar cardiogênico associado à crise hipertensiva.[148]

Mozzini et al. avaliaram 120 pacientes com insuficiência cardíaca no departamento de emergência de um hospital universitário e os randomizaram em 2 grupos, um no qual foram realizados exames de USP seriados em 24, 48 e 72 h após a admissão e na alta; e outro, no qual foi realizado apenas o exame de radiografia de tórax, conforme protocolo habitual de admissão. Além disso, foram realizadas a aferição do índice de colapsibilidade de veia cava inferior e a dosagem de NT-pro-BNP. O grupo de pacientes avaliados com USP teve, em geral, menor tempo até a alta (p < 0,01), além de terem tido mais modificações nas doses de diurético (p < 0,001). Ainda, foi observada forte associação entre a quantidade de linhas B, PaO_2 e NT-pro-BNP tanto no momento da admissão como na alta (p < 0,001). Os pacientes com IC mais grave já na admissão tiveram mais linhas B e o índice de variabilidade de veia cava inferior era inversamente proporcional ao número de linhas B (p < 0,001) (Figura 62.26).[149] A quantidade de linhas B na alta do paciente internado por insuficiência cardíaca se mostrou inclusive como um bom preditor de óbito em 6 meses (área sob a curva ROC: 0,83, com IC 95%: 0,77 a 0,90).[150]

Em outro estudo, foi estabelecido um protocolo de tratamento para insuficiência cardíaca descompensada com base em dados da USP, tendo como metas a resolução da congestão pulmonar (ausência de linhas B e de líquido pleural) e a aquisição de variáveis associadas ao desempenho cardíaco (redução das pressões de enchimento cardíaco, representadas pela relação E/e' < 15 e veia cava inferior < 2). Nesse estudo, os pacientes que tiveram a terapêutica baseada nos dados da USP, em comparação ao grupo-controle, tiveram maior resolução do padrão de congestão pulmonar (redução de sintomas, das pressões de enchimento cardíaco, do BNP, maior perda acumulada de líquidos e diminuição das linhas B; todos com p < 0,05). Isso foi relacionado com menor tempo de internação, melhor sobrevida em 90 dias e menores taxas de reinternação.[151]

Em uma revisão sistemática, realizada por Platz et al., a presença de 15 ou mais linhas B demonstrou estar relacionada com maiores taxas de reinternação e de mortalidade em pacientes com insuficiência cardíaca aguda (uma avaliação com 28 zonas). O mesmo ocorreu em pacientes ambulatoriais com insuficiência cardíaca crônica com 3 ou mais linhas B (avaliação com 5 a 8 zonas), conforme se pode apreciar na Figura 62.27.[152]

O Protocolo FALLS foi elaborado por Lichtenstein et al. e teve como base as informações obtidas por USP, ecocardiografia e análise da VCI. Nele, sugere-se um algoritmo de reanimação volêmica em pacientes com choque circulatório. O objetivo seria afastar, de forma sequencial, os 4 tipos de choque: obstrutivo, cardiogênico, hipovolêmico e séptico. O ecocardiograma é usado para estimar a função ventricular esquerda e avaliar se essa câmara é capaz de atuar adequadamente com uma pré-carga aumentada. Além disso, a avaliação do coração envolveria analisar as câmaras cardíacas direitas (afastar sobrecarga de câmaras direitas e outros sinais sugestivos de TEP e hipertensão pulmonar);

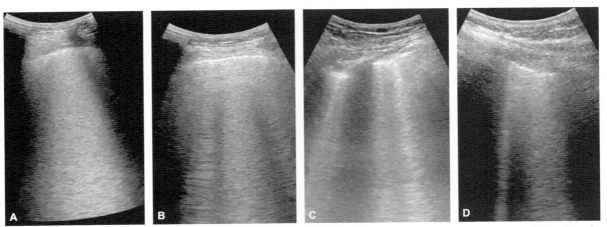

Figura 62.25 ■ Paciente com edema pulmonar cardiogênico. Da esquerda para a direita: no início do tratamento, com linhas B coalescentes; diminuição das linhas B com o tratamento voltado para a descompensação da insuficiência cardíaca; e regressão quase completa com a melhora clínica do paciente (todas as imagens obtidas em zona anterior do tórax).

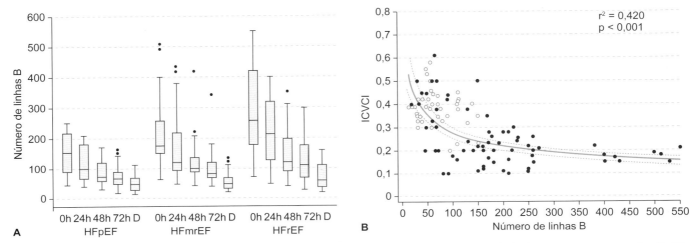

Figura 62.26 ■ Evidencia-se aumento da quantidade de linhas B em pacientes mais graves tanto na admissão como no momento da alta (**A**); redução das linhas B relacionada com a evolução do paciente internado com insuficiência cardíaca; correlação entre a quantidade de linhas B e o índice de colapsibilidade de veia cava inferior (**B**). HFpEF: insuficiência cardíaca com fração de ejeção preservada; HFmrEF: insuficiência cardíaca com fração de ejeção moderadamente reduzida; HFrEF: insuficiência cardíaca com fração de ejeção reduzida. (Adaptada de Mozzini et al., 2018.)[149]

a análise da VCI permitiria a estimativa da pré-carga; e por fim, a USP seria usada para detectar a presença e quantificar as linhas B nas áreas anterolaterais do tórax. Mesmo quando o ecocardiograma não pudesse ser aplicado, sugerem os autores, o examinador teria, por meio da análise da USP e da VCI, dados suficientes para um monitoramento satisfatório do paciente. Resumidamente, diante de um paciente com choque circulatório, a ausência de linhas B sugeriria PAOP < 18 mmHg e baixo volume de APEV, o que autorizaria a reanimação volêmica (já que em tese o paciente ainda se encontraria na fase de dependência de pré-carga, ou seja, ainda seria fluidorresponsivo) até o surgimento de linhas B (quando o paciente já se encontraria na fase de platô da curva de Frank-Starling, ou seja, não seria mais fluidorresponsivo).[153]

Zheng et al. utilizaram um protocolo de quantificação de linhas B em 8 áreas (4 de cada lado, nas regiões anterior e lateral, superior e inferior) e demonstraram que o número máximo de linhas B encontrado em algum dos campos teve relação direta com a magnitude da PSAP, com r = 0,812; p < 0,0001. Os autores também obtiveram uma equação de regressão linear que permitiria o cálculo da PSAP:[154]

$$y = 6,06\,x + 17,57$$

Em que x representa o número de linhas B e y indica a PSAP.

E também observaram que o achado de 4 ou mais linhas B em alguma zona de avaliação evidenciou sensibilidade de 85% e especificidade de 87,2% para predizer um PSAP > 30 mmHg.[154]

Lee et al. desenvolveram um protocolo de otimização volêmica baseado na integração de dados provenientes da análise da veia cava inferior e da USP. Neste, a veia cava inferior seria inicialmente avaliada e, dependendo do aspecto de 1 dos seus 2 polos (diâmetro reduzido, com ampla variabilidade versus distendida e fixa), a administração de fluidos poderia ou não ser descartada. Naqueles pacientes com diâmetro de veia cava variável (ou quando houvesse dúvida), a USP seria realizada. Se a avaliação ultrassonográfica revelasse um perfil A, fluidos poderiam ser ofertados, e se houvesse linhas B, a administração de volume deveria, em princípio, ser evitada.[155]

A aeração pulmonar pode ser avaliada de modo satisfatório por meio da USP. Com base nisso, Rouby et al. realizaram um estudo no qual compararam os dados da USP àqueles fornecidos pela curva pressão-volume para avaliar a resposta às manobras de recrutamento alveolar. No estudo, foi realizada a análise em 12 pontos de avaliação pulmonar (ver Figura 62.3), nos quais foram procurados 4 grupos de artefatos: consolidação, linhas B múltiplas, linhas B coalescentes e

Capítulo 62 ■ Ultrassonografia Pulmonar na Unidade de Terapia Intensiva

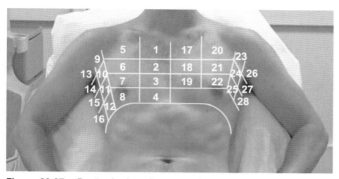

Figura 62.27 ■ Razão de risco (*hazard ratio* [HR]) para a mortalidade hospitalar em pacientes com insuficiência cardíaca aguda e crônica: nos pacientes agudos, com um ponto de corte de 15 ou mais linhas B em avaliação de 28 zonas com a USP (ver Figura 62.24); e nos crônicos, com uma análise de 5 a 8 zonas e ponto de corte de 3 ou mais linhas B. Ambos os grupos apresentaram risco quatro vezes maior de eventos. (Adaptada de Platz *et al.*, 2017.)[152]

Quadro 62.12 ■ Escore de reaeração pulmonar para estimativa de recrutamento alveolar.

Quantificação de reaeração			Quantificação da perda de aeração		
+ 1 ponto	+ 3 pontos	+ 5 pontos	– 5 pontos	– 3 pontos	– 1 ponto
B1 × N	B2 × N	C → N	N → C	N → B2	N × B1
B2 × B1	C × B1			B1 → C	B1 → B2
C × B2					B2 → C

B1: moderada perda de aeração pulmonar (múltiplas linhas B com espaço irregular, ou ≥ 7 mm); B2: perda grave de aeração pulmonar (múltiplas linhas B coalescentes, com espaço ≤ 3 mm); C: consolidação pulmonar; N: normal. Adaptado de Bouhemad *et al.*, 2011; e Bouhemad *et al.*, 2010.[7,8]

pulmão aerado. A partir desses dados, determinaram diferentes valores para cada achado, com o intuito de gerar um escore de acordo com a resposta às manobras de aeração (Quadro 62.12). Em pacientes com SDRA, um escore de reaeração ≥ 18 foi relacionado com um recrutamento > 600 mℓ; enquanto um escore ≤ 14, a um volume de 75 a 450 mℓ.[7] O escore também foi aplicado em pacientes com PAV, antes do início da antibioticoterapia, e 7 dias após (em comparação aos achados tomográficos). Nesse cenário, um escore ≥ 5 foi associado a um recrutamento ≥ 400 mℓ, enquanto escores < –10 foram associados à perda de aeração pulmonar > 400 mℓ e falha na antibioticoterapia.[8]

Shen *et al.* também mostraram uma boa correlação entre as mudanças da USP e as curvas de pressão-volume durante o recrutamento alveolar (r = 0,82, p < 0,01), bem como com o aumento da PaO_2 induzido por tais manobras (r = 0,66, p < 0,01). Contudo, salientaram o fato de a USP ter limitações significativas quanto à avaliação da hiperinsuflação pulmonar, o que limita seu uso de modo isolado no monitoramento do recrutamento.[156]

O escore de aeração também pode ser empregado em pacientes em posição prona. Wang *et al.* realizaram a avaliação de pacientes com SDRA em posição prona, antes de completar 1 h, com 3 h e com 6 h, e demostraram redução do escore dentro das primeiras 3 h de avaliação. Esses pacientes que demonstraram melhoria da aeração pulmonar, com uma relação PaO_2/FIO_2 ≥ 300 mmHg no sétimo dia em posição prona foram denominados como *potencial de posição prona (PPP) positivo*, e os que tiveram < 300 mmHg, *PPP negativo*. No momento zero, não houve diferença entre os escores de aeração dos pacientes PPP positivos e negativos, assim como entre os que sobreviveram e os que evoluíram para óbito (ambos com p > 0,05). Contudo, ao final de 3 h, houve redução significativa do escore em geral (19,3 ± 7,8 *vs.* 26,7 ± 6,3; p < 0,001), o que não foi observado ao final de 6 h (19,3 ± 7,8 *vs.* 19,2 ± 7,2; p = 0,511). Ao avaliar individualmente o grupo PPP positivo, a diferença foi mais significativa (23,8 ± 6,5 e 14,1 ± 7,0, p < 0,01). Esses pacientes tiveram índice de reaeração de 10 ± 4,4, bem superior ao grupo PPP negativo (4,9 ± 3,1; p < 0,001). Os pacientes que sobreviveram tiveram maior aeração pulmonar (26,3 ± 6,5 para 18,1 ± 7,6 p < 0,001) em comparação àqueles que morreram (27,7 ± 5,9 para 22,5 ± 7,8, p < 0,001) e, em consequência, maior escore de reaeração

(8,3 ± 4,9 *vs.* 5,2 ± 2,4; p < 0,05). A sensibilidade e a especificidade de um escore de reaeração > 7 para sobrevivência foram respectivamente de 51,5% e 75%, com uma área sob a curva ROC de 0,702 (IC 95%: 0,547 a 0,857).[12]

Haddam *et al.* avaliaram, em um estudo multicêntrico, a progressão do escore de aeração em pacientes com SDRA e com PaO_2/FIO_2 < 150, por meio de USP, 1 h antes e 1 h após a colocação dos indivíduos em posição prona. Em seguida, mantiveram o paciente por, no mínimo, 16 h nessa posição e repetiram o exame 1 h antes e 1 h após o retorno do paciente à posição supina. Apesar de não terem detectado diferença significativa entre os pacientes com SDRA focal e não focal, assim como não terem conseguido distinguir um padrão específico para determinar os que tiveram boa resposta à mudança de decúbito, observaram que os pacientes com SDRA não focal tiveram um ganho de aeração mais significativo em áreas anteriores. Também não foi descrita associação entre a resposta da oxigenação e a mudança da aeração.[157]

Prat *et al.*, ao realizarem USP antes de pronar os pacientes e 2 h após retornarem à posição supina, observaram que o escore de aeração poderia ser usado para prever quais pacientes teriam maior chance de melhorar em resposta à manobra, tanto inicial (2 h após a mudança de decúbito) como tardiamente (2 h, após 12 h em posição prona). Nessa análise, um padrão normal nas regiões anterobasais esquerda e direita teve especificidade e valor preditivo positivo de 100%, com sensibilidade e valor preditivo negativo de 58% para avaliar a resposta inicial; para avaliar a resposta tardia, manteve-se a especificidade e o valor preditivo-positivo de 100%, com breve redução da sensibilidade para 54%, e do valor preditivo negativo para 50%. Além disso, observaram que não houve pacientes com aspecto normal entre os que não responderam.[158]

A avaliação da aeração pulmonar é feita pela observação das linhas B e das consolidações (como descrito anteriormente). Assim, fatores que podem ser relacionados com a falha na extubação, como edema pulmonar, excesso de secreção e fraqueza muscular, acabam por resultar em diminuição da aeração pulmonar. Isso sugere que os escores de aeração pulmonar podem ter papel significativo na predição da extubação (Figura 62.28). Infelizmente, a incidência de falha de extubação ainda é relativamente alta e relacionada, entre outros motivos, com fraqueza muscular, quantidade de secreção e edema pulmonar. A USP pode detectar várias das condições associadas à falha de extubação, como excesso de APEV e diminuição da aeração pulmonar. Isso pode ser complementado com a análise da função diafragmática (amplitude e contração) e com o ecocardiograma, que avaliariam a força muscular e a função cardíaca, respectivamente. Quanto menor for o volume de APEV e menos consolidado for o pulmão, maior a chance de sucesso da extubação, que pode ainda ser maior se o diafragma tiver contratilidade e amplitude de movimentação adequadas, bem como se a função cardíaca for preservada. Como a incidência de falha no desmame ventilatório ainda é alta (31%), um monitoramento rigoroso desses dados dinâmicos para orientar medidas para melhorar o desempenho cardiorrespiratório ótimo pode ser de valor para diminuir

Zanatta et al. demonstraram como a USP pode influenciar no manejo de pacientes com insuficiência respiratória aguda associada à descompensação do DPOC ou de insuficiência cardíaca. Em uma análise de caso-controle, os pacientes que foram submetidos à USP tiveram terapêutica farmacológica considerada mais adequada (p < 0,01). Além disso, a avaliação com USP definiu maior uso de ventilação não invasiva nos pacientes com descompensação de DPOC (p = 0,011).[171]

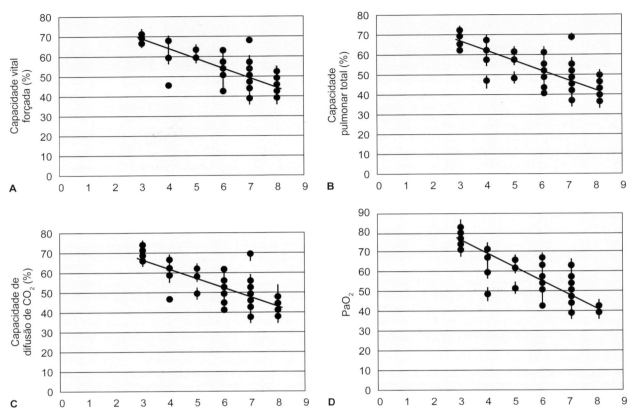

Figura 62.29 ■ Correlação entre a distância entre as linhas B e a função pulmonar (**A**), a capacidade vital forçada (**B**), a capacidade pulmonar total (**C**) e a capacidade de difusão do CO_2 (**D**) PaO_2. CO_2: gás carbônico; PaO_2: pressão parcial de oxigênio. (Adaptada de Hasan e Makhlouf, 2014.)[167]

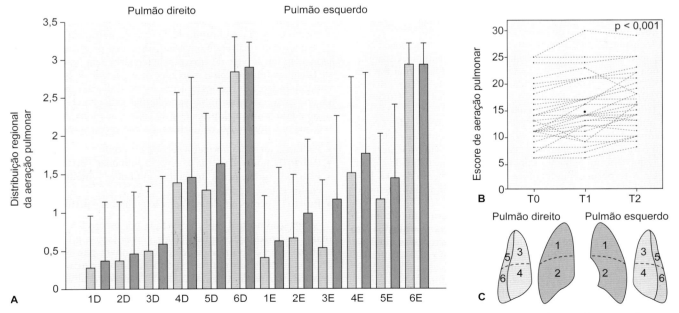

Figura 62.30 ■ **A**. Distribuição do escore pulmonar nas diferentes áreas de avaliação pulmonar, demonstradas em (**C**). Em (**B**), escore de aeração pulmonar* dos pacientes no tempo T0 (antes da infusão volêmica), T1 (após infusão volêmica) e T2 (40 minutos após término da infusão), evidenciando aumento significativo (p < 0,001). *O escore varia de 0 a 36, com a pontuação dada da seguinte forma: normal = 0 pontos; B1 (edema intersticial) = 1 ponto; B2 (edema intersticial e alveolar) = 2 pontos; C (consolidação pulmonar) = 3 pontos. (Adaptada de Caltabeloti et al., 2014.)[168]

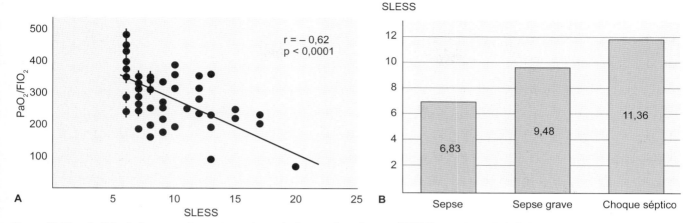

Figura 62.31 ■ **A.** Relação inversa entre o escore de perda de aeração pulmonar (SLESS) e a relação PaO_2/FIO_2. **B.** Relação entre a gravidade da sepse e o escore SLESS. PaO_2: pressão parcial de oxigênio; FIO_2: fração inspirada de oxigênio. (Adaptada de Santos, 2013.)[169]

▶ Vantagens e limitações do método

A USP é um exame rápido, de fácil aprendizado, reprodutível, que pode ser feito à beira do leito, sem causar danos ou riscos ao paciente e de baixo custo. Além disso, é um exame dinâmico e não invasivo, que é capaz de orientar o médico no diagnóstico, no monitoramento, na tomada de decisão e ainda guiar procedimentos invasivos.

Comparada a métodos tradicionalmente utilizados para a avaliação pulmonar, a USP tem se mostrado superior à radiografia e apresentado resultados próximos à TC de tórax na abordagem de várias patologias.

A radiografia, apesar de ainda ser o exame mais amplamente utilizado na rotina do cuidado do paciente gravemente enfermo, tem inúmeras limitações, com desempenho e eficiência questionáveis. Primeiramente, por não ser realizada em condições ideais (a imagem obtida é anteroposterior, o que aumenta a área cardíaca e diminui a visualização das áreas pulmonares retrocardíacas); segundo, há dificuldades na obtenção das imagens no momento correto do ciclo ventilatório (com o pulmão inteiramente expandido) e em realizar a centralização plena do paciente para a obtenção adequada da imagem. Além disso, é quase sempre impossível retirar as escápulas da frente dos campos pulmonares no momento da obtenção da imagem, e em vários exames não são visualizadas as cúpulas diafragmáticas.[5,172-174] Somado a isso, a radiografia tem precisão apenas moderada para avaliar opacidades causadas por patologias cardiopulmonares, sendo inespecífica quanto à sua etiologia. Pode inclusive não detectar adequadamente alterações parenquimatosas unilaterais (como edema pulmonar, pneumonia e hemorragia alveolar, por exemplo).[175]

A USP, por sua vez, foi superior à radiografia, em muitos estudos, na avaliação diagnóstica das mais diversas patologias pleuropulmonares, como pneumonia, atelectasia, pneumotórax, TEP e edema pulmonar.[2,175] Demonstrou ser muito superior à radiografia e aos principais achados clínicos (exame físico e laboratorial) na avaliação diagnóstica da dor pleurítica no pronto-socorro.[176] Além disso, consegue detectar derrames pleurais de volumes muito pequenos (que não seriam visualizados na radiografia), pode trazer dados sobre a possível etiologia da efusão pleural (exsudato ou transudato) e até servir como ferramenta para guiar toracocentese e drenagem torácica, diminuindo complicações e aumentando a rapidez na realização e a segurança do procedimento.[13]

Bourcier et al. encontraram ampla superioridade da USP sobre a radiografia de tórax no diagnóstico de pneumonia no setor de emergência:

- Sensibilidade: 95% vs. 60%, p < 0,01
- Especificidade: 56% vs. 76%, p = 0,09
- Valor preditivo positivo: 93% vs. 93%, p = ns
- Valor preditivo negativo: 67% vs. 25%, p < 0,01.[177]

Inglis avaliou a correlação entre USP, radiografia de tórax e exame físico na detecção de patologias pulmonares em pacientes internados na UTI. A concordância entre os métodos oscilou entre apenas razoável a moderada (US × radiografia: κ = 0,31; radiografia × exame físico: κ = 0,29; US × exame físico: κ = 0,22). No entanto, nesse estudo, os autores evidenciaram que a USP teve maior taxa de achados de normalidades que os demais métodos (16,2% em relação à radiografia, com $x^{(2)} = 64,1$, p < 0,001) e frente ao exame físico (23,5%, $x^{(2)} = 121,9$, p < 0,001).[178]

Apesar de uma importante heterogeneidade entre os estudos avaliados, a metanálise realizada por Winkler et al. corroborou esses dados, ao demonstrar uma significativa vantagem da USP em diagnosticar a etiologia dos sintomas respiratórios de pacientes internados em UTI. Nessa análise, foram avaliados 10 estudos, envolvendo um total de 543 pacientes. A radiografia de tórax teve sensibilidade de 49% (IC 95%: 40 a 58%) e especificidade de 92% (IC 95%: 86 a 95%) em comparação à TC de tórax; a USP, por sua vez, teve sensibilidade de 92% (IC 95%: 86 a 95%) e especificidade de 94% (IC 95%: 90 a 97%), o que deixa evidente que a utilização apenas da radiografia pode propiciar falhas diagnósticas em um número considerável de pacientes e que a USP pode ser útil para melhorar a acurácia diagnóstica nessa população.[179] Além dessas vantagens, a implantação do uso de USP como exame de rotina em uma UTI, como demonstrado por Brogi et al., pode reduzir de modo significativo o número de radiografias. Nesse estudo, a média de exames de radiografia na admissão foi reduzida de 0,97 exames por paciente para 0,42 (p = 0,012), o que correspondeu à redução de 57% dos custos envolvidos com o exame.[180]

A TC de tórax ainda é considerada o exame padrão-ouro para a investigação de patologias pleurais e pulmonares. Pode também colaborar com informações diagnósticas adicionais em até 70% dos casos (com relação às informações fornecidas pela radiografia) e alterar a conduta em até 40% desses casos. Porém exige uma logística que nem sempre é simples e que apresenta riscos de transporte (o paciente precisa ser retirado de seu leito e ser afastado da UTI, o que pode influenciar na função ventilatória, provocar extubação acidental, e perda acidental de cateteres venosos, entre outros problemas). Além disso, nem sempre está disponível em todos os serviços hospitalares e é associada à exposição de grande carga de radiação. Por sua vez, a USP, além de segura, é portátil, pode ser usada à beira do leito, repetida quantas vezes for preciso e não apresenta riscos relacionados, além de ter uma correlação bastante aceitável com a TC de tórax (Quadro 62.15).[13,181-184]

A utilização conjunta da USP com a ecocardiografia transtorácica (ETT) pelo intensivista pode aumentar ainda mais a acurácia diagnóstica. Bataille et al. conseguiram demonstrar tal vantagem ao avaliar a USP utilizada isoladamente com a sua complementação com o ETT. A análise conjunta dos dois métodos apresentou maior área sob a curva ROC para o diagnóstico de edema pulmonar cardiogênico (0,97

Quadro 62.15 ■ Comparação da ultrassonografia pulmonar (USP) e da radiografia de tórax com a tomografia computadorizada de tórax (método padrão-ouro).

Patologia	US/RX	TC+	TC−	Sensibilidade (%)	Especificidade (%)	VPP (%)	VPN (%)	Acurácia
Consolidação	US+	66	4	100	78	94	100	95
	US−	0	14					
	RX+	25	2	38w	89	93	28	49
	RX−	41	16					
Pneumotórax	US+	6	5	75	93	55	97	92
	US−	2	71					
	RX+	0	1	0	99	0	90	89
	RX−	8	75					
Derrame pleural	US+	63	0	100	100	100	100	100
	US−	0	21					
	RX+	41	4	65	81	91	44	69
	RX−	22	17					
Síndrome intersticial	US+	51	2	94	93	96	90	94
	US−	3	26					
	RX+	25	6	46	80	81	45	58
	RX−	29	24					

RX: radiografia; US: ultrassonografia; TC: tomografia computadorizada; +: confirma o diagnóstico; −: exclui o diagnóstico; VPP: valor preditivo positivo; VPN: valor preditivo negativo. Adaptado de Xirouchaki et al., 2011.[184]

vs. 0,68 – p < 0,001), TEP (0,85 vs. 0,8 – p = 0,001), pneumonia (0,9 vs. 0,6 – p < 0,001) e pneumotórax (0,95 vs. 0,8 – p < 0,001). Nessa série, o uso conjunto dos dois exames resultou em aumento significativo de diagnósticos corretos, tanto de edema pulmonar cardiogênico (94% vs. 65% – p = 0,003) como de pneumonia (83% vs. 66% – p = 0,016). Além disso, foi detectada tendência para aumento de diagnóstico de pneumotórax (75% vs. 58% – p = 0,67), apesar de não resultar em impacto no diagnóstico correto de TEP.[185]

A USP, assim, apresenta resultados significativamente melhores do que a radiografia de tórax no diagnóstico de patologias pleuropulmonares. Sua implantação tende a reduzir o número de radiografias e tomografias e, consequentemente, os custos associados. Peris et al. demonstraram que a implementação da USP reduziu, no serviço dos autores, o pedido de radiografias em 26% (p < 0,001) e de tomografia de tórax em 47% (p < 0,001%). Além disso, essa redução foi diretamente proporcional ao tempo do estudo (ou seja, com a maior adesão ao método, mais respostas foram obtidas com a USP e menos exames complementares foram necessários, o que diminuiu posteriormente ainda mais a realização de radiografias e tomografias).[63]

Cabe lembrar que a utilização da USP em algumas patologias específicas e em pacientes não críticos não é corroborada por evidências tão sólidas, como é o caso da tuberculose. Apesar disso, Di Gennaro et al. realizaram uma revisão sistemática sobre o tema e constataram que a USP é geralmente empregada para detectar, caracterizar e quantificar a tuberculose, avaliar o padrão do parênquima pulmonar, identificar linfonodos mediastinais (em crianças, evidenciou linfonodos em até 67% dos pacientes com radiografia negativa), guiar procedimentos (biopsia) e detectar o espessamento pleural residual após o tratamento. Contudo, os resultados dessa revisão não foram muito consistentes, sobretudo pela escassez de trabalhos.[186] Outros cenários podem se favorecer da USP, entretanto, uma revisão sistemática realizada por Battle et al. demonstrou que esse exame pode ser superior à radiografia de tórax no diagnóstico de fratura de costelas.

A USP pode também trazer informações importantes para o tratamento do paciente politraumatizado. Entre as vantagens nesse contexto estão permitir o diagnóstico de pneumotórax e de hematoma de parede torácica, a análise de derrame pleural e a avaliação da contusão pulmonar.[102] Em decorrência disso, foi acrescentado ao já tradicional exame de US básica de urgência desses pacientes o FAST, o qual, acrescido da USP, recebe a denominação de E-FAST.[46] As vantagens são rapidez e dinamismo em relação à radiografia, maior segurança, confiabilidade, e poder servir para guiar procedimentos. Pode também reduzir chances de erros, como ao dirimir a confusão entre derrame pleural e ruptura diafragmática com herniação visceral, o que poderia levar à drenagem torácica indevida nesses casos.[187]

Uma metanálise publicada pela Cochrane, em 2018, avaliou a utilização da US point of care em pacientes com trauma toracoabdominal contuso, em que a USP apresentou sensibilidade de 96% (IC 95%: 88 a 99%) e especificidade de 99% (IC 95%: 97 a 100%) para o diagnóstico de lesões pulmonares.[188] Como já ressaltado, a US também pode ser útil para o diagnóstico de fraturas de costelas, muito comuns no politrauma. Uma costela fraturada apresentará descontinuidade da margem cortical do osso no seu eixo longo. Uma revisão sistemática realizada por Battle et al. sugeriu que, apesar da baixa qualidade dos estudos existentes sobre o tema, há uma tendência de superioridade da US em relação à radiografia de tórax para o diagnóstico de fraturas de costelas.[179]

Muitas das principais causas de parada cardiorrespiratórias (PCR) podem ser diagnosticadas pela USP. Em razão disso, Lichtenstein elaborou um protocolo intitulado SESAME, no qual o intensivista, com o auxílio da US, procura a existência de causas possíveis de PCR, como pneumotórax ou TEP, por exemplo.[189] Essa abordagem poderia contribuir para melhorar o resultado da reanimação. Nos pacientes com choque circulatório (anteriormente, durante e após a PCR, com o retorno da circulação espontânea), é muito importante para avaliar a presença de linhas B, a existência de pneumotórax ou de derrame pleural e pode ter também um papel complementar relevante, auxiliando a verificar a correção da intubação endotraqueal utilizada desde o momento da intubação (por meio de deslizamento pleural bilateral), a presença de linhas B (orientando a restrição da oferta de fluidos) e em busca da causa da PCR (pneumotórax, hipovolemia ou potencial etiologia cardíaca).[190,191]

Como já ressaltado anteriormente, o deslizamento pleural permite constatar o correto posicionamento do tubo endotraqueal. Falha na técnica levando a posicionamento inadequado do tubo no esôfago determina ausência de deslizamento pleural quando o paciente é ventilado por meio artificial (exceto durante eventuais incursões ventilatórias espontâneas). Intubações seletivas resultam em deslizamento pleural ipsilateral ao tubo, enquanto o lado não ventilado pode cursar com ausência de deslizamento pleural, por vezes associada à pulsação sincronizada com os batimentos cardíacos.[188,192] O chamado pulso pulmonar tem sensibilidade de 93% e especificidade de 100% para detectar intubação seletiva.[188]

A USP pode inclusive mudar a conduta médica em pacientes gravemente enfermos.[193] Xirouchaki et al. realizaram estudo no qual acompanharam 189 pacientes de UTI sob ventilação mecânica com 253 exames e obtiveram informações que induziram mudança de

32. Lichtenstein D, Meziere G, Biderman P, Gepner A. The comet-tail artifact: An ultrasound sign ruling out pneumothorax. Intensive Care Med. 1999;25:383-8.
33. Ketelaars R, Gülpinar E, Roes T, Kuut M, van Gefen GJ. Which ultrasound transducer type is best for diagnosing pneumothorax? Crit Ultrasound J. 2018;10:27.
34. Havelock T, Teoh R, Laws D et al. Pleural procedures and thoracic ultrasound: British Thoracic Society pleural disease guideline 2010. Thorax. 2010;65(Suppl 2): i61–76.
35. Laursen CB, Graumann O, Davidsen JR, Madsen PH. Pitfall in lung ultrasound: "Pseudo B-line" seen in both hydropneumothorax and in a cup of coffee. BMJ Case Rep. 2014 Mar 28;2014.
36. Williams SR et al. The FAST and E-FAST in 2013: Trauma ultrasonography: Overview, practical techniques, controversies, and new frontiers. Crit Care Clin. 2014;30:119-50.
37. Helland G et al. Comparison of four views to single-view ultrasound protocols to identify clinically significant pneumothorax. Academic Emergency Medicine. 2016;23:1170-5.
38. Raman D et al. Utilization of thoracic ultrasound for confirmation of central venous catheter placement and exclusion of pneumothorax: A novel technique in real-time application. Journal of Intensive Care Medicine. 2017;1-5. doi: 10.1177/0885066617705839.
39. Izcue AL et al. Diagnóstico ecográfico del neumotórax. Radiología. 2012. http://dx.doi.org/10.1016/j.rx.2012.09.003.
40. Corradi F, Brusasco C, Pelosi P. Chest ultrasound in acute respiratory distress syndrome. Curr Opin Crit Care. 2014;20.
41. Steenvoonden TS, Hlderink B, Elbers PWG, Tuinman PR. Lung point in the ansence of pneumothorax. Intensive Care Med. https://doi.org/10.1007/s001.34-018-5112-1.
42. Stone MB, Chiltrom M, Chase K, Lichtenstein D. The heart point sign: description of a new ultrasound finding suggesting pneumothorax. Society for Academic Emergency Medicine. 2010. doi: 10.1111/j.1553-2712.2009.00660.x.
43. Zieleskiewicz L et al. Echographie pleuropulmonaire: Applications cliniques et perspectives en réanimation. Annales Françaises d'Anesthéésie et de Reéanimation. 2012;(31)793-801.
44. Shyamsundar et al. Clinical review: The role of ultrasound in estimating extra-vascular lung water. Critical Care. 2013;17:237.
45. Zhang M, Liu ZH, Yang JX et al. Rapid detection of pneumothorax by ultrasonography in patients with multiple trauma. Crit Care. 2006;10:R112.
46. Kirkpatrick AW et al. Hand-held thoracic sonography for detecting post-traumatic pneumothoraces: The extended focused assessment with sonography for trauma (EFAST). J Trauma. 2004;57:288-95.
47. Staub LJ, Biscaro RRM, Kaszubowski E, Maurici R. Chest ultrasonography for the emergency diagnosis of traumatic pneumothorax and haemothorax: A systematic review and meta-analysis injury. Int J Care Injured. 2018;(49)457-66.
48. Cattarossi L, Copetti R, Brusa G, Pintaldi S. Lung ultrasound diagnostic accuracy in neonatal pneumothorax. Can Respir J. 2016;2016:6515069. doi: 10.1155/2016/6515069.
49. Rose G et al. A novel method of assessing for lung sliding using Doppler imaging. American Journal of Emergency Medicine. 2017;35:1738-42.
50. Volpicelli G et al. Semi-quantification of pneumothorax volume by lung ultrasound. Intensive Care Med. 2014;40:1460-7.
51. Contou D et al. Management of primary spontaneous pneumothorax by intensivists: an international survey. Intensive Care Med. 2016;42:1508-10.
52. Galbois A et al. Pleural Ultrasound compared with chest radiographic detection of pneumothorax resolution after drainage. Chest. 2010;138:648-55.
53. Mattison LE, Coppage L, Alderman DF, Herlong JO, Sahn SA. Pleural effusions in the medical ICU: Prevalence, causes, and clinical implications. Chest. 1997;111(4):1018-23.
54. Fartoukh M, Azoulay E, Galliot R et al. Clinically documented pleural effusions in medical ICU patients: How useful is routine thoracentesis? Chest. 2002;121(1):178-84.
55. Blackmore CC, Black WC, Dallas RV, Crow HC. Pleural fluid volume estimation: A chest radiograph prediction rule. Acad Radiol. 1996;3(2):103-9.
56. Maslove DM, Chen BT, Wang H, Kuschner WG. The diagnosis and management of pleural effusions in the ICU. J Intensive Care Med. 2013;28(1):24-36.
57. Graf J. Pleural effusion in the mechanically ventilated patient. Curr Opin Crit Care. 2009;15(1):10-7.
58. Azoulay E. Pleural effusions in the intensive care unit. Curr Opin Pulm Med. 2003;9(4):291-7.
59. Gryminski JKP, Lypacewicz G. The diagnosis of pleural effusion by ultrasonic and radiologic techniques. Chest. 1976;70(1):33-7.
60. Roch A, Bojan M, Michelet P et al. Usefulness of ultrasonography in predicting pleural effusions > 500 mℓ in patients receiving mechanical ventilation. Chest. 2005;127(1):224-32.

61. Xirouchaki N, Magkanas E, Vaporidi K. Lung ultrasound in critically ill patients: Comparison with bedside chest radiography. Intensive Care Med. 2011;(37:)1488-93.
62. Usta E, Mustafi M, Ziemer G. Ultrasound estimation of volume of postoperative pleural effusion in cardiac surgery patients. Interact Cardiovasc Thorac Surg. 2010;10(2):204-7.
63. Peris A et al. the use of point-of-care bedside lung ultrasound significantly reduces the number of radiographs and computed tomography scans in critically ill patients. Anesth Analg. 2010;111:687-92.
64. Remérand F, Dellamonica J, Mao Z et al. Multiplane ultrasound approach to quantify pleural effusion at the bedside. 2010 April;(36)4:656-64.
65. Vignon P, Chastagner C, Berkane V et al. Quantitative assessment of pleural effusion in critically ill patients by means of ultrasonography. Crit Care Med. 2005;33(8):1757-63.
66. Teichgräber UKM, Hackbarth J. Sonographic bedside quantification of pleural effusion compared to computed tomography volumetry in ICU patients. Ultrasound Int Open. 2018;4:E131-E135.
67. Schmidt O, Simon S, Schmitt R et al. Volumetrie von Pleuraergüssen bei multimorbiden, postoperativen patienten einer operativen intensivstation, vergleich von sonographie und thoraxbettaufnahme. Zentralbl Chir. 2000;125:375-9.
68. Prina E, Torres A, Carvalho CRR. Lung ultrasound in the evaluation of pleural effusion. J Bras Pneumol. 2014;40(1):1-5.
69. Yang PC, Luh KT, Chang DB, Wu HD, Yu CJ, Kuo SH. Value of sonography in determining the nature of pleural effusion: Analysis of 320 cases. Am J Roentgenol. 1992;159:29-33.
70. Brogi E, Gargani L, Bignami E et al. Thoracic ultrasound for pleural effusion in the intensive care unit: A narrative review from diagnosis to treatment. Critical Care. 2017;21:325.
71. Han J, Xiang H, Ridley WE, Ridley LJ. Plakton sign: Pleural efusion. The royal Australian and New Zealand College of Radiologist. 2018. doi:10.1111/1754-9485.22_12785.
72. Han J, Xiang H, Ridley WE, Ridley LJ. Jellyfish sign: Pleural efusion. The royal Australian and New Zealand College of Radiologist. 2018. doi: 10.1111/1754-9485.20_12785.
73. Cartaxo AM, Vargas FS, Salge JM et al. Improvements in the 6-min walk test and spirometry following thoracentesis for symptomatic pleural effusions. Chest. 2011;139(6):1424-9.
74. Goligher EC, Leis JA, Fowler RA, Pinto R, Adhikari NK, Ferguson ND. Utility and safety of draining pleural effusions in mechanically ventilated patients: A systematic review and meta-analysis. Crit Care (London, England). 2011;15(1):R46.
75. Kopec SE, Conlan AA, Irwin RS. Perforation of the right ventricle: A complication of blind placement of a chest tube into the postpneumonectomy space. Chest. 1998;114(4):1213-5.
76. Bozzani A, Arici V, Bellinzona G, Pirrelli S, Forni E, Odero A. Iatrogenic pulmonary artery rupture due to chest-tube insertion. Tex Heart Inst J. 2010;37(6):732-3.
77. Harris A, O'Driscoll BR, Turkington PM. Survey of major complications of intercostal chest drain insertion in the UK. Postgrad Med J. 2010;86(1012):68-72.
78. Remerand F, Dellamonica J, Mao Z, Rouby JJ. Percutaneous chest tube insertions: Is the "safe triangle" safe for the lung? Intensive Care Med. 2006;32:S43.
79. Peris A, Tutino L, Cianci G, Genuini G. Ultrasound guidance for pleural-catheter placement. N Engl J Med. 2018;378:e19.
80. Sikora K, Perera P, Mailhot T et al. Ultrasound for the detection of pleural effusions and guidance of the thoracentesis procedure. ISRN Emergency Medicine 2012. http://dx.doi.org/10.5402/2012/676524.
81. Lobo M et al. Thoracic ultrasonography. Crit Care Clin. 2014;(30)93-117.
82. Corcoran JP et al. Always worth another look? Thoracic ultrasonography before, during, and after pleural intervention. Ann Am Thorac Soc. Jan 2016;13(1):118-21.
83. Patel PA, Ernst FR, Gunnarsson CL. Ultrasonography guidance reduces complications and costs associated with thoracentesis procedures. J Clin Ultrasound. 2012;40:135-41.
84. Chinardet B, Brisson H, Arbelot C, Langeron O, Rouby JJ, Lu Q. Ultrasound assessment of lung consolidation and reaeration after pleural effusion drainage in patients with Acute Respiratory Distress Syndrome: A pilot study. Acta Anaesth. Belg. 2016;67:29-35.
85. Lichtenstein D, Meziere G, Biderman P, Gepner A, Barre O. The comet-tail artifact. An ultrasound sign of alveolar-interstitial syndrome. Am J Respir Crit Care Med. 1997;156:1640-6.
86. Al Deeb M et al. Point-of-care ultrasonography for the diagnosis of acute cardiogenic pulmonary edema in patients presenting with acute dyspnea: A systematic review and meta-analysis. Academic Emergency Medicine. 2014;21:844-52.

87. Pivetta E, Baldassa F, Masellis S, Bovaro F, Lupia E, Maule MM. Sources of variability in the detection of B-lines using lung ultrasound. Ultrasound in Med. & Biol. 2018(44)6:1212-6.
88. Wooten WM, Shaffer LET, Hamilton LA. Bedside ultrasound versus chest radiography for detection of pulmonary edema a prospective cohort study. J Ultrasound Med. 2018;00:1-7.
89. Cibinel et al. Diagnostic accuracy and reprodicibility of pleural and lung ultrasound in discriminating cardiogenic causes of acute dyspnea in the emergency department. Intern Emerg Med. 2012(7):65-70.
90. Zhou S. The clinical value of bedside lung ultrasound in the diagnosis of chronic obstructive pulmonary disease and cardiac pulmonary edema. Zhonghua Wei Zhong Bing Ji Jiu Yi Xue. 2014 Aug;26(8):558-62.
91. Picano E et al., Ultrasound lung comets: A clinically useful sign of extravascular lung water. J Am Soc Echocardiogr. 2006;19:356-63.
92. Trezi M et al. Lung ultrasonography for the assessment of rapid extravascular water variation: Evidence from hemodialysis patients. Intern Emerg Med. 2013;(8):409-15.
93. Singh AK et al. The use of m-mode ultrasonography to differentiate the causes of B lines. Chest. 2018 Mar;153(3):689-96. doi: 10.1016/j.chest.2017.10.019.
94. Wang Y et al. Sensitivity and specificity of ultrasound for the diagnosis of acute pulmonary edema: A systematic review and meta-analysis. Med Ultrason. 2018;20(1):32-6. doi: 10.11152/mu-1223.
95. McGivery K et al. Emergency department ultrasound for the detection of B-lines in the early diagnosis of acute decompensated heart failure: A systematic review and meta-analysis. Canadian Journal of Emergency Medicine. 2018;20(3):343-52.
96. Martindale JL et al. Diagnosing acute heart failure in the emergency department: A systematic review and meta-analysis. Academic Emergency Medicine. 2016;23:223-42.
97. Petruzzelli MP et al. Ultrasound B-lines for detection of late lung fibrosis in breast cancer patients after radiation therapy. Ann Ist Super Sanità. 2018;54(4):294-9.
98. Ferro F, Sedie D. The use of ultrasound for assessing interstitial lung involvement in connective tissue diseases. Clin Exp Rheumatol. 2018;36(Suppl. 114):S165-170.
99. Hassan R et al. Lung ultrasound as a screening method for interstitial lung disease in patients with systemic sclerosis. J Clin Rheumatol. 2018 Jul 20. doi: 10.1097/RHU.0000000000000860.
100. Tardella M et al. Ultrasound B-lines in the evaluation of interstitial lung disease in patients with systemic sclerosis: Cut-off point definition for the presence of significant pulmonary fibrosis. Medicine (Baltimore). 2018 May;97(18):e0566. doi: 10.1097/MD.0000000000010566.
101. Soldati G et al. Chest ultrasonography in lung contusion. Chest. 2006;130(2):533-8.
102. Reissig A, Copetti R, Kroegel C. Current role of emergency ultrasound of the chest. Crit Care Med. 2011;39(4):839-45.
103. Abbasi S et al. Screening performance of ultrasonographic B-lines in detection of lung contusion following blunt trauma: A diagnostic accuracy study. Emergency. 2018;6(1):e55.
104. Ellington LE et al. Lung ultrasound as a diagnostic tool for radiographically-confirmed pneumonia in low resource settings. Respiratory Medicine. 2017;128:57-64.
105. Hu QJ et al. Diagnostic performance of lung ultrasound in the diagnosis of pneumonia: A bivariate meta-analysis. Int J Clin Exp Med. 2014;7(1):115-21.
106. Llamas-Álvarez AM, Tenza-Lozano EM, Latour-Pérez J. Accuracy of lung ultrasound in the diagnosis of pneumonia in adults: systematic review and meta-analysis. Chest. 2016. doi: 10.1016/j.chest.2016.10.039.
107. Wang G, Ji X, Xu Y, Xiang X. Lung ultrasound: A promising tool to monitor ventilator-associated pneumonia in critically ill patients. Critical Care. 2016;20:320.
108. Mongodi S, Via G, Girard M et al. Lung ultrasound for early diagnosis of ventilator-associated pneumonia. Chest. 2016. doi: 10.1016/j.chest.2015.12.012.
109. Staub LJ, Biscaro RRM, Maurici R. Accuracy and applications of lung ultrasound to diagnose ventilator-associated pneumonia: A systematic review. Journal of Intensive Care Medicine. 2017. doi: 10.1177/0885066617737756.
110. Yang PC, Luh KT, Lee YC. Lung abscesses: US examination and US-guided transthoracic aspiration. Radiology. 1991;180:171-5.
111. Yu CJ, Yang PC, Chang DB, Luh KT. Diagnostic and therapeutic use of chest sonography: Value in critically ill patients. Am J Roentgenol. 1992;159:695-701.
112. Lichtenstein DA, Lascols N, Meziere G, Gepner A. Ultrasound diagnosis of alveolar consolidation in the critically ill. Intensive Care Med. 2004;30:276-81.
113. Klein JS, Schultz S, Heffner JE. Interventional radiology of the chest: Image-guided percutaneous drainage of pleural effusions, lung abscess, and pneumothorax [see comments]. Am J Roentgenol. 1995;164:581-8.
114. Reissig A, Gramegna A, Aliberti S. The role of lung ultrasound in the diagnosis and follow-up of community-acquired pneumonia. European Journal of Internal Medicine. 2012;(23)391-97.
115. Arbelot et al. Lung ultrasound in acute respiratory distress syndrome and acute lung injury. Current Opinion in Critical Care. 2008;14:70-4.
116. Formenti P, Umbrello M. Pleural effusion in ARDS. Minerva Anestesiol. 2014 Feb;80(2):245-53.
117. Tsai et al. Lung ultrasound imaging in avian influenza A (H7N9) respiratory failure. Critical Ultrasound Journal. 2014;6:6.
118. Huang et al. Diagnostic value of cardiopulmonary ultrasound in elderly patients with acute respiratory distress syndrome. BMC Pulmonary Medicine. 2018;18:136-119.
119. See KC, Ong V, Tan YL, Sahagun J, Taculod J. Chest radiography versus lung ultrasound for identification of acute respiratory distress syndrome: A retrospective observational study. Critical Care. 2018;22:203.
120. Rice TW, Wheeler AP, Bernard GR, Hayden DL, Schoenfeld DA, Ware LB. Comparison of the SpO_2/FIO_2 ratio and the PaO_2/FIO_2 ratio in patients with acute lung injury or ARDS. Chest. 2007;132:410-7.
121. Bass CM, Sajed DR, Adedipe AA, West TE. Pulmonary ultrasound and pulse oximetry versus chest radiography and arterial blood gas analysis for the diagnosis of acute respiratory distress syndrome: A pilot study. Critical Care. 2015;19:282-122.
122. Pirompanich P et al. Evaluating extravascular lung water in sepsis: Three lung-ultrasound techniques compared against transpulmonary thermodilution. Indian J Crit Care Med. 2018 Sep;22(9):650-5.
123. Pesenti A, Tagliabue P, Patroniti N et al. Computerised tomography scan imaging in acute respiratory distress syndrome. Intensive Care Med. 2001;4:631-9.
124. Corradi F. Brusasco C, Pelosi P. Chest ultrasound in acute respiratory distress syndrome. Curr Opin Crit Care. 2014;20:98-103.
125. Bello G, Blanco P. Lung ultrasonography for assessing lung aeration in acute respiratory distress syndrome. J Ultrasound Med. 2018;9:39:27-37.
126. Fan E, Brodie D, Slutsky AS. Acute respiratory distress syndrome: Advances in diagnosis and treatment. JAMA. 2018;319(7):698-710. doi:10.1001/jama.2017.21907.
127. Via G, Storti E, Gulati G, Neri L, Mojoli F, Braschi A. Lung Ultrasound in the ICU: From diagnostic instrument to respiratory monitoring tool. Minerva Anest. 2012;(78)11:1282-96.
128. Jambrik Z et al. B-Lines quantify the lung water content: A lung ultrasound versus lung gravimetry study in acute lung injury. Ultrasound in Medicine and Biology. 2010;36(2):2004-10.
129. Agricola E et al. Ultrasound comet-tail images: A marker of pulmonary edema: sign of extravascular lung water. Am J Cardiol. 2004;93(10):1265-70.
130. Lichtenstein D et al. A-lines and B-Lines: Lung ultrasound as a bedside tool for predicting pulmonary artery occlusion pressure in the critically ill. Chest. 2009;136(4):1014-20.
131. Enghard P et al. Simplified lung ultrasound protocol shows excellent prediction of extravascular lung water in ventilated intensive care patients. Critical Care. 2015;19:36.
132. Frasure SE. Impact of patient positioning on lung ultrasound findings in acute heart failure. Eur Heart J Acute Cardiovascular Care. 2014 Sep 15.
133. Noble VE, Murray AF, Capp R et al. Ultrasound assessment for extra-vascular lung water in patients undergoing hemodialysis. Time course for resolution. Chest. 2009;135:1433-9.
134. Venturi N, Dugo M, Soattin M et al. Lung ultrasound during hemodialysis: The role in the assessment of volume status. Int Urol Nephrol. Springer Netherlands; published online 2013 Jul 25.
135. Ciumanghel A et al. Blines score on lung ultrasound as a direct measure of respiratory dysfunction in ICU patients with acute kidney injury. Int Urol Nephrol. 2017 Oct. doi: 10.1007//s11255-017-1730-8.
136. Editorial. Ultrafiltration personnalisée pour le traitement des deécompensations cardiaques: l'eévaluation biologique du volume plasmatique et l'eéchographie pulmonaire sont-elles la reéponse? Néphrologie & Theérapeutique. 2014;(10):201-2.
137. Mottola C, Girard N, Coiro S et al. Evaluation of subclinical fluid overload using lung ultrasound and estimated plasma volume in the postoperative period following kidney transplantation. Transplant Proc. 2018 Jun;50(5):1336-41. doi: 10.1016/j.transproceed.2018.03.007.
138. Beaubien-Souligny W, Rhéaume M, Blondin MC et al. A simplified approach to extravascular lung water assessment using point-of-care ultrasound in patients with end-stage chronic renal failure undergoing hemodialysis. Blood Purif. 2018;45:79-87.

139. Saad MM, Kamal J, Moussaly E et al. Relevance of B-lines on lung ultrasound in volume overload and pulmonary congestion: Clinical correlations and outcomes in patients on hemodialysis. Cardiorenal Med. 2018;8:83-91.
140. Gargani L et al. Ultrasound lung comets for the differential diagnosis of acute cardiogenic dyspnea: A comparison with natriuretic peptides. Eur J Heart Fail. 2008;10(1):70-7.
141. Jambrik Z et al. Usefulness of ultrasound lung comets as a nonradiological sign of extravascular lung water. Am J Cardiol. 2004;93(10):1265-70.
142. Frassi F et al. Prognostic value of extravascular lung water assessed with ultrasound lung comets by chest sonography in patients with dyspnea and/or chest pain. J Card Fail. 2007;13(10):830-5.
143. Frassi F, Gargani L, Gligorova S et al. Clinical and echocardiographic determinants of ultrasound lung comets. Eur J Echocardiogr. 2007;8:474-9.
144. Karadenz YM, Kilic D, Kara Altan S, Altinok D, Guney S. Evaluation of the role of ultrasound machines as a source of nosocomial and cross-infection. Invest Radiol. 2001;36:554-8.
145. Li H et al. A simplified ultrasound comet tail grading scoring to assess pulmonary congestion in patients with heart failure. BioMed Research International. 2018. https://doi.org/10.1155/2018/8474839.
146. Volpicelli G, Caramello V, Cardinale L, Mussa A, Bar F, Frascisco MF. Bedside ultrasound of the lung for the monitoring of acute decompensated heart failure. Am Jour of Emergency Medicine. 2008;26:585-91.
147. Smart M, Poisen G, Borovnik Lesjak V. Bedside lung ultrasound for monitoring the effectiveness of prehospital treatment with continuous positive airway pressure in acute decompensated heart failure. Eur J Emerg Med. 2014 Sep 12.
148. Martindale JL et al. Serial sonographic assessment of pulmonary edema in patients with hypertensive acute heart failure. J Ultrasound Med. 2018;37:337-45.
149. Mozzini C et al. Lung ultrasound in internal medicine efficiently drives the management of patients with heart failure and speeds up the discharge time. Intern Emerg Med. 2018 Jan;13(1):27-33. doi: 10.1007/s11739-017-1738-1.
150. Palazzuoli A, Ruocco G, Beltrami M, Nuti R, Cleland JG. Combined use of lung ultrasound, B-type natriuretic peptide, and echocardiography for outcome prediction in patients with acute HFrEF and HFpEF. Clin Res Cardiol. 2018;107:586.
151. Öhman J, Harjola V-P, Jarjalainen P, Lassus J. Focused echocardiography and lung ultrasound protocol for guiding treatment in acute heart failure. ESC Heart Failure. 2018;5:120-8.
152. Platz E et al. Dynamic changes and prognostic value of pulmonary congestion by lung ultrasound in acute and chronic heart failure: A systematic review. Eur J Heart Fail. 2017 September;19(9):1154-63. doi:10.1002/ejhf.839.
153. Lichtenstein D, Karakitsos D. Integrating lung ultrasound in the hemodynamic evaluation of acute circulatory failure (the fluid administration limited by lung sonography protocol). Journal of Critical Care. 2012 Oct;27(5):533.e11-9.
154. Zheng X-Z, Zheng Q, Zhou J, Yang B. B-lines in assessment of pulmonary hypertension in patients with interstitial lung diseases: Feasibility of transthoracic lung sonographic signs. J Ultrasound Med. 2015;34:1669-75, 0278-4297.
155. Lee CWC, Kory PD, Arntfield BT. Development of a fluid resuscitation protocol using inferior vena cava and lung ultrasound. Journal of Critical Care. 2016;31:96-100.
156. Shen O, Luo R, Gayo Y, Wang J, Zhang M. Assessment of positive end-expiratory pressure induced lung volume change by ultrasound in mechanically ventilated patients. Zhonghua Jie He He Hu Xi Za Zhi. 2014 May;37(5):332-6.
157. Haddam M et al. Lung ultrasonography for assessment of oxygenation response to prone position ventilation in ARDS. Intensive Care Med. doi: 10.1007/s00134-016-4411-7.
158. Prat G et al. Can lung ultrasonography predict prone positioning response in acute respiratory distress syndrome patients? Journal of Critical Care. 2016;2: 36-41.
159. Soummer A, Perbet S, Brisson H et al. Lung ultrasound study group: Ultrasound assessment of lung aeration loss during a successful weaning trial predicts postextubation distress. Crit Care Med. 2012;40:2064-72.
160. González-Aguirre JE et al. Pulmonary ultrasound and diaphragmatic shortening fraction combined analysis for extubation-failure-prediction in critical care patients. Archivos de Bronconeumología, 2018. doi: 10.1016/j.arbres.2018.09.015.
161. Silva S et al. Combined thoracic ultrasound assessment during a successful weaning trial predicts postextubation distress. Anesthesiology. 2017;127:666-74.
162. Matamis D, Soilemezi E, Tsagourias M et al. Sonographic evaluation of the diaphragm in critically ill patients. Technique and clinical applications. Intensive Care Med. 2013;39:801-10.
163. Kim WY, Suh HJ, Hong SB et al. Diaphragm dysfunction assessed by ultrasonography: Influence on weaning from mechanical ventilation. Crit Care Med. 2011;39:2627-30.
164. Jiang JR, Tsai TH, Jerng JS et al. Ultrasonographic evaluation of liver/spleen movements and extubation outcome. Chest. 2004;126:179-85.
165. Kawar E, DiNino E, Gartman E et al. Diaphragm thickening predicts weaning from mechanical ventilation. Am J Respir Crit Care Med. 2012;185:A2723.
166. Mayo P et al. Ultrasonography evaluation during the weaning process: The heart, the diaphragm, the pleura and the lung. Intensive Care Med. 2016 Jul;42(7):1107-17. doi: 10.1007/s00134-016-4245-3.
167. Hasan AA, Makhlouf HA. B-lines: Transthoracic chest ultrasound signs useful in assessment of interstitial lung diseases. Annals of Thoracic Medicine. 2014;9(2):99-103. doi:10.4103/1817-1737.128856.
168. Caltabeloti F et al. Early fluid loading in acute respiratory distress syndrome with septic shock deteriorates lung aeration without impairing arterial oxygenation: A lung ultrasound observational study. Critical Care. 2014;18:R91.
169. Santos MT. A simplified ultrasound-based edema score to assess lung injury and clinical severity in septic patient. Am Jour of Emerg Med. 2013;(31):1656-60.
170. Theerawit P, Touman N, Sutherasan Y, Kiatboonsri S. Transthoracic ultrasound assessment of B-lines for identifying the increment of extravascular lung water in shock patients requiring fluid resuscitation. Indian Journal of Critical Care Medicine: Peer-reviewed, Official Publication of Indian Society of Critical Care Medicine. 2014;18(4):195-9. doi:10.4103/0972-5229.130569.
171. Zanatta M et al. Pre-hospital lung ultrasound for cardiac heart failure and COPD: Is it worthwhile? Crit Ultrasound J. 2018;10:22.
172. Greenbaum DM, Marschall KE. The value of routine daily chest x-rays in intubated patients in the medical intensive care unit. Crit Care Med. 1982;10:29-30.
173. Bekemeyer WB, Crapo RO, Calhoon S, Cannon CY, Clayton PD. Efficacy of chest radiography in a respiratory intensive care unit. A prospective study. Chest. 1985;88:691-6.
174. Rouby JJ, Puybasset L, Cluzel P, Richecoeur J, Lu Q, Grenier P. Regional distribution of gas and tissue in acute respiratory distress syndrome. II. Physiological correlations and definition of an ARDS Severity Score. CT Scan ARDS Study Group. Intensive Care Med. 2000;26:1046-56.
175. Henschke CI et al. Accuracy and efficacy of chest radiography in the intensive care unit. Radiol Clin North Am. 1996;34(1):21-31.
176. Volpicelli G et al. A comparison of different diagnostic tests in the bedside evaluation of pleuritic pain in the ED. American Journal of Emergency Medicine. 2012;30:317-24.
177. Bourcier JE. Performance comparison of lung ultrasound and chest x-ray for the diagnosis of pneumonia in the ED. American Journal of Emergency Medicine. 2014;(32):115-8.
178. Inglis AJ, Nalos M, Sue KH et al. Bedside lung ultrasound, mobile radiography and physical examination: A comparative analysis of diagnostic tools in the critically ill. Critical care and resuscitation. Journal of the Australasian Academy of Critical Care Medicine. 2016 Jun; 18(2):124.
179. Winkler MH, Touw HR, van de Ven PM, P, Twisk J, Tuinman PR. Diagnostic accuracy of chest radiograph, and when concomitantly studied lung ultrasound, in critically ill patients with respiratory symptoms: A systematic review and meta-analysis. Crit Care Med. 2018. doi: 10.1097/CCM.0000000000003129.
180. Bernier-Jean A et al. The diagnostic and therapeutic impact of point-of-care ultrasonography in the intensive care unit. Journal of Intensive Care Medicine. 2017;32(3):197-203.
181. Mirvis SE et al. Thoracic CT in detecting occult disease in critically ill patients. AJR Am J Roentgenol. 1987;148(4): 685-9.
182. Picano E. Sustainability of medical imaging. BMJ. 2004;328(7439):578-80.
183. Fan E et al. Outcomes of interfacility critical care adult patient transport: A systematic review. Crit Care. 2006;10(1):R6.
184. Xirouchaki N, Magkanas E, Vaporidi K et al. Lung ultrasound in critically ill patients: Comparison with bedside chest radiography. Intensive Care Med. 2011;37:1488-93.
185. Bataille B et al. Integrated use of bedside lung ultrasound and echocardiography in acute respiratory failure. A prospective observational study in ICU. Chest. 2014;146(6):1586-93.

186. Di Gennaro et al. Potential diagnostic properties of chest ultrasound in thoracic tuberculosis: A systematic review. Int J Environ Res. Public Health. 2018;15: 2235. doi: 10.3390/ijerph15102235.
187. Walz M, Muhr G. Sonographic diagnosis in blunt thoracic trauma. Unfallchirurg. 1990 Aug;93(8):359-63.
188. Stengel D, Leisterer J, Ferrada P, Ekkernkamp A, Mutze S, Hoenning A. Point of care ultrasonography for diagnosing thoracoabdominal injuries in patients with blunt trauma. Cochrane Database of Systematic Reviews. 2018;(12):CD012669. doi: 10.1002/14651858.CD012669.pub2.
189. Lichtenstein D. How can the use of lung ultrasound in cardiac arrest make ultrasound a holistic discipline. The example of the SESAME-protocol. Med Ultrason. 2014;16(3):252-5.
190. Atkinson P et al. International Federation for Emergency Medicine Consensus Statement: Sonography in hypotension and cardiac arrest (SHoC): An international consensus on the use of point of care ultrasound for undifferentiated hypotension and during cardiac arrest. CJEM. 2016;1-12. doi: 10.1017/cem.2016.394.
191. Ha YR, Toh HC. Clinically integrated multi-organ point-of-care ultrasound for undifferentiated respiratory difficulty, chest pain, or shock: A critical analytic review. Journal of Intensive Care. 2016;4:54.
192. Diaz NA. Comparación entre la ecografía pulmonar transtorácica y el método clínico para confirmar la posición del tubo de doble luz izquierdo en anestesia torácica. Estudio piloto. Rev Esp Anestesiol Reanim. 2014 Aug 19. pii: S0034-9356(14)00205-9.
193. Manno E et al. Deep impact of ultrasound in the intensive care unit: The "ICU-sound" Protocol. Anesthesiology. 2012;117:801-9.
194. Xirouchaki N, Kondili E, Prinianakis G, Malliotakis P, Georgopoulos D. Impact of lung ultrasound on clinical decision making in critically ill patients. Intensive Care Med. 2014;40:57-65.
195. Cantinotti M et al. Lung ultrasound reclassification of chest X-ray data after pediatric cardiac surgery. Paediatr Anaesth. 2018 May;28(5):421-7. doi: 10.1111/pan.13360.
196. Chavez MA et al. Lung ultrasound for the diagnosis of pneumonia in adults: A systematic review and meta-analysis. Respiratory Research. 2014;15:50.
197. Gargani L, Volpicelli G. How I do it: Lung ultrasound. Cardiovascular ultrasound. 2014;12:35.
198. Reissig A, Copetti R. Lung ultrasound in community-acquired pneumonia and in interstitial lung diseases. Respiration. 2014;87:179-89.
199. Liao SF, Chen PJ, Chaou CH, Lee CH. Top-cited publications on point-of-care ultrasound: The evolution of research trends. The address for the corresponding author was captured as affiliation for all authors. Please check if appropriate. Yajem, 2017. https://doi.org/10.1016/j.ajem.2018.01.002.

▶ Bibliografia

Battle C, Hayward S, Eggert S Evans. PA. Comparison of the use of lung ultrasound and chest radiography in the diagnosis of rib fractures: A systematic review. Emerg Med J. 2018;0:1-6.

Ding W et al. Diagnosis of pneumothorax by radiography and ultrasonography. A meta-analysis. Chest. 2011;140(4):859-66.

Lichtenstein DA, Lascols N, Prin S et al. The "lung pulse": an early ultrasound sign of complete atelectasis. Intensive Care Med. 2003;29:2187.

Oveland et al. The intrapleural volume threshold for ultrasound detection of pneumothoraces: An experimental study on porcine models. Scand Journ of Trauma, Resuscitation and Emergency Medicine. 2013;21:11.

Vincent JL et al. Clinical review: Update on hemodynamic monitoring: A consensus of 1. Critical Care. 2011;15:229.

Zieleskiewicz L et al. Echographie pleuropulmonaire: Applications cliniques et perspectives en reéanimation. Annales Françaises d'Anestheésie et de Reéanimation. 2012;(31):793-801.

Ultrassonografia na Avaliação do Diafragma no Paciente Crítico

CAPÍTULO 63

Pauliane Vieira Santana ▪ André Luis Pereira de Albuquerque

▶ Introdução

O diafragma é o principal músculo ventilatório e tem estrutura em forma de cúpula, anatomicamente dividida em duas porções: o tendão fibroso central e a parte muscular estriada. Funcionalmente, a porção muscular é composta de duas partes:

- Uma porção medial, chamada *crural*, que se insere na segunda a quarta vértebras lombares e ligamentos associados
- Uma porção lateral, chamada *costal*, maior que a parte crural, que se insere na face interna dos seis arcos costais inferiores, constituindo a zona de aposição do diafragma à caixa torácica.[1-4]

A contração do diafragma durante a respiração determina vários efeitos:

- O rebaixamento da cúpula central traciona as fibras musculares da zona de aposição, causando redução na pressão pleural
- O rebaixamento da cúpula central aumenta a pressão abdominal e move a parede abdominal anteriormente e para fora
- As fibras da porção costal do diafragma elevam a caixa torácica inferior, causando movimentos para a frente (alça de bomba) e para fora (alça de balde).

Assim, durante a contração, o diafragma se move caudalmente aumentando a dimensão vertical da cavidade torácica, gerando pressão intratorácica negativa e promovendo a insuflação pulmonar.[1-3]

A função do diafragma é geralmente quantificada em termos de geração de força (medida de pressões inspiratórias) ou pela sua velocidade de encurtamento (medida pelo deslocamento de estruturas da parede torácica ou pelas variações de volume pulmonar).

A disfunção diafragmática (DD) é definida como a redução da capacidade de gerar força muscular que pode ser parcial (fraqueza) ou completa (paralisia), levando à redução da capacidade inspiratória e comprometimento da resistência muscular respiratória.[4] A fraqueza diafragmática ou paralisia pode envolver um ou ambos os hemidiafragmas. A DD geralmente é subdiagnosticada na prática clínica por causa de sua apresentação inespecífica em pacientes ambulatoriais. Em pacientes críticos, apesar das evidências abundantes sobre a prevalência e relevância da DD, o monitoramento e a quantificação da função diafragmática seguem subdiagnosticadas.

Em pacientes ambulatoriais, a DD unilateral é geralmente assintomática e suspeitada incidentalmente. Mais raramente, os pacientes queixam-se de dispneia aos esforços, que pode ser intensificada na posição supina. A DD unilateral geralmente é suspeitada quando a elevação do diafragma é vista nas radiografias de tórax que foram solicitadas para investigar dispneia ou outro sintoma respiratório.[2,5] No entanto, quando na DD bilateral, ou nos casos de DD unilateral em pacientes com doença pulmonar subjacente ou outras comorbidades (cardiopatias, obesidade), além da dispneia aos esforços, os pacientes podem apresentar distúrbios do sono, diminuição do desempenho físico e qualidade de vida.[5]

▶ Prevalência da disfunção diafragmática no paciente crítico

O diafragma é o principal músculo inspiratório. A integridade da função diafragmática é essencial nos pacientes críticos, sobretudo naqueles com insuficiência respiratória. Contudo, os pacientes críticos estão sujeitos a um grande número de possíveis mecanismos de lesão diafragmática (sepse, disfunções orgânicas, fármacos miotóxicos e mesmo a ventilação mecânica, dentre outros), o que explica a alta prevalência de disfunção do diafragma nesses pacientes. A DD tem sido observada tanto nas primeiras horas de ventilação mecânica[6] quanto em períodos mais tardios da internação,[7,8] todavia a DD pode ser ocasionada tanto pela doença crítica[6] quanto pela ventilação mecânica (VM) isoladamente.[7,9]

Desse modo, a prevalência da disfunção diafragmática no paciente crítico depende do momento da avaliação. Utilizando o critério de fraqueza diafragmática determinada pela medida da pressão traqueal após estimulação do nervo frênico (Pet,Tw < 11 cmH$_2$O), Demoule et al. observaram fraqueza diafragmática em 64% dos pacientes críticos, dentro de 24 h após a intubação.[6] Já em fases mais tardias, nos pacientes críticos em ventilação mecânica submetidos a teste de respiração espontânea para a avaliação do desmame, a fraqueza diafragmática também apresentou elevada prevalência de 63%[10] a 80% dos pacientes.[8] Essa prevalência é ainda maior (80%) nos pacientes em ventilação mecânica prolongada. Portanto, atualmente o acometimento diafragmático é mais frequente que a fraqueza muscular periférica nos pacientes críticos.

Mais recentemente, vários pesquisadores têm utilizado a ultrassonografia do diafragma (USD) para a investigação da função diafragmática nos pacientes críticos e até ambulatoriais. A redução da excursão do diafragma (< 1,1 cm) e da fração de espessamento (< 20%) têm sido empregadas para diagnosticar a DD. Os estudos que utilizaram a USD para avaliar a função do diafragma observaram prevalência de disfunção diafragmática de 29% no momento do desmame da VM[11] e 36% no momento da extubação dos pacientes.[12]

▶ Relevância clínica | Implicações clínicas e prognósticas da disfunção diafragmática

A DD é um marcador de desfechos clínicos desfavoráveis, independentemente do momento diagnóstico da disfunção (precoce ou tardia) (Figura 63.1). A DD que ocorre nas fases iniciais da doença crítica está associada ao aumento da mortalidade,[6] embora tenha sido descrita a possibilidade de recuperação da função diafragmática.[13] Admite-se que a DD precoce represente um modo de disfunção orgânica reversível, semelhante a outras disfunções orgânicas observadas nos pacientes críticos. Muito provavelmente o principal fator relacionado é o próprio desuso do diafragma, após início da VM.

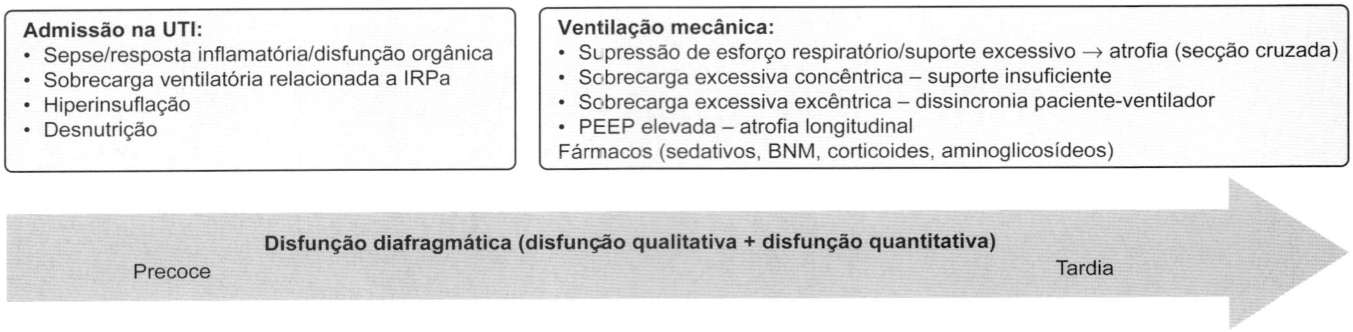

Admissão na UTI:
- Sepse/resposta inflamatória/disfunção orgânica
- Sobrecarga ventilatória relacionada a IRPa
- Hiperinsuflação
- Desnutrição

Ventilação mecânica:
- Supressão de esforço respiratório/suporte excessivo → atrofia (secção cruzada)
- Sobrecarga excessiva concêntrica – suporte insuficiente
- Sobrecarga excessiva excêntrica – dissincronia paciente-ventilador
- PEEP elevada – atrofia longitudinal
- Fármacos (sedativos, BNM, corticoides, aminoglicosídeos)

Disfunção diafragmática (disfunção qualitativa + disfunção quantitativa)
Precoce → Tardia

Figura 63.1 ▪ Disfunção diafragmática associada à doença crítica. IRPa: insuficiência respiratória aguda.

Quando a DD é diagnosticada em fases mais tardias da doença crítica, por exemplo na tentativa de desmame da VM, a DD é um preditor de aumento do tempo de VM e maior proporção de insucesso do desmame.[8,11,14,15] Além disso, desfechos tardios, como risco elevado de readmissão hospitalar[13] e aumento de mortalidade,[16] foram relatados em paciente com fraqueza diafragmática desmamados da VM e liberados da UTI.

▸ Fatores de risco associados à disfunção diafragmática

A DD do paciente crítico pode resultar de um dano que envolve qualquer segmento do aparato neuromuscular, desde o centro respiratório até as unidades contráteis do diafragma, existindo uma longa lista de fatores potencialmente implicados.[17] É provável que, nos pacientes críticos, múltiplos fatores coexistam (distúrbios metabólicos, fármacos, desuso etc.).

Embora múltiplos fatores de risco possam estar presentes, a DD é mais amplamente reconhecida em pacientes sob VM e indivíduos portadores de sepse e resposta inflamatória sistêmica.

Qualquer que seja o mecanismo envolvido na DD, do ponto de vista fisiopatológico ocorre disfunção qualitativa e quantitativa das unidades contráteis.[18] A disfunção qualitativa caracteriza-se por disfunção da contratilidade em consequência de ruptura do sarcômero, disfunção filamentar, alteração do mecanismo de liberação de cálcio pelo retículo sarcoplasmático. A disfunção quantitativa caracteriza-se por desequilíbrio no balanço proteico (aumento da degradação e redução na síntese proteica).[18]

Particularmente em relação à VM, mais recentemente vários estudos têm reconhecido que a aplicação de suporte ventilatório inadequado é responsável por induzir lesão muscular conceituada como *miotrauma*. O miotrauma diafragmático associa-se a quatro situações distintas de suporte ventilatório:

- Miotrauma por assistência ventilatória excessiva (*over-assistance* – atrofia de desuso): ocorre por supressão do esforço inspiratório e consequente atrofia de desuso e fraqueza, estando presente principalmente nos pacientes submetidos a modos ventilatórios controlados. Vários estudos clínicos utilizando amostras histológicas do diafragma[7,9] demonstraram esse padrão de atrofia e lesão diafragmática, confirmando os achados anteriormente descritos em modelos animais. Além disso, a atrofia diafragmática também tem sido observada em estudos que empregaram avaliação da espessura diafragmática à ultrassonografia[8,19,20]
- Miotrauma por assistência ventilatória insuficiente (*under-assistance* – sobrecarga concêntrica): ocorre quando a assistência ventilatória mecânica é insuficiente para aliviar o trabalho ventilatório do paciente, que mantém, assim, um elevado *drive* respiratório. Sob um *drive* respiratório aumentado, a contração do diafragma ocorre contra uma carga excessiva (sobrecarga concêntrica/isotônica), acarretando lesão diafragmática e disfunção contrátil (ruptura do sarcolema, desarranjo do sarcômero, infiltração inflamatória).[21] A sobrecarga concêntrica pode corresponder aos achados de aumento da espessura diafragmática à ultrassonografia[15]
- Miotrauma excêntrico (sobrecarga excêntrica): acontece quando o músculo se contrai de forma excêntrica porque ocorre uma carga contrátil quando o músculo está se alongando. Dá-se em duas situações mais comuns:
  ◦ Durante a fase expiratória, principalmente nos pacientes com lesão pulmonar, quando o diafragma se contrai (trava expiratória) para prevenir a redução do volume expiratório final[22]
  ◦ Certas formas de dissincronia paciente-ventilador em que há uma ativação do diafragma durante a fase expiratória (dissincronia por esforços perdidos, disparos reversos, ciclagem prematura)[23]
- Miotrauma expiratório (atrofia longitudinal): ocorre em condições de aplicação de pressão positiva expiratória final (PEEP) excessiva, acarretando aumento do volume pulmonar expiratório final e redução do comprimento do diafragma ao fim da expiração. Isso parece provocar uma redução aguda no comprimento da fibra muscular de modo a manter um comprimento ótimo de cada sarcômero individualmente.[24] Reduções da PEEP (teste de respiração espontânea) podem causar alongamento excessivo do diafragma acima de seu comprimento ótimo, induzindo lesão do diafragma.

▸ Disfunção diafragmática do paciente crítico | Quando suspeitar?

Embora existam evidências abundantes na literatura recente acerca da elevada prevalência e relevância clínica da DD nos pacientes críticos, a avaliação dos músculos respiratórios, e especificamente do diafragma, segue negligenciada no ambiente de UTI. Isso parece estar associado a inúmeras razões:

- Desconhecimento dos efeitos da doença crítica sobre os músculos respiratórios
- Impressão de que a disfunção diafragmática esteja confinada à visão clássica de dificuldade de desmame da VM/necessidade de ventilação prolongada
- Desconhecimento e indisponibilidade de ferramentas para a avaliação da função diafragmática.

Considerando as evidências da literatura sobre a prevalência da DD em UTI, é prudente que estejamos atentos à função diafragmática na UTI, principalmente nos pacientes sépticos e com disfunções orgânicas, com insuficiência respiratória, naqueles submetidos ao uso de VM, especialmente na avaliação do desmame da VM. É particularmente válido ressaltar que 20 a 30% dos pacientes enfrentarão dificuldades no desmame da VM,[25] momento em que a função diafragmática se torna o principal determinante fisiopatológico da falha ou sucesso no desmame. Entretanto, como apresentado anteriormente, a VM *per se* já é um fator de risco para DD e, portanto, todo paciente com VM deve ser considerado também com o diagnóstico de acometimento diafragmático.

Desse modo, a disfunção do diafragma deve ser constantemente questionada nos pacientes críticos, principalmente naqueles com os fatores de risco descritos anteriormente. A quantificação da função diafragmática deve ser abordada pelo intensivista.

▶ Métodos de avaliação do diafragma

A mensuração objetiva da força diafragmática específica exige ferramentas pouco disponíveis para além dos ambientes de pesquisa. Ela pode ser realizada pela medida da pressão transdiafragmática (Pdi), por meio do uso de balão esofágico e gástrico, durante uma estimulação magnética ou elétrica (esta menos usada) do nervo frênico. No paciente crítico, também pode-se utilizar como medida da Pdi a pressão traqueal após esse estímulo frênico. Devemos lembrar que a PImáx envolverá outros músculos inspiratórios além do diafragma e depende muito do entendimento e da cooperação do paciente.

Algumas imagens para avaliar o posicionamento dos hemidiafragmas (radiografia e fluoroscopia) são pouco sensíveis e inespecíficas, além de não factíveis à beira do leito (fluoroscopia). Nesse aspecto, o emprego da ultrassonografia para a avaliação da função diafragmática tem sido amplamente proposto com resultados promissores.[11,14,20] Apesar de não ser uma medida direta de força do diafragma, a literatura já demonstrou a ocorrência de DD na admissão nos pacientes críticos utilizando parâmetros da ultrassonografia para o diagnóstico,[26] o que se destaca por ser uma ferramenta factível para a detecção precoce da DD.

▶ Uso da ultrassonografia na avaliação do diafragma

A ultrassonografia é uma ferramenta útil para avaliar a anatomia e a função diafragmática, mais especificamente, a excursão diafragmática e o espessamento. A USD tem características vantajosas quando comparadas a outras ferramentas de avaliação do diafragma (radiografia, fluoroscopia, tomografia, medida de pressão transdiafragmática):

- Segurança, por ser uma técnica não invasiva, sem exposição dos pacientes à radiação ionizante[27,28]
- Viabilidade, pois a realização da USD não consome tempo (pode ser realizada em menos de 15 min[27] e tem uma curva de aprendizado curta)
- Disponibilidade, pois a USD requer apenas um equipamento de ultrassonografia com funções básicas (amplamente mais disponível que tomografia computadorizada ou ressonância magnética)
- Possibilidade de avaliação à beira do leito
- Alta reprodutibilidade e precisão, e elevada concordância inter e intraobservador, tanto para excursão diafragmática[27,28] quanto para espessura[29]
- É mais precisa que a fluoroscopia[30] para o diagnóstico de disfunção diafragmática.

Equipamento e configuração

O equipamento de ultrassonografia necessário para avaliar o diafragma é geralmente simples e amplamente disponível nas unidades de terapia intensiva (UTIs). A realização da USD exige um transdutor de alta (transdutor linear de 7,5 a 10 MHz) e baixa frequência (transdutor convexo de 2,5 a 5 MHz). Para a avaliação da espessura, transdutores lineares com frequências mais altas, como 13 a 15 MHz, produzem imagens melhores. Considerando a portabilidade do ultrassom, a avaliação pode ser facilmente realizada à beira do leito na UTI. Para realizar a USD, a posição supina é preferível porque há menos variabilidade e maior reprodutibilidade

Aparência ecográfica do diafragma na ultrassonografia

Utilizando a ultrassonografia, o diafragma pode ser explorado por meio de duas janelas acústicas, sendo uma na área subcostal (ver, a seguir, a Figura 63.2 B) e a outra na zona de aposição (ZOA) (ver, a seguir, a Figura 63.3 B). Na área subcostal, a ultrassonografia visualiza principalmente a cúpula do diafragma, que é tipicamente uma estrutura curva profundamente localizada que separa o tórax do abdome (ver, a seguir, a Figura 63.2 B).[27,28,31,32] Na ZOA, o diafragma é identificado como uma estrutura de três camadas[32-34] (ver, a seguir, a Figura 63.4 B), consistindo em uma camada muscular interior hipoecoica cercada por duas membranas externas hiperecogênicas brilhantes (membrana peritoneal – mais profunda e pleural – mais superficial).[32-34]

Durante a contração diafragmática em voluntários saudáveis e com o transdutor na área subcostal, visualizamos a cúpula do diafragma descendo na direção craniocaudal, com o diafragma se movendo em direção ao transdutor.[27,28] Durante a contração diafragmática em voluntários saudáveis e com o transdutor em ZOA, o diafragma encurta e engrossa como resultado da contração muscular.[32,33] Portanto, a ultrassonografia permite medir a mobilidade e a espessura do diafragma. Para quantificar objetivamente a mobilidade diafragmática e o espessamento, pelo menos três imagens devem ser registradas, e a média dos três valores é computada.

Mensuração da mobilidade diafragmática

A avaliação da mobilidade diafragmática craniocaudal é realizada utilizando o transdutor convexo ou setorial para observar as cúpulas diafragmáticas, tanto no modo bidimensional (modo B) como no modo unidimensional (modo M). As cúpulas diafragmáticas podem ser visualizadas usando a visão subcostal anterior, a visão subcostal posterior ou a visão subxifoide.[17,21]

A visão subcostal anterior (Figura 63.2) é o método preferido para avaliar a excursão diafragmática. Independentemente da técnica escolhida, a mobilidade diafragmática é medida em três momentos distintos:[28,31,32]

- Durante a respiração tranquila (QB)
- Durante a respiração profunda na inspiração máxima (DB)
- Durante a manobra de *sniff* (Figura 63.2 D).

Nos pacientes críticos, a mobilidade geralmente é quantificada durante a respiração, em modo espontâneo, em tubo T ou em uso de baixo suporte ventilatório (pressão positiva contínua nas vias aéreas [CPAP] < 8 ou ventilação com suporte de pressão [PSV] < 8).[35]

Mensuração da mobilidade diafragmática | Visão subcostal anterior

Um transdutor convexo de baixa frequência (2 a 6 MHz) é colocado na região subcostal anterior entre as linhas axilar mediaclavicular e anterior (Figura 63.2 A). A cúpula do diafragma pode ser avaliada usando a janela acústica do fígado e do baço. Nos pacientes críticos, uma vez que não se suspeite de disfunção diafragmática unilateral esquerda, prefere-se realizar a USD à direita. Com o transdutor posicionado na região subcostal, no modo B, realiza-se uma varredura transversal por meio do fígado, em direção à veia cava inferior, à direita da tela e da vesícula biliar no meio da tela. Nessa visão, o hemidiafragma direito aparece como uma linha curva hiperecogênica espessa (Figura 63.2 B). O transdutor é direcionado medial, cranial e dorsalmente, de modo que o feixe de ultrassom alcance o terço posterior do diafragma direito, aproximadamente 5 cm lateral ao forame da veia cava inferior.[27,28,31,32]

No modo B, é fundamental estar ciente da direção da excursão diafragmática. Em situações normais, o diafragma excursiona em direção ao transdutor, ao passo que, em situações anormais (paralisia), o diafragma não excursiona, ou move-se em direção contrária ao transdutor (Figura 63.3). Após observação do diafragma em modo B, converte-se para o modo M, colocando a linha do feixe M a mais perpendicular possível, a fim de obter uma excursão máxima (Figura 63.2 D).[27,28,31,32] O transdutor é mantido firmemente nessa posição, solicitando-se ao paciente realizar manobras de respiração tranquila, respiração profunda e *sniff* (Figura 63.2 D). A amplitude da mobilidade diafragmática pode ser medida pelo modo M e a velocidade diafragmática pode ser calculada (Figura 63.2 C). Para medir a mobilidade, no modo M, os marcadores são colocados na parte inferior e superior do aclive de inspiração (Figura 63.2 C e D).

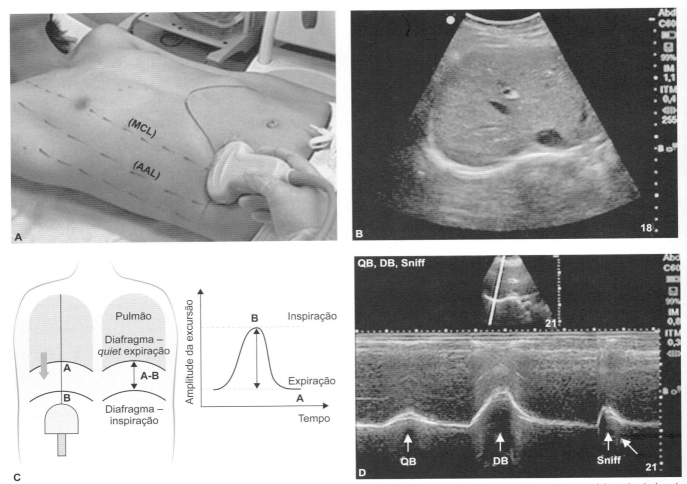

Figura 63.2 ■ **A.** Medição da excursão do hemidiafragma direito utilizando a visão subcostal anterior com a sonda convexa posicionada abaixo da margem costal entre a linha medioclavicular (MCL) e a linha axilar anterior (AAL). **B.** Aspecto ecográfico do hemidiafragma direito na região subcostal. **C.** Esquema da medição da excursão do diafragma; à esquerda, colocação da sonda na região subcostal para a exibição do diafragma no modo B; ajuste da linha exploratória demonstrando a excursão da expiração até a inspiração (pontos A-B) no modo M. **D.** Medição da excursão do diafragma no modo M. A parte superior da figura mostra no modo B o diafragma direito normal e, na parte inferior, o modo M explora a excursão do diafragma durante a respiração silenciosa (*quiet breathing* [QB]), a respiração profunda (*deep breathing* [DB]) e durante a manobra de *sniff*.

A medida da mobilidade diafragmática com a ultrassonografia pode diagnosticar a DD. A paralisia diafragmática é diagnosticada pela ausência de mobilidade durante a respiração tranquila e profunda e pela ausência de mobilidade ou movimento paradoxal ao *sniff* (ver Figura 63.4).[24,32] Em pacientes críticos, sob VM, durante testes de respiração espontânea e, tubo T ou baixos níveis de pressão de suporte, a fraqueza do diafragma é diagnosticada por mobilidade inferior a 1,1 cm,[11] com ou sem movimento paradoxal durante o *sniff*.

▶ Medição da espessura diafragmática e fração de espessamento

A avaliação da espessura diafragmática e da fração de espessamento são fundamentais para o diagnóstico de atrofia e disfunção de contratilidade, respectivamente.[36] Os pacientes são mais bem examinados na posição supina. Um transdutor linear de alta frequência (7 a 13 MHz) é colocado na ZOA, entre o 8º e o 9º espaços intercostais, geralmente 0,5 a 2 cm abaixo do seio costofrênico, entre as linhas axilar anterior e axilar média (Figura 63.3 A).[31-34,37] A uma profundidade de 1,5 a 3 cm, duas camadas ecogênicas paralelas podem ser facilmente identificadas. A linha mais superficial é a pleura parietal e a mais profunda é o peritônio. O diafragma é a estrutura hipoecoica delimitada pelas duas membranas hiperecogênicas (Figura 63.3 B).[32-34,37]

No modo B, a espessura do diafragma é medida a partir do centro da linha pleural até o centro da linha peritoneal, no final de uma expiração tranquila (na capacidade residual funcional [CRF]) e idealmente ao final de uma inspiração máxima (na capacidade pulmonar total [CPT]). Posteriormente, a fração de espessamento (FE) é calculada como o aumento percentual da espessura durante a inspiração, conforme ilustrado na fórmula:

$$FE = \frac{\text{espessura na CPT} - \text{espessura na CRF}}{\text{Espessura na CRF}} \times 100$$

A mensuração da espessura diafragmática utilizando a USD pode diagnosticar DD. Tem sido demonstrado que um diafragma cronicamente paralisado é fino, atrófico e não se espessa durante a inspiração.[36] No entanto, na paralisia diafragmática aguda ou subaguda, os sujeitos podem apresentar espessura normal, mas demonstram redução do espessamento.[38,39] Em pacientes críticos, a fração de espessamento mensurada durante testes de respiração espontânea indicaram que FE < 30% predizem maior chance de insucesso do desmame.[8,14]

▶ Uso clínico de ultrassonografia diafragmática em cuidados críticos

Em nenhuma outra área de conhecimento, o uso da ultrassonografia para a avaliação da função diafragmática foi mais destacado que em

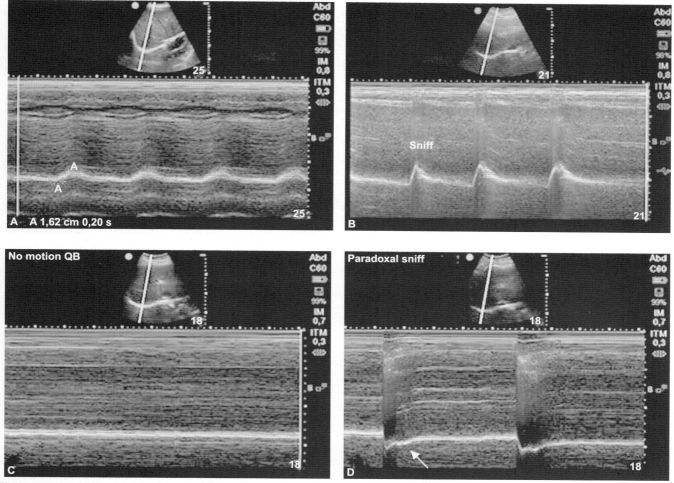

Figura 63.3 ▪ Medição da excursão do diafragma. **A** e **B** representam, no modo M, a movimentação normal do hemidiafragma direito durante a respiração tranquila (QB), respiração profunda (DB) e durante a manobra de *sniff*. **C** e **D** demonstram o traçado de um diafragma paralisado (**C**: ausência de movimento [*No motion*] durante QB [*No motion QB*]; e **D**: movimento paradoxal [*Paradoxal sniff*] durante a manobra de *sniff*).

pacientes críticos, principalmente naqueles com insuficiência respiratória.[8,11,14,15,20,35]

Geralmente, a insuficiência respiratória sobrecarrega os músculos respiratórios, desafiando a capacidade neuromuscular de gerar pressão e manter a ventilação. O equilíbrio da relação carga/capacidade é perdido, e a capacidade de manter a ventilação é comprometida.[17] Assim, em pacientes críticos respiratórios, é essencial entender e monitorar a capacidade dos músculos respiratórios para manter a ventilação e as trocas gasosas. Além disso, uma miríade de fatores que afetam pacientes críticos pode comprometer a musculatura respiratória.[7,9,17] Além disso, em pacientes críticos, a DD está associada a desfechos adversos, como ventilação mecânica prolongada,[11] aumento do tempo de permanência na unidade de terapia intensiva e até mortalidade.[40]

Embora o monitoramento dos músculos respiratórios continue a ser negligenciado na UTI, recentemente a USD tem sido empregada para compreender e diagnosticar a função diafragmática.[11,14,15,41] Zambon et al. apresentaram recentemente uma revisão sistemática sobre a utilidade da USD em pacientes críticos, sugerindo uma abordagem racional para seu uso em pacientes com insuficiência respiratória.[41]

Na admissão e ao longo dos dias de VM, desde que não haja o uso de bloqueadores neuromusculares e que o paciente desencadeie o ventilador (modos assistidos), a USD pode ser usada para diagnosticar DD. Estudos anteriores mais comumente mediram a mobilidade diafragmática, principalmente no modo M, procurando mobilidade ausente, movimento paradoxal ou mobilidade diafragmática reduzida.[11,26] A mobilidade diafragmática < 10 mm foi o critério mais frequentemente considerado para diagnosticar DD em pacientes criticamente enfermos.[11,26] Nesses estudos prévios, os autores mostraram que os pacientes com DD apresentavam maior tempo de VM e tempo de desmame, além de maior mortalidade. Em pacientes em ventilação mecânica prolongada após cirurgia cardíaca, Lerolle et al. demonstraram que um valor de mobilidade diafragmática < 25 mm foi acurado para detectar DD.[42]

Durante o uso de VM, a USD pode ser usada para avaliar o esforço respiratório. Estudos recentes apontam que a fração de espessamento é um parâmetro útil, pois relaciona-se com produto pressão-tempo diafragmático (PTPdi),[43] atividade elétrica diafragmática, pressão transdiafragmática[44] e produto tempo-pressão esofágica (PTPes).[45] Ainda durante o período de VM, a USD pode ser utilizada para avaliar a ocorrência de atrofia diafragmática avaliando a medida da espessura diafragmática no final da expiração.[20,40,41]

Em um estudo anterior, a espessura diafragmática no final da expiração diminuiu 6 a 7,5% por dia em VM e houve uma relação linear entre o nível de suporte do ventilador e a taxa de atrofia diafragmática.[20] Durante o desmame da VM, tanto a mobilidade diafragmática quanto a fração de espessamento foram testadas como preditores de resultados de desmame. Durante os testes de respiração espontânea, a excursão diafragmática menor que 14 mm[12] ou 11 mm[11] previu falha no desmame. Usando a fração de espessamento, os autores mostraram que valores < 20%[8] ou 30%[14] predizem falha no desmame (Quadro 63.2).

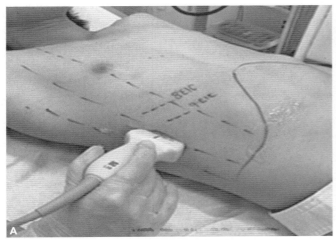
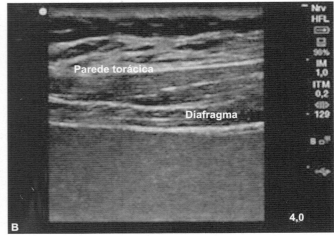
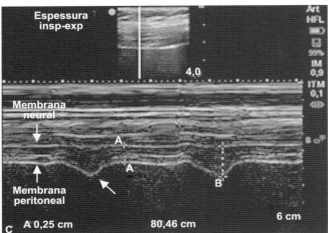

Figura 63.4 ▪ **A.** Medição da espessura do hemidiafragma direito por meio da colocação do transdutor linear na zona de aposição (ZOA), no 9º espaço intercostal, entre a linha anterior e média axilar. **B.** Aspecto ecográfico do hemidiafragma esquerdo na ZOA, entre o 9º e o 10º espaço intercostal, durante a expiração tranquila, na capacidade residual funcional (CRF). **C.** Medição da espessura do diafragma. A parte superior da figura exibe o diafragma normal na ZOA, com modo B e, na parte inferior, o modo M exibe a espessura do diafragma durante a expiração silenciosa, na CRF (pontos AA) e após uma inspiração máxima, na CPT (pontos BB).

Quadro 63.1 ▪ Valores de referência das variáveis de função diafragmática à ultrassografia em indivíduos sadios.

Autor/ano	n	Posição/*probe*	Medida	Valores de referência
Boussuges (2009)[21]	210	Sentado *Probe* subcostal	Mobilidade	Respiração tranquila: • Direita: 1,8 ± 0,3 cm (H); 1,6 ± 0,3 cm (M) • Respiração profunda: • Direita: 7,0 ± 1,1 cm (H); 5,7 ± 1,0 cm (M)
Testa (2011)[17]	40	Supino, 45° *Probe* subcostal anterior	Mobilidade	Respiração tranquila: • "Operador experiente": 1,8 ± 0,8 cm • Respiração profunda: • "Operador experiente": 6,9 ± 1,4 cm
Ueki (1995)[23]	13	Sentado, ZOA	Espessura	Espessura CRF: 1,7 ± 0,2 mm Espessura CPT: 4,5 ± 0,9 mm
Baldwin (2011)[18]	13	Supino, 45° ZOA (9° EIC)	Espessura	Espessura CRF: 1,7 (1,1 a 3,0) mm
Boon (2012)[22]	150	Supino ZOA (8° e 9° EIC)	Espessura Taxa de espessamento	Espessura CRF: • 3,8 ± 1,5 mm (H); 2,7 ± 1 mm (M) • LIN espessura CRF: 1,4 a 1,7 mm • LIN taxa de espessamento: 1,2 a 1,3%
Carrillo-Esper (2016)[34]	109	Supino ZOA (8° e 9° EIC)	Espessura	Espessura CRF: • 1,6 ± 0,4 mm • 1,4 ± 0,3 mm (M); 1,9 ± 0,4 mm (H)
Cardenas (2017)[29]	64	Supino, 45° Mobilidade: *probe*, subcostal anterior Espessura: ZOA, na CRF e na CPT	Mobilidade Espessura, Fração de espessamento	Mobilidade direita: • Respiração tranquila: 1,5 ± 0,4 cm • Respiração profunda: 6,41 ± 1,02 cm (M); 7,79 ± 0,82 cm (H) Espessura CRF: 1,9 ± 0,3 mm Espessura CPT: • 4,81 ± 0,95 mm (M); 5,6 ± 0,9 mm (H) • Fração de espessamento • 169 ± 43 % (M); 204 ± 61 % (H)

CRF: capacidade residual funcional; CPT: capacidade pulmonar total; ZOA: zona de aposição; EIC: espaço intercostal; H: homens; M: mulheres.

Quadro 63.2 ■ Estudos que avaliaram a utilidade clínica da ultrassonografia do diafragma em pacientes críticos.

Predição de desmame – fração de espessamento do diafragma

Autor	n	Mensuração	Cutoff para FE
DiNino (2013)[14]	63	FE durante TRE em PSV 5 ou tubo T	> 30%
Jung (2016)[8]	33	FE durante TRE em PSV 5 ou tubo T	> 20%
Dres (2016)[10]	76	FE durante TRE em PSV	> 29%

Predição de desmame – mobilidade do diafragma

Autor	n	Mensuração	Cutoff para MD
Jiang (2004)[12]	55	MD durante TRE em PSV ou tubo T	1,1 cm
Kim (2011)[11]	82	MD durante TRE em PSV ou tubo T	1,0 cm
Dres (2016)[10]	76	MD durante TRE em PSV ou tubo T	0,95 cm

Quantificação de atrofia durante a VM

Autor	n	Mensuração	Cutoff para MD
Grosu (2012)[40]	7	Tdi medida diariamente a partir da intubação	• Tdi ↓ 6% por dia de VM
Goligher (2015)[20]	107	Tdi e FE medidas diariamente a partir da intubação até 72 h de VM	• Tdi ↓ > 10% em 44% • Tdi inalterada em 44% • Tdi ↑ > 10% em 12% • FE relacionou-se com espessura
Zambon (2016)[41]	40	Tdi medida diariamente a partir da intubação durante: • SB ou CPAP • PSV alta: até 12 • PSV baixa: > 12 • CMV	• Tdi ↓ 7,5% por dia em CMV • Tdi ↓ 5,3% por dia em PSV alta • Tdi ↓ 1,5% por dia em PSV baixa • Tdi ↑ 2,3% por dia em SB/CPAP

Avaliação de disfunção diafragmática

Autor	n	Mensuração	Cutoff para MD
Kim (2011)[11]	82	• MD durante TRE em PSV ou tubo T • VM > 48 h	• DD em 24 pacientes (29%) • MD < 1,0 cm prediz desfecho do desmame
Valette (2015)[26]	10	• MD durante ventilação espontânea • DD = excursão paradoxal ou ausente ou MD < 1,0 cm	• DD em 10 pacientes • Mortalidade elevada (60%) nos pacientes com DD e IRPa

FE: fração de espessamento; TER: teste de respiração espontânea; PSV: ventilação com suporte de pressão (do inglês *pressure support ventilation*); Tdi: espessura do diafragma (do inglês *thickness of diaphragm*); SB: respiração espontânea (do inglês *spontaneous breathing*); CPAP: pressão positiva contínua nas vias aéreas (do inglês *continuous positive airway pressure*); CMV: ventilação mecânica controlada (do inglês *controled mechanical ventilation*); MD: mobilidade do diafragma; DD: disfunção diafragmática; IRPa: insuficiência respiratória aguda.

▶ Considerações finais

A DD é uma disfunção muito prevalente e de implicações clínicas importantes nos pacientes críticos, podendo ocorrer mesmo nos estágios iniciais. São fundamentais a identificação dos pacientes de risco e a busca diagnóstica. Para isso, a USD à beira do leito já se mostrou uma medida factível e sensível para a identificação de DD, contribuindo significativamente para um melhor planejamento e cuidados desses pacientes.

▶ Referências bibliográficas

1. Green M, Moxham J. The respiratory muscles. Clinical Science. 1985;68(1):1-10.
2. Gibson G. Diaphragmatic paresis: Pathophysiology, clinical features, and investigation. Thorax. 1989;44(11):960.
3. Loring SH, Mead J. Action of the diaphragm on the rib cage inferred from a force-balance analysis. J Applied Physiol. 1982;53(3):756-60.
4. Wilcox PG, Pardy RL. Diaphragmatic weakness and paralysis. Lung. 1989;167(1):323-41.
5. McCool FD, Tzelepis GE. Dysfunction of the diaphragm. New England Journal of Medicine. 2012;366(10):932-42.
6. Demoule A, Jung B, Prodanovic H et al. Diaphragm dysfunction on admission to the intensive care unit. Prevalence, risk factors, and prognostic impact: A prospective study. Am J Respir Crit Care Med. 2013;188:213- 9.
7. Jaber S, Petrof BJ, Jung B et al. Rapidly progressive diaphragmatic weakness and injury during mechanical ventilation in humans. Am J Respir Crit Care Med. 2011;183:364-71.
8. Jung B, Moury PH, Mahul M et al. Diaphragmatic dysfunction in patients with ICU-acquired weakness and its impact on extubation failure. Intensive Care Med. 2016;42:853–861
9. Levine S, Nguyen T, Taylor N et al. Rapid disuse atrophy of diaphragm fibers in mechanically ventilated humans. N Engl J Med. 2008; 358:1327-35.
10. Dres M, Dubé B-P, Mayaux J et al. Coexistence and impact of limb muscle and diaphragm weakness at time of liberation from mechanical ventilation in medical intensive care unit patients. Am J Respir Crit Care Med. 2017;195:57-66
11. Kim WY, Suh HJ, Hong S-B et al. Diaphragm dysfunction assessed by ultrasonography: Influence on weaning from mechanical ventilation. Crit Care Med. 2011;39:2627-30.
12. Jiang JR, Tsai TH, Jerng JS et al. Ultrasonographic evaluation of liver/spleen movements and extubation outcome. Chest. 2004;126:179-85.
13. Demoule A, Molinari N, Jung B et al. Patterns of diaphragm function in critically ill patients receiving prolonged mechanical ventilation: A prospective longitudinal study. Ann Intensive Care. 2016;6:75.
14. DiNino E, Gartman EJ, Sethi JM et al. Diaphragm ultrasound as a predictor of successful extubation from mechanical ventilation. Thorax. 2014;69:423-7.
15. Goligher EC, Dres M, Fan E et al. Mechanical ventilation-induced diaphragm atrophy strongly impacts clinical outcomes. Am J Respir Crit Care Med. 2018;197(2):204-13.
16. Medrinal C, Prieur G, Frenoy É et al. Respiratory weakness after mechanical ventilation is associated with one-year mortality: A prospective study. Crit Care. 2016;20:231.
17. Vassilakopoulos T, Zakynthinos S, Roussos Ch. Respiratory muscles and weaning failure. Eur Respir J. 1996;9:2383-400.

18. Petrof BJ. Diaphragm weakness in the critically ill: Basic mechanisms reveal therapeutic opportunities. Chest. 2018 Dec;154(6):1395-403.
19. Schepens T, Verbrugghe W, Dams K et al. The course of diaphragm atrophy in ventilated patients assessed with ultrasound: A longitudinal cohort study. Crit Care. 2015;1-8.
20. Goligher EC, Fan E, Herridge MS et al. Evolution of diaphragm thickness during mechanical ventilation: Impact of inspiratory effort. Am J Respir Crit Care Med. 2015;192(9):1080-8.
21. Reid WD, Huang J, Bryson S et al. Diaphragm injury and myofibrillar structure induced by resistive loading. J Appl Physiol. 1994;76(1):176-84.
22. Pellegrini M, Hedenstierna G, Roneus A et al. The diaphragm acts as a brake during expiration to prevent lung collapse. Am J Respir Crit Care Med. 2017;195(12):1608-16.
23. Thille AW, Rodriguez P, Cabello B et al. Patient-ventilator asynchrony during assisted mechanical ventilation. Intensive Care Med. 2006;32(10):1515-22.
24. Lindqvist J, van den Berg M, van der Pijl R et al. Positive end-expiratory pressure ventilation induces longitudinal atrophy in diaphragm fibers. Am J Respir Crit Care Med. 2018;198: 472-85.
25. Brochard L, Rauss A, Benito S et al. Comparison of three methods of gradual withdrawal from ventilatory support during weaning from mechanical ventilation. Am J Respir Crit Care Med. 1994;150:896-903.
26. Valette X, Seguin A, Daubin C et al. Diaphragmatic dysfunction at admission in intensive care unit: The value of diaphragmatic ultrasonography. Intensive Care Med. 2015;41:557-9.
27. Testa A, Soldati G, Giannuzzi R, Berardi S, Portale G, Silveri NG. Ultrasound M-mode assessment of diaphragmatic kinetics by anterior transverse scanning in healthy subjects. Ultrasound in medicine & biology. 2011;37(1):44-52.
28. Boussuges A, Gole Y, Blanc P. Diaphragmatic motion studied by m-mode ultrasonography: Methods, reproducibility, and normal values. Chest Journal. 2009;135(2):391-400.
29. Baldwin CE, Paratz JD, Bersten AD. Diaphragm and peripheral muscle thickness on ultrasound: Intra-rater reliability and variability of a methodology using non-standard recumbent positions. Respirology. 2011;16(7):1136-43.
30. Houston J, Fleet M, Cowan M, McMillan N. Comparison of ultrasound with fluoroscopy in the assessment of suspected hemidiaphragmatic movement abnormality. Clinical Radiology. 1995;50(2):95-8.
31. Santana PV, Prina E, Albuquerque ALP, Carvalho CRR, Caruso P. Identifying decreased diaphragmatic mobility and diaphragm thickening in interstitial lung disease: The utility of ultrasound imaging. Jornal Brasileiro de Pneumologia. 2016;42(2):88-94.
32. Cardenas LZ, Santana PV, Caruso P, de Carvalho CRR, Albuquerque ALP. Diaphragmatic ultrasound correlates with inspiratory muscle strength and pulmonary function in healthy subjects. Ultrasound in Medicine & Biology. 2018.
33. Ueki J, De Bruin P, Pride N. In vivo assessment of diaphragm contraction by ultrasound in normal subjects. Thorax. 1995;50(11):1157-61.
34. Boon AJ, Harper CJ, Ghahfarokhi LS, Strommen JA, Watson JC, Sorenson EJ. Two-dimensional ultrasound imaging of the diaphragm: Quantitative values in normal subjects. Muscle & nerve. 2013;47(6):884-9.
35. Matamis D, Soilemezi E, Tsagourias M et al. Sonographic evaluation of the diaphragm in critically ill patients. Technique and clinical applications. Intensive care medicine. 2013;39(5):801-10.
36. Gottesman E, McCool FD. Ultrasound evaluation of the paralyzed diaphragm. American journal of respiratory and critical care medicine. 1997;155(5):1570-4.
37. Carrillo-Esper R, Pérez-Calatayud ÁA, Arch-Tirado E et al. Standardization of sonographic diaphragm thickness evaluations in healthy volunteers. Respiratory Care. 2016;61(7):920-4.
38. Santana PV, Prina E, Caruso P, Carvalho CR, Albuquerque AL. Dyspnea of unknown cause. Think about diaphragm. Annals of the American Thoracic Society. 2014;11(10):1656-9.
39. Summerhill EM, El-Sameed YA, Glidden TJ, McCool FD. Monitoring recovery from diaphragm paralysis with ultrasound. Chest Journal. 2008;133(3):737-43.
40. Grosu HB, Lee YI, Lee J et al. Diaphragm muscle thinning in patients who are mechanically ventilated. Chest. 2012;142:1455-60.
41. Zambon M, Beccaria P, Matsuno J et al. Mechanical ventilation and diaphragmatic atrophy in critically ill patients: An ultrasound study. Crit Care Med. 2016;44:1347-52.
42. Lerolle N, Guérot E, Dimassi S et al. Ultrasonographic diagnostic criterion for severe diaphragmatic dysfunction after cardiac surgery. Chest. 2009;135(2):401-7.
43. Vivier E, Dessap AM, Dimassi S et al. Diaphragm ultrasonography to estimate the work of breathing during non-invasive ventilation. Intensive Care Medicine. 2012;38(5):796-803.
44. Dubé BP, Dres M, Mayaux J, Demiri S, Similowski T, Demoule A. Ultrasound evaluation of diaphragm function in mechanically ventilated patients: comparison to phrenic stimulation and prognostic implications. Thorax. 2017 Sep;72(9):811-8.
45. Umbrello M, Formenti P, Longhi D et al. Diaphragm ultrasound as indicator of respiratory effort in critically ill patients undergoing assisted mechanical ventilation: A pilot clinical study. Critical Care. 2015;19(1):161.
46. Zambon M, Greco M, Bocchino S, Cabrini L, Beccaria PF, Zangrillo A. Aassessment of diaphragmatic dysfunction in the critically ill patient with ultrasound: a systematic review. Intensive Care Med. 2017 Jan;43(1):29-38.

Ecocardiografia no Paciente Crítico

CAPÍTULO 64

Cláudio Henrique Fischer ▪ Frederico José Neves Mancuso ▪ Orlando Campos Filho

▶ Introdução

Nos dias atuais, a ecocardiografia é considerada o exame de imagem cardíaco mais utilizado na prática clínica[1] e, em virtude de seu caráter não invasivo e disponibilidade à beira do leito, tem sido cada vez mais empregada na sala de emergência e em unidade de terapia intensiva (UTI).[2] Sua capacidade em fornecer diversos parâmetros hemodinâmicos, além dos aspectos anatômicos, fez esse método se tornar, de modo progressivo, uma ferramenta de monitoramento hemodinâmico à beira do leito do paciente grave, ocupando o espaço dos métodos invasivos, porém sem os seus riscos.[2]

A adesão a essa prática iniciou-se de maneira lenta e insidiosa por intensivistas e anestesistas em grandes centros há duas décadas, mas apenas nos últimos anos vem se difundindo de modo consistente e intenso.[2-4] A rapidez do diagnóstico à beira do leito, seguida da implementação imediata de medidas terapêuticas, é a grande virtude do método, com grande impacto prognóstico no paciente crítico. A facilidade do transporte dos equipamentos até o paciente, a inocuidade do método ultrassonográfico, a abrangência de informações estruturais e funcionais do coração e dos grandes vasos obtidas constituem vantagens adicionais que determinam a versatilidade do método ecocardiográfico nesse cenário.

Em aliança com novos paradigmas, outras tecnologias emergiram com a criação de novas possibilidades de uso da ecocardiografia – desde a alta portabilidade de pequenos ecocardiógrafos de bolso até equipamentos transesofágicos com imagem tridimensional. Essa multiplicidade do uso potencial do método tem sido abordada por diferentes profissionais, o que deu início à demanda por novas orientações para definir *expertise* e competências necessárias para seu melhor desempenho.[5]

Diante do paciente crítico, é frequente o dilema entre o tempo gasto para definir uma conduta e o nível de informação almejado. Novas diretrizes têm recomendado tratamento imediato do paciente hemodinamicamente instável, pela pronta identificação do mecanismo causador seguida da terapia focada, com base no princípio "tempo salva vidas".[6,7] A ecocardiografia possibilita o rápido reconhecimento do mecanismo da falência circulatória e vem sendo realizada em grandes centros pelo próprio intensivista à beira do leito, desde que devidamente capacitado.[8] Caso haja imagem inadequada pelo acesso transtorácico – frequente em pacientes críticos (sobretudo sob ventilação mecânica [VM], além de decúbito dorsal obrigatório, drenos, curativos, eletrodos e outras condições de limitação da janela torácica e deterioração da imagem) – ou necessidade de informação adicional, pode ser utilizado o método transesofágico, que, por sua vez, demanda tempo, habilidades, competência e custo maiores.[9]

O detalhamento dos fundamentos técnicos do exame foge do escopo deste capítulo, que se concentrará, portanto, em seus aspectos práticos. Basicamente, as diversas técnicas ecocardiográficas utilizadas na atualidade baseiam-se no princípio da ultrassonografia, capaz de produzir imagens uni e bidimensionais do coração em diversos planos (paraesternal longitudinal e transversal; apical 2, 3, 4 e 5 câmaras) (Figuras 64.1 A, B e D) a partir de áreas de incidência do feixe ultrassônico no exame transtorácico (janelas paraesternal, apical, subcostal e supraesternal) e na janela esofágica no exame transesofágico.

As diferentes modalidades de *Doppler* tornam possível a avaliação da velocidade do fluxo sanguíneo no interior das cavidades cardíacas e grandes vasos, com análise de sua distribuição espacial (mapeamento de fluxo em cores) e sua variação temporal (curvas espectrais de velocidade pelo *Doppler* pulsátil, Figura 64.1 C, e *Doppler* contínuo, Figura 64.2). O *Doppler* tecidual consiste na análise das baixas velocidades do miocárdio, em geral obtidas no nível do anel mitral (Figura 64.3) ou tricúspide.

Hoje a maioria dos equipamentos disponíveis apresenta todas essas funções. O exame tridimensional, mais sofisticado, demanda maior *expertise*, necessita de transdutor dedicado e aparelhagem específica com custo mais elevado, e não é rotineiramente empregado. Mais recentemente, a obtenção dos índices de deformação miocárdica (*Strain*), pela técnica de *speckle tracking*, tem sido empregada para análise da função dos ventrículos esquerdo e direito. Embora sua aplicabilidade tenha sido demonstrada em diversas situações, seu uso na terapia intensiva ainda não está estabelecido. Embora a maioria dos exames convencionais seja constituída pelo exame transtorácico, que não exige preparo, é preciso lembrar que o exame transesofágico exige jejum de 6 h e necessita de sedação leve, sendo contraindicado nos sangramentos digestivos ativos e nas disfagias.

Para fins didáticos, o uso da ecocardiografia no ambiente de terapia intensiva será abordado em duas partes: como ferramenta não invasiva de monitoramento hemodinâmico e como instrumento diagnóstico em diferentes situações clínicas. Por fim, serão comentadas algumas particularidades do exame no paciente sob VM e discutidas futuras tendências.

▶ Avaliação hemodinâmica

Para obter vários dos parâmetros hemodinâmicos fornecidos por meio da ecocardiografia, é necessário apenas um treinamento rápido em alguns princípios básicos do exame – nível 1 de formação.[10] Tais dados podem ser úteis tanto na elaboração quanto no refinamento do diagnóstico, com implicações imediatas na conduta terapêutica, como servir de parâmetro hemodinâmico a ser monitorado durante o tratamento para avaliar sua eficácia.

Estimativa do débito cardíaco

Pela ecocardiografia, é possível calcular o volume sistólico ejetivo e, consequentemente, o débito cardíaco (DC),[11] pela fórmula:

$$\text{Volume sistólico ejetivo} = (DVSVE/2)^2 \times \pi \times VTI/VSVE$$

cardíaca com FE preservada. Além disso, a disfunção diastólica, quando associada à disfunção sistólica do VE, constitui elemento de pior prognóstico.

Em geral, a função diastólica é avaliada pelo estudo combinado das curvas de velocidade diastólica do fluxo mitral, bifásico, pelo *Doppler* pulsátil (Figura 64.1 C) e das velocidades diastólicas do anel mitral pelo *Doppler* tecidual (Figura 64.3) e, eventualmente, pela determinação do volume atrial esquerdo obtido pela ecocardiografia bidimensional. Atualmente, também tem se considerado a pressão sistólica em artéria pulmonar na avaliação da função diastólica. Diretrizes recentes da Sociedade Americana de Ecocardiografia valorizam a determinação do aumento da pressão em átrio esquerdo (pressão de enchimento do ventrículo esquerdo) como indicativo de disfunção diastólica significativa. Para isso, consideram-se três dos seguintes quatro itens:[17]

- Relação E/e' média > 14
- Velocidade onda e' septal < 7 cm/s ou da onda e' lateral < 10 cm/s
- Volume do átrio esquerdo > 34 mℓ/m²
- Velocidade máxima do refluxo tricúspide > 2,8 m/s (como marcador de aumento da pressão pulmonar).

Em pacientes com nenhum ou apenas um item presente, considera-se que a função diastólica é normal. Enquanto naqueles com dois itens presentes, a função diastólica é indeterminada ou podem ser utilizados parâmetros adicionais, como o fluxo venoso pulmonar. Adicionalmente, a disfunção diastólica pode ser classificada em graus I, II e III (Figura 64.6), nos pacientes com disfunção diastólica, conforme a relação entre as ondas E e A do fluxo mitral.[17]

Avaliação da função sistólica ventricular direita

Em virtude da geometria complexa do ventrículo direito (VD), a avaliação de sua função sistólica é frequentemente realizada de maneira subjetiva, embora haja uma série de parâmetros quantitativos que pode contribuir para essa análise, como a excursão do anel tricúspide (TAPSE, em inglês *tricuspid annular plane systolic excursion*), a velocidade sistólica do anel tricúspide lateral ao *Doppler* tecidual (s') e a área contrátil fracional do VD (FAC, em inglês *fractional area change*), expressa em porcentagem. Para a avaliação da dimensão do VD, pode ser analisado o seu diâmetro transversal no corte apical 4 câmaras.[1]

A TAPSE é obtida no corte apical 4 câmaras, posicionando o modo M sobre o anel lateral da valva tricúspide. É medida a excursão desse anel durante a sístole, sendo considerado normal valor ≥ 17 mm. A FAC também é obtida no corte apical 4 câmaras, traçando as áreas sistólica e diastólica do ventrículo direito.

FAC = (área diastólica − área sistólica)/(área diastólica)

É considerado normal valor ≥ 35 mm[1]

Estimativa de pressões intracavitárias

■ Pressão de enchimento do ventrículo esquerdo (E/e')

A pressão de enchimento do VE, correlata da pressão capilar pulmonar, pode ser estimada de modo não invasivo e indireto pela combinação de dados do *Doppler* pulsátil do influxo mitral com aqueles produzidos pelo *Doppler* tecidual do anel mitral. Inicialmente, obtém-se a velocidade máxima da onda E, correspondente à fase de enchimento rápido do influxo mitral na diástole pelo *Doppler* pulsátil (ver Figuras 64.1 C e 64.6) e, em seguida, a velocidade máxima da onda e' do anel mitral septal e/ou lateral, correspondente ao mesmo momento do ciclo cardíaco, pelo *Doppler* tecidual (ver Figura 64.3). A razão entre essas velocidades – *relação E/e'* – é diretamente proporcional à pressão capilar pulmonar avaliada de modo invasivo.[17] Foi demonstrado que valores de E/e' < 8 estão relacionados com pressões de enchimento normais, enquanto valores acima de 15 com o uso do e' septal (ou 13 com o uso do e' lateral, ou 14 se for utilizado o valor médio dos e' septal e lateral) estão associados a aumento das pressões de enchimento do VE. Valores intermediários são inconclusivos quanto às pressões de enchimento do VE.[17]

A relação E/e' foi testada e validada em diversas situações clínicas, com cardiopatias variadas e diferentes graus de função sistólica do VE. Porém não é considerada adequada para avaliar a pressão de enchimento VE de indivíduos saudáveis (com FE preservada), quando outros elementos ecocardiográficos são necessários (p. ex., volume atrial esquerdo), de acordo com algoritmos propostos.[17] Esse índice deve ser evitado em pacientes com valvopatia mitral primária (estenose e insuficiência mitral), próteses valvares e pericardite constritiva,[17] e apresenta menor acurácia em pacientes com marca-passo.[18]

■ Pressão sistólica arterial pulmonar

Pela ecocardiografia com *Doppler*, não é possível determinar a medida direta da pressão intracavitária. Porém, por meio de uma equação hidrodinâmica básica – equação de Bernoulli simplificada[19,20] –, é possível converter a velocidade do fluxo sanguíneo obtida com o *Doppler* contínuo em gradiente de pressão entre câmaras cardíacas:

$$\Delta P\ (P2 - P1) = 4(V2)^2$$

Em que ΔP é o gradiente de pressão máximo entre cavidades com um orifício comunicante e V2 é a velocidade máxima do fluxo acelerado no interior do orifício analisado.

Assim, é possível estimar o gradiente de pressão entre cavidades contíguas, comunicadas por um orifício restritivo (presente nas insuficiências e estenoses valvares), e calcular indiretamente as pressões cavitárias em algumas situações, como, em exemplo mais comum, na estimativa da pressão sistólica em VD – e, consequentemente, da pressão sistólica em artéria pulmonar (PSAP) –, por meio do refluxo

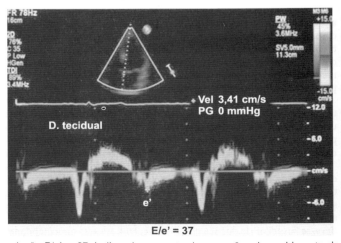

Figura 64.6 ■ Curva do *Doppler* mitral (**A**) e do *Doppler* tecidual (**B**) com relação E/e' = 37, indicando aumento das pressões de enchimento do ventrículo esquerdo. Ainda, a relação E e A > 2 indica disfunção diastólica grau III.

tricúspide com velocidade máxima de regurgitação (VRT), expressa pela fórmula:[19,20]

PSAP = gradiente de pressão entre ventrículo e átrio direitos + pressão estimada em átrio direito

O refluxo tricúspide é muito frequente, mesmo em indivíduos saudáveis ("fisiológico"), e, caso ocorra, obtêm-se as curvas da VRT pelo *Doppler* contínuo guiado pelo mapeamento de fluxo em cores que delineia o jato regurgitante no interior do átrio direito (ver Figuras 64.2 e 64.7 A). A VRT máxima representa a diferença de velocidades do fluxo entre as cavidades direitas, que é diretamente proporcional ao gradiente de pressão entre elas, calculado automaticamente pelo *software* do equipamento pela aplicação da equação de Bernoulli. Ao gradiente de pressão assim obtido soma-se a pressão do átrio direito, estimada a partir do diâmetro e da variação respiratória da veia cava inferior (VCI) em 3 mmHg (VCI estreita, com colabamento à inspiração, Figura 64.8), 8 mmHg ou 15 mmHg (VCI dilatada, redução inspiratória muito atenuada, Figura 64.7 B, ou ausente).[19,20] Ressalta-se que essa estimativa da pressão atrial direita só é válida para pacientes em respiração espontânea e não deve, portanto, ser aplicada nas condições de VM (ver seção *Ventilação mecânica e interdependência ventricular à ecocardiografia*, adiante). De maneira ideal, no paciente com cateter venoso central, utiliza-se a medida direta da pressão venosa central (em mm de água, corrigida para mmHg), mais fidedigna. Também pode-se considerar o valor isolado da VRT, considerando normal valores ≤ 2,8 m/s, enquanto valores entre 2,9 e 3,4 m/s indicam possível hipertensão pulmonar e valores ≥ 3,4 m/s provável hipertensão pulmonar.[21]

■ Avaliação da volemia e responsividade a volume

O diâmetro das VCI e veia cava superior (VCS) e suas variações respiratórias revelam informações importantes sobre o estado volêmico do paciente e representam marcadores do enchimento ventricular direito. Em condições fisiológicas de ventilação espontânea, a inspiração determina um efeito de "sucção" do coração, por transmissão da pressão negativa intratorácica ao pericárdio, o que reduz a pressão no átrio direito e causa aumento do fluxo anterógrado das veias cavas, com consequente diminuição momentânea de seu calibre; processo inverso ocorre na expiração.[22]

O diâmetro da VCI e sua variação com a respiração são avaliados à ecocardiografia transtorácica na janela subcostal. Mede-se a VCI a 2 cm da sua desembocadura no átrio direito, pela ecocardiografia unidimensional guiada pelo ecocardiografia bidimensional (ver Figura 64.7 A).[1] Em ventilação espontânea, redução inspiratória de 50% ou mais no calibre da VCI está associada à pressão venosa central normal.

Na hipovolemia e em respiração espontânea, há diminuição do diâmetro ou colabamento da VCI, com acentuação da redução inspiratória de seu diâmetro (ver Figura 64.7 B). Assim, quanto menor o grau de hidratação do paciente, menor será o diâmetro das veias cavas e maior será sua variação respiratória (colapso ou colabamento inspiratório).

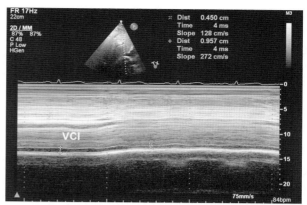

Figura 64.8 ■ Comportamento do calibre da veia cava inferior (VCI) em paciente hipovolêmico sob ventilação espontânea, à ecocardiografia unidimensional (modo M) guiada pela ecocardiografia bidimensional (imagem superior: corte longitudinal da veia cava inferior próxima à desembocadura no átrio direito, envolta pelo fígado). Observe o diâmetro reduzido da veia cava (9,5 mm) na expiração, com colabamento > 50% na inspiração.

Contudo, em pacientes hipervolêmicos sob ventilação espontânea, a VCI apresenta-se dilatada e com variação respiratória pequena ou ausente, o que sugere pletora do vaso e hipertensão atrial direita.[22-25]

A medida isolada do diâmetro máximo da VCI também pode ser útil, embora, com dimensões e estimativas das pressões das cavidades direitas, demonstrem menor acurácia em predizer a resposta à expansão volêmica.[26] A VCI com diâmetro inferior a 1 cm, em geral, está associada à hipovolemia e boa resposta à reposição volêmica, enquanto diâmetro ≥ 3 cm, comumente, à não responsividade à expansão volêmica.[26]

Em vigência de VM com pressão positiva, ocorre aumento inspiratório da pressão intratorácica, o que determina a redução do retorno venoso sistêmico, com consequente expansão inspiratória do diâmetro da VCI.

A variação respiratória dos diâmetros das veias cavas também é boa preditora de resposta à expansão volêmica nos pacientes submetidos à VM controlada, nos quais calcula-se o *índice de distensibilidade da VCI* à ecocardiografia transtorácica nos cortes subcostais, expresso como:

Diâmetro máximo inspiratório – diâmetro mínimo expiratório/ diâmetro mínimo expiratório (%)

Índice de distensibilidade da VCI ≥ 18% prevê reposta favorável à expansão volêmica, com sensibilidade e especificidade de 90%,[22-26] o que indica que ainda há reserva de capacitância no compartimento venoso central.

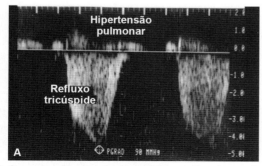
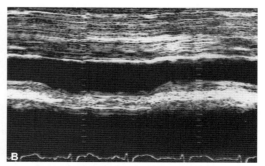

Figura 64.7 ■ **A.** Curva de refluxo tricúspide obtida com *Doppler* contínuo em paciente com hipertensão pulmonar crônica grave, com exibição de gradiente sistólico de 90 mmHg (VRT máxima: 4,75 m/s). **B.** Imagem unidimensional (modo M) da veia cava inferior do mesmo paciente, que se apresenta dilatada (30 mm), com mínima variação respiratória de seu calibre (< 50%), o que indica hipertensão atrial direita (pletora da veria cava inferior). Nessas condições, é possível acrescentar 15 mmHg (pressão presumida do átrio direito) ao gradiente obtido anteriormente, o que resulta na pressão sistólica da artéria pulmonar (PSAP) de 105 mmHg.

De modo alternativo, em pacientes sob VM, é possível utilizar a ecocardiografia transesofágica para avaliar o comportamento respiratório do calibre da VCS. Por estar dentro da caixa torácica, a VCS sofre efeito direto da pressão intratorácica, ao contrário do que ocorre na VCI situada no abdome. Nos pacientes sob VM no modo controlado, há aumento da pressão intratorácica durante a fase inspiratória e consequente colapso da VCS, em condições de volemia adequada. Portanto, calcula-se o *índice de colapsibilidade da VCS*, expresso como:

Diâmetro máximo expiratório – diâmetro mínimo inspiratório/ diâmetro máximo expiratório

Índice de colapsibilidade da VCS ≥ 36% prevê boa resposta à reposição volêmica.[22-27]

É importante destacar que essas medidas não foram estudadas em pacientes com cardiopatias e, portanto, não podem ser extrapoladas para essa situação. Portanto, o resultado de qualquer avaliação ecocardiográfica nesses pacientes deve ser interpretado no contexto clínico individual de cada um.

Atualmente, tem se dado atenção à variação do DC com a manobra de elevação passiva dos membros inferiores (*passive leg raising*).[22-28] Esse teste é feito com a elevação dos membros inferiores a 45°, o que aumenta o retorno sanguíneo venoso. No intuito de simplificar e diminuir as chances de erro, avalia-se apenas a VTI na via de saída do VE antes e 1 min após a elevação passiva dos membros inferiores. Quando há aumento da VTI ≥ 12%, existe alta probabilidade de o paciente responder à expansão volêmica. Esse índice tem se mostrado o com maior acurácia para a determinação da necessidade de expansão volêmica em pacientes críticos.[28]

▶ Ecocardiografia em situações clínicas no paciente crítico

Além de fornecer parâmetros hemodinâmicos em diversos contextos do paciente crítico de UTI, o exame contribui com informações específicas para esclarecimento diagnóstico. A ecocardiografia tem sido capaz de desencadear mudanças na conduta de terapia intensiva em até metade dos casos, sendo particularmente útil nos pacientes hemodinamicamente instáveis, com relevantes implicações prognósticas.[3,4,29,30]

A seguir, estão relacionadas algumas aplicações práticas do exame no ambiente de terapia intensiva.

Instabilidade hemodinâmica

Nos pacientes com instabilidade hemodinâmica aguda sem causa plenamente definida, a ecocardiografia tem papel importante no diagnóstico e na exclusão de várias causas de choque. Pela capacidade de aferir dados estruturais básicos e parâmetros hemodinâmicos com precisão em poucos minutos, esse exame constitui ferramenta ideal na avaliação de pacientes com choque persistente apesar da terapia.

A ecocardiografia pode identificar o componente cardiogênico do choque ao caracterizar comprometimento miocárdico com disfunção sistólica importante do VE, do VD ou biventricular em doenças cardíacas primárias ou secundárias a doenças sistêmicas, detectar disfunções valvares agudas graves, reconhecer o *cor pulmonale* agudo ou ainda demonstrar envolvimento pericárdico com tamponamento cardíaco.

■ **Choque associado à disfunção ventricular sistólica**

A ecocardiografia pode caracterizar o componente cardiogênico do choque ao quantificar o déficit contrátil e identificar sua causa: alteração contrátil segmentar na isquemia miocárdica (hipocinesia, acinesia ou discinesia) e complicações mecânicas do infarto agudo do miocárdio (IAM) (insuficiência mitral aguda por ruptura de músculo papilar, comunicação interventricular por ruptura de septo, aneurisma verdadeiro, pseudoaneurisma, ruptura miocárdica de parede livre com tamponamento cardíaco). Menos comum, o trauma fechado de tórax com contusão cardíaca pode provocar disfunção VE global ou segmentar, passíveis de reconhecimento à ecocardiografia.[29-31]

A disfunção ventricular direita, definida pelo exame, pode sugerir infarto do VD quando a PSAP é normal ou tromboembolismo pulmonar (TEP) quando há elevação da PSAP.

■ **Choque associado a doenças valvares**

A valvopatia pode ser a principal causa do choque, como nas insuficiências aórtica e mitral agudas, ou contribuir de maneira expressiva para a instabilidade hemodinâmica e a dificuldade de tratamento clínico. A ecocardiografia é o exame padrão para a avaliação valvar, pois possibilita tanto a avaliação estrutural das valvas cardíacas pela imagem bidimensional como a avaliação funcional por *Doppler* espectral e o mapeamento de fluxo em cores.

É possível determinar estenose valvar devido a imagem de calcificação, espessamento e redução de mobilidade da valva, e quantificar sua gravidade pelos cálculos dos gradientes (máximo e médio) e da área valvar, assim como estimar o grau da regurgitação e sua repercussão hemodinâmica. Pode-se ainda definir a etiologia da insuficiência valvar aguda, como na endocardite infecciosa, na ruptura de músculo papilar após IAM, na ruptura espontânea de cordoalha no prolapso da valva mitral e na distorção da valva aórtica na dissecção aórtica proximal (tipo A).

Na disfunção aguda de prótese valvar, o exame transtorácico, complementado pelo exame transesofágico, pode acrescentar informações úteis a respeito de trombose com estenose de próteses mecânica, ruptura de folhetos com refluxo maciço de próteses biológicas, além de refluxo paraprotético por endocardite e abscesso perianular em ambos os tipos de prótese.

■ **Choque associado a tromboembolismo pulmonar**

Não é possível estabelecer o diagnóstico de TEP pela ecocardiografia, mas o exame é capaz de avaliar a repercussão hemodinâmica da elevação súbita da PSAP. Diante da suspeita clínica de TEP, é possível estimar a PSAP e observar dilatação das cavidades direitas, disfunção ventricular direita e abaulamento do septo interventricular para a esquerda. Entretanto, no TEP submaciço, a dilatação e a disfunção ventricular direitas têm acurácia limitada, com sensibilidade e especificidade de 29% e 51%, respectivamente; e 52% e 56% quando ambos os critérios estão associados.[31] A ausência de PSAP elevada e/ou disfunção ventricular direita não excluem o diagnóstico de TEP de menor grau, sem repercussão hemodinâmica.[31] Contudo, esses sinais não são específicos, podendo estar presentes na doença pulmonar obstrutiva crônica (DPOC), na hipertensão pulmonar primária e na apneia do sono. O sinal de McConell, disfunção contrátil dos segmentos basal e médio da parede livre do VD, associada à contratilidade normal ou hipercontratilidade da região apical do VD, é mais específico para o diagnóstico de TEP.[19]

Disfunção ventricular direita isolada com PSAP normal e hipotensão sistêmica devem lembrar a possibilidade de infarto do VE. Em caso de PSAP elevada, a dilatação e a disfunção contrátil do VD são consideradas indicação relativa para terapia trombolítica no TEP.[32] Os achados de hipertensão pulmonar no TEP podem ser monitorados pela ecocardiografia seriada; a redução ou a normalização dos níveis elevados de PSAP são utilizadas como parâmetro de resposta favorável ao tratamento. Excepcionalmente, e em geral com o emprego da ecocardiografia transesofágica, é possível visibilizar trombos nas cavidades direitas ou na porção proximal dos ramos da artéria pulmonar.

■ **Choque associado a tamponamento cardíaco**

A ecocardiografia possibilita, de maneira rápida e segura, mesmo ao operador pouco experiente, a identificação de derrame pericárdico significativo (Figura 64.9). Cabe salientar que a repercussão hemodinâmica do derrame pericárdico no tamponamento resulta muito mais da velocidade de instalação do processo do que propriamente do volume de fluido coletado no pericárdio. Algumas causas de tamponamento podem ser reconhecidas ao exame: infarto do miocárdio com ruptura da parede livre do VE; dissecção aórtica proximal (tipo A); perfuração cardíaca por trauma penetrante de tórax ou de

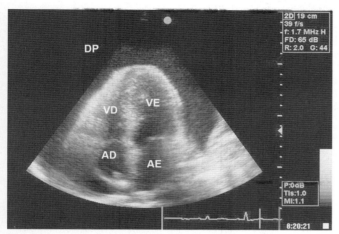

Figura 64.9 ■ Imagem apical 4 câmaras à ecocardiografia transtorácica de um paciente com derrame pericárdico (DP) importante. VE: ventrículo esquerdo; VD: ventrículo direito; AE: átrio esquerdo; AD: átrio direito.

causa iatrogênica (cateterismo cardíaco ou instalação de eletrodo de marca-passo intracavitário).

Os principais sinais hemodinâmicos de tamponamento cardíaco, de diagnóstico eminentemente clínico, são:

- Dilatação da VCI e perda da variação do diâmetro com a respiração (facilmente identificável, muito sensível, porém inespecífico, sobretudo em vigência de VM)
- Compressão da parede atrial direita no final da diástole (sensível, porém pouco específico)
- Colapso do VD no início da diástole (pouco sensível, porém específico)
- Redução exacerbada, durante a inspiração, da velocidade da onda E (≥ 40%) no fluxo diastólico mitral ou aumento exagerado (≥ 80%) da velocidade da onda E no fluxo diastólico tricúspide. Essa significativa variação respiratória recíproca e inversa entre velocidades de fluxo mitral e tricúspide é reflexo da interdependência ventricular aumentada pela elevação da pressão intrapericárdica e representa uma acentuação de variações fisiológicas desses respectivos fluxos, mecanismo do pulso paradoxal.[33] Pode ocorrer também em outras situações, como no TEP ou na DPOC.

A presença ou a intensidade desses sinais hemodinâmicos de tamponamento cardíaco pode variar ao longo da evolução, dependendo do balanço entre as pressões intracavitárias (por sua vez, dependentes da volemia) e da pressão intrapericárdica. Por essa razão, esses sinais devem ser frequentemente monitorados diante da suspeita de um processo restritivo pericárdico em instalação.

A ecocardiografia também ajuda a guiar a pericardiocentese, com visibilização da entrada da agulha e confirmação de sua localização no espaço pericárdico por meio de infusão de solução salina agitada.[34]

■ Outros tipos de choque

No choque hipovolêmico ou hemorrágico, a ecocardiografia demonstra o estado de hipercontratilidade ventricular e VCI colabada, assim como monitora a normalização desses parâmetros após a reversão do quadro. Ocasionalmente, ventrículos hipertróficos podem reagir à hipovolemia com hipercontratilidade e obstrução dinâmica da via de saída do VE com eventual produção de sopro ejetivo, tratada erroneamente com fármacos vasoativos que só contribuem para acentuar a obstrução dinâmica e agravar a hipotensão arterial. A ecocardiografia é essencial para definir todos esses elementos e orientar o tratamento adequado com expansão volêmica, suspensão dos medicamentos e eventual uso de betabloqueador, documentando a regressão do gradiente subaórtico dinâmico.

No choque séptico, pode haver comprometimento difuso da contratilidade miocárdica em até 60% dos casos.[35] Em pacientes com instabilidade hemodinâmica por sepse, o ecocardiograma pode ser preditor da resposta à reanimação volêmica.

Avaliação do componente cardiogênico na insuficiência respiratória aguda

Nessa situação, frequente nas UTIs, é fundamental excluir ou caracterizar a doença cardíaca estrutural responsável pelo quadro respiratório agudo. Muitas vezes, no paciente grave, as manifestações clínicas de insuficiência cardíaca ou sopros cardíacos nem sempre são evidentes na vigência de VM. A ecocardiografia transtorácica ou transesofágica, quando necessária, pode fornecer elementos decisivos para a caracterização do envolvimento cardíaco, em associação a exames laboratoriais, a exemplo do peptídeo natriurético cerebral (BNP), que pode estar elevado em outras condições além da insuficiência cardíaca.[36]

Suspeita de endocardite infecciosa

Em pacientes com febre persistente apesar da terapia, foco infeccioso indeterminado ou suspeita de embolia séptica, a ecocardiografia deve ser realizada para definir ou afastar o diagnóstico de endocardite infecciosa. Em particular, no ambiente de terapia intensiva, essa possibilidade deve sempre estar presente, em virtude do uso frequente de cateteres centrais, procedimentos invasivos (hemodiálise, instalação de eletrodos de marca-passo, sondagens e drenagens cavitárias) e manipulações diárias (punções venosas ou arteriais), que aumentam a chance de endocardite.

A imagem clássica de vegetação endocárdica à ecocardiografia – massa globosa ou filamentar, algodonosa, de alta mobilidade, aderida ao tecido valvar – corresponde a um dos critérios maiores de Duke modificados para o diagnóstico de endocardite.

Inicialmente, deve ser realizado o exame transtorácico, que tem sensibilidade de 60 a 70%[37] para a detecção de vegetação endocárdica (Figura 64.10). A ecocardiografia transesofágica é um método semi-invasivo e que requer maior capacitação do operador, mas apresenta maior sensibilidade (90 a 100%) para a detecção de vegetação, sendo considerado o exame padrão-ouro para visibilização de vegetação.[37] Deve ser realizada quando o exame transtorácico for negativo para endocardite diante de alta suspeita diagnóstica (probabilidade pré-teste), bem como nos pacientes com imagens limitadas e inconclusivas na ecocardiografia transtorácica, na suspeita de complicações da endocardite (abscessos/pseudoaneurismas anulares perivalvares, ruptura ou perfuração de folhetos de valvas nativas) e nos pacientes com prótese valvar (especialmente mecânica), com maior risco de envolvimento anular periprotético (abscessos, deiscências, vazamentos periprotéticos ou fístulas). A ecocardiografia transesofágica também é

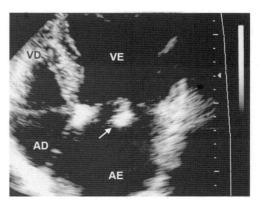

Figura 64.10 ■ Imagem típica de vegetação endocárdica em valva mitral (*seta*), aderida à face atrial dos folhetos, detectada à ecocardiografia transtorácica no corte apical 4 câmaras. AE: átrio esquerdo; AD: átrio direito; VE: ventrículo esquerdo; VD: ventrículo direito.

necessária na suspeita de contaminação de cateteres centrais e é superior ao método transtorácico, em virtude da maior definição do método na visibilização da região da desembocadura da VCS no átrio direito, no qual se instalam as vegetações aderidas aos cateteres (Figura 64.11).

Avaliação de dor torácica aguda

Em pacientes com dor torácica aguda, a ecocardiografia pode ajudar na definição etiológica.

Na síndrome coronariana aguda, o achado de nova alteração contrátil segmentar tem alto valor preditivo positivo, o que sugere isquemia miocárdica na parede acometida, mas exige maior experiência do examinador. O valor da ecocardiografia é maior na avaliação de áreas de isquemia "ocultas" à eletrocardiografia, a exemplo da parede lateral. A sensibilidade do exame é maior quando realizado na vigência da dor. A persistência da disfunção contrátil segmentar sugere infarto; sua reversibilidade pode indicar apenas isquemia transitória. Entretanto, a contratilidade segmentar normal não exclui o diagnóstico de síndrome coronariana aguda.

Outra causa de dor torácica em que se destaca o papel diagnóstico relevante da ecocardiografia é a dissecção da aorta e nas demais síndromes aórticas agudas, como o hematoma intramural e a úlcera aterosclerótica penetrante. O exame transtorácico tem bom valor preditivo positivo, porém baixo valor preditivo negativo para o diagnóstico de dissecção da aorta. Tem maior sensibilidade quando o processo acomete a aorta ascendente proximal (tipo A de Stanford) e o arco aórtico, e pode caracterizar o *flap* da íntima, respectivamente, nas janelas paraesternal e supraesternal. Sinais indiretos ao exame transtorácico incluem dilatação da aorta ascendente e insuficiência aórtica. Em alguns casos, é possível ver a dissecção na aorta abdominal proximal na janela subcostal.

Contudo, o exame transesofágico tem altas sensibilidade e especificidade para o diagnóstico da dissecção (Figura 64.12) e suas variantes (hematoma intramural e úlcera aterosclerótica penetrante), semelhantes às da tomografia computadorizada, o que permite examinar toda a aorta torácica. Além de visibilizar o *flap*, torna possível caracterizar o(s) orifício(s) de comunicação entre os lúmens verdadeiro e falso.[38]

Embora sem a gravidade das causas anteriormente descritas de dor torácica aguda, a pericardite aguda é outra condição clínica na qual a ecocardiografia também pode ser útil. A ecocardiografia pode identificar espessamento dos folhetos pericárdicos e, eventualmente, derrame pericárdico, em geral discreto. A ausência de alterações do pericárdio ao ecocardiograma não afasta a possibilidade diagnóstica de pericardite. O exame pode eventualmente identificar disfunção contrátil segmentar temporária nos casos com envolvimento miocárdico associado (perimiocardite), quando os marcadores de necrose (CKMB e troponina) também podem estar elevados.

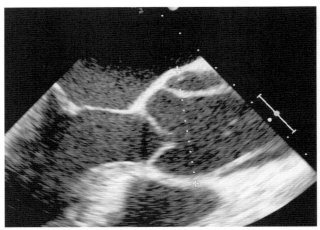

Figura 64.12 ▪ Ecocardiografia transesofágica (corte longitudinal) em um caso de dissecção aórtica proximal (tipo A de Stanford), com origem logo após o plano valvar aórtico, acometendo a raiz aórtica e a aorta ascendente. Observe o verdadeiro lúmen (interno), separado do falso lúmen (cavidades anterior e posterior) pela membrana dissecante (*flap* da íntima).

Pesquisa de fonte embolígena

O coração é causa frequente de episódios embólicos sistêmicos e pulmonares, a exemplo dos acidentes vasculares cerebrais cardioembólicos, da oclusão arterial periférica aguda e do TEP, sobretudo em vigência de fibrilação atrial, associada ou não à cardiopatia de base.

A ecocardiografia é o exame de escolha para investigar trombos intracardíacos.[8] No exame transtorácico, é possível identificá-los nas cavidades cardíacas, particularmente no ápice do VE nos casos de infarto agudo (Figura 64.13) ou prévio do miocárdio, aneurismas ventriculares isquêmicos ou chagásicos e nas miocardiopatias dilatadas; com menor frequência, trombos podem estar presentes no ventrículo ou átrio direitos.

Em caso de fibrilação atrial e evento embólico, faz-se necessário complementar o exame transtorácico com a ecocardiografia transesofágica, que apresenta acurácia superior na identificação de trombos no átrio esquerdo, particularmente no apêndice atrial esquerdo, local frequente de estase sanguínea (Figura 64.14). O contraste ecográfico espontâneo, nos graus mais acentuados (*smoke*, *sludge*), constitui condição pré-trombótica e deve ser considerado fonte embolígena indireta (potencial).

A ecocardiografia transesofágica está indicada para a realização de cardioversão elétrica da fibrilação atrial não valvar com mais de 2 dias de duração, com redução do tempo de uso de terapêutica antitrombótica em relação ao procedimento convencional, que utiliza maior tempo de anticoagulação oral.[39] Essa estratégia pode ser útil nos casos em que é necessário o rápido restabelecimento do ritmo sinusal, a exemplo da disfunção ventricular e insuficiência cardíaca. Nessa abordagem, a ecocardiografia transesofágica prévia ao procedimento deve excluir trombo no átrio ou no apêndice atrial esquerdos. O uso de heparina intravenosa plena ou subcutânea (enoxaparina) em doses terapêuticas por até 48 h é imprescindível para se evitar o tromboembolismo que ocorre no período pós-cardioversão, em virtude do atordoamento atrial transitório (*stunning*), o qual caracteriza a disfunção mecânica atrial/apendicular trombogênica que se instala logo após a recuperação do ritmo sinusal. Simultaneamente ao uso da heparina, é necessário iniciar anticoagulação oral por 4 semanas após o procedimento bem-sucedido de cardioversão.

Quando ocorre embolia cerebral ou periférica em ritmo sinusal estável, após excluir-se a possibilidade de fibrilação atrial paroxística, e com o exame transtorácico normal ou inconclusivo, o exame transesofágico deve ser realizado para avaliar anomalias do septo interatrial (comunicação interatrial, aneurisma fenestrado do septo interatrial e

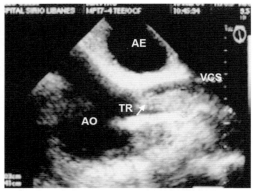

Figura 64.11 ▪ Ecocardiografia transesofágica (corte bicaval longitudinal) que demonstra um trombo (TR) infectado no interior da veia cava superior (VCS) proximal, inacessível ao exame transtorácico, relacionado com a presença de cateter central de longa permanência. AE: átrio esquerdo; AO: aorta.

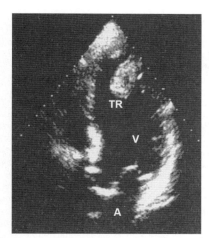

Figura 64.13 ■ Trombo (TR) aderido ao ápex do ventrículo esquerdo (V) em um caso de infarto agudo do miocárdio anterosseptoapical, diagnosticado à ecocardiografia transtorácica, corte apical 4 câmaras. Em tempo real, essa massa globosa exibia ampla mobilidade no interior da cavidade, o que indicava grande potencial emboligênico. A: átrio esquerdo.

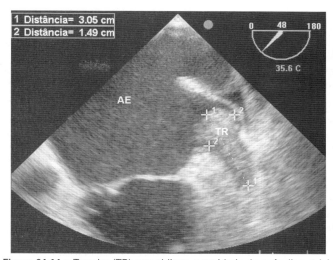

Figura 64.14 ■ Trombo (TR) que oblitera a cavidade do apêndice atrial esquerdo, detectado à ecocardiografia transesofágica, não visibilizado ao exame transtorácico. Observe a relação do apêndice com o átrio esquerdo (AE) e a veia pulmonar superior esquerda.

forame oval pérvio) como fonte embolígena. Especificamente na suspeita de forame oval pérvio e embolia paradoxal, utiliza-se injeção intravenosa de contraste ecográfico com microbolhas (salina agitada). A ateromatose complicada da aorta torácica pela presença de *debris* aórticos (filamentos móveis de fibrina aderidos a placas de ateroma ulceradas) localizados no arco aórtico pode também ser causa de processos embólicos encefálicos ou periféricos, passível de ser reconhecida à ecocardiografia transesofágica.

Vegetações endocárdicas e tumores cardíacos primários (mixomas) são outras causas de embolia identificadas à ecocardiografia.

Parada cardiorrespiratória

Os objetivos principais da ecocardiografia focada à beira do leito no paciente de modo imediato após a reanimação pelos algoritmos do ACLS (em inglês, *advanced cardiac life support*) são tentar reconhecer causas potencialmente reversíveis da parada cardiorrespiratória e aumentar suas chances de recuperação ao identificar um componente cardíaco como causa da parada cardiorrespiratória e guiar procedimentos à beira do leito.[31] A pseudoatividade elétrica sem pulso pode ser diagnosticada quando há contração débil à ecocardiografia, porém sem pulsos centrais palpáveis. A ausência de qualquer atividade mecânica do coração durante a parada cardiorrespiratória parece se associar à menor chance de retorno da circulação espontânea. A realização do exame durante a parada cardiorrespiratória está indicada apenas na assistolia ou atividade elétrica sem pulso, sem interrupção das manobras de reanimação.[31]

Depois da parada cardiorrespiratória, dilatação acentuada do VD pode sugerir TEP ou infarto do VD; colapso exagerado da VCI indica necessidade de expansão volêmica imediata e vigorosa, enquanto se investiga a causa da hipovolemia; e derrame pericárdico levanta a suspeita de tamponamento com necessidade de pronta drenagem/punção. O uso da ecocardiografia após parada também pode caracterizar função contrátil do VE severamente deprimida com necessidade de suporte inotrópico ou mecânico; e função contrátil hiperdinâmica do VE pode sugerir hipovolemia, sepse ou TEP.[31]

Ao proceder à estimulação elétrica durante ou após a parada cardiorrespiratória, reconhecer a atividade mecânica pelo exame ecocardiográfico é útil para identificar captura do estímulo do marca-passo transvenoso ou caracterizar eficácia de marca-passo transcutâneo.[31]

Após a reanimação bem-sucedida e a estabilização do quadro pós-parada cardiorrespiratória, deve ser realizado o exame ecocardiográfico completo por ecocardiografista experiente para um diagnóstico cardiológico definitivo.

▶ Ventilação mecânica e interdependência ventricular à ecocardiografia

A análise ecocardiográfica em pacientes sob VM deve levar em consideração todos os aspectos abordados anteriormente, porém acrescidos das alterações hemodinâmicas decorrentes dos parâmetros ventilatórios estabelecidos.

Em vigência de VM, a insuflação pulmonar e o uso de pressão expiratória final positiva (PEEP, em inglês *positive end-expiratory pressure*) podem prejudicar a qualidade da imagem ecocardiográfica dos pacientes, o que limita o impacto terapêutico do exame transtorácico quando comparado ao método transesofágico.[3] Em contrapartida, uma ecocardiografia transtorácica focada para responder a questões clínicas específicas pode ser realizada na maioria dos pacientes ventilados, com imagens adequadas obtidas em 84% dos casos.[4] Para otimizar ao máximo as imagens ao exame transtorácico, pode ser necessária a mudança de decúbito do paciente para a posição lateral esquerda, mas não é recomendada alteração nos parâmetros ventilatórios (p. ex., redução da PEEP). Caso persista a limitação de imagem, na impossibilidade da mudança de decúbito ou ainda quando há indicação específica, recomenda-se complementação com o método esofágico.[4]

Com a VM, cria-se uma resistência ao fluxo por meio da circulação pulmonar, tanto maior quanto mais elevada for a pressão positiva imposta, situação que pode levar ao aumento da pressão de enchimento das câmaras direitas, expresso pela dilatação dessas cavidades e das veias cavas, com redução de sua variação respiratória, sem o equivalente aumento da pressão de enchimento ventricular esquerdo. Essa discordância entre as pressões de enchimento dos VD e VE (desacoplamento pressórico) ocorre em até 25% dos pacientes com insuficiência cardíaca avançada, e é maior quando há doença pulmonar intrínseca ou vascular associada, com repercussões clínicas desfavoráveis.[40] Essa situação pode ser claramente definida com o uso da ecocardiografia associada ao *Doppler*, ao contrário de métodos que avaliam a circulação como um todo, de maneira indiscriminada, como a variação do pulso de perfusão (delta PP).[40] Reposição volêmica excessiva em uma situação de interpretação errônea de baixo fluxo por queda de volemia, como no *cor pulmonale*, pode acarretar deterioração do enchimento ventricular esquerdo, via efeito Bernheim reverso.[41]

Contudo, a elevação da pressão de enchimento ventricular esquerdo decorrente de disfunção cardíaca é a principal causa de insucesso na retirada do suporte ventilatório mecânico,[42,43] o que representa quase um terço das tentativas e corrobora a importância de se estimar também a pressão de enchimento ventricular esquerdo.[43]

Considerações finais

A ecocardiografia é um exame sabidamente operador-dependente, cuja confiabilidade exige formação específica do especialista, em níveis progressivos de complexidade, segundo a orientação das sociedades de cardiologia brasileiras e internacionais, o que demanda um tempo relativamente longo de aquisições com conteúdo teórico e habilidades práticas, sobretudo para as técnicas mais avançadas.[31]

Diretrizes elaboradas pelas sociedades americanas e europeias de medicina de urgência e de ecocardiografia sobre treinamento e indicações específicas do exame ecocardiográfico focado ou completo por parte, respectivamente, dos intensivistas e ecocardiografistas, têm sido publicadas e discutidas, para assegurar qualidade mínima de atendimento com a segurança necessária no processo de decisão médica à beira do leito do paciente crítico.[31,44] De fato, reconhecer os limites de atuação do intensivista e do ecocardiografista nesse cenário constitui um grande desafio. Recomenda-se que o médico intensivista deva ser treinado em ecocardiografia transtorácica básica – nível 1 de formação,[10] cuja atuação pode preceder a ação complementar do médico ecocardiografista, cardiologista por formação, para o exame completo.[2]

Segundo diretrizes,[31] exames de urgência à beira do leito, focados (FOCUS, em inglês *focused cardiac ultrasound*) para avaliação de câmaras cardíacas, função global, estado de volemia, derrame pericárdico, posicionamento de cateteres e inserção de agulhas para pericardiocentese de emergência, podem ser inicialmente efetivados pelo intensivista, aguardando confirmação do ecocardiografista para diagnóstico de massas intracardíacas (trombos, vegetações), anormalidades contráteis segmentares, disfunção valvar, dissecção aórtica, avaliação de pressões cavitárias e função diastólica, que constituem situações que requerem treinamento adicional.[31] A prática da educação continuada para esses profissionais e avaliação periódica de competências e habilidades, sob responsabilidade das respectivas sociedades médicas de medicina de urgência e de ecocardiografia, também é tarefa que exige esforço permanente e conjunto para garantir a manutenção da qualidade desse serviço.[31,45]

Fundamental é a interação entre os médicos ecocardiografista e intensivista, haja vista todas as peculiaridades nos pacientes críticos, com toda a responsabilidade de um diagnóstico correto em situação de emergência. Uma vez feito o diagnóstico definitivo pelo ecocardiografista, a realização de exames focados para monitoramento hemodinâmico da resposta terapêutica pode ser efetivada por intensivista devidamente treinado, agregando qualidade no atendimento ao paciente crítico, como já se tem observado em alguns centros de excelência brasileiros. Outras questões ainda em aberto dizem respeito ao tipo de tecnologia a ser escolhida em cada situação e ao custo-benefício e custo-efetividade de seu emprego.

Essa mudança de paradigmas busca incorporar ao ambiente da medicina intensiva toda a potencialidade do método ecocardiográfico frente ao paciente crítico, porém com respeito e observação às particularidades de cada sistema de saúde.

Referências bibliográficas

1. Lang RM, Badano LP, Mor-Avi V et al. Recommendations for cardiac chamber quantification by echocardiography in adults: An update from the American Society of Echocardiography and the European Association of Cardiovascular Imaging. J Am Soc Echocardiogr. 2015;28(1):1-39.e14.
2. Vieillard-Baron A, Slama M, Cholley B, Janvier G, Vignon P. Echocardiography in the intensive care unit: From evolution to revolution? Intensive Care Med. 2008;34(2):243-9.
3. Vignon P, Mentec H, Terre S, Gastinne H, Gueret P, Lemaire F. Diagnostic accuracy and therapeutic impact of transthoracic and transesophageal echocardiography in mechanically ventilated patients in the ICU. Chest. 1994;106:1829-34.
4. Orme RM, Oram MP, McKinstry CE. Impact of echocardiography on patient management in the intensive care unit: An audit of district general hospital practice. Br J Anaesth. 2009;102(3):340-4.
5. Boyd JH, Walley KR. The role of echocardiography in hemodynamic monitoring. Curr Opin Crit Care. 2009;15(3):239-43.
6. Vincent JL, Abraham E, Annane D, Bernard G, Rivers E, van den Berghe G. Reducing mortality in sepsis. Crit Care Suppl. 2002;3:S1-S18.
7. Nguyen H, Rivers E, Abrahamian F et al. Emergency Department Sepsis Education Program and Strategies to Improve Survival (ED-SEPSIS) Working Group. Ann Emerg Med. 2006;48:28-54.
8. Vignon P. Hemodynamic assessment of critically ill patients using echocardiography Doppler. Curr Opin Crit Care. 2005;11:227-34.
9. Slama M, Novara A, van de Putte P et al. Diagnostic and therapeutic implications of transesophageal echocardiography in medical ICU patients with unexplained shock, hypoxemia, or suspected endocarditis. Intensive Care Med. 1996;22: 916-22.
10. Quiñones MA, Douglas PS, Foster E et al. American College of Cardiology/ American Heart Association clinical competence statement on echocardiography: A report of the American College of Cardiology/American Heart Association/American College of Physicians-American Society of Internal Medicine Task Force on Clinical Competence. Circulation. 2003;107:1068-89.
11. Lewis JF, Kuo LC, Nelson JG, Limacher MC, Quiñones MA. Pulsed Doppler echocardiographic determination of stroke volume and cardiac output: Clinical validation of two new methods using the apical window. Circulation. 1984;70:425-31.
12. Feissel M, Michard F, Mangin I, Ruyer O, Faller JP, Teboul JL. Respiratory changes in aortic blood velocity as an indicator of fluid responsiveness in ventilated patients with septic shock. Chest. 2011;119(3):867-73.
13. Dittoe N, Stultz D, Schwartz BP, Hahn HS. Quantitative left ventricular systolic function: From chamber to myocardium. Crit Care Med. 2007;35(Suppl 8):S330-9.
14. Techholz LE et al. Problems in echocardiographic volume determinations: Echocardiographic-angiographic correlations in the presence of absence of asynergy. Am J Cardiol. 1976;37:7-11.
15. Wahr DW, Wang YS, Schiller NB. Left ventricular volumes determined by two-dimensional echocardiography in a normal adult population. J Am Coll Cardiol. 1983;1:863-8.
16. Mor-Avi V, Jenkins C, Kuhl HP et al. Real-time 3-dimensional echocardiographic quantification of left ventricular volumes: Multicenter study for validation with magnetic resonance imaging and investigation of sources of error. JACC Cardiovasc Imaging. 2008;1:413-23.
17. Nagueh SF, Smiseth OA, Appleton CP et al. Recommendations for the evaluation of left ventricular diastolic function by echocardiography: An update from the American Society of Echocardiography and the European Association of Cardiovascular Imaging. J Am Soc Echocardiogr. 2016;29(4):277-314.
18. Nagueh SF, Bhatt R, Vivo RP et al. Echocardiographic evaluation of hemodynamics in patients with decompensated systolic heart failure. Circulation: Cardiovascular Imaging. 2011;4:220-7.
19. Rudski LG, Lai WW, Afilalo J et al. Guidelines for the echocardiographic assessment of the right heart in adults: a report from the American Society of Echocardiography endorsed by the European Association of Echocardiography, a registered branch of the European Society of Cardiology, and the Canadian Society of Echocardiography. J Am Soc Echocardiogr. 2010;23(7):685-713.
20. Ahmed SN, Syed FM, Porembka DT. Echocardiographic evaluation of hemodynamic parameters. Crit Care Med. 2007;35(Suppl 8):S323-9.
21. Galiè N, Humbert M, Vachiery JL et al. ESC Scientific Document Group. 2015 ESC/ERS Guidelines for the diagnosis and treatment of pulmonary hypertension: The Joint Task Force for the Diagnosis and Treatment of Pulmonary Hypertension of the European Society of Cardiology (ESC) and the European Respiratory Society (ERS): Endorsed by: Association for European Paediatric and Congenital Cardiology (AEPC), International Society for Heart and Lung Transplantation (ISHLT). Eur Heart J. 2016;37(1):67-119.
22. Miller A, Mandeville J. Predicting and measuring fluid responsiveness with echocardiography. Echo Res Pract. 2016 Jun;3(2):G1-G12.
23. Boyd JH, Sirounis D, Maizel J, Slama M. Echocardiography as a guide for fluid Management. Critical Care. 2016;20:274.
24. McLean AS. Echocardiography in shock management. Critical Care. 2016;20:275.
25. Via G, Price S, Storti E. Echocardiography in the sepsis syndromes. Crit Ultrasound J. 2011;3:71-85.
26. Kitakule MM, Mayo P. Use of ultrasound to assess fluid responsiveness in the intensive care unit. The Open Crit Care Med Journal. 2010;3:33-7.
27. Vieillard-Baron A, Chergui K, Rabiller A et al. Superior vena caval collapsibility as a gauge of volume status in ventilated septic patients. Intensive Care Med. 2004;30:1734-9.

28. Vignon P, Repessé X, Bégot E et al. Comparison of echocardiographic indices used to predict fluid responsiveness in ventilated patients. Crit Care Med. Am J Respir Crit Care Med. 2017;195(8):1022-32.
29. Stanko LK, Jacobsohn E, Tam JW, De Wet CJ, Avidan M. Transthoracic echocardiography: Impact on diagnosis and management in tertiary intensive care units. Anaesth Intensive Care. 2005;33:492-6.
30. Heidenreich PA, Stainback RF, Redberg RF, Schiller NB, Cohen NH, Foster E. Transesophageal echocardiography predicts mortality in critically ill patients with unexplained hypotension. J Am Coll Cardiol. 1995;26:152-8.
31. Labovitz AJ, Noble VE, Bierig M et al. Focused cardiac ultrasound in the emergent setting: A consensus statement of the American Society of Echocardiography and American College of Emergency Physicians. J Am Soc Echocardiogr. 2010;23(12):1225-30.
32. Sanchez O, Planquette B, Meyer G. Update on acute pulmonary embolism. Eur Respir Rev. 2009;18:137-47.
33. Appleton CP, Hatle LK, Popp RL. Cardiac tamponade and pericardial effusion: Respiratory variation in transvalvular flow velocities studied by Doppler echocardiography. J Am Coll Cardiol. 1988;11:1020.
34. Tsang T, Enriquez-Sarano M, Freeman W et al. Consecutive 1,127 therapeutic echocardiographically guided pericardiocenteses: Clinical profile, practice patterns, and outcomes spanning 21 years. Mayo Clin Proc. 2002;77:429-36.
35. Vieillard-Baron A, Caille V, Charron C, Belliard G, Page B, Jardin F. Actual incidence of global left ventricular hypokinesia in adult septic shock. Crit Care Med. 2008;36:1701-6.
36. Zakynthinos E, Kiropoulos T, Gourgoulianis K, Filippatos G. Diagnostic and prognostic impact of brain natriuretic peptide in cardiac and noncardiac diseases. Heart Lung. 2008;37(4):275-85.
37. Connolly HM, Oh JK. Echocardiography. In: Braunwald's heart disease: A textbook of cardiovascular medicine. 8th ed. Libby, 2008, Cap. 14, pp. 227-314.
38. Meredith EL, Masani ND. Echocardiography in the emergency assessment of acute aortic syndromes. Eur J Echocardiogr. 2009;10: i31-i39.
39. Klein AL, Jasper SE, Katz WE et al. The use of enoxaparin compared with unfractionated heparina for short-term antithrombotic therapy in atrial fibrillation patients undergoing transoesophageal echocardiography-guided cardioversion: Assessment of Cardioversion Using Transoesophageal Echocardiography (ACUTE) II randomized multicentre study. Eur Heart J. 2006;27(23):2858-65.
40. Drazner MH, Hamilton MA, Fonarow G, Creaser J, Flavell C, Stevenson LW. Relationship between right and left-sided filling pressures in 1,000 patients with advanced heart failure. J Heart Lung Transplant. 1999;18:1126-32.
41. Vieillard-Baron A, Prin S, Chergui K, Dubourg O, Jardin F. Echo-Doppler demonstration of acute cor pulmonale at the bedside in the medical intensive care unit. American Journal of Respiratory and Critical Care Medicine. 2003;166:1310-9.
42. Caille V, Amiel J-B, Charron C, Belliard G, Vieillard-Baron A, Vignon P. Echocardiography: A help in the weaning process. Crit Care. 2010;14:R120.
43. Boles JM, Bion J, Connors A et al. Weaning from mechanical ventilation. Eur Respir J. 2007;29:1033-56.
44. Neskovic AN, Edvardsen T, Galderisi M et al. European Association of Cardiovascular Imaging Document Reviewers. In: Popescu BA, Sicari R, Stefanidis A. Focus cardiac ultrasound: The European Association of Cardiovascular Imaging viewpoint. Eur Heart J Cardiovasc Imaging. 2014;15(9):956-60.
45. Spencer KT, Kimura BJ, Korcarz CE, Pellikka PA, Rahko PS, Siegel RJ. Focused cardiac ultrasound: recommendations from the American Society of Echocardiography. J Am Soc Echocardiogr. 2013;26(6):567-81.

Ecocardiografia na Unidade de Terapia Intensiva | Função do Intensivista

CAPÍTULO 65

Ciro Leite Mendes ▪ Paulo César Gottardo

▶ Introdução

A ecocardiografia foi inicialmente desenvolvida nos anos 1950, e no fim dos anos 1980 alguns intensivistas começaram a advogar o uso desse exame para a avaliação preferencial em pacientes hemodinamicamente instáveis. Apesar disso, os equipamentos de ecocardiografia, até há algum tempo, eram disponíveis exclusivamente em laboratórios de ultrassonografia, e esse exame, no Brasil, particularmente, era apenas realizado por médicos com especialização, o que restringia bastante o uso de tal ferramenta. No ambiente da terapia intensiva, a solicitação de um exame de ecocardiografia era, e ainda é, em uma grande parte dos centros, acompanhada de certas dificuldades, como desde o deslocamento de equipamentos pesados e de difícil manuseio até a disponibilidade do ecocardiografista. Entretanto, esse cenário tem apresentado tendência de mudança acelerada em consequência de diversos fatores, como a miniaturização e o barateamento dos equipamentos, a comprovação de utilidade da ecocardiografia como meio confiável e preciso no diagnóstico e o monitoramento de pacientes gravemente enfermos, bem como pela constatação de que o treinamento para a utilização efetiva de um exame ecocardiográfico guiado por metas e executado pelo médico intensivista, anestesiologista ou emergencista é relativamente limitado e fácil.[1-6] Em nosso país, têm havido progressivos interesse e disseminação dos equipamentos de ultrassonografia para uso exclusivo em unidades de terapia intensiva (UTIs), prontos-socorros e centros cirúrgicos, mas o uso universal e pleno dessa ferramenta ainda está longe da realidade em uma grande parte dos centros. Apesar disso, a ecocardiografia tem se estabelecido como uma ferramenta poderosa e atraente para diagnóstico e monitoramento à beira do leito, seja pelo seu caráter não invasivo (ou minimamente invasivo, como no caso da ecocardiografia transesofágica [ETE]), seja pelas inúmeras aplicações diagnósticas, não só permitindo uma avaliação qualitativa e bidimensional da função cardíaca mas também fornecendo medidas de dimensões e fluxos que se correlacionam de maneira bastante confiável àquelas obtidas pelas ferramentas padrão-ouro de monitoramento em geral utilizadas no paciente gravemente enfermo.

▶ Aplicações da ecocardiografia pelo intensivista

As aplicações da ecocardiografia no paciente grave são muitas. Nesse contexto, além do emprego habitual como ferramenta diagnóstica, que fornece informações anatômicas e funcionais sobre o coração e os grandes vasos, o ecocardiograma bidimensional, aliado ao *Doppler*, pode estabelecer qualitativa e quantitativamente a função contrátil e a pré-carga de ambos os ventrículos, estimar de forma precisa o débito cardíaco, bem como prever a resposta à infusão de fluidos intravenosos. Além disso, quando comparada aos métodos mais tradicionais de monitoramento hemodinâmico, a ecocardiografia apresenta a distinta vantagem de elucidar diretamente diversas alterações hemodinâmicas que de outras maneiras seriam indetectáveis, como dependência interventricular, constrição pericárdica, alterações de contratilidade regionais, diminuição da complacência ventricular, obstruções dinâmicas no trato de saída do ventrículo esquerdo (VE) etc.

Ressalte-se também que a incorporação de novas tecnologias, como a formação de imagem digital e harmônica, por exemplo, permitiu que a maioria dos pacientes gravemente enfermos pudesse ser, hoje em dia, avaliada confiavelmente pela ecocardiografia transtorácica (ETT) mesmo quando submetidos à ventilação pulmonar artificial.[7] A última publicação da força tarefa do American College of Cardiology para a recomendação do uso apropriado da ecocardiografia procurou também estabelecer as principais indicações desse exame em pacientes agudamente enfermos.[8] No Quadro 65.1, são mostrados as indicações e os correspondentes escores de uso apropriado (referente aos EUA) nesse contexto.

Quadro 65.1 ▪ Indicações e classificação de uso apropriado da ecocardiografia em situações de emergência.

Indicação	EUA
Hipotensão/instabilidade hemodinâmica de etiologia incerta ou cardíaca	Apropriado
Avaliação do estado volêmico em pacientes gravemente enfermos	Incerto
Dor torácica aguda com suspeita de IAM e ECG inconclusivo	Apropriado
Ausência de dor torácica e outros achados ou exames sugerindo IAM	Apropriado
Suspeita de complicações do IAM	Apropriado
Insuficiência respiratória ou hipoxemia de etiologia incerta	Apropriado
Insuficiência respiratória ou hipoxemia associada a uma etiologia extracardíaca já identificada	Incerto
Diagnóstico de EP aguda	Inapropriado
Orientação da terapia de EP aguda já identificada	Apropriado
Avaliação de rotina de EP prévia com função de VD e PAP normais	Inapropriado
Reavaliação de mudanças de função do VD e da PAP após terapia para EP conhecida	Apropriado
Suspeita de trauma cardíaco	Apropriado
Avaliação de rotina de trauma torácico leve sem alterações de ECG ou biomarcadores	Inapropriado

O escore "incerto" considera que o exame pode ser aceitável ou razoável e que mais pesquisas ou informações sobre o paciente são necessárias para classificar definitivamente a indicação. EUA: Estados Unidos da América; IAM: infarto agudo do miocárdio; ECG: eletrocardiograma; EP: embolia pulmonar; VD: ventrículo direito; PAP: pressão da artéria pulmonar. (Adaptado de ACCF *et al.*, 2011.)[8]

Apesar de a classificação dos EUA de avaliação da volemia ser "incerta", há diversos estudos demonstrando a utilidade da ETT e da ETE na avaliação da pré-carga biventricular,[9-12] da volemia e da dependência da pré-carga.[13-15]

Mais recentemente, o consenso sobre circulação, choque e monitoramento hemodinâmico da Sociedade Europeia de Medicina Intensiva sugere que a ETT é a modalidade preferida para inicialmente avaliar o tipo de choque, em comparação a técnicas mais invasivas.[16]

▶ Particularidades da ecocardiografia no paciente gravemente enfermo | Ecocardiograma guiado por metas

Mesmo que em muitas situações a ecocardiografia realizada no paciente gravemente enfermo tenha indicações clássicas relacionadas a distúrbios cardíacos, ela é frequentemente realizada em contingências distintas e, em uma grande parte delas, com determinações diversas daquelas associadas à ecocardiografia convencional. No ambiente de emergência e de UTI, a ecocardiografia deve ser realizada com frequência de modo urgente, e suas principais indicações são o esclarecimento de estados de choque e de insuficiência respiratória aguda.[17] Para que a técnica tenha o melhor desempenho, é imperativo que o exame seja feito na admissão do paciente, de maneira que as alterações determinantes do estado de choque ou da insuficiência respiratória sejam identificadas e acompanhadas.

Em decorrência dessa necessidade, um equipamento de ecocardiografia e um operador habilitado deverão sempre estar disponíveis. Por outro lado, a maioria das situações que determinam o aparecimento de choque ou insuficiência respiratória grave têm como base fisiopatológica condições anatômicas e funcionais que se mostram de forma relativamente óbvia ao exame ecocardiográfico: mesmo com pouco treinamento, não é difícil distinguir disfunção sistólica grave, sinais típicos de tamponamento ou mesmo hipovolemia séria ou insuficiência mitral grave eventualmente responsáveis pelo quadro. Baseado nesse preceito e enfatizando o seu caráter direcionado, esse tipo de exame tem sido denominado *ecocardiograma guiado por metas*, designação que será aqui adotada.

Nos últimos anos, têm sido publicadas diversas propostas de protocolos destinados à realização de exame ecocardiográfico guiado por metas. Um deles, denominado *FATE* (em inglês, *focus-assessed transthoracic echocardiography*),[18] baseia-se na utilização de quatro planos torácicos de visualização (Figura 65.1), que incluem:

- Plano subcostal (1), no qual é obtido um corte de quatro câmaras (Figura 65.2)
- Plano apical (2), no qual podem ser visualizados o corte de 4 (Figura 65.3) e 2 câmaras (Figura 65.4)
- Plano paraesternal (3), no qual podem ser visualizados o corte de eixo longo (Figura 65.5) e curto (Figura 65.6)
- Plano pleural (4) (Figura 65.7).

O protocolo FATE é realizado a partir das quatro posições anteriormente apresentadas, em uma sequência rápida, com os seguintes objetivos:

- Excluir patologias óbvias
- Avaliar a espessura das paredes e as dimensões das 4 câmaras cardíacas
- Avaliar a contratilidade
- Visualizar a pleura em ambos os hemitórax
- Relacionar as informações coletadas ao contexto clínico.

O propósito do protocolo é obter informações a respeito da volemia e da contratilidade cardíaca. Além disso, podem ser utilizadas medidas de dimensões e avaliação com *Doppler*, conforme necessário.

O Hospital Napean, em Sydney, Austrália, desenvolveu um protocolo semelhante, denominado *RACE* (em inglês, *rapid assessment by cardiac echo*),[19] que usa os modos mono e bidimensionais em cinco planos (paraesternal eixos longo e curto, apical 4 e 2 câmaras e subcostal) para responder quatro questões:

- Qual é a função do VE?
- Qual é a função do ventrículo direito?
- Há evidência de derrame e de tamponamento pericárdicos?
- Qual é o estado volêmico?

Esse protocolo difere do FATE porque não prevê a utilização de *Doppler* nem envolve a visualização das pleuras.

Independentemente do tipo de protocolo escolhido, o principal propósito do ecocardiograma guiado por metas é permitir ao médico intensivista a realização de um exame rápido, objetivo, sistemático e efetivo em esclarecer o quadro do paciente.

▶ Ecocardiograma e ultrassonografia na parada cardiorrespiratória

Ao contrário da parada cardiorrespiratória (PCR), determinada por taquicardia ventricular (TV) e fibrilação ventricular (FV), para a qual o tratamento se concentra em suprimir a arritmia, naquela que envolve a atividade elétrica sem pulso (AESP) e a assistolia, o desafio é descobrir e tratar a causa subjacente. Condições como pneumotórax hipertensivo (PTX), hipoxemia, hipovolemia, tamponamento cardíaco e embolia pulmonar (EP) são tratáveis se diagnosticadas com rapidez. Apesar do potencial para abordar a causa subjacente, os resultados podem ser insatisfatórios em ritmos "não chocáveis".[20] A ultrassonografia (US) à beira do leito é capaz de fornecer valiosas informações diagnósticas e prognósticas no contexto da PCR, situação na qual o exame físico nem sempre é preciso.[21,22] Apesar desse potencial, a US à beira de leito permanece subutilizada no cenário da reanimação, pois há controvérsias quanto a eficiência e confiabilidade com que pode ser implantada nessa situação.

Entretanto, algumas das condições frequentemente associadas a essa circunstância podem ser facilmente detectadas com o auxílio da US. Por exemplo, uma metanálise demonstrou que a US foi mais sensível e específica do que a radiografia torácica para detectar pneumotórax, com sensibilidade e especificidade de 91% e 98% para aquela, em comparação a 50% e 99% para essa.[23] Além disso, a US, permitindo a análise da veia cava inferior, também pode investigar como um PTX já diagnosticado pode estar comprometendo a fisiologia do paciente:

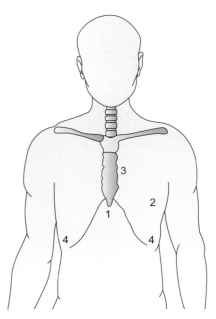

Figura 65.1 ■ Posições do transdutor no protocolo FATE. 1: plano subcostal; 2: plano apical; 3: plano paraesternal; 4: plano pleural.[18]

636 Ventilação Mecânica | Fundamentos e Prática Clínica

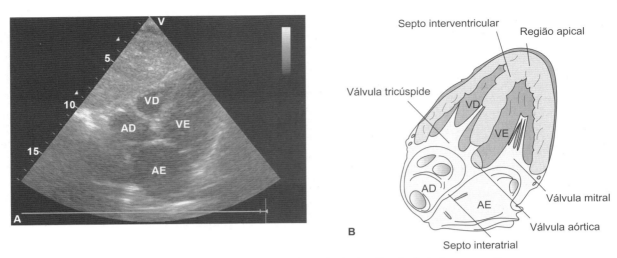

Figura 65.2 ■ Plano subcostal, com a obtenção da visualização de 4 câmaras cardíacas.

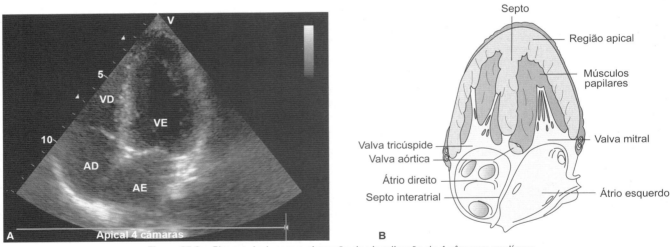

Figura 65.3 ■ Plano apical, com a obtenção da visualização de 4 câmaras cardíacas.

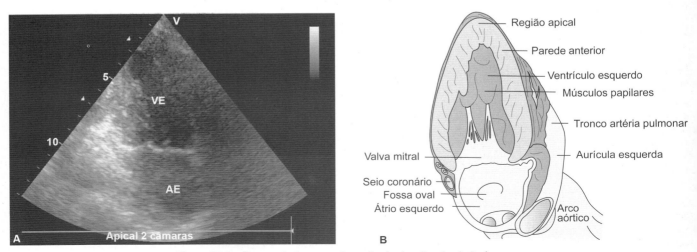

Figura 65.4 ■ Plano apical, com a obtenção da visualização de 2 câmaras.

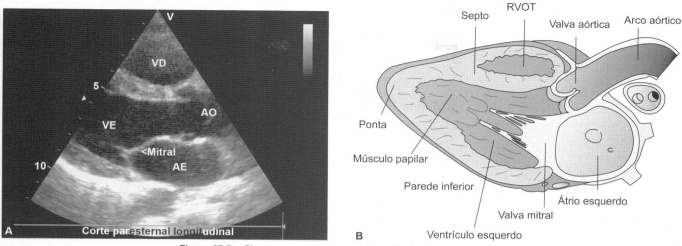

Figura 65.5 ■ Plano paraesternal, com obtenção do eixo longitudinal.

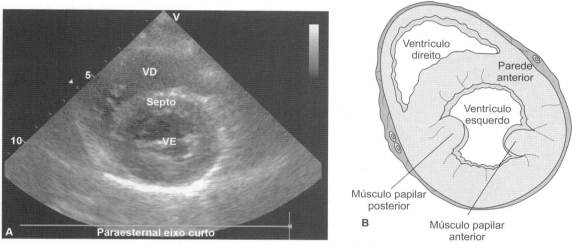

Figura 65.6 ■ Plano paraesternal, com obtenção do eixo curto.

se a veia se apresentar ingurgitada, pode sugerir a causa obstrutiva da sobrecarga do coração direito. Nos casos de suspeita de tamponamento pericárdico, a US cardíaca realizada entre as compressões torácicas pode afastar derrame pericárdico, auxiliando no diagnóstico diferencial. Vários estudos validaram o poder diagnóstico da US nesse cenário, inclusive por médicos não cardiologistas, com sensibilidades relatadas variando de 96 a 100% e especificidades variando de 87 a 98%.[24,25] Outros preditores ultrassonográficos da fisiologia do tamponamento estão relacionados à interdependência ventricular aumentada e incluem: colapso do átrio direito (sensibilidade de 50 a 100%, especificidade de 33 a 100%), colapso do átrio esquerdo (sensibilidade de 13%, especificidade de 98%) e colapso ventricular direito (sensibilidade de 48 a 100%, especificidade de 72 a 100%).[26,27]

Fora do cenário da PCR, há referências na literatura que apoiam o uso da US cardíaca por clínicos não especialistas para a detecção de derrames pericárdicos de moderado ou grande volume. Esses médicos obtiveram uma concordância aceitável (*kappa* de 0,51) em comparação ao ecocardiograma formal feito pelo especialista.[28] Em relação à EP maciça, apesar dos dados de literatura serem menos robustos, há vários relatos de casos e estudos observacionais que suportam a utilidade da US nesse cenário. A EP pode ser identificada usando os mesmos sinais de tamanho desproporcional do ventrículo direito (VD) e visualização direta do êmbolo na artéria pulmonar, no átrio direito ou na veia cava inferior (VCI), independentemente da anatomia subjacente (sugestiva de trombos).[29] Apesar das limitações impostas pela fisiopatologia da PCR sobre a análise do coração e da VCI com o intuito de detectar hipovolemia – por exemplo, nas situações em que há aumento das pressões diastólicas de VD em decorrência de baixo débito cardíaco, presença de *cor pulmonale*, tamponamento pericárdico ou infarto do miocárdio extenso –, o auxílio da US pulmonar, abdominal e pélvica pode ser útil em definir causas de hipovolemia decorrentes de hemorragias extensas nesses territórios.[30]

Durante os esforços de reanimação, a US e o ecocardiograma têm potencial de utilidade em diversos aspectos:

- Na diferenciação entre a atividade elétrica com e sem pulso (AESP e pseudoAESP), o que parece ser importante para a definição do prognóstico da PCR[31]
- Na definição do melhor local para a realização das compressões torácicas, já que o recomendado pelas diretrizes do Advanced Cardiac Life Support (ACLS) não parece ser o ideal para obter o melhor volume sistólico em uma boa parte dos indivíduos[32]

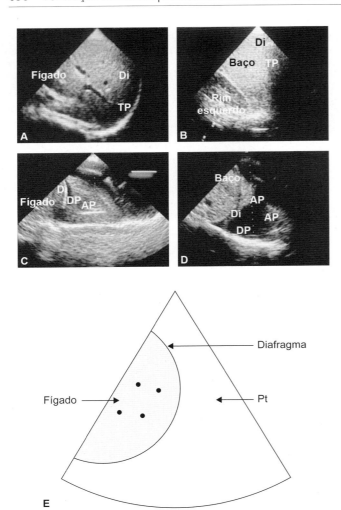

Figura 65.7 ■ **A.** Plano pleural, à direita (posição 4, Figura 65.1). **B.** Tecido pulmonar normal aerado. **C.** Efusão pleural e atelectasia pulmonar. **D.** Plano pleural à esquerda. **E.** Esquema representativo. L: pulmão. Di: diafragma; Li: fígado; Pa: atelectasia pulmonar; Pe: efusão pleural; Poe: edema pulmonar; Pt: tecido pulmonar. (Adaptada de Jensen, 2004.)[18]

- Na otimização da checagem de pulso[33]
- Na verificação do posicionamento apropriado do tubo endotraqueal[34]
- Na orientação do tratamento após o retorno da circulação espontânea.

O protocolo FEEL (*focused echocardiographic evaluation in life support*) foi desenvolvido para ser utilizado como adjunto ao algoritmo de reanimação do ACLS, inclusive em ambiente pré-hospitalar.[21,35] O objetivo seria usar um exame ecocardiográfico rápido (duração de menos 10 s) nos intervalos previstos pelo algoritmo de reanimação, em um de três planos (apical, subcostal e paraesternal), com o intuito de diagnosticar ou excluir algumas das causas de parada cardíaca, como tamponamento pericárdico, EP maciça, disfunção ventricular grave, hipovolemia, atividade elétrica sem pulso ou fibrilação ventricular fina que não houvesse sido detectadas pelo eletrocardiograma (ECG), aprimorando, desse modo, o cuidado perirressuscitação.

Em um estudo prospectivo,[36] foi possível obter imagens interpretáveis em pelo menos um plano ecocardiográfico, principalmente o subcostal, em todos os pacientes envolvidos. Além disso, os achados obtidos como parte tanto do protocolo de reanimação quanto dos cuidados perirressuscitação determinaram mudanças de conduta em 89 e 66% dos casos, respectivamente, incluindo pericardiocentese, administração de fluidos intravenosos ou de inotrópicos.

▶ Importância do ecocardiograma na síndrome da angústia respiratória aguda

A síndrome do desconforto respiratório agudo (SDRA) é uma entidade relacionada a mortalidade significativa, principalmente quando associada a insuficiência circulatória.[37] O VD e sua estrutura relativamente delicada é o elemento vulnerável entre os pacientes com SDRA e a sua insuficiência, também denominada "*cor pulmonale* agudo" (CPA) grave, que é responsável pela hipoperfusão e pelo consequente excesso de mortalidade em, pelo menos, metade dos pacientes em choque circulatório acometidos pela SDRA.[38,39] O VD e sua pobre reserva contrátil só têm como resposta, frente a um aumento mesmo mínimo da resistência vascular pulmonar, a dilatação e suas consequências prejudiciais, como compressão do VE e indução de isquemia miocárdica em suas próprias paredes. As causas do aumento da resistência vascular pulmonar na SDRA podem ser *intrínsecas*, decorrentes de lesões alveolares e capilares, e *extrínsecas*, consequentes à ventilação pulmonar artificial, nas quais as estratégias de ventilação protetora têm impacto favorável.[40] Entretanto, pacientes com SDRA grave, mesmo submetidos à ventilação protetora, têm chance de 23% de apresentar CPA.[41]

Driving pressure (DP) ≥ 18 cmH$_2$O, pressão parcial de gás carbônico (PaCO$_2$) ≥ 48 mmHg e relação pressão parcial de oxigênio (PaO$_2$)/fração inspirada de oxigênio (FIO$_2$) < 150 mmHg são três fatores associados, de modo independente ao CPA,[42] que podem ser evitados e nos quais uma estratégia de ventilação que proteja também o VD tem que ser implantada pelo uso precoce da posição prona (PP) e pelo monitoramento diário do VD pela ecocardiografia.[43]

Recentemente, Villar *et al.* demonstraram que, para uma pressão de platô mantida abaixo de 30 cmH$_2$O, os pacientes que mantiveram DP igual ou acima de 19 cmH$_2$O tiveram menor sobrevida.[44] Infelizmente, nenhuma avaliação do VD foi proposta nesse estudo, mas é razoável supor que o impacto da DP aumentada sobre o prognóstico pode ser explicado, em parte, pelo seu efeito prejudicial sobre o VD.

A hipercapnia permissiva, estratégia muito utilizada nos pacientes com SDRA grave, pode ter efeitos deletérios sobre o VD, já que o aumento da PaCO$_2$ é um vasoconstritor potente da circulação pulmonar e pode induzir CPA. Recentemente, uma análise secundária de três estudos de coorte prospectivos não intervencionistas, com foco em pacientes com SDRA de 927 UTIs, em 40 países, demonstrou que a hipercapnia grave (definida como PaCO$_2$ igual ou maior do que 50 mmHg) parece estar independentemente associada a maior mortalidade de pacientes com SDRA na UTI.[45]

O efeito dos baixos níveis de oxigênio na circulação pulmonar é conhecido há muito tempo e sabe-se que, quanto maior a dessaturação, mais elevada a pressão arterial pulmonar média.[46] A PP, que já mostrou ser benéfica na mortalidade de pacientes com SDRA,[47] pode ter seus efeitos favoráveis atribuídos também à melhora nas condições hemodinâmicas. Sabe-se que a PP é capaz de atenuar a sobrecarga do VD[48,49], e podemos razoavelmente supor que a melhora na função do VD durante a PP pode ser um dos principais mecanismos que explicam a melhoria da sobrevida.

Assim, em pacientes com SDRA grave, mesmo submetidos à ventilação protetora, a suspeita de CPA se impõe e sua detecção precoce é importante para que se tomem medidas para diminuir ou para eliminar a sobrecarga ao VD, principalmente por interferência nos fatores anteriormente ressaltados (DP elevada, hipercapnia grave e dessaturação). Intervenções voltadas a ajustar tais elementos a níveis protetores podem evitar o CPA, melhorar o prognóstico dos pacientes com SDRA e, nessas circunstâncias, o ecocardiograma à beira do leito para o monitoramento diário do VD é essencial para avaliar a repercussão de tais interferências.

▶ O que pode ser respondido pelo exame ecocardiográfico guiado por metas?

Volemia e dependência de pré-carga

Pela prevalência da hipovolemia e pelo fato de apenas 50% dos pacientes gravemente enfermos responderem com aumento de débito cardíaco a uma oferta de fluidos intravenosos,[50] informações a respeito da pré-carga e da previsão à resposta a fluidos são naturalmente valorizadas pelo médico intensivista. A ecocardiografia é capaz de fornecer diversas variáveis estáticas e dinâmicas de pré-carga, tanto do VD quanto do VE. A versatilidade do ecocardiograma permite a avaliação direta da pré-carga dos ventrículos, pela medida de áreas e volumes ventriculares ou da estimativa de pressões intracavitárias, e indiretamente, por meio de apreciação do diâmetro das veias cavas e de sua variabilidade, além de quantificar mudanças no volume sistólico em resposta a um desafio volumétrico, a variações respiratórias da pressão intratorácica e a outras manobras, como elevação passiva das pernas.

O efeito de um desafio volumétrico pode ser então acompanhado em tempo real pela ecocardiografia Doppler das seguintes maneiras:

- Medindo as variações do volume sistólico de ejeção do VE em resposta à prova. A ETT, assim como a ETE, é capaz de fornecer a estimativa do volume sistólico e do débito cardíaco de diversas formas.[51-53] A mais utilizada é obtida pela medida da área da via de saída do VE (a partir do diâmetro dessa via) e a quantidade de sangue que passa por essa área em uma sístole ventricular, por meio da obtenção da integral velocidade-tempo (IVT) com o Doppler pulsado posicionado no nível da via de saída do VE no plano apical de cinco câmaras
- Medindo a tolerância a esse teste por meio da estimativa de áreas, volumes e pressões de enchimento do VE e do VD, que podem ser obtidas pela ecocardiografia Doppler, também de diversas maneiras.[54]

As variáveis derivadas do fluxo de entrada da valva mitral obtido pelo Doppler pulsado (análise das relações entre ondas E/A do fluxo mitral) permanecem como referência de avaliação das pressões de enchimento do VE. Infelizmente, essas medidas são também fortemente influenciadas pelas condições de distensibilidade da câmara. Por causa dessa deficiência, o Doppler color modo M e tissular, menos influídos pelas condições de pré-carga, têm sido incorporados a essa avaliação, com o papel complementar de neutralizar a interferência das condições de complacência ventricular na análise das pressões de enchimento por essa técnica. Além disso, a ecocardiografia é também validada para avaliar o volume do VE, tanto de forma qualitativa quanto quantitativa. Na vigência de uma hipovolemia grave, pode ocorrer a "exclusão sistólica" do VE, cuja superfície endocárdica se torna virtual ao final da sístole. Usa-se habitualmente a medida telediastólica no plano paraesternal eixo curto, no nível dos músculos papilares, para uma estimativa quantitativa da pré-carga. A avaliação nesse plano é preferível pela reprodutibilidade da janela e porque as mudanças de volemia afetam em maior grau a morfologia do eixo curto em relação ao eixo longo.[55] Entretanto, a correlação entre a área diastólica final ventricular esquerda (ADFVE) e o volume sistólico, assim como com a previsão de resposta à infusão de fluidos, é pouco consistente.[56] Por outro lado, apesar de não haver um limiar específico de ADFVE abaixo do qual seja possível prever confiavelmente resposta à infusão de fluidos em todos os pacientes, essa variável pode ser útil em identificar alguns que eventualmente se beneficiem dessa medida.

Outro modo de avaliar a volemia com a ecocardiografia Doppler é mediante a estimativa da pressão venosa central (PVC) por intermédio do diâmetro e da variação do calibre das veias cavas induzida pelo ciclo respiratório.[14,15,57,58] A análise da VCI é particularmente atrativa, pois é uma estrutura facilmente acessível de forma não invasiva à ETT, pelo plano subcostal ou por uma janela transepática no flanco direito. Uma veia cava dilatada (diâmetro superior a 21 cm sem diminuição do calibre acima de 50% com inspiração leve) geralmente indica PVC elevada. A variação do diâmetro da VCI com o ciclo respiratório tem-se mostrado um parâmetro fidedigno para prever resposta à infusão de fluidos, em pacientes sob ventilação pulmonar artificial.[57]

De maneira geral, os vários índices ecocardiográficos que avaliam a interação coração-pulmão para prever a resposta à infusão de fluidos em pacientes completamente passivos, sob ventilação com pressão positiva intermitente e em ritmo sinusal, são precisos. Assim, uma variação respiratória de 12,5% no volume sistólico de ejeção,[9] de 18% na distensibilidade da VCI[57] e de 36% na colapsibilidade da veia cava superior são valores de corte bem validados,[15] com sensibilidades e especificidades que giram em torno de 90 a 100%.

Por fim, nos pacientes com estímulo respiratório ou que apresentem arritmia cardíaca, a associação da manobra de elevação passiva das pernas (EPP), associada a medidas da variação do volume sistólico (variação da IVT na via de saída do VE com o Doppler pulsado), mostrou-se uma manobra adjuvante útil em prever resposta à infusão de fluidos.[53]

Vignon et al.,[6] em um estudo multicêntrico envolvendo 540 pacientes, dos quais 42% eram fluidorresponsivos, verificaram que, das variáveis testadas para avaliar fluidorresponsividade (com o auxílio da EPP) no estudo – variações respiratórias do diâmetro da veia cava superior (ΔVCS), medidas pela ETE; variações do diâmetro da veia cava inferior (ΔVCI), medidas pela ETT; e variações da velocidade máxima do fluxo Doppler na via de saída do ventrículo esquerdo (ΔVmáxAo), medidas por ambas as técnicas –, a ΔVmáxAo teve a melhor sensibilidade (79%) e ΔVCS a melhor especificidade (84%) na previsão da responsividade a fluidos. A grande limitação da ΔVCS, obviamente, é a necessidade de ETE.

Função ventricular

Na vigência de uma insuficiência circulatória ou respiratória aguda, a avaliação da função de bomba dos dois ventrículos, fornecida pela ecocardiografia Doppler, é muito importante para ditar o diagnóstico e nortear a terapêutica. Além das causas clássicas de choque cardiogênico por falência do VE como consequência de infarto agudo do miocárdio ou de cardiomiopatia gravemente descompensada, por exemplo, outras situações podem determinar também falência do VD ou biventricular, como choque séptico,[59] EP e SDRA.[53]

■ Avaliação da função sistólica do ventrículo esquerdo

Uma maneira relativamente fácil e rápida de avaliar a função ventricular sistólica esquerda é por meio da fração de encurtamento, a partir do plano paraesternal eixo longo ou curto, com o feixe ultrassônico cruzando a extremidade distal dos folhetos mitrais, ou seja, na posição medioventricular.[60] O modo M é a técnica de eleição pela sua alta resolução e melhor capacidade de delimitar a camada endotelial. Entretanto, deve-se lembrar de que esse parâmetro tem limitações e deve sempre ser analisado em conjunto com uma avaliação qualitativa da contração de toda a câmara cardíaca. Assim, são realizadas as medidas dos diâmetros telessistólico (DTS) e telediastólico (DTD) do VE e se obtém a fração de encurtamento (FEn) por meio da equação:

$$FEn = (DTD - DTS)/DTD$$

Os valores normais da FE oscilam entre 28 e 42%.

Além disso, a equação de Teicholz, disponível automaticamente nos equipamentos de ecocardiografia, fornece um valor extrapolado da fração de ejeção (FE) do VE (valor normal: acima de 55%). É importante ter em mente que tanto esses dois métodos de avaliação da função sistólica do VE quanto a relação FEn/FE não têm validade quando há alterações segmentares da contratilidade do VE.[61] Outras medidas da função sistólica de VE por meio da ecocardiografia bidimensional, como fração de encurtamento de superfície e método de Simpson, podem também ser utilizadas, mas exigem maior experiência do operador e condições de ecogenicidade perfeitas.

■ Medida do débito cardíaco e do volume sistólico de ejeção

A ecocardiografia Doppler permite não só medir o débito cardíaco como também identificar eventuais causas de alteração desse parâmetro, por meio da avaliação morfofuncional do coração. A medida do volume sistólico mais utilizada em pacientes gravemente enfermos, por ser a mais precisa e reprodutível, é a que usa a área da via de saída do VE (a partir do diâmetro dessa via) e a quantidade de sangue que passa por essa área em uma sístole ventricular, por meio da obtenção da IVT, já anteriormente descrita.

Avaliação da função sistólica do ventrículo direito

O VD tem por função ejetar todo o retorno venoso proveniente das veias cavas para uma região vascular de pouca resistência e trabalha, dessa maneira, com baixas pressões de ejeção. Isso, além do formato característico dessa câmara (cujo eixo é pequeno em relação à sua superfície), explicam como o VD consegue ejetar um grande volume de sangue, apesar do encurtamento sistólico relativamente pequeno. Tal encurtamento depende muito mais da participação das fibras miocárdicas do septo interventricular, comuns ao VE, do que da contração de sua parede livre. Além disso, também por causa da pobre muscularização, a elastância do VD é bem menor do que aquela do VE, e na maioria dos casos em que ocorre choque resultante da falência de bomba ventricular direita essa câmara apresenta-se dilatada. Aumentos da pós-carga também são pouco tolerados pelo VD e existem numerosas situações, no contexto da medicina intensiva e de emergência, nas quais ocorre falência de VD secundária a aumentos súbitos da resistência vascular pulmonar, como em EP,[62] SDRA[63] e choque séptico.[64]

O exame ecocardiográfico do VD é idealmente realizado por meio da visualização de um plano em eixo longo para estimar o tamanho da cavidade e em eixo curto para avaliar a cinética do septo interventricular.[64]

Ao contrário do VE, a avaliação da dilatação do VD não é feita por meio da medida telediastólica do seu volume por causa da geometria complexa dessa câmara. A maneira mais simples de avaliar a dimensão do VD é relacionando a superfície telediastólica do VD àquela do VE, no plano apical de quatro câmaras. Normalmente, essa relação é inferior a 0,6. Uma relação de 0,6 a 1,0 indica dilatação leve do VD, enquanto uma relação de 1,0 para 2,0 indica dilatação grave. Uma relação acima de 2,0 é ocasionalmente encontrada nos casos de EP maciça.[65] Além disso, nos casos de CPA, ocorrem movimento paradoxal e achatamento do septo interventricular, mais bem apreciados em um plano de eixo curto, paraesternal ou subcostal, e a aparência da região apical do VD perde seu formato normalmente triangular para adquirir outro, mais arredondado.[66] Além disso, a dilatação do VD está geralmente associada à dilatação do átrio direito, da VCI e de insuficiência tricúspide.[65]

Função valvar

Embora a quantificação de insuficiências valvares exija maior grau de especialização e seja de maior interesse ao ecocardiografista, refluxos valvares de grande magnitude, particularmente das valvas mitral, aórtica e tricúspidea, podem ser facilmente detectados pelo intensivista/emergencista, por meio da técnica de *Doppler* em suas diferentes modalidades (principalmente o *Doppler color*) em via apical de 4 ou 5 câmaras. No *Doppler color*, a insuficiência mitral grave provoca um jato regurgitante em azul, largo na sua origem, que preenche quase ou completamente o átrio esquerdo e reflui até as veias pulmonares. Ocasionalmente, esse jato pode ser excêntrico e direcionado às paredes atriais, o que pode levar à subestimação da insuficiência mitral. Nos casos de regurgitação aórtica grave, o jato regurgitante é visto em vermelho ao *Doppler color*, em plano apical de 5 câmaras.[67]

Pericárdio

A ecocardiografia auxilia a revelar, localizar e quantificar o derrame pericárdico. A aparência do pericárdio normal ao ecocardiograma é a de uma estrutura linear e densa inseparável do epicárdio e a sensibilidade desse exame na detecção de derrames pericárdicos é bastante elevada, revelando efusões de até 20 mℓ apenas.[68] Achados de até 50 mℓ de líquido pericárdico, entretanto, podem ser completamente normais em indivíduos saudáveis. Quando o saco pericárdico contém mais de 25 mℓ, a efusão aparece sob a forma de uma camada livre de ecos durante todo o ciclo cardíaco. Se o derrame é pequeno e não septado, ele se coleta preferencialmente nas regiões de maior declive do saco pericárdico, em relação com as paredes inferior e posterior do coração. Quando alcança um volume mais significativo, o derrame se torna circunferencial e visível em relação às outras paredes do coração. Derrames muito volumosos ocasionam o que se costuma designar como "coração dançante" (em inglês, *swinging heart*), que é o equivalente ecocardiográfico da alternância elétrica ao eletrocardiograma. Três situações que podem ocasionar confusão devem ser ressaltadas:

- Detectar um descolamento pericárdico unicamente sistólico, que não tem significado patológico, pois o pericárdio normal contém alguns mililitros de líquido seroso
- Confundir uma franja gordurosa epicárdica com um derrame pericárdico
- Tomar uma efusão pleural esquerda por um derrame pericárdico (nesse caso, em um plano paraesternal eixo longo, o derrame pleural se estende além da aorta descendente, enquanto o derrame pericárdico termina na junção ventriculoatrial).

Apesar de o diagnóstico do tamponamento pericárdico ser essencialmente clínico, o uso da ecocardiografia é altamente recomendado[68,69] nesses casos. Os principais achados de tamponamento pericárdico à ecocardiografia são:

- *Colapso das câmaras cardíacas*: mais comumente das câmaras direitas, que surge quando a pressão pericárdica excede aquela do interior da câmara. Em decorrência da natureza complacente do átrio e do ventrículo direitos, pressões intrapericárdicas discretamente superiores àquelas intracavitárias poderão provocar o colapso dessas estruturas.[70] O colapso diastólico do átrio direito, principalmente se persistente durante mais de um terço do ciclo cardíaco, é bastante sensível e específico de tamponamento. Entretanto, colapso de AD por curto período não está necessariamente vinculado a essa condição.[71] O colapso do VD é menos sensível, porém bem mais específico do que o colapso diastólico do AD.[72] O colapso do átrio esquerdo pode ocorrer em até 25% dos pacientes com instabilidade hemodinâmica e é bastante específico de tamponamento.[55] O colapso do VE é mais raro, mas pode ocorrer em casos de tamponamento regional[73]
- *Variações respiratórias de fluxo e volumes*: mudanças cíclicas nos volumes ventriculares direitos e esquerdos ocorrem por interferência da respiração. Tais variações interferem nos fluxos mitral e tricuspídeo. Normalmente, a variação na amplitude dos fluxos de entrada e saída dessas valvas não é maior que 25%. Entretanto, no tamponamento, a variação do fluxo mitral pode exceder 35%, enquanto as variações do fluxo tricuspídeo podem exceder de 80 a 100%. Além disso, pode haver variações também nos fluxos carotídeo e aórtico[74]
- *Dilatação da veia cava*: VCI dilatada com variação de menos de 50% do seu diâmetro à inspiração, o que reflete pressão venosa central importantemente elevada, é vista com frequência nos pacientes com tamponamento. Apesar de sua alta sensibilidade, esses sinais são pouco específicos.[75]

▶ Considerações finais

Nos últimos anos, a disponibilização dos equipamentos de US para utilização pelos médicos intensivistas e emergencistas tem provocado uma verdadeira revolução em aspectos de monitoramento e na conduta do paciente gravemente enfermo. O uso dessa ferramenta, não só restrita à US cardíaca, mas englobando também a US em outras modalidades, dirigida a propósitos bastante específicos da especialidade, tem-se provado muito útil no dia a dia dos profissionais que trabalham junto ao paciente crítico. A ecocardiografia dirigida por metas é uma maneira bastante satisfatória e completa de ajudar a avaliar e conduzir tais pacientes, porque é relativamente fácil de ser aprendida e fornece informações visuais e qualitativas, muito mais fáceis de serem interpretadas do que aquelas puramente quantitativas fornecidas por outras ferramentas tradicionais de monitoramento. Além disso, a ecocardiografia permite o esclarecimento diagnóstico de todas as condições determinantes de choque circulatório e de uma grande parte daquelas causadoras de insuficiência respiratória. Uma conferência de consenso realizada em Viena, em 2009,[6,76] que envolveu a participação de diversas associações científicas de medicina intensiva de todo o globo, considerou que o aprendizado da ecocardiografia básica deve fazer parte do currículo de formação de todo médico intensivista e que essas entidades devem envidar esforços para promover o ensino e aprendizado dessa técnica. À medida que os equipamentos de US se tornarem obrigatórios e permanentemente presentes em todas as UTIs, tal como ocorre hoje com os ventiladores pulmonares artificiais e as bombas de infusão, a US deverá se tornar mais uma valiosa ferramenta diagnóstica e de monitoramento nas mãos dos intensivistas. Prevê-se, assim, que estejamos vislumbrando o limiar de uma nova era, na qual a US terá um papel tão relevante na identidade de sua especialidade, quanto teve o cateter de artéria pulmonar em um passado recente.

Referências bibliográficas

1. Jones AE, Tayal VS, Kline JA. Focused training of emergency medicine residents in goal-directed echocardiography: A prospective study. Acad Emerg Med. 2003;10(10):1054-8.
2. Hellmann DB, Whiting-O'Keefe Q, Shapiro EP, Martin LD, Martire C, Ziegelstein RC. The rate at which residents learn to use hand-held echocardiography at the bedside. Am J Med. 2005;118(9):1010-8.
3. Manasia AR, Nagaraj HM, Kodali RB et al. Feasibility and potential clinical utility of goal-directed transthoracic echocardiography performed by noncardiologist intensivists using a small hand-carried device (SonoHeart) in critically ill patients. J Cardiothorac Vasc Anesth. 2005;19(2):155-9.
4. Vignon P, Dugard A, Abraham J et al. Focused training for goal-oriented hand-held echocardiography performed by noncardiologist residents in the intensive care unit. Intensive Care Med. 2007;33(10):1795-9.
5. Melamed R, Sprenkle MD, Ulstad VK, Herzog CA, Leatherman JW. Assessment of left ventricular function by intensivists using hand-held echocardiography. Chest. 2009;135(6):1416-20.
6. Vignon P, Mucke F, Bellec F et al. Basic critical care echocardiography: Validation of a curriculum dedicated to noncardiologist residents. Crit Care Med. 2011;39(4):636-42.
7. Joseph MX, Disney PJ, Da Costa R, Hutchison SJ. Transthoracic echocardiography to identify or exclude cardiac cause of shock. Chest. 2004;126(5):1592-7.
8. American College of Cardiology Foundation Appropriate Use Criteria Task F, American Society of E, American Heart A, American Society of Nuclear C, Heart Failure Society of A, Heart Rhythm S et al. ACCF/ASE/AHA/ASNC/HFSA/HRS/SCAI/SCCM/SCCT/SCMR 2011 Appropriate use criteria for echocardiography. A report of the American College of Cardiology Foundation Appropriate Use Criteria Task Force, American Society of Echocardiography, American Heart Association, American Society of Nuclear Cardiology, Heart Failure Society of America, Heart Rhythm Society, Society for Cardiovascular Angiography and Interventions, Society of Critical Care Medicine, Society of Cardiovascular Computed Tomography, Society for Cardiovascular Magnetic Resonance American College of Chest Physicians. J Am Soc Echocardiogr. 2011;24(3):229-67.
9. Feissel M, Michard F, Mangin I, Ruyer O, Faller JP, Teboul JL. Respiratory changes in aortic blood velocity as an indicator of fluid responsiveness in ventilated patients with septic shock. Chest. 2001;119(3):867-73.
10. Boussuges A, Blanc P, Molenat F, Burnet H, Habib G, Sainty JM. Evaluation of left ventricular filling pressure by transthoracic Doppler echocardiography in the intensive care unit. Crit Care Med. 2002;30(2):362-7.
11. Pozzoli M, Traversi E, Roelandt JR. Non-invasive estimation of left ventricular filling pressures by Doppler echocardiography. Eur J Echocardiogr. 2002;3(1):75-9.
12. Slama M, Masson H, Teboul JL et al. Respiratory variations of aortic VTI: A new index of hypovolemia and fluid responsiveness. Am J Physiol Heart Circ Physiol. 2002;283(4):H1729-33.
13. Vieillard-Baron A, Augarde R, Prin S, Page B, Beauchet A, Jardin F. Influence of superior vena caval zone condition on cyclic changes in right ventricular outflow during respiratory support. Anesthesiology. 2001;95(5):1083-8.
14. Feissel M, Michard F, Faller JP, Teboul JL. The respiratory variation in inferior vena cava diameter as a guide to fluid therapy. Intensive Care Med. 2004;30(9):1834-7.
15. Vieillard-Baron A, Chergui K, Rabiller A et al. Superior vena caval collapsibility as a gauge of volume status in ventilated septic patients. Intensive Care Med. 2004;30(9):1734-9.
16. Cecconi M, De Backer D, Antonelli M et al. Consensus on circulatory shock and hemodynamic monitoring. Task force of the European Society of Intensive Care Medicine. Intensive Care Med. 2014;40(12):1795-815.
17. Slama MA, Novara A, Van de Putte P et al. Diagnostic and therapeutic implications of transesophageal echocardiography in medical ICU patients with unexplained shock, hypoxemia, or suspected endocarditis. Intensive Care Med. 1996;22(9):916-22.
18. Jensen MB, Sloth E, Larsen KM, Schmidt MB. Transthoracic echocardiography for cardiopulmonary monitoring in intensive care. Eur J Anaesthesiol. 2004;21(9):700-7.
19. Seppelt IM. All intensivists need echocardiography skills in the 21st century. Crit Care Resusc. 2007;9(3):286-8.
20. Mader TJ, Nathanson BH, Millay S et al. Out-of-hospital cardiac arrest outcomes stratified by rhythm analysis. Resuscitation. 2012;83(11):1358-62.
21. Hernandez C, Shuler K, Hannan H, Sonyika C, Likourezos A, Marshall J. C.A.U.S.E.: Cardiac arrest ultra-sound exam: A better approach to managing patients in primary non-arrhythmogenic cardiac arrest. Resuscitation. 2008;76(2):198-206.
22. Breitkreutz R, Price S, Steiger HV et al. Focused echocardiographic evaluation in life support and peri-resuscitation of emergency patients: A prospective trial. Resuscitation. 2010;81(11):1527-33.
23. Alrajhi K, Woo MY, Vaillancourt C. Test characteristics of ultrasonography for the detection of pneumothorax: A systematic review and meta-analysis. Chest. 2012;141(3):703-8.
24. Lucas BP, Candotti C, Margeta B et al. Hand-carried echocardiography by hospitalists: A randomized trial. Am J Med. 2011;124(8):766-74.
25. Whitson MR, Mayo PH. Ultrasonography in the emergency department. Critical Care. 2016;20:227.
26. Guntheroth WG. Sensitivity and specificity of echocardiographic evidence of tamponade: Implications for ventricular interdependence and pulsus paradoxus. Pediatr Cardiol. 2007;28(5):358-62.
27. Ceriani E, Cogliati C. Update on bedside ultrasound diagnosis of pericardial effusion. Intern Emerg Med. 2016;11(3):477-80.
28. Alexander JH, Peterson ED, Chen AY. Feasibility of point-of-care echocardiography by internal medicine house staff. Am Heart J. 2004;147(3):476-81.
29. MacCarthy P, Worrall A, McCarthy G, Davies J. The use of transthoracic echocardiography to guide thrombolytic therapy during cardiac arrest due to massive pulmonary embolism. Emerg Med J. 2002;19(2):178-9.
30. Dolich MO, McKenney MG, Varela JE, Compton RP, McKenney KL, Cohn SM. 2,576 ultrasounds for blunt abdominal trauma. J Trauma. 2001;50(1):108-12.
31. Flato UA, Paiva EF, Carballo MT, Buehler AM, Marco R, Timerman A. Echocardiography for prognostication during the resuscitation of intensive care unit patients with non-shockable rhythm cardiac arrest. Resuscitation. 2015;92:1-6.
32. Qvigstad E, Kramer-Johansen J, Tomte O et al. Clinical pilot study of different hand positions during manual chest compressions monitored with capnography. Resuscitation. 2013;84(9):1203-7.
33. Schonberger RB, Lampert RJ, Mandel EI, Feinleib J, Gong Z, Honiden S. Handheld Doppler to improve pulse checks during resuscitation of putative pulseless electrical activity arrest. Anesthesiology. 2014;120(4):1042-5.
34. Karacabey S, Sanri E, Gencer EG, Guneysel O. Tracheal ultrasonography and ultrasonographic lung sliding for confirming endotracheal tube placement: Speed and Reliability. Am J Emerg Med. 2016;34(6):953-6.
35. Breitkreutz R, Walcher F, Seeger FH. Focused echocardiographic evaluation in resuscitation management: Concept of an advanced life support-conformed algorithm. Crit Care Med. 2007;35(5 Suppl):S150-61.
36. Breitkreutz R, Uddin S, Steiger H et al. Focused echocardiography entry level: New concept of a 1-day training course. Minerva Anestesiol. 2009;75(5):285-92.
37. Bellani G, Laffey JG, Pham T et al. Epidemiology, patterns of care, and mortality for patients with acute respiratory distress syndrome in intensive care units in 50 countries. JAMA. 2016;315(8):788-800.
38. Brun-Buisson C, Minelli C, Bertolini G et al. Epidemiology and outcome of acute lung injury in European intensive care units. Results from the ALIVE study. Intensive Care Med. 2004;30(1):51-61.
39. Bull TM, Clark B, McFann K, Moss M, National Institutes of Health/National Heart L, Blood Institute AN. Pulmonary vascular dysfunction is associated with poor outcomes in patients with acute lung injury. Am J Respir Crit Care Med. 2010;182(9):1123-8.
40. Moloney ED, Evans TW. Pathophysiology and pharmacological treatment of pulmonary hypertension in acute respiratory distress syndrome. Eur Respir J. 2003;21(4):720-7.
41. Das SK, Choupoo NS, Saikia P, Lahkar A. Incidence proportion of acute cor pulmonale in patients with acute respiratory distress syndrome subjected to lung protective ventilation: A systematic review and meta-analysis. Indian J Crit Care Med. 2017;21(6):364-75.
42. Mekontso Dessap A, Boissier F, Charron C et al. Acute cor pulmonale during protective ventilation for acute respiratory distress syndrome: Prevalence, predictors, and clinical impact. Intensive Care Med. 2016;42(5):862-70.

43. Repesse X, Vieillard-Baron A. Right heart function during acute respiratory distress syndrome. Ann Transl Med. 2017;5(14):295.
44. Villar J, Martin-Rodriguez C, Dominguez-Berrot AM et al. A quantile analysis of plateau and driving pressures: Effects on mortality in patients with acute respiratory distress syndrome receiving lung-protective ventilation. Crit Care Med. 2017;45(5):843-50.
45. Nin N, Muriel A, Penuelas O et al. Severe hypercapnia and outcome of mechanically ventilated patients with moderate or severe acute respiratory distress syndrome. Intensive Care Med. 2017;43(2):200-8.
46. Enson Y, Giuntini C, Lewis ML, Morris TQ, Ferrer MI, Harvey RM. The influence of hydrogen ion concentration and hypoxia on the pulmonary circulation. J Clin Invest. 1964;43:1146-62.
47. Guerin C, Reignier J, Richard JC et al. Prone positioning in severe acute respiratory distress syndrome. N Engl J Med. 2013;368(23):2159-68.
48. Vieillard-Baron A, Charron C, Caille V, Belliard G, Page B, Jardin F. Prone positioning unloads the right ventricle in severe ARDS. Chest. 2007;132(5):1440-6.
49. Jozwiak M, Teboul JL, Anguel N et al. Beneficial hemodynamic effects of prone positioning in patients with acute respiratory distress syndrome. Am J Respir Crit Care Med. 2013;188(12):1428-33.
50. Michard F, Teboul JL. Predicting fluid responsiveness in ICU patients: A critical analysis of the evidence. Chest. 2002;121(6):2000-8.
51. Sahn DJ. Determination of cardiac output by echocardiographic Doppler methods: Relative accuracy of various sites for measurement. J Am Coll Cardiol. 1985;6(3):663-4.
52. Zoghbi WA, Quinones MA. Determination of cardiac output by Doppler echocardiography: A critical appraisal. Herz. 1986;11(5):258-68.
53. Lamia B, Ochagavia A, Monnet X, Chemla D, Richard C, Teboul JL. Echocardiographic prediction of volume responsiveness in critically ill patients with spontaneously breathing activity. Intensive Care Med. 2007;33(7):1125-32.
54. Khouri SJ, Maly GT, Suh DD, Walsh TE. A practical approach to the echocardiographic evaluation of diastolic function. J Am Soc Echocardiogr. 2004;17(3):290-7.
55. Troianos CA, Porembka DT. Assessment of left ventricular function and hemodynamics with transesophageal echocardiography. Crit Care Clin. 1996;12(2):253-72.
56. Tousignant CP, Walsh F, Mazer CD. The use of transesophageal echocardiography for preload assessment in critically ill patients. Anesth Analg. 2000;90(2):351-5.
57. Barbier C, Loubieres Y, Schmit C et al. Respiratory changes in inferior vena cava diameter are helpful in predicting fluid responsiveness in ventilated septic patients. Intensive Care Med. 2004;30(9):1740-6.
58. Jardin F, Vieillard-Baron A. Ultrasonographic examination of the venae cavae. Intensive Care Med. 2006;32(2):203-6.
59. Vieillard-Baron A, Prin S, Chergui K, Dubourg O, Jardin F. Hemodynamic instability in sepsis: Bedside assessment by Doppler echocardiography. Am J Respir Crit Care Med. 2003;168(11):1270-6.
60. Muller L, Lefrant JY. Échographie en réanimation. 2008.
61. Subramanian B, Talmor D. Echocardiographic assessment of left ventricular function and hydration status. In: Levitov A, Mayo P, Slonim AD (Eds.). Critical Care Ultrasonography. 1. New York: McGraw-Hill Companies, 2009, pp. 101-14.
62. Vieillard-Baron A, Page B, Augarde R et al. Acute cor pulmonale in massive pulmonary embolism: Incidence, echocardiographic pattern, clinical implications and recovery rate. Intensive Care Med. 2001;27(9):1481-6.
63. Vieillard-Baron A, Schmitt JM, Augarde R et al. Acute cor pulmonale in acute respiratory distress syndrome submitted to protective ventilation: Incidence, clinical implications, and prognosis. Crit Care Med. 2001;29(8):1551-5.
64. Vieillard Baron A, Schmitt JM, Beauchet A et al. Early preload adaptation in septic shock? A transesophageal echocardiographic study. Anesthesiology. 2001;94(3):400-6.
65. Vieillard-Baron A, Prin S, Chergui K, Dubourg O, Jardin F. Echo-Doppler demonstration of acute cor pulmonale at the bedside in the medical intensive care unit. Am J Respir Crit Care Med. 2002;166(10):1310-9.
66. Jardin F, Dubourg O, Bourdarias JP. Echocardiographic pattern of acute cor pulmonale. Chest. 1997;111(1):209-17.
67. Vignon P, S., Lafitte S, Roudaut R. Oedèmes pulmonaires cardiogéniques. In: Vignon P et al. (Eds.). Échocardiographie Doppler chez le patient en état critique. 1. Paris, France: Elsevier Masson, 2008, pp. 137-69.
68. Pepi M, Muratori M. Echocardiography in the diagnosis and management of pericardial disease. J Cardiovasc Med (Hagerstown). 2006;7(7):533-44.
69. Troughton RW, Asher CR, Klein AL. Pericarditis. Lancet. 2004; 363(9410):717-27.
70. Leimgruber PP, Klopfenstein HS, Wann LS, Brooks HL. The hemodynamic derangement associated with right ventricular diastolic collapse in cardiac tamponade: An experimental echocardiographic study. Circulation. 1983;68(3):612-20.
71. Gillam LD, Guyer DE, Gibson TC, King ME, Marshall JE, Weyman AE. Hydrodynamic compression of the right atrium: A new echocardiographic sign of cardiac tamponade. Circulation. 1983;68(2):294-301.
72. Kerber RE, Gascho JA, Litchfield R, Wolfson P, Ott D, Pandian NG. Hemodynamic effects of volume expansion and nitroprusside compared with pericardiocentesis in patients with acute cardiac tamponade. N Engl J Med. 1982;307(15):929-31.
73. Fusman B, Schwinger ME, Charney R, Ausubel K, Cohen MV. Isolated collapse of left-sided heart chambers in cardiac tamponade: Demonstration by two-dimensional echocardiography. Am Heart J. 1991;121(2 Pt 1):613-6.
74. Leeman DE, Levine MJ, Come PC. Doppler echocardiography in cardiac tamponade: exaggerated respiratory variation in transvalvular blood flow velocity integrals. J Am Coll Cardiol. 1988;11(3):572-8.
75. Himelman RB, Kircher B, Rockey DC, Schiller NB. Inferior vena cava plethora with blunted respiratory response: A sensitive echocardiographic sign of cardiac tamponade. J Am Coll Cardiol. 1988;12(6):1470-7.
76. ICU ERToUi. International expert statement on training standards for critical care ultrasonography. Intensive Care Med. 2011;37(7):1077-83.

Aplicação da Ultrassonografia *Point-of-Care* na Perirreanimação Cardiopulmonar

CAPÍTULO 66

Marcus Antonio Ferez ▪ Paulo César Gottardo ▪ Ciro Leite Mendes ▪ Edson Antonio Nicolini ▪ Dalton de Souza Barros

▶ Introdução

A utilização da ultrassonografia *point-of-care* (POCUS) à beira do leito na parada cardiorrespiratória (PCR) pode auxiliar no diagnóstico e na tomada de decisão terapêutica, além de possibilitar intervenções e disponibilizar informações que podem colaborar para a decisão acerca da continuação nos esforços das manobras de reanimação cardiopulmonar (RCP).

O emprego da ultrassonografia (US) na parada cardíaca apresenta muitos desafios. A sua implementação durante a RCP deve ser voltada para o benefício do paciente sem, portanto, ocasionar problemas na sua sistemática, sobretudo quanto às medidas que mais demonstraram benefício durante esse processo. Ou seja, sem retardar ou interferir nas compressões torácicas, assim como na realização da desfibrilação elétrica na existência de ritmos chocáveis. Respeitando tais princípios, a US possibilita ao médico maior agilidade para o diagnóstico da PCR e de sua classificação, além de apresentar informações importantes quanto às causas reversíveis e de possíveis intervenções, as quais muitas vezes podem inclusive ser guiadas pelo método. Tendo em vista a manutenção do algoritmo de RCP, a US também pode proporcionar informações importantes sobre as vias aéreas, guiar intervenções perante a necessidade de traqueostomia e confirmar o posicionamento da cânula orotraqueal. Dados ultrassonográficos obtidos antes, durante e após a PCR, incluindo a avaliação cardíaca, pulmonar e de nervo óptico, podem fornecer uma melhor interpretação do prognóstico desses pacientes. Para o uso pleno da US durante a RCP e a obtenção de resultados satisfatórios com o método, o emprego de protocolos é de grande importância, e, nos últimos anos, inúmeros foram desenvolvidos, publicados e validados. Podemos utilizar tanto o ecocardiograma transtorácico quanto o transesofágico. Por não interferir durante as manobras de reanimação, o transesofágico parece ter superioridade na PCR. Entretanto, por não ser facilmente acessível na maioria das vezes, nos setores de emergência, o transtorácico é o mais utilizado.

▶ Princípios da aplicação

A aplicação da US é utilizada na maioria dos cuidados intensivos, em pacientes críticos. Em 2010, a American Heart Association (AHA) e a European Resuscitation Council publicaram recomendações para a utilização do POCUS durante as manobras de RCP.[1] Isso foi ainda mais enfatizado em sua atualização em 2015, ao colocar a avaliação ultrassonográfica cardíaca e não cardíaca como possibilidades durante a RCP, sempre frisando a não deterioração das medidas clássicas de reanimação.[2] O emprego dos exames de imagem nos orienta, em vários cenários, sobre os limites dos esforços durante as manobras de RCP. É crucial, durante a aplicação do Advanced Cardiac Life Support (ACLS), incorporar o uso da US. Profissionais treinados devem definir as técnicas com relação ao seu posicionamento à beira do leito quanto à utilização do transdutor apropriado e aplicação bem definida do algoritmo, com menor tempo possível de interrupções durante as manobras de RCP. A estratégia do POCUS na PCR e as técnicas e os detalhes sobre a utilização específica da US serão revistos neste contexto de perirreanimação. Além disso, a avaliação pulmonar, diafragmática e das vias aéreas, bem como a mensuração da bainha do nervo óptico podem ser de grande valia nesse contexto. Com base nesses conceitos, neste capítulo será abordada a aplicação da US antes, durante e após a RCP, com maior ênfase na interação coração-pulmão e na sua implicação com a ventilação desses pacientes.

▶ Abordagem diagnóstica

A primeira aplicação da US em um paciente em PCR é exatamente o diagnóstico da ausência de pulso central, o que, apesar de parecer algo simples, pode ser muito útil. Isso porque alguns trabalhos demonstram que até 45% dos profissionais de saúde são incapazes de avaliar de forma precisa um pulso arterial central durante uma PCR.[3] Tal medida pode inclusive proporcionar uma redução significativa no intervalo entre as compressões torácicas, devido a necessidade de menores tempos para a checagem com relação à palpação convencional do pulso arterial central (Figura 66.1).[4]

Além da confirmação do diagnóstico de PCR, a US possibilita a diferenciação de uma verdadeira atividade elétrica sem pulso e das principais etiologias reversíveis associadas à evolução de cada caso. Isso pode interferir de modo significativo nas condutas e, por conseguinte, no desfecho desses pacientes.

Durante a RCP, o ritmo cardíaco do paciente é importante para o manuseio adequado e consiste na aplicação dos *guidelines* do ACLS. O POCUS na PCR permite diagnosticar a causa da parada em questão e propor medidas e intervenções específicas. Se o ritmo cardíaco for de fibrilação ventricular ou taquicardia ventricular sem pulso, imediatamente a desfibrilação está indicada (ACLS), e esta não deve ser atrasada para a realização prévia da US. Na ocasião de uma fibrilação ventricular fina, pode ser vista a US cardíaca, que pode causar engano sendo assumido como ritmo de assistolia. Apesar de essas circunstâncias serem raras, reconhecer a fibrilação ventricular com a US cardíaca pode evitar uma indesejável demora na desfibrilação. A utilização do ecocardiograma transesofágico (ETE) pode facilitar esse diagnóstico e demonstrou ser factível mesmo no departamento de emergência.[6,7]

A US que tem grande espectro de utilização quanto ao ritmo cardíaco é AESP/assistolia. Ambas têm amplo diagnóstico diferencial, comumente reconhecidas pelos 5 Hs e 5 Ts. Sendo assim, a US tem relevância diagnóstica em situações potencialmente reversíveis na periRCP. AESP é sinônimo de atividade elétrica organizada, todavia sem contratilidade. A utilização da US nos demonstrou que, em muitos casos, existe circulação, apesar de não palpar o pulso. O termo *pseudo-AESP* fora descrito nas situações em que há contratilidade cardíaca à US, contudo sem pulso palpável e ritmo cardíaco presente no eletrocardiograma (ECG). Temos um estudo considerável implementando

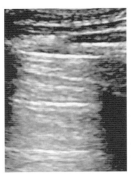 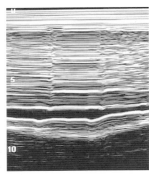 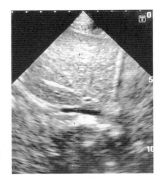 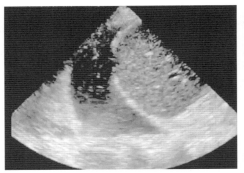

Figura 66.3 ■ Exemplo de paciente com hipovolemia (perfil pulmonar A em região anterior, com veia cava inferior com diâmetro reduzido e ampla variação durante ciclo ventilatório. Nesse caso, com uma imagem na base pulmonar demonstrando derrame pleural (o qual evidencia um padrão heterogêneo, o que, no caso de um paciente com trauma, é condizente com o diagnóstico de hemotórax).

logo em sequência, outra onde este estará ausente (o que também pode ser constatado no modo M, conforme ilustrado na Figura 66.4).[14-16]

O pneumotórax pode ser semiquantificado de acordo com o posicionamento do ponto pulmonar, conforme o percentual de colapso pulmonar desencadeado pela sua presença, como demonstrado por Volicelli et al. Em seu trabalho, esses pesquisadores evidenciaram que, quando o ponto pulmonar encontra-se acima da linha axilar média (em direção à região anterior do tórax), o percentual de colapso pulmonar tende a ser inferior a 30%. Quando esse achado é encontrado em torno da linha axilar média, o colapso foi estimado em aproximadamente 30%, e posterior a esse (em direção à região posterior do tórax), superior a 30%.[17]

Tamponamento cardíaco

O tamponamento cardíaco é sempre uma emergência médica. Sua fisiopatologia é associada ao aumento da pressão intrapericárdica, a qual, ao se sobrepor ao limite de estiramento pericárdico, resulta em redução do enchimento ventricular diastólico e consequente queda do débito cardíaco (DC). Portanto nem todo derrame predispõe o diagnóstico de tamponamento.

O desenvolvimento do tamponamento cardíaco não depende unicamente da quantidade de líquido, e sim do tempo em que se acumula o líquido no saco pericárdico. Em situações em que acontece o acúmulo lento e gradual desse líquido, pode ocorrer simultaneamente um processo de adaptação, necessitando de volumes bem significativos para exceder o limite de estiramento pericárdico, o que pode ser visto, por exemplo, em pacientes com tuberculose ou doenças linfoproliferativas (Figura 66.5). Em contrapartida, em casos de instalação súbita, volumes podem rapidamente exceder esse limite e assim serem suficientes para desencadear quadro de choque obstrutivo.[18]

Tendo em vista que esses pacientes, em suma, têm padrão de choque obstrutivo com consequente aumento da pressão do átrio direito, à US obviamente devemos encontrar uma veia cava inferior (VCI) distendida e com baixa variabilidade. Além disso, em decorrência do aumento da pressão intrapericárdica, ao ETT, além da visualização da efusão pleural (imagem anecoica que circunda o coração), devemos buscar a evidência da restrição de enchimento das câmaras cardíacas, dentre as quais aquelas com menor pressão serão as que mais precocemente deverão ser acometidas (em ordem progressiva: átrio direito [AD], ventrículo direito [VD], átrio esquerdo [AE] e ventrículo esquerdo [VE]). O calpaso do AD, quando superior a 1/3 do ciclo cardíaco, aumenta de modo significativo a acurácia de seu diagnóstico. O colapso diastólico VD é mais específico, enquanto o colapso de VE é raríssimo, podendo ocorrer em situações mais específicas, como em pós-operatório de cirurgia cardíaca, em caso de efusão loculada.[18]

Vale ressaltar que, mesmo que ocorra o colapso das câmaras direitas em caso de derrame pleural, é necessário que concomitantemente a VCI esteja dilatada e com mínima variabilidade (inferindo aumento da pressão arterial distólica [PAD]) para confirmar o diagnóstico de tamponamento (Quadro 66.3). Isso porque, caso ocorra hipovolemia e redução das pressões de câmaras direitas, menores pressões intrapericárdicas podem ser suficientes para a restrição do enchimento e, por conseguinte, para a redução do DC.

A imagem paraesternal no eixo longo pode ser útil para diferenciar derrame pericárdico de derrame pleural, todavia a efusão pericárdica deve se apresentar contornando a aorta em seu rebordo superior (conforme visualizado na Figura 66.6), enquanto o derrame pleural contornaria essa estrutura pelo seu rebordo inferior.[20] Esses achados possibilitam uma acurácia muito mais significativa do que os achados clínicos classicamente utilizados e do que uma sensibilidade apenas moderada.[21]

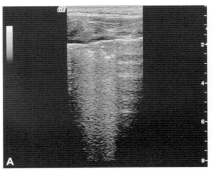 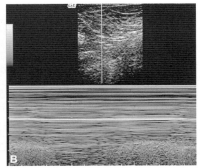 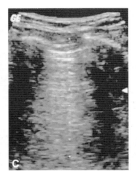 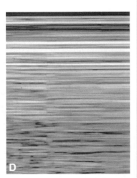

Figura 66.4 ■ Exemplos de pacientes com pneumotórax. **A.** Há um evidente ponto pulmonar, onde encontramos a junção de uma área com consolidação relacionada com contusão pulmonar (com lesão muscular visualizada acima dessa área), com interseção com uma área onde pode ser visualizada apenas a pleura parietal e as suas imagens de reverberação (linhas A). **B.** Avaliação de um paciente com o ponto pulmonar visualizado no modo M, onde ao longo do tempo podem ser avaliados, na mesma posição do tórax, o sinal da praia e o sinal da estratosfera. **C.** Caso típico de US em um paciente com pneumotórax, com a demonstração no modo B (onde não se visualizaria o deslizamento pleural) e no modo M (sinal da estratosfera).

Indicações terapêuticas para broncoscopia

Para fins terapêuticos, é possível utilizar broncoscopia nas seguintes situações:

- *Acúmulo de secreções*: o acúmulo de secreção na via aérea pode ser grave o suficiente para interferir na ventilação e na oxigenação ou ainda propiciar atelectasias recorrentes. A broncoscopia higiênica com aspiração das secreções pelo canal de trabalho pode ser útil nessas condições
- *Corpo estranho*: pode ser removido pelo uso de vários dispositivos do tipo pinça passados pelo canal de trabalho. Em terapia intensiva, é comum o achado de fragmentos de dentes ou peças de próteses que foram projetadas para o interior da traqueia durante acidentes ou intubação[29,30]
- *Manejo da via aérea e manipulação do tubo endotraqueal*: o broncoscópio flexível pode ser usado como guia de inserção de um tubo traqueal ou para confirmar a posição de um tubo. Quando existe a suspeita de algum problema no posicionamento do tubo endotraqueal, é possível examinar a posição deste ao passar o broncofibroscópio por fora do tubo (pelo nariz ou pela cavidade oral) ou ainda por dentro do tubo, localizando-o com precisão dentro da via aérea.[31] Na Figura 67.9, pode-se observar a imagem de uma paciente que, em processo de desmame, apresentava teste de patência sem escape aéreo. A broncofibroscopia foi realizada por via transnasal e detectou que o tubo orotraqueal estava posicionado com o balonete na subglote com parte dele visível acima da glote. A paciente foi extubada com sucesso e uma nova broncoscopia foi realizada (Figura 67.10), mostrando úlceras subglóticas e placas de fibrina provocadas pela posição inadequada do balonete
- *Laserterapia*: o *laser* pode ser usado por meio do BF para a ablação de lesões endobrônquicas[32]
- *Eletrocoagulação*: um cateter protegido com a ponta exposta pode ser passado pelo canal de trabalho e utilizado para cauterizar lesões ou sangramento de via aérea central. Também é possível passar a alça tipo polipectomia para ressecar lesões dentro da via aérea e desobstruí-la. Os dispositivos são ligados a um eletrocautério cirúrgico[32]
- *Dilatação da via aérea*: a via aérea é dilatada pelo BF por meio de balão semelhante aos utilizados para angioplastia. Pode-se utilizar também os dilatadores metálicos com resultado semelhante[33]
- *Colocação de stents*: os *stents* podem ser passados pelo canal de trabalho do broncoscópio flexível e expandidos no local desejado, moldando a área da estenose.[34,35]

Complicações

Em geral, a broncoscopia é um procedimento de baixo risco, porém, na UTI, é comum que haja pacientes com algum grau de hipoxemia, o que constitui a principal contraindicação para o exame. Isso porque o posicionamento do aparelho na traqueia reduz 10 a 15% do lúmen traqueal normal e até 81% da área de secção transversa da cânula endotraqueal, o que pode aumentar o trabalho respiratório e reduzir a pressão parcial de oxigênio (PaO_2) em 10 a 20 mmHg. E, quando se associa o lavado broncoalveolar, pode haver piora ainda mais pronunciada na oxigenação.[10] A sucção feita por meio do aparelho durante o exame reduz o volume expiratório final e a pressão expiratória final, com possibilidade de causar colapso alveolar.

Em um estudo prospectivo multicêntrico francês, que analisou 169 broncoscopias realizadas em pacientes com uma relação PaO_2/FIO_2 < 300 mmHg e em ventilação espontânea, observou-se necessidade de aumento do suporte ventilatório em 35% e de intubação traqueal em 15%. O principal fator prognóstico para a intubação foi a doença pulmonar obstrutiva crônica (DPOC). Nos pacientes com DPOC submetidos à broncoscopia, há piora do quadro porque ocorre aumento da capacidade residual funcional em 17%, com a passagem do aparelho pelo nariz, o que leva ao aprisionamento aéreo.

Desse modo, em pacientes hipoxêmicos e com DPOC, pode ser mais seguro já iniciar a broncoscopia com ventilação não invasiva para, eventualmente, evitar a intubação após o procedimento. Deve-se sempre avaliar se a broncoscopia pode mudar a condução do caso e o quanto isso pode beneficiar o paciente para se pesar bem o benefício em relação ao risco.[36]

Outras complicações relatadas, além da hipoxemia, incluem tosse, arritmias, broncoespasmo, laringoespasmo, pneumotórax, sangramentos, edema pulmonar e óbito. Em um estudo retrospectivo, Costa Jr. *et al.* (2018) relataram 141 eventos adversos em 1.949 procedimentos realizados (7,2%), sendo a hipoxemia a complicação mais comum (4,9%), seguida pelo sangramento (2,1%), oito casos (0,4%) de pneumotórax e dois casos de sangramento grave pelas vias aéreas evoluindo para óbito (0,1%).[10]

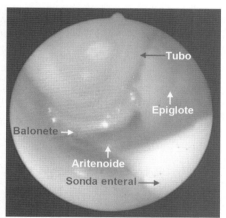

Figura 67.9 ■ Broncoscopia realizada por via transnasal que demonstra o posicionamento inadequado do balonete da cânula traqueal na região subglótica.

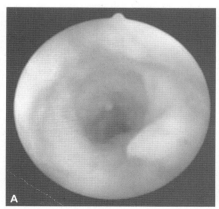
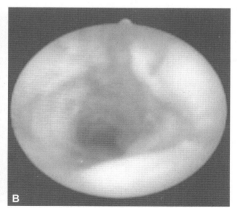

Figura 67.10 ■ **A** e **B** Broncoscopia realizada após a extubação da paciente da Figura 67.9, que evidencia úlceras subglóticas e placas de fibrina provocadas pelo posicionamento inadequado do balonete traqueal.

Quadro 67.1 ■ Situações ou condições que aumentam o risco de complicações durante ou após a execução do exame.

Respiratórias	Cardiovasculares	Hematológica	Neurológica	Metabólica
• Broncospasmo ativo • Pneumotórax não drenado • Saturação de O_2 < 90% com FIO_2 de 1,0 • Diâmetro do tubo traqueal < 8 mm (quando se utilizar o broncoscópio adulto de 5,7 mm)	• Instabilidade hemodinâmica mesmo com uso de vasopressores ou inotrópicos • Arritmias cardíacas com comprometimento hemodinâmico • Infarto agudo do miocárdio recente	• Distúrbios da coagulação	• Aumento da pressão intracraniana (PIC)	• Acidose com pH < 7,2

▸ Contraindicações

As principais contraindicações para a broncoscopia incluem inexperiência do broncoscopista ou da equipe, equipamento ou material inadequado e incapacidade de oxigenar ou ventilar o paciente.[22]

Existem determinadas situações ou condições que aumentam o risco de complicações durante ou após a execução do exame (Quadro 67.1).[5,22]

▸ Referências bibliográficas

1. Jolliet P, Chevrolet JC. Bronchoscopy in the intensive care unit. Intensive Care Med. 1992;18(3):160-9.
2. Raoof S, Mehrishi S, Prakash UB. Role of bronchoscopy in modern medical intensive care unit. Clin ChestMed. 2001;22:241-61.
3. Du Rand IA, Barber PV, Goldring J et al. Summary of the British Thoracic Society guidelines for advanced diagnostic and therapeutic flexible bronchoscopy in adults. Thorax. 2011;66(11):1014-5.
4. Martin-Loeches I, Artigas A, Gordo F et al. Current status of fibreoptic bronchoscopy in intensive care medicine. Med Intensiva. 2012; 36(9):644-9.
5. Pedreira JR, Jacomelli M. Broncoscopia diagnóstica e terapêutica. São Paulo: Atheneu, 2005.
6. Cabrini L, Nobile L, Cama E et al. Non-invasive ventilation during upper endoscopies in adult patients. A systematic review. Minerva Anestesiol. 2013;79(6):683-94.
7. Chiner E, Sancho-Chust JN, Llombart M, Senent C, Camarasa A, Signes-Costa J. Fiberoptic bronchoscopy during nasal non-invasive ventilation in acute respiratory failure. Respiration. 2010;80(4):321-6.
8. Esquinas A, Zuil M, Scala R, Chiner E. Bronchoscopy during non-invasive mechanical ventilation: A review of techniques and procedures. Arch Bronconeumol. 2013;49(3)105-12.
9. Agarwal R, Khan A, Aggarwal AN, Gupta D. Bronchoscopic lung biopsy using noninvasive ventilatory support: Case series and review of literature of NIV-assisted bronchoscopy. Respir Care. 2012;57(11):1927-36.
10. Costa Jr. AS, Scordamaglio PR, Suzuki I, Palomino AL, Jacomelli M. Indications, clinical outcomes and complications of 1,949 flexible bronchoscopies. Einstein. São Paulo. 2018;16(4):eAO4380.
11. Cordovilla R, Bollo de Miguel E, Nuñez Ares A, Cosano Povedano FJ, Herráez Ortega I, Jiménez Merchán R. Diagnosis and treatment of hemoptysis. Arch Bronconeumol. 2016 Jul;52(7):368-77.
12. Cetin G, Corut R, Kupeli E. Removal of a large endobronchial blood clot using a flexible bronchoscope. J Bronchology Interv Pulmonol. 2012;19(4):358-9.
13. Charokopos N, Foroulis CN, Rouska E, Sileli MN, Papadopoulos N, Papakonstantinou C. The management of post-intubation tracheal stenoses with self-expandable stents: Early and long-term results in 11 cases. Eur J Cardiothorac Surg. 2011;40(4):919-24.
14. De Mello RA, Magalhaes A, Vilas-Boas AJ. Stridor and respiratory failure due to tracheobronchomalacia: Case report and review of the literature. São Paulo. Med J. 2012;130(1):61-4.
15. Feinsilver SH, Fein AM, Niederman MS, Schultz DE, Faegenburg DH. Utility of fiberoptic bronchoscopy in nonresolving pneumonia. Chest. 1990;98:1322.
16. Gangadharan SP. Tracheobronchomalacia in adults. Semin Thorac Cardiovasc Surg. 2010;22(2):165-73.
17. Kandaswamy C, Bird G, Gill N, Math E, Vempilly JJ. Severe tracheomalacia in the ICU: Identification of diagnostic criteria and risk factor analysis from a case control study. Respir Care. 2013;58(2):340-7.
18. Ikonomidis C, Lang F, Radu A, Berger MM. Standardizing the diagnosis of inhalation injury using a descriptive score based on mucosal injury criteria. Burns. 2012;38(4):513-9.
19. Mosier MJ, Pham TN, Park DR, Simmons J, Klein MB, Gibran NS. Predictive value of bronchoscopy in assessing the severity of inhalation injury. J Burn Care Res. 2012;33(1):65-73.
20. Bassi E, Miranda LC, Tierno PF et al. Assistance of inhalation injury victms by fire in confined spaces: What we learned from the tragedy at Santa Maria. Rev Bras Ter Intensiva. 2014;26(4):421-9.
21. Leão MA, Pantoja SN, Spinelli LM. Ventilatory strategies in patient with inhalation injury: Literature review. Rev Bras Queimaduras. 2015;14(4):290-4.
22. Kabadayi S, Bellamy MC. Bronchoscopy in critical care. BJA Education. 2017;17(2):48-56.
23. Faro A, Visner G. The use of multiple transbronchial biopsies as the standard approach to evaluate lung allograft rejection. Pediatr Transplant. 2004;8:322.
24. Chu CP, Chen PP. Tracheobronchial injury secondary to blunt chest trauma: Diagnosis and management. Anaesth Intensive Care. 2002;30:145.
25. Zampieri D1, Pangoni A, Marulli G, Rea F. Acquired tracheoesophageal fistula repair, due to prolonged mechanical ventilation, in patient with double incomplete aortic arch. Monaldi Arch Chest Dis. 2018 Oct 30;88(3):974.
26. Mahajan AK, Newkirk M, Rosner C, Khandhar SJ. Successful endobronchial treatment of a non-healing tracheoesophageal fistula from a previous histoplasmosis capsulatum infection using decellularized porcine urinary bladder matrix. J Surg Case Rep. 2018 Aug 13;2018(8):rjy187. doi: 10.1093/jscr/rjy187. eCollection 2018 Aug.
27. Karnak I, Senocak ME, Hiçsönmez A, Büyükpamukçu N. The diagnosis and treatment of H-type tracheoesophageal fistula. J Pediatr Surg. 1997;32:1670.
28. McManigle JE, Fletcher GL, Tenholder MF. Bronchoscopy in the management of bronchopleural fistula. Chest. 1990;97:1235.
29. Limper AH, Prakash UB. Tracheobronchial foreign bodies in adults. Ann Intern Med. 1990;112:604.
30. Rodrigues AJ, Oliveira EQ, Scordamaglio PR, Gregorio MG, Jacomelli M, Figueiredo VR. Flexible bronchoscopy as the first-choice method of removing foreign bodies from the airways of adults. J Bras Pneumol. 2012;38(3):315-20.
31. Dellinger RP. Fiberoptic bronchoscopy in adult airway management. Crit Care Med. 1990;18:882.
32. Wahidi MM, Herth FJ, Ernst A. State of the art: Interventional pulmonology. Chest. 2007;131:261.
33. Zhang J, Wang J, Wang T et al. A pilot study on interventional bronchoscopy in the management of airway stenosis with benign hyperplasia. Zhonghua Jie He He Hu Xi Za Zhi. 2011;34(5):334-8.
34. Lins M, Dobbeleir I, Germonpre P, Waelput W, Pauwels P, Jorens PG. Postextubation obstructive pseudomembranes: A case series and review of a rare complication after endotracheal intubation. Lung. 2011;189(1):81-6.
35. Zhang J, Wang J, Wang T et al. A pilot study on interventional bronchoscopy in the management of airway stenosis with benign hyperplasia. Zhonghua Jie He He Hu Xi Za Zhi. 2011;34(5):334-8.
36. Cracco C, Fartoukh M, Prodanovic H et al. Safety of performing fiberoptic bronchoscopy in critically ill hypoxemic patients with acute respiratory failure. Intensive Care Med. 2013;39(1):45-52.

Parte 8

Equipe Multiprofissional no Cuidado do Paciente Crítico

68 Cuidados de Fisioterapia no Adulto, *665*

69 Cuidados de Fisioterapia em Pediatria, *670*

70 Mobilização Precoce na Unidade de Terapia Intensiva, *680*

71 Aspectos de Enfermagem na Unidade de Terapia Intensiva, *686*

72 Aspectos Psicológicos na Unidade de Terapia Intensiva, *694*

73 Avaliação Fonoaudiológica no Paciente Disfágico Dependente de Ventilação Mecânica, *700*

74 Métodos Auxiliares de Diagnóstico e Tratamento no Paciente sob Ventilação Mecânica | Função do Odontólogo, *703*

75 Função do Farmacêutico Clínico no Cuidado do Paciente Crítico, *716*

76 Aspectos Nutricionais | Nutrição Parenteral, *727*

77 Aspectos Nutricionais | Nutrição Enteral, *731*

CAPÍTULO 68
Cuidados de Fisioterapia no Adulto

Patricia Nery Souza • Marta Damasceno

▶ Introdução

A unidade de terapia intensiva (UTI) é um ambiente propício à fraqueza muscular adquirida na UTI (FAUTI), à disfunção diafragmática e consequentemente à perda funcional. Isso ocorre porque na UTI, devido ao imobilismo e às doenças crônicas anteriores à internação, há fatores de risco, como necessidade de ventilação mecânica invasiva (VMI), sepse, depleção nutricional, disfunção metabólica, uso de corticosteroides, uso de bloqueadores neuromusculares (BNM), e sedação, dentre outros.[1-3]

A FAUTI, a disfunção diafragmática e a perda da funcionalidade são consideradas preditivos de tempo de internação na UTI e hospitalar, tempo de ventilação mecânica, qualidade de vida, probabilidade de alta domiciliar e sobrevida após alta de até 5 anos. O impacto gerado por essas condições, no âmbito psicomotor e social, foi descrito como síndrome pós-terapia intensiva, e seus efeitos podem ser permanentes.[4-9] Dessa maneira, a avaliação da funcionalidade na UTI pelo fisioterapeuta se tornou imprescindível, a fim de monitorar, identificar e aplicar estratégias direcionadas no momento propício para minimizar e/ou evitar o declínio funcional.[10,11]

▶ Avaliação e diagnóstico

O conhecimento da funcionalidade prévia ou basal é um recurso importante de prognóstico, pois pacientes com fragilidade anterior à internação na UTI evoluem com pior morbidade e mortalidade.[12] O diagnóstico fisioterapêutico na UTI deve se basear na avaliação dos sistemas diretamente relacionados com a funcionalidade e considerar a interação dos fatores prévios à internação (antecedentes) com os inerentes à doença crítica (motivo de internação) no ambiente de terapia intensiva.[10-14] Portanto, além do conhecimento prévio da funcionalidade, devem ser avaliados os sistemas neurológico, cardiovascular, respiratório e muscular no contexto da doença crítica.

As estratégias propostas podem ser direcionadas no sentido do suporte, com o intuito de reduzir o gasto energético para promover a estabilização dos transtornos fisiológicos, ou após a estabilização de estratégias que aumentem o gasto energético de modo controlado, com o objetivo de prevenir e/ou reabilitar[13-15] (Figura 68.1).

A avaliação periódica é indicada tanto para monitorar quanto propor as condutas fisioterapêuticas, além de simultaneamente verificar a eficácia da estratégia proposta.

▶ Estratégia fisioterapêutica

Suporte ventilatório

O suporte ventilatório normalmente é indicado em caso de insuficiência respiratória aguda (IRA) (Quadro 68.1), na qual o comprometimento no mecanismo de troca gasosa leva a uma estimulação do *drive* respiratório e consequentemente ao aumento do esforço, traduzido pela variação da pressão esofágica. Esta, que por fim reflete a variação pleural (ΔP_{PL}), pode ocasionar lesão do parênquima pulmonar ou agravar lesão prévia.[16,17]

A elevação na variação da pressão pleural leva à elevação da pressão transpulmonar (ΔP_L), visto que esta é resultante da diferença entre a variação da pressão na via aérea (ΔP_{VA}) e pleural (ΔP_{PL}), [$\Delta P_L = \Delta P_{VA} - (\Delta P_{PL})$], ocasionando *stress* e consequentemente *strain* do parênquima.[16,17] Recentemente, além do risco de lesão do parênquima, foi descrita, na UTI, a disfunção diafragmática como resultante da sobrecarga muscular em situação de aumento na estimulação do *drive* respiratório.[18] Para o fisioterapeuta propor, na UTI, a melhor conduta a ser adotada, são essenciais, portanto, o reconhecimento de aumento do trabalho respiratório e a identificação de sua causa.

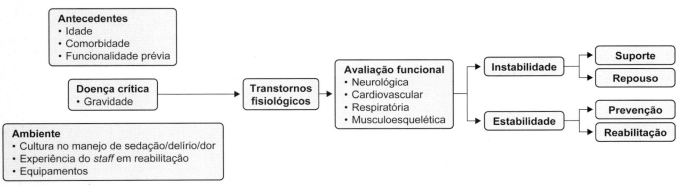

Figura 68.1 ▪ Definição de estratégia fisioterapêutica.

Quadro 68.1 ■ Suporte ventilatório – indicação.

Critérios clínicos	Exames complementares
Taquipneia	$SpO_2/FIO_2 < 357$
Dispneia	$PaO_2/FIO_2 < 300$
Ativação paradoxal do abdome	Presença de acidose respiratória
Ativação da musculatura respiratória acessória	($PaCO_2 > 55$ mmHg e pH < 7,35) RX, TC, US
Narcose	

SpO_2: saturação periférica de oxigênio; FIO_2: fração inspirada de oxigênio; PaO_2: pressão parcial de oxigênio; $PaCO_2$: pressão parcial de gás carbônico; RX: radiografia de tórax; TC: tomografia computadorizada; US: ultrassonografia.

Ao diagnosticar IRA, o fisioterapeuta deve preconizar estratégias não invasivas para a redução do trabalho respiratório, visto que estas podem propiciar os benefícios da VMI na redução do gasto energético e na troca gasosa sem as complicações inerentes ao tubo endotraqueal, como a estenose de traqueia e a pneumonia associada à VMI.[19-21] Contudo, em caso de instabilidade hemodinâmica, choque, síndrome coronária aguda ou arritmias complexas, o suporte invasivo proporciona uma ventilação mais segura ao paciente.[19-26] O diagnóstico de insuficiência respiratória deve ser complementado pela gasometria arterial ou relação saturação periférica de oxigênio (SpO_2)/fração inspirada de oxigênio (FIO_2) e exames de imagem pulmonar, como radiografia (RX), tomografia computadorizada (TC) e ultrassonografia (US).

A estratégia fisioterapêutica de suporte deve ser iniciada ao se identificar situações que potencialmente se beneficiam do uso da pressão positiva ou do alto fluxo, e ser interrompida caso não ocorra melhora clínica, a fim de não se postergar a intubação a uma situação de risco ao paciente.[20,27,28] Sua falência está associada ao aumento da mortalidade na UTI. Portanto, além da causa da insuficiência respiratória, ao se instalar a estratégia não invasiva, o fisioterapeuta precisa estar atento aos fatores de risco para a falência (Quadro 68.2) descritos em literatura.[27,29-32]

Na insuficiência respiratória hipercápnica, recomenda-se o suporte invasivo caso não ocorra melhora da taquipneia, redução do CO_2 e incremento no pH na janela de 1 a 4 h de uso. Enquanto isso, na insuficiência respiratória hipoxêmica, o suporte invasivo é indicado em ventilação não invasiva (VNI) nos seguintes casos: após a primeira hora de uso em $PaO_2/FIO_2 < 200$ mmHg, volume corrente (VC) ≥ 9 mℓ/kg de peso predito, HACOR > 5[28-31] e, em cânula nasal de alto fluxo (CNAF), a permanência da FC elevada após 1 h de uso e ROX < 4,88 após 2 h de uso.[33-37]

A HACOR é um preditor de falha, proposta e validada em 2016 para VNI em hipoxemia, que categoriza e pontua variáveis como FC, pH, escala de Glasgow, PaO_2/FIO_2 e FR (Quadro 68.3) após o período de 1 h.[38] Por outro lado, o ROX *index*, proposto em 2016 e validado em 2018 para CNAF em hipoxemia, leva em consideração a relação saturação arterial de oxigênio (SaO_2)/FIO_2 sob a FR ($SaO_2/FIO_2/FR$), no período de 2 h.[22,34,39]

■ **Estratégias de suporte não invasivas**

Dentre as estratégias não invasivas disponíveis ao fisioterapeuta na UTI, podemos incluir a pressão positiva contínua na via aérea (CPAP) a VNI propriamente dita e recentemente a CNAF.[40,41]

Quadro 68.2 ■ Fatores de risco para o insucesso do suporte ventilatório na falência respiratória aguda.

Hipercápnica	Hipoxêmica
Escala de Glasgow < 11	Acidose metabólica (pH < 7,25)
FR > 35 rpm	$PaO_2/FIO_2 ≤ 200$
pH < 7,25	SAPS II > 34
Assincronia	Idade > 40 anos
Vazamento excessivo	HACOR > 5
Intolerância	VC > 9 mℓ/kg de peso predito
APACHE > 29	ROX *index* < 4,88 em 2 h

FR: frequência respiratória; PaO_2: pressão parcial de oxigênio; FIO_2: fração inspirada de oxigênio; VC: volume corrente.

Quadro 68.3 ■ HACOR.

Variáveis	Categoria	Pontuação
Frequência cardíaca (bpm)	≤ 120	0
	≥ 121	1
pH	≥ 7,35	0
	7,30 a 7,34	2
	7,25 a 7,29	3
	< 7,25	4
Escala de Glasgow	15	0
	13 a 14	2
	11 a 12	5
	≤ 10	10
PaO_2/FIO_2 (mmHg)	≥ 201	0
	176 a 200	2
	151 a 175	3
	126 a 150	4
	101 a 125	5
	≤ 100	6
Frequência respiratória (respiração por minuto)	≤ 30	0
	31 a 35	1
	36 a 40	2
	41 a 45	3
	≥ 46	4

Adaptado de Keennan *et al.*, 2005.[38]

Ao se instituir o suporte não invasivo, espera-se uma redução do trabalho respiratório pela diminuição do esforço, ou seja, uma redução na ΔP_{PL} negativa e consequentemente uma diminuição na pressão transpulmonar, levando a menor risco de lesão do parênquima e do diafragma. Contudo, a redução da ΔP_{PL} negativa pode não ocorrer, e somada a esta, dependendo do suporte escolhido, pode haver variação positiva de pressão da via aérea, resultando em aumento da pressão transpulmonar.[17,19,20,23,41] A estratégia a ser adotada deve, portanto, considerar a causa da insuficiência respiratória e seus fatores de risco, além de ser aplicada preferencialmente em pacientes selecionados, nos quais a evidência de seu uso foi demonstrada ou na CNAF, por ser tratar de uma proposta recente, a respeito da qual estudos clínicos e fisiológicos têm demonstrado resultados promissores. A familiaridade dos profissionais com a estratégia de suporte não invasivo é considerada essencial, visto que aspectos práticos, como a interface, o ventilador e a modalidade ventilatória escolhida na VNI, assim como a temperatura, o fluxo e o diâmetro da cânula nasal na CNAF, influenciam o sucesso de sua aplicação.[21,22,35,40,42-46]

Na CPAP, uma pressão superior à atmosférica é aplicada na via aérea proximal, proporcionando aumento no volume pulmonar ao final da expiração. Nesta situação, não é esperada diminuição da sobrecarga muscular diretamente, já que o VC gerado ciclo a ciclo depende exclusivamente da pressão gerada pela musculatura respiratória. No entanto, pode levar à redução do esforço nos pacientes hipoxêmicos, em decorrência da melhora da oxigenação, e nos pacientes com pressão expiratória positiva ao final da expiração intrínseca (PEEPi), em decorrência da aplicação de uma pressão ligeiramente menor à PEEPi. Dessa maneira, a CPAP é indicada para melhorar a hipoxemia e pode ser recomendada para reduzir o gasto energético, mas, em situações nas quais se faz necessário o aumento da ventilação alveolar para reduzir CO_2, deve-se optar por outra estratégia não invasiva.[42,43]

Na VNI, o suporte ventilatório é ofertado ao paciente por meio de uma interface, dispensando a necessidade de via aérea artificial (tubo traqueal ou cânula de traqueostomia). Nesse tipo de ventilação, é possível se obter a diminuição na sobrecarga da musculatura respiratória pelo suporte ofertado durante a fase inspiratória, propiciando aumento da ventilação alveolar e redução do CO_2. Nesse caso, a relação entre impedância do sistema, suporte ofertado e pressão muscular realizada determina o esforço, que pode ser representado pelo VC ciclo a ciclo. Portanto, para a VNI diminuir o trabalho respiratório e proporcionar ventilação alveolar adequada, mas não aumentar o risco de lesão pulmonar, recomenda-se ajustar o valor do suporte para gerar um VC < 9 mℓ/kg de peso predito e manter a frequência respiratória (FR) < 30 ciclos/minuto.[20,28,32,47] Nessa estratégia, a melhora da oxigenação e o aumento do volume pulmonar podem ser obtidos pela pressão expiratória positiva ao final da expiração (PEEP).[47] Desse modo, a VNI é indicada para reduzir o gasto energético, principalmente em situações nas quais se faz necessário o aumento da ventilação alveolar para diminuir o CO_2, e para melhorar a hipoxemia. Contudo o seu uso em pacientes hipoxêmicos deve ser feito com cautela e levar em consideração o risco de lesão do parênquima pelo aumento da pressão transpulmonar, resultante da variação de pressão positiva na via aérea durante a fase inspiratória.[22,47]

Na CNAF, um fluxo contínuo > 15 ℓ/min umidificado e aquecido é ofertado por meio de uma cânula nasal. Isso propicia uma FIO_2 mais fidedigna ao paciente, por diminuir a miscigenação com o ar ambiente, reduzir o espaço morto anatômico e gerar uma pressão positiva em nasofaringe. Estudos fisiológicos demonstraram que essa estratégia ocasiona aumento no volume pulmonar ao final da expiração, na PaO_2 e na PaO_2/FIO_2, além de reduzir o CO_2, a FR, a variação negativa da pressão esofágica e o trabalho muscular. Assim, esse suporte é indicado para melhorar oxigenação, ventilação alveolar e reduzir gasto energético pelo paciente. No entanto, os benefícios associados a essa estratégia dependem do fluxo máximo alcançado, e por se tratar de uma terapêutica recente, a evidência clínica ainda se faz necessária.[48-50]

Fisioterapia | Recursos e técnicas

A fisioterapia na UTI tem como objetivo diminuir as complicações pulmonares e de funcionalidade, inerentes ao imobilismo e à dependência do ventilador, a fim de promover a funcionalidade e prevenir a necessidade de reinternação hospitalar, além de melhorar a qualidade de vida. Dentre as atividades e técnicas envolvidas, encontram-se as direcionadas para fraqueza muscular, complicações pulmonares e desmame.[51,52]

A condição para se iniciar a reabilitação é a estabilidade dos transtornos fisiológicos resultantes da doença crítica. As atividades e técnicas envolvidas devem ser proporcionais tanto à função quanto ao suporte necessário no momento da avaliação e ser interrompida em caso de critérios de segurança (Quadro 68.4). O nível de participação e o grau de colaboração devem contemplar o nível e o conteúdo de consciência, assim como as lesões neurológicas centrais ou periféricas.[12,51-53]

O imobilismo inerente ao período crítico, mesmo em indivíduos submetidos a um período curto de hospitalização, foi associado ao desenvolvimento de resistência insulínica, disfunção microvascular, redução da síntese proteica e aumento da proteólise,[54,55] podendo levar pacientes não restritos ao leito previamente, em 1 semana de repouso, à perda de força de 1,3% por dia e de 3,0% de volume muscular em 1 semana. O imobilismo, associado aos fatores inerentes da UTI, propicia a FAUTI, que pode englobar a miopatia (CIM), a polineuropatia (CIP), ou ambas (CINM), sendo diagnosticada quando não são identificados outras causas para essas anormalidades neuromusculares além da própria doença crítica.[56,57]

Recentemente somada à FAUTI, foi descrita a disfunção diafragmática. Ambas, em conjunto, ocasionam um comprometimento da mobilidade toracolombar, podendo acarretar aumento da incidência de atelectasias, elevação de infecções respiratórias e redução da função pulmonar, evidenciado com pior desempenho no teste de caminhada de 6 min.[7,8,18] Isso foi descrito em pacientes sem comprometimento prévio do sistema nervoso periférico que permaneceram na UTI por 7 ou mais dias, sendo que sua incidência pode variar de 25,3 a 96% mesmo após a descontinuação dos fatores.[58-61]

Considerando o papel da musculatura esquelética e do diafragma propriamente dito, preconiza-se a avaliação destes em relação à força, resistência e mais recentemente à visualização de volume, área e espessura por meio do uso da US à beira do leito, com o intuito de monitorar, propor conduta e avaliar sua eficácia.[12,51-53]

A mobilização precoce, mais especificamente a verticalização e mobilidade na UTI, avaliada por meio de escalas específicas, por se relacionar com um melhor desfecho funcional, cognitivo e respiratório, faz parte das estratégias atualmente recomendadas para a prevenção de complicações pulmonares. Além da mobilização, são propostas técnicas para a expansão pulmonar, a remoção de secreção brônquica e o treinamento muscular.[47,51,52,62] A conduta deve ser direcionada pela avaliação da função pulmonar, que, além do nível de atividade na UTI, incluem antecedente pulmonar, necessidade de intervenção cirúrgica na internação, exames de imagem pulmonar (RX, TC ou US), padrão respiratório, ausculta pulmonar (AP) e tosse.[63]

O nível de atividade funcional na UTI, em pacientes com antecedente pulmonar ou nos críticos crônicos, nos quais a FAUTI e a disfunção diafragmática são mais evidentes, pode ser incrementado pela associação de estratégias de suporte não invasivas durante o período de esforço. Dentre as estratégias propostas, encontram-se o uso da VNI, da CPAP ou da CNAF.[64]

▪ Técnicas e recursos para terapia de expansão pulmonar

A terapia de expansão pulmonar objetiva prevenir ou recrutar áreas de colapso, com a finalidade de melhorar a oxigenação e a complacência. Estas propiciam aumento no volume por meio do aumento do esforço ou pela aplicação de pressão positiva na via aérea durante a fase inspiratória. A associação da PEEP nessas estratégias pode ser utilizada para estabilizar o parênquima.

A aplicação desse recurso é recomendada apenas em pacientes estáveis, visto que a elevação da pressão transpulmonar é inerente à estratégia. Portanto, em pacientes com IRA, principalmente sob o uso de ventilação mecânica, a técnica pode ocasionar lesão do parênquima.[51,52,63]

Dentre as técnicas descritas, encontra-se a cinesioterapia respiratória (CR), que depende exclusivamente do esforço e pode ser associada à manobra de reexpansão pulmonar (MRP) pelo fisioterapeuta ou à CPAP. Nos pacientes com menor grau de colaboração e entendimento da CR, pode ser empregada a respiração com pressão positiva intermitente (RPPI) na fase inspiratória ou a pressão positiva na fase inspiratória e expiratória por meio da ventilação com pressão bifásica (BiPAP).[51]

▪ Técnicas e recursos para terapia de remoção de secreção brônquica

A terapia de higiene brônquica (THB) objetiva promover ou auxiliar o paciente na remoção de secreções das vias áreas por meio de técnicas que promovem o deslocamento da secreção das vias aéreas periféricas para a central.[30,31,62] O acúmulo de secreção pulmonar

Quadro 68.4 ▪ Critérios de segurança para interromper a estratégia de reabilitação.

Sistemas	Critérios
Cardiovascular	FC: < 60 ou > 130 bpm
	PAS: < 90 ou > 180 mmHg
	PAM: < 60 ou > 100 mmHg
	Surgimento de arritmia nova sintomática
	Dor torácica
Respiratório	FR: < 5 ou > 40 rpm
	SpO_2: < 88%
	Assincronia no suporte ventilatório
Outros	Alteração no nível de consciência
	Intolerância

FC: frequência cardíaca; PAS: pressão arterial sistólica; PAM: pressão arterial média; FR: frequência respiratória; SpO_2: saturação periférica de oxigênio.

pode ocasionar aumento da resistência das vias aéreas, e obstrução parcial ou total destas, desencadeando atelectasia do parênquima. Assim, as técnicas de remoção podem promover melhora na ventilação alveolar, hipoxemia e consequentemente reduzir o trabalho respiratório.[51,52]

Dentre as técnicas propostas, encontram-se drenagem postural, técnicas de vibração e compressão torácica, hiperinsuflação manual e uso de *cough assist* em doenças neuromusculares. A intervenção a ser realizada deve levar em consideração o impacto das técnicas sobre a função pulmonar (avaliando trabalho respiratório e resistência das vias aéreas) e a efetividade muscular para tosse e expectoração, a fim de se obter o maior efeito com a menor invasão possível.[32,47,51,52,62]

Os pacientes em VMI frequentemente evoluem com retenção de secreção pulmonar, visto que neles os mecanismos necessários para um processo de depuração normal das vias aéreas, transporte mucociliar e tosse estão prejudicados.

Estudos com tomografia de impedância elétrica demonstraram que a aspiração da via área ocasiona perda no volume pulmonar, sendo esta minimizada pelo sistema de aspiração fechado.[65,66]

▶ Treinamento muscular respiratório

A disfunção da musculatura respiratória foi associada à dependência da ventilação mecânica e consequentemente ao aumento do tempo de internação na UTI e hospitalar, além do aumento da morbidade e mortalidade.[67,68] A redução de sedação e o uso de modalidades ventilatórias espontâneas, quando possível, fazem parte das estratégias propostas para minimizar o efeito do período crítico na musculatura respiratória.[69]

A disfunção muscular respiratória pode ser identificada pela avaliação sistemática e seriada das pressões geradas pelos músculos inspiratórios (PImáx) e expiratórios (PEmáx), pelo uso do cateter esofágico gástrico por meio do cálculo da pressão transdiafragmática e pela US.[70]

Inicialmente as estratégias de treino da musculatura respiratória na UTI foram focadas na resistência, por períodos progressivos de tubo T ou CPAP, visto que indivíduos saudáveis, para gerarem um VC de 6 a 8 mℓ/kg de peso, necessitam de pressão inspiratória de ± 3 cmH$_2$O. Contudo, após os dados do treino de força em doença pulmonar obstrutiva crônica (DPOC) em sensação de dispneia e tolerância ao exercício, estudos no âmbito da terapia intensiva foram propostos com o intuito de reduzir o tempo e o sucesso do desmame.[70] O treinamento muscular de força até o momento não é uma prática rotineira nas UTIs. A variedade metodológica das técnicas descritas em relação a equipamento, tempo de treino e carga utilizada torna a sua implementação desafiadora.[70-72]

A proposta do treino de força consiste em aplicar uma carga resistiva, forçando o paciente a gerar uma pressão torácica negativa maior para obter o fluxo positivo. Sua indicação engloba pacientes ventilados por um período superior a 7 dias, alertas e cooperativos que estejam estáveis no contexto respiratório e aptos a dispararem o ventilador.[68,70,71]

Recentemente foi proposto o treino muscular inspiratório com dispositivo eletrônico (TMIE), técnica que consiste na aplicação de uma carga de trabalho gerada por equipamento que utiliza os princípios do treinamento de resistência, com a incorporação de carga ajustável automaticamente para um treinamento progressivo. O equipamento fornece informações como volume gerado durante o treino, carga oferecida e realizada, e trabalho realizado, entre outros dados que possibilitam ao fisioterapeuta o acompanhamento global durante a aplicação da técnica e seus registros.

A carga de treinamento e repetição da atividade dependerá do objetivo que se queira alcançar. Para treinamento de força, a proposta é de carga linear entre 40 e 70% da PImáx, com baixa repetição e períodos de repouso entre as séries. Para o treino de *endurance*, a proposta de cargas para treino é de até 30% da PImáx, com mais repetições. Contudo, o ganho de força e *endurance* podem estar relacionados com a condição funcional da musculatura periférica de modo geral.[71-74]

▶ Referências bibliográficas

1. Hashem MD, Parker AM, Needham MD. Early mobilization and rehabilitation of patients who are critically ill. Chest. 2016;150(3):722-31.
2. De Jonghe B, Sharshar T, Lefaucheur JP, Authier FJ et al. Paresis acquired in the intensive care unit: A prospective multicenter study. JAMA. 2002 Dez 11;288(22):2859-67.
3. Dres M, Goligher EC, Heunks LMA, Brochard LJ. Critical illness-associated diaphragm weakness. Intensive Care Med. 2017;43:1441-52.
4. Kress JP, Hall JB. ICU-acquired weakness and recovery from critical illness. N Engl J Med. 2014 Abr 24;370(17):1626-35.
5. Parry SM, Puthucheary ZA. The impact of extended bed rest on the musculoskeletal system in the critical care environment. Extrem Physiol Med. 2015 Out;4:16.
6. Needham DM, Davidson J, Cohen H et al. Improving long-term outcomes after discharge from intensive care unit: Report from a stakeholders' conference. Crit Care Med. 2012 Fev;40(2):502-9.
7. Herridge MS, Cheung AM, Tansey CM et al. One-year outcomes in survivors of the acute respiratory distress syndrome. N Engl J Med. 2003 Fev;348(8):683-93.
8. Dinglas VD, Aronson Friedman L, Colantuoni E et al. Muscle weakness and 5-year survival in acute respiratory distress syndrome survivors. Crit Care Med. 2017 Mar;45(3):446-53.
9. Nedergaard HK, Jensen HI, Toft P. Interventions to reduce cognitive impairments following critical illness: a topical systematic review. Acta Anaesthesiol Scand. 2017 Fev;61(2):135-48.
10. Gosselink R, Bott J, Johnson M et al. Physiotherapy for adult patients with critical illness: Recommendations of the European Respiratory Society and European Society of Intensive Care Medicine Task Force on Physiotherapy for Critically Ill Patients. Intensive Care Med. 2008;34(7):1188-99.
11. Covinsky KE, Palmer RM, Fortinsky RH et al. Loss of independence in activities of daily living in older adults hospitalized with medical illnesses: Increased vulnerability with age. J Am Geriatr Soc. 2003;51(4):451-8.
12. Parry SM, Huang M, Needham DM. Evaluating physical functioning in critical care: Considerations for clinical practice and research. Critical Care. 2017;21:249.
13. França EET, Ferrari F, Fernandes P et al. Physical therapy in critically ill adult patients: Recommendations from the Brazilian Association of Intensive Care Medicine Department of Physical Therapy. Rev Bras Ter Intensive. 2012; 24(1):6-22.
14. Desai SV, Law TJ, Needham DM. Long-term complications of critical care. Crit Care Med. 2011;39(2):371-9.
15. Schweickert WD, Pohlan MC, Pohlman AS et al. Early physical and occupational therapy in mechanically ventilated, critically ill patients: A randomized controlled trial. Lancet. 2009;373:1874-82.
16. Brochard L, Slutsky A, Pesenti A. Mechanical ventilation to minimize progression of lung injury in acute respiratory failure. Am J Respir Crit Care Med. 2016;195:438-42.
17. Pronti A, Cressoni M, Santini A et al. Lung Stress and strain during mechanical ventilation. Any safe threshold? Am J Respir Crit Care Med. 2011;1354-62.
18. Dres M, Goligher EC, Heunks LMA, Brochard LJ. Critical Illness-associated Diaphragm Weakness. Intensive Care Med. 2017;43:1441-52.
19. British Thoracic Society Standards of Care Committee. Non-invasive ventilation in acute respiratory failure. BTS Guideline. Thorax. 2002;573:192-211.
20. Antonelli M, Pennisi MA, Montini L. Clinical review: Noninvasive ventilation in the clinical setting experience from the past 10 years. Critical Care. 2005;9:98-103.
21. Brochard L. Mechanical ventilation: invasive *versus* noninvasive. Eur Respir J. 2003;47(22 Suppl): 31s-37s.
22. Yoshida T, Uchiyama A, Fujino Y. The role of Spontaneous effort during mechanical ventilation: Normal lung *versus* injured lung. Journal of Intensive Care. 2015;3:18.
23. Hess DR. Patient-ventilator interaction during noninvasive ventilation. Respir Care. 2011;56(2):153-65.
24. Roca O, Messika J, Caralt B et al. Predicting success of high – flow nasal cannula in pneumonia patients with hypoxemic respiratory failure: The utility of the ROX index. J Crit Care. 2016;35:200-5.
25. Demoule A, Chevret S, Carlucci A et al. Changing use of noninvasive ventilation in critically ill patients: Trends over 15 years in francophone countries. Intensive Care Medicine. 2016;42(1):82-92.
26. Keennan SP, Powers CE, McCormack DG et al. Noninvasive positive ventilation in patients with milder chronic obstructive pulmonary disease exacerbations: A randomized controlled trial. Respir Care. 2005;50:610-6.

27. Kang BJ, Koh Y, Lim CM et al. Failure of high flow nasal cannula therapy may delay intubation and increase mortality. Intensive Care Med. 2015;41:623-32.
28. Carteaux G, Millán-Guilarte T, De Prost N et al. Failure of noninvasive ventilation for de novo acute hypoxemic respiratory failure: Role of tidal volume. Crit Care Med. 2016;44:282-90.
29. Hess DR. Patient-ventilator interaction during noninvasive ventilation. Respir Care. 2011;56(2):153-65.
30. Hess DR. Noninvasive ventilation for acute respiratory failure. Respir Care. 2013;58(6):950-60.
31. Nava S, Ceriano P et al. Causes of failure of noninvasive mechanical ventilation. Respir Care. 2004;49(3):295-3.
32. Frat JP, Ragot S, Coudroy R. Predictors of intubation in patients with acute hypoxemic respiratory failure treated with a noninvasive oxygenation strategy. Crit Care Med. 2018;46:208-15.
33. Mauri T, Galazzi A, Binda F et al. Impact of flow and temperature on patient comfort during respiratory support by high flow nasal cannula. Crit Care. 2018;22:120.
34. Roca O, Caralt B, Messika J et al. An index combining respiratory rate and oxygenation to predict outcome of nasal high flow therapy. Am J Respir Crit Care Med. 2019;199:1368-76.
35. Kang BJ, Koh Y, Lim CM et al. Failure of high flow nasal cannula therapy may delay intubation and increase mortality. Intensive Care Med. 2015;41:623-32.
36. Hess DR. The evidence for noninvasive positive-pressure ventilation in the care of patients in acute respiratory failure: A systematic review of the literature. Respiratory Care. 2004;49:810-29.
37. Duan J, Han X, Bai L et al. Assessment of heart rate, acidosis, consciousness, oxygenation and respiratory rate to predict noninvasive ventilation failure in hypoxemic patients. Intensive Care Med. 2017;43:192-9.
38. Keennan SP, Powers CE, McCormack DG et al. Noninvasive positive ventilation in patients with milder chronic obstructive pulmonary disease exacerbations: A randomized controlled trial. Respir Care. 2005;50:610-6.
39. Sanz F, Dean N, Dickerson J et al. Accuracy of PaO_2/FiO_2 calculated from SpO_2 for severity assessment in ED patients with pneumonia. Respirology. 2015;20(5):813-8.
40. Rochwerg B, Brochard L, Elliott MW et al. Official ERS/ATS clinical practice guidelines: Noninvasive ventilation for acute respiratory failure. Eur Respir J. 2017;50:1602426.
41. Drake MG. High-flow nasal cannula oxygen in adults: An evidence–based assessment. Ann Am Thorac Soc. 2018;15:145-55.
42. Nava S, Ceriano P et al. Causes of failure of noninvasive mechanical ventilation. Respir Care. 2004.
43. Hess DR. The evidence for noninvasive positive-pressure ventilation in the care of patients in acute respiratory failure: A systematic review of the literature. Respiratory Care. 2004 Jul;49(7):810-29.
44. Adams CF, Geoghegan PH, Spence CJ et al. Modelling nasal high flow therapy effects on upper airway resistance and resistive work of breathing. Respir Physiol Neurobiol. 2018;254:23-9.
45. Hess DR. Noninvasive ventilation for acute respiratory failure. Respir Care. 2013;58(6):950-60.
46. Mauri T, Galazzi A, Binda F et al. Impact of flow and temperature on patient comfort during respiratory support by high flow nasal cannula. Crit Care. 2018;22:120.
47. Hess DR. Patient-ventilator interaction during noninvasive ventilation. Respir Care. 2011;56(2):153-65.
48. Frat JP, Ragot S, Coudroy R. Predictors of intubation in patients with acute hypoxemic respiratory failure treated with a noninvasive oxygenation strategy. Crit Care Med. 2018;46:208-15.
49. Mauri T, Turrini C, Eronia N et al. Physiologic effects of high-flow nasal cannula in acute hypoxemic respiratory failure. Am J Respir Crit Care Med. 2017;195:1207-15.
50. Mauri T, Alban L, Turrini C et al. Optimum support by high-flow nasal cannula in acute hypoxemic respiratory failure: Effects of increasing flow rates. Intensive Care Med. 2017;43:1453-63.
51. Jang MH, Hin MJ, Shin YB. Pulmonary and physical rehabilitation in critically ill patients. Acute and Critical Care. 2019;34(1):1-13.
52. Ambrosino N, Venturelli E, Vagheggini G, Clini E. Rehabilitation, weaning and physical therapy strategies in chronic critically ill patients. Eur Respir J. 2012 Feb;39(2):487-92.
53. Mourtzakis M, Parry S, Connolly B, Puthucheary Z. Skeletal muscle ultrasound in critical care: A tool in need of translation. Ann Am Thorac Soc. 2017 Oct;14(10):1495-503.
54. Ferrando AA, Lane HW et al. Prolonged bed rest decreases skeletal muscle and whole body protein synthesis. Am J Physiol Endocrinol Metab. 1996 Abr; 270(4):627-33.
55. Hamburg NM, McMackin CJ, Huang AL et al. Physical inactivity rapidly induces insulin resistance and microvascular dysfunction in healthy volunteers. Arterioscler Thromb Vasc Biol. 2007 Dez;27(12):2650-6.
56. Stevens RD, Marshall SA, Cornblath DR et al. A Framework for diagnosing and classifying intensive care unit-acquired weakness. Crit Care Med. 2009 Out;37(10):299-308.
57. Kress JP, Hall JB. ICU-acquired weakness and recovery from critical illness. N Engl J Med. 2014 Abr 24;370(17):1626-35.
58. Ferrando AA, Lane HW et al. Prolonged bed rest decreases skeletal muscle and whole body protein synthesis. Am J Physiol Endocrinol Metab. 1996 Abr;270(4):627-33.
59. De Jonghe B, Sharshar T, Lefaucheur JP et al. Paresis acquired in the intensive care unit: A prospective multicenter study. JAMA. 2002 Dez 11;288(22):2859-67.
60. Coakley JH, Nagendran K, Honavar M, Hinds CJ. Preliminary observations on the neuromuscular abnormalities in patients with organ failure and sepsis. Intensive Care Med. 1993;19(6):323-8.
61. Latronico N, Guarneri B. Critical illness myopathy and neuropathy. Minerva Anestesiol. 2008 Jun;74(6):319-2313.
62. Lemes DA, Alvitos K, Sixel BS et al. Mechanical ventilator as a physical therapy device in intensive care unit. Eur Respir J. 2006;28(Suppl 50):P730.
63. Harbrecht BG, Delgado E, Tuttle RP, Cohen-Melamed MH, Saul MI, Valenta CA. Improved outcomes with routine respiratory therapist evaluation of non-intensive-care-unit surgery patients. Respir Care. 2009 Jul;54(7):861-7.
64. Wijkstra PJ, Wempe JB. New tools in pulmonary rehabilitation. Eur Resp J. 2011 Dec;38(6):1468-74.
65. Lindgren S, Odenstedt H, Olegård C, Söndergaard S, Lundin S, Stenqvist O. Regional lung derecruitment after endotracheal suction during volume- or pressure-controlled ventilation: A study using electric impedance tomography. Intensive Care Med. 2007 Jan;33(1):172-80. Epub 2006 Oct 27.
66. Maggiore SM, Lellouche F, Pigeot J et al. Prevention of endotracheal suctioning-induced alveolar derecruitment in acute lung injury. Am J Respir Crit Care Med. 2003 May 1;167(9):1215-24. Epub 2003 Feb 13.
67. Kress JP, Hall JB. ICU-acquired weakness and recovery from critical illness. N Engl J Med. 2014 Abr 24;370(17):1626-35.
68. Zilberberg MD, Luippold RS, Sulsky S, Shorr AF. Prolonged acute mechanical ventilation, hospital resource utilization, and mortality in the United States. Crit Care Med. 2008;36:724-30.
69. Schellekens WJ, van Hees HW, Doorduin J et al. Strategies to optimize respiratory muscle function in ICU patients. Crit Care. 2016 Apr 19;20(1):103.
70. Bissett B, Leditschke IA, Green M, Marzano V, Collins S, Van Haren F. Inspiratory muscle training for intensive care patients: A multidisciplinary practical guide for clinicians. Aust Crit Care. 2019 May;32(3):249-55.
71. Martin DA, Smith BK, Gabrielli A et al. Diaphragm weakness and weaning: A rehabilitation perspective. Respir Physiol Neurobiol. 2013;189:377-83.
72. Frutos-Vivar F, Esteban A. Weaning from mechanical ventilation: Why are we still looking for alternative methods? Med Intensive. 2013;37(9):605-17.
73. Ewis AM. Effect of inspiratory muscle training on weaning from mechanical ventilation in acute respiratory failure. Egypt J Bronchol. 2018;12:461-6.
74. Moodie LH, Reeve JC, Vermeulen N, Elkins MR. Inspiratory muscle training to facilitate weaning from mechanical ventilation: Protocol for a systematic review. BMC Research Notes. 2011;4:283.

Cuidados de Fisioterapia em Pediatria

CAPÍTULO 69

Cíntia Johnston

▶ Introdução

Este capítulo aborda o tema cuidados de fisioterapia para pacientes pediátricos em unidade de terapia intensiva (UTI), a fim de retratar o cuidado hospitalar em situações de média e alta complexidade. A complexidade e/ou gravidade clínica desse perfil de pacientes pode limitar os cuidados e intervenções de fisioterapia, mas não os excluem.

A proporção de crianças com doenças crônicas e/ou morbidades está aumentando (aproximadamente 50% em hospitais pediátricos),[1-5] e as consequências não estão totalmente estudadas e identificadas, assim como os números reais não estão adequadamente estimados.[2] Briassoulis et al.[6] analisaram uma amostra de 1.629 admissões consecutivas nas UTIs pediátricas gregas (período de 1996 a 2001) e identificaram que 38% dessas crianças apresentavam comorbidades significativas.

Cremer et al.,[7] em um estudo transversal incluindo pacientes neonatais e pediátricos de 45 UTIs (pediátricas e/ou neonatais), com exclusão daqueles e no pós-operatório, identificaram prevalência de 67% de crianças em situações crônicas, mesmo quando disponibilizada uma equipe de reabilitação. Os autores referiram que a alta prevalência indicada pode estar relacionada com a baixa frequência de prescrição de fisioterapia motora. Nesse estudo, a doença de base predominante foi displasia broncopulmonar, com alto escore de gravidade (PIM, do inglês *Pediatric Index of Mortality*), uso de ventilação pulmonar mecânica (VPM) e tempo prolongado no leito.

A decisão clínica, nesses casos, envolve uma série de etapas inter-relacionadas, que capacitam a equipe multiprofissional a planejar os cuidados e as intervenções de prevenção e reabilitação efetivas, compatíveis com a situação clínica do paciente e com as necessidades e metas da criança e de sua família, que incluem:[1-8]

- Avaliação dos níveis de funcionalidade (prévio e atual) da criança
- Organização, análise e interpretação dos dados da avaliação
- Estabelecimento de metas a curto, médio e longo prazos
- Desenvolvimento de um plano de intervenção apropriado, para que as metas sejam alcançadas
- Intervenção efetiva do paciente
- Reavaliação da criança e dos resultados obtidos
- Discussão em equipe multiprofissional
- Orientação de equipe multiprofissional, paciente, cuidadores e família.

É preciso ter em mente que as etapas do processo de tomada de decisões para intervenção/tratamento (Figura 69.1) em UTI devem ser iniciadas pela avaliação da criança, considerando todos os sistemas (neurológico, cardíaco, respiratório, entre outros), independentemente de esse paciente estar em respiração espontânea ou suporte ventilatório.

Em virtude de os cuidados ou as intervenções de fisioterapia excluírem a manipulação da criança, de alta complexidade nesse contexto, devem ser avaliadas a estabilidade fisiológica e a interação desses sistemas independentemente de a abordagem prevista ser de cuidados gerais (p. ex., posicionamento no leito), fisioterapia respiratória ou motora. O fisioterapeuta, como integrante da equipe multiprofissional, atua em diversas etapas da tomada de decisão, como em prevenção ou intervenção, diagnóstico cineticofuncional, diagnóstico diferencial, prognóstico, avaliação da qualidade das intervenções e implementação e análise de programas específicos, assim como orientações para a alta hospitalar e cuidados após a alta hospitalar.[9]

▶ Aspectos da avaliação de fisioterapia da criança gravemente doente

A avaliação é um dos principais aspectos relacionados com o sucesso dos resultados das intervenções a serem propostas. De modo geral, sugere-se seguir o modelo de ficha de avaliação (Figura 69.2) proposto neste capítulo para a identificação dos potenciais aspectos a serem abordados tanto na prevenção quanto no tratamento desses pacientes.

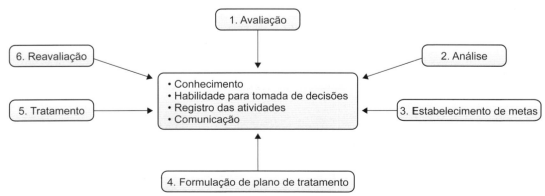

Figura 69.1 ■ Etapas do processo de tomada de decisões. (Adaptada de O'Sullivan, 1988.)[8]

Nome da mãe/pai/cuidador: _____
Nome do lactente: _____
Peso (g): _____ Idade gestacional: _____ Dia(s) de vida: _____
Apgar 1': _____ Apgar 3': _____ Apgar 5': _____
Diagnóstico principal: _____
Data da avaliação: ____ / ____ / ____ /
VPM: ( ) Invasiva ( ) Não invasiva   Tempo de uso: _____
Cânula intratraqueal (nº): _____ Posicionamento: _____
Interface de VNI: _____

Parâmetros
PIP: _____ cmH$_2$O   PEEP: _____ cmH$_2$O   PSV: _____ cmH$_2$O
FIO$_2$: _____ %   Tinsp: _____ s   Texp: _____ s   Relação Ti:Te: _____
FR: _____ cpm   Fluxo: _____ ℓ/min   MAP: _____ cmH$_2$O

Sinais vitais
SpO$_2$: _____ %   FC: _____ bpm   FR: _____ ipm
PAM: _____ mmHg   Temperatura: _____ °C
AP: _____
Raios X de tórax: _____
Gasometria: ( ) Arterial   ( ) Venosa
Medicamentos: _____

Inspeção
Postura e tônus: _____
Estado comportamental: _____
Condições da pele: _____ Temperatura: _____
Expansibilidade torácica: ( ) Normal   ( ) Simétrica   ( ) Assimétrica
Mobilidade torácida: ( ) Normal   ( ) Reduzida   ( ) Aumentada
Padrão respiratório: ( ) Normal   ( ) Apical   ( ) Abdominal   ( ) Paradoxal
( ) Outros: _____
Tosse: ( ) Eficaz   ( ) Ineficaz   ( ) Produtiva   ( ) Improdutiva
Secreção: ( ) Ausente   ( ) Pouca quantidade   ( ) Média quantidade
                  ( ) Abundante   ( ) Hialina   ( ) Mucoide   ( ) Espessa
                  ( ) Clara   ( ) Amarelada   ( ) Esverdeada   ( ) Hemática
Escore de Wood-Downes: _____
Objetivos da conduta: ( ) Prevenção   ( ) Desobstrução das vias aéreas
                         ( ) Reexpansão pulmonar   ( ) Posicionamento no leito

Conduta
( ) Desobstrução das vias aéreas: _____
( ) Reexpansão pulmonar: _____
( ) Posicionamento: _____
( ) Prevenção: _____

_____
Assinatura e carimbo do fisioterapeuta

Figura 69.2 ▪ Modelo de ficha de avaliação para fisioterapia em terapia intensiva pediátrica. VPM: ventilação pulmonar mecânica; VNI: ventilação não invasiva; PIP: pressão positiva inspiratória; PEEP: pressão positiva expiratória final; PSV: ventilação com pressão de suporte; FIO$_2$: fração inspirada de oxigênio; Tinsp: tempo inspiratório; Texp: tempo expiratório; Ti:Te: relação tempo inspiratório:tempo expiratório; FR: frequência respiratória; cpm: ciclos por minuto; ipm: incursões por minuto; MAP: pressão média nas vias aéreas; SpO$_2$: saturação de pulso de oxigênio; PAM: pressão arterial média; AP: ausculta pulmonar.

As medidas de avaliação que auxiliam tanto na detecção dos fatores de risco para alterações funcionais como na do declínio funcional podem ser subdivididas de acordo com "o que" se pretende avaliar e com a faixa etária da criança, segundo os critérios a seguir:

- Escores de gravidade clínica/risco de óbito: Pediatric Risk of Mortality Score (PRISM), PIM 1, 2, 3 ou 4
- Escores/escalas para avaliação de respostas a estímulos externos: escala de coma de Glasgow ECG
- Escores/escalas para medida da funcionalidade global ou específica: escala do Medical Research Council (MRC), Functional Status Scale (FSS), General Movements Score, escala de Bayley e da Classificação Internacional de Funcionalidade (CIF)
- Escore/escala de triagem: escala de Denver
- Questionários/inquéritos de qualidade de vida: Health State Utility Index, inventário de avaliação pediátrica de incapacidade (Pedi)
- Escalas que avaliam sinais de estresse pós-traumático: escala de impacto de eventos revisada das crianças (CRIES-8) e inventário de transtorno de estresse pós-traumático (TEPT)
- Escores/escalas de fadiga/cansaço: escala de fadiga de membros inferiores de Borg; escala de dispneia de Borg e escala de fadiga de Chalder, entre outros.

Em terapia intensiva pediátrica, sugere-se avaliar a funcionalidade por meio da escala de estado funcional pediátrica (Quadro 69.1), a qual auxilia na identificação precoce de alterações funcionais nessa faixa etária.

▶ Prevenção e tratamento das complicações clínicas da criança gravemente doente

Aspectos relacionados com imobilidade e repouso no leito

Os efeitos cardiovasculares e respiratórios da imobilidade e do repouso no leito são bem documentados.[11] Crianças com restrição da mobilidade são aquelas submetidas à analgesia/sedação, com lesão aguda de coluna espinal e gravemente enfermas, impossibilitadas de serem mobilizadas, em virtude da instabilidade hemodinâmica. A restrição da mobilidade e a concomitante diminuição do estresse (nos tecidos e nas articulações), relacionada com a falta de exercícios físicos, acometem potencialmente cada órgão e sistema do corpo, com efeitos profundos nos sistemas cardiovascular e neuromuscular. Os efeitos mais importantes da restrição da mobilidade são aqueles nos sistemas cardiovascular e cardiopulmonar, com consequente alteração do transporte de oxigênio (O_2).

O posicionamento e a mobilização da criança têm efeitos importantes em sua função cardiorrespiratória e cardiovascular, o que determina melhora na capacidade de transporte de O_2 (Quadro 69.2).

Os efeitos da mobilização e do posicionamento da criança podem melhorar as trocas gasosas e diminuir a fração inspirada de oxigênio (FIO_2) e o suporte farmacológico e ventilatório.[12] Nesse contexto, são funções do fisioterapeuta avaliar, prescrever e realizar tais intervenções para otimizar as trocas gasosas e o transporte de O_2. Vale ressaltar que esse papel se distingue daquele feito com frequência pela enfermagem, visto que essa rotina de posicionamento e mobilização, objetiva, principalmente, diminuir os efeitos adversos da imobilidade, que incluem as complicações pulmonares e alterações musculoesqueléticas.

Portanto, a restrição da mobilidade e suas consequências devem ser minimizadas. A mobilização e o posicionamento em pé devem ser maximizados, para evitar as consequências negativas da imobilidade no leito, assim como o aumento do risco de morbidade associada a esses efeitos.

A mobilização (passiva, ativo-assistida, resistida) é utilizada pelos fisioterapeutas como uma técnica de tratamento para pacientes com ampla variedade de alterações, que incluem aqueles gravemente enfermos em UTI, e tem como objetivos melhorar a função respiratória (com otimização da relação ventilação/perfusão, aumento dos volumes pulmonares e melhora do *clearance* das vias aéreas), diminuir os efeitos adversos da imobilidade e melhorar o nível de consciência, a independência funcional, o condicionamento cardiovascular e a condição psicológica.[13] Nesse contexto, é muito importante a mobilização precoce da criança, com início em até 72 h após a internação na UTI, em virtude de seus benefícios globais na funcionalidade física e psicossocial.

Aspectos relacionados com nutrição

A avaliação nutricional é importante em crianças com doença respiratória crônica, pois a condição nutricional também pode estar associada à VPM prolongada e/ou dificuldade no desmame e na extubação. A

Quadro 69.1 ▪ Versão brasileira da escala de estado funcional pediátrica.

	Normal (Pontos = 1)	Disfunção leve (Pontos = 2)	Disfunção moderada (Pontos = 3)	Disfunção grave (Pontos = 4)	Disfunção muito grave (Pontos = 5)
Estado mental	Períodos normais de sono/vigília; responsividade adequada	Sonolento, mas suscetível a ruído/toque/movimento e/ou períodos de não responsividade social	Letárgico e/ou irritável	Despertar mínimo aos estímulos (estupor)	Coma não responsivo, e/ou estado vegetativo
Funcionalidade sensorial	Audição e visão intactas e responsivo ao toque	Suspeita de perda auditiva ou visual	Não reativo a estímulos auditivos ou visuais	Não reativo a estímulos auditivos ou visuais	Respostas anormais a dor ou toque
Comunicação	Vocalização apropriada, não chorando, expressividade facial ou gestos interativos	Diminuição da vocalização, expressão facial e/ou responsividade social	Ausência de comportamento de busca de atenção	Nenhuma demonstração de desconforto	Ausência de comunicação
Funcionamento motor	Movimentos corporais coordenados, controle muscular normal e consciência da ação e reação	Um membro com deficiência funcional	Dois ou mais membros com deficiência funcional	Controle deficiente da cabeça	Espasticidade difusa, paralisia ou postura de decerebração/decorticação
Alimentação	Todos os alimentos ingeridos VO, com ajuda adequada para a idade	Nada VO ou necessidade de ajuda com a alimentação inadequada para a idade	Alimentação VO e por tubo	Nutrição parenteral, com administração VO ou por tubo	Nutrição parenteral exclusiva
Estado respiratório	Ar ambiente e sem suporte artificial ou dispositivos auxiliares	Tratamento com oxigênio e/ou aspiração de vias aéreas	Traqueostomia	CPAP durante todo ou parte do dia e/ou suporte ventilatório mecânico durante parte do dia	Suporte ventilatório mecânico durante todo dia e a toda noite

VO: via oral; CPAP: pressão positiva contínua nas vias aéreas. Adaptado de Bastos et al., 2018.[10]

Quadro 69.2 ■ Efeitos agudos da posição em pé e da mobilização no transporte de oxigênio.

Resposta sistêmica	Estímulo	
	Posicionamento (supino para a mobilização em pé)	
Cardiopulmonar	↑ capacidade pulmonar ↑ volume corrente ↑ capacidade vital ↑ capacidade residual funcional ↑ volume residual ↑ volume de reserva expiratório ↑ volume expiratório forçado ↑ fluxo expiratório forçado ↑ complacência pulmonar ↓ resistência de vias aéreas ↓ fechamento da via aérea ↑ PaO$_2$ ↑ diâmetro anteroposterior do tórax ↓ diâmetro lateral gradeado costal e de abdome	↑ ventilação alveolar ↑ volume corrente ↑ frequência respiratória ↑ gradiente alvéolo-arterial (A-a) O$_2$ ↑ shunt pulmonar ↓ relação V/Q ↑ distensão e recrutamento de unidades pulmonares com perfusão e ventilação baixas ↑ mobilização de secreção ↑ drenagem linfática pulmonar ↑ produção e distribuição de surfactante ↑ alteração da distribuição do fluxo sanguíneo pulmonar ↓ trabalho respiratório ↑ mobilidade diafragmática ↑ mobilização das secreções

O$_2$ = oxigênio; PaO$_2$ = pressão parcial de oxigênio; V/Q = ventilação/perfusão. Adaptado de Dean, 1985.[11]

desnutrição determina vários efeitos adversos associados a função toracopulmonar, como alteração da condução ventilatória (*drive* respiratório), diminuição da resposta ventilatória à hipoxia, redução da massa, força, contratilidade e resistência do diafragma, diminuição do alongamento da musculatura respiratória, hipercapnia, redução da síntese de surfactante alveolar, alteração da imunidade humoral e celular e maior adesão de bactérias no sistema respiratório inferior.

Entretanto, deficiências nutricionais específicas, como hipofosfatemia, também podem ter consequências relacionadas com a função respiratória, o que ocasiona insuficiência respiratória aguda.[14] Um estudo[15] que avaliou a ocorrência de hipofosfatemia em crianças hospitalizadas em uma UTI verificou que não foi associada a mortalidade, tempo de permanência na UTI ou tempo de VPM. Entretanto, Menezes *et al.*[16] observaram prevalência de hipofosfatemia de 61% durante os primeiros 10 dias de permanência na UTI. O aumento da síntese de lipídios a partir da glicose e a diminuição da mobilização de triglicerídios em decorrência da ausência de exercício físico podem contribuir para o aumento da massa de gordura,[17] propiciando o aparecimento de tecido de substituição nos músculos comprometidos pela imobilidade.

Complicações neuromusculoesqueléticas

As crianças podem se apresentar na UTI com várias condições musculoesqueléticas de base, como resultado de um amplo espectro de causas. Os sintomas musculoesqueléticos podem se manifestar como condições potencialmente ameaçadoras à vida, como sepse, vasculite, lesões não acidentais e causas malignas, com frequência associadas a várias outras condições crônicas em pediatria, como doença inflamatória intestinal, fibrose cística, artrite e psoríase.[18] Na UTI, o repouso pode determinar uma atrofia generalizada, mais evidente nos músculos antigravitacionais, como os gastrocnêmios e sóleos.[19]

A avaliação do sistema neuromusculoesquelético deve ser específica para cada faixa etária. Na análise da criança que não está bem e apresenta dor localizada, é preciso caracterizá-la com possibilidade diagnóstica de artrite séptica ou osteomielite.[20] A caracterização de um envolvimento multissistêmico é útil na identificação e necessidade de investigação de uma infecção grave ou doença maligna. Naquelas com dor difusa, as possibilidades diagnósticas são leucemia, neuroblastoma, artrite idiopática juvenil, lúpus eritematoso sistêmico juvenil, dermatomiosite e vasculite.

Uma grande variedade de doenças neuromusculares que acometem as crianças – que incluem alterações no sistema nervoso central (p. ex., paralisia cerebral e lesão de coluna espinal), no neurônio motor (p. ex., atrofia muscular espinal), no nervo periférico (p. ex., doença de Charcot-Marie-Tooth), na junção neuromuscular, (p. ex., miastenia congênita grave) e nas fibras musculares (p. ex., distrofia muscular de Duchenne) – determina uma evolução com complicações musculoesqueléticas, das quais as mais frequentemente encontradas são as doenças neuromusculares (cifoescoliose, deformidade rotacional de ossos e displasia coxofemoral).[21]

A polineuropatia e a miopatia do doente grave têm sido descritas separadamente ou associadas. Bolton *et al.*[22] definiram a polineuromiopatia do doente grave como: "caracterizada como degeneração axônica primária das fibras nervosas motoras e sensoriais, acompanhadas por degeneração dos músculos esqueléticos como resultado de sua denervação". Latronico *et al.*[23] definiram a miopatia do doente grave como: "miopatia primária aguda ocasionando fraqueza muscular e paralisia no paciente gravemente doente".

Na UTI pediátrica, ambas as condições podem ocasionar morbidade significativa. Clínica e fisiologicamente similares em crianças e adultos, existe a necessidade de estudos prospectivos para caracterizar melhor a frequência, a história natural e o significado clínico da polineuropatia e da miopatia na prática pediátrica.[24]

A fisiopatologia da polineuromiopatia do doente grave inclui disfunção mitocondrial, alterações na microcirculação, liberação de citocinas pró-inflamatórias, inativação dos canais de sódio nos músculos esqueléticos e aumento da expressão da calpaína. Vários são os fatores de risco para seu desenvolvimento no doente grave, como síndrome da resposta inflamatória sistêmica, sepse, hiperglicemia, corticosteroides, bloqueadores neuromusculares, aminoglicosídeos, medicações, nutrição parenteral (hiperosmolaridade), imobilidade, aumento da gravidade da doença, síndrome do desconforto respiratório agudo (SDRA), pancreatite e queimaduras, transplante de órgãos e asma (estes dois últimos podem ser fatores de risco em pediatria).

Para o diagnóstico diferencial da fraqueza muscular nos pacientes internados em UTI, pode ser utilizada a regra mnemônica MUSCLES: M = medicações (corticosteroides, bloqueadores neuromusculares [pancurônio, vecurônio], zidovudina, amiodarona); U = não diagnosticada (alteração neuromuscular não diagnosticada: miastenias, síndrome miastênica de Lambert-Eaton, miopatias inflamatórias, miopatias mitocondriais, deficiência de maltase ácida); S = espinal (doença da coluna espinal [isquemia, compressão, trauma, vasculite, desmielinização]); C = crítico (miopatia do doente grave, polineuropatia); L = perda (perda de massa muscular [miopatia do caquético, rabdomiólise]); E = eletrólitos (alterações eletrolíticas [hipopotassemia, hipofosfatemia, hipermagnesemia]); e S = sistêmica (doença sistêmica [porfiria, síndrome da imunodeficiência adquirida – AIDS – e vasculite tóxica e paraneoplásica]).[25]

Para a avaliação dos músculos, tem sido utilizada a escala do MRC, na qual são analisadas as extremidades superior (flexão do punho e antebraço e abdução do ombro) e inferior (dorsiflexão do tornozelo, extensão do joelho, flexão do quadril). O escore para cada movimento é:

- 0: ausência de contração visível
- 1: contração muscular visível, mas sem movimento do ombro
- 2: movimento ativo, mas não contra a gravidade
- 3: movimento ativo contra a gravidade
- 4: movimento ativo contra a gravidade e uma resistência
- 5: movimento ativo contra uma resistência total.

O escore máximo é igual a 60 (quatro membros, máximo de 15 pontos por membro), e o mínimo, igual a 0 (quadriplegia).[26]

O tratamento da polineuromiopatia do doente grave é essencialmente empírico e não existem terapêuticas específicas disponíveis. A identificação da doença é importante na seleção dos pacientes com risco de falência ventilatória na tentativa de extubação traqueal.

Recomenda-se evitar a terapêutica com corticosteroides e bloqueadores neuromusculares quando possível. As intervenções de fisioterapia motora aumentam a velocidade de recuperação e evitam as complicações funcionais da polineuromiopatia.

O prognóstico da polineuromiopatia do doente grave está relacionado diretamente com o prognóstico da doença de base, sendo muito variável. É observada recuperação lenta (semana a meses) na maioria dos pacientes adultos e pediátricos. A fraqueza profunda pode ocasionar alteração funcional significativa a longo prazo.

Alterações cardiocirculatórias

À semelhança de outros sistemas, o sistema cardiovascular pode tornar-se descondicionado com a inatividade. Ocorre aumento da frequência cardíaca mesmo em repouso, assim como após um exercício submáximo. O volume sistólico em repouso diminui, mas o débito cardíaco não se altera de modo significativo. A hipotensão ortostática pode ocorrer por uma dificuldade fisiológica do organismo em reajustar a resposta venosa quando na posição em pé. Em pessoas sadias, a resposta cardiovascular se perde após 3 semanas de repouso no leito. Podem ser necessárias 3 a 5 semanas de terapêutica para o organismo adequar as respostas compensatórias quando da alteração do posicionamento.

Estudos têm documentado hipotensão ortostática depois da lesão de coluna espinal,[27] cujos fatores predisponentes são perda do controle do tônus simpático e do condicionamento cardiovascular, alteração na sensibilidade de barorreceptores, nos músculos esqueléticos, no balanço de água e sal e multifatorial. A hipotensão ortostática é mais comum na criança tetraplégica do que na paraplégica, sendo condição não apenas evidente após o período agudo pós-lesão, mas também em número significativo de pacientes por muitos anos. A mobilização padrão durante a fisioterapia (sentar ou ficar em pé) pode induzir a diminuição da pressão sanguínea e ser acompanhada de sintomas clínicos, em virtude da hipotensão ortostática (cefaleia, zumbido, fadiga, fraqueza muscular, síncope, visão borrada). O Quadro 69.3 sumariza os efeitos cardiocirculatórios do posicionamento (supino para posição em pé) do paciente.

A avaliação da função autonômica cardiovascular é essencial como ferramenta para esclarecer a função do sistema nervoso autônomo em diversas condições clínicas, no desmame da VPM, as arritmias, a morte súbita inexplicável, os distúrbios do sono e a hipertensão.

A respiração que media a variabilidade da frequência cardíaca é o teste de função cardiovagal mais utilizado como índice da função cardíaca parassimpática. A variabilidade batimento a batimento da frequência cardíaca é predominantemente mediada pelo nervo vago, e a amplitude dessa variabilidade com a respiração é com frequência utilizada como medida da função autonômica. Utilizam-se, também, o desvio padrão do intervalo R-R no eletrocardiograma e a relação inspiração:expiração (relação I:E). Habitualmente, os testes na beira do leito para verificar essa variabilidade com respiração profunda são realizados na posição supina, em que o tônus vagal é maior. Geralmente, o teste é realizado com seis ciclos respiratórios.[28]

Quadro 69.3 ▪ Efeitos agudos da posição em pé e da mobilização do paciente no transporte de oxigênio.

Resposta sistêmica	Posicionamento (supino para posição em pé)	Mobilização
Resposta cardiovascular	↑ volume sanguíneo total	↑ débito cardíaco
	↓ volume sanguíneo central	↑ volume sistólico e frequência cardíaca
	↓ pressão venosa central	↑ ligação do O_2 à hemoglobina
	↓ congestão vascular pulmonar	↑ dissociação e extração de O_2 em nível tecidual
	↑ drenagem linfática	–
	↓ trabalho cardíaco	

O_2: oxigênio. Adaptado de Dean, 1985.[11]

A prevenção e o tratamento precoce para a perda do condicionamento cardiovascular podem incluir mobilização precoce, exercícios de amplitude de movimento das articulações (ROM, do inglês *range of motion*), exercícios isométricos e/ou isotônicos de alongamento, posicionamento ereto na cama (se possível) e posicionamento em pé (quando apropriado).

Alterações pulmonares

Pacientes gravemente doentes na faixa etária pediátrica, com ou sem alterações funcionais, necessitam de cuidados respiratórios, em virtude de sua suscetibilidade a vários graus de morbimortalidade. As principais alterações respiratórias estão relacionadas com a fraqueza dos músculos (diafragma, intercostais e abdominais), ocasionada por repouso no leito e alterações nutricionais, e com o modo de suporte ventilatório (ventilação controlada). As alterações resultantes da função respiratória que podem ser observadas são diminuição do volume corrente, do volume-minuto, da capacidade vital e da ventilação voluntária máxima.[19]

Quando possível, deve-se realizar medidas de prevenção, e não somente o tratamento de deformidades ou alterações funcionais. Complicações no sistema respiratório podem ser prevenidas por mobilização precoce, posicionamento no leito com cabeceira elevada entre 30 e 45°, depuração das secreções das vias aéreas, exercícios com respiração profunda, vibração torácica mecânica, aumento do fluxo expiratório (para crianças com risco de hiperinsuflação pulmonar, por exemplo, asma), estímulo à tosse e alongamento da musculatura respiratória.

Nas técnicas de drenagem postural, pode-se utilizar a posição prona, com significativa possibilidade de ser superior na melhora da oxigenação quando comparada à posição supina. Adicionalmente, em neonatos e crianças, pode melhorar a função respiratória e facilitar o desempenho funcional no médio e longo prazos. Entretanto, é necessário o monitoramento cardiorrespiratório contínuo do paciente nas trocas dos decúbitos e durante a posição prona.[29]

Uma das complicações respiratórias mais frequentes em pacientes pediátricos com doenças crônicas, especialmente aqueles com doenças neurológicas, é a aspiração de conteúdo gástrico para os pulmões. A aspiração crônica determina inflamação das vias aéreas inferiores e aumento da quantidade de secreção. A depuração das secreções das vias aéreas inferiores está frequentemente alterada nas crianças com alterações funcionais, em decorrência de tosse inefetiva resultante de fraqueza dos músculos respiratórios, das alterações da mecânica ventilatória e da parede torácica, devido a cifoescoliose e limitação da deambulação. A drenagem postural padrão e a vibração torácica[30] auxiliam na mobilização das secreções das vias aéreas periféricas para centrais, sendo posteriormente expectorada pela tosse. A maioria das posturas/posicionamentos adotados na drenagem postural ou decúbito seletivo revela benefícios para a depuração das secreções das vias aéreas; entretanto, o posicionamento em Trendelenburg não deve ser utilizado em crianças, devido ao aumento do risco de refluxo gastresofágico e de alteração do fluxo sanguíneo cerebral (especialmente em recém-nascidos).

A internação de crianças com doenças no sistema respiratório é frequente em UTI pediátrica, entretanto muitas vezes o comprometimento desse sistema pode ser uma complicação do uso prolongado da VPM invasiva, do posicionamento inadequado no leito, do tempo prolongado no leito e/ou de técnicas inadequadas de aspiração das vias aéreas. Crianças com doenças pulmonares crônicas (p. ex., asma, mucoviscidose), quando internadas em UTI pediátrica por agudização da doença, merecem cuidado especial, pois a aplicação de métodos inadequados de fisioterapia respiratória pode determinar piora do quadro clínico e até mesmo necessidade de ventilação não invasiva ou invasiva.

Geralmente, as crianças com doença pulmonar obstrutiva apresentam redução do pico de fluxo expiratório, com tendência ao aprisionamento de ar, obstrução das vias aéreas por secreção e redução do alongamento da musculatura ventilatória.[31] Exercícios respiratórios com a utilização dos volumes pulmonares e o treinamento da musculatura respiratória melhoram as condições físicas e de alongamento dos músculos ventilatórios de crianças com asma[32] e auxiliam na desobstrução das vias aéreas.

A força de deflação é uma técnica padrão-ouro utilizada para examinar as características do fluxo máximo em crianças gravemente enfermas intubadas.[33] Aplicada manualmente por fisioterapeutas, essa técnica tem sido utilizada com o objetivo de aumentar o fluxo expiratório (denominada *aumento do fluxo expiratório* – AFE) e, assim, auxiliar na mobilização de secreção de crianças com ou sem suporte ventilatório,[34] sendo considerada segura mesmo quando aplicada em até 48 h após a extubação, e recém-nascidos.[35] Até então, não foram demonstradas complicações e/ou contraindicações para a aplicação do AFE em pediatria. Entretanto, na prática clínica, não está indicada para crianças em diálise peritoneal (com cavidade cheia – por risco de aumento da pressão intra-abdominal – PIA), com elevação da PIA e em pós-operatório cardíaco com toracotomia.[36]

Crianças com doença pulmonar obstrutiva crônica (DPOC) podem evoluir com bronquiectasias, diagnosticadas em 4% dos pacientes com tosse crônica – a causa mais frequente em pediatria são as infecções virais, mas pode estar relacionada com uma série de outros diagnósticos (asma, tosse psicogênica, refluxo gastroesofágico e discinesia ciliar, entre outros). A tosse crônica (definida como tosse diária por mais de 3 a 4 semanas) é um dos sinais mais frequentes em crianças.[37] São características dos sinais e sintomas de crianças com bronquiectasias a tosse crônica, a secreção nas vias aéreas, a tosse não produtiva e a predisposição a doenças pulmonares agudas com acúmulo de secreção, situações em que é recomendada a fisioterapia respiratória e terapêutica medicamentosa (mucolíticos, broncodilatadores, anti-inflamatórios, antibióticos e, em casos mais graves, lobectomia). Entretanto, a recomendação de fisioterapia respiratória para esses pacientes é baseada na opinião de especialistas, podendo apresentar melhores resultados durante a exacerbação aguda da doença.[38] É importante que os pacientes com DPOC recebam orientação e participem de um programa de prevenção, independentemente de estarem ou não na fase aguda da doença, para que as complicações sejam evitadas.

Crianças sem tosse podem se beneficiar com a utilização de um sistema de insuflação-desinsuflação (p. ex., aparelho Cough Assist®). Com o emprego de uma máscara facial, o sistema dá início a uma pressão inspiratória mantida, seguida por uma pressão expiratória negativa, para mobilizar as secreções durante a exalação, método que se denomina *tosse mecanicamente assistida*.[39]

São intervenções de fisioterapia respiratória com frequência aplicadas em crianças com alterações respiratórias em UTI, a mobilização (alteração da postura, exercícios passivos e ativos dos membros e terapêutica rotacional contínua), a vibração mecânica ou manual, a hiperinsuflação manual, os exercícios respiratórios (insuflantes ou desinsuflantes) e o treinamento muscular (treinamento dos músculos respiratórios e periféricos).[40]

Úlceras dermatológicas por pressão

Trata-se de lesão decorrente da compressão do tecido mole (pele) entre a proeminência óssea e a superfície externa por período prolongado, determinando interrupção do fornecimento de sangue para a área afetada.

As crianças gravemente enfermas apresentam maior probabilidade de desenvolver úlceras dermatológicas por pressão (UDP) porque estão sedadas, submetidas à VPM e quase invariavelmente imobilizadas no leito por longos períodos, com comprometimento da integridade cutânea, além dos fatores de gravidade e comorbidades inerentes a esses pacientes.

A UDP ocasiona desconforto, dor, prolongamento da doença, aumento no tempo de permanência hospitalar e na reabilitação da criança e resulta na piora da qualidade de vida do paciente. Esses pacientes podem ser avaliados quanto ao risco para o desenvolvimento de UDP pelas escalas de Norton[41] ou de Braden,[42,43] validadas no Brasil e recomendadas nas diretrizes internacionais.

Considera-se situação de risco para UDP todos os casos de crianças restritas ao leito ou à cadeira de rodas, ou aquelas cuja capacidade de se reposicionar está debilitada. A plena avaliação do risco dos pacientes inclui condição clínica geral/avaliação do paciente (mobilidade, umidade e incontinência, nutrição e dor). Pacientes restritos ao leito ou à cadeira de rodas, ou aqueles submetidos a uma intervenção cirúrgica, devem ser avaliados quanto a exposição à pressão, fricção e cisalhamento em todas as áreas de risco, na realização de movimento de rotação e quando são reposicionados.

Assim, para a UDP, deve-se selecionar e usar um método de avaliação do risco, como as escalas de Braden[42,43] e de Norton,[41] ou outros entre os inúmeros disponíveis. É preciso avaliar todos os pacientes de risco no momento da admissão e, posteriormente, em intervalos regulares, de modo contínuo. A frequência das reavaliações dependerá da mudança da condição clínica da criança – Braden, por exemplo, sugere que esta deve ser baseada nos achados iniciais da avaliação e na evolução do quadro clínico. Idealmente, o paciente deve ser avaliado quanto ao risco de desenvolver UDP na admissão no hospital, em 48 h e com uma frequência conforme o grau de morbidade indicado. Braden fez as seguintes recomendações quanto à periodicidade da avaliação de risco da UDP, conforme o local em que o paciente se encontra:[43]

- Instituições de longa permanência (idosos e pacientes crônicos): na admissão, a cada semana (por 4 semanas) e, posteriormente, a cada trimestre
- UTIs: diariamente
- Unidades de internação clínica ou cirúrgica: dias alternados
- Comunidade, *home care*: a cada visita domiciliar.

Recomenda-se identificar todos os fatores individuais de risco quanto à UDP, como diminuição do estado mental, sedação, instabilidade hemodinâmica, umidade, incontinência de esfíncteres, deficiências nutricionais, alteração ou comprometimento funcional, de modo a direcionar as medidas preventivas específicas. É preciso considerar o impacto da dor nesses pacientes, pois ela pode diminuir sua mobilidade. A dor pode ser controlada por medicação efetiva, ajuste a uma posição confortável, emprego de superfícies de apoio e outras intervenções não farmacológicas, e seu impacto deve ser considerado na perfusão tecidual.

Trombose venosa profunda

A trombose venosa profunda (TVP) em pacientes pediátricos é uma complicação hospitalar rara, mas seu reconhecimento tem aumentado em virtude da alta incidência de morbimortalidade.[44,45] A epidemiologia da doença na infância difere daquela em pacientes adultos: a incidência é menor em crianças, e os adultos apresentam risco relativo pelo menos sete vezes maior em comparação à população pediátrica.[46] A maioria das crianças com TVP tem uma alteração subjacente e fatores predisponentes, como cateter venoso profundo, cirurgia, trauma (principalmente lesão da coluna espinal) e alterações trombóticas ou malignas.[47,48] A incidência de TVP e tromboembolismo em crianças hospitalizadas é de 5.3/10.000, sendo mais elevada em lactentes (1 a 23 meses de idade) e adolescentes (15 a 17 anos de idade).

Alterações gastrintestinais

Crianças com alterações funcionais decorrentes de doenças como paralisia cerebral, espinha bífida ou outras alterações neurológicas apresentam frequentemente problemas gastrintestinais associados, que incluem disfunções neuromotoras que ocasionam dificuldade de alimentação, risco de aspiração pulmonar, tempo prolongado para se alimentar e desnutrição, com consequente comprometimento físico. O refluxo gastresofágico é uma doença frequente nesses pacientes e pode necessitar de correção cirúrgica. A constipação intestinal também é uma condição frequente,[49,50] situação em que pode ser necessária a realização de gastrostomia, com possível melhora das condições gerais de saúde e da qualidade de vida.

Considerações finais

A reabilitação/fisioterapia para a criança gravemente doente com alterações funcionais difere daquela estabelecida para pacientes adultos: é uma combinação dos cuidados de uma criança saudável associada à melhor estratégia de intervenção para a reabilitação. A proporção de crianças com condições crônicas e/ou alterações funcionais internadas em UTI está em crescente aumento e, portanto, é esperado que a necessidade de reabilitação/fisioterapia também aumente. Existe claramente uma discrepância entre a necessidade e a possibilidade de cuidados de reabilitação/fisioterapia em crianças internadas em UTI.

As morbidades relacionadas com PICS afetam uma proporção significativa de crianças que recebem alta das UTIs. Aprimorar a compreensão das morbidades físicas, neurocognitivas e psicológicas após uma doença grave na população pediátrica é imperativo para projetar intervenções para melhorar os resultados em curto, médio e longo prazos de pacientes que recebem alta da UTI. O objetivo é aumentar a segurança nos cuidados à criança gravemente enferma e consequentemente contribuir para a diminuição das morbidades após a alta hospitalar, visando à melhora ou manutenção da qualidade de vida.

Referências bibliográficas

1. Bethell CD, Read D, Stein RE, Blumberg SJ, Wells N, Newacheck PW. Identifying children with special health care needs: Development and evaluation of a short screening instrument. Ambul Pediatr. 2002;2:38-48.
2. Bethell CD, Read D, Neff J, Blumberg SJ, Sharp RE, Sharp V et al. Comparison of the children with special health care needs screener to the questionnaire for identifying children with chronic conditions – revised. Ambul Pediatr. 2002;2:49-57.
3. Feudtner C, Christakis DA, Connell FA. Pediatric deaths attributable to complex chronic conditions: A population-based study of Washington State, 1980-1997. Pediatrics. 2000;106:205-9.
4. Sneed RC, May WL, Stencel CS. Training of pediatricians in care of physical disabilities in children with special health needs: Results of a two-state survey of practicing pediatricians and national resident training programs. Pediatrics. 2000;105:554-61.
5. Srivastava R, Norlin C, James BC, Muret-Wagstaff S, Young PC, Auerbach A. Community and hospital-based physicians' attitudes regarding pediatric hospitalist systems. Pediatrics. 2005;115:34-8.
6. Briassoulis G, Filippou O, Natsi L, Mavrikiou M, Hatzis T. Acute and chronic paediatric intensive care patients: Current trends and perspectives on resource utilization. QJM. 2004;97:507-18.
7. Cremer R, Leclerc F, Lacroix J, Ploin D; GFRUP/RMEF Chronic Diseases in PICU Study Group. Children with chronic conditions in pediatric intensive care units located in predominantly French-speaking regions: Prevalence and implications on rehabilitation care need and utilization. Crit Care Med. 2009;37(4):1456-62.
8. O'Sullivan SB. Physical rehabilitation. 2. ed. Philadelphia: F.A. Davis Company, 1988.
9. Svien L, Anderson S, Long T. Research in pediatric physical therapy: An analysis of trends in first fifteen years of publication. Pediatr Phys Ther. 2006;18(2):126-32.
10. Bastos VCS, Carneiro AAL, Barbosa MSR, Andrade LB. Brazilian version of the Pediatric Functional Status Scale: Translation and cross-cultural adaptation. Rev Bras Ter Intensiva. 2018;30(3):301-7.
11. Dean E. Effect of body position on pulmonary function. Phys Ther 1985;65:613-8.
12. Dean E. Optimizing outcomes: Relating interventions to an individual's needs. In: Frownfelter D, Dean E (Eds.). Cardiovascular and pulmonary physical therapy: Evidence and practice. 4. ed. St Louis: Mosby, 2006.
13. Stiller K. Safety issues that should be considered when mobilizing critically ill patients. Crit Care Clin. 2007;23:35-53.
14. Aubier M, Murciano D, Lecocguic Y. Effect of hypophosphatemia on diaphragmatic contractility in patients with acute respiratory failure. N Engl J Med. 1985;313:420-4.
15. Menezes JFS, Leite HP, Fernandez J, Benzecry SG, de Carvalho WB. Hypophosphatemia in children hospitalized within an intensive care unit. J Intensive Care Med. 2006;21(4):235-9.
16. Menezes JFS, Leite HP, Carvalho WB, Lopes E Jr. Hypophosphatemia in critically ill children: Prevalence and associated risk factors. Pediatr Crit Care Med. 2009;10(2):234-8.
17. Ellis DA. Intermediate metabolism of muscle in Duchenne muscular dystrophy. Br Med Bull. 1980;36:165-71.
18. Jandial S, Foster HE. Examination of the musculoskeletal system in children – a simple approach. Pediatr Child Health. 2007;18(2):47-55.
19. Trovato MK, Pidcock FS, Sadowsky CL. Rehabilitation of children with critical illness. In: Nichols DG (Ed.). Rogers' Textbook of Pediatric Intensive Care. 4. ed. Philadelphia: Wolters Kluver, 2008, pp. 166-79.
20. Grier D. Common musculoskeletal problems in children. Curr Paediatr. 2003;13:469-78.
21. Driscoll SW, Skinner J. Musculoskeletal complication of neuromuscular disease in children. Phys Med Rehabil Clin N Am. 2008;19:163-94.
22. Bolton CF, Gilbert JJ, Hahn AF, Sibbald WJ. Polyneuropathy in critically ill patients. J Neurol Neurosurg Psychiatry. 1984;47(11):1223-31.
23. Latronico N, Shehu I, Seghelini E. Neuromuscular sequelae of critical illness. Curr Opin Crit Care. 2005;11(4):381-90.
24. Williams S, Horrocks IA, Ouvrier RA, Gillis J, Ryan MM. Critical illness polyneuropathy and myopathy in pediatric intensive care: A review. Pediatr Crit Care Med. 2007;8:18-22.
25. Maramattom BV, Wijdicks EF. Acute neuromuscular weakness in the intensive care unit. Crit Care Med. 2006;34(11):2835-41.
26. Kleyweg RP, van der Meche FG, Meulstee J. Treatment of Guillain-Barre syndrome with high-dose globulin. Neurology. 1988;38:1639-41.
27. Krassioukov A, Eng JJ, Warburton DE, Teasell R, Spinal Cord Injury Rehabilitation Evidence Research Team. A systematic review of the management of orthostatic hypotension after spinal cord injury. Arch Phys Med Rehabil. 2009;90:876-85.
28. Freeman R. Assessment of cardiovascular automatic function. Clin Neurophysiol. 2006;117:716-30.
29. Wells DA, Gillies D, Fitzgerald DA. Positioning for acute respiratory distress in hospitalised infants and children. Cochrane Database Syst Rev. 2005;18;(2):CD003645.
30. McCarren B, Alison JA, Herbert RD. Manual vibration increases expiratory flow rate via increased intrapleural pressure in healthy adults: An experimental study. Aust J Physiother. 2006;52(4):267-71.
31. Lima EVNCL, Lima WL, Nobre A, dos Santos AM, Brito LM, Costa MRSR. Inspiratory muscle training and respiratory exercises in children with asthma. J Bras Pneumol. 2008;34(8):552-8.
32. Silva CS, Torres LAGMM Rahal A, Terra Filho J, Vianna EO. Evaluation of a four-month program of physical training designed for asthmatic children. J Bras Pneumol. 2005;31(4):279-85.
33. Hammer J, Patel N, Newth CJ. Effect of forced deflation maneuvers upon measurements of respiratory mechanics in ventilated infants. Intensive Care Med. 2003;29(11):2004-8.
34. Almeida CC, Ribeiro JD, Almeida-Júnior AA, Zeferino AM. Effect of expiratory flow increase technique on pulmonary function of infants on mechanical ventilation. Physiother Res Int. 2005;10(4):213-21.
35. Antunes LCO, Silva EG, Bocardo P, Daher DR, Faggiotto RD, Rugolo LMSS. Effects of conventional chest physical therapy versus increased expiratory flow on oxygen saturation, heart rate and respiratory rate in premature infants following extubation. Rev Bras Fisioter. 2006;10(1)97-103.
36. Carlotti AP, Carvalho WB. Abdominal compartment syndrome: A review. Pediatr Crit Care Med. 2009;10(1):115-20.
37. de Jongste JC, Shields MD. Cough. 2: Chronic cough in children. Thorax. 2003;58(11):998-1003.
38. Rosen MJ. Chronic cough due to bronchiectasis: ACCP evidence-based clinical practice guidelines. Chest. 2006;129(1 Suppl):122S-31S.
39. Homnick DN. Mechanical insufflation-exsufflation for airway mucus clearance. Respir Care. 2007;52(10):1296-307.
40. Balachandran A, Shivbalan S, Thangavelu S. Chest physiotherapy in pediatric practice. Indian Pediatr. 2005;42(6):559-68.
41. Norton DMR, Exton-Smith AN. An investigation of geriatric nursing problems. Edinburgh: Churchill Livingstone; 1975.
42. Curley NA, Razmus IS, Roberts KE, Wypij D. Predicting pressure ulcer risk in pediatric patients: The Braden Q Scale. Nurs Res. 2003;53:22-33.
43. Braden B, Bergstrom N. Predictive validity of the Braden Scale for pressure risk a nursing home population. Research in Nursing and Health. 1994;17:459-70.
44. Andrew M, David M, Adams M, Ali K, Anderson R, Barnard D et al. Venous thromboembolic complications (VTE) in children: First analyses of the Canadian Registry of VTE. Blood. 1994;83:1251-7.
45. Levy ML, Granville RC, Hart D, Meltzer H. Deep venous thrombosis in children and adolescents. J Neurosurg. 2004;101:32-7.
46. Vavilala MS, Nathens AB, Jurkovich GJ, Mackenzie E, Rivara FP. Risk factors for venous thromboembolism in pediatric trauma. J Trauma. 2002;52:922-7.
47. David M, Andrew M. Venous thromboembolic complications in children. J Pediatr. 1993;123:337-46.

48. Rohrer MJ, Cutler BS, MacDougall E, Hermann JB, Anderson FA Jr, Wheeler HB. A prospective study of the incidence of deep venous thrombosis in hospitalized children. J Vasc Surg. 1996;24:46-9.
49. Sullivan PB. Gastrointestinal problems in the neurologically impaired child. Ballières's Clin Gastroenterology. 1997;11(3):529-35.
50. Sullivan PB, McIntyre E. Gastrointestinal problems in disabled children. Curr Paediatr. 2005;15:347:53.
51. Nithiwathanapong C, Reungrongrat S, Ukarapol N. Prevalence and risk factors of stress-induced gastrointestinal bleeding in critically ill children. World J Gastroenterol. 2005;11(43):6839-42.
52. Deerojanawong J, Peongsujarit D, Vivatvakin B, Prapphal N. Incidence and risk factors of upper gastrointestinal bleeding in mechanically ventilated children. Pediatr Crit Care Med. 2009;10(1):91-5.
53. Prod'hom G, Leuenberger P, Koerfer J, Blum A, Chiolero R, Schaller MD et al. Nosocomial pneumonia in mechanically ventilated patients receiving antacid, ranitidine, or sucralfate as prophylaxis for stress ulcer. A randomized controlled trial. Ann Intern Med. 1994;120:653-62.
54. Ward-Begnoche W. Posttraumatic stress symptoms in the pediatric intensive care unit. JSPN. 2007;12(2):84-92.
55. Melnyk BM, Alpert-Gillis L, Feinstein NF, Crean HF, Johnson J, Fairbanks E et al. Creating opportunities for parent empowerment: Program effects on the mental health/coping outcomes of critically ill young children and their mothers. Pediatrics. 2004;113(6):e597-e607.
56. Carvalho WB, Pedreira ML, de Aguiar MA. Noise level in a pediatric intensive care unit. J Pediatr (Rio J). 2005;81(6):495-8.
57. Baker C. Preventing ICU syndrome in children. Paediatric Nurs. 2004; 16(10):32-5.
58. Kazak AE, Boeving CA, Alderfer MA, Hwang WT, Reilly A. Posttraumatic stress symptoms during treatment in patients of children with cancer. J Clin Oncol. 2005;23(30):7405-10.
59. Rasnake LK, Linscheid TR. Anxiety reduction in children receiving medical care: Developmental considerations. J Dev Behav Pediatr. 1989;10:169-75.
60. Johsnton MV. Plasticity in the developing brain: Implications for rehabilitation. Dev Disabil Res Rev. 2009;15(2):94-101.
61. Osberg JS, Unsworth CA. Trauma-rehabilitation connections: Discharge and admission decisions for children. Pediatr Rehabil. 1997;1:131-46.
62. Dumas HM, Haley SM, Ludlow LH, Carey TM. Recovery of ambulation during inpatient rehabilitation: Physical therapist prognosis for children and adolescents with traumatic brain injury. Phys Ther. 2004;84(3):232-42.
63. Hackbarth RM, Rzeszutko KM, Sturm G, Donders J, Kuldanek AS, Sanfilippo DJ. Survival and functional outcome in pediatric traumatic brain injury: A retrospective review and analysis of predictive factors. Crit Care Med. 2002;30:1630-5.
64. American Physical Therapy Association. Guide to Physical Therapist Practice. 2. ed. American Physical Therapy Association. Phys Ther. 2001; 81(1):9-746.
65. Tepas III JJ, Leaphart CL, Pieper P, Beaulieu CL, Spierre LR, Tuten JD et al. The effect of delay in rehabilitation on outcome of severe traumatic brain injury. J Pediatr Surg. 2009;44:368-72.
66. Padman R, Alexander M, Thorogood C, Porth S. Respiratory management of pediatric patients with spinal cord injuries: Retrospective review of the Dupont experience. Neurorehabilitation Neural Repair. 2003;17(1):32-6.
67. Mansel JK, Norman JR. Respiratory complications and management of spinal cord injuries. Chest. 1990;97(6):1446-52.
68. Peterson WP, Barbalata L, Brooks CA, Gerhart KA, Mellick DC, Whiteneck GG. The effect tidal volumes on the time to wean persons with high tetraplegia from ventilators. Spinal Cord. 1999;37:284-8.
69. White JRM, Dalton HJ. Pediatric trauma: Postinjury care in the pediatric intensive care unit. Crit Care Med. 2002;30 (Suppl 11):S478-S88.
70. Girault C, Daudenthun I, Chevron V, Tamion F, Leroy J, Bonmarchand G. Noninvasive ventilation as a systematic extubation and weaning technique in acute-on-chronic respiratory failure. Am J Respir Crit Care Medicine. 1999;160:88-92.
71. Ferrer M, Esquinas A, Leon M, Gonzalez G, Alarcon A, Torres A. Non-invasive ventilation in severe hypoxemic respiratory failure. A randomized clinical trial. Am J Respir Crit Care Med. 2003;168:1438-44.
72. Nava S, Gregoretti C, Fanfulla F, Squadrone E, Grassi M, Carlucci A et al. Noninvasive ventilation to prevent respiratory failure after extubation in high-risk patients. Crit Care Med. 2005;33:2465-70.
73. Ferrer M, Valencia M, Nicolas JM, Bernadich O, Badia JR, Torres A. Early noninvasive ventilation averts extubation failure in patients at risk. Am J Respir Crit Care Med. 2006;173:164-70.
74. Kamm M, Burger R, Rimensberger P, Knoblauch A, Hammer J. Survey of children supported by long-term mechanical ventilation in Switzerland. Swiss Med Wkly. 2001;131:261-6.
75. MacIntyre NR, Epstein SK, Carson S, Scheinhorn D, Christopher K, Muldoon S; National Association for Medical Direction of Respiratory Care. Management of patients requiring prolonged mechanical ventilation. Chest 2005;128:3937-54.
76. Scott KE. Weaning from ventilatory support. Curr Opin Crit Care. 2009 Feb;15(1):36-43.
77. Boles JM, Connors A, Herridge M, Marsh B, Melot C, Pearl R, Silverman H, Stanchina M, Vieillard-Baron A, Welte T. Weaning from mechanical ventilation. European Respiratory Journal. 2007;29:1033-1056.
78. Seneff MG, Wagner D, Thompson D, Honeycutt C, Silver MR. The impact of long-term acute-care facilities on the outcome and cost of care for patients undergoing prolonged mechanical ventilation. Crit Care Med. 2000;28:342-50.
79. Pilcher DV, Bailey MJ, Treacher DF, Hamid S, Williams A, Davidson A. Outcomes, cost and long term survival of patients referred to a regional weaning centre. Thorax. 2005;60:187-92.
80. Seddon PC, Khan Y. Respiratory problems in children with neurological impairment. Arch Dis Child. 2003;88(1):75-8.
81. Wilkesmann A, Ammann RA, Schildgen O, Eis-Hübinger AM, Müller A, Seidenberg J. Hospitalized children with respiratory syncytial virus infection and neuromuscular impairment face an increased risk of a complicated course. Pediatr Infect Dis J. 2007;26(6):485-91.
82. Ntoumenopoulos G, Shipsides T. Proposal for a more effective chest physiotherapy treatment in the neuromuscular patient with copious secretions, bulbar dysfunction and ineffective cough: A case report. Physiotherapy. 2007;93(2):164-7.

Mobilização Precoce na Unidade de Terapia Intensiva

CAPÍTULO 70

Luiz Alberto Forgiarini Junior

▶ Introdução

O acometimento do sistema respiratório com evolução para insuficiência respiratória aguda (IRA) é comum nas unidades de terapia intensiva (UTIs), em que o uso da ventilação mecânica (VM), em muitos casos, é imprescindível. Os avanços tecnológicos e organizacionais das UTIs possibilitaram que um número maior de pacientes sobrevivesse a uma lesão aguda, fato que causa aumento considerável de doentes criticamente crônicos, com dependência prolongada da VM e de outros cuidados de UTI. Essa população, que se encontra restrita ao leito, poderá apresentar fraqueza muscular adquirida na UTI, a qual contribui para alterações físicas relacionadas com funcionalidade, qualidade de vida e prolongamento do tempo de internação.[1]

A associação da VM prolongada aos efeitos do imobilismo resulta em perda das fibras musculares, acarretando significativa redução da força muscular respiratória e periférica. Assim, o tempo de imobilidade será determinante na gravidade da disfunção contrátil pelas mudanças nas propriedades intrínsecas das fibras musculares.[2]

A inatividade física é comum em pacientes mecanicamente ventilados com IRA. Longos períodos de inatividade promovem perda de proteína muscular, atrofia das fibras e, consequentemente, fraqueza muscular. Em jovens saudáveis, 28 dias de repouso resultam na perda de 0,4 kg de massa magra dos membros inferiores e redução de 23% na força de extensão da perna. Em adultos, 10 dias de repouso acarretam diminuições de 1,5 kg de massa magra e de 15% na força muscular.[3]

A atrofia muscular induzida pelo desuso resulta na diminuição da síntese de proteínas, no aumento da degradação de proteínas e nas alterações do estado *redox*. Um fator primário para isso parece ser a diminuição da síntese proteica, haja vista que, no repouso, a taxa de síntese dos músculos diminui rapidamente (em torno de 6 h) após o início da inatividade física.[4]

O paciente crítico apresenta uma série de mecanismos e desfechos relacionados com tal fraqueza muscular, sendo a principal associada ao repouso no leito, o que consequentemente está relacionado com o aumento das espécies reativas de oxigênio, assim como de citocinas inflamatórias, que resultarão em anormalidades neuromusculares. Essas anormalidades, associadas à má nutrição dos pacientes críticos, provocarão a fraqueza muscular, a qual será responsável pelo aumento no tempo de VM, no tempo de permanência na UTI e no hospital, assim como pela redução da função física e da qualidade de vida (Figura 70.1).[5]

A fraqueza muscular do paciente crítico, que se apresenta de maneira difusa e simétrica, acomete a musculatura estriada esquelética apendicular e axial. Os grupos musculares proximais geralmente são mais afetados que os músculos distais, com variável envolvimento dos reflexos tendinosos profundos e da inervação sensorimotora. A polineuropatia do paciente crítico é bastante incidente em pacientes internados na UTI e submetidos à VM por mais de 7 dias (25,3% dos casos). Tal constatação é preocupante porque a neuropatia é responsável por prolongar o tempo de VM e a permanência do paciente na UTI.[6]

A mobilização precoce do paciente crítico é considerada uma intervenção segura e viável após a estabilização cardiorrespiratória e neurológica dos pacientes, e raramente observam-se reações adversas. Utilizada por muitos fisioterapeutas, a mobilização precoce deve ser aplicada diariamente nos pacientes críticos internados em UTI, tanto naqueles estáveis – acamados e inconscientes – quanto naqueles conscientes e que apresentem bom padrão de atividade muscular. Entretanto, mesmo com evidências claras do benefício de tal atividade em relação ao paciente quanto aos efeitos da imobilidade, o que leva a uma evolução do ponto de vista clínico, algumas UTIs ainda se mostram excessivamente cautelosas quanto à abordagem, o que resulta no aumento da inatividade dos pacientes. Deve estar clara para a equipe multiprofissional a necessidade de início precoce da mobilização, assim como a adequação de exercício ao paciente.[6,7]

▶ Avaliação dos pacientes

A adequada avaliação do paciente crítico é de extrema importância, no entanto, outro fator determinante é o reconhecimento de pacientes críticos com risco de desenvolvimento de fraqueza adquirida na UTI, com antecipação, assim, do tratamento de fatores que podem modificar os riscos do desenvolvimento dessa situação (Figura 70.2).[8]

Primeiro, antes de se iniciar qualquer intervenção precoce nos pacientes internados na UTI, é necessário que eles sejam avaliados

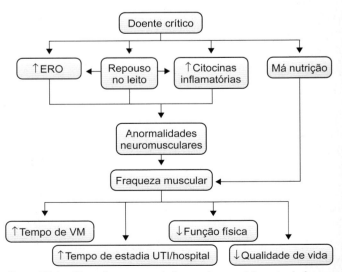

Figura 70.1 ▪ Mecanismos associados ao desenvolvimento de fraqueza muscular na UTI e suas consequências. ERO: espécies reativas de oxigênio; UTI: unidade de terapia intensiva; VM: ventilação mecânica. (Adaptada de Truong *et al*, 2009.)[5]

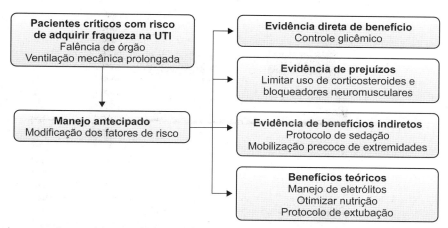

Figura 70.2 ■ Fatores de risco para desenvolvimento de fraqueza adquirida na unidade de terapia intensiva e tratamento antecipado. (Adaptada de Schweickert et al., 2007.)[8]

de modo adequado, a fim de que, a partir do diagnóstico funcional, seja traçada uma proposta terapêutica para eles. Um parâmetro importante seria conhecer o *status* funcional dos pacientes previamente à internação na UTI, por meio de escalas específicas para funcionalidade, como a medida de independência funcional (MIF) e a escala de Barthel, ou ainda testes funcionais. Esses dados, porém, dificilmente estão disponíveis no momento da admissão dos pacientes na UTI.[9]

Quando da avaliação na UTI, é possível encontrar dois perfis de pacientes: os cooperativos e os não cooperativos. Para o primeiro caso, deve-se aplicar o Medical Research Council (MRC), escore utilizado na avaliação da força muscular periférica, em pacientes de risco para declínio funcional e adequação do tratamento.[10] Nessa escala, cada grau tem o seguinte significado:

- *Grau 0*: o paciente não apresenta contração muscular
- *Grau 1*: equivale a sinais como tremor ou esboço de contração
- *Grau 2*: há movimentos ativos no alinhamento da gravidade
- *Grau 3*: o paciente realiza movimentos contra a gravidade
- *Grau 4*: o paciente efetua movimentos contra a gravidade e com leve resistência
- *Grau 5*: o paciente exerce movimentos contra a gravidade e com forte resistência.

A escala avalia, ainda, cinco movimentos articulares, o que resulta em uma avaliação de 0 a 60, em que 0 corresponderia à quadriplegia e 60 à força muscular normal. Pacientes que exibem valores menores ou iguais a 48 já apresentam fraqueza muscular (Quadro 70.1).[10] A dinamometria tem sido recomendada como alternativa para avaliar a força muscular, sendo que essa avaliação tem boa relação com a força muscular global. A confirmação da dinapenia em idosos pode ser obtida quando os valores de força de preensão são menores que 20 kgf nas mulheres e 30 kgf nos homens, além de servir para o diagnóstico de sarcopenia, e da fraqueza adquirida na UTI quando os valores são inferiores a 7 kgf em mulheres e 11 kgf em homens.[11-13]

Quadro 70.1 ■ Escala Medical Research Council (MRC).

Movimento testado	Pontuação para cada movimento
Abdução do braço	0 = sem contração visível
Flexão do cotovelo	1 = contração visível sem movimento do membro
Flexão do punho	2 = movimento ativo insuficiente para vencer a gravidade
Flexão do quadril	3 = movimento ativo contra a gravidade
Extensão do joelho	4 = movimento ativo contra a gravidade e resistência
Dorsiflexão do tornozelo	5 = função normal

Atualmente há, no Brasil, escalas adaptadas transculturalmente e validadas para a avaliação funcional de pacientes críticos internados na UTI. O escore Perme (Perme Intensive Care Unit Mobility Score) mensura a melhora da condição de mobilidade, de modo a se padronizar a avaliação do paciente na UTI, avalia a condição de mobilidade do paciente internado na UTI, iniciando com a habilidade de responder a comandos e culminando com a distância caminhada em 2 min. Essa escala varia de 0 a 32 pontos, divididos em 15 itens, agrupados em 7 categorias, tais como o estado mental, potenciais barreiras à mobilização, força funcional, mobilidade no leito, transferências, dispositivos de auxílio para deambulação e medidas de resistência. Nessa escala, uma pontuação elevada indica alta mobilidade e menor necessidade de assistência.[14] A escala de mobilidade em UTI (ICU Mobility Scale) tem uma pontuação que varia de 0 a 10 pontos, em um único domínio, sendo que a pontuação 0 significa baixa mobilidade, quando o paciente realiza apenas exercícios passivos no leito, e a pontuação 10 está relacionada com alta mobilidade, interpretada como o paciente deambulando de maneira independe. Outra possível ferramenta é a escala de estado funcional em UTI (FSS-ICU – Functional Status Score for the ICU), que avalia tarefas de mobilidade que incluem rolar, transferir-se da posição supina para a sentada, transferir-se da posição sentada para a em pé, sentar-se à beira do leito e caminhar. O escore total da FSS-ICU varia de 0 a 35, e escores mais elevados indicam funcionalidade física mais independente.[14]

Não somente as alterações periféricas dos pacientes devem ser avaliadas, como também sua força muscular respiratória, por meio da manovacuometria – na qual serão verificadas a pressão inspiratória máxima (PImáx) e a pressão expiratória máxima (PEmáx) –, além do volume de ar mobilizado pelo sistema respiratório de forma voluntária, por meio da manobra de capacidade vital (CV). Deve-se destacar que os pacientes apresentarão alterações musculares respiratórias associadas ao tempo de VM. Nestes, a ventilometria possibilitará ainda a avaliação do volume-minuto, da frequência respiratória, do volume de ar corrente e do índice de respiração rápida e superficial (IRRS).[15]

▶ Estratégias de mobilização precoce

Um dos principais objetivos da reabilitação precoce é interferir diretamente no tempo de imobilização no leito, que pode ser afetado por diversos fatores, intrínsecos e/ou extrínsecos ao paciente: o quadro clínico; o motivo da internação; a preferência individual por permanecer no leito; a administração de sedação e analgésicos; e a cultura da equipe de reabilitação.[7,8,15]

Com relação à sedação e à analgesia, recentemente os profissionais da UTI têm dado mais atenção aos efeitos deletérios dessa prática, não somente associados ao bloqueio neuromuscular, mas também com o uso prolongado de ansiolítico e analgésico, a fim de tornar a analgesia e a sedação procedimentos que beneficiem e recuperem mais rapidamente os pacientes. Portanto, é de extrema importância conhecer adequadamente a técnica e as características dos fármacos utilizados na UTI, ou seja, um dos pontos determinantes na instituição de um protocolo de mobilização precoce em terapia intensiva é a mudança da cultura dos profissionais da equipe.[16]

Novas abordagens sobre o tema buscam desenvolver programas de reabilitação precoce com a progressão de atividades funcionais, como mobilização passiva, ativo-assistida, ativa, exercícios de promoção da autonomia funcional em níveis mais simples, até alcançar níveis de deambulação na UTI, com o intuito de definir diretrizes de atendimentos aos pacientes gravemente enfermos.[5-7,16]

A implementação da reabilitação precoce é viável na maioria das UTIs, pela utilização de um processo de melhoria de qualidade estruturado. A implementação bem-sucedida requer abordagem multifacetada, que inclui envolver os administradores do hospital e os líderes da UTI e da fisioterapia que apoiarão o programa e ajudarão a promover a mudança na cultura da UTI, ao organizarem uma equipe multiprofissional com um objetivo comum e compartilhado, a fim de identificar e resolver os obstáculos para alcançá-lo. Essa equipe multiprofissional será encarregada do planejamento, da execução e da avaliação do programa de reabilitação precoce, e ainda da identificação de barreiras à mobilização precoce e à reabilitação, como o excesso de sedação e *delirium*, e do desenvolvimento de estratégias para superá-las, como incentivo a mudanças nas práticas de sedação e promoção de triagem de rotina para *delirium*. A equipe também estabelecerá um guia de segurança relacionada ou ainda protocolos de triagem para auxiliar a implementação da reabilitação precoce dos pacientes críticos.[7,17]

Embora reconhecidamente segura e benéfica, a mobilização precoce ainda não é uma rotina em muitas UTIs em todo o mundo. Existem várias barreiras que impedem que essa prática seja consolidada e que os dados obtidos em pesquisas sejam utilizados na prática clínica. Em uma revisão, Dubb *et al.* descrevem essas barreiras como:[18]

- Barreiras relacionadas com o paciente, incluindo sintomas e condições, como instabilidade hemodinâmica
- Barreiras estruturais, como recursos humanos e técnicos (p. ex., protocolos e equipamentos)
- Barreiras relacionadas com a cultura da UTI, incluindo hábitos e atitudes específicos de cada instituição
- Barreiras relacionadas com o processo, desde falta de coordenação até a ausência de regras que determinem a distribuição de tarefas e responsabilidades.

Essas barreiras são multifacetadas, e aquelas relacionadas ao paciente são as mais comumente citadas.[18]

Um recente estudo avaliou o conhecimento dos profissionais da equipe multiprofissional sobre mobilização precoce em pacientes graves adultos e buscou identificar atitudes e barreiras percebidas para sua realização. Os autores demonstram que a maioria dos profissionais reconhecia os benefícios da mobilização precoce principalmente relacionada com manutenção da força muscular (53%) e redução no tempo de ventilação mecânica (83%), entretanto, as principais barreiras identificadas foram indisponibilidade de profissionais e tempo para a mobilização precoce, excesso de sedação, *delirium*, risco de autolesão musculoesquelética e excesso de estresse no trabalho.[19]

O mesmo grupo de pesquisa realizou um estudo no qual avaliaram as práticas de mobilização precoce de pacientes sob ventilação mecânica em unidades de terapia intensiva (UTIs) no sul do Brasil e identificaram barreiras associadas à mobilização precoce e possíveis complicações. Os autores demonstraram que a prevalência de mobilização dos pacientes foi baixa, com apenas 10% de todos os pacientes sob ventilação mecânica e apenas 2% dos pacientes com tubo endotraqueal foram mobilizados fora do leito como parte dos cuidados de rotina.[19] A adequada identificação das barreiras para sua realização são um importante fator para a modificação desta na unidade e para a implementação dos protocolos de mobilização precoce.

A idealização de protocolos de mobilização precoce é um fator importante e que resultará em melhores resultados. Em pacientes em VM por IRA, pode-se dividir o protocolo em cinco estágios, desde a admissão do paciente até a alta hospitalar (Figura 70.3). No 1º, o paciente encontra-se sedado e inconsciente, situação em que se deve priorizar alongamentos passivos e mobilizações passivas dos quatro membros. Assim que o paciente conseguir abrir os olhos, direcionar o olhar e ter grau 2 do escore MRC de força para membros superiores, poderá ingressar no 2º estágio – neste, serão acrescentados exercícios ativo-assistidos para os quatro membros, assim como o paciente será transferido da posição deitada para a sentada. Quando o paciente apresentar grau de força maior ou igual a 3, poderá ingressar na próxima etapa – o estágio 3 –, em que os exercícios de membros serão ativo-resistidos e será adicionado o cicloergômetro para membros inferiores ajustado pela escala de Borg. Quando reavaliado, se o paciente apresentar força muscular grau 3, estará apto para o 4º estágio, momento em que será acrescida a transferência para a cadeira e para a posição ortostática. No 5º estágio, iniciam-se o treino de equilíbrio e a deambulação (Figuras 70.4 a 70.6).[14]

No estudo de Miranda Rocha *et al.*, os autores realizam um importante questionamento ao leitor: "A questão é: criamos contraindicações excessivas para a mobilização precoce, uma vez que esse tipo de terapia tem se mostrado seguro para a maioria dos casos? Quebrar barreiras e implementar protocolos de mobilização cada vez mais antigos é o desafio que temos pela frente!".[20]

▶ Eletroestimulação na UTI

A estimulação elétrica neuromuscular (EENM) é comumente utilizada em ambientes de reabilitação ambulatorial e hospitalar para preservar ou aprimorar a força, a função e a massa muscular. Essa abordagem terapêutica no paciente crítico apresenta-se como uma promissora ferramenta para o tratamento das alterações musculares relacionadas com o imobilismo, assim como para a prevenção delas, e deve ser utilizada em pacientes críticos incapazes de realizar contração muscular voluntária.[21]

Estudos que utilizaram a eletroestimulação na UTI demonstraram grandes benefícios da abordagem, entre eles a redução no tempo de VM, o tempo de desmame e a internação na UTI, assim como no hospital.[22]

Os pacientes em VM por mais de 5 dias apresentam redução significativa da massa muscular do quadríceps, entretanto, quando utilizada a eletroestimulação, fica evidente a redução da perda em comparação àqueles pacientes que não usam essa terapêutica.[21,22]

Em pacientes críticos na fase aguda, incapacitados de realizar a contração voluntária, esse recurso pode ser utilizado com o intuito de estimular a função muscular e os nervos motores periféricos, dando início à contração muscular passiva e ao aumento da capacidade muscular oxidativa. Os resultados da utilização dessa técnica estão associados ao aumento de massa e força muscular.[23]

A utilização da EENM apresenta como resultados positivos e que acabam por firmar sua indicação:[22,23]

- Aumento das fibras tipo IIa
- Aumento da capacidade oxidativa
- Maior perfusão muscular
- Aprimoramento da cinética do consumo de oxigênio (VO_2)
- Redução da incidência de fraqueza muscular
- Redução do tempo de VM.

Quando se analisa a utilização de EENM, fica claro que seu emprego é predominante na musculatura do quadríceps, seguido pelo músculo gastrocnêmio e o tibial anterior.[21-23]

Deve-se considerar que a diversidade entre os protocolos de eletroestimulação encontrados e os métodos de avaliação limita a comparação direta entre os estudos. Não há consenso quanto à modulação ótima, de modo a promover contrações fortes com um mínimo de fadiga muscular.

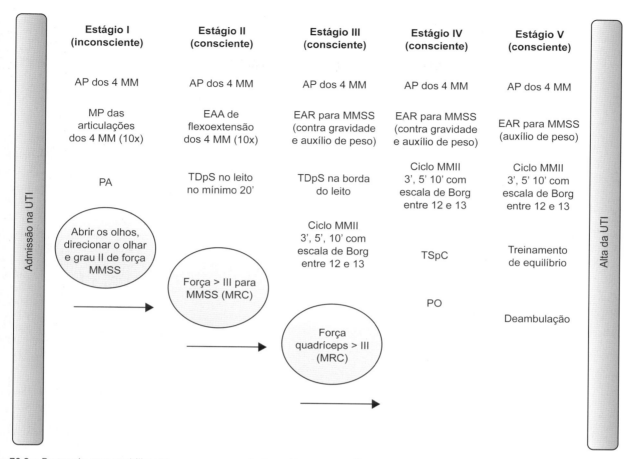

Figura 70.3 ▪ Protocolo para mobilização precoce em pacientes críticos em ventilação mecânica. UTI: unidade de terapia intensiva; AP: alongamento passivo; 4 MM: quatro membros; MP: mobilização passiva; PA: posicionamento articular; MMSS: membros superiores; EAA: exercício ativo-assistido; TDpS: transferência de deitado para sentado; MRC: Medical Research Council; EAR: exercício ativo-resistido; MMII: membros inferiores; CicloMMII: cicloergômetro de membros inferiores; TSpC: transferência de sentado para cadeira; PO: postura ortostática; ECR: exercício contrarresistido. (Adaptada de Morris et al., 2008.)[14]

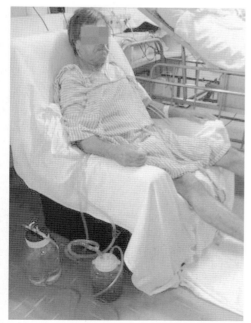

Figura 70.4 ▪ Paciente em pós-operatório de esofagectomia, com dreno de tórax, sentado na poltrona, realizando exercícios ativos de membros inferiores.

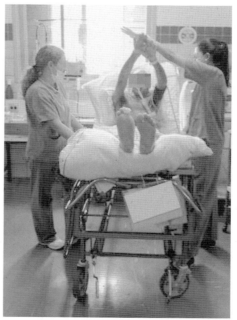

Figura 70.5 ▪ Paciente em ventilação mecânica realizando exercícios de membros superiores.

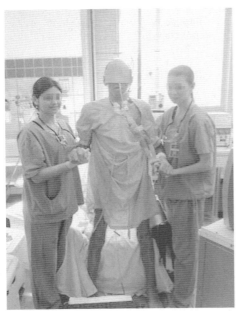

Figura 70.6 ■ Paciente traqueostomizado em ventilação mecânica em posição ortostática.

▶ Cicloergômetro

Na UTI, o cicloergômetro demonstra desfechos positivos, com possibilidade de ser utilizado tanto para os membros superiores quanto para os inferiores, resultando, assim, no aumento da capacidade de exercício e da força muscular de tais membros.[18]

O cicloergômetro em pacientes sob VM prolongada pode ser utilizado em associação com a fisioterapia convencional, quando ficam evidentes o aumento da capacidade ao exercício e a redução da sensação de fadiga e dispneia.[24]

O uso dessa abordagem pode ser precoce, como demonstrado por Burtin et al., que investigou a realização diária de exercícios em cicloergômetro para membros inferiores. Ficaram evidentes aumentos significativos da capacidade de exercício, da autopercepção do estado funcional e da força de quadríceps dos indivíduos que realizaram o tratamento fisioterapêutico, quando comparados a sujeitos-controle. De modo interessante, os autores demonstraram ainda que os pacientes que fizeram uso do cicloergômetro tiveram aumento na distância percorrida no momento da alta hospitalar, um fato de grande relevância, haja vista que a marcha independente é considerada pelos pacientes uma meta importante para o retorno ao domicílio.[25]

A comparação dos estudos demonstra que os exercícios em cicloergômetro, aplicados em membros superiores ou inferiores, realizados precoce ou tardiamente, promoveram melhoras na capacidade de exercício e força muscular nos doentes críticos internados na UTI. No entanto, deve-se salientar que essa abordagem foi realizada de maneira concomitante às fisioterapias respiratória e motora convencional, o que demonstra que essa modalidade de exercício pode ser usada de maneira complementar, visando à melhora do desempenho funcional do exercício em indivíduos internados em UTI (Figura 70.7).

Um estudo realizado por Coutinho et al. avaliou o efeito agudo do cicloergômetro pré e pós-intervenção, analisando variáveis hemodinâmicas e respiratórias, troca gasosa, níveis de lactato e proteína C reativa. Os autores demonstraram que a utilização do cicloergômetro em um protocolo de mobilização precoce não altera a mecânica respiratória e a hemodinâmica e não resulta em respostas fisiológicas agudas.[26]

▶ Ortostatismo

Nos pacientes críticos, há grande diversidade de características, entre elas o imobilismo e a manutenção em decúbito dorsal ou lateral. Assim,

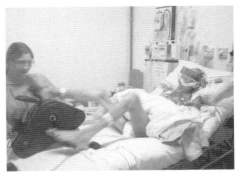

Figura 70.7 ■ Paciente intubado realizando cicloergômetro de membros inferiores.

alternativas terapêuticas que adotem a posição ortostática (que pode ser exercida de forma ativa ou passiva) estão recomendadas.

A ortostase pode ser utilizada em pacientes crônicos que estejam sob VM e que apresentam estabilidade. O uso da prancha ortostática é indicado para readaptar os pacientes à posição vertical quando não podem manter essa postura com segurança sozinhos ou até mesmo com considerável assistência. Essa prática deve ser estimulada em pacientes críticos, pois evidencia como benefícios melhora do controle autônomo do sistema cardiovascular, estimulação sensorial (que reduz ou evita os efeitos deletérios do imobilismo), melhora da oxigenação, aprimoramento da ventilação, melhora do estado de alerta, estimulação vestibular, facilitação de resposta postural antigravitacional e prevenção de contraturas articulares e úlceras por pressão. Um fator essencial para a realização de tal prática na UTI está relacionado com o monitoramento adequado desses pacientes, assim como o treinamento da equipe que a fará; desse modo, deve-se estar atento às possíveis alterações relacionadas às frequências cardíaca e respiratória, assim como à pressão arterial média.

▶ Processo ABCDEF

O aprimoramento nos desfechos de pacientes que manifestam *delirium* e fraqueza muscular adquiridos na UTI pode ser alcançado com o alinhamento de atitudes, processos e tecnologias já existentes nessa unidade.[27]

Tal melhoria pode resultar da implementação de um conjunto de práticas, como coordenação do despertar e respiração, monitoramento do *delirium* e início precoce da mobilidade e de exercício físico. ABCDEF é um processo com múltiplos componentes interdependentes, de modo intencional, e projetado para:

- Melhorar a colaboração entre os membros da equipe clínica
- Padronizar processos de atendimento
- Interromper o ciclo de sedação excessiva e ventilação prolongada, que aparecem casualmente ao *delirium* e à fraqueza.[20]

O ABCDEF (do inglês *assessing, preventing and managing pain; both spontaneous awakening trials [SAT] and spontaneous breathing trials [SBT]; choice of analgesia and sedation; delirium: assess, prevent and manage; early mobility and exercise; family engagement and empowerment*) prevê uma diversidade de intervenções correspondentes a cada uma das letras que compõem o termo, da seguinte maneira:[28,29]

- O *elemento A* do *bundle* ABCDEF se refere a avaliação, prevenção e controle da dor. A dor é uma experiência sensorial e emocional desagradável. É mais bem relatada pela pessoa que está experimentando, embora o autorrelato possa ser um desafio na UTI. No entanto, a incapacidade de se comunicar verbalmente não nega a possibilidade de que um paciente esteja sentindo dor
- O *elemento B* refere-se ao teste de despertar espontâneo e teste de respiração espontânea (TRE). Esse elemento foca a definição de um ou mais horários a cada dia para interromper os sedativos, orientar o

paciente para a hora e o dia e realizar um TRE com foco para liberar o paciente do ventilador
- O *elemento C* refere-se à escolha da analgesia e sedação. Concentra-se na construção de um regime de medicação seguro e eficaz para o manejo da dor e da agitação em adultos gravemente doentes, consistente com as recomendações das diretrizes de dor, agitação e *delirium* (PAD) da UTI
- O *elemento D* se refere a avaliação, prevenção e controle do *delirium*. O *delirium* é experimentado por 50 a 80% dos pacientes sob ventilação mecânica e 20 a 50% dos pacientes com doença de menor gravidade, resultando em hospitalização prolongada, aumento da mortalidade e aumento do custo. Os efeitos a longo prazo no paciente incluem elevação do risco de mortalidade e comprometimento cognitivo a longo prazo
- O *elemento E* refere-se à mobilidade precoce e ao exercício. Ele se concentra na compreensão dos déficits físicos enfrentados pelos sobreviventes na UTI e na identificação de estratégias para a implementação bem-sucedida de programas de mobilização precoce
- O *elemento F* refere-se ao envolvimento familiar e ao empoderamento. Ele se concentra em examinar o conceito de presença da família na UTI e identificar estratégias para criar engajamento e empoderamento da família. O atendimento centrado no paciente é definido como o fornecimento de cuidados que sejam respeitosos e responsivos às preferências, às necessidades e aos valores individuais do paciente e que os valores do paciente orientem todas as decisões clínicas. Capacitar os membros da família com expectativas compartilhadas de tomada de decisão, segurança e assistência futura envolve-os no cuidado do paciente.

A fraqueza adquirida na UTI e o *delirium* podem ser prevenidos e modificados, o que resultará em melhores desfechos aos sobreviventes da UTI.

▶ Considerações finais

As complicações neuromusculares são comuns nos doentes críticos e podem ser graves e persistentes, com possíveis repercussões a longo prazo, tanto na funcionalidade quanto na qualidade de vida dos pacientes. Deve ficar claro que a fraqueza muscular adquirida na UTI é multifatorial, com causas diretas e indiretas, as quais contribuem para as complicações relacionadas com o imobilismo.[30] De fato, a avaliação adequada e periódica desse doente é de extrema importância, assim como o início precoce das intervenções relacionadas com a mobilização. As intervenções podem reduzir os efeitos deletérios associados à permanência na UTI e aprimorar a funcionalidade desses pacientes no momento da alta hospitalar. A mobilização precoce apresenta-se como alternativa segura, eficaz e com potenciais benefícios que justificam a criação de protocolos específicos para cada UTI, bem como a implementação dessa estratégia pela equipe de fisioterapia.

▶ Referências bibliográficas

1. Nelson JE, Cox CE, Hope AA, Carson SS. Chronic critical illness. Am J Respir Crit Care Med. 2010;182(4):446-54.
2. De Jonghe B, Sharshar T, Lefaucheur JP et al.; Groupe de Réflexion et d'Etude des Neuromyopathies en Réanimation. Paresis acquired in the intensive care unit: A prospective multicenter study. JAMA. 2002;288:2859-67.
3. Paddon-Jones D, Sheffield-Moore M, Urban RJ et al. Essential amino acid and carbohydrate supplementation ameliorates muscle protein loss in humans during 28 days bedrest. J Clin Endocrinol Metab. 2004;89(9):4351-8.
4. Berg HE, Larsson L, Tesch PA. Lower limb skeletal muscle function after 6 wk of bed rest. J Appl Physiol. 1997;82:182-8.
5. Truong AD, Fan E, Brower RG, Needham DM. Needham. Bench-to-bedside review: Mobilizing patients in the intensive care unit-from pathophysiology to clinical trials. Crit Care. 2009;13(4):216.
6. Mendez-Tellez PA, Needham DM. Early Physical Rehabilitation in the ICU and Ventilator Liberation. Respir Care. 2012;57(10):1663-9.
7. Needham DM, Korupolu R, Zanni JM et al. Early physical medicine and rehabilitation for patients with acute respiratory failure: A quality improvement project. Arch Phys Med Rehabil. 2010;91(4):536-42.
8. Schweickert WD, Hall J. ICU-acquired weakness. Chest. 2007;131(5):1541-9.
9. Jackson JC, Ely EW, Morey MC et al. Cognitive and physical rehabilitation of intensive care unit survivors: Results of the RETURN randomized controlled pilot investigation. Crit Care Med. 2012;40:1088-97.
10. Paternostro-Sluga T, Grim-Stieger M, Posch M et al. Reliability and validity of the Medical Research Council (MRC) scale and a modified scale for testing muscle strength in patients with radial palsy. J Rehabil Med. 2008 Aug;40(8):665-71.
11. Cruz-Jentoft AJ, Baeyens JP, Bauer JM et al. Sarcopenia: European consensus on definition and diagnosis: Report of the European Working Group on Sarcopenia in Older People. Age Ageing. 2010;39:412-23.
12. Fischer A, Spiegl M, Altmann K et al. Muscle mass, strength and functional outcomes in critically ill patients after cardiothoracic surgery: Does neuromuscular electrical stimulation help? The Catastim 2 randomized controlled trial. Crit Care. 2016;20:30.
13. Latronico N, Gosselink R. A guided approach to diagnose severe muscle weakness in the intensive care unit. Rev Bras Ter Intensiv. 2015;27:199-201.
14. Kawaguchi YMF, Nawa RK, Figueiredo TB, Martins L, Pires-Neto RC. Perme intensive care unit mobility score e ICU mobility scale. Tradução e adaptação cultural para a língua portuguesa falada no Brasil. J. Bras. Pneumol. 2016;42(6):429-34.
15. Schweickert WD, Pohlman MC, Pohlman AS et al. Early physical and occupational therapy in mechanically ventilated, critically ill patients: A randomised controlled trial. Lancet. 2009;373(9678):1874-82.
16. Ambrosino N, Venturelli E, Vagheggini G, Clini E. Rehabilitation, weaning and physical therapy strategies in chronic critically ill patients. Eur Respir J. 2012;39:487-92.
17. Needham DM, Korupolu R. Rehabilitation quality improvement in an intensive care unit setting: Implementation of a quality improvement model. Top Stroke Rehab. 2010;17(4):271-81.
18. Dubb R, Nydahl P, Hermes C et al. Barriers and strategies for early mobilization of patients in intensive care units. Ann Am Thorac Soc. 2016; 13:724-30.
19. Fontella P, Forgiarini Jr LA, Friedman G. Atitudes clínicas e barreiras percebidas para a mobilização precoce de pacientes graves em unidades de terapia intensiva adulto. Rev Bras Ter Intensiva. 2018;30(2):187-94
20. Miranda RAR, Martinez BP, Maldaner SVZ, Forgiarini Jr LA. Early mobilization: Why, what for and how? Med Intensiva. 2017;41(7):429-36.
21. França EET, Ferrari F, Fernandes P et al. Fisioterapia em pacientes críticos adultos: Recomendações do Departamento de Fisioterapia da Associação de Medicina Intensiva Brasileira. Rev Bras Ter Intensiva. 2012; 24(1):6-22.
22. Kho ME, Truong AD, Brower RG et al. Neuromuscular electrical stimulation for intensive care unit-acquired weakness: Protocol and methodological implications for a randomized, sham-controlled, phase II trial. Phys Ther. 2012;92(12):1564-79.
23. Poulsen JB, Moller K, Jensen CV et al. Effect of transcutaneous electrical muscle stimulation on muscle volume in patients with septic shock. Crit Care Med. 2011;39:456-61.
24. Borges VM, Oliveira LRC, Peixoto E, Carvalho NAA. Fisioterapia motora em pacientes adultos em terapia intensiva. Rev Bras Ter Intensiv. 2009;21(4):446-52.
25. Burtin C, Clerckx B, Robbeets C et al. Early exercise in critically ill patients enhances short-term functional recovery. Crit Care Med. 2009;37:2499-505.
26. Coutinho W et al. Efeito agudo da utilização do cicloergômetro durante atendimento fisioterapêutico em pacientes críticos ventilados mecanicamente. Fisioter. Pesqui. 2016;23:278-83.
27. Vasilevskis EE, Ely W, Speroff T, Pun BT, Boehm L, Dittus RS. Reducing iatrogenic risks – ICU – acquired delirium and weakness – crossing the quality chasm. Chest. 2010;138(5):1224-33.
28. ICU Liberation. The ABCDEF Bundle. Disponível em: http://www.iculiberation.org. Acesso em: 10 jan. 2018.
29. Marra A, Frimpong K, Ely EW. The ABCDEF Implementation Bundle. Korean J Crit Care Med. 2016 Aug;31(3):181-93.
30. Fan E. Critical Illness neuromyopathy and the role of physical therapy and rehabilitation in critically ill patients. Respir Care. 2012;57(6):933-44.

Aspectos de Enfermagem na Unidade de Terapia Intensiva

CAPÍTULO 71

Talita Veras de Matos Miranda ▪ Suely Sueko Viski Zanei ▪ Iveth Yamaguchi Whitaker

▶ Introdução

A insuficiência respiratória é uma síndrome cuja principal característica é o surgimento de disfunção súbita em qualquer parte dos sistemas fisiológicos envolvidos nas trocas gasosas, ou seja, disfunções dos sistemas respiratório, neurológico ou cardiovascular que resultam em inadequado volume de ar que chega aos alvéolos ou ao fluxo sanguíneo no capilar pulmonar.[1] É diagnosticada pela avaliação dos sinais e sintomas do paciente, bem como por meio de métodos diagnósticos de simples aplicação.

Diante dos sinais e sintomas característicos, é preciso definir uma conduta terapêutica apropriada para cada caso, visando à adequada troca gasosa, diminuição do trabalho respiratório e otimização do conforto do paciente.

Para auxiliar a equipe de saúde no reconhecimento e monitoramento da insuficiência respiratória aguda (IRA), estão disponíveis equipamentos utilizados na rotina clínica há décadas. Para o acompanhamento do perfil ventilatório de pacientes em ventilação mecânica (VM), destacam-se os equipamentos de oximetria de pulso e a capnografia, facilmente disponíveis à beira do leito, cujo manuseio e interpretação dos valores devem ser plenamente conhecidos pelos profissionais. Além disso, para a confirmação diagnóstica e o acompanhamento das condições das trocas gasosas são analisadas as pressões dos gases em amostra sanguínea pela gasometria arterial, cuja coleta e encaminhamento são de responsabilidade dos enfermeiros na maioria das instituições.

Quanto ao tratamento, serão apresentados neste capítulo os aspectos de enfermagem relacionados com a intubação endotraqueal, a aspiração das vias aéreas e as medidas preventivas associadas à prevenção de pneumonia hospitalar – procedimentos indispensáveis no tratamento do paciente com IRA grave.

▶ Métodos auxiliares de diagnóstico

Oximetria de pulso | Saturação periférica de oxigênio

Desde a década de 1970, a mensuração da saturação de oxigênio ($SatO_2$) pela oximetria de pulso (SpO_2) é reconhecida por vários especialistas como um dos avanços tecnológicos mais importantes no monitoramento clínico dos pacientes. A SpO_2 possibilita, de maneira contínua e segura, a mensuração instantânea da oxigenação arterial, visto que seu valor reflete a saturação arterial de oxigênio pela hemoglobina.[2]

Amplamente utilizada em serviços de saúde, sobretudo em salas de emergência, centro cirúrgico e unidades de terapia intensiva (UTI), a oximetria de pulso depende não apenas do perfeito funcionamento do aparelho e correto posicionamento do sensor no paciente, como também, e principalmente, da interpretação de dados pelo profissional de saúde, em conjunto aos parâmetros clínicos adotados.

A SpO_2 pode ser obtida de maneira simples, por meio de um sensor de luz colocado em um local anatômico que possibilite a medida (geralmente, em um dos dedos das mãos em adultos), para que este informe sobre a frequência e a amplitude de pulso. Antes da ampla utilização da oximetria de pulso, a saturação de oxigênio era pressuposta com base em um sinal clínico tardio de hipoxemia, a cianose.[2,3] Porém, além de ser manifestada de maneira tardia, a interpretação da cianose pelo profissional de saúde é subjetiva e, por causas intrínsecas (p. ex., anemia profunda) ou extrínsecas ao paciente (p. ex., iluminação inadequada), pode ser equivocada. A oximetria de pulso é, portanto, uma ferramenta de extrema importância no manejo de pacientes críticos, por fornecer um parâmetro de relevância clínica e facilmente obtido de modo não invasivo.

A mensuração da SpO_2 pode indicar de maneira objetiva a hipoxemia. Entretanto, o profissional deve saber que o resultado não será fidedigno quando a saturação real estiver abaixo de aproximadamente 70 a 75%. De modo geral, quando a saturação é próxima do normal (cerca de 90%), a variação é de +/–2% do valor real. Em caso de hipoxemia grave, a $SatO_2$ arterial contínua deve ser considerada.[3-5]

Alguns fatores que podem interferir nos valores de SpO_2 e levar a falsos alarmes e interpretação incorreta de dados incluem movimentação do paciente, hipoxemia local, carboxi-hemoglobina, metaemoglobina, alterações nos níveis de bilirrubina, anemia, hiperpigmentação da pele, convulsão, pulsação venosa, congestão venosa, paciente em parada cardiorrespiratória ou choque.[3,5]

Um erro comum que leva à perda do sinal e à interrupção do monitoramento da SpO_2 é colocar o sensor em um dos dedos da mão do mesmo lado do manguito do esfigmomanômetro. Da mesma maneira, quando colocado no mesmo membro de inserção do cateter de pressão arterial invasiva (PAI), o sensor pode comprometer a leitura e a visualização da onda de pulso, em virtude da diminuição de sua amplitude.[5] Baixo débito cardíaco, vasoconstrição periférica e hipotensão grave diminuem o volume de sangue pulsátil e reduzem a força e a qualidade do sinal, dificultando ou bloqueando a leitura pelo sensor.[2,5]

Por ser um método não invasivo, complicações são raramente descritas, mas pode ocorrer lesão digital, sendo mais frequente em pacientes com a perfusão periférica comprometida ou em uso de altas doses de vasopressores. Queimaduras já foram descritas em pacientes que realizaram ressonância magnética fazendo uso do sensor (essa complicação é provavelmente resultado de corrente elétrica gerada pelo cabo do oxímetro). Atentar para a remoção do sensor no momento da realização do exame.[6] No Quadro 71.1, são apresentados os principais cuidados relacionados com a sua utilização.[2,5]

Capnografia

Em conjunto com a oximetria de pulso e outras medidas, a capnografia possibilita à equipe de saúde obter dados complementares para a condução do tratamento de distúrbios relacionados com a troca gasosa.

Quadro 71.1 ■ Cuidados de enfermagem: oximetria de pulso.

Deve-se manter o sensor continuamente, para que fique ajustado, sem compressão local ou muito folgado, quando posicionado nas extremidades digitais. Não colocar o sensor no mesmo braço do manguito do esfigmomanômetro ou do cateter de pressão arterial invasiva nem em dedos com esmaltes escuros ou unhas artificiais

Em casos de visualização ou sinal de alarme de baixa saturação, confirmar o valor mensurado, com busca de possíveis artefatos, e reposicionar o sensor. Deve-se adequar o tipo de sensor ao local utilizado. Sensores largos para o tamanho dos dedos ou sensor de dedo utilizado nos lóbulos das orelhas podem não captar o sinal corretamente, e tais improvisações devem ser evitadas. Verificar também mau funcionamento do sensor ou do cabo, quando se deve providenciar a troca

Observar o traçado gráfico ao monitor. As ondas visualizadas são semelhantes àquelas observadas no monitoramento da pressão arterial invasiva. Pacientes hipovolêmicos tendem a apresentar curvas de pressão arterial invasiva e de SpO_2 de menor amplitude

Checar simultaneamente outros sinais e sintomas de hipoxemia, como alterações do nível de consciência, taquicardia, hipo ou hipertensão arterial

Se o paciente apresentar tremores ou vasoconstrição periférica por hipotermia (p. ex., em ambiente frio), providenciar aquecimento adequado

Atentar-se para os valores em pacientes que recebem fármacos vasoativos em altas doses ou que apresentem algumas alterações intrínsecas, como da hemoglobina, pois podem reportar resultados pouco fidedignos. Em casos de dúvidas, comparar o valor da SpO_2 com a $SatO_2$ por meio da gasometria arterial

$SatO_2$: saturação de oxigênio; SpO_2: saturação periférica de oxigênio.

Quadro 71.2 ■ Indicações da capnografia em pacientes intubados.

Verificar o posicionamento do tubo endotraqueal (logo após sua colocação e durante o transporte do paciente)

Determinar a adequação da ventilação

Titular níveis de CO_2 em pacientes com hipertensão intracraniana e determinar prognóstico em trauma (a hipercapnia leva à vasodilatação, e vice-versa. Logo, a eucapnia é recomendada pela Brain Trauma Foundation)[10]

Determinar a efetividade das compressões torácicas e o prognóstico durante a parada cardíaca

CO_2: gás carbônico. Adaptado de Krauss et al., 2018; Zwerneman K, 2006.[7,8]

Enquanto a oximetria de pulso fornece dados sobre oxigenação, a capnografia o faz a respeito da ventilação, da perfusão e do metabolismo em pacientes intubados ou em ventilação espontânea[7] – é a medida da concentração de gás carbônico (CO_2) expirado. A pressão parcial do gás carbônico expirado (PetCO$_2$, do inglês *pressure of end-tidal carbon dioxide*) é a pressão de CO_2 em amostra de ar expirado, determinada por algumas variáveis, como produção de CO_2, fluxo sanguíneo pulmonar, ventilação minuto alveolar e o espaço morto, de modo que, se todos os alvéolos estiverem bem perfundidos, a PetCO$_2$ se aproxima do valor da pressão parcial de gás carbônico (PaCO$_2$) do capilar pulmonar. O valor normal é de 30 a 43 mmHg, que difere daquele obtido na gasometria em razão do espaço morto alveolar.[8]

Para a análise da amostra de CO_2, dois tipos de sistemas estão disponíveis: fluxo principal (ou *mainstream*), em que o sensor de CO_2 é adaptado entre a via aérea do paciente e o circuito do ventilador mecânico (utilizado em pacientes intubados), ou fluxo lateral (ou *sidestream*), em que o sensor se localiza no interior de um monitor, de modo que o gás chega até o aparelho por um sistema de drenagem (ou seja, utilizado por pacientes em ventilação mecânica ou espontânea).

A capnografia fornece *status* ventilatório de pacientes em IRA de qualquer causa, incluindo bronquiolite, asma, fibrose cística, doença pulmonar obstrutiva crônica (DPOC) etc. Pesquisas sugerem que a análise das ondas quantitativas pode distinguir entre falência cardíaca e DPOC.[7]

Uma das vantagens da capnografia é a possibilidade do acompanhamento contínuo dos valores de CO_2, de modo indolor ao paciente, sem a necessidade de coletas sanguíneas frequentes.[7,8] Com outros métodos de monitoramento, a capnografia é recomendável após a intubação traqueal, para a confirmação da localização do tubo no acompanhamento de pacientes em suporte ventilatório, bem como para avaliação indireta do fluxo sanguíneo, considerando-se que, em condições de hipoperfusão tecidual, há acúmulo do CO_2.[8] Deve-se lembrar de que esse recurso, assim como a SpO_2, é complementar e não substitui a avaliação clínica e laboratorial.

As indicações da capnografia em pacientes intubados estão descritas no Quadro 71.2.

Gasometria arterial | Coleta e interpretação

A gasometria arterial confirma o diagnóstico e revela valores anormais da pressão parcial de oxigênio (PaO$_2$) e da PaCO$_2$. Na IRA, a gasometria arterial coletada em ar ambiente (fração inspirada de oxigênio = 0,21) apresenta PaO$_2$ ≤ 60 mmHg, PaCO$_2$ > 45 mmHg e pH < 7,35.[10]

Esse procedimento consiste na análise das pressões parciais de oxigênio (O$_2$), CO$_2$ e pH sérico em uma amostra de sangue arterial. Trata-se de um exame coletado à beira do leito, por médico ou enfermeiro exclusivamente, e que fornece valores precisos de parâmetros indispensáveis para orientar a conduta terapêutica ideal ao paciente. No Quadro 71.3, são apresentadas as definições e os valores dos principais parâmetros analisados pela gasometria arterial. Os distúrbios respiratórios e metabólicos relacionados com o equilíbrio acidobásico estão resumidamente apresentados no Quadro 71.4.

Ao se conhecerem os valores de referência dos parâmetros e os principais distúrbios acidobásicos relacionados com a gasometria arterial, os enfermeiros podem acompanhar de modo objetivo a evolução do paciente e a efetividade das medidas terapêuticas, com a instituição de ações colaborativas que auxiliem no tratamento.

Cabe ressaltar ainda dois aspectos importantes relacionados com o momento da punção arterial:

- As condições de oxigenação do paciente durante a coleta devem ser descritas no pedido de exame e/ou prontuário
- A coleta não deve ser realizada no momento de troca de terapia de oxigenação, e sim após 20 a 30 min, para que os resultados sejam compatíveis com a terapia instituída.[14,15]

No caso do paciente intubado, os resultados devem ser analisados considerando-se a FIO$_2$ no momento da punção arterial para se obter o valor da relação entre a PaO$_2$ e a FIO$_2$ (PaO$_2$/FIO$_2$). Os valores de normalidade estão situados entre 350 e 450. Abaixo de 300, significa que a capacidade de oxigenação é insatisfatória e que há lesão pulmonar aguda (LPA); abaixo de 200, é considerada IRA grave.[12]

Normalmente, os locais utilizados para punção são as artérias radial, braquial, femoral e pediosa. A artéria radial é puncionada com maior frequência por ser o acesso mais fácil para o profissional e que causa menos desconforto para o paciente.[13-15] Para a escolha da artéria, o profissional deve avaliar as condições do paciente, de modo que o exame não o prejudique, sempre lembrando que diversas coletas posteriores poderão ser realizadas, o que faz necessária a escolha em um local livre de lesões, com boa perfusão e da maneira menos agressiva e dolorosa possível.[14,15]

Pela experiência prática do dia a dia, recomenda-se que, além da devida orientação ao paciente, um segundo profissional auxilie o primeiro na coleta, pois o exame é doloroso ao paciente e a movimentação do local no momento da inserção da agulha é frequente e, muitas vezes, de difícil controle. O membro a ser puncionado deve ser exposto e posicionado de maneira adequada para que o profissional possa sentir a pulsação da artéria, enquanto o auxiliar ajuda o paciente na manutenção da posição e para que evite movimentar o membro.

Em geral, complicações decorrentes da coleta podem acontecer por inabilidade ou descuido do executor ou da movimentação brusca pelo paciente. A punção cuidadosa evita ou minimiza algumas das seguintes complicações: hemorragia local; transfixação de artéria; edema com consequente diminuição da perfusão local; lesão cutânea ou lesão vascular. A amostra pode sofrer alterações por excesso ou falta de heparina, falha em colocá-la em ambiente com baixa temperatura, tempo superior ao preconizado pelo laboratório para a entrega da deve ser diária, executada por duas pessoas, pois, nessa situação, o paciente pode tossir ou apresentar reflexo de vômito, o que causa o seu deslocamento. Não é recomendável fixar o tubo com outro dispositivo, como sonda gástrica ou enteral, pois, em caso de deslocamento de um deles, o outro também será deslocado. Realize a ausculta pulmonar para confirmar a insuflação de ambos os pulmões durante o exame físico e sempre que houver algum sinal de deslocamento. Mantenha preferencialmente o tubo em posição central, porém, se não for possível, faça-o na posição lateral direita ou esquerda. Não há evidências na literatura que indiquem qual é o posicionamento mais adequado; assim, é preciso considerar o que for mais favorável para o paciente, evitando formação de lesões nas comissuras labiais. Evite a tração do tubo ocasionada pelos circuitos respiratórios ou outros acessórios. Se necessário, use suporte próprio do ventilador para apoio do circuito e acessórios.[17-19]

Atenção para o risco de extubação não planejada

▸ **Justificativa.** A extubação não planejada (ENP) tem ocorrência variável. Estudos mais recentes relatam taxas de 2 a 16%.[26,27] Pode ser não intencional, em decorrência da manipulação do paciente pela equipe de saúde durante alguns procedimentos (p. ex., radiografia no leito, mudança de posicionamento, higienização oral/corporal), comumente designada extubação acidental ou pelo próprio paciente (autoextubação).[30] Ao serem consideradas as consequências relacionadas com a ENP, a contenção física e a sedação são estratégias frequentemente utilizadas para evitar períodos de agitação, movimentação brusca e possível retirada do dispositivo pelo paciente. Alguns autores identificaram outros fatores de risco para ENP, como sexo masculino, vítimas de trauma, falta de pessoal de enfermagem e sobrecarga de atividades, falta de experiência profissional, exames que necessitam de transporte intra-hospitalar e escore acima de 9 na escala de coma de Glasgow.[30] A contenção física realizada para evitar a ENP é questionada, pois alguns estudos constataram que a autoextubação ocorreu, apesar da restrição, em 47 a 67%[18] dos casos e/ou em 80% dos pacientes críticos avaliados. Em relação ao nível de sedação, a autoextubação se dá em 53 a 70% dos pacientes com escala de Ramsay com escore entre 2 e 3 pontos, ou seja, acordados ou respondendo a comando.[32]

Com base em ampla revisão de literatura, médicos, enfermeiros e terapeutas respiratórios americanos, ligados à área de cuidados críticos, elaboraram um *guideline*, no qual se recomenda a utilização de analgésicos e ansiolíticos para minimizar a necessidade de restrição dos pacientes no leito, o que, por si só, pode aumentar o risco da ENP.[31] A participação da equipe multiprofissional na detecção precoce de pacientes com risco para extubação não planejada, especialmente os considerados como via aérea difícil, foi destaque no *guideline* mais recente de especialistas do Reino Unido.[32] Recomenda-se que as UTIs tenham um planejamento antecipado para intervenção no caso de extubação não planejada.[32]

▸ **Cuidados de enfermagem recomendados.** Identificar precocemente os pacientes com risco potencial para autoextubação (com agitação, ansiedade, *delirium*, dor, desconforto e sedação inapropriada). Se o paciente estiver consciente e orientado, esclarecer a necessidade dos dispositivos invasivos e potenciais complicações se retirados precocemente. Avalie, de modo criterioso, a necessidade de restrição física no leito. Discuta com o médico a importância de contenção química (sedação). Se houver necessidade de interromper a sedação, por exemplo, no período de desmame, mantenha vigilância contínua. Se o paciente estiver desorientado, incapaz de cooperar e houver riscos para a sua própria segurança, utilize contenção física apropriada, como faixas protetoras largas e acolchoadas para evitar lesões causadas por possíveis estiramento e compressão. Se não houver material apropriado, utilize atadura de crepe e proteção com algodão ortopédico. Se mantido com contenção física, avalie periodicamente, a cada 2 h, os locais de contato com as faixas para evitar a formação de lesões, principalmente em membros. Retire as faixas de compressão tão logo quanto possível. Se o paciente for mantido sedado, monitore o nível de sedação, com a utilização de meios apropriados (escalas ou equipamento de monitoramento contínuo do eletroencefalograma-índice bispectral (EEG-BIS).[17,18,21,25-27]

É importante também citar que a equipe de enfermagem que presta cuidado ao paciente crítico deve trabalhar com dimensionamento de pessoal adequado, de modo que o número de profissionais seja adequado ao número de pacientes, além do conhecimento técnico e experiência para o cuidado com paciente de alto risco para extubação não planejada.[26,27]

Aumento da resistência das vias aéreas

▸ **Justificativa.** Dependendo do comprimento e do diâmetro do tubo endotraqueal, pode ocorrer aumento da resistência das vias aéreas, provocando ou piorando o desconforto. Quanto maior o comprimento e menor o diâmetro, maior a resistência e, consequentemente, o trabalho respiratório. O dispositivo para aquecimento e umidificação do gás inspirado (HME, do inglês *heat and moisture exchanger*) – trocador de calor e umidade –, conhecido como *filtro*, pode aumentar a resistência ao fluxo aéreo.[17] A dobra no circuito respiratório do ventilador ou da cânula, a presença de água nos circuitos (quando utilizado sistema de umidificação convencional), a diminuição do calibre do tubo em virtude de secreção traqueal e a mordedura da cânula pelo paciente também aumentam a dificuldade ao fluxo aéreo e comprometem a ventilação. Além das causas externas citadas, o broncoespasmo pode ser importante fator de aumento da resistência das vias aéreas.[17]

▸ **Cuidados de enfermagem recomendados.** No momento da IOT, o tubo endotraqueal deve ser selecionado de modo adequado para cada paciente. Em geral, os tubos utilizados em adultos variam de tamanho – de 7 a 8 mm (diâmetro interno) – e podem ser um pouco mais calibrosos nos indivíduos do sexo masculino (8 a 8,5 mm). Deve-se monitorar sinais de aumento da resistência de vias aéreas, com observação do aumento da pressão do pico inspiratório no ventilador (alarme de alta pressão) e da presença de sibilos ou ausência de murmúrios vesiculares de grande extensão. A persistência dos sinais obstrutivos leva o paciente a apresentar desconforto respiratório progressivo. Troque o filtro sempre que necessário, principalmente se estiver úmido. Conforme recomendação do Centers for Disease Control and Prevention (CDC), o dispositivo pode ser mantido até 72 h no mesmo paciente, desde que mantido em condições de uso.[17,33]

Problemas relacionados com o *cuff*

▸ **Justificativa.** A pressão do *cuff* do tubo endotraqueal ou traqueostomia pode ser verificada 3 vezes/dia. As funções do *cuff* são promover adequada vedação da traqueia para a aplicação de ventilação com pressão positiva, prevenir a aspiração de secreções da orofaringe para os pulmões e auxiliar na prevenção da extubação acidental. O *cuff* também auxilia na manutenção do tubo em posição central e minimiza possíveis lesões causadas pela ponta do tubo em contato com a parede traqueal.[17] Entretanto, a hiperinsuflação ocasiona aumento da pressão interna do *cuff*, que excede a pressão de perfusão traqueal e dá início à isquemia local, podendo evoluir para perda progressiva da cartilagem com estenose e traqueomalacia (flacidez da parede traqueal em decorrência de redução ou atrofia das fibras elásticas longitudinais ou prejuízo da integridade da cartilagem).[35] A pressão de perfusão traqueal em indivíduos normotensos varia de 25 a 35 cmH_2O, e é recomendada uma pressão de insuflação em torno de 20 a 30 cmH_2O (22 mmHg) ou, se possível, ligeiramente menor.[17,34]

Os tubos endotraqueais chamados de *alto volume* e *baixa pressão* não garantem baixas pressões e, portanto, a mensuração da pressão deve ser realizada periodicamente (a cada 6 ou 8 h).[17]

▸ **Cuidados de enfermagem recomendados.** Realizar a medida da pressão do *cuff* por meio de um manômetro de pressão em cmH_2O ou mmHg – um manômetro tipo aneroide adaptado para esse fim ou aparelhos próprios disponíveis comercialmente (cufômetro). É preciso checar problemas relacionados com vazamento de ar ao redor do *cuff* por insuflação inadequada. Quando pouco insuflado, pode propiciar a aspiração de secreções contaminadas que se acumulam na região acima do *cuff* e prejudicar a VM (diminuição do volume corrente). O vazamento pode ser detectado facilmente quando se percebe respiração ruidosa pela boca e o balonete externo encontra-se esvaziado.

Vazamentos discretos são perceptíveis ao se auscultar a região da traqueia. Deve-se evitar a hiperinsuflação do *cuff*. Recomenda-se utilizar o menor volume possível, de modo suficiente para manter a vedação; ele é variável e depende do calibre da cânula e da largura da traqueia. Pode-se auscultar a região da traqueia durante a introdução do ar e interrompê-la imediatamente quando não for mais audível nenhum som indicativo de passagem de ar (técnica do volume mínimo de oclusão). A utilização dessa técnica não garante que a pressão seja baixa e deve ser complementada com a verificação da pressão do *cuff*. Deve-se proceder à aspiração da orofaringe antes de manusear o *cuff*, mantendo o paciente em decúbito semielevado.[17-19,34]

A pressão do *cuff* pode ser mensurada pelo enfermeiro e/ou pelo fisioterapeuta respiratório, dependendo da rotina de cada instituição.

■ Prevenção da pneumonia relacionada com a ventilação mecânica

Uma complicação grave associada à ventilação invasiva é a PAV, que representa 80% dos episódios de pneumonia hospitalar e é a mais frequente causa de infecção em ambientes de cuidados intensivos, seguida pelas infecções de corrente sanguínea associadas a cateteres venosos.[35,36] A PAV é definida como a pneumonia desenvolvida após 48 h da intubação traqueal e está relacionada com o aumento da morbimortalidade e o aumento considerável dos custos nas UTIs.[35-37]

Em 2001, o Institute for Healthcare Improvement (IHI), com alguns especialistas, idealizou uma série de condutas no tratamento do paciente crítico. Entre elas, a terapêutica do paciente intubado foi identificada como prioridade, por conta de altos índices de mortalidade e morbidade associados a esses pacientes. Ao revisarem as evidências, foi possível perceber quatro elementos que teriam papel fundamental na prevenção da PAV, chamados *ventilator Bundle*,[38] constituído por um "pacote" de medidas aplicadas de maneira concomitante (Quadro 71.7).

Em 2010, um quinto elemento foi instituído, a higiene oral com clorexidina. A placa bacteriana que se forma em pacientes intubados pode ser a origem de patógenos causadores de pneumonia. A higiene oral adequada e o uso de antissépticos bucais reduzem a colonização bacteriana local e o risco de infecção do trato respiratório. A clorexidina é um antisséptico aprovado para a profilaxia da placa bacteriana e gengivite, e pode ser encontrado em fórmulas de 0,12 a 0,2%.[21] Combinado a outras estratégias, esse procedimento auxilia na prevenção da PAV em pacientes intubados. Estudos mostram redução de até 40% no risco de PAV com o uso oral diário de clorexidina em pacientes intubados, no mínimo, 2 vezes/dia.[22]

É importante rediscutir o tema nesse contexto, pelo fato de a higiene oral ser um procedimento básico realizado na rotina de cuidados diários, ainda que provoque dúvidas na equipe com relação a materiais, métodos e frequência de procedimento.

É possível encontrar na literatura muitos estudos que descrevem técnicas para a adequada higiene oral em pacientes intubados, porém há questionamentos sobre o melhor método a ser seguido. A remoção mecânica por meio da escovação bucal com escovas de dente macia e pequena para facilitar a sua introdução e manuseio em associação à solução de clorexidina e aspiração concomitante da cavidade oral, conforme comentado, são as medidas que encontram maior respaldo científico até o momento.[21,38]

Ressalta-se a importância de protocolos que estabeleçam a rotina diária da higiene oral em pacientes críticos, que deve incluir a frequência de realização do procedimento e o uso adequado dos produtos (pacientes intubados *versus* pacientes em ventilação espontânea), entre outros aspectos, de modo a se garantir a consistência do procedimento que deve ser documentado.[22]

Além da vigilância e manutenção das medidas básicas de prevenção de infecção, como a lavagem das mãos, sugerem-se o desenvolvimento e a padronização de procedimento de higiene oral nas instituições de saúde, principalmente de pacientes intubados, para que os profissionais da enfermagem sejam treinados adequadamente e conheçam a importância e a correta realização do procedimento.

■ Aspiração endotraqueal

Sendo um dos procedimentos mais comuns realizados em pacientes com via aérea artificial, a aspiração endotraqueal consiste na introdução de um cateter/sonda pelo tubo com a aplicação de pressão negativa no momento da retirada das secreções; portanto, recomenda-se que o procedimento seja estéril.[17,19,40]

Segundo o art. 2º da Resolução nº 0557/2017 do Conselho Federal de Enfermagem (Cofen), os pacientes graves submetidos à intubação orotraqueal ou traqueostomia em unidade de emergência, UTI, semi-intensiva ou demais unidades de internação deverão ser aspirados privativamente por enfermeiro, conforme dispõe a Lei do Exercício Profissional da Enfermagem.[41]

Para a correta indicação do procedimento, o profissional de saúde deve avaliar a real necessidade, com o intuito de evitar que este seja um procedimento rotineiro, já que ele não é livre de complicações. A frequência do procedimento é determinada pela presença e quantidade de secreção, detectada, muitas vezes, de maneira visível ou pela ausculta pulmonar prévia. A aspiração sem ausculta pulmonar prévia ou sem a devida avaliação quanto a sua necessidade expõe o paciente a riscos desnecessários e, por isso, não é recomendada.[17]

Duas técnicas para a aspiração endotraqueal podem ser utilizadas: a aspiração com sistema aberto e a com sistema fechado. A técnica de aspiração com sistema aberto requer a desconexão paciente-ventilador, enquanto o fechado consiste em uma sonda estéril envolta por uma proteção plástica, de modo que essa sonda fique permanentemente conectada à via aérea do paciente, o que torna desnecessária a desconexão do paciente do ventilador mecânico. O sistema fechado é ideal para pacientes ventilados com pressões elevadas e/ou alta FIO_2, pois não se beneficiam das frequentes desconexões do sistema. Outra indicação para a utilização do sistema fechado é a maior segurança com relação a gotículas e aerossóis em pacientes com isolamento respiratório.[40]

Estudos têm demonstrado que, além da pressão de sucção negativa, desconectar o paciente da ventilação mecânica causa grande queda da $SatO_2$ medida pela oximetria de pulso e prejudica a ventilação devido

Quadro 71.7 ■ *Ventilator Bundle*.

Elevação da cabeceira entre 30° e 45°
Diversos trabalhos na literatura mostram que pacientes submetidos à ventilação mecânica que permaneceram em decúbito dorsal horizontal foram mais suscetíveis à pneumonia do que aqueles que se mantiveram em decúbito elevado. Além disso, essa medida faz a ventilação do paciente ser mais efetiva
Interrupção diária da sedação ("despertar diário")
Todos os dias, após a avaliação da equipe de saúde, faz-se uma tentativa de manter o paciente sem sedação para verificar a possibilidade de extubação do paciente, visando à diminuição do tempo de ventilação mecânica. Obviamente, essa conduta não é livre de riscos, como a extubação não programada, e, por isso, a equipe deve estar junto ao paciente, atenta a qualquer tipo de agitação ou desconforto dele
Profilaxia de úlcera de estresse
Agentes que elevam o pH gástrico podem promover o crescimento de bactérias no estômago, principalmente bacilos gram-negativos originários do duodeno. A frequência com que o refluxo de conteúdo e as secreções gástricas ocorrem em indivíduos saudáveis sugere que pacientes críticos em ventilação sejam suscetíveis à aspiração. Como fator agravante, pacientes intubados perdem os reflexos de defesa das vias aéreas. Refluxo esofágico e aspiração de conteúdo gástrico associados à intubação orotraqueal podem levar à colonização endobrônquica e pneumonia ou ainda desencadear quadros de pneumonia em virtude da diminuída ação bactericida em meios de baixa acidez. A profilaxia da úlcera péptica deve ser realizada com medicamentos. Como em qualquer intervenção clínica, deve-se analisar o risco-benefício de modo a garantir que a assistência recebida pelo paciente tenha um potencial maior de benefício do que de risco
Profilaxia de tromboembolismo venoso
Medida recomendada, pois a literatura evidencia uma redução dramática dos casos de pneumonia associada à ventilação mecânica com a aplicação de todos os elementos do pacote, incluindo a profilaxia da TVP. Essa intervenção continua sendo uma excelente prática de cuidados gerais a pacientes em ventilação

TVP: trombose venosa profunda. Adaptado de McCarthy *et al.*, 2008.[38]

ao derrecrutamento pulmonar. Essas têm sido as maiores complicações relacionadas ao sistema aberto.

O período de sucção não deve ultrapassar 15 s, e a mesma deve ser repetida e intercalada a períodos de hiperoxigenação, até que se obtenha a higiene brônquica necessária. A pressão negativa aplicada de modo contínuo pode induzir efeitos deletérios, como agravamento da hipoxemia, atelectasia, trauma traqueal e/ou da mucosa brônquica, instabilidade hemodinâmica, broncoespasmo, aumento da pressão intracraniana, infecção de via aérea, arritmias cardíacas, sangramento, hiper e hipotensão.[17,18]

Quanto ao uso de solução salina (soro fisiológico a 0,9%) durante a aspiração, há controvérsias na literatura, apesar de as evidências atuais apontarem para sua não utilização. A instilação frequente de solução salina causa tosse, o que ajudaria na remoção de secreção. Entretanto, além de tosse grave, pode causar também hipoxemia, hipertensão e ocasionalmente broncoespasmo. Destaca-se que, além do desconforto intenso e de não apresentar benefício comprovado cientificamente, pode ser prejudicial ao favorecer o deslocamento de microrganismos aderidos no interior da via aérea (biofilme) para o sistema respiratório.[39,40] Portanto o argumento é que a instilação de solução salina para fluidificar soluções não tem suporte e é considerado deletério.

O último *guideline* da American Heart Association for Respiratory Care recomenda a provisão de 100% de oxigênio, especialmente em casos de hipoxemia ocorrida antes da aspiração endotraqueal. Porém a real necessidade de 100% de oxigênio deve ser investigada, porque concentrações mais baixas (entre 20 e 50%) ou mesmo nenhuma suplementação pode prevenir a hipoxemia durante o procedimento de aspiração endotraqueal. Um estudo sugere que a hiperoxigenação com porcentagens de 20% acima da FIO_2 basal é efetiva para evitar queda na oxigenação, assim como a hiperoxigenação a 100%, e que sistema aberto de aspiração causa mudanças na ventilação pulmonar no que se refere à eliminação de CO_2 independentemente do nível de O_2 oferecido.[42]

O sucesso do procedimento requer não apenas avaliação clínica do paciente, mas também técnica e material adequados. O Quadro 71.8 destaca pontos importantes relacionados com os materiais e a técnica adequada para o procedimento.

Após a aspiração endotraqueal, deve-se proceder à aspiração da cavidade nasal e oral, partes integrantes do processo, a fim de garantir a aspiração de secreções nas vias aéreas superiores. No caso de sistema aberto, pode-se aproveitar a mesma sonda utilizada para a aspiração endotraqueal, se esta não estiver obstruída por secreções ou sujidades, lubrificando-a com anestésico em gel ou solução fisiológica antes de sua introdução nas narinas, para evitar desconforto ao paciente (não necessita de técnica asséptica). A cavidade oral é a última a ser aspirada, e pode ser utilizada a mesma sonda se estiver em condições de uso. No caso de sistema fechado, após a realização da aspiração endotraqueal, o material para sistema aberto deve ser preparado para a aspiração da cavidade nasal e oral, respectivamente.

Considerações finais

Os pacientes que apresentam IRA grave e que necessitam de suporte ventilatório invasivo, em geral, são submetidos a diversas intervenções diagnósticas e terapêuticas, que, apesar de necessárias, muitas vezes, favorecem o surgimento de efeitos adversos ou complicações ao longo de sua internação na UTI ou no hospital. Neste capítulo, foram discutidas algumas intervenções de enfermagem relacionadas com o diagnóstico e o tratamento dos pacientes em casos de IRA, consideradas relevantes, sem, contudo, abordar aspectos específicos da VM, que precisariam de capítulo à parte.

Finalizando-se, destaca-se ainda que os profissionais de saúde devem promover medidas de segurança que evitem os eventos indesejáveis. Em particular, os enfermeiros precisam estar aptos a instituir medidas preventivas e a detectar precocemente alterações indicativas de agravos relacionados com o sistema respiratório e contribuir, assim, para a melhor e mais rápida recuperação dos pacientes, com os menores danos e custo financeiro possíveis.

Quadro 71.8 ■ Cuidados de enfermagem: aspiração endotraqueal.

Material

Sistema aberto: sonda de tamanho apropriado (é recomendada a utilização de sondas de tamanho inferior a 50% do lúmen do tubo); luvas estéreis; frasco para aspiração com extensão; rede de vácuo; Ambu®; máscara cirúrgica; óculos de proteção e estetoscópio.

Sistema fechado: além dos materiais descritos no sistema aberto, sonda de aspiração comum (ainda é necessária, para a aspiração da cavidade nasal e oral), com exceção das luvas estéreis. Deve-se usar luvas de procedimento

Preparo do sistema para aspiração

Conexão da sonda à rede de vácuo, de modo que a porção a ser introduzida na traqueia do paciente seja mantida na embalagem estéril até o início do procedimento

Preparo do paciente

A melhor posição é a de maior conforto ao paciente e ao profissional que realiza o procedimento; a mais indicada é o decúbito dorsal, com a cabeceira elevada, para facilitar a ventilação do paciente e a introdução da sonda. É recomendada a oferta de oxigênio (O_2) a 100% por, no mínimo, 1 min, principalmente em pacientes com hipoxemia prévia ao procedimento, mas já existem estudos que questionam essa prática e sugerem que porcentagens menores de oxigênio já seriam suficientes para evitar hipoxemia. Não é recomendada a instilação de solução fisiológica durante o procedimento. Manter o monitoramento da SpO_2

O profissional de saúde deve lavar as mãos antes e após o procedimento e a paramentação adequada (máscara cirúrgica, óculos de proteção, avental – se necessário – e luva estéril na mão dominante)

Com o paciente monitorado, inicia-se o procedimento com a desconexão da via aérea/ventilador com a mão não dominante, no caso de sistema aberto. Se o paciente estiver em suporte ventilatório com alta FIO_2 ou pressões elevadas, optar por sistema fechado de aspiração

A mão dominante introduz a sonda sem aspirar, até que se sinta uma resistência, momento em que a aspiração é iniciada. A sonda pode ser retirada com movimentos circulares (opcional), para que a via aérea seja abordada de forma completa. Evitar movimentos bruscos. Intercalar oxigenação, se houver necessidade de nova aspiração

Reconectar o paciente ao ventilador. Observar as alterações decorrentes do procedimento, o aspecto e a quantidade das secreções aspiradas. Manter o paciente confortável e proceder aos registros necessários

FIO_2: fração inspirada de oxigênio; SpO_2: saturação periférica de oxigênio. Adaptado de Pierce, 1995; Gardner *et al.*, 2005; Zaney, 2010; AARC, 2010.[17-19,34]

Referências bibliográficas

1. Carvalho CRR, Hovnanian ALD. Insuficiência respiratória aguda. In: Cavalcanti EFA, Martins HS. Clínica médica: Dos sinais e sintomas ao diagnóstico e tratamento. Barueri: Manole, 2007, pp. 285-90.
2. McMorrowa RCN, Mythen MG. Care pulse oximetry. Curr Opin Crit. 2006;12:269-71.
3. Giuliano KK, Higgins TL. New-generation pulse oximetry in the care of critically ill patients. Am J Crit Care. 2005;14:26-37; quiz 38-9.
4. Trivedi NS, Ghouri AF, Lai E, Shah NK, Barker SJ. Pulse oximeter performance during desaturation and resaturation: A comparison of seven models. J Clin Anesth. 1997;9:184-8.
5. Grap MJ. Pulse oximetry. Crit Care Nurse. 2002;22(3):69-76.
6. Mechem CC. Pulse Oximetry. Post TW (Ed.). UpToDate. Waltham, MA. Disponível em: http://www.uotodate.com. Acesso em: 15 dez. 2018.
7. Krauss B. Carbon dioxide monitoring (Capnography). Post TW (Ed.). UpToDate. Waltham, MA. Acesso em: 10/12/2018. Disponível em: http://www.uotodate.com.
8. Zwerneman K. End-tidal carbon dioxide monitoring: A vital sign worth watching. Crit Care Nurs Clin N Am. 2006;18:217-25.
9. Brain Trauma Foundation. Management and prognosis of severe traumatic brain injury guidelines. Disponível em: http://www.braintrauma.org. Acesso em: 8 dez. 2018.
10. Ferreira JC, Carvalho CRR. Insuficiência respiratória aguda. In: Martins HS, Scalabrini Neto A, Velasco IT (Orgs.). Emergências clínicas baseadas em evidências. São Paulo: Atheneu, 2005, pp. 25-31.
11. Évora PRB. Garcia LV. Equilíbrio ácido-básico. Medicina (Ribeirão Preto). 2008;41(3):301-11.
12. Edwards SL. Pathophysiology of acid base balance: The theory practice relationship. Intensive and Crit Care Nurs. 2008;24:28-40.

13. Woodrow P. Arterial blood gas analysis. Nurs Stand. 2004;18(21):45-52.
14. Viegas CAA. Gasometria arterial. J Pneumol. 2002;28(supl3):s233-37.
15. Williams AJ. Assessing and interpreting arterial blood gases and acid-base balance. BMJ. 1998;317(7167):1213-6.
16. Theodore AC. Arterial blood gases. Post TW (Ed.). UpToDate. Waltham, MA. Disponível em: http://www.uotodate.com. Acesso em: 13 dez. 2018.
17. Pierce LNB. Guide to mechanical ventilation and intensive respiratory care. Philadelphia: W.B. Saunders Company, 1995, pp. 57-91.
18. Gardner N, Hughes D, Cook R, Gardner G. Best practice in stabilization of oral endotracheal tubes: A systematic review. Aust Crit Care. 2005;18(4):158-65.
19. Zanei SSV. Vias aéreas artificiais. In: Padilha KG, Vattimo MFF, Silva SC, Kimura M (Orgs.). Enfermagem em UTI: Cuidando do paciente crítico. Barueri: Manole, 2010, pp. 37-54.
20. Munro CL, Grap MJ. Oral health and care in the intensive care unit: State of the science. Am J Crit Care. 2004;13(1):25-34.
21. Chlebicki MP, Saldar N. Topical chlorhexidine for prevention of ventilator-associated pneumonia: A meta-analysis. Crit Care Med. 2007;35(2):595-602.
22. AACN. Practice alert: Oral care for acutely and critically ill patients. Crit Care Nurse. 2017 Jun;37(3):e19-e21.
23. de Lassence A, Alberti C, Azoulay E et al. Impact of unplanned extubation and reintubation after weaning on nosocomial pneumonia risk in the intensive care unit. Anesthesiology. 2002;97(1):148-54.
24. Birkett KM, Southerland KA, Leslie GD. Reporting unplanned extubation. Intensive Crit Care Nurs. 2005 Apr;21(2):65-75.
25. Sitzwohl C, Langheinrich A, Schober A et al. Endobronchial intubation detected by insertion depth of endotracheal tube, bilateral auscultation, or observation of chest movements: Randomised trial. BMJ. 2010;341:c5943. pmid:21062875.
26. Cosentino C, Fama M, Foà C et al. Unplanned extubations in intensive care unit: Evidences for risk factors. A literature review. ABM [Internet]. 88(5-S):55. Disponível em: http://www.mattioli1885journals.com/index.php/actabiomedica/article/view/6869. Acesso em: 30 nov. 2017.
27. Fontenot AM, Malizia RA, Chopko MS et al. Revisiting endotracheal self-extubation in the surgical and trauma intensive care unit: Are they all fine? J Crit Care. 2015;30:1222-6.
28. Smith SG, Pietrantonio T. Best method for securing an endotracheal tube. Critical Care Nurse. 2016 April;36(2).
29. Feider LL, Mitchell P, Bridges E. Oral care practices for orally intubated critically ill adults. Am J Crit Care. 2010;19:175-83.
30. Curry K, Cobb S, Kutash M, Diggs C. Characteristics associated with unplanned extubations in a surgical intensive care unit. Am J Crit Care. 2008;17:45-51.
31. Maccioli G A, Dorman T, Brown BR et al. Clinical practice guidelines for the maintenance of patient physical safety in the intensive care unit: Use of restraining therapies – American College of Critical Care Medicine Task Force 2001-2002. Crit Care Med. 2003;31:(11):2665-76.
32. Higgs A, McGrath BA, Goddard C et al. Guidelines for the management of tracheal intubation in critically ill adults. Br J Anaesth. 2018;120:323-52.
33. CDC – Guidelines for Preventing Health Care – Associated Pneumonia; 2003. Disponível em: http://www.cdc.gov/mmwr/preview/mmwrhtml/rr5303a1.htm. Acesso em: 10 dez. 2018.
34. Seegobin RD, van Hasselt GL. Endotracheal cuff pressure and tracheal mucosal blood flow: Endoscopic study of effects of four large volume cuffs. BMJ. 1984; 288:965-8.
35. Rello J, Diaz E. Pneumonia in intensive care unit. Crit Care Med. 2003;31:2544-51.
36. Rosenthal VD, Maki DG, Salomão R et al. Device-associated nosocomial infections in 55 intensive care units of 8 developing countries. Ann Intern Med. 2006;145:582-91.
37. IHI. How-to guide: Prevent ventilator-associated pneumonia. Cambridge, MA: Institute for Healthcare Improvement; 2012. Acesso em: 05/12/2018. Disponível em: www.ihi.org.
38. McCarthy SO'K, Santiago C, Lau G. Ventilator-associated pneumonia bundled strategies: An evidence-based practice. Worldviews Evid Based Nurs. 2008;5(4):193-204.
39. Branson RD, Gomaa D, Rodriquez D. Management of the Artificial Airway. Resp Care. 2014 Jun; 59(6):974-90.
40. American Association for Respiratory Care. AARC Clinical Practice Guidelines. Endotracheal suctioning of mechanically ventilated patients with artificial airways 2010. Respir Care. 2010 Jun;55(6):758-64.
41. Cofen Conselho Federal de Enfermagem. Resolução Nº 0557, Cofen (2017). Disponível em: http://www.cofen.gov.br/resolucao-cofen-no-05572017_54939.html. Acesso em: 7 dez. 2018.
42. Vianna JR, Pires DLVA, Simões MM, Jamami M. Comparing the effects of two different levels of hyperoxygenation on gas exchange during open endotracheal suctioning: A randomized crossover study. Respir Care. 2017;62(1):92-101.

Aspectos Psicológicos na Unidade de Terapia Intensiva

CAPÍTULO 72

Maria Cristina de Oliveira Santos Miyazaki ▪ Ana Paula Altimari Di Bernardo ▪ Neide Aparecida Micelli Domingos ▪ Suzana Margareth Ajeje Lobo ▪ Marina Pagliarini da Costa ▪ Eduardo Santos Miyazaki ▪ Leda Maria Branco

▶ Introdução

Avanços nos cuidados de saúde permitem que um número cada vez maior de pacientes sobreviva a doenças graves e a traumas. As unidades de terapia intensiva (UTIs) desempenham importante papel no tratamento e no processo de recuperação desses pacientes, disponibilizando monitoramento constante e atendimento complexo, realizado por equipes multiprofissionais. Além do sofrimento decorrente da causa que levou à internação em UTI, o tempo de permanência do paciente na unidade de saúde está associada a estressores físicos e psicológicos importantes. A preocupação com o impacto desses estressores sobre a qualidade de vida dos pacientes e de seus familiares têm motivado pesquisas, que buscam obter dados para reduzir as consequências negativas dessa experiência. Trabalhar em UTI tem sido também apontado como importante fonte de estresse para os profissionais. O objetivo deste capítulo é discutir, sob a perspectiva da psicologia, a respeito de pacientes adultos internados em UTIs, seus familiares e/ou cuidadores e profissionais que trabalham na área.

▶ O paciente

A evolução de pacientes que sobrevivem a uma internação em UTI preocupa profissionais e administradores de sistemas de saúde de vários países e tem sido foco de inúmeros estudos.[1-3] O termo *síndrome pós-cuidados intensivos* (PICS, do inglês *post-intensive care syndrome*) é utilizado para denominar déficits cognitivos no funcionamento físico e em transtornos de saúde mental que persistem após a internação em UTI e estão associados a prejuízos na qualidade de vida.[4]

A UTI é um local potencialmente estressante. Além do inconveniente que levou à internação, que pode por si só ser traumático (p. ex., acidente automobilístico, doença grave), os pacientes vivenciam, enquanto internados, diversas experiências aversivas. Essas experiências incluem, por exemplo, procedimentos invasivos, efeitos colaterais de medicações, isolamento, privação de sono, dor, desconforto, fadiga, desorientação, deterioração do funcionamento físico e cognitivo, ansiedade e depressão. Não é de surpreender, portanto, que entre 45 e 80% desses pacientes apresentem transtorno de estresse agudo e, entre os que apresentam essa condição, 50% evoluem para transtorno de estresse pós-traumático (TEPT).[5,6]

O transtorno de estresse agudo pode ser diagnosticado após 3 dias e até 1 mês depois da exposição a um ou mais eventos traumáticos, vivenciados ou observados pelo paciente, que envolvem morte ou risco de morte e lesões graves.[7] Exemplos de eventos traumáticos incluem acidentes automobilísticos e aéreos, acidentes naturais (enchentes, terremotos) e algumas doenças e experiências de tratamento, como a internação em uma UTI, especialmente quando foi necessário o uso de ventilação mecânica.[8-11] Quando os sintomas de estresse agudo persistem por mais de 1 mês, o diagnóstico é modificado de transtorno de estresse agudo para TEPT.[7]

A internação em UTI, portanto, pode ter um impacto negativo sobre a qualidade de vida, o funcionamento global e a realização de atividades da vida diária, com alto custo para o paciente e seus familiares, para o sistema de saúde e para a sociedade.[12,13] Diversos estudos têm associado a internação em UTI a *delirium*, sintomas de ansiedade, de depressão e transtornos de estresse agudo e TEPT.[14-17]

Uma metanálise sobre TEPT entre pacientes que sobreviveram a uma internação em UTI apontou uma prevalência que variou entre 4 e 62%.[17] Entretanto, os instrumentos utilizados na avaliação (p. ex., entrevista clínica padronizada, instrumento de autorrelato), o momento em que esta é realizada e o delineamento dos estudos podem variar consideravelmente. Assim, é difícil determinar com clareza o papel desempenhado pelos eventos que precederam a internação na UTI (como doença ou trauma) e os eventos que ocorreram durante a internação no desenvolvimento do transtorno.[18,19]

Diversos fatores parecem aumentar a vulnerabilidade para o desenvolvimento de TEPT após a internação em UTI. Estes incluem idade (geralmente pacientes mais jovens são mais vulneráveis), *delirium*, tipo e duração da sedação, uso de ventilação mecânica, necessidade de restrição física, memórias de experiências traumáticas associadas à UTI, história de transtornos mentais, duração da internação, nível socioeconômico e modo de enfrentamento do paciente.[5,17-18,20]

A maneira como um paciente enfrenta uma situação considerada estressante tem importantes efeitos sobre a sua adaptação a ela. Variáveis como otimismo, flexibilidade cognitiva e estratégias adaptativas de enfrentamento têm considerável efeito protetor, reduzindo as consequências negativas do estresse. Identificar pacientes internados em UTIs que tenham estratégias negativas de enfrentamento é relevante, uma vez que estratégias positivas podem ser ensinadas. A terapia cognitivo-comportamental, por exemplo, pode aumentar a flexibilidade psicológica e ensinar o paciente a pensar de maneira adaptativa sobre uma situação, reduzindo o sofrimento psicológico e o risco de transtornos mentais.[21]

O estresse aumenta a vulnerabilidade para transtornos mentais. Sintomas de depressão e ansiedade são comuns entre sobreviventes de UTI,[15] e esses sintomas são significativamente mais elevados nesses pacientes, quando comparados a pacientes internados em enfermarias.[22] Embora o número de sintomas possa ser insuficiente para que o diagnóstico de um transtorno do humor ou de ansiedade seja realizado após uma internação em UTI, a presença desses sintomas causa significativo sofrimento para o paciente e tem impacto negativo sobre a sua recuperação.[20,23]

Variáveis que aumentam a vulnerabilidade para sofrimento psicológico, transtornos mentais e redução na qualidade de vida de pacientes internados em UTI podem ser agrupadas em pré-internação, internação, pós-internação e consequências. O Quadro 72.1 apresenta uma síntese dos fatores que parecem aumentar a vulnerabilidade dos pacientes para sofrimento psicológico e transtornos mentais, bem como os resultados da internação sobre o funcionamento psicossocial do paciente.

Quadro 72.1 Fatores que parecem aumentar a vulnerabilidade do paciente para sofrimento psicológico e transtornos mentais pré-internação, durante e pós-internação em UTI.[17,24,25]

Pré-internação	Durante a internação	Pós-internação	Consequências
• História de transtornos mentais • Sexo feminino • Menos idade (jovem) • Estar desempregado(a) • Baixa escolaridade • Tabagismo e/ou uso de álcool • Pessimismo • Gravidade do problema • Percepção subjetiva de ameaça à vida	• A própria internação • Uso de benzodiazepínicos • Procedimentos invasivos • Dor • Perda de controle • Dificuldade para expressar as próprias necessidades • Duração do uso de ventilação mecânica • Duração da internação na UTI • Fatores neurobiológicos	• Memórias da internação • Déficit cognitivo • Ausência de suporte social • Sintomas de estresse agudo • Sintomas de depressão • Memórias de experiências ameaçadoras e/ou psicóticas	• TEPT • Depressão • Redução na qualidade de vida • Dificuldades para retornar à vida profissional

UTI: unidade de tarapia intensiva; TETP: transtorno de estresse pós-traumático.

Embora pacientes internados em UTIs possam apresentar sofrimento psicológico e transtornos mentais, pacientes resilientes apresentam menos déficits neuropsicológicos após a internação.[1] Resiliência refere-se ao "processo e resultado de se adaptar com sucesso a experiências de vida difíceis ou desafiadoras, especialmente através de flexibilidade mental, emocional e comportamental e ajustamento a demandas externas e internas".[26] Otimismo e religiosidade/espiritualidade estão também associados a uma recuperação mais rápida, redução do sofrimento psicológico e melhor qualidade de vida frente a complicações de saúde em geral, inclusive para pacientes internados em UTIs e seus familiares.[24]

Após internação em UTI, importante número de pessoas mantém sintomas persistentes e apresenta transtornos mentais até vários anos depois da alta.[12,24] Assim, é necessário identificar precocemente esses pacientes para que o atendimento adequado possa ser fornecido durante a internação e após a alta.[3,15,18]

Delirium

A prevalência de *delirium* em pacientes internados em UTIs varia entre 60 e 80% para aqueles que necessitaram ventilação mecânica e entre 20 e 50% para os que não necessitaram desse recurso. O desenvolvimento de *delirium* durante a internação em UTI está associado a maior tempo de hospitalização, aumento no risco de mortalidade e déficits cognitivos prolongados.[27,28]

Delirium pode ser definido como um estado de perturbação da consciência. Caracteriza-se por desatenção, erros de percepção do ambiente, pensamento desordenado, alterações cognitivas (p. ex., desorientação, déficits de memória, perturbação da linguagem) e "perceptuais, alucinações, ilusões e erros de interpretação de sons e imagens".[26,29,30] É uma condição flutuante, independente do tempo de internação na UTI, e geralmente acompanhada de alterações do ciclo sono-vigília, do comportamento e do humor.[27,31]

O *delirium* pode assumir as formas hiper, hipoativa e mista. Na primeira, diagnosticada com mais frequência, o paciente pode demonstrar agitação, hipervigilância, alucinações, discurso incoerente e agressividade. Na forma hipoativa, parece confuso e sedado, com retardo no funcionamento motor, olhar fixo e apatia.[30,31] Embora essa forma ocorra em até 80% dos idosos internados em UTI, muitas vezes não é diagnosticada e, consequentemente, tem pior prognóstico. Quando o paciente apresenta, de modo alternado, as duas formas de *delirium*, este é então denominado *delirium* misto.[31]

Fatores de risco e causas para o desenvolvimento de *delirium* na UTI estão retratados no Quadro 72.2. Sua identificação precoce é fundamental e pode evitar os efeitos negativos sobre o paciente.[16,27,28]

Como o *delirium* tem etiologia multifatorial, a abordagem deve ser multi/interdisciplinar para identificar e manejar prováveis causas e obter o controle dos sintomas. Com o desenvolvimento de escalas confiáveis para a sua detecção e o reconhecimento dos fatores de risco, ações farmacológicas e não farmacológicas podem ser ativadas para seu controle. Entre as ações não farmacológicas, alterar pequenos detalhes no ambiente e no comportamento dos profissionais pode causar impacto positivo suficiente para o controle do *delirium* (Quadro 72.3).

Quadro 72.2 Fatores de risco e causas de *delirium* em pacientes internados em UTIs.[28,32,33]

Fatores de risco	Causas
• Déficit cognitivo • Uso de psicofármacos • Imobilidade • Desidratação • Desnutrição • Idade avançada • Déficit auditivo e visual	• Medicações • Dor • Infecção • Mudança de ambiente • Imobilidade • Uso de cateteres venosos/urinários • Restrição física • Distúrbios metabólicos • Desidratação • Hipoxia • Infarto agudo do miocárdio • Privação sensorial • Procedimentos cirúrgicos • Privação do sono

Quadro 72.3 Ações não farmacológicas que auxiliam na proteção do paciente em relação ao *delirium*.[29,30,32,33]

Possibilitar a presença de um familiar (acompanhante) junto ao paciente, estimular o uso de relógios, calendários e crachás pelos profissionais, pois auxiliam a manter o paciente orientado quanto ao tempo e ao espaço e a reduzir sua ansiedade
Estimular a mobilização, mantendo o paciente confortável e sem dor
Estimular o uso de aparelhos visuais e auditivos e remover precocemente dispositivos invasivos permitem que o paciente assuma o controle e se sinta parte integrante e participativa do processo de recuperação, interagindo com o ambiente e com as pessoas
Reduzir o impacto de estímulos que prejudicam o sono do paciente, como alarmes sonoros, conversas e ruídos, principalmente durante o plantão noturno, oferecendo-lhe protetores oculares e auriculares

A avaliação regular dos pacientes internados deve ser realizada por meio de instrumento validado e adaptado à realidade da unidade de saúde. De acordo com a literatura internacional, o método de avaliação preconizado é o CAM-ICU (do inglês *Confusion Assessment Method in a Intensive Care Unit*). Esse método de avaliação pode ser utilizado por profissionais da saúde, desde que devidamente treinados.[28]

Uma revisão sistemática com metanálise[34] concluiu que programas multifacetados, que incluem "avaliação, prevenção e manejo do *delirium* em UTIs, se mostraram efetivos para modificar a adesão ao rastreamento de pacientes com *delirium*". Os autores observaram ainda que esses programas são mais efetivos quando acompanhados por mudanças organizacionais, e não apenas voltadas para mudanças no comportamento dos profissionais, e que mais estudos são necessários sobre o tema.

Intervenção psicológica para pacientes internados em UTI

Peris *et al*.[35] avaliaram o impacto de uma intervenção psicológica sobre ansiedade, depressão e TEPT 12 meses após a alta da UTI. A

durante a graduação, inclusive o ensino de habilidades comportamentais indispensáveis à futura prática profissional (como manejar o estresse associado à profissão; como dar más notícias para pacientes e familiares; como se comportar de modo empático; como trabalhar em equipes), poderia prevenir dificuldades e utilização de estratégias inadequadas de enfrentamento, como consumo excessivo de álcool.[45]

Intervenções para prevenir e tratar *burnout* em profissionais que trabalham em UTIs incluem:

- Promoção de um ambiente saudável
- Treino em habilidades de comunicação
- Organização do tempo e das atividades do profissional fora do ambiente de trabalho
- Formação de grupos de apoio
- Terapia cognitivo-comportamental
- Treino para o manejo adequado do estresse: relaxamento, meditação, lazer
- Promoção de autocuidados: alimentação saudável, prática regular de atividade física.[49]

Outra importante questão relacionada ao comportamento do profissional é a prática baseada em evidências, considerada fundamental para aprimorar a qualidade dos serviços de saúde. Entretanto, a quantidade de informações disponíveis, bem como a limitada capacidade das pessoas para absorvê-las e utilizá-las adequadamente, dificulta a tarefa de tomar as melhores decisões em relação ao paciente.

O uso de diretrizes ou *guidelines* tem sido recomendado para aprimorar a qualidade dos cuidados ao paciente e reduzir custos em saúde. Apesar disso, existe uma lacuna entre o saber (diretriz) e o fazer (prática clínica).[54-56] Identificar barreiras que mantenham essa lacuna permite reduzi-la e aprimorar os serviços prestados. As barreiras encontradas com maior frequência podem ser classificadas como:

- *Recursos*: falta de material adequado para seguir diretrizes
- *Sistêmicas*: dificuldade de acesso a diretrizes, complexidade das informações, falta de tempo para buscar informações
- *Relacionadas à atitude do profissional*: percepção de redução da autonomia, limitação das opções de tratamento, existência de rotinas percebidas como difíceis de mudar, falta de confiança, influência de colegas
- *Relacionadas ao paciente*: recusa, questões culturais, dificuldade de adesão.[55]

Para Oeyen,[55] superar a lacuna entre conhecimento e prática clínica requer mudanças no comportamento dos profissionais. Em relação à UTI, "uma liderança efetiva, forte e [...] um trabalho em equipe interdisciplinar é, sem dúvida, o primeiro passo para reduzir a lacuna entre conhecimento-comportamento".

▶ Considerações finais

Atualmente existem dados indicando que a internação em UTI pode estar associada a sofrimento psicológico e problemas como *delirium*, transtornos da ansiedade (p. ex., TEPT) e depressão. Assim, é necessário utilizar estratégias de prevenção e monitorar os pacientes, para que o atendimento adequado seja fornecido. Embora mais estudos sejam ainda necessários, existem evidências sobre estratégias efetivas de intervenção para pacientes que apresentarem comprometimento psicológico associado à internação em UTI. Além disso, alterações no contexto da UTI podem reduzir a vulnerabilidade dos pacientes para problemas emocionais.

Familiares e/ou cuidadores devem ser também alvo de atenção da equipe interdisciplinar. Várias estratégias, como fornecer informações compreensíveis a respeito do estado do paciente, parecem auxiliar a família a lidar de forma mais efetiva com o estresse de ter um de seus membros internado em UTI.

Finalmente, mas não menos importante, é necessário cuidar dos profissionais que compõem a equipe responsável pelo atendimento a pacientes internados em UTIs. O estresse excessivo está associado a sofrimento significativo para o profissional, seus familiares e a equipe, e aumenta o risco de erros, causando prejuízos também para os pacientes. Programas que preparem os profissionais, desde a graduação, para a difícil tarefa de enfrentar o estresse associado ao trabalho na saúde, são ainda necessários.

▶ Referências bibliográficas

1. Maley JH, Brewster I, Mayoral et al. Resilience in survivors of critical illness in the context of the survivors' experience and recovery. Ann Am Thorac Soc.,2016;13:1351-60. doi:10.1513/annalsats.201511-782ºc.
2. Needham DM, Davidson J, Cohen H. Improving long-term outcomes after discharge from intensive care unit. Crit Care Med. 2012;40:502-09. doi:10.1097/ccm.0b013e318232 da75.
3. Teixeira C, Rosa RG. Ambulatório pós-unidade de terapia intensiva: É viável e efetivo? Uma revisão da literatura. Rev Bras Ter Intensiva. 2018;30:98-11.
4. Daniels LM, Johnson AB, Cornelius PJ et al. Improving quality of life in patients at risk for post intensive care syndrome. Mayo Clin Proc Inn Qual Out. 2018;2:359-69. https://doi.org/10.1016/j.mayocpiqo.2018.10.001.
5. Wade D, Hardy R, Howell D, Mythen M. Identifying clinical and acute psychological risk factors for PTSD after critical care: A systematic review. Minerva Anestesiol. 2013;79:944-63.
6. Wade D, Als N, Bell V et al. Providing psychological support to people in intensive care: Development and feasibility study of a nurse-led intervention to prevent acute stress and long-term morbidity. BMJ Open. 2018;8:e021083. doi:10.1136/bmjopen-2017-021083.
7. American Psychiatric Association. Manual Diagnóstico e Estatístico de Transtornos Mentais – DSM-5. 5. ed. Porto Alegre: Artmed, 2014.
8. Santullano CAA. Pain and stress in the ICU. European Society of Anaesthesiology. Sunday, 12 June 2011. Disponível em: https://www.esahq.org/~/media/ESA/Files/Refresher%20Courses/2011/Pain%20and%20stress%20in%20the%20ICU%20(2011).ashx. Acesso em: 20 dez. 2018.
9. Sepsys Alliance (2018). Post-traumatic stress disorder after a serious illness. Disponível em: https://www.sepsis.org/sepsis-in-the-news/post-traumatic-stress-disorder-after-a-serious-illness/. Acesso em: 20 jan. 2019.
10. Johns Hopkins Medicine. PTSD symptoms common among ICU survivors. 2013. Disponível em: https://www.hopkinsmedicine.org/news/Media/releases/ptsd_symptoms_common_among_icu_survivors. Acesso em: 20 jan. 2019.
11. Bienvenu OJ, Gellar J, Althouse BM et al. Post-traumatic stress disorder symptoms after acute lung injury: A 2-year prospective longitudinal study. Psychol Med. 2013;43:2657-71. doi:10.1017/S0033291713000214.
12. Langerud AK, Rustøen T, Småstuen MC, Kongsgaard U, Stubhaug A. Health-related quality of life in intensive care survivors: Associations with social support, comorbidity, and pain interference. Plos One. 2018;13:e0199656. doi:10.1371/journal.pone.0199656.
13. Mehlhorn J, Freytag A, Schmidt K et al. Rehabilitation interventions for post intensive care syndrome. Crit Care Med. 2014;42:1263-71. doi:10.1097/ccm.0000000000000148.
14. Prince E, Gerstenblith TA, Davydow D, Bienvenu OJ. Psychiatric morbidity after critical illness. Crit Care Clin. 2018;34:599-608. doi:10.1016/j.ccc.2018.06.006.
15. Milton A, Brück E, Schandl A, Bottai M, Sackey P. Early psychological screening of intensive care unit survivors: A prospective cohort study. Crit Care. 2017;21:273. doi:10.1186/s13054-017-1813-z.
16. Wolters AE, Peelen LM, Welling MC et al. Long-term mental health problems after delirium in the ICU. Crit Care Med. 2016; 44:1808-13. doi:10.1097/ccm.0000000000001861.
17. Parker AM, Sricharoenchai T, Raparla S, Schneck KW, Bienvenu OJ, Needham DM. Posttraumatic stress disorder in critical illness survivors: A metaanalysis. Crit. Care Med. 2015;43:1121-9. doi:10.1097/ccm.0000000000000882.
18. Hatch r, Mckechnie s, Griffiths j. Psychological intervention to prevent ICU-related PTSD: Who, when, and for how long? Crit Care. 2011;15. Disponível em: http://link.springer.com/article/10.1186%2Fcc10054#page-1. Acesso em: 8 dez. 2018.
19. Griffiths J, Fortune G, Barber V, Young JD. The prevalence of post-traumatic stress disorder in survivors of ICU treatment: A systematic review. Intensive Care Med. 2007; 33:1506-18.
20. Kowalczyk M, Nestorowicz a, Fijalkowska a, Kwiatosz-Muc m. Emotional sequelae among survivors of critical illness: A long-term retrospective study. Eur J Anaesthesiol. 2013;30:111-8.
21. Sottile P, Moss M. The importance of coping in critically ill patients. Crit Care Med. 2016;44:1797-98.

22. Gaurav SB, Maben EVS, Kotian MS, Ganaraja B. Psychological evaluation of patients in critical care/intensive care unit and patients admitted in wards. J Clin Diagn Res. 2014;8:WC01-3. Disponível em: https://www.ncbi.nlm.nih.gov/pmc/articles/PMC4316320/. Acesso em: 15 jan. 2019.
23. Jacka MJ, Mitchell N, Perez-Parada J. Incidence and prevalence of anxiety, depression, and post-traumatic stress disorder among critical care patients, families, and practitioners. J Anest & Inten Care Med. 2016. Disponível em: https://juniperpublishers.com/jaicm/JAICM.MS.ID.555555.php. Acesso em: 10 jan. 2019.
24. Myhren H, Ekeberg O, Toien K, Karlsson S. Posttraumatic stress, anxiety and depression symptoms in patients during the first year post intensive care unit discharge. Crit Care. 2010. Disponível em: http://www.biomedcentral.com/content/pdf/cc8870.pdf. Acesso em: 21 jan. 2018.
25. Davydow DS, Katon WJ, Zatzick DV. Psychiatric morbidity and functional impairments in survivors of burns, traumatic injuries, and ICU stays for other critical illnesses: A review of the literature. Int J Psychiatry. 2009;21:531-8.
26. American Psychological Association. Dicionário de psicologia. Porto Alegre: Artmed, 2010.
27. Krewulak KD, Stelfox HT, Leigh JP, Ely EW, Fiest KM. Incidence and prevalence of delirium subtypes in an adult ICU. Crit Care Med. 2018;46:2029-35. doi:10.1097/ccm.0000000000003402.
28. Mori S, Takeda JRM, Carrara FSA, Cohrs CR, Zanei SSV, Whitaker IY. Incidência e fatores relacionados ao delirium em unidade de terapia intensiva. Rev Esc Enferm USP. 2016;50:587-93. http://dx.doi.org/10.1590/S0080-623420160000500014.
29. Salluh JIF, Pandharipande P. Prevenção do delirium em pacientes críticos: Um recomeço? Rev Bras Ter Intensiva. 2012;24:1-3.
30. Castelões TW. A importância do enfermeiro no reconhecimento do delirium. In: Viana RAPP. Enfermagem em terapia intensiva. Prática Baseada em Evidências. São Paulo: Atheneu, 2011.
31. Arumugam S, El-Menyar A, Al-Hassani A et al. Delirium in the intensive care unit. J Emerg. Trauma Shock. 2017;10:37-46. doi: 10.4103/0974-2700.199520: 10.4103/0974-2700.199520.
32. Coelho TD, Machado FS, Joaquim MAS. Delirium em terapia intensiva: Fatores de risco e fisiopatogenia. Rev Port Med Int. 2011;18:17-23.
33. Azevedo DL. Controle de sintomas: Delirium. In: Academia Nacional de Cuidados Paliativos (ANCP). Manual de Cuidados Paliativos. Rio de Janeiro: Diagraphic, 2009, pp. 139-43.
34. Trogrlić Z, Van der Jagt M, Bakker J et al. A systematic review of implementation strategies for assessment, prevention, and management of ICU delirium and their effect on clinical outcomes. Crit Care. 2015;19. doi:10.1186/s13054-015-0886-9. Disponível em: https://www.ncbi.nlm.nih.gov/pmc/articles/PMC4428250/pdf/13054_2015_Article_886.pdf. Acesso em: 12 dez. 2018.
35. Peris A, Bonizzolli M, Iozzelli D et al. Early intra-intensive care unit psychological intervention promotes recovery from posttraumatic stress disorders, anxiety and depression symptoms in critically ill patients. Crit Care. 2011;15. Disponível em: http://www.ncbi.nlm.nih.gov/pmc/articles/PMC3221970/pdf/cc10003.pdf. Acesso em: 30 nov. 2018.
36. Ministério da Saúde. Direitos dos usuários do SUS. Elaborado em 2009. Disponível em: http://bvsms.saude.gov.br/bvs/dicas/171_direitos_usuarios.html. Acesso em: 20 jan. 2019.
37. Taylor SE. Health psychology. 7. ed. Boston: McGraw-Hill, 2009.
38. Malagris LEN. Evidências biológicas do treino de controle do stress em pacientes com hipertensão. Psicol Reflex Crit. 2009;22:60-8. http://dx.doi.org/10.1590/S0102-79722009000100009.
39. Hatch R, Mckechnie S, Griffiths J. Psychological intervention to prevent ICU-related PTSD: Who, when, and for how long? Crit Care. 2011;15. Disponível em: http://link.springer.com/article/10.1186%2Fcc10054#page-1. Acesso em: 8 nov. 2018.
40. Turner-Cobb JM, Smith PC, Ramchandani P, Begen FM, Padkin A. The acute psychobiological impact of the intensive care experience on relatives. Psychol Health Med. 2015;21:20-6. doi:10.1080/13548506.2014.997763.
41. Fumis RRL, Ranzani OT, Faria PP, Schettino G. Anxiety, depression, and satisfaction in close relatives of patients in an open visiting policy intensive care unit in Brazil. J Crit Care. 2015;30:440.e1–440.e6. doi:10.1016/j.jcrc.2014.11.022.
42. Costa EFO, Santana YS, Santos ATRA, Martins LAN, Melo EV, Andrade TM. Sintomas depressivos entre internos de medicina em uma universidade pública brasileira. Rev Assoc Med Bras. 2012;58:53-9.
43. Vargas MAO, Nascimento ERP, Camponogara S, Silveira F. Humanização na relação com o paciente, a família e a equipe profissional no ambiente da terapia intensiva. In: Viana RAPP (Org.). Enfermagem em terapia intensiva: Práticas baseadas em evidências. São Paulo: Atheneu, 2011, pp. 63-71.
44. Marques RC, Silva MJP, Maia FOM. Comunicação entre profissionais de saúde e família de pacientes internados na UTI. Rev Enferm. UERJ. 2009;17:91-5.
45. Rosendahl J, Brunkhorst FM, Jaenichen D, Strauss B. Physical and mental health in patients and spouses after intensive care of severe sepsis: A dyadic perspective on long-term sequelae testing the actor-partner interdependence model. Crit Care Med. 2013;41:69-75.
46. Pinho JA, Fernandes DPM, Pinto PMT. O doente e a família de terapia intensiva. In: Viana RAPP. Enfermagem em terapia intensiva. Práticas Baseadas em Evidências. São Paulo: Atheneu, 2011, pp. 63-71.
47. Lourenço KB, Henrique TC. Psicólogo em equipe multiprofissional na unidade de terapia intensiva – Adulto. In: Baptista MN, Dias RR. Psicologia hospitalar: Teoria, aplicações e casos clínicos. 3. ed. Rio de Janeiro: Guanabara Koogan, 2018.
48. Salyers MP, Bonfils KA, Luther L et al. The relationship between professional burnout and quality and safety in healthcare: A meta-analysis. J Gen Intern Med. 2016;32:475-82. doi:10.1007/s11606-016-3886-9.
49. Moss M.; Good VS.; Gozal D.; Kleinpell R.; Sessler CN. An official critical care societies collaborative statement-burnout syndrome in critical care health-care professionals. Chest. 2016;150:17-26. doi:10.1016/j.chest.2016.02.649.
50. Barros MMS.; Almeida SP.; Barreto ALP.; Faro SRS.; Faro MRMAA. Síndrome de burnout em médicos intensivistas: Estudo em UTIs de Sergipe. Temas Psicol. 2016;24:377-89.
51. Rahman HA, Mumin KA, Naing L. Consolidating job stress interventions for nurses: A literature review. Brunei Darussalam J. Health. 2016; 6:44-55.
52. Regehr, Glancy D, Pitts A, Leblanc VR. Interventions to reduce the consequences of stress in physician. A review and meta-analysis. J Nerv Ment Dis. 2014;202:353-59.
53. KUMAR, S. Burnout in doctors: Prevalence, prevention and intervention. Healthcare. 2016;4:37. doi:10.3390/healthcare4030037. Disponível em: https://www.mdpi.com/2227-9032/4/3/37. Acesso em: 2 jan. 2019.
54. Cochrane LJ, Olson CA, Murray S, Dupuis M, Tooman T, Hayes S. Gaps between knowing and doing: Understanding and assessing the barriers to optimal health care. J Contin Educ Health Prof. 2007;27:94-102.
55. Oeyen S. Closing the gap between knowledge and behavior: Mission impossible? Crit Care Med. 2007;35:2219-20.
56. Taba P, Rosenthal M, Habicht et al. Barriers and facilitators to the implementation of clinical practice guidelines: A cross-sectional survey among physicians in Estonia. BMC Health Serv Res. 2012. Disponível em: http://biomedcentral.com/1472-6963/12/455. Acesso em: 21 fev. 2013.

Avaliação Fonoaudiológica no Paciente Disfágico Dependente de Ventilação Mecânica

CAPÍTULO 73

Katia Alonso Rodrigues

▶ Introdução

A intubação das vias aéreas associada à assistência ventilatória é um procedimento realizado principalmente em pacientes que apresentam insuficiência respiratória por várias causas. Os principais objetivos da ventilação mecânica (VM) são reduzir o trabalho respiratório, assegurar conforto e sincronia entre o paciente e o ventilador e fornecer ventilação e oxigenação adequadas.[1] Caso não haja perspectivas de desmame do suporte ventilatório a curto prazo, há necessidade de substituir o tubo endotraqueal pela traqueostomia.

Pesquisadores têm sugerido a associação entre o aumento do risco de aspiração traqueal e a ventilação artificial via cânula de traqueostomia,[2-4] sendo a aspiração, em geral, silente.[3] As principais razões que podem explicar a disfagia orofaríngea durante o uso da VM são alteração do padrão respiratório, dificuldade na coordenação entre respiração e deglutição e fraqueza da musculatura respiratória, somadas aos prejuízos da traqueostomia. O paciente pode apresentar diversas mudanças fisiológicas com a cânula de traqueostomia, como diminuição da elevação, anteriorização e estabilização laríngea, redução da sensibilidade traqueal, inabilidade na limpeza das secreções das vias aéreas superiores por meio do reflexo de tosse, compressão esofágica, diminuição do reflexo adutor das pregas vocais, atrofia por desuso da musculatura laríngea e inabilidade de provocar pressão aérea subglótica e fluxo aéreo.[2,5] Além disso, os pacientes, de maneira geral, estão debilitados, instáveis, imunodeprimidos, com sepse,[6-7] rebaixados, acamados, desnutridos, sob efeito de medicamentos e com risco para infecções, com necessidade de cuidados especiais. Em consequência, a possibilidade de desenvolver pneumonia aspirativa é significativa nessas condições.[8]

Ao se considerarem tais informações, é preciso realizar o diagnóstico e o tratamento da disfagia orofaríngea de modo precoce nessa população pelo fonoaudiólogo.

▶ Avaliação fonoaudiológica

Atualmente, o trabalho desenvolvido pelo fonoaudiólogo com pacientes em VM tem recebido grande atenção, e considerações especiais devem ser feitas com relação à essa avaliação.[9]

As mudanças das condições clínicas que acompanham o paciente dependente de VM levantam questões sobre o momento apropriado para o fonoaudiólogo realizar tal intervenção. Atualmente, de modo contrário a essa conduta, cada vez mais se preconiza que a alteração da deglutição seja identificada e tratada o mais rápido possível, a fim de evitar complicações respiratórias e garantir o sucesso terapêutico.[1,2]

Assim, a avaliação fonoaudiológica protocolar à beira do leito é fundamental e deve ser realizada assim que o paciente apresentar condições clínicas e hemodinâmicas.[2,3,10] Sua principal meta é verificar se o paciente tem capacidade de proteger vias aéreas inferiores, bem como analisar a existência de disfagia orofaríngea, o que previne as pneumonias aspirativas. O segundo objetivo é observar a possibilidade de reintrodução da alimentação precoce e segura por via oral (VO).

A vantagem da realização da avaliação clínica precoce é a possibilidade de o fonoaudiólogo evitar os efeitos negativos da restrição alimentar por um período prolongado para os pacientes não disfágicos. Tal procedimento evita a atrofia muscular, a diminuição da sensibilidade das estruturas orofaríngeas, os riscos advindos do uso da sonda de alimentação e os riscos de broncoaspiração.

Para essa população, a atuação fonoaudiológica assume um significado clínico importante, pois, por meio dela, é possível estabelecer uma nova via de alimentação precocemente. Caso seja confirmada a disfagia orofaríngea, pode-se realizar a reabilitação fonoaudiológica, mesmo em caso de traqueostomia e VM, como também salientado por vários autores.[1-5,11-15]

Para a avaliação fonoaudiológica, alguns critérios de enquadramento devem ser levados em consideração. Uma vez que o trabalho fundamenta-se na troca de informações, é primordial a discussão desses critérios entre o fonoaudiólogo e a equipe interdisciplinar para, em conjunto, decidirem pela realização ou não da avaliação naquele momento, como também salientado na literatura.[3,16] Dados referentes à estabilidade clínica, nível de consciência, aspecto cognitivo, procedimentos médicos, condição pulmonar e parâmetros ventilatórios são considerados critérios de enquadramento para a atuação fonoaudiológica.

É necessário que o paciente apresente estabilidade clínica, ou seja, que mantenha os sinais vitais (pressão arterial, temperatura, frequência cardíaca e frequência respiratória [FR]) dentro da normalidade, levando em consideração a doença de base, para estar apto a receber a intervenção fonoaudiológica.[17-19]

Outros dois aspectos importantes estão relacionados com o nível de consciência e o aspecto cognitivo. Situações em que o paciente esteja sonolento, torporoso, agitado e em coma impedem o uso de alimentos durante a avaliação clínica. Desse modo, o paciente deve ter sua atenção voltada para a deglutição e o ato de se alimentar, deglutindo voluntariamente e mediante solicitações. Ele deve estar apto a seguir comandos verbais e executar as técnicas terapêuticas solicitadas no momento da avaliação fonoaudiológica.

Quanto aos procedimentos médicos, a avaliação deve ser realizada 48 h depois da realização da traqueostomia, em virtude de edema traqueal, acúmulo de secreção e odinofagia resultantes do ato cirúrgico.[2] Nos pacientes intubados dependentes de VM, não há possibilidade de atuação fonoaudiológica, em razão da dinâmica da deglutição estabelecida nessa condição.[20]

Do ponto de vista do aspecto pulmonar, é possível avaliar o paciente por meio de ventilação mecânica invasiva (VMI), além de outras situações.

Ao se comentar sobre assistência ventilatória, é importante mencionar o cuidado por parte do fonoaudiólogo em relação à escolha do modo ventilatório utilizado pelo paciente no momento de sua avaliação, visto que a coordenação entre respiração e deglutição deve ser garantida, pois assume um papel fundamental no mecanismo de proteção das vias aéreas inferiores.[6] Por consequência, a pausa apneica é tida como um dos mecanismos de proteção que ocorre durante a fase faríngea da deglutição. Em razão de sua real importância, os pacientes em desmame ventilatório com o uso contínuo de ventilação com pressão de suporte (PSV, *pressure support ventilation*) são aptos à avaliação fonoaudiológica, pois há melhor interação entre paciente e ventilador no momento da deglutição, além de serem pacientes com bom prognóstico. Nessa situação, eles podem controlar a duração dos ciclos inspiratório e expiratório, bem como realizar a apneia no momento mais conveniente, sem haver interferência da entrada de um novo ciclo inspiratório durante o momento da deglutição.

Elpern et al.[21] reforçaram essa ideia ao salientarem que a sincronia entre respiração e deglutição pode ser dificultada para pacientes que ventilam na modalidade volume controlado durante a VM, com pouco controle do tempo e da duração dos ciclos respiratórios. Isso não significa que o trabalho fonoaudiológico não possa ser realizado em outros modos ventilatórios. Nessa nova situação, é necessário que outros parâmetros da VM sejam reajustados pelo fisioterapeuta, sobretudo a FR e, consequentemente, a relação inspiração e expiração (I:E). Assim, há possibilidade de diminuição dos ciclos respiratórios, o que proporciona um período de apneia adequado e diminui o risco de incoordenação e aspiração do bolo alimentar. Entretanto, o fisioterapeuta deve avaliar o paciente antes do procedimento fonoaudiológico para averiguar se não houve aumento do trabalho respiratório com a mudança desse parâmetro ventilatório, o que provoca desconforto, alteração indesejável da troca gasosa e possíveis ciclos adicionais iniciados pelo próprio paciente.

Ao refletir sobre essas questões, deve-se lembrar de que não só o modo ventilatório mas também a modificação dos parâmetros do ventilador podem interferir na fisiologia da deglutição durante a avaliação fonoaudiológica. Apesar de os parâmetros serem ajustados o mais próximo dessa fisiologia e conforme a necessidade e o conforto do paciente, a coordenação entre respirar e deglutir terá que ser reaprendida e readaptada a essa nova situação, e é o fonoaudiólogo quem assume um papel fundamental nesse contexto. Com relação aos parâmetros ventilatórios, a ventilação com PSV deve ser igual ou menor que 12 cm de H_2O, visto que pressões elevadas têm grande escape de difícil compensação. A pressão expiratória final positiva (PEEP, *positive end-expiratory pressure*) deve ser igual ou menor a 8 cm de H_2O, pois aproxima-se da PEEP fisiológica; a fração inspirada de oxigênio (FIO_2), igual ou menor que 50%, pois acima desse valor pode significar instabilidade clínica; e a FR, igual ou menor que 30 irpm (incursões por minuto), porque acima desse valor pode haver autoPEEP e/ou incoordenação no momento de deglutir.[17]

Quanto à avaliação fonoaudiológica à beira do leito, na avaliação estrutural, o fonoaudiólogo deve observar a morfologia, a sensibilidade, a postura, o tônus, a mobilidade, a coordenação e o ritmo dos órgãos do sistema estomatognático. É feita avaliação dos reflexos de deglutição, vômito e tosse. O resultado da avaliação estrutural associada à condição clínica do paciente e seu desempenho durante a deglutição de saliva são fundamentais para determinar se há indicação ou não para o paciente ser submetido à avaliação funcional da deglutição, que consiste na oferta de alimento – de maneira geral, avaliado com todas as consistências (líquido fino, líquido espesso, pastoso e semissólido). O fonoaudiólogo observará vários parâmetros, como captação do bolo alimentar, manipulação e organização do bolo alimentar, preparo oral, tempo de trânsito oral, número de deglutições por oferta, tempo do disparo da deglutição, elevação laríngea e sinais sugestivos de broncoaspiração (p. ex., alteração vocal, mudança do padrão respiratório, fadiga, pigarro, tosse).

Muitos pacientes apresentam fadiga durante a execução das manobras fonoaudiológicas propostas durante essa avaliação, o que mostra ser preciso um cuidado maior com relação ao número de repetições do movimento. Muitas vezes, é necessário dividir a avaliação em duas etapas, ou seja, *estrutural*, em um primeiro momento, e *funcional*, posteriormente.

Outro cuidado que se deve ter diz respeito às anotações feitas pelo fonoaudiólogo, no início e no término da avaliação clínica, dos sinais vitais e dos parâmetros ventilatórios.

É preciso salientar que a avaliação fonoaudiológica pode ser realizada com a válvula de fala em pacientes traqueostomizados dependentes de VM. Esse recurso terapêutico promove a restauração da pressão positiva subglótica, o que reduz a aspiração traqueal. Possibilita também a limpeza das vias aéreas por meio do reflexo de tosse, o que promove, assim, um tratamento eficaz das secreções pulmonares. Além disso, a passagem do ar expirado pelas vias aéreas superiores promove a melhora na sensibilidade laríngea e faríngea, e diminui, por consequência, a possibilidade da ocorrência de aspiração traqueal e pneumonias aspirativas. Durante a avaliação fonoaudiológica, é possível avaliar a fala, a linguagem oral e a qualidade vocal, bem como realizar manobras de limpeza em virtude do direcionamento do fluxo aéreo para as vias aéreas superiores.

Deve-se salientar que a válvula de fala deve ser bem indicada, visto que seu uso não se aplica a todos pacientes. Normalmente, pode ser utilizada de maneira segura e eficaz em pacientes traqueostomizados, dependentes ou não de VM, acordados, conscientes, estáveis clinicamente, com vias aéreas superiores pérvias e com condições para tolerar a completa desinflação do *cuff*, com manutenção adequada da ventilação nessa condição. A válvula pode ser acoplada no paciente 48 ou 72 h pós-traqueostomia, a depender da permeabilidade das vias aéreas.

É importante assinalar que as reavaliações fonoaudiológicas são de extrema importância em virtude de oscilações clínicas e no nível de consciência dos pacientes.[2,5]

No estudo de Rodrigues et al.,[17] foram avaliados 24 pacientes traqueostomizados dependentes de VM internados em UTI. Desse total, 17 eram disfágicos, e os parâmetros mais prejudicados foram amplitude do movimento de laringe, tonicidade de língua e de lábios, seguidos de amplitude do movimento de língua, de lábios e de mandíbula. Assim, os pacientes apresentaram comprometimentos das estruturas orofaríngeas, como atrofia muscular e diminuição da mobilidade, o que, possivelmente, interferiu na coordenação da dinâmica da deglutição. No estudo de Tolep et al.[18] foram também estudados pacientes neurológicos e não neurológicos traqueostomizados dependentes de VM, e as principais alterações encontradas foram quanto à amplitude do movimento de língua e laringe.

Ainda no estudo de Rodrigues et al.,[17] quanto à *loudness* (sensação subjetiva de intensidade vocal: forte/fraco), grande parte da amostra apresentou esse parâmetro diminuído. Talvez essa alteração seja decorrente do desuso da musculatura laríngea, fraqueza da musculatura respiratória e da falta de direcionamento do ar para as vias aéreas superiores devido à presença constante do *cuff* insuflado durante o uso da VM.

Nos parâmetros referentes à deglutição de alimentos, observaram-se alterações principalmente no que se refere ao tempo do disparo da deglutição e elevação laríngea,[17] sendo esses achados condizentes com o estudo de Tolep et al.[18] É bem provável que esse último achado seja consequência da alteração da amplitude do movimento de laringe observada na avaliação fonoaudiológica estrutural, o que reflete na execução dessa função. Contudo, o vedamento labial durante a deglutição foi praticamente mantido em toda a casuística analisada. Também observou-se que poucos pacientes apresentaram acúmulo de alimento em cavidade oral após a deglutição, apesar da constatação da incidência de comprometimento da tonicidade e amplitude do movimento de lábios e língua na avaliação estrutural. Quanto à sincronia entre deglutição e respiração, verificou-se que toda a amostra foi capaz de coordenar essas duas funções na ventilação com PSV, ou seja, a pausa apneica não sofreu interferência do auxílio dado pelo ventilador, o que discorda dos dados de Antunes et al.[15] Talvez isso se deva ao fato de se tratar de uma modalidade espontânea, o que favorece essa sincronia.

A qualidade vocal dos pacientes foi caracterizada como molhada na maior parte da amostra. A esse respeito, sabe-se que existe uma relação entre qualidade vocal e deglutição, visto que voz molhada é sugestiva de saliva e/ou alimento na região laríngea, o que demonstra falha no mecanismo de proteção das vias aéreas, ou seja, ausência de expectoração antes, durante ou após a deglutição acompanhada da ocorrência de penetração ou aspiração traqueal do alimento oferecido. A ausência de tosse e engasgo após a deglutição foi observada em 76,5% da amostra, o que pode justificar a alta incidência da alteração vocal na população pesquisada.[17]

Especificamente, nota-se que a avaliação clínica fonoaudiológica à beira do leito constatou grande incidência de anormalidades na deglutição dos pacientes pesquisados, o que demonstra risco dessa população para desenvolver complicações pulmonares e nutricionais na UTI, reforçando a ideia do atendimento fonoaudiológico precoce. Em adição a essa constatação, Elpern et al.[21] afirmou que todos os pacientes submetidos à ventilação artificial devem ser avaliados clinicamente, pelo fato de apresentarem alta incidência de aspiração silente.

Um cuidado que se deve tomar é a não generalização desses resultados encontrados no estudo de Rodrigues et al.[17] Não se pode esquecer de que os pacientes estudados receberam longo período de VM via traqueostomia e estavam estáveis clinicamente, alertas e colaborativos no momento da atuação. A avaliação fonoaudiológica foi realizada no modo PSV, com parâmetros mínimos, o que garantiu autonomia do ponto de vista respiratório quanto à coordenação respiração-deglutição. Portanto, qualquer população com características diferentes precisa ser mais bem investigada.

Com relação aos exames complementares, a literatura mostra que, para alguns casos, a combinação entre as avaliações clínica e instrumental pode fornecer informações úteis sobre a disfagia orofaríngea, com auxílio na prevenção das pneumonias aspirativas.[11,22-24] O método diagnóstico adjunto utilizado é a videonasoendoscopia da deglutição, já proposto por Langmore et al.,[25] um exame objetivo, padronizado, reaplicável e bem tolerado pelo paciente. Pelo fato de o aparelho ser portátil, o otorrinolaringologista pode realizar avaliações à beira do leito, o que evita a exposição à radiação e o uso de bário, e ser facilmente utilizado quando o paciente necessita de um exame imediato. De acordo com Langmore et al.[25] e Leder et al.,[26] não há restrições para aqueles com dificuldade de posicionamento, obesidade e/ou dependência do ventilador, além da possibilidade de avaliação da aspiração de saliva e sensibilidade laríngea.

Leder[27] mostrou em seu estudo que, com a realização da videonasoendoscopia da deglutição, foi possível restabelecer a alimentação VO de maneira segura, com recomendação de consistências específicas e evitando comprometimentos pulmonares. Porém não se pode esquecer que os pacientes traqueostomizados dependentes de VM se encontram em constante mudança. Por consequência, a decisão clínica não deve se basear somente no resultado desse exame. Sem dúvida, a ferramenta diagnóstica de escolha é a associação da avaliação fonoaudiológica clínica com a videonasoendoscopia da deglutição, o que parece ser o método mais sensível para detectar a disfunção da deglutição em pacientes em que o fonoaudiólogo não consegue chegar ao diagnóstico preciso e pontual.

▶ Considerações finais

Com base nas considerações apresentadas, justifica-se a necessidade da realização da avaliação fonoaudiológica em pacientes traqueostomizados dependentes de VM.[28] Por meio desse procedimento, será possível avaliar e diagnosticar os pacientes com e sem risco para a disfagia orofaríngea, bem como fazer as recomendações referentes à possibilidade de retorno seguro da alimentação VO.

É bem provável que o retorno precoce da habilidade de deglutir, mesmo que em um volume pequeno, pode ser um resgate importante da saúde e do bem-estar físico e psicossocial do paciente. Pode-se supor que há a associação entre a reintrodução de alimentação VO e a melhora na qualidade de vida, sendo este um importante passo para a recuperação geral do paciente. Além disso, o trabalho fonoaudiológico auxilia a evitar a ocorrência de pneumonias aspirativas. Contudo, não há dúvida de que essas questões precisam ser investigadas.

▶ Referências bibliográficas

1. Godwin JE, Heffner JE. Special critical care considerations in tracheostomy management. Clin Chest Med. 1991;12(3):573-83.
2. Simonian MA, Goldberg NA. Swallowing disorders in the critical care patient. In: Carrau RL, Murry T. Comprehensive management of swallowing disorders. San Diego: Singular, 1999. pp. 363-8.
3. Langmore SE. Dysphagia in neurologic patients in the intensive care unit. Semin Neurol. 1996;16(4):329-40.
4. Tippett DC, Siebens AA. Using ventilators for speaking and swallowing. Dysphagia. 1991;6(2):94-9.
5. Dikeman KJ, Kazandjian MS. Oral communication options. In: Dikeman KJ, Kazandjian MS. Communication and swallowing management of tracheostomized and ventilator-dependent adults. San Diego: Singular, 1995. pp. 141-95.
6. Zielske J, Bohne S, Brunkhorst FM, Axer H, Guntinas-Lichius O. Acute and long-term dysphagia in critically ill patients with severe sepsis: Results of a prospective controlled observational study. Eur Arch Otorhinolaryngol. 2014 Nov;271(11):3085-93.
7. Zielske J, Bohne S, Axer H, Brunkhorst FM, Guntinas-Lichius O. Dysphagia management of acute and long-term critically ill intensive care patients. Med Klin Intensivmed Notfmed. 2014 Oct;109(7):516-25.
8. Murray KA, Brzozowski LA. Swallowing in patients with tracheotomies. AACN Clin Issues. 1998;9(3):416-26.
9. Wincka J, Camachob R, Ambrosinoc N. Multidisciplinary rehabilitation in ventilator-dependent patients: Call for action in specialized inpatient facilities. Revista Portuguesa de Pneumologia. 2015;21(6):334-40.
10. Heidler MD, Bidu L, Friedrich N, Völler H. Oral feeding of long-term ventilated patients with a tracheotomy tube. Underestimated danger of dysphagia. Med Klin Intensivmed Notfmed. 2015;110(1):55-60.
11. Hauck KA. Communication and swallowing issues in tracheostomized ventilator-dependent geriatric patients. Top Geriatr Rehabil. 1999;15(2):56-70.
12. Goldsmith T. Evaluation and treatment of swallowing disorders following endotracheal intubation and tracheostomy. Int Anesthesiol Clin. 2000;38(3):219-42.
13. Phelan BA, Cooper DA, Sangkachand P. Prolonged mechanical ventilation and tracheostomy in the elderly. AACN Clin Issues. 2002;13(1):84-93.
14. Wolf C, Meiners TH. Dysphagia in patients with acute cervical spinal Cord injury. Spinal Cord. 2003;41(6):347-53.
15. Antunes MF, Santos AM, Santos JS et al. Uso da válvula de fonação em paciente traqueostomizado dependente de ventilação mecânica na UTI de um hospital privado: Relato de caso. Rev Bras Ter Intensiva. 2006;18:76.
16. Higgins DM, Macllean JC. Dysphagia in the patient with a tracheostomy: Six cases of inappropriate cuff deflation or removal. Herat Lung. 1997;26(3):15-20.
17. Rodrigues KA, Machado FR, Chiari BM, Rosseti HB, Lorenzon P, Gonçalves MI. Swallowing rehabilitation of dysphagic tracheostomized patients under mechanical ventilation in intensive care units: A feasibility study. Rev Bras Ter Intensiva. 2015;27(1):64-71.
18. Tolep K, Getch CL, Criner GJ. Swallowing dysfunction in patients receiving prolonged mechanical ventilation. Chest. 1996;109(1):167-72.
19. Ajemian MS, Nirmul GB, Anderson MT, Zirlen DM, Kwasnik EM. Rotine fiberoptic endoscopic evaluation of swallowing following prolonged intubation: Implications for management. Arch Surg. 2001;136(4):434-7.
20. El Solh A, Okada M, Bhat A, Pietrantoni C. Swallowing disorders post orotracheal intubation in the elderly. Intensive Care Med. 2003;29(9):1451-5.
21. Elpern EH, Scott MG, Petro L, Ries MH. Pulmonary aspiration in mechanically ventilated patients with tracheostomies. Chest. 1994;105(2):563-6.
22. Pannunzio TG. Aspiration of oral feedings in patients with tracheostomies. AACN Clin Issues. 1996;7(4):560-9.
23. Logemann JA. Evaluation and treatment of swallowing disorders. 2. ed. Texas: Pro-ed, 1998.
24. Wolf C, Meiners TH. Dysphagia in patients with acute cervical spinal cord injury. Spinal Cord. 2003;41(6):347-53.
25. Langmore SE, Schatz K, Olsen N. Endoscopic and videofluoroscopic evaluations of swallowing and aspiration. Ann Otol Rhinol Laryngol. 1991;100(8):678-81.
26. Leder SB, Sasaki CT, Burrell MI. Fiberoptic endoscopic evaluation of dysphagia to identify silent baspiration. Dysphagia. 1998;13(1):19-21.
27. Leder SB. Serial fiberoptic endoscopic swallowing evaluations in the management of patients with dysphagia. Arch Phys Med Rehabil. 1998;79(10):1264-9.
28. Cosimo O, Balestra L, Belloni GP. Management of swallowing in patients on ventilatory support. Otorinolaringologia. 2009;59(1):7-18.

Métodos Auxiliares de Diagnóstico e Tratamento no Paciente sob Ventilação Mecânica | Função do Odontólogo

CAPÍTULO 74

Teresa Márcia Nascimento de Morais ▪ Alessandra Figueiredo de Souza ▪ Edela Puricelli ▪ Deise Ponzoni

▶ Introdução

A inserção da odontologia às equipes multiprofissionais de unidades de terapia intensiva (UTIs), por meio da Resolução da Diretoria Colegiada RDC nº 7 (2010),[1] trouxe a incorporação de cuidados bucais ao paciente crítico. A atuação do cirurgião-dentista devidamente capacitado ao atendimento em ambiente hospitalar inclui diagnóstico, tratamento e prevenção de condições bucais que podem agravar a condição de saúde do paciente, da mesma maneira que permite a abordagem das manifestações bucais de condições sistêmicas dos pacientes críticos.

A interface saúde bucal e sistêmica é reconhecida pela comunidade científica pelos estudos publicados, principalmente na área da cardiologia,[2] oncologia,[3] prevenção de pneumonia associada à ventilação mecânica (PAVM),[4-9] transplantes de órgãos sólidos[10,11] e hematopoéticos (transplantes de medula óssea [TMO])[12] entre outros.

A cavidade bucal sofre colonização contínua e abriga mais de 500 espécies de microrganismos, e nela estão presentes bactérias, fungos, micoplasmas, protozoários e vírus. É considerada um reservatório permanente de microrganismos,[4,13,14] que após 48 a 72 h de internação pode ser colonizada por patógenos respiratórios.[15] Anatomicamente a cavidade bucal é um espaço irregular, formado por estruturas como músculos, ossos, dentes, articulações, glândulas, mucosas e suporte neurovascular correspondente. Situa-se na parte inferior da face, abre-se anteriormente pelo orifício bucal e comunica-se posteriormente pela faringe.[16,17] Várias são as profissões atuantes nesse espaço limítrofe, dentre as quais podemos destacar a odontologia, fisioterapia, enfermagem e fonoaudiologia, cada uma tendo uma especificidade, respeitadas as suas individualidades, podendo ser trabalhadas de modo interdisciplinar, com objetivos comuns.

A cavidade bucal representa uma importante fonte de infecção para o paciente crítico em UTI. Além da cavidade bucal, existem outras fontes de infecções relevantes, como: acessos vasculares, próteses intravasculares e local cirúrgico. Neste capítulo, serão discutidas as vias de disseminação de microrganismos relacionadas com a cavidade bucal. Inicialmente será abordada a disseminação pela via hematogênica, e mais adiante, na discussão de pneumonias, abordaremos a disseminação por meio das microaspirações de secreções da orofaringe.

Para a disseminação de microrganismos pela via hematogênica, é necessário que ocorra a bacteriemia e a disseminação de microrganismos a locais distantes no corpo.[18] Elas podem ocorrer por:

- *Via odontogênica* (de origem periodontal e/ou endodôntica e relacionadas ou não com procedimentos odontológicos invasivos), podendo ser agudas ou crônicas[19]
- *Via não odontogênica* (mucosas, língua e glândulas salivares) e também as associadas às atividades diárias (como a escovação dentária, uso do fio ou palito dental, dispositivos de irrigação bucal e mastigação propriamente dita)[20] (Figura 74.1).

Atualmente a doença periodontal, por ser uma condição infecciosa e inflamatória multifatorial que afeta os tecidos, está associada a uma resposta imune/inflamatória caracterizada por infiltração de leucócitos, desorganização de tecido conjuntivo, reabsorção de osso alveolar e formação de bolsa periodontal, podendo ocasionar a eventual perda do dente,[21] e representa um fator de risco aumentado para a ocorrência das bacteriemias. O tecido periodontal é altamente vascularizado, e o epitélio do sulco gengival ou de bolsas periodontais pode se apresentar ulcerado, permitindo uma íntima relação do biofilme microbiano com os capilares sanguíneos.[21]

A via mais comum de desenvolvimento das pneumonias é por meio de microaspiração de microrganismos presentes na orofaringe. O processo na cavidade bucal inicia-se com a formação do biofilme sobre superfícies dentárias, próteses, tubo endotraqueal, sondas e mucosas, o que a torna um reservatório de patógenos respiratórios. A ausência ou precariedade da higiene bucal aumenta a quantidade do biofilme e predispõe a formação de saburra lingual. Além disso, a

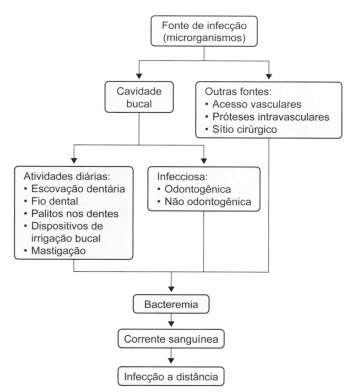

Figura 74.1 ▪ Vias de disseminação de microrganismos relacionadas com a cavidade bucal.

diminuição da limpeza natural da boca promovida pela mastigação, fala e deglutição, associada às alterações qualitativas e quantitativas do fluxo salivar, é causada por inúmeros fatores, entre eles:

- Uso de medicamentos (reação adversa medicamentosa)
- Processo fisiológico (senescência)
- Processo patológico (neoplasia de cabeça e pescoço e algumas doenças sistêmicas, como diabetes e doenças autoimunes)
- Distúrbios de ordem emocional (ansiedade, estresse, nervosismo e condições psiquiátricas)
- Depressão no nível de consciência (induzida ou não)
- Permanência da cavidade bucal aberta (devido ao tubo endotraqueal).

Tais fatores favorecem o acúmulo de *debris* e a colonização da orofaringe, cujo material penetra entre o tubo endotraqueal e a parede da traqueia.[21,22]

A partir da colonização das vias áreas inferiores, inicia-se a resposta imunológica do organismo.[23] Os macrófilos e os neutrófilos, com auxílio de complemento e anticorpos, fagocitam e destroem os "invasores". No entanto, se a invasão ocorre e os microrganismos multiplicam de maneira incontrolada, inicia-se a resposta inflamatória do hospedeiro com consequente formação de exsudato inflamatório e escarro purulento, o que determina a consolidação pulmonar. Simultaneamente aparecem sinais clínicos e alterações no exame radiográfico de tórax.[23] Portanto, o estabelecimento das pneumonias depende da colonização da orofaringe por potenciais patógenos respiratórios, da aspiração destes para as vias aéreas inferiores e também da capacidade de os microrganismos escaparem das defesas naturais dos tecidos das vias aéreas inferiores.[22,24] Uma via alternativa de infecção é a translocação bacteriana, a partir do trato gastrintestinal.[25] Vale ressaltar que raramente a pneumonia pode resultar da disseminação hematogênica ou de infecção a distância[23] (Figura 74.2). O risco elevado de ter as vias aéreas inoculadas com grande quantidade de material contaminado exerce papel central na fisiopatologia da pneumonia associada à ventilação mecânica (PAVM).[13,22] Além disso, a PAVM é uma patologia multifatorial e tem como principal fator de risco a ventilação mecânica, a qual aumenta entre 6 e 21 vezes a pneumonia.[26] Outros fatores de risco são inerentes ao paciente, por exemplo, idade avançada, desnutrição, tipo de doença de base, além de outros complicadores, como a presença de dispositivos invasivos, depressão no nível de consciência, posição do paciente no leito e uso de antimicrobianos[4,27] (ver Figura 74.2).

Portanto, a cavidade bucal do paciente crítico não deve ser ignorada e atualmente é reconhecida como potencial fonte de infecção (ver Figuras 74.1 e 74.2).

A ventilação mecânica substitui total ou parcialmente a ventilação espontânea e está indicada na insuficiência respiratória aguda ou crônica agudizada. A ventilação mecânica propicia melhora das trocas

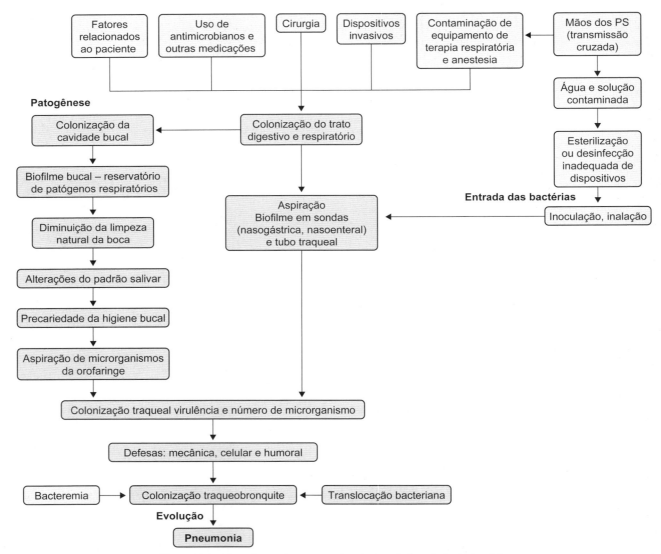

Figura 74.2 ■ Patogênese da pneumonia relacionada à assistência à saúde.

gasosas e diminuição do trabalho respiratório, podendo ser utilizada de forma não invasiva por uma interface externa, geralmente uma máscara facial, e de modo invasivo por meio de um tubo endotraqueal ou uma cânula de traqueostomia.[28]

Estudos evidenciam a associação da colonização microbiana da orofaringe e do biofilme dental à PAVM.[4,6,7,15] A importância dos cuidados bucais, em pacientes em UTI, tem sido alvo de inúmeras investigações, cujos resultados alertam para a necessidade de se implementarem diretrizes adequadas e seguras.[13]

Os primeiros estudos relacionando à higiene bucal com redução de indicadores de PVAM foram realizados por enfermeiros com resultados promissores, reduzindo a incidência de pneumonia com a incorporação da higiene bucal no *bundle* de prevenção de PVAM.[29,30] Porém outros estudos também realizados pela equipe de enfermagem não demonstraram resultados similares.[31,32] Em uma análise inicial, os trabalhos trazem ampla diversificação de técnicas e substâncias utilizadas para a realização da higiene bucal. Além disso, também se observa uma frequência variada da realização da higiene bucal. A falta de conhecimento específico quanto às condições de normalidade e/ou de patologias da cavidade bucal e a falta de uma padronização metodológica para a realização da técnica de higiene bucal pode ter influenciado os resultados desses estudos. Entretanto, a revisão sistemática da Cochrane (2013; 2016) avaliou os efeitos da higiene bucal na incidência de PAVM em pacientes gravemente enfermos submetidos à ventilação mecânica por pelo menos 48 h. Foram comparados a clorexidina (enxaguatório ou gel) *versus* placebo (cuidados bucais habituais); escovação de dentes *versus* sem escovação; escova de dentes elétrica *versus* escova de dentes manual; e comparações entre diversas soluções (iodopovidona, solução salina, água bicarbonatada, triclosana, Listerine® e Biotene Oral Balance®).[6,7] Em 2013, a revisão da Cochrane avaliou estudos de moderada qualidade de evidência e mostrou que o enxaguatório ou gel de clorexidina reduz em 40% as chances de desenvolver a PAVM.[6] Já a nova revisão da Cochrane realizada em 2016, com estudos de alta qualidade, mostrou que o enxaguatório ou gel de clorexidina reduz o risco de desenvolver PAVM em pacientes gravemente enfermos de 25% a cerca de 19%.[7]

Os primeiros estudos conduzidos por dentistas em UTIs para a incorporação da higiene bucal, realizada pela equipe de enfermagem e supervisionada pelo cirurgião-dentista, mostraram diminuição dos indicadores de pneumonia.[4,5,33] A partir desses estudos, Bellissimo-Rodrigues *et al.* (2014) incorporou a rotina de higiene bucal com escovação à realização de procedimentos odontológicos (raspagem de língua, remoção de cálculo, tratamento restaurador atraumático de cárie e extração dentária) como forma de adequação bucal, e os resultados de incidência de PAVM foram significativamente menores no grupo da intervenção em comparação ao grupo-controle.[8] Outro estudo mais recente de Bellissimo-Rodrigues *et al.* (2018) mostrou que a incorporação da adequação bucal em UTI pelo cirurgião-dentista de forma rotineira, além de melhorar a condição bucal avaliada pelos índices de higiene bucal simplificados (IHO-S) e o índice gengival (IG) possibilitou a redução de infecções do trato respiratório comparada somente à realização da higiene bucal com o uso da clorexidina pela equipe de enfermagem.[9] A incorporação de procedimentos odontológicos aliados à higiene bucal evidenciou melhora da saúde bucal do paciente crítico e redução de PAVM.[9]

▶ Abordagem inicial

Para a abordagem odontológica ser bem-sucedida, além de anamnese, exame físico e discussão entre equipe multiprofissional, recomenda-se a realização da avaliação de risco para determinar se o paciente pode tolerar de maneira segura o procedimento proposto. Deve-se considerar quatro componentes do paciente:

- A gravidade e a estabilidade clínica
- A capacidade funcional
- A condição emocional
- O tipo e a extensão do procedimento a ser realizado (invasivo ou não invasivo).[34]

A avaliação inicial da cavidade bucal, bem como os anexos do sistema estomatognático, deve ser feita preferencialmente nas primeiras 24 h após a admissão do paciente na UTI. A avaliação deve ser elaborada de modo objetivo, com a finalidade de identificação de infecções bucais e prevenção de condições que possam interferir nos pacientes críticos, assim como limitar a disseminação de microrganismos que possam colonizar desde a cavidade bucal até o trato aéreo inferior[4,13,20,35,36] e instituir os cuidados bucais iniciais e a higiene bucal (Figura 74.3).

O exame deve iniciar pelo de face, realizando a palpação de todas as estruturas. Atenção especial deve ser direcionada inicialmente à presença de sangue, e elementos dentários, protéticos ou corpos estranhos devem ser checados e removidos de imediato, pelo risco de obstrução respiratória alta ou broncoaspiração.[34] O exame deve ser minucioso de acordo com Quadro 74.1.

Os pacientes que estão em VM invasiva ou não invasiva devem ter os seguintes cuidados conforme o Quadros 74.2 e 74.3.

Todas as alterações encontradas devem ser anotadas em prontuário. Para as lesões de mucosas, deve-se utilizar a classificação topográfica da Organização Mundial da Saúde (Figura 74.4). Com base no exame bucal, deve-se realizar a elaboração do plano terapêutico e a definição da frequência de higiene bucal (HB).

Para a frequência de higiene bucal, pode-se utilizar alguns escores, entre estes, podemos citar:

- BRUSHED, que avalia sangramento, eritema ou placa, ulceração, saliva, halitose, fatores externos e *debris*[37]

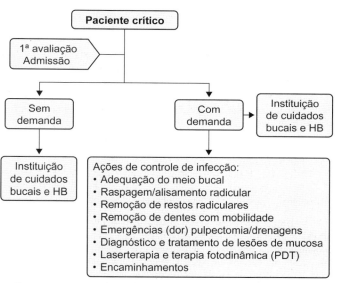

Figura 74.3 ■ Fluxograma de atendimento odontológico em UTI.

Quadro 74.1 ■ Avaliação bucal inicial em paciente crítico em UTI.

Doenças bucais (cárie, doença periodontal, entre outras)
Próteses fixas e/ou removíveis
Alterações salivares (hipo e hipersalivação)
Mobilidade dental
Sangramento ou lesões por mordeduras
Lesões de mucosas (úlceras, nódulos, manchas e outras)
Edemas de lábio ou peribucais
Necroses de tecidos moles ou ósseos ou ressecções esqueléticas maxilofaciais
Fraturas dos ossos da face ou alterações extrabucais do sistema estomatognático
Luxações de articulação temporomandibular (ATM) ou disfunção temporomandibular (DTM)

Adaptado de Morais *et al.*, 2015.[36]

Quadro 74.2 ■ Cuidados com o paciente em ventilação mecânica invasiva (VMI).

Tubo endotraqueal e traqueostomia
Visualizar todos os extensores e equipamentos conectados ao paciente
Cuidado com a tração do circuito do ventilador mecânico durante elevação da cama e a lateralização para a mudança decúbito
Cabeceira elevada entre 35 e 45°
Verificação da pressão do *cuff* antes de procedimentos e da higiene bucal
Cuidados ao manipular o tubo endotraqueal para evitar extubação acidental
Aspiração da cavidade bucal prévia aos procedimentos e a manipulação do tubo endotraqueal, se presente
Observar monitoramento hemodinâmico

Adaptado de Morais *et al.*, 2015;[36] Diretrizes Brasileiras de Ventilação Mecânica, 2013.[28]

Quadro 74.3 ■ Cuidados com a ventilação mecânica não invasiva (VNI).

Restrição de avaliação e/ou intervenção odontológica durante a realização da VNI, exceto no uso da interface nasal, que permite o acesso à cavidade bucal, porém é necessária a discussão prévia com a equipe multiprofissional sobre a abordagem.
Quanto às demais interfaces, como faciais, *total face* e capacete, deve-se aguardar para realizar qualquer avaliação e/ou procedimento, devido à impossibilidade de acesso à cavidade bucal
Observar monitoramento hemodinâmico

Adaptado de Diretrizes Brasileiras de Ventilação Mecânica, 2013.[28]

- Escala de avaliação bucal modificada (*beck oral assessment scale modified* [BOAS]), que avalia os lábios, mucosa bucal e gengivas, língua, dentes e saliva[38]
- Escala de exame bucal em leito (*bedside oral exam* [BOE]), que avalia deglutição, lábios, língua, saliva, mucosas, gengivas, dentes e próteses e halitose, e gradua numericamente cada item relacionado à cavidade bucal da seguinte maneira:
  ○ Normal
  ○ Disfunção moderada
  ○ Disfunção precária.[39]
- Escala de avaliação de mucosa-placa (*mucosal-plaque score* [MPS]).[40]

Ao fim, a somatória dos pontos atribuídos à avaliação dos itens pode variar entre 8 e 24 pontos. A estratificação da condição bucal consiste em condição de saúde bucal satisfatória (8 a 10), condição de saúde bucal moderada (11 a 14) e condição bucal precária (15 a 24). A condição de saúde bucal satisfatória recebe cuidados básicos de higiene bucal; a condição moderada, além dos cuidados básicos, incorporam-se cuidados com a mucosa bucal a cada 4 h; e a condição precária tem um regime de escovação mais rigoroso, além dos cuidados com a mucosa bucal a cada 2 h. A definição da rotina de HB deve ser adequada à necessidade de cada paciente.[13]

É importante ressaltar que a avaliação deve ser realizada pelo cirurgião-dentista, para além da definição dos diagnósticos e da instituição dos protocolos assistenciais individualizados por paciente, e a abordagem clínica cirúrgica deve ser realizada após a discussão em equipe multiprofissional, visando ao restabelecimento clínico dos pacientes.

▶ Abordagem clínica-cirúrgica em UTI

O objetivo principal da intervenção odontológica na UTI é identificar e tratar manifestações bucais de doenças sistêmicas, reações adversas medicamentosas (RAM), eliminar potenciais focos de infecção que possam interferir no curso da doença do paciente crítico, no tratamento e na sua recuperação clínica, além de proporcionar conforto ao paciente.

A condição bucal é reconhecida como potencial fator de risco para determinados grupos de pacientes, por exemplo os pacientes cardiopatas com risco de endocardite infecciosa (EI). Estima-se que, aproximadamente, 10 a 20% dos casos de EI estejam associados a focos infecciosos de origem bucal.[41] As complicações agudas e crônicas do diabetes melito (DM) causam elevada morbimortalidade; esses pacientes têm alta incidência de doença cardiovascular.[42] No Brasil, estima-se que 90% e 73% dos portadores de diabetes melito tipo 1 (DM1) e diabetes melito tipo 2 (DM2), respectivamente, encontram-se fora das metas recomendadas para o controle glicêmico (hemoglobina glicada menor que 7,0%). A hiperglicemia está relacionada com desfechos cirúrgicos desfavoráveis, como infecção, maior tempo de internação hospitalar, incapacidades após alta e mortalidade.[42] Pacientes oncológicos podem apresentar complicações bucais e comprometer os protocolos de quimioterapia, levando à mudança no tratamento ou mesmo à interrupção da terapia antineoplásica, afetando diretamente a sobrevida dos pacientes.[43] Pacientes imunossuprimidos apresentam alto risco de desenvolver bacteriemia, com progressão para infecção sistêmica grave,[36] levando a sepse ou choque séptico.

Em geral, as infecções bucais, como cáries, abscessos dentais e periodontais, pericoronarites, mucosites, peri-implantites, osteonecroses (quimio ou radioinduzidas) e infecções oportunistas interferem negativamente na saúde do paciente.[44] A imunossupressão predispõe os pacientes a infecções fúngicas (candidose) e virais, principalmente, herpes-vírus simples (HSV), citomegalovírus (CMV), vírus Epstein-Barr (EBV), varicela e herpes-zóster.[44] O estudo realizado por Baeder *et al.* (2012) avaliou pacientes em UTI, e o principal achado foi a candidose como a infecção mais prevalente em 68% dos pacientes avaliados.[45]

A abordagem odontológica em UTI deve ser integrada aos cuidados intensivos da equipe multiprofissional e planejada de acordo as ações de controle de infecção mencionadas na Figura 74.3. Para isso, é necessário que o dentista conheça a condição clínica do paciente, os riscos e as necessidades pré e pós-operatórias. Os procedimentos poderão ser realizados no leito de UTI ou em bloco cirúrgico (BC).

▶ Planejamento odontológico

Após a avaliação inicial, o planejamento das ações de controle de infecção por meio da adequação bucal consiste em raspagem supra e/ou subgengival, profilaxia (controle de biofilme bucal), remoção de aparelhos ortodônticos e próteses removíveis, remoção de restos radiculares, dentes com lesões periapicais e/ou com doença periodontal avançada, definida com uma profundidade de bolsa ≥ 6 mm e/ou perda de inserção clínica inferior à metade do comprimento da raiz (mobilidade grau 3 e 4) sem prognóstico favorável, remoção de lesões cariosas e tratamento de lesão de mucosa, além de drenagem de abscessos. Os pacientes com dentes com lesões periapicais manejáveis devem receber tratamento endodôntico. No entanto, na impossibilidade do tratamento endodôntico, recomenda-se o preenchimento temporário com pasta de hidróxido de cálcio e, no caso de o dente oferecer risco infeccioso alto, a extração dentária pode ser indicada como controle infeccioso.[2,20,41,44] A realização da laserterapia é feita como coadjuvante para a reparação tecidual nas lesões de mucosas,[46] bem como a terapia fotodinâmica nos processos infecciosos.[47,48]

▶ Avaliação e condutas pré-operatória em UTI/BC

A avaliação pré-operatória deve iniciar com a anamnese e a coleta da história clínica do paciente, levantando fatores de risco e sinais de doenças cardiovasculares descompensadas, informações sobre a doença de base, comorbidades, medicações e alergias.[34,41] Em seguida, a solicitação de exames complementares (de imagem e laboratorial) deve ser feita de acordo com a necessidade de cada paciente, de maneira individualizada. Os exames de imagem para a avaliação odontológica são: radiografia, tomografia computadorizada (TC), ressonância magnética (RM) ou ultrassonografia (US).[41]

Capítulo 74 ■ Métodos Auxiliares de Diagnóstico e Tratamento no Paciente sob Ventilação Mecânica | Função do Odontólogo   707

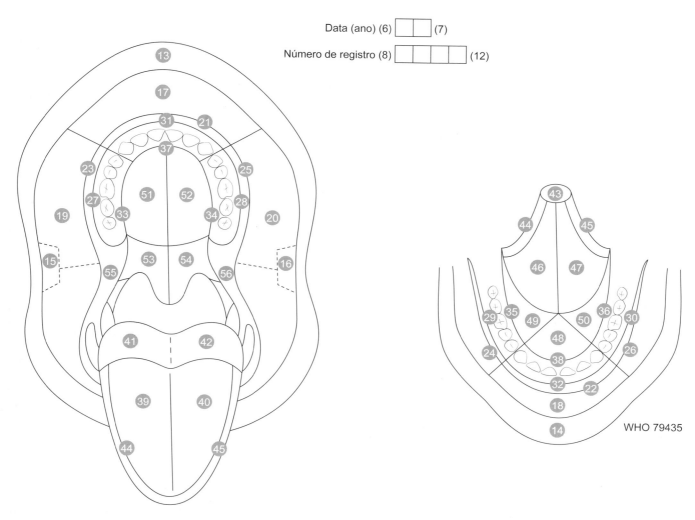

Vermelhão do lábio	(13) superior	(14) inferior	Dorso de língua	(39) direito	(40) esquerdo
Comissura labial	(15) direito	(16) esquerdo	Base de língua	(41) direito	(42) esquerdo
Mucosa labial	(17) superior	(18) inferior	Ponta de lingua	(43) ponta de língua	
Mucosa jugal	(19) direito	(20) esquerdo	Lateral de lingua	(44) direito	(45) esquerdo
Sulco labial	(21) superior	(22) inferior	Face ventral de lingua	(46) direito	(47) esquerdo
Sulco bucal direito	(23) superior	(24) inferior	Soalho bucal	(48) frontal	
Sulco bucal esquerdo	(25) superior	(26) inferior	Soalho bucal	(49) direito	(50) esquerdo
Gengiva posterior superior ou rebordo alveolar	(27) direito	(28) esquerdo	Palato duro	(51) direito	(52) esquerdo
Gengiva posterior inferior ou rebordo alveolar	(29) direito	(30) esquerdo	Palato mole	(53) direito	(54) esquerdo
Gengiva anterior ou rebordo alveolar	(31) superior	(32) inferior	Pilar amigdaliano	(55) direito	(56) esquerdo
Gengiva posterior superior ou rebordo alveolar – palatino	(33) direito	(34) esquerdo			
Gengiva posterior inferior ou rebordo alveolar – lingual	(35) direito	(36) esquerdo			
Gengiva anterior ou rebordo alveolar palatino – lingual	(37) superior	(38) inferior			

Figura 74.4 ■ Classificação topográfica da mucosa bucal, segundo a Word Health Organization-Organização Mundial da Saúde.

Entre os exames laboratoriais, no hemograma considera-se o nível de hemoglobina com níveis de 12 g/dℓ ou maior taxa de mortalidade de 1,3%, aumentado para 33,3% com níveis de 6 g/dℓ ou menor. A anemia piora a oferta de oxigênio ao miocárdio, portanto considera-se seguro o nível de hemoglobina de até 8 g/dℓ em pacientes coronariopatas.[34] A hemoglobina deve ser considerada em pacientes com extremos de idade, anemia prévia, suspeita clínica de anemia ou com doenças crônicas, como doença renal crônica associada à anemia, histórico de doenças hematológicas e hepáticas, histórico de sangramentos, intervenção de médio e grande porte, com necessidade de transfusão.[34,42] No transoperatório ou pós-operatório, a transfusão de sangue pode ser recomendada pela equipe médica com base nas avaliações e nos exames prévios, bem como no tempo de duração do procedimento.[44]

Solicita-se exames de hemostasia/testes de coagulação (coagulograma, tempo de tromboplastina parcial ativado [PTTa] e tempo de protrombina [RNI]) aos pacientes em uso de anticoagulação com

Quadro 74.4 ■ Classificação ASA (American Society of Anesthesiologists).

ASA 1	Paciente saudável, hígido
ASA 2	Paciente com doença sistêmica moderada
ASA 3	Paciente com doença sistêmica grave
ASA 4	Paciente com doença sistêmica grave, que é uma constante ameaça à vida
ASA 5	Paciente moribundo, que não apresenta expectativa de sobreviver sem a cirurgia
ASA 6	Paciente com morte cerebral que terá os órgãos removidos para doação
E	Utiliza-se a letra E quando o procedimento é de emergência

Adaptado de American Society of Anesthesiologists, 2019.[53]

Entretanto, quando não tratadas, tendem a se disseminar, invadindo e comprometendo, com diferentes formas anatomoclínicas, os espaços fasciais primários e secundários da mandíbula e da maxila.[44,56,58] A progressão de uma infecção odontogênica (IO) com expansão cranial ou caudal pode potencializar as complicações, principalmente se associadas à maior morbidade, à dificuldade do diagnóstico e de tratamentos. Na incidência de IO grave, soma-se ao atendimento do cirurgião-dentista bucomaxilofacial o tratamento interdisciplinar, que inclui os cuidados intensivos dos demais profissionais da saúde, antes e após o atendimento cirúrgico.[56,57] A IO, quando isolada, leva à morbidade e raramente à mortalidade.[56,57] Entretanto sua progressão para angina de Ludwig aumenta o risco de mortalidade em 10%.[44,54-57]

A *angina de Ludwig* é considerada o exemplo clássico de uma celulite infecciosa de rápida evolução. Foi descrita por Wilhelm Friedrich von Ludwig, em 1836, e ainda se mantém como um processo grave, o qual pode colocar em perigo a vida de um paciente em curto espaço de tempo. Em 90% dos casos, essa IO é oriunda de infecções associadas aos dentes molares inferiores.[34,44,54-56,58]

Tem início no espaço submandibular, avançando rapidamente em direção sublingual e submental. Tendendo a uma simetria, estende-se para os espaços retrofaríngeos. Clinicamente, observa-se um rápido aumento de volume, com área endurecida e tensa, na região submandibular. O deslocamento posterossuperior da língua (*glossoedema*), o volume do soalho da boca, a sialorreia, a imobilidade mandibular e o trismo somam-se aos sintomas típicos de dor, disfagia, odinofagia e dispneia.[44,54,57] Por se tratar de um processo inflamatório agudo, exige diagnóstico rápido em concomitância com atendimento de emergência.[56,57] Os exames de imagem são necessários para diagnóstico e avaliação da extensão do comprometimento das estruturas afetadas.[34,56,57] O diagnóstico precoce, o tratamento adequado e a remoção do fator causal são fundamentais para o prognóstico do paciente grave. A proteína C reativa sérica, elevada na admissão, e o aumento do envolvimento do espaço fascial podem ser preditores efetivos de progressiva gravidade e consequente aumento do tempo de internação hospitalar/UTI.[57,58] A realização de drenagem cirúrgica com ou sem eliminação imediata do foco, combinada à antibioticoterapia empírica intravenosa, passa a ser imperativa para o início do tratamento resolutivo. Diante da gravidade do quadro infeccioso, recomenda-se a coleta de material biológico para a realização de cultura e antibiograma. Desse modo, quando necessário, a terapia antimicrobiana pode ser ajustada ao resultado do antibiograma.[34,44,54,56,58]

▶ Caso clínico I

▶ **Equipe médica.** Rodrigo Boldo (médico intensivista e internista da Santa Casa de Misericórdia de Porto Alegre [SCMPA]), Renê Lenhardt (médico radiologista), Rodrigo P. Reginatto (físico médico) e equipe do Centro de Diagnóstico por Imagem (CDI) da SCMPA.

▶ **Equipe de CTBMF.** Edela Puricelli e Milton C. R. Cougo (cirurgiões-dentistas da SCMPA).

▶ **Paciente.** Gênero feminino, 79 anos.

▶ **História clínica.** Admitida em centro de emergência médica, encaminhada por seu cirurgião-dentista clínico para avaliação de febre, há 4 dias, e suspeita de angina de Ludwig.

▶ **História prévia.** Hipertensão arterial sistêmica, diabetes melito, cardiopata com angioplastia prévia, histórico de internações recentes por pneumopatia intersticial. Em uso de prednisona 5 mg/dia, há 1 ano. Hipoacusia grave e bipolaridade.

▶ **História odontológica atual (informação da cuidadora acompanhante).** Realizou procedimento dentário em região de mandíbula do lado esquerdo, há aproximadamente 20 dias. Depois iniciou com edema e dor no local, com progressiva piora. Atendida em emergência odontológica, foi medicada com amoxicilina/ácido clavulânico por 5 dias e medicamento para controle da dor (associação de relaxante muscular, anti-inflamatório e analgésico). A paciente mantém quadros febris intermitentes.

Exame clínico odontológico

▶ **Avaliação extrabucal.** Edema com temperatura local elevada no terço inferior da face do lado direito, difuso, consistente e doloroso à palpação. Lábios desidratados, disfagia, limitação da movimentação e abertura mandibular.

▶ **Avaliação intrabucal (oroscopia).** Exame prejudicado pela restrição de abertura bucal. Higiene bucal precária, com acúmulo de secreções, saliva viscosa, saburra lingual, halitose (odor fétido) e doença periodontal.

▶ **Impressão diagnóstica.** Celulite por infecção odontogênica em rápida progressão para os planos faciais mandibulares. Hipossialia sem manifestação clínica de candidose.

Conduta inicial

Encaminhamento da solicitação para internação hospitalar e intervenção cirúrgica sob anestesia geral, em caráter de urgência. Exames clínicos/laboratoriais pré-operatórios conduzidos pelo médico emergencista. Após a coleta para hemoculturas, início da antibioticoterapia empírica com ampicilina/sulbactam intravenosa. Realização de TC Fan-Beam de face e mandíbula (Figura 74.6). Avaliação fibroscópica pela equipe de cirurgia torácica, visando à intubação para anestesia geral.

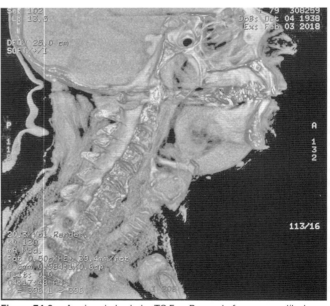

Figura 74.6 ■ Angina de Ludwig. TC Fan-Beam de face e mandíbula em 3D (imagens no plano axial e reformatações multiplanares). Observe a extensão do processo inflamatório em situação posteromediano, na topografia da hipofaringe, com obliteração do recesso pré-epiglótico e obliteração do espaço lingual à direita (contíguo ao processo inflamatório na glândula submandibular). (Imagem gentilmente cedida pelo CDI da SCMPA.)

Procedimento cirúrgico bucomaxilofacial

Realização do procedimento cirúrgico sob anestesia geral. A intubação nasotraqueal foi conduzida por fibroscópio. Exame intrabucal em maior extensão permitiu reavaliação odontológica, determinando próteses dentárias unitárias e alterações periodontais sem doença aguda detectável, em ambas as arcadas. A soma de informações clínicas com imagens não conclusivas determinou, no momento, a opção de tratamento conservador sem exodontias. Por incisão externa na pele, na linha média da região supra-hióidea, os planos fasciais foram acessados e explorados por divulsões (Figura 74.7 A). A coleta do produto biológico da drenagem para exame microbiológico foi realizada. Os drenos com localizações bilaterais foram fixados à pele e protegidos por curativos. (Figura 74.7 B). A paciente foi mantida intubada e encaminhada para internação pós-operatória na UTI.

Pós-operatório imediato | Internação na UTI

Paciente com as seguintes condições:

- Escala de agitação e sedação de Richmond (RASS): 5
- Pressão arterial (PA): 147/61
- Frequência cardíaca (FC): 70, normal
- Ventilação por tubo orotraqueal (TOT) em ventilação controlada à pressão (PCV)
- Fração inspirada de oxigênio (FIO_2): 0,4
- Pressão positiva expiratória final (PEEP): 6
- PCV: 16
- Ventilação assistido-controlada (VAC): 470
- Saturação de oxigênio ($SatO_2$): 98%
- Temperatura axilar: 35,4°C
- Hemoglicoteste (HGT): 100 mg/dℓ
- Diurese em bolsa coletora.

Foi mantida sedada, com cuidados locais para a redução do edema e garantia da via aérea. A equipe de infectologia avaliou-a e optou pela troca do antibiótico para piperacilina/tazobactam, devido ao histórico de comorbidades e internações hospitalares recentes.

Quanto aos demais exames:

- Exames laboratoriais evidenciaram: Ht 37,9%, Hb 13,1 g/dℓ, leucócitos 30.980/uℓ, mielócitos 3%, bastonetes 10%, segmentados 62%, monócitos 7%, linfócitos 18%, eosinófilos 0%
- Gasometria arterial com pH: 7,38
- Pressão parcial de oxigênio (PaO_2): 70 mmHg,
- Pressão parcial de gás carbônico ($PaCO_2$): 37 mmHg
- Bicarbonato (HCO_3): 22 mmol/ℓ
- Excesso de base (EB): –2,5 mmol/ℓ
- $SatO_2$: 94%
- Lactato arterial: 2,4 mmol/ℓ
- Proteína C reativa: 138,55 mg/ℓ
- Creatinina: 1,52 mg/dℓ na chegada a UTI e 0,81 mg/dℓ na chegada ao hospital
- Função hepática e eletrólitos sem alterações.

Evolução na UTI

Evoluiu nas primeiras horas da UTI com ligúria, com boa resposta após reposição volêmica – 20 mℓ/kg de solução cristaloide. Exames de controle após reanimação volêmica mostraram lactato 1,1 mmol/ℓ e melhora da função renal – creatinina 1,09 mg/dℓ, taxa da PCR em queda (121 → 69 → 65).

Paciente foi extubada 24 h após o procedimento, teve boa tolerância à ventilação espontânea, sem restrições obstrutivas na via aérea.

Foi iniciada dieta com líquidos frios e progressão de consistência na sequência, com boa tolerância. Foram elaborados cuidados de assepsia e trocas de curativos de 4/4 h com polivinilpirrolidona-iodo (PVPI).

Houve coleta de pus para cultura. Em visão macroscópica, teve sugestão de partículas de enxofre (suspeita de actinomicose). Recebeu alta da UTI após 48 h de internação, com melhora progressiva.

Evolução no leito

A paciente manteve antibioticoterapia durante a internação, com melhora clínica e laboratorial. Houve redução do edema e dos sinais inflamatórios locais. Foi iniciada a higiene bucal, segundo protocolo da instituição hospitalar de internação. Fez-se remoção progressiva dos drenos, concluída aos 7 dias pós-operatórios.

Alta hospitalar

A alta hospitalar foi realizada no 10º dia. A paciente apresentava condições clínicas em evolução favorável. A clindamicina foi mantida por mais 14 dias. Controles clínicos ambulatoriais foram agendados periodicamente, por 3 semanas. A paciente foi orientada a realizar a higiene bucal com bochechos de solução de clorexidina aquosa a 0,12%, a cada 12 h, intercalados com bochechos de solução de peróxido de hidrogênio (H_2O_2) 3%, diluída em água, na proporção de 1:3, 3 vezes/dia, e escovação dentária. O diagnóstico de actinomicose foi descartado. A paciente foi encaminhada para tratamento clínico odontológico.

A *osteomielite* é uma condição inflamatória do osso, resultante de uma infecção localizada na medula. Pode ser causada por fratura óssea e infecção odontogênica, esta predominantemente anaeróbica. Os mecanismos de defesa do paciente são o principal fator na determinação do aparecimento desse processo. O meio ambiente e os microrganismos têm papel importante, mas geralmente secundário. A predisposição para osteomielite é reforçada em pacientes com a imunidade alterada.[44,54,59]

A osteomielite em diferentes fases evolui de aguda para crônica, com ou sem supuração. Na fase aguda, apresenta quadro clínico com dor intensa, febre alta intermitente, parestesia do lábio inferior,

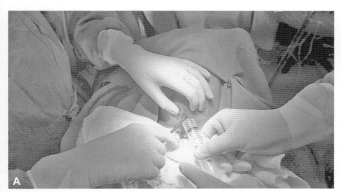 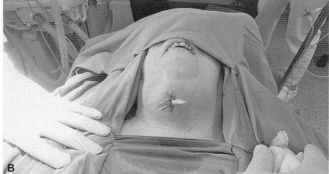

Figura 74.7 ▪ **A.** Drenagem cirúrgica submandibular envolvendo espaços fasciais, bilateralmente. Aquisição de exsudato para antibiograma. **B.** Aspecto da drenagem cirúrgica. Pode-se observar importante aumento de volume disseminado na região submandibular. Introdução e fixação dos drenos de Penrose (número 1).

frequentemente associando história pregressa de cárie ou pulpite e traumas que devem ser considerados base para estabelecer o diagnóstico.[44,54,59] Nos exames por imagem, alterações ósseas somente poderão ser visualizadas, em média, a partir de 8 dias após o início da infecção. A osteomielite aguda tratada inadequadamente pode progredir para uma forma subaguda ou até crônica. Os achados clínicos na osteomielite crônica são: edema localizado, doloroso à palpação e consistência endurecida, apresentando fístulas na pele.[54] Os exames por imagem revelam características radiográficas radiolucentes irregulares, sobrepostas em zonas mais escleróticas e menos trabeculadas (Figura 74.8). A osteomielite crônica pode recrudescer.[44,54,59] Trata-se de uma complicação esperada em pacientes imunossuprimidos.[44,54,59] Tanto no quadro clínico agudo quanto crônico está indicada a antibioticoterapia. As intervenções cirúrgicas para a remoção de causa, drenagem, reparos em tecidos moles e ósseos ampliam progressivamente suas indicações e portes cirúrgicos a partir da complexidade alcançada (Figura 74.9).

O implante dental de titânio pode mimetizar as duas áreas odontogênicas clássicas para desenvolvimento de uma infecção, o ápice radicular e o periodonto, chamadas então de *região apical* e *peri-implantar*. A avaliação das propriedades antissépticas das soluções e suas aplicações técnicas na higiene bucal de pacientes tratados pela CTBMF seguem sendo pesquisadas. Entre os resultados publicados, tanto para feridas cirúrgicas quanto para áreas com implantes dentários, a maioria das indicações convergem para uso da clorexidina, hipoclorito de sódio (NaOCl) 0,12% e H_2O_2 3% de forma isolada ou em soluções combinadas entre si.[59-63] Ainda, em especial nos implantes dentários, podem ser associadas laserterapia e terapia fotodinâmica.[64]

Grande parte dos implantes dentários apresenta boa longevidade e é mantida sem complicações, entretanto, por serem corpos estranhos persistentes, devem ser removidos quando há disseminação de infecção em áreas adjacentes.[54] A osteomielite pode se estender para além da área inicial de envolvimento, ampliando a sequestração óssea e o enfraquecimento cortical, levando a possíveis fraturas patológicas.[54,59]

Nos pacientes edêntulos, a indicação clássica para tratamento de fraturas é o uso da fixação interna rígida. No entanto, as placas ou os parafusos associados à desvascularização e infecção de segmentos ósseos predispõem a área para uma osteomielite.[54] Infecção, com reserva de tecidos de nutrição e proteção na área, pode exigir descolamento regrado do periósteo e limitar o fechamento por suturas sem tensão das feridas, inviabilizando uma cicatrização em primeira intenção. A aplicação do método de fixação por pino externo está indicada para mandíbulas edêntulas, atróficas e em caso de osteomielite.[59] Sua aplicação e uso permitem os movimentos mandibulares durante a fala e alimentação por via oral (Figura 74.10).

Caso clínico II

- **Equipe médica.** Michele Costa Jacobsen (médica anestesiologista, Hospital de Clínicas de Porto Alegre [HCPA])
- **Equipe CTBMF.** Edela Puricelli e Deise Ponzoni (cirurgiãs-dentistas, HCPA)
- **Paciente.** Gênero masculino, 62 anos.
- **História clínica.** Hipertensão arterial sistêmica, diabetes melito, cardiopatia isquêmica (dois infartos agudos do miocárdio prévios), cirurgia de revascularização miocárdica há 12 anos, tabagista (50 maços/ano, parou de fumar há 1 mês). Em uso de ácido acetilsalicílico 100 mg, losartana potássica 50 mg, carvedilol 25 mg, cilostazol 100 mg, atorvastatina cálcica 20 mg 850 mg, cloridrato de ivabradina 7,5 mg, issosorbida 5 mg sublingual (SL). Paciente com baixa capacidade funcional < 4 METs; com escore de Lee de 2,4%. Histórico de cateterismo cardíaco: artéria coronária esquerda, tronco isento de lesões significativas; a descendente anterior ocluída no segmento proximal; a circunflexa ocluída no segmento médio; enxerto de mamária para descendente anterior e ponte de safena para ramo marginal prévio livre de lesões significativas; oclusão crônica da coronária direita no segmento médio com circulação colateral (cardiopatia isquêmica grave com lesão trivascular). Eletrocardiograma (ECG) com sobrecarga de aorta esquerda (AE). Radiografia de tórax evidencia cardiomegalia e aorta alongada. Ecocardiografia sob estresse: FE 44%, isquemia miocárdica nos segmentos basais da parede anterior e do septo interventricular anterior. Apresentou angina aos 6 min. Exames laboratoriais: creatinina (Cr): 1,2, glicose: 119, potássio (K): 4,8, sódio (Na): 143, ureia (Ur): 53, plaquetas 220 mil, hemoglobina (Hb): 13, hematócrito (Ht): 39, razão normalizada internacional (Inr): 0,96. Paciente em acompanhamento cardiológico. Após avaliação dos riscos/benefícios, avaliações pré-anestésica e cirúrgica e otimização do tratamento farmacológico, optou-se pela realização do procedimento, já que este é tempo-sensível.

Exame clínico odontológico

- **Avaliação extrabucal.** Apresenta palidez em face, dificuldade de mastigação, deglutição com restrição na abertura bucal. Declara limitação de atividade física e cansaço, depressão e ansiedade. Na região anterior da mandíbula, há intumescimento denso e dolorido na palpação, fístula extrabucal na área submental, com drenagem ativa de exsudato purulento.
- **Avaliação intrabucal (oroscopia).** Observa-se oclusão dentária disfuncional, prótese fixa inadequada na região de maxila à esquerda, com cáries inativas e doença periodontal caracterizada pela mobilidade dentária avançada e cálculo sub e supragengival. Na mandíbula, há reabilitação total com prótese implantossuportada instável, odor fétido, higiene bucal restrita por dor e sangramento, glossalgia, exposição óssea necrótica em região anterior de mandíbula e tecidos moles inflamados com supuração.

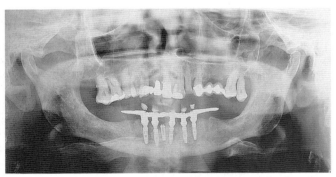

Figura 74.8 ▪ Radiografia panorâmica. Observe, na maxila, dentes naturais e prótese dentária fixa. Doença periodontal, com reabsorções ósseas. Na mandíbula, há implantes de Ti osseointegrados como sustentação de reabilitação protética dentária tipo protocolo.

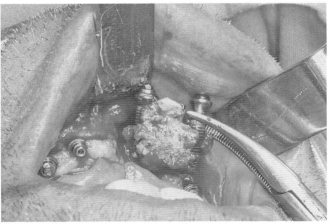

Figura 74.9 ▪ Transcirurgia. Acesso intrabucal. Curetagem e remoção dos sequestros ósseos com implantes inviáveis.

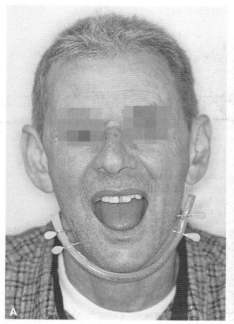
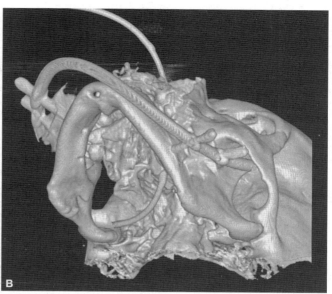

Figura 74.10 ■ **A.** Contenção a pino externo. Mantém proteção com maior estabilidade na estrutura mandibular atrésica, além da mobilidade e do conforto. **B.** TC 3D pós-operatória. Pode-se acompanhar a fixação dos pinos (Kirschner nº 2) em áreas não fragilizadas pela osteomielite. São visíveis, no bordo inferior da mandíbula, o trajeto ósseo da fístula e a fissura cortical inferolingual relacionada à fragilização óssea.

▸ **Impressão diagnóstica.** Periodontite avançada com sangramento limitado na maxila e osteomielite em mandíbula, envolvendo área de implantes dentários.

Indicação de intervenção cirúrgica exploratória bucomaxilofacial em mandíbula infectada, com simultânea coleta de material para antibiograma e estudo anatomopaológico. Anestesia geral.

Conduta inicial

Indicação de intervenção cirúrgica exploratória bucomaxilofacial sob anestesia geral, em mandíbula infectada com simultânea coleta de material para estabelecimento de cultura e antibiograma e estudo histopatológico.

Solicitação de exames radiográficos intrabucais e TC de face (ver Figura 74.8). Encaminhamento ao cirurgião-dentista para profilaxia dentária e remoção da prótese tipo protocolo sobre implantes. Avaliação pré-operatória com médico cardiologista e avaliação pré-anestésica para procedimento com tempo cirúrgico previsto de 130 min (Porte II). Higiene bucal com H_2O_2 3%, diluída em água, na proporção de 1:3, 3 vezes/dia e escovação dentária.

Procedimento cirúrgico bucomaxilofacial

▸ **Conduta anestésica.** Paciente em ar ambiente, bom estado geral, PA 140/90 mmHg, peso 61 kg, altura 1,60 m. Exame cardiovascular: ritmo regular (RR) de 2 t e bulhas normofonéticas (BNF) sem sopros. Exame pulmonar: sem ruídos adventícios. Realizado monitoramento com oximetria de pulso, cardioscopia, pressão arterial invasiva (PAM). acesso venoso periférico do tipo *abocath* 16. Depois da pré-oxigenação, o paciente foi induzido com midazolam 12 mg, remifentanila 0,3 μg/kg e atracúrio 40 mg. Intubação nasotraqueal sem intercorrências. Manutenção com sevoflurano e remifentanila em todo transoperatório. Logo após indução anestésica apresentou pequena instabilidade hemodinâmica, prontamente corrigida com metaraminol 0,5 mg. A seguir, permaneceu estável durante todo o transoperatório, mantendo PAM entre 70 e 80. Foi utilizada na cirurgia antibioticoprofilaxia com clindamicina 900 mg, dexametasona 6 mg, dipirona 2 g e ondansetrona 4 mg. Foi realizada extubação sem intercorrências. Tempo anestésico com duração de 186 min.

▸ **Conduta cirúrgica.** Cateterismo do trajeto fistuloso para a pele. Por acesso intrabucal, sem infiltração local, incisão de Wassmund. Descolamento limitado do periósteo vestibular e lingual. Remoção de sequestros ósseos corticomedulares e implantes com mobilidade, curetagem do tecido de granulação e saucerização (ver Figura 74.9). Divulsão tecidual, deslizamento e rotação de retalhos mucogengivais, que permitiram o recobrimento da ferida óssea sem tensão. A sutura foi realizada com pontos isolados. O reparo e fechamento da fístula epitelial antecederam a aplicação da fixação por pino externo (híbrido) para contenção óssea mandibular. Esta foi confeccionada a partir da aplicação de fios de Kirschner nº 2 (dois de cada lado) com fixação bicortical em ambos os lados do corpo mandibular. Com resina acrílica autopolimerizável moldada e contida em tubo de silicone para aspiração (6 mm de diâmetro), manteve-se a conexão entre os pinos e a estabilidade funcional da contenção (ver Figura 74.10 A e B). Toda a intervenção cirúrgica se desenvolveu sem intercorrência local ou sistêmica.

Evolução clínica

Paciente extubado em sala cirúrgica e encaminhado para a sala de recuperação, hemodinamicamente estável, onde permaneceu até a alta para leito. Foi mantido com sonda nasoentérica por 5 dias pós-operatórios. Posteriormente foi liberada a oferta de dieta líquida sem resíduos, evoluindo de liquidificada até pastosa, associada à orientação e ao controle nutricional. Higiene bucal foi liberada a partir das 48 h pós-operatórias, com bochechos de solução de clorexidina aquosa a 0,12%, a cada 12 h, intercalados com bochechos de solução de H_2O_2 3%, diluída em água, na proporção de 1:3, 3 vezes/dia. A escovação dos dentes superiores foi liberada 72 h após a intervenção. O paciente recebeu alta hospitalar no 8º dia pós-operatório. Apresentou boa evolução clínica. A remoção da contenção externa foi realizada aos 120 dias pós-operatórios. Foram mantidos controles clínicos médicos cardiológicos e odontológicos. O paciente foi liberado para a reabilitação bucal com aproveitamento dos implantes remanescentes na mandíbula (Figura 74.11), sendo contraindicada a nova instalação de implantes na área.

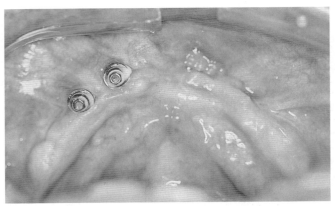

Figura 74.11 ■ Vista craniocaudal do arco mandibular. Observe o processo de cicatrização.

▶ Referências bibliográficas

1. Agência Nacional de Vigilância Sanitária. Resolução RDC nº 7, de 24 de fevereiro de 2010. Disponível em: http://bvsms.saude.gov.br/bvs/saudelegis/anvisa/2010/res0007_24_02_2010.html.
2. Souza AF, Rocha AL, Castro WH et al. Dental carebeforecardiacvalvesurgery: Is it important to prevent infective endocarditis? Int J Cardiol Heart Vasc. 2016;12:57-62.
3. Zimmermann C, Meurer MI, Grando LJ et al. Dental treatment in patientswithleukemia. J Oncol. 2015;2015:1-14.
4. Souza AF, Guimarães AC, Ferreira EF. Avaliação da implementação de novo protocolo de higiene bucal em um centro de terapia intensiva para prevenção de pneumonia associada à ventilação mecânica. REME: Rev Min Enferm. 2013;17(1):177-84.
5. Pasetti LA et al. Odontologia hospitalar a importância do cirurgião-dentista na unidade de terapia intensiva. Rev. Odontologia (ATO). Bauru, SP. 2013 Abr;13(4):211-26.
6. Shi Z, Xie H, Wang P et al. Oral hygienecare for critically ill patients to prevent ventilator-associated pneumonia. Cochrane Data Base of Systematic Reviews. 2013;(Issue 8):CD008367.
7. Hua F, Xie H, Worthington HV, Furness S, Zhangq, Li C. Oral hygiene care for critically ill patients to prevent ventilator-associated pneumonia. Cochrane Data Base of Systematic Reviews. 2016;(Issue 10):CD008367.
8. Bellissimo-Rodrigues WT, Menegueti MG, Gaspar GG et al. Effectiveness of a dental care intervention in the prevention of lower respiratory tract nosocomial infections among intensive care patients: A randomized clinical trial. Infect Control Hosp Epidemiol. 2014;35:1342-8.
9. Bellissimo-Rodrigues WT, Menegueti MG, Gaspar GG. Is it necessary to have a dentist with inanintensive care unit team? Report of a randomised clinical trial. Int Dent J. 2018 Dec;68(6):420-7.
10. Reyes U, Spolarich AE, Han PP. A comprehensive oral preventive care protocol for caring for the renal transplant population. The Journal of Dental Hygiene. 2016 April;90(2):88-99.
11. Radmand R, Schilsky M, Jakab S, Khalaf M, Falace DA. Pre-liver transplant protocols in dentistry. Medical Management and Pharmacology Up Date. 2013 April;115(4):426-30.
12. Bogusławska-Kapała A, Hałaburda K, Rusyan E, Gołąbek H, Strużycka I. Oral health of adult patients under go in ghematopoietic cell transplantation. Pre-transplant assessment and care. Ann Hematol. 2017;96:1135-45.
13. Brasil. Agência Nacional de Vigilância Sanitária: Medidas de prevenção de infecção relacionada à assistência à saúde. Brasília: Anvisa, 2017.
14. Amaral SM, Cortês AQ, Pires FR. Pneumonia nosocomial: Importância do microambiente oral. J Bras Pneumol. 2009; 35(11):1116-24.
15. Oliveira LCBS, Carneiro PPM, Fisher RG, Tinoco EMB. A presença de patógenos respiratórios no biofilme bucal de pacientes com pneumonia nosocomial. Rev Bras Ter Intens. 2007;19(4):428-43.
16. Ferraz MCA. Manual prático de motricidade oral: Avaliação e tratamento. Rio de Janeiro: Revinter, 2001.
17. Figin ME, Garrino RR. Anatomia odontológica funcional e aplicada. São Paulo: Artmed, 2003, pp. 162-98.
18. Parahitiyawa NB et al. Microbiology of odontogenic bacteraemia: Beyond endocarditis. Clin Microbiol Rev. 2009;22:46-64.
19. Chunduri NS, Madasu K, Goteki VR, Karpe T, Reddy H. Evaluation of bacterial spectrum of orofacial infections and their antibiotic susceptibility. Ann Maxillo Fac Surg. 2012 Jan;2(1):46-50.
20. Souza AF. Identificação de condições de saúde bucal em pacientes submetidos à cirurgia cardíaca: Monitoramento de prováveis fatores de risco para Endocardite. Dissertação (Mestrado) – Universidade Federal de Minas Gerais. Faculdade de Odontologia, 2016; 1–111. Acesso em: 28/05/2017. Disponível em: http://www.bibliotecadigital.ufmg.br/dspace/bitstream/handle/1843/BUBD-A8 PLEL/disserta__o_vers_o_final_2016.pdf?sequence=1.
21. Vieira CAP, Magalhães CB, Hartenbach FARR, Martins SR, Maciel SBC. Periodontal disease-associated biofilm: A reservoir for pathogens of medical importance. Microbial Pathogenesis. 2015.
22. Souza AF, Meneses I, Silva JA, Carvalho MO. Assistência odontológica ao paciente no leito de UTI. In: Roriz FF e Roriz T. Periodontia hospitalar deficiência odontologia. Aracaju: Ed. Diário Oficial do Estado de Sergipe – Edise, 2018, p. 400.
23. Fernandes AT, Zamorano PO, Torezan Filho MA. Pneumonia hospitalar. In: Fernandes AT, Fernandes MOV, Ribeiro Filho N. Infecção hospitalar e suas interfaces na área de saúde. São Paulo: Atheneu, 2000, Cap. 21, pp. 516-54.
24. Scannapieco FA, Rossa Júnior C. Doenças periodontais versus doenças respiratórias. In: Periodontia Médica: Uma abordagem integrada. São Paulo: Senac, 2004, pp. 391-409.
25. Consenso Brasileiro de Pneumonias em Indivíduos Adultos Imunocompetentes. Jornal de Pneumologia. 2001 Abr;27(Supl.1):22-41.
26. Torres A et al. Re-intubation increases the risk of nosocomial pneumonia in patients needing mechanical ventilation. Am J Respir Crit Care Med. 1995;152:137.
27. Klompas M et al. Strategiestopreventventilator-associated pneumonia in acutecarehospitals: 2014 update. Infect Control Hosp Epidemiol. 2014;35(8):915-36.
28. Diretrizes Brasileiras de Ventilação Mecânica. Versão eletrônica oficial – AMIB e SBPT. 2013. Acesso em: 11/10/2019. Disponível em: https://edisciplinas.usp.br/pluginfile.php/237544/mod_resource/content/1/Consenso%20VM%202013.pdf.
29. Pyle MA et al. A pilot study on improving oral care in long-term care settings part I: Oral Health Assessment. Journal of Gerontological Nursing. Thorofare. 1998 Oct; 24(10).
30. Deriso AJ, Dillon TA, Peterson AC. Chlohexidine gluconate 0,12% oral rise reduces the incidence of total nosocomial respiratory infection and non prophylactic systemic antibiotic use in patientes under going heart surgery. Chest. 1996;109:1556-61.
31. Panchabhai TS, Dangayach NS, Krishnan A, Kothari VM, Karnad DR. Oropharyngeal cleansing with 0.2% chlorhexidine for prevention of nosocomial pneumonia in critically ill patients. Chest. 2009;135:1150-6.
32. Halm MA, Armola R. Effect of oral care on bacterial colonization and ventilator associated pneumonia. Am J Crit Care. 2009;18:275-8.
33. Mori H, Hirasawa H, Oda S, Shiga H, Matsuda K, Nakamura M. Oral care reduces incidence of ventilator-associated pneumonia in ICU populations. Intensive Care Med. 2006;32:230-6.
34. Knobel E et al. Condutas no paciente grave. 4. ed. Rio de Janeiro: Atheneu, v. 2, 2016.
35. World Health Organization (WHO). Guide to epidemiology and diagnosis of oral mucosal diseases and conditions. World Health Organization. Community Dent Oral Epidemiol. 1980 Feb;8(1):1-26.
36. American Academy of Pediatric Dentistry (AAPD). Guideline on antibiotic prophylaxis for dental patients at risk for infection. Clinical Practice Guidelines.2007;37(6):15-6.
37. Abidia RF. Oral care in the intensive care unit: A review. J Contemp Dent. 2007;8(1):1-2.
38. Ames NJ, Sulima P, Yates JM et al. Effects of systematic oral care in critically ill patients: A multicenterstudy. Am J Crit Care 2011;20:e103-e114. doi: 10.4037/ajcc2011359.
39. Prendergast V, Kleiman C, King M. The bedside oral examand the barrow oral care protocol: Translating evidence-based oral care into practice. Intensive and Critical Care Nursing. 2013;29:282-90.
40. Henriksen BM, Ambjornsen E, Axell TE. Evaluation of a mucosal-plaque index (MPS) designed to assess oral care in groups of elderly. Spec Care Dentist. 1999;19(4):154-7.
41. Souza AF, Rocha AL, Castro WH et al. Dental management for patientes under going heart valve surgery. J Card Surg. 2017;1-6.
42. Gualandro DM, Yu PC, Caramelli B et al. 3ª Diretriz de Avaliação Cardiovascular Perioperatória da Sociedade Brasileira de Cardiologia. Arq Bras Cardiol. 2017;109(3 Supl. 1):1-104.
43. American Academy of Pediatric Dentistry (AAPD). Reference manual. 2013;37(6):15-6.

44. Morais TMN, Silva A. Fundamentos da odontologia em ambiente hospitalar/UTI. 1. ed. Rio de Janeiro: Elsevier, 2015.
45. Baeder FM, Cabral GMP, Prokopowitsch I, Araki AT, Duarte DA, Santos MTBR. Condição odontológica em pacientes internados em unidade de terapia intensiva. Pesq Bras Odontoped Clin Integr. João Pessoa. Out/Dez 2012;12(4):517-20.
46. Rocha AL, Souza AF, Nunes LFM et al. Treatment of oral manifestations of toxic epidermal necrolysis with low-level *laser* therapy in a pediatric patient. Pediatr Dermatolog. 2018;00:1-4.
47. Ribeiro GH. Minamisako MC, Rath IBS et al. Osteoradio necrosis of the jaws: Case series treated with adjuvant low level *laser* therapy and antimicrobial photodynamic therapy. J Appl Oral Sci. 2018;26:e20170172.
48. Davoudi A, Ebadian B, Nosouhian. Role of *laser* or photodynamic therapy in treatment of dentur estomatitis: A systematic review. J Prosthet Dent. 2018 Oct;120(4):498-505.
49. Nishimura RA, Otto CM, Bonow RO et al. 2017 AHA/ACC focus edup date of the 2014 AHA/ACC guideline for the management of patients with valvular heart disease: A report of the American College of Cardiology/American Heart Association Task Force on Clinical Practice Guidelines. Circulation. 2017;135:e1159-e1195.
50. Ugwumba CU et al. Preoperative administration of 0.2% chlorhexidine mouth rinse reduces the risk of bacteremia associated with intra-alveolar tooth. 2014. Journal of Cranio-Maxillofacial. 2014;42:783-1788.
51. Barbosa M et al. Post-tooth extraction bacteraemia: A randomized clinical trial on the efficacy of chlorhexidine prophylaxis. Plos One. 2015;10:1-15.
52. Perry MM, Howell S, Patel N. Protocols for treating patients with end-stage renal disease: A survey of nephrology fellow ships.Spec Care Dentist. 2017;37(2):57-61.
53. Classificação ASA (Americam Society of Anesthesiologists). ASA physical status classification system. Acesso em: 11/10/2019. Disponível em: https://www.asahq.org/standards-and-guidelines/asa-physical-status-classification-system.
54. Topazian RG, Goldberg MH, Hupp JR. Infecções orais e maxilofaciais. 4. ed. São Paulo: Santos, 2006.
55. Puricelli E, Corsetti A, Quevedo AS et al. Infecções odontogênicas. Técnica anestésica, exodontia e cirurgia dentoalveolar. 1. ed. São Paulo: Artes Médicas, 2014, pp. 133-43.
56. Opitz D, Camerer C, Camerer DM et al. Incidence and management of severe odontogenic infections: A retrospective analysis from 2004 to 2011. J Craniomaxillofac Surg. 2015 Mar;43(2):285-9.
57. Bowe CM, O'Neill MA, O'Connell JE, Kearns GJ. The surgical management of severe dentofacial infections (DFI): A prospective study. Ir J Med Sci. 2018 Apr 27.
58. Seppänen L, Lemberg KK, Lauhio A, Lindqvist C, Rautemaa R. Is dental treatment of an infected tooth a risk factor for locally invasive spread of infection? J Oral Maxillofac Surg. 2011 Apr;69(4):986-93.
59. Marx RE, Stern D. Inflamatory, reactive, and infectious diseases. In: Oral and maxillofacial pathology: A rationale for diagnosis and treatment. 1. ed. Quintessence Publishing Company, 2003, cap. 2, pp.17-135.
60. Soares UN, Ito IY, Rocha Barros VM. Efeito da anti-sepsia da ferida cirúrgica alveolar sobre o crescimento bacteriano em fios de sutura de algodão. Pesqui Odontol Bras. 2001 Jan/Mar;15(1):41-6.
61. Gosau M, Hahnel S, Schwarz F, Gerlach T, Reichert TE, Bürgers R. Effect of six different peri-implantitis disinfection methods on *in vivo* human oral biofilm. Clin Oral Implants Res. 2010 Aug;21(8):866-72.
62. Hossainian N, Slot DE, Afennich F, van der Weijden GA. The effects of hydrogen peroxide mouthwashes on the prevention of plaque and gingival inflammation: A systematic review. Int J Dent Hyg. 2011 Aug;9(3):171-81.
63. Mizuno H, Mizutani S, Ekuni D et al. New oral hygiene care regimen reduces postoperative oral bacteria count and number of days with elevated fever in ICU patients with esophageal cancer. J Oral Sci. 2018 Dec 27;60(4):536-43.
64. Rismanchian M, Nosouhian S, Shahabouee M, Davoudi A, Nourbakhshian F. Effect of conventional and contemporary disinfectant techniques on three peri-implantitis associated microbiotas. Am J Dent. 2017 Feb;30(1):23-6.

Função do Farmacêutico Clínico no Cuidado do Paciente Crítico

CAPÍTULO 75

Lívia Maria Gonçalves • Flávia Gatto de Almeida Wirth

▶ Introdução

Os pacientes críticos são aqueles que sofrem lesões agudas (p. ex., sepse, choque, trauma cirúrgico, intoxicação, queimaduras, pancreatite etc.) e, por isso, apresentam quebra na homeostase dos órgãos, desencadeando uma série de alterações que podem ser identificadas pela avaliação clínica ou por exames laboratoriais. Essas alterações de distribuição dos fluidos corporais, hipoperfusão tecidual e alterações da macro e microcirculação determinam disfunções renal, hepática, gastrintestinal, entre outras. Do mesmo modo, a resposta inflamatória sistêmica que acompanha os estados de doença crítica aguda está associada a disfunção cerebral, anemia, alterações na coagulação e contribui para as disfunções orgânicas descritas anteriormente.

As principais disfunções orgânicas na unidade de terapia intensiva (UTI) são a circulatória (choque) e a insuficiência respiratória, em graus variados de gravidade e apresentação. Alterações nesses sistemas atuam de forma central no desencadeamento de lesões em outros aparelhos e sistemas, as quais podem decorrer da própria disfunção ou do seu tratamento (p. ex., ventilação mecânica, vasopressores, suporte circulatório). Portanto, além das alterações decorrentes da doença crítica aguda, os tratamentos instalados na UTI podem determinar um cenário artificial que impacta significativamente na compreensão da fisiologia e do metabolismo dos pacientes.

Além disso, o aumento da expectativa de vida, o tratamento de doenças crônico-degenerativas e outros tratamentos mudaram o perfil dos pacientes admitidos nas UTIs, sendo eles mais velhos e com várias comorbidades. Esse cenário implica um manejo de prescrições com dezenas de fármacos, potenciais interações medicamentosas e efeitos colaterais, além da compreensão do impacto do uso ou suspensão desses medicamentos na doença crítica aguda.

Em resumo, a complexidade desse perfil de pacientes exige equipes multiprofissionais de cuidado, que sejam altamente capacitadas e coordenadas para obter o melhor resultado na assistência à saúde, ou seja, a plena restauração das funções fisiológicas, com reabilitação para a sociedade, preferencialmente sem qualquer evento adverso resultante dos cuidados à saúde e com custo-efetividade, conforme definido pelo Institute of Healthcare Improvement (IHI), por meio do Triple-Aim (excelência assistencial, com maior alcance populacional e com e sustentabilidade).

▶ Avaliação farmacêutica

O cuidado prestado ao paciente crítico pelo farmacêutico clínico no contexto hospitalar envolve a prescrição médica do paciente. Desse modo, é fundamental o entendimento de quais aspectos devem ser valorizados para assegurar melhor qualidade da assistência prestada.

A avaliação farmacêutica da prescrição deve ser realizada, se possível, para todos os pacientes do hospital e é mais seguro quando essa avaliação precede a dispensação dos medicamentos. Existem duas maneiras de avaliação: técnica e clínica. A *avaliação técnica* pressupõe conhecimento técnico, coerência e adequação dos itens prescritos quanto a: medicamento (princípio ativo) e apresentação comercial, dose, via de administração, diluição, tempo de infusão e aprazamento. Já a *avaliação clínica* pressupõe conhecimento da condição clínica do paciente tornando possível ainda a avaliação de: acesso venoso, acesso enteral e dieta, indicação e necessidade clínica, contraindicação, dose pela indicação, tempo de tratamento, reações adversas a medicamentos, interações medicamentosas, incompatibilidades medicamentosas, monitoramento sérico de fármacos, terapia sequencial. A segurança do paciente é garantida ao realizar-se uma avaliação técnica e clínica, tendendo a reduzir a ocorrência de erros de medicamentos.

Medicamentos e apresentações comerciais

Conhecer os medicamentos prescritos em vários aspectos, como classe medicamentosa, princípio ativo, nomes comerciais, seja referência ou similar, é fundamental para garantir a segurança do processo o uso de medicamentos. No caso dos medicamentos genéricos, a identificação é clara porque a denominação já traz o nome do princípio ativo. No mercado farmacêutico brasileiro, há muitos medicamentos similares com nomes comerciais que podem causar dúvidas, como, por exemplo:

- Clo® (medicamento similar da clomipramina): pode ser confundido com clonazepam
- Citalor® (atorvastatina cálcica): pode ser confundido com citalopram.

Dose

A identificação da dose usual dos medicamentos é o que permite ao farmacêutico identificar erros potenciais. É essencial a individualização do cuidado, identificando as doses necessárias, de acordo com o quadro clínico e alterações fisiológicas. A avaliação da dose pressupõe o entendimento do risco de doses acima do necessário (podendo levar a toxicidade) ou doses abaixo do indicado (podendo diminuir o efeito terapêutico).

Algumas situações devem chamar a atenção do farmacêutico no que se refere a avaliação da dose, tais como:

- Extremos de idade (crianças e idosos)
- Dose de ataque *vs.* manutenção (p. ex., fluconazol e fenitoína)
- Ajuste de dose pela função renal (p. ex., piperacilina-tazobactam e meropeném) ou hepática (p. ex., caspofungina)
- Ajuste de dose pelo nível sérico (p. ex., vancomicina e ciclosporina)
- Ajuste de dose pelo exame laboratorial (p. ex., heparina e varfarina)
- Dose por peso (p. ex., teicoplanina)
- Ajuste de dose por dispositivos (p. ex., diálise e terapia extracorpórea com oxigenação por membrana [ECMO])

- Indicações específicas (p. ex., ceftriaxona, quando indicada para tratamento de infecções de trato respiratório ou urinário, a dose sugerida é 1 g 12/12 h; quando indicada para tratamento de infecções do sistema nervoso central, como meningite, a dose preconizada é de 2 g 12/12 h).

Contraindicação

O uso de medicamentos envolve riscos e, por isso, condições clínicas que contraindiquem o uso de determinado medicamento devem ser avaliadas. As alergias e hipersensibilidades são a primeira contraindicação de uso de qualquer medicamento.

Além disso, devem ser considerados aspectos clínicos que sinalizem uma contraindicação. Por exemplo, paciente com alto risco para desenvolvimento de tromboembolismo venoso com doença hematológica prévia, plaquetas abaixo de 50.000/mm^3, pode constituir contraindicação ao uso da quimioprofilaxia.

Tempo de tratamento

O farmacêutico deve questionar os medicamentos e a necessidade clínica do uso destes. De modo geral, deve-se avaliar a indicação de qualquer medicamento e o tempo necessário para tratamento.

A conduta farmacêutica de avaliação do tempo de tratamento com antimicrobianos, por exemplo, é direcionada de acordo com a indicação terapêutica para evitar o uso irracional e reduzir o risco de indução à resistência bacteriana.

Via de administração

As vias de administração mais comuns são: oral, sublingual, intramuscular, subcutânea, retal, inalatória, oftálmica, transdérmica, intravenosa, enteral por sonda.

A via de administração mais fisiológica é a oral, que necessita de maior tempo de ação dos medicamentos, pois envolve etapas de desintegração e dissolução, liberando o princípio ativo para a absorção pelo organismo. Apesar de ser a via de administração mais confortável, os pacientes críticos frequentemente não têm essa via de administração disponível.

Existem ainda formas farmacêuticas que possibilitam a administração sublingual (SL). Os comprimidos apresentam maior friabilidade para serem absorvidos pelos capilares sublinguais e diminuir o tempo de ação (p. ex., ondansetrona SL). Porém essa também é uma via de administração pouco comum nos pacientes críticos.

A via intramuscular pode ser uma opção, porém os pacientes precisam ter disponibilidade de massa muscular. Portanto, atenção deve ser dada aos idosos desnutridos e crianças muito pequenas. Além disso, é importante considerar o uso de lidocaína na diluição do medicamento (para diminuir o desconforto do paciente na aplicação) e o volume a ser diluído (considerando o limite de cada músculo).

A via subcutânea é uma via de depósito e é utilizada para medicamentos específicos, como enoxaparina e a eritropoetina. Além disso, podem ter sua absorção diminuída em casos de vasoconstrição periférica. Já a via retal é mais facilmente utilizada em pacientes sob sedação e para algumas alternativas, como uso de Sorcal® (poliestirenossulfonato de cálcio), potencial obstrutor de sonda enteral.

A via inalatória, em geral utilizada para medicamentos com ação local pulmonar, apresenta hoje um desafio frente ao uso de dispositivos inalatórios dos mais diversos (tais como: aerossol, *diskus*, *aerolizer*, *handihaler* e *turbohaler*), devido à variabilidade no manuseio e dificuldade de acoplar ao ventilador mecânico (com maior risco de perda de medicamento no circuito).

A via transdérmica é uma via cada vez mais utilizada, com ampliação do arsenal terapêutico. Envolve tecnologia própria e é uma alternativa para pacientes sem via oral disponível ou com disfagia, por exemplo, neurolépticos para idosos com doença de Alzheimer (rivastigmina adesivo) e pacientes com câncer terminal sem possibilidade de uso da via intravenosa (fentanila adesivo).

Para a administração via sonda enteral, é fundamental considerar a forma farmacêutica, garantindo o uso seguro, menor risco de obstrução do dispositivo e assegurando a efetividade do tratamento proposto. Na UTI, é comum o uso de sondas enterais para alimentação ou para administração de medicamentos, devido a impossibilidade de deglutição, cirurgias ou rebaixamento de nível de consciência.

A administração de medicamentos via sonda enteral (SNE) deve considerar três ações fundamentais para evitar/diminuir o risco de obstrução (Ribeiro *et al.*, 2013):

- Formas farmacêuticas compatíveis com essa via
- Técnica adequada
- Lavagem da sonda.

Soluções orais são preferíveis devido à facilidade e segurança na administração. As cápsulas devem ser analisadas em relação à possibilidade de abertura e diluição do conteúdo. Para os comprimidos revestidos, deve-se identificar qual a função do revestimento. Se o revestimento estiver relacionado à liberação do fármaco, o comprimido não deve ser triturado. Por outro lado, os revestimentos destinados a mascarar o sabor podem ser rompidos e o comprimido pode ser administrado via sonda após trituração, caso a quantidade de resíduo seja adequada (Ribeiro *et al.*, 2013).

Cada hospital possui um procedimento para a lavagem de sonda enteral. Em geral, 20 mℓ de soro fisiológico (SF) após a administração do medicamento são suficientes para a lavagem da sonda (Ribeiro *et al.*, 2013).

Assim, a visão do farmacêutico clínico para a administração de medicamentos via SNE inclui a escolha da melhor opção, avaliação da técnica correta e sugestão de alternativas terapêuticas (Ribeiro *et al.*, 2013).

Cuidado e atenção devem ser dispendidos com as formas farmacêuticas, como:

- *Comprimidos de liberação diferenciada* (liberação retardada, prolongada ou controlada – *control release* (CR) –, *mantained release* (MR), *extended release* (XR): a trituração de comprimidos de liberação retardada faz com que todo o fármaco destinado a ser liberado em um período prolongado de tempo atue de modo imediato, originando níveis plasmáticos altos do fármaco no início e níveis muito baixos no final do intervalo terapêutico. Não devem ser triturados
- *Comprimidos de liberação entérica*: a destruição da capa protetora pode provocar a inativação do princípio ativo no estômago ou irritação da mucosa gástrica. Não devem ser triturados. Podem ser administrados quando o acesso enteral estiver pós-pilórico[1]
- *Cápsulas de gelatina dura* (contendo microgrânulos de liberação retardada ou liberação entérica): as cápsulas podem ser abertas, mas os microgrânulos não devem ser triturados, pois perdem suas características. A disponibilidade de administração por sonda depende, em parte, do diâmetro dos microgrânulos e da sonda. Não devem ser trituradas (Ribeiro *et al.*, 2013).

Portanto, devemos evitar a administração de medicamentos com forma farmacêutica de comprimidos com liberação prolongada (XR, SR, LA), cápsula gelatinosa, cápsula e drágea via sonda enteral. A prioridade é para administração de formas farmacêuticas líquidas, como xaropes, soluções, suspensões, comprimidos efervescentes e sachês com pós para serem diluídos.

A via intravenosa é a mais utilizada na UTI, representando aquela com maior risco para eventos adversos. Sendo assim, devem-se considerar aspectos como: acesso venoso, diluição (diluente e volume de diluição), tempo de infusão e compatibilidade físico-química.

■ Acesso venoso

O farmacêutico clínico deve conhecer os tipos de acessos venosos e ser capaz de determinar a melhor diluição possível de acordo com cada um deles, conforme demonstrado na Figura 75.1.

Se o paciente tem acesso venoso periférico (AVP) é preciso muita cautela com as diluições mínimas, pois podem causar danos aos pacientes, como dor e ardência durante as infusões, além de favorecer

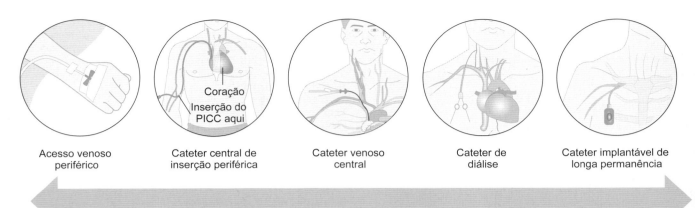

Figura 75.1 ▪ Esquema de possibilidades de acesso venoso. PICC: cateter central de inserção periférica.

a ocorrência de flebites. Sendo assim, o ideal para os pacientes com AVP é que os medicamentos sejam diluídos em concentrações menores do que as máximas permitidas, para evitar eventos adversos e a consequente perda do acesso.

Os cateteres centrais de inserção periférica (PICC) atualmente constituem uma modalidade cada vez mais utilizada nos hospitais. Esse tipo de acesso venoso deve ser tratado como um cateter venoso central, pois o local da punção é uma veia periférica, porém sua inserção ocorrerá em uma veia central. Para esses pacientes, bem como aqueles com cateter venoso central (CVC), o farmacêutico clínico deve garantir a melhor diluição, podendo utilizar concentrações maiores, ou seja, volumes menores de diluição.

Geralmente, os pacientes críticos apresentam-se com PICC ou CVC, considerando a grande quantidade de medicamentos que precisa ser administrada e o tempo prolongado de internação. Esses cuidados farmacêuticos com a diluição garantem conforto na administração dos medicamentos, evita eventos adversos e contribui para o melhor manejo do balanço hídrico acumulado, que muitas vezes é um fator importante na descompensação dos pacientes críticos.

Os cateteres de diálise também são acessos venosos centrais, porém devem ser utilizados exclusivamente para a diálise.

Os cateteres implantáveis de longa permanência são cateteres utilizados em sua maioria para administração de quimioterapia e estão relacionados com tratamentos por longos períodos. Trata-se de dispositivos de alto custo que necessitam de centro cirúrgico para sua implantação e, por isso, devem ser bem conservados. A conservação desse tipo de cateter geralmente é feita com anticoagulantes heparina 100 UI/mℓ (5 mℓ) ou citrato a 3% em seringas de 5 mℓ, que são chamados de *bloqueio* ("*lock*") *anticoagulante*. Quando esses cateteres sofrem contaminação e formação de biofilme, pode ser utilizado bloqueio (*lock*) de antibiótico na tentativa de descolonização desses dispositivos.

▪ Diluição

A avaliação do volume de diluição deve considerar o acesso venoso, a condição clínica do paciente e também as características dos medicamentos.

Muitos dos pacientes críticos apresentam-se com insuficiência respiratória aguda ou comorbidades cardiológicas, como a insuficiência cardíaca descompensada, representando perfis de pacientes que exigem restrição hídrica. Para isso, o farmacêutico clínico deve optar pela diluição que possibilite a maior concentração possível do medicamento, contribuindo para a melhor evolução da doença crítica aguda.

Quanto às características dos medicamentos, aqueles que forem irritantes ou vesicantes merecem atenção especial devido ao grande potencial de eventos adversos associados. Sendo assim, é importante que o farmacêutico clínico saiba reconhecer os medicamentos com essas características.

▪ Infusões contínuas

Muitos medicamentos na UTI são administrados em infusões contínuas de soluções (sedativos, antiarrítmicos, opioides, insulina, substâncias vasoativas, inotrópicos e anticoagulantes). Em virtude da necessidade de controle de disfunções orgânicas e tratamentos de condições muito instáveis (fibrilação atrial aguda, choque e tromboembolismo pulmonar), os pacientes críticos apresentam alta dependência dessas infusões contínuas, que normalmente têm faixas de doses muito estreitas. O processo de utilização de medicamentos na UTI torna-se extremamente propenso à ocorrência de erros, incidentes e eventos adversos, considerando o uso das infusões contínuas associado a prescrições complexas e interrupções repetidas para a troca de soluções e ajustes na taxa de infusão (Valentin *et al.*, 2009). Os principais erros associados às infusões intravenosas contínuas são: incompatibilidades físico-químicas, dose incorreta, velocidade de infusão incorreta, concentração inadequada e diluente incorreto.

Considerando o contexto no qual o paciente crítico está inserido, onde o fluxo de trabalho pela equipe de saúde é intenso e o paciente exige cuidados complexos, são necessárias barreiras que estabeleçam padrões de segurança para a utilização desses medicamentos, e o farmacêutico clínico é parte fundamental desse processo. Um dos aspectos também avaliados pelos farmacêuticos e que pode ser de grande ajuda para a equipe multiprofissional é a compatibilidade físico-química entre medicamentos, conforme demonstrado no Quadro 75.1.

Sedação e analgesia

A dor é o principal fator estressante da internação e o seu controle é extremamente importante, por ser um sintoma comum dos pacientes críticos, já que eles são submetidos a procedimentos como retirada de drenos, inserção de cateteres arteriais e aspirações traqueais, além de outros fatores desencadeantes. Já a utilização de sedação tem algumas indicações e objetivos específicos, por exemplo melhorar a sincronia paciente-ventilação mecânica, reduzir o consumo de oxigênio, promover amnésia, induzir sono e tratar agitação (Azevedo *et al.*, 2015). No entanto, hoje sabemos que níveis muito profundos de sedação são altamente indesejáveis, exceto quando têm indicação clara (síndrome do desconforto respiratório agudo [SDRA] grave, hipertensão intracraniana, uso de bloqueio neuromuscular), pois estão associados a aumento do tempo de ventilação mecânica, permanência na UTI e elevadas taxas de *delirium*. Do mesmo modo, o emprego de alguns sedativos, como benzodiazepínicos, parece estar relacionado com piores desfechos, como tempo de ventilação mecânica e *delirium*. O propofol, opioides ou dexmedetomidina são indicados, portanto, como alternativa à sedação com benzodiazepínicos. Sendo assim, uma boa opção para adequar a estratégia de sedação e analgesia na UTI tem sido a construção de protocolos ou diretrizes com definição de alvos de sedação superficial, com ou sem o emprego do despertar diário (Azevedo *et al.*, 2015).

Quadro 75.1 ■ Compatibilidades físico-químicas para a administração em Y, contendo os principais medicamentos administrados por infusão contínua.

Compatibilidade físico-química para a administração em Y

	Amiodarona	Cloreto de cálcio	Cloreto de magnésio	Cloreto de potássio	Dexmedetomidina	Dobutamina	Fentanila	Fosfato de potássio	Gliconato de cálcio	Heparina	Levosimendana	Midazolam	Milrinone	Nitroglicerina	Nitroprussiato	Norepinefrina	Propofol	Sulfato de magnésio	Vasopressina
Amiodarona		C	Ø	V	C	V	V	I	V	I	Ø	C	C	C	V	V	Ø	V	C
Cloreto de cálcio	C		Ø	C	C	C	C	I	C	C	Ø	C	C	C	C	C	I	I	C
Cloreto de magnésio	Ø	Ø		Ø	Ø	C	Ø	Ø	Ø	Ø	Ø	Ø	Ø	Ø	Ø	Ø	Ø	Ø	Ø
Cloreto de potássio	V	C	Ø		C	C	C	Ø	C	C	Ø	C	C	C	C	C	C	C	C
Dexmedetomidina	C	C	Ø	C		C	C	C	C	C	Ø	C	C	C	C	C	C	C	C
Dobutamina	V	C	C	C	C		C	Ø	C	V	C	V	C	Ø	V	C	V	C	C
Fentanila	V	C	Ø	C	C	C		Ø	C	C	Ø	C	C	C	C	C	C	C	C
Fosfato de potássio	I	I	Ø	Ø	C	Ø	Ø		I	Ø	Ø	C	C	Ø	C	Ø	Ø	Ø	C
Gliconato de cálcio	V	C	Ø	C	C	C	C	I		C	Ø	C	C	C	C	C	C	C	C
Heparina	I	C	Ø	C	C	V	C	Ø	C		Ø	C	C	C	C	C	C	C	C
Levosimendana	Ø	Ø	Ø	Ø	Ø	C	Ø	Ø	Ø		Ø	Ø	C	Ø	Ø	Ø	Ø	Ø	Ø
Midazolam	C	C	Ø	C	C	V	C	C	C	C	Ø		C	C	C	C	C	V	C
Milrinone	C	C	Ø	C	C	C	C	C	C	C	Ø	C		C	C	C	C	C	C
Nitroglicerina	C	C	Ø	C	C	Ø	C	C	C	C	Ø	C	C		C	C	C	V	C
Nitroprussiato	V	C	Ø	C	C	C	C	Ø	C	C	Ø	C	C	C		C	C	C	C
Norepinefrina	V	C	Ø	C	C	C	C	Ø	C	C	Ø	C	C	C	C		C	C	C
Propofol	Ø	I	Ø	C	C	V	C	Ø	C	C	Ø	V	C	V	C	C		V	Ø
Sulfato de magnésio	V	I	Ø	C	C	C	C	Ø	C	C	Ø	C	C	C	C	C	V		C
Vasopressina	C	C	Ø	C	C	C	C	C	C	C	Ø	C	C	C	C	C	Ø	C	

C: compatível; V: compatibilidade variável; I: incompatível; Ø: sem testes. Adaptado de Lexicomp Online, 2018.

Nos protocolos de sedação e analgesia aplicados na UTI, a atuação do farmacêutico clínico é baseada em algumas ações que podem melhorar a qualidade da sedação e reduzir o tempo de internação na UTI, conforme demonstrado no Quadro 75.2 (Marshall et al., 2008; Stollings et al., 2015).

Os cuidados do farmacêutico clínico para esses pacientes devem ser guiados pelo tipo de sedação utilizada. O paciente sedado com propofol deve ser monitorado quanto à ocorrência da síndrome de infusão do propofol, que consiste em acidose metabólica grave, lesão renal e rabdomiólise, na qual a conduta adequada é a troca imediata do sedativo. Embora rara, a síndrome da infusão do propofol (PRIS, do inglês *propofol-related infusion syndrome*) tem alta morbimortalidade se não reconhecida precocemente. Caso a sedação/analgesia inclua o uso de opioides, deve-se atentar para quadros de constipação intestinal, devendo o farmacêutico individualizar a terapia laxativa a ser aplicada, em conjunto com a equipe médica e de nutrição clínica (Vasile et al., 2003).

Além disso, é importante a padronização das soluções de analgesia e sedação quanto à concentração dos medicamentos e diluentes, objetivando a redução da ocorrência de erros, principalmente relacionados com a dose administrada, conforme demonstrado no Quadro 75.3.

Anticoagulação

As principais indicações para utilizar anticoagulação plena na UTI são os casos de tromboembolismo venoso ou arritmias cardíacas com alto risco trombogênico, como a fibrilação atrial de alta resposta ventricular. A maioria dos pacientes críticos que necessita de anticoagulação plena faz uso de heparina não fracionada (HNF) em bomba de infusão contínua. A escolha desse anticoagulante considera algumas características do medicamento, conforme demonstrado no Quadro 75.4.

O monitoramento da anticoagulação nesses pacientes deve ser feito por meio do tempo de tromboplastina parcial ativada (TTPA) de 6/6 h após o início da infusão contínua de HNF até que se alcance o nível terapêutico de anticoagulação, com TTPA entre 50 e 75 s, o que corresponde a um valor 1,5 a 2,5 vezes acima do normal (razão de TTPA [rTTPA]). Após alcançar a meta terapêutica de TTPA, o monitoramento deve ser feito a cada 24 h.

O farmacêutico clínico deve monitorar valores hemoglobina e fundamentalmente o TTPA, a fim de realizar ajustes na velocidade

Quadro 75.2 ■ Principais ações do farmacêutico clínico nos protocolos de sedação/analgesia.

Indicação e escolha do sedativo/analgésico	• Avaliar a indicação principal para sedação e analgesia dos pacientes na UTI • Principais medicamentos utilizados: propofol, fentanil, midazolam e dexmedetomidina
Monitoramento laboratorial	• Monitorar saturação de oxigênio e função hepática (todos sedativos/analgésicos em infusão contínua) • Monitorar triglicerídeos séricos (propofol) • Monitorar função miocárdica (tiopental e propofol)
Tempo de tratamento	• Avaliar o uso de benzodiazepínicos ou opioides por mais de 5 a 7 dias (risco de induzir tolerância, resultando em sedação superficial) • Avaliar a adequação no controle da dor (escalas) • Avaliar possibilidade de despertar diário
Associação ou aumento na taxa de infusão	• Opioides (se houver dispneia/desconforto respiratório ou dor) • Haloperidol ou dexmedetomidina (se *delirium*) • Benzodiazepínico (se ansiedade, estado de mal convulsivo ou abstinência)
Suspensão ou redução da taxa de infusão	• Evitar sedação profunda (aplicação de escalas de sedação e titulação da infusão) • Considerar despertar diário

Quadro 75.8 ■ Solução padrão das principais substâncias vasoativas, doses usuais e informações adicionais.

Medicamento	Doses usuais	Solução padrão	Concentração máxima	Informação adicional
Dobutamina	2,5 a 20 µg/kg/min	250 mg + SF a 0,9% em qsp 100 mℓ (2,5 mg/mℓ)	10 mg/mℓ	Contraindicada em cardiomiopatias obstrutivas, fibrilação atrial, *flutter* e na estenose aórtica grave
Levosimendana	Ataque: 12 a 24 µg/kg em 10 min Infusão contínua única em 24 h: 0,05 a 2,0 µg/kg/min	25 mg + SG a 5% em qsp 250 mℓ (0,1 mℓ/mℓ)	0,05 mg/mℓ	Dose de ataque aumenta o risco de hipotensão
				Indicada como 2ª linha no tratamento da IC aguda
				O pico de concentração plasmática ocorre cerca de 2 dias após o término da infusão
Milrinona	Ataque: 50 µg/kg em 10 min Manutenção: 0,375 a 0,75 µg/kg/min	20 mg + SF a 0,9% em qsp 100 mℓ (0,2 mg/mℓ)	0,2 mg/mℓ	American Heart Association não recomenda dose de ataque, apenas 0,5 mcg/kg/min
				Não induz tolerância com uso prolongado
Nitroglicerina	5 a 200 µg/kg	50 mg + SG a 5% sem PVC em qsp 250 mℓ (0,2 mg/mℓ) *Observação*: utilizar sistemas livres de PVC (equipo e soro), devido ao risco de adsorção pelo PVC	0,4 mg/mℓ	Induz tolerância após 24 a 48 h de infusão contínua. Recomenda-se intervalo de 10 a 12 h/dia para evitar o desenvolvimento de tolerância
Nitroprussiato	5 a 400 µg/kg	50 a 100 mg + SG a 5% em qsp 250 mℓ (0,2 a 0,4 mg/mℓ) *Observação*: medicamento fotossensível, deve ser protegido da luz mesmo após diluído	Adulto: 0,4 mg/mℓ Pediátrico: 0,2 mg/mℓ	Pacientes com disfunção renal ou em terapia prolongada (> 3 mcg/kg/min por > 72 h) tem maior risco de intoxicação por cianeto
				Pode aumentar a pressão intracraniana. Utilizar com cautela em pacientes neurológicos
Norepinefrina	0,01 a 3,0 µg/kg/min	4 a 16 mg + SF a 0,9% ou SG a 5% em qsp 100 mℓ (40 a 160 µg/mℓ)	0,64 mg/mℓ	Administração via venosa central, pois o extravasamento pode provocar dano tecidual grave
		8 a 32 mg + SF a 0,9% ou SG a 5% em qsp 250 mℓ (32 a 128 µg/mℓ)		Altas doses podem levar à isquemia periférica, especialmente se não houver volume intravascular adequado
Vasopressina	0,03 a 0,1 UI/min	20 UI + SF a 0,9% em qsp 50 mℓ ou 100 mℓ (0,2 a 0,4 UI/mℓ)	0,4 UI/mℓ	Pode causar agregação plaquetária, aumentando o potencial para oclusão arterial
				Desaconselhável na suspeita de doença arterial coronariana

PVC: policloreto de polivinila (do inglês *polyvinyl chloride*); qsp: quantidade suficiente para; SF: soro fisiológico; SG: soro glicosado; IC: insuficiência cardíaca. Adaptado de Lexicomp Online, 2018.

Quadro 75.9 ■ Aspectos a serem avaliados para a reconciliação medicamentosa na UTI.

Indicação para o uso prévio
- Prevenção
- Tratamento

Contraindicações para o uso atual
- Reação adversa ao medicamento
- Sangramento
- Risco de rebaixamento do nível de consciência
- Hipotensão
- Alteração da função renal/hepática

Necessidade de aprimoramento da terapia anterior
- Antimicrobianos
- Anticoagulantes
- Anti-hipertensivos
- Hipoglicemiantes
- Anticonvulsivantes

Disponibilidade da via de administração
- Cirurgias no trato gastrintestinal
- Pancreatites

Quadro 75.10 ■ Principais indicações/classes terapêuticas reconciliadas na UTI.

Top 6 da reconciliação medicamentosa na UTI
Hormônios tireoidianos

Anticonvulsivantes

Antiparkinsonianos

Antidemenciais

Colírios

Antiagregantes/anticoagulantes

gastresofágico ou gastrite), além dos riscos associados ao desenvolvimento de úlcera por estresse, aos quais os pacientes críticos estão expostos, por exemplo, ventilação mecânica por mais de 48 h e coagulopatias. Esse contexto contribui para a manutenção das terapias prévias específicas, além de reduzir a ocorrência de potenciais eventos adversos, como a úlcera por estresse ou potenciais reações alérgicas com a troca dos medicamentos.

Normalmente, as estatinas têm alto potencial para interações medicamentosas, além de apresentarem benefício de redução do colesterol a médio prazo. Por esses fatores, a reconciliação dessa classe de medicamentos pode não ser considerada relevante para a maioria dos pacientes. No entanto, para pacientes com eventos recentes cardiovasculares ou cerebrovasculares, o reinício precoce da terapia com estatinas e fibratos deve ser avaliada, pois a retirada súbita das estatinas está relacionada com instabilidade do endotélio e potencial desencadeamento de novos eventos vasculares.

Os hormônios tireoidianos geralmente são mantidos em prescrição, considerando a instabilidade hemodinâmica, que pode decorrer da disfunção do eixo hipotálamo-hipófise-tireoide. Muitas vezes, podem estar com dose ajustada de acordo com os últimos resultados do hormônio estimulante da tireoide (TSH), de tri-iodotironina (T3) e de tiroxina (T4).

As terapias com anticonvulsivantes, antidepressivos ou outras classes de medicamentos psicoativos dificilmente são suspensas durante a internação na UTI. Na maioria dos casos, ocorre a otimização dessas terapias com ajustes de doses, associação de outras classes, substituição ou troca de medicamentos, considerando que muitos pacientes críticos apresentam necessidade de sedação, uso de antipsicóticos e controle de *delirium*.

Os antiparkinsonianos normalmente são reconciliados na UTI, evitando abstinências e controlando os sintomas da doença. O cuidado que se deve ter é com relação a quadros neurológicos, como *delirium*, ou síndromes dopaminérgicas, quando a terapia deve ser revista.

A manutenção das terapias com anticoagulantes de uso prévio deve considerar a condição clínica atual do paciente. Alguns critérios de estratificação de risco podem ser utilizados para o apoio decisório para o retorno dessas terapias, como, por exemplo, o escore CHADS2, que estratifica o risco tromboembólico na fibrilação atrial, ou o HAS-BLED, que estratifica o risco de sangramento na fibrilação atrial. Os critérios avaliados no CHADS2 estão descritos no Quadro 75.11 (Gage *et al.*, 2001). Quanto maior o número de pontos, maior a probabilidade de haver uma complicação tromboembólica. Uma pontuação ≥ 2 sugere risco aumentado de eventos cerebrovasculares, com indicação de anticoagulação. Já o HAS-BLED, descrito no Quadro 75.12, varia de 0 a 9, sendo que pontuações ≥ 3 indicam alto risco de sangramento, sugerindo conduta conservadora quanto ao retorno da terapia anticoagulante (Pisters *et al.*, 2010). Além disso, existem as contraindicações clássicas ao uso desses medicamentos, que expõem o paciente ao maior risco de sangramento, como em pré-operatórios, casos de suspeita ou confirmação de sangramentos, coagulopatias ou diáteses hemorrágicas.

O retorno dos antiagregantes plaquetários é fundamental para os pacientes com doença arterial coronariana e síndrome coronariana aguda, principalmente a dupla antiagregação, que só deve ser suspensa em casos de sangramento ativo. Essa terapia reduz a mortalidade por causa cardiovascular, isquemia grave, insuficiência cardíaca e de revascularização (Yusuf *et al.*, 2001).

O tratamento com colírios e pomadas oftálmicas de uso prévio normalmente é mantido durante a internação na UTI. Em geral, esses medicamentos aplicados aos pacientes críticos têm a função de lubrificar a córnea, controlar glaucoma e terapias antimicrobianas ou anti-inflamatórias. Dessa maneira, conseguimos evitar a formação ou progressão comorbidades oftálmicas. A atenção do farmacêutico clínico na reconciliação desses medicamentos deve estar na dose (quantidades de gotas) e principalmente no local de aplicação (olho direito, esquerdo ou ambos). Outro fato que geralmente resulta em erros é a existência de associações de medicamentos com nome comercial muito parecido (p. ex., Biamotil® ou Biamotil D®, Alphagan® ou Alphagan P®). Desse modo, é fundamental que haja a confirmação com o paciente do nome comercial completo do medicamento em uso.

Embora medicamentos antieméticos, antiespasmódicos, procinéticos, analgésicos/antitérmicos, vitaminas e antianêmicos sejam comumente utilizados em pacientes críticos, na maioria das vezes não se deve ao processo de reconciliação medicamentosa, e sim às necessidades terapêuticas do paciente.

Avaliação do uso dos antimicrobianos e a promoção do uso racional

A prevalência de infecções graves nos pacientes críticos vem aumentado gradativamente, bem como seu impacto, e essas infecções têm extrema importância na morbimortalidade dos pacientes na UTI. Considerando esse cenário e a complexidade do paciente crítico, o problema do alto consumo de antimicrobianos torna-se evidente.

O uso dos antimicrobianos pode refletir esquemas terapêuticos apropriados, adequados ou otimizados, conforme descrito no Quadro 75.13.

A avaliação farmacêutica do uso racional dos antimicrobianos deve almejar a otimização da terapia, considerando alguns aspectos descritos no Quadro 75.14.

Quadro 75.11 ▪ Esquema de pontuação CHADS2, que estratifica o risco tromboembólico na fibrilação atrial.

Fator de risco	Ponto(s)
Insuficiência cardíaca congestiva	1
Hipertensão arterial	1
Idade > 75 anos	1
Diabetes	1
Acidente vascular encefálico ou acidente isquêmico transitório prévios	2
Total	**6**

Adaptado de Gage *et al.*, 2001.

Quadro 75.12 ▪ Esquema de pontuação HAS-BLES para a estratificação para o risco de sangramento na fibrilação atrial

Fator de risco	Ponto(s)
Hipertensão arterial não controlada	1
Disfunções renal e hepática	1 ou 2
Acidente vascular encefálico	1
Bleeding history – Histórico de sangramento ou predisposição	1
Labile INR – instabilidade no INR	1
Elderly – idade > 65	1
Drugs/alcohol concomitantly – uso concomitante de fármacos/álcool	1 ou 2
Total	**9**

Adaptado de Pisters *et al.*, 2010.

Quadro 75.13 ▪ Esquemas terapêuticos.

Tipos de terapia	Características
Apropriada	Avalia a sensibilidade *in vitro* do agente infeccioso
Adequada	Considera os aspectos físico-químicos dos medicamentos
Otimizada	Emprega estratégias que considerem a farmacocinética e a farmacodinâmica dos medicamentos

Quadro 75.14 ▪ Uso racional dos antimicrobianos.

Tratamento adequado	Tratamento inadequado
Uso precoce de antimicrobianos	Uso tardio de antimicrobianos
Dados de microbiota local	Microbiota local desconhecida
Uso de PK-PD	Princípios de PK-PD não valorizados
Espectro inicial amplo	Espectro inicial amplo
Otimização da prescrição	Prescrição subótima
Descalonamento, se possível	Sem descalonamento

O que o farmacêutico deve considerar ao avaliar o uso racional dos antimicrobianos?

- *Exposição prévia a antibióticos*: pode resultar em maior prevalência de patógenos potencialmente multirresistentes
- *Duração da hospitalização e internação prévia*: risco aumentado para colonização por patógenos potencialmente multirresistentes em pacientes com internação prévia ou hospitalização por período > 3 dias
- *Presença de dispositivos invasivos*: intubação orotraqueal, cateteres intravasculares e sondagem vesical aumentam o risco para infecções por patógenos multirresistentes
- *Conhecer a flora microbiana local*: aumenta a probabilidade de tratamento apropriado, facilitando a escolha do esquema antibiótico
- *Diagnóstico de base e tipo de admissão*: fatores importantes na determinação de probabilidade do patógeno
- *Características dos antimicrobianos*: físico-químicas, farmacocinéticas e farmacodinâmicas.

O farmacêutico também deve avaliar as questões abordadas nos Quadros 75.15 e 75.16.

Alguns cenários que envolvem os pacientes críticos podem alterar as características dos antimicrobianos. A resposta inflamatória sistêmica derivada de uma lesão infecciosa geralmente resulta em disfunções orgânicas que podem variar na gravidade e velocidade de evolução. Essas disfunções são pouco valorizadas quando nos referimos às terapias antimicrobianas, no entanto interferem na efetividade ou toxicidade da terapia, conforme demonstrado no Quadro 75.17.

O início da antibioticoterapia em pacientes críticos deve ser rápido, uma vez o atraso dessa terapia está associado a piores desfechos clínicos e aumento na mortalidade. A terapia deve ser ampla o suficiente para abranger todos os prováveis agentes infecciosos. Portanto, em pacientes sépticos, deve-se administrar o(s) antimicrobiano(s) por via intravenosa, de largo espectro e até 1 h do diagnóstico, após a obtenção de material para culturas (Dellinger et al., 2013).

Baseado nas alterações fisiopatológicas da sepse, como circulação hiperdinâmica, aumento da permeabilidade vascular, aumento do volume de distribuição, alterações na vascularização renal e *clearance* renal eventualmente aumentado nas primeiras 48 h, alguns antimicrobianos podem atingir concentrações séricas inadequadas se administrados em doses usuais (Dellinger et al., 2013).

Por isso, o farmacêutico clínico pode auxiliar na otimização da terapia inicial, considerando aspectos de farmacocinética e farmacodinâmica dos antimicrobianos, com o objetivo de evitar concentrações reduzidas, que resultam em penetração tecidual limitada e baixa concentração no local de infecção, além da exposição do agente infeccioso à concentrações não ideais do antimicrobiano, resultando na expressão e no surgimento de resistência bacteriana. Seguem, no Quadro 75.18, alguns exemplos de esquemas otimizados para a antibioticoterapia inicial intravenosa em pacientes críticos.

Após o início precoce da antibioticoterapia e quando os resultados de análise microbiológica estiverem disponíveis, é essencial que haja a reavaliação da terapia selecionada, e o farmacêutico clínico tem papel

Quadro 75.15 ■ Diferença entre hidrofílicos e lipofílicos.

Hidrofílicos	Lipofílicos
O volume de distribuição está associado ao volume extravascular	Aumentado o volume de distribuição
Penetração importante em áreas com alta concentração de água	Transpassam membranas celulares lipídicas e, por isso, atingem o meio intracelular em altas concentrações
Exemplos: betalactâmicos, aminoglicosídeos, glicopeptídeos, linezolida, daptomicina, polimixinas	Exemplos: fluoroquinolonas, macrolídeos, tigeciclina e tetraciclinas, daptomicina, metronidazol, azoles, equinocandinas

Quadro 75.16 ■ Tipos de atividades antimicrobianas.

Tempo-dependente	Concentração-dependente	Concentração-dependente com tempo-dependência (misto)
A atividade antimicrobiana dependente do tempo em que as concentrações plasmáticas são mantidas acima da CIM	A atividade antimicrobiana está relacionada com a magnitude do pico de concentração obtido e é medida pela relação entre: concentração máxima obtida (pico)/CIM	A atividade antimicrobiana dependente do tempo e da concentração máxima obtida e é medida pela relação entre: AUC/CIM
Esquemas de administração contínua ou estendida aumentam as chances de manter as concentrações 4 a 5 vezes acima da CIM pelo tempo necessário para a otimização da reposta clínica	Esquemas de administração de dose única diária são mais eficazes e minimizam o risco de toxicidade. A relação C_{max}/CIM > 10 parece ser um parâmetro necessário para a obtenção de melhores resultados	AUC/CIM > 125 está associada a melhores desfechos
Exemplos: carbapenêmicos, betalactâmicos, cefalosporinas	Exemplos: aminoglicosídeos e daptomicina	Exemplos: vancomicina, fluoroquinolonas, linezolida e clindamicina

CIM: concentração inibitória mínima bacteriana; AUC: área sob a curva; $C_{máx}$: concentração máxima.

Quadro 75.17 ■ Tipos de disfunções orgânicas.

Disfunção gastrintestinal	Reduz a absorção dos medicamentos administrados por via enteral	Subdose do ATB
Disfunção gastrintestinal	Reduz a absorção dos medicamentos	Subdose do ATB
Extravasamento capilar	Aumenta o volume de distribuição	Subdose do ATB
Hipoperfusão tecidual	Reduz a distribuição tecidual do ATB	Subdose do ATB
Disfunção hepática	Reduz ligação proteica do ATB	Subdose do ATB
	Reduz metabolismo dos ATBs lipofílicos	Dose excessiva do ATB
Disfunção renal	Reduz a eliminação dos ATBs hidrofílicos	Dose excessiva do ATB

ATB: antibiótico.

Quadro 75.18 ■ Esquemas otimizados para a antibioticoterapia inicial intravenosa em pacientes críticos.

Medicamento	Esquema
Piperacilina + tazobactam	4,5 g a cada 6 a 8 h, em infusão de 4 h
Meropeném	1 a 2 g a cada 8 h, em infusão de 3 h
Vancomicina	Dose de ataque: 25 a 30 mg/kg. Dose de manutenção: 15 a 20 mg/kg a cada 12 h ou de acordo com nível sérico pré-dose que deve ser mantido entre 15 e 20 mcg/mℓ
Linezolida	600 mg a cada 12 h, em infusão de 30 a 120 min
Amicacina	15 mg/kg em dose única diária, em infusão de 30 a 60 min
Ceftriaxona	1 a 2 g a cada 12 h, em infusão de 3 h
Fluconazol	200 a 400 mg em dose única diária, em infusão de 30 a 60 min

fundamental nessa etapa para a promoção do uso racional dos antimicrobianos. Recomenda-se que a terapia empírica não se estenda por mais de 3 a 5 dias (Dellinger et al., 2013). A Figura 75.2 apresenta as estratégias gerais para prevenir o surgimento de resistência bacteriana e promover o uso racional dos antimicrobianos.

A redução do espectro da terapia escolhida (descalonamento) deve ser realizada com base nos resultados de análise microbiológica, objetivando a cobertura específica do agente infeccioso isolado, a redução da exposição desnecessária a antimicrobianos de amplo espectro e consequentemente a redução do risco de surgimento da resistência bacteriana e/ou infecções por *Clostridium difficile*.

O tempo de tratamento é outra estratégia para a promoção do uso racional dos antimicrobianos, sendo que o tempo padrão de uso desses medicamentos é de 7 a 10 dias. No entanto, a suspensão da terapia é deve ser baseada também na resposta clínica do paciente, demonstrada por febre e leucocitose, e na análise dos biomarcadores de infecção, como proteína C reativa ou procalcitonina (Martin et al., 2010). Esses aspectos devem ser avaliados pelo farmacêutico clínico durante o monitoramento da terapia antimicrobiana e, nos casos de resposta clínica inadequada, deve-se optar pela alteração ou associação de terapias.

O grande desafio continua sendo o uso racional dos antimicrobianos e a redução das taxas de resistência bacteriana. O esforço dos farmacêuticos clínicos deve objetivar a associação da indicação terapêutica e o uso otimizado, maximizando os efeitos dos medicamentos, com efetividade clínica e menor exposição terapêutica, reduzindo o impacto ecológico do uso inadequado desses medicamentos.

Reações adversas a medicamentos

O farmacêutico clínico intensivista deve estar atento a reações adversas a medicamentos, esperadas e já descritas em literatura ou ainda reações não descritas.

Com relação às reações descritas e esperadas de acordo com a literatura, o farmacêutico deve acompanhar para verificar a ocorrência ou ainda utilizar mecanismos de prevenção.

No caso de reações adversas não descritas na literatura, é muito importante a notificação da reação ao órgão regulador, no caso, a Agência Nacional de Vigilância Sanitária (Anvisa).

A UTI é o ambiente onde mais se utilizam medicamentos de alto risco, e a principal via de administração é a intravenosa, objetivando rápido efeito terapêutico, porém também pode ser rápido o desenvolvimento de reações adversas a medicamentos (RAM). Além disso, os pacientes na UTI são mais vulneráveis à ocorrência de reações adversas a medicamentos porque geralmente encontram-se em condições críticas, com comorbidades endócrinas e cardiovasculares, e que envolvem tratamentos complexos (Seynaeve et al., 2011).

As principais reações adversas identificadas na UTI envolvem antimicrobianos, anticoagulantes e analgésicos opioides, sendo que as manifestações clínicas mais frequentes foram dermatológicas, hematológicas e renais.

O farmacêutico clínico deve atentar-se para a identificação das reações adversas em qualquer situação, seja por meio dos medicamentos gatilhos ou pela busca ativa. Em caso de suspeita de reação adversa, torna-se necessário: fazer a investigação clínica, sugerir a suspensão do medicamento em questão e oferecer alternativa terapêutica. Além disso, é importante que seja feita a notificação de qualquer suspeita de reação adversa, de modo a contribuir com a farmacovigilância e a segurança do uso dos medicamentos.

▶ Evolução farmacêutica em prontuário

De acordo com a RDC nº 585/2013, evolução farmacêutica é o registro efetuado pelo farmacêutico no prontuário do paciente, com a finalidade de documentar o cuidado em saúde prestado, propiciando a comunicação entre os diversos membros da equipe de saúde.

O prontuário do paciente é, de acordo com a RDC nº 555/2011, um documento único, constituído de um conjunto de informações, sinais e imagens registrados, gerados a partir de fatos, acontecimentos e situações sobre a saúde do paciente e a assistência a ele prestada, de caráter legal, sigiloso e científico, que possibilita a comunicação entre membros da equipe multiprofissional e interdisciplinar e a continuidade da assistência prestada ao indivíduo.

Considerando essas definições, é fundamental que o farmacêutico entenda a importância de registrar suas condutas e ações junto à equipe multiprofissional e ao paciente.

▶ Considerações finais

O farmacêutico clínico intensivista tem imensa responsabilidade no cuidado ao paciente crítico e na coordenação da assistência executada pela equipe multiprofissional. Sua atuação caracteriza-se pela ação em ambiente de alta complexidade e pela introdução constante de novas tecnologias, medicamentos e processos de melhoria do cuidado. Assim, além do papel descrito neste capítulo para o farmacêutico clínico, a cada dia surgem inúmeras e novas oportunidades de ação junto à equipe multiprofissional na assistência ao paciente crítico.

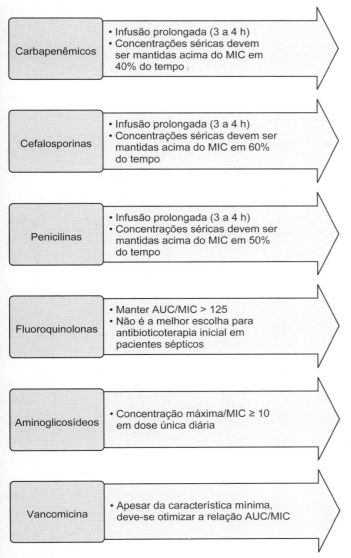

Figura 75.2 ▪ Estratégias para evitar a resistência bacteriana.

Bibliografia

Arepally GM. Heparin-induced thrombocytopenia. Blood, Review Series. 2017;129(21):2864-72.

Azevedo LCP, Taniguchi LU, Ladeira JP. Medicina intensiva: Abordagem prática. 2. ed, Barueri: Manole, 2015, p. 1056.

Colucci WS. Inotropic agents in heart failure with reduced ejection fraction. UpToDate 2018. Acesso em: 21/10/2019. Disponível em: https://www.uptodate.com/contents/inotropic-agents-in-heart-failure-with-reduced-ejection-fraction.

Dager WE, Gulseth MP. Implementing anticoagulation management by pharmacists in the inpatient setting. Am J Health Syst Pharm. 2007;64(10):1071-9.

Dellinger RP, Levy MM, Rhodes A et al.; Surviving Sepsis Campaign Guidelines Committee including the Pediatric Subgroup. Surviving sepsis campaign: International guidelines for management of severe sepsis and septic shock: 2012. Critic Care Med. 2013;41:580-637.

Gage BF, Waterman AD, Shannon W, Boechler M, Rich MW, Radford MJ. Validation of clinical classification schemes for predicting stroke: Results from the national registry of atrial fibrillation. JAMA. 2001;285(22)2864-70.

Gleason KM, Brake H, Agramonte V, Perfetti C. Medications at transitions and clinical handoffs (MATCH) toolkit for medication reconciliation. AHRQ Publication No. 11(12)- 0059. Rockville MD. Agency for Healthcare Research and Quality. Revised August 2012.

Joint Commission on Accreditation for Healthcare Organizations. National Patient Safety Goals, 2006. Acesso em: 01/07/2018. Disponível em: https://www.jointcommission.org/assets/1/6/2006_Annual_Report.pdf.

Lexicomp Online, 2018. Acesso em: 01/07/2018. Disponível em: http://online.lexi.com/action/home.

Lo GK, Juhl D, Warkentin TE, Sigouin CS, Eichler P, Greinacher A. Evaluation of pretest clinical score (4 T's) for the diagnosis of heparin-induced thrombocytopenia in two clinical settings. J Thromb Haem. 2006;4(1):759-65.

Marshall J, Finn CA, Theodore AC. Impact of a clinical pharmacist-enforced intensive care unit sedation protocol on duration of mechanical ventilation and hospital day. Critic Care Med. 2008;36(2):427-33.

Martin AJ, Micek ST, Wood GC. Antimicrobial resistance: Consideration as an adverse drug event. Critic Care Med. 2010;38(6):S155-S161.

Nice-Sugar Study Investigators; Finfer S, Chittock DR, Su SY, et al. Intensive *versus* conventional glucose control in critically ill patients. N Engl J Med. 2009;360(13):1346-9.

Pisters R, Lane DA, Nieuwlaat R, De Vos CB, Crijns HJ, Lip GY. A novel user-friendly score (HAS-BLED) to assess 1-year risk of major bleeding in patients with atrial fibrillation: The Euro Heart Survey. Chest. 2010;138(5):1093-100.

Ribeiro PC, Silva TAF, Barbosa LMG, Poltronieri M, Borges JLA. Manual de administração de medicamentos por acessos enterais. Equipe Multidisciplinar de Terapia Nutricional (EMTN). São Paulo: Atheneu, 2013.

Salter BS, Weiner MM, Trinh MA et al. Heparin-induced thrombocytopenia. J Am Coll Cardiol. 2016;67(21):2519-32.

Seynaeve S, Verbrugghe W, Claes B, Vandenplas D, Reyntiens D, Jorens PG. Adverse drug events in intensive care units: A cross-sectional study of prevalence and risk factors. Am J Critic Care. 2011;20(6):e131-40.

Stollings JL, Foss JJ, Ely EW et al. Pharmacist leadership in ICU quality improvement: Coordinating spontaneous awakening and breathing trials. Ann Pharmacot. 2015;49(8):883-91.

Valentin A, Capuzzo M, Guidet B et al. Research Group on Quality Improvement of the European Society of Intensive Care Medicine (ESICM), Sentinel Events Evaluation (SEE) Study Investigators. Errors in administration of parenteral drugs in intensive care units: Multinational prospective study. BMJ. 2009;338:b814.

Vasile B, Rasulo F, Candiani A, Latronico N. The pathophysiology of propofol infusion syndrome: A simple name for a complex syndrome. Int Care Med. 2003;29(9):1417-25.

Yusuf S, Zhao F, Mehta SR, Chrolavicius S, Tognoni G, Fox KK. Effects of clopidogrel in addition to aspirin in patients with acute coronary syndromes without st-segment elevation. N Engl J Med. 2001;345(1):494-502.

CAPÍTULO 76
Aspectos Nutricionais | Nutrição Parenteral

André Luiz Baptiston Nunes ■ Edwin Koterba

▶ Introdução

A preocupação com o estado nutricional do paciente grave é um fato recente, visto que, em um passado não muito remoto, este dificilmente sobrevivia à fase aguda da doença grave, e as consequências da desnutrição não determinavam o resultado do tratamento. Quando um paciente se recuperava da instabilidade hemodinâmica e a oferta de líquidos diminuía, era possível observar a intensidade da perda de massa magra, e, somente a partir da verificação antropométrica da desnutrição já estabelecida, o suporte nutricional era cogitado.

O risco de desnutrição em pacientes hospitalizados é reconhecido há mais de 40 anos: Hurdle e Williams descreveram deficiência de ácido fólico em mais de um terço de idosos admitidos em um hospital de Londres, durante o ano de 1964, mesmo sem macrocitose identificada.[1] Já a associação entre desnutrição e doença grave começou a ser descrita nos anos 1980, momento em que se encontram relatos como o de Beard, sobre o desenvolvimento de desnutrição aguda em pacientes com ruptura de aneurisma de aorta abdominal.[2]

O impacto da desnutrição no estado clínico do paciente é diretamente proporcional à sua intensidade. Uma perda aguda de 10% da massa magra compromete as atividades físicas diárias de pacientes previamente eutróficos. Entre 10 e 30% de perda da massa magra, já se observa um aumento da morbimortalidade e, entre 30 e 40%, o risco de óbito aumenta exponencialmente.

Durante a década de 1980, estabeleceu-se a associação entre desnutrição e evolução clínica de pacientes com doença pulmonar obstrutiva crônica (DPOC). Driver, ao comparar uma série com 27 pacientes, observou a associação entre desnutrição e evolução para necessidade de suporte ventilatório, sugerindo que o estado nutricional estava diretamente relacionado com a evolução clínica e que pacientes admitidos ao hospital com esse diagnóstico deveriam ser avaliados e agressivamente nutridos o mais brevemente possível;[3] já Braun correlacionou ingesta calórica insuficiente com necessidade de hospitalização.[4]

Os pacientes são submetidos ao suporte ventilatório por diferentes causas, desde a necessidade de manter as trocas gasosas até a redução do consumo de oxigênio secundário ao aumento do trabalho respiratório. São vários fatores que interferem na taxa metabólica em repouso (TMR): doença de base, temperatura corporal e uso de analgésicos, sedativos e bloqueadores musculares. A fase do tratamento também deve ser considerada: pacientes em modalidades controlada que não interagem com o respirador têm pouco ou nenhum trabalho respiratório; já aqueles com modalidades assistida têm consumo e, consequentemente, necessidade maior de energia, sobretudo quando o acoplamento com o respirador não está adequado.

O planejamento do suporte nutricional do paciente sob ventilação mecânica (VM) deve seguir as recomendações para os casos graves, como início precoce, de preferência pelo tubo digestivo, hiperproteica e, inicialmente, com moderada oferta calórica. Entretanto, algumas particularidades do tratamento podem interferir na tolerância e no metabolismo dos nutrientes, o que exige individualização.

▶ Avaliação de risco e estado nutricional do paciente sob ventilação mecânica

A desnutrição em pacientes graves está associada a pior prognóstico clínico, pior cicatrização de feridas, maior incidência de infecção associada ao cuidado de saúde e ao aumento da mortalidade por todas as causas. O estado nutricional do paciente internado em unidades de terapia intensiva (UTIs) é influenciado pela doença aguda, comorbidades e processos fisiopatológicos desencadeados por mediadores inflamatórios produzidos como resposta orgânica a doença aguda. Tipicamente, a doença grave induz a uma resposta catabólica com perda de massa magra que varia entre 5 e 25% nos primeiros 10 dias de internação.[5]

Apesar da frequente associação entre desnutrição e suporte ventilatório invasivo, não se pode estabelecer relação de causa e efeito em virtude de múltiplos fatores de ocorrência simultânea, entretanto, o reconhecimento da desnutrição à beira do leito está associado a maior tempo de ventilação mecânica.[6,7] Revisadas em 2018, as diretrizes da European Society for Clinical Nutrition and Metabolism (ESPEN) para terapia nutricional (TN) em pacientes críticos recomendam que a TN deve ser considerada para todos os pacientes internados em UTI, principalmente após 48 h, e que não há uma ferramenta de triagem do risco nutricional que seja específica para a população de pacientes graves. Desse modo, a avaliação global subjetiva (AGS), realizada a partir de história clínica e nutricional, exame físico, avaliação da composição corporal, massa e força muscular, deve ser utilizada.[8]

A classificação do estado nutricional do paciente grave também é desafiadora, uma vez que parâmetros antropométricos e proteínas séricas podem sofrer grande variação durante a expansão volêmica inicial do tratamento do choque. A recomendação da ESPEN é que o estado nutricional seja classificado em dois estágios de desnutrição, moderado e grave, de acordo com o ESPEN GLIM.[9] O reconhecimento da desnutrição grave tem papel decisivo na escolha do tempo do início e via do suporte nutricional, por indicar a oferta proteico-calórica ideal imediata, utilizando para tal a via parenteral suplementar ou exclusiva se necessário. A via de eleição para alimentar pacientes graves, quando disponível, é oral, mas pacientes sob VM tem como primeira opção a oferta enteral precoce de nutrientes (iniciada nas primeiras 48 h de internação). Quando a via enteral não está disponível, a oferta parenteral de nutrientes deve ser iniciada entre 3 e 7 dias de internação, e pacientes com desnutrição grave têm indicação de nutrição parenteral precoce e progressiva, até que as necessidades proteico-calóricas sejam obtidas.[8] O risco de hiperalimentação e suas consequências metabólicas é maior em pacientes graves, especialmente quando desnutridos. Recomenda-se que as metas nutricionais sejam obtidas entre 3 e 7 dias.[8]

São consideradas contraindicações para a oferta enteral de nutrientes: choque circulatório não compensado, hipoxemia refratária, acidose, sangramento digestivo alto não controlado, estase gástrica (maior que 500 mℓ em 6 h), isquemia e obstrução intestinal, síndrome

prolonged mechanical VENTilation: The PROTINVENT retrospective study. Clin Nutr. 2019;38(2):883-90.
16. Biolo G, Tipton KD, Klein S, Wolfe RR. An abundant supply of amino acids enhances the metabolic effect of exercise on muscle protein. Am J Physiol. 1997;273(1 Pt 1):E122-9.
17. Rose W. Total parenteral nutrition and the patient with chronic obstructive pulmonary disease. J Intraven Nurs. 1992;15(1):18-23.
18. Ibrahim EH, Mehringer L, Prentice D et al. Early *versus* late enteral feeding of mechanically ventilated patients: Results of a clinical trial. JPEN J Parenter Enteral Nutr. 2002;26(3):174-81.
19. Bullock TK, Waltrip TJ, Price SA, Galandiuk S. A retrospective study of nosocomial pneumonia in postoperative patients shows a higher mortality rate in patients receiving nasogastric tube feeding. Am Surg. 2004;70(9):822-6.
20. Dickerson RN, Boschert KJ, Kudsk KA, Brown RO. Hypocaloric enteral tube feeding in critically ill obese patients. Nutrition. 2002;18(3):241-6.
21. Kyle UG, Genton L, Heidegger CP et al. Hospitalized mechanically ventilated patients are at higher risk of enteral underfeeding than non-ventilated patients. Clin Nutr. 2006;25(5):727-35.
22. Villet S, Chiolero RL, Bollmann MD et al. Negative impact of hypocaloric feeding and energy balance on clinical outcome in ICU patients. Clin Nutr. 2005;24(4):502-9.
23. Alberda C, Gramlich L, Jones N et al. The relationship between nutritional intake and clinical outcomes in critically ill patients: Results of an international multicenter observational study. Intensive Care Med. 2009;35(10):1728-37.
24. Artinian V, Krayem H, DiGiovine B. Effects of early enteral feeding on the outcome of critically ill mechanically ventilated medical patients. Chest. 2006;129(4):960-7.
25. Dickerson RN, Pitts SL, Maish 3rd GO et al. A reappraisal of nitrogen requirements for patients with critical illness and trauma. J Trauma Acute Care Surg. 2012;73(3):549-57.
26. Liebau F, Sundstrom M, van Loon LJ, Wernerman J, Rooyackers O. Short-term amino acid infusion improves protein balance in critically ill patients. Crit Care. 2015;19:106.
27. McClave SA, Taylor BE, Martindale RG et al. Guidelines for the provision and assessment of nutrition support therapy in the adult critically ill patient: Society of Critical Care Medicine (SCCM) and American Society for Parenteral and Enteral Nutrition (ASPEN). JPEN J Parenter Enteral Nutr. 2016;40(2):159-211.
28. Hoffer LJ, Bistrian BR. Appropriate protein provision in critical illness: A systematic and narrative review. Am J Clin Nutr. 2012;96(3):591-600.
29. Heyland DK, Weijs PJ, Coss-Bu JA et al. Protein delivery in the intensive care unit: Optimal or suboptimal? Nutr Clin Pract. 2017;32(1 Suppl):58S-71S.
30. Reid C. Frequency of under- and overfeeding in mechanically ventilated ICU patients: Causes and possible consequences. J Hum Nutr Diet. 2006;19(1):13-22.
31. Dvir D, Cohen J, Singer P. Computerized energy balance and complications in critically ill patients: An observational study. Clin Nutr. 2006;25(1):37-44.
32. Faisy C, Lerolle N, Dachraoui F et al. Impact of energy deficit calculated by a predictive method on outcome in medical patients requiring prolonged acute mechanical ventilation. Br J Nutr. 2009;101(7):1079-87.
33. Weijs PJ, Stapel SN, de Groot SD et al. Optimal protein and energy nutrition decreases mortality in mechanically ventilated, critically ill patients: A prospective observational cohort study. JPEN J Parenter Enteral Nutr. 2012;36(1):60-8.
34. Palys C. Patients receiving total parenteral nutrition can be weaned from mechanical ventilation without difficulty. Crit Care Nurse. 1984;4(6):28-9.

CAPÍTULO 77

Aspectos Nucricionais | Nutrição Enteral

Paulo Cesar Ribeiro ▪ Rosa Goldstein Alheira ▪ Lia Alheira Rocha

▸ Introdução

O sistema respiratório responde às necessidades metabólicas do organismo tanto em repouso quanto em exercício. Entretanto, em situações de estresse, o consumo de oxigênio (VO_2) precisa ser aumentado.

A utilização de oxigênio (VO_2) resulta em produção de gás carbônico (VCO_2), a partir de substratos nutricionais, nível de atividade, temperatura corporal e atividade hormonal. A relação entre VCO_2 e VO_2 (VCO_2/VO_2) é definida como quociente respiratório (QR).

Pode-se considerar que o estado de equilíbrio do sistema ocorre quando o QR dos tecidos é igual ao QR dos pulmões. Com a modificação da constituição da dieta e a oxidação dos diferentes nutrientes, pode haver alteração do QR, com maior ou menor VCO_2 (Quadro 77.1).[1]

Em situações de hipermetabolismo (aumento de VO_2), como a que ocorre nos pacientes gravemente doentes, é necessária a eliminação de gás carbônico (CO_2). Para tanto, há um estímulo dos centros respiratórios, com consequente aumento do volume-minuto. Se há incapacidade de o sistema respiratório manter a demanda de oxigênio aos tecidos, instala-se uma situação de insuficiência respiratória aguda.

O aumento do CO_2 (VCO_2) pode levar à acentuação do trabalho respiratório e à exaustão da musculatura respiratória. Com a incapacidade de o sistema respiratório atender às necessidades vigentes, eleva-se a pressão parcial de gás carbônico ($PaCO_2$).

A respiração espontânea insuficiente torna fundamental o auxílio respiratório externo, ou seja, a ventilação mecânica (VM) invasiva ou não invasiva. A maior demanda respiratória dificulta ainda o desmame daqueles enfermos já sob VM.

A etiopatogenia da insuficiência respiratória aguda está relacionada diretamente com o parênquima pulmonar ou as alterações extrapulmonares. Na primeira situação, ocorre como manifestação de doença pulmonar crônica agudizada ou alteração aguda em pulmão inicialmente sadio.[2] A VM, invasiva ou não invasiva, é uma estratégia terapêutica nesse grupo de pacientes. Estabelecer a terapia nutricional oportuna e adequada, com a identificação de vias de administração, especificações de nutrientes e necessidades proteico-calóricas, é parte integrante dessa estratégia.

▸ Ventilação não invasiva

Nas últimas duas décadas, a ventilação não invasiva (VNI) tornou-se o tratamento de suporte básico para a insuficiência respiratória que requer internação em unidade de terapia intensiva (UTI). Parece ser benéfico tanto no cenário agudo como no não agudo.[3]

A VNI no manejo de pacientes com insuficiência respiratória reduz o trabalho respiratório e pode prevenir uma deterioração adicional do estado do paciente, proporcionando mais conforto e menor necessidade de analgo-sedação do que a VM convencional via tubo endotraqueal.[4]

Quando associadas VNI e nutrição enteral (NE), alguns estudos mostram complicações, como aspiração, vômitos, aumento de expectoração, obstrução por muco e atelectasias.[5] Trabalho recente comparou grupo em uso de VNI + NE a um grupo-controle sem NE e concluiu que tanto o tempo de uso de VNI quanto o de hospitalização foram significativamente maiores no grupo que recebeu NE.[6]

Recentes recomendações da European Society of Intensive Care Medicine (ESICM) sobre nutrição enteral precoce sinalizaram uma clara vantagem de a nutrição enteral precoce diminuir as complicações infecciosas em comparação à nutrição enteral tardia e à nutrição parenteral precoce.[7]

Ao considerar o risco e o benefício, os pacientes desnutridos preexistentes se beneficiam da terapia nutricional iniciada entre 24 e 48 h; eles devem receber proteína e calorias o mais rapidamente possível, por outro lado este início pode ser adiado naqueles bem nutridos.[8,9]

Os mecanismos de perda de peso são multifatoriais na insuficiência respiratória crônica, por exemplo, na doença pulmonar obstrutiva crônica (DPOC). Alguns autores especularam se a VNI poderia ajudar a produzir um equilíbrio nutricional positivo, necessário para o ganho de peso por meio da redução do trabalho associado à respiração ou por outros mecanismos, como melhora da hipercapnia e da acidose, conhecidos por impactar negativamente a síntese proteica.[10] Alternativa recente à utilização do cateter nasal de alto fluxo pode permitir boa administração oral em adultos ou crianças.[11]

A desnutrição em doenças respiratórias é uma complicação clínica importante e acarreta aumento do risco de mortalidade; assim, esse grupo precisa ser identificado e receber pronto apoio nutricional.[12]

▸ Risco e avaliação nutricional

A identificação de qualquer risco nutricional específico ou de desnutrição conduz às recomendações corretas para melhorar o estado nutricional do paciente. A intervenção de apoio à nutrição é recomendada para pacientes em risco de desnutrição ou desnutridos.[13]

Pacientes com doença pulmonar avançada podem sofrer alterações na composição corporal, com perda de peso progressiva. Muitos deles apresentam desnutrição, o que prejudica a contratilidade muscular e afeta a mecânica respiratória.[14] Entre 25 e 40% dos pacientes com DPOC são desnutridos.[15]

Em quadros agudos, a resposta inflamatória sistêmica existente associa-se a estado de estresse catabólico, com aumento das complicações infecciosas, hospitalização prolongada e aumento da mortalidade.

Quadro 77.1 ▪ Variação do quociente respiratório (QR) em dependência da dieta.

Dieta	Quociente respiratório
Lipídios	0,7
Glicídios	1
Proteínas	0,8

A intervenção nutricional tem como finalidade preservar a massa corporal magra, manter a função imune e evitar complicações metabólicas.

A modulação da resposta ao estresse inclui a terapia nutricional precoce, em especial a nutrição enteral.

▶ Início, meta calórica e progressão da terapia nutricional

A via enteral é a preferível para esse grupo de pacientes.[16-18] Desde que haja estabilidade hemodinâmica e eletrolítica, a terapia nutricional enteral deve ser iniciada dentro das primeiras 24 e 48 h da admissão. Em pacientes instáveis hemodinamicamente que estejam recebendo doses maiores, em progressão, de fármacos vasoativos, há que se proceder à reanimação volêmica antes de iniciar a administração da fórmula enteral.[16] Contudo, a ausência de ruídos hidroaéreos ou de eliminação de fezes ou gases não são impedimentos para iniciar a terapia nutricional.[16]

Os requerimentos nutricionais, em geral, não são estabelecidos, mas recomenda-se que sejam ajustados de acordo com a evolução da doença e a tolerância intestinal. De modo ideal, deveriam ser medidos por calorimetria indireta, mas não há na literatura consenso para sua utilização habitual.[16,18] De modo geral, durante a fase inicial do quadro agudo, valores maiores que 20 a 25 kcal/kg/dia parecem estar relacionados com prognóstico pior.[17]

A meta calórica é definida como quantidade de energia necessária para preservar o metabolismo basal e limitar os efeitos deletérios do catabolismo. Diretrizes aconselham 80 a 100% do gasto energético total dentro de 24 a 48 h de internação na UTI.[19-22] Um estudo de coorte retrospectivo avaliou desfechos e percentuais de metas calóricas administradas divididos pelo gasto energético em repouso (GER), obtido por calorimetria indireta e ingestão de proteína. Uma significativa diminuição da mortalidade foi observada quando o consumo foi aumentado de 0 a 70% do GER. Mortalidade, tempo de internação na UTI e de VM aumentaram quando o percentual da ingestão calórica era maior que 70%. Por outro lado, o aumento do consumo de proteína foi associado à menor mortalidade.[23]

Na introdução da terapia nutricional enteral, duas estratégias têm sido utilizadas: o aumento gradual da infusão ou o aumento com volume inicial que contemple a meta calórica prescrita.

Trabalho realizado em pacientes em insuficiência respiratória aguda e VM, comparando "dieta trófica" e meta calórica plena inicial, concluiu não haver diferença no número de dias em ventilação e tempo de internação na UTI, embora houvesse maior intolerância gastrintestinal e mais complicações no grupo que recebeu, de início, a meta calórica.[24]

Recentemente, um estudo randomizado com 200 pacientes com lesão pulmonar aguda utilizou os dois modos de evolução da fórmula enteral: não foram observadas diferenças no tempo de VM, na taxa de complicações infecciosas ou de mortalidade após 60 dias; entretanto, no grupo em que a evolução era gradual, os volumes gástricos residuais e os níveis de glicemia medidos eram menores e a taxa de infusão de insulina requerida foi maior.[25]

Muitos profissionais têm preferido iniciar a administração enteral com volume mínimo, fazer sua progressão rapidamente e alcançar a meta calórica proposta no menor tempo possível. Contudo, essa estratégia pode encontrar algumas dificuldades.

Protocolos de infusão e progressão vêm sendo implementados em pacientes agudamente enfermos, sobretudo sob VM,[24,26] e a utilização da terapia nutricional enteral melhora a obtenção das metas proteico-calóricas propostas.[16,18]

Disfunção gastrintestinal (vômitos, diarreia), procedimentos (cirurgias, exames) e deslocamento da sonda estão envolvidos com o retardo na progressão ou na interrupção inadvertida da terapia nutricional enteral.

Assim, torna-se fundamental o controle do percentual entre o que é prescrito e o que é realmente administrado. Um estudo multicêntrico observacional recente avaliou fatores relacionados com a dificuldade de administração da nutrição enteral, entre eles o uso de protocolo de analgesia-sedação, instabilidade hemodinâmica e controle sistemático do resíduo gástrico (apenas este último foi variável independente associada à relação prescrito/administrado). Na prática, quando o resíduo foi medido, as chances de melhorar essa relação aumentaram.[27]

Limites mais liberais para volumes de resíduo gástrico, como indicadores de modificação na administração da fórmula enteral, têm sido propostos no intuito de reduzir interrupções desnecessárias.[28]

As diretrizes atuais da American Society for Parenteral and Enteral Nutrition (ASPEN) e da Society of Critical Care Medicine (SCCM) recomendam não usar rotineiramente medidas de resíduo gástrico ou não suspender administração da fórmula se esse resíduo for menor que 500 mℓ na ausência de outros sinais de intolerância.[19] Diretrizes Canadenses de Nutrição Clínica (CPG) são mais conservadoras e não recomendam desconsiderar a medição do resíduo, mas apenas considerar valores entre 250 e 500 mℓ para otimizar a administração de volume.[20]

▶ Localização da sonda nasoenteral

O posicionamento da sonda nasoenteral, a princípio, pode ser gástrico ou jejunal,[16-18] e a terapia nutricional pode ser administrada de modo contínuo ou intermitente.[18]

De acordo com a localização da sonda, é possível preferir um modo de infusão a outro – no duodeno, tende-se a praticar a administração contínua, enquanto, em posição gástrica, ambos os modos são com frequência utilizados.

Uma análise retrospectiva recente em 428 pacientes mecanicamente ventilados sob terapia nutricional enteral avaliou pneumonia aspirativa relacionada com a localização da sonda enteral, com observação de fatores como a elevação da cabeceira, o nível de sedação e o resíduo gástrico. A ocorrência de pneumonia foi menor quando a fórmula era ofertada na segunda porção duodenal ou adiante dela.[29]

Em relação à pneumonia associada à ventilação mecânica (PAV) e à nutrição pós-pilórica, efeitos tanto positivos quanto negativos foram publicados.[30,31]

Pacientes sob VM em nutrição enteral devem ser considerados em risco de aspiração. A verificação do resíduo gástrico e a suspensão da infusão, em algumas situações, diminuem o risco de aspiração. Além dessas, outras medidas aplicam-se em particular:

- Posição da cabeceira da cama em 30 a 45° durante o maior tempo possível[16,18]
- Administração contínua e/ou uso de agentes para promover a motilidade, quando detectada intolerância à administração gástrica[16-18]
- Uso de clorexidina na higiene da cavidade oral 2 vezes/dia pode reduzir o risco de PAV[16]
- As diretrizes da ASPEN, SCCM e ESPEN desaconselham, nos pacientes graves, o uso rotineiro de localização da sonda pós-pilórica, a menos que o paciente tenha alto risco de aspiração ou intolerância à alimentação gástrica.[19] Já as diretrizes CPG aconselham o uso rotineiro da localização pós-pilórica quando o acesso é viável.[20]

▶ Composição das fórmulas

Não existem evidências sobre a superioridade de fórmulas que contenham macronutrientes sob a forma mais simples, isto é, oligoméricas ou monoméricas. Fórmulas poliméricas estão indicadas na escolha inicial da prescrição nutricional.

Nos pacientes com insuficiência respiratória, também não está estabelecida a superioridade de fórmulas com alta proporção de lipídios em relação aos carboidratos. Estudos sugerem que a redução significativa na VCO$_2$, a qual esse tipo de fórmula poderia favorecer, só ocorreria quando houvesse oferta de mais calorias do que o realmente requerido.[18]

A necessidade proteica pode ser estimada entre 1,2 g/kg/dia e 2 g/kg/dia ou em uma relação de *calorias não proteicas:nitrogênio proteico* entre 70:1 e 100:1.[16]

É preciso ressaltar que, nesse grupo de pacientes, como nos demais agudamente enfermos, dosagens de albumina e transferrina não são marcadores validados para reposição proteica.

Formulações mais densas (1,5 a 2,0 kcal/mℓ) podem ser consideradas, uma vez que há acúmulo de líquido intersticial pulmonar consequente à resposta inflamatória.

▶ Imunonutrição

A utilização de determinados nutrientes nas formulações tem modificado o conceito da terapia nutricional. Ao restaurar uma deficiência existente ou reduzir perdas de substratos, o conceito aproxima-se do modelo da fármaco-imunonutrição.

Glutamina

A glutamina é um aminoácido não essencial, que pode se tornar essencial em situações de lesão grave. Alguns estudos randomizados controlados (RCTs) demonstraram efeitos positivos nos desfechos clínicos com a suplementação de glutamina, e metanálises baseadas nesses estudos concluíram haver redução significativa na mortalidade hospitalar, no tempo de internação na UTI e na internação hospitalar com glutamina intravenosa (IV). Entretanto resultados semelhantes não foram observados em dois grandes RCTs multicêntricos (REDOXS[32] e MetaPlus[33]) avaliando a eficácia da suplementação de glutamina em pacientes em UTI ventilados mecanicamente.

Mais recentemente, a observação do efeito da suplementação de glutamina em populações específicas demonstrou benefícios em pacientes queimados e de cirurgia eletiva. Assim a glutamina enteral pode ser considerada em pacientes queimados e politraumatizados,[18] ressaltando-se que melhores efeitos são observados com doses altas (0,3 a 0,5 g/kg/dia) por via parenteral.

Arginina

Situações reconhecidamente de deficiência de arginina, como pós-operatórios e trauma, são beneficiadas com o uso desse nutriente. Contudo, em pacientes clínicos, o benefício é reduzido, e é possível que haja aumento da mortalidade quando utilizada em casos de sepse grave e disfunção de múltiplos órgãos.

Ácidos graxos ômega-3 e antioxidantes

Óleo de peixe, óleo de borragem e antioxidantes estão entre as recomendações das sociedades internacionais em situações de lesão pulmonar aguda e síndrome do desconforto respiratório agudo (SDRA),[16,18] mas os resultados de literatura são controversos e não há dados suficientes para a adoção dessa prática de modo irrestrito.

Alguns estudos clínicos têm investigado o efeito dos antioxidantes – uma metanálise que incluiu seu uso em pacientes ventilados, por exemplo, concluiu que sua administração era segura e podia estar associada à redução da mortalidade.[34] Entretanto, a não existência de estudos adicionais que estabeleçam, por exemplo, quais as melhores via de administração e dose terapêutica, ainda faz de sua recomendação uma controvérsia.[35]

Não há, atualmente, disponibilidade de formulações que contenham esses farmaconutrientes de modo isolado. As evidências demonstram que algumas dessas fórmulas com mais de um tipo de famaconutriente podem ter ação benéfica em pacientes graves em VM, embora haja controvérsias na indicação dessas dietas em caso de sepse grave.[16]

Nos resultados de um estudo multicêntrico randomizado em pacientes em sepse inicial sem disfunções orgânicas, que utilizou uma fórmula com ácido eicosapentaenoico (EPA), ácido gamalinolênico (GLA) e antioxidantes, foi demonstrado um papel benéfico no grupo de estudo, com o retardo na progressão da sepse, sobretudo em relação a disfunções cardiovasculares e respiratórias.[36]

Em contrapartida, o estudo OMEGA,[37] realizado em indivíduos com lesão pulmonar aguda para determinar se a suplementação com ácidos graxos ômega-3 e antioxidantes era capaz de reduzir o tempo de VM, foi interrompido precocemente: seus autores concluíram que não apenas o tempo de VM não era reduzido como também essa intervenção poderia ser perigosa.

Deve-se ressaltar que a disfunção gastrintestinal comum em pacientes graves pode limitar a quantidade de imunonutrientes a serem recebidos. Há, na literatura, recomendação de não administrá-los quando a tolerância diária não ultrapassa 700 mℓ.[7]

Diretrizes canadenses recentes recomendam que: baseados em dois estudos nível 1 e 5 e em estudos nível 2, o uso de fórmulas enterais com óleo de peixe, óleo de borragem e antioxidantes podem ser considerados para pacientes com lesão pulmonar aguda e síndrome do desconforto respiratório agudo (SDRA).[38]

▶ Considerações finais

Em resumo, as condições que levam à insuficiência respiratória aguda, por doenças crônicas exacerbadas ou lesões agudas, causam desnutrição importante. A relação da desnutrição com uma pior evolução prognóstica entendida como causa-efeito sustenta a importância da terapia nutricional como item prioritário da prescrição médica.

Os benefícios da estratégia enteral a indicam como preferencial, sempre que as condições de trânsito gastrintestinal possibilitarem.

O ajuste dos requerimentos e a escolha da fórmula seguem o sugerido na literatura para pacientes agudamente graves. Não obstante, a prescrição da nutrição enteral no paciente grave e, em particular, naqueles em VM, não está isenta de riscos. Devem ser adotadas sempre medidas específicas para aumentar a segurança da administração, pois somente assim a nutrição enteral poderá se tornar ferramenta especialmente útil, o que possibilitará a atenuação da resposta inflamatória, a redução de complicações e a modificação do prognóstico evolutivo nesse grupo de pacientes.

▶ Referências bibliográficas

1. David CM. Ventilação mecânica. Rio de Janeiro: Revinter, 2001.
2. Carvalho CRR. Ventilação mecânica. Volume I – Básico. Clínicas Brasileiras de Medicina Intensiva. São Paulo: Atheneu, 2000.
3. Hess DR. Non invasive ventilation for acute respiratory failure. Resp Care. 2013;58:950-69.
4. Nicolas Terzi et al. Initial nutritional management during noninvasive ventilation and outcomes: A retrospective cohort study. Crit Care. 2017;21:293.
5. Gay PC. Complications of noninvasive ventilation in acute care. Respir Care. 2009;54(2):246-57, discussion 257-8.
6. Kogo M et al. Enteral nutrition is a risk factor for airway complications in subjects undergoing noninvasive ventilation for acute respiratory failure. Respir Care. 2017 April;62(4).
7. Reintam Blaser A, Starkopf J, Alhazzani W et al. Early enteral nutrition in critically ill patients: ESICM clinical practice guidelines. Intens Care Med. 2017;43:380-98.
8. Kreymann KG, Berger MM, Deutz NEP et al. ESPEN guidelines on enteral nutrition: Intensive Care. Clin Nutr. 2006;25:210-23.
9. McClave SA, Taylor BE, Martindale RG et al. Guidelines for the provision and assessment of nutrition support therapy in the adult critically ill patient: Society of Critical Care Medicine (SCCM) and American Society for Parenteral and Enteral Nutrition (ASPEN). J Parenter Enteral Nutr. 2016;40:159-211.
10. Budweiser S, Heinemann F, Meyer K, Wild P, Pfeifer M. Weight gain in cachectic COPD patients receiving noninvasive positive-pressure ventilation. Respir Care. 2006;51(2):126-32.
11. Leder SB, Siner JM, Bizzaro MJ, McGinley BM, Lefton-Greif MA. Oral alimentation in neonatal and adult populations requiring high-flow oxygen via nasal cannula. Dysphagia. 2016;31:154-9.
12. Esquinas AM. Noninvasive mechanical ventilation: Theory, equipment, and clinical applications. 2. ed. Switzerland: Springer, 2016.
13. Mueller C, Compher C, Druyan ME; the American Society for Parenteral and Enteral Nutrition (ASPEN) Board of Directors. ASPEN clinical

13. guidelines: Nutrition screening, assessment, and intervention. JPEN J Parenter Enteral Nutr. 2011;35:16-24.
14. Rochester DF. Malnutrition and the respiratory muscles. Clin Chest Med. 1986:7:91-9.
15. Anker SD, John M, Pedersen PU et al. ESPEN Guidelines on Enteral Nutrition: Cardiology and Pulmonology. Clin Nutr. 2006;25:311-4.
16. McClave SA, Martindale RG, Vanek VW et al. ASPEN Board of Directors; American College of Critical Care Medicine; Society of Critical Care Medicine. Guidelines for the provision and assessment of nutrition support therapy in the adult critically ill patient: Society of Critical Care Medicine and American Society for Parenteral and Enteral Nutrition: Executive Summary. Crit Care Med. 2009;37:1757-61.
17. Kreymanna KG, Bergerb MM, Deutzc NE et al. ESPEN Guidelines on enteral nutrition: Intensive care. Clin Nutr. 2006;25:210-23.
18. American Society for Parenteral and Enteral Nutrition (ASPEN). Canadian clinical practice guidelines; 2009. Crit Care Nutr. Disponível em: http://www.criticalcarenutrition.com/index.php?option=com_content&view=article&id=18&Itemid=94. Acesso em: 15 out. 2019.
19. McClave SA, Taylor BE, Martindale RG et al. Guidelines for the provision and assessment of nutrition support therapy in the adult critically ill patient: Society of Critical Care Medicine (SCCM) and American Society for Parenteral and Enteral Nutrition (ASPEN). JPEN J Parenter Enteral Nutr. 2016;40:159-211.
20. Critical Care Nutrition. Canadian practice guidelines 2015. Disponível em: www.criticalcarenutrition.com. Acesso em: 3 dez. 2016.
21. Weijs PJ, Looijaard WG, Beishuizen A et al. Early high protein intake is associated with low mortality and energy overfeeding with high mortality in nonseptic mechanically ventilated critically ill patients. Crit Care. 2014;18:701.
22. Heyland DK, Cahill N, Day AG. Optimal amount of calories for critically ill patients: Depends on how you slice the cake! Crit Care Med. 2011;39:2619-26.
23. Zusman O, Theilla M, Cohen J et al. Resting energy expenditure, calorie and protein consumption in critically ill patients: A retrospective cohort study. Crit Care. 2016;20:367.
24. Rice TW, Mogan S, Hays MA, Bernard GR, Jensen GL, Wheeler AP. Randomized trial of initial trophic versus full-energy enteral nutrition in mechanically ventilated patients with acute respiratory failure. Crit Care Med. 2011;39:967-74.
25. Rice TW, Wheeler AP, Thompson BT, de Boisblanc BP, Steingrub J, Rock P; NIH NHLBI Acute Respiratory Distress Syndrome Network of Investigators. Enteral omega-3 fatty acid, gamma-linolenic acid, and antioxidant supplementation in acute lung injury. JAMA. 2011;306:1574-81.
26. O'Meara D, Mireles-Cabodevila E, Frame F et al. Evaluation of delivery of enteral nutrition in critically ill patients receiving mechanical ventilation. Am J Crit Care. 2008;17:53-61.
27. Quenot JP, Plantefeve G, Baudel JL et al. Bedside adherence to clinical practice guidelines for enteral nutrition in critically ill patients receiving mechanical ventilation: A prospective, multi-center, observational study. Crit Care. 2010;14(2):R37.
28. O'Leary-Kelley CM, Puntillo KA, Barr J, Stotts N, Douglas MK. Nutritional adequacy in patients receiving mechanical ventilation who are fed enterally. Am J Crit Care. 2005;14:222-31.
29. Metheny NA, Stewart BJ, McClave SA. Relationship between feeding tube site and respiratory outcomes. JPEN J Parenter Enteral Nutr. 2011 Mai;35:346-55.
30. Li Z, Qi J, Zhao X et al. Risk-benefit profile of gastric vs transpyloric feeding in mechanically ventilated patients: A meta-analysis. Nutr Clin Pract. 2016;31:91-8.
31. Friedman G, Flavia Couto CL, Becker M. Randomized study to compare nasojejunal with nasogastric nutrition in critically ill patients without prior evidence of altered gastric emptying. Indian J Crit Care Med. 2015;19:71-5.
32. Heyland D, Muscedere J, Wischmeyer PE et al. A randomized trial of glutamine and antioxidants in critically ill patients. N Engl J Med. 2013;368(16):1489-97.
33. van Zanten AH, Sztark F, Kaisers UX et al. High-protein enteral nutrition enriched with immune-modulating nutrients vs standard high-protein enteral nutrition and nosocomial infections in the ICU: A randomized clinical trial. JAMA. 2014;312(5):514-24.
34. Mizock BA. Immunonutrition and critical illness: An update. Nutrition. 2010;26:701-7.
35. Heyland DK, Dhaliwal R, Suchner U, Berger MM. Antioxidant nutrients: A systematic review of trace elements and vitamins in the critically ill patient. Intensive Care Med. 2005;31:327-37.
36. Pontes-Arruda A, Martins LF, de Lima SM et al. Enteral nutrition with eicosapentaenoic acid, g-linolenic acid and antioxidants in the early treatment of sepsis: Results from a multicenter, prospective, randomized, double-blinded, controlled study: The INTERSEPT study. Crit Care. 2011;15:R144.
37. Rice TW, Wheeler AP, Thompson BT, de Boisblanc BP, Steingrub J, Rock P. Enteral omega-3 fatty acid, gamma-linolenic acid, and antioxidant supplementation in acute lung injury. JAMA. 2011;306:1574-81.
38. Canadian Clinical Practice Guideline Committee. Composition of enteral nutrition: Fish oils, borage oils and antioxidants. 2013. Disponível em: http://www.criticalcarenutrition.com/docs/cpgs2012/4. Acesso em: 15 out. 2019.

Parte 9

Eventos Adversos Associados à Ventilação Mecânica

CAPÍTULO 79

Lesão Induzida pelo Ventilador

Mauro Roberto Tucci • Marcelo A. Beraldo • Eduardo Leite Vieira Costa

▶ Introdução

A ventilação mecânica (VM) invasiva é usada para suporte ventilatório em diversas situações clínicas. Dependendo do modo como são feitos os ajustes do ventilador, principalmente em pacientes com acometimento pulmonar prévio (p. ex., síndrome do desconforto respiratório agudo [SDRA], infecção pulmonar ou inflamação pulmonar causada por sepse), a VM pode levar à lesão pulmonar induzida por ventilação mecânica (VILI, do inglês *ventilator-induced lung injury*), caracterizada por dano pulmonar com produção local de citocinas, infiltrado inflamatório neutrofílico e quebra da barreira alveolocapilar.[1] A VILI pode causar ou agravar um quadro de SDRA, que se caracteriza, segundo a definição de Berlim,[2] por uma insuficiência respiratória hipoxêmica (relação entre a pressão parcial arterial de oxigênio [PaO_2] e a fração inspirada de oxigênio [FIO_2] ≤ 300 mmHg), de início agudo, com infiltrados pulmonares bilaterais e que não seja explicada totalmente por insuficiência cardíaca ou hipervolemia. A alta letalidade associada à SDRA costuma ser agravada em caso de VILI, achado claramente demonstrado em estudos clínicos.[3,4] Nessa condição, o uso de uma estratégia ventilatória que evite a VILI (estratégia protetora) é capaz de reduzir a letalidade em 22 a 46%.[3,4]

Uma compreensão mais aprofundada da micromecânica pulmonar tem permitido identificar variáveis que melhor refletem os determinantes da lesão pulmonar: o excesso de tensão e de deformação do parênquima pulmonar. Mesmo em pacientes com pulmões normais (p. ex., durante o intraoperatório), o uso de volumes correntes (VCs) habituais (8 a 10 mℓ/kg) associado à pressão expiratória positiva final (PEEP) baixa pode determinar inflamação pulmonar e lesão pulmonar aguda (LPA). Neste capítulo, discutiremos sucintamente a fisiopatologia da VILI e o ajuste individualizado de uma VM protetora com base nos marcadores da tensão e deformação pulmonares.

▶ Fisiopatologia da lesão pulmonar induzida por ventilação mecânica

Os principais mecanismos propostos da VILI são a hiperdistensão de alvéolos e capilares (volutrauma) e o atelectrauma, caracterizado pelo excesso de tensão na proximidade das regiões pulmonares não aeradas, associado ou não ao fechamento e à abertura cíclicos de pequenas vias aéreas e alvéolos durante o ciclo respiratório (Figura 79.1).[5-8] Durante a inspiração, o aumento do tamanho do pulmão se dá de forma heterogênea, sobretudo em pulmões acometidos (ver Figura 79.1). Essa expansão heterogênea leva à concentração regional de forças nos pulmões, que podem ser caracterizadas usando termos da bioengenharia: a) *tensão mecânica* ou *estresse* é a distribuição de forças por unidade de área de pulmão; e b) *deformação* (do inglês *strain*) é o estiramento causado pela tensão de uma estrutura ou região pulmonar em relação ao seu comprimento no estado de relaxamento.[1,6,7] Diversas variáveis respiratórias têm sido utilizadas como marcadores da tensão

e deformação pulmonares.[5] A pressão transpulmonar, diferença entre a pressão dentro do alvéolo (refletida pela pressão de platô na prática clínica) e a pressão pleural (estimada por meio da pressão esofágica), é considerada o equivalente clínico da *tensão*. O equivalente da *deformação*, por sua vez, é a relação entre a mudança do volume pulmonar e a capacidade residual funcional (volume de repouso pulmonar).[1]

Em um pulmão saudável, com expansão homogênea, a tensão é distribuída uniformemente entre as fibras pulmonares que compõem um esqueleto de fibras axiais e periféricas constituído por colágeno e elastina.[6,8] Esse esqueleto fibroso está localizado na matriz extracelular, ao qual estão ancoradas as células epiteliais e endoteliais.[1,8] Em um pulmão heterogêneo, com áreas colapsadas, a deformação no tecido aerado e a tensão na transição do tecido aerado para o colapsado podem ser excessivas,[6,7] o que pode ocasionar alterações nas células pulmonares (Figura 79.2). Também no pulmão heterogêneo, outro mecanismo de VILI foi recentemente descrito: o chamado *pêndulo de ar* ou *pendelluft*.[9] Esse mecanismo acontece em pulmões muito acometidos, com esforço inspiratório forte. As pressões geradas pelo diafragma se concentram nas porções mais dorsais e caudais, fazendo com que essas regiões sofram maior estiramento, muitas vezes "roubando" ar das demais regiões do pulmão. Esse ar "roubado" é devolvido

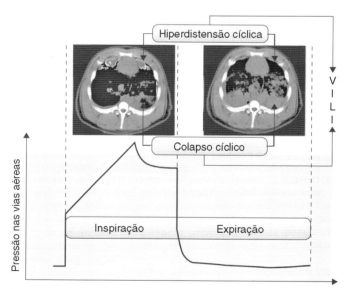

Figura 79.1 ■ Mapas de aeração pulmonar obtidos com tomografia computadorizada, em modelo experimental de lesão pulmonar aguda com evidência de dois mecanismos de lesão pulmonar induzida pela ventilação mecânica associados à expansão heterogênea do pulmão. Observa-se que ocorrem hiperdistensão alveolar cíclica na porção ventral do pulmão, ao final da inspiração, e colapso cíclico de pequenas vias aéreas e alvéolos na região dorsal do pulmão, ao final da expiração.

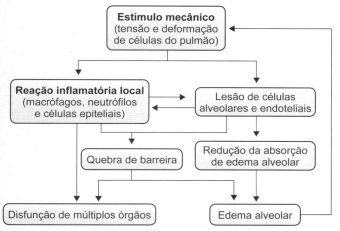

Figura 79.2 ■ Mecanismo proposto da lesão pulmonar induzida por ventilação mecânica.

para o restante do pulmão ainda durante a inspiração, justificando a denominação *pendelluft*. Esse fenômeno está associado a maior quantidade de recrutamento cíclico e maior inflamação regional pulmonar e pode ser evitado aplicando-se níveis mais altos de PEEP ou evitando a respiração espontânea nas fases mais agudas da SDRA.

A interação entre a deformação mecânica e a reação biológica foi muito investigada em cultura celular.[10] Mecanorreceptores traduzem o sinal mecânico em respostas bioquímicas dentro da célula, fenômeno conhecido como *mecanotransdução*.[1] Por exemplo, nos macrófagos e nas células alveolares, uma deformação significativa libera interleucinas que atraem neutrófilos[10] (ver Figura 79.2). Se a deformação for excessiva, ocorre morte celular (ver Figura 79.2). A duração, magnitude, amplitude e frequência são todas importantes para o aumento da lesão celular. Além disso, a deformação excessiva pode acarretar descontinuidades (poros) nas células epiteliais e endoteliais (ou entre elas) ou ocasionar a lesão dessas células e da membrana basal (parte da matriz extracelular)[1,11] (ver Figura 79.2). Portanto, essas células, assim como as vias aéreas periféricas e a matriz extracelular, são as principais responsáveis por iniciar o processo da VILI, por meio da liberação de mediadores inflamatórios, que vão atrair outras células, como os neutrófilos, que, por sua vez, liberam enzimas proteolíticas e amplificam a lesão e a inflamação pulmonares (ver Figura 79.2). Assim, o que dispara a VILI são tensões elevadas em todo o pulmão (p. ex., uso de pressão inspiratória elevada causada por alto VC) ou tensões e deformações locais elevadas, causadas pela heterogeneidade do pulmão, como na SDRA.

Em pulmões acometidos (p. ex., com SDRA), a ventilação espontânea pode ter efeitos benéficos, pois pode determinar melhora da oxigenação e redução da pressão de platô. O aumento dessa pressão está diretamente associado a pior prognóstico em pacientes com SDRA.[12,13] Entretanto, vale ressaltar que a tensão e o estiramento pulmonares são determinados pela pressão transpulmonar, que leva em conta não somente a pressão positiva aplicada pelo ventilador, mas também a pressão negativa devido à contração dos músculos inspiratórios.[6,14] Em pulmões com SDRA ventilados mecanicamente, mesmo com pressão de platô inferior a 30 cmH$_2$O, esforços inspiratórios vigorosos podem ocasionar piora da lesão pulmonar.[15] Essa lesão adicional causada por esforço inspiratório intenso do paciente é denominada *lesão pulmonar autoinfligida* (P-SILI, do inglês *patient self-inflicted lung injury*).[16]

As alterações histológicas no parênquima pulmonar, causadas pela VILI, são dependentes das condições prévias do pulmão, da duração da VM e da intensidade do estímulo lesivo.[11] Estudos em animais usando altos VCs evidenciaram uma lesão pulmonar grave indistinta da observada na SDRA, com edema alveolar e intersticial, hemorragia alveolar, formação de membrana hialina e colapso alveolar.[11] Após a lesão inicial aguda, a interação entre os mecanismos lesivos e os mecanismos reparativos vão determinar a manutenção, progressão, reparação completa ou reparação com dano à estrutura pulmonar.

▶ Intervenções para reduzir a lesão pulmonar induzida por ventilação mecânica

A maioria das intervenções farmacológicas realizadas para minimizar a VILI em pacientes com LPA/SDRA (p. ex., surfactante, óxido nítrico, agonistas beta-2 adrenérgicos) não foi eficaz em reduzir a mortalidade,[17] com exceção do uso de corticoides em casos de SDRA grave a moderada com diagnóstico recente.[18] O uso de relaxante muscular na fase inicial da SDRA teve resultados controversos[19,20] (ver mais detalhes adiante, na seção "Outras intervenções").

As estratégias ventilatórias protetoras são o principal tipo de intervenção que determina redução importante da mortalidade em pacientes com SDRA.[3,4,21] Essas estratégias objetivam evitar a hiperdistensão e o atelectrauma causados pela VM.[1]

Estratégia ventilatória protetora

Na década de 1970, era frequente o uso de VC de 12 a 15 mℓ/kg e PEEP de 5 a 10 cmH$_2$O para pacientes com SDRA.[6] Na prática clínica, a estratégia para prevenir o volutrauma baseia-se no uso de VC baixo (em geral, 6 mℓ/kg de peso ideal ou menos).[3,4] A prevenção do atelectrauma, por sua vez, se baseia no uso de PEEP elevada o suficiente para evitar o colapso pulmonar. Atualmente, a estratégia ventilatória protetora mais utilizada é aquela publicada pelo grupo Acute Respiratory Distress Syndrome Network (ARDSNet),[4] que associa o uso de baixo VC com o ajuste de valores de FIO$_2$ e PEEP baseados em uma tabela obtida por consenso de especialistas.

Em relação ao termo *volume corrente baixo*, é importante ressaltar que o VC habitual de diversos animais é próximo de 6,3 mℓ/kg.[22] Assim, apesar da denominação *ventilação com volume corrente baixo*, trata-se de VC fisiológico do ser humano. Vale também ressaltar que o VC aplicado, estimado com base em sexo e altura, seria fisiológico para pulmões de tamanho normal e, portanto, não impede o mecanismo de volutrauma em pulmões cuja porção aerada disponível para ventilação está reduzida devido a colapso, fenômeno conhecido como *baby lung*.[23] Até um terço dos pacientes com SDRA grave ventilados com VC de 6 mℓ/kg de peso ideal pode sofrer hiperdistensão pulmonar cíclica.[13] Portanto, como um valor fixo de 6 mℓ/kg de peso ideal pode ser danoso para alguns pacientes, busca-se outra variável que expresse melhor a tensão à qual o pulmão está sendo submetido. Um estudo experimental usando fragmentos (tiras) de pulmão de ratos mostrou que a força aplicada ao tecido é mais importante que a amplitude do estiramento para induzir fibrose.[24] A tradução desse achado para três dimensões sugere que mais importante que o volume de insuflação pulmonar é a pressão gerada para obter esse volume. A pressão transpulmonar parece ser um melhor marcador do grau de tensão e deformação sobre o pulmão do que o VC.[6,14] A diferença entre a pressão inspiratória após uma breve pausa (pressão de platô) e a PEEP, conhecida pelo termo *pressão de distensão* (do inglês *driving pressure*), é considerada um fator preditor de lesão pulmonar e mortalidade,[3,25] independentemente dos valores de VC, pressão inspiratória e PEEP.[25] A pressão de platô não é um bom marcador de tensão e deformação,[14,26] portanto, a recomendação de manter uma pressão de platô < 30 cmH$_2$O pode não ser protetora o suficiente em algumas situações.[12,13,25]

Recentemente, foi publicado o conceito de *potência mecânica* (do inglês *mechanical power*) para explicar as variáveis que determinam a VILI.[27] Segundo essa formulação, tanto a pressão de distensão quanto o VC e a pressão de pico em cada ciclo, bem como a frequência respiratória, são efetores da VILI. No entanto, apesar do racional dessa formulação, uma análise de 4.676 pacientes com SDRA apontou que as variáveis pressão de distensão e frequência respiratória juntas são melhores preditoras de mortalidade na SDRA do que a potência mecânica, sendo que a pressão de distensão teve um efeito mais forte sobre a mortalidade quando comparada à frequência respiratória.[28]

O ajuste da PEEP para prevenir VILI também é controverso. O uso de PEEP pode prevenir a VILI na medida em que reduz o colapso pulmonar, melhora a complacência e reduz a tensão e deformação regionais. Para alguns autores, o papel nocivo do colapso alveolar resume-se simplesmente em gerar hiperdistensão nas regiões pulmonares que permanecem aeradas.[29] Nesse caso, o alívio dessa hiperdistensão (reduzindo o VC) e o uso de uma PEEP suficiente para manter uma oxigenação adequada seriam suficientes para proteger o pulmão, não havendo necessidade de abrir o pulmão colapsado (atelectasia permissiva). Esse conceito é sustentado pelo estudo do grupo ARDS-Net.[4]

Outros autores acreditam que é necessário individualizar o tratamento, utilizando manobras de recrutamento pulmonar e ajuste da PEEP baseado em parâmetros fisiológicos, para minimizar o número de unidades alveolares colapsadas. Essa abordagem, denominada *open lung approach* (OLA),[30] além de melhorar as trocas gasosas, poderia também reduzir o dano pulmonar causado pela abertura e pelo fechamento cíclicos dos alvéolos e das pequenas vias aéreas. Na estratégia OLA, após manobra de recrutamento alveolar, a PEEP deve ser ajustada para evitar que o pulmão volte a colapsar.[3,21,31,32] A seleção da PEEP enfrenta um inevitável dilema prático: PEEPs mais altas evitam o atelectrauma, mas aumentam o risco de causar mais hiperdistensão pulmonar. O objetivo é obter um compromisso ideal entre essas duas tendências opostas, isto é, obter o menor valor de PEEP suficiente para prevenir o atelectrauma.

Estratégias com PEEP mais alta não mostraram redução significativa da mortalidade em comparação à estratégia protetora do grupo ARDS-Network,[33-35] mas houve resultados significativos em desfechos secundários, como tempo de VM[35] e uso de terapias de resgate.[34] Talvez a ausência de diminuição de mortalidade nos estudos se deva à titulação subótima da PEEP, já que muitos estudos não avaliaram o grau de colapso nem se guiaram por variáveis marcadoras da tensão e deformação pulmonares. Apesar disso, duas metanálises que avaliaram estudos com uso de PEEP alta sugerem menor mortalidade com o uso de PEEP alta em pacientes com SDRA.[36,37] No entanto, dois estudos recentes que avaliaram estratégias associando manobra de recrutamento e PEEP titulada (estudos ART e PHARLAP)[38,39] falharam em mostrar benefício de estratégias de PEEP titulada. O estudo ART[38] avaliou o efeito de um conjunto de procedimentos (manobra de recrutamento pulmonar agressiva, titulação da PEEP pela mecânica respiratória e VC ≤ 6 mℓ/kg) em 1.010 pacientes com SDRA moderada a grave, tendo mostrado aumento de mortalidade em relação ao grupo-controle de PEEP baixa. Nesse estudo, possíveis fatores que estiveram relacionados com o desfecho negativo foram: (1) método de titulação com longa duração, que utilizou um algoritmo de escolha da PEEP que não ocasionou melhora mecânica pulmonar após o procedimento em uma grande quantidade de pacientes; e (2) possivelmente, assincronia paciente-ventilador (empilhamento de ciclos), durante o período de ventilação assistida, causada pelo modo ventilatório usado e pelos ajustes do ventilador escolhidos pelos pesquisadores, o que pode ter exacerbado a lesão pulmonar desses pacientes com SDRA.

Apesar da extensa literatura a respeito, a definição do papel da PEEP e a vantagem de estratégias OLA com recrutamento máximo sobre outras estratégias protetoras ainda é motivo de debate. Alguns trabalhos recentes buscam avaliar o potencial de recrutabilidade, peça essencial na individualização da aplicação de PEEPs mais altas. A avaliação da recrutabilidade permite o chamado *enriquecimento preditivo*: aplica-se PEEP alta apenas àqueles pacientes que se beneficiarão da pressurização. Com esse objetivo, duas técnicas se destacam, a razão recrutamento-insuflação (*R-I ratio*)[40] e a avaliação de recrutabilidade por meio da tomografia por impedância elétrica.[41]

Outras intervenções

O uso de posição prona determina melhora nas trocas gasosas em dois terços dos pacientes com SDRA.[42] Estudo experimental[43] evidenciou discreta melhora da complacência pulmonar na posição prona em relação à supina, com redução do *shunt* pulmonar, mas sem diferença em colapso pulmonar (ao contrário do que se acreditava previamente). A melhora nas trocas gasosas pode ser explicada por uma melhor relação V/Q em prona, determinada por maior perfusão pulmonar nas regiões dorsais do pulmão[44] do que nas ventrais, levando a menor *shunt* na posição prona (Figura 79.3). Nesse sentido, a posição prona pode ser uma estratégia interessante para ventilar pacientes com hipoxemia refratária ou SDRA grave. Em 2013, um estudo multicêntrico,[45] randomizou 466 pacientes com SDRA grave (com PaO$_2$/FIO$_2$ < 150 mmHg) para um grupo de sessões de posição prona com pelo menos 16 h e um grupo no qual os pacientes ficavam em posição supina. Mostrou-se redução de mortalidade de aproximadamente 50% no grupo de posição prona, em 28 dias (16,0% vs. 32,8%; p < 0,001).

Manobras de recrutamento pulmonar são intervenções de curta duração que têm o objetivo de reverter o colapso pulmonar, utilizando pressões pulmonares elevadas por períodos maiores do que uma inspiração habitual (de 30 s a 2 min), geralmente em pacientes com LPA/SDRA.[46,47] O melhor modo de realizar a manobra de recrutamento ainda é questão de estudo e diversas manobras são atualmente aceitas.[46,47] O recrutamento, dependendo de como aplicado, determina melhora da oxigenação, mas não da mortalidade, segundo metanálise.[46,47] Como

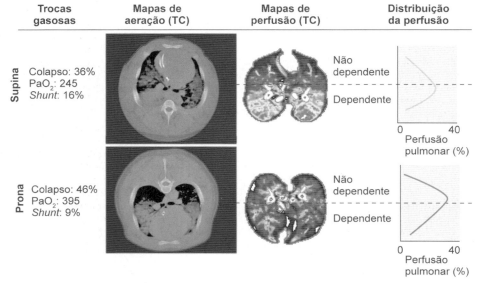

Figura 79.3 ■ Mapas de aeração e perfusão pulmonar obtidos com a tomografia computadorizada (TC). Observa-se que, na posição prona, ocorre redistribuição do colapso pulmonar para a região ventral menos perfundida, o que causa melhora significativa da PaO$_2$ por melhor acoplamento ventilação-perfusão (melhor PaO$_2$ apesar de maior quantidade de colapso pulmonar). PaO$_2$: pressão parcial de oxigênio.

atualmente não há benefício comprovado das manobras de recrutamento em termos de redução da mortalidade e como existem riscos pulmonares e cardiovasculares inerentes às manobras, muitas UTIs, dependendo do país e da região, não utilizam essa intervenção.

Alguns pacientes com SDRA apresentam grande esforço inspiratório, capaz de gerar pressões transpulmonares elevadas. Um estudo francês avaliou 340 pacientes com SDRA grave, randomizados para receber relaxante muscular (cisatracúrio) ou placebo, por 48 h. Mostrou-se redução na mortalidade em 28 dias no grupo de tratamento (23,7% contra 33,3% do grupo-controle).[19] Esse achado sugere que o uso de relaxante muscular poderia ser útil, em algumas circunstâncias, para reduzir a tensão e a deformação sobre o pulmão, minimizando a VILI. No entanto, posteriormente, outro estudo multicêntrico, que avaliou 1.006 pacientes com SDRA moderada a grave (ROSE *trial*), não confirmou esse benefício em termos de redução de mortalidade.[20] É interessante notar que, no estudo ROSE, 655 dos pacientes avaliados não entraram no estudo por já estarem utilizando bloqueador neuromuscular. É possível que esses pacientes estivessem entre os que mais se beneficiariam do relaxante muscular.

Em alguns casos de SDRA, uma redução adicional do VC poderia ser benéfica para reduzir a VILI, mas pode levar à hipercapnia significativa. Nesses casos, uma alternativa seria o uso de ventilação oscilatória de alta frequência (HFO, do inglês *high frequency oscillation*), que permite troca gasosa adequada apesar do VC baixo, em razão das altas frequências respiratórias.[5] Dados negativos de dois estudos publicados em 2013 (Oscillate e Oscar) não parecem sugerir que essa modalidade ventilatória tenha algum papel na ventilação de pacientes com SDRA, considerando outras modalidades de resgate existentes.[48]

Outra opção é o uso de oxigenação extracorpórea venovenosa por membrana (ECMO-VV) para remoção de gás carbônico, associada a VM com VC < 6 mℓ/kg. Um estudo unicêntrico, publicado em 2009 (CESAR Trial), mostrou redução significativa da mortalidade com essa tecnologia em pacientes com SDRA grave quando comparada a uma estratégia ventilatória convencional com uso de baixo VC (CESAR Trial). Posteriormente, um estudo multicêntrico maior (EOLIA trial)[49] avaliou 249 pacientes com SDRA grave, tendo sido suspenso precocemente pelo comitê de segurança. Na análise final, apesar da diferença de 11% na mortalidade em 60 dias a favor do grupo que usou ECMO, essa diferença não alcançou significância estatística. Esses dados sugerem um papel na ECMO para pacientes selecionados com SDRA grave.

Lesão induzida por ventilação mecânica em pulmões normais

É possível ventilar pacientes com pulmões previamente saudáveis por meses ou anos, mesmo com valores superiores ao VC fisiológico, sem que a VM induza lesão pulmonar (p. ex., pacientes com trauma cervical ou doença neuromuscular). No entanto, pacientes com pulmões saudáveis submetidos a anestesia geral ou ventilação mecânica em UTI, por causas não pulmonares, apresentam condições que facilitam o desenvolvimento de atelectasia, tornando o pulmão mais heterogêneo. A formação de atelectasia durante ventilação mecânica com PEEP baixa (< 5 cmH$_2$O), além das implicações diretas sobre as trocas gasosas, isto é, *shunt* e aumento do espaço morto, e do aumento da resistência vascular pulmonar,[7] pode facilitar a ocorrência dos dois mecanismos de VILI: hiperdistensão alveolar e atelectrauma.[13,50]

Tradicionalmente, VCs de 8 a 12 mℓ/kg de peso ideal ou maiores eram usados durante o período intraoperatório.[6] No entanto, durante anestesia geral, a existência de um segundo estímulo lesivo (como uma cirurgia que produza resposta inflamatória importante) pode potencializar a inflamação pulmonar.[51] Além disso, o tempo de VM mais prolongado também favorece o desenvolvimento de VILI.[52] Um estudo em pacientes que desenvolveram VILI durante a VM mostrou que cada mℓ/kg acima de 6 mℓ/kg de peso ideal aumenta o risco de desenvolver VILI em 30%.[52] Outros estudos analisando VM em pacientes com pulmão saudável no centro cirúrgico[53,54] sugeriram que VCs usados habitualmente podem iniciar atividade inflamatória. Em 2013, o estudo IMPROVE[55] mostrou que uma estratégia ventilatória protetora no intraoperatório, que associava um V$_T$ de 6 a 8 mℓ/kg a uma PEEP de 6 a 8 cmH$_2$O e manobras de recrutamento (MR) a cada 30 min após intubação, determinava redução das complicações respiratórias e do tempo de internação desses pacientes cirúrgicos. Além disso, uma metanálise de estudos de ventilação protetora no intraoperatório[56] mostrou que a pressão de distensão, e não o VC, era o principal mediador do aumento de complicações pulmonares no perioperatório. Isso implica que os ajustes que podem ser feitos para reduzir a pressão de distensão, como a diminuição do VC, a realização de manobras de recrutamento e a otimização da PEEP, podem reduzir a morbidade. Esse estudo também mostrou que ajustes inadequados da PEEP, que ocasionam aumento da pressão de distensão, estão relacionados com aumento adicional nas complicações pós-operatórias. Progressivamente, o VC usado no perioperatório na prática clínica, tanto na UTI como no intraoperatório, vem sendo reduzido para valores mais seguros. Entretanto, em relação ao ajuste da PEEP em pacientes com pulmão saudável, as condutas são ainda muito variáveis, prevalecendo valores de PEEP muito baixos (1 a 5 cmH$_2$O), tanto no intraoperatório como na UTI.

▶ Considerações finais

Nos últimos anos, progressos têm sido feitos para melhor entendimento da VILI tanto em pulmões normais quanto em pulmões doentes. O resultado desses estudos tem mudado o modo como é realizada a ventilação mecânica, reduzindo a sua morbidade. A melhor compreensão dos fatores que aumentam a tensão e a deformação no parênquima e o uso de novos métodos para monitorar esses fatores lesivos poderão trazer benefícios para definir modos mais individualizados de prevenir ou reduzir a VILI nos pacientes submetidos a VM.

▶ Referências bibliográficas

1. Plataki M, Hubmayr RD. The physical basis of ventilator-induced lung injury. Expert Rev Respir Med. 2010;4:373-85.
2. Ranieri VM, Rubenfeld GD, Thompson BT *et al.* Acute respiratory distress syndrome: The Berlin Definition. JAMA. 2012;307:2526-33.
3. Amato MB, Barbas CS, Medeiros DM *et al.* Effect of a protective-ventilation strategy on mortality in the acute respiratory distress syndrome. N Engl J Med. 1998;338:347-54.
4. ARDS-Network. Ventilation with lower tidal volumes as compared with traditional tidal volumes for acute lung injury and the acute respiratory distress syndrome. The Acute Respiratory Distress Syndrome Network. N Engl J Med. 2000;342:1301-8.
5. Del Sorbo L, Slutsky AS. Ventilatory support for acute respiratory failure: New and ongoing pathophysiological, diagnostic and therapeutic developments. Curr Opin Crit Care. 2010;16:1-7.
6. Gattinoni L, Carlesso E, Cadringher P *et al.* Physical and biological triggers of ventilator-induced lung injury and its prevention. Eur Respir J Suppl. 2003;47:15s-25s.
7. Muders T, Wrigge H. New insights into experimental evidence on atelectasis and causes of lung injury. Best Pract Res Clin Anaesthesiol. 2010;24:171-82.
8. Bates JHT, Smith BJ. Ventilator-induced lung injury and lung mechanics. Ann Transl Med. 2018;6:378.
9. Yoshida T, Torsani V, Gomes S *et al.* Spontaneous effort causes occult pendelluft during mechanical ventilation. Am J Respir Crit Care Med. 2013;188:1420-7.
10. Ricard JD, Dreyfuss D, Saumon G. Ventilator-induced lung injury. Curr Opin Crit Care. 2002;8:12-20.
11. Nardelli LM, Garcia CSNB, Pássaro CP *et al.* Entendendo os mecanismos determinantes da lesão pulmonar induzida pela ventilação mecânica. Rev Bras Ter Intensiva. 2007;19:469-74.
12. Hager DN, Krishnan JA, Hayden DL *et al.* Tidal volume reduction in patients with acute lung injury when plateau pressures are not high. Am J Respir Crit Care Med. 2005;172:1241-5.
13. Terragni PP, Rosboch G, Tealdi A *et al.* Tidal hyperinflation during low tidal volume ventilation in acute respiratory distress syndrome. Am J Respir Crit Care Med. 2007;175:160-6.
14. Talmor D, Sarge T, Malhotra A *et al.* Mechanical ventilation guided by esophageal pressure in acute lung injury. N Engl J Med. 2008;359:2095-104.

15. Yoshida T, Uchiyama A, Matsuura N et al. Spontaneous breathing during lung-protective ventilation in an experimental acute lung injury model: High transpulmonary pressure associated with strong spontaneous breathing effort may worsen lung injury. Crit Care Med. 2012;40:1578-85.
16. Brochard L, Slutsky A, Pesenti A. Mechanical ventilation to minimize progression of lung injury in acute respiratory failure. Am J Respir Crit Care Med. 2017;195:438-42.
17. Frank AJ, Thompson BT. Pharmacological treatments for acute respiratory distress syndrome. Curr Opin Crit Care. 2010;16:62-8.
18. Villar J, Ferrando C, Martinez D et al. Dexamethasone treatment for the acute respiratory distress syndrome: A multicentre, randomised controlled trial. Lancet Respir Med. 2020;8:267-76.
19. Papazian L, Forel JM, Gacouin A et al. Neuromuscular blockers in early acute respiratory distress syndrome. N Engl J Med. 2010;363:1107-16.
20. National Heart L, Blood Institute PCTN, Moss M et al. Early neuromuscular blockade in the acute respiratory distress syndrome. N Engl J Med. 2019;380:1997-2008.
21. Villar J, Kacmarek RM, Perez-Mendez L et al. A high positive end-expiratory pressure, low tidal volume ventilatory strategy improves outcome in persistent acute respiratory distress syndrome: A randomized, controlled trial. Crit Care Med. 2006;34:1311-8.
22. Villar J, Kacmarek RM, Hedenstierna G. From ventilator-induced lung injury to physician-induced lung injury: Why the reluctance to use small tidal volumes? Acta Anaesthesiol Scand. 2004;48:267-71.
23. Gattinoni L, Pesenti A. The concept of "baby lung". Intensive Care Med. 2005;31:776-84.
24. Garcia CS, Rocco PR, Facchinetti LD et al. What increases type III procollagen mRNA levels in lung tissue: Stress induced by changes in force or amplitude? Respir Physiol Neurobiol. 2004;144:59-70.
25. Amato MB, Meade MO, Slutsky AS et al. Driving pressure and survival in the acute respiratory distress syndrome. N Engl J Med. 2015;372:747-55.
26. Chiumello D, Carlesso E, Cadringher P et al. Lung stress and strain during mechanical ventilation for acute respiratory distress syndrome. Am J Respir Crit Care Med. 2008;178:346-55.
27. Cressoni M, Gotti M, Chiurazzi C et al. Mechanical power and development of ventilator-induced lung injury. Anesthesiology. 2016;124:1100-8.
28. Costa ELV. Efeito da potência mecânica e seus componentes na mortalidade em pacientes com síndrome do desconforto respiratório agudo: Meta-análise de dados individuais [tese livre-docência]. São Paulo: Universidade de São Paulo, 2018.
29. Pelosi P, Rocco PRM, Gama de Abreu M. Close down the lungs and keep them resting to minimize ventilator-induced lung injury. Crit Care. 2018;22:72.
30. Borges JB, Okamoto VN, Matos GF et al. Reversibility of lung collapse and hypoxemia in early acute respiratory distress syndrome. Am J Respir Crit Care Med. 2006;174:268-78. Epub 2006 May 11.
31. Costa EL, Borges JB, Melo A et al. Bedside estimation of recruitable alveolar collapse and hyperdistension by electrical impedance tomography. Intensive Care Med. 2009;35:1132-7.
32. Costa EL, Lima RG, Amato MB. Electrical impedance tomography. Curr Opin Crit Care. 2009;15:18-24.
33. Brower RG, Lanken PN, MacIntyre N et al. Higher *versus* lower positive end-expiratory pressures in patients with the acute respiratory distress syndrome. N Engl J Med. 2004;351:327-36.
34. Meade MO, Cook DJ, Guyatt GH et al. Ventilation strategy using low tidal volumes, recruitment maneuvers, and high positive end-expiratory pressure for acute lung injury and acute respiratory distress syndrome: A randomized controlled trial. JAMA. 2008;299:637-45.
35. Mercat A, Richard JC, Vielle B et al. Positive end-expiratory pressure setting in adults with acute lung injury and acute respiratory distress syndrome: A randomized controlled trial. JAMA. 2008;299:646-55.
36. Briel M, Meade M, Mercat A et al. Higher vs lower positive end-expiratory pressure in patients with acute lung injury and acute respiratory distress syndrome: Systematic review and meta-analysis. JAMA. 2010;303:865-73.
37. Phoenix SI, Paravastu S, Columb M et al. Does a higher positive end expiratory pressure decrease mortality in acute respiratory distress syndrome? A systematic review and meta-analysis. Anesthesiology. 2009;110:1098-105.
38. Cavalcanti AB, Suzumura EA, Laranjeira LN et al. Effect of lung recruitment and titrated positive end-expiratory pressure (PEEP) vs low peep on mortality in patients with acute respiratory distress syndrome: A randomized clinical trial. JAMA. 2017;318:1335-45.
39. Hodgson CL, Cooper DJ, Arabi Y et al. Maximal recruitment open lung ventilation in acute respiratory distress syndrome (PHARLAP). A phase II, multicenter randomized controlled clinical trial. Am J Respir Crit Care Med. 2019;200:1363-72.
40. Chen L, Del Sorbo L, Grieco DL et al. Potential for lung recruitment estimated by the recruitment-to-inflation ratio in acute respiratory distress syndrome: A clinical trial. Am J Respir Crit Care Med. 2020;201:178-87.
41. Santiago RRS. Quantificação à beira do leito do potencial de recrutamento alveolar através da tomografia de impedância elétrica em modelo experimental síndrome do desconforto respiratório agudo [tese]. São Paulo: Universidade de São Paulo, 2016.
42. Taccone P, Pesenti A, Latini R et al. Prone positioning in patients with moderate and severe acute respiratory distress syndrome: A randomized controlled trial. JAMA. 2009;302:1977-84.
43. Fernandez-Bustamante A, Easley RB, Fuld M et al. Regional aeration and perfusion distribution in a sheep model of endotoxemic acute lung injury characterized by functional computed tomography imaging. Crit Care Med. 2009;37:2402-11.
44. Beraldo MA, Gomes S, Gregores GB et al. Prone Position decreases pulmonary *shunt* but does not attenuate the effects of gravity, nor prevents lung collapse during PEEP titration. A computed tomography study [Resumo]. In: American Thoracic Society International Conference, Denver, 2011. Am J Respir Crit Care Med. 2011;183:A1520.
45. Guerin C, Reignier J, Richard JC et al. Prone positioning in severe acute respiratory distress syndrome. N Engl J Med. 2013;368:2159-68.
46. Fan E, Wilcox ME, Brower RG et al. Recruitment maneuvers for acute lung injury: A systematic review. Am J Respir Crit Care Med. 2008;178:1156-63.
47. Rocco PR, Pelosi P, de Abreu MG. Pros and cons of recruitment maneuvers in acute lung injury and acute respiratory distress syndrome. Expert Rev Respir Med. 2010;4:479-89.
48. Vincent JL. High-Frequency oscillation in acute respiratory distress syndrome: The end of the story? Am J Respir Crit Care Med. 2017;196:670-1.
49. Combes A, Hajage D, Capellier G et al. Extracorporeal membrane oxygenation for severe acute respiratory distress syndrome. N Engl J Med. 2018;378:1965-75.
50. Wolthuis EK, Vlaar AP, Choi G et al. Mechanical ventilation using non-injurious ventilation settings causes lung injury in the absence of pre-existing lung injury in healthy mice. Crit Care. 2009;13:R1.
51. Schultz MJ, Haitsma JJ, Slutsky AS et al. What tidal volumes should be used in patients without acute lung injury? Anesthesiology. 2007;106:1226-31.
52. Gajic O, Dara SI, Mendez JL et al. Ventilator-associated lung injury in patients without acute lung injury at the onset of mechanical ventilation. Crit Care Med. 2004;32:1817-24.
53. Determann RM, Wolthuis EK, Choi G et al. Lung epithelial injury markers are not influenced by use of lower tidal volumes during elective surgery in patients without preexisting lung injury. Am J Physiol Lung Cell Mol Physiol. 2008;294:L344-50.
54. Wolthuis EK, Choi G, Dessing MC et al. Mechanical ventilation with lower tidal volumes and positive end-expiratory pressure prevents pulmonary inflammation in patients without preexisting lung injury. Anesthesiology. 2008;108:46-54.
55. Futier E, Constantin JM, Paugam-Burtz C et al. A trial of intraoperative low-tidal-volume ventilation in abdominal surgery. N Engl J Med. 2013;369:428-37.
56. Neto AS, Hemmes SN, Barbas CS et al. Association between driving pressure and development of postoperative pulmonary complications in patients undergoing mechanical ventilation for general anaesthesia: A meta-analysis of individual patient data. Lancet Respir Med. 2016;4:272-80.

Sarcopenia e Fraqueza Adquiridas na Unidade de Terapia Intensiva

CAPÍTULO 80

Diogo O. Toledo • Flavia J. A. Pfeilsticker

▶ Introdução

Sarcopenia é a perda progressiva da massa muscular, força e função, que ocorre como consequência primária ao envelhecimento e secundária a outras causas, incluindo doenças, desnutrição, resposta inflamatória e inatividade. A sarcopenia é uma das consequências importantes de um período de internação por doença crítica, marcado por sequelas funcionais de intervenções durante a permanência do paciente na unidade de terapia intensiva (UTI).[1,2]

Cada vez mais, as investigações de medidas funcionais e de qualidade de vida são incorporadas a estudos a longo prazo de pacientes graves, e não apenas desfechos como mortalidade são analisados. Informações recentes sugerem que redução da capacidade funcional e diminuição na qualidade de vida permanecem presentes mesmo 5 anos após o episódio de internação na UTI, principalmente em pacientes que apresentaram síndrome de desconforto respiratório agudo (SDRA).[3-5]

A sarcopenia está intrinsecamente relacionada à fraqueza adquirida na UTI, com disfunções que podem acometer desde o nervo até o músculo, como fatores que contribuem para as incapacidades relatadas.[1] A disfunção muscular pode começar poucas horas após o início da ventilação mecânica, como consequência do desmame ventilatório difícil quando os músculos associados à parte respiratória forem acometidos. Além disso, o comprometimento muscular é agravado não somente pela própria resposta inflamatória da doença crítica mas também por outros fatores, como: cultura de manutenção da sedação, imobilidade, balanço hídrico excessivo, hiperglicemia e nutrição inadequada.[6]

Dessa maneira, faz-se necessário criar programas de intervenção interdisciplinares envolvendo o binômio formado por reabilitação motora e estratégia nutricional com adequada oferta proteica. Esses dois fatores são fundamentais na tentativa de amenizar o desequilíbrio entre a quebra e a síntese de proteína nos pacientes que sobrevivem à UTI.

A reabilitação precoce na UTI é uma estratégia baseada em evidências, composta por diferentes modalidades terapêuticas, desde passivas (exercícios realizados pelo fisioterapeuta), passando por ativas (exercícios realizados pelo próprio paciente) e chegando à deambulação. Apenas recentemente essa estratégia tem se tornado foco da atenção das equipes multiprofissionais e deve ser considerada para todos os pacientes desde a internação na UTI.

Sobreviver à doença crítica é apenas o começo; o período pós-alta da UTI é o início de uma jornada de reabilitação e comprometimento nutricional, cognitivo e psicológico.

▶ Definições e epidemiologia

Sarcopenia é um termo que reflete a perda tanto de massa muscular quanto de força. Embora esse termo seja em geral empregado em pacientes geriátricos, pode ser estendido para pacientes de UTI.[7] Uma condição semelhante especificamente ligada à sarcopenia secundária tem sido relatada em pacientes de UTI, chamada de *fraqueza adquirida na UTI* (FAUTI).[1-6]

Em 2018, uma atualização do European Working Group on Sarcopenia in Older People 2 (EWGSOP2) trouxe a perda de força muscular como parâmetro primário de sarcopenia. Especificamente, sarcopenia é provável quando há detecção de fraqueza muscular. Seu diagnóstico é confirmado por baixa qualidade ou quantidade de massa muscular. A sarcopenia grave, por sua vez, ocorre em caso de fraqueza muscular e baixa qualidade/quantidade muscular associadas à baixa performance física (Quadro 80.1).[7]

A FAUTI é definida como fraqueza bilateral simétrica dos membros resultante da polineuropatia axonal (decorrente da doença crítica), miopatia (decorrente da doença crítica) ou, frequentemente, uma combinação de ambas.[9,10] Esses pacientes apresentam dificuldade na retirada da ventilação mecânica (VM), além de tetraparesia e reflexos profundos abolidos. O principal fator associado para ocorrência da polineuropatia é a síndrome da resposta inflamatória sistêmica (SIRS), na maioria das vezes desencadeada por sepse.[11]

A polineuropatia e a miopatia ocorrem em 50% dos pacientes críticos, trazendo impacto negativo na permanência na UTI e no tempo de VM, além de sequelas na qualidade de vida após a alta. Essas duas condições clínicas compartilham similaridades clínicas com a sarcopenia, mas a fisiopatologia é ainda desconhecida.[12,13] Sugere-se que a polineuropatia possa estar relacionada com distúrbios na microcirculação, perda da autorregulação dos vasos sanguíneos que suprem os nervos periféricos e liberação de citocinas, que aumentam a permeabilidade dos vasos, resultando em edema endoneural. Por consequência, o edema acarreta hipoxia e consecutivos déficits que resultam em degeneração axonal primária de fibras sensitivas e motoras, predominantemente distal. É possível também que as próprias citocinas, como o fator de necrose tumoral, tenham efeito tóxico direto no nervo periférico.[14]

▶ Fatores de risco

Os principais fatores de risco para sarcopenia de pacientes graves e FAUTI estão associados a intensidade e duração da resposta inflamatória sistêmica, tempo de permanência na UTI, uso de sedativos prolongados, duração da VM, inadequação nutricional e imobilização.

Quadro 80.1 ■ Definições de sarcopenia.

Critério 1: fraqueza muscular. Sarcopenia provável
Critério 2: baixa qualidade/quantidade muscular
Critério 3: baixa performance física
Critério 1 + critério 2 = diagnóstico de sarcopenia
Critério 1 + critério 2 + critério 3 = diagnóstico de sarcopenia grave

Adaptado de Cruz-Jentoft *et al.*, 2018.[7]

2. Wang C, Bai L. Sarcopenia in the elderly: Basic and clinical issues. Geriatr Gerontol Int. 2012;12(3):388-96.
3. Herridge MS, Tansey CM, Matte A et al. Functional disability 5 years after acute respiratory distress syndrome. N Engl J Med. 2011;364:1293-304.
4. Herridge MS, Cheung AM, Tansey CM et al. One-year outcomes in survivors of the acute respiratory distress syndrome. N Engl J Med. 2003;348(8):683-93.
5. Iwashyna TJ, Ely EW, Smith DM et al. Long-term cognitive impairment and functional disability among survivors of severe sepsis. JAMA. 2010;304(16):1787-94.
6. Levine S, Nguyen T, Taylor N et al. Rapid disuse atrophy of diaphragm fibers in mechanically ventilated humans. N Engl J Med. 2008;358(13):1327-35.
7. Cruz-Jentoft AJ, Bahat G, Bauer JM et al. Sarcopenia: Revised European consensus on definition and diagnosis. Age and Ageing. 2018;0:1-16.
8. Muscaritoli M, Lucia S, Molfino A. Sarcopenia in critically ill patients: The new pandemia. Minerva Anestesiol. 2013;79(7):771-7.
9. Latronico N, Bolton CF. Critical illness polyneuropathy and myopathy: A major cause of muscle weakness and paralysis. Lancet Neurol. 2011;10(1):931-41.
10. Druschky A, Herkert M, Radespiel-Tröger M et al. Critical illness polyneuropaty: Clinical findings and cell culture assay of neurotoxicity assessed by a prospective study. Intensive Care Med. 2001;27(4):686-93.
11. Garnacho-Montero J, Amaya-Villar R, García-Garmendía JL et al. Effect of critical illness polyneuropathy on the withdrawal from mechanical ventilation and the length of stay in septic patients. Crit Care Med. 2005;33(2):349-54.
12. MacFarlane IA, Rosenthal FD. Severe miopaty after status asthmaticus. Lancet. 1977;2:615.
13. Van der Schaaf M, Dettling DS, Beelen A et al. Poor functional status immediately after discharge from an intensive care unit. Disabil Rehabil. 2008;30(23):1812-8.
14. Witt NJ, Zochodne DW, Bolton CF et al. Peripheral nerve function in sepsis and multiple organ failure. Chest J. 1991;99(1):176-84.
15. Kizilarslanoglu M C, Kuyumcu ME, Yesil Y et al. Sarcopenia in critically ill patients. J Anesth. 2016 Oct;30(5):884-90.
16. Jung B, Nougaret S, Conseil M et al. Sepsis is associated with a preferential diaphragmatic atrophy. Anesthesiol. 2014;120:1182-91.
17. Ali NA et al. Acquired weakness, handgrip strength, and mortality in critically ill patients. Am J Respir Crit Care Med. 2008;178: 261-8.
18. Toledo DO et al. Campanha "Diga não à desnutrição": 11 passos importantes para combater a desnutrição hospitalar. BRASPEN J. 2018;33(1):86-100.
19. Puthucheary ZA, Rawal J, McPhail M et al. Acute skeletal muscle wasting in critical illness. JAMA. 2013;310(15):1591-600.
20. Weijs et al. Low skeletal muscle area is a risk factor for mortality in mechanically ventilated critically ill patients. Critical Care. 2014;18:R12.
21. Martone AM et al. The incidence of sarcopenia among hospitalized older patients: Results from the Glisten study. J Cachexia Sarcopenia Muscle. 2017;8:907-14.
22. Biolo G. Protein metabolism and requirements. World Rev Nutr Diet. 2013;105:12-20.
23. Toledo D, Gonçalves RC, Castro M. Meta proteica versus disfunção renal na unidade de terapia intensiva. BRASPEN J. 2016;31(4):367-70.
24. Santos D, Freitas B, Carneiro D et al. Protein intake guided by the quadriceps muscle ultrasound in a patient with GBS: Case report. Critical Care. 2017;21(Suppl 2):P29.
25. Braun AB, Gibbons FK, Litonjua AA et al. Low serum 25-hydroxyvitamin D at critical care initiation is associated with increased mortality. Crit Care Med. 2012;40(1):63-72.
26. Higgins DM, Wischmeyer PE, Queensland KM et al. Relationship of vitamin D deficiency to clinical outcomes in critically ill patients. J Parenter Enter Nutr. 2012;36(6):713-20.
27. McKinney JD, Bailey BA, Garrett LH et al. Relationship between vitamin D status and ICU outcomes in veterans. J Am Med Dir Assoc. 2011;12(3):208-11.
28. Ceglia L, Harris SS. Vitamin D and its role in skeletal muscle. Calcif Tissue Int. 2013;92(2):151-62.
29. Sharma S, Arneja A, McLean L et al. Anabolic steroids in COPD: A review and preliminary results of a randomized trial. Chron Respir Dis. 2008;5:169-76.
30. Gauglitz GG, Williams FN, Herndon DN et al. Burns: Where are we standing with propranolol, oxandrolone, recombinant human growth hormone, and the new incretin analogs? Curr Opin Clin Nutr Metab Care. 2011;14:176-81.
31. Wischmeyer PE, San-Millan I. Winning the war against ICU-acquired weakness: New innovations in nutrition and exercise physiology. Crit Care. 2015;19:S6.
32. Gosselink R, Bott J, Johnson M et al. Physiotherapy for adult patients with critical illness: Recommendations of the European Respiratory Society and European Society of Intensive Care Medicine task force on physiotherapy for critically ill patients. Intensive Care Med. 2008;34(7):1188-99.
33. Koo K, Choong K, Fan E. Prioritizing rehabilitation strategies in the care of critically ill. Critical Care Rounds. 2011;8(4):1-7.
34. França EET, Ferrari F, Fernandes P et al. Fisioterapia em pacientes críticos adultos: Recomendações do Departamento de Fisioterapia da Associação de Medicina Intensiva Brasileira. Rev Bras Ter Intensiva. 2012;24(1):6-22.
35. Gosselink R, Needham D, Hermans G. ICU-based rehabilitation and its appropriate metrics. Curr Opin Crit Care. 2012;18(5):533-9.
36. Hodgson CL, Berney S, Harrold M et al. Clinical review: Early patient mobilization in the ICU. Crit Care. 2013;17(1):207-13.
37. Perme C, Chandrashekar R. Early mobility and walking program for patients in intensive care units: Creating a standard of care. Am J Crit Care. 2009;18(3):212-21.
38. Korupolu R, Gifford J, Needham DM. Early mobilization of critically ill patients: Reducing neuromuscular complications. Contemp Crit Care. 2009;6:1-12.
39. Burtin C, Clerckx B, Robbeets C et al. Early exercise in critically ill patients enhances short-term functional recovery. Crit Care Med. 2009;37(9):1-7.
40. Geetha Kayambu, Robert Boots, Jennifer Paratz. Physical therapy for the critically ill in the ICU: A systematic review and meta-analysis. Crit Care Med. 2013;41:1543-54.
41. Tipping CJ, Harrold M, Holland A et al. The effects of active mobilization and rehabilitation in ICU on mortalityand function: A systematic review. Intensive Care Med. 2017.

Pneumonia Associada à Ventilação Mecânica

CAPÍTULO 81

Antonio Tonete Bafi • Nathaly Fonseca Nunes • Flávia Ribeiro Machado

▶ Introdução

A pneumonia associada à ventilação mecânica (PAV) é conceitualmente definida como aquela que ocorre nos pacientes que estão sob ventilação mecânica (VM) por um período superior a 48 h. É caracterizada por alteração radiográfica, com infiltrado pulmonar novo de origem infecciosa, associado a sintomas como febre, secreção pulmonar purulenta, leucocitose e piora da oxigenação.[1]

Recentemente novas definições foram introduzidas pelo Centro Americano de Controle e Prevenção de Doenças, porém é importante salientar que essas definições têm caráter epidemiológico, com objetivo de melhoria da qualidade, promovendo a comparação entre serviços, não devendo ser usadas para decisão diagnóstica e tratamento de forma individual.[2]

Classicamente, a PAV era dividida em *precoce* e *tardia*, utilizando-se o conceito de que a colonização do trato respiratório superior e inferior pode sofrer mudanças ao decorrer da hospitalização e que a maior duração desta aumenta o risco de infecção por germes multirresistentes. Esse fato, porém, tem sido posto em dúvida em vários estudos, e outros fatores, além da duração da hospitalização, podem aumentar o risco de infecção por germes multirresistentes (Quadro 81.1).[3-5]

▶ Epidemiologia

A PAV representa metade dos casos das pneumonias hospitalares e estima-se que comprometa de 9 a 27% dos pacientes em VM, sendo a segunda infecção relacionada à saúde mais frequente na unidade de terapia intensiva (UTI).[5]

A mortalidade associada a essa infecção é relatada em 20 a 50% dos casos, porém é muito variável e intimamente dependente das condições de base do paciente.[1] A mortalidade atribuída diretamente a essa infecção é tema de debate e difícil de estimar; uma metanálise recente atribui à PAV uma mortalidade de 13%. Por outro lado, não há dúvidas acerca de outras consequências diretamente relacionadas à PAV, como aumento dos dias de VM e consequentemente dos dias de hospitalização e dos custos.[6-9]

▶ Fisiopatologia e fatores predisponentes

O uso de tubo orotraqueal representa um dos fatores mais importantes no desenvolvimento de PAV. O tubo orotraqueal compromete os mecanismos de defesa, como a função mucociliar e o reflexo da tosse, que impedem microrganismos de colonizar o trato respiratório inferior. Além disso, pode ocorrer a formação de biofilme de bactérias dentro do tubo e microaspiração de secreções acumuladas ao redor do *cuff* endotraqueal e de locais anatômicos próximos, como nasofaringe, orofaringe, seios da face e estômago. Esses locais também podem sofrer mudança da flora, com a aquisição de bactérias mais virulentas.[5,10]

Quadro 81.1 ■ Fatores de risco para germes multirresistentes.

Uso de antibiótico intravenoso prévio nos últimos 90 dias
Choque séptico no momento do diagnóstico da PAV
SDRA precedendo o diagnóstico de PAV
Cinco ou mais dias de hospitalização
Insuficiência renal aguda em hemodiálise

PAV: pneumonia associada à ventilação mecânica; SDRA: síndrome do desconforto respiratório agudo.

Somado aos fatores estruturais expostos anteriormente, é importante destacar estudos evidenciando que os pacientes críticos podem apresentar alterações na resposta imune celular e humoral com envolvimento do sistema fagocitário e migração de neutrófilos, o que aumenta o risco de desenvolvimento de infecções relacionadas à assistência à saúde.[11,12]

▶ Diagnóstico

Até o presente momento, não há um método universalmente aceito como padrão-ouro para o diagnóstico de PAV. A avaliação clínica diária associada à radiografia de tórax pode ser sugestiva de PAV. Entretanto, mais da metade das pneumonias podem ser diagnosticadas incorretamente apenas sob esse julgamento, já que a variabilidade entre observadores é muito grande. Estudos com necropsia, utilizando a comparação a diagnóstico clínico, mostram especificidade de 75% e sensibilidade de 69%.[13-15]

As recentes diretrizes da Infectious Diseases Society of America (IDSA) e da American Thoracic Society (ATS) recomendam a obtenção de amostra de secreção do trato respiratório inferior, para análise microbiológica, como parte do diagnóstico.[1] A coleta deve ser não invasiva, por meio de aspiração nasotraqueal, e o resultado expresso de forma semiquantitativa. Na análise semiquantitativa, o crescimento bacteriano será quantificado em acentuado, moderado ou pequeno, e não em unidades formadoras de colônia (UFC/mℓ). A secreção do trato respiratório inferior também pode ser obtida de modo invasivo, por meio de broncoscopia, e analisada quantitativamente, sendo os resultados expressos em UFC/mℓ. Porém, evidências suportam que não há diferenças em qualquer desfecho quando comparadas abordagens invasivas e não invasivas e métodos quantitativos ou semiquantitativos.[16] Sendo assim, a abordagem não invasiva com análise semiquantitativa é indicada pela facilidade, baixo custo e risco.[1]

Bactérias podem ser detectadas em qualquer amostra do trato respiratório. Assim, é necessário que possamos distinguir um crescimento bacteriano fruto de colonização daquele relacionado à infecção. Na *análise semiquantitativa*, quanto mais acentuado for o crescimento, menor a possibilidade de colonização. Na *análise quantitativa*, pontos de corte devem ser definidos e quanto mais elevados forem, menor o risco de falso-positivos. Tipicamente os pontos de corte dependem do modo como a amostra foi coletada:

- Aspirado nasotraqueal ≥ 10^5 UFC/mℓ
- Lavado broncoalveolar: ≥ 10^4 UFC/mℓ
- Escovado brônquico protegido: ≥ 10^3 UFC/mℓ.[17]

Nos pacientes em que a amostra foi coletada antes do uso de antimicrobianos, o crescimento abaixo dos pontos de corte deve fazer com que o médico busque outros focos de infecção e reveja a manutenção do antibiótico iniciado quando da suspeita de PAV.[18,19]

Como tentativa de aumentar a acurácia do diagnóstico de PAV, vários escores clínicos foram elaborados; a maioria considera a associação de manifestações clínicas, radiológicas e resultados de culturas dos espécimes do trato respiratório. Dentre todos os escores, o mais comumente disseminado é o Clinical Pulmonary Infection Score (CPIS), exposto no Quadro 81.2. Esse escore leva em consideração seis variáveis: febre, leucocitose, aspirado traqueal, oxigenação, infiltrado radiológico e resultado de culturas semiquantitativas do trato respiratório e da coloração de Gram. Pontuam-se os achados de acordo com o proposto, sendo o CPIS ≥ 6 pontos sugestivo de PAV.

Apesar da popularidade desse escore, ainda persiste o debate sobre a sua real validade diagnóstica. Uma metanálise com 13 estudos avaliando a acurácia do CPIS para o diagnóstico de PAV reportou sensibilidade de 65% e especificidade de 64%. Apesar da tentativa de objetivar os critérios clínicos, ainda persiste uma variabilidade entre observadores que reduz a aplicabilidade clínica.[20,21] No entanto, um estudo mostrou a aplicabilidade do CPIS na decisão de manutenção dos antibióticos. Esse escore foi utilizado na reavaliação de pacientes que receberam antibiótico para provável PAV, mas que tinham CPIS < 6. Caso após 72 h esse escore persistisse baixo, os antibióticos eram suspensos. Esse estudo evidenciou redução nos custos hospitalares, bem como redução na resistência bacteriana, sem acarretar aumento de mortalidade.[22] Nas diretrizes da IDSA/ATS, o uso do CPIS não foi recomendado.[1]

▶ Biomarcadores

As limitações atuais dos critérios diagnósticos de pneumonia têm despertado grande interesse na investigação de marcadores biológicos sugestivos em caso de infecção pulmonar. Biomarcadores são substâncias que podem ser detectadas em qualquer amostra de material biológico, incluindo plasma e secreção traqueal. No contexto infeccioso, algumas dessas substâncias têm concentrações aumentadas. Uma molécula com alta especificidade teria capacidade de auxiliar no diagnóstico ou na avaliação da resolução de uma infecção.

Procalcitonina, proteína C reativa e receptor solúvel de células mieloides (sTREM-1) são biomarcadores promissores para o diagnóstico de PAV, porém requerem mais estudos para melhorar a determinação de sua acurácia, podendo ser utilizados como variáveis adicionais aos demais critérios expostos.[23-27] As recentes diretrizes da IDSA/ATS não recomendam a utilização dos biomarcadores para decisão de iniciar antibiótico.

▶ Tratamento

A seleção apropriada do antimicrobiano depende de alguns fatores, como dias de hospitalização, presença de outros fatores de risco e conhecimento atualizado da microbiologia do hospital com taxas de multirresistência e patógenos mais comuns. Independentemente do tipo de antimicrobiano utilizado, deve-se ter como prioridade o início precoce e o descalonamento guiado por cultura, evitando assim pressão seletiva e indução de resistência.[5] De acordo com as recentes diretrizes da IDSA/ATS, o esquema empírico deve cobrir *Staphylococcus aureus*, *Pseudomonas aeruginosa* e outros germes gram-negativos prevalentes na instituição.[1]

A cobertura para *Staphylococcus aureus* resistentes à meticilina (MRSA) somente deve ser iniciada empiricamente nos pacientes com fatores de risco para germes multirresistentes, conforme descrito no Quadro 81.1, nos pacientes em unidades onde mais de 10 a 20% dos *Staphylococcus aureus* isolados são MRSA ou em unidades onde a prevalência de MRSA não é conhecida. Os antimicrobianos indicados para essa cobertura são vancomicina ou linezolida.[1]

Com relação à cobertura empírica dos germes gram-negativos, a despeito de alguns estudos sugerirem terapia combinada – uso de dois antibióticos de diferentes classes com espectro parcialmente sobrepostos –, as evidências mais recentes sugerem que a monoterapia é tão eficaz quanto a terapia combinada. De acordo com as diretrizes da IDSA/ATS, duas substâncias com ação contra pseudomonas e outros gram-negativos devem ser usadas empiricamente apenas nos pacientes com fatores de risco para multirresistência (Quadro 81.1), para infecções adquiridas em unidades com taxas de resistência em gram-negativos acima de 10% ou em pacientes com doença pulmonar estrutural.[1,28,29] Aminoglicosídeos e polimixinas devem ter o uso restrito a situações em que não haja sensibilidade a outros antibióticos, como nos casos de infecções graves por *Acinetobacter*, *Pseudomonas* spp. e enterobactérias resistentes a carbapenêmicos. Nesses casos, o uso da via inalatória em combinação à sistêmica também está indicado, com alguns estudos sugerindo a superioridade desse esquema em relação ao uso isolado de antimicrobianos intravenosos.[30]

O Quadro 81.3 resume a sugestão dos principais antibióticos a serem utilizados para a cobertura empírica nos pacientes com fatores de risco para germes multirresistentes.

Duração da terapia antimicrobiana

O tempo de tratamento deve ser o suficiente para garantir a supressão da atividade microbiana. Entretanto, o uso por tempo prolongado, além do impacto direto em custos, aumenta o risco de toxicidade e de resistência bacteriana, o que pode levar a superinfecções, especialmente por bactérias como *P. aeruginosa* e enterobactérias multirresistentes.

Diversos estudos demonstraram melhora nos parâmetros clínicos após tempo curto de terapêutica antimicrobiana. Dessa maneira, infecções cuja resposta clínica foi satisfatória e rápida podem ser tratadas por 7 dias. Infecções por bacilos gram-negativos não fermentadores (*Pseudomonas* spp.; *Acinetobacter* spp.) e enterobactérias resistentes a carbapenêmicos comumente eram tratadas por tempo mais prolongado. Porém, estudos recentes demonstram que mesmo nesses casos

Quadro 81.2 ■ Escore clínico de infecção pulmonar (CPIS).

Parâmetro	Resultado	Escore
Temperatura (°C)	36,5 a 38,4°C	0
	38,5 a 38,9°C	1
	≤ 36 ou ≥ 39°C	2
Leucócitos (céls/mm³)	≥ 4.000 a 11.000/mm³	0
	< 4.000 ou > 11.000/mm³	1
	< 4.000 ou > 11.000/mm³ + ≥ 500 bastonetes	2
Secreção traqueal	Ausente	0
	Moderada/não purulenta	1
	Purulenta	2
Radiografia de tórax	Sem infiltrado	0
	Infiltrado difuso	1
	Infiltrado localizado	2
Cultura semiquantitativa do aspirado traqueal (crescimento identificado por cruzes (0-1-2 ou 3+)	Bactéria patogênica ≤ 1+ ou sem crescimento	0
	Bactéria patogênica > 1+	1
	> 1 + mesma bactéria identificada ao Gram	2
PaO$_2$/FIO$_2$	> 240 ou SDRA	0
	≤ 240 e ausência de SDRA	2

PaO$_2$/FIO$_2$: pressão arterial de oxigênio/fração inspirada de oxigênio; PAV: pneumonia associada à ventilação mecânica; SDRA: síndrome do desconforto respiratório agudo.

Quadro 81.3 ■ Terapia antimicrobiana empírica de PAV em pacientes com fatores de risco para MRSA e gram-negativos multirresistentes.

Cobertura MRSA	Cobertura de gram-negativos: terapia dupla (associação de uma substância da coluna A com uma substância da coluna B)	

• Glicopeptídeos:
  ■ Vancomicina
• Oxazolidinona:
  ■ Linezolida
	A) Betalactâmico
	• Penicilina antipseudomonas:
	  ■ Piperacilina/tazobactam
	• Cefalosporinas:
	  ■ Cefepime
	  ■ Ceftazidima
	• Carbapenêmicos:
	  ■ Imipeném
	  ■ Meropeném
		B) Outras classes
		• Fluoroquinolonas:
		  ■ Ciprofloxacino
		  ■ Levofloxacino
		• Aminoglicosídeos:
		  ■ Amicacina
		  ■ Gentamicina
		• Polimixinas:
		  ■ Colistina
		  ■ Polimixina B

MRSA: *Staphylococcus aureus* resistente a meticilina; PAV: pneumonia associada à ventilação mecânica.

o uso de antibioticoterapia por período menor é seguro, não estando associado a aumento de mortalidade ou aumento na incidência de infecções recorrentes.[31]

Biomarcadores, como a procalcitonina (PCT), têm sido apontados como ferramenta auxiliar na decisão de suspender antibiótico após ciclo curto de tratamento. Embora, em face das recomendações mais recentes de utilização de ciclo curto de forma generalizada, a real validade do uso desses biomarcadores venha sendo questionada, as diretrizes da IDSA/ATS sugerem que a combinação de melhora clínica com a redução dos níveis de PCT possa ser considerada para guiar a descontinuação da terapia, principalmente em locais onde ainda não se tenha adotado 7 dias como tempo padrão de tratamento.[1,5]

Modificação da terapêutica empírica

Diante de situações sem resposta clínica satisfatória após 48 h a 72 h de terapia antimicrobiana e culturas negativas, é importante considerar escalonar ou associar outras classes de antimicrobianos, bem como pesquisar outros focos de infecção ou até mesmo complicações, como empiema pleural ou cavitações.[1]

▶ Prevenção

Há múltiplas estratégias que têm por objetivo a redução de PAV. Essas medidas estão sumarizadas no Quadro 81.4 e descritas com maiores detalhes a seguir. Uma estratégia para reduzir a incidência de PAV é garantir a aplicação de algumas dessas medidas simultaneamente, formando os chamados *bundles* (pacotes) de prevenção. A aplicação dessa estratégia tem se mostrado eficiente na redução dos índices de PAV, no uso de antibióticos e na incidência de germes multirresistentes.[32]

A Figura 81.1 representa as principais medidas preventivas baseadas na fisiopatogenia da PAV.

Quadro 81.4 ■ Estratégias para prevenção de pneumonia associada à ventilação mecânica (PAV).

Higienização das mãos
Retirada precoce de dispositivos
Redução das taxas de intubação
Cabeceira elevada a 30° a 45°
Pressão do *cuff* em 20 cmH$_2$O
Traqueostomia precoce
Sistema de aspiração subglótica
Despertar diário
Protocolos de desmame ventilatório

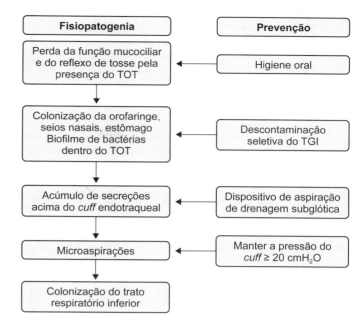

Figura 81.1 ■ Medidas preventivas e fisiopatogenia de pneumonia associada à ventilação mecânica. TOT: tubo orotraqueal; TGI: trato gastrintestinal.

Redução do tempo exposto ao risco

O principal fator de risco para o desenvolvimento de PAV é a VM. A implementação de medidas que visem reduzir a duração da VM é, portanto, de extrema importância. Dentre estas, podemos citar:

- Avaliação diária da possibilidade de desmame ventilatório e de proceder teste de respiração espontânea
- Avaliação diária de interrupção ou redução de doses de sedativos em infusão contínua, permitindo o despertar e auxiliando no desmame ventilatório
- Solicitação precoce de traqueostomia.[33]

Modulação da colonização

■ Higienização bucal

Consiste na limpeza da cavidade bucal por meio de remoção mecânica da placa dentária ou enxágue com soluções antissépticas. Considerando que a microbiota da cavidade bucal possa representar uma ameaça aos pacientes críticos, o uso de antissépticos tem sido alvo de investigação como medida de prevenção da PAV.

Dentre os produtos de uso tópico na mucosa oral, a clorexidina é o agente antimicrobiano mais testado, com maior eficiência contra gram-positivos.[34] Têm absorção pelos tecidos locais, com ação até 5 h após a aplicação.[35] A aplicação tópica de clorexidina nos pacientes em VM há muito tempo faz parte das medidas preventivas para PAV, porém estudos recentes evidenciaram potencial aumento da mortalidade com esta prática.[36,37] O real mecanismo para esse resultado ainda não está esclarecido, mas diante dessas evidências recentes, o benefício do uso de clorexidina com relação à incidência de PAV pode ser atrelado a riscos, e mais estudos são necessários para esclarecer os potenciais riscos e reais benefícios.[38]

■ Descontaminação seletiva do trato gastrintestinal

Conceitualmente, baseia-se no mesmo racional da descontaminação oral, com redução de patógenos colonizantes do trato gastrintestinal, potenciais causadores de PAV. A eficácia e segurança, com potenciais riscos de promover a resistência aos antibióticos, permanecem em discussão.[39-42] Entretanto, uma recente revisão sistemática sugere que o uso possa ser benéfico.[38]

Reduzir microaspirações

O uso do tubo endotraqueal é o maior fator de risco para a ocorrência de PAV, especialmente por facilitar as microaspirações de secreção contaminada que se acumula acima do *cuff*, na região subglótica. A seguir, estão descritas algumas medidas que visam reduzir essas microaspirações.

▪ Elevação da cabeceira da cama

Recomenda-se a manutenção do paciente em posição semirrecumbente, com a cabeceira do leito elevada entre 30° a 45°. Tal medida pode reduzir o refluxo gastresofágico, a colonização anormal da orofaringe e a subsequente aspiração do conteúdo gástrico.

Apesar do racional lógico relacionado à intervenção e da sugestão para sua prática pela maioria dos *bundles*, poucos estudos relevantes avaliaram seu impacto na prevenção de PAV.[43,44]

▪ Vigilância da pressão de *cuff*

Um cuidado configurado como relevante na prevenção da PAV consiste na manutenção adequada da insuflação do balonete. Se excessivamente insuflado, pode provocar lesões isquêmicas na mucosa traqueal. Por outro lado, se pouco insuflado, permite a passagem das secreções acumuladas no trato respiratório inferior. A manutenção da pressão de *cuff* do tubo endotraqueal inferior a 20 cmH$_2$O é considerada um fator de risco independente para desenvolvimento da PAV.[45]

Metodologias e dispositivos automatizados de mensuração e controle da pressão do balonete de maneira contínua estão sendo desenvolvidos, porém ainda precisam de melhores evidências.[2] As rotinas de verificação intermitente da pressão no interior do balonete devem ser realizadas com frequência. Recomenda-se manter a pressão do balonete entre 20 e 30 cmH$_2$O.[46]

▪ Aspiração de secreção subglótica

Os dispositivos de drenagem da secreção subglótica são adaptados aos tubos endotraqueais, por meio de um lúmen dorsal independente, logo acima do balonete. A remoção das secreções ocorre por meio de um sistema de vácuo contínuo.

Uma recente metanálise, incluindo 13 estudos randomizados e controlados (2.242 pacientes), confirmou a redução da incidência de PAV nos pacientes com mais de 24 h de VM (risco relativo [RR] de 0,55; 95% de intervalo de confiança [IC] 0,46 – 0,66; p < 0,00001), porém sem impacto na mortalidade. Não foram observados eventos adversos associados ao uso do dispositivo.[47]

As recomendações da maioria das entidades e *bundles* consideram o uso do tubo endotraqueal com sistema de aspiração subglótica como medida útil na prevenção da PAV.[48]

▶ Considerações finais

A PAV é conceitualmente definida como aquela que ocorre no paciente em ventilação mecânica invasiva (VMI) por mais de 48 h.

O uso do tubo orotraqueal representa um dos fatores mais importantes na fisiopatologia do desenvolvimento de PAV.

Até o presente momento, não há um método universalmente aceito como padrão-ouro para o diagnóstico de PAV. A avaliação clínica diária associada à radiografia de tórax e análise microbiológica são as ferramentas atualmente sugeridas para o diagnóstico.

A seleção apropriada do antimicrobiano deve ser baseada no conhecimento atualizado da microbiologia do hospital e nos fatores de risco do paciente.

A utilização de escores clínicos e biomarcadores pode ser útil para reduzir o tempo de antibioticoterapia.

Independentemente do tipo de antimicrobiano utilizado, deve-se ter como prioridade o início precoce e o descalonamento guiado por cultura sempre que possível.

As estratégias preventivas envolvem redução do tempo exposto ao risco, modulação da colonização do trato aerodigestivo e redução das microaspirações.

▶ Referências bibliográficas

1. Kalil AC, Metersky ML. Guidelines by the Infectious Diseases Society of America and the American Thoracic Society. Clin Infect Dis. 2016 Sep 1;63(5):e61-e11.
2. Center for Disease Control and Prevention. Surveillance for ventilator-associated events. Disponível em: http://www.cdc.gov/nhsn/acute-care-hospital/vae/index.html. Acesso em: 17 out. 2019.
3. Langer M, Cigada M, Mandelli M, Mosconi P, Tognoni G. Early onset pneumonia: A multicenter study in intensive care units. Intensive Care Med. 1987;13:342-6.
4. Ewig S, Torres A, El-Ebiary M et al. Bacterial colonization patterns in mechanically ventilated patients with traumatic and medical head injury. Incidence, risk factors, and association with ventilator-associated pneumonia. Am J Respir Crit Care Med. 1999;159:188-98.
5. Kalanuria AA. Ventilator-associated pneumonia in the ICU. Crit Care. 2014;18(2):208.
6. Melsen WG, Rovers MM, Groenwold RH et al. Attributable mortality of ventilator-associated pneumonia: A meta-analysis of individual patient data from randomised prevention studies. Lancet Infect Dis. 2013;13:665-71.
7. Muscedere JG, Day A, Heyland DK. Mortality, attributable mortality, and clinical events as end points for clinical trials of ventilator-associated pneumonia and hospital-acquired pneumonia. Clin Infect Dis. 2010;51(Suppl 1):S120-5.
8. Kollef MH, Hamilton CW, Ernst FR. Economic impact of ventilator-associated pneumonia in a large matched cohort. Infect Control Hosp Epidemiol. 2012;33:250-6.
9. Rello J et al. Epidemiology and outcomes of ventilator-associated pneumonia in a large US database. Chest. 2002;122:2115-21.
10. Zolfaghari PS, Wyncoll DL. The tracheal tube: Gateway to ventilator-associated pneumonia. Crit Care. 2011;15:310-317.
11. Morris AC, Brittan M, Wilkinson TS et al. C5a-mediated neutrophil dysfunction is RhoA-dependent and predicts infection in critically ill patients. Blood. 2011;117:5178-88.
12. Conway Morris A, Anderson N et al. Combined dysfunctions of immune cells predict nosocomial infection in critically ill patients. Br J Anaesth. 2013;3:1-10.
13. Klompas M. Clinician's Corner: Does this patient have ventilator-associated pneumonia? JAMA. 2013;297:1583-93.
14. Petersen IS, Aru A, Skød V et al. Evaluation of pneumonia diagnosis in intensive care patients. Scand J Infect Dis. 1999;31:299-303.
15. Fàbregas N, Ewig S, Torres A et al. Clinical diagnosis of ventilator associated pneumonia revisited: Comparative validation using immediate post-mortem lung biopsies. Thorax. 1999;54:867-73.
16. Berton DC, Kalil AC, Teixeira PJ. Quantitative *versus* qualitative cultures of respiratory secretions for clinical outcomes in patients with ventilator-associated pneumonia. Cochrane Database Syst Rev. 2014;CD006482.
17. Baselski VS, el-Torky M, Coalson JJ, Griffin JP. The standardization of criteria for processing and interpreting laboratory specimens in patients with suspected ventilator-associated pneumonia. Chest. 1992; 102:571S.
18. Trupka T, Fisher K, Micek ST et al. Enhanced antimicrobial de-escalation for pneumonia in mechanically ventilated patients: A cross-over study. Crit Care. 2017;21:180.
19. Raman K, Nailor MD, Nicolau DP, Aslanzadeh J, Nadeau M, Kuti JL. Early antibiotic discontinuation in patients with clinically suspected ventilator-associated pneumonia and negative quantitative bronchoscopy cultures. Crit Care Med. 2013;41:1656-63.
20. Zilberberg MD, Shorr AF. Ventilator-associated pneumonia: The clinical pulmonary infection score as a surrogate for diagnostics and outcome. Clin Infect Dis. 2010;1:S131-S135.
21. Shan J, Chen HL, Zhu JH. Diagnostic accuracy of clinical pulmonary infection score for ventilator-associated pneumonia: A meta-analysis. Respir Care. 2011;56:1087-94.
22. Singh N, Rogers P, Atwood CW, Wagener MM, Yu VL. Short-course empiric antibiotic therapy for patients with pulmonary infiltrates in the intensive care unit. A proposed solution for indiscriminate antibiotic prescription. Am J Respir Crit Care Med. 2000;162:505-11.
23. Palazzo SJ, Simpson TA, Simmons JM, Schnapp LM. Soluble triggering receptor expressed on myeloid cells-1 (sTREM-1) as a diagnostic marker of ventilator-associated pneumonia. Respir Care. 2012;57:2052-8.
24. Gibot S, Cravoisy A, Levy B, Bene MC, Faure G, Bollaert PE. Soluble triggering receptor expressed on myeloid cells and the diagnosis of pneumonia. N Engl J Med. 2004;350:451-8.

25. Liao X, Kang Y. Prognostic value of procalcitonin levels in predicting death for patients with ventilator-associated pneumonia. Intensive Care Med. 2010;36:S102.
26. Zhou CD, Lu ZY, Ren NZ, Zhang GC. Diagnostic value of procalcitonin in ventilator associated pneumonia [in Chinese]. Chin Crit Care Med. 2006;18:370-2.
27. Jensen JU, Hein L, Lundgren B et al. Procalcitonin-guided interventions against infections to increase early appropriate antibiotics and improve survival in the intensive care unit: A randomized trial. Crit Care Med. 2011;39:2048-58.
28. Alvarez-Lerma F, Insausti-Ordenana J, Jorda-Marcos R et al. Efficacy and tolerability of piperacillin/tazobactam *versus* ceftazidime in association with amikacin for treating nosocomial pneumonia in intensive care patients: A prospective randomized multicenter trial. Intensive Care Med. 2001;27:493-502.
29. Heyland DK, Dodek P, Muscedere J, Day A, Cook D; Canadian Critical Care Trials Group. Randomized trial of combination *versus* monotherapy for the empiric treatment of suspected ventilator-associated pneumonia. Crit Care Med. 2008;36:737-44.
30. Kofteridis DP, Alexopoulou C, Valachis A et al. Aerosolized plus intravenous co-listin *versus* intravenous colistin alone for the treatment of ventilator-associated pneumonia: a matched case-control study. Clin Infect Dis. 2010;51:1238-44.
31. Dimopoulos G, Poulakou G, Pneumatikos IA, Armaganidis A, Kollef MH, Matthaiou DK. Short- vs long-duration antibiotic regimens for ventilator-associated pneumonia: A systematic review and meta-analysis. Chest. 2013;144:1759-67.
32. Morris AC, Hay AW, Swann DG et al. Reducing ventilator-associated pneumonia in intensive care: Impact of implementing a care bundle. Crit Care Med. 2011;39:2218-24.
33. Berchier CE, Slot DE et al. The efficacy of 0.12% chlorhexidine mouthrinse compared with 0.2% on plaque accumulation and periodontal parameters: A systematic review. J Clin Periodontol. 2010 Sep;37(9):829-39.
34. Wang R, Pan C, Wang X, Xu F, Jiang S, Li M. The impact of tracheotomy timing in critically ill patients undergoing mechanical ventilation: A meta-analysis of randomized controlled clinical trials with trial sequential analysis. 2019;48(1):46-54. https://doi.org/10.1016/j.hrtlng.2018.09.005.
35. Panchabhai TS, Dangayach NS et al. Oropharyngeal cleansing with 0.2% chlorhexidine for prevention of nosocomial pneumonia in critically ill patients: An open-label randomized trial with 0.01% potassium permanganate as control. Chest. 2009 May;135(5):1150-6.
36. Klompas M, Speck K, Howell MD et al. Reappraisal of routine oral care with chlorhexidine gluconate for patients receiving mechanical ventilation: Systematic review and meta-analysis. JAMA Internal Med. 2014;174:751-61.
37. Price R, MacLennan G, Glen J. Selective digestive or oropharyngeal decontamination and topical oropharyngeal chlorhexidine for prevention of death in general intensive care: Systematic review and network meta-analysis. BMJ. 2014;348:g2197.
38. Michael Klompas. What is new in the prevention of nosocomial pneumonia in the ICU? Curr Opin Crit Care. 2017 Oct;23(5):378-84.
39. Pobo A, Lisboa T, Rodriguez A et al. RASPALL Study Investigators. A randomized trial of dental brushing for preventing ventilator-associated pneumonia. Chest. 2009 Aug;136(2):433-9.
40. Smet AM, Kluytmans JA et al. Selective digestive tract decontamination and selective oropharyngeal decontamination and antibiotic resistance in patients in intensive-care units: An openlabel, clustered group-randomised, crossover study. Lancet Infect Dis. 2011;11:372-80.
41. Cuthbertson BH, Francis J, Campbell MK et al. SuDDICU study groups: A study of the perceived risks, benefits and barriers to the use of SDD in adult critical care units (the SuDDICU study). Trials. 2010;11:117.
42. Smet AM, Kluytmans JA, Cooper BS et al. Decontamination of the digestive tract and oropharynx in ICU patients. N Engl J Med. 2009;360:20-31.
43. Drakulovic MB, Torres A, Bauer TT et al. Supine body position as a risk factor for nosocomial pneumonia in mechanically ventilated patients: A randomised trial. Lancet. 1999;354:1851-8.
44. van Nieuwenhoven CA, Vandenbroucke-Grauls C, van Tiel FH et al. Feasibility and effects of the semirecumbent position to prevent ventilator-associated pneumonia: A randomized study. Crit Care Med. 2006;34:396-402.
45. Diaz E, Rello J et al. Ventilator-associated pneumonia: Issues related to the artificial airway. Respiratory Care. 2005;50(7):900-6.
46. Nseir S, Zerimech F, Fournier C et al. Continuous control of tracheal cuff pressure and microaspiration of gastric contents in critically ill patients. Am J Respir Crit Care Med. 2011;184:1041-7.
47. Muscedere J, Rewa O, McKechnie K et al. Subglottic secretion drainage for the prevention of ventilator-associated pneumonia: A systematic review and meta-analysis. Crit Care Med. 2011;39:1985-91.
48. Lorente L, Lecuona M, Jimenez A et al. Influence of an endotracheal tube with polyurethane cuff and subglottic secretion drainage on pneumonia. Am J Respir Crit Care Med. 2007;176:1079-83.

… Parte 10

Retirada de Ventilação Mecânica

82 Desmame da Ventilação Mecânica, *759*
83 Ventilação Mecânica Prolongada, *778*

Desmame da Ventilação Mecânica

CAPÍTULO 82

Augusto Savi ▪ Cassiano Teixeira ▪ Juçara Gasparetto Maccari ▪ Túlio Frederico Tonietto

▶ Introdução

Em pacientes intubados, a ventilação mecânica (VM) oferece o suporte ventilatório essencial até a recuperação da insuficiência respiratória aguda. No entanto, a VM está associada a riscos e complicações que prolongam sua duração e aumentam o risco de vida.[1] Realizar o desmame ventilatório do paciente de maneira segura, logo que possível, é, portanto, primordial. O desmame ventilatório abrange todo o processo de libertação do paciente do suporte ventilatório e do tubo endotraqueal, o que inclui, também, aspectos relevantes de cuidados terminais.[2]

Retirar o paciente da VM, muitas vezes, é mais difícil que o manter e pode ocupar até 40% do tempo total desse procedimento.[2-4] Existem inúmeras incertezas sobre os melhores métodos para a realização desse processo, que, além de exigir a cooperação do paciente durante a fase de recuperação da doença crítica, requer a presença constante da equipe de terapia intensiva para ajustar e corrigir problemas que possam vir a surgir. Portanto, alguns autores descrevem essa fase como uma "área de penumbra na terapia intensiva", em que, mesmo em mãos especializadas, existe uma "mistura de arte e ciência".[4]

O desmame da VM reflete a essência da unidade de terapia intensiva (UTI), em virtude de sua multidisciplinaridade, na qual diferentes profissionais são envolvidos, mas todos com importância similar. Essa estrutura organizada e sequencial facilita a detecção dos erros no processo, facilita o diagnóstico das causas de falha do desmame e aumenta a taxa global de sucesso, com redução dos custos e da mortalidade na UTI.

Este capítulo tem por objetivo descrever, de maneira organizada, os passos necessários para a realização do desmame da VM, ao detalhar aspectos conceituais, fisiopatológicos, multidisciplinares e tecnológicos do processo. A imediata extubação no pós-operatório não complicado foi propositalmente excluída do objetivo do capítulo.

▶ Definições

De maneira didática, o processo de desmame pode ser considerado um *continuum* que tem início no momento da intubação traqueal e termina no momento da alta da UTI (Figura 82.1).[2] O Quadro 82.1 mostra as definições mais importantes e o Quadro 82.2, uma forma didática de avaliação de todo o processo de desmame.[2-5] É importante salientar, neste momento, que a falha no primeiro teste de respiração espontânea (TRE) deve sugerir ao *staff* da UTI que esse paciente necessita ser melhor avaliado, pois, por definição, já apresenta um pior prognóstico quando comparado àquele paciente extubado com sucesso após o primeiro TRE.[6]

▶ Desmame baseado em rotinas | Protocolos de desmame

Diretrizes, *checklists* e protocolos são ferramentas usadas para reduzir as variações (os extremos) na prática clínica, ao salientarem e organizarem a prática baseada em evidências e introduzirem-na no cuidado

Quadro 82.1 ▪ Definições importantes.

Definição	Significado clínico
Interrupção da ventilação mecânica	Refere-se aos pacientes que toleraram um TRE e podem ou não ser elegíveis para extubação
Sucesso da interrupção da ventilação mecânica	TRE bem-sucedido. Os pacientes que obtiverem sucesso no TRE devem ser avaliados quanto à indicação de retirada da via aérea artificial (possibilidade de extubação)
Falha da interrupção da ventilação mecânica	Quando o paciente não tolera o TRE
TRE	Técnica que possibilita ao paciente ventilar espontaneamente por meio do tubo endotraqueal, conectado a uma peça em formato de "T", com uma fonte enriquecida de oxigênio; recebendo pressão positiva contínua em vias aéreas de 5 cmH$_2$O; com ventilação com pressão de suporte de até 7 cmH$_2$O; ou com métodos de compensação de tubo

TRE: teste de respiração espontânea. Adaptado de Boles *et al.*, 2007; Goldwasser *et al.*, 2007.[2,5]

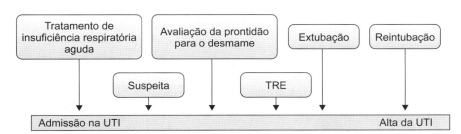

Figura 82.1 ▪ Processo contínuo do desmame (seis fases), que se estende desde a intubação até a alta da unidade de terapia intensiva (UTI). TRE: teste de respiração espontânea. (Adaptada de Boles *et al.*, 2007.)[2]

Quadro 82.2 ■ Tipos de desmame.

Classificação	Definição	Incidência (%)	Mortalidade na UTI (%)
Desmame simples	Paciente tolera o primeiro TRE e é extubado com sucesso	30 a 69	0 a 13
Desmame difícil	Paciente falha no primeiro TRE, necessitando de até 3 TREs ou até 7 dias em tentativas de desmame	15 a 40	1 a 25
Desmame prolongado	Paciente necessita de 3 ou mais TREs ou demora mais de 7 dias em tentativas de desmame	6 a 30	13 a 42

TRE: teste de respiração espontânea; UTI: unidade de terapia intensiva. Adaptado de Boles et al., 2007; Thille et al., 2013; Hass e Loik, 2012.[2,6,7]

clínico à beira do leito.[7] Apesar de todas as críticas que cercam sua aplicação, redução dos erros e melhora dos desfechos clínicos geralmente associam-se ao uso dessas ferramentas. Além disso, a aplicação de protocolos contamina a prática clínica de rotina, podendo levar à melhora de resultados para o grupo todo de pacientes.[8]

Uma recente revisão de uma metanálise[9] que avaliou 17 estudos clínicos randomizados (ECR), com alocação de 2.434 pacientes, demonstrou que o uso de protocolos de desmame é capaz de reduzir em 26% o tempo de VM e em 70% o tempo gasto no processo de desmame propriamente dito. Não houve benefício do uso de protocolos de desmame no subgrupo de pacientes neurológicos. Provavelmente, em UTI com menores relações numéricas *staff*-paciente ou com menor grau de *expertise* de seus profissionais, maior será o benefício do uso de protocolos. Além disso, protocolos de desmame também auxiliam na redução da incidência de pneumonia associada à VM e fazem parte das exigências internacionais de acreditação hospitalar requeridas por órgãos internacionais de qualidade assistencial (p. ex., www.jointcommissioninternational.org). Remuneração diferenciada para especialistas em desmame parece acarretar melhora dos resultados.[10]

▶ Desmame automático

O crescente aumento da demanda pela VM associado à maior sobrevida desses pacientes tem ocasionado um aumento crescente da VM prolongada. Isso, somado a um ambiente com número escasso de profissionais habilitados, vem criando um cenário em que os modos automáticos de desmame terão um papel cada vez mais importante. Está bem claro que o desfecho do paciente internado na UTI relaciona-se diretamente com carga de trabalho dos profissionais envolvidos no cuidado. Além disso, projeta-se o dobro de pacientes com VM prolongada (> 96 h) nos próximos 10 anos, em comparação aos dados atuais.[11]

As razões para a implementação de protocolos automatizados de desmame estão relacionadas com o custo do funcionário da UTI, o aumento da demanda e a progressiva dificuldade de transferência do conhecimento à prática diária por parte dos trabalhadores da área da saúde. Para isso, muitas barreiras, entre elas o conservadorismo, a falta de conhecimento e a incapacidade de superar a inércia, devem ser ultrapassadas. A seguir, são apresentados alguns modos ventilatórios automáticos para desmame.

▶ **Volume-minuto mandatório (MMV;** *mandatory minute ventilation*). Modo em que o paciente pode respirar em qualquer combinação de frequência respiratória (FR) e volume corrente (VC) que satisfaça determinado volume-minuto. O operador programa um VC e uma FR mandatória, o que define, assim, determinado volume-minuto. O ventilador adapta a FR mandatória a partir da FR espontânea do paciente e, portanto, as FRs mandatórias são variáveis; é isso o que diferencia esse modo da ventilação mandatória intermitente sincronizada (SIMV, *synchronized inspiratory mandatory ventilation*), em que as FRs mandatórias são fixas. Caso o paciente não alcance o volume-minuto ajustado, o equipamento inicia a liberação das FRs mandatórias e VCs setados, o que torna o modo seguro em caso de "fadiga" do paciente. O problema é que esse método não diferencia um padrão ventilatório normal (p. ex., VC = 500 mℓ com FR = 16 mrpm) de um ventilatório superficial (p. ex., VC = 250 mℓ com FR = 32 mrpm).[11] Apesar de ter sido desenvolvido para acelerar o processo de liberação da VM, até o momento não existe evidência da superioridade quando comparado a técnicas convencionais de desmame.[11]

▶ **Ventilação com suporte adaptativo (ASV,** *adaptive support ventilation*). Baseia-se no algoritmo de trabalho respiratório ótimo para ofertar ao paciente pressões de vias aéreas e FRs mandatórias de acordo com o quadro clínico do paciente no momento. O operador indica o peso ideal do paciente (para estimativa do espaço morto), o limite máximo de pressão inspiratória, a pressão expiratória final positiva (PEEP, *positive end-expiratoru pressure*), a fração inspirada de oxigênio (FIO_2), o tempo de rampa, a ciclagem baseada na porcentagem de fluxo do pico de fluxo inicial e a porcentagem de fluxo expiratório distribuído em relação ao 0,1 ℓ/kg/min liberado pelo ventilador. A ASV utiliza um mecanismo de controle por *feedback* negativo, com ajuste da pressão com base na diferença entre o VC atual e o desejado, a partir do ciclo respiratório anterior. Se a mecânica respiratória do paciente melhora, a pressão é reduzida de modo progressivo até que se alcance um nível de 5 cmH_2O acima da PEEP. A ASV é talvez o modo automático de desmame mais estudado no momento.[11] Uma série de estudos avaliou a ASV em pós-operatório de cirurgia cardíaca (Quadro 82.3), porém não foi demonstrada superioridade quando comparada aos processos de desmame tradicionais.[11]

▶ *Auto-mode*. Ferramenta capaz de alternar o modo ventilatório da ventilação por pressão de suporte (PSV, *pressure support ventilation*) com base na presença ou ausência de esforço do paciente. Da mesma maneira, alterna de volume controlado com pressão regulada (PRVC, *pressure regulated volume control*) ou ventilação ciclada a volume (VCV) para volume de suporte (VSV). O operador ajusta, além dos parâmetros tradicionais, o tempo necessário para que a troca de modo ocorra: tempo de tolerância de apneia (habitualmente, 10 s para adultos).[11] Não existem evidências que suportem seu uso para acelerar o processo de desmame. Sua utilização demonstrou somente uma menor necessidade de ajustes dos parâmetros do respirador.[11]

▶ **SmartCare®/PS**. Sistema capaz de ajustar automaticamente o nível de assistência (PSV) com base em três princípios: 1) manutenção do paciente em uma "zona de conforto" por meio do ajuste automático da pressão de suporte; 2) redução gradual do nível da pressão de suporte em caso de estabilidade respiratória; e 3) implementação automática de TRE com níveis baixos de PSV. O nível de PSV é ajustado de modo automático a cada 2 a 5 min, com base no VC, na FR e no gás carbônico (CO_2) exalado (Quadros 82.4 e 82.5).[11]

▶ **PS-Pro**. É um modo ventilatório desenvolvido para a fase de recuperação do paciente em pós-operatório. Ele baseia-se em uma estratégia de adaptação de pressão de suporte por meio de três parâmetros: FR, VC alvo e pressão inspiratória máxima (PImáx). Ele alterna de uma ventilação mandatória a uma ventilação espontânea em pressão de suporte por meio de uma janela de tempo ajustada pelo operador. Parece ser um modo ventilatório interessante para pacientes em recuperação pós-anestésica, todavia é necessário maior vigilância quando o paciente apresenta esforço ventilatório e ultrapassa o VC alvo, pois o ventilador entende como melhora da mecânica ventilatória e diminui a pressão de suporte, ocasionando maior esforço do paciente.

Essas estratégias são promissoras, porém ainda necessitam de maior comprovação sobre os seus reais benefícios com relação à sincronia ventilatória e à facilitação do desmame da VM.

▶ Importância da equipe multiprofissional | Comunicação multiprofissional

O manejo apropriado do desmame da VM necessita de uma tomada de decisão dinâmica e colaborativa, com intuito de minimizar, assim, as complicações e evitar atrasos indesejáveis. Nesse ponto, é fundamental a

Quadro 82.3 ■ Estudos clínicos randomizados comparando ASV como método de desmame da VM.

Estudo (ano)	População	Estratégias comparadas	Desfecho	Resultados
Sulzer (2001)	PO de CRM	ASV (n = 16) versus SIMV (n = 20)	Duração da VM no PO	ASV: 193 min SIMV: 243 min (p = 0,02)
Petter (2003)	PO de cirurgia cardíaca	ASV (n = 18) versus SIMV/PS (n = 16)	Duração da intubação na UTI	ASV: 2,7 h SIMV/PS: 3,2 h
Gruber (2008)	PO de CRM	ASV (n = 23) versus PRVC + automode (n = 25)	Duração da intubação na UTI	ASV: 300 min PRVC + automode: 540 min (p < 0,001)
Dongelmans (2009)	PO de CRM	ASV (n = 64) versus PCV/PS (n = 64)	Duração da intubação na UTI	ASV: 16,4 h PCV/PS: 16,3 h
Kirakli (2011)	DPOC	ASV (n = 49) versus PCV/PS (n = 48)	Tempo de desmame	ASV: 24 h PCV/PS: 72 h (p = 0,04)
Celli (2014)	PO de transplante hepático	ASV (n = 10) versus SIMV-PC/PSV (n = 10)	Duração da intubação	ASV = 3 h SIMV-PC/PSV = 5 h (p = 0,05)
Zhu (2015)	PO de troca valvar	ASV (n = 30) versus cuidados usuais (n = 31)	Duração da VM	ASV = 205 min Controle = 342 min (p = 0,013)
Kirakli (2015)	Clínicos	ASV (n = 114) versus PCV/PS (n = 115)	Duração da VM	ASV = 5 dias PCV/PS = 6 dias (p = 0,008)
Yazdannik (2016)	PO de CRM	ASV (n = 32) versus SIMV-PC/PS (n = 32)	Duração da VM	ASV = 4,83 h SIMV-PC/PS = 6,71 h (p = 0,001)

ASV: ventilação com suporte adaptativo; VM: ventilação mecânica; PO: pós-operatório; CRM: cirurgia de revascularização do miocárdio; SIMV: ventilação mandatória intermitente sincronizada; PS: pressão de suporte; UTI: unidade de terapia intensiva; PRVC: volume controlado com pressão regulada; PCV: ventilação controlada à pressão; DPOC: doença pulmonar obstrutiva crônica; PSV: ventilação por pressão de suporte. Adaptado de Branson, 2012.[11]

Quadro 82.4 ■ Dados informados ao ventilador para alterar o controle da pressão de suporte baseado na condição do paciente e no plano de desmame.

Dados	Peso do paciente	Umidificador	Acesso da via aérea	História médica	Descanso noturno
Parâmetros	15 kg até 34 kg 35 kg até 55 kg > 56 kg	Ativo ou passivo	Tubo traqueal versus traqueostomia	DPOC versus alteração neurológica	Nível de PSV
Mudança	A faixa de peso determina o VC mínimo e ajusta os alarmes	A pressão de suporte mínima é alterada: 7 cmH$_2$O com ativo e 12 cmH$_2$O com passivo	A pressão de suporte mínima é alterada: 5 cmH$_2$O com traqueostomia e 7 cmH$_2$O com tubo traqueal. Também há alterações com umidificador ativo ou passivo	Valor normal de PETCO$_2$ é alterado: • Sem DPOC ou distúrbio neurológico: PETCO$_2$ < 55 mmHg • Com DPOC: PETCO$_2$ < 65 mmHg • Com doença neurológica: PETCO$_2$ < 45 mmHg	O desmame automático é pausado por período específico

DPOC: doença pulmonar obstrutiva crônica; PSV: ventilação por pressão de suporte; VC: volume corrente; PETCO$_2$: valor de gás carbônico ao final da expiração. Adaptado de Branson, 2012.[11]

Quadro 82.5 ■ Estudos clínicos randomizados com uso de SmartCare® como método de desmame da VM.

Estudo (ano)	População	Estratégias comparadas	Desfecho	Resultados
Lellouche (2006)	VM > 24 h	SmartCare® (n = 74) versus protocolo de desmame (n = 70)	Tempo até o sucesso de extubação	SmartCare®: 3 dias Protocolo: 5 dias (p = 0,03)
Rose (2008)	VM > 24 h	SmartCare® (n = 54) versus redução gradual da PSV	Tempo até o sucesso no TRE	SmartCare®: 20 h Redução da PS: 8 h (p = 0,3)
Schädler (2012)	PO com VM > 9 h	SmartCare® (n = 150) versus protocolo de desmame (n = 150)	Tempo total de VM	SmartCare®: 31 h Protocolo: 39 h
Burns (2013)	VM > 24 h	SmartCare® (n = 49) versus protocolo de desmame (n = 43)	Tempo até o sucesso no TRE	SmartCare®: 1 dia Protocolo: 4 dias (p < 0,001)
Taniguchi (2015)	VM > 24 h	SmartCare® (n = 35) versus protocolo de desmame (n = 35)	Tempo até o sucesso de extubação	SmartCare®: 110 min Protocolo: 60 min (p < 0,001)

VM: ventilação mecânica; PSV: ventilação por pressão de suporte; TRE: teste de respiração espontânea; PS: pressão de suporte; PO: pós-operatório. Adaptado de Blackwood et al., 2011; Branson, 2012.[9,11]

comunicação efetiva entre os diversos profissionais envolvidos no cuidado do paciente crítico. Quando há deficiência da colaboração multiprofissional, o desmame pode ser fragmentado, inconsistente e demorado. Um estudo multicêntrico internacional[12] demonstrou que a colaboração interprofissional é influenciada por protocolos e pela relação do número de enfermeiros por paciente. Os autores salientam sobre a necessidade de implementação de protocolos que estabeleçam atividades e responsabilidades específicas para cada profissional, com objetivos claros e bem definidos.

Em um protocolo básico de desmame, é possível ressaltar algumas etapas, como interrupção diária de sedação, cuidado com o balanço hídrico, avaliação da prontidão, avaliação dos preditores de desmame, realização de teste de respiração espontânea (TRE) e uso de ventilação mecânica não invasiva (VNI), como componentes básicos do processo e que deveriam ser distribuídos entre os profissionais da equipe de terapia intensiva para proporcionar maior agilidade a esse processo.

▶ Fase pré-desmame (durante o tratamento da insuficiência respiratória aguda)

Caracterizada pelo tempo em que o paciente ainda está em tratamento da insuficiência respiratória aguda, nessa fase a preocupação do médico intensivista é com a vida do paciente, e o desmame ventilatório corre o risco de ficar em um segundo plano. Salienta-se, porém, que todas as medidas tomadas com o intuito de adequar a ventilação e a sedação, bem como a otimização do tratamento infeccioso, nutricional, eletrolítico e hemodinâmico, podem, além de salvar a vida do paciente, acelerar o processo de desmame ventilatório. A seguir, são descritos alguns cuidados fundamentais que devem ser preconizados nessa fase.

Suporte nutricional

A desnutrição tem sido relatada em até 40% dos doentes críticos, mas relação direta com dificuldade de desmame não foi estabelecida.[2] Nutrição inadequada leva ao catabolismo proteico, prejudica a performance e afeta a função ventilatória muscular, podendo também pode estar associada à deterioração da resposta ventilatória normal à hipoxia e à hipercapnia. Sua relação com a dificuldade no desmame, porém, não é bem estabelecida.[13]

Superalimentação também pode prejudicar a descontinuidade da VM, levando à excessiva produção de CO_2, o que sobrecarrega ainda mais a musculatura. Além disso, a obesidade está associada a redução da complacência ventilatória, aumento da relação volume de fechamento/capacidade residual funcional e trabalho respiratório aumentado. Novamente, estudos não mostraram relação estabelecida entre obesidade e aumento do tempo de VM.[13] O doente crítico deve ser alimentado, uma vez que a privação de aporte nutricional ou a subalimentação estão associados a pior desfecho,[14] e todo paciente internado na UTI, principalmente por mais de 48 h, é candidato a terapia nutricional.[15] Um estudo envolvendo 48 pacientes críticos mostrou que o déficit energético cumulativo na UTI esteve associado à maior tempo de VM e tempo de internação na UTI.[16]

Recomenda-se aporte adequado de fosfato e magnésio, uma vez que a deficiência desses eletrólitos pode estar associada à fraqueza muscular.[13]

Sono

A VM é utilizada inicialmente para promover a melhora das trocas gasosas e o descanso da musculatura respiratória na insuficiência respiratória aguda. Para alcançar esse objetivo, é importante que o paciente não faça esforços fora de sincronia com o respirador. Como o comportamento do estímulo respiratório diminui durante o sono, o descanso dos músculos respiratórios tende a ser maior nesse período,[17] situação que pode promover, a depender do modo ventilatório setado, disparo de alarmes, necessidade de ajustes constantes no equipamento e apneia central secundária à hiperventilação, o que provoca interrupções frequentes do sono.[12,13] Portanto, os pacientes críticos apresentam um tempo total de sono normal (ou ligeiramente reduzido), porém uma arquitetura do sono gravemente alterada – ou seja, tem-se quantidade, porém não qualidade do sono.

A etiologia da interrupção do sono na UTI é multifatorial, e o estímulo ambiental é o fator isolado mais importante. Tradicionalmente, o ruído é o principal fator, porém estudos recentes já demonstraram que ele é responsável somente por uma pequena parcela da fragmentação do sono.[12,13] Outras causas de interrupção do sono estão relacionadas com o cuidado do paciente (verificação de sinais vitais e coleta de amostras de sangue), os efeitos adversos de medicações (supressão do sono REM [*rapid eye movement*] ou das ondas lentas do sono, liberação de citoquinas e efeitos endocrinológicos) e os efeitos tóxicos de infecções (*delirium*), bem como o desenvolvimento de encefalopatias metabólicas.

Muitos estudos têm investigado a qualidade do sono nos pacientes com suporte ventilatório, porém pouco se sabe a respeito da influência do sono no processo de desmame. Estudos em indivíduos saudáveis e em modelos animais demonstraram que a privação do sono é capaz de reduzir a resistência da musculatura respiratória (*endurance*).[17,18] Se a capacidade de os músculos respiratórios vencerem as cargas impostas está relacionada de modo direto com dificuldade no desmame, então é possível supor que a privação do sono e a consequente redução da capacidade da musculatura respiratória poderiam dificultar o desmame. Na ausência de estudos específicos nessa área, é recomendável que pacientes com desmame difícil ou prolongado recebam particular atenção, tanto no ajuste do modo ventilatório quanto no controle dos ruídos da UTI, durante o período da noite.

Balanço hídrico

O tratamento de muitas doenças críticas requer reanimação hídrica nas suas fases iniciais.[19] A própria instituição da VM pode causar hipotensão por redução do retorno venoso e pela administração de substâncias sedativas, o que requer administração de quantidade suficiente de fluidos para restaurar a circulação.[20,21] Pacientes com reserva cardiovascular insuficiente podem ter dificuldade de lidar com a sobrecarga volêmica na fase de desmame.[22]

Em um estudo prospectivo, Upadya *et al.*[23] estudaram a influência do balanço hídrico (BH) no desfecho do desmame da VM. Avaliando 87 pacientes submetidos à VM, constataram que o BH positivo nas 24, 48 e 72 h precedentes ao desmame e o BH cumulativo (desde a internação hospitalar até o momento da descontinuidade da VM) eram significativamente maiores no grupo que falhou no desmame, comparado ao grupo que foi desmamado com sucesso. Em análise multivariada, o BH negativo nas 24 h precedentes ao TRE e o cumulativo foram fatores independentes associados ao sucesso no desmame. O BH negativo foi tão preditor de desmame quanto a razão da frequência respiratória/volume corrente (f/Vt). Nesse estudo, o uso de diurético, apesar de estar associado a BH mais negativo, não esteve relacionado com o sucesso no desmame. Em um estudo prospectivo de 900 pacientes para avaliar fatores de risco para falha na extubação de pacientes que tiveram sucesso no TRE, Frutos-Vivar *et al.*[24] encontraram, entre outros fatores, o BH positivo nas 24 h precedentes ao TRE como fator independente associado à falha na extubação. Dessap *et al.*[25] realizaram um estudo clínico randomizado sobre o uso de diuréticos, objetivando a negativação do BH em pacientes submetidos ao desmame da VM. Randomizaram 304 pacientes: 152 para uso de diurético baseado no julgamento clínico e 152 baseado no nível de peptídeo natriurético tipo B (BNP), que já se mostrou útil em predizer falha no desmame da VM. No grupo guiado pelo BNP, diuréticos foram administrados mais frequentemente e em maiores doses, resultando em um BH mais negativo durante o desmame da VM. O tempo para extubação bem-sucedida foi menor no grupo-intervenção do que no grupo-controle (42 h *vs.* 58 h, respectivamente). O tempo de internação e a mortalidade não foram diferentes entre os grupos. O efeito no tempo de desmame foi mais pronunciado em pacientes com disfunção ventricular sistólica. As duas estratégias não diferiram quanto a distúrbios eletrolíticos, insuficiência renal e choque. Diferentemente, em um estudo prospectivo de 250 testes de desmame, Subira *et al.*[26] não acharam diferença estatística entre BH nas 48 h precedentes ao TRE entre os grupos de sucesso e falha de desmame. Nesse estudo, entretanto, o BH médio foi positivo em ambos os grupos e maior que em estudos anteriores.

Esses dados sugerem que o BH, um fator potencialmente modificável, está associado a desfecho no desmame da VM. A instituição de tratamento com diuréticos objetivando a negativação do BH para aumentar a probabilidade de sucesso na descontinuidade da VM ainda é uma questão em aberto. Pelo menos um estudo clínico randomizado favorece essa estratégia, principalmente se guiada pelo BNP.

Adequação ventilatória | Modos e estratégias

O objetivo do desmame ventilatório deve orientar o manejo ventilatório desde o momento da intubação do paciente. Não existe recomendação específica quanto ao modo ventilatório que deve ser implementado no paciente crítico agudo, desde que se mantenha a adequação das trocas gasosas e se evite o dano pulmonar associado à VM. A escolha do modo ventilatório depende da doença de base do paciente, do motivo da insuficiência respiratória e da preferência de quem ajusta a ventilação. Em pacientes com síndrome do desconforto respiratório agudo (SDRA), a ventilação com baixos VCs (4 a 6 mℓ/kg de peso ideal) está associada à redução do tempo de VM.[3] Nos pacientes com doença pulmonar obstrutiva crônica (DPOC), a hipoventilação controlada com hipercapnia permissiva é uma estratégia ventilatória que possibilita reduzir a hiperinsuflação dinâmica.[3] Para minimizar a PEEP intrínseca, recomenda-se ventilação com reduzidos VCs (cerca de 8 mℓ/kg de peso ideal) e tempos expiratórios mais prolongados, mantendo-se uma relação entre tempo inspiratório e expiratório menor que 1:2 (ideal: > 1:3). O uso da PEEP extrínseca (em torno de 80% da PEEP intrínseca) pode reduzir o trabalho respiratório nesses pacientes e evitar o colapso expiratório das vias aéreas, o que facilita o disparo do respirador e acelera o desmame.

Dissincronia ventilatória

A dissincronia é definida como um descompasso entre os tempos inspiratórios e expiratórios do paciente e a entrega do ventilador mecânico. A dissincronia entre o paciente e o ventilador é bastante comum, com prevalência possível de até 80% em algumas situações, dependente de vários fatores, como doença de base, modalidade ventilatória, nível de sedação. Evidências recentes, obtidas por meio de estudos observacionais, sugerem que níveis altos de dissincronia estão associados a um pior desfecho dos pacientes,[27] um deles diretamente relacionado com a tomada de decisão quanto ao processo de desmame (Quadro 82.6).

Alguns autores têm demonstrado que o sucesso no desmame é maior, o tempo de VM é menor e a necessidade de traqueostomia é menor naqueles pacientes com índices de dissincronia ventilatória inferior a 10%.[4,11,27] O índice de disparo ineficaz é o número total de respirações ineficazes dividido pelo número total de disparos eficazes e ineficazes somados. Sugere-se que a detecção e a correção da dissincronia ventilatória sejam fundamentais para um adequado suporte ventilatório e que provavelmente resultem em redução do tempo de VM dos pacientes.[27]

▶ Prevenção da fraqueza muscular

O desenvolvimento de fraqueza muscular (polineuromiopatia da doença crítica) é muito comum em pacientes de UTI, sobretudo naqueles que sobrevivem de um quadro séptico.[4,28] Pacientes com fraqueza muscular associada à UTI apresentam maior dificuldade no desmame ventilatório e poucas são as ações preventivas conhecidas até o momento a respeito desse cenário.[28,29] Recomendam-se o controle glicêmico (evitar hiperglicemia), o uso cauteloso de certos fármacos (p. ex., aminoglicosídios, bloqueadores neuromusculares e corticosteroides), a mobilização muscular precoce do paciente e a correção de pontuais distúrbios eletrolíticos (hipofosfatemia, hipopotassemia e hipomagnesemia).[4]

Quadro 82.6 ▪ Efeitos adversos da dissincronia paciente-ventilador no desfecho do paciente.

Lesão aos músculos respiratórios
Piora da mecânica (aumento da pressão positiva ao final da expiração intrínseca)
Alteração de trocas gasosas (autodisparo: redução da PaCO$_2$)
Aumento do trabalho respiratório (cargas desnecessárias)
Ventilação não invasiva: redução da efetividade e da tolerância
Ventilação periódica: fragmentação do sono
Desconforto e dispneia: aumento da sedação
Tomada de decisão no desmame: pode confundir o operador

PaCO$_2$: pressão parcial de gás carbônico.

▶ Adequação da sedoanalgesia e da paralisia muscular

Pacientes críticos submetidos à VM frequentemente necessitam de sedação e analgesia. A infusão de sedativos serve para tratar ansiedade, agitação, facilitar o cuidado e garantir a segurança do paciente (p. ex., evitando a remoção inadvertida de cateteres intravenosos e próteses endotraqueais), garantir conforto e sincronia com a VM, reduzindo assim o consumo de oxigênio pelo paciente. Desse modo, a avaliação rotineira de sedação, analgesia e *delirium* é parte fundamental do cuidado de pacientes críticos.[30,31]

A incidência de dor pode ser superior a 50% na UTI e a mesma pode estar associada a efeitos deletérios para o paciente tanto de curto quanto a longo prazo. A detecção e o adequado tratamento da dor são essenciais no tratamento do paciente crítico. A dor autorreferida por escala numérica horizontal é o método mais válido para sua avaliação, porém muitos pacientes críticos estão incapazes de se comunicar. Nesses casos, a escala de dor comportamental (*behavioral pain scale* – BPS) e a ferramenta observacional da dor no cuidado crítico (*critical care pain observation tool* [CPOT]) são escalas validadas.[30] Diversas escalas têm sido descritas para o monitoramento de sedação na UTI, sendo as mais utilizadas e mais validadas a escala de agitação e sedação de Richmond (*Richmond agitation-sedation scale* [RASS]) e a escala de agitação e sedação (*sedation-agitation scale* [SAS]).[30]

O uso de sedação contínua em pacientes submetidos à VM está associado a tempo prolongado de suporte ventilatório. Em um estudo prospectivo envolvendo 242 pacientes, Kollef *et al.*[32] mostraram que o uso contínuo de sedativos intravenosos esteve relacionado com maior tempo de VM quando comparado ao não uso ou uso intermitente de sedativos (185 h *vs.* 55 h, respectivamente). Esses achados foram corroborados posteriormente por outros autores.[33] Em um estudo randomizado, Kress *et al.*[34] estudaram o efeito da pausa diária nos sedativos em 128 pacientes submetidos à VM. O grupo submetido à pausa diária apresentou menor tempo de VM quando comparado ao grupo-controle (4,9 *vs.* 7,3 dias, respectivamente). Vários estudos posteriores mostram que pacientes cujos sedativos são administrados por meio de protocolos para alcançar níveis definidos de sedação, guiados por médicos ou pelo grupo de enfermagem, apresentaram níveis mais adequados e constantes de sedação e tiveram seu tempo de VM e de internação na UTI reduzidos.[35,36] Dados posteriores mostram que também pode haver redução das complicações associadas à VM, como pneumonia associada à ventilação mecânica, bacteriemia, doença tromboembólica e barotrauma.[37] Recentemente, Mehta *et al.*[38] estudaram o efeito da pausa diária dos sedativos em pacientes já tratados com protocolo específico, com nível predeterminado de sedação. Concluíram que a aplicação da interrupção diária de sedativos em pacientes sedados de maneira protocolada, já no alvo objetivado, não reduziu tempo de VM ou de internação na UTI. Mais recentemente, um estudo envolvendo mais de 15.000 pacientes submetidos a uso racional de sedoanalgesia, com protocolo definido e nível de sedação mais leve, inserido em um conjunto de medidas envolvendo também detecção de *delirium*, mobilização precoce, TRE e presença de familiar (ABCDEF *bundle*), mostrou melhora importante nos desfechos incluindo sobrevida, tempo de VM, coma, *delirium*, menos restrições físicas e menos reinternação na UTI.[39]

O uso de sedação profunda no início da instituição da VM, mesmo que somente nas primeiras 48 h, também foi associada a maior tempo de VM, maior tempo de internação e maior mortalidade.[40] O uso racional de sedoanalgesia com instituição de um protocolo com níveis objetivos de sedação definidos e, sempre que possível, mais leves, ou o uso de interrupção diária de sedativos até que os pacientes possam acordar são estratégias para reduzir tempo de desmame da VM. É importante lembrar que a instituição da VM não é sinônimo de necessidade de sedoanalgesia contínua; vai depender da condição clínica, evitando a sedação profunda inicial, que também pode ser deletéria.

O uso de bloqueadores neuromusculares tem sido reduzido nas UTIs em função dos paraefeitos a eles associados; entretanto, em

Quadro 82.8 ■ Estudos que descreveram o trabalho respiratório na predição de sucesso ou falha no desmame.

Estudo (ano)	Tamanho amostral	Sucesso de desmame	Falha de desmame	p*
Proctor (1973)	168	< 13,2 J/min	> 13,2 J/min	< 0,05
Henning (1977)	28	< 9,8 J/min	> 16,6 J/min	< 0,001
Fiastro (1988)	17	< 15,7 J/min ou < 1,27 J/ℓ	> 15,9 J/min	< 0,05
Hubmayr (1988)	10	< 9,12 J/min	> 11,98 J/min	0,02
Levy (1995)	24	< 0,75 J/ℓ	–	–
Kirton (1995)	28	< 0,8 J/ℓ	> 0,8 J/ℓ	0,44

*Nível de significância. Adaptado de Teixeira et al., 2009.[47]

de saturação venosa relacionam-se com reduzida oferta de oxigênio aos tecidos, estando associados a um pior prognóstico dos pacientes criticamente doentes. Já foi demonstrado que a redução da SvO_2 durante o TRE relacionava-se com a falha no desmame ventilatório.[48] Já Teixeira et al.,[49] em pacientes com desmame difícil, demonstraram que a queda de 4,5% na $SvcO_2$ durante o TRE relacionava-se com falha da extubação em pacientes que suportaram com sucesso o teste (área sob a curva = 0,87). Em ambos os estudos, sugeriu-se que a redução da saturação venosa tenha ocorrido mais em consequência da sobrecarga muscular respiratória do que da disfunção cardiovascular. Esse marcador necessita de melhor avaliação antes que seu uso seja incorporado em larga escala nos protocolos de desmame ventilatório.

■ **Ultrassonografia pulmonar, cardíaca e muscular**

A ultrassonografia (US) é uma ferramenta útil e já bem estabelecida para uso à beira do leito, pelo intensivista, na avaliação da insuficiência cardiovascular. A US é uma parte da medicina intensiva em evolução e que tem levado a aplicações inovadoras. Uma dessas inovações é sua utilização no desmame da VM. Pode-se dividir, academicamente, em três categorias: cardíaca, diafragmática e pulmonar (Figura 82.3).[50]

Função cardíaca

A integridade do sistema cardiovascular é fundamental para o êxito no desmame da VM. Embora difícil de diagnosticar e sem sua incidência bem definida, há relatos de falha cardíaca em até 40% dos casos de insucesso na descontinuação da VM.[50] A US pode ser útil para avaliar o ventrículo esquerdo durante os processos de desmame, devido à sua capacidade de avaliar tanto a função sistólica quanto a diastólica: ambas estão envolvidas na falha cardíaca, sendo a diastólica a mais importante.[51] Durante o TRE, a US identificou alterações da função diastólica: aumento da relação E/A; redução do tempo de desaceleração da onda E e aumento na relação E/e'. A evidência de disfunção diastólica durante a desconexão do ventilador tem sido associada, em maior ou menor grau, à falha no TRE.[52-54]

Dres et al.[55] mostraram que pacientes sem fluidorresponsividade avaliada por teste de elevação das pernas, quando monitorados com monitor de débito cardíaco baseado em análise de contorno de pulso, o que também poderia ser feito com ecocardiograma, associou-se à falha no TRE. Para a medida da função diastólica no contexto de predizer ou diagnosticar falha cardíaca, a mensuração deve ser realizada durante o TRE ou imediatamente após a falha ser detectada, antes de reconectar o paciente ao ventilador. Não há dados definitivos na literatura para suportar o uso da avaliação ultrassonográfica cardíaca durante o TRE para decidir se o paciente deve ou não ser extubado, mas pode ser útil, principalmente em pacientes cuja probabilidade pré-teste de falha de desmame é baixa ou intermediária, na predição de risco e no diagnóstico da falha (Quadro 82.9).

Função diafragmática

O diafragma é facilmente visível através da US e dois parâmetros têm sido descritos para avaliar sua função: a excursão diafragmática na inspiração e o espessamento diafragmático durante a inspiração, sendo a fração de espessamento a mais descrita. Para ambos os parâmetros, as técnicas estão bem descritas.[56-58]

A excursão diafragmática (Ed) tem sido demonstrada como bom preditor de falha no TRE, com valores < 11 mm estando associados ao insucesso com sensibilidade e especificidade em torno de 80%.[59,60] A fração de espessamento diafragmática (FEd) também tem sido demonstrada como boa preditora de falha no TRE ou teste de pressão de suporte; valores > 30 a 36% associam-se ao sucesso no teste, com boas sensibilidade e especificidade e com resultados iguais ou um pouco melhores que o teste de respiração superficial.[61,62] Uma metanálise publicada recentemente conclui que tanto a Ed quanto a FEd têm

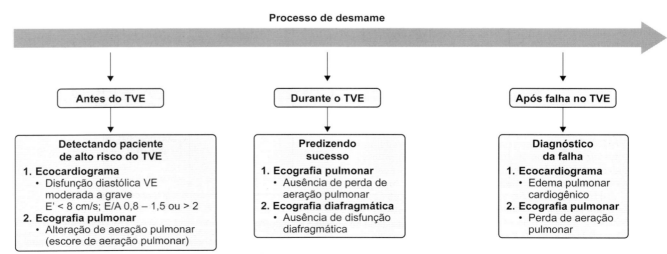

Figura 82.3 ■ Potencial utilidade da ultrassonografia para avaliação do teste de respiração espontânea.[50]

Quadro 82.9 ■ Medidas ecocardiográficas com suas potenciais utilidades para o desmame do suporte ventilatório.[50]

	Valor	Utilidade potencial
Medida antes do TRE		
FE de VE	< 40%	↑ chance de falha no TRE
FE de VE	Normal	↑ chance de sucesso
Fluxo diastólico mitral	Se FE reduzida: E/A > 2	↑ chance de falha no TRE
Fluxo diastólico mitral	Se FE reduzida: E/e' > 12	↑ chance de falha no TRE
DC antes/após TEP	Sem aumento no DC	↑ chance de falha no TRE
Medida após TRE		
Fluxo diastólico mitral	Relação E/A, E/e'	Diagnóstico de edema pulmonar cardiogênico induzido pelo TRE

boa capacidade diagnóstica para predizer desfecho no desmame.[63] O Quadro 82.10 traz os índices de função diafragmática e suas potenciais utilidades no desmame da VM.

Avaliação da aeração pulmonar

Soummer et al.[64] mostraram que a US do pulmão com avaliação do escore de aeração pulmonar (EAP) durante o TRE pode predizer falha no desmame da VM (Quadro 82.11). Da mesma maneira, utilizando um escore de aeração pulmonar modificado (EAPm), um grupo espanhol mostrou que a US pulmonar pode predizer sucesso no desmame com área sob a curva ROC de 0,80 com sensibilidade e especificidade em torno de 75% e área sob a curva ROC de 0,78 para predizer sucesso na extubação, com sensibilidade e especificidade de 76 e 47%, respectivamente.[65]

Aplicação do teste de respiração espontânea (ou de autonomia ventilatória)

O teste de autonomia ventilatória é de fundamental importância no processo de desmame ventilatório. Nessa fase, a equipe da UTI avalia a capacidade de o paciente ventilar espontaneamente. O TRE pode ser realizado através de:

- Uso do tubo T conectado a uma fonte de oxigênio

Quadro 82.10 ■ Índices de função diafragmática e suas potenciais utilidades.[50]

Medida	Valor	Utilidade potencial
Ed durante TRE	< 11 mm	↑chance de falha no TRE
Melhor Ed à esquerda ou direita	> 25 mm	↑ chance de sucesso no TRE
FEd durante TRE	> 30 a 36%	↑ chance de sucesso no TRE
Ed direita e esquerda	Ausência bilateral de excursão diafragmática	↑ chance de falha no TRE

Ed: excursão diafragmática; TRE: teste de respiração espontânea; FEd: fração de espessamento diafragmático.

Quadro 82.11 ■ Escore ultrassonográfico de aeração pulmonar e sua potencial utilidade para predizer desfecho na extubação.[50]

EAP final do TRE	Valor	Utilidade potencial
EAP	< 13	↑ chance de sucesso na extubação
EAP	13 a 17	Chance indeterminada
EAP	> 17	↑ chance de falha na extubação

EAP: escore de aeração pulmonar; TRE: teste de respiração espontânea.

- Acréscimo de níveis baixos de pressão positiva por meio da ventilação por pressão de suporte (PSV = 7 a 10 cmH$_2$O), com ou sem PEEP (5 cmH$_2$O)
- Uso da estratégia automática de compensação de tubo (ATC)
- Aplicação de pressão contínua das vias aéreas (CPAP = 5 a 10 cmH$_2$O).[4]

A escolha da SIMV não parece ser uma estratégia adequada para o desmame ventilatório, exceto se acrescentada de PSV nas ventilações espontâneas.

As diretrizes internacionais atuais recomendam o uso da PSV nos pacientes que permaneceram mais de 24 h dependentes da VM.[66] Alguns estudos, porém, sugerem que o uso do tubo T possa ser mais eficaz nos pacientes com desmame prolongado (Figura 82.4).[67]

Rotineiramente, os pacientes são mantidos de 30 a 120 min em TRE, pois 60 a 70% das falhas no TRE ocorrem nos primeiros 20 a 30 min do teste e as taxas de sucesso não são diferentes quando comparados 30 e 120 min.[2-4,66] Com relação aos pacientes com desmame difícil, idosos, portadores de DPOC ou disfunção ventricular, não existem dados robustos que tornem possível maiores conclusões quanto ao tempo do TRE, uso de CPAP ou PEEP.[3,4]

Os pacientes que falham no TRE (Quadro 82.12) devem retornar imediatamente à VM e ter os parâmetros ajustados, com o objetivo de que permaneçam clinicamente confortáveis durante as próximas 24 h, momento no qual um novo teste deve ser realizado.[3,4] Se necessário, sedoanalgesia pode ser oferecida para maior conforto do paciente nesse período. Uma possível causa para a falha no desmame deve ser investigada e, se possível, tratada durante essas 24 h de repouso (Quadro 82.13).

▶ Fisiopatologia e diagnóstico da falha do desmame

A maioria dos pacientes é liberada da VM sem dificuldades. Porém cerca de 30% deles falham no primeiro TRE, o que configura falha no desmame e cuja fisiopatologia pode ser complexa e multifatorial. Entender os motivos dessa falha e corrigi-los adequadamente é muito útil para a redução da chance de uma próxima falha.[68]

É interessante salientar que, durante o TRE, os pacientes que falham apresentam um recrutamento progressivo e previsível da musculatura respiratória.[4] A sequência é iniciada com aumento da atividade diafragmática e dos músculos inspiratórios da caixa torácica, seguido do recrutamento do esternocleidomastóideo – em 4 min – e da musculatura expiratória – em 17 a 20 min. Após esse recrutamento progressivo, aparecem os sinais clínicos de insuficiência respiratória aguda. Por meio da leitura da pressão de contração transdiafragmática (PDI), com utilização da estimulação do nervo frênico, até então, não foi evidenciado o desenvolvimento de fadiga muscular, o que comprova que as manifestações clínicas de insuficiência respiratória surgem antes do desenvolvimento da fadiga diafragmática, já que esses pacientes retornam imediatamente à VM, com base no julgamento clínico. Assim, com relação à falha no desmame ventilatório, até o presente momento, existem evidências de maior atrofia muscular naqueles pacientes que falham no TRE, porém não há comprovação científica de desenvolvimento de fadiga na musculatura respiratória.[43] A posição do paciente (sentada ou semirrecumbente) parece influenciar no maior ou menor recrutamento muscular por modificar o *drive* respiratório.[69]

Após um paciente falhar em um TRE, recomenda-se que repouse pelas próximas 24 h, já que a maior parte daqueles que passam por essa situação experimenta um grande estresse da musculatura respiratória. Todavia, esse conceito vem de estudos realizados em indivíduos saudáveis, induzidos à fadiga diafragmática e fora do contexto da terapia intensiva.[4] Ainda não se conhece, portanto, o tempo necessário para a recuperação da musculatura respiratória em pacientes que falharam em um TRE – o período mágico de 24 h. Além disso, será que um paciente em desmame simples necessita do mesmo tempo de recuperação de um paciente em desmame prolongado após a falha do TRE? Essas são questões ainda não devidamente esclarecidas e podem contribuir inadequadamente para o atraso no processo de desmame. Chama a

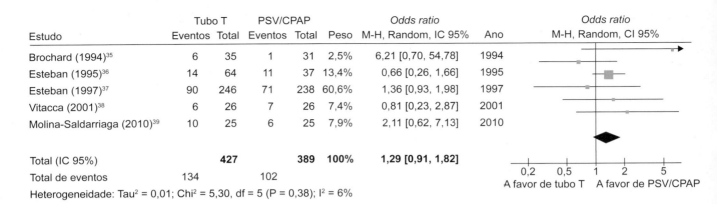

Figura 82.4 ■ Estudo clínico randomizado em que compararam TRE com tubo T a PSV/CPAP, com relação à falha do desmame ventilatório (dados não publicados). IC: intervalo de confiança; ECR: estudo clínico randomizado; TRE: teste de respiração espontânea; PSV: ventilação por pressão de suporte; CPAP: pressão contínua positiva nas vias aéreas.[67]

Quadro 82.12 ■ Critérios de falha no teste de respiração espontânea.

Dados da avaliação clínica	Agitação e ansiedade
	Depressão do estado mental
	Sudorese
	Cianose
	Evidência de aumento do esforço respiratório (aumento da atividade da musculatura respiratória acessória, dispneia, sinais faciais de desconforto)
Medidas objetivas	$PaO_2 \leq 50$ a 60 mmHg ou $SpO_2 \leq 88\%$ (com $FIO_2 \geq 0,5$)
	$PaCO_2 \geq 50$ mmHg ou aumento ≥ 10 mmHg da $PaCO_2$
	$pH \leq 7,32$ ou queda $\geq 0,07$ do pH
	f/VC > 105 mrpm/ℓ
	FR > 35 mrpm ou $\geq 50\%$ de aumento da FR
	FC > 140 bpm ou $\geq 20\%$ de aumento da FC
	Arritmias cardíacas
	PAS > 180 mmHg ou $\geq 20\%$ de aumento da PAS
	PAS < 90 mmHg

PaO_2: pressão parcial de oxigênio; SpO_2: saturação periférica de oxigênio; FIO_2: fração inspirada de oxigênio; $PaCO_2$: pressão parcial de gás carbônico; f/VC: índice de respiração superficial; FR: frequência respiratória; FC: frequência cardíaca; PAS: pressão arterial sistólica. Adaptado de Boles et al., 2007.[2]

atenção, no entanto, que o retorno à VM por 1 h após o sucesso do TRE com tubo T possa melhorar os desfechos do desmame ventilatório.[70]

As causas de falha, comentadas a seguir, podem ser didaticamente categorizadas como sobrecarga respiratória, sobrecarga cardíaca, anormalidades neuromusculares (central ou periférica), fatores neuropsíquicos, distúrbios endócrinos e metabólicos.

Causas respiratórias

O sucesso do desmame depende da capacidade respiratória do paciente. Muitas variáveis fisiológicas podem estar envolvidas na falha por sobrecarga respiratória, entre elas as alterações na mecânica respiratória (complacência e resistência) e nas trocas gasosas. A melhora na complacência estática durante a VM pode ser interpretada como critério para a redução do suporte ventilatório e tem sido utilizada em respiradores com desmame automatizado, em que uma pressão de platô menor do que 30 cmH_2O e um VC maior do que 8 mℓ/kg estão incluídos nos algoritmos que levam à redução automática da pressão de suporte.[71]

Uma reduzida complacência respiratória pode ser secundária a pneumonia não resolvida, edema pulmonar, infiltrado pulmonar difuso, derrame pleural volumoso e pneumotórax não drenado.

Quadro 82.13 ■ Recomendações práticas na falha do teste de respiração espontânea.

Revisar a causa da insuficiência respiratória, procurando evidências de resolução parcial ou completa do motivo que levou o paciente à ventilação mecânica

Usar broncodilatadores, se necessário, e considerar toracocentese em casos de derrame pleural volumoso

Realizar fisioterapia respiratória e promover a remoção adequada da secreção respiratória

Proporcionar repouso muscular adequado após a falha, com sedação mínima e parâmetros ventilatórios adequados para manter sincronia paciente-respirador. Recomenda-se repouso muscular por 24 h antes da nova tentativa de desmame

Identificar possíveis causas cardíacas de falha. Manter tratamento clínico otimizado e balanço hídrico negativo se possível

Realizar fisioterapia motora e mobilização precoce do paciente (a falha de desmame não deve impedir a mobilização do paciente, a menos que associada à instabilidade hemodinâmica)

Corrigir distúrbios metabólicos

Revisar as medidas de prevenção do *delirium* – promover iluminação adequada, minimizar ruídos, estimular a comunicação do paciente, atentar para distúrbios visuais ou auditivos prévios

Garantir a qualidade do sono

Considerar traqueostomia

Adaptado de Tobin e Jubran, 2013; Thille et al., 2013.[4,6]

Broncoconstrição reversível de vias aéreas também pode ser causa de falência respiratória e falha de desmame e deve ser devidamente tratada quando identificada. Além disso, o próprio processo de desmame pode impor aumento da carga resistiva sobre os músculos respiratórios por meio do tubo endotraqueal durante o TRE.[4,6]

A US pulmonar é uma ferramenta muito útil na avaliação do parênquima pulmonar e na identificação de derrame pleural. A realização de escores de aeração pulmonar parece ser útil na identificação de pacientes com risco de falha no desmame ventilatório (valores > 17).[50] A identificação de derrame pleural volumoso, quando drenado, pode aumentar as taxas de sucesso do desmame.[72]

Causas cardíacas

Muitos pacientes são diagnosticados com cardiopatia isquêmica, valvulopatias ou disfunção ventricular sistólica ou diastólica antes da tentativa de desmame da VM. A retirada do suporte ventilatório com pressão positiva causa aumento do retorno venoso e aumento da pós-carga do ventrículo esquerdo, com consequente aumento do consumo miocárdico de oxigênio. Dessa maneira, alguns pacientes apresentarão disfunção cardiovascular quando submetidos ao TRE.[73] Em geral, os pacientes que apresentam falha de desmame secundário à disfunção miocárdica evoluem com hipertensão arterial sistêmica e taquicardia quando submetidos ao TRE com tubo T. A redução da SvO_2, da $SvcO_2$ ou o aumento da taxa de extração de oxigênio podem ser preditores de falha de desmame e extubação nesses pacientes.[4,74] Outras formas de avaliação da disfunção miocárdica são por meio da mensuração do peptídeo natriurético atrial (BNP) ou do monitoramento da pressão da artéria pulmonar, os quais se elevam durante a falha no TRE.[73] A ecocardiografia é prática e com alto valor preditivo na detecção de insuficiência cardíaca sistólica (relação E/A > 2) ou diastólica (relação E/e' > 12) durante o desmame ventilatório.[50] Uma vez detectada disfunção cardiovascular no momento do desmame da VM, o paciente deve ser tratado com diuréticos e vasodilatadores, e pode ser considerada a revascularização miocárdica, se indicada.[4]

Causas neuromusculares

O processo de desmame da VM requer atividade neuromuscular adequada, o que inclui geração de sinal no sistema nervoso central, transmissão do sinal respiratório, e musculatura respiratória e junção neuromuscular intactas. Em raros casos, o dano no controle respiratório central pode ser subestimado até o TRE. O *drive* respiratório central pode estar reduzido por lesão cerebral primária, alcalose metabólica, pela própria VM ou pelo uso de medicações sedativas ou hipnóticas.[4] Considera-se fundamental manter um nível de sedação e analgesia adequado, conforme a necessidade do paciente, já que o excesso de sedativos prolonga o tempo de desmame.

Anormalidades neuromusculares periféricas também devem ser consideradas nos pacientes que falham no TRE. Causas primárias de fraqueza muscular, como síndrome de Guillain-Barré, miastenia *gravis* e doença do neurônio motor podem ser diagnósticas neste momento. No entanto, a maioria dos casos de disfunção neuromuscular que complica o desmame é de fraqueza muscular adquirida na UTI.[4,75-77] A polineuromiopatia do doente crítico é a alteração neuromuscular adquirida mais comum, com acometimento de músculos e nervos. A prevalência varia de 50 a 100% em pacientes submetidos à VM e está associada à gravidade da doença.[29,78] É caracterizada por fraqueza muscular bilateral e simétrica, com predominância na musculatura proximal. A eletroneuromiografia evidencia lesão axônica sensorimotora com potencial de ação, com velocidade preservada e amplitude reduzida.[29] Existem algumas evidências de que o diafragma dos pacientes com polineuromiopatia do doente crítico é acometido, o que dificulta diretamente o desmame.[79-82] Sabe-se que a polineuropatia do doente crítico está relacionada com maior tempo de VM e falha de desmame, além de maior necessidade de traqueostomia.[4,83]

A US diafragmática tem ganhado muito espaço na predição do sucesso do desmame ventilatório. Dois aspectos têm sido descritos na predição da falha do desmame:

- Incursão diafragmática durante o TRE (< 11 milímetros sugere falha no TRE)
- Fração de espessamento do diafragma (30 a 35% sugere falha no TRE).[28,56,84]

Alguns autores sugerem que o uso de teofilina nos casos de fraqueza diafragmática possa trazer benefícios no desmame ventilatório.[85]

Causas neuropsíquicas

Alterações como *delirium*, ansiedade e depressão podem prejudicar o desmame.[2,4] A prevalência de *delirium* nos pacientes críticos varia de 22 a 80%, conforme a subpopulação estudada. Essa disfunção cerebral aguda tem sido associada a maior tempo de internação na UTI e é preditora de mortalidade. É provável que sua presença também esteja associada à falha de desmame.[4]

O estresse emocional relacionado com a internação na UTI e a dependência de VM pode causar impacto negativo no processo de retirada do suporte ventilatório. Em um estudo que avaliou distúrbios depressivos em pacientes submetidos ao desmame, a prevalência de transtorno depressivo foi de 42% (142 dos 336 pacientes). Os autores demonstraram taxa maior de falha de desmame nesses pacientes (61% *versus* 33%, p = 0,0001), bem como de mortalidade (24% *versus* 10%, p = 0,0008).[4]

A ansiedade também pode estar associada à dificuldade de desmame, contexto em que algumas estratégias podem ajudar, como melhor adequação do modo ventilatório (conforto), analgesia e melhor qualidade do sono (reduzir ruídos e iluminação à noite).[4,17]

Causas metabólicas e endócrinas

A hipofosfatemia, a hipomagnesemia e a hipopotassemia podem contribuir para a fraqueza muscular.[4] Hipotireoidismo e hipoadrenalismo também estão associados a dificuldades de desmame.

▶ Extubação

Quando um paciente tolera um TRE, a pergunta feita é: "Será que ele sustentará a ventilação após a extubação?". O que se deve ter em mente é que a extubação e sua tolerância fazem parte de uma etapa do processo de desmame que depende de adequada força de tosse, habilidade de remover as secreções respiratórias e nível adequado de consciência. Portanto, para a avaliação da extubação, diferentes preditores daqueles usados na predição do desmame devem ser avaliados.[86-88]

Teste do cuff-leak

Em alguns pacientes, a irritação mecânica provocada pelo tubo endotraqueal causa importante edema da laringe, a despeito da tecnologia atual de balonetes, tipicamente com elevados volumes e baixas pressões. O edema da laringe, em geral, ocorre em até 8 h após a extubação.[4] Clinicamente, apresenta-se por estridor e dispneia, é pouco responsivo ao tratamento clínico e comumente leva à necessidade de reintubação. A obstrução da via aérea por edema de laringe acomete de 3 a 30% dos pacientes, com necessidade de reintubação em 1 a 5% dos casos.[4,89] Como o tubo prejudica a visualização direta das vias aéreas, o teste de *cuff-leak* pode ser útil no *screening* de pacientes com obstrução de via aérea após extubação.

O teste de *cuff-leak* consiste em desinsuflar o balonete do tubo endotraqueal, com o objetivo de medir o escape de ar, o que pode indicar, de modo indireto, a patência da via aérea superior. Um pequeno vazamento ou ausência de passagem de ar pode sugerir obstrução. Recomenda-se o uso do teste em pacientes classificados como de alto risco de edema de glote:

- Intubação traumática
- Intubação por mais de 6 dias
- Sexo feminino
- Com tubo endotraqueal calibroso
- Reintubação após extubação não planejada.[89]

Os autores recomendam que esse teste seja usado nos casos citados, e, se positivo, sugerem o uso de corticoide previamente à extubação eletiva.

Status neurológico

Elevados valores na escala de coma de Glasgow (≥ 8) e capacidade de atender 3 de 4 comandos verbais (abrir os olhos, acompanhar o examinador com o olhar, apertar a mão do examinador e mostrar a língua) são adequados preditores de sucesso de extubação em pacientes neurológicos.[86,90] No entanto, estudos que mantiveram os pacientes intubados unicamente devido à inadequação do sensório somente encontraram aumento da taxa de pneumonia e do tempo de dependência da VM.[91]

Apesar de todas as controvérsias, a avaliação do *status* neurológico é de fundamental importância para o sucesso da extubação e/ou para a decisão de realização ou não de traqueostomia.

Capacidade de tosse e análise da secreção respiratória

A tosse inadequada e o excesso de secreções são muito mais frequentes em pacientes que necessitam de reintubação quando comparados aos que não a necessitam. A retenção de secreções provoca aumento da resistência das vias aéreas e, por consequência, do trabalho imposto ao sistema respiratório; e a incapacidade de tossir potencializa esse quadro.[87,91]

A capacidade de tosse pode ser verificada por meio da medida do pico de fluxo, pela técnica do cartão branco ou pelo escore de cuidado de vias aéreas. No último caso, quanto maior o escore, maior o risco de reintubação (Quadro 82.14).[87,91] A mensuração do volume de secreções é um pouco mais trabalhosa para a aplicação diária à beira do leito. Pode ser feita de maneira subjetiva (p. ex., grande, moderada ou pequena quantidade), semiquantitativa (pelo escore de cuidados de vias aéreas) ou quantitativa (volume de secreções aspiradas em determinado período – 2 h).[87,91] O escore de via aérea > 7 contraindica a extubação.[87] Além disso, a presença das 3 variáveis (incapacidade de tossir, grande quantidade de secreções e inadequação do sensório), mesmo que avaliadas subjetivamente, deve sempre contraindicar a extubação, devido ao elevado risco (> 80%) de falha desta.[92]

Os autores salientam que pacientes com tosse muito ineficaz (secundária à fraqueza muscular) associada a excesso de secreção respiratória devem ser extubados somente pela manhã, com assistência da equipe de fisioterapia e/ou assistentes mecânicos de tosse (*cough-assist*).[93,94] Nesses pacientes, em caso de reintubação, a traqueostomia poderia ser benéfica.

Preditores de desmame com objetivo de extubação

Muitos autores têm investigado a habilidade dos preditores de desmame em predizer o sucesso de extubação. De maneira geral, preditores de desmame não são bons preditores de extubação (Figura 82.5).[4,95] Mesmo a combinação desses parâmetros, como f/VC, balanço hídrico positivo e pneumonia, não apresenta adequada acurácia.[4,6]

A razão pela qual não se deve utilizar preditores de desmame para auxiliar na tomada de decisão em relação ao momento da extubação é que a fisiopatologia da falha de extubação difere da falha do TRE. Uma vez que preditores de desmame funcionam como testes diagnósticos,

Quadro 82.14 ■ Escore de cuidado das vias aéreas.

Pontos	Tosse espontânea	Reflexo faríngeo	Quantidade de escarro	Viscosidade do escarro	Número de aspirações em 8 h	Característica do escarro
0	Vigorosa	Vigoroso	Ausente	Aguado	> 3	Claro
1	Moderada	Moderado	Pouca	Espumoso	2 a 3	Escuro
2	Fraca	Fraco	Moderada	Espesso	1 a 2	Amarelado
3	Ausente	Ausente	Grande	Viscoso	< 1	Esverdeado

Valor mínimo: 0. Valor máximo: 18. Adaptado de Tobin *et al.*, 2013.[4]

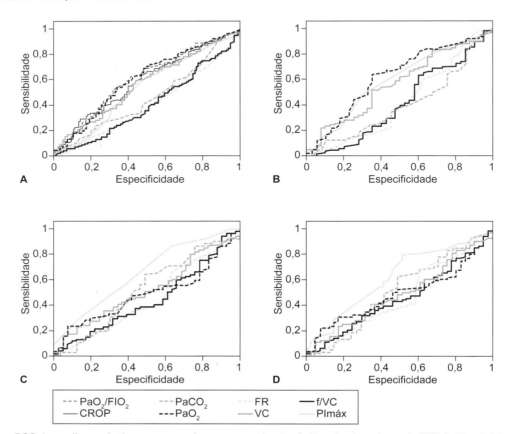

Figura 82.5 ■ Curvas ROC de preditores de desmame testados para a extubação. **A.** No primeiro minuto do TRE. **B.** No trigésimo minuto do TRE. **C.** Variação absoluta (delta) que compara o trigésimo e o primeiro minuto. **D.** Variação percentual que compara o trigésimo e o primeiro minuto. FIO_2: fração inspirada de oxigênio; FR: frequência respiratória; f/VC: índice de respiração superficial; ROC: *receiver operating characteristic*; PaO_2: pressão parcial de oxigênio; $PaCO_2$: pressão parcial de gás carbônico; VC: volume corrente; PImáx: pressão inspiratória máxima; CROP: índice de complacência. (Adaptada de Savi *et al.*, 2012.)[95]

fica claro que um preditor de desmame (p. ex., o f/VC) pode ter boa capacidade preditiva para antecipar a falha em um TRE, mas possivelmente terá menor capacidade em predizer o sucesso da extubação (Figura 84.2). Outra razão é que a maioria dos pacientes que toleram um TRE também tolerará a extubação, o que prejudica o julgamento do preditor, visto que a probabilidade pré-teste torna-se muito alta. A única maneira de investigar se um paciente que apresente preditores de desmame satisfatórios tolerará a extubação é mensurar um preditor de desmame e, então, extubá-lo sem ele realizar um TRE.[95] Os autores não recomendam o uso de preditores de desmame visando à extubação dos pacientes.

▶ Intervenção pré-extubação | Uso de corticosteroides

Uma das causas mais comuns de falha na extubação é o desenvolvimento de edema de laringe.[87] Estima-se que a obstrução alta das vias aéreas ocorra em 15% dos pacientes que necessitam de reintubação.[6] A maioria dos pacientes que desenvolve essa condição, quando não respondem à nebulização com epinefrina, necessita de reintubação.

Nos casos de teste do *cuff-leak* positivo, recomenda-se o uso de corticosteroides intravenosos até 12 h antes da extubação planejada.[96] Ressalta-se aqui que o uso de corticosteroide em pacientes com choque séptico é comum em nosso meio e não se sabe o quanto essa prática corriqueira pode interferir nos índices de edema da laringe pós-extubação.

▶ Reintubação

A extubação no ambiente de UTI é, em geral, um procedimento controlado, em condições consideradas ideais e baseado em parâmetros previamente citados. Entre 2 e 30% dos pacientes extubados evoluem com falência respiratória, a maioria deles com necessidade de reintubação.[4] A definição de falha de extubação varia muito entre os autores, e o tempo em que ela ocorre pode variar de 24, 48 ou 72 h até 7 dias. Além disso, a interpretação dos estudos pode ser prejudicada pela inclusão no grupo de falha de extubação dos pacientes que evoluem com estridor ou necessidade de VNI, mesmo que não exijam reintubação.

Muitos autores relatam maior mortalidade nesse grupo de pacientes, com aumento de 1,5 a 10 vezes a chance de morte nos pacientes que necessitam de reintubação. Tobin *et al.*[4] justificam esse aumento na mortalidade por meio de três possíveis explicações:

- Por complicações no próprio procedimento de intubação
- Pelo desenvolvimento de um novo problema respiratório entre a extubação e a reintubação
- Pela necessidade de a reintubação ser, por si só, um marcador de pior prognóstico, uma vez que os pacientes mais graves têm mais chance de falha de extubação.[4]

Somado a isso, alguns autores argumentam que a reintubação tem efeito negativo no prognóstico dos pacientes, por ser com frequência seguida de deterioração clínica imediata importante.

Independentemente do motivo da reintubação, sabe-se que sua necessidade está associada, de modo invariável, a um pior prognóstico. Diante disso, o *staff* da UTI deve lançar mão de parâmetros adequados na tentativa de reduzir a chance de reintubação, sem atrasar a reinstituição do suporte ventilatório, se indicado. De todas as terapias que visam reduzir as falhas de extubação, a VNI preventiva em pacientes de alto risco parece ser a mais promissora.[4]

▶ Indicação da ventilação não invasiva

O uso da VNI com pressão positiva atualmente é *standard of care* no tratamento da insuficiência respiratória aguda dos pacientes com exacerbação da DPOC e com edema pulmonar cardiogênico.[66] Nessas situações, o emprego da VNI não só reduz o risco de intubação, como também aumenta a sobrevida.

Nos últimos anos, tem aumentado o interesse quanto ao uso da VNI no período pós-extubação, no qual três situações clínicas de aplicação da VNI foram estudadas:

- Facilitação do desmame
- Tratamento preventivo da insuficiência respiratória pós-extubação
- Tratamento da insuficiência respiratória pós-extubação.[97]

A interpretação dos achados dos estudos está sistematizada na Figura 82.6, e as recomendações, descritas com detalhe no Quadro 82.15 (diretriz canadense de aplicação da VNI).[98] Os estudos que avaliaram o uso da VNI na facilitação do desmame da VM foram realizados em pacientes com desmame difícil (falha no 1º TRE), ou seja, os pacientes, no 2º TRE, foram randomizados para: TRE ou extubação + VNI.[4,97] Nas avaliações que usaram a VNI como terapêutica preventiva, os autores

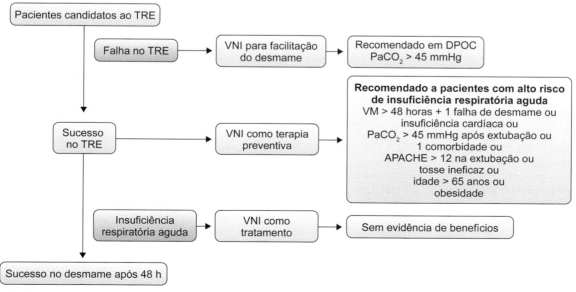

Figura 82.6 ■ Aplicação da VNI durante as diferentes fases do desmame ventilatório. VNI: ventilação não invasiva; TRE: teste de respiração espontânea; APACHE: avaliação fisiológica aguda e crônica da saúde; VM: ventilação mecânica; PaCO$_2$: pressão parcial de gás carbônico. (Adaptada de Ferreyra *et al.*, 2011.)[97]

Quadro 82.15 ■ Recomendações da diretriz canadense de uso de VNI em situações agudas.[98]

Declaração da diretriz	GRADE
Recomenda-se o uso de VNI na facilitação do desmame da VM de pacientes com DPOC, em centros com *expertise* nesta terapêutica	2B
Não existem recomendações sobre o uso de VNI na facilitação do desmame da VM de pacientes sem DPOC, em virtude da ausência de evidência (estudos)	Sem recomendação
Recomenda-se o uso de VNI após extubação planejada em pacientes considerados de alto risco para recorrência de insuficiência respiratória, em centros com *expertise* nessa terapêutica	2B
Recomenda-se que a VNI *não* seja usada na facilitação do desmame da VM de pacientes de baixo risco para recorrência de insuficiência respiratória	2C
Recomenda-se que a VNI *não* seja rotineiramente usada em pacientes sem DPOC que desenvolvam insuficiência respiratória pós-extubação	2C
Não existem recomendações sobre o uso de VNI em pacientes com DPOC que desenvolvam insuficiência respiratória pós-extubação, em virtude da ausência de evidência (estudos)	Sem recomendação

VNI: ventilação não invasiva; VM: ventilação mecânica; DPOC: doença pulmonar obstrutiva crônica. Adaptado de Keenan *et al.*, 2011.[99]

a aplicaram durante 6 a 8 h, de modo intermitente, nas primeiras 48 h após a extubação.

Recomenda-se, portanto, o uso de VNI no período pós-extubação somente quando os critérios citados forem obedecidos e em centros com *expertise* na utilização desse procedimento. É preciso lembrar que os pacientes portadores de DPOC, principalmente quando hipercápnicos, constituem-se na grande indicação desse método. Ressalta-se também o fato de que a reintubação não seja nunca postergada pelo uso da VNI ou outras ferramentas terapêuticas (broncodilatadores, máscaras de oxigenoterapia, entre outras) em virtude do grave prejuízo que a tomada tardia dessa decisão possa causar ao paciente.

▶ Indicação de terapia de alto fluxo nasal

A terapia de alto fluxo nasal (TAFN) é uma técnica relativamente nova que fornece oxigênio aquecido e umidificado através de dispositivos especiais a um fluxo de até 60 ℓ/min. Seu interesse em adultos vem aumentando exponencialmente nos últimos anos. Quando comparada à oxigenoterapia convencional em pacientes com baixo risco de reintubação, a TAFN diminui significativamente a necessidade de reintubação.[100] Já em pacientes com grande de risco de falha de extubação, a TAFN demonstrou ser não inferior à VNI.[101] Acreditamos que a TAFN tenha um papel promissor no processo de desmame e extubação de pacientes selecionados.

▶ Desmame prolongado | Pacientes dependentes de VM

Alguns pacientes apresentam taxas elevadas de falha no processo de desmame e/ou extubação e passam a depender de suporte ventilatório por tempo prolongado. Estima-se que 10 a 15% dos pacientes permanecem em VM por ≥ 14 a 21 dias, o que caracteriza um subgrupo denominado *doentes críticos crônicos*.[102] A seguir, serão descritas algumas condições que podem apresentar elevada incidência de desmame prolongado.

Doença pulmonar obstrutiva crônica

Os pacientes portadores de DPOC caracterizam-se por grave comprometimento pulmonar e elevado risco de dependência da VM. Não parece haver diferença se esses pacientes são desmamados com PSV ou tubo T.[103] O grande avanço no desmame desses pacientes ocorreu em virtude do uso da VNI na facilitação do desmame, utilizada como terapia preventiva imediatamente após a extubação (Figura 82.6).[4] Alguns autores sugerem uso de nitroglicerina, uso de membranas enriquecedoras de O_2 (oxigenação por membrana extracorpórea [ECMO]) e/ou trocadoras de CO_2 ou traqueostomia precoce nesses pacientes, visando ao sucesso no desmame da VM.[4]

Neurocríticos

Muitos pacientes submetidos à VM toleram bem o TRE, mas não são capazes de proteger adequadamente a via aérea se extubados. Esse subgrupo inclui pacientes com controle neural insatisfatório da via aérea (queda da base da língua que provoca obstrução de via aérea alta) ou com prejuízo dos reflexos laríngeos (risco aumentado de aspiração). Em geral, essa população apresenta lesão cerebral.[104]

Nível sensorial adequado, mensurado pela escala de coma de Glasgow (≥ 8) ou da capacidade de atender 3 de 4 comandos verbais (abrir os olhos, acompanhar o examinador com o olhar, apertar a mão do examinador e mostrar a língua), aumenta a taxa de sucesso na extubação.[86,90] O uso de preditores específicos de avaliação da capacidade de manutenção da perviedade das vias aéreas superiores (avaliação do reflexo de tosse, capacidade de deglutição e nível sensorial) pode ajudar na decisão correta do momento da extubação.[105-107] Nesse grupo de pacientes, deve-se considerar também a traqueostomia precoce (4 a 7 dias de VM) para aqueles com acometimento neurológico extenso sem perspectiva de melhora a curto prazo.[87,105]

Idosos

Pacientes idosos (≥ 70 anos) são responsáveis por quase a metade das internações nas UTIs em geral. São mais debilitados, com mais comorbidades e maior risco de vida. Pacientes idosos apresentam f/VC e tolerância ao TRE aceitáveis, evoluindo posteriormente com insuficiência ventilatória nas primeiras horas após extubação. A partir desse dado, um estudo publicado em 2012 sugere que TRE mais prolongado (8 h), associado à avaliação do f/VC, em pacientes com 70 anos ou mais, pode predizer sucesso de extubação.[108] Apesar do resultado favorável, foi um estudo pequeno e não randomizado, sendo necessários mais estudos para incorporar essa rotina à prática clínica.

Muitos estudos relacionam a presença e a gravidade de comorbidades com dificuldades de desmame, o que, naturalmente, é mais frequente em idosos.[109] Além disso, a população idosa também é propensa ao desenvolvimento de *delirium*, o que retarda e reduz a chance de desmame da VM. A detecção precoce do *delirium* e o treinamento muscular são, até o momento, as duas recomendações validadas na literatura para essa subpopulação.[109]

Câncer

Cerca de 24% dos pacientes oncológicos admitidos na UTI necessitam de suporte ventilatório com VM invasiva, com taxa de mortalidade chegando a 70% nesse grupo de pacientes.[110]

Os recentes avanços na medicina proporcionaram melhora do prognóstico do paciente com neoplasia e melhor sobrevida dos pacientes críticos. Nesse contexto, muitos pacientes que, no passado, teriam o leito negado na UTI, hoje podem sobreviver ao insulto agudo com razoável qualidade de vida. De maneira geral, a chance de desmame não depende do diagnóstico da neoplasia, mas sim da condição física prévia do paciente, das comorbidades, das complicações do tratamento oncológico e do próprio insulto que levou à VM. Assim, o tratamento deve ser individualizado, de acordo com os aspectos clínicos de cada paciente. Ressalta-se aqui que o diagnóstico de linfangite carcinomatosa pulmonar deve ser lembrado pelo intensivista, pois representa condição de extrema gravidade e de pobre prognóstico definido.

Doenças neuromusculares

Habitualmente, os pacientes com doenças neuromusculares apresentam grande redução da capacidade vital e da tosse, o que favorece o acúmulo de secreções respiratórias e o surgimento de atelectasias. São rotulados, muitas vezes, como pacientes "indesmamáveis", fadados a viver com via aérea artificial (traqueostomia) e ventilação com pressão positiva.[111]

Todavia, em alguns casos, podem sobreviver sem a necessidade de uma prótese ventilatória, por meio da realização de uma terapia efetiva para a remoção de secreções respiratórias e uma otimização da função pulmonar. Em geral, os pacientes com doença neuromuscular podem ser extubados quando atendidos os seguintes critérios:[4]

- Sedativos totalmente descontinuados
- Afebril
- Manutenção de saturação periférica de oxigênio (SpO_2) > 94% em ar ambiente (TRE sem oxigênio suplementar)
- Resolução das anormalidades na radiografia de tórax
- $PaCO_2$ < 40 mmHg e pressão de pico do ventilador < 35 cmH_2O
- Paciente totalmente alerta e colaborativo
- Falência respiratória isolada, outros órgãos vitais funcionantes
- Vazamento suficiente para produzir vocalização com balonete desinsuflado
- Extubação para ventilação com pressão positiva sem oxigênio suplementar
- Capacidade de reversão da dessaturação com equipamento de tosse mecanicamente assistida (*cough-assist*).

A VNI deve ser utilizada com uma combinação de interfaces (máscaras nasais, oronasais e peças bucais) e em modo assistido-controlado com VC elevado e garantido (800 a 1.500 mℓ) e frequência de 10 a 14 mrpm. A utilização intensa de equipamentos para o auxílio da tosse é necessária para manter higiene brônquica e capacidades pulmonares adequadas. O critério que marca a falha de extubação nesses pacientes é um pico de fluxo de tosse < 160 ℓ/min. É importante ressaltar que pacientes com doença neuromuscular que apresentem comprometimento bulbar (p. ex., esclerose lateral amiotrófica) não se enquadram nesse tipo de abordagem. Esse subgrupo de pacientes com desmame prolongado pode e/ou deve ser transferido para um centro com *expertise* no desmame de pacientes crônicos, casos em que muitas vezes se necessita de uma investigação diagnóstica ampla e de uma atitude protocolar visando à sua retirada da VM. A partir de agora, serão descritos alguns diagnósticos alternativos que deveriam ser pesquisados e terapêuticas de exceção que poderiam ser utilizadas nesses casos.

Colapso dinâmico das vias aéreas | Traqueomalacia/broncomalacia

O colapso expiratório das vias aéreas centrais é definido como redução de pelo menos 50% do diâmetro transversal das vias aéreas durante a expiração, diagnosticado por fibrobroncoscopia ou tomografia dinâmica.

Pode ser causado por traqueobroncomalacia (TBM), devido ao amolecimento das cartilagens das vias aéreas ou por excessivo abaulamento da sua membrana posterior – colapso dinâmico excessivo das vias aéreas (CDVA).[112] Ambas são formas de obstrução dinâmica das vias aéreas centrais e têm sido identificadas como simuladoras de asma e DPOC.[113] Embora ambos os processos possam causar sintomas respiratórios, há poucos relatos sobre essas condições causando insuficiência ventilatória e falha no desmame da VM.[114,115]

Em pacientes intubados, o tubo endotraqueal suporta parcialmente a traqueia e impede, pelo menos em parte, o colapso das vias aéreas. Além disso, a pressão positiva funciona como um *stent* pneumático, mantendo patente seu lúmen. Uma vez removida a pressão positiva, o paciente pode apresentar insuficiência ventilatória com necessidade de reintubação. A presença de TBM/CDVA pode prolongar o desmame da VM e causar falha à extubação. O diagnóstico e o tratamento dessas condições podem estar associados ao maior sucesso na liberação da VM e melhorar o prognóstico desses pacientes.[115,116]

O tratamento atual da TBM/CDVA depende da extensão, do tipo e da gravidade da alteração notada nas vias aéreas, bem como da apresentação clínica. Alternativas propostas incluem: tratamento conservador, intervenções minimamente invasivas e cirúrgicas. Broncodilatadores devem ser usados apenas nos casos em que os sintomas e a função pulmonar melhorem após o uso. Pressão positiva contínua nas vias aéreas, como CPAP e BiPAP, deve ser considerada. Inserção de *stent* endoluminal pode melhorar a sintomatologia e função pulmonar e pode ser usada em pacientes refratários ao tratamento clínico conservador. Diversos procedimentos cirúrgicos, incluindo traqueostomia, têm sido realizados. Tratamentos com *laser* endobrônquico, *stents* reabsorvíveis e técnicas de regeneração de cartilagem para dar suporte à via aérea colapsada também têm sido estudados como tratamentos experimentais.[112]

Em nossa prática clínica, temos observado alguns casos de falha à extubação devido à TBM/CDVA, diagnosticados por endoscopia respiratória, em pacientes com múltiplas falhas à extubação (dados não publicados). Apesar disso, atualmente não há relatos na literatura médica quanto à incidência de TBM/CDVA em pacientes críticos submetidos à VM, tampouco com relação à sua contribuição à falha no desmame da VM e extubação.

Distúrbios neuropsiquiátricos (delirium, depressão e estresse pós-traumático)

Pacientes submetidos à VM são de alto risco para o desenvolvimento de *delirium*, depressão, distúrbios do sono e estresse pós-traumático, entre outras sequelas cognitivas.[42] Isso se deve a dificuldades de comunicação devido a tubo endotraqueal, uso excessivo de fármacos psicoativos (sedo-analgesia), dor, amnésia, incapacidade de comer e sensação de insegurança. Quanto maior o tempo de VM, maior o risco para o desenvolvimento dessas complicações. Cerca de 42% dos pacientes com ventilação prolongada têm diagnóstico de depressão e apresentam maior taxa de falha no desmame e de mortalidade.[117] O uso da música e a prevenção e o tratamento do *delirium* poderiam facilitar o desmame nesses pacientes.[3]

Treinamento muscular inspiratório

Pode ser realizado de diversas maneiras. A técnica mais comum é pela utilização de um dispositivo de carga limiar externo para aplicar níveis variados de carga de limiar. Outra forma é por meio do ajuste da sensibilidade de disparo do ventilador, que também impõe uma carga com limiar; também se considera que o próprio TRE é um modo de fazê-lo. Podemos ainda dividir o treinamento muscular inspiratório (TMI) por meio do seu regime de treinamento: de força e de *endurance*, de acordo com a carga e o tempo destinado ao treinamento por sessão.

Os resultados das pesquisas, até o momento, são conflitantes, com melhora em diferentes desfechos (força muscular inspiratória ou tempo de desmame).[4] Uma recente revisão[118] concluiu que o TMI é viável e bem tolerado, e melhora as forças musculares tanto inspiratória como expiratória. Porém o impacto do TMI em desfechos clínicos, como tempo de desmame, tempo de VM, necessita de futuras pesquisas. Salienta-se que o TMI provavelmente seja mais eficiente em pacientes com múltiplas falhas no desmame (desmame prolongado) e idosos.

Os autores recomendam que o TMI seja realizado em pacientes que preencham critérios para desmame prolongado.

▶ Quando realizar a traqueostomia visando ao desmame?

Traqueostomia é um procedimento comumente realizado nos pacientes internados na UTI. Estima-se que aproximadamente 11% dos pacientes realizam traqueostomia durante a internação na UTI, e a decisão por esse procedimento ocorre em 33% dos casos durante o processo de desmame e em 27% naqueles após constatada a necessidade de reintubação.[4]

Comparada ao tubo endotraqueal, a traqueostomia reduz o trabalho respiratório elástico e resistivo, o que leva à redução da resistência das vias aéreas e da PEEP intrínseca.[119,120] As vantagens adicionais da traqueostomia são:

- Maior facilidade da higiene oral e dentária
- Melhora do conforto do paciente
- Possibilidade de administração de dieta por via oral (VO)
- Menor necessidade de sedoanalgesia
- Maior facilidade na mobilização do paciente.[120]

Apesar dos claros benefícios, a traqueostomia não é isenta de riscos. Sangramento ou infecção no ostoma, dificuldades na canulação e deslocamento da cânula são alguns dos problemas frequentes, e a estenose traqueal e mortalidade são raras.

A decisão sobre a realização ou não da traqueostomia decorre basicamente de dois critérios: obstrução das vias aéreas que impeça a intubação e probabilidade de necessidade de VM por tempo prolongado.[120] O momento de realização da traqueostomia nos pacientes críticos (precoce ou tardia) permanece em debate. Não há consenso também sobre a definição do que é traqueostomia precoce (2 a 10 dias). Algumas diretrizes internacionais recomendam que pacientes com trauma cranioencefálico sejam submetidos à traqueostomia precoce (3 a 7 dias), sem intuito de reduzir a mortalidade, mas sim de abreviar o tempo de VM e reduzir o período de internação na UTI. Provavelmente, essa recomendação possa ser extrapolada para pacientes com politraumatismo grave e aqueles neurológicos não traumatizados com lesão cerebral infratentorial que apresentem Glasgow < 7 e sinais clínicos de lesão de tronco cerebral. Dados específicos para pacientes com DPOC, SDRA e para pacientes críticos em geral tendem a ser favoráveis à realização de traqueostomia precoce (< 7 dias).[119] Pacientes críticos submetidos à traqueostomia precoce parecem apresentar redução no tempo de VM e UTI, porém sem diminuição nas taxas de pneumonia associada à VM ou de mortalidade.[119,120]

A decisão sobre a realização de traqueostomia nos pacientes submetidos à VM obedece ainda a um crítico julgamento clínico. O procedimento não deve ser realizado em paciente moribundos, instáveis do ponto de vista hemodinâmico, ventilatório ou neurológico ou com elevado risco de vida. É prática comum o emprego de traqueostomia precoce (< 3 dias de VM) em pacientes com tétano grave. A Figura 82.7 sugere um algoritmo em relação à decisão de realizar ou não traqueostomia nos pacientes criticamente doentes.

▶ Paciente incapaz de ser desmamado

O avanço nos cuidados críticos tem possibilitado significativa melhora da sobrevida dos pacientes, porém à custa de uma crescente população de pacientes dependentes de cuidados avançados, inclusive de VM.

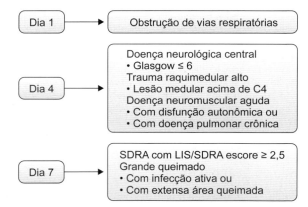

Figura 82.7 ▪ Algoritmo de decisões sobre a realização de traqueostomia em pacientes críticos. Em qual dia deve-se pensar sobre a realização de traqueostomia? SDRA: síndrome do desconforto respiratório agudo; LIS: escore de lesão pulmonar. (Adaptada de Durbin Jr., 2010.)[120]

Apesar de a maioria dos pacientes internados na UTI necessitar de curtos períodos de VM, uma parcela crescente demandará longos períodos na dependência do respirador e mesmo, para alguns, para toda a vida.

A VM prolongada é classicamente definida como a necessidade de VM por período igual ou superior a 21 dias.[102] Sabe-se que, aproximadamente, 10 a 20% de todos os pacientes que exigem suporte ventilatório preenchem esse critério de doença crítica crônica. Destes, de 30 a 53% conseguem ser desmamados dentro do hospital, mas um maior sucesso ocorre em unidades especializadas em desmame.[2,5]

Mesmo assim, uma parcela de pacientes permanecerá dependente da VM por períodos muito maiores, talvez para sempre, como aqueles com doenças neuromusculares, idade avançada, DPOC e graves polineuropatias secundárias à sepse grave.

▶ Considerações finais

Embora o suporte ventilatório mecânico seja uma modalidade crítica de suporte à vida em pacientes com insuficiência respiratória, atrasos no processo de desmame aumentam a morbidade e os custos relacionados com a internação na UTI. Uma excessiva agressividade na interrupção da VM deve, porém, ser contrabalançada com a possibilidade de complicações, em virtude da interrupção prematura, entre as quais as dificuldades em reestabelecer a via aérea artificial e o comprometimento das trocas gasosas. A falha da extubação está associada a desfechos adversos, que incluem elevada mortalidade hospitalar, maior tempo de hospitalização e custos mais elevados. Estima-se que aproximadamente 40% do tempo de VM se deve ao processo de desmame e que é provável que essa proporção seja muito maior naqueles com doença pulmonar de resolução lenta. A interrupção do suporte ventilatório mecânico deve ser iniciada quando se reconhece que o paciente começou a se recuperar da condição que o levou à VM. Os critérios pelos quais os clínicos decidem se o paciente está recuperado o suficiente para tolerar a retirada do suporte ventilatório ainda não estão claramente definidos e, dessa maneira, têm sido empregadas várias combinações de critérios subjetivos e objetivos de avaliação. O TRE é a pedra fundamental desse processo.

Conforme os dados disponíveis na literatura, uma taxa aceitável de reintubação varia de 5 a 15%. É de fundamental importância conhecer a taxa de falha de extubação na sua unidade, a fim de vigiar os resultados e avaliar atraso no desmame ou de extubação precoce e não bem planejada. Estratégias como interrupção da sedação e TREs diários podem acelerar o processo de desmame, o que torna possível o reconhecimento do momento em que o paciente está apto para a extubação. O uso de protocolos auxilia no processo de desmame e evita a banalização de uma etapa tão importante no tratamento do paciente crítico. Uso de VNI em casos selecionados também é efetivo. O desmame, quando realizado com sucesso, trata-se de um momento de vitória para todo o *staff* da UTI e, principalmente, para o paciente.

▶ Referências bibliográficas

1. Epstein SK. Weaning from ventilatory support. Curr Opin Crit Care. 2009;15(1):36-43. doi: 10.1097/MCC.0b013e3283220e07.
2. Boles JM, Bion J, Connors A, Herridge M et al. Weaning from mechanical ventilation. Eur Respir J. 2006;29:1033-56. doi: 10.1183/09031936.00010206.
3. Barbas C, Ísola A, Farias A. Diretrizes Brasileiras de Ventilação Mecânica. 2013;106-12. doi: 10.1089/1096621041349374.
4. Tobin MJ, Jubran A. Weaning from mechanical ventilation. In: Principles and practice of mechanical ventilation. 2013;1307-52.
5. Goldwasser R. III Consenso Brasileiro de Ventilação Mecânica. J Bras Pneumol. 2007;33(Supl 2):128-36.
6. Thille AW, Cortés-Puch I, Esteban A. Weaning from the ventilator and extubation in ICU. Curr Opin Crit Care. 2013;19:57-64. doi: 10.1097/MCC.0b013e32835 c5095.
7. Hass CF, Loik PS. Ventilator weaning protocols. Respir Care. 2012;57(10):1649-62.

8. Borges LGA, Savi A, Teixeira C et al. Mechanical ventilation weaning protocol improves medical adherence and results. J Crit Care. 2017;41:296-302. doi: 10.1016/j.jcrc.2017.07.014.
9. Blackwood B, Burns KEA, Cardwell CR, O'Halloran P. Protocolized versus non-protocolized weaning for reducing the duration of mechanical ventilation in critically ill adult patients (Review). Cochrane Database Syst Rev. 2014;11(11):CD006904. doi: 10.1002/14651858.CD006904.pub3.
10. Seymour C, Gunn S, Kahn J. Impact of a physician-based pay-for-performance program on use of spontaneous breathing trials in mechanically ventilated patients. D16 Crit Care. 2016;3580(Limit 3500):1-38. Disponível em: http://www.atsjournals.org/doi/pdf/10.1164/ajrccm-conference.2016.193.1_MeetingAbstracts.A6446. Acesso em: 17 out. 2019.
11. Branson R. Modes to facilitate ventilator weaning. Respir Care. 2012; 57(10):1635-48.
12. Rose L, Blackwood B, Egerod I et al. Decisional responsibility for mechanical ventilation and weaning: An international survey. Crit Care. 2011;15(6):2-9. doi: 10.1186/cc10588.
13. Macintyre NR. Evidence-based guidelines for weaning and discontinuing ventilatory support. Chest. 2001;(120):375-96. doi: 10.1378/chest.120.6.
14. Singer P, Berger MM, Berghe G van Den et al. ESPEN Guidelines on parenteral nutrition: Intensive care. Clin Nutr. 2009;28(4):387-400. doi: 10.1016/j.clnu.2009.04.024.
15. Singer P, Reintam A, Berger MM et al. ESPEN Guideline ESPEN guideline on clinical nutrition in the intensive care unit. Clin Nutr. 2018. doi: 10.1016/j.clnu.2018.08.037.
16. Chiolero L, Bollmann MD, Revelly J, Rn MC, Delarue J, Berger MM. Negative impact of hypocaloric feeding and energy balance on clinical outcome in ICU patients. Clin Nutr. 2005;(24):502-9. doi: 10.1016/j.clnu.2005.03.006.
17. Ozsancak A, D'Ambrosio C, Garpestad E, Schumaker G, Hill NS. Sleep and mechanical ventilation. Crit Care Clin. 2008;24(3):517-31. doi: 10.1016/j.ccc.2008.03.002.
18. Blissitt PA. Sleep and mechanical ventilation in critical care sleep deprivation mechanical ventilation. Crit Care Nurs Clin N Am. 2016;28:195-203.
19. Malbrain MLNG, van Regenmortel N, Saugel B et al. Principles of fluid management and stewardship in septic shock: It is time to consider the four D's and the four phases of fluid therapy. Ann Intensive Care. 2018;8(1). doi: 10.1186/s13613-018-0402-x.
20. Bone RC. Complications of mechanical ventilation and positive end-expiratory pressure. Respir Care. 1982;27(4):402-7.
21. Franklin C, Samuel J, Hu TC. Life-threatening hypotension associated with emergency intubation and the initiation of mechanical ventilation. Am J Emerg Med. 1994;12(4):425-8. doi: 10.1016/0735-6757(94)90053-1.
22. Richard C, Teboul JL. Weaning failure from cardiovascular origin. Intensive Care Med. 2005;31(12):1605-7. doi: 10.1007/s00134-005-2698-x.
23. Upadya A, Tilluckdharry A, Muralidharan V, Amiateng-Adjepong Y, Manthous CA. Fluid balance and weaning outcomes. Intensive Care Med. 2005;31(12):1643-7. doi: 10.1007/s00134-005-2801-3.
24. Frutos-Vivar F, Ferguson ND, Esteban A et al. Risk factors for extubation failure in patients following a successful spontaneous breathing trial. Chest. 2006;130(6):1664-71. doi: 10.1378/chest.130.6.1664.
25. Dessap AM, Roche-Campo F, Kouatchet A et al. Natriuretic peptide-driven fluid management during ventilator weaning: A randomized controlled trial. Am J Respir Crit Care Med. 2012;186(12):1256-63. doi: 10.1164/rccm.201205-0939OC.
26. Subira C, Fernandez R. Weakness and fluid overload hinder weaning. Or do they? Respir Care. 2015;60(8):1213-4. doi: 10.4187/respcare.04264.
27. Epstein SK. How often does patient-ventilator asynchrony occur and what are the consequences? Respir Care. 2011;56(1):25-38. doi: 10.4187/respcare.01009.
28. Li C, Li X, Han H, Cui H, Wang G, Wang Z. Diaphragmatic ultrasonography for predicting ventilator weaning. Med (United States). 2018;97(22). doi: 10.1097/MD.0000000000010968.
29. Puthucheary ZA, Rawal J, McPhail M et al. Acute skeletal muscle wasting in critical illness. JAMA. 2013;310(15):1591-600. doi: 10.1001/jama.2013.278481.
30. Barr J, Fraser GL, Puntillo K et al. Clinical practice guidelines for the management of pain, agitation, and delirium in adult patients in the intensive care unit. Crit Care Med. 2013;41(1):278-80. doi: 10.1097/CCM.0b013e3182783b72.
31. Luetz A, Goldmann A, Weber-Carstens S, Spies C. Weaning from mechanical ventilation and sedation. 2012;25(2). doi: 10.1097/ACO.0b013e32834f8ce7.
32. Kollef MH, Levy NT, Ahrens TS, Schaiff R, Prentice D, Sherman G. The use of continuous iv sedation is associated with prolongation of mechanical ventilation. Chest. 1998;541-8.
33. Brook Alan D, Ahrens TS, Schaiff R et al. Effect of a nursing-implemented sedation protocol on the duration of mechanical ventilation. Crit Care Med. 1999;27(12):2609-15.
34. Kress JP, Pohlman AS, O'Connor MF, Hall JB. Daily interruption of sedative infusions in critically ill patients undergoing mechanical ventilation daily interruption of sedative infusions in critically ill patients undergoing mechanical ventilation. N Engl J Med. 2000;342:1471-7. doi: 10.1056/NEJM200005183422002.
35. Jonghe B, Bastuji-Garin S, Fangio P, Lacherade J, Jabot J, Rocha N. Sedation algorithm in critically ill patients without acute brain injury. Crit Care Med. 2005;33(1). doi: 10.1097/01.CCM.0000150268.04228.68.
36. Girard TD, Kress JP, Fuchs BD et al. Efficacy and safety of a paired sedation and ventilator weaning protocol for mechanically ventilated patients in intensive care (awakening and breathing controlled trial): A randomised controlled trial. Lancet. 2008;371(9607):126-34.
37. Schweickert WD, Gehlbach BK, Pohlman AS, Hall JB, Kress JP. Daily interruption of sedative infusions and complications of critical illness in mechanically ventilated patients. 2004;32(6):1272-6. doi: 10.1097/01.CCM.0000127263.54807.79.
38. Mehta S, Burry L, Cook D et al. Daily sedation interruption in mechanically ventilated critically ill patients cared for with a sedation protocol: A randomized controlled trial. JAMA. 2012;308(19):1985-92. doi: 10.1001/jama.2012.13872.
39. Pun BT, Balas MC, Barnes-daly MA et al. Caring for critically ill patients with the ABCDEF bundle: Results of the ICU liberation collaborative in over 15,000 adults. Crit Care Med. 2019;47(1):3-14. doi: 10.1097/CCM.0000000000003482.
40. Balzer F, Weiß B, Kumpf O et al. Early deep sedation is associated with decreased in-hospital and two-year follow-up survival. Crit Care. 2015;19(1):1-9. doi: 10.1186/s13054-015-0929-2.
41. Hutton B, Burry LD, Kanji S et al. Comparison of sedation strategies for critically ill patients: A protocol for a systematic review incorporating network meta-analyses. Syst Rev. 2016;5(1):1-7. doi: 10.1186/s13643-016-0338-x.
42. Barr J, Fraser GL, Puntillo K et al. Clinical practice guidelines for the management of pain, agitation, and delirium in adult patients in the intensive care unit: Executive summary. Am J Heal Pharm. 2013;70(1):53-8. doi: 10.1097/CCM.0b013e3182783b72.
43. Pun BT, Ely EW. The importance of diagnosing and managing ICU delirium. Chest. 2007;132:624-36. doi: 10.1378/chest.06-1795.
44. Cavallazzi R, Saad M, Marik PE. Delirium in the ICU: An overview. Ann Intensive Care. 2012;2:49. doi: 10.1186/2110-5820-2-49.
45. Jones SF, Pisani MA. ICU delirium: An update. Curr Opin Crit Care. 2012;18(2):146-51. doi: 10.1097/MCC.0b013e32835132b9.
46. Rosa RG, Tonietto TF, Da Silva DB et al. Effectiveness and safety of an extended icu visitation model for delirium prevention: A before and after study. Crit Care Med. 2017;45(10):1660-7. doi: 10.1097/CCM.0000000000002588.
47. Teixeira C, Teixeira PJZ, de Leon PP, Oliveira ES. Work of breathing during successful spontaneous breathing trial. J Crit Care. 2009;24(4):508-14. doi: 10.1016/j.jcrc.2008.10.013.
48. Jubran A, Mathru M, Dries D, Tobin MJ. Continuous recordings of mixed venous oxygen saturation during weaning from mechanical ventilation and the ramifications thereof. Am J Respir Crit Care Med. 1998;(158):1763-9.
49. Teixeira C, Silva NB, Savi A et al. Central venous saturation is a predictor of reintubation in difficult-to-wean patients. Crit Care Med. 2010;38(2):491-6. doi: 10.1097/CCM.0b013e3181bc81ec.
50. Mayo P, Volpicelli G, Lerolle N, Schreiber A, Doelken P, Vieillard-Baron A. Ultrasonography evaluation during the weaning process: The heart, the diaphragm, the pleura and the lung. Intensive Care Med. 2016;42(7):1107-17. doi: 10.1007/s00134-016-4245-3.
51. Saleh M, Vieillard-Baron A. On the role of left ventricular diastolic function in the critically ill patient. Intensive Care Med. 2012;38:189-91. doi: 10.1007/s00134-011-2448-1.
52. Caille V, Amiel J, Charron C, Belliard G, Vieillard-baron A, Vignon P. Echocardiography: A help in the weaning process. Crit Care. 2010;14:R120.
53. Moschietto S, Doyen D, Grech L, Dellamonica J, Hyvernat H, Bernardin G. Transthoracic echocardiography with Doppler tissue imaging predicts weaning failure from mechanical ventilation: Evolution of the left ventricle relaxation rate during a spontaneous breathing trial is the key factor in weaning outcome. Crit Care. 2012;16(3):R81. doi: 10.1186/cc11339.
54. Papanikolaou J, Zintzaras E. New insights into weaning from mechanical ventilation: Left ventricular diastolic dysfunction is a key player. Intensive Care Med. 2011;37:1976-85. doi: 10.1007/s00134-011-2368-0.
55. Dres M, Anguel N. Passive leg raising performed before a spontaneous breathing trial predicts weaning-induced cardiac dysfunction. Intensive Care Med. 2015;41(3):487-94. doi: 10.1007/s00134-015-3653-0.
56. Llamas-Álvarez AM, Tenza-Lozano EM, Latour-Pérez J. Diaphragm and lung ultrasound to predict weaning outcome: Systematic review and meta-analysis. Chest. 2017;152(6):1140-50. doi: 10.1016/j.chest.2017.08.028.
57. Pasero D, Koeltz A, Fontes Lima M et al. Improving ultrasonic measurement of diaphragmatic excursion after cardiac surgery using the

anatomical M-mode: A randomized crossover study. Intensive Care Med. 2015;41(4):650-6. doi: 10.1007/s00134-014-3625-9.
58. Matamis D, Soilemezi E, Tsagourias M et al. Sonographic evaluation of the diaphragm in critically ill patients. Technique and clinical applications. Intensive Care Med. 2013;39:801-10. doi: 10.1007/s00134-013-2823-1.
59. Jiang J, Tsai T, Jerng J. Ultrasonographic evaluation of liver/spleen movements and extubation outcome. Chest. 2004;126(1):179-85. doi: 10.1016/S0012-3692(15)32912-3.
60. Kim WY, Suh HJ, Hong S, Koh Y, Lim C. Diaphragm dysfunction assessed by ultrasonography: Influence on weaning from mechanical ventilation. Crit Care Med. 2011;39(12):2627-30. doi: 10.1097/CCM.0b013e3182266408.
61. DiNino E, Gartman EJ, Sethi JM, McCool FD. Diaphragm ultrasound as a predictor of successful extubation from mechanical ventilation. Thorax. 2014;69:423-7. doi: 10.1136/thoraxjnl-2013-204111.
62. Ferrari G, Filippi G De, Elia F, Panero F, Volpicelli G, Aprà F. Diaphragm ultrasound as a new index of discontinuation from mechanical ventilation. Crit Ultrasound J. 2014;6(1):1-6.
63. Qian Z, Yang M, Li L, Chen Y. Ultrasound assessment of diaphragmatic dysfunction as a predictor of weaning outcome from mechanical ventilation: A systematic review and meta-analysis. BMJ Open. 2018;8(9):1-10. doi: 10.1136/bmjopen-2017-021189.
64. Soummer A, Arbelot C, Lu Q, Rouby J. Ultrasound assessment of lung aeration loss during a successful weaning trial predicts postextubation distress. Crit Care Med. 2012;40(7):2064-72. doi: 10.1097/CCM.0b013e31824e68ae.
65. Tenza-Lozano E, Llamas-Alvarez A, Jaimez-Navarro E, Fernández-Sánchez J. Lung and diaphragm ultrasound as predictors of success in weaning from mechanical ventilation. Crit Ultrasound J. 2018;10:12. doi: 10.1186/s13089-018-0094-3.
66. Ouellette DR, Patel S, Girard TD et al. Liberation from mechanical ventilation in critically ill adults: An official American College of Chest Physicians/American Thoracic Society clinical practice guideline: Inspiratory pressure augmentation during spontaneous breathing trials, protocols minim. Chest. 2017;151(1):166-80. doi: 10.1016/j.chest.2016.10.036.
67. Pellegrini JAS, Moraes RB, Maccari JG et al. Spontaneous breathing trials with T-piece or pressure support ventilation. Respir Care. 2016;61(12):1693-703. doi: 10.4187/respcare.04816.
68. Doorduin J, van Der Hoeven JG, Heunks LMA. The differential diagnosis for failure to wean from mechanical ventilation. Curr Opin Anaesthesiol. 2016;29(2):150-7. doi: 10.1097/ACO.0000000000000297.
69. Walterspacher S, Gückler J, Pietsch F, Walker DJ, Kabitz HJ, Dreher M. Activation of respiratory muscles during weaning from mechanical ventilation. J Crit Care. 2017;38:202-8. doi: 10.1016/j.jcrc.2016.11.033.
70. Fernandez MM, González-Castro A, Magret M et al. Reconnection to mechanical ventilation for 1 h after a successful spontaneous breathing trial reduces reintubation in critically ill patients: A multicenter randomized controlled trial. Intensive Care Med. 2017;43(11):1660-7. doi: 10.1007/s00134-017-4911-0.
71. Holets SR, Marini JJ. Is Automated weaning superior to manual spontaneous breathing trials? Respir Care. 2016;61(6):749-60. doi: 10.4187/respcare.04329.
72. Dres M, Roux D, Pham T et al. Prevalence and impact on weaning of pleural effusion at the time of liberation from mechanical ventilation a multicenter prospective observational study. Anesthesiology. 2017;126(6):1107-15. doi: 10.1097/ALN.0000000000001621.
73. Teboul JL. Weaning-induced cardiac dysfunction: Where are we today? Intensive Care Med. 2014;40(8):1069-79. doi: 10.1007/s00134-014-3334-4.
74. Teixeira C, da Silva NB, Savi A et al. Central venous saturation is a predictor of reintubation in difficult-to-wean patients. Crit Care Med. 2010;38(2):491-6.
75. Batt J, Herridge M, Santos C. Mechanism of ICU-acquired weakness: Skeletal muscle loss in critical illness. Intensive Care Med. 2017;43(12):1844-6. doi: 10.1007/s00134-017-4758-4.
76. Maestraggi Q, Lebas B, Clere-Jehl R et al. Skeletal muscle and lymphocyte mitochondrial dysfunctions in septic shock trigger ICU-acquired weakness and sepsis-induced immunoparalysis. Biomed Res Int. 2017;2017:7897325. doi: 10.1155/2017/7897325.
77. Mira JC, Gentile LF, Mathias BJ et al. Sepsis pathophysiology, chronic critical illness, and persistent inflammation-immunosuppression and catabolism syndrome. Crit Care Med. 2017;45(2):253-62. doi: 10.1097/CCM.0000000000002074.
78. Friedrich O, Reid MB, Van den Berghe G et al. The Sick and the weak: Neuropathies/myopathies in the critically ill. Physiol Rev. 2015;95(3):1025-109. doi: 10.1152/physrev.00028.2014.
79. Demoule A, Jung B, Prodanovic H et al. Diaphragm dysfunction on admission to the intensive care unit. prevalence, risk factors, and prognostic impact: A prospective study. Am J Respir Crit Care Med. 2013;188(2):213-9. doi: 10.1164/rccm.201209-1668OC.

80. Hermans G, Van den Berghe G. Clinical review: Intensive care unit acquired weakness. Crit Care. 2015;19(1):274. doi: 10.1186/s13054-015-0993-7.
81. Jung B, Moury PH, Mahul M et al. Diaphragmatic dysfunction in patients with ICU-acquired weakness and its impact on extubation failure. Intensive Care Med. 2016;42(5):853-61. doi: 10.1007/s00134-015-4125-2.
82. Santos P, Teixeira C, Savi A et al. The critical illness polyneuropathy in septic patients with prolonged weaning from mechanical ventilation: Is the diaphragm also affeced? A pilot study. Respir Care. 2012;57(10):1594-601.
83. Supinski GS, Ann Callahan L. Diaphragm weakness in mechanically ventilated critically ill patients. Crit Care. 2013;17(3):R120. doi: 10.1186/cc12792.
84. Zambon M, Greco M, Bocchino S, Cabrini L, Beccaria PF, Zangrillo A. Assessment of diaphragmatic dysfunction in the critically ill patient with ultrasound: A systematic review. Intensive Care Med. 2017;43(1):29-38. doi: 10.1007/s00134-016-4524-z.
85. Kim WY, Lim CM. Ventilator-induced diaphragmatic dysfunction: diagnosis and role of pharmacological agents. Respir Care. 2017;62(11):1485-91. doi: 10.4187/respcare.05622.
86. King CS, Moores LK, Epstein SK. Should patients be able to follow commands prior to extubation? Respir Care. 2010;55(1):56-65. Disponível em: http://rc.rcjournal.com/content/55/1/56.abstract. Acesso em: 17 out. 2019.
87. Jibaja M, Sufan JL, Godoy DA. Controversies in weaning from mechanical ventilation and extubation in the neurocritical patient. Med Intensiva. 2018;42(9):551-5. doi: 10.1016/j.medin.2018.04.006.
88. Godet T, Chabanne R, Constantin JM. Decision to extubate brain-injured patients: Limiting uncertainty in neurocritical care. Anesthesiology. 2017;127(2):217-9. doi: 10.1097/ALN.0000000000001726.
89. Girard TD, Alhazzani W, Kress JP et al. An official american thoracic society/american college of chest physicians clinical practice guideline: Liberation from mechanical ventilation in critically ill adults rehabilitation protocols, ventilator liberation protocols, and cuff leak tests. Am J Respir Crit Care Med. 2017;195(1):120-33. doi: 10.1164/rccm.201610-2075ST.
90. Namen AM, Wesley Ely E, Tatter SB et al. Predictors of successful extubation in neurosurgical patients. Am J Respir Crit Care Med. 2001;163(3):658-64. doi: 10.1164/ajrccm.163.3.2003060.
91. Coplin WM, Pierson DJ, Cooley KD, Newell DW, Rubenfeld GD. Implications of extubation delay in brain-injured patients meeting standard weaning criteria. Am J Respir Crit Care Med. 2000;161(5):1530-6. doi: 10.1164/ajrccm.161.5.9905102.
92. Salam A, Tilluckdharry L, Amoateng-Adjepong Y, Manthous CA. Neurologic status, cough, secretions and extubation outcomes. Intensive Care Med. 2004;30(7):1334-9. doi: 10.1007/s00134-004-2231-7.
93. de Camillis MLF, Savi A, Rosa RG et al. Effects of mechanical insufflation-exsufflation on airway mucus clearance among mechanically ventilated ICU subjects. Respir Care. Epub 2018 Jul 17. doi: 10.4187/respcare.06253.
94. Rose L, Adhikari NKJ, Leasa D, Dean AF, McKim D. Cough augmentation techniques for extubation or weaning critically ill patients from mechanical ventilation (review): Summary of findings for the main comparison. Cochrane Database Syst Rev. 2017;2017(1):CD011833. doi: 10.1002/14651858.CD011833.pub2.
95. Savi A, Teixeira C, Silva JM et al. Weaning predictors do not predict extubation failure in simple-to-wean patients. J Crit Care. 2012;27(2):221.e1-221.e8. doi: 10.1016/j.jcrc.2011.07.079.
96. Kuriyama A, Umakoshi N, Sun R. Prophylactic corticosteroids for prevention of postextubation stridor and reintubation in adults: A systematic review and meta-analysis. Chest. 2017;151(5):1002-10. doi: 10.1016/j.chest.2017.02.017.
97. Ferreyra G, Fanelli V, Del Sorbo L, Ranieri VM. Are guidelines for non-invasive ventilation during weaning still valid? Minerva Anestesiol. 2011;77(9):921-6.
98. Rrt LL, Rocker G, Dial S, Laupland K, Sanders K. Clinical practice guidelines for the use of noninvasive PPV in acute care. CMAJ. 2011;183(3):195-214. doi: 10.1503/cmaj.100071.
99. Keenan SP, Sinuff T, Burns KE, Muscedere J, Kutsogiannis J, Mehta S et al. Clinical practice guidelines for the use of noninvasive positive-pressure ventilation and noninvasive continuous positive airway pressure in the acute care setting. CMAJ. 2011;183(3):E195-214.
100. Hernández G, Vaquero C, González P et al. Effect of postextubation high-flow nasal cannula vs conventional oxygen therapy on reintubation in low-risk patients: A randomized clinical trial. JAMA. 2016;315(13):1354-61. doi: 10.1001/jama.2016.2711.
101. Hernández G, Vaquero C, Colinas L et al. Effect of postextubation high-flownasal cannula vs noninvasive ventilation on reintubation and postextubation respiratory failure in high-risk patients a randomized clinical trial. JAMA. 2016;316(15):1565-74. doi: 10.1001/jama.2016.14194.

102. Loss SH, Nunes DSL, Franzosi OS, Salazar GS, Teixeira C, Vieira SRR. Doença crítica crônica: Estamos salvando ou criando vítimas? Rev Bras Ter Intensiva. 2017;29(1):87-95. doi: 10.5935/0103-507X.20170013.
103. Pellegrini JAS, Boniatti MM, Boniatti VC et al. Pressure-support ventilation or T-piece spontaneous breathing trials for patients with chronic obstructive pulmonary disease – A randomized controlled trial. PLoS One. 2018;13(8):1-14. doi: 10.1371/journal.pone.0202404.
104. Wang S, Zhang L, Huang K, Lin Z, Qiao W, Pan S. Predictors of extubation failure in neurocritical patients identified by a systematic review and meta-analysis. PLoS One. 2014;9(12):1-12. doi: 10.1371/journal.pone.0112198.
105. Bosel J. Who is safe to extubate in the neuroscience intensive care unit? Semin Respir Crit Care Med. 2017;38(6):830-9. doi: 10.1055/s-0037-1608773.
106. Godet T, Chabanne R, Marin J et al. Extubation failure in brain-injured patients. Anesthesiology. 2017;126(1):104-14. doi: 10.1097/ALN.0000000000001379.
107. Asehnoune K, Seguin P, Lasocki S et al. Extubation success prediction in a multicentric cohort of patients with severe brain injury. Anesthesiology. 2017;127(2):338-46. doi: 10.1097/ALN.0000000000001725.
108. Su KC, Tsai CC, Chou KT et al. Spontaneous breathing trial needs to be prolonged in critically ill and older patients requiring mechanical ventilation. J Crit Care. 2012;27(3):324.e1-324.e7. doi: 10.1016/j.jcrc.2011.06.002.
109. Stieff KV, Lim F, Chen L. Factors influencing weaning older adults from mechanical ventilation: An integrative review. Crit Care Nurs Q. 2017;40(2):165-77. doi: 10.1097/CNQ.0000000000000154.
110. Azevedo LCP, Caruso P, Silva UVA et al. Outcomes for patients with cancer admitted to the ICU requiring ventilatory support: Results from a prospective multicenter study. Chest. 2014;146(2):257-66. doi: 10.1378/chest.13-1870.
111. Simonds A. Home mechanical ventilation: An overview. Ann Am Torac Soc. 2016;13(11):2035-44.
112. Murgu SD, Colt HG. Treatment of adult tracheobronchomalacia and excessive dynamic airway collapse: An update. Treat Respir Med. 2006;5(2):103-15.
113. Carden AK, Boiselle PM, Waltz DA, Ernst A. Tracheomalacia and tracheobronchomalacia in children and adults: An in-depth review. Chest. 2005;127:984-1005.
114. Murgu SD, Colt HG. Tracheobronchomalacia and excessive dynamic airway collapse. Respirology. 2006;11:388-406. doi: 10.1111/j.1400-1843.2006.00862.x.
115. Murgu SD, Cherrison LJ, Colt HG. Respiratory failure due to expiratory central airway collapse. Respir Care. 2007;52(6):752-4.
116. Noppen M, Stratakos G, Amjadi K et al. Stenting allows weaning and extubation in ventilator- or tracheostomy dependency secondary to benign airway disease. Respir Med. 2007;101:139-45. doi: 10.1016/j.rmed.2006.03.037.
117. Jubran A, Lawm G, Kelly J et al. NIH Public Access. 2010;36(5):1-19. doi: 10.1007/s00134-010-1842-4.
118. Vorona S, Sabatini U, Al-Maqbali S et al. Inspiratory muscle rehabilitation in critically ill adults: A systematic review and meta-analysis. Ann Am Torac Soc. 2018;15(6):735-44. doi: 10.3835/plantgenome2018.02.0010.
119. Freeman BD. Tracheostomy update: When and how. Crit Care Clin. 2017;33(2):311-22. doi: 10.1016/j.ccc.2016.12.007.
120. Durbin CG, Faarc J. Tracheostomy: Why, when, and how ? Respir Care. 2010:1056-68.

CAPÍTULO 83

Ventilação Mecânica Prolongada

Sérgio Henrique Loss

▶ Introdução

Pacientes críticos frequentemente precisam receber suporte ventilatório artificial, o qual compõe um complexo terapêutico necessário à manutenção da vida. Como qualquer outra, esta terapia não é destituída de efeitos colaterais, tais como lesão pulmonar, infecção respiratória e disfunção diafragmática.[1] Eventualmente alguns pacientes se tornam dependentes desse suporte ventilatório, configurando um cenário denominado *doença crítica crônica*.[2-5] O período de suporte ventilatório que define essa situação é amplo, variando de 1 dia a 3 semanas.[2-7] É possível que 7 a 14 dias englobem a maioria dos casos.[5,6,8,9] A detecção da transição de um paciente crítico para um paciente crítico crônico é difícil, não havendo, de maneira geral, um cenário patognomônico que aumente a chance dessa percepção. Não há uma clara ou evidente associação entre doenças crônicas prévias (insuficiência cardíaca, doença respiratória crônica, diabetes melito, câncer) e esta condição, exceto os pacientes com disfunção neuromuscular prévia, sobretudo aqueles com doença neurológica e/ou muscular degenerativa.[3] A percepção dessa transição é importante, uma vez que pacientes com necessidade de suporte ventilatório invasivo prolongado cursam com inúmeras morbidades, longa permanência na unidade de terapia intensiva (UTI) e hospitalar, elevado custo e aumentada mortalidade.[3,10]

▶ Epidemiologia

Aproximadamente 5 a 20% dos doentes que internam na UTI permanecerão dependentes de ventilação mecânica por mais de 3 semanas, sendo o período médio de hospitalização de 60 dias.[3] A prevalência de ventilação mecânica prolongada tem sido mais vezes associada a idade mais elevada,[11,12] escores de gravidade mais altos na internação,[13] monitoramento intenso nos primeiros dias de internação,[13] ventilação mecânica na admissão e permanência por 4 dias ou mais,[14] especialmente naqueles admitidos por sepse que concomitantemente apresentam alterações mentais, sobrepeso e inadequada oferta de calorias e proteínas na primeira semana.[3] Uma vez que o paciente seja (se torne) um doente crítico crônico, a entrada na UTI por sepse e a idade superior a 70 anos caracterizam um subgrupo de elevada mortalidade.[3]

O prognóstico dos pacientes que sobrevivem à internação é ruim. Apenas um pequeno percentual (10%) dessa população é relatado como produtiva e vivendo com um bom padrão de qualidade, enquanto 50 a 70% dos mesmos não sobrevivem após o primeiro ano da alta hospitalar. Dentre os sobreviventes, 70% necessitam de suporte permanente (como internação domiciliar) ou estão institucionalizados.[15-19]

Por mais paradoxal que possa parecer, um estudo demonstrou que pacientes com doença neuromuscular prévia (talvez pelo fato de não necessitarem de intensa origem inflamatória na admissão em UTI) e os submetidos à traqueostomia apresentaram associação com melhores desfechos.[20]

Investigadores do grupo ProVent publicaram um modelo de predição de mortalidade com dados do paciente que está em ventilação mecânica no 21º dia de estadia na UTI. Os dados estão resumidos no Quadro 83.1 e demonstram claramente que a associação de morbidades e idade mais elevada se relaciona com aumentada mortalidade.[21]

Esses dados tornam evidente a necessidade de conhecermos melhor essa população e instituirmos protocolos para a oferta adequada de suporte ventilatório e tratamento global, visando à redução do período total de ventilação e hospitalização, à diminuição dos custos e ao aumento da taxa de sobrevida e qualidade de vida dos sobreviventes.

▶ Fisiopatogenia

A condição crônica na UTI característica de paciente dependente de suporte ventilatório prolongado não corresponde simplesmente a uma prolongada internação de um paciente crítico. A transição da fase aguda para a fase crônica é de difícil percepção e possivelmente é resultante de permanentes agressões, como infecção de repetição, desnutrição, anormalidades pulmonares (p. ex., atelectasias e alterações estruturais e fisiológicas do sistema respiratório), alterações renais e miopatia/polineuropatia.[13,16,22-24]

O conceito de reserva fisiológica é particularmente útil nesse contexto e está diretamente relacionado com a incidência de cronicidade na UTI. As situações que determinam a diminuição dessa reserva estão fortemente associadas à cronicidade, como idade avançada, patologias prévias recorrentes e crônicas, lesões graves de repetição e doença crítica grave.[5,25,26] A disfunção muscular desempenha papel destacado nesse cenário e ocorre de modo secundário a alterações de transmissão na placa neuromuscular. Miopatias e neuropatias, isoladas ou combinadas, determinam o que tem sido chamado de *fraqueza adquirida no centro de terapia intensiva* (FACTI) ou neuromiopatia da doença crítica (NMDC).[27,28] É observada a associação de disfunção muscular com períodos de ventilação igual ou superior a 7 dias, síndrome da resposta inflamatória sistêmica (SIRS) e disfunção múltipla de órgãos e sistemas (DMOS), especialmente quando complicando com sepse. A utilização

Quadro 83.1 ▪ Variáveis de risco e predição de mortalidade em doentes no 21º dia de ventilação mecânica.

Escore ProVent	Percentual de mortalidade observada
0	20%
1	36%
2	56%
3	81%
4 ou 5	100%

Escore ProVent equivale à soma dos pontos das seguintes variáveis: idade entre 50 e 64 anos = 1 ponto; idade superior a 64 anos = 2 pontos; contagem de plaquetas igual ou inferior a $150 \times 10^9/\ell$ = 1 ponto; necessidade de vasopressor = 1 ponto; e necessidade de hemodiálise = 1 ponto.

de suporte ventilatório controlado por período igual ou superior a 48 h determina disfunção contrátil do diafragma, envolvendo alterações estruturais, contráteis e no *turnover* proteico na fibra muscular, estresse oxidativo e alterações na expressão genética e sinalização celular.[29,30]

Outras variáveis também são importantes, como utilização de catecolaminas, corticosteroides, aminoglicosídeos, bloqueadores neuromusculares, além de doença neuromuscular prévia.[31-34] O acometimento do sistema musculoesquelético pode ser secundário a um múltiplo envolvimento de nervos periféricos, geralmente simétricos, e combinar disfunção axonal e desmielinização em neurônios predominantemente motores.[27] As alterações difusas e simétricas de axônios motores (e sensitivos) podem ser secundárias à participação do sistema nervoso periférico na SIRS ou DMOS.[35] A miopatia caracteriza-se por fibrose, atrofia, inflamação e ausência de necrose. Há forte associação com algumas substâncias, sobretudo corticosteroides e bloqueadores neuromusculares. Então temos aí uma primeira possível janela de prevenção, na medida em que essas substâncias sejam utilizadas com estrita indicação e no menor tempo possível.[27,31,34]

A imobilidade infligida a esses pacientes também tem papel no estabelecimento de miopatia e determina atrofia muscular, manutenção de um ambiente tissular de inflamação, maior estresse oxidativo e consequente disfunção, de maneira que modernamente muitas UTIs desenvolvem programas de posicionamento e mobilização precoce a pacientes submetidos à ventilação mecânica.[36-38]

O ambiente metabólico e neuroendócrino no doente que permanece em UTI por necessidade de suporte ventilatório sofre modificações, que são substancialmente diferentes dos ajustes que ocorrem nos primeiros dias da lesão. As alterações hormonais dos pacientes graves são dinâmicas e tornam-se distintas entre as fases aguda e crônica dos pacientes de UTI.[39] Contudo, não há uma condição patognomônica em termos de ajustes do ambiente hormonal que caracterize o paciente que se tornou crônico. Essas modificações do ambiente endócrino, associadas a alterações humorais e neurológicas, possibilitam uma visão alternativa para o estabelecimento do cenário de doença crítica crônica (quase sempre associado à ventilação prolongada), relacionando a exaustão do conjunto dos mecanismos adaptativos homeostáticos frente às modificações estimuladas pela lesão aguda e pela passagem do tempo.

Alostasia é um termo que tem sido utilizado para a definição dessas adaptações, que conjuntamente determinam um novo estado de equilíbrio frente às alterações fisiológicas vigentes.[40,41] Devido ao prolongado período de adaptação e/ou modificações terapêuticas buscando a correção das variáveis fisiológicas (para o nível da normalidade e então atuando somente com o conceito de homeostasia de determinado sistema), ocorreria uma sobrecarga e posteriormente exaustão desse mecanismo adaptativo adquirido.[5,40-44]

Esses conceitos suscitam a discussão de que o paciente que se tornou crônico está adaptado em seus sistemas em um nível diferente do indivíduo saudável ou com lesão aguda e não suporta correções de variáveis fisiológicas buscando o parâmetro de normalidade.

▶ Desmame e reabilitação

Protocolos e processos de desmame de ventilação mecânica são apresentados e desenvolvidos no Capítulo 82. Contudo, aspectos mais específicos a essa população são apresentados aqui.

Um estudo multicêntrico[45] envolvendo 1.400 pacientes submetidos à ventilação prolongada demonstrou que 54% do pacientes recebem alta hospitalar sem necessidade de suporte ventilatório, 21% necessitam ainda de suporte ventilatório após o período de hospitalização e 25% morrem logo após a saída do hospital. Assim, é possível observar que uma parcela significativa de pacientes submetidos à ventilação prolongada e que sobreviveram ao período de hospitalização recebem alta ainda com dependência de suporte ventilatório, exigindo cuidados elaborados em casa ou institucionalização. Esses dados reforçam a natureza complexa e grave desses pacientes.

Devido à adaptação neurológica, hormonal e humoral (ver anteriormente) desenvolvidas pelos pacientes crônicos (com ventilação mecânica prolongada), secundários a uma sobrecarga alostática ao longo de seus períodos de hospitalização, técnicas de desmame de ventilação validadas e adotadas para doentes críticos não são reproduzíveis nessa população. Por exemplo, o índice de ventilação rápida e superficial é muito utilizado como preditor do sucesso de desmame em pacientes agudos, não apresentando a mesma acurácia nos pacientes crônicos, embora um subproduto da ferramenta, uma análise de medidas seriadas que demonstra tendência à redução numérica (valor) e da variabilidade do índice, parece poder prever quem será afastado do suporte ventilatório prolongado com sucesso.[46] Possivelmente o valor numérico do índice tenha que ser validado para essa população, de maneira que provavelmente valores mais altos sejam adequados e satisfatórios a essa população.[9]

Em geral, o progresso no afastamento do ventilador de pacientes crônicos é muito mais lento e trabalhoso do que daqueles mais agudos. Uma prática comum é trabalhar com níveis de pressão de suporte mais altos do que os em geral utilizados (geralmente metade do valor de pressão de suporte otimamente tolerado pelo paciente) quando se define o momento do início dos períodos de ventilação livre na traqueostomia. Por sua vez, os tempos programados para a ventilação na traqueostomia sem assistência ventilatória são curtos, e o planejamento dos incrementos são modestos, sendo que o sucesso no desmame é atrelado a períodos maiores do que aqueles utilizados nos pacientes agudos na UTI.

A mobilização do paciente crônico é fundamental e se associa à menor reabsorção e recuperação funcional da musculatura. A reabilitação dessa população vai além da utilização de protocolos de desmame da ventilação (embora estes sejam fundamentais nesse processo) e, possivelmente, a transferência desses pacientes para unidades (ou hospitais) referenciados e especializados nessa reabilitação aumente o sucesso do desmame e a qualidade e tempo de vida desses pacientes.[9,47-49]

▶ Suporte nutricional

Os pacientes dependentes de ventilação mecânica cursam com desnutrição proteica, o que possivelmente interfere na qualidade do treinamento muscular voltado à reabilitação da fadiga e fraqueza muscular. Além disso, essa população geralmente apresenta hiperglicemia, alterações neurológicas, neuromusculares e neuroendócrinas, úlceras de pressão, depressão e profundo sofrimento.[43] Uma das variáveis ligadas ao surgimento dessa condição crônica é a inadequada (no sentido de menos ou insuficiente) oferta calórica energética na fase aguda (primeiros 7 dias de UTI).[3] Assim, um dos pilares na reabilitação desses pacientes consiste em uma terapia nutricional hiperproteica (oferta proteica em torno de 1,5 g/kg/dia de proteína) e normocalórica (carga calórica tolerada e que não determine hiperglicemia e/ou hipercarbia).[43] Calorimetria indireta seria um excelente guia para essa reposição. Na sua ausência, a estimativa de 30 kcal/kg/dia é adequada à maioria dos pacientes. As fórmulas semielementares, por proporcionarem melhor absorção de nitrogênio, podem ser preferenciais para esses pacientes. Deve-se atentar para a correção de eletrólitos, pois, quando insuficientes, proporcionam um cenário clínico de insuficiência muscular (fósforo, potássio, cálcio e magnésio). Paralelamente, a correção da deficiência de vitamina D (manter em 30 ng/mℓ ou mais) é importante e traz benefícios para a reabilitação muscular. Em casos de caquexia grave, a utilização semanal de 100 mg intramuscular de testosterona deve ser considerada, o que também pode determinar melhora do apetite do paciente.[5,43]

O controle da glicemia (valores entre 100 e 180 mg/dℓ) deve ser obtido nessa população. Contudo, a variabilidade glicêmica ampla e o risco de hipoglicemia aumentam muito com instituição de insulina intravenosa. Assim, a oferta de fórmula com fonte de carboidrato de menor índice glicêmico (como maltodextrina) e uso eventual de insulina em regime subcutâneo (e não intravenoso) é mais adequada a essa população.[43]

Uma possibilidade ainda a ser comprovada seria a utilização de um metabólito do aminoácido essencial leucina, o β-hidroxi-β-metilbutirato, mais estudado em idosos acamados sarcopênicos, e que tem despertado interesse em reabilitação do paciente dependente de ventilação mecânica prolongada.[50] Um desdobramento desse conceito é observado na recomendação de *experts* de que a oferta proteica para pacientes críticos crônicos, a maioria dos quais está em reabilitação muscular e afastamento de ventilação prolongada, poderia ser composta de uma quantidade significativa de aminoácidos essenciais.[51]

▶ Outros aspectos clínicos

Pacientes dependentes de ventilação por longos períodos apresentam evidente sofrimento, potencialmente associado a quadros de depressão, o que compromete as estratégias de afastamento do suporte ventilatório. Consultoria psiquiátrica e suporte psicológico devem compor o conjunto de terapias a essa população, incluindo, inclusive, o redimensionamento e o escalonamento de atividades simples, como banho.[7,52-54]

Os pacientes em ventilação prolongada estão em maior risco de:

- Trombose venosa profunda (necessitam de um programa de reabilitação que incentive e aumente a mobilidade, além de profilaxia farmacológica)
- Hipotensão postural (provavelmente secundária às alterações neurológicas, hormonais e humorais descritas anteriormente)
- Osteoporose (também deve ser prevenida e tratada com mobilização e reposição de cálcio e vitamina D quando deficientes)
- Úlceras de pressão (mobilização, proteção das áreas de apoio e nutrição adequada constituem prevenção e tratamento desta condição)
- Hiperglicemia
- Constipação intestinal (que pode melhorar com a oferta adequada de água – 30 mℓ/kg/dia – e fibras solúveis e insolúveis – 20 g/dia)
- Diminuição da cognição e *delirium*.[55]

▶ Repercussão financeira

Dependência prolongada de ventilação não se resume somente a uma condição médica, mas é determinante de sofrimento psicológico ao paciente e à sua família e certamente repercute significativamente em termos financeiros. O custo norte-americano com pacientes dependentes de ventilação e que permanecem internados por longo tempo não é baixo, oscilando, em diferentes relatos, entre 10 e 30 bilhões de dólares ao ano, o que praticamente faz com que o tema seja encarado como um problema de saúde pública.[2,56-59] Estima-se que esse custo represente, pelo menos, 12% de todos os gastos com hospitalizações nos EUA. Por sua vez, um estudo conduzido em uma UTI privada no sul do Brasil[3] detectou incidência de ventilação mecânica prolongada em 9% das internações, com custo médio *per capita* de aproximadamente R$ 300.000,00 (muito significativo quando comparado ao custo médio *per capita* de pacientes que não se tornam crônicos na UTI, algo próximo de R$ 65.000,00).

▶ Considerações finais

Os pacientes dependentes de suporte ventilatório prolongado se constituem no que se tem chamado de *doentes críticos crônicos*, uma condição adaptativa caracterizada por permanência, custo e mortalidade elevados. Uma equipe multiprofissional deve ser constituída para a oferta de um tratamento mais especializado, que passa por suporte nutricional e psiquiátrico, controle glicêmico, escolha de modos ventilatórios adequados, mobilização e reabilitação muscular. Cada uma dessas terapias difere consideravelmente da usual prática de pacientes críticos submetidos à ventilação mecânica. O sucesso dessa recuperação provavelmente é maior em centros referenciados.

▶ Referências bibliográficas

1. Haas CF, Loik PS. Ventilator discontinuation protocols. Respir Care. 2012;57(10):1649-62.
2. Nelson JE, Kinjo K, Meier DE, Ahmad K, Morrison RS. When critical illness becomes chronic: Informational needs of patients and families. J Crit Care. 2005;20(1):79-89.
3. Loss SH, Marchese CB, Boniatti MM et al. Prediction of chronic critical illness in a general intensive care unit. Rev Assoc Med Bras. 2013;59(3):241-7.
4. Loss SH, Oliveira RP, Maccari JG et al. The reality of patients requiring prolonged mechanical ventilation: A multicenter study. Rev Bras Ter Intensiva. 2015;27(1):26-35.
5. Loss SH, Nunes DSL, Franzosi OS, Salazar GS, Teixeira C, Vieira SRR. Chronic critical illness: Are we saving patients or creating victims? Rev Bras Ter Intensiva. 2017;29(1):87-95.
6. Boniatti MM, Friedman G, Castilho RK, Vieira SRR, Fialkow L. Characteristics of chronically critically ill patients: Comparing two definitions. Clinics (São Paulo). 2011;66(4):701-4.
7. Carson SS. Chronic critical illness. In: Hall JB, Schimidt GA, Wood LDH (Eds.). Principles of critical care. Chicago: McGraw-Hill, 2006, pp. 207-15.
8. Jubran A, Grant BJB, Duffner LA et al. Effect of pressure support vs unassisted breathing through a tracheostomy collar on weaning duration in patients requiring prolonged mechanical ventilation: A randomized trial. JAMA. 2013;309(7):671-7.
9. MacIntyre NR, Epstein SK, Carson S et al. Management of patients requiring prolonged mechanical ventilation: Report of a NAMDRC consensus conference. Chest. 2005;128(6):3937-54.
10. Wagner DP. Economics of prolonged mechanical ventilation. Am Rev Respir Dis. 1989;140(2 Pt 2):S14-8.
11. Williams TA, Dobb GJ, Finn JC, Webb SAR. Long-term survival from intensive care: A review. Intensive Care Med. 2005;31:1306-15.
12. Hartl WH, Wolf H, Schneider CP, Küchenhoff H, Jauch K-W. Acute and long-term survival in chronically critically ill surgical patients: A retrospective observational study. Crit Care (London, England). 2007;11(3):R55.
13. Estenssoro E, Reina R, Canales HS et al. The distinct clinical profile of chronically critically ill patients: A cohort study. Crit Care. 2006;10(3):R89.
14. Cox CE, Carson SS, Lindquist JH et al. Differences in one-year health outcomes and resource utilization by definition of prolonged mechanical ventilation: A prospective cohort study. Crit Care (London, England). 2007;11(1):R9.
15. Spicher JE, White DP. Outcome and function following mechanical ventilation. Arch Intern Med. 1987;147(3):421-5.
16. Nelson JE, Meier DE, Litke A, Natale DA, Siegel RE, Morrison RS. The symptom burden of chronic critical illness. Crit Care Med. 2004;32(7):1527-34.
17. Carson SS, Bach PB, Brzozowski L, Leff A. Outcomes after long-term acute care. An analysis of 133 mechanically ventilated patients. Am J Respir Crit Care Med. 1999;159(5 Pt 1):1568-73.
18. Nasraway SA, Button GJ, Rand WM, Hudson-Jinks T, Gustafson M. Survivors of catastrophic illness: Outcome after direct transfer from intensive care to extended care facilities. Crit Care Med. 2000;28(1):19-25.
19. Vanhorebeek I, Van den Berghe G. The neuroendocrine response to critical illness is a dynamic process. Crit Care Clin. 2006;22(1):1-15.
20. Lai CC, Shieh JM, Chiang SR et al. The outcomes and prognostic factors of patients requiring prolonged mechanical ventilation. Sci Rep. 2016;6:28034.
21. Carson SS, Kahn JM, Hough CL et al. A multicenter mortality prediction model for patients receiving prolonged mechanical ventilation. Crit Care Med. 2012;40(4):1171-6.
22. Van den Berghe G. Neuroendocrine pathobiology of chronic critical illness. Crit Care Clin. 2002;18(3):509-28.
23. Carson SS, Bach PB. The epidemiology and costs of chronic critical illness. Crit Care Clin. 2002;18(3):461-76.
24. Johnson KL, Rn CR. The hypothalamic-pituitary-adrenal axis in critical illness. AACN Clin Issues. 2006;17(1):39-49.
25. Bion JF. Susceptibility to critical illness: Reserve, response and therapy. Intensive Care Med. 2000;26(Suppl 1):S57-S63.
26. Hollis S, Lecky F, Yates DW, Woodford M. The effect of pre-existing medical conditions and age on mortality after injury. J Trauma. 2006;61(5):1255-60.
27. Lorin S, Nierman DM. Critical illness neuromuscular abnormalities. Crit Care Clin. 2002;18(3):553-68.
28. Spitzer AR, Giancarlo T, Maher L, Awerbuch G, Bowles A. Neuromuscular causes of prolonged ventilator dependency. Muscle Nerve. 1992;15(6):682-6.
29. DeRuisseau KC, Kavazis AN, Deering MA et al. Mechanical ventilation induces alterations of the ubiquitin-proteasome pathway in the diaphragm. J Appl Physiol. 2005;98(4):1314-21.
30. Powers SK, Kavazis AN, Levine S. Prolonged mechanical ventilation alters diaphragmatic structure and function. Crit Care Med. 2009;37(10 Suppl):S347-53.
31. Jolley SE, Bunnell AE, Hough CL. ICU-acquired weakness. Chest. 2016;150(5):1129-40.
32. Latronico N, Shehu I, Seghelini E. Neuromuscular sequelae of critical illness. Curr Opin Crit Care. 2005;11(4):381-90.
33. Stevens RD, Dowdy DW, Michaels RK, Mendez-Tellez PA, Provonost PJ, Needham DM. Neuromuscular dysfunction acquired in critical illness: A systematic review. Intensive Care Med. 2007;33(11):1876-91.

34. Greene-Chandos D, Torbey M. Critical care of neuromuscular disorders. Continuum (Minneapolis, Minn). 2018;24(6):1753-75.
35. Bolton CF. Sepsis and the systemic inflammatory response syndrome: Neuromuscular manifestations. Crit Care Med. 1996;24(8):1408-16.
36. Winkelman C. Inactivity and inflammation in the critically ill patient. Crit Care Clin. 2007;23(1):21-34.
37. Bailey P, Thomsen GE, Spuhler VJ et al. Early activity is feasible and safe in respiratory failure patients. Crit Care Med. 2007;35(1):139-45.
38. Morris PE, Goad A, Thompson C et al. Early intensive care unit mobility therapy in the treatment of acute respiratory failure. Crit Care Med. 2008;36(8):2238-43.
39. Mechanick JI, Brett EM. Endocrine and metabolic issues in the management of the chronically critically ill patient. Crit Care Clin. 2002;18(3):619-41.
40. Landys MM, Ramenofsky M, Wingfield JC. Actions of glucocorticoids at a seasonal baseline as compared to stress-related levels in the regulation of periodic life processes. Gen Comp Endocrinol. 2006;148(2):132-49.
41. Korte SM, Olivier B, Koolhas JM. A new animal welfare concept based on allostasis. Physiol Behav. 2007;92(3):422-8.
42. McEwen BS, Wingfield JC. The concept of allostasis in biology and biomedicine. Horm Behavior. 2003;43(1):2-15.
43. Mechanick JI, Brett EM. Nutrition and the chronically critically ill patient. Curr Opin Clin Nutr Metab Care. 2005;8(1):33-9.
44. Singer M, De Santis V, Vitale D, Jeffcoate W. Multiorgan failure is an adaptive, endocrine-mediated, metabolic response to overwhelming systemic inflammation. Lancet. 2004;364(9433):545-8.
45. Scheinhorn DJ, Hassenpflug MS, Votto JJ et al. Ventilator-dependent survivors of catastrophic illness transferred to 23 long-term care hospitals for weaning from prolonged mechanical ventilation. Chest. 2007;131(1):76-84.
46. Verceles AC, Diaz-Abad M, Geiger-Brown J, Scharf SM. Testing the prognostic value of the rapid shallow breathing index in predicting successful weaning in patients requiring prolonged mechanical ventilation. Heart Lung. 2012;41(6):546-52.
47. Nierman DM. A structure of care for the chronically critically ill. Crit Care Clin. 2002;18(3):477-91.
48. Bigatello LM, Stelfox HT, Berra L, Schmidt U, Gettings EM. Outcome of patients undergoing prolonged mechanical ventilation after critical illness. Crit Care Medicine. 2007;35(11):2491-7.
49. Needham DM, Truong AD, Fan E. Technology to enhance physical rehabilitation of critically ill patients. Crit Care Med. 2009;37(10 Suppl):S436-S41.
50. Supinski GS, Callahan LA. Beta-hydroxy-beta-methylbutyrate (HMB) prevents sepsis-induced diaphragm dysfunction in mice. Respir Physiol Neurobiol. 2014;196:63-8.
51. Chambers MA, Moylan JS, Reid MB. Physical inactivity and muscle weakness in the critically ill. Crit Care Med. 2009;37(10 Suppl):S337-S46.
52. Jubran A, Lawm G, Kelly J et al. Depressive disorders during weaning from prolonged mechanical ventilation. Intensive Care Med. 2010;36(5):828-35.
53. Van Pelt DC, Milbrandt EB, Qin L et al. Informal caregiver burden among survivors of prolonged mechanical ventilation. Am J Respir Crit Care Med. 2007;175(2):167-73.
54. Happ MB, Tate JA, Swigart VA, DiVirgilio-Thomas D, Hoffman LA. Wash and wean: Bathing patients undergoing weaning trials during prolonged mechanical ventilation. Heart Lung. 2010;39(6 Suppl):S47-S56.
55. Thomas DC, Kreizman IJ, Melchiorre P, Ragnarsson KT. Rehabilitation of the patient with chronic critical illness. Crit Care Clin. 2002;18(3):695-715.
56. Cox CE, Martinu T, Sathy SJ et al. Expectations and outcomes of prolonged mechanical ventilation. Crit Care Med. 2009;37(11):2888-94; quiz 2904.
57. Nierman DM, Nelson JE (Eds.). Chronic critical illness. Crit Care Clin. 2002;18(3):461-715.
58. Kahn JM, Benson NM, Appleby D, Carson SS, Iwashyna TJ. Long-term acute care hospital utilization after critical illness. JAMA. 2010;303(22):2253-9.
59. Wunsch H, Linde-Zwirble WT, Angus DC, Hartman ME, Milbrandt EB, Kahn JM. The epidemiology of mechanical ventilation use in the United States. Crit Care Med. 2010;38(10):1947-53.

Quadro 84.3 ■ Monitoramento com BIS.

Pontos	Características	
100	Consciente	35 µg/kg/min de propofol contínuo
80	Sonolento	70 µg/kg/min de propofol contínuo
55	Hipnose superficial	115 µg/kg/min de propofol contínuo
40	Hipnose intermediária	150 µg/kg/min de propofol contínuo
< 40	Hipnose profunda	Acima de 150 µg/kg/min de propofol contínuo
zero	Supressão de onda	–

clínica da sedação no manejo de rotina dos pacientes na UTI até que dados mais favoráveis sejam relatados. Além disso, os médicos devem reconhecer o potencial de interpretação errônea do algoritmo do BIS em pacientes com atividade eletromiográfica.

Evitando excesso de sedação

Os medicamentos analgésicos-sedativos não devem ser usados em demasia porque o excesso de sedação pode prolongar desnecessariamente a duração da VM.[9] Duas estratégias foram mostradas em ensaios randomizados para reduzir a duração da VM e complicações relacionadas à VM prolongada: infusões intermitentes e interrupção diária de infusões contínuas.[1] Ambas as abordagens foram protocolizadas em muitas UTIs, na tentativa de evitar o excesso de sedação; no entanto, o valor dos protocolos a esse respeito permanece não comprovado.[24,25]

Sedação protocolizada de enfermagem

A sessão protocolizada pela enfermagem é definida como um protocolo estabelecido de sedação implementado pelos enfermeiros à beira do leito para escolhas sedativas e titulação de medicação para alcançar escores de sedação direcionados à prescrição.[1]

Por fim, a sedação leve pode ser alcançada, na maioria dos pacientes, a maior parte do tempo, usando qualquer método. Assim, muitas UTIs praticam um ou mais desses métodos descritos anteriormente. No Quadro 84.4 são apresentadas orientações quanto à conduta em analgesia e sedação.

Substâncias mais utilizadas para sedação e analgesia em pacientes em ventilação mecânica

As substâncias mais habitualmente usadas para sedação em pacientes sob VM na UTI são os benzodiazepínicos (midazolam ou lorazepam) ou o propofol, comumente combinados com uma infusão de opiáceos para analgesia (Quadro 84.5).[16] O midazolam é um benzodiazepínico de curta ação, frequentemente usado para sedação prolongada em pacientes intubados na UTI. Lorazepam tem um início de efeito ligeiramente mais lento e meia-vida mais longa que o midazolam e é comumente empregado nos EUA para sedação durante a VM, mas raramente ou não utilizado na Europa e no Brasil. Ambas as medicações atuam por meio do aumento da transmissão GABAergic e produzem estado de ansiólise e amnésia. O propofol também é rotineiramente usado para sedação e tem o benefício de duração da ação relativamente curto.

O haloperidol é geralmente usado para tratamento empírico de agitação, *delirium* e alucinações em pacientes de UTI, mas raramente sozinho para sedação.

As infusões de barbiturato são usadas principalmente em pacientes com pressão intracraniana aumentada, mas, devido ao acúmulo de gordura, raramente são usadas apenas para fins sedativos.

Os agonistas alfa-2 clonidina e dexmedetomidina parecem ser usados cada vez mais para sedação isolada ou em combinação com outros sedativos e são medicações relatadas que menos proporcionam *delirium* em pacientes de terapia intensiva.

Dados clínicos indicam que a sedação de pacientes em UTI com benzodiazepínicos pode contribuir para confusão ou *delirium*.

Em pacientes gravemente enfermos, as infusões de midazolam podem levar a períodos de despertar longos e imprevisíveis,[24] e em pacientes com insuficiência renal ou hepática, isso é mais evidente, provavelmente em virtude do metabolismo e da eliminação prejudicados e do acúmulo de metabólitos ativos.

Por outro lado, acredita-se que altas doses de propofol aumentem o risco de síndrome de infusão de propofol e não sejam recomendadas, além do seu potencial efeito cardiodepressor.[26,27]

Em adição, o uso de agentes anestésicos inalatórios para sedação em UTI tem sido descrito para o tratamento de estado asmático, estado epiléptico ou em pacientes difíceis de sedar.[28] Estudos prospectivos de agentes anestésicos inalatórios para pacientes criticamente doentes ou pós-operatórios mostraram boa eficácia de sedação na concentração alveolar mínima de 0,2 a 0,5 e tempos de despertar curtos e previsíveis.[29] O pouco tempo para despertar e a cooperação com agentes anestésicos inalatórios comparados a substâncias intravenosas, apesar da sedação profunda,[28] provavelmente estão relacionados com via de eliminação, independentemente da função renal ou hepática, que são frequentemente prejudicadas em pacientes criticamente enfermos. A sedação inalada com isoflurano parece promover a cooperação precoce e possivelmente contribui para menos lembranças irreais ou alucinatórias do que a sedação com midazolam.[29] Tais memórias têm sido associadas ao desenvolvimento de sintomas de transtorno de estresse pós-traumático.[9]

O agonista alfa-2 clonidina tem sido usado em pacientes com abstinência alcoólica na UTI e como adjuvante da sedação em adultos e crianças.[30,31] Geralmente, os agonistas alfa-2 têm pouco efeito depressor no sistema respiratório, mas podem ter efeitos circulatórios indiretos, como redução ou aumento da pressão arterial via agonismo de receptor alfa-2B e bradicardia como resultados da inibição central do débito simpático. Na prática clínica, a clonidina como único sedativo durante a VM muitas vezes não é suficiente. Da mesma maneira, a dexmedetomidina parece ser valiosa para a sedação, mas pode não ser suficiente sozinha para obter uma sedação profunda e analgesia eficiente.

Analgesia regional

Neuroaxial e outras técnicas regionais podem ser tratamentos eficazes para o controle da dor, principalmente pós-operatória ou posterior a algum trauma, e podem fornecer esse controle de maneira superior quando comparados a opioides sistêmicos (Quadro 84.6). Embora a analgesia neuroaxial tenha sido associada à maior incidência de prurido, a técnica evita alguns dos efeitos colaterais da administração sistêmica de opioides. Como parte do protocolo Enhanced Recovery After Surgery (ERAS), a analgesia peridural pode facilitar o retorno precoce da função intestinal e melhorar o controle da dor,[32,33] mas seu efeito sobre o tempo de permanência e outros resultados são menos consistentes.

Quadro 84.4 ■ Condutas para determinar analgesia e sedação nos pacientes.

Estabelecer alvos
Reavaliar constantemente se o nível de sedação está adequado
Medir a intensidade da dor e a sedação com escalas validadas
Selecionar medicamentos baseados nas características dos pacientes
Selecionar fármacos seguros para populações de risco
Evitar sedação excessiva
Controlar e identificar causas de agitação
Tratamento multidisciplinar
Escolher técnicas de fácil uso e aplicação
Utilizar protocolos, algoritmos para dirigir a terapêutica adequadamente

Quadro 84.5 ■ Principais vantagens e desvantagens de agentes mais utilizados para sedação e analgesia em UTI.

Fármacos ou classe de fármacos	Vantagens	Efeitos colaterais/risco
Benzodiazepínicos	• Relativa estabilidade hemodinâmica • Amnésia • Anticonvulsivo • Longa experiência e perfil de segurança	• Duração prolongada • Imprevisível devido ao acúmulo de substâncias • *Delirium* • Agitação • Tolerância à retirada com uso prolongado *Observação*: diazepam possui o pior perfil farmacocinético para infusão contínua, meia-vida contexto sensitiva longa, e tem metabólitos ativos
Propofol	• Relativamente de curta duração • Nenhuma mudança marcada de eliminação em insuficiência hepática ou renal • Relação dose-efeito confiável	• Efeitos hemodinâmicos • Hiperlipidemia • Síndrome de infusão de propofol, cardiodepressor, desencadeia dor à infusão em veia periférica
Agentes anestésicos inalatórios (isoflurano, sevoflurano, desflurano)	• Curta atuação • Eliminação independente de hepática ou função renal • Concentração monitorada das substâncias em tempo real	• Efeitos hemodinâmicos • Hipertermia maligna • Efeitos pouco claros ainda com uso prolongado
Agonistas alfa-2 (dexmedetomidina, clonidina)	• Redução da resposta autonômica ao estresse • Depressão respiratória mínima • Facilidade no manejo de desmame • Atua como diminuição de consumo miocárdico e neuroproteção	• Insuficiente para sedação como único agente • Bradicardia • Hipotensão • Hipertensão em casos de infusão rápida e altas dosagens
Haloperidol	• Redução da agitação motora	• Efeitos colaterais extrapiramidais • Síndrome do QT longo • Arritmias
Opiáceos Morfina,* fentanila, remifentanila** e sufentanila	• Alívio da dor • Sedação leve	• Depressão respiratória • Íleo adinâmico • Tolerância em uso prolongado

*Atenção ao risco de acúmulo em pacientes com lesão renal. Tem metabólito ativo e alto grau de tolerância.
**Possui meia-vida contexto sensitiva menor entre os opiáceos. O remifentanila tem perfil de segurança em lesão renal, pode desencadear rigidez torácica em altas doses em *bolus* ou infusão contínua isolada e apresenta rápido despertar ao término da infusão.

Quadro 84.6 ■ Vantagens e desvantagens da analgesia regional.

Vantagens	Desvantagens
Jejum não é necessário	Requer adicional de treinamento
Não há risco de rebaixamento do nível de consciência	Requer adicional de equipamentos
Não há risco de depressão respiratória	Há risco de toxicidade pelo anestésico local
Diminui a necessidade de monitoramento neurológico	Há risco de dano no nervo ou infecção local
Diminuição de necessidade de opioides	Há risco de sangramentos em pacientes anticoagulados
Não há risco de hipotensão, exceto na analgesia epidural	Há risco de perder parâmetros para o diagnóstico de síndrome compartimental
Mais eficaz controle de dor	Vasodilatação e hipotensão com analgesia epidural em pacientes hipovolêmicos

▶ Bloqueador neuromuscular em terapia intensiva

As causas mais comuns para a administração de bloqueador neuromuscular (BNM) em UTI são hipoxemia, facilitação de VM e controle de assincronia paciente/ventilador. Fatores que foram encontrados associados ao uso de BNM estão relacionados principalmente à gravidade da doença. Além disso, o uso do posicionamento em prona, hipercapnia permissiva, altos valores de pressão positiva no final da expiração (PEEP), oxigenação por membrana extracorpórea (ECMO) ou ventilação oscilatória de alta frequência podem exigir uso de BNM.[34] Dessa maneira, há descrições na literatura das vantagens da utilização de BNM, principalmente em pacientes com síndrome do desconforto respiratório agudo (SDRA).

A SDRA é caracterizada por edema pulmonar inflamatório não cardiogênico com hipoxemia, distúrbio restritivo, alta elastância e baixa complacência e mortalidade elevada. A VM pulmonar protetora, incluindo redução de volume corrente de 4 a 6 mℓ/kg de peso corporal predito, com limitação da pressão de platô, demonstrou melhora no prognóstico de pacientes com SDRA. Desse modo, a sedação é necessária para adequar a VM, e o objetivo dessa sedação é permitir ajuste no volume corrente e ao mesmo tempo limitar a pressão de platô para valores abaixo de 28 a 30 cmH$_2$O. Durante SDRA moderada a grave, a sedação profunda possibilita o uso da posição supina, contudo, em alguns casos, a sedação sozinha é muitas vezes insuficiente para inibir a unidade respiratória central, sendo necessário o uso de BNM.[34]

O uso de BNM por curto período (48 h) em pacientes com SDRA ventilados cuja relação PaO$_2$/FIO$_2$ é inferior a 150 tem sido recomendado.[35]

O uso de BNM em paciente com SDRA demonstrou melhorias na troca gasosa, favoreceu o recrutamento em unidades alveolares, melhorou a complacência e elastância, enfim, os BNMs melhoram as propriedades viscoelásticas mecânicas da parede torácica.[35] Uma abolição da atividade ventilatória espontânea é acompanhada por aumento na complacência toracopulmonar devido à melhor adaptação do ventilador e à redução da atividade muscular expiratória. A mudança na relação ventilação/perfusão (V/Q) induzida pelos BNMs também pode ser responsável pela melhora das trocas gasosas, tanto pela melhoria da oxigenação (redução das zonas com baixa V/Q ou zona 3 de West) como da eliminação de CO$_2$ (redução do espaço morto fisiológico).[36] Além disso, o aumento da complacência toracopulmonar na SDRA pode aumentar a capacidade residual funcional (CRF) e diminuir o *shunt* intrapulmonar. Finalmente, uma modificação na relação V/Q poderia estar relacionada com a redistribuição mais homogênea da perfusão pulmonar possibilitada pela aplicação de menores pressões pulmonares, favorecendo assim a perfusão das zonas ventiladas.[36] No conceito de SDRA, uma hipótese para explicar os efeitos benéficos dos BNMs durante a fase inicial da SDRA é que os BNMs minimizam as manifestações da lesão pulmonar induzida por ventilação (LPIV), com redução em barotrauma, volutrauma, atelectrauma e, posteriormente, biotrauma (hipótese de "paralisia dos músculos respiratórios").

Principais tipos de bloqueadores neuromusculares e suas aplicações em UTI

BNMs são, quimicamente, compostos quaternários de amônio. Farmacologicamente são, na sua maioria, antagonistas competitivos da acetilcolina e estão divididos em *despolarizante*, cuja succinilcolina é seu único representante, e em *não despolarizantes*, que são todos os demais BNMs conhecidos. Porém, dentre estes enfatizaremos o uso na prática do médico intensivista:

- *Succinilcolina*: de rápido início de ação
- *Pancurônio*: de meia-vida longa
- *Atracúrio*: pela sua disponibilidade nos serviços hospitalares
- *Cisatracúrio*: de meia-vida intermediária
- *Rocurônio*: com franco destaque no manejo de sequência rápida de intubação orotraqueal, com tempo semelhante à succinilcolina quando usado em doses de 1,2 mg/kg.

Succinilcolina

É usada na UTI principalmente para intubação orotraqueal ou nasotraqueal, em sequência rápida, pelo seu curto início de ação, cerca de 60 s, e curta duração, 3 a 5 min. A dose é de 1 a 2 mg/kg IV. Pode provocar fasciculações musculares devido à despolarização persistente, responsável pela elevação do potássio sérico de 0,5 a 1 mmol/ℓ, podendo gerar arritmias cardíacas. Essa hiperpotassemia é mais intensa após queimaduras, paraplegia ou hemiplegia, trauma muscular e por lesão do neurônio motor superior, pacientes acamados de longa data, consequência de trauma ou acidente vascular cerebral. Esses pacientes têm maior expressão de receptores colinérgicos extrajuncionais, que impõe tempo maior de abertura dos canais e maior saída de potássio intracelular, evento este que explica a hiperpotassemia grave após dose única desse fármaco nesse grupo de risco. A succinilcolina aumenta a pressão intragástrica, podendo causar regurgitação e aspiração, além de ser contraindicada em pacientes suscetíveis a hipertermia maligna.[37]

Pancurônio

Tem duração de ação entre 45 e 60 min e é dependente de mecanismos renais (70%) e hepáticos (30%) para sua eliminação, acumulando-se nos pacientes com insuficiência renal ou hepática quando administrado em doses mais elevadas. Apresenta um efeito vagolítico que determina hipertensão e taquicardia relacionadas à ativação do sistema nervoso simpático e inibição da recaptação de catecolaminas.[38]

Atracúrio

É um BNM de duração intermediária, em torno de 20 min, e é eliminado por hidrólise plasmática (eliminação de Hoffmann, dependente de pH e temperatura plasmática), mecanismos renais e hepáticos. Os efeitos cumulativos estão praticamente ausentes e, por isso, está aconselhado para a utilização sob infusão contínua. Pode liberar histamina, principalmente quando administrado rapidamente, devendo ter cautela na sua administração em *bolus* em pacientes asmáticos e atópicos.[39]

Cisatracúrio

É o BNM mais associado à utilização em pacientes com SDRA na UTI. Grande parte dos estudos realizados nesses pacientes utilizou esse BNM por ser seguro para utilização em idosos, pacientes com insuficiência renal e hepática e infusão contínua. Além disso, não apresenta propriedades vagolíticas ou de bloqueio ganglionar e, consequentemente, não exerce efeito significativo sobre a frequência cardíaca.[40]

Vecurônio

É um BNM de duração intermediária, análogo ao pancurônio, porém com menos efeitos sobre o sistema cardiovascular. É primariamente metabolizado pelo fígado, e possui eliminação renal. A dosagem deve ser reduzida na insuficiência hepática e renal. Adapta-se à infusão contínua, embora produza um metabólito ativo que tem metade da potência do composto original, podendo resultar em BNM prolongado, assim como o pancurônio.[41]

Rocurônio

Apresenta grande utilidade clínica, não só em induções anestésicas, mas também no ambiente de emergência e terapia intensiva. Sua grande vantagem é a possibilidade de realização de sequência rápida, quando utilizado na dose de 1,2 mg/kg, com possibilidade de reversão imediata dos seus efeitos com o uso de seu antagonista específico não competitivo que age por encapsulamento da molécula do BNM de modo irreversível – o sugamadex. Também pode ser usado em infusão contínua, na dose de 5 a 15 mcg/kg/min.[42,43] É importante salientar que a fraqueza adquirida na UTI tem sido descrita em pacientes expostos a uma combinação de VM, altas doses de corticoide e uso de BNM; foi observada como uma relação causal.[44-46]

O Quadro 84.7 apresenta os BNMs e suas especificações farmacocinéticas e farmacodinâmicas.

Considerações finais

Embora futuros estudos comparando a eficácia e os perfis de segurança de novos agentes sedativos sejam necessários, diferentes estratégias de gerenciamento de medicamentos com benefícios semelhantes também precisam ser comparadas. Devemos, de certa maneira, individualizar analgesia e sedação, lembrando do perfil farmacocinético e farmacodinâmico de cada substância.

O mecanismo envolvido nos benefícios do uso de BNMs ainda permanece especulativo, porém as recentes revisões sobre o assunto com foco em terapia intensiva sugerem um período de 24 a 96 h de sedação profunda e BNM em pacientes com SDRA moderada a grave. Em SDRA leve (relação pressão parcial de oxigênio [PaO$_2$]/fração inspirada de oxigênio [FIO$_2$] entre 200 e 300 mmHg), essa estratégia deve ser evitada.[40]

O desfecho a longo prazo, após a sedação, entrou recentemente em foco. Além da eficácia imediata e dos efeitos colaterais, os resultados relatados pelo paciente a longo prazo – incluindo aspectos como recuperação das funções cognitivas, panorama da memória da UTI e morbidade psicológica após diferentes substâncias sedativas ou regimes – devem ser parte integrante dos futuros testes de sedação em UTI.

A abordagem sugerida para adaptar sedação e analgesia em pacientes de UTI inclui considerar as características únicas do paciente, bem como os requisitos especiais de diferentes doenças crônicas e execução de um plano de sedação, incluindo as várias classes de medicamentos disponíveis e técnicas de sedação.

Referências bibliográficas

1. Aitken LM, Bucknall T, Kent B, Mitchell M, Burmeister E, Keogh S. Sedation protocols to reduce duration of mechanical ventilation in the ICU: A Cochrane Systematic Review. J Adv Nurs. 2016;72(2):261-72.
2. Namigar T, Serap K, Esra AT et al. The correlation among the Ramsay sedation scale, Richmond agitation sedation scale and Riker sedation agitation scale during midazolam-remifentanil sedation. Rev Bras Anestesiol. 2017;67(4):347-54.
3. Pop MK, Dervay KR, Dansby M, Jones C. Evaluation of Richmond agitation sedation scale (RASS) in mechanically ventilated in the emergency department. Adv Emerg Nurs J. 2018;40(2):131-7.

Quadro 84.7 ▪ Bloqueadores neuromusculares e suas especificações farmacodinâmicas para uso em UTI.

BNM	Succinilcolina	Atracúrio	Cisatracúrio	Pancurônio	Rocurônio
Início de ação (min)	0,5 a 1,0 min	1,5 a 2,0 min	2,0 a 3,0 min	3,0 min	1,0 a 1,5 min
Dose de intubação	0,5 a 1 mg/kg/dose	0,5 mg/kg/dose	0,1 mg/kg/dose	0,05 a 0,1 mg/kg/dose	0,6 a 1,2 mg/kg/dose
Duração	5 a 10 min	20 a 30 min	30 a 40 min	45 a 60 min	20 a 40 min
Dose de manutenção mg/kg/min	Não se utiliza	0,25 a 0,75 mg/kg/h	1 a 3 µg/kg/min	1 a 2 µg/kg/min	0,3 a 0,6 mg/kg/h
Contraindicação	Hipertermia maligna, grandes queimados > 24 h, ver texto a seguir	Evitar em paciente asmáticos e atópicos	Histórico de reação anafilática	Histórico de reação anafilática	Histórico de reação anafilática
Antagonista	Não possui	Neostigmina + atropina	Neostigmina + atropina	Neostigmina + atropina	Sugamadex
Comentários	Aumento de potássio sérico de 0,5 a 1 mmol/ℓ, com risco de arritmias, sobretudo no grande queimado > 24 h, nas paraplegias, no trauma muscular extenso, em pacientes em choque séptico e nos acamados de longa data ↓ FC ↑ PIC/PIO pode desencadear hipertemia maligna	Pode liberar histamina em altas doses ou bolus rápido na infusão venosa. Atenção redobrada em pacientes asmáticos, pelo potencial risco de broncospasmo	Não libera histamina, perfil mais seguro em infusão contínua	Pode desencadear taquicardia e aumento do consumo miocárdico, efeito longo em infusão contínua e acúmulo em pacientes com lesão renal	Pode ser empregado em sequência rápida de intubação com dose 1,2 mg/kg, porém é necessário ter acesso ao sugamadex. Pode desencadear aumentos de 30% da frequência cardíaca

FC: frequência cardíaca; PIC: pressão intracraniana; PIO: pressão intraocular.

4. Rüsch D, Arndt C, Eberhart L, Tappert S, Nageldick D, Wulf H. Bispectral index to guide induction of anesthesia: A randomized controlled study. BMC Anesthesiol. 2018;18:66.
5. Wyler D, Esterlis M, Dennis BB, Ng A, Lele A. Challenges of pain management in neurologically injured patients: Systematic review protocol of analgesia and sedation strategies for early recovery from neurointensive care. Syst Rev. 2018;7:104.
6. Alter TH, Warrender WJ, Liss FE, Ilyas AM. A cost analysis of carpal tunnel release surgery performed wide awake versus under sedation. Plast Reconstr Surg. 2018;142(6):1532-8.
7. Conway A, Duff J, Sutherland J. Cost-effectiveness of forced air warming during sedation in the cardiac catheterisation laboratory. J Adv Nurs. 2018.
8. Olson MD, Saw J, Visscher SL, Balakrishnan K. Cost comparison and safety of emergency department conscious sedation for the removal of ear foreign bodies. Int J Pediatr Otorhinolaryngol. 2018;110:140-3.
9. Terada Y, Inoue S, Konda M et al. Effects of deep sedation under mechanical ventilation on cognitive outcome in patients undergoing surgery for oral and maxillofacial cancer and microvascular reconstruction. Med Intensiva. 2019;43(1):3-9.
10. Chiarotto A, Maxwell LJ, Ostelo RW, Boers M, Tugwell P, Terwee CB. Measurement properties of visual analogue scale, numeric rating scale, and pain severity subscale of the brief pain inventory in patients with low back pain: A systematic review. J Pain. Epub 2018 Aug 10.
11. Hasvik E, Haugen AJ, Haukeland-Parker S, Rimehaug SA, Gjerstad J, Grovle L. Cross-cultural adaptation and validation of the norwegian short-form mcgill pain questionnaire-2 in low back-related leg pain. Spine (Phila Pa 1976). 2019;44(13):E774-81.
12. Toledo FO, Barros PS, Herdman M et al. Cross-cultural adaptation and validation of the Brazilian version of the Wisconsin Brief Pain Questionnaire. J Pain Symptom Manage. 2013;46(1):121-30.
13. Crellin DJ, Babl FE, Santamaria N, Harrison D. A systematic review of the psychometric properties of the modified behavioral pain scale (MBPS). J Pediatr Nurs. 2018;40:14-26.
14. Gómez Vega JC, Acevedo-González JC. Clinical diagnosis scale for pain lumbar of facet origin: Systematic review of literature and pilot study. Neurocirugia (Astur). Epub 2018 Jun 14.
15. Safikhani S, Gries KS, Trudeau JJ et al. Response scale selection in adult pain measures: Results from a literature review. J Patient Rep Outcomes. 2017;2:40.
16. Hall KR, Stanley AY. Literature review: Assessment of opioid-related sedation and the pasero opioid sedation scale. J Perianesth Nurs. 2019;34(1):132-42.
17. Raab M, Lizarondo L, Brook C. Effectiveness and safety of pharmacological sedation for aggressive or agitated adult patients in a prehospital emergency situation: A systematic review protocol. JBI Database System Rev Implement Rep. 2018;16(4):805-10.
18. Khan BA, Perkins AJ, Gao S et al. The confusion assessment method for the ICU-7 Delirium Severity Scale: A novel delirium severity instrument for use in the ICU. Crit Care Med. 2017;45(5):851-7.
19. Ramoo V, Abu H, Rai V et al. Educational intervention on delirium assessment using confusion assessment method-ICU (CAM-ICU) in a general intensive care unit. J Clin Nurs. 2018;27(21-22):4028-39.
20. Boettger S, Meyer R, Richter A et al. Screening for delirium with the intensive care delirium screening checklist (ICDSC): Symptom profile and utility of individual items in the identification of delirium dependent on the level of sedation. Palliat Support Care. 2018;17(1):1-8.
21. Chiang MH, Wu SC, Hsu SW, Chin JC. Bispectral index and non-bispectral index anesthetic protocols on postoperative recovery outcomes. Minerva Anestesiol. 2018;84(2):216-28.
22. Sudhakaran R, Makkar JK, Jain D, Wig J, Chabra R. Comparison of bispectral index and end-tidal anaesthetic concentration monitoring on recovery profile of desflurane in patients undergoing lumbar spine surgery. Indian J Anaesth. 2018;62(7):516-23.
23. Zhou Y, Li Y, Wang K. Bispectral index monitoring during anesthesia promotes early postoperative recovery of cognitive function and reduces acute delirium in elderly patients with colon carcinoma: A prospective controlled study using the attention network test. Med Sci Monit. 2018;24:7785-93.
24. Patel SB, Kress JP. Sedation and analgesia in the mechanically ventilated patient. Am J Respir Crit Care Med. 2012;185(5):486-97.
25. Woien H, Stubhaug A, Bjork IT. Analgesia and sedation of mechanically ventilated patients: A national survey of clinical practice. Acta Anaesthesiol Scand. 2012;56(1):23-9.
26. Li X, Zhao Z, Liu X, Ma G, Zhu MJ. Encephalopathy associated with propofol infusion syndrome: A case report. Medicine (Baltimore). 2018;97(1):e9521.
27. Schroeppel TJ, Clement LP, Barnard DL et al. Propofol infusion syndrome: Efficacy of a prospective screening protocol. Am Surg. 2018;84(8):1333-8.
28. Spence J, Belley-Cote E, Ma HK et al. Efficacy and safety of inhaled anaesthetic for postoperative sedation during mechanical ventilation in adult cardiac surgery patients: A systematic review and meta-analysis. Br J Anaesth. 2017;118(5):658-69.
29. Sackey PV, Eriksson LI, Martling CR, Radell PJ. Case scenario: Tailored sedation to the individual needs of the intensive care unit patient. Anesthesiology. 2010;113(6):1439-46.
30. Hussain SY, Karmarkar A, Jain D. Evaluation and comparison of clonidine and dexmedetomidine for attenuation of hemodynamic response to laryngoscopy and intubation: A randomized controlled study. Anesth Essays Res. 2018;12(4):792-6.
31. Mohamed A, Mahmoud S, Saad MO, Gazwi K, Elshafei M, Al Anany R. Effectivness of clonidine in treating dexmedetomidine withdrawal in a patient with co-existing psychiatric illness: A case report. Am J Case Rep. 2018;19:875-9.

32. Lam J, Suzuki T, Bernstein D *et al*. An ERAS protocol for bariatric surgery: Is it safe to discharge on post-operative day 1? Surg Endosc. 2019; 33(2):580-6.
33. Teixeira UF, Goldoni MB, Waechter FL, Sampaio JA, Mendes FF, Fontes PRO. Enhanced recovery (Eras) after liver surgery: Comparative study in a Brazilian terciary center. Arq Bras Cir Dig. 2019;32(1):e1424.
34. Huang DT, Papazian L. Is cisatracurium the neuromuscular blocking agent of choice in acute respiratory distress syndrome? Am J Respir Crit Care Med. 2018;197(7):849-50.
35. Guervilly C, Bisbal M, Forel JM *et al*. Effects of neuromuscular blockers on transpulmonary pressures in moderate to severe acute respiratory distress syndrome. Intensive Care Med. 2017;43(3):408-18.
36. Hraiech S, Forel JM, Guervilly C *et al*. How to reduce cisatracurium consumption in ARDS patients: The TOF-ARDS study. Ann Intensive Care. 2017;7:79.
37. Papazian L, Forel JM, Gacouin A *et al*. Neuromuscular blockers in early acute respiratory distress syndrome. N Engl J Med. 2010;363:1107-16.
38. Kandukuri DS, Phillips JK, Tahmindjis M, Hildreth CM. Effect of anaesthetic and choice of neuromuscular blocker on vagal control of heart rate under laboratory animal experimental conditions. Lab Anim. 2018;52(3):280-91.
39. Ritz ML, Derian A. Atracurium. StatPearls. Treasure Island (FL). 2018.
40. Bourenne J, Hraiech S, Roch A, Gainnier M, Papazian L, Forel JM. Sedation and neuromuscular blocking agents in acute respiratory distress syndrome. Ann Transl Med. 2017;5(14):291.
41. Ramzy M, Pellegrini MV. Vecuronium. StatPearls. Treasure Island (FL). 2018.
42. Binczak M, Fischler M, Le Guen M. Efficacy of sugammadex in preventing skin test reaction in a patient with confirmed rocuronium anaphylaxis: A case report. A A Pract. 2019;13(1):17-19.
43. Min SH, Im H, Kim BR, Yoon S, Bahk JH, Seo JH. Randomized trial comparing early and late administration of rocuronium before and after checking mask ventilation in patients with normal airways. Anesth Analg. 2019;129(2):380-6.
44. Evaluation of residual neuromuscular block using train-of-four and double burst stimulation at the index finger: Retraction notice. Anesth Analg. 2019;128(1):e16.
45. Kameyama Y, Takagi S, Seto K *et al*. Efficiency of the TOF-Cuff for the evaluation of rocuronium-induced neuromuscular block and its reversal with sugammadex: A comparative study vs. acceleromyography. J Anesth. 2019;33(1):80-4.
46. Kim HJ, Lee KY, Kim MH, Kim HI, Bai SJ. Effects of deep vs moderate neuromuscular block on the quality of recovery after robotic gastrectomy. Acta Anaesthesiol Scand. 2019;63(3):306-13.

Otimização do Uso de Fármacos por Via Inalatória

CAPÍTULO 85

Bruno do Valle Pinheiro

▶ Introdução

A via inalatória é uma importante via de administração de medicações, tanto em pacientes em ventilação espontânea, quanto naqueles em ventilação mecânica (VM). Durante a VM, diferentes medicações podem ser administradas por essa via, tais como broncodilatadores, corticoides, antibióticos, mucolíticos, prostanoides e surfactante. Certamente os broncodilatadores são os principais medicamentos administrados por via inalatória durante a VM e, por conseguinte, serão discutidos mais detalhadamente neste capítulo. Ao fim, serão feitas algumas considerações acerca do emprego de antibióticos inalatórios.

▶ Broncodilatadores inalatórios em ventilação mecânica

A via inalatória é a principal via de administração de broncodilatadores, inclusive entre os pacientes em VM. Isso decorre do fato de ela proporcionar uma melhor relação entre efeito terapêutico e toxicidade, em função da ação direta das medicações sobre os receptores beta-2 (no caso dos agonistas beta-2) e muscarínicos (no caso dos anticolinérgicos), nas células musculares lisas das paredes dos brônquios e bronquíolos.[1] Por outro lado, a limitação do emprego dessa via é a variabilidade do efeito em relação à dose empregada, o qual tende a ser menor do que o observado quando a via inalatória é empregada fora da VM. Estudos experimentais estimam que, quando as técnicas corretas são empregadas, em torno de 11% das doses das medicações administradas por nebulímetros ("bombinhas") e 6 a 10% das administradas por nebulizadores chegam às vias aéreas inferiores de pacientes em VM.[2-4] Dessa maneira, nos pacientes teoricamente mais graves, a chegada de medicação ao local de ação é menor. Isso faz com que tenhamos que otimizar as técnicas de administração e, algumas vezes, aumentar as doses ou repetir a administração mais frequentemente.

Parte das limitações de chegada das medicações às pequenas vias aéreas decorre de fatores inerentes às condições do paciente e não podem ser contornadas. Por exemplo, quanto maior a gravidade da obstrução, a quantidade de secreção nas vias aéreas e os graus de hiperinsuflação e colapso alveolar, menor a eficácia da administração de broncodilatadores.[1,5] Outros fatores que interferem estão associados à técnica de administração e à implementação da VM, com seus circuitos, filtros, umidificadores e parâmetros ventilatórios. Estes sim podem ser trabalhados para otimizar o tratamento.

Nebulímetros versus nebulizadores

Os nebulímetros atualmente empregam o hidrofluoralcano (HFA) como propelente e estão disponíveis para agonistas beta-2 de curta ação e anticolinérgicos, bem como para a associação de ambos. É fundamental que o nebulímetro seja acoplado a um espaçador, idealmente localizado a 30 cm da cânula traqueal, no ramo inspiratório do circuito.[1,5] Existem várias opções de espaçadores comercializados e é necessário se certificar do seu adequado ajuste ao nebulímetro.[6] O disparo do nebulímetro deve ser sincronizado com o início da inspiração.[1,5]

Na Figura 85.1A e B, é demonstrada a colocação de uma aerocâmara retrátil após o filtro/umidificador. A mesma aerocâmara pode ser colocada no ramo inspiratório do ventilador sem a presença do filtro/umidificador, e na presença de sistemas ativos de umidificação.

Os nebulizadores mais comumente empregados durante a VM são os nebulizadores a jato. Eles podem ser conectados a uma fonte externa de oxigênio ou ar comprimido ou por uma fonte do próprio ventilador. A fonte de gás do nebulizador a jato é muito importante, pois fluxos muito baixos geram partículas de maior tamanho, que não alcançam as pequenas vias aéreas e, assim, são menos eficazes. Quando se conecta o nebulizador a uma fonte externa, deve-se garantir altos fluxos, em torno de 8 ℓ/min. Quando a fonte é do próprio ventilador, este ajuste não é possível, pois o fluxo já vem previamente definido. Nesse caso, é necessário se certificar, com bases clínicas, de que a nebulização está sendo eficaz. O fluxo do ventilador ainda pode ser contínuo ou sincronizado apenas com a inspiração, sendo este último mais eficaz em ofertar a medicação ao paciente. Da mesma maneira que ocorre com os nebulímetros, o posicionamento do nebulizador a uma distância da cânula traqueal aumenta a eficácia da nebulização.

Outros nebulizadores vêm sendo desenvolvidos e testados ao longo dos últimos anos, com destaque para os ultrassônicos e os de placas vibratórias. Estudos experimentais e clínicos iniciais mostram superioridade dos mesmos em relação aos nebulizadores a jato, com maior rapidez da nebulização, maior deposição e regularidade da entrega da medicação.[8,9]

Os principais broncodilatadores e suas posologias estão listados no Quadro 85.1.

Fatores relacionados com circuitos do ventilador, umidificadores e cânulas

O primeiro cuidado em relação aos circuitos do ventilador é que a medicação seja administrada no ramo inspiratório e, idealmente, como já comentado, a uma distância em torno de 30 cm da conexão com a cânula traqueal. Outro fator é a umidificação do circuito, a qual reduz a disponibilização da medicação ao paciente em até 40%.[10] Entretanto, não se recomenda a suspensão da umidificação, pelo risco de formação de "rolhas" de secreção. Deve-se reconhecer essa limitação e, se necessário, aumentar a dose das medicações ou a periodicidade da administração.

Do mesmo modo, os filtros trocadores de umidade e calor (HMEs, do inglês *heat and moisture exchanger*) retêm parte da medicação administrada e, portanto, devem ser removidos ou colocados distalmente à oferta do aerossol ao paciente.[11] No caso de remoção, deve-se atentar para sua recolocação assim que terminar a administração da medicação inalatória, pelo risco de formação de "rolhas".

Capítulo 85 ■ Otimização do Uso de Fármacos por Via Inalatória   **793**

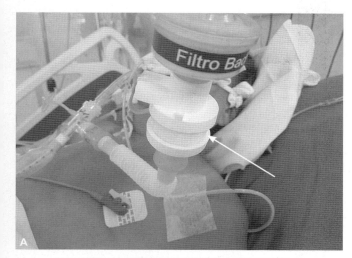

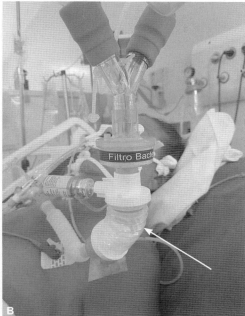

Figura 85.1 ■ Em **A**, a aerocâmara de inalação foi adicionada após o filtro/umidificador (*seta*) e se encontra retraída. Em **B**, a aerocâmara de inalação encontra-se expandida (*seta*) e o inalador é acoplado para administração do fármaco. Após sua utilização, pode ser novamente retraída, de modo a reduzir o espaço morto. Na ausência de filtro, esta aerocâmara pode ser posicionada no ramo inspiratório do circuito. (Fotografias gentilmente cedidas pelo Dr. Jorge Luis dos Santos Valiatti.)

Já em relação à cânula traqueal, o seu diâmetro não parece ser fator relevante em relação à chegada da medicação às vias aéreas inferiores.[12] O principal cuidado a ser tomado é não disparar o nebulímetro diretamente na cânula, situação em que grande fração da medicação ficaria depositada em suas paredes internas.[13]

Fatores relacionados com parâmetros ventilatórios

Os principais ajustes ventilatórios que aumentam a deposição da medicação nas vias aéreas são aqueles relacionados com o prolongamento do tempo inspiratório, ou seja, maiores volumes correntes e menores fluxos inspiratórios.[1,2,5,12] A frequência respiratória também parece ser um fator relevante, sendo maior a deposição quando a frequência é menor.[12,14] Já em relação à onda de fluxo inspiratório, parece não haver diferenças significativas entre elas em relação à eficácia da terapia inalatória.[15]

Quadro 85.1 ■ Principais broncodilatadores administrados durante a ventilação mecânica.

	Dose	Posologia
Nebulímetro		
Agonistas beta-2		
Salbutamol	100 mcg/jato	4 a 8 jatos
Fenoterol	100 mcg/jato	4 a 8 jatos
Anticolinérgico		
Ipratrópio	20 mcg/jato	4 a 8 jatos
Combinação		
fenoterol + ipratrópio	50 + 20 mcg/jato	4 a 8 jatos
Nebulizador		
Agonistas beta-2		
Salbutamol	5 mg/mℓ	10 a 20 gotas
Fenoterol	5 mg/mℓ	10 a 20 gotas
Anticolinérgico		
Ipratrópio	0,25 mg/mℓ	40 gotas

Observação: a periodicidade da administração depende da gravidade do paciente, da resposta clínica, que deve ser monitorada após cada administração, e do surgimento de eventos adversos (sobretudo arritmias cardíacas).

Um questionamento importante em relação aos parâmetros ventilatórios que otimizam a deposição da medicação nas vias aéreas é que alguns deles, sobretudo o prolongamento do tempo inspiratório pelo aumento do volume corrente e/ou redução do fluxo inspiratório, são contrários às recomendações de VM em pacientes obstrutivos.[16] Assim, nem sempre eles podem ser implementados e, nesses casos, pode-se assumir uma menor eficácia da terapia inalatória, aumentando-se as doses das medicações e a frequência com que são administradas.

Não há consenso sobre a influência do modo ventilatório sobre a eficácia da terapia inalatória. Estudos mostram que a deposição é similar nos modos controlados a volume ou a pressão.[15] Por outro lado, ciclos espontâneos associam-se à maior deposição da medicação do que ciclos controlados.[17]

Otimização da via inalatória durante a ventilação mecânica

Com base no que foi exposto, alguns cuidados podem otimizar a terapia inalatória em pacientes em VM, tanto com nebulímetros (Quadro 85.2) quanto com nebulizadores (Quadro 85.3).

▶ Antibióticos inalatórios em ventilação mecânica

Embora já tenha sido estudado no passado, o uso de antibióticos inalatórios em paciente em VM, durante muitos anos, não se firmou

Quadro 85.2 ■ Técnica para a administração de aerossol por nebulímetro durante a ventilação mecânica.

Aspirar a cânula traqueal para a remoção de secreções
Agitar o nebulímetro e acoplá-lo ao circuito, preferencialmente com espaçador e distal à cânula em torno de 30 cm
Remover o filtro HME ou colocar o espaçador em um ponto do circuito inspiratório entre o filtro e a cânula. No caso de umidificação, não desligar
Ajustar o volume corrente para, pelo menos, 500 mℓ
Ajustar o tempo inspiratório para acima de 0,3 s (excluindo-se o tempo de pausa inspiratória)
Acionar a bombinha no início da inspiração
Repetir a dose após intervalo de 20 a 30 s
Recolocar o filtro HME
Avaliar a resposta clínica: ausculta pulmonar, mecânica respiratória (pressões de pico e platô, e cálculo da resistência), frequência cardíaca e pressão arterial

HME: trocador de umidade e calor.

Quadro 85.3 ▪ Técnica para a administração de aerossol por nebulizador durante a ventilação mecânica.

- Aspirar a cânula traqueal para a remoção de secreções
- Diluir a medicação em 4 a 6 mℓ de soro fisiológico
- Remover o filtro HME ou colocar o nebulizador em um ponto do circuito inspiratório entre o filtro e a cânula, com uma distância de, pelo menos, 30 cm. No caso de umidificação, não desligar
- Ajustar o volume corrente para, pelo menos, 500 mℓ
- Ajustar o tempo inspiratório para acima de 0,3 s (excluindo-se o tempo de pausa inspiratória)
- Garantir um fluxo de 6 a 8 ℓ/min para o nebulizador, pois fluxos menores não geram partículas de tamanho pequeno o suficiente para chegar às vias aéreas inferiores. No caso do emprego do fluxo do ventilador, certificar-se de que é adequado
- Observar se está sendo gerado aerossol e se a solução está sendo ofertada ao paciente
- Desconectar o nebulizador do circuito após o término da nebulização, pois ele pode ser fonte de contaminação do paciente, sobretudo por bactérias como *Pseudomonas* e *Acinetobacter*
- Avaliar a resposta clínica: ausculta pulmonar, mecânica respiratória (pressões de pico e platô, e cálculo da resistência), frequência cardíaca e pressão arterial
- Acoplar o nebulizador a, pelo menos, 30 cm do "Y" do circuito (junção entre o circuito e a cânula traqueal)
- Recolocar o filtro HME

HME: trocador de umidade e calor.

como prática rotineira.[18,19] Mais recentemente, com resultados positivos alcançados com o seu emprego em pacientes com bronquiectasias, sobretudo por fibrose cística, essa estratégia voltou a chamar a atenção.[20,21]

A via inalatória permite que diferentes antibióticos, tais como aminoglicosídeos, ceftazidima, vancomicina, carbapenêmicos, colistina e polimixina B, alcancem, nas vias aéreas e no parênquima pulmonar, concentrações superiores às mínimas necessárias para a ação dos principais patógenos envolvidos nas infecções respiratórias, incluindo os antibióticos resistentes a vários fármacos (MDRs, do inglês *multidrug-resistant*).[22,23] Ao mesmo tempo, os níveis alcançados no sangue são baixos, o que reduz a ocorrência de eventos adversos sistêmicos, como a nefrotoxicidade, e também o risco de outras infecções, como a por *Clostridium difficile*.[23,24] Essas características, tornam a via inalatória uma opção atrativa para a administração de antibióticos, tanto para tratamento quanto para a prevenção de infecções respiratórias em pacientes em VM.

Antibioticoterapia inalatória no tratamento da pneumonia associada à ventilação mecânica

Os principais estudos sobre uso de antibióticos por via inalatória para o tratamento da pneumonia associada à ventilação mecânica (PAV) foram conduzidos em infecções causadas por Gram-negativos. Embora em alguns casos eles tenham sido empregados isoladamente, na maioria das vezes são prescritos como adjuvantes à terapia sistêmica.[25-28] Uma revisão sistemática sobre antibióticos inalatórios adjuvantes no tratamento da PAV identificou 9 estudos (5 randomizados e 4 observacionais). A metanálise desses estudos mostrou que a adição do antibiótico inalatório aumentou a taxa de cura clínica (RR de 1,29, com IC 95% de 1,13 a 1,47), embora sem reduzir a mortalidade (RR de 0,84, com IC 95% de 0,63 a 1,12). Ao mesmo tempo, não houve aumento de eventos adversos, como, por exemplo, nefrotoxicidade (RR de 1,11, com IC 95% de 0,78 a 1,57).[19]

Em função da baixa qualidade de evidências, a American Thoracic Society (ATS) e a Infectious Diseases Society of America (IDSA) sugerem o emprego da antibioticoterapia inalatória adjuvante nos casos de PAVs causadas por patógenos sensíveis somente a aminoglicosídeos e colistina, visto que esses antibióticos, quando administrados por via sistêmica, têm baixa penetração pulmonar, onde podem alcançar doses abaixo das necessárias.[19,29,30]

Antibioticoterapia inalatória na prevenção da pneumonia associada à ventilação mecânica

Três estudos clínicos prospectivos avaliaram o impacto da profilaxia de PAV com antibiótico inalatório sobre a ocorrência dessa infecção e sobre outros desfechos clínicos.[31-33] Entre eles, o que apresentou maior rigor em seus métodos foi o conduzido em uma única unidade de terapia intensiva (UTI), na qual pacientes com mais de 18 anos e em VM por mais de 48 h foram randomizados a receber colistina inalatória (500.000 unidades de 8/8 h) ou soro fisiológico, por 10 dias. A PAV ocorreu menos frequentemente no grupo colistina (16,7% *vs.* 29,8%, respectivamente, com p = 0,07), com o mesmo comportamento sendo observado quando as taxas foram apresentadas como densidade de incidência por 1.000 dias de VM (11,4 *vs.* 25,6/1.000 dias de VM, com p < 0,001). Apesar da redução da incidência da PAV, a profilaxia com colistina inalatória não reduziu a duração das internações na UTI (16,5 *vs.* 13,0 dias, p = 0,31) ou no hospital (23 *vs.* 19 dias, p = 0,38), nem a mortalidade na UTI (25 *vs.* 29 dias, p = 0,62) ou hospitalar (29 *vs.* 31 dias, p = 0,87). Não se observaram diferenças entre os grupos em relação à emergência de bactérias resistentes à colistina e, em relação a eventos adversos, apenas dois pacientes apresentaram broncospasmo com a nebulização com colistina.[31] Em relação aos outros dois estudos, ambos utilizando a ceftazidima como profilaxia, um apresentou redução da incidência de PAV, e outro não, sendo que em ambos não houve redução da mortalidade.[32,33] Uma metanálise que compilou os resultados desses três estudos mostrou redução da ocorrência de PAV com a profilaxia inalatória (*odds ratio* de 0,46, com IC 95% de 0,22 a 0,97), mas sem redução da mortalidade dos pacientes (*odds ratio* de 0,89, com IC 95% de 0,64 a 1,25).[34]

Pelo baixo nível das evidências e pelo potencial de emergência de resistência aos antibióticos usados na profilaxia, as diretrizes da ATS e da IDSA, bem como do Centers for Disease Control and Prevention (CDC), não recomendam a profilaxia de PAV com antibióticos inalatórios.[18,35]

▶ Referências bibliográficas

1. Guerin C, Fassier T, Bayle F et al. Inhaled bronchodilator administration during mechanical ventilation: How to optimize it, and for which clinical benefit? J Aerosol Med Pulm Drug Deliv. 2008;21:85-96.
2. Fink JB, Dhand R, Grychowski J et al. Reconciling *in vitro* and *in vivo* measurements of aerosol delivery from a metered-dose inhaler during mechanical ventilation and defining efficiency-enhancing factors. Am J Respir Crit Care Med. 1999;159:63-8.
3. Newman SP, Pavia D, Moren F et al. Deposition of pressurised aerosols in the human respiratory tract. Thorax. 1981;36:52-5.
4. Dolovich M, Ruffin RE, Roberts R, Newhouse MT. Optimal delivery of aerosol from metered dose inhalers. Chest. 1981;80:911-915.
5. Dhand R. Aerosol delivery during mechanical ventilation: From basic techniques to new devices. J Aerosol Med Pulm Drug Deliv. 2008;21:45-60.
6. Dhand R, Mercier E. Effective inhaled drug administration to mechanically ventilated patients. Expert Opin Drug Deliv. 2007;4:47-61.
7. Miller DD, Amin MM, Palmer LB, Shah AR, Smaldone GC. Aerosol delivery and modern mechanical ventilation: In *vitro/in vivo* evaluation. Am J Respir Crit Care Med. 2003;168:1205-9.
8. Steckel H, Eskandar F. Factors affecting aerosol performance during nebulization with jet and ultrasonic nebulizers. Eur J Pharm Sci. 2003; 19:443-55.
9. Dhand R. Nebulizers that use a vibrating mesh or plate with multiple apertures to generate aerosol. Respir Care. 2002;47:1406-16; discussion 1416-8.
10. Lange CF, Finlay WH. Overcoming the adverse effect of humidity in aerosol delivery via pressurized metered-dose inhalers during mechanical ventilation. Am J Respir Crit Care Med. 2000;161:1614-8.
11. Ari A, Alwadeai KS, Fink JB. Effects of heat and moisture exchangers and exhaled humidity on aerosol deposition in a simulated ventilator-dependent adult lung model. Respir Care. 2017;62:538-43.

12. O'Riordan TG, Greco MJ, Perry RJ, Smaldone GC. Nebulizer function during mechanical ventilation. Am Rev Respir Dis. 1992;145:1117-22.
13. Dhand R. Special problems in aerosol delivery: Artificial airways. Respir Care. 2000;45:636-45.
14. O'Doherty MJ, Thomas SHL, Page CJ, Treacher DF, Nunan TO. Delivery of ventilator settings and nebulizer type, position and volume of fill. Am Rev Respir Dis. 1992;146:383-8.
15. Hess DR, Dillmna C, Kacmareck RM. *In vitro* evaluation of aerosol bronchodilator delivery during mechanical ventilation: Pressure-control vs. volume control ventilation. Intensive Care Med. 2003;29:1145-50.
16. Fink JB, Dhand R, Duarte AG, Jenne JW, Tobin MJ. Aerosol delivery from a metered-dose inhaler during mechanical ventilation. An *in vitro* model. Am J Respir Crit Care Med. 1996;154:382-7.
17. Barbas CSV, Ísola AM, Carvalho AM et al. Brazilian recommendations of mechanical ventilation 2013. Part I. Rev Bras Ter Intensiva. 2014;26:89-121.
18. American Thoracic Society; Infectious Diseases Society of America. Guidelines for the management of adults with hospital-acquired, ventilator-associated, and healthcare-associated pneumonia. American Journal of Respiratory and Critical Care Medicine. 2005 Fev 15;171(4):388-416.
19. Kalil AC et al. Management of adults with hospital-acquired and ventilator-associated pneumonia: 2016 clinical practice guidelines by the infectious diseases society of America and the American Thoracic Society. Clinical Infectious Diseases. 2016;(5):e61-e111.
20. Campbell PW, Saiman L. Use of aerosolized antibiotics in patients with cystic fibrosis. Chest. 1999;116(3):775-88.
21. Ramsey BW et al. Intermittent administration of inhaled tobramycin in patients with cystic fibrosis. Cystic Fibrosis Inhaled Tobramycin Study Group. The New England Journal of Medicine. 1999;340(1):23-30.
22. Palmer LB. Aerosolized antibiotics in critically ill ventilated patients. Current Opinion in Critical Care. 2009;15(15):.413-8.
23. Luyt CE et al. Pharmacokinetics and lung delivery of PDDS-aerosolized amikacin (NKTR-061) in intubated and mechanically ventilated patients with nosocomial pneumonia. Critical Care. 2009;13(6):1-10.
24. Weers J. Inhaled antimicrobial therapy: Barriers to effective treatment. Advanced Drug Delivery Reviews. 2015;85:24-43.
25. Hallal A, Cohn SM, Namias N et al. Aerosolized tobramycin in the treatment of ventilator-associated pneumonia: A pilot study. Surg Infect. 2007;8:73-82.
26. Kofteridis DP, Alexopoulou C, Valachis A et al. Aerosolized plus intravenous colistin *versus* intravenous colistin alone for the treatment of ventilator-associated pneumonia: A matched case-control study. Clin Infect Dis. 2010;51:1238-44.
27. Korbila IP, Michalopoulos A, Rafailidis PI, Nikita D, Samonis G, Falagas ME. Inhaled colistin as adjunctive therapy to intravenous colistin for the treatment of microbiologically documented ventilator-associated pneumonia: A comparative cohort study. Clin Microbiol Infect. 2010; 16:1230-6.
28. Rattanaumpawan P, Lorsutthitham J, Ungprasert P, Angkasekwinai N, Thamlikitkul V. Randomized controlled trial of nebulized colistimethate sodium as adjunctive therapy of ventilator-associated pneumonia caused by gram-negative bacteria. J Antimicrob Chemother. 2010;65:2645-9.
29. Panidis D, Markantonis SL, Boutzouka E, Karatzas S, Baltopoulos G. Penetration of gentamicin into the alveolar lining fluid of critically ill patients with ventilatorassociated pneumonia. Chest. 2005;128:545-52.
30. Markou N, Markantonis SL, Dimitrakis E et al. Colistin serum concentrations after intravenous administration in critically ill patients with serious multidrug-resistant, gram-negative bacilli infections: A prospective, open-label, uncontrolled study. Clin Ther. 2008;30:143-51.
31. Karvouniaris M et al. Nebulised colistin for ventilator-associated pneumonia prevention. European Respiratory Journal. 2015;46(6):1732-9.
32. Claridge JA et al. Aerosolized ceftazidime prophylaxis against ventilator-associated pneumonia in high-risk trauma patients: Results of a double-blind randomized study. Surgical Infections. 2007;8(1):83-90.
33. Wood GC et al. Aerosolized ceftazidime for prevention of ventilator-associated pneumonia and drug effects on the proinflammatory response in critically ill trauma patients. Pharmacotherapy. 2002;22(8):972-82.
34. Póvoa FCC et al. Effect of antibiotics administered via the respiratory tract in the prevention of ventilator-associated pneumonia: A systematic review and meta-analysis. Journal of Critical Care. 2018; 43:240-5.
35. Tablan OC, Anderson LJ, Besser R, Bridges C, Hajjeh R. CDC Healthcare Infection Control Practices Advisory Committee, guidelines for preventing health-care-associated pneumonia, 2003: Recommendations of CDC and the Healthcare Infection Control Practices Advisory Committee. MMWR Recomm Rep. 2004;53:1.

CAPÍTULO 86

Distúrbios Acidobásicos e dos Eletrólitos

Flávio Eduardo Nácul

▶ Introdução

O pH plasmático é normalmente mantido em níveis próximos a 7,4, para garantir uma adequada função de células, tecidos, órgãos e sistemas. A abordagem ao paciente em ventilação mecânica (VM) com alterações do equilíbrio acidobásico é baseada em diagnóstico correto, identificação da causa e tratamento adequado. São fundamentais o conhecimento da história clínica, o exame físico, os exames laboratoriais e os parâmetros da VM para um melhor entendimento do distúrbio e da conduta a ser adotada.[1-4]

Neste capítulo, serão abordados os quatro tipos básicos dos distúrbios do equilíbrio acidobásico: acidose metabólica, alcalose metabólica, acidose respiratória e alcalose respiratória. Os distúrbios metabólicos se caracterizam por alterações primárias nas concentrações plasmáticas de bicarbonato, enquanto os respiratórios, por alterações iniciais na pressão parcial de gás carbônico ($PaCO_2$) (Quadro 86.1).

▶ Distúrbios acidobásicos

Acidose metabólica

É um distúrbio do equilíbrio acidobásico caracterizado por níveis plasmáticos reduzidos de pH e bicarbonato. A $PaCO_2$ costuma estar diminuída como consequência da hiperventilação compensatória, resposta dos pulmões para combater a acidose.

$$pH \downarrow HCO_3 \downarrow PaCO_2$$

■ Etiologia

A acidose metabólica pode ser consequência do acúmulo de ácidos (p. ex., acidose láctica, cetoacidose, uremia, intoxicação por salicilatos e metanol) ou perda de bases (p. ex., diarreia, fístulas digestivas, acidose tubular renal e uso de acetazolamida).

■ Quadro clínico

Os sinais e sintomas de acidose metabólica são geralmente os da doença de base. Os pacientes podem apresentar taquipneia para eliminar gás carbônico (CO_2), em uma tentativa de compensar a acidose. A acidose grave diminui a contratilidade do miocárdio, reduz a atividade de aminas vasoativas e provoca vasodilatação com consequente hipotensão arterial.

■ Abordagem diagnóstica

Pesquisa de distúrbio respiratório associado

Para avaliar a existência de um distúrbio respiratório associado à acidose metabólica, a relação entre $PaCO_2$ e HCO_3 deve ser calculada pela fórmula de Winter:[1-3]

$$PaCO_2 \text{ esperado} = 1{,}5 \times HCO_3 + 8 \pm 2$$

A presença de uma $PaCO_2$ superior à esperada sugere acidose respiratória concomitante (acidose metabólica e respiratória ou, simplesmente, acidose mista), enquanto uma $PaCO_2$ inferior à esperada sugere alcalose respiratória associada (acidose metabólica e alcalose respiratória). Por exemplo, se um portador de acidose metabólica apresentar 10 mEq/ℓ de HCO_3, a $PaCO_2$ esperada é de $1{,}5 \times 10 + 8 \pm 2 = 21$ a 25 mmHg. Um valor superior a 25 mmHg sugere acidose respiratória concomitante, enquanto valores inferiores a 21 mmHg sugerem alcalose respiratória associada. Na realidade, valores diferentes de 23 mmHg ± 2 para a $PaCO_2$ esperada do exemplo anterior fazem o diagnóstico de um distúrbio misto (acidose metabólica ou respiratória associada à acidose metabólica primária).

Ânion gap

Baseados no princípio da eletroneutralidade, o número de cargas positivas no plasma deve ser igual ao de cargas negativas. O principal cátion é o sódio (Na^+), e os principais ânions são o cloreto (Cl^-), o bicarbonato (HCO_3^-) e os não mensurados de rotina (principalmente proteínas). Ao conjunto de ânions não mensurados, chamamos "ânion gap" (AG) (Figura 86.1).

$$AG = \text{sódio} - (\text{cloro} + \text{bicarbonato})$$

Em que os valores normais se situam entre 8 e 16.

Para que o princípio da eletroneutralidade seja mantido, sempre que ocorrer uma acidose metabólica (redução do bicarbonato), deve ocorrer um aumento do AG ou do cloro. Assim, a acidose metabólica pode ser classificada, segundo o AG, em acidose metabólica com AG aumentado (normoclorêmica) ou normal (hiperclorêmica). A acidose metabólica com AG aumentado classicamente é secundária ao acúmulo de ácidos, enquanto a acidose metabólica com AG normal geralmente resulta da perda de bases. Por exemplo, um paciente portador de acidose metabólica apresenta os seguintes exames de laboratório: sódio = 140 mEq/ℓ, Cl = 100 mEq/ℓ e bicarbonato = 10 mEq/ℓ. O AG é:

$$140 - (100 + 10) = 30$$

Como os valores normais variam de 8 a 16, no caso em questão, o paciente apresenta acidose metabólica com AG aumentado. Provavelmente a acidose metabólica resulta do ganho de ácidos.[1-3]

Quadro 86.1 ■ Os quatro distúrbios acidobásicos simples.

Distúrbio acidobásico	pH	Alteração primária	Alteração secundária
Acidose metabólica	↓	↓ bicarbonato	↓ $PaCO_2$
Alcalose metabólica	↑	↑ bicarbonato	↑ $PaCO_2$
Acidose respiratória	↓	↑ $PaCO_2$	↑ bicarbonato
Alcalose respiratória	↑	↓ $PaCO_2$	↓ bicarbonato

$PaCO_2$: pressão parcial de gás carbônico.

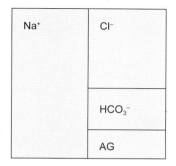

Figura 86.1 ■ Observe que, na coluna da esquerda, está demonstrado o principal cátion extracelular (sódio), enquanto, na direita, estão os principais ânions (cloro, bicarbonato e ânion *gap*). Na acidose metabólica, ocorre redução do bicarbonato, cujo espaço deve ser preenchido pelo cloro ou AG para que a coluna da direita permaneça na mesma altura que a da esquerda. AG: ânion *gap*; Na⁺: sódio; Cl⁻: cloro; HCO₃⁻: bicarbonato.

Acidose metabólica com AG aumentado (superior a 16) ou normoclorêmica:

- Acidose láctica:[5-7] ocorre em situações de aumento da velocidade da via glicolítica (por estímulo dos receptores agonistas beta-2, que ocorre no estresse importante do paciente crítico e no uso de fármacos, como epinefrina, dobutamina, fenoterol e salbutamol), hipoxia (choque circulatório) e estados que reduzem a depuração do ácido láctico (insuficiência hepática)
- Cetoacidose (diabética, alcoólica, jejum): ocorre deficiência de insulina e elevação do glucagon concomitantes, produzindo aumento da oxidação de lipídios, com consequente formação de corpos cetônicos
- Uremia (acúmulo de substâncias tóxicas)
- Intoxicação exógena (p. ex., salicilato e metanol).

Acidose metabólica com AG normal (entre 8 e 16) ou hiperclorêmica:

- Diarreia e perdas digestivas distais ao piloro (p. ex., fístula digestiva), pois as secreções pós-pilóricas geralmente são ricas em HCO_3^-
- Acidose tubular renal (ATR)
- Outros: administração de soluções ricas em cloro (como o soro fisiológico) e uso de acetazolamida (inibidor da enzima anidrase carbônica que aumenta a perda renal de bicarbonato).

Delta gap

Em pacientes com acidose metabólica e AG elevado, recomenda-se calcular o delta *gap* (também chamado "*gap* do bicarbonato") para avaliar algum outro distúrbio metabólico associado.[1-3]

$$\Delta gap = (AG - 12) - (24 - \text{bicarbonato})$$

Em que os valores normais se situam entre −6 e +6.

Na acidose metabólica com AG aumentado sem outro distúrbio metabólico associado, o aumento do AG deve ser equivalente à redução do bicarbonato. Isso significa que se o AG for 22 (aumento de 10 a partir do valor normal), o bicarbonato deve ser 14 (redução de 10 a partir do valor normal), fazendo com que o delta *gap* (Δ*gap*) seja zero. Quando o Δ*gap* for superior a +6, além da acidose metabólica com AG aumentado, existe alcalose metabólica associada. Se, por outro lado, o Δ*gap* for inferior a −6, uma acidose metabólica com AG normal está associada à acidose metabólica com AG aumentado original. Com, por exemplo, pH = 7,29; $PaCO_2$ = 38 mmHg, 68 mmHg, 15 mmHg; 90% = Na = 145 mEq/ℓ; e Cl = 95 mEq/ℓ, o paciente apresenta acidose metabólica (pH e bicarbonato reduzidos). O AG calculado [AG = 145 − (15 + 95) = 35] sugere que a causa da acidose seja acúmulo de ácidos. O Δ*gap* é 14 [Δ*gap* = (35 − 12) − (24 − 15)], mostrando que, além da acidose metabólica com AG aumentado original, existe alcalose metabólica associada. Vale notar que, no caso, ainda existe acidose respiratória, pois a $PaCO_2$ é superior à esperada ($PaCO_2$ esperada = 1,5 × 15 + 8 = 30,5 ± 2).

Ânion *gap* urinário

Os pacientes com acidose metabólica e AG normal ainda podem ser divididos em dois grupos, dependendo do ânion *gap* urinário (AGu), cuja fórmula inclui sódio, potássio e cloro urinários dosados em uma amostra única de urina:[1-3]

$$AGu = (Na\,u + K\,u) - (Cl\,u)$$

Em que AGu é o ânion *gap* urinário; Na u é o sódio urinário; K u é o potássio urinário; e Cl u é o cloro urinário.

Se o AG urinário for negativo (quantidade inferior a zero), a acidose metabólica provavelmente é secundária a perdas gastrintestinais de bicarbonato. Por outro lado, se o AG urinário for positivo (superior a zero), a acidose deve estar relacionada com a perda renal de HCO_3^-. O cálculo do AG urinário não tem valor em pacientes com insuficiência renal ou em uso de diuréticos. Por exemplo, em paciente com acidose metabólica e AG = 9 (normal); eletrólitos urinários: Na u = 15 mEq/ℓ; K u = 50 mEq/ℓ; Cl u = 100 mEq/ℓ; o AGu é (15 + 50) − 100 = −35 mEq/ℓ, sugerindo que a causa da acidose metabólica seja perda gastrintestinal.

■ Tratamento

Graus leves de acidose metabólica são agudamente bem tolerados e até conferem certa vantagem fisiológica ao facilitarem a liberação de oxigênio da hemoglobina para os tecidos, pelo desvio da curva de dissociação da hemoglobina para a direita, e também por produzir um efeito inotrópico positivo, pelo aumento da fração ionizada do cálcio. A causa básica deve ser sempre corrigida. O uso de bicarbonato de sódio está reservado para situações nas quais o pH estiver abaixo de 7,15, especialmente se a causa da acidose metabólica for a perda de bicarbonato. A quantidade de bicarbonato de sódio a ser administrada depende do déficit de bicarbonato (DB) que pode ser calculado a partir da seguinte fórmula:

$$DB = 0,5 \times peso \times (24 - \text{bicarbonato plasmático})$$

A quantidade a ser reposta é de 50% do DB calculado. Metade do déficit deve ser administrado por via intravenosa (IV), através de infusão contínua, por um período de 6 a 8 h. A administração de bicarbonato de sódio pode provocar hipernatremia, hiperosmolaridade, alcalose metabólica, hipercapnia (o bicarbonato é metabolizado em CO_2) e acidose intracelular (por entrada na célula do CO_2 formado a partir do bicarbonato). Por exemplo, em paciente de 50 kg, portador de cetoacidose diabética, com a seguinte gasometria arterial: pH = 6,99, $PaCO_2$ = 20 mmHg, PaO_2 = 98 mmHg, HCO_3 = 8 mEq/ℓ e SaO_2 = 97%, segue-se a fórmula:

$$DB = 0,5 \times 50 \times (24 - 8) = 400 \text{ mEq}$$

O bicarbonato a ser reposto, então, é de 200 mEq, em infusão contínua IV, durante 6 a 8 h.[8-12]

Alcalose metabólica

É um distúrbio do equilíbrio acidobásico caracterizado por níveis plasmáticos elevados de pH e de bicarbonato. A $PaCO_2$ também está aumentada, como resultado da hipoventilação alveolar que ocorre na tentativa de compensar o distúrbio primário.

$$pH\uparrow \ HCO_3\uparrow \ PaCO_2\uparrow$$

■ Causas

As causas incluem hipovolemia, vômitos, uso de sonda nasogástrica, diuréticos, uso de corticosteroides, síndrome de Cushing e hipopotassemia.

■ Quadro clínico

O pH alcalino produz desvio da curva da dissociação da hemoglobina para a esquerda, diminuindo a oferta de oxigênio para os tecidos. Ele também aumenta a ligação do cálcio à albumina, reduzindo a fração ionizada de cálcio e provocando hiperexcitabilidade neuromuscular (tetania, convulsões e arritmias).

▪ Abordagem diagnóstica

Para detectar um distúrbio respiratório associado à alcalose metabólica, recomenda-se calcular a relação entre $PaCO_2$ e HCO_3 [$PaCO_2 = (0,9 \times HCO_3) + 9$]. Em caso de qualquer valor diferente do esperado, está-se diante de um distúrbio misto. Por exemplo, se um paciente portador de alcalose metabólica apresenta bicarbonato plasmático de 30 mEq/ℓ, a $PaCO_2$ esperada é de $(0,9 \times 30) + 9 = 36$ mmHg. Valores de $PaCO_2$ superiores a 36 mmHg sugerem acidose respiratória associada, enquanto valores inferiores a 36 mmHg são encontrados na alcalose respiratória concomitante.

A alcalose metabólica pode ser dividida em dois tipos, dependendo da dosagem do cloro na urina (amostra única):

- Cloro urinário < 10 mEq/ℓ (tipo salinorresponsivo): deve-se à diminuição do volume extracelular (vômitos, sonda nasogástrica, diuréticos), mas também ocorre na alcalose pós-hipercápnica
- Cloro urinário > 20 mEq/ℓ (tipo salinorresistente): deve-se ao excesso de mineralocorticoides (síndromes de Cushing e de Bartter) ou hipopotassemia importante.

▪ Tratamento

Além do combate à causa, o tratamento da alcalose metabólica tipo salinorresponsivo consiste na correção do déficit do volume extracelular com soro fisiológico, enquanto no tipo salinorresistente, o tratamento deve incluir a correção da hipopotassemia (quando presente) ou o excesso de mineralocorticoides (se este for a causa). Nesse caso, podem ser usados a espironolactona (antagonista da aldosterona) ou os inibidores da enzima conversora da angiotensina (captopril, enalapril). Quando a alcalose metabólica for de difícil controle ou grave (pH superior a 7,50 ou houver sintomas), pode-se usar a acetazolamida (250 a 500 mg por via oral (VO) ou SNE 8/8 h), especialmente se o paciente não apresentar hipovolemia. A acetazolamida é um diurético que pode provocar acidose, hipopotassemia e hipovolemia.

Acidose respiratória

A acidose respiratória é um distúrbio do equilíbrio acidobásico caracterizado por elevação da $PaCO_2$ e redução do pH plasmático. O HCO_3 plasmático geralmente está aumentado, em uma tentativa de combater o distúrbio primário.

$$pH\downarrow \ PaCO_2\uparrow \ HCO_3\uparrow$$

▪ Etiologia

Causas de acidose respiratória incluem depressão do sistema nervoso central por trauma ou drogas, doenças neuromusculares, obstrução de via aérea superior, doença pulmonar grave cursando com fadiga respiratória, doença pulmonar obstrutiva crônica (DPOC) e fibrose intersticial idiopática.

▪ Quadro clínico

O aumento da $PaCO_2$ pode produzir vasodilatação cerebral com consequente hipertensão intracraniana (agitação, cefaleia, sonolência, papiledema).

▪ Abordagem diagnóstica

A avaliação da relação entre $PaCO_2$ e HCO_3 pode sugerir se o distúrbio é agudo ou crônico e se existe algum distúrbio metabólico associado. Na acidose respiratória aguda, para cada aumento de 10 mmHg da $PaCO_2$, o bicarbonato aumenta 1 mEq/ℓ, enquanto na acidose metabólica crônica, para cada aumento de 10 mmHg da $PaCO_2$, o bicarbonato aumenta 3,5 mEq/ℓ. Por exemplo, paciente com acidose respiratória crônica apresenta $PaCO_2$ de 60 mmHg, então o bicarbonato esperado é de 31 mEq/ℓ. Valores superiores a 31 mEq/ℓ sugerem alcalose metabólica concomitante, enquanto valores inferiores a 31 mEq/ℓ são compatíveis com acidose metabólica associada.

▪ Tratamento

O tratamento da acidose respiratória consiste na resolução da causa básica e em medidas para melhorar a ventilação alveolar, que podem incluir ventilação mecânica não invasiva (VNI) e invasiva.

Alcalose respiratória

A alcalose respiratória é um distúrbio do equilíbrio acidobásico caracterizado por elevação do pH e redução da $PaCO_2$ plasmática. O HCO_3 diminui, em uma tentativa de compensar o distúrbio primário.

$$pH\uparrow \ PaCO_2\downarrow \ HCO_3\downarrow$$

▪ Etiologia

A alcalose respiratória resulta de hiperventilação alveolar em situações como VM inapropriada, ansiedade, sepse, crise asmática inicial, pneumonia, tromboembolismo pulmonar, febre, insuficiência hepática fulminante e intoxicação por salicilatos, entre outras.

▪ Quadro clínico

A redução da $PaCO_2$ reduz o fluxo plasmático cerebral, podendo provocar isquemia cerebral. Pode aumentar a resistência vascular sistêmica e precipitar vasospasmo. Confusão mental, parestesias, tetania, crises convulsivas e arritmia cardíaca podem ser manifestações clínicas associadas.

▪ Abordagem diagnóstica

A avaliação da relação entre $PaCO_2$ e HCO_3 pode sugerir se o distúrbio é agudo ou crônico e se existe algum distúrbio metabólico associado. Na alcalose respiratória aguda, para cada redução de 10 mmHg da $PaCO_2$, o bicarbonato diminui 2 mEq/ℓ, enquanto na alcalose metabólica crônica, para cada redução de 10 mmHg da $PaCO_2$, o bicarbonato diminui 4 a 5 mEq/ℓ. Por exemplo, paciente com alcalose respiratória aguda apresenta $PaCO_2$ de 20 mmHg, então o bicarbonato esperado é de 22 mEq/ℓ. Bicarbonato superior a 22 mEq/ℓ sugere alcalose metabólica associada, enquanto valores inferiores a 22 mEq/ℓ são compatíveis com acidose metabólica concomitante.

▪ Tratamento

Consiste em corrigir a causa básica.

▶ Distúrbios dos eletrólitos

Distúrbios dos eletrólitos são comuns nos pacientes críticos em VM. Neste capítulo, serão discutidas as alterações de sódio, potássio, magnésio, cálcio e fósforo.

Distúrbios do sódio

O sódio é o mais abundante cátion extracelular e o principal determinante da osmolaridade e tonicidade plasmáticas. A concentração de sódio plasmático é controlada principalmente pelos rins, enquanto o gradiente de concentração entre os espaços extra e intracelular é mantido pela bomba de sódio e potássio ATPase. O balanço do sódio pelo rim é complexo, do qual participam o sistema renina-angiotensina-aldosterona (SRAA), peptídio natriurético cerebral (BNP), peptídio natriurético atrial (ANP) e hormônio antidiurético (ADH). A bomba de sódio e potássio ATPase transporta o sódio do espaço intracelular para o extracelular.

▪ Hiponatremia

Definido como concentração de sódio plasmático inferior a 135 mEq/ℓ, é comum em pacientes críticos e está relacionado com o aumento da morbidade e mortalidade. Hiponatremia produz redução da osmolaridade e tonicidade plasmáticas, provocando movimento de água do espaço extracelular para o espaço intracelular, com consequente aumento da água intracelular. No sistema nervoso central (SNC), produz edema cerebral.

Etiologia

A principal causa de hiponatremia é a hipervolemia que pode ocorrer após abundante hidratação, insuficiência cardíaca, insuficiência renal, síndrome nefrótica e cirrose, por exemplo. Outras causas são a síndrome da antidiurese inapropriada (SIAD) e a síndrome perdedora de sal (SPS).

Manifestações clínicas

O quadro clínico de hiponatremia se manifesta quando a concentração plasmática de sódio é inferior a 120 a 125 mEq/ℓ e se caracteriza por manifestações neurológicas, como agitação, desorientação, confusão mental, *delirium*, náuseas, vômitos, cefaleia e crises convulsivas.

Abordagem diagnóstica

O primeiro passo consiste na avaliação do estado de hidratação do paciente, com o objetivo de classificar a hiponatremia em hipervolêmica, normovolêmica e hipovolêmica. Enquanto a maioria das hiponatremias são hipervolêmicas, a principal causa de hiponatremia euvolêmica é a SIAD, e da hipovolêmica é a SPS. Na hiponatremia, recomenda-se dosar a osmolaridade e sódio urinários em amostra única de urina. A resposta fisiológica à hipo-osmolaridade consiste na densidade urinária menor que 100 mOsm/ℓ e sódio urinário inferior a 40 mEq/ℓ. Hiponatremia com osmolaridade urinária superior a 100 mOsm/ℓ e sódio urinário maior que 40 mEq/ℓ são inapropriadas e compatíveis com SIAD e SPS (Figura 86.2).

▸ **Síndrome da antidiurese inapropriada**. É caracterizada por hiponatremia, osmolaridade urinária superior a 100 mOsm/Kg, sódio urinário a 40 mq/ℓ, euvolemia clínica e função da tireoide, rins e suprarrenal normais. Ocorre, na maioria das vezes, por secreção inapropriada do ADH. As principais causas são trauma, neoplasia e infecções do SNC, neoplasias e infecções dos pulmões, síndrome da imunodeficiência adquirida (AIDS) e uso de fármacos como clorpromazina, carbamazepina e opioides.

▸ **Síndrome perdedora de sal**. É o principal diagnóstico diferencial de SIAD, em que a principal diferença é que, na SPS, o paciente apresenta hipovolemia. Ocorre provavelmente por produção aumentada de BNP. As principais causas são relacionadas com as doenças que acometem o SNC, como trauma craniano, tumor cerebral, neurocirurgia, acidentes vasculares cerebrais e meningites.

Tratamento

Além de combater a causa, o tratamento consiste em restrição hídrica para hiponatremia hipervolêmica e normovolêmica e em hidratação na hiponatremia hipovolêmica. Na hiponatremia grave (sódio inferior a 120 mEq/ℓ ou com sintomas), recomenda-se administrar 150 mℓ IV de cloreto de sódio (NaCl) a 3% em 20 min e reavaliar. O procedimento pode ser repetido sempre com o objetivo de chegar a uma concentração de sódio de 125 a 130 mEq/ℓ, tendo o cuidado de não permitir um aumento da concentração plasmática de sódio superior a 8 mEq/ℓ em 12 h, especialmente se a hiponatremia for crônica (superior a 48 h). A correção muito rápida da hiponatremia pode causar mielinólise osmótica, caracterizada por quadriparesia e paralisia pseudobulbar, que podem evoluir para coma e morte.[13]

▪ Hipernatremia

Definida como dosagem plasmática superior a 145 mEq, é comum em pacientes críticos e está relacionada com aumento da morbidade e mortalidade. Hipernatremia produz aumento da osmolaridade e tonicidade plasmáticas, provocando movimento de água do espaço intracelular para o espaço extracelular, com consequente redução da água intracelular.

Etiologia

Hipernatremia pode ocorrer por hipovolemia ou excesso de administração de sódio. As causas incluem hiperglicemia, uso de manitol, diabetes insípido, queimadura extensa, diarreia e administração de NaCl hipertônico ou bicarbonato de sódio.

Manifestações clínicas

O quadro clínico resulta da redução da água intracelular dos neurônios, podendo incluir sonolência, déficit neurológico focal, crises convulsivas e coma.

Abordagem diagnóstica

Inicialmente é fundamental avaliar se a hipernatremia é aguda ou crônica e se há sintomas.

Tratamento

O principal objetivo do tratamento é normalizar a osmolaridade plasmática. Quando a hiponatremia for aguda (< 48 h), a administração de soro glicosado a 5% (SG 5%) IV é recomendada com o objetivo de normalizar a concentração plasmática de sódio em 24 h. Quando crônica (> 48 h), o uso de SG 5% deve ser mais cauteloso, para que a redução do sódio não seja superior a 10 mEq/ℓ em 24 h. Reduções mais rápidas podem provocar a síndrome da desmielinização osmótica, semelhante à que ocorre na correção rápida da hiponatremia crônica.

Distúrbios do potássio

O potássio é o principal cátion intracelular e desempenha um papel importante em inúmeras funções celulares e na excitabilidade das membranas.

▪ Hipopotassemia

É definida como concentração plasmática de potássio inferior a 3,5 mEq/ℓ e está associada à maior morbidade e mortalidade em pacientes com doença cardiovascular.

Etiologia

Pode resultar da redistribuição do potássio para o espaço intracelular ou da perda corporal de potássio. Causas de redistribuição de potássio

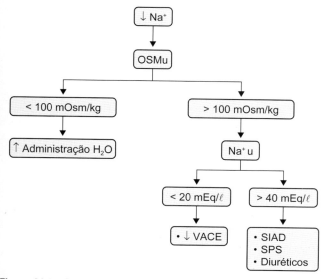

Figura 86.2 ▪ Diagnóstico diferencial das hiponatremias euvolêmicas e hipovolêmicas. OSMu: osmolaridade urinária; Na⁺u: sódio urinário; VACE: volume arterial circulante efetivo; SIAD: síndrome da antidiurese inapropriada; SPS: síndrome perdedora de sal.

para o intracelular incluem uso de agentes agonistas beta-2 e insulina, enquanto perdas renais de potássio ocorrem com o uso de diuréticos, na cetoacidose diabética, na depleção de magnésio, com o uso de anfotericina e em perdas gastrintestinais que podem acompanhar diarreia importante.

Quadro clínico

Arritmias cardíacas, fraqueza muscular, hiporreflexia, parestesias, paralisias, constipação intestinal, íleo e poliúria (por redução da capacidade de concentração renal). Nas hipopotassemias graves, pode ocorrer rabdomiólise. Alterações eletrocardiográficas incluem depressão da onda T, ondas U proeminentes, redução da voltagem do QRS e depressão do segmento ST.

Abordagem diagnóstica

A concentração urinária de potássio inferior a 20 mEq/ℓ em amostra única de urina sugere perda extrarrenal de potássio, enquanto concentração superior a 20 mEq/ℓ está associada à perda renal.

Tratamento

O tratamento consiste em corrigir a causa básica e administrar cloreto de potássio IV (20 a 40 mEq de cloreto de potássio [KCL] diluídos em 100 mℓ, durante 1 a 2 h).

Como hipopotassemia refratária ao tratamento frequentemente é secundária à hipomagnesemia, recomenda-se dosar o magnésio nesses casos e fazer a reposição quando indicada.

■ Hiperpotassemia

É definida como concentração plasmática de potássio superior a 5 mEq/ℓ, ocorre menos comumente do que hipopotassemia em pacientes submetidos à VM, sendo geralmente associada à insuficiência renal.

Etiologia

Resulta da redistribuição do potássio do espaço intracelular para o extracelular, redução da excreção renal e administração aumentada. As causas incluem acidose metabólica, síndrome da lise tumoral, rabdomiólise, uso de agentes betabloqueadores, inibidores da enzima conversora da angiotensina, trimetoprima, anti-inflamatórios e bloqueadores neuromusculares despolarizantes e insuficiência renal. Hipoaldosteronismo hiporreninêmico, geralmente associado a diabetes melito ou nefrite intersticial, deve ser considerado em pacientes com hiperpotassemia inexplicada.

Quadro clínico

Arritmias cardíacas são as manifestações mais comuns. Também podem ocorrer fraqueza muscular e paralisia flácida.

Abordagem diagnóstica

Em caso de hiperpotassemia, a excreção urinária de potássio deve ser superior a 100 mEq/dia. Se inferior, a causa mais provável da hiperpotassemia é a redução da eliminação de potássio pelos rins. Nesse caso, pode ajudar no diagnóstico o cálculo do gradiente transtubular de potássio (TTKG):

$$TTKG = K(u) \times Osm(p)/K(p) \times Osm(u)$$

Em que K (u) é o potássio urinário; Osm (p) indica a osmolaridade plasmática; K (p) se refere ao potássio plasmático; e Osm (u) é a osmolaridade urinária.

O valor de TTKG inferior a 4 é compatível com hipoaldosteronismo hiporreninêmico.

Tratamento

O tratamento depende da concentração plasmática de potássio e de alterações eletrocardiográficas. Geralmente, a hiperpotassemia leve (< 6,0 mEq/ℓ) não requer tratamento. Na hiperpotassemia moderada (6,0 a 6,5 mEq/ℓ), os pacientes devem receber uma combinação de diuréticos, glicoinsulinoterapia, agonistas beta-2 e resinas trocadoras de íons. Nas formas graves (> 6,5 mEq/ℓ ou alterações eletrocardiográficas), gliconato de cálcio está indicado e diálise deve ser considerada.

Distúrbios do magnésio

O magnésio é um cátion de distribuição predominantemente intracelular que participa de inúmeros processos fisiológicos. Ele modula a excreção renal de potássio e a síntese do paratormônio.[14-16]

■ Hipomagnesemia

É comum nos pacientes graves e está associada ao aumento da morbidade e mortalidade.

Etiologia

Hipomagnesemia geralmente resulta de perdas renais ou gastrintestinais de magnésio. Suas causas incluem diabetes melito, uso de diuréticos, anfotericina e minoglicosídeos, e diarreia.

Quadro clínico

As manifestações clínicas estão relacionadas com o aumento da excitabilidade neuromuscular, incluindo arritmias cardíacas, espasmos musculares, fraqueza muscular, tremores e crises convulsivas.

■ Hipopotassemia e hipocalcemia

Hipopotassemia e hipocalcemia também podem ocorrer.

Abordagem diagnóstica

Pode ser útil no diagnóstico diferencial da hipomagnesemia o cálculo da fração de eliminação do magnésio (FEmg):

$$FEmg = Mg(u) \times Cr(p)/Mg(p) \times Cr(u)$$

Em que Mg (u) indica o magnésio urinário; Cr (p) diz respeito à creatinina plasmática; Mg (p) é o magnésio plasmático; e Cr(u) se refere à creatinina urinária.

A FEmg superior a 2 em pacientes com função renal normal sugere perda renal de magnésio, enquanto FEmg inferior a 2 sugere perda extrarrenal de magnésio.

Tratamento

Em pacientes críticos, recomenda-se a administração por via intravenosa, na dose de 4 a 6 g, em 15 a 30 min.

■ Hipermagnesemia

Pouco comum nos pacientes críticos, é definida como concentração plasmática de magnésio superior a 2,6 mEq/ℓ.

Etiologia

Hipermagnesemia geralmente resulta de administração de magnésio e insuficiência renal.

Quadro clínico

As manifestações clínicas são secundárias à redução da excitabilidade neuromuscular e incluem arritmias, hipotensão arterial, depressão respiratória e redução dos reflexos profundos.

Abordagem diagnóstica

História de administração de magnésio e função renal.

Tratamento

Consiste na administração de diuréticos para eliminar o excesso de magnésio. Gliconato de cálcio pode ser útil para atenuar a toxicidade cardíaca.

Distúrbios do cálcio

O íon cálcio é fundamental para a função celular, participando especialmente em excitabilidade da membrana plasmática, produção de hormônios, coagulação sanguínea e contração muscular.

■ Hipocalcemia

É definida como concentração plasmática de cálcio inferior a 1,13 mMol/ℓ, é comum nos pacientes graves e está associada ao aumento da morbidade e mortalidade.

Etiologia

A hipocalcemia resulta de sepse, pancreatite aguda, rabdomiólise, síndrome da lise tumoral, embolia gordurosa e administração de fósforo.

Quadro clínico

As manifestações clínicas resultam do aumento da excitabilidade neuromuscular e incluem parestesias, fasciculações, espasmos musculares, redução da contratilidade cardíaca, hipotensão arterial, aumento do QT no eletrocardiograma, broncospasmo e laringospasmo.

Tratamento

Cálcio (Ca) IV, sob forma de gliconato ou cloreto de cálcio, deve ser administrado na hipocalcemia grave (Ca ionizado < 0,08 mMol/ℓ ou com sintomas). Recomenda-se administrar doses de 100 a 300 mg de cálcio (10 mℓ de gliconato de cálcio contém 90 mg de cálcio; 10 mℓ de cloreto de cálcio contém 272 mg de cálcio) em 50 a 100 mℓ de SG 5% IV, em 15 min.

■ Hipercalcemia

Menos comum que a hipocalcemia, e definida como Ca ionizado > 1,31 mMol/ℓ, é encontrada principalmente em pacientes oncológicos.

Etiologia

Resulta de câncer, hiperparatireoidismo, mieloma múltiplo, intoxicação por vitamina D, insuficiência suprarrenal, imobilização prolongada e doença de Paget. As duas causas mais frequentes são câncer e hiperparatireoidismo, sendo que a concentração plasmática de cálcio é mais elevada quando a causa é uma neoplasia.

Quadro clínico

As manifestações são decorrentes dos efeitos do cálcio nas membranas plasmáticas e incluem apatia, sonolência, coma, náuseas, vômitos, constipação intestinal e poliúria (redução da capacidade de concentração renal). O intervalo QT no eletrocardiograma está reduzido.

Abordagem diagnóstica

Após a confirmação da hipercalcemia, dosar paratormônio (PTH) (elevado no hiperparatireoidismo), 25-hidroxivitamina D (aumentado na intoxicação por vitamina D) e PTHrp (proteína relacionada ao hormônio da paratireoide) (elevado quando a hipercalcemia está associada a neoplasias) para fazer o diagnóstico da causa de hipercalcemia.

Tratamento

A hipercalcemia grave (Ca ionizado > 3,5 mMol/ℓ ou Ca > 14 mg/dℓ ou com sintomas) é uma urgência médica e deve ser tratada rapidamente. O tratamento inclui hidratação IV com soro fisiológico, de 200 a 300 mℓ/h, para induzir uma diurese de 100 a 150 mℓ/h, furosemida IV em pacientes com insuficiência cardíaca, insuficiência renal ou sobrecarga de volume, calcitonina 4 UI/kg por via subcutânea (SC), a cada 6 a 12 h, e ácido zoledrônico 4 mg IV, durante 15 min (ou pamidronato 60 a 90 mg IV, durante 2 h). A hidratação e o uso de calcitonina apresentam ação nas primeiras 24 h, enquanto o ácido zoledrônico e o pamidronato começam a agir após 2 a 4 dias. Corticoides podem ser usados quando a causa da hipercalcemia estiver associada a neoplasias, e diálise fica reservada apenas para casos muito graves ou refratários.

Distúrbios do fósforo

Na forma de ATP, o fósforo é uma importante fonte de energia para a função de células, tecidos e sistemas. Por participar da molécula de 2,3 DPF (difosfoglicerato), é um dos principais determinantes da afinidade entre hemoglobina e oxigênio e consequentemente da oxigenação tecidual. Níveis reduzidos de 2,3 DPG nas hemácias aumentam a afinidade entre hemoglobina e oxigênio, desviam a curva de dissociação da hemoglobina para a esquerda e reduzem a oferta tecidual de oxigênio. Por outro lado, níveis aumentados de 2,3 DPG nas hemácias reduzem a afinidade entre hemoglobina e oxigênio, desviam a curva de dissociação para a direita e aumentam a oferta tecidual de oxigênio. A sua distribuição é principalmente intracelular.

■ Hipofosfatemia

É comum no paciente crítico e está associada ao aumento da morbidade e mortalidade. Em caso de hipofosfatemia, os níveis intracelulares de ATP ficam reduzidos, podendo levar à disfunção celular.

Etiologia

Administração de glicose, síndrome da realimentação e alcalose metabólica produzem a entrada de fósforo das células através de mecanismos diferentes. A administração de glicose e a síndrome da realimentação estão associadas ao aumento na produção de insulina, hormônio que induz a entrada de glicose, potássio, fósforo e magnésio na célula. Na alcalose respiratória, ocorre aumento da velocidade da via glicolítica, com consequente consumo de fósforo e redução dos seus depósitos intracelulares e entrada de fósforo nas células.

Quadro clínico

Hipofosfatemia pode resultar de confusão mental, fraqueza muscular, insuficiência cardíaca, insuficiência respiratória, rabdomiólise, hemólise e disfunção de leucócitos e plaquetas. A hipofosfatemia grave pode precipitar insuficiência respiratória e dificuldade de desmame da VM por redução da força do diafragma secundária à diminuição do ATP muscular.[17,18]

Abordagem diagnóstica

Quanto ao cálculo da excreção do fósforo ($FEPO_4$):

$$[FEPO_4 = PO_4(u) \times Cr(p)/PO_4(p) \times Cr(u)]$$

Em que $PO_4(u)$ se refere ao fósforo urinário; $Cr(p)$ é a creatinina plasmática; $PO_4(p)$ indica o fósforo plasmático; e $Cr(u)$ consiste na creatinina urinária. A $FEPO_4$ superior a 5% sugere hiperparatireoidismo, enquanto a $FEPO_4$ inferior a 5% está associada à redução da absorção intestinal ou redistribuição interna do extra para o intracelular.

Tratamento

Consiste na reposição de fósforo sob a forma de fosfato de sódio ou de potássio (0,08 a 0,24 mMol/kg IV, em 3 h). A administração de fósforo pode produzir hipocalcemia.[19]

■ Hiperfosfatemia

Menos comum que a hipofosfatemia no paciente grave, está geralmente associada à insuficiência renal.

Etiologia

Pode resultar de insuficiência renal, rabdomiólise, síndrome da lise tumoral e excesso de administração de fósforo.

Quadro clínico

As manifestações clínicas são secundárias à hipocalcemia e podem incluir apatia, sonolência, coma, náuseas, vômitos, constipação intestinal e poliúria.

Abordagem diagnóstica

É fundamental avaliar a função renal, já que insuficiência renal é a causa mais importante de hiperfosfatemia.

Tratamento

O uso de quelantes intestinais do fósforo, como carbonato de cálcio, hidróxido de alumínio e hidrocloreto de sevelâmer (não contém alumínio e cálcio), é frequentemente a primeira opção terapêutica. Em casos selecionados, hidratação IV pode ser útil, por induzir fosfatúria e reduzir os níveis plasmáticos de fósforo. Quando a causa da hiperfosfatemia é insuficiência renal, hemodiálise é o tratamento de escolha.[20]

▶ Considerações finais

Distúrbios acidobásicos e dos eletrólitos são comuns no paciente crítico e estão associados a aumento da morbidade e mortalidade. O conhecimento das suas etiologias, fisiopatologias, quadros clínicos, abordagens diagnósticas e terapêuticas é importante para oferecermos o melhor cuidado ao nosso paciente.

▶ Referências bibliográficas

1. Alapat PM, Zimmerman JL. Acid-base disorders. In: O'Donnell, Nacul FE-editors (Eds.). Surgical Intensive Care Medicine. 2. ed. New York: Springer, 2010, pp. 75-84.
2. Nacul FE. Distúrbios do equilíbrio ácido-base. In: Guimaraes HP, Assunção MSC, Carvalho FB, Japiassu AM, Vers KN, Nacul FE, Reis HJL, Azevedo RP (Eds.). Manual de medicina intensiva. São Paulo: Atheneu, 2014, pp. 703-8.
3. Nacul FE, Neves MF. Distúrbios do equilíbrio ácido-base. In: Guimarães HP, Borges LAA, Assunção MSC, Reis HJL (Eds.). São Paulo: Atheneu, 2016, pp. 667-67.
4. Fencl V, Rossing T. Acid-base disorders in critical care medicine. Ann Rev Med. 1989;40:17-29.
5. Mizock B, Falk J. Lactic acidosis in critical illness. Critical Care Medicine. 199;20:80-3.
6. Bundgaard H, Kjeldsen K, Krabbe KS et al. Endotoxemia stimulates skeletal muscle Na^+-K^+-ATPase and raises blood lactate under aerobic conditions in humans. Am J Physiol Heart Circ Physiol. 2003;284:H1028-34.
7. Kraut JA, Madias NE. Lactic acidosis. N Engl J Med. 2014;371:2309-19.
8. Adrogue HJ, Madias NE. Management of life-threatening acid-base disorders. First of two parts. N Engl J Med. 1998;338:26-34.
9. Adrogue HJ, Madias NE. Management of life-threatening acid-base disorders. Second of two parts. N Engl J Med. 1998;338:107-11.
10. Kraut JA, Kurtz I. Treatment of acute non-anion gap metabolic acidosis. I. Clin Kidney J. 2015;8:93-9.
11. Kraut JA, Madias NE. Metabolic acidosis: Pathophysiology, diagnosis and management. Nat Rev Nephrol. 2010;6:274-85
12. Kraut JA. Treatment of acute acidaemia in the seriously ill patient: Should base be given? Anaesth Crit Care Pain Med. 2018;37:495-7.
13. Nacul FE, Vieira Jr JM. Disorders of electrolytes. In: O'Donnell JM, Nacul FE (Eds.). Surgical intensive care medicine. 3. ed. New York: Springer, 2016, pp. 539-51.
14. Lee JW. Fluid and electrolytes disturbances in critically ill patients. Electrolyte Blood Press. 2010;8:72-81.
15. Vieira Jr JM, Nacul FE. Distúrbios do magnésio. In: Guimaraes HP, Assunção MSC, Carvalho FB et al. (Eds.). Manual de medicina intensiva. São Paulo: Atheneu, 2014, pp. 767-75.
16. Hansen BA, Bruserud Ø. Hypomagnesemia in critically ill patients. J Intensive Care. 2018;27(6):21.
17. Lemon SJ, Zack SD, Voils SA. No difference in mechanical ventilation-free hours in critically ill patients who received intravenous, oral, or enteral phosphate replacement. J Crit Care. 2017 Jun;39:31-5.
18. Narayan A, Subramanian A. Severe hypophosphataemia: A rare cause of postoperative muscle weakness. BMJ Case Rep. 2018;bcr-2017-221193.
19. Miller CJ, Doepker BA, Springer AN, Exline MC, Phillips G, Murphy CV. Impact of serum phosphate in mechanically ventilated patients with severe sepsis and septic shock. J Intensive Care Med. 2018 Jan 1:885066618762753. doi: 10.1177/0885066618762753. Epub ahead of print.
20. Geerse DA, Bindels AJ, Kuiper MA, Roos AN, Spronk PE, Schultz MJ. Treatment of hypophosphatemia in the intensive care unit: A review. Crit Care. 2010;14(4):R147.

Métodos Dialíticos no Paciente sob Ventilação Mecânica

CAPÍTULO 87

Welder Zamoner ▪ Cibele Tais Puato de Almeida ▪ André Luís Balbi ▪ Daniela Ponce

▶ Introdução

A lesão renal aguda (LRA) é definida como uma redução abrupta e sustentada da função renal, resultando em acúmulo de resíduos nitrogenados e não nitrogenados. Estima-se que 36 a 67% dos pacientes criticamente enfermos apresentam um episódio de LRA durante o curso de sua doença, com mortalidade hospitalar de cerca de 50%. Dos pacientes admitidos em unidade de terapia intensiva (UTI) que desenvolvem LRA, cerca de 13% necessitam de suporte renal agudo (SRA), com mortalidade podendo alcançar 80%.[1-8]

A piora da função renal pode ser definida, de acordo com os critérios mais atuais para LRA, pelo Kidney Disease Improving Global Outcomes (KDIGO),[9] como aumento maior que 0,3 mg/dℓ na creatinina basal em 48 h; aumento 1,5 vez a creatinina basal em até 7 dias; e/ou redução do débito urinário para < 0,5 mℓ/kg/h em 6 h.

Os pacientes com diagnóstico de LRA podem ainda ser classificados em três estágios, com diferentes prognósticos, a depender da proporção de aumento do valor de creatinina (Cr) em relação ao basal ou de redução do débito urinário (DU):[9]

- *Estágio I*: aumento da Cr sérica em até 200% do valor basal ou DU < 0,5 mℓ/kg/h por 6 a 12 h
- *Estágio II*: aumento da Cr sérica de 200 a 300% ou DU < 0,5 mℓ/kg/h por 12 a 24 h
- *Estágio III*: aumento da Cr sérica maior que 300% ou aumento de 0,5 mg/dℓ se Cr basal > que 4,0 ou DU < 0,3 mℓ/kg/h por mais de 24 h ou anúria por 12 h ou necessidade de SRA.

Entretanto, a LRA não corresponde apenas a uma elevação nos níveis de escórias nitrogenadas, sendo considerada uma síndrome clínica com repercussão multiorgânica.[4-7] No que diz respeito às complicações respiratórias, estão relacionadas com fatores inflamatórios e toxinas urêmicas envolvidas na fisiopatologia da LRA, além de distúrbio acidobásico e retenção hídrica.[10-16]

Pulmões e rins mantêm o equilíbrio acidobásico através da regulação da pressão parcial de gás carbônico ($PaCO_2$) e da concentração de bicarbonato, respectivamente. Na maioria dos pacientes com LRA, ocorre acidose metabólica, levando à maior demanda ventilatória por meio da compensação respiratória, podendo surgir rompimento da relação entre a necessidade ventilatória e a capacidade do paciente.[11] Harper et al.[17,18] encontraram aumento significativo na permeabilidade vascular dos pacientes em estado urêmico, o que poderia levar ao extravasamento de líquidos e edema, sendo capaz de afetar a expansão pulmonar.

O edema pulmonar ocorre quando o líquido dos capilares pulmonares acumula-se no interstício e/ou espaço alveolar secundário ao aumento da pressão hidrostática dentro dos capilares ou por mecanismos anormais de depuração alveolar.[15,16] Os efeitos restritivos do edema pulmonar intersticial e alveolar aumentam o trabalho da respiração espontânea e podem contribuir para o desenvolvimento de insuficiência respiratória aguda, com necessidade de ventilação mecânica invasiva (VMI), sendo esta um preditor independente de mortalidade na LRA. Vieira et al.[19] observaram que a capacidade de desmame ventilatório em pacientes com LRA também é prejudicada. Além disso, pacientes com LRA têm risco duas vezes maior de necessitar de suporte ventilatório do que pacientes sem LRA, havendo maior impacto nos pacientes dialíticos.[15]

A própria ventilação mecânica (VM) pode alterar a perfusão renal por meio de mecanismos que incluem redução do débito cardíaco, redistribuição do fluxo intrarrenal, estimulação de vias hormonais e simpáticas e liberação de mediadores inflamatórios[10-12]. Imai et al.[20] demonstraram que uma estratégia ventilatória não protetora (sem limitação das pressões inspiratórias e do volume corrente e com uso inadequado de pressão positiva expiratória final) aumentou a apoptose de células epiteliais renais e elevou os níveis de marcadores bioquímicos de disfunção renal.

A lesão pulmonar aguda (LPA) e a LRA, portanto, frequentemente coexistem em um ambiente de terapia intensiva, e esta combinação está associada à maior mortalidade. A Figura 87.1 mostra as interações rim-pulmão durante episódio de LRA.

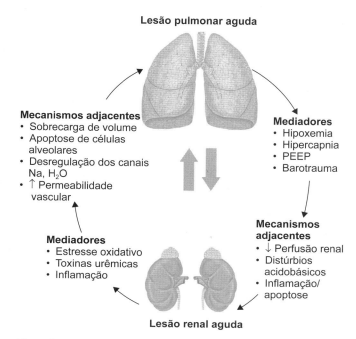

Figura 87.1 ▪ Interações rim-pulmão durante lesão renal aguda (LRA).

▶ Implicações dos métodos dialíticos na função respiratória dos pacientes com lesão renal aguda

A indicação do SRA nos pacientes com LRA é baseada em critérios de urgência dialítica: acidose metabólica, distúrbios eletrolíticos ou hipervolemia refratários, intoxicações exógenas por fármacos removidos pela diálise e/ou síndrome urêmica; e quando existe um *gap* entre a demanda do paciente e sua capacidade renal.[21] O SRA pode ser realizado de modo intermitente ou contínuo, incluindo as hemodiálises convencional e prolongada, diálise peritoneal e as terapias venovenosas contínuas. Não há consenso na literatura sobre o melhor método de diálise para o paciente com LRA, já que não existem evidências da superioridade/inferioridade de qualquer um dos métodos desde que sejam respeitadas as indicações e contraindicações de cada um deles, devendo a escolha ser baseada na disponibilidade de recursos, experiência do centro e condição clínica do paciente no momento da indicação.[21]

As Figuras 87.2 e 87.3 mostram, respectivamente, o conceito do *gap* demanda *versus* capacidade para a indicação do SRA na LRA e a escolha do método dialítico.

Diálise peritoneal

A diálise peritoneal (DP) pode levar a alterações respiratórias relacionadas principalmente com o aumento da pressão intra-abdominal (PIA). Após a infusão do dialisato, ocorre aumento da PIA com elevação e hipomobilidade diafragmática, além de disfunção dos músculos respiratórios, em razão das alterações em sua relação força-comprimento. Quando há aumento da PIA e da pressão diafragmática, consequentemente a pressão pleural é alterada, levando a uma diminuição da complacência pulmonar e da capacidade pulmonar total (CPT) como um todo,[22] além da diminuição das pressões inspiratórias e expiratórias e da capacidade residual funcional (CRF).[23-25] Um valor de PIA considerado normal para indivíduos hígidos, em respiração espontânea, varia de subatmosférica a 0 mmHg. Em pacientes graves, internados em UTI, é tolerado um valor maior, entre 5 e 7 mmHg.[26]

Pelosi et al.,[27] em modelo experimental com LPA, relataram que uma PIA de 12 mmHg é suficiente para causar importante diminuição na complacência pulmonar. Em um modelo experimental de LPA, o edema pulmonar aumentou em duas vezes o seu valor, com a aplicação de uma PIA de 15 mmHg.[28] Histologicamente são observadas grandes placas de atelectasia nos lobos pulmonares inferiores com a aplicação de uma PIA de 30 mmHg.[29] A PIA aumentada leva à ativação de neutrófilos, com aumento do infiltrado inflamatório pulmonar e de edema alveolar. Ambos, aumento das áreas de atelectasia e formação de edema, são importantes causas de diminuição da complacência pulmonar.[30]

A cavidade abdominal tem grande importância na função dos músculos do sistema respiratório e, como consequência da administração de líquidos intraperitoneais, podem ocorrer deslocamento da parede abdominal e alongamento da musculatura. Isso acarreta alterações na relação força-comprimento dos músculos e, consequentemente, diminuição das pressões inspiratória e expiratória máximas.[24,31] Siafakas et al.[31] mostraram que ambas as pressões são reduzidas durante a DP, voltando ao normal após a drenagem do dialisato. No entanto, essas alterações referem-se a pacientes com doença renal crônica, submetidos à DP ambulatorial contínua.

Sugere-se que a DP possa levar à redução da CRF. Esta, quando reduzida, pode ocasionar o colapso de pequenas vias aéreas e consequente diminuição na relação ventilação-perfusão, culminando em hipoxemia arterial.[25] No entanto, Sagy e Silver[32] encontraram aumento da relação pressão parcial de oxigênio (PaO_2)/fração inspirada de oxigênio (FIO_2) com a utilização da DP em pacientes pediátricos com LRA.

Almeida et al.,[33] em uma coorte prospectiva unicêntrica, avaliaram 20 pacientes em VM, com LRA, durante 44 sessões de DP de alto volume, com prescrição de diálise automatizada, por 24 h, Kt/V prescrito de 0,6/sessão e volume total de dialisato entre 36 e 44 ℓ (2 ℓ/ciclo). Observe que Kt/V corresponde ao número usado para quantificar a adequação do tratamento à hemodiálise e à diálise peritoneal, em que: K = depuração dialítica da ureia, t = tempo de diálise e V = volume de distribuição de ureia. Foram avaliadas PIA, mecânica respiratória e oxigenação em cinco diferentes momentos, durante 3 dias de diálise. Assim, após 3 sessões de DP de alto volume, a complacência respiratória aumentou significativamente e a resistência pulmonar permaneceu estável. Houve elevação discreta na PIA após a primeira infusão, com diminuição subsequente ao longo dos demais ciclos, retornando aos valores basais após a terceira sessão de diálise. Houve aumento progressivo na relação PaO_2/FIO_2 após a primeira sessão, concomitantemente com elevação da ultrafiltração e redução do balanço hídrico. Não houve mudança nos resultados após ajuste para presença ou ausência de doença pulmonar obstrutiva crônica (DPOC), infecção pulmonar e tempo de VMI. Houve ainda controle dos níveis de ureia e creatinina após as 3 sessões de diálise.

Da mesma maneira, Werner et al.,[34] avaliando 32 crianças com LRA submetidas à DP, encontraram redução da pressão média de vias aéreas, sugerindo melhora da mecânica ventilatória.

O Quadro 87.1 mostra a evolução dos parâmetros da mecânica ventilatória dos pacientes com LRA tratados por DP de alto volume.

Hemodiálise

A hemodiálise (HD) também pode influenciar a função respiratória, principalmente quando se utilizam membranas não biocompatíveis. O contato entre o sangue e o circuito extracorpóreo pode levar a uma estimulação de neutrófilos, que causa acúmulo dessas células nos pulmões e, consequentemente, hipoxia.[15-16] No entanto, atualmente esse inconveniente foi corrigido com membranas mais biocompatíveis, como a polisulfona.[13]

Além disso, a hipoxemia pode ser explicada por diminuição da ventilação alveolar em resposta à difusão de gás carbônico (CO_2) dentro do dialisato. Ocorre redução do conteúdo de CO_2 no sangue venoso e, consequentemente, diminuição do estímulo ventilatório central e da ventilação-minuto. Como a ventilação alveolar diminui e a extração de oxigênio (O_2) permanece a mesma, a PaO_2 também diminui,[15,16] podendo chegar ao menor valor após 30 a 60 min do início da HD, retornando aos níveis de pré-diálise no término do procedimento.[15,16]

Por outro lado, os métodos dialíticos poderiam melhorar a função pulmonar por meio de correção de distúrbios eletrolíticos, retirada de volume, mediadores inflamatórios e toxinas urêmicas.[17,18,35,36] Estudos clínicos associam balanço hídrico positivo a um pior prognóstico pulmonar.[35-37]

Lopes et al.[38] avaliaram 80 pacientes com LRA e doença renal crônica (DRC) e observaram um aumento da complacência estática (Cest) após a HD. Esse comportamento foi justificado em razão da ocorrência de redistribuição da ventilação pulmonar após a retirada de volume pela ultrafiltração.

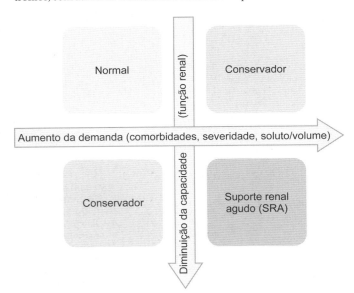

Figura 87.2 ▪ Conceito do *gap* demanda-capacidade para a indicação do suporte renal agudo (SRA). (Adaptada de Annigeri et al., 2017.)[21]

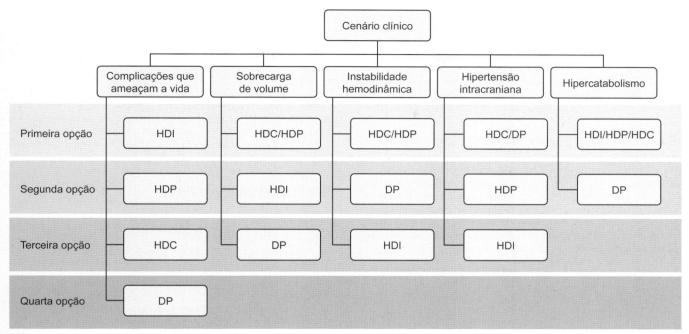

Figura 87.3 ■ Escolha do método de diálise na lesão renal aguda (LRA), segundo as condições clínicas. HDI: hemodiálise convencional intermitente; HDC: hemodiálise contínua; HDP: hemodiálise intermitente prolongada; DP: diálise peritoneal. (Adaptada de Annigeri et al., 2017.)[21]

Quadro 87.1 ■ Mecânica respiratória dos pacientes com LRA tratados por diálise peritoneal.

	M0	M1	M2	M3	M4
Cest (mℓ/cmH₂O)	36 ± 14,7	33,2 ± 13,8	38,9 ± 13,4	40,4 ± 13,5	53,3 ± 22[a]
Rsr (cmH₂O/ℓ/s)	10,1 ± 5,3	12,4 ± 8,7	12,9 ± 8,2	11,5 ± 5,8	14,5 ± 6,8[a]
PIA	8,3 ± 4,4	12,6 ± 6,3[b]	10,2 ± 5,9	9 ± 4,2	8,2 ± 4,9
PaO₂/FIO₂	239 ± 84	–	239 ± 74	231 ± 78	266 ± 88[a]
FIO₂	39 ± 11	–	39 ± 10	41 ± 15	34 ± 8[a]

Dados expressos em média e desvio padrão. Cest: complacência estática; Rsr: resistência do sistema respiratório; PIA: pressão intra-abdominal; FIO₂: fração inspirada de oxigênio; LRA: lesão renal aguda; DP: diálise peritoneal. [a] ≠ M0, M1, M2, M3; [b] ≠ M0, M3, M4. Adaptado de Almeida et al., 2014.[33]

Huang et al.[39] avaliaram 14 pacientes com LRA e DRC em VM e observaram melhora em parâmetros de mecânica respiratória, tais como resistência do sistema respiratório (Rsr) e complacência dinâmica (Cdin), atribuindo tais resultados à ultrafiltração alcançada. Chen et al.,[40] em avaliação de 14 pacientes com LRA e DRC, observaram melhora da Rsr relacionada com a perda volêmica (r = 0,71; p < 0,005). Os autores sugeriram que o balanço negativo produzido pela HD poderia levar à diminuição do edema peribrônquico.

Steinhorst et al.[41] avaliaram a influência da HD na mecânica respiratória de pacientes com LRA e DRC sob VMI e não encontraram nenhuma alteração significativa no período de 4 h de uma única sessão de diálise. Em contrapartida, observaram que houve uma relação significativa entre a melhora da Cdin com a diminuição da creatinina plasmática, sugerindo que a retirada de toxinas urêmicas durante a HD poderia ser capaz de melhorar a mecânica respiratória.

Honore et al.[42] avaliaram os efeitos da hemofiltração de alto volume em pacientes com choque séptico e encontraram melhores resultados, por exemplo, na saturação do sangue venoso misto e na entrega de O₂ aos tecidos no grupo em hemofiltração venovenosa contínua.

Almeida et al.[43] avaliaram a mecânica respiratória em seis momentos distintos das 3 primeiras sessões de HD de 94 pacientes com LRA, totalizando 234 sessões analisadas, sendo 57% delas prolongadas e 43% convencionais, e encontraram melhora na mecânica ventilatória mostrada pelo aumento progressivo da complacência pulmonar e melhora da oxigenação associadas à remoção de fluidos, com redução da pressão hidrostática vascular pulmonar, após 3 dias de diálise diária.

O Quadro 87.2 mostra a evolução dos parâmetros da mecânica ventilatória dos pacientes com LRA tratados por DP de alto volume.

No entanto, Hoste et al.[44] avaliaram uma única sessão, de 24 h, de hemodiálise venovenosa contínua, em pacientes com LRA e LPA associadas, não encontrando alterações significativas na mecânica ventilatória. Apesar disso, a relação PaO₂/FIO₂ apresentou tendência à melhora, com 20% de aumento durante a terapia, sem diferença estatística.

É provável também que a retirada de mediadores inflamatórios durante a HD possa ter influência sobre a função respiratória. As interleucinas 6 e 8 parecem ter um papel fundamental no desenvolvimento da LPA, e seu peso molecular (21 kDa e 8 kDa, respectivamente) está abaixo do ponto de corte dos filtros da HD. Em modelo experimental com LPA,[45] a hemofiltração promoveu melhora da oxigenação e da função pulmonar, independentemente da retirada de líquidos. Su et al.,[46] em modelo experimental, encontraram diminuição na pressão arterial pulmonar (9 a 10 mmHg) após 4 h de hemofiltração, além de diminuição significativa das interleucinas 6 e 8 no plasma. Houve ainda diminuição da concentração de albumina no lavado broncoalveolar no mesmo grupo, sugerindo que a retirada de mediadores inflamatórios pela HD leva à diminuição da permeabilidade vascular pulmonar e, com isso, à diminuição da inflamação tecidual e do edema pulmonar.

Com base nessa hipótese, estudos clínicos com a utilização da HD no tratamento de pacientes com sepse têm sido realizados. Piccinni et al.[47] avaliaram retrospectivamente 80 casos de pacientes com choque séptico associados à síndrome do desconforto respiratório agudo (SDRA). Eles compararam 40 indivíduos que receberam hemofiltração

Quadro 87.2 ■ Mecânica respiratória dos pacientes com LRA tratados por HD.

	M1	M2	M3	M4	M5	M6
Cest (mℓ/cmH₂O)	39,4 ± 21,4	42,2 ± 19	39,9 ± 19	45,4 ± 18	45,3 ± 21	55,5 ± 25,2[a]
Rsr (cmH₂O/ℓ/s)	11,1 ± 6,3	10,4 ± 6,7	11,2 ± 5,2	9,5 ± 5	11,5 ± 5,8	8,8 ± 4,2[a]

Dados expressos em média e desvio padrão. Cest: complacência estática; Rsr: resistência do sistema respiratório; LRA: lesão renal aguda; HD: hemodiálise. [a] ≠ M1, M2, M3, M4 e M5. Adaptado de Almeida et al., 2018.[43]

isovolêmica precoce com 40 indivíduos que receberam o tratamento convencional e observaram que o grupo que recebeu hemofiltração aumentou significativamente a relação PaO$_2$/FIO$_2$, refletindo melhora da oxigenação. Os resultados desse estudo poderiam ser, pelo menos parcialmente, atribuídos ao controle do volume-minuto dos pacientes avaliados. No entanto, Huang et al.[39] avaliaram pacientes sob suporte ventilatório parcial, no modo pressão de suporte, e encontraram estabilidade no padrão respiratório sem hipoventilação ou hipoxemia arterial durante a HD.

▶ Efeito da diálise peritoneal *versus* hemodiálise na mecânica respiratória

Almeida et al.[48] compararam, em uma coorte prospectiva, 154 pacientes, 37 em DP e 94 em HD de modo não randomizado, mostrando melhora na mecânica respiratória e oxigenação durante o tratamento dialítico nos dois grupos. Não houve diferença entre os grupos quanto à complacência pulmonar e ao índice de oxigenação, porém houve diferença quanto à resistência do sistema respiratório, a qual foi menor nos pacientes submetidos à HD.

Os Quadros 87.3 a 87.5 mostram a evolução dos parâmetros da mecânica ventilatória dos pacientes com LRA tratados por DP de alto volume e HD.

Quadro 87.3 ■ Complacência pulmonar dos pacientes com IRA tratados por DP e HD.

Grupo	Dia	Complacência estática	Grupo	Dia	Complacência estática	p
DP	1	42,8 ± 17,2	HD	1	42 ± 19	0,8
DP	2	48 ± 19	HD	2	45 ± 18,5	0,46
DP	3	57,1 ± 18,3[a]	HD	3	56 ± 24,8[a]	0,83

Dados expressos em média e desvio padrão. DP: diálise peritoneal; HD: hemodiálise. [a] ≠ D1, D2. Adaptado de Almeida et al., 2018.[48]

Quadro 87.4 ■ Resistência do sistema respiratório dos pacientes com LRA tratados por DP e HD.

Grupo	Dia	Resistência do sistema respiratório	Grupo	Dia	Resistência do sistema respiratório	p
DP	1	13,3 ± 7,2	HD	1	10,5 ± 6,8	0,03
DP	2	13,5 ± 10,3	HD	2	10 ± 4,9	0,03
DP	3	11,1 ± 5,9[a]	HD	3	8,9 ± 4,2[a]	0,07

Dados expressos em média e desvio padrão. DP: diálise peritoneal; HD: hemodiálise. [a] ≠ D1, D2. Adaptado de Almeida et al., 2018.[48]

Quadro 87.5 ■ Resistência do sistema respiratório dos pacientes com LRA tratados por DP e HD.

Grupo	Dia	IO	Grupo	Dia	IO	p
DP	1	260 ± 119	HD	1	2.280 ± 85	0,16
DP	2	252 ± 87,1	HD	2	257 ± 84	0,84
DP	3	287 ± 88,4[a]	HD	3	312 ± 111,5[a]	0,38

Dados expressos em média e desvio padrão. IO: PaO$_2$/FIO$_2$; DP: diálise peritoneal; HD: hemodiálise; LRA: lesão renal aguda; DP: diálise peritoneal. [a] ≠ D1, D2. Adaptado de Almeida et al., 2018.[48]

▶ Considerações finais

Apesar dos avanços tecnológicos, a mortalidade da LRA permanece elevada, principalmente quando associada à disfunção de órgãos distantes. As complicações respiratórias são particularmente comuns nesses pacientes e podem alterar adversamente o prognóstico. Dentre as complicações respiratórias, predominam as resultantes do edema pulmonar, mas também podem estar relacionadas com a ação inflamatória de toxinas urêmicas e citocinas.

Os métodos dialíticos utilizados no tratamento dos pacientes com LRA, como a HD e a DP, podem afetar a função pulmonar. Em relação à DP, estudos avaliando a função respiratória de pacientes com LRA são muito escassos e de difícil comparação, pela diferença metodológica. Considerando os dados mais consistentes, sugere-se melhora da mecânica respiratória e da oxigenação. Estudos clínicos e experimentais também mostram melhora da mecânica pulmonar e da oxigenação após a HD.

A avaliação sequencial da resposta ventilatória com o tratamento dialítico sugere indicadores sobre a progressão da doença e permite o ajuste adequado dos parâmetros ventilatórios, respeitando os limites fisiológicos, com o intuito de aperfeiçoar a assistência, facilitar a sincronia do paciente com o respirador, auxiliar no programa de retirada da VM e proporcionar melhor qualidade de vida aos pacientes.

▶ Referências bibliográficas

1. Hoste et al. Epidemiology of acute kidney injury in critically ill patients: The multinational AKI-EPI study. Intensive Care Med. 2015;41(8):1411-23. doi: 10.1007/s00134-015-3934-7.
2. Case J, Khan S, Khalid R, Khan A. Epidemiology of acute kidney injury in intensive care medicine. Crit Care Res Pract. 2013;1:1-10. doi: 10.1155/2013/479730.
3. Lameire N, Biensen WV, Vanholder R. Acute renal failure. Lancet. 2005;365:417-30. doi: 10.1016/S0140-6736(05)17831-3.
4. Dennen P, Douglas IS, Anderson R. Acute Kidney Injury in the intensive care unit: An update and primer for the intensivist. Crit Care Med. 2010; 38(1):268-75. doi: 10.1097/CCM.0b013e3181bfb0b5.
5. Uchino et al. Acute renal failure in critically ill patients: A multinational, multicenter study. JAMA. 2005;294(7):813-18. doi: 10.1001/jama.294.7.813.
6. Balbi AL, Gabriel DP, Barsante RC, Caramori JT, Martin LC, Barretti P. Mortalidade e prognóstico específico em pacientes com insuficiência renal aguda. Rev Assoc Med Bras. 2005;(6):318-22.
7. Mehta RL et al. Acute Kidney Injury Network (AKIN): Report of an initiative to improve outcomes in acute kidney injury. Crit Care. 2007;11(2):31-8. doi: 10.1186/cc5713.
8. Nin N et al. Early and small changes in serum creatinine concentrations are associated with mortality in mechanically ventilated patients. Shock. 2010;34(2):109-16. doi: 10.1097/SHK.0b013e3181 d671a6.
9. Kidney Disease: Improving Global Outcomes (KDIGO) Acute Kidney Injury Work Group. KDIGO clinical practice guideline for acute kidney injury. Kidney Int Suppl. 2012;2:1-138. doi:10.1038/kisup. 2012.1.
10. Kuiper JW, Groeneveld J, Slutsky AS, Plötz FB. Mechanical ventilation and acute renal failure. Crit Care Med. 2005;33(6):1408-15. PMID: 15942363.
11. Ricci Z, Ronco C. Pulmonary/renal interaction. Curr Opin Crit Care. 2010;16(1):13-8. doi: 10.1097/MCC.0b013e328334b13b.
12. Koyner JL, Murray PT. Mechanical ventilation and lung-kidney interactions. Clin J Am Soc Nephrol. 2008;3(2):562-70. doi: 10.2215/CJN.03090707.
13. Pannu N, Mehta RL. Mechanical ventilation and renal function: an area for concern? Am J Kidney Dis. 2002;39(3):616-24. doi: 10.1053/ajkd.2002.31419.
14. Koyner JL, Murray PT. Mechanical ventilation and the kidney. Blood Purif. 2010;29(1):52-68. doi: 10.1159/000259585.
15. Faubel S. Pulmonary complications after acute kidney injury. Adv Chronic Kidney Dis. 2008;15(3):284-96. doi: 10.1053/j.ackd.2008.04.008.
16. Pierson DJ. Respiratory considerations in the patient with renal failure. Resp Care. 2006;51(4):413-22. PMID:16563195.
17. Harper SJ, Bates DO. Endothelial permeability in uremia. Kidney Int. 2003;63(84):S41-S44. doi: 10.1046/j.1523-1755.63.s84.15.x.
18. Harper SJ, Tomson CRV, Bates DO. Human uremic plasma increases microvascular permeability to water and protein in vivo. Kidney Int. 2002;61(4):1416-22. doi: 10.1046/j.1523-1755.2002.00252.x.
19. Vieira JM, Castro I, Curvello Neto A et al. Effect of acute kidney injury on weaning from mechanical ventilation in critically ill patients. Crit Care Med. 2007;35(1):184-91. doi: 10.1097/01.CCM.0000249828.81705.65.
20. Imai Y, Parodo J, Kajikawa O et al. Injurious mechanical ventilation and end-organ dysfunction in an experimental model of acute respiratory distress syndrome. JAMA. 2003;289(16):104-12. doi: 10.1001/jama.289.16.2104.
21. Annigeri RA, Ostermann M, Tolwani A et al. Renal support for acute kidney injury in the developing world. Kidney Int Rep. 2017;2(4):559-78. doi: 10.1016/j.ekir.2017.04.006.
22. Torquato JA, Lucato JJJ, Antunes T, Barbas CV. Interaction between intra-abdominal pressure and positive-end expiratory pressure. Clinics. 2009;64(2):105-12. PMID:19219315.

23. Gavelli G, Zompatori. Thoracic complications in uremic patients and in patients undergoing dialytic treatment: State of the art. Eur Radiol. 1997;7(5):708-17. doi: 10.1007/BF02742931.
24. Hughes GC, Ketchersid TL, Lenzen JM, Lowe JE. Thoracic complications of peritoneal dialysis. Ann Thorac Surg. 1999;67:1518-22. doi: 10.1016/S0003-4975(99)00178-2.
25. Mahale AS, Katyal A, Khanna R. Complications of peritoneal dialysis related to increased intra-abdominal pressure. Adv Perit Dial. 2003;19:130-5. PMID: 14763049.
26. Cheatham ML, Malbrain MLNG, Kirkpatrick A et al. Results from the International Conference of Experts on Intra-abdominal Hypertension and Abdominal Compartment Syndrome. II. Recommendations. Intensive Care Med. 2007;33(6):951-62. doi: 10.1007/s00134-007-0592-4.
27. Pelosi P, Quintel M, Malbrain MLNG. Effect of intra-abdominal pressure on respiratory mechanics. Acta Clin Belg. 2007;62(1):78-88. PMID: 17469705.
28. Quintel M, Pelosi P, Caironi P et al. An increase of abdominal pressure increases pulmonary edema in oleic acid induced lung injury. Am J Respir Crit Care Med. 2004;169(4):534-41. doi: 10.1164/rccm.200209-1060OC.
29. Toens CH, Schachtrupp A, Hoer J et al. Porcine model of abdominal compartment syndrome. Shock. 2002;18(4):37-45. PMID:12392274.
30. Resende-Neto JB, Moore EE, Melo de Andrade MV et al. Systemic inflammatory response secondary to abdominal compartment syndrome: Stage for multiple organ failure. J Trauma. 2002;53(6):1121-8. doi: 10.1097/01.TA.0000033762.65011.C0.
31. Siafakas NM, Argyrakopoulos T, Andreopoulos K et al. Respiratory muscle strength during continuous ambulatory peritoneal dialysis (CAPD). Eur Respir J. 1995;8(1):109-13. PMID:7744176.
32. Sagy M, Silver P. Continuous flow peritoneal dialysis as a method to treat severe anasarca in children with acute respiratory distress syndrome. Crit Care Med. 1999;27(11):2532-6. PMID:10579276.
33. Almeida CP, Ponce D, De Marchi AC, Balbi AL. Effect of peritoneal dialysis on respiratory mechanics in acute kidney injury patients. Perit Dial Int. 2014;34(5):544-9. doi: 10.3747/pdi.2013.00092.
34. Werner HA, Wensley DF, Lirenman DS et al. Peritoneal dialysis in children after cardiopulmonary bypass. J Thorac Cardiovasc Surg. 1997;113:64-70. doi: 10.1016/S0022-5223(97)70400-8.
35. Lewis CA, Martin GS. Understanding and managing fluid balance in patients with acute lung injury. Curr Opin Crit Care. 2004;10(1):13-7. PMID:15166844.
36. Prowle JR, Echeverri JE, Ligabo EV et al. Fluid balance and acute kidney injury. Nat Rev Nephrol. 2010;6(2):107-15. doi: 10.1038/nrneph.2009.213.
37. Payen D, Pont AC, Sakr Y et al. A positive fluid balance is associated with a worse outcome in patients with acute renal failure. Crit Care. 2008;12(3):74-80. doi: 10.1186/cc6916.
38. Lopes FM, Ferreira JR, Flores DG. Impacto da terapia renal substitutiva na função respiratória de pacientes sob ventilação mecânica. Rev Bras Ter Intensiva. 2013;25(3):1-10. doi: 10.5935/0103-507X.20130044.
39. Huang CC et al. Respiratory drive and pulmonary mechanics during hemodialysis with ultrafiltration in ventilated patients. Anaesth Intens Care. 1997;25(5):464-70. PMID:9352756.
40. Chen HY et al. Respiratory mechanics before and after hemodialysis in mechanically ventilated patients.1998;97(4):271-7. PMID:9585679.
41. Steinhorst RC, Vieira JM, Abdulkader RCRM. Acute effects of intermittent hemodialysis and sustained low-efficiency hemodialysis (SLED) on the pulmonary function of patients under mechanical ventilation. Renal Fail. 2007;29(3):341-5. doi: 10.1080/08860220701389922.
42. Honore PM, Jamez J, Wauthier M et al. Prospective evaluation of short term, high-volume isovolemic hemofiltration on the hemodynamic course and outcome in patients intractable circulatory failure resulting from septic shock. Crit Care Med. 2000;28(11):3581-8. doi: 10.1097/00003246-200011000-00001.
43. Almeida CP, Ponce D, Balbi AL. Effect of hemodialysis on respiratory mechanics in acute kidney injury patients. Hemodialysis International. 2018;5. doi: 10.1111/hdi.12684.
44. Hoste EAJ, Vanholder RC, Lameire NH et al. No early respiratory benefit with CVVHDF in patients with acute renal failure and acute lung injury. Nephrol Dial Transplant. 2002;17(12):2153-8. PMID:12454226.
45. Ullrich R, Roeder G, Lorber C et al. Continuous venovenous hemofiltration improves arterial oxygenation in endotoxin-induced lung injury in pigs. Anesth. 2001;95(2):428-36. PMID:11506117.
46. Su X, Chunxue B, Qunying H et al. Effect of continuous hemofiltration on hemodynamics, lung inflammation and pulmonary edema in canine model of acute lung injury. Intensive Care Med. 2003;29(11):2034-42. doi: 10.1007/s00134-003-2017-3.
47. Piccinni P, Dan M, Barbacini S et al. Early isovolaemic hemofiltration in oliguric patients with septic shock. Intensive Care Med. 2006;32(1):80-6. doi: 10.1007/s00134-005-2815-x.
48. Almeida CP, Balbi AL, Ponce D. Effect of peritoneal dialysis vs. hemodialysis on respiratory mechanics in acute kidney injury patients. Clin Exper Nephrology. 2018;22(6):1420-6. doi: 10.1007/s10157-018-1598-7.

Qualidade do Sono na Unidade de Terapia Intensiva

CAPÍTULO 88

Ricardo Delduque

▶ Introdução

O sono é um processo complexo influenciado por fatores ambientais e biológicos, sendo regulado por processos homeostáticos e circadianos. Apesar de ocupar 1/3 do tempo de vida das pessoas, sua função fisiológica exata não é totalmente conhecida.

O sono é essencial para a conservação de energia e recuperação cerebral, porém, em unidade de terapia intensiva (UTI), devido principalmente aos cuidados multiprofissionais no período de 24 h, existe grande propensão à privação do sono.[1] Tal privação é associada ao comprometimento cognitivo, variando de apatia até *delirium*, aumentando o risco de mortalidade.[2] Além disso, essa privação também está relacionada com disfunção da imunidade, favorecendo o aparecimento de infecções e prejuízo na cicatrização de feridas.

▶ Estágios do sono

O sono dos humanos é constituído de duas fases: sono NREM e o sono REM (movimento rápido dos olhos).[3]

O sono NREM é dividido em três estágios:

- N1 – estágio de transição vigília/sono, inicia 10 a 30 min após a pessoa tentar dormir e ocupa 2 a 5% do tempo total do sono. É o estágio mais superficial do sono e o aumento da quantidade deste estágio sugere fragmentação do sono (vários microdespertares) por algum distúrbio do sono. As ondas eletroencefalográficas são rápidas e de pequena amplitude
- N2 – este estágio compreende 40 a 55% do tempo total do sono; as ondas de eletroencefalograma (EEG) se tornam mais lentas e maiores
- N3 – é o estágio de sono mais profundo e repousante, ocupando até 20% do tempo total de sono, também chamado de *sono de ondas lentas*. Esse estágio predomina no primeiro terço da noite e vai reduzindo com o avançar da idade.

O sono REM apresenta ondas de EEG parecidas com as ondas da vigília, porém a atividade muscular é muito reduzida. É caracterizado por inibição de neurônios motores espinais, levando à atonia muscular (REM tônico), intercalado por disparos intermitentes de movimentos rápidos dos olhos e espasmos musculares distais (REM fásico). É o estágio mais restaurador e de onde surgem os sonhos. O primeiro sono REM surge de 70 a 90 min após o início do sono, com o primeiro sono REM durando alguns minutos. Intercala com o sono NREM a cada 90 min e ocupa aproximadamente 20% do tempo total de sono. É o estágio com maior instabilidade cardiorrespiratória. Durante os disparos dos movimentos rápidos dos olhos, podem surgir aumento de pressão arterial, isquemias cardíaca e cerebral, arritmias cardíacas, além de mudanças súbitas de frequências cardíaca e respiratória. As apneias obstrutivas predominam no sono REM.

▶ Ferramentas de medidas do sono

A seguir, são apresentadas as principais ferramentas para se medir o sono.

▸ **Polissonografia**. É o padrão-ouro de medida do sono. É composto de eletrodos, que realizam: eletroencefalografia, eletromiografia de queixo e eletro-oculografia, todos usados para o estadiamento das fases do sono. A polissonografia também registra esforço respiratório, fluxo nasal/oral, saturação da oxi-hemoglobina e, em alguns casos, capnometria e pH gástrico.

▸ **Actigrafia**. Mede os movimentos corporais por meio de um acelerômetro interno e o tempo total do sono por um algoritmo do aparelho. É um relógio automático, que pode ser usado no tornozelo ou punho, e uma ferramenta validada para a medida do padrão sono-vigília e tempo total de sono. Na população saudável, tem boa relação com os achados da polissonografia. É usado, na prática clínica, para a avaliação de ritmos circadianos na população não criticamente doente, entretanto há alguns estudos sobre o uso da actigrafia para avaliar sedação/analgesia na UTI. Tais estudos indicam boa relação com o monitoramento pela enfermagem de agitação, sono, sedação e alerta dos pacientes.

▸ **Questionário do sono de Richards-Campbell (RCSQ)**. É um questionário breve, de cinco itens, que usa escala analógica e visual para avaliar profundidade do sono, latência, despertares, porcentagem do tempo acordado e qualidade do sono.[4] Tem boa relação com a polissonografia.

▶ Sono na UTI

Doenças críticas são associadas a intensas e rápidas alterações nos *status* funcional, emocional e fisiológico. Tais alterações são relacionadas com importantes mudanças nos padrões de sono. Na UTI, interrupções do sono (despertares) e privação do sono (redução da quantidade total de sono) são muito comuns, quando o ideal seria o paciente ter um sono com, pelo menos, 8 h de duração e sem despertares frequentes, para restaurar a energia e melhorar suas funções orgânicas.

Friese identificou arquitetura do sono comprometida em pacientes em UTI, com os estágios superficiais (N1 e N2) predominando em detrimento dos estágios mais profundos e restauradores (N3 e sono REM).[5]

Hilton encontrou significativa redução do tempo total de sono, com somente 50% dele ocorrendo durante a noite, e houve importante fragmentação do sono, com redução importante do sono profundo.[6]

Na UTI, 50% das horas de sono ocorrem durante o dia, em ciclos curtos, comprometendo o aprofundamento do sono, aumentando a porcentagem da vigília e do sono N1, do NREM.

▶ Efeitos da privação do sono

Obter um sono com arquitetura adequada é muito difícil em ambiente de UTI. Há forte correlação entre sono inadequado e doenças sistêmicas e mortalidade.

Sistema imunológico

O conhecimento sobre a perda de sono interferir nos mecanismos de defesa vem aumentando. O sono é importante por iniciar as respostas imunes adaptativas que produzem memória imunológica de longa duração. Tal fato decorre da comunicação bidirecional entre o sistema nervoso central e o sistema imunológico por meio do sistema nervoso autônomo. A interleucina-1 (IL-1) e o fator de necrose tumoral atuam na regulação do sono NREM e, portanto, a perda do sono pode resultar em prejuízo das defesas do hospedeiro contra infecções. Importante redução no número e na atividade fagocítica foi encontrada em pessoas privadas de sono. As células *natural killers* são reduzidas em pacientes com insônia.

A restrição do sono pode também a reduzir atividade antioxidante, alterar as contagens de leucócitos e linfócitos e a produção de anticorpos. A privação de sono prolongada e a resposta ao estresse relacionada se associam à persistência de citocinas pró-inflamatórias, com inflamação de baixo grau e imunodeficiência.

Sistema hormonal e metabolismo

A privação de sono resulta em alterações importantes nos sistemas homeostático e neuroendócrino: alterações do glucagon basal, aumento da resistência insulínica, redução da tolerância à glicose oral, diminuição da tireotropina e elevação do cortisol noturno. Ocorre também aumento do estado catabólico, aumento da secreção do nitrogênio urinário, redução da liberação do hormônio do crescimento, além de elevação do consumo de oxigênio, da produção de gás carbônico, da frequência cardíaca e da produção de catecolaminas.

Mecânica pulmonar

Pesquisadores observaram redução das respostas ventilatórias à hipercapnia e à hipoxemia após a privação do sono. Foi demonstrado que após 30 h de privação do sono a força muscular inspiratória foi reduzida. Há diminuição do estímulo central aos músculos das vias aéreas superiores após privação do sono.

Delirium

Dados mostram que o *delirium* ocorre em 20 a 50% dos paciente em UTI com menor gravidade de doença e em até 80% dos pacientes necessitando de ventilação mecânica. A associação entre *delirium* e distúrbio de sono na UTI é sugerida, embora medicamentos usados para o controle do *delirium* possam levar a efeitos deletérios no sono. Análises de EEG durante o sono e a vigília de pacientes em UTI mostraram alteração subclínicas em 30% dos casos. Tais alterações podem estar aumentadas com o risco de *delirium* na UTI.

▶ Causas de privação do sono em UTI

Efeitos da ventilação mecânica

Pacientes ventilados mecanicamente têm qualidade de sono ruim; as causas desse fato são: assincronia paciente-ventilador, apneias centrais por hiperventilação e suporte ventilatório inadequado. Além disso, os alarmes dos ventiladores artificiais também podem prejudicar o sono.

Parthasarathy *et al.* mostraram aumento das apneias centrais quando há mudança do modo assistido-controlado para ventilação com pressão de suporte, causando fragmentação do sono pela hipoxia e hipercapnia que provocam.[7] O modo assistido-controlado está relacionado com aumento dos estágios N1 e N2 do sono NREM durante a primeira parte da noite, aumento do estágio N3 e do sono REM na segunda parte da noite e redução da vigília durante a primeira parte da noite, quando comparado ao modo de baixos níveis de pressão de suporte.

Efeitos da ventilação não invasiva

Pacientes com insuficiência respiratória hipercápnica necessitando de > 24 h de ventilação não assistida (VNI) mostram importantes distúrbios do sono em polissonografia basal noturna.[8] Tais alterações incluem modificação do ritmo circadiano e redução da porcentagem do sono REM, que resultaram em *delirium* e falência da VNI. A fragmentação do sono em pacientes em VNI se compara à de pessoas da comunidade com apneia obstrutiva do sono com sonolência excessiva diurna de distúrbios cognitivos.

Efeitos medicamentosos

São apresentados, a seguir, os efeitos de alguns tipos de medicamentos.

▶ **Sedativos.** Em UTI, são usados principalmente os sedativos com ação no GABA (propofol e benzodiazepínicos), que suprimem o sono de ondas lentas (estágio N3), reduzem o sono REM, encurtam a latência do início do sono, diminuem os despertares e aumentam o estágio N2, portanto, afetam profundamente a arquitetura esperada do sono.[9] A dexmedetomidina age de forma diferente na indução do sono, tornando-o quase "natural", por meio da inibição de catecolaminas no "*locus ceruleus*". Preserva a arquitetura do sono e os pacientes são despertados mais facilmente, com poucas alterações cognitivas.[10]

▶ **Analgésicos.** Os opioides são o principal tratamento para dor em UTI. Agem por via ponto-talâmica, suprimem o estágio N3 e o sono REM, aumentam o estágio N2 (sono superficial) e a vigília e reduzem o tônus das vias aéreas superiores, facilitando eventos de apneia obstrutiva.[11]

▶ **Broncodilatadores beta-adrenérgicos.** Tais medicamentos podem estimular o sistema nervoso central, causando agitação e insônia, mas, por outro lado, podem melhorar a dispneia e a dessaturação que causam fragmentação do sono.

▶ **Corticoides.** Dependendo da dose e do tipo, podem causar supressão do sono REM e despertares noturnos, psicose e insônia secundaria a dose.

▶ **Antipsicóticos.** Podem aumentar a eficiência do sono, elevar o tempo total do sono e do sono de ondas lentas.

Efeitos ambientais

A ansiedade é frequente em UTI, principalmente em pacientes intubados e restritos ao leito, o que prejudica muito a qualidade do sono. Atividades da equipe multiprofissional geralmente agrava o início e a manutenção do sono.[12]

▶ **Níveis de barulho.** A Organização Mundial da Saúde (OMS) preconiza que, em um hospital, o nível de barulho não supere 35 decibéis no período noturno e 40 decibéis no período diurno, porém na UTI tais índices são constantemente superados, devido aos alarmes dos equipamentos e ao trabalho da enfermagem, que costuma ocorrer 24 h por dia. Tal fato, entretanto, não se constitui na principal causa da má qualidade de sono da UTI, respondendo apenas por 15% dos casos de fragmentação do sono, segundo estudo de Gabor et al.,[13] em 2003.

▶ **Níveis de iluminação.** Níveis de iluminação de 100 a 500 lux podem afetar a secreção de melatonina e ter efeito no ritmo circadiano, dificultando o início e a manutenção do sono.

▶ **Cuidados com os pacientes.** Foi observado que os cuidados de enfermagem, a avaliação dos sinais vitais e a administração de medicamentos ocorriam 8 vezes por hora de sono, interrompendo o sono em 7% das vezes.

▶ Estratégias para a melhora da qualidade do sono

Tanto as mudanças fisiológicas causadas pelas doenças agudas graves em UTI quanto os fatores relacionados com o tratamento e o ambiente da UTI contribuem para a má qualidade de sono na UTI. Estes últimos podem ser controlados a partir de um tratamento com medicamentos cauteloso no que se refere ao sono e de um controle ambiental sistematizado.[14]

▸ **Redução do barulho.** Pode ser realizada por meio da mudança dos alarmes para fora dos quartos dos pacientes, ajuste dos alarmes respeitando o período noturno, fechamento de portas e cortinas se for possível e redução das atividades barulhentas no período da noite. O uso de tampões auriculares pode ajudar a melhorar a qualidade do sono em um subgrupo de pacientes em UTI. Sons contínuos de baixa intensidade por meio de fones de ouvido têm bom efeito na redução do *delirium* e na satisfação dos pacientes com o seu sono.

▸ **Redução da luminosidade.** Tal controle é capaz de reduzir os distúrbios do sono na UTI. A variação da luminosidade deve ser evitada e a luminosidade deve ser suficiente para os cuidados com o paciente e insuficiente para lhe causar interrupção do sono. Os tampões oculares são muito importantes para a otimização do sono, porém podem causar claustrofobia em alguns pacientes.[15]

▸ **Cuidados com os pacientes.** Vários protocolos têm sido utilizados para reduzir atividades de enfermagem de meia-noite às 6 h da manhã, que consistem em mudança de decúbito, monitoramento de sinais vitais, flebotomias, entre outras. Tais protocolos têm mostrado bons resultados na redução das interrupções do sono dos pacientes.

▸ **Controle de dor e conforto.** O controle da dor deve ser rigoroso, inclusive no período noturno, quando os pacientes devem receber uma dose de analgésico logo antes de dormir e durante o seu sono por infusão contínua, infusão de horário ou regida pelo próprio paciente. Deve-se estimular a higiene antes de dormir, como roupas limpas e limpeza facial e oral, além de ajuste adequado dos monitores e respiradores.[16]

▸ **Massagem.** A massagem terapêutica pode reduzir os níveis de cortisol, aumentar os níveis de serotonina, dopamina e acetilcolina, esta última reduzindo os níveis de frequência cardíaca e pressão arterial. Pode ainda aumentar os níveis de endorfina, diminuindo consequentemente o estresse e facilitando o início e a manutenção do sono.[17]

▸ **Musicoterapia.** Vem sendo empregada em algumas UTIs, com bons resultados no sono. Foi estudada a musicoterapia em pós-operatório de cirurgia cardíaca, alcançando melhor qualidade do sono. As músicas são predominantemente de tons baixos e de instrumentos de corda.

▸ **Melatonina.** A secreção de melatonina aumenta à noite e nas primeiras horas da manhã, sincronizando o ritmo sono-vigília e os ciclos claro-escuro. Mudanças em tal ritmo podem afetar o sono, como ocorre durante a ventilação mecânica. Pode ser usada com segurança de forma sintética em UTI, sem causar dependência nem tolerância.

▸ Considerações finais

Pacientes em UTI são suscetíveis à privação grave do sono. Tal privação é multifatorial: doença do próprio paciente, medicamentos e fatores ambientais da UTI, entre outros. Existe uma relação forte entre privação do sono, *delirium* e morbimortalidade em UTI. Sugere-se que a privação causa distúrbios imunológicos, respiratórios, hormonais, metabólicos e de neurocognição. Uma equipe multiprofissional deve estar envolvida para manter um sono adequado e restaurador nos pacientes da UTI, melhorando sobremaneira a evolução dos mesmos.

▸ Referências bibliográficas

1. Hardin KA. Sleep in the ICU: Potential mechanisms and clinical implications. Chest. 2009;136(1):284-94.
2. Kamdar BB, Niessen T, Colantuoni E et al. Delirium transitions in the medical ICU: Exploring the role of sleep quality and other factors. Crit Care Med. 2015;43(1):135-41.
3. Drouot X, Roche-Campo F, Thille AW et al. A new classification for sleep analysis in critically ill patients. Sleep Med. 2012;13(1):7-14.
4. Richards KC, O'Sullivan PS, Phillips RL. Measurement of sleep in critically ill patients. J Nurs Meas. 2000;8(2):131-44.
5. Friese RS, Bruns B, Sinton CM. Sleep deprivation after septic insult increases mortality independent of age. J Trauma. 2009;66(1):50-4.
6. Hilton BA. Quantity and quality of patients' sleep and sleep-disturbing factors in a respiratory intensive care unit. J Adv Nurs. 1976;1(6):453-68.
7. Parthasarathy S, Friese RS, Ayas NT. Biological validity to sleep measurements during critical illness. Crit Care Med. 2010;38(2):705-6.
8. Gay PC. Sleep and sleep-disordered breathing in the hospitalized patient. Respir Care. 2010;55(9):1240-54.
9. Weinhouse GL. Pharmacology I: Effects on sleep of commonly used ICU medications. Crit Care Clin. 2008;24(3):477-91.
10. Yu SB. Dexmedetomidine sedation in ICU. Korean J Anesthesiol. 2012;62(5):405-11.
11. Cronin A, Keifer JC, Baghdoyan HA, Lydic R. Opioid inhibition of rapid eye movement sleep by a specific mu receptor agonist. Br J Anaesth. 1995;74(2):188-92.
12. Parker KP. Promoting sleep and rest in critically ill patients. Crit Care Nurs Clin North Am. 1995;7(2):337-49.
13. Gabor JY, Cooper AB, Crombach SA et al. Contribution of the intensive care unit environment to sleep disruption in mechanically ventilated patients and healthy subjects. Am J Respir Crit Care Med. 2003;167(5):708-715.
14. Tracy MF, Chlan L. Nonpharmacological interventions to manage common symptoms in patients receiving mechanical ventilation. Crit Care Nurse. 2011;31(3):19-28.
15. Richardson A, Allsop M, Coghill E, Turnock C. Earplugs and eyemasks: Do they improve critical care patients' sleep? Nurs Crit Care. 2007;12(6):278-86.
16. Dines-Kalinowski CM. Dream weaver. Nurs Manage. 2002;33(4):48-9.
17. Richards KC, Gibson R, Overton-McCoy AL. Effects of massage in acute and critical care. AACN Clin Issues. 2000;11(1):77-96.

Simuladores Virtuais no Ensino da Ventilação Mecânica

CAPÍTULO 89

Marcelo Alcantara Holanda ▪ Andréa Kelly Carvalho ▪ Renata dos Santos Vasconcelos ▪ Juliana Arcanjo Lino ▪ Gabriela Carvalho Gomes

▶ Introdução

O uso apropriado do suporte ventilatório pode levar à diminuição da mortalidade, do número de dias de ventilação mecânica (VM), do tempo de permanência em unidades de terapia intensiva (UTIs), e à redução de custos hospitalares e de complicações.[1-5] Por outro lado, nas últimas décadas, o rápido desenvolvimento tecnológico levou a melhorias significativas dos ventiladores mecânicos, com o aparecimento de equipamentos microprocessados e diferentes modos ventilatórios com funcionalidades avançadas e complexas interfaces homem-máquina. Entretanto, isso foi acompanhado de uma subutilização das ferramentas disponíveis, assim como de uma limitação no ensino e aprendizado e, por conseguinte, no manejo desses aparelhos por estudantes, residentes e profissionais de saúde. Erros nos ajustes do ventilador mecânico podem causar iatrogenias potencialmente graves e risco de morte para os pacientes.[6,7]

Um trabalho realizado em 2003 demonstrou a incapacidade de médicos residentes aplicarem seus conhecimentos acerca da VM quando em situações práticas. Através de um teste de conhecimento aplicado em 347 indivíduos, constatou-se que 48% não eram capazes de aplicar um volume corrente adequado em pacientes com síndrome do desconforto respiratório agudo (SDRA), 38% não sabiam identificar quando um paciente estava apto para o desmame e 27% não foram capazes de reconhecer a indicação de ventilação não invasiva (VNI).[5] Em outro estudo, realizado em 2015, 312 residentes de medicina de emergência foram avaliados quanto a educação, experiência e conhecimento adquirido em VM. Destes, 77% responderam ter tido menos que 3 h de educação sobre VM em seu currículo, 64% relataram que tratam de 4 ou mais pacientes em VM por mês, mostrando que, apesar de não terem recebido conhecimento suficiente, frequentemente são responsáveis pelo manejo e cuidado de pacientes em suporte ventilatório.[8] No Brasil, um estudo avaliou 806 médicos residentes ou que atuam em emergência e estudantes do último ano do curso. Do total de participantes, 89% consideraram que não receberam treinamento suficiente para o manejo de pacientes em VM e 77% afirmaram temer pela segurança do paciente para o qual necessitassem iniciar a VM. Além disso, conhecimentos sobre aspectos técnicos, como ajustes de modos básicos e compreensão de conceitos elementares, mostraram-se muito baixos entre os participantes.[9]

Diante desse quadro, acredita-se que a utilização de novas estratégias de ensino possa contribuir para um melhor treinamento em VM. Dentre as novas técnicas, a simulação tem sido cada vez mais empregada como método de aprendizagem. Seu uso favorece melhor compreensão da fisiologia respiratória aplicada à prática da VM, tornando o treinamento mais eficiente e seguro, com risco zero para os pacientes e familiarizando o estudante ou profissional de saúde com a manipulação dos aparelhos.[10-12]

▶ Simulação como ferramenta de ensino em saúde

A simulação médica pode ser definida como a utilização de um dispositivo para simular uma situação real de um paciente, com o objetivo de educação, avaliação e pesquisa.[13,14] Gaba[15] a definiu como uma "técnica, e não uma tecnologia, para substituir ou ampliar experiências reais com atividades guiadas, geralmente com experiências de imersão, que evocam ou replicam aspectos fundamentais do mundo real de uma maneira totalmente interativa". Alguns autores descreveram que qualquer dispositivo que reproduz parte de um sistema ou processo pode ser adequadamente definido como um simulador.[16,17]

O uso de simuladores modernos teve início na década de 1920, quando Edgard Link desenvolveu os simuladores de voo.[18] Nos anos 1970, também para aviação, foram desenvolvidos simuladores para a gestão de crises, promoção de trabalho em equipe e liderança. O uso dessa tecnologia na medicina começou nas últimas duas décadas, na área de anestesiologia.[19,20] Hoje os simuladores se tornaram uma ferramenta importante para a aprendizagem e integração de sistemas entre ciência básica e clínica.[21-23]

A história da simulação computacional ou digital começou na década de 1960, quando Ivan Sutherland propôs a primeira interface gráfica homem-máquina. Nas décadas de 1970 e 1980, muitos dispositivos foram introduzidos, sendo inicialmente planejado para aplicações militares.[24]

O uso de simuladores na área da saúde vem se tornando uma tendência mundial, ajudando os alunos a aprimorarem suas habilidades clínicas sem prejudicar o paciente durante o processo de aprendizagem. Suas principais vantagens são:

- Treinamento do aluno em cenários clínicos complexos
- Capacidade de prever e antecipar falhas em procedimentos
- Avaliação das habilidades em situações práticas sem a necessidade do paciente real
- Redução dos custos com equipamentos e materiais médicos
- Otimização do tempo de treinamento e oportunidade de treinamento contínuo de equipes.[20,21,25,26]

Duas revisões sistemáticas[27,28] demonstraram que a educação baseada em simulação é efetiva tanto para a aquisição de habilidades como para favorecer um melhor cuidado aos pacientes. Em outro estudo, a mudança curricular na formação de médicos residentes de emergência mostrou que eles passaram a usar a simulação como uma ferramenta pedagógica para maximizar o aprendizado. Com isso, eles adquiriram mais conhecimentos e habilidades, repercutindo positivamente no desempenho profissional em ambientes reais de pressão, reduzindo a margem de erro.[29]

Ainda existem poucos simuladores na área da VM, o que implica dificuldades na melhoria do ensino desse tema específico.[30] Por outro lado, vem crescendo o interesse em ensino baseado em simulação nessa área, como seria de se esperar.[31]

O Quadro 89.1 apresenta as vantagens e desvantagens das técnicas de simulação em VM, realista (mecânica) e virtual, sobre o ensino tradicional à beira do leito.

▶ Simulação virtual em ventilação mecânica

Há vários simuladores virtuais de ventilação mecânica (SVVMs) disponíveis e outros estão em desenvolvimento. Suas principais características foram avaliadas uma a uma em recente artigo de acesso livre.[32] Em linhas gerais, os SVVMs podem ser categorizados em marcas específicas de ventiladores e genéricos. Os primeiros são aqueles que reproduzem a interface do ventilador mecânico de determinada empresa para fins de treinamento de sua equipe e divulgação do equipamento. São mais úteis para o treinamento de uma marca ou um modelo específico. Os genéricos são aqueles desenvolvidos como ferramenta de ensino e aperfeiçoamento das habilidades do usuário na área de VM. Os simuladores dos ventiladores mecânicos Evita Trainer XL, Hamilton G5, Inter® Plus VAPS®/GMX e Simulation-based educational tool for NIV reproduzem a interface dos equipamentos das empresas correspondentes, sendo disponibilizados por meio de *downloads* gratuitos ou via on-line. Diferentemente destes, ASL 5000®, Beta, Servo 900C – Besim, Virtual Ventilator e Xlung são simuladores genéricos. Estes também permitem o acesso ao programa por interfaces disponibilizadas gratuitamente on-line e/ou por meio de assinaturas pagas. De todo modo, o SVVM ideal deve permitir ao usuário a possibilidade de manejo do ventilador mecânico em diferentes cenários clínicos. Por exemplo, permitir a execução de ajustes no ventilador e a análise dos efeitos dos mesmos sobre o paciente virtual, notadamente sobre a mecânica ventilatória e a troca gasosa pulmonar.

Há grande heterogeneidade entre os SVVMs, desde os sistemas de acesso computacional ao simulador até a sua usabilidade. Esta é definida como uma medida pela qual um produto pode ser manejado por usuários específicos para alcançar determinados objetivos com efetividade, eficiência e satisfação.[33] Desenvolvemos, junto aos profissionais de tecnologia da informação, uma plataforma on-line que abriga um SVVM, o Xlung, especificamente para o treinamento em VM de adultos e que detalharemos a seguir. A apresentação das vantagens e limitações do simulador Xlung, assim como a experiência acumulada com o seu uso desde o seu lançamento em 2012 até os dias atuais pode servir de base para um melhor entendimento do uso dessa ferramenta no ensino em VM.

As principais ferramentas do simulador Xlung são apresentadas na sua própria interface com o usuário, na Figura 89.1.

Basicamente o simulador Xlung conta com 3 componentes: o paciente, o ventilador e os controles gerais. Cada um deles merece uma análise específica. Os controles gerais permitem ao usuário escolher configurações como idioma, nível de som da respiração e alarmes, pausar ou continuar uma simulação, salvar ou carregar um arquivo de simulação. O paciente simulado apresenta o maior número de variáveis passíveis de controle por parte do usuário. Isso é fundamental, uma vez que para a eficiência de um SVVM como ferramenta de ensino é imprescindível a possibilidade de configurar os parâmetros de fisiologia respiratória típicos de cenários clínicos que se observam na vida real. O paciente simulado pode ser configurado quanto a sexo, idade (a partir de 14 anos), peso, mecânica respiratória, graus de *shunt* e responsividade do mesmo à pressão positiva expiratória final (PEEP), grau de espaço morto, frequência, intensidade e duração de esforço muscular respiratório, presença de distúrbios metabólicos e altitude. A gasometria arterial e a saturação periférica de oxigênio (SpO_2) com a frequência cardíaca podem ser exibidas em tempo real, juntamente com a relação pressão parcial de oxigênio (PaO_2)/fração inspirada de oxigênio (FIO_2), bem como

Quadro 89.1 ■ Ensino da ventilação mecânica, comparando três possibilidades: vida real/campo de estágio, simulação mecânica ou realista e simulação virtual.

Características	Possibilidades de ensino da VM		
	Vida real/campo de estágio	Simulação mecânica	Simulação virtual on-line
Espaço de atuação	Espaço exíguo nas UTIs	Espaço limitado nos laboratórios de simulação	Espaço virtual – ilimitado
N° de participantes	Limitado	Limitado	Ilimitado – grande número de participantes
Modelo/marca de ventilador	Restrita à disponibilidade	Restrita à disponibilidade	Independência em relação a marcas ou modelos
Tempo de "treinamento"	Insuficiente	Pode ser ajustado às necessidades e aos horários	Ilimitado e otimizado pelo *feedback* imediato
Cenários clínicos	Limitado à ocorrência do dia a dia da UTI	Poucos cenários clínicos	Diversidade de "cenários" clínicos
Diversidade de ajustes nos ventiladores com resposta instantânea	Limitada aos aparelhos que a UTI contém	Impossibilidade de simular a troca gasosa e outras nuances da vida real	Possibilidade de repetir e/ou variar a simulação várias vezes
Logística e custo	Complicados – ambientes de UTIs delineados ao atendimento, e não ao treinamento de profissionais	Complicados – reposição e manutenção dos aparelhos manuseados pelos alunos	Redução de custos com laboratórios e aulas no ambiente real
Risco para pacientes	Altíssimo – envolve a vida de pacientes graves	Zero	Zero
Semelhança com a realidade	Máxima	Boa, a depender da técnica usada	Média, a depender da técnica usada
Processo de documentação do aprendizado do aluno	Difícil	Médio	Fácil
Possibilidade de repetição/erro/revisão	Nenhuma	Possível	Ampla

UTI: unidade de terapia intensiva.

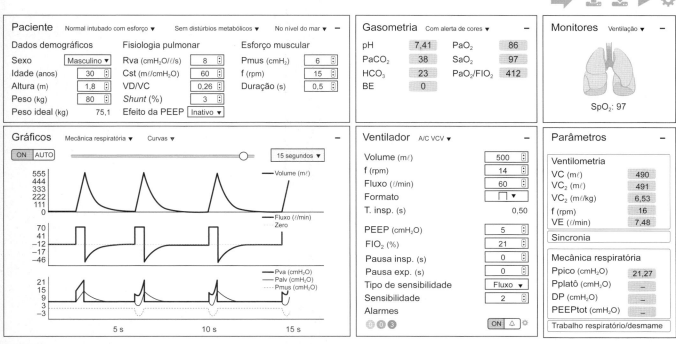

Figura 89.1 ■ Controles e parâmetros exibidos com base no simulador virtual Xlung 2.0 de ventilação mecânica. Os quadros da parte superior são do paciente virtual, e os da parte inferior, do ventilador mecânico. A seta grande no canto superior direito indica os controladores gerais do simulador. Mais detalhes são apresentados no texto: VD: espaço morto; Pmus: pressão muscular; f: frequência; $PaCO_2$: pressão parcial de gás carbônico arterial; HCO_3: bicarbonato; BE: excesso de base; PaO_2: pressão parcial de oxigênio; SaO_2: saturação de oxigênio; FIO_2: fração inspirada de oxigênio; SpO2: saturação periférica de oxigênio; Pva: pressão das vias aéreas; Palv: pressão alveolar; T. insp: tempo inspiratório; PEEP: pressão positiva expiratória final; VC: volume corrente; VE: volume minuto exalado; Ppico: pressão de pico; Pplatô: pressão de platô; DP: *driving pressure*; PEEPtot: PEEP total.

o alarme do oxímetro de pulso. Já o ventilador mecânico (quadros na parte inferior da Figura 89.1) apresenta os gráficos de volume, fluxo e pressão do sistema respiratório, os controles de modos, ajustes, monitoramento e alarmes na parte central, e os dados de monitoramento do próprio ventilador à semelhança aos que os modernos ventiladores apresentam na vida real. A integração entre essas funcionalidades possibilita ao usuário uma experiência bastante dinâmica da interação paciente-ventilador. No Xlung, há ainda uma opção para analisar a pressão muscular (Pmus) e pressão alveolar (Palv), que podem ser inseridas, opcionalmente para fins puramente didáticos, no gráfico de pressão × tempo.

A maioria dos SVVMs apresenta limitações, sobretudo com relação ao *layout* da tela principal e à facilidade de se ajustar um parâmetro, e o simulador Xlung não é exceção. A sua principal limitação no momento consiste no fato de o seu *layout* não lembrar, de modo tão realístico, a interface dos computadores de UTI da vida real. Por outro lado, um *layout*, ainda que mais idealizado, permite a professores e alunos compreenderem melhor alguns conceitos elementares, porém complexos, relacionados com a VM, além da função de carregar e salvar as simulações já realizadas, possibilitando abri-las e visualizá-las em um momento posterior.

A experiência com o uso do simulador Xlung tem crescido bastante desde o seu lançamento em 2012. Ele foi utilizado para avaliar o ensino da VM em cenários clínicos para estudantes de medicina.[33] Três em cada quatro estudantes concordaram com a afirmação: "Eu aprendi com a simulação aspectos não compreendidos em aulas teóricas e práticas"; e 78% deles concordaram com a sentença "O simulador permite um melhor entendimento de como ajustar o ventilador". Além disso, houve aumento significativo de respostas corretas em uma comparação tipo pré *vs.* pós-teste (p = 0,000). Outro estudo fez uma análise comparativa entre 8 SVVMs quanto à usabilidade, tendo o simulador Xlung obtido as maiores pontuações nas avaliações de princípios heurísticos e o maior escore de facilidade de uso.[32]

Mais recentemente, foi desenvolvido um módulo de treinamento denominado "Xlung Trainer (versão beta)".[34] Este consiste em um novo sistema para a elaboração de exercícios/problemas em VM por professores e sua solução por estudantes e profissionais de saúde em treinamento. A Figura 89.2 mostra o *layout* do Xlung Trainer.

De cima para baixo: no topo, o usuário tem um tempo determinado para cumprir uma missão, em um cenário clínico especificamente configurado e, ao finalizar a tarefa, são atribuídos escores e apresentadas dicas sobre o exercício.

A Figura 89.3 ilustra a utilização do simulador Xlung com o professor conduzindo a simulação em laboratórios de informática, com uso individual por parte dos alunos, maximizando a experiência e o aprendizado em VM, e a relação entre essa atividade e o aprendizado na vida real. O processo de treinamento com simulação virtual pode preceder e também complementar o treinamento em serviço.

Sendo uma tecnologia ainda em processo de incorporação por parte de instituições de ensino e por profissionais de saúde, é razoável esperar que o uso dessa abordagem tenda a crescer com o passar dos anos. Estudos de validação ainda são necessários, bem como evolução no próprio *design* e nas funcionalidades dos SVVMs.

▶ Considerações finais

Os simuladores virtuais em VM podem ser considerados ferramentas de ensino em educação e saúde para o treinamento em VM. Contudo, a maioria ainda vem sendo subutilizada para essa finalidade. O uso do simulador Xlung tem crescido no Brasil e no mundo e pode ser a base para uma maior disseminação da simulação virtual como ferramenta de ensino. Testes de validação, aperfeiçoamento e desenvolvimento de novos simuladores são necessários, a fim de otimizar o ensino sobre os conceitos básicos e avançados em VM em larga escala, promovendo maior satisfação de professores, alunos e profissionais e, em última análise, maior eficácia e segurança para os pacientes que necessitam de suporte ventilatório.

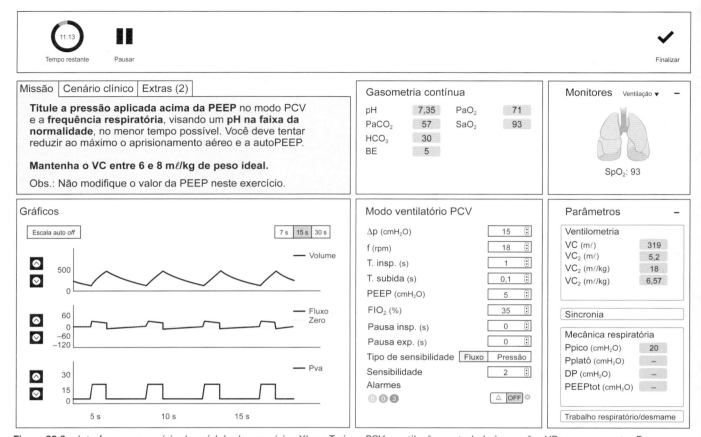

Figura 89.2 ■ Interface com usuário do módulo de exercícios Xlung Trainer. PCV: ventilação controlada à pressão; VD: espaço morto; Pmus: pressão muscular; f: frequência; $PaCO_2$: pressão parcial de gás carbônico arterial; HCO_3: bicarbonato; BE: excesso de base; PaO_2: pressão parcial de oxigênio; SaO_2: saturação de oxigênio; FIO_2: fração inspirada de oxigênio; SpO_2: saturação periférica de oxigênio; Pva: pressão das vias aéreas; Palv: pressão alveolar; T. insp: tempo inspiratório; T. subida: tempo de subida; PEEP: pressão positiva expiratória final; VC: volume corrente; Ppico: pressão de pico; Pplatô: pressão de platô; DP: *driving pressure*; PEEPtot: PEEP total.

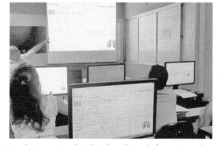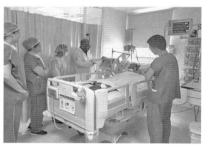

Figura 89.3 ■ Treinamento com base em simulação virtual, à esquerda, e no mundo real, à direita. As duas atividades podem ser consideradas complementares no processo de aprendizagem em VM.

▶ Referências bibliográficas

1. Singh PM, Borle A, Trikha A. Newer nonconventional modes of mechanical ventilation. J Emerg Trauma Shock. 2014;7:222-7.
2. Suarez-Sipmann F. New modes of assisted mechanical ventilation. Med Intensiva. 2014;38(4):249-60.
3. Al-Hegelan M, MacIntyre NR. Novel modes of mechanical ventilation. Semin Respir Crit Care Med. 2013;34(4):499-507.
4. III Consenso Brasileiro de Ventilação Mecânica. J Bras Pneumol. 2007;33 (Supl 2). Acesso em: 24/10/2019. Disponível em: http://www.jornaldepneumologia.com.br/pdf/suple_151_47_3 cap3.pdf.
5. Cox CE, Carson SS, Ely EW et al. Effectiveness of medical resident education in mechanical ventilation. Am J Respir Crit Care Med. 2003;167:32-8.
6. Richard JCM, Kacmarek RM. ICU mechanical ventilators, technological advances vs. user friendliness: The right picture is worth a thousand numbers. J Intensive Care Med. 2009;35:1662-3.
7. Vignaux L, Tassaux D, Jolliet P. Evaluation of the user-friendliness of seven new generation intensive care ventilators. J Intensive Care Med. 2009;35:1687-91.
8. Wilcox SR, Seigel TA, Strout TD et al. Emergency medicine residents' knowledge of mechanical ventilation. J Emerg Med. 2015;48(4):481-91.
9. Tallo FS, de Campos Vieira Abib S, de Andrade Negri AJ, Cesar P Filho, Lopes RD, Lopes AC. Evaluation of self-perception of mechanical ventilation knowledge among Brazilian final-year medical students, residents and emergency physicians. Clinics (Sao Paulo). 2017 Feb 1;72(2):65-70.
10. Wax RS, Kenny L, Burns P. Educating providers of mechanical ventilation: Un update. Curr Opin Crit Care. 2006;12:61-6.
11. McGaghie WC, Issenberg SB, Petrusa ER, Scalese RJ. A critical review of simulation-based medical education research: 2003-2009. Med Educ. 2010;44:50-63.
12. Spadaro S, Karbing DS, Fogagnolo A et al. Simulation training for residents focused on mechanical ventilation: a randomized trial using

mannequin-based *versus* computer-based simulation. Simul Healthc. 2017 Dec;12(6):349-55.
13. Maran NJ, Glavin RJ. Low- to high-fidelity simulation: A continuum of medical education? Med Educ. 2003;37(Suppl 1):22-8.
14. Beaubien JM, Baker DP. The use of simulation for training teamwork skills in health care: How low can you go? Qual Saf Health Care. 2004;13(Suppl 1):51-6.
15. Gaba DM. The future vision of simulation in health care. Qual Saf Health Care. 2004;13(1):2-10.
16. Cooper JB, Taqueti VR. A brief history of the development of mannequin simulators for clinical education and training. Qual Saf Health Care. 2004;13(1):11-8.
17. Corvetto M, Bravo MP, Montaña R *et al*. Simulación en educación médica: Una sinopsis. Rev Med Chile. 2013;141:70-9.
18. Grenvika A, Schaefer JJ, DeVitaa MA, Rogersa P. New aspects on critical care medicine training. Curr Opin Crit Care. 2004;10:233-7.
19. Howard SK, Gaba DM, Peixe KJ, Yang G, Sarnquist FH. Ensinando anestesiologistas para lidar com incidentes críticos: Crise de formação em gestão de recursos anestesia. Espaço Aviation and Environmental Medicine. 1992;63:763-70.
20. Ypinazar VA, Margolis SA. Clinical simulators: Applications and implications for rural medical education. Rural Remote Health. 2006;6:527.
21. Flanagan B, Nestel D, Joseph M. Making patient safety the focus: Crisis resource management in the undergraduate curriculum. Med Educ. 2004;38:56-66.
22. Morgan PJ, Cleave-Hogg D. Simulation technology in training students, residents and faculty. Curr Opin Anaesthesiol. 2005;18:199-203.
23. Pugh CM, Salud LH. Fear of missing a lesion: Use of simulated breast models to decrease student anxiety when learning clinical breast examinations. Am J Surg. 2007;193:766-70.
24. Wysocki1 M, Moesta KT, Schlag PM. Surgery, surgical education and surgical diagnostic procedures in the digital era. Med Sci Monit. 2003;9(3):69-75.
25. Delp SL, Loan JP, Hoy MG, Zajac FE, Topp EL, Rosen JM. An interactive graphics-based model of the lower extremity to study orthopaedic surgical procedures. IEEE Trans Biomed Eng. 1990;37(8):757-567.
26. Mariani AW, Pêgo-Fernandes PM. Medical education: Simulation and virtual reality. São Paulo Med J. 2011;129(6):369-70.
27. Murphy JG, Cremonini F, Kane GC, Dunn W. Is simulation based medicine training the future of clinical medicine? Eur Rev Med Pharmacol Sci. 2007;11:1-8.
28. McGaghie WC, Issenberg SB, Cohen ER, Barsuk JH, Wayne DB. Does simulation-based medical education with deliberate practice yield better results than traditional clinical education? A meta-analytic comparative review of the evidence. Acad Med. 2011;86(6):706-11.
29. Binstadt ES, Walls RM, White BA *et al*. A comprehensive medical simulation education curriculum for emergency medicine residents. Ann Emerg Med. 2007;49(4):495-504.
30. Costa e Silva J, Kawamoto Junior LT. Development of a 3D simulator of a cardiopulmonar interaction with positive pressure. 10th International Conference on Information Systems and Technology Management. 2013;12-4.
31. Ciullo A, Yee J, Frey JA *et al*. Telepresent mechanical ventilation training *versus* traditional instruction: A simulation-based pilot study. BMJ Simulation and Technology Enhanced Learning. 2019;5:8-14.
32. Lino JA, Gomes GC, Sousa ND *et al*. A critical review of mechanical ventilation virtual simulators: Is it time to use them? JMIR Med Educ. 2016 Jun 14;2(1):e8.
33. Holanda MA, Filho ML, Reis RC *et al*. Efficacy of a computer simulator program (XlungTM) for teaching mechanical ventilation in complex clinical (meeting abstract). Am J Respir Crit Care Med. 2012;185:A1610. Acesso em: 11/12/2019. Disponível em: https://www.atsjournals.org/doi/abs/10.1164/ajrccm-conference.2012.185.1_MeetingAbstracts.A1610.
34. Araújo VN. Desenvolvimento de um módulo de exercícios de simulação virtual online na plataforma Xlung para ensino da ventilação mecânica. Fortaleza-CE: Unichristus, 2017.

Transporte Intra-Hospitalar do Paciente sob Ventilação Mecânica

CAPÍTULO 90

Julia de Lima Antoniazzi ▪ Paulo Cesar Antoniazzi

▶ Introdução

A medicina intensiva, ao longo dos anos, vem se desenvolvendo tanto no aspecto assistencial quanto no tecnológico e diagnóstico, porém nem todos os cuidados necessários ao paciente podem ser oferecidos à beira do leito. Em algumas situações, o paciente precisa ser transportado, como para o departamento de radiologia, centro cirúrgico ou outros setores dentro do hospital. Esse transporte intra-hospitalar e até mesmo inter-hospitalar de pacientes críticos, como muitas vezes se faz necessário, acaba expondo o paciente a potenciais intercorrências durante o período fora do ambiente de terapia intensiva. Pacientes sob ventilação mecânica (VM) frequentemente são transportados para outros setores sob ventilação manual ou VM por meio de ventiladores de transporte, sendo imprescindível o treinamento da equipe e o uso de equipamentos seguros.[1,2]

O número de publicações na literatura sobre os riscos implicados ao transporte intra-hospitalar de pacientes críticos sob VM vem crescendo nas últimas décadas, tendo muitos métodos de análise contribuído para o conhecimento desses riscos relacionados ao transporte. Estudos epidemiológicos e *feedback* das sociedades de terapia intensiva tornaram possível o desenvolvimento de uma lista de eventos adversos relacionados ao transporte intra-hospitalar, além da identificação de fatores de risco relacionados a paciente, organização do transporte, fatores técnicos, humanos e coletivos.[3] Os riscos associados ao transporte intra-hospitalar podem então ser minimizados pela padronização de procedimentos, resultando em organização do sistema de trabalho e homogeneização de modalidades implementadas no transporte.[4,5] Deve-se levar em consideração os riscos e benefícios do transporte de pacientes críticos, e o benefício do transporte deve superar os riscos a este implicados.[6]

▶ Decisão sobre o transporte

Cabe ao médico assistente decidir sobre a realização do transporte. Pelo fato de o transporte, independentemente da duração, ser de potencial instabilidade, deve sempre ser questionado se os testes diagnósticos ou as intervenções terapêuticas alterarão o tratamento e o prognóstico do paciente. No caso dos exames de imagem, estes devem ser prontamente avaliados após a sua realização, devido à possível necessidade de repetição, evitando um novo transporte. Nos dias atuais, com o avanço tecnológico, alguns métodos de diagnóstico por imagem podem ser realizados à beira do leito, como a ultrassonografia (p. ex., tórax, abdome, membros), *Doppler* transcraniano, ecocardiograma transtorácico e transesofágico, além de tomografia computadorizada portátil, apesar de disponível em poucos serviços.[7]

▶ Monitoramento do paciente durante o transporte

Similar ao transporte de crianças, os pacientes adultos em condições críticas devem receber o mesmo nível de monitoramento disponível na unidade de terapia intensiva (UTI), dentre eles monitoramento eletrocardiográfico contínuo, oximetria de pulso, pressão arterial não invasiva, frequência cardíaca e respiratória. A depender da patologia e condição clínica do paciente, pode ser útil o monitoramento de pressão intracraniana, pressão da artéria pulmonar, pressão arterial invasiva contínua e capnografia. Para os pacientes em VM, o posicionamento do tubo orotraqueal deve ser assegurado previamente ao transporte e acompanhado até o destino. Adicionalmente, o volume corrente e as pressões de via aérea devem ser continuamente monitorados, e os alarmes, ajustados corretamente para que o responsável consiga corrigir problemas caso aconteçam.[6]

▶ Fases do transporte

Fase reparatória

Envolve coordenação e comunicação prévia ao transporte. Deve-se avaliar gravidade e condição clínica atual do paciente. Certificar-se de que o local do destino esteja aguardando o paciente, checar se os equipamentos de monitoramento, rede de gases, ventiladores mecânicos do local (se disponível) e material de aspiração do local estão funcionantes. Se o local de destino for em outro andar do hospital, o elevador deverá estar pronto para a chegada do paciente.

■ Equipe de transporte

O número de pessoas que participarão do transporte é variável, de acordo com a gravidade e complexidade da situação clínica e do número de equipamentos exigidos. Um número mínimo de duas pessoas é necessário para ser capaz de providenciar suporte de vias aéreas, interpretar possíveis alterações cardiovasculares e respiratórias e que estejam aptas a lidar com intercorrências técnicas dos equipamentos. Podem fazer parte da equipe de transporte: enfermeiro, médico, auxiliar e técnico de enfermagem e fisioterapeuta. O médico deve acompanhar o transporte intra-hospitalar dos pacientes críticos que podem precisar de intervenções agudas, sendo sua presença obrigatória nos pacientes em VM, entre outras situações.[7-10]

■ Equipamentos necessários para o transporte

Avaliar a necessidade individual dos equipamentos para o transporte de cada paciente, para evitar a ausência ou falta de funcionamento longe do local de origem.

▶ **Via aérea.** A via aérea deve ser acessada e, se necessário, protegida. Pacientes intubados em VM muitas vezes precisam ser sedados e paralisados. A fração inspirada de oxigênio (FIO_2) deve ser guiada pela saturação de oxigênio (SaO_2), e a ventilação, pela medida do gás carbônico ao final da expiração ($ETCO_2$). Após acoplamento do paciente no ventilador de transporte, pelo menos uma gasometria deve ser realizada antes do transporte. Em casos de transporte dos pacientes intubados com ventilação manual, testar o cilindro de oxigênio e checar se a reserva de oxigênio será suficiente.[7,11]

▶ **Dreno de tórax.** Se houver presença ou suspeita de pneumotórax, é necessária a inserção do dreno antes do transporte. Manter drenagem em selo d'água, abaixo do nível de inserção do mesmo. Não clampeá-lo durante o transporte.[7,11]

▶ **Acesso venoso.** Garantir, pelo menos, dois acessos venosos (central ou periférico) e ter cuidado com a tração inadvertida.

▶ **Sondas nasogástrica e vesical.** Assegurar que a fixação esteja adequada. As sondas podem ser clampeadas por curto período, se necessário, e transportadas no mesmo nível do paciente.[7,11]

▶ **Medicamentos e bomba de infusão.** As bombas de infusão devem ser levadas no transporte de pacientes que necessitem de controle rigoroso da infusão de medicações, como, por exemplo, aminas vasoativas. Fixá-las adequadamente e certificar-se de que as baterias estejam carregadas. Uma caixa de medicações de emergência deve acompanhar o transporte do paciente crítico, dentre elas: epinefrina, amiodarona, lidocaína, atropina, bicarbonato de sódio, adenosina, benzodiazepínicos, entre outros.[7,11]

Fase de transferência

Manter estabilidade fisiológica através do monitoramento contínuo e da prevenção de eventos adversos. Como já citado, o nível mínimo de monitoramento do paciente transportado deve ser eletrocardiográfica, frequência cardíaca e respiratória, oximetria de pulso e pressão arterial não invasiva. Alguns pacientes se beneficiam de outros métodos de monitoramento, como capnografia, pressão arterial invasiva, medida da pressão intracraniana e outros.[8,9] Os pacientes intubados em VM devem ter a pressão das vias aéreas monitoradas. Os alarmes do ventilador devem ser habilitados e são importantes, pois indicam desconexão ou pressão excessiva nas vias aéreas. A fase de transferência costuma ser a mais negligenciada, e é quando as intercorrências ocorrem principalmente, causadas sobretudo por deslocamento da cânula orotraqueal, esgotamento do suprimento de oxigênio, falta de bateria, retirada de sonda nasogástrica e vesical, perda de acesso venoso etc.

Estabilização pós-transporte

O paciente pode retornar à UTI e vir a ter alterações hemodinâmicas ao final de todo o processo do transporte. Recomenda-se atenção aos parâmetros hemodinâmicos e respiratórios.[7]

▶ Ventilação manual

A ventilação manual é ferramenta fundamental durante treinamento de reanimação, sendo praticada quase diariamente no cuidado dos pacientes em VM. Para o transporte intra-hospitalar dos pacientes em VM, a ventilação manual é considerada, por vezes, insegura em muitas situações, uma vez que não há como controlar o volume corrente e as pressões na via aérea, estando as consequências fisiológicas associadas à hipoventilação e hiperventilação bem estabelecidas.[12,13]

Alcalose respiratória é uma complicação do transporte sob ventilação manual que afeta o tônus vascular cerebral e cardíaco, podendo ser a vasoconstrição cardíaca responsável por espasmo coronariano, distúrbios do ritmo, entre outros. Já no tecido cerebral, a alcalose induz vasoconstrição, reduzindo o fluxo sanguíneo cerebral em 40 a 50%.[14,15]

Os efeitos fisiológicos da hipoxia vêm sendo estudados exaustivamente. Durante o transporte, os eventos adversos relacionados com hipoxia estão associados a reserva inadequada de oxigênio, agitação do paciente, atelectasia, entre outros.[12] Por esse motivo, faz-se necessário o monitoramento da oxigenação durante o transporte, e para tal, garantir que haja entrega de quantidades adequadas de oxigênio e pressão positiva expiratória final (PEEP) quando indicadas. Um estudo retrospectivo que avaliou o transporte inter-hospitalar de pacientes em VM com insuficiência respiratória hipoxêmica grave para hospitais terciários teve como desfecho primário mortalidade hospitalar de 34,5%. A análise de subgrupo revelou mortalidade de 36% para pacientes com hipoxemia moderada, comparada a 60% nos pacientes com hipoxemia grave.[16]

A base bioquímica da toxicidade pelo oxigênio dá-se pela produção de metabólitos do oxigênio parcialmente reduzidos e altamente reativos, como peróxido de hidrogênio e radicais livres nas células sob hiperoxia. O mecanismo de defesa enzimática intracelular existe, o que protege as células dos efeitos tóxicos dos radicais livres de oxigênio. As manifestações fisiológicas da toxicidade do oxigênio incluem diminuição da capacidade vital, da capacidade de difusão e da complacência pulmonar. A exposição a altos níveis de oxigênios leva também a redução do transporte mucociliar, inflamação, edema pulmonar e fibrose. Eventos cardiovasculares, como redução do volume sistólico e do débito cardíaco, aumento da resistência vascular periférica e vasoconstrição coronariana, estão associados a hiperoxia. Há evidência de que o estresse oxidativo dos radicais livres pode exacerbar a lesão pulmonar em pacientes que já estão em insuficiência respiratória, e que o controle preciso (FIO_2) objetivando perfusão tecidual adequada pode ser uma estratégia terapêutica melhor do que alcançar saturação sistêmica alta.[12,17-19]

Hurst et al.[20] randomizaram 28 pacientes a receber ventilação manual ou através de ventilador de transporte com os parâmetros utilizados na sala de emergência. Pacientes foram ventilados sob um método até o destino do procedimento e sofreram *cross over*, sendo ventilados sob o outro método no retorno. Frequência cardíaca, pressão arterial e análise dos gases arteriais da sala de emergência foram comparados aos dados obtidos na chegada ao destino e no retorno à origem. Frequência cardíaca, pressão arterial e oxigenação permaneceram estáveis durante o transporte, independentemente do modo ventilatório. Durante a ventilação manual, a hiperventilação resultou em aumento significativo do pH, de 7,39 ± 0,03 a 7,51 ± 0,2, e diminuição na pressão parcial de gás carbônico ($PaCO_2$) de 39 ± 4 a 30 ± 3 mmHg ($p < 0,05$). Dois pacientes neste grupo apresentaram taquicardia supraventricular, o que os autores consideraram como precipitados pela alcalose respiratória. O tempo do transporte foi de aproximadamente 9 ± 3 min, ressaltando o fato de que a hiperventilação pode ocorrer mesmo em transportes rápidos. Os autores concluíram que o uso de ventilador de transporte é preferível à ventilação manual para o transporte de pacientes.[20]

Um estudo de coorte multicêntrico analisou 1.782 pacientes adultos em UTI, sob ventilação mecânica, com 3.006 transportes intra-hospitalares, que experimentaram 621 eventos adversos (37,4%). Os autores desse estudo compararam 1.659 pacientes transportados a 3.344 pacientes que não foram submetidos a transporte. Pneumotórax, atelectasia, pneumonia associada à ventilação mecânica, hipoglicemia, hiperglicemia e hipernatremia foram descritos como complicações que ocorreram mais frequentemente nos pacientes transportados. Tempo de permanência maior na UTI foi encontrado na população submetida ao transporte, porém não se evidenciou aumento de mortalidade.[21]

Vale ressaltar que não é apenas a ventilação manual que contribui para as variações ventilatórias durante o transporte, mas sim um conjunto de fatores, como treinamento do operador, *expertise* e avaliação visual. Infelizmente, não há regras claras sobre o melhor treinamento em ventilação manual, cabendo a cada instituição realizar treinamento da equipe responsável pelo transporte, para minimizar os riscos relacionados a ela.

▶ Capnografia

O termo *capnografia* refere-se à análise contínua e registrada da concentração de gás carbônico (CO_2) no gás respiratório, sendo seu uso indicado em três principais situações: verificar posicionamento de via aérea artificial, acesso à circulação pulmonar e ao *status* respiratório e otimização da ventilação mecânica. Não há contraindicação absoluta a seu uso. O uso da capnografia tem sido recomendado para os pacientes intubados durante o transporte, tendo o seu uso em pacientes ventilados manualmente demonstrado facilitar o monitoramento do controle da ventilação. No entanto, não impede o aumento do CO_2 expirado, e em casos de real aumento do CO_2 expirado, pode incitar o médico a ventilar com parâmetros não seguros.[22,23]

Walsh et al.[23] fizeram uma revisão sobre o uso da capnografia durante a VM de 1990 a 2010, revisão esta que serviu de base para a publicação do American Association for Respiratory Care Clinical Practice Guideline[24] sobre o uso da capnografia. A recomendação desse grupo é usar a capnografia/CO_2 expirado para a confirmação do posicionamento do tubo endotraqueal e em todos os pacientes sob VM que serão submetidos a transporte, além de outras indicações.

Uma análise randomizada conduzida por Palmon et al. avaliou o uso de capnografia para guiar a ventilação comparado à medida cega da capnografia de 50 pacientes transportados intra-hospitalar.[22] Realizou-se análise da gasometria arterial antes e após o transporte, e o resultado não mostrou diferença significativa na $PaCO_2$ nos dois grupos, sendo a recomendação desse estudo que a capnografia não se faz necessária em transportes curtos, porém pode ter algum benefício em pacientes que requerem controle mais rigoroso da $PaCO_2$, como, por exemplo, os pacientes vítimas de traumatismo cranioencefálico.

Outros dois estudos prospectivos sobre pacientes intubados vítimas de trauma mostraram que o monitoramento e o ajuste ventilatório pela capnografia aumentou a incidência de ventilações adequadas e diminuiu a incidência de hipoventilação durante o transporte, reforçando a recomendação do uso de capnografia nos pacientes que necessitam de controle da $PaCO_2$.[25,26]

▶ Ventiladores de transporte

O desenvolvimento dos ventiladores de transporte surgiu em virtude de a ventilação manual durante o transporte mostrar-se, por muitas vezes, inadequada. Inicialmente, os ventiladores eram os da própria UTI, pesados, ou ventiladores domiciliares adaptados grosseiramente e fixados ao carrinho de transporte. Os primeiros ventiladores projetados especificamente para o transporte, embora menores que os da UTI, ainda sofriam graves deficiências.

Em uma revisão sobre transporte intra-hospitalar, Fanara et al.[27] identificaram ventiladores portáteis como responsáveis por 22% de eventos adversos causados por falha do equipamento. Duração da bateria, consumo de todo o oxigênio, desconexões inadvertidas e equipe não familiarizada com o ventilador foram citados como causas.

Atualmente, os ventiladores de transporte mais modernos oferecem as mesmas variáveis dos ventiladores da UTI, incluindo controle de FIO_2, múltiplas modalidades e monitoramento avançado, incluindo alarmes. A escolha do ventilador de transporte deve ser baseada na combinação dos requisitos da ventilação com a capacidade do ventilador.[12]

Existem vários dispositivos registrados como ventiladores de transporte, variando desde simples ressuscitadores automatizados que entregam gás oferecendo 100% de oxigênio, controle da frequência, volume corrente e válvula de escape de pressão, até ventiladores de transporte sofisticados, com variedade de modos e monitoramento avançado, incluindo alarmes. Nakamura et al.[28] compararam a ventilação manual de pacientes durante o transporte realizada por médicos da UTI à ventilação por meio de ventiladores portáteis, e concluíram que o uso de ventiladores portáteis garantiu ventilação mais adequada, estando os pacientes menos sujeitos a deterioração na oxigenação.

Segundo a American Association for Respiratory Care, se um ventilador de transporte é utilizado, este deve ter bateria suficiente para a duração de todo o transporte, controle independente do volume corrente e frequência respiratória, ser capaz de garantir suporte ventilatório em modalidade assistido-controlado ou ventilação mandatória intermitente (não necessariamente ambos), entregar volume constante frente a mudanças na impedância pulmonar, monitorar pressões nas vias aéreas, facilidade no disparo, garantir alarme de desconexão, oferecer PEEP e FIO_2 até 1,0.[24] Outros requisitos desejáveis são:

- Ser leve e fácil de manusear
- Ter baixo consumo de gás
- Ter as modalidades a pressão e a volume
- Permitir FIO_2 ajustável e capaz de operar em fonte de oxigênio a partir de 50 psi.[29]

Chipman et al.[30] avaliaram 11 ventiladores "simples" e 4 sofisticados usando modelo de bancada e animais. Os ventiladores sofisticados tinham poder eletrônico, múltiplas modalidades e permitiam respiração espontânea, além de fornecer ajuste de PEEP e FIO_2. Já os ventiladores simples deixavam de oferecer uma ou mais dessas características. O objetivo do estudo era determinar quais ventiladores seriam capazes de ventilar pulmões tanto sadios quanto lesados, além de garantir volume corrente específico e frequência respiratória, determinando qual dispositivo seria mais apropriado para o transporte em vários cenários.

Os resultados desse estudo mostraram que todos os ventiladores foram capazes de ventilar pulmões sadios dos animais, e apenas 4 ventiladores foram capazes de ventilar pulmões lesados, sendo o ajuste de frequência respiratória o fator limitante nesses ventiladores. Na avaliação do modelo de bancada, apenas 6 dispositivos alcançaram o alvo de frequência respiratória e volume corrente determinado. O fato de alguns ventiladores não alcançarem os alvos deveu-se a variações no volume corrente, aumento da resistência de vias aéreas e/ou diminuição da complacência pulmonar. O estudo apresentou algumas limitações, dentre elas o uso de animal de tamanho pediátrico e o uso de mais de 5 dispositivos no mesmo animal; 14 dispositivos foram capazes de operar apenas com autonomia da bateria, porém a duração da bateria diferiu consideravelmente (75 a 490 min); o tempo necessário para depletar o oxigênio de um cilindro tamanho E variou de 30 a 77 min sob FIO_2 de 1,0. Os investigadores concluíram que na combinação no modelo de bancada e animal apenas 2 ventiladores de transporte dos 15 alcançaram o alvo e seriam os mais apropriados ao transporte de pacientes que necessitam de altos parâmetros.[30]

Boussen et al.,[31] também em estudo de modelo de bancada com 8 ventiladores de transporte, avaliaram a capacidade de entrega do volume corrente determinado sob condições normais, obstrutivas e em síndrome do desconforto respiratório agudo (SDRA). O grupo também avaliou a performance do sistema de disparo e a qualidade da subida de pressão. Concluiu-se que não houve diferença significativa com relação à entrega do volume corrente, tendo o erro variado de 5 a 53%.[31] Também verificaram que os ventiladores de transporte baseados em turbinas garantiram a entrega do volume corrente e a sensibilidade do disparo melhor quando comparados aos ventiladores pneumáticos.

Blackeman e Branson[32] examinaram a performance de 4 ventiladores de transporte de nova geração disponíveis à venda nos EUA, sendo eles: EMV (Impact Instrumentation, West Caldwell, New Jersey), LTV 1200 (CareFusion, San Diego, Califórnia), HT70 (Newport Medical, Costa Mesa, Califórnia) e T1 (Hamilton Medical, Reno, Nevada).

Os resultados evidenciaram diferenças significativas com relação a alguns aspectos, incluindo sensibilidade de disparo, duração da bateria, estabilidade da FIO_2, consumo de gás e acurácia do volume corrente. O tempo de subida da pressão também foi significativamente diferente. Os dispositivos que atingiram a maior rapidez no tempo de subida da pressão tiveram o melhor *overshoot* de pressão. Este faso deve ter relevância clínica, pois o tempo rápido de subida da pressão pode gerar um fluxo turbulento no circuito, com potencial dano ao paciente. Ajustar o *"rise time"* muito baixo pode resultar em demora para alcançar a pressão determinada ou até mesmo não atingi-la. Isso resultaria em fome de ar ou assincronia de fluxo com aumento do trabalho respiratório.

Outro estudo, conduzido por L'Her et al.,[33] avaliou 26 tipos diferentes de ventiladores de emergência e de transporte, que foram divididos em 4 categorias, a depender da sofisticação: (1) UTI-*like*, (2) sofisticados, (3) simples e (4) vítimas em massa. Os investigadores avaliaram a entrega do volume corrente com mecânica respiratória diferente e o índice de assincronias, entre outros critérios. Embora os valores de volume corrente dos ventiladores UTI-*like* e sofisticados tenham margem de acurácia de 10%, houve diferenças substanciais entre os dispositivos nas 4 categorias. Estes também foram afetados por certo declínio na mecânica respiratória. O grupo também examinou vazamentos e verificou que a maioria dos ventiladores exibiam índice de assincronia > 10%.

O índice de assincronia é definido como o número de incursões respiratórias assincrônicas pelo número total de incursões, e o corte de 10% representa se o paciente é considerado sincronizado ao ventilador. Apenas para conhecimento, é possível classificar as assincronias paciente-ventilador de acordo com a fase do ciclo respiratório em que ocorrem:

- Na transição da expiração para a inspiração, ou fase de disparo
- Na fase inspiratória propriamente dita
- Na transição da inspiração para a expiração, ou fase de ciclagem.[34]

Um trial prospectivo randomizou 36 pacientes intubados para ventilação manual ou ventilador de transporte após realizarem cirurgia cardíaca, com o objetivo de avaliar alterações hemodinâmicas durante o transporte. As variáveis hemodinâmicas incluíam pressão arterial, frequência cardíaca, oximetria de pulso e a medida do $ETCO_2$. Essas variáveis foram medidas previamente ao transporte, a cada 2 min, durante o transporte e na chegada do paciente à UTI, além da medida da pressão da artéria pulmonar na origem e no destino. Os desfechos eram alterações da linha de base do $ETCO_2$ e hemodinâmicas, além de mudanças na pressão da artéria pulmonar da origem até o destino. O tempo médio do transporte nos dois grupos não teve grande diferença, sendo 5 min para os pacientes ventilados manualmente e 5,47 min para os ventilados com ventilador de transporte (p = 0,369 by 2 sided-test). A diferença em de todas as alterações medidas no $ETCO_2$ entre o grupo ventilado manualmente e o grupo ventilado com ventilador de transporte foi de 2,74 mmHg (p = 0,013). A diferença entre o $ETCO_2$ medido ainda no centro cirúrgico e na UTI em cada coorte foi de 1,31 mmHg (p = 0,067). A diferença na pressão da artéria pulmonar média medida na origem e no destino foi de 0,783 mmHg (p = 0,622). As outras variáveis hemodinâmicas não apresentaram diferenças significativas durante o transporte.[35]

Por fim, cabe à equipe realizar treinamento e coordenar o transporte de maneira segura ao paciente, para que haja redução de eventos adversos.

▶ Referências bibliográficas

1. Weg JG, Haas CF. Safe intrahospital transport of critically ill ventilator-dependent patients. Chest. 1998;96(3):631-5.
2. Zuchelo, LTS, Chiavone, PA. Transporte intra-hospitalar de pacientes sob ventilação invasiva: Repercussões cardiorrespiratórias e eventos adversos. J Bras Pneumol. 2009;35(4):367-74.
3. Intensive Care Society. Guidelines for the transport of the critically ill adult. 2002. Acesso em: 25 out. 2019. Disponível em: http://www.ics.ac.uk.
4. SIAARTI Study Group for Safety in Anesthesia and Intensive Care. Recommendations on the transport of critically ill patient. Minerva Anestesiol. 2006;72(10):XXXVII-LVII.
5. Ferdinande P. Recommendations for intra-hospital transport of the severely head injured patient. Working Group on Neurosurgical Intensive Care of the European Society of Intensive Care Medicine. Intensive Care Med. 1999;25(12):1441-3.
6. Blakeman TC, Branson RD. Inter- and intra-hospital transport of the critically ill. Respir Care. June 2013;58(6):1008-23.
7. Pereira Jr GA, Carvalho JB, Ponte Filho AD, Malzone DA, Pedersoli CE. Transporte intra-hospitalar do paciente crítico. Medicina (Ribeirão Preto). 2007 Out/Dez;40(4):500-8.
8. Warren J, Fromm RE Jr, Orr RA, Rotello LC, Horst HM. Guidelines for the inter-and intrahospital transport of critically ill patients. Crit Care Med. 2004;32(1):256-62.
9. Australasian College for Emergency Medicine, Australian and New Zealand College of Anaesthesists, Join Faculty of Intensive Care Medicine. Minimum standards for intrahospital transport of critically ill patients. Emerg Med. 2003;15(2):202-4.
10. AARC Clinical Practice Guideline. In-hospital transport of the mechanically ventilated patient. Respir Care. 2002;47(6):721-3.
11. Intensive Care Society. Guidelines for the transport of the critically ill adult. 3th ed. London: ICS; 2011.
12. Holets SR, Davies JD. Should a portable ventilator be used in all in-hospital transports? Respir Care. 2016 Jun;61(6):839-53.
13. Marhong J, Fan E. Carbon dioxide in the critically ill: Too much or too little of a good thing? Respir Care. 2014;59(10):1597-605.
14. Cullen DJ, Eger EI 2nd. Cardiovascular effects of carbon dioxide in man. Anesthesiology. 1974;41(4):345-9.
15. Alexander SC, Smith TC, Strobel G, Stephen GW, Wollman H. Cerebral carbohydrate metabolism of man during respiratory and metabolic alkalosis. J Appl Physiol. 1968;24(1):66-72.
16. Wilcox RS et al. Mortality and resource utilization after critical care transport of patients with hypoxemic respiratory failure. J Intensive Care Med. 2018 Mar;33(3):182-8.
17. Jackson RM. Pulmonary oxygen toxicity. Chest. 1985;88(6):900-5.
18. MacIntyre NR. Supporting oxygenation in acute respiratory failure. Respir Care. 2013;8(1):142-50.
19. Kallet RH, Matthay MA. Hyperoxic acute lung injury. Respir Care. 2013;58(1):123-41.
20. Hurst JM, Davis K Jr, Branson RD, Johannigman JA. Comparison of blood gases during transport using two methods of ventilatory support. J Trauma. 1989;29(12):1637-40.
21. Schwebel C, Clec'h C, Magne S et al. Safety of intrahospital transport in ventilated critically ill patients: A multicenter cohort study. Crit Care Med. 2013;41(8):1919-28.
22. Palmon SC, Liu M, Moore LE, Kirsch JR. Capnography facilitates tight control of ventilation during transport. Crit Care Med. 1996;24(4):608-11.
23. Walsh BK, Crotwell DN, Restrepo RD. American Association for Respiratory Care Clinical Practice Guidelines. Capnography/capnometry during mechanical ventilation: 2011. Respir Care. 2011;56(4):503-9.
24. American Association for Respiratory Care. Clinical Practice Guideline. In-hospital transport of the mechanically ventilated patient. 2002. Revision & Update. Respir Care. 2002;47(6):721-3.
25. Helm M, Schuster R, Hauke J, Lampl L. Tight control of prehospital ventilation by capnography in major trauma victims. Br J Anaesth. 2003;90(3):327-32.
26. Hinkelbein J, Floss F, Denz C, Krieter H. Accuracy and precision of three different methods to determine PCO_2 ($PaCO_2$ vs $PETCO_2$ vs $PTCCO_2$) during interhospital ground transport of critically ill and ventilated adults. J Trauma. 2008;65(1):10-8.
27. Fanara B, Manzon C, Barbot O, Desmettre T, Capellier G. Recommendations for the intra-hospital transport of critically ill patients. Crit Care. 2010;14(3):R87.
28. Nakamura T, Fujino Y, Uchiyama A, Mashimo T, Nishimura M. Intrahospital transport of critically ill patients using ventilator with patient-triggering function. Chest. 2003;123(1):159-64.
29. American Association for Respiratory Care. Guidelines for acquisition of ventilators to meet demands for pandemic flu and mass casualty incidents. Updated 2008. Irving, TX: AARC; 2008.
30. Chipman DW, Caramez MP, Miyoshi E, Kratohvil JP, Kacmarek RM. Performance comparison of 15 transport ventilators. Respir Care. 2007;52(6):740-51.
31. Boussen S, Gainnier M, Michelet P. Evaluation of ventilators used during transport of critically ill patients: A bench study. Respir Care. 2013;58(11):1911-22.
32. Blakeman TC, Branson RD. Evaluation of 4 new generation portable ventilators. Respir Care. 2013;58(2):264-72.
33. L'Her E, Roy A, Marjanovic N. Bench-test comparison of 26 emergency and transport ventilators. Crit Care. 2014;18(5):506.
34. Valiatti JLS, Amaral JLG, Falcão LFR. Ventilação mecânica: Fundamentos e prática clínica. 1. ed. Rio de Janeiro: Roca; 2016. pp. 371-7.
35. O'Brien EO, Newhouse BJ, Cronin B et al. Hemodynamic consequence of hand ventilation versus machine ventilation during transport after cardiac surgery. J Cardiothorac Anesth. 2017;31(4):1246-9.

Qualidade de Vida Pós-Unidade de Terapia Intensiva

CAPÍTULO 91

Cassiano Teixeira ▪ Augusto Savi ▪ Sérgio Fernando Monteiro Brodt ▪ Régis Rosa Goulart

▶ Introdução

A mortalidade nas unidades de terapia intensiva (UTIs) tem se reduzido em aproximadamente 2% ao ano.[1] Essa queda tem sido atribuída às modificações no cuidado do paciente crítico (desenvolvimento do conhecimento específico da especialidade, otimização do trabalho multidisciplinar e desenvolvimento de rotinas e protocolos próprios para cuidado e segurança dos pacientes críticos),[1] à melhora na capacidade de tomada de decisões e à preocupação com estratégias de comunicação entre o *staff* da UTI, os pacientes e os membros da família.[2]

No entanto, esses sobreviventes são mais suscetíveis ao desenvolvimento de doenças crônicas,[3-6] a altas taxas de mortalidade após a alta da UTI[4,7] e à piora da qualidade de vida (QV) nos meses e anos subsequentes à alta.[8] Os estudos sugerem uma piora da QV nos sobreviventes da UTI quando comparados a dados populacionais.[5,7-9] Estes sofrem de problemas psicológicos,[6,9,10] como ansiedade, depressão,[6,11] distúrbios do sono[12] e transtorno de estresse pós-traumático (TEPT); disfunção cognitiva;[13] piora da função pulmonar[9] e desenvolvimento de complicações neuromusculares periféricas, levando à dependência física[14] – que apresentam implicações significativas a pacientes, familiares e cuidadores e impõem uma contínua carga financeira aos serviços de saúde privados e governamentais.[5,10]

A UTI, por definição, trata de pacientes graves, com alto risco de vida. Portanto, é compreensível que, durante muitos anos, o único desfecho analisado pelas pesquisas científicas e pelos gestores de saúde tenha sido a taxa de sobrevida dos pacientes. No entanto, atualmente, o conceito de QV tem sido valorizado e apresenta tanta importância quanto o conhecimento das taxas de sobrevida das UTIs.[8] Apesar de a avaliação da QV ser um dos assuntos do momento, ainda não é rotineiramente mensurada nas UTIs ou descrita nas publicações – fato este em virtude da necessidade de aplicação de questionários especializados, longos e, às vezes, de interpretação ambígua, contrário à facilidade do desfecho dicotômico: vivo ou morto. Além disso, também o tempo ótimo de seguimento dos pacientes visando à avaliação da QV ainda não está adequadamente determinado.[8,9]

Os objetivos deste capítulo são:

- Fornecer informações sobre como avaliar a QV após a alta da UTI, com exemplificação de alguns questionários específicos
- Descrever dados sobre a QV após a alta da UTI em populações específicas, como na síndrome do desconforto respiratório agudo (SDRA), na doença pulmonar obstrutiva crônica (DPOC), nos pacientes sépticos, naqueles dependentes de ventilação mecânica por tempo prolongado, nos casos de fraqueza muscular, entre outros
- Abordar os benefícios do conhecimento da QV nos pacientes sobreviventes da UTI.

▶ Modos de avaliação da qualidade de vida

Os termos "condições de saúde", "funcionamento social" e "qualidade de vida" têm sido usados em estudos clínicos como sinônimos e definidos em conjunto como *health-related quality of life* (HRQoL). Qualidade de vida é um conceito multidimensional que abrange todos os aspectos de vida de uma pessoa, os quais incluem funcionalidade física, capacidade de executar atividades diárias, saúde mental, funcionalidade social, dor, fadiga e energia, sono e funcionalidade sexual.[3] Escalas foram desenvolvidas e validadas com intuito de uniformizar a coleta de dados e avaliar esses diferentes aspectos:

- Prejuízo ou dano em órgãos específicos (p. ex., avaliação de redução da capacidade pulmonar por provas espirométricas de função pulmonar)
- Estado funcional mental
- Função neuropsicológica
- Estado físico funcional
- Grau de recuperação
- Qualidade de vida relacionada com saúde.[15]

Esses aspectos ou domínios são detalhados a seguir e descritos como medidas.

▶ **Medida do estado funcional mental.** Realizada por escalas que têm por objetivo a avaliação detalhada do afeto ou do humor. Exemplos comumente usados são: perfil dos estados de humor (POMS, do inglês *profile of mood states*); inventário de depressão de Beck (BDI); inventário de ansiedade de Beck (BAI, do inglês *Beck anxiety inventory*); e escala hospitalar da ansiedade e depressão (HAD, do inglês *hospital anxiety and depression*).[15] O objetivo principal dessas escalas é a realização do diagnóstico de depressão, porém algumas também são capazes de diagnosticar transtornos de ansiedade (POMS e HAD).[15]

▶ **Medida da função neuropsicológica.** Realizada por escalas que, quando aplicadas por mãos treinadas (neuropsicólogos, psiquiatras ou neurologistas), têm por objetivo o diagnóstico de déficits cognitivos, bem como a localização de anormalidades orgânicas no sistema nervoso central.[15] Essas medidas referem-se principalmente à cognição, à atenção, ao processamento da informação e à memória, porém várias categorias funcionais podem ser avaliadas por meio de escalas específicas, direcionadas e de difícil aplicação (Quadro 91.1).[16]

▶ **Medida de recuperação.** Realizada por escalas de fácil aplicação que qualificam o grau de recuperação dos pacientes após terem sofrido algum dano. Exemplos comuns são as escalas de Glasgow *outcome* e a de análise da capacidade de retorno ao trabalho.[15]

▶ **Medida do estado físico funcional.** A análise do estado físico funcional, uma parte importante da avaliação da QV, é expressa por meio de índices genéricos, como Katz-atividades da vida diária (AVD), de Karnofsky, de Barthel e de Lawton-AVD, ou por índices específicos de doença, como questionário da associação cardiológica de Nova Iorque (NYHA), questionário respiratório da Sociedade Torácica Americana

Quadro 91.1 ▪ Medidas da função neuropsicológica.

Domínio	Exemplos de teste neuropsicológicos
Cognição	Escala de inteligência de Wechsler para adultos-III (WAIS-III)
	Exame do Estado Minimental (MMSE)
Motivação	Contagem de pontos
Personalidade	Inventário multifásico de personalidade de Minnesota
	Inventário de depressão de Beck
Processamento da linguagem	Teste de Token
Concentração e atenção	Cartas de anulação de letras e símbolos
Memória e aprendizado verbal	Escala de memória de Wechsler (WMS)
Funções executivas	Teste Wisconsin de classificação de cartões

(ATS) e testes de caminhada (1, 6 e 12 min). Sutis diferenças no objetivo de cada escala podem ser exemplificadas na comparação entre o índice de Karnofsky, que enfatiza o desempenho físico e o grau de dependência, e o de Lawton-AVD, com foco na habilidade de realizar as AVD.[8]

▸ **Medida de qualidade de vida relacionada com a saúde.** Realizada por questionários multidimensionais que visam avaliar vários aspectos da vida, como a capacidade funcional, os aspectos físicos, a dor, o estado geral de saúde, a vitalidade, os aspectos sociais e emocionais e a saúde mental. Alguns exemplos comumente usados são o *medical outcomes study 36-item short-form* (SF-36), sua versão reduzida com 12 itens (SF-12) ou 8 itens (SF-8), a escala de avaliação da qualidade de vida da Organização Mundial da Saúde (WHOQoL), sua versão resumida (WHOQoL-BREF) e o EuroQol EQ-5D.

▸ Avaliação da qualidade de vida pós-UTI em populações específicas

Síndrome do desconforto respiratório agudo

A SDRA tem alta mortalidade e está associada a uma significativa morbidade. Com a evolução dos cuidados e recursos da medicina intensiva, o número de casos fatais vem diminuindo, porém os sobreviventes dessa síndrome apresentam alto risco de desenvolver sequelas físicas, neurocognitivas e emocionais que afetam a QV após a alta hospitalar. Entre aquelas associadas à diminuição da qualidade de vida, está a fraqueza muscular, a redução da capacidade funcional pulmonar, a dor, a diminuição da vitalidade, as alterações na saúde mental, no convívio social e na capacidade de trabalho com consequente redução da renda.

Ao contrário de outras doenças críticas, a SDRA confere um risco substancial de mortalidade intra-hospitalar, mas um surpreendente baixo risco de mortalidade a longo prazo. Aparentemente, os primeiros 6 meses da alta caracterizam o período de maior letalidade desta população, e estima-se uma mortalidade de 12% em 1 ano, 15% em 2 anos e 19% no acompanhamento de 5 anos.[16]

Biehl et al.[17] avaliaram o estado funcional (SF-12 e índice de Barthel) de sobreviventes de SDRA após 6 meses da alta da UTI, demonstrando não haver diferenças quando comparados a pacientes críticos sem SDRA. O impacto da fraqueza muscular pós-UTI foi avaliado em 156 sobreviventes e na alta hospitalar: 38% dos sobreviventes apresentaram diagnóstico de fraqueza muscular associada à UTI. Cada ponto no *medical research council* (MRC) foi associado a aumento da sobrevida (risco relativo [RR]: 0,96 [intervalo de confiança [IC] 95%: 0,94 a 0,98]) e, após 5 anos, 50% dos sobreviventes ainda apresentavam diagnóstico de fraqueza muscular. É interessante salientar que mesmo aqueles que apresentaram recuperação da força muscular após a alta hospitalar mantiveram uma mortalidade significativamente elevada.[18] Myhren et al.[19] demonstraram que 55% dos pacientes com SDRA previamente ativos retornaram ao trabalho ou à escola em 1 ano de acompanhamento. Um estudo recente,[20] realizado com 922 sobreviventes de SDRA avaliados em 43 hospitais americanos, mostrou que 44% dos pacientes estavam desempregados após 1 ano da alta hospitalar. Redução nos ganhos monetários foi relatada por 71% dos pacientes e as variáveis associadas ao desemprego foram o tempo de permanência hospitalar e a idade.

Na alta hospitalar, aproximadamente 40% dos pacientes com SDRA apresentam transtorno de estresse pós-traumático (TEPT).[21] Em 1 ano de acompanhamento, sintomas de ansiedade e depressão ocorrem em ⅔ dos casos.[22] Dois anos após a alta da UTI, a prevalência TEPT é de 22 a 24%,[23] a ansiedade é de 38 a 44% e a de depressão, de 26 a 33%.[24] Após 5 anos, 28% apresentavam diagnóstico de TEPT e, após 8 anos, 23,9%.[20] É interessante ressaltar que muitos pacientes demonstram sintomas em todos os três domínios psiquiátricos simultaneamente. Além disso, cerca de 50% dos sobreviventes podem desenvolver disfunção cognitiva a longo prazo (1 a 2 anos), principalmente no que se refere a atenção, memória, velocidade de processamento mental e função executiva.[17] O clássico estudo de Pandharipande et al.[25] demonstrou que pacientes criticamente doentes com choque ou insuficiência respiratória aguda têm alto risco de comprometimento cognitivo após a alta hospitalar. Além disso, 1/4 dos pacientes idosos (> 65 anos de idade) evidenciavam exame neurológico compatível com demência após 1 ano de acompanhamento. Em um estudo transversal,[26] no 12º mês da alta da UTI, 71% dos pacientes tinham testes neuropsicológicos alterados. Chama a atenção que, tanto no aspecto físico quanto no neuropsiquiátrico, uma maior gravidade da SDRA não parece se relacionar com a prevalência dos sintomas após a alta da UTI. Existe também redução da função pulmonar desses pacientes.[27,28] Dependendo do estudo avaliado, 6 a 43% dos pacientes evoluem com padrão obstrutivo e 15 a 58% com um padrão restritivo no primeiro ano de acompanhamento.[27-30]

Em resumo, existe piora das funções físicas e cognitivas que persiste por 5 anos após o episódio da lesão pulmonar. Sugere-se que as intervenções pós-UTI (reabilitação pulmonar e fisioterapia motora, entre outras) possam não melhorar o prognóstico desses pacientes e que adversidades ocorridas durante a internação, como hiperglicemia persistente durante a fase crítica, o excesso de sedação e a imobilidade, possam estar relacionadas com a piora da função cognitiva. Recomendam-se, portanto, intervenções precoces quanto à mobilização, uso restrito de sedativos e controle metabólico, pois essas ações poderiam melhorar o prognóstico tardio dos sobreviventes de SDRA.

O Quadro 91.2 mostra alguns estudos importantes nos pacientes com SDRA.

Sepse

Aproximadamente 16 a 30% dos sobreviventes de sepse morrem no primeiro ano após alta hospitalar.[39-41] Metade dessas mortes se deve a complicações relacionadas com sepse e a outra metade é explicada por fatores diversos, tais como idade, carga de comorbidades preexistentes e estado funcional no momento da alta hospitalar.[40,41] Nesse sentido, a disfunção neurológica (incluindo *delirium* e coma)[42] e a fraqueza muscular adquiridas na UTI[43] parecem ser as disfunções orgânicas agudas mais associadas à mortalidade a longo prazo. O maior risco de morte entre os pacientes sobreviventes de sepse ocorre nos primeiros meses após a alta hospitalar.[44] Enfatizando esse achado, Prescott et al.,[45] em avaliação de um banco de dados americano (n = 95.743), demonstraram taxa de mortalidade de 17% até o terceiro mês de acompanhamento após a alta hospitalar.

Em geral, 1/6 dos sobreviventes de sepse apresenta incapacidade física persistente grave e/ou comprometimento cognitivo no acompanhamento a longo prazo.[46] No seguimento desses pacientes, fica evidente a fragilidade dos mesmos, visto que aproximadamente 50% deles necessitam de reinternação hospitalar no período de 3 a 6 meses após a alta da UTI.[47-50] Além disso, esses sobreviventes têm alto risco de deterioração clínica nas semanas e meses que seguem a alta hospitalar.[45,47,48,51] Aproximadamente 40% de 2.617 idosos que sobreviveram à hospitalização por sepse foram readmitidos em 90 dias após a alta da

Quadro 91.2 ▪ Estudos sobre qualidade de vida pós-UTI dos pacientes com SDRA.

Autor e ano	n	Seguimento	Avaliação	Desfecho
Bienvenu et al. (2018)[31]	186	5 anos	HAD e IES-R	Sintomas de ansiedade, depressão e TEPT são frequentes
Kamdar et al. (2018)[32]	138	5 anos	Retorno ao trabalho	1/3 não retorna ao trabalho
Marti et al. (2016)[33]	795	1 ano	Custos	Consumo de muitos recursos de saúde após a alta da UTI
Bienvenu et al. (2012)[34]	109	5 anos	SF-36	Piora da QV, porém com retorno às atividades laborais em poucos anos
Baldwin et al. (2009)[35]	160	6 meses	Escore de ansiedade e depressão	Sintomas depressivos
Heyland et al. (2005)[36]	73	1 ano	SF-36 St. George	Piora da QV e da função pulmonar
Orme e Romney (2003)[37]	74	2 anos	SF-36	Piora da QV e sequelas neurocognitivas
Herridge et al. (2003)[27]	109	1 ano	SF-36	Piora da QV e da função pulmonar
Schelling et al. (2000)[38]	50	5 anos	SF-36 Provas de função pulmonar	Piora da QV e da função pulmonar

UTI: unidade de terapia intensiva; SDRA: síndrome do desconforto respiratório agudo; n: número de parâmetros estimados; HAD: escala hospitalar da ansiedade e depressão (do inglês Hospital Anxiety and Depression Scale [HADS]); IES-R: *impact of event scale-revised*; TEPT: transtorno de estresse pós-traumático; QV: qualidade de vida; SF-36: *medical outcomes study 36-item short-form*.

UTI,[47,48] sendo a infecção o diagnóstico mais comum na readmissão. Descompensação de insuficiência cardíaca, exacerbação de DPOC, pneumonia aspirativa e insuficiência renal também são causas comuns de reospitalização nessa população. Um fato interessante é que 42% dessas readmissões ocorreram por condições potencialmente preveníveis ou tratáveis precocemente.[47,48] Em um estudo envolvendo 10.818 sobreviventes de sepse em Taiwan, o risco de uma nova sepse foi 9 vezes maior (35% vs. 4%) nos pacientes com episódio prévio de sepse em relação aos controles populacionais.[52] Chama a atenção também que pacientes sépticos readmitidos por infecção a apresentam no mesmo local do episódio inicial (cerca de 70%), porém com etiologia microbiológica diferente daquela da infecção original em aproximadamente 35% das vezes.[53]

Uma internação hospitalar por sepse parece estar ligada à redução da capacidade de realização de AVDs após a alta hospitalar.[46] A capacidade funcional dos pacientes frequentemente reduz, e eles normalmente desenvolvem 1,57 (IC 95%: 0,99 a 2,15) novas limitações na execução das AVDs.[46] Os sobreviventes frequentemente desenvolvem fraqueza física após doença crítica, que pode ser causada por miopatia, neuropatia, neuromiopatia, deficiências cardiorrespiratórias, comprometimento cognitivo ou uma combinação dessas condições.[54] Chama a atenção também a forte relação da fraqueza muscular pós-UTI com o excesso de mortalidade desses pacientes a longo prazo.[55] A capacidade física dos pacientes tende a melhorar nos meses que seguem à alta hospitalar, porém geralmente permanecendo abaixo do esperado em relação a controles populacionais.[9,46,48] Além disso, frequentemente nunca retorna aos níveis de pré-sepse.[8,56]

Delirium é comum em pacientes sépticos admitidos na UTI e seu desenvolvimento se associa à piora cognitiva a longo prazo e consequentemente à redução da probabilidade de viver com independência.[48,56] Além disso, os pacientes podem sofrer dano neurológico durante a hospitalização por hipoperfusão cerebral, desenvolvimento de distúrbios metabólicos (p. ex., hiper ou hipoglicemia), hipoxemia e neuroinflamação.[57] As consequências a curto prazo são o aparecimento do *delirium* e o comprometimento da consciência, e a longo prazo, o comprometimento da memória, da atenção, da fluência verbal e da função executiva.[58] Um estudo observacional realizado com sobreviventes de UTI demonstrou que, em pacientes com sepse, a prevalência de comprometimento cognitivo moderado a grave aumentou de 6% (antes da hospitalização) para 17% (após a hospitalização).[46] Esse achado não foi encontrado nos pacientes críticos sem sepse. Novamente, o estudo de Pandharipande et al.,[25] que acompanhou 821 pacientes que foram admitidos na UTI por insuficiência respiratória ou choque (cerca de 30% com sepse), demonstrou que 1/4 dos sobreviventes idosos (≥ 65 anos) tinham performance cerebral compatível com doença de Alzheimer ou trauma cranioencefálico moderado a grave após 1 ano de acompanhamento.

A grande prevalência de incapacidades físicas, cognitivas e de saúde mental dos sobreviventes pode gerar dificuldades no retorno dos pacientes às suas relações sociais e ao seu emprego ou atividade que exercia previamente ao desenvolvimento da sepse. Poulsen et al.[59] demonstraram que somente 43% dos sobreviventes de choque séptico previamente empregados retornaram ao trabalho no primeiro ano da alta hospitalar.

Doença pulmonar obstrutiva crônica

Exacerbações agudas da DPOC são causas frequentes de admissão no hospital e na UTI, além de se associarem a significativa morbidade, mortalidade, elevada taxa de reinternações e alto custo ao sistema de saúde. Aproximadamente 1/3 dos pacientes com exacerbação aguda da DPOC morre durante a internação na UTI, e a mortalidade ainda permanece alta no primeiro ano após a alta hospitalar. Quando avaliados após 2 anos da alta da UTI, a sobrevida varia entre 32 e 51%.[60] O prognóstico a médio e longo prazos desses pacientes tem sido relacionado com múltiplos fatores, o que inclui desempenho nos testes de função pulmonar, valores de gasometria arterial, grau de hipertensão pulmonar, idade, estado nutricional, doenças associadas (principalmente, a doença arterial coronariana), necessidade de suporte ventilatório (invasivo ou não invasivo) e escores de gravidade (p. ex., APACHE II) durante a internação na UTI. Euteneuer et al.[61] sugeriram que a própria exacerbação aguda da DPOC constitui o principal definidor da QV após a alta da UTI. Já Quinnell et al.[62] demonstraram a importância de uma abordagem multidisciplinar e do uso da ventilação não invasiva no desmame desses pacientes, o que sugere que o emprego dessas ferramentas pode aumentar a sobrevida e melhorar a QV dos pacientes a longo prazo.

Rivera-Fernández et al.[63] demonstraram que 72% dos pacientes com DPOC sobreviventes à internação na UTI eram autossuficientes quando avaliados 6 anos após a alta. A maioria dos pacientes preservava sua capacidade de mobilização e de execução de tarefas que requeriam precisão de movimentos, mantinham adequada função cognitiva e preservavam suas relações intra e interfamiliar. Esses autores referiram, no entanto, que os pacientes em questão apresentavam redução da tolerância aos exercícios e da capacidade de executar suas atividades laborais. Euteneuer et al.,[63] ao avaliarem uma subpopulação de pacientes dependentes de VM ≥ 14 dias, demonstraram que a saúde física deles tinha uma marcada redução, porém com saúde mental relativamente preservada após 6 meses da alta da UTI. No Brasil,[60] 87,8% dos pacientes avaliados após 2 anos da alta da UTI realizavam autocuidado de modo adequado, porém com significativa redução da independência funcional e da capacidade de execução das AVDs. Esses autores também demonstraram que 18% dos pacientes necessitavam de oxigenoterapia domiciliar e que 6% passaram a precisar de suporte ventilatório, via traqueostomia ou por meio de ventilação não invasiva. Contrário a esses achados, o estudo CAOS[64] mostrou que, após 6 meses da alta da UTI, 73% dos pacientes com exacerbação da DPOC ou asma referiam melhora da QV, sem necessidade de acréscimo de medicações para o tratamento da DPOC, em comparação ao período anterior à internação na UTI. O Quadro 91.3 mostra alguns estudos importantes nos pacientes com DPOC.

São escassos os estudos em sobreviventes de internação na UTI que usam questionários específicos (p. ex., Saint George) para a avaliação da QV de pacientes com DPOC. São escassos também estudos sobre a capacidade funcional relacionada com o exercício (p. ex., teste de caminhada dos 6 min), apesar da sugestão desta parecer ser uma das maiores perdas dos pacientes com DPOC sobreviventes de uma internação na UTI.[60]

Em resumo, os pacientes que são internados por exacerbação da DPOC na UTI apresentam:

- Elevada mortalidade na UTI
- Elevada mortalidade no primeiro ano após a alta hospitalar
- Boa capacidade cognitiva a longo prazo
- Redução da capacidade motora e capacidade de executar atividades diárias a longo prazo
- Redução da mortalidade com o uso de suporte ventilatório não invasivo na UTI e após a alta hospitalar.

Doença crítica crônica

A necessidade por cuidados intensivos prolongados pode também afetar o prognóstico dos pacientes com relação às habilidades para realizar AVD.[66] Os pacientes com doença crítica crônica (ou persistente) estão em risco de desenvolvimento de novas infecções na mesma internação, basicamente como resultante da associação de quebra de barreiras (úlceras, drenos e/ou sondas), comprometimento ou exaustão imunológica secundária ao progressivo consumo de reservas biológicas e a permanência em um ambiente habitado por microrganismos virulentos e resistentes a antibióticos.[67] São pacientes com alterações dos pulsos hormonais (hormônio do crescimento, eixo suprarrenal e hormônios tireoidianos), podendo inclusive manifestar hipogonadismo. Ocorre atrofia muscular (caquexia), resistência à insulina e esteatose hepática, situações que se desdobram desse ambiente inflamatório. São particularmente vulneráveis a nutrição parenteral (hiperglicemia) e a insulina intravenosa (hipoglicemia). A maioria apresenta úlceras de pressão e são politransfundidos. Alterações neuropsiquiátricas são frequentes, sobretudo depressão, alterações de memória e cognição. Entre os sobreviventes, depressão e redução da capacidade cognitiva tendem a permanecer após a alta hospitalar.[67]

Esses pacientes representam de 6 a 10% dos pacientes tratados em UTI anualmente, mas com forte tendência ao crescimento.[13] A maioria dos pacientes vem a óbito dentro de 6 a 12 meses após a alta ou são institucionalizados em virtude de prejuízo funcional e/ou cognitivo graves. Quase todos os pacientes com doença crítica crônica (DCC) deixam o hospital com deficiências profundas da capacidade funcional, estado cognitivo e QV, com necessidade de cuidados prolongados após a alta.[68] Além disso, a readmissão hospitalar pode ultrapassar 40% no primeiro ano da alta.[69] Menos de 12% dos pacientes que sobreviveram após 1 ano da alta da UTI estão independentes,[68,69] e a necessidade de suporte ventilatório prolongado sabidamente reduz a expectativa de vida e a QV dos sobreviventes.[66-70]

O Quadro 91.4 mostra alguns estudos importantes nos pacientes com ventilação mecânica prolongada.

Idosos

Hoje pacientes idosos (≥ 65 a 70 anos) perfazem 26 a 51% dos pacientes internados nas UTI.[3] O declínio funcional dos sobreviventes da UTI está intimamente relacionado com a idade e o número de doenças prévias à internação na UTI. Os idosos, portanto, apresentam maiores limitações físicas e menor capacidade de realização de suas AVDs (fazer compras, usar o banheiro e andar no transporte público) quando comparados aos pacientes mais jovens.[3] Após a alta da UTI, a recuperação do idoso é mais lenta – ele permanece mais tempo internado no hospital e necessita de maior assistência na retomada de suas funções motoras (p. ex., de mais tempo de assistência fisioterapêutica).[11] Porém

Quadro 91.3 ■ Estudos sobre qualidade de vida pós-UTI dos pacientes com DPOC.

Autor e ano	n	Seguimento	Avaliação	Desfecho
Miranda et al. (2011)[65]	126	90 dias	HAD	Sintomas psiquiátricos são comuns
Teixeira et al. (2011)[60]	66	2 anos	Karnofsky e Lawton-AVD	Redução do estado funcional e manutenção da autossuficiência
Rivera-Fernández et al. (2006)[63]	107	6 anos	Quality of life score*	Redução da QV (AVD e capacidade física) e manutenção da autossuficiência
Euteneuer et al. (2006)[61]	73	6 meses	SF-36 e St. George	Redução da capacidade física e manutenção da saúde mental

UTI: unidade de terapia intensiva; DPOC: doença pulmonar obstruiva crônica; n: número de parâmetros estimados; HAD: escala hospitalar de ansiedade e depressão; AVD: atividades da vida diária; QV: qualidade de vida; SF-36: *medical outcomes study 36-item short-form*. *Escala de percepção da qualidade de vida.

Quadro 91.4 ■ Estudos sobre qualidade de vida pós-UTI em pacientes com ventilação mecânica prolongada.

Autor e ano	n	Critério DCC	Seguimento	Avaliação	Desfecho
Davies et al. (2017)[71]	458	Transferência para UTI especializada em desmame	2 anos	Probabilidade de desmame ventilatório	72% de possibilidade de desmame ventilatório
Daly et al. (2009)[72]	334	≥ 72 h VM	4 meses	SF-8 Escore Katzman	Necessidade de VM e dano cognitivo impactam diretamente em pior qualidade de vida
Douglas et al. (2007)[73]	335	≥ 72 h VM	2 meses	SF-8	Risco aumentado de readmissão hospitalar e mortalidade
Chelluri et al. (2004)[74]	817	≥ 48 h VM	1 ano	Lawton-AVD SF-36	Mortalidade elevada e relacionada com o estado funcional pobre; 50% dos pacientes necessitam de cuidadores após 1 ano
Douglas et al. (2002)[75]	538	≥ 96 h de VM	1 ano	SIP	Sem diferenças em relação à VM < 96 h
Chatila et al. (2001)[76]	25	≥ 21 dias com VM ≥ 6 h/dia	2 anos	SIP	Em pacientes selecionados, existe mínimo dano à QV. Os dados estão relacionados com a doença de base

UTI: unidade de terapia intensiva; n: número de parâmetros estimados; DCC: doença crítica crônica; VM: ventilação mecânica; SF-8: *medical outcomes study 8-item short-form*; AVD: atividades da vida diária; SF-36: *medical outcomes study 36-item short-form*; SIP: *sickness impact profile*. QV: qualidade de vida.

um dado importante refere-se às expectativas de recuperação dessa população, que são menores do que as dos pacientes mais jovens, o que faz os indivíduos mais idosos não descreverem piora na QV após uma internação na UTI.[3] Em um estudo brasileiro, a idade foi um fator de risco independente na redução da independência funcional e da autonomia após 2 anos da alta da UTI (RR: 1,4; IC 95%: 1,07 a 1,86).[77] Quanto maior a idade, menor a probabilidade de recuperação.[78] O Quadro 91.5 mostra alguns estudos importantes nos pacientes idosos. Fragilidade parece ser um conceito que se sobrepõe à idade e comorbidades, principalmente nessa população.[79]

■ Politraumatismo e traumatismo cranioencefálico

O paciente traumatizado grave, que necessita de cuidados intensivos e internação prolongada em UTI, apresenta um perfil bastante variado: seu prognóstico está relacionado com tipo e intensidade das lesões traumáticas, idade, doenças preexistentes e qualidade do atendimento inicial. Poucos estudos têm sido especificamente direcionados a avaliar o prognóstico e a QV após a alta da UTI. Escalas e escores têm sido desenvolvidos para avaliar a QV, o estado emocional e a capacidade física dos sobreviventes de trauma grave. Ringdal et al.,[88] que avaliaram as memórias delirantes vivenciadas durante a internação na UTI de 239 pacientes sobreviventes de trauma, concluíram que tais memórias podem potencializar o desenvolvimento de ansiedade e depressão, as quais afetariam a QV após a alta hospitalar. Uma recente revisão demonstrou que o trauma torácico fechado impacta significativamente na capacidade funcional diária dos sobreviventes.[89]

O traumatismo cranioencefálico (TCE) é a principal causa de óbito e de sequelas em pacientes politraumatizados, além de ser importante causa de deficiência física e mental com grande impacto na QV e autonomia dos sobreviventes. As principais sequelas estão associadas a déficits motores permanentes, cefaleia persistente, depressão e outros transtornos do humor, déficit de memória e alterações neurocognitivas. Nesses casos, a idade (> 60 anos) tem demonstrado ser um fator isolado de aumento da mortalidade e piora do estado funcional (dependência funcional, alimentação, expressão e locomoção) quando avaliados 1 ano após a alta da UTI. Von Wild et al.,[90] que avaliaram a QV e a capacidade de reintegração social em 883 pacientes com TCE, demonstraram que 165 indivíduos não haviam retomado adequadamente suas atividades físicas, estudantis ou laborais após 1 ano de seguimento e que a gravidade do trauma, a idade, as lesões concomitantes e outras complicações influenciaram seu nível de saúde relacionado e a reintegração social. Zumstein et al.[91] analisaram o prognóstico de 176 pacientes com TCE em 10 anos após a admissão no hospital e demonstraram que 37,2% dos sobreviventes apresentaram declínio da saúde geral.

Em resumo, os pacientes de trauma geralmente são jovens e saudáveis antes do episódio que determina a sua internação na UTI, porém sua QV declina substancialmente,[8] tanto na dimensão física[92] quanto psicossocial,[93] bem como memórias relacionadas com o tempo de internação, dependência, dificuldade em retornar ao trabalho e convívio social influenciam negativamente a sua percepção de QV. Portanto, o melhor entendimento das complicações do trauma e de suas consequências, com a antecipação de problemas e tomada precoce de condutas que minimizem as sequelas ainda no ambiente da UTI, reabilitação precoce e planejamento adequado, pode trazer benefícios importantes para o futuro desses pacientes, visando à adequada reintegração na sociedade e a uma vida futura ativa e produtiva.

O Quadro 91.6 mostra alguns estudos importantes nos pacientes com trauma grave e TCE.

■ Em quanto tempo após a alta da UTI deve ser avaliada a qualidade de vida dos sobreviventes? De que modo deve ser feita?

Quão longa é a definição das avaliações a longo prazo? A heterogeneidade das coortes de prognóstico realizadas em pacientes críticos variou de 3 meses a 12 anos.[6] Um tempo de seguimento de 1 ano após a alta da UTI parece superdimensionar as limitações físicas e as restrições de AVD, relegando a um segundo plano os problemas emocionais.[8] Já estudos de acompanhamento por mais de 3 a 5 anos parecem superdimensionar adversidades de estresse pós-traumático,

Quadro 91.5 ■ Estudos sobre qualidade de vida pós-UTI dos pacientes idosos.

Autor e ano	n	Seguimento	Avaliação	Desfecho
Pavoni et al. (2012)[80]	288	1 ano	EQ-5D	Piora da mobilidade e do autocuidado
Hofhuis et al. (2011)[81]	49	6 meses	SF-36	Manutenção da QV
Sacanella et al. (2011)[82]	150	1 ano	Lawton-AVD, Barthel-AVD e EQ-5D	Manutenção da QV
Vest et al. (2011)[83]	110	1 ano	AVD e SF-12	Manutenção da QV
Tabah et al. (2010)[84]	106	1 ano	Katz-AVD e WHOQoL-BREF	Manutenção da autossuficiência
Rooij et al. (2008)[85]	204	1 ano	QIDFG, Katz-AVD, EQ-5D	Manutenção da QV, função cognitiva e capacidade física
Kaarlola et al. (2006)[86]	402	3 anos	EQ-5D	Manutenção da QV
Montuclard et al. (2000)[87]	75	3 anos	Katz-AVD e EPQVP	Moderada perda da capacidade física

EQ-5D: EuroQol Health Questionnaire; UTI: unidade de terapia intensiva; n: número de parâmetros estimados; SF-36: *medical outcomes study 36-item short-form*; QV: qualidade de vida; AVD: atividade da vida diária; SF-12: *medical outcomes study 12-item short-form*; WHOQoL: escala de avaliação da qualidade de vida da Organização Mundial da Saúde; QIDFG: questionário informado de declínio da função cognitiva; EPQVP: escore de percepção da qualidade de vida de Patrick.

Quadro 91.6 ■ Estudos sobre qualidade de vida pós-UTI dos pacientes pós trauma grave e TCE.

Autor e ano	n	Seguimento	Avaliação	Desfecho
Livingston et al. (2009)[94]	241	3,3 anos	MIF	Piora da QV e redução da capacidade de atividades laborais
Ringdal et al. (2009)[88]	239	18 meses	SF-36 Escala de ansiedade e depressão	Ansiedade e depressão
Ulvik et al. (2008)[95]	228	7 anos	EQ-5D	Piora da QV, dor e desconforto
TCE (trauma cranioencefálico)				
Zumstein et al. (2011)[91]	176	10 anos	BeSc	Redução da QV e da saúde geral
Von Wild et al. (2008)[90]	883	1 ano	Glasgow *outcome*	Redução da capacidade física e da realização das atividades laborais
Mosenthal et al. (2004)[96]	235	6 meses	MIF e Glasgow *outcome*	Redução da QV

UTI: unidade de terapia intensiva; TCE: traumatismo cranioencefálico; n: número de parâmetros estimados; MIF: medida de independência funcional; QV: qualidade de vida; EQ-5D: EuroQol Health Questionnaire; SF-36: *medical outcomes study 36-item short-form*; BeSc: *beltztest with belts score*.

ansiedade e depressão.[8] Uma recente revisão de Oeyen et al.[8] sugere que um seguimento de 12 a 24 meses provavelmente seria capaz de capturar, de maneira mais equilibrada, a maioria das dimensões da QV.

Outra questão importante na execução de estudos que avaliem a QV é a elevada taxa de perdas de seguimento dos pacientes. Quanto maior o tempo de seguimento, maior a probabilidade de perda de pacientes. Aqueles que não respondem aos questionários podem não fazê-lo por diferentes razões:

- Os que se recuperaram muito bem podem julgar que o questionário seja muito óbvio e não importante
- Podem ter estresse pós-traumáticos e não gostariam de relembrar os momentos de UTI e de reabilitação
- Podem estar muito doentes e debilitados e incapazes de responder aos questionários
- Podem ter morrido após a alta hospitalar, sem que se consiga recuperar essa informação.

Portanto, os respondedores podem corresponder a uma amostra de pacientes vivos e relativamente saudáveis.[8,9]

Os estudos de aplicação de questionários de QV podem ser realizados por entrevista direta e ao vivo, por meio de contato telefônico, via e-mail ou por carta enviada por correio. Oeyen et al.[8] recentemente descreveram que mais da metade dos estudos avaliam a QV por meio de contato telefônico. É provável que também existam diferenças nas informações se foram coletadas diretamente dos pacientes ou de familiares, amigos ou cuidadores.

São sugestões de escalas, questionários e *sites* para a avaliação da QV e de seus domínios:

- SF-36
- EQ-5D
- WHOQoL
- Índice de Barthel
- Escala de Karnofsky
- Escala de Glasgow *outcome*
- Health-Related Quality of Life Measures (http://www.healthmeasurement.org/Measures.html)
- Qualidade de vida e depressão (Qualidep – http://www.ufrgs.br/psiq/whoqol.html)

Como agir no caso de paciente que recebe alta da UTI

A prevenção de incapacidades a longo prazo deve iniciar concomitante ao manejo agudo da doença que motivou a internação na UTI. Além de medidas voltadas para controle da doença aguda e suporte às disfunções orgânicas, faz-se necessária a implementação de estratégias com potencial de mitigar os riscos de morbidades físicas, cognitivas e de saúde mental decorrentes da doença crítica aguda.[97] Entre essas estratégias, pode-se citar:

- Analgesia eficaz
- Prevenção de sedação profunda e/ou prolongada
- Minimização da exposição a benzodiazepínicos
- Mobilização precoce
- Testes diários de despertar e ventilar espontaneamente
- Otimização da qualidade do sono
- Uso de diários de UTI
- Prevenção de *delirium*
- Prevenção de infecções nosocomiais
- Flexibilização das visitas familiares
- Otimização dos processos de comunicação com pacientes e familiares
- Suporte emocional e social para pacientes e seus familiares
- Rastreamento de pacientes e familiares sob risco de morbidade psicológica
- Garantia da continuidade de um plano de reabilitação física, cognitiva ou emocional durante a transmissão do cuidado (p. ex., da UTI para enfermaria e da enfermaria para casa).

O manejo ambulatorial dos pacientes sobreviventes de uma hospitalização envolve diversas particularidades. As disfunções orgânicas ocasionadas pela doença aguda, bem como as sequelas físicas, cognitivas e de saúde mental podem exigir alterações no plano terapêutico desses pacientes, com o objetivo de acelerar a reabilitação e prevenir sequelas adicionais, reospitalizações ou até mesmo morte.[48] Reconciliação medicamentosa, otimização do manejo de doenças crônicas com risco de descompensação no período pós-alta hospitalar, vacinação, otimização dos processos de reabilitação e rastreamento/manejo de incapacidades físicas (p. ex., fraqueza muscular, redução da capacidade respiratória, lesões laringotraqueais, contraturas articulares, disfagia) e neuropsiquiátricas (p. ex., deficit cognitivo, ansiedade, depressão, TEPT) constituem o cerne do acompanhamento pós-alta hospitalar do paciente sobrevivente de sepse.[97] Entretanto, muitas vezes a dificuldade que estes encontram para o acesso a serviços de reabilitação configura grande desafio para o seu adequado acompanhamento/tratamento pós-alta hospitalar, uma vez que o grau de sequelas pós-UTI pode constituir grande barreira para a adesão ao modelo clássico de acompanhamento ambulatorial, no qual o paciente necessita se locomover até um serviço de saúde para se beneficiar de ações de reabilitação.[98] Nesse contexto, disfunção cognitiva, transtorno de humor, redução da capacidade física, estresse financeiro e escassa rede de suporte podem contribuir para a dificuldade de acesso à reabilitação e, consequentemente, para piores desfechos e os altos gastos em saúde a longo prazo nessa população. Estratégias voltadas para transpor a barreira da dificuldade de acesso do paciente com sequelas de sepse ao adequado acompanhamento e à reabilitação incluem telemonitoramento, acompanhamento domiciliar, suporte por pares e suporte social. Cabe ainda ressaltar a importância da avaliação e do acompanhamento dos familiares cuidadores dos pacientes sobreviventes de sepse, uma vez que estes frequentemente apresentam prejuízo de sua saúde mental e, portanto, podem se beneficiar do rastreamento e tratamento específico de patologias psiquiátricas.[99]

Considerações finais

A taxa de mortalidade dos sobreviventes da UTI é elevada, porém depende da população estudada e do tempo de seu seguimento.[100] Hamel et al.,[101] ao avaliarem idosos, demonstraram mortalidade de 47% após 6 meses da alta. Quinnell et al.,[102] em DPOC, verificaram taxa de mortalidade de 46% em 24 meses, e Abelha et al.,[103] de 21% em seguimento de 6 meses de pacientes cirúrgicos. Já os sobreviventes apresentam diferentes percepções sobre sua QV. Estudos sugerem que existe melhora da QV dos pacientes com o passar dos meses e anos, porém, na maioria das vezes, os pacientes não alcançam o nível de vida em que se encontravam antes da internação da UTI.[8,9] Algumas populações parecem ser mais predispostas a sequelas motoras ou cognitivas após a passagem pela UTI ou após a recuperação do motivo que as levou para a UTI (p. ex., SDRA, politraumatismo e sepse grave). Alguns autores[104] sugerem que as doenças preexistentes sejam as principais responsáveis pela redução da QV após a alta da UTI; já outros relacionam o dano a longo prazo somente com a UTI, especificamente.[8,9] Embora os aspectos físicos sejam os primeiros a retornarem ao normal (meses), aspectos da saúde mental e emocional parecem demorar muitos anos para serem recuperados.

Referências bibliográficas

1. Hutchings A, Durand MA, Grieve R et al. Evaluation of modernization of adult critical care services in England: Time series and cost effectiveness analysis. BMJ. 2009;339:4353-60.
2. Reader TW, Flin R, Mearns K, Cuthbertson BH. Interdisciplinary communication in the intensive care unit. Br J Anaesth. 2007;98(3):347-52.
3. Hennessy D, Juzwishin K, Yergens D, Noseworthy T, Doig C. Outcomes of elderly survivors of intensive care: A review of the literature. Chest. 2005;127(5):1764-74.
4. Rivera-Fernández R, Navarrete-Navarro P, Fernández-Mondejar E, Rodriguez-Elvira M, Guerrero-López F, Vázquez-Mata G. Six-year mortality

and quality of life in critically ill patients with chronic obstructive pulmonary disease. Crit Care Med. 2006;34(9):2317-24.
5. Desai SV, Law TJ, Needham DM. Long-term complications of critical care. Crit Care Med. 2011;39(2):371-9.
6. Flaatten H. Mental and physical disorders after ICU discharge. Curr Opin Crit Care. 2010;16(5):510-5.
7. Cuthbertson BH, Roughton S, Jenkinson D, Maclennan G, Vale L. Quality of life in the five years after intensive care: A cohort study. Crit Care. 2010;14(1):R6.
8. Oeyen SG, Vandijck DM, Benoit DD, Annemans L, Decruyenaere JM. Quality of life after intensive care: A systematic review of the literature. Crit Care Med. 2010;38(12):2386-400.
9. Dowdy DW, Eid MP, Sedrakyan A et al. Quality of life in adult survivors of critical illness: A systematic review of the literature. Intensive Care Med. 2005;31(5):611-20.
10. de Miranda S, Pochard F, Chaize M et al. Postintensive care unit psychological burden in patients with chronic obstructive pulmonary disease and informal caregivers: A multicenter study. Crit Care Med. 2011;39(1):112-8.
11. Vest MT, Murphy TE, Araujo KL, Pisani MA. Disability in activities of daily living, depression, and quality of life among older medical ICU survivors: A prospective cohort study. Health Qual Life Outcomes. 2011;9(1):9.
12. Orwelius L, Nordlund A, Nordlund P, Edell-Gustafsson U, Sjoberg F. Prevalence of sleep disturbances and long-term reduced health-related quality of life after critical care: a prospective multicenter cohort study. Crit Care. 2008;12(4):R97.
13. Hopkins RO, Jackson JC. Long-term neurocognitive function after critical illness. Chest. 2006;130(3):869-78.
14. Hough CL. Neuromuscular sequelae in survivors of acute lung injury. Clin Chest Med. 2006;27(4):691-703.
15. Hayes J, Black N, Jenkinson C, Young JD, Rowan KM, Daly K, Ridley S. Outcome measures for adult critical care: A systematic review. Health Technology Assessment. 2000;4(24):1-111.
16. Baldwin M, Wunsch H. Mortality after Critical Illness. In: Stevens RD. Textbook of post-ICU medicine: The legacy of critical care. Oxford, UK: Oxford University Press; 2014.
17. Biehl M, Kashyap R, Ahmed AH et al. Six-month quality-of-life and functional status of acute respiratory distress syndrome survivors compared to patients at risk: A population-based study. Critical Care. 2015;(19):356.
18. Dinglas VD, Aronson Friedman L, Colantuoni E et al. Muscle weakness and 5-year survival in acute respiratory distress syndrome survivors. Crit Care Med. 2017;45(3):446-53.
19. Myhren H, Ekeberg Ø, Stokland O. Health-related quality of life and return to work after critical illness in general intensive care unit patients: A 1-year follow-up study. Crit Care Med. 2010;38(7):1554-61.
20. Kamdar BB, Huang M, Dinglas VD et al. National Heart, Lung, and Blood Institute Acute Respiratory Distress Syndrome Network. Joblessness and lost earnings after acute respiratory distress syndrome in a 1-year national multicenter study. Am J Respir Crit Care Med. 2017;196(8):1012-20.
21. Chiumello D, Coppola S, Froio S, Gotti M. What's next after ARDS: Long-term outcomes. Respiratory Care. 2016;61(5):689-99.
22. Huang M, Parker AM, Bienvenu OJ et al. National Institutes of Health, National Heart, Lung, and Blood Institute Acute Respiratory Distress Syndrome Network. Psychiatric symptoms in acute respiratory distress syndrome survivors: A 1-year national multicenter study. Crit Care Med. 2016;44(5):954-65.
23. Bienvenu OJ, Colantuoni E, Pedro A et al. Co-occurrence of and remission from general anxiety, depression, and posttraumatic stress disorder symptoms after acute lung injury: A 2-year longitudinal study. Crit Care Med. 2015;43(3):642-53.
24. Rattray J. Life after critical illness: An overview. J Clin Nurs. 2014; 23(5-6):623-33.
25. Pandharipande PP, Girard TD, Jackson JC et al. Long-term cognitive impairment after critical illness. N Engl J Med. 2013;369(14):1306-16.
26. Adhikari NK, McAndrews MP, Tansey CM et al. Self-reported symptoms of depression and memory dysfunction in survivors of ARDS. Chest. 2009;135(3):678-87.
27. Herridge MS, Cheung AM, Tansey CM et al. One-year outcomes in survivors of the acute respiratory distress syndrome. N Engl J Med. 2003;348(8):683-93.
28. Herridge MS, Tansey CM, Matte A et al. Functional disability 5 years after acute respiratory distress syndrome. N Engl J Med. 2011;364(14):1293-304.
29. Cooper AB, Ferguson ND, Hanly PJ et al. Long-term follow-up of survivors of acute lung injury: Lack of effect of a ventilation strategy to prevent barotrauma. Crit Care Med. 1999;27(12):2616-21.
30. Orme Jr. J, Romney JS, Hopkins RO et al. Pulmonary function and health-related quality of life in survivors of acute respiratory distress syndrome. Am J Respir Crit Care Med. 2003;167(5):690-4.
31. Bienvenu OJ, Friedman LA, Colantuoni E, Dinglas VD et al. Psychiatric symptoms after acute respiratory distress syndrome: A 5-year longitudinal study. Intensive Care Med. 2018 Jan;44(1):38-47.
32. Kamdar BB, Sepulveda KA, Chong A et al. Return to work and lost earnings after acute respiratory distress syndrome: A 5-year prospective, longitudinal study of long-term survivors. Thorax. 2018;73(2):125-33.
33. Marti J, Hall P, Hamilton P, Lamb S et al. One-year resource utilization, costs and quality of life in patients with acute respiratory distress syndrome (ARDS): Secondary analysis of a randomised controlled trial. J Intensive Care. 2016;4:56.
34. Bienvenu OJ, Colantuoni E, Mendez-Tellez PA et al. Depressive symptoms and impaired physical function after acute lung injury: A 2-year longitudinal study. Am J Respir Crit Care Med. 2012;185(5):517-24.
35. Baldwin FJ, Hinge D, Dorsett J, Boyd OF. Quality of life and persisting symptoms in intensive care unit survivors: Implications for care after discharge. BMC Res Notes. 2009;2:160.
36. Heyland DK, Groll D, Caeser M. Survivors of acute respiratory distress syndrome: Relationship between pulmonary dysfunction and long-term health-related quality of life. Crit Care Med. 2005;33(7):1549-56.
37. Orme J, Romney Jr. JS, Hopkins RO et al. Pulmonary function and health-related quality of life in survivors of acute respiratory distress syndrome. Am J Respir Crit Care Med. 2003;167(5):690-4.
38. Schelling G, Stoll C, Vogelmeier C et al. Pulmonary function and health-related quality of life in a sample of long-term survivors of the acute respiratory distress syndrome. Intensive Care Med. 2000 Sep;26(9):1304-11.
39. Prescott HC, Langa KM, Liu V et al. Increased 1-year healthcare use in survivors of severe sepsis. Am J Respir Crit Care Med. 2014;190(1):62-9.
40. Prescott HC, Osterholzer JJ, Langa KM et al. Late mortality after sepsis: Propensity matched cohort study. BMJ. 2016;353:i2375.
41. Shankar-Hari M, Ambler M, Mahalingasivam V et al. Evidence for a causal link between sepsis and long-term mortality: A systematic review of epidemiologic studies. Crit Care. 2016;20(1):101.
42. Schuler A, Wulf DA, Lu Y et al. The impact of acute organ dysfunction on long-term survival in sepsis. Crit Care Med. 2018;46(6):843-9.
43. Hermans G, Van Mechelen H, Clerckx B et al. Outcomes and 1-year mortality of intensive care unit-acquired weakness. A cohort study and propensity-matched analysis. Am J Respir Crit Care Med. 2014;190(4):410-20.
44. Sasse KC, Nauenberg E, Long A et al. Long-term survival after intensive care unit admission with sepsis. Crit Care Med. 1995;23(6):1040-7.
45. Prescott HC. Variation in postsepsis readmission patterns: A cohort study of veterans affairs beneficiaries. Ann Am Thorac Soc. 2017;14(2):230-7.
46. Iwashyna TJ, Ely EW, Smith DM, Langa KM. Long-term cognitive impairment and functional disability among survivors of severe sepsis. JAMA. 2010;304(16):1787-94.
47. Prescott HC, Langa KM, Iwashyna TJ. Readmission diagnoses after hospitalization for severe sepsis and other acute medical conditions. JAMA. 2015;313(10):1055-7.
48. Prescott HC, Angus DC. Enhancing recovery from Sepsis: A review. JAMA. 2018;319(1):62-75.
49. Prescott HC, Dickson RP, Rogers MA et al. Hospitalization type and subsequent severe sepsis. Am J Respir Crit Care Med. 2015;192(5):581-8.
50. Braun L, Riedel AA, Cooper LM. Severe sepsis in managed care: Analysis of incidence, one-year mortality, and associated costs of care. J Manag Care Pharm. 2004;10(6):521-30.
51. Chang DW, Tseng CH, Shapiro MF. Rehospitalizations following sepsis: Common and costly. Crit Care Med. 2015;43(10):2085-93.
52. Shen H-N, Lu C-L, Yang H-H. Risk of recurrence after surviving severe sepsis: A matched cohort study. Crit Care Med. 2016;44(10):1833-41.
53. DeMerle KM, Royer SC, Mikkelsen ME et al. Readmissions for recurrent sepsis: New or relapsed infection? Crit Care Med. 2017;45(10):1702-8.
54. Hodgson CL, Udy AA, Bailey M et al. The impact of disability in survivors of critical illness. Intensive Care Med. 2017;43(7):992-1001.
55. Hermans G, Van Mechelen H, Clerckx B et al. Acute outcomes and 1-year mortality of ICU-acquired weakness: A cohort study and propensity matched analysis. Am J Respir Crit Care Med. 2016;190(4):410-20.
56. Borges RC, Carvalho CRF, Colombo AS et al. Physical activity, muscle strength, and exercise capacity 3 months after severe sepsis and septic shock. Intensive Care Med. 2015;41(8):1433-44.
57. Annane D, Sharshar T. Cognitive decline after sepsis. Lancet Respir Med. 2015;3(1):61-9.
58. Hopkins RO, Jackson JC. Long-term neurocognitive function after critical illness. Chest. 2006;130(3):869-78.

59. Poulsen JB, Moller K, Kehlet H et al. Long-term physical outcome in patients with septic shock. Acta Anaesthesiol Scand. 2009;53(6):724-30.
60. Teixeira C, Cabral CR, Hass JS et al. Patients admitted to the ICU for acute exacerbation of COPD: Two-year mortality and functional status. J Bras Pneumol. 2011;37(3):334-40.
61. Euteneuer S, Windisch W, Suchi S, Köhler D, Jones PW, Schönhofer B. Health-related quality of life in patients with chronic respiratory failure after long-term mechanical ventilation. Respir Med. 2006;100(3):477-86.
62. Quinnell TG, Pilsworth S, Shneerson JM, Smith IE. Prolonged invasive ventilation following acute ventilatory failure in COPD*: Weaning results, survival, and the role of noninvasive ventilation. Chest. 2006;129(1):133-9.
63. Rivera-Fernández R, Navarrete-Navarro P, Fernández-Mondejar E, Rodriguez-Elvira M, Guerrero-López F, Vázquez-Mata G. Six-year mortality and quality of life in critically ill patients with chronic obstructive pulmonary disease. Project for the Epidemiological Analysis of Critical Care Patients (PAEEC) Group. Crit Care Med. 2006;34(9):2317-24.
64. Wildman MJ, Sanderson CF, Groves J et al. Survival and quality of life for patients with COPD or asthma admitted to intensive care in a UK multicentre cohort: The COPD and Asthma Outcome Study (CAOS). Thorax. 2009;64(2):128-32.
65. Miranda S, Pochard F, Chaize M et al. Postintensive care unit psychological burden in patients with chronic obstructive pulmonary disease and informal caregivers: a multicenter study. Crit Care Med. 2011;39(1):112-8.
66. Combes A, Costa MA, Trouillet JL et al. Morbidity, mortality, and quality-of-life outcomes of patients requiring >or=14 days of mechanical ventilation. Crit Care Med. 2003;31(5):1373-81.
67. Loss SH, Nunes DSL, Franzosi OS, Salazar GS, Teixeira C, Vieira SRR. Chronic critical illness: Are we saving patients or creating victims? Rev Bras Ter Intensiv. 2017;29(1):87-95.
68. Rimachi R, Vincent JL, Brimioulle S. Survival and quality of life after prolonged intensive care unit stay. Anaesth Intensive Care. 2007;35(1):62-7.
69. Nelson JE, Cox CE, Hope AA, Carson SS. Chronic critical illness. Am J Respir Crit Care Med. 2010;182(4):446-54.
70. Lipsett PA, Swoboda SM, Dickerson J et al. Survival and functional outcome after prolonged intensive care unit stay. Ann Surg. 2000;231(2):262-8.
71. Davies MG, Quinnell TG, Oscroft NS et al. Hospital outcomes and long-term survival after referral to a specialized weaning unit. Br J Anaesth. 2017;118(4):563-9.
72. Daly BJ, Douglas SL, Gordon NH et al. Composite outcomes of chronically critically ill patients 4 months after hospital discharge. Am J Crit Care. 2009;18(5):456-64.
73. Douglas SL, Daly BJ, Kelley CG, O'Toole E, Montenegro H. Chronically critically ill patients: Health-related quality of life and resource use after a disease management intervention. Am J Crit Care. 2007;16(5):447-57.
74. Chelluri L, Im KA, Belle SH et al. Long-term mortality and quality of life after prolonged mechanical ventilation. Crit Care Med. 2004;32(1):61-9.
75. Douglas SL, Daly BJ, Gordon N, Brennan PF. Survival and quality of life: Short-term versus long-term ventilator patients. Crit Care Med. 2002;30(12):2655-62.
76. Chatila W, Kreimer D, Criner G. Quality of life in survivors of prolonged mechanical ventilatory support. Crit Care Med. 2001;29(4):737-42.
77. Haas JS, Teixeira C, Cabral CR, Fleig AH et al. Factors influencing physical functional status in intensive care unit survivors two years after discharge. BMC Anesthesiol. 2013;13:11.
78. Dietrich C, Cardoso JR, Vargas F et al. Functional ability in younger and older elderlies after discharge from the intensive care unit. A prospective cohort. Rev Bras Ter Intensiv. 2017;29(3):293-302.
79. Muscedere J, Waters B, Varambally A et al. The impact of frailty on intensive care unit outcomes: A systematic review and meta-analysis. Intensive Care Med. 2017;43(8):1105-22.
80. Pavoni V, Gianesello L, Paparella L, Buoninsegni LT, Mori E, Gori G. Outcome and quality of life of elderly critically ill patients: An Italian prospective observational study. Arch Gerontol Geriatr. 2012;54(2):e193-8.
81. Hofhuis JG, van Stel HF, Schrijvers AJ, Rommes JH, Spronk PE. Changes of health related quality of life in critically ill octogenarians: A follow-up study. Chest. 2011;140(6):1473-83.
82. Sacanella E, Manel Pérez-Castejón J, Nicolás JP, Masanés F, Navarro M, Castro P. Functional status and quality of life 12 months after discharge from a medical ICU in healthy elderly patients: A prospective observational study. Crit Care. 2011;15(2):R105.
83. Vest S, Moll L, Petersen M et al. Results of an outpatient multidisciplinary COPD rehabilitation programme obtained in two settings: Primary and secondary health care. Clin Respir J. 2011;5(2):84-91.
84. Tabah A, Philippart F, Timsit JF et al. Quality of life in patients aged 80 or over after ICU discharge. Crit Care. 2010;14(1):R2.
85. de Rooij SE, Govers AC, Korevaar JC, Giesbers AW, Levi M, de Jonge E. Cognitive, functional, and quality-of-life outcomes of patients aged 80 and older who survived at least 1 year after planned or unplanned surgery or medical intensive care treatment. J Am Geriatr Soc. 2008;56(5):816-22.
86. Kaarlola A, Tallgren M, Pettilä V. Long-term survival, quality of life, and quality-adjusted life-years among critically ill elderly patients. Crit Care Med. 2006;34(8):2120-6.
87. Montuclard L, Garrouste-Orgeas M, Timsit JF, Misset B, De Jonghe B. Outcome, functional autonomy, and quality of life of elderly patients with a long-term intensive care unit stay. J Crit Care Med. 2000;28(10):3389-95.
88. Ringdal M, Plos K, Lundberg D, Johansson L, Bergbom I. Outcome after injury: Memories, health-related quality of life, anxiety, and symptoms of depression after intensive care. J Trauma. 2009;66(4):1226-33.
89. Baker E, Xyrichis A, Norton C, Hopkins P, Lee G. The long-term outcomes and health-related quality of life of patients following blunt thoracic injury: A narrative literature review. Scand J Trauma Resusc Emerg Med. 2018;26(1):67.
90. von Wild K, Truelle JL, Höfer S, Neugebauer E, Lischetzke T, von Steinbüchel N; QOLIBRI Group. The QOLIBRI towards a quality of life tool after traumatic brain injury: Current developments in Asia. Acta Neurochir Suppl. 2008;101:125-9.
91. Zumstein MA, Moser M, Mottini M et al. Long-term outcome in patients with mild traumatic brain injury: A prospective observational study. J Trauma. 2011;71(1):120-7.
92. Vles W, Steyerberg E, Essink-Bot M, Beeck EV, Meeuwis J, Leenen L. Prevalence and determinants of disabilities and return to work after major trauma. J Trauma. 2005;58(1):126-35.
93. Bombardier CH, Fann JR, Temkin NR, Esselman PC, Barber J, Dikmen SS. Rates of major depressive disorder and clinical outcomes following traumatic brain injury. JAMA. 2010;303(19):1938-45.
94. Livingston DH, Lavery RF, Mosenthal AC et al. Recovery at one year following isolated traumatic brain injury: A Western Trauma Association prospective multicenter trial. J Trauma. 2005;59(6):1298-304.
95. Ulvik A, Kvåle R, Wentzel-Larsen T, Flaatten H. Quality of life 2-7 years after major trauma. Acta Anaesthesiol Scand. 2008 Feb;52(2):195-201.
96. Mosenthal AC, Livingston DH, Lavery RF et al. The effect of age on functional outcome in mild traumatic brain injury: 6-month report of a prospective multicenter trial. J Trauma. 2004;56(5):1042-8.
97. Azoulay E, Vincent JL, Angus DC et al. Recovery after critical illness: Putting the puzzle together: a consensus of 29. Crit Care. 2017;21(1):296.
98. Teixeira C, Rosa RG. Post-intensive care outpatient clinic: Is it feasible and effective? A literature review. Rev Bras Ter Intensiva. 2018; 30(1):98-111.
99. Rosa RG, Kochhann R, Berto P. More than the tip of the iceberg: Association between disabilities and inability to attend a clinic-based post-ICU follow-up and how it may impact on health inequalities. Intensive Care Med. 2018;44(8):1352-4.
100. Wright JC, Plenderleith L, Ridley SA. Long-term survival following intensive care: Subgroup analysis and comparison with the general population. Anaesthesia. 2003;58(7):637-42.
101. Hamel MB, Davis RB, Teno JM et al. Older age, aggressiveness of care, and survival for seriously ill, hospitalized adults. SUPPORT Investigators. Study to understand prognoses and preferences for outcomes and risks of treatments. Ann Intern Med. 1999;131(10):721-8.
102. Quinnell TG, Pilsworth S, Shneerson JM, Smith IE. Prolonged invasive ventilation following acute ventilatory failure in COPD: Weaning results, survival, and the role of noninvasive ventilation. Chest. 2006;129(1):133-9.
103. Abelha FJ, Santos CC, Barros H. Quality of life before surgical ICU admission. BMC Surg. 2007;7:23.
104. Orwelius L, Nordlund A, Nordlund P et al. Pre-existing disease: The most important factor for health related quality of life long-term after critical illness: A prospective, longitudinal, multicentre trial. Crit Care. 2010;14(2):R67.

Gestão das Unidades de Cuidados Intensivos diante de Catástrofes e Pandemias | Reflexões e Desafios do Enfrentamento à Covid-19

CAPÍTULO 92

Paulo Cesar Antoniazzi ■ Cristiano Augusto Franke ■ Julia de Lima Antoniazzi

▶ Introdução

Este capítulo teve como inspiração o artigo *A year of terror and a century of reflection: perspectives on the great influenza pandemic of 2018-2019*, dos Drs. Michaela E. Nickol e Jason Kindrachuk, que reflete muito bem a realidade à época de sua elaboração. Temos certeza de que a maioria dos intensivistas e de outros colegas está vivenciando um momento único, jamais visto em nossas vidas, tanto no campo pessoal quanto profissional.

Em 1918, quando a Primeira Guerra Mundial (*War to End All Wars* – "a guerra para acabar com todas as guerras"), que ceifou mais de 37 milhões de vidas, chegava ao seu término, a política global e econômica do mundo se alteraria para sempre. Ao mesmo tempo, uma nova ameaça global emergiria e se tornaria uma das mais devastadoras crises mundiais de saúde da história da humanidade.

Era a pandemia do vírus H1N1, conhecida como *gripe espanhola*, que se espalhou pela Europa, América do Norte e Ásia, em um período de 12 meses, resultando aproximadamente em 500 milhões de infectados e entre 50 e 100 milhões de óbitos no mundo – metade destes durante o segundo semestre de 1918. Todavia, os fatores moleculares que contribuíram para a emergência e subsequente catástrofe de saúde pública associada à pandemia de 1918 permaneceram amplamente desconhecidos até 2005, quando a caracterização e reconstrução do vírus pandêmico anunciou uma nova era nas investigações moleculares avançadas em virologia. Muitos acontecimentos sucederam a pandemia de 1918: o homem pisou na Lua, desenvolveram-se computadores eletrônicos, surgiu a rede global da internet, e a varíola foi erradicada, entre vários outros. No entanto, ainda são poucos os conhecimentos e a compreensão sobre a pandemia que foi considerada um dos maiores flagelos relatados na história mundial.

▶ Histórico

Estima-se que 10% da população mundial seja infectada por um vírus *influenza* a cada ano. E isso não é novidade. No início de 412 a.C., Hipócrates, o pai da medicina moderna, descreveu o primeiro relato de uma doença semelhante à *influenza* em sua obra *Epidemias VI*, descrevendo uma infecção recorrente anual do trato respiratório superior caracterizada por faringite, coriza e mialgias, cuja incidência maior era no inverno. Essa epidemia sazonal ocorreu, porém, em Perinthus, um porto localizado ao norte do que é hoje a Turquia, e ficou conhecida como *Cough of Perinthus*.

Sugere-se que outras potenciais pandemias tenham acontecido em 1510 e 1557. Entretanto, é unanimemente reconhecido que a primeira pandemia de *influenza* documentada ocorreu em 1580, resultando em alta mortalidade. Esse vírus teve origem na Ásia e, em 6 meses, disseminou-se simultaneamente pela África e Europa e, em seguida, pelas Américas.

No século XVIII, foram relatadas outras duas pandemias. A primeira iniciou-se na Rússia, em 1729, espalhando-se por toda a Europa em 6 meses. A segunda começou na China, em 1781, antes de espalhar-se para a Rússia e a Europa. Duas outras grandes pandemias ocorreram no século XIX, sendo a primeira em 1830, na China, com disseminação subsequente para o Sudeste Asiático, a Rússia, a Europa e a América do Norte, porém com baixa taxa de mortalidade. A segunda surgiu na Rússia, em 1889, e espalhou-se aceleradamente para a Europa e a América do Norte, acometendo todos os continentes em apenas 4 meses. O vírus responsável provavelmente foi o H3N8, que reapareceu em, pelo menos, mais três oportunidades em anos sucessivos, resultando em uma mortalidade global que se aproximou a 1 milhão de casos.

Nos últimos tempos (em 1918, 1957, 1968 e 2009), ocorreram quatro das maiores pandemias de *influenza* (Figura 92.1), e atualmente estamos vivenciando uma inusitada e catastrófica pandemia do novo coronavírus (SARS-CoV-2), cujos primeiros relatos foram descritos em dezembro de 2019, na cidade de Wuhan, província de Hubei, na China.

Em ordem cronológica, a pandemia de *influenza* (ou gripe espanhola), de 1918 a 1919, do subtipo H1N1, resultou em uma estimativa de 50 a 100 milhões de óbitos em todo o mundo, sendo apelidada de "a mãe de todas as pandemias". Por sua vez, a pandemia asiática de 1957 a 1958, do subtipo H2N2, originou-se em fevereiro de 1957, na China, espalhou-se pela Ásia e, em seguida, globalizou-se em meados daquele mesmo ano, sendo que o número de casos fatais foi de, aproximadamente, 0,67%, com um total de 1 a 2 milhões de mortes no mundo. Apenas uma década depois, a pandemia de Hong Kong, de 1968 a 1970, do subtipo H3N2, surgiu na China, em julho de 1968, e disseminou-se pela Europa, América do Norte e Austrália, no início de 1969, com uma taxa de letalidade entre 500 mil e 2 milhões de vidas. Já a pandemia suína, de 2009 a 2010, do subtipo

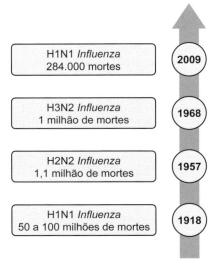

Figura 92.1 ■ Linha do tempo da pandemia de *influenza*.

H1N1, foi a primeira pandemia do século XXI, surgiu em abril de 2009, com surtos iniciando-se simultaneamente no México e nos EUA, e espalhando-se globalmente durante os 6 meses seguintes. Essa pandemia teve uma taxa menor de casos fatais (284 mil mortes em todo o mundo), porém com efeitos devastadores na economia e na rede de saúde globais.

Nos dias atuais (2020), estamos enfrentando uma batalha intensa e árdua diante do novo coronavírus. Os coronavírus (CoVs) pertencem à subfamília Orthocoronavirinae, da família Coronavirinae, da ordem Nidovirales; e são quatro os gêneros da subfamília Orthocoronavirinae: *Alphacoronavirus*, *Betacoronavirus*, *Gammacoronavirus* e *Deltacoronavirus*. Dois surtos recentes de pneumonia viral foram causados por *Betacoronavirus*, a saber: a síndrome do desconforto respiratório agudo (SDRA, do inglês *severe acute respiratory syndrome* [SARS]) e a síndrome respiratória do Oriente Médio (MERS, do inglês *middle east respiratory syndrome*).

O primeiro caso oficial de Covid-19 relatado foi o de um paciente hospitalizado no dia 12 de dezembro de 2019, na cidade de Wuhan, porém estudos retrospectivos detectaram um caso clínico com sintomas da doença em 1º de dezembro de 2019. O primeiro artigo científico publicado por pesquisadores chineses semanas depois, em 2020, descreveu o caso de um paciente de 41 anos de idade admitido no Hospital Central de Wuhan, em 26 de dezembro de 2019, em que seu fluido broncoalveolar continha um vírus cujo genoma mostrou relação filogenética com os coronavírus causadores de SDRA e MERS. O vírus, denominado WHCV (posteriormente 2019-nCoV e por fim SARS-CoV-2), mostrou alta similaridade genômica com o bat-SL-CoVZC45, um vírus obtido de um morcego coletado na China. Além do vírus encontrado em morcegos, vários artigos relataram a presença de coronavírus em pangolins, que são animais vendidos ilegalmente na China, também empregados na medicina chinesa tradicional.

A Covid-19 transformou-se rapidamente em uma pandemia, acometendo quase a totalidade dos países. Estudos iniciais na China relatam alta incidência de síndrome do desconforto respiratório agudo (SDRA) (17 a 29%) e doença grave (23 a 32%) em pacientes hospitalizados com Covid-19, sendo que taxas similares de doença grave foram também descritas na região da Lombardia, na Itália.

Parece que muitos pacientes com a forma grave da doença não sobrevivem, apresentando alarmantes taxas de mortalidade em 28 dias, algo em torno de 62%, ou seja, maiores que as observadas na SDRA grave.

Com isso, as unidades de terapia intensiva (UTIs) sofrem sérios desafios em múltiplas frentes, que incluem limitação de recursos, controle de infecção, proteção dos profissionais de saúde e adaptação dos serviços para um envolvimento rápido de toda a instituição nessa situação de pandemia, dentre outros.

Durante as fases iniciais do surto de Covid-19 em Wuhan, a escassez de equipamentos chegou a tal nível que 75% dos pacientes que faleceram não receberam ventilação mecânica, como também os recursos nas UTIs da Lombardia mostraram-se extremamente exauridos. Certamente, a capacidade de manter sustentavelmente os serviços de cuidados de saúde é um elemento-chave para todos os sistemas de saúde do mundo.

▶ O que fazer? Como se preparar?

Vamos iniciar exemplificando em itens, de maneira bem didática e muito condizente com a nossa realidade atual, por meio de um caso clínico muito semelhante ao baseado no estudo de caso do primeiro capítulo do livro-texto do curso "FDM – Fundamental Disaster Management", publicado em 2009 pela Society of Critical Care Medicine:

- **Início:** uma grande quantidade de pacientes começa a procurar o departamento de emergência (DE) do seu hospital de maneira não habitual, com quadro de febre, tosse, dor de garganta e coriza
- **Depois de 8 h:** o DE está superlotado com pacientes com sintomas semelhantes a um quadro gripal. Ambulâncias começam a chegar com vários pacientes com dificuldade respiratória. Uma enfermeira diz que esse é um dos sintomas dos vários pacientes que foram admitidos no hospital no qual ela trabalha e que há mais dois hospitais com internações de pacientes com sintomas semelhantes
- **Após um período:** esses pacientes evoluem com piora do desconforto respiratório e começam a desenvolver disfunções orgânicas. É necessária a transferência para a UTI, a fim de iniciar suporte ventilatório mecânico, enquanto outros pacientes esperam no DE para diagnóstico e tratamento apropriados
- **Depois de 48 h:** outros hospitais também estão relatando o mesmo fluxo elevado de pacientes com sintomas iguais à procura de atendimento médico. Os DEs estão abarrotados de pacientes, não há mais leitos hospitalares disponíveis, e a equipe de plantão do turno da noite (já escassa) está com número reduzido de funcionários, pois muitos estão com medo de ir trabalhar após as notícias divulgadas na mídia de um surto infeccioso misterioso.

Essa situação não é um quadro imaginário. Pelo contrário, reflete muito realisticamente a condição que estamos vivendo em 2020 com a pandemia de SARS-CoV-2. A globalização, em parte, cria um risco potencial para a apresentação e propagação desse tipo de evento ameaçador à vida, resultante de um surto de uma doença infecciosa de caráter mundial. Tais acontecimentos, como dito anteriormente, não são meros contos de ficção ou condições hipotéticas, mas, sim, fatos muito próximos da realidade.

O cenário de cuidados críticos continua progredindo em suas capacidades operacionais e, em parte, se expandindo em decorrência da necessidade aumentada de admissão de doentes mais graves e maior longevidade da população. Dada essa demanda ampliada de doentes mais complexos, os sistemas de saúde atingem seus limites máximos em termos fiscais, de espaço, equipamentos/suprimentos e profissionais para atender esses pacientes. Idealmente, toda UTI deveria estar equipada para expandir imediatamente sua capacidade em, no mínimo, 20% de sua capacidade basal. Durante uma pandemia, um aumento repentino na capacidade de atendimento da UTI torna-se necessário e, algumas vezes, os pacientes críticos terão que receber esses cuidados fora de uma UTI tradicional. Isso significa que o plano de resposta dependerá dos recursos disponíveis, e o disparo para a ativação dos objetivos de cada fase de resposta deve ser definido precocemente.

A medicina de cuidados críticos continua a crescer, como resultado do avanço médico e tecnológico, e esse cenário requer conhecimento e uma variedade de intervenções e planejamentos para cuidados de alto nível. Consequentemente, médicos que prestam assistência em cuidados críticos requerem treinamento especializado para essas situações, além de uma equipe multiprofissional de diversas especialidades participando do atendimento, como fisioterapeutas, farmacêuticos, enfermeiros, médicos assistentes, médicos especialistas e outros. Uma equipe multiprofissional frequentemente liderada por um intensivista tem mostrado melhora nos desfechos clínicos e no atendimento.

Perante uma pandemia ou outro cenário de catástrofe, as UTIs têm de continuar a prestar os cuidados intensivos e serviços de alta qualidade, mesmo diante de uma situação de demanda altamente elevada e dificuldades constantes. Para isso, estes quatro fatores são essenciais na preparação dos hospitais e das unidades para os cuidados agudos: mitigação, preparação, resposta e recuperação.

Para alcançar uma preparação mais adequada, a fim de enfrentar todos os perigos e as dificuldades, o *staff* da UTI deve fazer um planejamento para mobilizar da melhor maneira possível os recursos limitados em face do tipo de evento. Catástrofes em larga escala, mas com duração limitada, como no caso do World Trade Center (11 de setembro de 2001), ocasionam um influxo elevadíssimo de pacientes, a maioria traumatizados, requerendo pessoal e equipamentos em um curto período. Por outro lado, eventos infecciosos, como SDRA e Covid-2019, podem persistir por meses e requerer recursos por um longo período.

Para sintetizar, o Quadro 92.1 reúne as principais diferenças que caracterizam esses dois exemplos de eventos.

Quadro 92.1 ■ Características por tipo de evento.

Explosões convencionais	Pandemias ou surtos infecciosos
Número de baixas acima de centenas	Número de baixas pode ser acima de milhares
Maioria dos pacientes são politraumatizados	Maioria dos pacientes são clínicos
Maioria dos pacientes são encaminhados para o hospital mais próximo	Pacientes são encaminhados para vários hospitais
Maior demanda para serviços de emergência, cirurgia e atendimento psicológico	Maior demanda para serviços clínicos (principalmente de terapia intensiva)
Recuperação do evento pode começar dentro de horas	Recuperação do evento pode levar semanas a meses

▶ Planejamento hospitalar e unidades de terapia intensiva

Apesar de várias tentativas para elaborar um planejamento, permanecemos despreparados para um evento de massa, sendo que o comitê da International Health Regulations concluiu, em uma frase: "O mundo está doente na preparação para responder a uma pandemia grave ou algo similarmente global ou a uma emergência ameaçadora à saúde pública."

Enquanto a maioria dos sistemas de planejamento e protocolos de vigilância ocorre fora das UTIs, com pacientes não críticos, o intensivista pode e deve ter um papel vital no sistema de vigilância de eventos graves e de massa. Os critérios de admissão e alta em UTI já são bem estabelecidos e facilmente monitorados, fazendo da unidade um local ideal para vigilância nessas situações (pandemias, catástrofes naturais etc.). Para utilizar essa estratégia, é importante que intensivistas compreendam a proporção e a importância de sua atuação na área.

Os intensivistas devem fazer parte do comitê estratégico de planejamento antes, durante e após os surtos de pandemias, para a coordenação das respostas da unidade com o hospital, a elaboração de protocolos de triagem, os cuidados críticos e o controle de infecção e transmissão.

O primeiro passo de um hospital e sua unidade de cuidados críticos para preparar-se para um cenário de pandemias ou catástrofes é analisar sua vulnerabilidade e priorizar seus esforços em face do cenário do possível evento. Em um cenário de pandemias, o risco hospitalar é diretamente proporcional à sua vulnerabilidade e inversamente proporcional à sua preparação para cada tipo de evento.

Um dos principais itens do planejamento é a criação de um sistema de comando do evento, que vai definir quem estará no comando durante a condução do evento. Ambos, comunidade e hospitais, têm de contar com um sistema de comando elaborado e formado antes de o desastre ocorrer, e que preferencialmente essa comunicação seja feita em tempo real, frente aos acontecimentos.

▶ Incremento da capacidade de cuidados críticos durante pandemias

Profissionais de cuidados críticos

A escassez de profissionais treinados em terapia intensiva é um problema recorrente em nosso país, pois este ainda não conta com profissionais suficientes para a atuação na área nem com treinamento especializado e adequado para essas situações. Além disso, quando estão atuando, esses profissionais são geralmente acometidos pelo cansaço e/ou contágio decorrente do surto causador. Alguns profissionais inclusive têm se isolado de seus familiares por temor ao contágio.

A equipe da UTI precisa determinar como minimizar a entrada dos profissionais de saúde nos quartos (quando aplicáveis), a fim de diminuir a carga de exposição viral enquanto estão providenciando os cuidados aos pacientes à beira do leito. Isso é um objetivo desafiador, porque define claramente a segurança do *staff* em relação aos cuidados ao paciente. Os profissionais de saúde devem ser exclusivos para atendimento a pacientes com Covid-19, a fim de reduzir o risco de transmissão, e preferencialmente devem fazer jornadas de trabalho de, no máximo, 6 a 8 h, com o intuito de evitar a fadiga, o cansaço e o estresse. Alta carga de trabalho e ansiedade em relação à transmissão da doença podem resultar em significativas fadigas física e mental. Nesses casos, o suporte psicológico é muito importante e benéfico, assim como a disseminação de informações por meio de educação continuada, que pode ser até mesmo *online*, a distância pela *web*.

A relação médico-paciente ideal para essas situações seria a de 2 médicos seniores (sendo pelo menos 1 intensivista) para o atendimento de 20 pacientes.

Nesse cenário, a prevenção de infecção/contágio é crucial para a proteção dos pacientes e profissionais de saúde. A experiência durante o surto de SDRA demonstrou a vulnerabilidade dos profissionais de saúde, pois um surto intra-hospitalar não controlado pode devastar os serviços de atendimento ao paciente dentro de dias. Profissionais de saúde de cuidados críticos são de alto risco, considerando sua maior dose de exposição a procedimentos que geram aerossóis e maior período de contato com os pacientes. Além disso, o número de reprodutividade da SARS-CoV-2 (entre 2 e 2,5) e de sua transmissibilidade é significativamente maior que a *influenza* sazonal, como nunca visto.

A transmissão da SARS-CoV-2 ocorre predominantemente por meio do contato (direto ou indireto) e de gotículas. Sendo assim, a estrita adesão a medidas de precauções de contato e gotículas é fundamental e inclui higienização rigorosa das mãos, proteção dos olhos e uso de equipamentos de proteção individual (EPIs). A transmissão pelo ar permanece controversa e até o momento sem comprovação, porém é necessário ter cuidado redobrado durante procedimentos geradores de aerossóis, como intubação traqueal, ventilação manual, pressão não invasiva, reanimação cardiopulmonar e traqueostomia. É desaconselhado o uso de terapia inalatória, sendo recomendado optar por inaladores dosificados e utilizar sistemas fechados de aspiração traqueal.

Equipamentos e suprimentos para cuidados críticos

Na vigência de um surto de qualquer doença, os requerimentos para equipamentos e suprimentos, incluindo EPIs, aumentam de maneira significativa. Todos os serviços de suporte e saúde, incluindo farmácia, laboratório e terapia respiratória, têm de estar engajados para identificar as maiores prioridades de requerimentos desses suprimentos e medicações.

O uso criterioso de EPIs ajuda na preservação dos suprimentos e equipamentos para controle de infecção. O uso mais prolongado e o reúso limitado de máscaras N95 podem ser implementados com precauções apropriadas (estrita higienização das mãos e utilização conjunta da N95 com máscaras tipo *face shield*).

A UTI deve ter um plano para rapidamente analisar o inventário de seus equipamentos e identificar suas deficiências, a fim de adquirir os itens necessários por meio de múltiplos canais, incluindo fornecedores, instituições próximas e fontes governamentais. Quanto a esse tópico, no Brasil, em situações normais, já trabalhamos com limitações de equipamentos, raramente com equipamentos de reserva, e ainda estamos muito dependentes de outros países para o fornecimento desses e de outros insumos. Diferentemente, os EUA contam com um setor de estoque (governo federal) e armazenamento de equipamentos e suprimentos para situações de alta demanda, como pandemias ou catástrofes (*US Strategic National Stockpile* [SNS]). Também nos EUA, estima-se que entre medicamentos, ventiladores e cateteres necessários para tratar 100 vítimas de catástrofes de moderada a alta gravidade, por 3 dias consecutivos, seriam gastos algo em torno de US$ 1,1 milhão.

Mesmo em muitos países desenvolvidos, a quantidade de leitos de UTI está próxima de sua capacidade máxima, e é muito provável que, em uma situação pandêmica, muitos pacientes que necessitem de ventiladores não tenham acesso a eles.

Na ausência de ventiladores mecânicos, sistemas de alto fluxo e ventilação não invasiva (VNI) poderão ser utilizados (idealmente com medidas rígidas de controle de infecção). Na escassez de ventiladores, outras opções são ventiladores do centro cirúrgico e da sala de recuperação pós-anestésica (SRPA) e ventiladores de transporte. Há de ser considerado também um aumento no consumo de fármacos, como sedativos, analgésicos, bloqueadores neuromusculares e outros.

Finalmente, uma quantidade significativa de lixo biológico será produzida durante o período de cuidados desses pacientes, e o manuseio adequado desse lixo é necessário para manter a segurança do meio ambiente, tanto para os profissionais de saúde quanto para os pacientes.

Espaço para cuidados críticos

Quando a demanda para leitos de UTI subitamente se eleva em razão de pandemias, possíveis estratégias para a liberação de espaço e leitos incluem alta de pacientes estáveis para casa ou para instituições de cuidados de menor gravidade na comunidade, transferência de pacientes para enfermarias, realocação de pacientes em áreas do hospital onde tenha monitoramento, como SRPA, salas de endoscopia que tenham monitoramento e departamentos de emergência, e cancelamento de cirurgias eletivas que precisariam de pós-operatório em UTI. Uma triagem efetiva e precisa dos pacientes candidatos a vagas em UTI também poderia diminuir a quantidade de internações na mesma.

É de suma importância a rápida identificação e o isolamento. Por isso, é fundamental contar com uma área específica e exclusiva para pacientes com Covid-19, requerendo, portanto, um protocolo de triagem eficiente e acesso a testes rápidos de diagnóstico, a fim de isolar o mais rapidamente possível os pacientes positivos.

Baseado em questionários, sintomas e investigações preliminares (radiografia de tórax, tomografia computadorizada de tórax), os pacientes são estratificados conforme o nível de risco para Covid-19 e, então, podem ser admitidos em enfermarias, leitos conjuntos, leitos simples ou salas com pressão negativa (se disponível).

É relevante salientar que o planejamento para a expansão de leitos de UTI em situações de exceção deve levar em consideração a disponibilidade para fonte de oxigênio, ar comprimido, sistema de água potável, sistemas de drenagem (vácuo) e rede elétrica.

Hospitais que são inundados com pacientes com Covid-19 têm sido forçados a expandir sua capacidade de leitos, suprimentos e equipamentos para a liberação de cuidados críticos. A seguir, abordaremos as recomendações publicadas, em 2020, pela Society of Critical Care Medicine, visando ao aumento da capacidade de leitos de UTI.

▪ Conversão de UTIs em UTIs de Covid-19

De modo crucial, o primeiro passo dos hospitais para aumentar os leitos é simplesmente converter as UTIs não clínicas preexistentes em UTIs de Covid-19. Essa alteração é possível de ser realizada em virtude da diminuição significativa do volume de casos de cirurgias eletivas que serão suspensos ou reagendados. Todavia, algumas UTIs cirúrgicas deverão permanecer em funcionamento, para os cuidados de pacientes com quadros cirúrgicos de urgência ou emergência, como trauma, obstrução intestinal, abdome agudo etc. Até mesmo UTIs pediátricas poderão ser transformadas em UTIs de Covid-19 para adultos.

Uma UTI prévia já em funcionamento conta com toda a infraestrutura de suporte para os cuidados de pacientes graves, podendo até já ter, em alguns centros, quartos de isolamento para infecções transmitidas pelo ar ou quartos com pressão negativa. Entretanto, a pressão negativa, ideal para a proteção do *staff* e de pacientes quanto à transmissão por aerossóis, pode não estar disponível em todos os boxes da UTI; ainda mais em nosso país, onde, além da escassez de leitos de UTI, esse recurso não está disponibilizado na vasta maioria dos hospitais. Se a opção com pressão negativa não existe, a pressão na unidade deve ser, se possível, pelo menos neutra, com a instalação de purificadores HEPA (do inglês *high-efficiency particulate air*) em cada boxe. Além disso, preferencialmente e se factível, bombas de infusão, controle e visualização de monitores podem ser operados fora do quarto do paciente, assim como as estações de computadores. Como último ponto, é importante ressaltar que, embora geralmente nas UTIs seja alocado 1 paciente por quarto ou boxe, alguns hospitais nos EUA têm acomodado 2 pacientes por boxe, aumentando assim a capacidade de leitos.

▪ Conversão de áreas não UTIs em UTIs de Covid-19

Os hospitais podem iniciar o segundo passo com a transformação de áreas de enfermaria ou unidades de cuidados regulares agudos em novas UTIs. Essas áreas podem ser capazes de fornecer cuidados de UTI, devido à sua infraestrutura de base preexistente (acesso a gases medicinais, rede de eletricidade e possivelmente monitores) e, se possível, com instalação de pressão negativa ou purificadores HEPA. Deverá ser considerado também o uso do mesmo espaço físico para 2 pacientes e o monitoramento dos quartos de UTI por meio de *webcams*, obviamente contando que cada paciente terá sistema de monitoramento e ventiladores. Devem ser criados protocolos para manuseio de vias aéreas, broncoscopia, inserção de cateteres e reanimação para cada nova unidade criada.

▪ Conversão de salas cirúrgicas em quartos de UTI de Covid-19

Salas cirúrgicas têm a vantagem de já possuírem monitores, ventiladores (máquinas de anestesia) e espaço adequados, necessitando de poucas mudanças e idealmente contendo instalação de purificadores HEPA. Alguns hospitais americanos, por causa da extrema necessidade, colocaram vários pacientes em uma mesma sala cirúrgica. Nesse cenário de superlotação e de muitos pacientes, fontes adicionais de oxigênio e vácuo e instalações elétricas certamente foram necessárias para atender a essa quantidade extra de pacientes. Por outro lado, precauções e medidas adicionais serão fundamentais para a identificação de cada paciente e suas exigências médicas, e de equipamentos e medicações, para minimizar a possibilidade de erros. Nessa nova área de UTI criada, poderão ser instaladas *webcams*, permitindo a visualização dos pacientes fora da sala. Hospitais com elevado número de pacientes com Covid-19 também têm utilizado salas de hemodinâmica para cuidados intensivos.

▪ Conversão de salas de recuperação pós-anestésica em UTIs

Muitas SRPAs são espaços abertos e amplos e geralmente não apresentam elevada taxa de ocupação, ainda mais com a suspensão de cirurgias eletivas, além de já contarem com sistema de monitoramento e ventiladores. Por isso, as SRPAs constituem uma alternativa interessante para a transformação em UTI para pacientes sem Covid-19, para casos clínicos e cirúrgicos.

▪ Conversão ideal de um espaço não UTI em uma UTI de Covid-19

A seguir, são apresentadas as medidas ideais e ótimas para a transformação de um espaço não UTI em uma UTI de Covid-19. A primeira seria instalar pressão negativa ou purificadores HEPA em todos os quartos e providenciar aventais de proteção impermeáveis para todo o pessoal dentro e fora do quarto da UTI. A segunda seria os profissionais de saúde, direta ou indiretamente (monitoramento central), poderem ter visão de todos os pacientes. A terceira medida seria a construção de postos de enfermagem fora de cada quarto, se possível, para minimizar a exposição da equipe. A quarta seria a inclusão de transmissão de dados e checagem de alarmes fora do quarto da UTI.

É claro que essas seriam as medidas ideais, porém muitas vezes não são compatíveis com a realidade de inúmeros países. Todavia, essas precauções minimizariam a permanência das equipes de cuidados críticos nos quartos, reduzindo o tempo de exposição à doença, e consequentemente diminuindo os custos com a utilização de EPIs.

Estrutura para cuidados críticos e educação continuada

Programas de educação continuada e treinamento dos profissionais de saúde é um fator importante e relevante para um controle efetivo de infecção e transmissão, assim como a identificação das dificuldades logísticas e técnicas na rotina da UTI. Esses profissionais devem ser orientados e treinados para inspecionar, desinfectar e descartar os EPIs de maneira segura, assim como periodicamente submeterem-se a retreinamento, com o objetivo de assegurar a eficácia e a segurança dos cuidados prestados. Alguns centros de países desenvolvidos disponibilizam esse tipo de treinamento de maneira *online*. Devemos lembrar que, na vigência de pandemias, a instituição médica torna-se o centro de um empreendimento de cuidados de saúde e administrativo, e a UTI encontra-se nele, fazendo parte dessa grande estrutura como um dos setores de importância vital.

Desde 1994, a força aérea dos EUA (*U.S. Air Force*) mantém uma equipe de transporte aeromédico (CCAT, do inglês *Critical Care Aeromedical Transport*) composta por um intensivista, um profissional de enfermagem de cuidados críticos e um fisioterapeuta, com capacidade para realizar ultrassonografia portátil, ventilação mecânica e exames de laboratório *point-of-care* para cuidados críticos em até 3 pacientes simultaneamente. Essa equipe de cuidados móveis e sofisticados pode ser incorporada a hospitais civis, em resposta à demanda elevada, e também utilizada para a transferência de pacientes estabilizados.

Durante uma situação de pandemia, além de fazer mais com menos, o pessoal de cuidados críticos necessita alterar sua rotina habitual. Mais do que otimizar o tratamento de um pequeno grupo de pacientes, é esperado que esses cuidadores sejam capazes de perfazer uma série de intervenções-chave (monitoramento invasivo, administração de vasopressores, ventilação mecânica etc.) para o maior número possível de pacientes.

No transcorrer da pandemia, a Associação de Medicina Intensiva Brasileira (AMIB), associada a outras entidades, elaborou um conjunto de recomendações, tais como organização das UTIs, expansão de leitos, triagem, critérios de admissão e alta, protocolos clínicos, alocação de recursos em esgotamento durante a pandemia e cuidados paliativos. Todas essas recomendações sofreram alguma modificação à medida que a pandemia progrediu.

▶ Desafios clínicos na UTI durante pandemias

Decisão de intubar

Em virtude do modo de transmissão do novo coronavírus, a abordagem inicial era evitar sistemas de alto fluxo e VNI. Então, quando um paciente apresentava suspeita ou era testado positivo para Covid-19 e tinha saturação de oxigênio (SpO_2) ≤ 88%, com cânula nasal de oxigênio (O_2) a 6 ℓ/min, a intubação era indicada. Essa era a conduta inicial quando começou o surto, porém, com o número crescente de pacientes com desconforto respiratório e o número limitado de ventiladores, as diretrizes mundiais foram se alterando e mais alternativas foram introduzidas, por exemplo, máscaras não reinalatórias com O_2 a 10 ℓ/min, cânula nasal de alto fluxo (preferencialmente em salas com pressão negativa) e VNI. A decisão para intubação fica a critério do médico intensivista da UTI ou do médico do setor de emergência e é baseada em fatores clínicos, como hipoxemia, taquipneia, aumento do trabalho respiratório e trocas gasosas.

Manuseio da via aérea, intubação e equipe de intubação

O ideal nesse procedimento é que o médico mais experiente realize a intubação, com indução de sequência rápida e usando videolaringoscópio (se disponível). Sabemos, porém, que, no Brasil, isso seria realizado em poucos centros. No New York Presbiterian Hospital, durante a pandemia atual, foi criada uma equipe especificamente para intubação traqueal de pacientes com Covid-19, formada por um anestesiologista, um fisioterapeuta e um enfermeiro para a realização do procedimento. Logo após o ato, havia outra equipe para o transporte e a remoção do paciente para o leito de UTI. Isso acontecia porque a intubação, sempre que possível, era feita em salas com pressão negativa. Com o passar do tempo e com o aumento descomunal do número de casos, outra equipe foi formada, ambas trabalhando 24 h, 7 dias por semana, especificamente para pacientes com Covid-19.

Consultores em doenças infecciosas

Esse grupo é fundamental para providenciar terapias disponíveis e atualizações sobre a doença, tais como terapias antivirais, antimicrobianas e imunossupressivas, e tratamentos inovadores ou ainda sem estudos clínicos comprovados, visto que as mudanças nos protocolos são muito dinâmicas e, às vezes, ocorrem em curto espaço de tempo.

Reanimação cardiorrespiratória

Em alguns grandes centros, equipamentos de compressão mecânica foram introduzidos para reduzir o número de pessoal que atende à parada cardiorrespiratória (PCR) e tornou-se obrigatório o uso de EPIs (máscara N95, óculos, *face shield*, avental impermeável e dupla luva), dada a natureza aerolizante e altamente transmissível do procedimento, e de preferência utilizando um Ambu® com filtro acoplado na porta expiratória.

Dilemas éticos e estratégias para manutenção de serviços e capacidade de UTIs em pandemias

O crescimento rápido e sem precedentes na quantidade de pacientes críticos com Covid-19 fez surgir decisões éticas difíceis, apesar de vários grupos terem providenciado *guidelines* sobre alocação e disponibilização de recursos nesse cenário. Dado o aumento de casos com resultados negativos e prognósticos ruins em idosos ou em pacientes com múltiplas comorbidades, a necessidade de discussões quanto a cuidados paliativos e éticos ficaram mais evidentes e agudas. Consultores de cuidados paliativos e éticos têm um papel imprescindível diante dessa situação.

A seguir, o Quadro 92.2 resume as principais considerações e estratégias a serem adotadas para manter os serviços e a capacidade da UTI durante pandemias.

Quadro 92.2 ■ Manutenção de serviços e capacidade da UTI em pandemias.

Cenário
- Transmissão generalizada sustentada na comunidade

Estratégia-chave
- Mitigação e contenção

Espaço
- Utilizar leitos de UTI de pressão ambiente normal ou leitos monitorados existentes (centro cirúrgico, SRPA, departamento de emergência, salas de endoscopia)
- Alternativa: implementar leitos compartilhados com barreiras físicas entre os pacientes
- Dar alta a pacientes estáveis para enfermarias
- Administrar cuidados críticos de massa: protocolos de triagem, levando em conta recursos disponíveis, considerações éticas e engajamento de setores públicos

Staff
- Minimizar procedimentos e transportes desnecessários
- Aumentar a capacidade da força de trabalho, alterando a estrutura de trabalho (horas extras, horas de trabalho), restringir saídas, férias, licenças etc.
- Suspender procedimentos eletivos e serviços não essenciais
- Considerar redução da relação enfermeiro-paciente e médico-paciente
- Administrar cuidados críticos de massa: redistribuir profissionais de saúde sem treinamento em cuidados intensivos em outros departamentos para serviços essenciais, com a supervisão de um profissional de enfermagem com treinamento

(continua)

Quadro 92.2 ■ Manutenção de serviços e capacidade da UTI em pandemias. (*continuação*)

Suprimentos
- Considerar o uso mais prolongado e a reutilização de máscaras N95
- Considerar alternativas para máscaras N95
- Racionalizar o uso de máscaras N95 (estratificar o risco pelo tipo de atividade)
- Obter fontes alternativas de ventiladores
- Utilizar ventiladores de transporte, se disponíveis
- Administrar cuidados críticos de massa: fazer uso de outras opções de suporte ventilatório (não invasivo, de alto fluxo) em substituição à ventilação mecânica

Cuidados padrão
- Manter diretrizes e princípios para SDRA, quando indicado (ventilação protetora, posição prona)
- Considerar intubação precoce; evitar ventilação não invasiva na ausência de indicação baseada em evidência
- Adaptar fluxos de trabalho para reanimação e procedimentos de emergência, para otimizar a segurança do paciente e minimizar os riscos de transmissão
- Identificar centros de referência para oxigenação por membrana extracorpórea (ECMO, do inglês *extracorporeal membrane oxygenation*), se disponível, e estabelecer fluxos de trabalho para centros de referência e transporte
- Estabelecer um centro de comando de resposta no hospital, para uma efetiva coordenação e comunicação
- Realizar teleconferências inter e intra-hospitalar, para compartilhar experiências e conhecimentos
- Coordenar os esforços da UTI do hospital com planos regionais e nacionais
- Promover o engajamento dos familiares dos pacientes
- Utilizar recursos públicos de relações e comunicações para construir a confiança da população

UTI: unidade de terapia intensiva; SRPA: sala de recuperação pós-anestésica.

Considerações finais

Embora já tenha se passado mais de um século desde a pandemia da gripe espanhola, lições dessa catástrofe mundial de saúde continuam influenciando os preparativos e as condutas na era moderna. Investigações das pandemias, incluindo aquelas com reconstrução viral, têm permitido a pesquisadores, assim como à saúde pública em geral, compreender os mecanismos de base dessas emergências pandêmicas e sua escalada em crises de saúde pública.

Os obstáculos contínuos da pandemia do novo coronavírus deixam claro que hospitais e profissionais de saúde estão encarando uma nova realidade no dia a dia de suas UTIs. A rápida escalada na demanda, a necessidade de expansão da capacidade de leitos e equipamentos na UTI, a incorporação de novos profissionais no atendimento dos pacientes com suporte ventilatório, e o cenário de um patógeno altamente contagioso tornam-se um desafio constante e muito preocupante, e não serão medidos esforços para superá-lo.

Bibliografia

Associação de Medicina Intensiva Brasileira (AMIB). Recomendações da Associação de Medicina Intensiva Brasileira para a abordagem do COVID-19 em medicina intensiva. Disponível em: https://www.amib.org.br/fileadmin/user_upload/amib/2020/junho/10/Recomendacoes_AMIB-3ª_atual.-10.06.pdf. Acesso em: 23 jul. 2020.

Christian MD, Sprung CL, King MA, Dichter JR, Kissoon N, Devereaux AV et al.; Task Force for Mass Critical Care. Triage: care of the critically ill and injured during pandemics and disasters: CHEST consensus statement. Chest. 2014 Oct;146(4 Suppl):e61S-74S.

Goh KJ, Wong J, Tien J-CC, Ng SY, Wen SD, Phua GC et al. Preparing your intensive care unit for the COVID-19 pandemic: practical considerations and strategies. Crit Care. 2020 May 11;24(1):215.

Gonzalez-Castro A, Escudero-Acha P, Penasco Y, Leizaola O, Sanches VMP, Lorenzo AG. Intensive care during the 2019-coronavirus epidemic. Med Intensiva. 2020 Mar 30;S0210-5691(20):30089-9.

Griffin KM, Karas MG, Ivascu NS, Lief L. Hospital preparedness for COVID-19: a practical guide from a critical care perspective. Am J Respir Crit Care Med. 2020 Jun 1;201(11):1337-44.

Heng Li, Shang-Ming Liu, Xiao-Hua YU, Shi-Lin Tang, Chao-Ke Tang. Coronavirus disease 2019 (COVID-19): current status and future perspectives. Int J Antimicrob Agents. 2020 May;55(5):105951.

Johnson NP, Mueller J. Updating the accounts: global mortality of the 1918-1920 "Spanish" influenza pandemic. Bull Hist Med. 2002 Spring;76(1):105-15. doi: 10.1353/bhm.2002.0022.PMID: 11875246.

Joynt GM, Yap HY. SARS in the intensive care unit. Curr Infect Dis Resp. 2004 Jun;6(3):228-33.

Kain T, Fowler R. Preparing intensive care for the next pandemic influenza. Critical Care. 2019;23(1):337.

Liew MF, Siow WT, MacLaren G, See KC. Preparing for COVID-19: early experience from an intensive care unit in Singapore. Critical Care. 2020 Mar 9;24(1):83.

Nickol ME, Kindrachuk J. A year of terror and a century of reflection: perspectives on the great influenza pandemic of 1918-1919. BMC Infect Dis. 2019 Feb 6;19(1):117. doi: 10.1186/s12879-019-3750-8. PMID: 30727970.

Qiu H, Tong Z, Ma P, Hu M, Peng Z, Wu W, Du B. China Critical Care Clinicals Trials Group (CCCCTG). Intensive care during the coronavirus epidemic. Intensive Care Med. 2020 Apr;46(4):576-8.

Society of Critical Care Medicine. Configuring ICUs in the COVID-19 era. Update: June 15, 2020.

Society of Critical Care Medicine. Textbook Fundamental Disaster Management (FDM). Disaster preparation for the critical provider – setting the stage. Third Edition. 2009.

Society of Critical Care Medicine. Textbook Fundamental Disaster Management (FDM). Intensive care unit microcosmo within disaster medical response. Third Edition. 2009.

Society of Critical Care Medicine. Textbook Fundamental Disaster Management (FDM). Augmenting critical care capacity during a disaster. Third Edition. 2009.

Society of Critical Care Medicine. Textbook Fundamental Disaster Management (FDM). Sustained mechanical ventilation outside of traditional intensive care units. Third Edition. 2009.

Timbie JW et al. Recommendations for hospitals to provide equitable care during pandemic resource allocation. Evid Rep Technol Asses. 2012 June;(207):1-305.

Índice Alfabético

A

Acesso(s)
- às vias aéreas, 73
- venoso, 717, 817

Ácidos graxos ômega-3, 733

Acidose
- intracelular, 224
- metabólica, 688, 796
- respiratória, 688, 798

Acolhimento, 696
Aconselhamento, 696
Acoplamento parênquima-via aérea, 37
Actigrafia, 808
Acúmulo de fluidos, 28
Acurácia, 514
Adenosina monofosfato cíclico, 36
Adequação ventilatória, 762
Aditivo venoso, 52
Adjuvantes da intubação convencional, 95

Aerobroncograma
- dinâmico, 582
- estático, 582

Aferição de pressão, 113
Agentes, 748
- anestésicos inalatórios, 788

Agitação, 187

Agonistas
- alfa-2, 788
- beta-2, 240
- beta-adrenérgicos, 226

Air trapping, 80
AIR-Q®, 97

Ajuste
- da fração inspirada de oxigênio, 140
- da frequência respiratória, 139
- da pressão positiva expiratória final, 140
- - na síndrome do desconforto respiratório agudo, 400
- da sensibilidade, 140
- da ventilação mecânica, 233
- - invasiva, 247
- do fluxo de gás, 140
- do modo VCV, 139
- do volume corrente, 139

Alcalose
- metabólica, 688, 797
- respiratória, 688, 798

Alimentação, 672

Almeida, Cabral de, 13
Alostasia, 779
Alta da UTI, 825

Alteração(ões)
- agudas
- - da pressão parcial de oxigênio, 221
- - de gás carbônico, 221
- cardiocirculatórias, 674
- fisiológicas pulmonares relacionadas com a ventilação mecânica, 54
- gastrintestinais, 675
- na mecânica respiratória, 203
- no controle da respiração, 353
- pulmonares, 674
- relacionadas com a intubação traqueal, 58
- respiratórias agudas, 221

Alveolite, 599
Aminofilina, 241

Amplitude, 359
- de pressão/volume oscilatório, 177

Analgesia, 718
- na unidade de terapia intensiva, 785
- regional, 787, 788

Analgésico, 809

Análise
- da mecânica respiratória na síndrome do desconforto respiratório agudo, 521
- da secreção respiratória, 770
- do contorno da pressão de pulso arterial, 546

Análogos de testosterona, 748
Anderson, 13
Anemia falciforme, 52
Anestésicos, 204
Anidrase carbônica, 50

Ânion *gap*, 796
- urinário, 797

Anormalidades no transporte gasoso, 51
Ansiedade, 676
Ansiolíticos, 320
Anti-hipertensivos, 721
Antiagregantes plaquetários, 723
Antibióticos, 319
- inalatórios em ventilação mecânica, 793
Antibioticoterapia inalatória e pneumonia associada à ventilação mecânica, 794
Anticoagulação, 719
Anticolinérgicos, 226, 319

Anticonvulsivantes, 723
Antidepressivos, 723
Antiguidade, 4
Antioxidantes, 733
Antiparkinsonianos, 723
Antipsicóticos, 809

Aparelho
- cardiovascular, 190
- de ventilação pulmonar mecânica, 329

Aparência ecográfica do diafragma na ultrassonografia, 617

Apneia, 353
Apoio emocional, 696
Apresentação pulmonar normal, 583
Arginina, 733
Aristóteles, 5

Arritmia(s)
- cardíacas, 224
- sinusal respiratória, 68

Asma, 158, 226, 583, 599

Aspectos
- nutricionais
- - nutrição
- - - enteral, 731
- - - parenteral, 727
- psicológicos, 676
- - na unidade de terapia intensiva, 694

Aspiração, 455
- de conteúdo gástrico, 660
- de secreção subglótica, 754
- do tubo traqueal, 176
- endotraqueal, 691, 692
- traqueal, 89

Assincronia
- paciente-ventilador, 189, 529
- - causas de, 540
- - diagnóstico, 543
- - importância da, 540
- - tratamento, 543
- - tipos de, 541

Assistência
- humanizada, 697
- ventilatória, 237
- - em *multiplace*, 315
- - neuralmente ajustada, 56, 544
- - no intraoperatório, 206

Atelectasia(s), 203, 218, 443, 452, 599
- persistentes, 660

– por absorção, 57
– por obstrução, 57
Atelectrauma, 197
Atendimento inicial ao grande queimado, 292
Atividades antimicrobianas, 724
Atmosfera, 3
Atracúrio, 789
Atraso de ciclagem, 544
Atrofia
– longitudinal, 616
– muscular induzida pelo desuso, 680
Aumento
– da pós-carga, 68
– da resistência das vias aéreas, 690
– do estresse pulmonar local, 529
– irregular do espaço aéreo, 454
Ausculta pulmonar, 188, 220
Auto-mode, 760
Autodisparo, 541, 544
Automode, 166, 167
AutoPEEP, 247
– detecção e medida da, 539
Avaliação
– clínica da via aérea, 80
– da aeração pulmonar, 767
– da assincronia paciente-ventilador, 540
– da função
– – diastólica do ventrículo esquerdo, 625
– – sistólica do ventrículo
– – – direito, 640, 626
– – – esquerdo, 624, 639
– da gravidade e reversibilidade da falência respiratória aguda, 252
– da qualidade de vida pós-UTI em populações específicas, 821
– da resposta
– – à pressão positiva expiratória final/ potencial de recrutamento, 265
– – cardiovascular a infusão de fluidos, 561
– da volemia e responsividade a volume, 627
– das propriedades mecânicas, 537
– de dor torácica aguda, 630
– de fisioterapia da criança gravemente doente, 670
– de risco e estado nutricional do paciente sob ventilação mecânica, 727
– de sedação e analgesia, 785
– do colapso e da hiperdistensão pulmonar, 461
– do componente cardiogênico na insuficiência respiratória aguda, 629
– do uso dos antimicrobianos, 723
– dos preditores de desmame, 764
– ecocardiográfica do estado volêmico, 70
– farmacêutica, 716
– fonoaudiológica no paciente disfágico dependente de ventilação mecânica, 700
– hemodinâmica, 623
– intrabucal, 710

B

Baby lung, 34
Back-up de apneia, 155

Balanço hídrico, 762
– negativo, 319
Balão esofágico
– enchimento do, 530
– introdução do, 530
Balão-válvula-máscara, 85
Barotrauma, 55, 197, 456, 738, 739
Barreira alveolocapilar, 47
Bennett, 16
Benzodiazepínicos, 787, 788
Bioimpedância, 550
Biomarcadores
– de fibrose, 386
– de inflamação, 385
– de lesão
– – endotelial, 386
– – epitelial, 386
– de pneumonia, 752
– em síndrome do desconforto respiratório agudo, 382
– moleculares na síndrome do desconforto respiratório agudo, 381
Biopsia transbrônquica, 252
– e cirúrgica e necropsia, 381
Biorreactância, 550
Biotrauma, 197, 198, 739
Bioz™, 550
Black, Joseph, 4
Bloqueador neuromuscular, 413
– aplicações em UTI, 789
– em terapia intensiva, 788
Bloqueio neuromuscular, 176
– na unidade de terapia intensiva, 785
Boca, 75
Bomba de insulina, 720
Bougie, 96
Bower, 16
Brometo de ipratrópio, 241, 366
Broncodilatador(es), 365, 721
– beta-adrenérgico, 809
– inalatórios, 249
Broncodilatadores inalatórios em ventilação mecânica, 792
Broncomalacia, 773
Broncopneumonia, 599
Broncoscopia, 159
– indicações terapêuticas para, 661
– na unidade de terapia intensiva, 658
Broncoscópios flexíveis, 658
Broncospasmo, 226

C

Cálculo
– da complacência, 539
– da resistência, 539
Calibração, 515
Câmara(s)
– hiperbárica, 313
– monoplace, 313
– multiplace, 314
Canais colaterais da ventilação, 329
Câncer, 772
Cânula(s), 792
– com balonete, 109

– nasal de alto fluxo, 320
– nasofaríngea, 79, 85
– orofaríngea, 79
– sem balonete, 108
– tamanho da, 108
– tipos de, 108
– traqueal, 737
Capacidade(s)
– de cuidados críticos durante pandemias, 830
– de difusão e trocas gasosas, 285
– de tosse, 770
– pulmonares em pediatria, 329
– vital forçada, 236
Capacitação da equipe multidisciplinar por meio de simulação realística, 423
Capnografia, 474, 686, 817
– análise de curva de, 485
– convencional, 477
– volumétrica, 477, 506
– – doença pulmonar obstrutiva crônica, 504
– – fibrose pulmonar, 505
– – indicações da, 487
– – paciente obeso, 498
– – parada cardiorrespiratória, 506
– – síndrome do desconforto respiratório agudo, 499
– – tromboembolismo pulmonar, 501
– – variáveis aferidas, 478
Capnometria, 474
– regional, 552
Cápsulas de gelatina dura, 717
Captação de órgãos, 326
Carbaminoemoglobina, 50
CardioQ, 547
Cartilagem
– cricoide, 570
– tireoide, 570
Catástrofes, 828
Cateter(es)
– de artéria pulmonar, 558
– de Swan-Ganz, 445, 457
– esofágico
– – na sala de cirurgia, 528
– – posicionamento do, 530
– nasal, 346
– – de alto fluxo
– – – na insuficiência respiratória, 193
– – – – hipoxêmica, 194
– – – umidificado e aquecido, 346
– – de baixo fluxo, 346
– venoso central, 445, 457
Cavendish, Henry, 4
Cavidade bucal, 703
Células
– derivadas da medula óssea, 433
– mononucleares derivadas da medula óssea, 433
Células-tronco, 431
– adultas, 432
– embrionárias, 432
– somáticas, 432

Índice Alfabético

Checagem do funcionamento do ventilador, 350
Checklist da prona segura, 413, 414
Chevalier, Jackson, 8
Choque associado
- à disfunção ventricular sistólica, 628
- a doenças valvares, 628
- a tamponamento cardíaco, 628
- a tromboembolismo pulmonar, 628
Cianeto de hidrogênio, 300
Cianose, 189
Ciclagem, 329
- a volume, 151
- na ventilação com pressão de suporte, 153
- precoce, 543, 544
Cicloergômetro, 684
Ciclos
- espontâneos, 123
- ventilatórios, 122
Cintura pélvica, 421
Circuito(s), 189
- do ventilador, 792
- fechado ou circular, 134
Circulação
- extracorpórea, 211
- pulmonar, 68
Cirurgia cardíaca, 218
Cisatracúrio, 789
Cistos subpleurais, 738
Clarificação, 696
Classificação
- de Cormack-Lehane II, 87
- de Mallampati, 82
Clemmensen, 16
Clonidina, 787, 788
Colapso
- da via aérea, 39
- das câmaras cardíacas, 640
- dinâmico das vias aéreas, 773
- e hiperdistensão pulmonar regional, 264
- pulmonar, 461
Coleções pleurais, 227
Colírios, 723
Colocação de *stents*, 661
Compartimento abdominal, 566
Compensação automática do tubo, 131, 166, 169
Complacência, 32, 401
- dinâmica, 32, 33
- do sistema
- - de ventilação, 119
- - respiratório, 119
- específica, 34
- estática, 32, 33, 538
- no ventilador, 122
Complicações
- clínicas da criança gravemente doente, 672
- da ventilação mecânica, 737
- hemodinâmicas, 740
- infecciosas, 740
- neuromusculoesqueléticas, 673
- pulmonares no pós-operatório, 197, 202

- relacionadas com as funções neurológica, hepática, renal e o equilíbrio acidobásico, 740
Componente
- elástico, 518
- resistivo, 517
Composição das fórmulas, 732
Compostos carbamínicos, 50
Comprimidos de liberação
- diferenciada, 717
- entérica, 717
Comprometimento pulmonar
- heterogêneo, 353, 361
- homogêneo, 360
Comunicação, 672, 697
- multiprofissional, 760
Condições
- ambientais, 515
- dinâmicas, 41
- pulmonares de maior frequência na UTI, 452
Consolidação, 581
Constante de tempo, 122, 329
- no modo de ventilação controlada a pressão, 144
Consultores em doenças infecciosas, 832
Contraindicação, 717
Controle
- da válvula de fluxo, 151
- da ventilação, 284
- de dor e conforto, 810
- do tempo de subida, 151
Contusão pulmonar, 305
Cordas vocais, 77
Corpo estranho, 661
Corticoides, 320, 365, 809
- inalatórios, 721
Corticosteroides, 226, 241, 325, 771
Corticoterapia, 226
Covid-19, 256
- abordagem ao paciente nas emergências e internação, 258
- alterações neuromusculares, 257
- *checklist* de materiais, 268
- conversão
- - de áreas não UTIs em UTIs de Covid-19, 831
- - de salas cirúrgicas em quartos de UTI de Covid-19, 831
- - de salas de recuperação pós-anestésica em UTIs, 831
- - de UTIs em UTIs de Covid-19, 831
- - ideal de um espaço não UTI em uma UTI de Covid-19, 831
- equipe mínima, 269
- espaço para cuidados críticos, 831
- fisiopatologia respiratória específica da, 257
- pneumonia na, 310
- reflexões e desafios do enfrentamento à, 828
- segurança da equipe, 268
- treinamento prévio da equipe, 268

- ventilação
- - mecânica invasiva, 260
- - não invasiva, 259
Coxim(ns), 414
- de cabeça, 420
- de tórax, 421
- dos membros inferiores, 422
Crafoord, 13
Cricotireoidostomia, 100, 104
Cricotireostomia, 75
Critérios de Mallampati, 83
Cuff, 89
- problemas relacionados com o, 690
Cuidadores, 696
Cuidados
- críticos, 832
- diários ao paciente intubado, 688
- paliativos, 252, 318, 319
- ventilatórios com os pulmões, 323
Cultura de secreção respiratória, 228
Curativos, 108
Curva(s)
- de Damoiseau, 457
- de dissociação da hemoglobina, 50
- fluxo-tempo, 533
- ou alça de pressão *versus* volume, 518
- pressão-tempo, 534
- pressão-volume, 402
- volume-pressão, 536
- - ao longo da vida, 31
- - pela anestesia, 31
- - pela postura, 30
- volume-tempo, 534
Custo de oxigênio da ventilação, 284

D

Dano
- às vias aéreas e ao parênquima pulmonar, 737
- pulmonar já instalado, 55
Debilidade da musculatura respiratória, 228
Débito cardíaco, 549, 623, 639
Decanulação, 109
Decisão
- de intubar, 832
- sobre o transporte, 816
Definição de Berlim, 372
Deformação, 742
Delirium, 159, 187, 695, 773, 809, 822
- detecção e prevenção do, 764
Delta
- *down*, 275
- *gap*, 797
Dentes, 688
Dependência
- de pré-carga, 638
- prolongada de ventilação, 780
Depressão, 187, 676, 773
Derrame pleural, 444, 456, 588, 599
Desaceleração, 348
Descontaminação seletiva do trato gastrintestinal, 753
Desflurano, 788

Desintubação de via aérea difícil, 101
Deslizamento pleural, 580
Desmame, 233
– automático, 760
– baseado em rotinas, 759
– da ventilação
– – mecânica, 187, 222, 249, 530, 759
– – – após anestesia, 212
– – oscilatória de alta frequência, 180
– do paciente obeso, 287
– e extubação e Covid-19, 267
– e período de pós-extubação, 158
– e reabilitação, 779
– em pediatria, 333
– prolongado, 772
Despertar diário, 691
Desvios de cloretos, 50
Detecção precoce de esforço espontâneo lesivo, 529
Dexmedetomidina, 221, 720, 787, 788
Diafragma, 615, 766
Diálise peritoneal, 804, 806
Diferença alvéolo-arterial de oxigênio, 473
Diferenciação, 433
2,3-difosfoglicerato, 50
Difusão e transporte dos gases, 47
Dilatação
– da veia cava, 640
– da via aérea, 661
Dilemas éticos e estratégias para manutenção de serviços e capacidade de UTIs em pandemias, 832
Diluição, 718
Diminuição da contratilidade, 68
Disfunção(ões)
– de ventrículo direito, 412
– diafragmática
– – do paciente crítico, 616
– – fatores de risco associados à, 616
– – implicações clínicas e prognósticas da, 615
– – no paciente crítico, 615
– orgânicas, 724
– respiratória, 218, 223
Disparo, 329
– reverso, 544
Dispneia, 187, 319
– em cuidados paliativos, 318
Dispositivo(s)
– de suporte a vida, 457
– e técnicas alternativas à intubação convencional, 96
– ópticos, 96
– para aquecimento e umidificação do gás inspirado, 690
Dissincronias ventilatórias, 464, 763
Distância tireomentoniana, 82
Distensão gástrica, 340
Distribuição
– da perfusão, 46
– da relação ventilação/perfusão, 47
– da resistência nas vias aéreas, 36
Distrofia muscular de Duchenne, 236

Distúrbio(s)
– acidobásicos, 796
– do cálcio, 801
– do fósforo, 801
– do magnésio, 800
– do potássio, 799
– do sódio, 798
– dos eletrólitos, 796, 798
– neuropsiquiátricos, 773
– relacionados com o equilíbrio acidobásico, 688
Diuréticos, 365
Doação múltipla de órgãos, 323
Dobutamina, 722
Doença(s)
– alveolar difusa, 353
– cardíacas
– – com fluxo pulmonar variável, 354
– – com hiperfluxo pulmonar, 354
– crítica crônica, 823
– neuromusculares, 236, 773
– obstrutivas, 353
– pulmonar(es)
– – intersticiais, 251, 453
– – – com insuficiência respiratória aguda, 252
– – obstrutiva crônica, 57, 70, 157, 226, 244, 454, 504, 583, 599, 772, 822
Doentes críticos crônicos, 772
Dor torácica aguda, 630
Dorrance, 8
Dose, 716
Dräger, Heinrich, 5
Drenos torácicos, 308, 448, 458
Drinker, Phillip, 13
Driving pressure, 198, 199, 224
Duplo disparo, 544

E
Ecocardiografia
– em situações clínicas no paciente crítico, 628
– na unidade de terapia intensiva, 634
– no paciente
– – crítico, 623
– – gravemente enfermo, 635
– pelo intensivista, 634
Ecocardiograma
– guiado por metas, 635
– na parada cardiorrespiratória, 635
– na síndrome da angústia respiratória aguda, 638
– transesofágico na PCR, 650
Ecom™, 550
Edema
– agudo de pulmão cardiogênico, 157
– pulmonar, 444, 455, 803
– – cardiogênico, 223, 599
– – hidrostático, 599
Educação continuada, 423, 832
Efeito(s)
– ambientais, 809
– Bohr, 50

– cardiovasculares da ventilação mecânica, 66
– da privação do sono, 808
– deletérios
– – da hiperoxia sobre os pulmões, 58
– – da inadequada manutenção do recrutamento alveolar, 56
– – do uso de pressões e volumes pulmonares excessivos, 57
– Haldane, 51
– Hamburguer, 50
– parácrinos, 433
– Pendelluft, 175
– pulmonares
– – da ventilação mecânica, 54
– – – temporária durante anestesia, 60
– – dos anestésicos e fármacos coadjuvantes, 204
– *shunt*, 47
Eletrocardiograma, 240
Eletrocoagulação, 661
Eletroestimulação na UTI, 682
Elevação
– da cabeceira, 691, 754
– passiva das pernas, 563
Elsberg, 8
Embolia pulmonar, 454, 648
Emerson, John Haven, 13
Empédocles, 5
Endocardite infecciosa, 629
Endoscopia flexível, 97
Energytrauma, 197, 198
Enfermagem na unidade de terapia intensiva, 686
Enfisema
– centrolobular, 454
– de subcutâneo, 738
– intersticial, 738
– panlobular, 454
– paracicatricial, 454
– parasseptal, 454
– subcutâneo, 107
Ensino de estratégias de enfrentamento, 696
Epidemia de poliomielite em Copenhagen, 13
Epiglote, 76
Equação do movimento, 120, 516, 538
Equilíbrio acidobásico, 688
Equipamentos
– básicos para o controle da via aérea, 78
– de ventilação mecânica durante oxigenoterapia hiperbárica, 313
– e suprimentos para cuidados críticos, 830
– necessários para o transporte, 816
Equipe
– de intubação, 832
– de transporte, 816
– multiprofissional, 760
Ergotrauma, 197a, 198
Erro(s)
– constante, 515
– de alcance, 515
– de mensuração, 515

– de sobrecarga, 515
– do operador, 516
– proporcional, 515
– randômico, 516
– sistemático, 515
Escala(s)
– de agitação e sedação de Richmond, 763, 786
– de *delirium*, 785
– de dor, 785
– de sedação, 785
– de sedação de Ramsay, 786
Escapes de ar, 108
Esclerose lateral amiotrófica, 236
Escore
– clínico de infecção pulmonar (CPIS), 752
– de cuidado das vias aéreas, 770
Escuta ativa, 696
Esforço inefetivo, 544
Espaço morto
– alveolar, 47
– das vias aéreas, alveolar, fisiológico, 482
Espirometria, 283
Estabilização pós-transporte, 817
Estado
– físico funcional, 820
– mental, 672
– respiratório, 672
Estágios do sono, 808
Estenose traqueal, 107
Estilete-guia, 95
Estiletes ópticos, 97
Estimativa
– de pressões intracavitárias, 626
– do débito cardíaco, 623
– do fluxo de enchimento sistêmico médio com manobras respiratórias, 70
Estratégia(s)
– de suporte não invasivas, 666
– fisioterapêutica, 665
– nutricional, 748
– "pulmão aberto", 397
– ventilatória protetora, 743
Estresse, 742
– pós-traumático, 773
Evaluation, 83
Eventos adversos associados à ventilação mecânica, 735
Evolução farmacêutica em prontuário, 725
Exacerbação
– da asma, 240, 251
– de disfunção ventricular direita, 224
– de pneumonia intersticial, 194
Exame
– clínico
– – do paciente em ventilação mecânica, 186
– – odontológico, 710
– ecocardiográfico guiado por metas, 638
– radiológico, 176
Excesso
– de peso, 281
– de sedação, 787
Excursão diafragmática, 766

Explosões convencionais, 830
Extubação, 222, 769
– do paciente obeso, 287
– eletrônica, 169
– em pediatria, 333

F
Falência respiratória aguda, 252
– nas doenças pulmonares intersticiais, 251
Falha
– da interrupção da ventilação mecânica, 759
– do desmame
– – causas
– – – cardíacas, 768
– – – metabólicas e endócrinas, 769
– – – neuromusculares, 769
– – – neuropsíquicas, 769
– – – respiratórias, 768
– – fisiopatologia e diagnóstico da, 767
– – na intubação, 81
– – respiratória
– – – hipercápnica, 328
– – – hipoxêmica, 328
Familiares, 696
Farmacêutico clínico no cuidado do paciente crítico, 716
Fármacos
– coadjuvantes, 204
– por via inalatória, 792
Fase(s)
– ambiental da respiração, 3
– celular da respiração, 3
– circulatória da respiração, 3
– da suspeita para o desmame, 764
– de ciclagem, 542, 544
– de disparo, 541, 544
– do transporte, 816
– inspiratória, 542, 544
– pré-desmame, 762
– pulmonar da respiração, 3
Fastrach™, 97
FATE (*focus-assessed transthoracic echocardiography*), 635
Fator(es)
– de risco para germes multirresistentes, 751
– estimulador de colônias de granulócitos, 434
– humorais, 37
Faveolamento, 252
Fell, 8
Fenda glótica, 94
Fenoterol, 365
Fentanila, 221, 720, 788
Ferramentas de medidas do sono, 808
Fibrobroncoscopia, 292
Fibrose
– cística exacerbada, 194
– pulmonar, 599
– – capnografia volumétrica, 505
Filtros trocadores de umidade e calor, 792
Fisiologia
– da interação coração-pulmão, 66

– da ventilação controlada a pressão, 143
– respiratória
– – aplicada à ventilação mecânica, 23
– – do exercício, 285
Fisiopatologia respiratória específica da Covid-19, 257
Fisioterapia, 667, 749
– da criança gravemente doente, 670
– em pediatria, 670
– no adulto, 665
– no paciente em posição prona, 420
Fístula(s), 739
– broncopleural, 304, 660
– traqueocutânea, 104
– traqueoesofágica, 660
– traqueoinominada, 108
Fixação, 108
Flotrac™/Vigileo System, 547
Fluxo, 359
– constante, 348
– de gás fresco, 134
– decrescente, 533
– expiratório forçado, 39
– inspiratório, 242, 248
– – constante, 533
– – excessivo, 544
– – insuficiente, 544
– sanguíneo cerebral, 232
Fonte de gás, 339
Forças, 525
Fothergill, John, 5
Fração
– de concentração de CO, 480
– de espaço morto, 482
– de *shunt*, 473
– inspirada de oxigênio, 207, 220, 224, 248
Fraqueza
– adquirida na unidade de terapia intensiva, 747, 778
– muscular, 763
– – adquirida na UTI (FAUTI), 665
Fraturas de costelas e esterno, 303
Frenckner, 13
Frequência
– cardíaca, 224
– oscilatória, 177
– respiratória, 188, 242, 248, 359
– – e Covid-19, 259
– resposta, 515
Função
– cardíaca, 766
– diafragmática, 766
– diastólica do ventrículo esquerdo, 625
– neuropsicológica, 820
– sistólica do ventrículo
– – direito, 640, 626
– – esquerdo, 624, 639
– valvar, 640
– ventricular, 639
Funcionalidade sensorial, 672
Funcionamento motor, 672
Furosemida, 319
Fusão celular, 433

G

Gás carbônico, 50, 231
– dissolvido, 50
Gasometria arterial, 221, 240, 472, 687, 688, 689
Gengivas, 688
Gerador de pressão, 339
Gerenciamento no processo de manutenção do doador, 326
Gestação, 309
Gestão das unidades de cuidados intensivos diante de catástrofes e pandemias, 828
Giertz, 13
Glutamina, 733
Gradiente venoarterial do CO, 552
Granuloma, 107
Gravidade da crise asmática, 240
Green, 8
Guias introdutores de Macintosh-Venn-Eschmann, 79
Gum elastic bougies, 79

H

Hallion, 8
Haloperidol, 221, 787, 788
Halotano, 242
Heliox, 242
Heme, 49
Hemocultura, 228, 229
Hemodiálise, 804, 806
Hemogasimetria arterial, 237
Hemograma, 240
Hemoptise, 659
Hemorragia, 107
Hemotórax, 227, 305
Henning pontoppidan, 16
Henrik, H. Bendixen, 16
Hepatização pulmonar, 582
Hérnia diafragmática
– congênita, 361
– traumática, 305
Hidrofílicos lipofílicos, 724
Higienização, 108
– bucal, 753
Hipercalcemia, 801
Hipercapnia permissiva, 209, 224
Hiperdistensão pulmonar, 461
Hiperfosfatemia, 801
Hiperglicemia, 720
Hipermagnesemia, 800
Hipernatremia, 799
Hiperoxia, 58
Hiperpotassemia, 800
Hipertensão
– arterial pulmonar, 227
– intra-abdominal, 566
– pulmonar persistente neonatal, 353
Hipocalcemia, 800, 801
Hipocapnia, 221
Hipócrates, 5
Hipofosfatemia, 801
Hipoglicemiantes orais, 721
Hipomagnesemia, 800

Hiponatremia, 798
Hipoplasia pulmonar, 353
Hipopotassemia, 799, 800
Hipoventilação noturna, 237
Hipovolemia, 187, 645
Hipoxemia, 51
– refratária, 396
Hipoxia, 51
– anêmica, 52
– de estase, 52
– hipóxica, 51
– histotóxica, 52
Histerese, 515
História
– odontológica atual, 710
– prévia, 710
Hooke, Robert, 5
Hormônios
– do crescimento, 748
– tireoidianos, 723
Humanização da assistência, 697

I

Ibsen, Björn, 14, 19
Idosos, 772, 823
Imobilidade e repouso no leito, 672
Imobilismo inerente ao período crítico, 667
Imprecisão, 515, 516
Impressão diagnóstica, 710
Imunonutrição, 733
Inacurácia, 515
Inalação
– com anticolinérgicos, 319
– com furosemida, 319
Inatividade física, 680
Índice(s)
– bispectral, 786
– Crop, 334
– de estresse, 402, 520
– de massa corporal, 281
– de Nemer, 765
– de respiração
– – rápida superficial, 334
– – – em pediatria, 334
– – superficial, 764
– integrativo de desmame, 765
– pressão-tempo, 334
– ROX, 259
– simplificado de desmame, 334
– tensão-tempo, 334
Indução da anestesia antes da intubação traqueal, 86
Indutores de broncospasmo, 226
Infarto
– agudo do miocárdio, 188, 648
– pulmonar, 599
Infecção(ões)
– de ferida operatória, 107
– respiratórias, 238
Infusões
– contínuas, 718
– de barbiturato, 787
Ingenhousz, Jan, 4

Início da terapia nutricional, 732
Inspeção torácica, 188, 220
Inspiratory rise time ou *slope*, 542
Instabilidade hemodinâmica, 628
Insuficiência
– cardíaca, 71, 274
– – congestiva descompensada, 274
– respiratória, 183, 236, 274, 686
– – aguda, 55, 185, 762
– – – abordagem ao paciente, 190
– – – avaliação do componente cardiogênico na, 629
– – – segurança do paciente com, 186
– – alterações funcionais, 219
– – cateter nasal de alto fluxo na, 193
– – hipoxêmica, 157, 194
Insuflação
– ativa do tórax, 526
– passiva do tórax, 526
Intensivista, 634
Interação coração-pulmão, 66, 274, 561
Interdependência
– alveolar, 26
– ventricular, 67
– – diastólica, 67
Interrupção
– da ventilação mecânica, 759
– diária da sedação, 691, 764
Intervenção(ões)
– pré-extubação, 771
– psicológica para pacientes internados em UTI, 695
– terapêuticas para otimizar o desempenho respiratório, 219
Intoxicação
– por cianeto, 300
– por monóxido de carbono, 298
Intubação, 737, 832
– Covid-19 e, 260
– difícil em paciente crítico, 94
– em sequência rápida, 89
– nasotraqueal, 88
– orotraqueal, 309, 689
– – com ultrassonografia, 574
– por máscara laríngea, 97
– retrógrada, 99
– traqueal, 58, 75, 83, 86, 242, 247
– – complicações da, 89
– – difícil, 81, 94
Íons bicarbonato, 50
Isoflurano, 242, 788

J

Jackson, Dennis, 13
Janeway, 8

K

Kirstein, 8

L

Lábios, 688
Lactato, 552
Laringe, 76

Laringofaringe, 76
Laringoscopia
– difícil, 81, 94
– ótima, 95
Laringoscópio clássico, 80
Laserterapia, 661
Lassen, Henri Cai, 14
Lavado broncoalveolar, 252, 381
Lavoisier, Antoine-Laurent, 4
Lei
– de Hagen-Poiseuille, 35
– de Hooke, 25
Lesão(ões)
– associadas ao trauma torácico fechado, 303
– das vias aéreas
– – inferiores, 293
– – superiores, 292
– do nervo frênico, 218, 227
– inalatória no grande queimado, 291
– induzida por ventilação mecânica, 742, 745
– na cavidade oral, 688
– por inalação de fumaça, 660
– pulmonar(es), 738
– – associada à ventilação mecânica, 55
– – autoinflingida, 743
– – direta, 381
– – em pulmões previamente normais, 55
– – indireta, 381
– – induzida pela ventilação mecânica, 197, 204, 739, 742, 743
– renal aguda, 803
– traumática do esôfago, 107
Levosimendana, 722
Lidco™ Plus System, 547
Ligação hemoglobina-oxigênio, 50
Limite, 329
Linearidade, 515
Língua, 688
Linha
– A, 580
– B, 581
– C, 581
– pleural, 580
Locação com dispositivo supraglótico difícil, 81
Look, 83
Loop fluxo-volume, 534
Lorazepam, 787

M
Mackhann, Charles F., 13
Manejo
– da via aérea, 661
– ventilatório no potencial doador falecido para doação múltipla de órgãos, 323
Manipulação do tubo endotraqueal, 661
Manobra(s)
– de prona
– – bases fisiológicas para uso da, 409
– – duração, 412
– – evidências para uso da, 409

– – início, 412
– – na síndrome do desconforto respiratório agudo, 409
– – protocolo, 410
– – segurança, 410
– de recrutamento, 225, 392
– – alveolar, 209, 267, 323, 399
– – – na síndrome do desconforto respiratório agudo, 396
– – máximo, 392
Manometria esofágica, 403
Manuseio da via aérea, 832
Manutenção
– da uniformidade do tamanho alveolar e da ventilação, 28
– das unidades alveolares abertas, 397
– de fixação adequada do tubo traqueal, 689
– do doador de órgãos, 326
Mapa da ventilação, 461
Marca-passo
– cardíaco, 457
– diafragmático, 237
Máscara
– com reservatório, 190
– escolha da, 160
– facial, 79, 160
– – simples, 190
– laríngea, 92
– – clássica, 90
– nasal, 160
Massagem, 810
Matas, 8
Mecânica
– pulmonar, 809
– respiratória no modo SIMV, 148
– ventilatória
– – da ventilação mecânica, 25
– – e obesidade, 283
Mecanismo
– de autorregulação pela pressão, 231
– de dilatação e compressão de via aérea, 37
– de Frank-Starling, 561
– de troca gasosa, 174
Mecanorreceptores, 743
Mecanotransdução, 743
Mediadores humorais, 68
Medicamentos
– e apresentações comerciais, 716
– e bomba de infusão, 817
– utilizados em pacientes obesos na UTI, 286
Medição da espessura diafragmática e fração de espessamento, 618
Medida(s)
– da resistência e complacência no ventilador, 122
– de autoPEEP ou PEEP intrínseca, 530
– do débito cardíaco e do volume sistólico de ejeção, 639
– do estado funcional mental, 820
– fisioterápicas, 233
– hemostáticas, 708
– paliativa, 159

Melatonina, 810
Melhora da qualidade do sono, 809
Membrana
– cricotireóidea, identificação, 570, 572
– – com ultrassonografia, 572
– de oxigenação extracorpórea venovenosa, 242
Mensuração da mobilidade diafragmática, 617
– visão subcostal anterior, 617
Meperidina, 221
Meta calórica da terapia nutricional, 732
Metabolismo, 809
Método(s)
– de avaliação do diafragma, 617
– de diagnóstico e de monitoramento durante a ventilação mecânica, 441
– dialíticos
– – na função respiratória dos pacientes com lesão renal aguda, 804
– – no paciente sob ventilação mecânica, 803
– Lemon 20, 83
– NIRS, 552
Miastenia *gravis*, 238
Microaspirações, 754
Microvideoscopia, 553
Midazolam, 221, 720, 787
Mileto, Anaxímenes de, 5
Milrinona, 364, 722
Minitraqueostomia, 104
Miopatia, 747
– do doente grave, 673
Miotrauma
– excêntrico, 616
– expiratório, 616
– por assistência ventilatória
– – excessiva, 616
– – insuficiente, 616
Mobilidade
– cervicotorácica reduzida, 423
– da língua, 94
Mobilização precoce, 681
– na unidade de terapia intensiva, 680
Modalidade(s)
– de início do ciclo, 139
– ventilatórias, 160
Modificação da curva volume-pressão
– ao longo da vida, 31
– pela anestesia, 31
– pela postura, 30
Modo(s)
– AC, 348
– assistido, 124
– automatizado para retirada da ventilação mecânica, 166
– básicos de ventilação mecânica, 124
– controlado, 124
– controlado/assistido-controlado, 143, 151
– de alça aberta e alça fechada, 166
– de avaliação da qualidade de vida, 820
– de controle, 126
– de pressão positiva contínua nas vias aéreas, 126

– de ventilação
– – bifásico em VPM invasiva, 331
– – controlada a pressão, 143
– – mecânica, 122
– – – no intraoperatório, 207
– espontâneo, 152
– NAVA, 545
– PAV, 544
– PCV, 145, 146
– SIMV, 148
– ventilação mandatória
– – contínua com volume controlado, 139
– – intermitente sincronizada, 126
– ventilatório, 111, 220, 237, 247, 329
– – Covid-19 e, 263
Modulação da colonização, 753
Monitoramento
– com BIS, 787
– com tomografia de impedância elétrica no paciente cirúrgico, 467
– contínuo da mecânica respiratória, 533
– da função respiratória, 236
– da mecânica
– – pulmonar, 247
– – respiratória, 514
– da oxigenação, 472
– da perfusão tecidual, 546
– da pressão intra-abdominal durante a ventilação mecânica, 566
– da ventilação, 474
– de débito cardíaco por técnica de *Doppler*, 549
– do paciente durante o transporte, 816
– hemodinâmico, 494, 555
– – funcional, 68, 69
– – invasivo, 555
– – minimamente invasivo, 546
– metabólico, 497
– minimamente invasivo, 555
– por tomografia de impedância elétrica na unidade de terapia intensiva, 460
– respiratório, 472
– ventilatório, 488
Morfina, 720, 788
Morte encefálica, 324
Mucolíticos, 319
Mucosa(s), 688
– nasal, 75
Músculos respiratórios, 284
Musicoterapia, 810

N

Não linearidade, 516
Nariz, 75
Nebulímetros, 792
Nebulizadores, 792
Neck, 83
Nervo laríngeo
– recorrente, 76
– superior, 76
Neurocríticos, 772
Neuromiopatia da doença crítica, 778
Nicom™, 550

Nico™ system, 550
NIRS (*near-infrared spectroscopy*), 552
Nitroglicerina, 722
Nitroprussiato, 722
Nível(is)
– de barulho, 809
– de consciência, 187
– de iluminação, 809
– de PEEP, 224
Nódulos pulmonares, 659
Norepinefrina, 722
Número
– de Reynolds, 35
– de Womersley, 36
Nutrição, 672
– enteral, 731
– parenteral, 727

O

O'Dwyer, 8
Obesidade, 281
– e mortalidade, 282
– na fisiologia respiratória, 283
Obstrução
– de via aérea, 659
– nasal, 340
Obstruction, 83
Odontólogo, 703
Oferta
– parenteral, 729
– proteicocalórica, 728
Olho de Murphy, 80
Opacidades persistentes, 660
Open lung approach (OLA), 744
Opiáceos, 788
Opioides, 319
Optiflow®, 346
Orientação, 696
Orofaringe, 75
Oroscopia, 710
Orthogonal polarization spectral, 553
Ortostatismo, 684
Osso hioide, 570
Otimização
– do uso de fármacos por via inalatória, 792
– do volume pulmonar, 360
Overshoot
– de entrada, 153
– de saída, 154
Oxandrolona, 748
Oxi-hemoglobina, 49
Óxido nítrico, 225
– inalatório, 363
Oxigenação, 315, 400
– por membrana extracorpórea, 225, 254
– – e Covid-19, 267
– – na síndrome do desconforto respiratório agudo, 425
– – tromboembolismo pulmonar, 279
Oxigênio, 49, 232, 240
– dissolvido, 49
– nasal de alto fluxo em crianças com diagnóstico de bronquiolite, 194

– suplementar, 253
Oxigenoterapia, 190, 258
– convencional, 190
– hiperbárica, 312
– nasal de alto fluxo, 191, 193, 253, 320
– – e ventilação não invasiva, 193
– – em pacientes
– – – com exacerbação de pneumonia intersticial e com fibrose cística exacerbada, 194
– – – imunossuprimidos com insuficiência respiratória, 193
– para pacientes hipoxêmicos, 319
Oximetria de pulso, 220, 474, 686

P

Paciente(s)
– com doença neuromuscular, 677
– dependentes de ventilação mecânica, 772
– disfágico dependente de ventilação mecânica, 700
– em processo de desmame da ventilação pulmonar mecânica, 677
– incapaz de ser desmamado, 774
– obeso, capnografia volumétrica, 498
PACO$_2$, 50
Padrão respiratório, 188
Pancurônio, 789
Pandemias, 828, 830
– desafios clínicos na UTI, 832
– dilemas éticos e estratégias para manutenção de serviços e capacidade de UTIs em, 832
Parada cardiorrespiratória, 506, 631
Paralisia
– diafragmática, 227
– muscular, 763
Parâmetros
– da ventilação convencional, 360
– ventilatórios, 352, 793
Patologias associadas à disfunção respiratória, 223
Pausa inspiratória, 140, 209
PEEP
– intrínseca, 517
– na ventilação
– – assistida/espontânea, 249
– – controlada, 248
PEEPi, 247
Pendelluft, 742
Pêndulo de ar, 742
Perda de sono, 809
Perfusão, 285
– e fluxo sanguíneo cerebral com hemodinâmica sistêmica e ventilação mecânica, 231
– pulmonar, 465
– – aumentada, 529
– tecidual, 551
Pericárdio, 640
Período
– de pré-intubação, 158
– pós-operatório, 158

Perirreanimação cardiopulmonar, 643
Pesquisa
- de distúrbio respiratório associado, 796
- de fonte embolígena, 630
pH sanguíneo, 50
Picco™ System, 547
Pico de pressão inspiratória máxima, 334
Planejamento
- hospitalar diante de catástrofes e pandemias, 830
- odontológico, 706
Pletismografia torácica indutiva, 519
Pletismograma da tomografia por impedância elétrica, 461
Pneumonia, 443, 453, 599
- aspirativa, 443
- associada à ventilação mecânica, 59, 228, 751
- intersticial
- - aguda, 381
- - não específica, 453
- - usual, 453
- na influenza, 310
- por Covid-19, 256, 310
- relacionada com a ventilação mecânica, 691
- suspeita de, 658
Pneumoperitônio, 206
Pneumotórax, 107, 228, 304, 339, 444, 464, 585, 599
- hipertensivo, 188, 645
- secundário, 738
Polineuropatia, 673, 747
Poliomielite, 19
Polirradiculoneuropatia aguda, 238
Polissonografia, 808
Politraumatismo, 423, 824
Pomadas oftálmicas, 723
Ponto P, 581
Porcentagem do pico de fluxo inspiratório, 154
Pós-carga, 68
Pós-extubação, 196
Posição
- da cama, 286
- lateral, 203
- otimizada para laringoscopia, 83
- prona, 203, 225, 296, 396
- - "consciente" e Covid-19, 260, 266
- - em paciente com situações especiais, 422
- supina, 203
Posicionamento, 233
- do tubo traqueal, 88
Potência mecânica, 41, 743
Pré-carga do ventrículo esquerdo, 67
Precisão, 514
Preditores de desmame com objetivo de extubação, 770
Preferência digital, 516
Pressão(ões), 533
- apresentadas pelo ventilador, 527
- arterial, 187, 224

- - invasiva, 557
- controlada, 127, 347
- de distensão, 152, 198, 537, 743
- de enchimento
- - do coração, 528
- - do ventrículo esquerdo, 626
- de oclusão da via aérea, 765
- de perfusão abdominal, 566
- de pico, 538
- - do fluxo da tosse, 237
- de suporte, 128
- do balonete, 108
- e volumes pulmonares excessivos, 57
- elástica, 537
- esofágica, 525, 526
- - absoluta, 527
- - aplicações clínicas da, 527, 529
- - mensuração da, 530
- - monitoramento em UTIs, 531
- - para guiar a terapia na síndrome do desconforto respiratório agudo, 528
- - particularidades da mensuração da, 531
- expiratória
- - final positiva, 16, 220, 248, 390
- - - e parâmetros cerebrais, 232
- - máximas, 237
- gerada na via aérea, 537
- inspiratória, 152, 237, 247
- - máxima, 765
- intra-abdominal, 566
- - normal, 566
- intracavitárias, 626
- intrapleural, 526
- intratorácica na hemodinâmica, 66
- limitada, 347
- máxima ao final da inspiração, 538
- média de vias aéreas, 177, 359
- parcial, 49
- - de gás carbônico, 474, 480
- - de oxigênio, 472
- pleural, 520
- positiva, 49
- - ao final da expiração, 49, 54
- - contínua das vias aéreas (CPAP), 68
- - - complicações da, 339
- - - nasal, 341
- - - - em contexto de baixos recursos, 340
- - - elevada, 396
- - - expiratória final, 188, 199, 208, 264
- - - Covid-19 e, 264
- - - na hemodinâmica, 67
- resistiva, 537
- sistólica arterial pulmonar, 626
- transmural, 37
- transpulmonar, 402, 525
- - estimativa da, 527
- venosa central, 556
Pressurização, 315
Priestley, Joseph, 4
Princípio(s)
- da difusão dos gases, 47
- de Fick, 550
- do funcionamento dos ventiladores artificiais, 113

- fisiológicos da mecânica respiratória, 516
Privação de sono, 809
- em UTI, 809
Problema do tórax aberto, 8
Procedimento
- anestésico-cirúrgico e função pulmonar, 202
- cirúrgico bucomaxilofacial, 711
Processo ABCDEF, 684
Produto de índice de respiração rápida superficial, 334
Proeminência laríngea, 570
Profilaxia
- de tromboembolismo venoso, 691
- de úlcera de estresse, 691
Profissionais de cuidados críticos, 830
Programação do ventilador, 220
Progressão da terapia nutricional, 732
Promoção do uso racional, 723
Propofol, 221, 720, 787, 788
Proporcionalidade do fluxo, 35
Propriedades
- elásticas
- - da parede torácica, 29, 32
- - do pulmão, 26, 32
- - do sistema respiratório, 25, 32
- resistivas do sistema respiratório, 35
Prostaciclina, 225
Protetores gástricos, 721
Protocolo
- de desmame, 759
- - ventilatório em pediatria, 333
- de prona, 410
- de sedação e de interrupção diária da sedação, 764
- FEEL (*focused echocardiographic evaluation in life support*), 638
- validado pelos componentes da equipe, 268
Provas de volume, 564
PS-Pro, 760
Pseudomonas aeruginosa, 752
Psicoeducação, 696
Pulmão(ões)
- cuidados não ventilatórios, 325
- cuidados ventilatórios, 323
- sadio, 599
Pulso paradoxal, 67

Q

Qualidade
- de vida
- - pós-unidade de terapia intensiva, 820
- - relacionada com a saúde, 821
- do sono na unidade de terapia intensiva, 808
Queimaduras, 291
Questionário do sono de Richards-Campbell, 808

R

RACE (*rapid assessment by cardiac echo*), 635
Radiografia de tórax, 221, 240

– na unidade de terapia intensiva, 443
Rafn, Carl Gottlob, 5
Reabilitação
– desmame e, 779
– precoce, 749
– pulmonar com fisioterapia, 319
Reações adversas a medicamentos, 725
Reanimação cardiorrespiratória, 832
Recém-nascido
– com hipercapnia persistente, 356
– com hiperoxia persistente, 358
– com hipocapnia, 358
– com hipoxemia persistente, 355
– com piora súbita do estado cardiorrespiratório, 357
– responde à ventiloterapia, 357
Reconciliação medicamentosa, 721
Recrutamento
– alveolar, 56
– celular, 433
– com volume corrente, 389
Recuperação, 820
Recurso Intellivent-Asv, 170
Recusa à intubação, 159
Redução
– da luminosidade, 810
– da tensão superficial, 28
– do acúmulo de fluidos, 28
– do retorno venoso, 67
Reflexo de von Euler-Liljestrand, 68
Regulação do fluxo sanguíneo cerebral, 231
Reintubação, 771
– em ventilação mecânica, 196
Rejeição de transplante pulmonar, 660
Relação
– inspiração:expiração, 208, 220, 359
– PAO_2/FIO, 473
– PAO_2/PAO, 473
Remifentanila, 788
Remoção extracorpórea de gás carbônico, 255
Repercussão financeira de ventilação prolongada, 780
Reposição
– criteriosa de líquidos, 325
– de corticosteroides, 325
Repouso da musculatura respiratória, 333
Resistência
– das vias aéreas, 247, 284
– – por meio de um tubo, 116
– do sistema respiratório, 118
– e complacência no ventilador, 122
– fatores que alteram a, 36
Respiração, 3, 329
– de Cheyne-Stokes, 188
– e retorno venoso, 67
Respirador, 160
Responsividade a volume, 275
Resposta cardiovascular a infusão de fluidos, 561
Ressonância magnética de prótons, 53
Retirada de ventilação mecânica, 757
Retorno venoso, 67
– redução do, 67

Reversão precoce da instabilidade hemodinâmica, 325
Risco
– de extubação não planejada, 690
– e avaliação nutricional, 731
Rocurônio, 789
Roubo de fluxo coronariano, 224
Ruído, 516
Ruptura alveolar, 738
Rutherford, Daniel, 4

S
Salbutamol, 365
Sangue venoso misto, 551
Sarcopenia, 747
Saturação
– arterial de oxigênio, 472
– da hemoglobina, 50
– periférica de oxigênio, 686
– venosa, 765
– – mista e central de, 551
Sauerbruch, Ferdinand, 8
Scheele, Carl Wilhelm, 4
Secreção traqueobrônquica, 189
Sedação, 176, 718, 764
– e analgesia, 221
– – em pacientes em ventilação mecânica, 787
– na unidade de terapia intensiva, 785
– na ventilação mecânica na gestação, 310
– protocolizada de enfermagem, 787
Sedativos, 188, 809
Sedoanalgesia, 763
Seleção de pulmões para transplantes, 325
Sensibilidade, 220
– da porcentagem de ciclagem, 154
Sepse, 821
Sevoflurano, 788
Shaw, Louis Agassiz, 13
Shunt
– fisiológico, 51
– intrapulmonar, 52
– pulmonar, 52
Sildenafila, 365
Simulação
– como ferramenta de ensino em saúde, 811
– virtual em ventilação mecânica, 812
Simuladores virtuais no ensino da ventilação mecânica, 811
Sinal(is)
– da estratosfera, 581
– da praia, 581
– de Westermark, 454
– do "duplo lúmen", 575
– do duplo diafragma, 304
– do menisco, 457
– do retalho, 581
– do sinusoide, 582
– do sulco profundo, 304
– do sustenido, 582
– pseudotissular, 582
– vitais, 187

Síndrome(s)
– alveolares, 595
– da antidiurese inapropriada, 799
– da infusão do propofol, 719
– da membrana hialina do recém-nascido, 371
– de escape de ar, 361
– – grave, 353
– de Guillain-Barré, 238
– de Hamman-Rich, 381
– do compartimento abdominal, 566
– – primária, 566
– – secundária, 567
– – terciária, 567
– do desconforto respiratório agudo, 70, 146, 177, 223, 293, 369, 371, 373, 389, 400, 499, 597, 821
– do pulmão hipoplásico, 361
– intersticiais, 592
– perdedora de sal, 799
– pós-alta hospitalar, 676
– pós-cuidados intensivos, 694
Sistema
– cardiovascular, 766
– de fluxo
– – contínuo ajustável, 347
– – variável livre, 348
– de ventilação, 113
– – de Lassen, 16
– hormonal, 809
– imunológico, 809
– nervoso autônomo, 36
– para administração de oxigenoterapia nasal de alto fluxo, 193
– respiratório, 25
– – propriedades elásticas do, 32
– – propriedades resistivas do, 35
– Venturi, 190
SmartCare®/PS, 171, 760
Sobrecarga excêntrica, 616
Sonda
– de Guedel, 79
– nasoenteral, 732
– nasogástrica, 457, 817
– vesical, 817
Sono, 762
– na UTI, 808
Staphylococcus aureus, 752
Status neurológico, 769
Strain, 34
Stress, 34
Substâncias vasoativas, 721
Succinilcolina, 789
Sucesso da interrupção da ventilação mecânica, 759
Sudorese, 189
Sufentanila, 788
Sulfato de magnésio, 226, 241
Superseringa, 519
Suporte
– extracorpóreo, 426
– hemodinâmico, 275
– nutricional, 762, 779
– respiratório

Índice Alfabético **845**

– – invasivo, 347
– – não invasivo na neonatologia, 338
– ventilatório, 665
– – invasivo, 254
– – na neonatologia, 338
– – no paciente gravemente enfermo, 174
– – no pós-operatório, 354
– – parâmetros para início do, 237
Surfactante, 362, 363
– consequências fisiológicas do, 28
– em recém-nascidos prematuros, 341
– pulmonar, 27
Surtos infecciosos, 830
Suspeita
– de fístula
– – broncopleural, 660
– – traqueoesofágica, 660
– de obstrução de via aérea, 659
– de pneumonia, 658
– de rejeição de transplante pulmonar, 660
– de traqueobroncomalacia, 660

T
Takaoka, Kentaro, 13
Tamponamento cardíaco, 646
Técnica(s)
– "às cegas", 97
– clássica de ventilação e acessórios convencionais, 84
– da oclusão da via aérea, 538
– de Doppler, 549
– de eliminação de múltiplos gases inertes, 53
– de fluxo lento, 519
– de interrupção, 520
– de mensuração da pressão intra-abdominal, 568
– de múltipla oclusão ou de interrupção de fluxo, 520
– transversal, 573
Temperatura, 50, 188
Tempestade de citocinas e lesão pulmonar, 257
Tempo
– de tratamento, 717
– inspiratório e expiratório, 248
– resposta, 515
Tensão, 742
– de acomodação, 538
– de oxigênio tecidual, 552
– mecânica, 742
– superficial, 26, 28
Tentativa ótima de laringoscopia, 95
Teoria da mensuração, 514
Terapia(s)
– adjuvantes da insuficiência respiratória, 362
– antimicrobiana, 229
– celular na síndrome do desconforto respiratório agudo, 430, 435
– de alto fluxo nasal, 772
– de expansão pulmonar, 667
– de remoção de secreção brônquica, 667

– de reposição do surfactante, 362
– nutricional, 748
Terbutalina, 241
Termodiluição transpulmonar, 557
Teste(s)
– de apneia para o diagnóstico de morte encefálica, 324
– de autonomia ventilatória, 767
– de Mallampati, 82
– de respiração espontânea, 333, 759, 767
– do *cuff-leak*, 769
– usando interações coração-pulmão, 563
Tomografia
– computadorizada de tórax, 404, 452
– de impedância elétrica, 264, 460, 467
– – na indução anestésica, 469
– – no intraoperatório, 469
– – no pós-operatório, 470
– – no pré-operatório, 469
Toracotomia, 218
Tórax instável, 306
Tosse, 237
Toxicidade pelo oxigênio, 740
Trabalho
– respiratório, 40, 122, 765
– ventilatório, 284
Transdiferenciação, 433
Transferência, 817
– lateral de ácido ribonucleico, 433
– mitocondrial, 433
Transfusão sanguínea, 325
Transplante pulmonar, 252
Transporte
– de gases no sangue, 49
– intra-hospitalar do paciente sob ventilação mecânica, 816
Transtorno de estresse
– agudo, 694
– pós-traumático, 676, 694
Traqueia, 77
Traqueobroncomalacia, 660
Traqueomalacia, 773
Traqueostoma, 104
Traqueostomia, 75, 104, 229, 233, 457, 706
– aberta, 104
– convencional, 104, 105
– cuidados com a, 108
– definitiva, 104
– percutânea, 104, 106
– visando ao desmame, 773
Traqueostomizados, 423
Trauma
– nasal, 340
– raquimedular, 676
– torácico, 660
– – controle da dor, 308
– – fechado, 303
Traumatismo(s)
– cranioencefálico, 676, 824
– de crânio, 676
– raquimedular, 676
Treinamento muscular
– inspiratório, 773

– respiratório, 668
Treino para manejo do estresse, 696
Trendelenburg reversa, 286
Troca(s)
– da cânula, 108
– do tubo traqueal, 90
– gasosa(s), 472
– – da ventilação mecânica, 46
– – pulmonar, 187
Trombocitopenia induzida por heparina, 720
Tromboembolismo pulmonar, 277, 583
– alternativas e perspectivas futuras no tratamento, 279
– capnografia volumétrica, 501
– em pacientes mecanicamente ventilados, 279
– manejo da ventilação mecânica, 278
– repercussões
– – hemodinâmicas, 277
– – respiratórias, 277
Tromboembolismo venoso, profilaxia de, 691
Trombose venosa profunda, 675
Tubo(s)
– endotraqueal, 457, 706
– nasogástricos, 445
– traqueal, 89, 189, 444
– – clássico, 79
Tuffier, 8
Tumores pulmonares, 659
Tutores de traqueostomia, 109

U
Úlcera(s)
– de estresse, profilaxia de, 691
– dermatológicas por pressão, 675
Ultrassonografia
– diafragmática em cuidados críticos, 618
– do intensivista pulmonar, 580
– durante manejo em PCR, 654
– na avaliação do diafragma, 617
– – no paciente crítico, 615
– na parada cardiorrespiratória, 635
– no manejo pós-RCP, 654
– no manuseio de via aérea, 570
– *point-of-care* na perirreanimação cardiopulmonar, 643
– pulmonar, 582, 599, 766
– – na unidade de terapia intensiva, 578
Umidificação do ar, 108
Umidificadores, 792
Unidade de terapia intensiva, 241
– analgesia na, 785
– aspectos psicológicos na, 694
– bloqueio neuromuscular na, 785
– broncoscopia na, 658
– diante de catástrofes e pandemias, 830
– enfermagem na, 686
– monitoramento por tomografia de impedância elétrica na, 460
– qualidade do sono na, 808
– radiografia de tórax na, 443

– sarcopenia e fraqueza adquiridas na, 747
– sedação na, 785
– ultrassonografia pulmonar na, 578
Uniformidade do tamanho alveolar
   e da ventilação, 28
Uso racional dos antimicrobianos, 723

V

Válvulas de exalação, 113
Variabilidade respiratória do diâmetro
   das veias cavas, 563
Variação(ões)
– da pressão
– – de pulso, 69, 562
– – sistólica, 69
– do volume sistólico, 69, 562
– respiratórias de fluxo e volumes, 640
Vasculatura pulmonar, 285
Vasoconstrição pulmonar hipóxica, 68
Vasodilatadores
– do leito vascular pulmonar, 363
– inalatórios, 225
– pulmonares, 364
Vasopressina, 722
Vecurônio, 789
Velocidade
– de infusão, 69
– no processo de captação de órgãos, 326
Ventilação, 3, 285
– alveolar, 46
– artificial, 278
– assistida
– – ajustada neuralmente, 166, 170
– – proporcional, 166, 169
– ciclada a volume, 139
– colateral, 57
– com dispositivo supraglótico difícil, 81
– com liberação de pressão de vias
   aéreas, 330
– com máscara facial, 81, 85
– com misturas de gases halogenados, 242
– com posição prona, 393
– com pressão
– – controlada, 329
– – de suporte, 128, 330, 349
– – positiva, 66
– – – bifásica, 130
– – regulada e controlada a volume, 330
– com "pulmão aberto", 349
– com suporte adaptativo, 760
– com volume
– – controlado, 151
– – corrente baixo, 743
– controlada a pressão, 143
– convencional, 347
– de alta frequência, 359, 360
– de suporte adaptativa, 131, 166, 170
– difícil em paciente crítico, 95
– do paciente obeso, 286
– espontânea, 5, 66
– inadequada, 52
– invasiva, 350
– – com pressão positiva contínua nasal, 339

– mandatória
– – contínua com
– – – pressão controlada, 143
– – – volume controlado, 139
– – intermitente sincronizada, 148, 348
– manual, 817
– mecânica, 3, 41, 113, 150, 242, 245
– – antibióticos inalatórios em, 793
– – aplicada, 183
– – após anestesia, desmame da, 212
– – avaliação de risco e estado nutricional
     do paciente sob, 727
– – brocodilatadores inalatórios em, 792
– – complicações da, 737
– – convencional, 180
– – desmame e, 227, 759
– – durante a gestação, 309
– – durante a oxigenoterapia
     hiperbárica, 312
– – efeitos
– – – cardiovasculares da, 66
– – – pulmonares da, 54
– – – – durante anestesia, 60
– – em anestesia cardiotorácica, 210
– – em cuidados paliativos, 318
– – em pediatria, 328
– – em situações de função
     cardiorrespiratória alterada, 70
– – eventos adversos associados à, 735
– – exame clínico do paciente em, 186
– – falha da interrupção da, 759
– – função do ventrículo direito e, 67
– – interdependência ventricular à
     ecocardiografia e, 631
– – interpretação de curvas e *loops*
     durante a, 533
– – interrupção da, 759
– – invasiva, 226, 233, 246, 254
– – – em cuidados paliativos, 320
– – – gestação, 309
– – – no grande queimado, 295
– – – no paciente com Covid-19, 260
– – lesão pulmonar associada à, 55, 739
– – ventilatória da, 25
– – métodos
– – – auxiliares de diagnóstico e
       tratamento, 703
– – – de diagnóstico e de monitoramento
       durante a, 441
– – – dialíticos no paciente sob, 803
– – – modos, 122
– – – – avançados, 166
– – – – básicos, 124
– – – – especiais, 166
– – – monitoramento da pressão
       intra-abdominal durante a, 566
– – na doença pulmonar obstrutiva
     crônica, 244
– – na exacerbação da asma, 240
– – na insuficiência
– – – cardíaca congestiva
       descompensada, 274
– – – respiratória viral, 256

– – na síndrome do desconforto
     respiratório agudo, 389
– – – em pacientes com lesão cerebral, 233
– – não invasiva, 223, 253
– – – em cuidados paliativos, 320
– – – em pacientes com trauma
       torácico, 307
– – – na gestação, 310
– – nas doenças
– – – neuromusculares, 236
– – – pulmonares intersticiais, 251
– – no grande queimado, 291
– – no paciente
– – – com insuficiência cardíaca, 274
– – – com trauma torácico, 307
– – – com tromboembolismo
       pulmonar, 277
– – – neurológico, 231
– – – obeso, 281
– – – sem lesão pulmonar, 197
– – no período intraoperatório, 202
– – no pós-operatório de cirurgia
     cardíaca, 218
– – oferta proteicocalórica ao paciente
     sob, 728
– – otimização da via inalatória durante
     a, 793
– – pacientes dependentes de, 772
– – parâmetros cerebrais e, 232
– – prolongada, 778
– – protetora, 224
– – retirada de, 757
– – sedação e analgesia em pacientes
     em, 787
– – simuladores virtuais no ensino da, 811
– – sucesso da interrupção da, 759
– – transferência de energia para o sistema
     respiratório, 41
– – transporte intra-hospitalar do paciente
     sob, 816
– – trocas gasosas da, 46
– monopulmonar, 210
– não invasiva, 245, 344, 731
– – com pressão positiva, 157
– – e *delirium*, 159
– – em desmame e período de
     pós-extubação, 158
– – indicação da, 771
– – na asma, 158
– – na broncoscopia, 159
– – na recusa à intubação ou como medida
     paliativa, 159
– – no grande queimado, 295
– – no período de pré-intubação, 158
– – no período pós-operatório, 158
– no pulmão
– – doente, 323
– – saudável, 323
– oscilatória de alta frequência, 166, 171,
   174, 177, 178, 180
– – desmame da, 180
– – em modelos experimentais de síndrome
     do desconforto respiratório agudo, 180

– – em neonatologia, 178
– – em outras doenças pulmonares, 179
– – em pacientes com doença pulmonar obstrutiva crônica, 179
– – em pediatria, 178
– – no paciente adulto, 179
– por liberação de pressão nas vias aéreas, 166, 167
– pressão
– – controlada, 348
– – limitada, 347
– proporcional assistida, 56, 133, 544
– protetora no intraoperatório, 210
– sincronizada, 348
– sob máscara difícil, 93
– sob modo pressão de suporte, 151
– volume-alvo, 349
– volumétrica assistida com pressão de suporte, 129
Ventiladores
– artificiais, 113
– de transporte, 818
– pulmonares para anestesia, 133
Ventilator bundle, 691
Ventiloterapia após ajuste inicial, 355

Ventrículo direito, 67
Vesalius, Andreas, 5
Via(s)
– aérea(s), 75, 83, 232, 688, 816
– – anatomia das, 75
– – artificial, 189
– – avaliação clínica da, 80
– – definitiva em pacientes obesos, 285
– – difícil, 93
– – emergencial, 99
– – pérvias, 344
– de administração, 717
– – enteral por sonda, 717
– – inalatória, 717, 792
– – intramuscular, 717
– – intravenosa, 717
– – oftálmica, 717
– – oral, 717
– – retal, 717
– – subcutânea, 717
– – sublingual, 717
– – transdérmica, 717
– de disseminação, 703
– não odontogênica, 703
– odontogênica, 703

Videolaringoscópios, 96
Viés, 515
Vigilância da pressão de *cuff*, 754
Volemia, 638
Volume, 533
– assegurado na pressão de suporte, 166, 167
– controlado, 126
– – com pressão regulada, 130, 166
– corrente, 198, 207, 220, 242, 248, 389
– – baixo, 743
– – Covid-19 e, 264
– de suporte, 166, 167
– exalado por minuto de gás carbônico, 479
– infundido, 69
– pulmonar, 37, 283
– – em pediatria, 329
– sistólico de ejeção, 639
– *view*, 547
Volume-minuto, 220, 248
– mandatório, 760
Volutrauma, 197, 739

X

Xantinas, 366